Auf einen Blick

Teil 1: Generelle Prinzipien

Pharmakodynamik ... 4	1
Pharmakokinetik ... 19	2
Nebenwirkungen ... 42	3
Arzneistoff-Interferenzen ... 50	4
Pharmakogenetik ... 53	5
Einfluss des Lebensalters auf die Dosierung ... 54	6
Einführung und Bewertung von Arzneimitteln ... 55	7
Alternative Heilverfahren ... 64	8
Notwendige Wirkstoffe ... 68	9

Teil 2: Organ- und Funktionssystem bezogene Pharmakologie

Vegetatives System ... 69	10
Andere Überträgerstoffe und Mediatoren ... 109	11
Herz und Kreislauf ... 127	12
Respirationstrakt ... 171	13
Blut ... 178	14
Niere und Elektrolyte ... 200	15
Verdauungstrakt ... 221	16
Stoffwechselvorgänge ... 235	17
Bewegungsapparat ... 252	18
Nozizeptives System ... 266	19
Immunsystem ... 301	20
Zentralnervensystem ... 310	21
Haut ... 358	22
Hormonsystem ... 362	23

Teil 3: Wirkstoffgruppen ohne Organbezug

Maligne Neoplasien, Zytostatika ... 418	24
Infektionskrankheiten ... 433	25

Teil 4: Gifte und Antidota

Vergiftungen ... 502	26

Anhang

Pharmakologie und Toxikologie

Arzneimittelwirkungen verstehen – Medikamente gezielt einsetzen

Ein Lehrbuch für Studierende der Medizin, der Pharmazie und der Biowissenschaften, eine Informationsquelle für Ärzte, Apotheker und Gesundheitspolitiker

Heinz Lüllmann
Klaus Mohr
Lutz Hein

16., vollständig überarbeitete Auflage
1. Auflage begründet von Gustav Kuschinsky und Heinz Lüllmann

483 Abbildungen, 129 Tabellen

Georg Thieme Verlag Stuttgart · New York

em. Prof. Dr. med. Heinz Lüllmann
Institut für Pharmakologie der Universität
Hospitalstraße 4
24105 Kiel

Prof. Dr. med. Klaus Mohr
Abteilung für Pharmakologie und Toxikologie
Pharmazeutisches Institut der Universität
Gerhard-Domagk-Straße 3
53121 Bonn

Prof. Dr. Lutz Hein
Institut für experimentelle und klinische
Pharmakologie und Toxikologie, Abteilung 2
Albertstraße 25
79104 Freiburg

1. Auflage 1964
   1. Nachdruck 1964
   2. Nachdruck 1964
2. Auflage 1966
3. Auflage 1967
4. Auflage 1970
5. Auflage 1972
6. Auflage 1974
7. Auflage 1976
8. Auflage 1978
9. Auflage 1981
   1. Nachdruck 1983
10. Auflage 1984
11. Auflage 1987
   1. Nachdruck 1989
12. Auflage 1989
13. Auflage 1993
14. Auflage 1999
15. Auflage 2003

1. englische Auflage 1973

1. spanische Auflage 1967
   1. Nachdruck 1968
   2. Nachdruck 1969
2. spanische Auflage 1974
   1. Nachdruck 1975

1. italienische Auflage 1968
2. italienische Auflage 1970
3. italienische Auflage 1974
4. italienische Auflage 1998
5. italienische Auflage 2001

1. japanische Auflage 1968
2. japanische Auflage 1971
   1. Nachdruck 1972
   2. Nachdruck 1973
   3. Nachdruck 1974
3. japanische Auflage 1977

1. türkische Auflage 1989

1. tschechische Auflage 2001
2. tschechische Auflage 2004

Zeichnungen: Ruth Hammelehle, Kirchheim
Umschlaggestaltung: Thieme Verlagsgruppe

Bibliografische Information Der Deutschen Nationalbibliothek
Die Deutsche Nationalbibliothek verzeichnet diese Publikation in der Deutschen Nationalbibliografie; detaillierte bibliografische Daten sind im Internet über http://dnb.d-nb.de abrufbar.

Wichtiger Hinweis:
Wie jede Wissenschaft ist die Medizin ständigen Entwicklungen unterworfen. Forschung und klinische Erfahrung erweitern unsere Erkenntnisse, insbesondere was Behandlung und medikamentöse Therapie anbelangt. Soweit in diesem Werk eine Dosierung oder eine Applikation erwähnt wird, darf der Leser zwar darauf vertrauen, dass Autoren, Herausgeber und Verlag große Sorgfalt darauf verwandt haben, dass diese Angabe **dem Wissensstand bei Fertigstellung des Werkes** entspricht.

Für Angaben über Dosierungsanweisungen und Applikationsformen kann vom Verlag jedoch keine Gewähr übernommen werden. **Jeder Benutzer ist angehalten,** durch sorgfältige Prüfung der Beipackzettel der verwendeten Präparate und gegebenenfalls nach Konsultation eines Spezialisten festzustellen, ob die dort gegebene Empfehlung für Dosierungen oder die Beachtung von Kontraindikationen gegenüber der Angabe in diesem Buch abweicht. Eine solche Prüfung ist besonders wichtig bei selten verwendeten Präparaten oder solchen, die neu auf den Markt gebracht worden sind. **Jede Dosierung oder Applikation erfolgt auf eigene Gefahr des Benutzers.** Autoren und Verlag appellieren an jeden Benutzer, ihm etwa auffallende Ungenauigkeiten dem Verlag mitzuteilen.

Internationale Freinamen für Pharmaka erscheinen im Text in normaler oder fett hervorgehobener Schrift, Handelspräparate erscheinen durchweg kursiv. Wenn es sich bei dem Präparat um einen geschützten Warennamen handelt, ist dieser mit ® versehen.

Das Werk, einschließlich aller seiner Teile, ist urheberrechtlich geschützt. Jede Verwertung außerhalb der engen Grenzen des Urheberrechtsgesetzes ist ohne Zustimmung des Verlages unzulässig und strafbar. Das gilt insbesondere für Vervielfältigungen, Übersetzungen, Mikroverfilmungen und die Einspeicherung und Verarbeitung in elektronischen Systemen.

© 1964, 2006 Georg Thieme Verlag KG, Rüdigerstraße 14, D-70469 Stuttgart
Unsere Homepage: http://www.thieme.de
Printed in Germany

Satz: Druckhaus Götz GmbH, D-71636 Ludwigsburg
Druck: Appel · aprinta Druck GmbH, Wemding

ISBN 3-13-368516-3
ISBN 978-3-13-368516-0   1 2 3 4 5 6

Ein Arzneimittel, von dem behauptet wird, dass es keine Nebenwirkungen habe, steht im dringenden Verdacht, auch keine Hauptwirkung zu besitzen.

Gustav Kuschinsky

Einige Worte vorweg…

…zur Zielsetzung und zur Auswahl des Inhalts

Insbesondere an den Arzt, aber auch an den in die Therapie eingebundenen Apotheker werden zwei besondere Anforderungen gestellt:
- Sein Handeln muss einem hohen **ethischen Niveau** entsprechen, denn seine Aufgabe ist es, kranken, leidenden und sterbenden Mitmenschen zu helfen. Oberflächlichkeit und geistige Trägheit dürfen sein Handeln nicht beeinflussen oder gar bestimmen. Zum Umgang mit kranken Menschen gehört Charakterstärke und Selbstdisziplin. Der übliche Spruch "Irren ist menschlich" sollte bei therapeutischen Entscheidungen nicht als zutreffend bestätigt werden.
- Die Medizin und speziell die Arzneimittel-Therapie unterliegen einem **enormen Wissenszuwachs** von Jahr zu Jahr. Um immer die optimale Therapie für seine Patienten anwenden zu können, muss der Arzt ständig – bis zu seinem Ruhestand – lernen und sich fortbilden. Er hat daher Zeit aufzuwenden, um Fachliteratur zu lesen, Vorträge zu hören, evtl. Anschauungs-Unterricht zu erhalten und mit Kollegen Erfahrungen auszutauschen. Um die (begrenzte) Fortbildungszeit effektiv zu nutzen, ergibt sich das schwierige Problem: **Wo erhalte ich objektive, nicht merkantil verfärbte Informationen und wie kann ich mir selbst ein Urteil bilden?**

Wir haben uns bemüht, mit unserem Buch eine kritische, unabhängige Darstellung der Arzneimittel-Therapie zu geben und bei Studierenden und jungen Ärzten eine „pharmakologische Denkungsart" zu induzieren, damit sie in der Lage sind, möglich selbstständig therapeutische Neuerungen zu beurteilen und ihre Patienten optimal mit Medikamenten zu behandeln. Die Leser finden Angaben über Quellen, in denen objektiv berichtet und fortgebildet wird, im vorliegenden Band.

Klar wollen wir feststellen, dass es nicht genügt, wenn Medizin- und Pharmazie-Studenten "Kompendium-Wissen" schnellst-möglich in ihr Kurzzeit-Gedächtnis verfrachten, um ein akut drohendes Examen zu überstehen, ohne sich um ein Verständnis von Zusammenhängen zu bemühen, das die Basis für eine spätere gedankliche Eigenständigkeit bildet. Dieses Vorgehen entspräche nicht den ethischen Anforderungen, die an einen Heilkundigen gestellt werden. Wir erwarten vielmehr, dass Studierende, junge Ärzte und Apotheker sich eingehend mit den faszinierenden Eigenschaften der Wirkstoffe befassen, größere Zusammenhänge erkennen und auf Grund ihres Verständniswissens eine Therapie auf rationaler Basis zum Wohle der Patienten durchführen können.

Aus der Fülle des zell- und molekularbiologischen Wissens konzentriert sich das vorliegende Buch auf solche Aspekte, die für das Verständnis von Arzneimittel-therapeutischen Wirkungen relevant sind. Wir besprechen nicht alle denkbaren Zielstrukturen für Arzneistoffe, sondern konzentrieren uns auf diejenigen, die therapeutisch genutzt werden können.

Einige Worte vorweg... VII

...zum didaktischen Konzept und zur Gestaltung

Wir möchten Ihnen einen möglichst direkten Zugriff auf die Inhalte bieten und die Orientierung in der Fülle des dargebotenen Wissens erleichtern. Folgende „Bausteine" sollen dazu beitragen:

> **Überblick**
>
> Der Überblick fasst die wichtigsten Informationen zu den im nachfolgenden Text behandelten Arzneistoffgruppen zusammen und gibt Ihnen damit eine Einführung in das Thema. Er dient aber auch zur Festigung des Wissens, indem Sie ihn bei der Wiederholung des gelernten Stoffes als Merkhilfe einsetzen können.

Haupttext

Der Haupttext liefert das für das Medizinstudium notwendige pharmakologische Grundlagenwissen und für den Therapeuten aktuelle Informationen zu den einzelnen Arzneistoffen. Bei der Beschreibung der Wirkstoffe haben wir, wo immer möglich, die wesentlichen Merkmale anhand einer **Leitsubstanz** dargestellt. Analogsubstanzen werden möglichst knapp beschrieben, um unnötige Wiederholungen zu vermeiden.
Zur raschen Orientierung sind
▶ **Wirkungsweise**,
▶ **Pharmakokinetik**,
▶ **Anwendung** und
▶ **Nebenwirkungen**
durch Farbdreiecke gekennzeichnet.

Wir haben in der vorliegenden 16. Auflage des Lehrbuches außerdem einige Änderungen vorgenommen: Entsprechend des stärkeren Praxisbezuges der neuen Approbationsordnung für Ärzte und Apotheker sind die **klinischen Aspekte** im Text stärker betont und hervorgehoben (grüner Strich) und räumlich näher an die Erörterungen der Grundlagen platziert.

Abschnitte mit kleinem Schrifttyp geben weniger wichtige Inhalte wieder, wie beispielsweise Informationen zu veralteten Medikamenten oder seltene Nebenwirkungen. Ein solides Basiswissen erhalten Sie auch ohne diese Abschnitte, gleichwohl runden sie die pharmakologischen Kenntnisse ab.

> **Box 1.1**
>
> **Zusatzinformationen**
> Auch die Boxen enthalten Informationen, die nicht zum unbedingt notwendigen Grundwissen gehören, aber eine interessante Zusatzlektüre bieten. Häufig werden hier Bezüge zur medizinischen Praxis hergestellt, kritische Gedanken formuliert, oder es wird eine bemerkenswerte Arzneimittel-Eigenschaft beleuchtet.
> Boxen mit klinischen Bezügen sind grün, alle anderen Boxen sind grau.

Die Tabellen mit den „**Notwendigen Wirkstoffen**" sind platzsparender ausgelegt. Wenn Generika für einen Wirkstoff vorhanden sind, ist dies durch ein einfaches Symbol **G** kenntlich gemacht. Der verordnende Arzt kann auf dem Rezept einfach den Internationalen Freinamen angeben.

> **Notwendige Wirkstoffe**
>
> **Aufbau der Tabelle**
>
> | Wirkstoff | Handelsname | Alternative |
> |---|---|---|
> | Eplerenon | *Inspra®* | – |
> | Dieser Wirkstoff ist neu, nur als Original-Präparat im Handel | | |
> | Furosemid | *Lasix®* | G |
> | Dieser Wirkstoff liegt in zahlreichen Nachahmer-Präparaten vor und als Generikum von mehreren Firmen | | |
> | Ibuprofen | – | G |
> | Das Originalpräparat ist nicht mehr im Handel, dafür unzählige Generika und Nachahmer-Präparate | | |
> | Ethambutol | *EMB-Fatol®* | *Myambutol®* |
> | Für diese Wirkstoff gibt es kein Generikum, sondern nur einen Zweitanbieter | | |

Ein **Generikum** ist ein Präparat, das unter dem Internationalen Freinamen mit Angabe des Herstellers im Handel ist. Beispiel:
Omeprazol = Freiname
Antra® = Handelsname des Erstanbieters
Omeprazol Stada = Generikum der Pharma-Firma Stada (und viele weitere Generika).

Einige Definitionen:
Orginal-Präparat = Präparat des Erstanbieters mit anfänglichem Patentschutz
Nachahmer-Präparat = Ein Präparat mit dem Wirkstoff eines Original-Präparates mit neuem Phantasie-Namen oder als Generikum (**Zweitanbieter**)
Analog-Präparat = enthält einen Wirkstoff, der sich chemisch nur geringfügig von einem Wirkstoff eines Original-Präparates unterscheidet (die essenziellen Wirkgruppen sind vorhanden), aber pharmakologisch gleichartig wirkt (**„me too-Präparat"**)

Weitere Wirkstoffe

> Diese kleine Liste enthält Arzneimittel, die nicht in die „Notwendige Wirkstoffe"-Tabellen aufgenommen wurden. Dies ermöglicht Ihnen die Einordnung weiterer Präparate in die entsprechende Arzneimittelgruppe.

Konvertierungs-Listen

Bei der Überfülle von Freinamen und Handelsnamen (Original- und Nachahmer-Präparate) muss eine orientierende Hilfe zur Hand sein. Wir haben daher zwei **Konvertierungs-Listen** zusammengestellt: Freinamen → Handelsnamen und Handelsnamen → Freinamen, s. S. 550), damit schnell eine Überführung möglich ist. Handelsnamen sind im gesamten Buch mit einem ® versehen und *kursiv* gedruckt.

Therapeutische Aspekte

Bei vielen Arzneimittelgruppen stellen wir in gesonderten Abschnitten Therapiekonzepte vor; sie sind an dem grünen Randbalken und der grünen Überschrift zu erkennen.

Danksagung

Für Beratungen und Hilfe danken wir Herrn Prof. Dr. Pieter A. van Zwieten (Amsterdam), Herrn Prof. Dr. Fritz Schuh (Hannover), Herrn Prof. Dr. Martin Wehling (Mannheim, z. Z. Astra Zeneca, Göteborg) und Frau Prof. Dr. Renate Lüllmann-Rauch (Anatomisches Institut, Kiel). Unseren Kollegen und den Studierenden der Medizin und Pharmazie, die uns Kritik und Anregungen übermittelten, sind wir dankbar und erwarten auch für diese Auflage rege Anteilnahme.

Für die verständnisvolle Betreuung sind wir Frau Marianne Mauch, Frau Simone Profittlich und Frau Julia Kamenik vom Georg Thieme-Verlag zu Dank verpflichtet.

Die Gestaltung der Abbildungen lag wieder in den bewährten Händen von Frau Ruth Hammelehle, Kirchheim.

Im Januar 2006

Erklärung

Die drei Autoren der 16. Auflage des Lehrbuchs der „Pharmakologie und Toxikologie" erklären, dass sie keinen finanziellen Bindungen irgendeiner Art unterliegen, die den Inhalt des Buches beeinflussen könnten.

Inhaltsverzeichnis

Teil 1: Generelle Prinzipien

Vorbemerkung 2

1 Pharmakodynamik 4

1.1	**Wirkungsmechanismen**	4	1.3.3	Funktioneller Antagonismus	13
1.2	**Rezeptoren**	5	1.3.4	Chemischer Antagonismus	13
1.2.1	Ligand-gesteuerte Ionenkanäle	5	1.4	**Struktur-Wirkungs-Beziehungen**	13
1.2.2	G-Protein-gekoppelte Rezeptoren	6		*Stereospezifität der Arzneistoff-Wirkung* ..	14
1.2.3	Rezeptoren mit Enzymaktivität	9	1.5	**Dosis-Wirkungs-Kurve**	15
1.2.4	DNA-Transkription-regulierende Rezeptoren	9		*Therapeutische Breite*	16
1.3	**Agonisten und Antagonisten**	10	1.6	**Biologische Streuung**	17
1.3.1	Kompetitiver Antagonismus	12			
1.3.2	Nicht kompetitiver Antagonismus	13			

2 Pharmakokinetik 19

2.1	**Vorbemerkung**	19	2.5	**Pharmakokinetische Modellvorstellungen**	34
2.2	**Applikation und Resorption**	21	2.5.1	Eliminationshalbwertzeit, Clearance und Verteilungsvolumen	34
	Applikationsarten	21	2.5.2	Bateman-Funktion	36
2.3	**Verteilung**	23	2.6	**Bioverfügbarkeit und Bioäquivalenz** ...	39
2.3.1	Verteilungsräume	24		*Bioverfügbarkeit*	39
2.3.2	Unspezifische Verteilungsprozesse	24		*Bioäquivalenz*	40
2.3.3	Spezifische Verteilungsprozesse	26	2.7	**Eliminationshalbwertzeit der β-Phase und Abklinggeschwindigkeit der Wirkung**	40
2.3.4	Blut-Hirn-Schranke	28			
2.3.5	Placenta-Schranke	29			
2.3.6	Scheinbares Verteilungsvolumen	30			
2.4	**Elimination**	30			

3 Nebenwirkungen (unerwünschte Arzneimittelwirkungen) 42

3.1	**Toxische Nebenwirkungen**	42	3.5	**Therapeutisches Risiko**	46
3.2	**Allergische Reaktionen**	43	3.6	**Schädigungen der Frucht durch Arzneimittel**	46
3.3	**Arzneimittelbedingte Blutbildveränderungen**	44		*Teratogene und embryotoxische Schädigungen*	46
3.4	**Arzneimittelmissbrauch und Sucht: Begriffsbestimmungen**	45		*Pharmakotherapeutische Schädigungen* ..	47
				Besonderheiten bei der Pharmakotherapie von Schwangeren	47

4 Arzneistoff-Interferenzen 50

Funktioneller Synergismus 50
Affinitäten zum gleichen Rezeptor 50
Veränderte Resorption oral verabreichter Mittel 50
Konkurrenz um die Eiweißbindung 50
Veränderte Biotransformation 51
Konkurrenz um renale Ausscheidung 51

5 Pharmakogenetik 53

6 Einfluss des Lebensalters auf die Dosierung 54

7 Einführung neuer und Bewertung vorhandener Arzneimittel 55

7.1 Probleme des deutschen Arzneimittelmarktes 56

7.2 Von der chemischen Struktur zum Arzneistoff: Schritte zur Entwicklung einer neuen Wirksubstanz 58

Präklinische Forschung 58
Klinische Prüfung 58
Methodik klinischer Prüfungen 60
Psychologische Schwierigkeiten bei der klinischen Prüfung neuer Substanzen 62

8 Alternative Heilverfahren 64

8.1 Placebotherapie 64
8.2 Homöopathische Arzneimittel 64
8.3 Phytotherapie 66

9 Notwendige Wirkstoffe 68

Die „Rote Liste" – das Angebot der Pharmaindustrie 68
Empfehlungen für den Arzt unter wissenschaftlichen und ökonomischen Aspekten 68

Teil 2: Organ- und Funktionssystem bezogene Pharmakologie

10 Vegetatives System 70

10.1 Physiologische Vorbemerkungen 70

10.2 Beeinflussung des Parasympathikus ... 73
10.2.1 Grundlagen: Acetylcholin 73
10.2.2 Parasympathomimetika 75
Direkte Parasympathomimetika 75
Indirekte Parasympathomimetika (Cholinesterase-Hemmstoffe) 77
10.2.3 Parasympatholytika 78
Atropin 79
Quaternisierte Atropin-Derivate 81
Scopolamin 81

10.3 Der Sympathikus 82
10.3.1 Grundlagen: Noradrenalin und Adrenalin 82
Synthese, Freisetzung der Catecholamine . 83
α- und β-adrenerge Rezeptoren 85
Zellulärer Wirkmechanismus der Catecholamine 87
Schicksal des freigesetzten Noradrenalin .. 88
Funktionelle Bedeutung der Catecholamine 88
Wirkungen der Catecholamine 89
Anwendung der Catecholamine 90

10.3.2	Sympathomimetika	91	10.4	Beeinflussung der ganglionären Übertragung	103
	Wirkungsmechanismen direkter und indirekter Sympathomimetika	91	10.5	Glatte Muskulatur	104
	α- und β_1-Rezeptoren stimulierende Sympathomimetika	92		Physiologische Vorbemerkungen	104
	β-Rezeptoren stimulierende Sympathomimetika (β-Mimetika)	93		Glatte Muskulatur und Funktion verschiedener Organe	106
10.3.3	Sympatholytika	96		Pupillenerweiterung durch Mydriatika	107
	α-Rezeptoren blockierende Substanzen (α-Blocker)	97		Medikamentöse Therapie des Glaukom	107
	β-Rezeptoren blockierende Substanzen (β-Blocker)	98			
10.3.4	Antisympathotonika	102			

11 Andere Überträgerstoffe und Mediatoren 109

11.1	**Biogene Amine**	109		ACE-Hemmstoffe	121
11.1.1	Histamin	109		Endopeptidase-Hemmstoffe	122
11.1.2	Mastzellstabilisatoren	111		Angiotensin-II-Rezeptor-Antagonisten (Sartane)	122
11.1.3	Antihistaminika	112			
	H_1-Antihistaminika	112	**11.4**	**Cannabinoide**	123
11.1.4	H_2-Antihistaminika	114	**11.5**	**Adenosin und Adenosin-Nukleotide**	124
11.1.5	Serotonin (5-Hydroxytryptamin, 5-HT)	115	**11.6**	**Aminosäuren**	125
	Grundlagen	115	11.6.1	Glutaminsäure (Glutamat)	125
11.1.6	Serotoninerge Migränetherapie (s. a. S. 283)	117	11.6.2	Aminobuttersäure (GABA)	126
11.1.7	Serotoninerge antiemetische Therapie	117	11.6.3	Glycin	126
11.2	**Peptide, speziell Substanz P**	118	**11.7**	**Stickstoffmonoxid (NO)**	126
11.3	**Renin-Angiotensin-Aldosteron-System**	119			

12 Herz und Kreislauf 127

12.1	**Inotrop wirkende Substanzen**	127		Physiologie des kardialen Erregungsprozesses	139
	Grundlagen	127		Pharmakologische Einflussnahme	140
12.1.2	Herzwirksame Glykoside, Cardiosteroide	127	12.2.2	Kationisch-amphile Antiarrhythmika	143
	Vorkommen und Struktur	128		Na^+-Kanal-blockierende Antiarrhythmika (Gruppe I)	143
	Wirkungsmechanismus der Herzglykoside	129		K^+-Kanal-blockierende Antiarrhythmika (Gruppe III)	144
	Therapeutische Wirkungen	129	12.2.3	Antiarrhythmika anderer Struktur	146
	Toxische Wirkungen und Therapie der Vergiftung	132		β-Rezeptoren-Blocker (Gruppe II)	146
	Schicksal der Glykoside im Organismus	133		Ca^{2+}-Kanal-Blocker (Gruppe IV)	146
	Indikationen für Herzglykoside	133		Weitere Wirkstoffe	147
	Kontraindikationen für die Anwendung von Herzglykosiden	134	12.2.4	Therapie von Herzrhythmusstörungen	147
	Wahl des Glykosids und Dosierung	134	**12.3**	**Vasodilatanzien**	149
12.1.3	Catecholamine	135	12.3.1	Calcium-Antagonisten	149
12.1.4	Positiv inotrop wirkende Substanzen mit anderen Wirkmechanismen	135		Grundlagen und Wirkprinzipien	149
12.1.5	Therapie der Herzmuskelinsuffizienz	136		Dihydropyridine	151
	Akutes Herzmuskelversagen	136		Kationisch-amphile Ca^{2+}-Antagonisten	152
	Chronische Herzmuskelinsuffizienz	136	12.3.2	NO-Donatoren	152
12.2	**Herzrhythmusstörungen**	139		Wirkstoffe	153
12.2.1	Grundlagen	139	12.3.3	Endothelin-Rezeptor-Antagonisten	153
			12.3.4	Kaliumkanal-Öffner	153
			12.3.5	Hydralazine	154
			12.3.6	Prostacyclin	155

12.3.7	Phosphodiesterase-Hemmstoffe	155
12.3.8	Durchblutungsfördernde Mittel	156
12.4	**Therapie der Hypertonie**	**157**
	Therapie der essenziellen Hypertonie	*157*
	Therapie anderer Hypertonie-Formen	*159*
12.5	**Angina-pectoris-Behandlung**	**161**
12.5.1	Grundlagen	161
12.5.2	Antianginosa mit vorwiegender Wirkung auf Kapazitätsgefäße	163
	Wirkstoffe	*164*
12.5.3	Antianginosa mit vorwiegender Wirkung auf Widerstandsgefäße: Ca^{2+}-Kanal-Blocker	166
12.5.4	β-Blocker	166
12.5.5	Therapie der Angina pectoris	166
12.6	**Therapie des Herzinfarktes**	**168**
12.7	**Beeinflussung der Hirndurchblutung**	**169**
12.7.1	Therapie der chronischen Mangeldurchblutung	169
12.7.2	Therapie der akuten Ischämie (Schlaganfall)	170

13 Respirationstrakt ... 171

13.1	**Rhinitis**	**171**
13.2	**Chronische Bronchitis**	**171**
13.2.1	Antitussiva	171
13.2.2	Expektoranzien	172
13.2.3	Therapie der Bronchitis	172
13.3	**Asthma bronchiale**	**173**
13.3.1	Bronchodilatatoren	173
13.3.2	Entzündungshemmende Wirkstoffe	174
13.3.3	Therapieplan bei Asthma bronchiale	175
	Vom Patienten ausführbare Therapiemaßnahmen	*175*
	Vom Arzt auszuführende Maßnahmen	*175*
13.4	**Chronisch-obstruktive Lungenerkrankung (COPD)**	**176**
13.5	**Pulmonale Hypertonie**	**177**
13.6	**Surfactant bei Frühgeborenen**	**177**

14 Blut ... 178

14.1	**Thrombosen**	**178**
14.1.1	Gerinnungskaskade	178
	Calcium-Entionisierung	*179*
	Heparin	*179*
	Cumarine, Hydroxycumarine	*182*
14.1.2	Fibrinolyse	186
	Grundlagen	*186*
	Fibrinolytische Wirkstoffe	*187*
	Plasmin-Hemmstoffe	*188*
14.1.3	Hemmstoffe der Thrombozytenaggregation	189
14.1.4	Thromboseprophylaxe und -Therapie	191
14.2	**Behandlung von Anämien**	**191**
14.2.1	Eisen-Mangelanämien	192
14.2.2	Vitamin-B$_{12}$-Mangelanämien	194
14.2.3	Cyanocobalamin-resistente, makrozytäre Anämien	194
14.2.4	Renale Anämien	195
14.2.5	Aplastische und hämolytische Anämien	196
14.3	**Volumenmangel**	**196**
14.4	**Verbesserung der Mikrozirkulation**	**197**

15 Niere und Elektrolyte ... 200

15.1	**Grundzüge der Harnbereitung**	**200**
15.1.1	Die Abschnitte des Nephrons	200
15.1.2	Regulation der Nierenfunktion	204
15.2	**Diuretika**	**205**
15.2.1	Osmotische Diuretika	206
15.2.2	Carboanhydrase-Hemmstoffe	206
15.2.3	Thiazide und Analoga	207
15.2.4	Schleifendiuretika	209
15.2.5	Kalium-sparende Diuretika	210
15.2.6	Aldosteron-Antagonisten	211
15.3	**Adiuretin (ADH, Vasopressin)**	**213**
15.4	**Elektrolyte**	**214**
15.4.1	Kalium	215
	Hyperkaliämie	*215*
	Hypokaliämie	*216*
15.4.2	Magnesium	216
	Hypomagnesiämie	*216*
	Hypermagnesiämie	*217*
15.4.3	Calcium	217
	Hyperkalzämie	*218*
	Hypokalzämie	*219*
15.4.4	Infusionslösungen	219

16 Verdauungstrakt ... 221

- **16.1 Gastritis, Ulcus ventriculi** ... 221
  - 16.1.1 Antazida ... 221
  - 16.1.2 Hemmung der Salzsäureproduktion ... 222
    - *Vorbemerkungen* ... 222
    - *Hemmung der Belegzellen-Stimulierung* ... 222
    - *Hemmung der Protonenpumpe* ... 222
  - 16.1.3 Eradikation des Helicobacter pylori ... 224
  - 16.1.4 Therapie einer Hypoazidität des Magensaftes ... 225
- **16.2 Obstipation** ... 225
  - 16.2.1 Laxanzien ... 225
    - *Grundlagen* ... 225
    - *Darmirritierende Laxanzien* ... 226
    - *Füllungsperistaltik-auslösende Mittel* ... 226
    - *Gleitmittel* ... 227
    - *Carminativa* ... 227
  - 16.2.2 Gastrointestinale Prokinetika ... 227
- **16.3 Diarrhö** ... 228
- **16.4 Morbus Crohn, Colitis ulcerosa** ... 229
  - 16.4.1 Ätiologie und Pathogenese ... 230
  - 16.4.2 Therapie des Morbus Crohn und der Colitis ulcerosa ... 230
- **16.5 Colon irritabile** ... 231
- **16.6 Lebererkrankungen** ... 231
  - 16.6.1 Hepatitis ... 231
  - 16.6.2 Leberzirrhose ... 232
- **16.7 Pankreas** ... 233

17 Stoffwechsel ... 235

- **17.1 Behandlung von Hyperlipoproteinämien** ... 235
  - *Senkung der LDL-Konzentration* ... 235
  - *Senkung der VLDL- und LDL-Konzentration* ... 238
  - *Therapeutische Bewertung* ... 239
- **17.2 Übergewicht** ... 240
- **17.3 Gicht** ... 242
- **17.4 Proteasomen und Lysosomen** ... 243
- **17.5 Vitamine** ... 244
  - 17.5.1 Vitamin A und Derivate ... 245
    - *Pharmakodynamische Anwendung von Retinoiden* ... 246
  - 17.5.2 Vitamin-B-Gruppe ... 247
  - 17.5.3 Vitamin C (Ascorbinsäure) ... 248
  - 17.5.4 Vitamin D und seine Derivate ... 248
  - 17.5.5 Vitamin E ... 250

18 Bewegungsapparat ... 252

- **18.1 Beeinflussung der Skelettmuskulatur** ... 252
  - 18.1.1 Vorbemerkungen ... 252
    - *Grundlagen* ... 252
  - 18.1.2 Muskelrelaxanzien ... 255
    - *Nicht depolarisierende Hemmstoffe* ... 256
    - *Depolarisierende Hemmstoffe* ... 257
    - *Cholinesterase-Inhibitoren* ... 258
  - 18.1.3 Beeinflussung des kontraktilen Apparates ... 259
  - 18.1.4 Myotonolytika ... 259
    - *Grundlagen und Wirkprinzipien* ... 259
    - *Wirkstoffe* ... 260
- **18.2 Knochenerkrankungen** ... 260
  - 18.2.1 Osteoporose ... 260
    - *Prophylaxe der Osteoporose* ... 261
    - *Therapie der manifesten Osteoporose* ... 262
  - 18.2.2 Knochenmetastasen ... 263
  - 18.2.3 Osteomalazie ... 264
  - 18.2.4 Arthrose ... 264

19 Nozizeptives System ... 266

- **19.1 Grundprinzipien der Analgesie** ... 266
- **19.2 Lokalanästhetika** ... 266
  - 19.2.1 Grundlagen ... 266
    - *Wirkungsweise* ... 266
    - *Struktur* ... 267
    - *Applikation und Zubereitung* ... 267
    - *Nebenwirkungen* ... 268

19.2.2	Wirkstoffe	269	19.5.1	Derivate der Arachidonsäure	286
19.3	**Opiate/Opioide**	270		*Prostaglandine*	287
19.3.1	Endogene Opioide	271		*Prostacyclin (PGI$_2$)*	288
19.3.2	Opioid-Analgetika	272		*Thromboxan A$_2$*	288
	Morphin	272		*Leukotriene*	289
	Agonistisch wirkende Opioide	278	19.5.2	Nicht steroidale Antiphlogistika (NSAP)	289
	Agonistisch-antagonistisch wirkende Opioide	279		*Acetylsalicylsäure*	290
				Amphiphile Säuren	292
19.3.3	Opioid-Antagonisten	280		*Enolat-Anionen*	293
19.3.4	Schmerztherapie	281	19.5.3	COX-2-Inhibitoren	294
	Therapie von Tumorschmerzen	281	**19.6**	**Therapie rheumatischer Erkrankungen**	296
	Therapie neuropathischer Schmerzen	282	19.6.1	Antirheumatische Basistherapie	296
	Schmerzmittel in der Schwangerschaft	282		*Substanzen mit lysosomaler Speicherung*	296
	Therapie der Migräne	283		*Substanzen mit unklarer Wirkungsweise*	297
19.4	**Antipyretische Analgetika**	284		*Immunsuppressive Therapie*	298
19.4.1	Paracetamol	284		*Lokale Therapie*	298
19.4.2	Metamizol	285	19.6.2	Therapie der rheumatoiden Arthritis	299
19.5	**Das Eicosanoid-System**	286	19.6.3	Therapie des akuten rheumatischen Fiebers	299

20 Immunsystem . . . 301

20.1	**Hemmung von Immunreaktionen**	302	20.1.6	Zytostatische, lymphostatische Prinzipien	306
20.1.1	Glucocorticoide	302	20.1.7	Weitere Prinzipien	307
20.1.2	Calcineurin-Inhibitoren	302	**20.2**	**Förderung von Immunreaktionen**	308
20.1.3	Inhibitoren der Kinase mTOR	304		*Kolonie-stimulierende Faktoren*	308
20.1.4	Antagonisten gegen Interleukin-Rezeptoren	305		*Immunstimulanzien*	308
20.1.5	Interferenz mit der Antigenerkennung	305		*Weitere Prinzipien*	309

21 Zentralnervensystem . . . 310

21.1	**Psychopharmaka**	310	**21.2**	**Schlafstörungen**	335
	Grundlagen	310		*Grundlagen*	335
	Vorbemerkungen zur neuroleptischen Therapie	312		*Aldehyd- und Bromharnstoff-Derivate*	336
	Phenothiazine	313		*Barbiturate*	336
	Butyrophenone	316		*Benzodiazepine*	336
	Dibenzazepine und andere Strukturen (Atypische Neuroleptika)	317		*Benzodiazepin-Analoga*	336
			21.3	**Degenerative Hirnerkrankungen**	337
21.1.2	Antidepressiva, Thymoleptika	318	21.3.1	Morbus Alzheimer	338
	Vorbemerkungen zur antidepressiven Therapie	319	21.3.2	Morbus Parkinson	338
	Trizyklische Antidepressiva	321		*Behandlung des Morbus Parkinson*	339
	Selektive Serotonin-Rückaufnahme-Inhibitoren (SSRI)	322	21.3.3	Vaskuläre Demenz	341
			21.4	**Nausea und Erbrechen**	341
	Thymeretika: MAO-Hemmstoffe	324		*Grundlagen: Übelkeit und Erbrechen*	341
	Lithium-Ionen	324		*Cholinolytikum: Scopolamin*	342
21.1.3	Anxiolytika	326		*Dopamin-Antagonisten*	342
	Anxiolytika mit unklarem Wirkungsbild	331		*Serotonin-Antagonisten*	343
	Benzodiazepin-Antagonist Flumazenil	331		*H$_1$-Antihistaminika*	343
21.1.4	Psychoanaleptika	332		*Neuroleptika*	343
	Methylxanthine	332		*Substanz-P-Antagonisten*	343
	Amphetamine	333	**21.5**	**Antikonvulsiva (Antiepileptika)**	344
	Unspezifische Analeptika	334		*Grundlagen*	344
				Anwendung der Antikonvulsiva	345

21.5.2	Antiepileptika der ersten Wahl	346
21.5.3	Reservemittel	348
21.5.4	Therapie des Status epilepticus	349
21.6	**Narkotika**	350
	Grundlagen	350
21.6.2	Inhalationsnarkotika	351
	Dampfnarkotika vom Isofluran-Typ	352
	Gasnarkotika	353
21.6.3	Injektionsnarkotika	353
	(Thio-)Barbiturate zur Injektion	354
	Propofol	355
	Ketamin	355
	Etomidat	356
	Midazolam	356
21.6.4	Prämedikation und Narkose-Sonderformen	356

22 Haut ... 358

22.1	**Vorbemerkungen**	358
	Hyperämisierende Pharmaka	358
	Lichtschutzmittel	358
	Weitere Wirkstoffe	359
	Antiinfektiöse Wirkstoffe zur topischen Anwendung	359
22.2	**Glucocorticoide**	359
22.3	**Therapie der Psoriasis**	360
	Lokale Therapie	360
	Systemische Therapie	360
22.4	**Therapie der Acne vulgaris**	361

23 Hormonsystem ... 362

23.1	**Hypothalamus und Hypophyse**	362
23.1.1	Hypophysen-Vorderlappen-Hormone	363
	Thyroliberin und Thyrotropin	363
	Corticoliberin und Corticotropin	364
	Gonadoliberin und Gonadotropine	365
	Somatoliberin, Somatostatin und Somatotropin	368
	Prolactin	370
23.1.2	Hypophysenhinterlappen-Hormone	370
23.2	**Schilddrüse**	371
23.2.1	Iod-Ionen	371
23.2.2	Schilddrüsenhormone	372
23.2.3	Thyreostatika	375
	Schwefelhaltige Thyreostatika (Thiamide)	375
	Perchlorat	376
	Radioaktives Iod (^{131}I)	376
	β-Blocker und Lithium-Ionen	377
23.2.4	Calcitonin	377
23.3	**Nebenschilddrüse**	378
	Hemmung der Parathormon-Inkretion	379
23.4	**Nebennierenrinde und Gonaden**	380
23.4.1	Glucocorticoide	381
23.4.2	Mineralocorticoide	388
23.4.3	Androgene	389
	Testosteron	389
	Inhibitorische Wirkprinzipien	391
23.4.4	Anabolika	393
23.4.5	Estrogene	393
	Inhibitorische Wirkprinzipien	396
23.4.6	Gestagene	399
	Progesteron	399
23.4.7	Orale Kontrazeptiva	401
23.5	**Inselzellen des Pankreas**	404
23.5.1	Insulin	405
23.5.2	Orale Antidiabetika	410
	Therapeutische Ansätze bei Typ-II-Diabetes	410
	Metformin	411
	Sulfonylharnstoff-Verbindungen	411
	Glinide	412
	Glitazone	413
	α-Glucosidase-Hemmstoffe	414
23.5.3	Glucagon	415

Teil 3: Wirkstoffgruppen ohne Organbezug

24 Maligne Neoplasien, Zytostatika ... 418

24.1	**Schädigung der DNA**	419
24.1.1	Kovalente Bindung an die DNA	419
	Alkylierende Substanzen	419
	Platin freisetzende Verbindungen	421
24.1.2	Interkalierende Substanzen	422
24.1.3	Topoisomerase-Hemmung	422
	Hemmstoffe der Topoisomerase II	422
	Hemmstoffe der Topoisomerase I	422

24.2	**Interferenz mit der DNA-Synthese**	423		**24.4**	**Gezieltere antineoplastische Wirkprinzipien**	426
24.2.1	Hemmung der Synthese von DNA-Bausteinen	423		24.4.1	Nutzung Neoplasie-spezifischer abnormer Zellfunktionen	427
	Hemmstoffe der Dihydrofolsäure-Reduktase	423		24.4.2	Antikörper gegen neoplasiebezogene Proteine	427
	Hemmung der Ribonukleotid-Reduktase	423		24.4.3	Beeinflussung körpereigener Steuerungswege	429
24.2.2	Einschleusung falscher DNA-Bausteine	424		**24.5**	**Weitere Prinzipien**	429
	Purin-Antimetabolite	424		**24.6**	**Photodynamische Therapie**	430
	Pyrimidin-Antimetabolite	425		**24.7**	**Beurteilung der Pharmakotherapie neoplastischer Erkrankungen**	430
24.3	**Interferenz mit Mikrotubuli der Mitosespindel**	425				
	Hemmung der Tubulin-Polymerisation	426				
	Hemmung der Mikrotubulus-Depolymerisation	426				

25 Infektionskrankheiten 433

25.1	**Bakterielle Erkrankungen**	433			*Grundlagen*	465
25.1.1	Grundlagen	433			*Die einzelnen Malaria-Mittel*	468
25.1.2	Hemmung der Zellwandsynthese	436		25.3.2	Amöbiasis	470
	Penicilline	436		25.3.3	Leishmaniosis	470
	Cephalosporine	441		25.3.4	Trypanosomen-Infektionen	470
	Atypische β-Lactame	444			*Schlafkrankheit*	470
	Weitere Hemmstoffe der Zellwandsynthese	444			*Chagas-Erkrankung*	471
25.1.3	Schädigung der Zellmembran	445		25.3.5	Schistosomiasis (Bilharziose)	471
25.1.4	Interferenz mit der Tetrahydrofolsäure-Synthese	445		25.3.6	Filariasis (Nematoden)	471
	Hemmung der Dihydrofolsäure-Synthese: Sulfonamide	446		25.3.7	Lepra	472
				25.3.8	Onchocerciasis (Flussblindheit)	472
	Hemmung der bakteriellen Dihydrofolsäure-Reduktase: Diaminopyrimidine	446		25.3.9	Trachom	473
				25.3.10	Fazit	473
25.1.5	Interferenz mit der bakteriellen DNA	448		**25.4**	**Wurmerkrankungen**	473
	Gyrase-Hemmstoffe	448			*Intestinale Infestationen*	473
	Bindung an die bakterielle DNA	450			*Mittel gegen Bandwürmer*	473
25.1.6	Hemmung der RNA-Synthese	451			*Mittel gegen Rundwürmer*	474
25.1.7	Hemmung der bakteriellen Proteinsynthese	451		**25.5**	**Pilzinfektionen**	474
	Makrolid-Antibiotika und wirkungsähnliche Substanzen	452		25.5.1	Grundlagen	475
				25.5.2	Porenbildner: Polyen-Antibiotika	476
	Tetracycline	454		25.5.3	Hemmstoffe der Ergosterin-Synthese	477
	Aminoglykoside	456			*Azol-Antimykotika*	477
	Chloramphenicol	458			*Allylamine*	479
	Oxazolidinone	458			*Morpholine*	479
	Mupirocin	459		25.5.4	Interferenz mit Zellkern-Funktionen	479
	Allgemeine Hinweise zur rationalen Therapie mit Antibiotika	459		25.5.5	Hemmstoffe der Zellwandsynthese	480
25.1.8	Tuberkulose	460		**25.6**	**Viruserkrankungen**	481
25.2	**Weltweit verbreitete Protozoen-Infektionen**	464		25.6.1	Herpesviren	481
				25.6.2	HIV (Humanes Immunschwäche Virus)	484
25.2.1	Trichomonas vaginalis	464			*Hemmstoffe der reversen Transkriptase*	485
25.2.2	Giardia lamblia	464			*Hemmstoffe der HIV-Protease*	487
25.2.3	Toxoplasma gondii	464			*HIV-Fusionshemmstoff Enfuvirtid*	487
25.2.4	Pneumocystis carinii	464			*Kombinationstherapie der HIV-Infektion*	488
25.3	**Tropenkrankheiten**	465		25.6.3	Influenza-Viren	488
25.3.1	Plasmodien-Infektionen (Malaria)	465		25.6.4	Weitere antivirale Wirkstoffe	490
				25.7	**Desinfektionsmittel**	492
					Anforderungen an Desinfektionsmittel	492
				25.7.2	Phenol-Derivate	492
				25.7.3	Alkohole, Aldehyde	493

	Alkohole	493	25.7.8	Acridin- und Chinolin-Derivate	495
	Aldehyde	493	25.7.9	Kombinationen	496
25.7.4	Oxidationsmittel	493	**25.8**	**Insektizide**	496
25.7.5	Halogene	494	25.8.1	Chlorierte Kohlenwasserstoffe	496
	Iod	494	25.8.2	Pyrethrine	498
	Chlor	494	25.8.3	Phosphorsäureester	498
25.7.6	Detergenzien (Invertseifen)	494			
25.7.7	Schwermetallsalze	495			

Teil 4: Gifte und Antidota

26 Vergiftungen … 502

26.1	**Vorbemerkungen**	502	26.5.3	Basen	515
26.1.1	Sachgebiete der Toxikologie	502	**26.6**	**Organische Lösungsmittel**	516
26.1.2	Allgemeine Richtlinien zur Therapie von akuten Vergiftungen	503		*Kohlenwasserstoffe*	516
	Maßnahmen zur Hinderung der Giftresorption	503		*Alkohole und Glykole*	517
	Maßnahmen zur Beschleunigung der Elimination von Giften	503	**26.7**	**Chlorierte Aromaten**	518
	Symptomatische Maßnahmen	503	**26.8**	**Bispyridinium-Verbindungen**	520
	Entgiftung der in den Organismus aufgenommenen Gifte	503	**26.9**	**Ethanol und Methanol**	520
	Vorrat an Antidota	504		*Ethanol (Äthylalkohol)*	520
				Methanol	525
26.2	**Gase**	504	**26.10**	**Missbrauch von Wirkstoffen**	525
	Sauerstoff	504	26.10.1	Euphorika	525
	Kohlenmonoxid	505	26.10.2	Psychotomimetika	528
	Blausäure	506	26.10.3	Doping	530
	Schwefelwasserstoff und Schwefeldioxid	506	**26.11**	**Tabak**	531
	Reizgase	507		*Schädigung durch Nicotin*	531
26.3	**Methämoglobin bildende Gifte**	507		*Schädigungen durch Tabakrauch*	532
26.4	**Metalle und Metallverbindungen**	508		*Risiko des Rauchens und die Entwöhnung*	533
26.4.1	Antidota	508	**26.12**	**Tierische Gifte und Pilzgifte**	535
26.4.2	Spezielle Metallvergiftungen	510		*Tierische Gifte*	535
	Blei	510		*Bakterielle Gifte*	535
	Thallium	511		*Pilzgifte (Mykotoxine)*	536
	Quecksilber	511	**26.13**	**Gifte höherer Pflanzen**	537
	Wismut (Bismutum)	512	**26.14**	**Toxische Effekte von Kontrastmitteln**	538
	Gold	512	26.14.1	Röntgen-Kontrastmittel	538
	Cadmium	512		*Bariumsulfat*	538
	Arsen	513		*Organische Iod-Verbindungen*	538
	Kupfer	513	26.14.2	Magnetresonanz-Kontrastmittel	540
	Aluminium	513	26.14.3	Echokardiographie-Kontrastmittel	541
	Zink	513	**26.15**	**Karzinogene**	541
26.5	**Säuren und Basen**	514			
26.5.1	Unspezifische Säurewirkungen	514			
26.5.2	Spezifische Säurewirkungen	514			
	Kohlendioxid	514			
	Fluorwasserstoff	515			
	Oxalsäure	515			

Anhang

Chemische Grundstrukturen ... 544

Zeittafel ... 546

Literatur ... 549

Arzneimittel-Konvertierungs-Listen ... 550

Arzneimittelliste Freiname → Handelsnamen . 551

Arzneimittel-Liste Handelsname → Freiname . 561

Sachverzeichnis ... 575

Teil 1
Generelle Prinzipien

Vorbemerkungen ... *1*

Kapitel 1   Pharmakodynamik ... *4*

Kapitel 2   Pharmakokinetik ... *19*

Kapitel 3   Nebenwirkungen ... *42*

Kapitel 4   Arzneistoff-Interferenzen ... *50*

Kapitel 5   Pharmakogenetik ... *53*

Kapitel 6   Einfluss des Lebensalters auf die Dosierung ... *54*

Kapitel 7   Einführung und Bewertung von Arzneimitteln ... *55*

Kapitel 8   Alternative Heilverfahren ... *64*

Kapitel 9   Notwendige Wirkstoffe ... *68*

Vorbemerkung

Je nach dem Standpunkt, den der Betrachter einnimmt, kann der Begriff Pharmakologie weit oder eng gefasst werden. Die umfassendste Definition könnte etwa lauten: „Pharmakologie ist die Lehre von der Wirkung der Substanzen auf Lebendiges." Diese Definition lässt die Qualität der Wirkung – ob heilend oder schädlich – offen. Danach umfasst der Begriff Pharmakon sowohl den Arzneistoff als auch das Gift. Vielfach wird aber Pharmakon mit Arzneistoff gleichgesetzt, und die Definition könnte lauten: „Pharmakologie ist die Lehre von den Arzneistoffen." Die Weltgesundheitsorganisation definiert den Begriff Pharmakon, der dem englischen Begriff „drug" entspricht, folgendermaßen: *„A drug is any substance or product that is used or intended to be used to modify or explore physiological systems or pathological states for the benefit of the recipient."* Somit zählen auch Substanzen, die zu diagnostischen Zwecken verwendet werden, zu den Arzneistoffen.

Ein **Arzneistoff** (Wirkstoff = Pharmakon) muss dem Patienten zugeführt werden, innerlich z. B. als Tablette, als Injektion, äußerlich z. B. als Bestandteil einer Salbe. Die Form, in welcher der Arzneistoff verabreicht wird, heißt Zubereitungsform oder Darreichungsform. Der Begriff **Arzneimittel** (Medikament) bezeichnet den Arzneistoff in einer bestimmten Darreichungsform.

Aufgaben der Pharmakologie sind:
- die Wirkungen von Substanzen auf den Organismus zu charakterisieren und die Eignung von Substanzen zu therapeutischen Zwecken zu bewerten;
- den Wirkungsmechanismus von Substanzen aufzudecken, nicht zuletzt in der Hoffnung, gezielt besser wirksame und verträgliche Arzneistoffe entwickeln zu können;
- neue Zielmoleküle und therapeutische Prinzipien zu entdecken;
- den Verbleib von dargereichten Substanzen im Körper zu analysieren.

> **Box**
>
> **Droge, ein missverstandener Begriff**
>
> Unter Droge versteht man in der deutschen Sprache Pflanzen oder Teile von ihnen (Wurzeln, Stängel, Blätter, Blüten, Saft), die durch Trocknen haltbar gemacht sind (plattdeutsch: drögen = trocknen) und irgendwelche Wirkstoffe enthalten. Die Drogen bilden also den Grundstock der Phytotherapie. Der Begriff Droge hat aber in der letzten Zeit, vor allem in der Laienpresse und auf der politischen Ebene (Ernennung von „Drogenbeauftragten") eine Ausweitung gefunden, die etymologisch nicht korrekt ist. So spricht man jetzt ganz allgemein von Drogenabhängigkeit, auch wenn das Rauschmittel als chemische Substanz genommen wird, wie Morphin, Heroin, Cocain, „Ecstasy" usw. Ein Beispiel für eine Drogenabhängigkeit wäre genaugenommen nur der Haschischgebrauch und in tropischen Ländern Opium rauchen und Betelnuss kauen. Der englische Begriff „drug", dessen Etymologie unklar ist, kann also im Grunde nicht mit dem deutschen Wort Droge übersetzt werden.

Pharmakologische Forschung. Die Pharmakologie ist nicht durch eine spezielle Methodik gekennzeichnet. Es werden diejenigen Verfahren angewandt, die zur Klärung einer Fragestellung geeignet sind. So arbeitet die moderne Experimentalpharmakologie mit Methoden aus einer großen Anzahl von Fächern (z. B. Physiologie, Biochemie, Radiochemie, Biophysik, Mikrobiologie, Immunologie, Histologie, Molekularbiologie), ohne eine spezifisch pharmakologische Methodik entwickelt zu haben oder auch entwickeln zu wollen! Wir glauben vielmehr, dass die Pharmakologie eigentlich nur durch die Intention der Fragestellung charakterisiert werden kann: Wo, wie und warum eine Substanz wirkt, wird untersucht, um eventuell einen Arzneistoff zu erhalten oder den Wirkungsmechanismus eines Arzneistoffes zu erklären. Die pharmakologische Forschung sammelt nicht Erkenntnisse um ihrer selbst willen, sondern letztlich, **um Menschen und Tieren zu helfen**.

Es besteht kein grundsätzlicher Unterschied in Gedankengängen und Methodik zwischen der pharmakologischen und der toxikologischen Forschung. Im Gegenteil, es ist ein fließender Übergang zwischen den beiden Gebieten vorhanden. Dies folgt schon zwangsläufig daraus, dass eigentlich jeder Arzneistoff zum Gift werden kann, wenn er nur hoch genug dosiert wird (Paracelsus: „Dosis sola facit venenum").

Sobald eine neue Substanz vorliegt, die eventuell medizinisches Interesse beansprucht, wird zuerst die **„deskriptive Pharmakologie"** bemüht werden; es wird untersucht und deskriptiv festgehalten, was eine Substanz bewirkt. Gleichzeitig gibt die **„deskriptive Toxikologie"** die Beschreibung, wie giftig die Substanz ist und welche Symptome auftreten. Der nächste Schritt sollte dann die „pharmakologische und toxikologische Grundlagenforschung" sein; die Frage lautet dann: Warum hat eine Substanz eine bestimmte Wirkung und Giftigkeit? Dieser Erkenntnisschritt überwindet die einfache Empirie und führt zum Verstehen des Wirkungsmechanismus. Diese Stufe zusammen mit der deskriptiven Pharmakologie wird als **Pharmakodynamik** bezeichnet.

Bei der Erforschung von pharmakologischen Wirkungen spielen der zeitliche Ablauf und die Intensität der Effekte eine wichtige Rolle. Diese beiden Parameter sind Funktionen von Konzentrationsverläufen in verschiedenen Kompartimenten des Organismus. Mit diesen beschäftigt sich die **Pharmakokinetik**.

Falls nun von einer Substanz angenommen werden darf, dass sie von therapeutischem Wert sein könnte, tritt die **klinische Pharmakologie** in Erscheinung. Aufgrund der vorliegenden tierexperimentellen Befunde und mit Hilfe von quantifizierenden Methoden werden die Substanzen am Menschen unter dem Gesichtspunkt des unmittelbaren Wertes für die Therapie untersucht. In der klinischen Pharmakologie vereinigt sich das experimentelle Fach mit der Klinik. Die Untersuchung neuer, prospektiver Heilmittel am Menschen unterliegt strengen Regeln, die ethischen und statistischen Gesichtspunkten Rechnung tragen müssen. Wie in anderen medizinischen Fächern gibt es auch eine Weiterbildungsordnung zur Anerkennung als „Arzt für Pharmakologie und Toxikologie". Seit 1988 gibt es den „Arzt für klinische Pharmakologie".

1 Pharmakodynamik

1.1 Wirkungsmechanismen ··· 4
1.2 Rezeptoren ··· 5
1.3 Agonisten und Antagonisten ··· 10
1.4 Struktur-Wirkungs-Beziehungen ··· 13
1.5 Dosis-Wirkungs-Kurve ··· 15
1.6 Biologische Streuung ··· 17

1.1 Wirkungsmechanismen

Unter dem Wirkungsmechanismus einer Substanz versteht man die ihrer Wirkung zugrunde liegenden biochemischen und biophysikalischen Vorgänge, die sich zellulär abspielen (Abb. 1.1).
Der Wirkungsmechanismus erklärt die Wirkung einer Substanz aufgrund ihres Eingriffs in bekannte physiologische oder biochemische Prozesse, ordnet einen speziellen Fall in größere allgemeine Gesetzmäßigkeiten ein und befriedigt damit das menschliche Kausalbedürfnis. Damit wird die Wirkung einer Substanz aus dem empirisch-deskriptiven Niveau herausgehoben auf eine Stufe, in der sie mit Verständnis in einen durchschaubaren größeren Zusammenhang gestellt werden kann, sie „leuchtet ein". Unter dem didaktischen Gesichtspunkt bedeutet dieser Schritt eine Umwandlung von Lernwis-

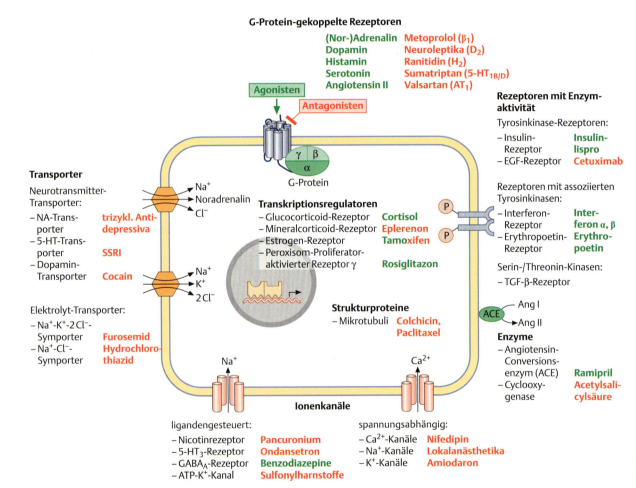

Abb. 1.1 **Zelluläre Wirkorte von Pharmaka.** Arzneistoffe können mit einer Vielzahl von Proteinen in der Zellmembran (G-Protein-gekoppelten Rezeptoren, Rezeptoren mit Enzymaktivität, Ionenkanälen und Transportern), im Zellkern (Transkriptionsregulatoren) oder an anderen Stellen in der Zelle (Enzyme, Strukturproteine) interagieren. Für den fortgeschrittenen Leser sind zum Zweck „repetierender Vertiefung" zu diesen Zielmolekülen jeweils einige Beispiele von Pharmaka mit aktivierender, agonistischer Wirkung (grüne Farbe) bzw. hemmender, antagonistischer Wirkung (rote Farbe) dargestellt.
EGF = epidermal growth factor,
TGF = transforming growth factor

sen in ableitbares, individuell nachvollziehbares Verständniswissen! Aus diesem Grund haben wir uns im vorliegenden Buch bemüht, wann immer es anging, Wirkungsmechanismen oder zumindest Zusammenhänge darzustellen, um ein Verstehen möglich zu machen.

1.2 Rezeptoren

Um eine Wirkung hervorzurufen, muss sich ein Wirkstoff an einen Reaktionspartner im Organismus binden. Bei vielen Arzneistoffen handelt es sich dabei um Proteine, die normalerweise als Bindungspartner für körpereigene Überträgerstoffe dienen. Diese Rezeptorproteine oder „Rezeptoren" haben zwei wesentliche Eigenschaften:
- Sie verfügen über eine spezifische Bindungsstelle, die nur einem bestimmten Überträgerstoff die Anlagerung erlaubt;
- sie ändern infolge der Überträgerstoff-Bindung ihre Konformation bzw. den Funktionszustand des Rezeptorproteins.

Auf diese Weise wird die Bindung eines Signalstoffes in eine Änderung der Zellfunktion überführt.
Es lassen sich hinsichtlich des Aufbaus des Rezeptorproteins und der „Signaltransduktion" vier charakteristische Arten von Rezeptoren unterscheiden. Diese werden im Folgenden ausführlicher beschrieben, so dass später bei der Besprechung spezieller Wirkstoffe nur noch der Rezeptortyp genannt zu werden braucht.

1.2.1 Ligand-gesteuerte Ionenkanäle

Als Beispiel sei der nicotinische Acetylcholin-Rezeptor in der motorischen Endplatte von Skelettmuskelfasern genannt (Abb. 1.2). Er besteht aus fünf (Glyko)-Protein-Untereinheiten mit einem Molekulargewicht von jeweils 40–60 kDa; diese sind so in der Phospholipid-Doppelmembran verankert, dass sie in ihrem Zentrum einen transmembranalen Kanal bilden. In jeder der Untereinheiten windet sich der Proteinfaden jeweils viermal in Form einer α-Helix durch die Zellmembran. Zwei der Untereinheiten sind identisch und verfügen an ihrer extrazellulären Seite über eine spezifische Bindungsstelle für Acetylcholin. Eine allgemeine Bezeichnung für einen sich an einen Rezeptor bindenden Stoff ist „Ligand".
Schüttet der motorische Nerv an seinem Nervenende Acetylcholin aus und werden beide Bindungsstellen jeweils von einem Acetylcholin-Molekül besetzt, öffnet sich der Ionenkanal. Es handelt sich um einen unspezifischen Ionenkanal, der Natrium-Ionen und Kalium-Ionen passieren lassen kann. Bei Öffnung des Kanalproteins fließt aber mehr Na^+ einwärts als K^+ auswärts, weil die Innenseite der Membran im polarisierten Zustand negativ geladen ist und dies den Einstrom positiv geladener

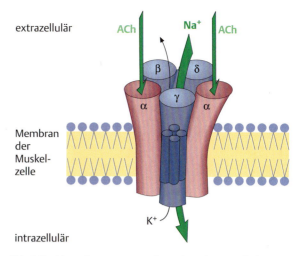

Abb. 1.2 **Ligand-gesteuerter Ionenkanal.** Vereinfachte Darstellung des nicotinischen Acetylcholinrezeptors der motorischen Endplatte. Zwei der fünf Untereinheiten besitzen eine Bindungsstelle für Acetylcholin. Werden beide Bindungsstellen besetzt, so öffnet sich der Ionenkanal.

Teilchen fördert. Funktionell ist der Na^+-Einstrom entscheidend: Er führt zur Depolarisation der motorischen Endplatte, und dies ruft in der Umgebung der Endplatte ein fortgeleitetes Aktionspotential hervor.
Acetylcholin besitzt keine große Haftdauer, sondern löst sich rasch wieder von seiner Bindungsstelle. So kann es in Kontakt mit der Acetylcholin-Esterase kommen und gespalten werden. Der ganze Vorgang (Überträgerstoff-Freisetzung, -Wirkung, -Inaktivierung) spielt sich im **Zeitraum von wenigen Millisekunden** ab – eine Voraussetzung für die Steuerung rascher Bewegungen der Skelettmuskulatur.
In die Gruppe der Ligand-gesteuerten Ionenkanäle gehören beispielsweise auch der Rezeptor für γ-Aminobuttersäure vom Subtyp „$GABA_A$-Rezeptor", welcher einen Ionenkanal für Chlorid-Ionen enthält (S. 327), der im ZNS vorkommende Glutamat-Rezeptor vom NMDA-Typ (S. 355) sowie der Serotonin-Rezeptor vom Subtyp „5-HT_3-Rezeptor".
Physiologisch und pharmakologisch interessant ist, dass die Untereinheiten von Ligand-gesteuerten Ionenkanälen in verschiedenen Aminosäure-Sequenzen vorkommen. So kennt man derzeit allein für die α-Untereinheit des $GABA_A$-Rezeptors 5 „Untereinheits-Subtypen", die mit den Indizes $α_1$–$α_5$ bezeichnet werden. Alle Subtypen sprechen auf das typische Benzodiazepin Diazepam an, vermitteln aber differente Effekte, beispielsweise Angstlösende und Muskeltonus senkende.
Wenn für einen gegebenen Neurotransmitter eine große Vielfalt an Rezeptor-Baumustern vorliegt und wenn ein spezielles Baumuster in einer bestimmten Lokalisation bzw. Funktion die Transmitterwirkung vermittelt, dann eröffnet sich die Perspektive zur Entwicklung von sehr selektiv wirkenden Arzneistoffen.

Box 1.1

Wirkorte an Ligand-gesteuerten Ionenkanälen

Bemerkenswerterweise bietet dieser Rezeptortyp *mehrere pharmakologische Ansatzpunkte:*
- wie üblich: die Bindungsstelle für den Überträgerstoff, an der Agonisten und Antagonisten einwirken können (z. B. Pancuronium als Antagonist am nicotinischen Acetylcholin-Rezeptor der motorischen Endplatte);
- daneben: die Ionenpore, die durch „Blocker" verschlossen wird (z. B. das Kurznarkotikum Ketamin am NMDA-Rezeptor);
- und außerdem: allosterische (Neben-)Bindungsstellen (z. B. Benzodiazepin-Bindungsstelle am GABA$_A$-Rezeptor), über welche die Rezeptorfunktion moduliert werden kann.

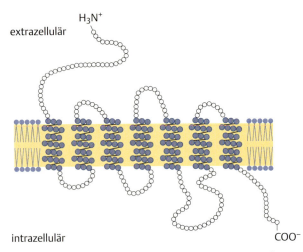

1.2.2 G-Protein-gekoppelte Rezeptoren

Abb. 1.3 **G-Protein-gekoppelter Rezeptor.** Transmembranale Anordnung des Peptid-Fadens. Die dritte (von links gezählt) zytoplasmatische Schleife ist für die Kontaktaufnahme mit dem G-Protein wichtig.

Im humanen Genom wurden mehr als 1000 Gene identifiziert, die für G-Protein-gekoppelte Rezeptoren kodieren. Etwa die Hälfte dieser Rezeptoren ist für die Vermittlung sensorischer Reize (Geruch, Geschmack) verantwortlich, die übrigen Rezeptoren werden durch endogene Neurotransmitter, Hormone und parakrine Faktoren aktiviert.

Zu den G-Protein-gekoppelten Rezeptoren gehören z. B. die Rezeptoren für Noradrenalin, Adrenalin und Dopamin, die Histamin-Rezeptoren, die muscarinischen Acetylcholin-Rezeptoren, die Opioid-Rezeptoren und die Prostaglandin-Rezeptoren.

Das Rezeptorprotein besteht aus einem Peptidfaden (ca. 500 Aminosäuren, 60 kDa), der sich siebenfach in Form von α-Helices durch die Phospholipid-Matrix der Zellmembran windet (Abb. 1.3). Die α-Helices sind vermutlich kreisförmig angeordnet (Abb. 1.4) und enthalten in ihrer Mitte eine von außen zugängliche Tasche, in deren Tiefe sich die Bindungsstelle des Überträgerstoffes befindet. Die Signaltransduktion geschieht unter Vermittlung eines Guanylnucleotid-bindenden Proteins (G-Protein, Abb. 1.4). Dieses liegt am inneren Blatt der Phospholipid-Doppelmembran und kann sich seitlich (lateral) bewegen. Das G-Protein besteht aus drei Untereinheiten, α (40–50 kDa), β (35 kDa) und γ (7 kDa). Die α-Untereinheit hat im Ruhezustand Guanosindiphosphat (GDP) gebunden.

Die Anlagerung des Überträgerstoffes an die spezifische Bindungsstelle verändert auf nicht näher bekannte Weise die Konformation des Rezeptorproteins in einer Art, dass dieses Kontakt mit dem G-Protein aufnehmen kann. Daraufhin löst sich GDP und stattdessen bindet sich Guanosintriphosphat (GTP) an die α-Untereinheit. Diese trennt sich von den beiden anderen Untereinheiten des G-Proteins ab und vermag per diffusionem mit einem benachbart liegenden plasmalemmalen „Effektorprotein" in Kontakt zu kommen und dessen Funktionszustand zu verändern. Dies wird weiter unten genauer ge-

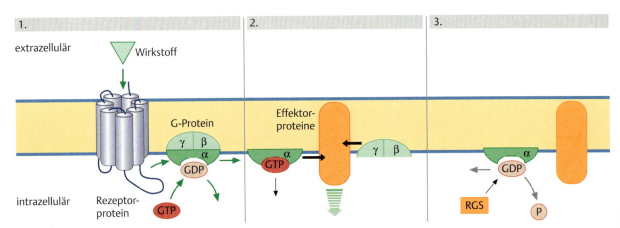

Abb. 1.4 **Mittlerfunktion des G-Proteins. 1.** Erregung des Rezeptorproteins durch einen Wirkstoff mit nachfolgender Aktivierung des G-Proteins (Guanylnukleotid-bindendes Protein). **2.** Die GTP-besetzte α-Untereinheit des G-Proteins verändert den Funktionszustand eines Effektorproteins. Ebenso können βγ-Untereinheiten Effektoren aktivieren oder hemmen. **3.** Die α-Untereinheit wirkt als GTPase; die Spaltung von GTP zu GDP wird durch RGS-Proteine („regulators of G-protein signaling") beschleunigt. Im GDP-besetzen Zustand ist die α-Untereinheit inaktiv und verbindet sich wieder mit der βγ-Untereinheit.

schildert. Auch die βγ-Untereinheit kann Effektorproteine beeinflussen.

Ist der Rezeptor weiterhin vom Überträgerstoff besetzt, kann er eventuell ein zweites G-Protein aktivieren. Auf diese Weise erlaubt die Koppelung über G-Proteine eine Verstärkung des Stimulationssignals.

Die α-Untereinheit hat auch die Eigenschaften einer GTPase. Nach Abtrennung eines Phosphorsäure-Restes vom GTP liegt GDP an der Guanylnucleotid-Bindungsstelle vor, woraufhin sich die α-Untereinheit vom Effektorprotein löst und wieder mit den beiden anderen Untereinheiten Kontakt aufnimmt: der Ausgangszustand ist wiederhergestellt.

Spezifität der Signalübertragung. Es gibt nicht nur verschiedene Rezeptorproteine (für die jeweiligen Überträgerstoffe), sondern auch verschiedene G-Proteine und Effektorproteine. So kann die Bindung eines bestimmten Überträgerstoffes an „sein" Rezeptorprotein über ein bestimmtes G-Protein an ein bestimmtes Effektorprotein weitervermittelt werden. Die Spezifität eines G-Proteins für einen bestimmten Rezeptor scheint in der α-Untereinheit begründet zu sein.

Effektorproteine

Ein wichtiges Effektorprotein, dessen Funktion durch G-Proteine gesteuert wird, ist die membranständige Adenylatcyclase (Abb. 1.5). Sie katalysiert die Bildung von zyklischem Adenosinmonophosphat (*cAMP*). Dieses kann im Cytosol diffundieren und hat die Funktion eines intrazellulären Botenstoffes. Unter seiner Einwirkung löst sich im Enzym *Proteinkinase A* die regulatorische Untereinheit ab, was eine „Enthemmung" der katalyti-

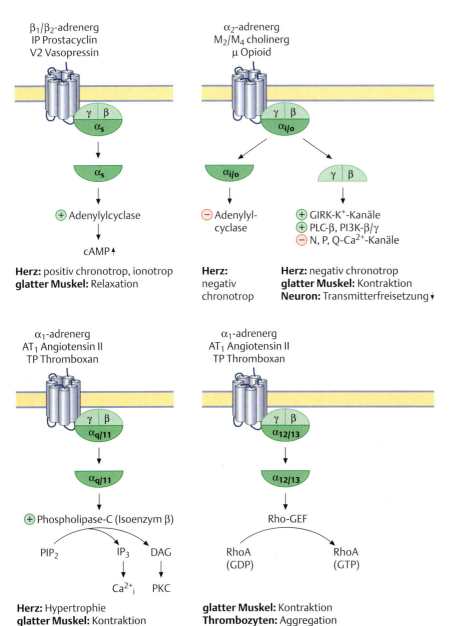

Abb. 1.5 **Signaltransduktion durch G-Protein-gekoppelte Rezeptoren.** Rezeptoren interagieren mit spezifischen G-Proteinen, die sich in vier Familien einteilen lassen (G_s, $G_{i/o}$, $G_{q/11}$, $G_{12/13}$). Jedes G-Protein leitet Signale an bestimmte intrazelluläre Proteine weiter, so dass abhängig vom jeweiligen Zelltyp unterschiedliche biologische Wirkungen ausgelöst werden können. Nicht nur α-Untereinheiten, sondern auch die βγ-Untereinheiten können intrazelluläre Effektorproteine modulieren. In der Abbildung sind einige Beispiele pharmakologisch relevanter Rezeptoren, ihrer Signalwege und biologischen Effekte dargestellt. $G_{\alpha, \beta, \gamma}$ = heterotrimeres GTP-bindendes Protein mit entsprechenden Untereinheiten; GIRK = G-Protein-gekoppelter, einwärtsgleichrichtender K-Kanal; PKC = Proteinkinase C; PLC = Phospholipase C; PI3K = Phosphoinositid-3-Kinase; PIP_2 = Phosphatidylinositol-4,5-bisphosphat; Rho-GEF = Guaninnukleotid-Austauschfaktor der Rho-Kinase.

schen Untereinheit zur Folge hat. Das Enzym überträgt Phosphatreste auf Serin- oder Threonin-Reste von bestimmten Funktionsproteinen, wodurch sich deren Aktivität verändert.

Beispielsweise wird durch Phosphorylierung die Lipase-Aktivität erhöht und die Lipolyse gefördert. Die Glykogen-Synthetase hingegen wird durch Phosphorylierung gehemmt. Umgekehrt wird die Glykogen-Spaltung gefördert. Auf diese Weise vermag das „Stresshormon" Adrenalin durch Bindung an β-Rezeptoren über Vermittlung durch cAMP den Stoffwechsel des Organismus in Richtung auf vermehrte Bereitstellung von Energieträgern umzustellen.

In den Herzmuskelzellen werden die membranständigen Calcium-Kanalproteine phosphoryliert. Dies erhöht die Neigung der Calcium-Kanäle, sich während eines Aktionspotentials zu öffnen. Es strömen vermehrt Calcium-Ionen in die Myokardzellen ein, und deren Kontraktionskraft steigt. Dies ist einer der Gründe für die positiv inotrope Wirkung von Adrenalin.

Experimentell lässt sich zeigen, dass eine Erregung von Histamin-Rezeptoren am Herzen ebenfalls über cAMP-Bildung zur Steigerung der Kontraktionskraft führen kann. Hier zeichnet sich ein biologischer Sinn dieser auf den ersten Blick sehr kompliziert anmutenden Signaltransduktion über G-Proteine ab; einerseits ist dem Organismus die Beeinflussung einer Zellfunktion über verschiedene Botenstoffe bzw. deren Rezeptoren möglich, andererseits gibt es schon auf der Ebene der Zellmembran die Zusammenschaltung der Stimuli auf eine gemeinsame Endstrecke (hier z.B. Aktivierung der Adenylatcyclase), um danach mit einem intrazellulären Signaltransduktionsweg auszukommen.

Bisher wurde nur über die Aktivierung der Adenylatcyclase durch *stimulatorisch wirkende G-Proteine* (G_s) gesprochen. Es ist jedoch auch eine Hemmung des Enzyms durch ein anderes G-Protein (G_i, inhibitorisch) möglich, das von anderen Rezeptoren aktiviert wird. Auf diese Weise wirkt Adenosin am Herzen kraftsenkend. Hier wird erkennbar, dass die Signaltransduktion über G-Proteine auch eine Verarbeitung gegensätzlich gerichteter Stimuli auf der Ebene des Effektorproteins zulässt.

Es ist einleuchtend, dass die G-Protein-vermittelte Signaltransduktion mehr Zeit in Anspruch nimmt, als beim Ligand-gesteuerten Ionenkanal benötigt wird. Der Effekt entwickelt sich im **Sekundenmaßstab**.

Die Folgen der Aktivierung der Adenylatcyclase sind reversibel, denn cAMP wird durch das intrazelluläre Enzym Phosphodiesterase inaktiviert, und die von der Proteinkinase auf Funktionsproteine übertragenen Phosphatreste werden durch Phosphatasen abgespalten.

Es sei erwähnt, dass Signaltransduktionswege auch zu Phosphodiesterasen und Phosphatasen führen und deren Aktivität ebenfalls einer Regulation unterworfen ist. Ein anderes Effektorprotein, das über andere Rezeptoren und andere G-Proteine reguliert wird, ist die membranständige **Phospholipase C** (Abb. 1.6). Substrat für dieses Enzym stellen Phosphatidylinositol-Phospholipide dar, die normale Bestandteile der Phospholipid-Matrix der Zellmembran sind. Phospholipase C kann aus Phosphatidylinositol das *Inositol(1,4,5)trisphosphat* („IP_3") freisetzen, welches als intrazellulärer Botenstoff dient. Es stimuliert das endoplasmatische Retikulum zur Abgabe von Calcium-Ionen in das Cytosol und vermag so eine Drüsensekretion anzuregen oder eine Tonusentwicklung glatter Muskulatur zu fördern. Auf diesem Wege bewirken beispielsweise die muscarinischen Acetylcholin-Rezeptoren vom M_3-Subtyp eine Drüsensekretion und $α_1$-adrenerge Rezeptoren eine Tonuserhöhung glatter Muskulatur.

Vom Phosphatidylinositol bleibt nach IP_3-Abspaltung in der Membran das Diacylglycerin zurück. Dieses aktiviert das Enzym Proteinkinase C, welches seinerseits über Phosphorylierung von Funktionsproteinen die Zellfunktion beeinflusst.

Andere Effektorproteine, die von G-Protein-gekoppelten Rezeptoren gesteuert werden, sind

- Ionenkanäle, besonders ein Kaliumkanal-Protein am Herzen, das nach Stimulation der muscarinischen M_2-Rezeptoren zur Öffnung angeregt wird;

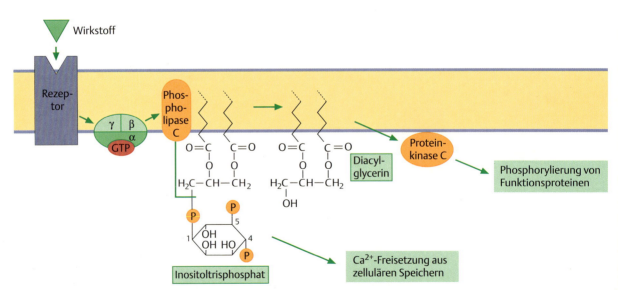

Abb. 1.6 **Phospholipase C.** Das G-Protein-regulierte Effektorprotein Phospholipase C spaltet das Membranlipid Phosphatidylinositol zu den beiden Botenstoffen Inositoltrisphosphat und Diacylglycerin.

1.2 Rezeptoren

Box 1.2

Zelluläre Regulation der Rezeptorfunktion

Die Ausstattung einer Zelle mit Rezeptoren und die Effektivität der Signaltransduktion können regulativen Veränderungen unterliegen. Werden bestimmte G-Protein-gekoppelte Rezeptoren vermehrt stimuliert, kann eine *Phosphorylierung* des *Rezeptorproteins* durch Rezeptorkinasen (GRK) stattfinden, welche die *G-Protein-Koppelung* stört und so die Signaltransduktion hemmt. An den phosphorylierten Rezeptoren bindet sich das Adaptorprotein Arrestin. Die Rezeptoren können dann mittels Endozytose aus der Zellmembran entnommen werden („*Rezeptor-Internalisierung*"), um später wieder in die Membran rückgeführt oder aber um abgebaut zu werden. Auch durch *Hemmung der Rezeptor-Neusynthese* kann die Rezeptordichte reduziert werden. Die Ausstattung mit G-Proteinen ist ebenfalls variabel. Infolge dieser „Desensitisierung" kann unter einer Dauertherapie mit einem Agonisten dessen therapeutische Wirksamkeit abnehmen (z. B. tokolytische Wirkung von β_2-Sympathomimetika, s. S. 94), und umgekehrt kann unter einer Dauertherapie mit einem Antagonisten die Empfindlichkeit des Rezeptorsystems erhöhen (z. B. Überempfindlichkeit extrapyramidaler Dopaminrezeptoren unter chronischer Neuroleptika-Medikation, Spätdyskinesie, s. S. 315).

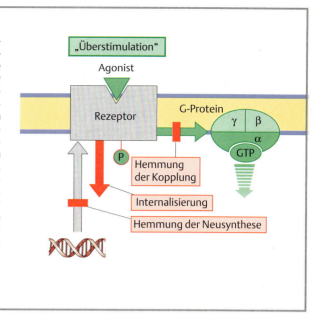

- Guanylatcyclase, welche cGMP bildet, das seinerseits eine Proteinkinase aktiviert;
- Phospholipase A_2, die z. B. für die Bildung von Prostaglandinen wichtig ist.

1.2.3 Rezeptoren mit Enzymaktivität

Eine große Gruppe von membranständigen Signalproteinen sind die Rezeptoren mit Enzymaktivität (s. Abb. 1.7). Diese Rezeptoren erkennen ihre Liganden durch eine extrazelluläre Bindungsdomäne. Meist folgt nach der Bindung von Agonisten eine Dimerisierung der Rezeptoren, die eine intrazelluläre Kinase aktiviert. Bei den Tyrosinkinase- sowie den Serin-/Threonin-Kinase-Rezeptoren ist die Kinase-Domäne ein integraler Bestandteil des Rezeptorproteins. Bei anderen Rezeptoren (Rezeptoren mit assoziierten Kinasen) führt die Agonistbindung zur Anlagerung und Aktivierung cytosolischer Tyrosinkinase-Proteine.

Zu den Rezeptoren mit Enzymaktivität gehören der **Insulin-Rezeptor** und die Rezeptoren für verschiedene Wachstumsfaktoren. Die Struktur des Insulin-Rezeptors ist in Abb. 1.7 vereinfacht dargestellt. Es handelt sich um ein Glykoprotein aus je zwei α-(135 kDa) und β-(95 kDa) Untereinheiten, die über Disulfidbrücken miteinander verbunden sind. Die extrazellulär liegenden α-Untereinheiten enthalten die Insulin-Bindungsstelle. Deren Besetzung verändert die Konformation der in das Zellinnere ragenden Anteile der β-Untereinheiten, so dass an diesen eine Tyrosinkinase-Aktivität „angeschaltet" wird. Das Enzym überträgt Phosphatgruppen auf die Aminosäure Tyrosin in Proteinen, was eine Änderung des Funktionszustandes der Proteine zur Folge hat. Zunächst katalysiert die Tyrosinkinase die Phosphorylierung der β-Untereinheiten („Autophosphorylierung"); dies verstärkt die Enzymaktivität. Dann werden andere zelluläre Proteine phosphoryliert. Auf diese Weise kann Insulin plasmalemmale Transportproteine (z. B. für Glucose) stimulieren, Enzymaktivitäten erhöhen und die Neusynthese von Enzymmolekülen regulieren. Besonders bei den **Wachstumsfaktoren** ist die Regulation der Umsetzung der Erbinformation in die Synthese von Proteinen wichtig. Die Rezeptoren mit Tyrosinkinase-Aktivität beeinflussen mittelbar also auch die Transkription.

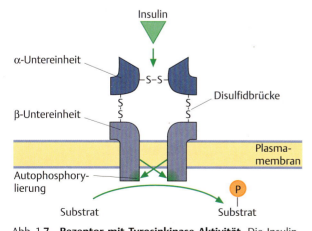

Abb. 1.7 Rezeptor mit Tyrosinkinase-Aktivität. Die Insulinbindung an die α-Untereinheit löst eine Autophosphorylierung der α-Untereinheit und in der Folge die Phosphorylierung anderer zellulärer Proteine aus.

1.2.4 DNA-Transkription-regulierende Rezeptoren

Diese Gruppe von Rezeptoren unterscheidet sich von den bisher besprochenen Bindungsstellen durch ihre Lokalisation in der Zelle. Sie liegen nicht in der Zellmembran und sind daher nicht vom Extrazellulärraum her zugänglich, sondern sind im Zytosol oder innerhalb des

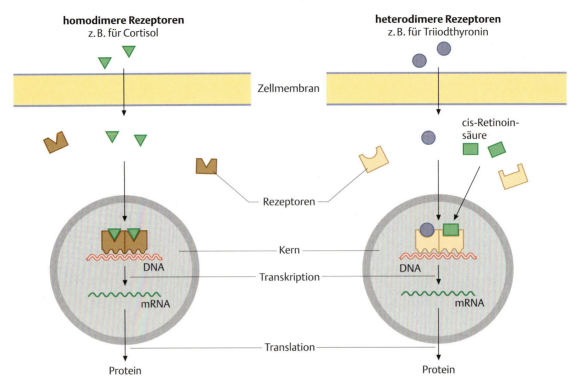

Abb. 1.8 **Transkription-regulierende Rezeptoren.** Die Wirkstoffe finden ihre Rezeptoren entweder im Zytosol oder im Zellkern. Die Ligand-Rezeptor-Komplexe wirken zu zweit (als Dimere) auf die Promotor-Region von Genen ein und modulieren so die Gen-Transkription. Die Dimere können homolog sein (gilt für alle Steroidhormone) oder heterolog aufgebaut werden (z. B. Vitamin-D-Hormon, Triiodthyronin). Im letzteren Fall ist der Partner ein Komplex aus cis-Retinoinsäure und dem Retinoid-X-Rezeptor.

Zellkerns gelegen. Für die entsprechenden Liganden setzt dies voraus, dass sie hydrophober Natur sind und die Zellmembran zu durchdringen vermögen oder ein plasmalemmales Transportsystem benutzen. Die Rezeptorproteine bestehen aus 500–1000 Aminosäuren und verfügen über zwei spezifische Bindungsstellen: eine für die Bindung des spezifischen Liganden; die andere Haftregion, die als Folge der ersten Besetzung freigelegt wird, ist zur Anlagerung an die Promotor-Region von bestimmten Genen fähig. Die Ligand-Rezeptor-Komplexe fungieren als Transkriptionsfaktoren und können so die Genexpression fördern oder hemmen – je nach dem betroffenen Gen. Die veränderte Expression wird mittels der mRNA (Transkription) auf die Protein-Synthese in den Ribosomen übertragen (Translation). Der gesamte Vorgang nimmt Zeit in Anspruch, es kann Stunden dauern, bis sich der Effekt bemerkbar macht (vergleiche mit der kurzen Latenz „nicht-genomischer" Wirkungen von Steroidhormonen, S. 381).

Eine große Anzahl von körpereigenen Wirkstoffen und körperfremden Substanzen reagiert mit diesen Transkription-regulierenden Rezeptoren. Für die Wirkung müssen stets zwei Ligand-Rezeptor-Komplexe gebunden werden (Abb. 1.8). Für alle Glucocorticoidhormone gilt, dass beide Komplexe gleich sind: **homodimere Rezeptoren.** Bei anderen Ligandentypen wie dem Schilddrüsenhormon und dem Vitamin-D-Hormon muss der eine Komplex aus cis-Retinoinsäure und dem Retinoid-X-Rezeptor bestehen, damit der Hormon-Rezeptor-Komplex zur Wirkung kommt: **heterodimerer Rezeptor-Komplex.**

Zu der Gruppe der Rezeptor-Superfamilie der Transkriptions-Faktoren gehört auch der Peroxisomen-Proliferator-aktivierte Rezeptor (**PPAR**), der in mehreren Isoformen vorliegt. Pharmakologisch von Interesse sind PPAR-α und PPAR-γ. Sie kommen in verschiedenen Geweben vor und aktivieren eine Reihe von Prozessen, z. B. Differenzierung von Adipozyten sowie Fett-, Cholesterin- und Glucose-Stoffwechsel. Die lipidsenkenden Fibrate (S. 238) weisen eine Affinität zum PPAR-α auf und die „anti-diabetischen Glitazone" eine zum PPAR-γ (S. 413).

Typischerweise beeinflussen Hormon-Rezeptor-Komplexe die Expression mehrerer oder vieler Gene. Ob es gelingt, durch Pharmaka einen gezielten Effekt auf die Transkription eines bestimmten Gens zu erreichen, scheint im Augenblick noch fraglich. Im Falle der Estradiol-Wirkungen ist es immerhin gelungen, spezielle Aspekte der Estradiol-Wirkung differenziert zu beeinflussen.

1.3 Agonisten und Antagonisten

Agonisten sind Substanzen, die sich mit dem Rezeptor verbinden und eine Aktivierung des Rezeptorproteins auslösen (hohe Affinität und intrinsische Aktivität). **Kompetitive Antagonisten** verbinden sich reversibel mit denselben Rezeptoren, lösen aber keine Aktivierung aus

1.3 Agonisten und Antagonisten

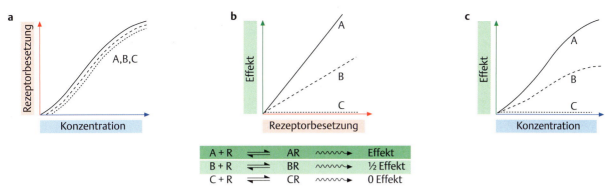

Abb. 1.9 **Unterschiedliche intrinsische Aktivitäten.** Rezeptorbesetzung und Effekt bei drei Substanzen mit gleicher Affinität (**a**), aber unterschiedlicher intrinsischer Aktivität (**b**): A = maximale, B = mittlere, C = fehlende intrinsische Aktivität. (**c**): Konzentrationsabhängigkeit des Effektes.

(hohe Affinität, fehlende intrinsische Aktivität) und blockieren damit konzentrationsabhängig einen Teil der Rezeptoren, so dass der Agonist an Wirksamkeit verliert (z. B. Acetylcholin – Atropin, Acetylcholin – d-Tubocurarin, Noradrenalin – Sympatholytika, Histamin – Antihistaminika).

Neben den reinen Agonisten und den reinen Antagonisten gibt es Substanzen, die nur eine schwache intrinsische Aktivität besitzen und je nach den Bedingungen agonistische oder antagonistische Eigenschaften aufweisen. Dies sei anhand der Abb. 1.9 erläutert.

Die Substanzen A, B und C vermögen sich jeweils mit gleicher Affinität konzentrationsabhängig an die Rezeptoren anzulagern. Die Transduktion der Rezeptorbesetzung in den Effekt geschieht jedoch mit unterschiedlicher Effektivität. Die Bindung von A löst den vollen Ef-

---

Box 1.3

Induktion oder Selektion einer Rezeptorkonformation?

Der „klassischen" Vorstellung (oberes Teilbild) zufolge führt ein Agonist zur Aktivierung des Rezeptorproteins, indem seine Bindung das Rezeptorprotein in eine andere Konformation überführt: *Induktion einer Konformation*. Ein Antagonist dagegen bindet sich an den Rezeptor, ohne eine Konformationsänderung auszulösen.

Aus dem Bereich der G-Protein-gekoppelten Rezeptoren gibt es Hinweise, dass der molekulare Wirkungsmechanismus von Agonisten und Antagonisten anders sein könnte. So ergaben biochemisch-pharmakologische Untersuchungen, dass „klassische Antagonisten" wie z. B. Atropin eine – wenngleich geringe – Veränderung der Rezeptorfunktion herbeiführen können, die der von Agonisten entgegengesetzt ist. Dies zeigt, dass sich das Rezeptorsystem spontan in einem gewissen Aktivitätszustand befindet, aus dem heraus es in Richtung vollständiger Inaktivität ausgelenkt werden kann.

Offenbar gehen Rezeptorproteine gelegentlich von selbst, also in Abwesenheit eines Agonisten, in die aktive Konformation über. Bezogen auf die Rezeptorgesamtheit ist dieses Ereignis selten, und deshalb erscheint die Rezeptorpopulation in ihrer Gesamtheit normalerweise inaktiv. Man kennt künstliche und natürliche Rezeptormutanten, die spontan eine hohe Aktivität aufweisen; bei diesen ist die Wahrscheinlichkeit des Vorliegens der aktiven Konformation überhöht.

Dem Modell *der Selektion einer Rezeptorkonformation* (unteres Teilbild) zufolge binden sich Agonisten bevorzugt an die aktive Konformation, und sog. „Antagonisten" haben eine hohe Affinität zur inaktiven Konformation. In Gegenwart eines Agonisten oder Antagonisten wird das spontane Gleichgewicht zwischen aktiver und inaktiver Konformation dementsprechend in Richtung aktiv bzw. inaktiv verschoben. Deshalb können also „klassische Antagonisten" einen messbaren Effekt haben, der dem von Agonisten entgegengerichtet ist (entgegensetzte intrinsische Aktivität); genaugenommen ist somit die Bezeichnung „inverser Agonist" zutreffender. Ein „neutraler Antagonist" würde sich an die Rezeptoren binden,

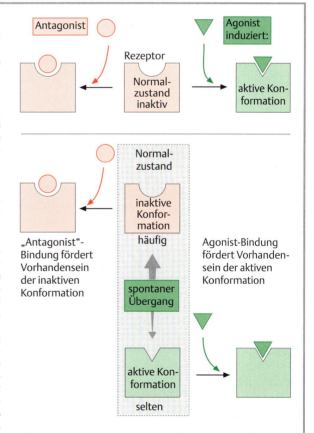

ohne in das spontane Gleichgewicht zwischen inaktiver und aktiver Konformation einzugreifen, er hätte also gleiche Affinität zu den beiden Zuständen. In praxi sind neutrale Antagonisten aber kaum bekannt.

kompetitiver Antagonismus

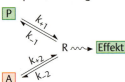

allosterischer Antagonismus

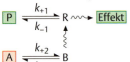

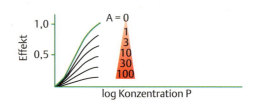

eigentlicher nicht-kompetitiver Antagonismus

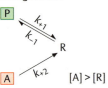

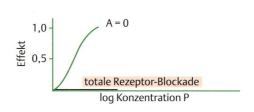

irreversible Bindung des Antagonisten

Abb. 1.**10 Antagonismus-Formen.** Links: Wechselwirkung zwischen agonistischem Pharmakon (P), Rezeptor (R), Antagonist (A) und Bindungsstellen (B) außerhalb des aktiven Rezeptorzentrums. Rechts: Konzentrations-Wirkungs-Kurven des agonistischen Pharmakon in Anwesenheit steigender Konzentrationen des Antagonisten (A). Die Pfeile symbolisieren die Assoziations- und Dissoziationsgeschwindigkeiten, die Affinität zum Rezeptor entspricht dem inversen Wert der Gleichgewichtskonstanten $1/K_D = k_{+1}/k_{-1}$. Die geschlängelten Pfeile symbolisieren die Überführung der Rezeptoren- bzw. Bindungsstellen-Besetzung in den Effekt. Aus Gründen der Übersichtlichkeit wurden die Gleichgewichtsprodukte PR und AB bzw. AR weggelassen.

fekt aus; A hat die maximal mögliche intrinsische Aktivität und ist ein Agonist. Die Bindung von C ruft keinerlei Effekt hervor; C besitzt also keine intrinsische Aktivität, kann aber die Rezeptorbesetzung durch einen Agonisten A blockieren und ist daher ein Antagonist. Substanz B nimmt eine Mittelstellung ein. Ihre Bindung an die Rezeptoren wird nur mit der Hälfte der möglichen Effektivität bzw. intrinsischen Aktivität transduziert. Der bei Besetzung aller Rezeptoren bewirkte Maximaleffekt von B ist somit nur halb so groß wie der von A. Aufgrund seiner geringeren „intrinsischen Aktivität" kann B als **partieller Agonist** bezeichnet werden. Die Besetzung der Rezeptoren durch B verhindert die Anlagerung von A und damit die Auslösung des Effektes von A, der ja doppelt so groß wäre wie der von B. In dieser Situation wirkt B also antagonistisch gegenüber A. Anders als im Falle des Antagonisten C geht aber die Rezeptorbesetzung durch B mit einem – wenn auch nicht voll ausgeprägten – Effekt einher. Im Vergleich zu einem „richtigen" Antagonisten wird B daher auch **partieller Antagonist** genannt.

Die Transduktion der Rezeptorbesetzung in den Effekt muss also nicht einem „Alles- (z.B. Substanz A) oder Nichts- (z.B. Substanz C) Gesetz" gehorchen; es ist vorstellbar, dass ein Kontinuum möglicher intrinsischer Aktivitäten existiert, dessen Endpunkte durch Substanzen ohne bzw. mit maximaler intrinsischer Aktivitäten gebildet werden. Die Wirkung von Substanzen, deren intrinsische Aktivitäten innerhalb dieser Grenzen liegt, kann je nach den Umständen als partiell agonistisch oder als partiell antagonistisch imponieren. Beispiele für Pharmaka, die als partielle Antagonisten aufgefasst werden müssen, sind einige β-Blocker, die schwache sympathomimetische Eigenschaften besitzen (S. 99), und einige Opiate wie Pentazocin und Buprenorphin (S. 279).

Neben dem kompetitiven Antagonismus lassen sich weitere Arten von Antagonismen klassifizieren: nicht kompetitiver, funktioneller und chemischer Antagonismus. Im Folgenden sind die verschiedenen Formen und ihre Charakteristika kurz dargestellt (Abb. 1.**10**).

1.3.1 Kompetitiver Antagonismus

Antagonist und Agonist konkurrieren um den gleichen Rezeptor. Der Antagonist wird reversibel an der spezifischen Bindungsstelle angelagert und kann nach dem Massenwirkungsgesetz durch den Agonisten „verdrängt" werden. Der Ausdruck „die Verdrängung vom Rezeptor" ist zwar anschaulich, aber nicht ganz korrekt. Die Agonist-Moleküle können nicht ohne weiteres den Antagonisten vom Bindungsort verdrängen, denn die Dissoziation des Rezeptor-Antagonist-Komplexes erfolgt unabhängig von der Gegenwart der Agonist-Moleküle. Erst nach erfolgter Dissoziation konkurriert der Agonist mit dem Antagonisten um die erneute Besetzung des jetzt freien Rezeptors.

1.3.2 Nicht kompetitiver Antagonismus

Im Gegensatz zum kompetitiven Antagonismus werden unter dem Begriff „nicht kompetitiv" recht unterschiedliche antagonistische Wirkungsmechanismen zusammengefasst. Eine vermehrte Zufuhr des Agonisten kann diese Form von Antagonismus nicht überwinden.
- Die Anlagerung eines antagonistisch wirksamen Pharmakon z. B. in der Umgebung des eigentlichen Bindungsareals des Rezeptors kann eine Veränderung der spezifischen Stereostruktur (Konformation) des Rezeptorproteins induzieren, so dass der Agonist nicht mehr optimal passt und seine Wirkung abgeschwächt wird (**allosterischer Antagonismus**).
- Der Angriffspunkt des nicht kompetitiven Antagonisten kann auch jenseits der Agonist-Rezeptor-Ebene liegen und mit der Reaktionsfolge Rezeptor → Effekt interferieren, z. B. Hemmstoffe der Protonenpumpe der Belegzelle, die mit der (Histamin-, Acetylcholin-, Gastrin-)Rezeptor-abhängigen Stimulation der Magensäuresekretion interferieren.
- Als nicht kompetitiv gelten aber auch Antagonismen, bei denen eine irreversible (kovalente) Bindung des Antagonisten an spezifische oder unspezifische Bindungsstellen erfolgt (z. B. der α-Rezeptorblocker Phenoxybenzamin).

1.3.3 Funktioneller Antagonismus

Bedingung: Agonist und Antagonist besitzen unterschiedliche zelluläre Wirkorte, die gegensätzlichen Wirkungen werden aber an ein und demselben Organ ausgelöst. Beispiel Histamin – Noradrenalin (Gefäßweite, Blutdruck). Beachte: Formal können die Konzentrations-Wirkungs-Kurven bei funktionellem und nicht kompetitivem Antagonismus identisch sein.

1.3.4 Chemischer Antagonismus

Bedingung: Die chemische Reaktion zwischen den Beteiligten (evtl. Gift und Antidot) könnte auch unabhängig vom Organismus stattfinden. Beispiel: Heparin – Protamin (Blutgerinnung), Quecksilber – 2,3-Dimercapto-1-propansulfonsäure (Vergiftung).

1.4 Struktur-Wirkungs-Beziehungen

Die Struktur-Wirkungs-Beziehungen bauen auf den Rezeptorvorstellungen auf; da Rezeptoren gewisse chemische, physikochemische und physikalische Eigenschaften aufweisen, muss natürlich auch gefordert werden, dass die Wirkstoffe ganz bestimmte, dazu passende Strukturen besitzen. Es konnte nun tatsächlich für eine ganze Reihe von Substanzgruppen gezeigt werden, welche chemischen Struktureigenschaften vorliegen müssen, damit eine bestimmte Wirkung erzielt wird. Voraussagen über die biologische Wirkung einer chemischen Verbindung sind aber nur mit größter Zurückhaltung möglich, weil die Situation im Organismus so komplex ist.

Ein anderes Verfahren (eine Art „degeneriertes Struktur-Wirkungs-Prinzip") wird heute sehr häufig aus kommerziellen Gründen geübt, um zu so genannten **Analogpräparaten** („me too"-Präparate) zu gelangen: Ist eine Substanz als wirksam und umsatzträchtig erkannt, so wird versucht, die nicht für die Wirkung entscheidenden Teile des Moleküls zu verändern. Beispiele für dieses Vorgehen sind Neuroleptika (irrelevante Änderung im Ringsystem und in der Seitenkette in Position 10 des Phenothiazin), Benzodiazepine, Saluretika, β-Blocker und ACE-Hemmstoffe. Neue grundlegende Erkenntnisse sind bei diesem Vorgehen kaum zu erhoffen oder nur durch Zufall zu gewinnen.

Box 1.4

Möglichkeiten und Grenzen der Arzneistoff-Entwicklung über Struktur-Wirkungs-Beziehungen

Struktur-Wirkungs-Beziehungen sind umso deutlicher darzustellen, je einfacher das Testobjekt ist. An isolierten Enzymen oder isolierten Organen lassen sich für eine große Reihe von Substanzgruppen derartige Beziehungen aufstellen. Bei Anwendung von Substanzen im intakten Organismus werden derartige Struktur-Wirkungs-Beziehungen mehr oder minder stark überlagert von zusätzlichen Prozessen, z. B. Verteilung und Abbau der betreffenden Substanzen.

Für die Vorhersage der therapeutischen Eignung sind neben der erwünschten Wirkung auch die unerwünschten Effekte zu berücksichtigen. Sind letztere die Folge einer Interaktion mit anderen Wirkorten als denen für den gewünschten Effekt, so muss auch für diese Interaktion eine Struktur-Wirkungs-Analyse angestellt werden. Schließlich kann nicht ausgeschlossen werden, dass eine neue, hinsichtlich der erwünschten und unerwünschten Interaktionen „maßgeschneiderte" Substanz auch neue, zusätzliche Wechselwirkungsmöglichkeiten besitzt, beispielsweise auf das Immunsystem als Antigen wirkt. Kurz gesagt, die Struktur-Wirkungs-Analyse kann für die Strukturplanung neuer Arzneistoffe mit besseren therapeutischen Eigenschaften eine wichtige Hilfe sein, eine Testung am biologischen System (Versuch an isolierten Organen und an Tieren) wird sie jedoch nicht ersetzen können. Spezielle Probleme ergeben sich bei antimikrobiellen Wirkstoffen: Es kommt nicht nur darauf an, dass die entsprechenden Substanzen eine hohe Affinität zu irgendeinem Reaktionspartner im Stoffwechsel des Bakteriums haben, sondern sie müssen auch in dieses hineingelangen können. Die beiden Schritte erfordern sicherlich völlig unterschiedliche chemische Eigenschaften, so dass Untersuchungen am isolierten Reaktionspartner nichts über die therapeutische Brauchbarkeit aussagen müssen.

Stereospezifität der Arzneistoff-Wirkung

Voraussetzung für eine gezielte Arzneistoff-Wirkung ist die bevorzugte Anlagerung einer Substanz an einen bestimmten molekularen Reaktionspartner, z. B. einen Rezeptor. Die besondere Affinität eines Pharmakon zu „seinem" Rezeptor bedeutet, dass eine sehr gute Passform oder Komplementarität zwischen beiden Partnern besteht. Aus diesem Grund besitzen stereoisomere Substanzen, in denen die einzelnen Atome zwar gegenseitig gleich verknüpft, aber andersartig räumlich angeordnet sind, eine unterschiedliche Passform zu Wirkorten und damit unterschiedliche pharmakologische Eigenschaften.

Eine für die Arzneimitteltherapie wichtige Form der Stereoisomerie ist die **Enantiomerie**. Sie liegt vor, wenn die räumliche Struktur zweier Substanzen – der beiden Enantiomere – so beschaffen ist, dass sie zueinander spiegelbildlich aufgebaut sind und dass sich die beiden Spiegelbilder nicht zur Deckung bringen lassen. Meist beruht die Enantiomerie darauf, dass in einem Molekül ein sog. **asymmetrisches Kohlenstoff-Atom** vorhanden ist, welches vier verschiedene Substituenten trägt. In Abb. 1.11a ist ein solches Enantiomeren-Paar schematisch dargestellt.

Die Abstände eines bestimmten Atoms zu den benachbarten Atomen ist in beiden Enantiomeren identisch. Daher gleichen sich die Enantiomere in nahezu allen chemischen und physikalischen Eigenschaften. Sie unterscheiden sich jedoch in ihrer optischen Aktivität, denn sie drehen die Polarisationsebene von polarisiertem Licht in entgegengesetzter Richtung. Das polarisierte Licht wird von der (+ bzw. d)-Form nach rechts, von der (- bzw. l)-Form nach links gedreht. Unabhängig von der Richtung der Ablenkung polarisierten Lichtes können die beiden Enantiomere auch mithilfe von zwei Klassifikationssystemen beschrieben werden. Die Zuordnung kann im Vergleich mit der Bezugssubstanz D- bzw. L-Glycerinaldehyd in die **D- bzw. L-Reihe** erfolgen. Unter Berücksichtigung der Anordnung der Substituenten am asymmetrischen C-Atom sowie ihrer Ordnungszahlen ist eine Einteilung nach dem **R-S**-System möglich. Bei der chemischen Synthese einer Substanz mit asymmetrischem C-Atom aus nicht chiralen Vorstufen entsteht meist ein Gemisch (Racemat), in dem die Enantiomere in einem Mengenverhältnis von 1:1 enthalten sind und das dementsprechend das polarisierte Licht nicht dreht. Die Auftrennung der Enantiomere erfordert wegen ihrer physikochemischen Gleichheit einen hohen technischen Aufwand. Daher liegen chemisch synthetisierte Pharmaka mit asymmetrischen C-Atomen in den pharmazeutischen Zubereitungen meist als **Racemat** vor (z. B. β-Blocker, orale Antikoagulantien, Säureantiphlogistika usw.). In der Natur erfolgen die enzymatisch gesteuerten Synthesen stereoselektiv, so dass nur eines der beiden möglichen Enantiomere entsteht (z. B. (−),D,R-Adrenalin, (−),L,S-Hyoscyamin).

Befindet sich das asymmetrische Zentrum eines Pharmakon-Moleküls in dem Bereich, der sich an den Rezeptor anlagert, und sind an der Bindung drei Gruppen beteiligt, so besitzt nur eines der Enantiomere die optimale Komplementarität zum Rezeptor. Dies ist in Abb. 1.11b illustriert. So ist z. B. im Falle des β-Blockers Propranolol die (−)-Form ca. 100fach stärker wirksam als die (+)-Form. Für den β-Rezeptor-blockierenden Effekt der pharmazeutischen Zubereitungsformen, die Racemate darstellen, ist also nur die Hälfte der zugeführten Substanzmenge verantwortlich. Neben der Bindung an β-Rezeptoren lagert sich Propranolol auch unspezifisch an andere Zellmembran-Komponenten an, was bei hohen Dosierungen z. B. zu Störungen der Herzfunktion führen kann. Für die unspezifische Bindung ist aber keine besondere Passform erforderlich, so dass hier (−)- und (+)-Form gleich wirksam sind. Die an dem gewünschten therapeutischen Effekt (β-Blockade) unbeteiligte (+)-Form ist also pharmakologisch durchaus nicht inert, sondern trägt zu den unerwünschten Wirkungen bei.

Die unterschiedliche räumliche Struktur beeinflusst auch die Komplementarität zu Arzneistoff-abbauenden Enzymen, so dass die metabolische Umwandlung von Enantiomeren stereoselektiv auf verschiedenen Wegen erfolgen kann. So wird das (wirksamere) (−),S-Enantiomer des oralen Antikoagulans Warfarin in der Leber vorwiegend am Cumarin-Ring, das (+),R-Enantiomer an der Seitenkette umgebaut; dabei erfolgt die Ausscheidung der S-Form rascher als die der R-Form. Bemerkenswert ist auch, dass ein anderes zusätzlich gegebenes Pharmakon mit unterschiedlicher Wirksamkeit in den Abbau beider Enantiomere einzugreifen vermag.

> Diese Beispiele machen deutlich, dass die Enantiomere einer Substanz sowohl in ihren pharmakodynamischen wie auch in ihren pharmakokinetischen Eigenschaften verschieden sein können. Die Verabreichung eines Racemates stellt also eigentlich die Gabe zweier unterschiedlicher Wirkstoffe dar und gleicht damit der Anwendung eines Kombinationspräparates. Wenn das eine Enantio-

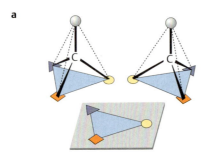

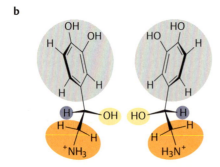

Abb. 1.11 **Stereospezifität. a** Stereoselektivität der Rezeptorbesetzung. Nur eines der beiden Enantiomere weist die notwendige Komplementarität zum Rezeptor-Areal auf. **b** Enantiomere des Noradrenalin, die linksdrehende Form ist wesentlich wirksamer.

mer pharmakologisch völlig unwirksam ist, so stellt seine Zufuhr zwar puristisch betrachtet das unnötige Einbringen einer Fremdsubstanz in den Organismus dar. Hat sich das Racemat jedoch jahrelang als Arzneimittel bewährt, ist die Einführung des wirksamen Enantiomer als „neues" Medikament keine wirkliche Innovation.

1.5 Dosis-Wirkungs-Kurve

Vorbemerkung. Ist der pharmakologische Blick klinisch-therapeutisch ausgerichtet, interessiert besonders der Zusammenhang zwischen der zugeführten Arzneistoff-Menge (Dosis) und der Wirkung. Diesen beschreibt die *Dosis-Wirkungs-Kurve* (Abb. 1.12). Eine bestimmte Dosis führt, in Abhängigkeit von den pharmakokinetischen Eigenschaften einer Substanz, zu bestimmten Konzentrationen im Blut und in der Umgebung des Wirkortes. Die Bestimmung einer *Konzentrations-Wirkungs-Kurve* erlaubt wegen der Ausschaltung pharmakokinetischer Einflüsse schon einen etwas besseren Zugang zu den Vorgängen auf molekularer Ebene.

Zwischen der Konzentration und der Wirkung liegt auf molekularer Ebene die Bindung an den Wirkort. *Konzentrations-Bindungs-Kurven* sind beispielsweise unter Verwendung von radioaktiv markierten Arzneistoffen messbar. Schließlich lässt sich der Zusammenhang zwischen der Bindung und der Wirkung quantifizieren: *Bindungs-Wirkungs-Kurve*. Es sei aber betont, dass zwischen der Bindung an einen Rezeptor (z. B. in der Zellmembran einer Gefäßmuskelzelle) und der Funktionsänderung (Tonusänderung) viele intrazellulär ablaufende Reaktionen liegen, so dass der Zusammenhang zwischen Bindung und Effekt keineswegs linear sein muss.

Wirkstärke, intrinsische Aktivität und Steilheit. Die Abhängigkeit der Wirkung von der Dosis bzw. Konzentration eines Pharmakon ist eine für jede Substanz charakteristische Funktion. Diese wird in der Dosis-Wirkungs-Kurve dargestellt, aus der die drei folgenden Werte entnommen werden können: Wirkstärke (Wirksamkeit, „potency"), Größe des Maximaleffektes („intrinsische Aktivität") und Steilheit. Als Dimensionen bewähren sich häufig: Abszisse: Dosis bzw. Konzentrationen in logarithmischem Maßstab; Ordinate: Reaktion in Prozent des maximal möglichen Effektes.

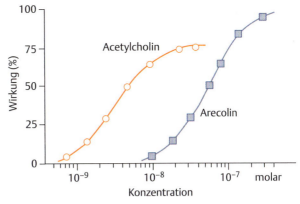

Abb. 1.**13** **Wirkstärke und intrinsische Aktivität.** Konzentrations-Wirkungs-Kurven von Acetylcholin und Arecolin am isolierten Ileum des Meerschweinchens. Abszisse: molare Konzentration logarithmisch; Ordinate: Effekt in % der maximal möglichen Verkürzung, die Arecolin auszulösen vermag. Die intrinsische Aktivität wird durch die Größe des Maximaleffektes angezeigt. Die Wirksamkeit wird durch die Konzentration des Wirkstoffes angegeben, die für einen bestimmten Effekt nötig ist (Ablesung auf dem 50%-Niveau oder auf dem Niveau des Kurvenwendepunktes).

Zwei charakteristische Beispiele aus der experimentellen Medizin sollen diese Abhängigkeit veranschaulichen. Abb. 1.13 zeigt das Ergebnis eines Versuches am isolierten Ileum des Meerschweinchens. Zwei Substanzen werden bezüglich ihrer *Wirkstärke* und ihrer intrinsischen Aktivität verglichen. Es ergibt sich: Eine Substanz (Acetylcholin) besitzt eine höhere Wirkstärke, d. h., sie ist in niedriger Konzentration wirksamer als die andere Verbindung (Arecolin); jene hat ihrerseits eine höhere intrinsische Aktivität, denn der maximal mögliche Effekt ist größer. Ein Beispiel für Dosis-Wirkungs-Kurven mit unterschiedlicher *Steilheit*, die am Menschen gewonnen wurden, zeigt Abb. 1.14.

Die Beurteilung einer Konzentrations-(Dosis-)Wirkungs-Kurve wird durch einige grundsätzliche Schwierigkeiten verkompliziert, wenn das Interesse unter dem Aspekt von Struktur-Wirkungs-Beziehungen auf die quantitative Interaktion zwischen Wirkstoff und Rezeptor gerichtet ist. Die erste Unsicherheit liegt darin begründet, dass die tatsächlich herrschende Konzentration des Pharmakon vor den Rezeptoren (d. h. in der Biophase) nicht exakt bekannt oder messbar ist. In Untersuchungen am intakten Organismus ist man im Allgemeinen auf Bestimmungen der Konzentration im Serum angewiesen und nimmt stillschweigend an, dass dieselbe Konzentra-

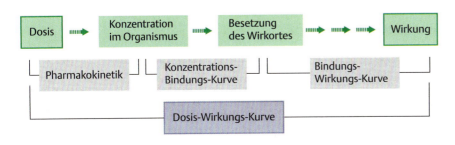

Abb. 1.**12** **Komponenten einer Dosis-Wirkungs-Kurve.**

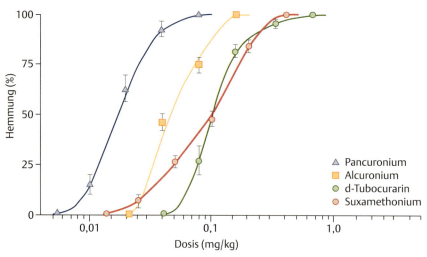

Abb. 1.14 Kurvensteilheit. Dosis-Wirkungs-Kurven einiger Muskelrelaxanzien beim Menschen. Bei Patienten in chirurgisch indizierter Narkose wurde durch regelmäßige Nervenreizung die Beugemuskulatur der Finger stimuliert und die muskuläre Kraftentwicklung gemessen. Ordinate: Hemmung der Kontraktionskraft in % des Kontrollwertes vor Gabe eines Muskelrelaxans, Abszisse: verabreichte Dosis in mg/kg. Die drei nicht depolarisierenden Pharmaka Pancuronium, Alcuronium und d-Tubocurarin müssen unterschiedlich dosiert werden, um ein bestimmtes „Ausmaß" an Muskellähmung zu erzielen. Das depolarisierende Muskelrelaxans Suxamethonium besitzt eine flachere Dosis-Wirkungs-Kurve. (Ergebnisse aus der Abteilung für Anästhesiologie der Universität Kiel.)

tion auch vor den Rezeptoren in der Biophase (S. 19) herrsche. Dies ist aber aus naheliegenden Gründen meistens nicht der Fall. Auch bei Untersuchungen an isolierten Organen, einer Standardmethode der Pharmakologie, muss die Konzentration, die im Inkubationsmedium herrscht, nicht derjenigen in der Biophase gleichen.

Therapeutische Breite

Die therapeutische Breite ist der Abstand zwischen der Dosis für den gewünschten Effekt und der Dosis für eine toxische Wirkung. Je größer dieser „Sicherheitsabstand", desto geringer ist die Gefährdung des Patienten.

Die Probleme, die bei der Beurteilung eines Pharmakon bezüglich der therapeutischen Breite und beim Vergleich zweier Substanzen auftreten, werden im Folgenden an einem Beispiel erörtert (Abb. 1.15). Die Kurven I und II zeigen Konzentrations-Wirkungs-Kurven zweier Substanzen (A und B), die beide dieselbe ED_{50} von 10^{-7} g/ml besitzen. Unter **ED_{50}** (Effektivdosis 50%) versteht man die Dosis (oder Konzentration), die zu einer Reaktion führt, die 50% der maximalen beträgt oder bei der in 50% der Fälle der erwartete Effekt eintritt. So wertvoll diese Größe für den Vergleich von Substanzen ist, so sagt sie doch nichts über die Neigung der Kurve aus.

Obwohl die Kurven I und II dieselbe ED_{50} aufweisen, fällt die Beurteilung der Substanzen A und B unterschiedlich aus, wenn ihre Letalitätskurven mit in die Betrachtung einbezogen werden. Die Kurve III entspricht wie Kurve I der Substanz A, die LD_{50} beträgt 10^{-4} g/ml. Unter **LD_{50}** (dosis letalis 50%) versteht man die Dosis (Konzentration), bei der 50% der Versuchstiere sterben. Die Substanz A zeichnet sich dadurch aus, dass eine kleine Zunahme der Konzentration bereits eine außerordentliche Zunahme der Reaktion bzw. der Letalität mit sich bringt (steile

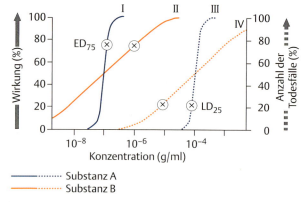

Abb. 1.15 Therapeutischer Index. Konzentrations-Wirkungs-Kurven bzw. Konzentrations-Letalitäts-Kurven (präklinische Versuche mit Mäusen). Abszisse: Konzentrationen (g/ml Serum) in logarithmischem Maßstab, Ordinaten: Wirkung bzw. Anzahl der Todesfälle in % der maximal möglichen. Mit Kreuzen sind die ED_{75} und LD_{25} markiert. Die Kurven I und III entsprechen Substanz A, die Kurven II und IV Substanz B. Der therapeutische Index ist ein Quotient zur Charakterisierung der therapeutischen Breite, d.h., des Abstands zwischen der Kurve für den gewünschten und für den toxischen Effekt. Quotienten zur Charakterisierung der therapeutischen Breite sind hier:

Substanz	$\dfrac{LD_{50}}{ED_{50}}$	$\dfrac{LD_{25}}{ED_{75}}$	$\dfrac{LD_{10}}{ED_{90}}$
A	1000	≈ 500	≈ 250
B	1000	≈ 10	≈ 0,25

Dosis-Wirkungs- bzw. Dosis-Letalitäts-Kurve). Die Substanz B verhält sich anders: Ebenso wie die Dosis-Wirkungs-Kurve verläuft die Letalitätskurve (IV) sehr flach, eine Zunahme der Konzentration ruft nur eine geringe

Zunahme der Wirksamkeit bzw. Letalität hervor, die LD$_{50}$ gleicht aber der von Substanz A.
Die Bedeutung von steilen oder flachen Abhängigkeiten wird sofort klar, wenn man sich in dem Diagramm ansieht, welche Verhältnisse vorliegen, wenn eine maximale Reaktion mit Substanz A oder Substanz B ausgelöst werden soll. Eine 100%ige Wirkung benötigt von der Substanz A eine Konzentration von etwa 3×10^{-7}, die minimale letale Dosis (LD$_{10}$) liegt bei etwa 3×10^{-5} g/ml. Es ist also ein Sicherheitsabstand von zwei Zehnerpotenzen vorhanden. Für die Substanz B ergibt sich für die maximale Wirkung eine Konzentration von 10^{-5} g/ml, das entspricht aber schon einer LD$_{20}$: Will man den maximalen Effekt erzwingen, werden also 20% der Versuchstiere sterben! Ohne Gefährdung der Tiere ist also mit Substanz B keine maximale Wirkung zu erzielen. Was hier aus einem Tierversuch heraus erläutert ist, gilt natürlich mit besonderem Nachdruck für die Pharmakotherapie: Nur die Substanz A wäre als Heilmittel geeignet (genügende therapeutische Breite).
Quantitative Maßzahlen für die therapeutische Breite, die aus Tierversuchen gewonnen werden, ergeben sich als Quotienten aus Punkten der Letalitäts- und der Dosis-Wirkungs-Kurve. So wird der therapeutische Index häufig definiert als

$$\text{therapeutischer Index} = \frac{LD_{50}}{ED_{50}}.$$

Je größer der Wert, d.h., je weiter die Kurven voneinander entfernt, um so größer ist die therapeutische Breite. Dieses Maß hat aber einen großen Nachteil, denn es gibt die Verhältnisse nur richtig wieder, wenn alle Kurven parallel verlaufen. Sobald aber Unterschiede in der Steilheit vorhanden sind, ist der so definierte therapeutische Index kein Maß mehr für die therapeutische Breite, wie aus unserem obigen Beispiel mit den Substanzen A und B hervorgeht: Beide Substanzen haben denselben therapeutischen Index, was zu einem glatten Fehlschluss verleitet. Der Quotient LD$_{50}$/ED$_{50}$ ist also zur Beurteilung von Substanzen mit unterschiedlich geneigten Abhängigkeitskurven ungeeignet. Beim Vergleich solcher Substanzen treffen andere Maße die tatsächlichen Verhältnisse sehr viel besser. Die Zusammenstellung der Werte aus unserem Beispiel möge dies verdeutlichen (Tabelle in Abb. **1.15**). Da aus experimentellen Gründen der LD$_{10}$ und der ED$_{90}$ eine größere Unsicherheit anhaftet als der LD$_{25}$ und der ED$_{75}$, ist der Quotient LD$_{25}$/ED$_{75}$ vielleicht die günstigste Möglichkeit.
Während bei Tierversuchen die therapeutische Breite auf die Letalitätskurve bezogen werden kann, wird man sich in der klinischen Therapie auf die Dosis-Toxizitäts-Kurve (bedeutungsvolle Nebenwirkungen!) beziehen, die formal ein ebenso gutes Bezugssystem bietet wie die Letalitätskurve.

An dieser Stelle sei noch auf einen Zusammenhang hingewiesen, der sich zwar zwanglos aus der "therapeutischen Breite" ergibt, aber doch, vor allem in der Arzneimittelreklame, immer wieder übersehen wird:
Für die klinische Anwendung interessiert nicht die absolute Wirksamkeit (Dosis in g oder mg) einer Substanz, sondern nur die therapeutische Breite.
Deshalb ist die Aussage: „Die neue Substanz X ist 2-mal so wirksam wie das bisherige Medikament Y!" völlig uninteressant, entscheidend wäre die Feststellung: „die neue Substanz X hat eine 2fach größere therapeutische Breite als das bisherige Medikament Y!"

1.6 Biologische Streuung

Wenn beim wiederholten Messen ein und desselben Vorganges die Messwerte nicht identisch, sondern um einen Mittelpunkt herum gruppiert sind, so wird diese Erscheinung Streuung genannt. Der dazu errechnete Mittelwert ist „unscharf", er weist eine Unsicherheit auf, als deren quantitatives Maß die Varianz, die Standardabweichung s oder der Standardfehler des Mittelwerts $s_{\bar{x}}$ angegeben werden können:

$$\frac{\sum x^2}{n-1} = s^2 = \text{Varianz},$$

$$s_{\bar{x}} = \frac{s}{\sqrt{n}}$$

$x =$ Abweichung des einzelnen Messwertes X vom Mittelwert $\bar{x}$
$n =$ Anzahl der einzelnen Messwerte
$\sum x^2 =$ Summe der Abweichungsquadrate
$s =$ Standardabweichung
$s_{\bar{x}} =$ Standardfehler des Mittelwertes

Dieses einfache Verfahren ist allerdings nur zulässig, wenn bestimmte Voraussetzungen gegeben sind, wie eine genügend große Anzahl von Messwerten und die Kenntnis der Normalverteilung. Eine eigene Disziplin, die Biostatistik, widmet sich der Erarbeitung von Verfahren, die auf den speziellen biologischen Fall anwendbar sind, um die Relevanz eines Ergebnisses zu prüfen.
Die Biologie und damit auch die Medizin und im speziellen Fall die experimentelle und klinische Pharmakologie stehen nun vor einer anderen Situation als die klassischen naturwissenschaftlichen Fächer. In diesen gilt, dass die Streuung ausschließlich bedingt wird durch den Messvorgang! In der Biologie ist diese Streuung natürlich auch vorhanden, aber klein im Verhältnis zu der Streuung, die dadurch entsteht, dass die Biologie es ausschließlich mit Individuen zu tun hat. Die Unterschiede zwischen den einzelnen Individuen, und damit auch die biologische Streuung, werden immer größer, je differenzierter eine Spezies ist. Den Extremwert erreicht die Streuung beim Menschen, dessen physische und psychische Individualisierung am weitesten fortgeschritten scheint.
Die große biologische Streuung, mit der es die experimentelle und in noch stärkerem Ausmaß die klinische Pharmakologie zu tun hat, stellt eine außerordentliche experimentelle Belastung dar: Ein einzelner Versuch oder eine einzelne klinische Beobachtung hat keine beweisende Bedeutung, sondern erst statistisches Vorgehen kann zu reproduzierbaren und damit gesicherten Ergebnissen führen! Auf der anderen Seite soll hier nicht eintönig statistischer Methodik das Wort geredet werden. Die Einzelbeobachtung ist wichtig, zur Sicherung

> **Box 1.5**
>
> **Klinische Prüfung: Ein Gedankenexperiment**
>
> Ein typisches Beispiel für die Untersuchung eines marginalen Effektes sei hier konstruiert: Es soll geprüft werden, ob das Pharmakon X die Re-Infarkt-Häufigkeit vermindert. Dazu werden 10000 ausgesuchte Infarkt-Patienten für 3 Jahre in die Beobachtung einbezogen. Die Hälfte von ihnen, also 5000, erhalten das Verum X als Tablette, die andere Hälfte ein Placebo, das gleichartig aussieht. Nach 3-jähriger Beobachtungszeit ergibt sich Folgendes:
>
> 1. Von den jeweils 5000 Patienten pro Gruppe sind annähernd 1000 Patienten ausgefallen (Tod aus unabhängigen Gründen, verzogen, mangelnde Zuverlässigkeit, starke Nebenwirkungen);
> 2. in der Placebo-(Kontroll-)Gruppe haben in 3 Jahren 10% einen Re-Infarkt erlitten, das sind 400 Patienten;
> 3. in der Verum-Gruppe ist das Ergebnis statistisch signifikant um 15% besser, d. h. es sind nur 340 Re-Infarkte vorgekommen.
>
> Als Ergebnis ergibt sich also: 60 Patienten von den anfänglichen 5000 Infarkt-Kranken können vor einem Re-Infarkt bewahrt werden, wenn 5000, später 4000 Patienten das Verum X einnehmen. Das heißt aber auch, dass 3940 Patienten das Verum X unnötig schlucken und entsprechende Nebenwirkungen entwickeln können, denn entweder hätten sie sowieso keinen Re-Infarkt bekommen, oder sie erleiden doch einen zweiten Infarkt. Die „number needed to treat" (NNT) gibt an, wie viele Patienten (im statistischen Mittel) behandelt werden müssen, damit bei einem Patienten der therapeutische Erfolg eintritt. Im vorliegenden Fall wäre, bezogen auf die Ausgangszahl der Patienten, NNT = 5000/60 = ca. 83.
>
> Insbesondere kleine Effekte, die sich nur in großen klinischen Prüfungen **statistisch signifikant** nachweisen lassen, sollten hinsichtlich ihrer **klinischen Relevanz** sehr kritisch geprüft werden. Diese Begriffe sind keineswegs kongruent! Was bedeutet z. B. eine durchschnittlich zweiwöchige (statistisch signifikante!) Lebensverlängerung bei einer medianen Überlebenszeit von 6 Monaten, wenn die Nebenwirkungen der „erfolgreichen" Therapie das ganze (Rest-)Leben zur Hölle machen?

bedarf es aber immer einer Mehrzahl von Versuchen bzw. Beobachtungen unter identischen Bedingungen (kontrollierte klinische Untersuchung von Arzneimitteln, S. 60).

Ein besonders schwieriges Problem ergibt sich immer dann in der Pharmakologie und vor allem in der Therapie, wenn nur ein marginaler Effekt zu beobachten ist. Dann müssen im letzteren Fall Untersuchungen an einer sehr großen Anzahl von Patienten vorgenommen werden, um zu statistisch gesicherten Aussagen zu kommen (im Amerikanischen als „Megatrials" apostrophiert). Derartige Arzneimittelprüfungen sind nicht mehr an einer einzelnen Klinik, sondern nur noch im Verbund vieler Krankenhäuser durchzuführen. Häufig muss die Beobachtung dann über längere Zeiträume ausgedehnt werden. Daraus ergeben sich große organisatorische Probleme, die, wenn sie nicht optimal gelöst werden können, erheblich zur Streuung der Ergebnisse und damit zur Unsicherheit beitragen (Box 1.5).

2 Pharmakokinetik

2.1 Vorbemerkung ··· 19
2.2 Applikation und Resorption ··· 21
2.3 Verteilung ··· 23
2.4 Elimination ··· 30
2.5 Pharmakokinetische Modellvorstellungen ··· 34
2.6 Bioverfügbarkeit und Bioäquivalenz ··· 39
2.7 Eliminationshalbwertzeit der β-Phase und Abklinggeschwindigkeit der Wirkung ··· 40

2.1 Vorbemerkung

Wird ein Pharmakon zugeführt, ergibt sich ein bestimmter zeitlicher Verlauf, mit dem sein Effekt eintritt und später wieder abklingt. Der Verlauf der Wirkung kann bedingt sein durch eine entsprechende Änderung der Pharmakon-Konzentration im Körper, muss es aber nicht. Drei kinetische Vorgänge können den zeitlichen Ablauf der Pharmakon-Wirkung prägen: Pharmakokinetik, Rezeptorkinetik und Transformationskinetik (Abb. 2.1). Die Vorgänge, die nach Gabe eines Medikamentes ablaufen und die zeitlichen Änderungen seiner Konzentration in der Biophase bestimmen, werden unter dem Begriff der **Pharmakokinetik** zusammengefasst. Als **Biophase** wird der Raum bezeichnet, von dem aus Pharmaka direkt mit ihren Bindungsstellen reagieren können. Die Biophase kann Teil des extrazellulären Raumes sein, z. B. für Suxamethonium der synaptische Spalt der motorischen Endplatte, oder im Cytosol eines Mikroorganismus liegen, z. B. für Trimethoprim als einem Hemmstoff der bakteriellen Dihydrofolsäure-Reduktase.

Die Interaktion von Pharmaka aus der Biophase heraus mit den Bindungsstellen unterliegt verschiedenen Gesetzmäßigkeiten (**Rezeptorkinetik**), je nachdem, um welche Art von Bindungsstellen es sich handelt: hochspezifische Bindungsstellen (Rezeptoren) oder z. B. Orte unspezifischer Adsorption. Wenn die Wechselwirkung zwischen Pharmakon und Bindungsstellen langsamer abläuft als der Aufbau der Wirkkonzentration in der Biophase, wird diese Interaktion zum geschwindigkeitsbegrenzenden Schritt. Dies wird besonders dann der Fall sein, wenn die Konzentration in der Biophase sehr schnell ansteigt (z. B. nach intravenöser Bolus-Injektion). Im Übrigen besteht kein Zusammenhang zwischen einer Affinität zum Rezeptor und der Geschwindigkeit eines Bindungs-Prozesses. Die Affinität ist umgekehrt proportional zur Dissoziationskonstanten (K_D), die wiederum dem Quotienten (k_{-1}/k_{+1}) aus der Dissoziationsgeschwindigkeitskonstanten k_{-1} und der Assoziationsgeschwindigkeitskonstanten k_{+1} entspricht:

$$\frac{1}{\text{Affinität}} = K_D = \frac{k_{-1}}{k_{+1}}$$

Also können gleiche Affinitäten resultieren, wenn beide Geschwindigkeitskonstanten sehr hoch oder beide sehr niedrig sind. Beispiele für zwei Substanzen mit vergleichbarer Affinität beim Menschen, aber sehr unterschiedlichen Geschwindigkeitskonstanten sind Digitoxin, das sehr langsam assoziiert und dissoziiert, und Atropin, das eine recht hohe Wechselzahl am Rezeptor aufweist.

Im Anschluss an die Bindung der Pharmaka an die spezifischen oder unspezifischen Bindungsorte erfolgt die Umsetzung in den biologischen Effekt: **Transformationskinetik**. Die Transformation (= Transduktion) kann zeitlich schnell und scheinbar unmittelbar erfolgen, so z. B. der Anstieg der Ionenpermeabilität der Endplattenmembran nach Bindung von Acetylcholin an die nicotinischen Acetylcholin-Rezeptoren; sie benötigt aber häufig eine Reihe von Schritten oder kann auch ein recht

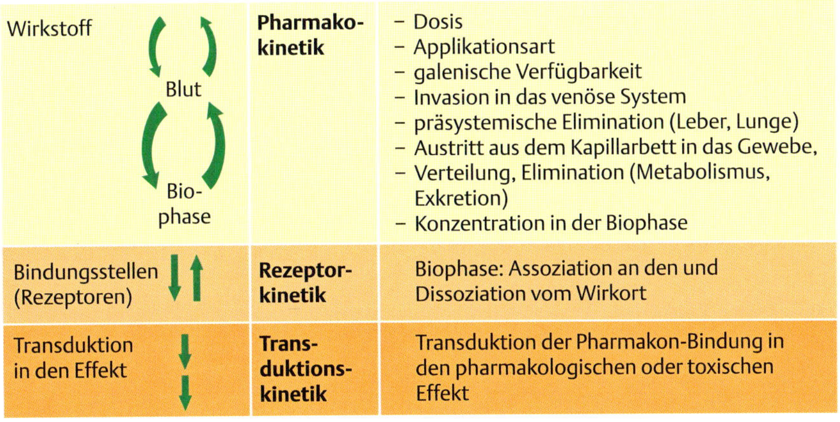

Wirkstoff ⇄ Blut ⇄ Biophase	Pharmakokinetik	– Dosis – Applikationsart – galenische Verfügbarkeit – Invasion in das venöse System – präsystemische Elimination (Leber, Lunge) – Austritt aus dem Kapillarbett in das Gewebe, – Verteilung, Elimination (Metabolismus, Exkretion) – Konzentration in der Biophase
Bindungsstellen (Rezeptoren) ⇅	Rezeptorkinetik	Biophase: Assoziation an den und Dissoziation vom Wirkort
Transduktion in den Effekt ↓	Transduktionskinetik	Transduktion der Pharmakon-Bindung in den pharmakologischen oder toxischen Effekt

Abb. 2.1 **Zeitverlauf der Arzneistoff-Wirkung.** Für Zeitgang und Ausprägung der Wirkung eines Arzneimittels sind nach seiner Gabe zahlreiche Faktoren und Prozesse bestimmend. Je nach Art der Substanz und des biologischen Effektes kann der geschwindigkeitsbegrenzende Schritt die Pharmakokinetik (die Bereitstellung des Pharmakon in der Biophase), die Rezeptorkinetik oder auch die Kinetik der Transformation (Transduktion) der Pharmakon-Bindung in den Effekt sein.

langsamer Prozess sein. Ein Beispiel für Letzteres ist die Wirkung von Steroidhormonen auf die Eiweiß-Synthese. In diesen Fällen läuft die Transformation langsamer ab als die beiden vorgeschalteten kinetischen Prozesse und wird für den Zeitverlauf des Effektes bestimmend. Eine Zusammenstellung der Prozesse und Faktoren, die den Zeitverlauf der Arzneistoff-Wirkung beeinflussen, gibt Abb. 2.1.

Die **Pharmakokinetik** ist also der Zweig der Pharmakologie, der sich mit den zeitlichen Änderungen der Pharmakon-Konzentrationen in den verschiedenen Kompartimenten des Organismus befasst. Da die Stärke der Wirkung im Allgemeinen von der Wirkstoff-Konzentration abhängt, ist das Wissen um die Konzentration eines Pharmakon am Wirkort von großer Bedeutung. Vielfach ist es eine Frage der Pharmakon-Konzentration, ob der gewünschte Effekt zustande kommt oder ob gar toxische Erscheinungen auftreten. Die Konzentration in der Biophase ist allerdings meist nicht erfassbar; sie ist aber häufig der Konzentration im Blutplasma äquivalent, und so wird meist „der Blutspiegel" eines Pharmakon gemessen. Seinen zeitlichen Veränderungen liegen die Vorgänge Resorption, Verteilung und Elimination zugrunde.

Die Grundlage jeder zellulären Barriere stellt die Phospholipid-Matrix des Plasmalemm dar. In der Phospholipid-Doppelschicht sind die Phospholipid-Moleküle (Abb. 2.2) so angeordnet, dass ihre apolaren Fettsäure-Reste in das Innere der Membran weisen. Die Fähigkeit eines polaren Stoffes, in das hydrophobe Innere einzudringen, ist außerordentlich gering. Wirkstoffe treffen im Körper immer wieder auf Zellbarrieren, sei es die Darmschleimhaut, das Kapillarendothel oder die Nieren-Tubuluszelle. Für das pharmakokinetische Verhalten des Stoffes ist es wichtig, ob er derartige Barrieren zu überwinden vermag.

Diese Barrierefunktion der Phospholipid-Doppelmembran gegenüber geladenen Teilchen bildet die Grundlage dafür, dass im Zellinneren andere Ionenkonzentrationen aufrechterhalten werden können als im Extrazellulärraum. Analog können Arzneistoffe, die eine ständige La-

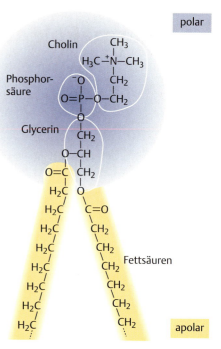

Abb. 2.2 **Phospholipid-Molekül.** Phospholipide, im Beispiel Phosphatidylcholin (Lecithin), bestehen aus einer polaren Kopfgruppe und apolaren Fettsäureketten.

dung tragen, Zellmembranen nur schlecht passieren (Abb. 2.3). Für „physiologische" polare Teilchen stehen Transportproteine in der Zellmembran bereit, so beispielsweise für Glukose entsprechende „Carrier" im Plasmalemm der Darmepithelzellen und des Endothels der Hirngefäße. Bestimmte polare Pharmaka können Transporteinrichtungen nutzen und sind dementsprechend trotz ihrer Polarität gut membrangängig, beispielsweise das Anti-Parkinson-Mittel L-Dopa, welches Aminosäure-Transportproteine benutzt.

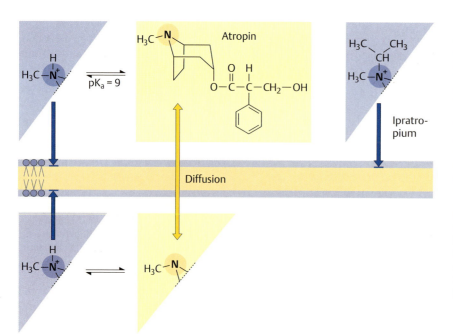

Abb. 2.3 **Phospholipid-Barriere.** Die Phospholipid-Doppelmembran besitzt eine Barrierefunktion gegenüber polaren Substanzen. Bei Atropin besteht ein Dissoziationsgleichgewicht zwischen geladener Form und ungeladener Form; die unpolare Form kann durch die Membran diffundieren, im wässrigen Zytosol stellt sich wieder das Dissoziationsgleichgewicht ein. Das Atropin-Derivat Ipratropium enthält einen ständig positiv geladenen Stickstoff, es ist deshalb nur schlecht membrangängig. Vorteil: Ipratropium überwindet die Blut-Hirn-Schranke nicht; Nachteil: bei oraler Zufuhr wird aus dem Darm nur ein Bruchteil der zugeführten Menge in den Körper aufgenommen.

2.2 Applikation und Resorption

Ein Pharmakon kann nur dann wirken, wenn es an den eigentlichen Wirkort gelangt, der ja in den allerseltensten Fällen an der Körperoberfläche gelegen und damit direkt zugänglich ist. Das Pharmakon muss daher in den Körper eindringen, es muss resorbiert werden.

Resorption (im angloamerikanischen Sprachgebrauch „absorption") kann definiert werden als Aufnahme eines Arzneistoffes vom Applikationsort in die Blutbahn. Resorption spielt immer dann eine Rolle, wenn das Pharmakon nicht direkt in die Blutbahn injiziert wird. Sie beruht auf den physikalischen Prozessen der Diffusion und der Verteilung, häufig auch auf dem Transport mittels eines Transportproteins.

Die **Resorptionsgeschwindigkeit** entspricht der Aufnahme von Substanzmenge pro Zeiteinheit. Sie hängt vom Applikationsort, der Zubereitungsform des Mittels, den physikochemischen Eigenschaften des Pharmakon und gegebenenfalls der Mitwirkung von Transportproteinen ab. Die Resorption des einzelnen Wirkstoff-Moleküls gilt dann als abgeschlossen, wenn es die Blutbahn erreicht hat. Auch bei lokaler Applikation muss der Wirkstoff vom Ort der Auftragung auf Haut oder Schleimhaut zum tiefergelegenen Wirkort gelangen. Hier bezeichnet der Begriff Resorption das Vordringen zum Wirkort. Beispiele sind die Lokalanästhetika, die Schleimhaut-abschwellenden Sympathomimetika und die durch Inhalation applizierten Bronchospasmolytika. In diesen Fällen müssen die Pharmaka von der Oberfläche bis zu den sensiblen Rezeptoren, zu der Gefäßmuskulatur oder zu den glatten Bronchialmuskeln gelangen.

Folgende Faktoren begünstigen die Resorption: geringe Molekülgröße, mangelnde Polarität, gute Fettlöslichkeit, starke Durchblutung und gute Permeabilitätsverhältnisse an der Applikationsstelle, eventuell mit Nutzung eines Aufnahme-Transportproteins.

Der Begriff **Resorptionsquote** wird meist in Bezug auf die Aufnahme aus dem Darm verwendet.

$$\text{Resorptionsquote [\%]} = \frac{\text{resorbierte Substanzmenge}}{\text{zur Resorption verfügbare Substanzmenge}} \times 100$$

Applikationsarten

Lokale Applikation

Die lokale Therapie ist dadurch gekennzeichnet, dass die Pharmakon-Konzentration nur im Bereich des Applikationsortes ausreichend hoch ist, um eine Wirkung auszuüben. Die Möglichkeit einer lokalen Therapie beschränkt sich nicht nur auf die äußere Haut, sondern lässt sich wesentlich erweitern. Die Inhalation eines Bronchospasmolytikum, die orale Gabe von Kohle zur Adsorption von Giften im Darm, die lokale Applikation eines Chemotherapeutikum bei infektiöser Vaginitis oder die Injektion eines Glucocorticoid in ein Gelenk sind Beispiele für eine lokale Therapie. Die aufgenommene Menge gelangt vom Wirkort zwar auch in die Blutbahn, aber sie ist meist zu gering, als dass sich im Gesamtorganismus eine wirksame Konzentration ergeben könnte. Die Systemwirkungen sind daher bei der lokalen Therapie im Allgemeinen zu vernachlässigen. Damit zeichnet sich diese Applikationsart durch eine große therapeutische Breite bezüglich systemischer Wirkungen aus, sie hat jedoch auch Nachteile (z. B. leichte Allergisierung bei Aufbringen von Substanzen direkt auf Haut und Schleimhäute).

Box 2.1

Sonderfälle

Sonderfall 1: Augentropfen
Auf die äußere Oberfläche des Auges muss eine sehr hohe Konzentration des Wirkstoffes aufgebracht werden, damit das große Diffusionshindernis Kornea bzw. Konjunktiva plus Sklera überwunden wird und am Erfolgsorgan, z. B. Musculus ciliaris oder Epithel des Corpus ciliare, trotz der ständigen Drainage des Kammerwassers die erforderliche Konzentration aufgebaut wird. Weiterhin sorgt die Tränensekretion für eine schnelle Verdünnung auf der Oberfläche. Als Beispiel seien genannt das Parasympathomimetikum Pilocarpin 2%ige Lösung (ein Tropfen enthält 1 mg), oder der β-Blocker Timolol 0,5%ige Lösung (ein Tropfen enthält 0,25 mg). Bei systemischer Gabe dieser Dosen (und Verteilung auf ca. 70 kg Körpergewicht) ist mit einer allgemeinen Wirkung zu rechnen, und in der Tat sind kardiodepressive Nebenwirkungen nach der Gabe von Timolol-Augentropfen beschrieben worden.

Sonderfall 2: Lokale gastrointestinale/bronchiale Therapie
Zahlreiche Arzneimittel üben ihre Wirkung nur lokal im Darm aus, ohne dass größere Substanzmengen vom Körper aufgenommen werden, z. B. Budesonid. Letzteres ist ein Glucocorticoid (s. S. 385), das noch in der Leber beim ersten Durchgang („first pass effect", s. Box 2.**2**) verstoffwechselt wird. Bei entzündlichen Darmerkrankungen wird die hohe lokale Konzentration bei geringer systemischer Wirkung ausgenutzt und die gefürchteten Komplikationen wie das Cushing-Syndrom werden vermieden. Ähnliches gilt für Steroide sowie $β_2$-Mimetika in der inhalativen Behandlung asthmatischer Erkrankungen, wo erhebliche Substanzmengen in den Mund-Rachen-Raum und dann in den Darm gelangen.

Systemische Applikation

Bei diesem Vorgehen soll die Substanz in die Blutbahn gelangen, um so ihren Wirkort erreichen zu können. Die Substanz kann über den Darm (enteral) oder über andere Applikationsorte zugeführt werden. Unter parenteraler Zufuhr wird meist die Darreichung mittels Injektion verstanden. Der Darm wird auch umgangen bei Zufuhr mittels Inhalation oder über die Haut (transkutane Applikation).

Orale Applikation. Die häufigste Applikationsform ist die orale Zufuhr eines Medikaments. Die gastrointestinale Resorption (Abb. 2.**4**) ist prinzipiell abhängig von:
- den *physikochemischen Eigenschaften* des Pharmakon-Moleküls wie Größe, Löslichkeit, bei Säuren und Basen Grad der Dissoziation, „Passform" für einen physiologischen Transportmechanismus usw.;

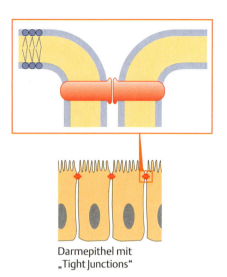

Abb. 2.4 **"Tight junction"**. Die Darmepithelzellen sind untereinander mittels einer oder mehrerer gürtelförmiger Zonulae occludentes ("Tight junctions") verbunden. Der Aufbau einer Verbindung ist oben in Vergrößerung gezeigt: Besondere Proteine (z. B. Occludin) überbrücken den Spalt zwischen den beiden Plasmalemm-Außenseiten. Ein Epithel ist umso "dichter", je mehr Tight junctions die Zellen miteinander verbinden und den interzellulären Durchtritt von Substanzen verhindern.

- der Form der Arzneimittelzubereitung (Lösung, Pulver, Tablette, Dragee) und deren Eigenschaften wie Korngröße der Präparation, Zerfallsgeschwindigkeit der Zubereitung, Zustand der Tabletten- bzw. Dragee-Grundmasse usw. Aus diesen galenischen Parametern ergibt sich das Ausmaß der *galenischen Verfügbarkeit* (S. 39): Nur wenn das Pharmakon vollständig und rechtzeitig der resorbierenden Schleimhaut zur Verfügung gestellt wird, entsprechen sich deklarierte Dosis des Arzneimittels und die zur Resorption angebotene Menge;
- dem *Funktionszustand des Gastrointestinaltraktes*: Füllungszustand des Magens, pH-Wert im Magen und Dünndarm, Durchblutung des Gastrointestinaltraktes (Stauung im Portalkreislauf), Transportgeschwindigkeit des Speisebreis, welche die Kontaktzeit des Pharmakon mit der resorbierenden Schleimhaut bestimmt.

Nach der Aufnahme aus dem Darm (*enterale Applikation*) passiert das Pharmakon die Leber (Pfortaderkreislauf), in der es eventuell bereits verändert oder abgefangen werden kann (sog. *"first pass effect"*, s. Box 2.2). Nur bei Aufnahme des Arzneimittels durch die Mund- und Ösophagusschleimhaut (*bukkale oder sublinguale Applikation*) sowie bei *rektaler Zufuhr* wird es nicht durch den Pfortaderkreislauf abtransportiert.

In der Praxis zeigt sich, dass nach rektaler Anwendung die Konzentration im Blut für den Einzelfall nicht vorhersehbar ist und meist weit niedriger liegt als angenommen wird. Andererseits ist die rektale Applikation äußerst wertvoll bei Erbrechen (z. B. bei Gastritis Metoclopramid-Zäpfchen) oder Krampfanfällen (Diazepam-Rektiole).

Falls eine Substanz in der Leber schnell abgebaut wird, kann ein erheblicher quantitativer Unterschied zwischen der Wirkung nach sublingualer bzw. rektaler und enteraler Applikation bestehen. Die Resorption eines solchen Wirkstoffes ist zwangsläufig unsicher, da ein unvorhersehbarer Anteil jeweils schon vorher zerstört wird. Auch ein teilweiser Abbau durch Bakterien kann die enterale Resorption beeinträchtigen, hierfür sind Digoxin und Methotrexat Beispiele.

Parenterale Applikation.
- *Injektion:* Sie vermeidet die Nachteile der oralen Einnahme, erfordert dafür aber eine sterile Injektionstechnik. Die schnellste Verteilung eines Pharmakon erreicht man mit der intravasalen Injektion (intravenös, intraarteriell). Aufgrund der guten Durchblutung der Muskulatur und der großen Oberfläche des Peritoneum werden Substanzen nach intramuskulärer und intraperitonealer (Notfallmaßnahme) Injektion sehr schnell, nach subkutaner Einspritzung jedoch merklich langsamer resorbiert.

Box 2.2

Präsystemische Elimination

Nach oraler Einnahme muss ein Pharmakon im Regelfall von der gastrointestinalen Schleimhaut resorbiert werden. Schon in den Darmepithelzellen kann ein Abbau von Arzneistoffen stattfinden. Die Drainage des Blutes aus diesem Gebiet erfolgt über die Pfortader, deren zweites Kapillargebiet in der Leber eine erhebliche Vergrößerung des Gefäßquerschnittes mit sich bringt: das Blut umfließt die Leberzellen also sehr langsam, so dass ein intensiver Stoffaustausch möglich wird. Ein mehr oder minder großer Anteil des resorbierten Arzneimittels kann somit abgefangen werden (Verlust bei der 1. Leberpassage, ein sog. "first pass effect"). Anschließend fließt das Blut über das rechte Herz in die Lunge, wo aufgrund der Kapillarisation ein intensiver Kontakt mit den Zellen des Lungengewebes auftritt. Hier kann wiederum ein Teil der enteral resorbierten Arzneimittelmenge hängen bleiben, zumal die Lunge eine hohe Bindungskapazität für amphiphile und lipophile Substanzen besitzt. Erst wenn die Lunge passiert ist, gelangt der Rest der Pharmakon-Moleküle über das linke Herz in den großen Kreislauf und kann sich verteilen. Der Vorgang, dass ein Anteil einer enteral resorbierten Pharmakon-Menge vor Erreichen des großen Kreislaufs abgebaut wird, wird konsequenterweise als **präsystemische Elimination** bezeichnet. Bei der intravenösen Injektion wird zwar das Pharmakon direkt in das Blut gebracht, aber dieses muss vor Erreichen des großen Kreislaufs ebenfalls die Lunge passieren. Je nach den physikochemischen Eigenschaften des Wirkstoffes wird dabei wiederum ein mehr oder minder großer Anteil abgefangen und ggf. abgebaut, so dass nach intravenöser (und subkutaner oder intramuskulärer) Injektion, aber auch nach bukkaler oder rektaler Resorption, ebenfalls eine präsystemische Elimination möglich ist. Bei schnellem Anfluten eines Arzneimittels, wie nach intravenöser Bolusinjektion, kann die Lunge als Puffer wirken und die nachfolgenden Organe, so die Herzmuskulatur, die nur über den Koronarkreislauf direkt erreicht wird, vor zu hohen Konzentrationsspitzen schützen. Verlässt ein Wirkstoff das Lungengewebe und gelangt wieder in die Blutbahn, liegt ein "Depot-Effekt" vor, jedoch keine präsystemische Elimination.

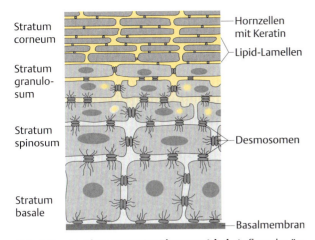

Abb. 2.5 „Lipid-Zement" im Plattenepithel. Aufbau der äußeren Haut. Die Zellen sondern in die Interzellularspalten lamellär geschichtete Lipide ab (gelb), die hier eine kontinuierliche Diffusionsbarriere bilden. Die Epithelzellen sind untereinander durch Desmosomen verbunden. Im verhornten Plattenepithel besteht die Hornschicht aus dem Keratin der abgestorbenen Keratinozyten und dem dazwischen liegenden „Lipid-Zement". Die Lipid-Lamellen sind auch im unverhornten Plattenepithel vorhanden und ermöglichen die Zufuhr lipophiler Arzneistoffe mit geringer Molekülgröße über die Schleimhaut.

Box 2.3

Welcher Plasmaspiegel-Verlauf ist gewünscht?

Bei vielen Erkrankungen ist es notwendig, einen **konstanten Blutspiegel** eines Pharmakon aufrecht zu halten. Dieses Ziel ist umso schwieriger zu erreichen, je schneller ein Arzneimittel eliminiert wird. Die optimale Maßnahme stellt die intravenöse Infusion nach vorheriger Aufsättigung dar, wenn die Infusionsgeschwindigkeit im rechten Verhältnis zur Eliminationsgeschwindigkeit steht. Dieses Verfahren ist aber nur unter klinischen Bedingungen durchzuführen. Technisch weniger aufwendige Applikationsweisen, die Infusionen mehr oder minder gut imitieren, stehen zur Verfügung: intramuskuläre oder subkutane Depot-Injektionen; orale Zufuhr von Zubereitungen mit retardierter Freisetzung; Applikation von Hautpflastern mit kontinuierlicher Arzneimittelabgabe, um einen gleichmäßigen Blutspiegel zu erreichen.
Es gibt Bedingungen, bei denen – im Gegensatz zu dem meist angestrebten konstanten Blutspiegel – ein durchaus stark, aber kontrolliert schwankender Blutspiegel eines Wirkstoffes gewünscht wird. Ein sofort einleuchtendes Beispiel ist die Zufuhr von Insulin beim Insulinmangel-Diabetes mit Hilfe von gesteuerten Insulinpumpen, die das Hormon dem aktuellen Bedarf entsprechend abgeben. Kompliziertere Verhältnisse herrschen bei der rhythmischen Zufuhr von Gonadotropin freisetzendem Hormon durch entsprechende Pumpen, die über längere Zeit durchgeführt werden muss, um eine hypothalamisch bedingte Sterilität zu behandeln (S. 365). In der Therapie der Angina pectoris mit organischen Nitraten ist eine halbtägige „Nitratpause" notwendig, um einem Wirkverlust vorzubeugen (S. 164).

- *Inhalation:* Eine weitere Applikationsform für bestimmte Arzneimittel ist die Inhalation. Gas- und Dampfnarkotika werden auf diesem Wege zugeführt. Die Resorption erfolgt sehr schnell.

- *Transkutane Applikation:* Die Zufuhr über die Haut ist bei lipophilen Arzneistoffen mit geringer Molekülgröße möglich (Abb. 2.5). Dieser Zufuhrweg vermeidet ein Abfangen in der Leber, z.B. von Estradiol (S. 395) oder Glyceryltrinitrat (S. 165). Auch Nicotin (S. 534), Scopolamin (S. 342) und Fentanyl (S. 279) stehen für die transkutane Applikation in Form von speziellen Pflastern zum Zwecke einer kontinuierlichen Arzneistoffgabe zur Verfügung. Diese werden **transdermale therapeutische Systeme** genannt.

2.3 Verteilung

Das nach der Resorption in der Blutbahn vorhandene Pharmakon wird je nach seinen Eigenschaften die Blutbahn mehr oder weniger leicht verlassen (s. u.) und sich auf die Gewebe und Organe verteilen (Abb. 2.6). An wässrigen Lösungsräumen sind das Blutplasma, die Interstitial-Flüssigkeit sowie der Intrazellulärraum vorhanden. Das Pharmakon kann sich jedoch auch an verschiedene Strukturen anlagern: im Blut an die Plasmaproteine oder an die Erythrozyten; im Gewebe an Rezeptoren, es kann sich in die Phospholipid-Doppelschicht von Membranen, in Fettvakuolen oder in die Knochensubstanz einlagern. Somit wird verständlich, dass viele Pharmaka sich nicht gleichmäßig im Organismus verteilen. Hervorgehoben sei, dass nur der ungebundene, freie Anteil des Wirkstoffes diffundieren kann und zum Wechsel des „Aufenthaltsortes" befähigt ist. Nur ungebundene Pharmakonmoleküle können Wirkorte besetzen. Auch für den Eintritt in Eliminationswege ist der freie Anteil entscheidend.

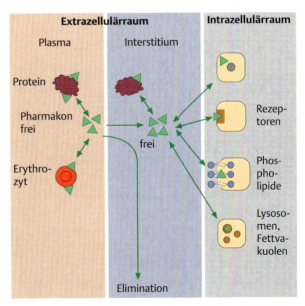

Abb. 2.6 Verteilung. Übersicht über mögliche „Aufenthaltsorte" eines Pharmakon (grünes Dreieck) im Organismus.

2.3.1 Verteilungsräume

Bemerkenswerterweise ist das zentrale Kompartiment Blut, das für die Verteilung von Substanzen verantwortlich ist, sehr klein im Vergleich zu den beiden anderen Kompartimenten Interstitial- und Intrazellulärraum (Tab. 2.1). Zusätzlich zu diesen drei Räumen sind noch spezielle Kompartimente vorhanden, deren Zugänglichkeit durch besondere Barrieren erschwert ist: Das Zentralnervensystem (Blut-Liquor-Schranke, s. u.), der Fetus (Placenta-Schranke), das Kammerwasser des Auges und die Endolymphe des Innenohres. Diese speziellen Räume besitzen größte Bedeutung für die Therapie und für Arzneimittelnebenwirkungen.

Die morphologische Grenze zwischen dem Blutplasmaraum und dem Interstitialraum wird von den **Gefäßendothelien** gebildet. Die Gefäßendothelzellen sind untereinander durch Zonulae occludentes verbunden. Die Durchlässigkeit der Endothelien ist unterschiedlich. Es können verschiedene Typen von Endothelien unterschieden werden (Abb. 2.7).

1. *Endothel ohne Fenster und ohne pinozytotische Aktivität:* Es besitzt die geringste Durchlässigkeit. Dieser Endotheltyp ist für das Nervensystem charakteristisch. Er bildet die Grundlage der Blut-Hirn-Schranke; eine gleichartige Schranke ist in peripheren Nerven vorhanden. Nur membrangängige Substanzen oder solche, die ein Transport-Protein benutzen, können dieses Endothel passieren.
2. *Endothel mit pinozytotischer Aktivität:* In Vesikeln, die sich von der Zellmembran abschnüren, findet ein transzellulärer Austausch von „Plasmatröpfchen" zwischen Blutplasma und Interstitialraum statt. Diesen Endotheltyp weisen z. B. Herz- und Skelettmuskulatur auf. Im Inneren der pinozytotischen Bläschen können polare Substanzen rasch in das Gewebe gelangen.
3. *Endothel mit „Sprossenfenstern" innerhalb der Endothelzellen:* Dieser Endotheltyp ist beispielsweise im Darm vorhanden und erlaubt einen raschen Stoffaustausch.
4. *Endothel mit weiten Fenstern und fehlender Umhüllung durch eine Basalmembran:* Diese Form ist für die Leber charakteristisch und erlaubt sogar Makromolekülen (z. B. Plasmaproteinen, die von der Leber gebildet werden) die rasche Passage der Kapillarwand.

Die gute Durchlässigkeit des Gefäßendothels (der Typen 2–4) macht es verständlich, dass (niedermolekulare) Pharmaka außerordentlich schnell aus dem Blut in den Interstitialraum gelangen. Vom kinetischen Gesichtspunkt aus imponieren der Plasmaraum und der Interstitialraum dann als ein Kompartiment.

Die morphologische Grenze zwischen dem Extrazellulärraum und dem Intrazellulärraum bilden die **Zellmembranen**. Wichtig für Verteilungsphänomene von Wirkstoffen ist die Tatsache, dass die Membranen aus einer Doppelschicht von Lipiden bestehen, die für geladene Substanzen impermeabel ist.

Es gibt nur sehr wenige Substanzen, die bei ihrer Verteilung im Organismus die angegebenen Räume quantitativ widerspiegeln: So bleibt z. B. der niedermolekulare Farbstoff Evans blue im Plasmaraum, weil er quantitativ an Plasmaalbumine gebunden wird; der mehrwertige Zuckeralkohol Mannit verteilt sich gleichmäßig über den Extrazellulärraum, und Ethanol setzt sich zusätzlich mit dem Intrazellulärraum ins Gleichgewicht. Für die meisten Pharmaka und Gifte gelten kompliziertere Verhältnisse, da zusätzliche Phänomene mitbestimmend werden, die von der Natur des Wirkstoff-Moleküls abhängen.

2.3.2 Unspezifische Verteilungsprozesse

Für die Verteilung im Organismus sowie für die Resorption und die Ausscheidung ist das physikochemische Löslichkeitsverhalten häufig von entscheidender Bedeutung. Unter diesem Gesichtspunkt können Substanzen in drei Gruppen unterteilt werden:

- *Rein wasserlösliche Verbindungen:* Sie werden, falls kein Transportprotein mitwirkt, nach oraler Gabe schlecht resorbiert, nach intravenöser Zufuhr verteilen sie sich nur über den Extrazellulärraum und werden renal gut ausgeschieden. In diese Gruppe gehören nur sehr wenige Wirkstoffe, so die osmotischen Diuretika.
- *Rein lipidlösliche Substanzen:* Sie werden sich entsprechend ihrem Octanol/Wasser-Koeffizienten in den Körperfetten anreichern, vor allem in den Neutralfetten der Fettzellen. Das Musterbeispiel für ein derartiges Verhalten bieten chlorierte Kohlenwasserstoffe wie die Insektizide Chlorphenothan und Hexachlorcyclohexan (S. 496). Auch die Inhalations-

Tab. 2.1 Lösungsräume von Pharmaka

Raum	Anteil am Körpergewicht
Blutplasmavolumen	ca. 4%
Interstitialraum	ca. 20%
Intrazellulärraum	ca. 50%

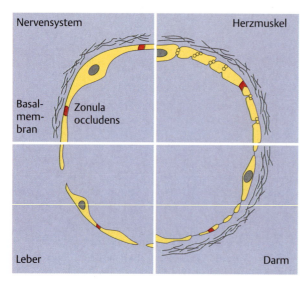

Abb. 2.7 **Kapillarendothelien.** Die verschiedenen Endothelarten unterscheiden sich in der Durchlässigkeit.

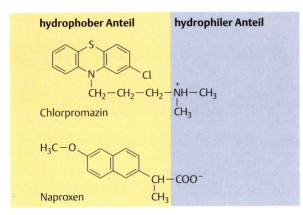

Abb. 2.8 **Amphiphile Pharmaka.** Amine in geladener Form (Onium-Verbindung) und dissoziierte Säure-Gruppen sind sehr hydrophil, aromatische und gesättigte Ringsysteme stark hydrophob.

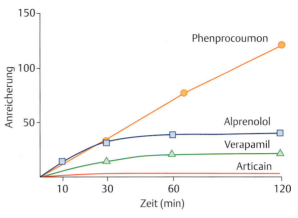

Abb. 2.9 **Anreicherung einiger Pharmaka in Herzmuskelzellen.** Isolierte, kontrahierende (Frequenz 2 Hz) Herzvorhöfe von Meerschweinchen wurden in einer Tyrodelösung inkubiert, der eine radioaktiv markierte Substanz zum Zeitpunkt Null zugesetzt wurde. Die jeweilige Konzentration war so gewählt, dass sie keine pharmakologische Wirkung ausübte. Die Akkumulation der Pharmaka wird als Anreicherung (Konzentration im Gewebe/Konzentration in der Tyrodelösung) auf der Ordinate angegeben. Die drei kationischen amphiphilen Verbindungen Articain 10^{-5} M (Lokalanästhetikum), Verapamil 10^{-7} M (Ca-Antagonist) und Alprenolol 10^{-7} M (β-Blocker) erreichen nach ca. 1 Stunde ein Verteilungsgleichgewicht, das mit zunehmender Hydrophobie höher liegt. Articain wird um den Faktor 3 angereichert, Verapamil um ca. das 25fache und Alprenolol um das ca. 35fache. Die neutrale, hydrophobe Substanz Phenprocoumon 10^{-7} M (Cumarin-Derivat) wird noch stärker akkumuliert, der Prozess ist nach 2 Stunden noch nicht abgeschlossen, obwohl bereits eine Anreicherung um den Faktor 130 vorliegt. Die hier experimentell gezeigte Anreicherung erfolgt rein passiv, sie ist ein physikochemischer Verteilungsprozess. Die Substanzen sind in den Zellen nicht gleichmäßig verteilt, sondern überwiegend in Membranen und hydrophoben Zellkompartimenten enthalten, so dass an einzelnen subzellulären Orten sehr hohe Konzentrationen vorliegen können.

narkotika sind überwiegend lipidlösliche Verbindungen. Neben ihrer Neigung, sich in den Neutralfetten zu lösen, reichern sie sich auch in den Lipiden der zellulären Membranen an.

- *Amphiphile Pharmaka:* Ein Molekül wird dann als amphiphil bezeichnet, wenn es einen hydrophilen und einen hydrophoben Anteil besitzt, die in nicht zu großer Entfernung voneinander stehen (sonst ergeben sich Tenside). Abb. 2.8 demonstriert dies an zwei Beispielen.

Amphiphile Substanzen sammeln sich an Interphasen an, wo ein wässriges Milieu mit einer apolaren Phase zusammentrifft. Dies ist der Fall in jeder zellulären Membran, ob Plasmalemm oder intrazelluläre Membranen (Mitochondrien, Kern, endoplasmatisches Retikulum, Lysosomen). Die Phospholipide von Zellmembranen (Abb. 2.2) bieten mit ihren Fettsäureketten eine Möglichkeit zur *hydrophoben Interaktion* und mit den negativ geladenen Phosphorsäuregruppen bzw. den daran befindlichen polaren Substituenten eine Möglichkeit zur *elektrostatischen Interaktion.*
Diese Akkumulation an Membranen ist für eine größere Zahl von *kationisch amphiphilen Pharmaka* nachgewiesen und fällt quantitativ stark ins Gewicht: Der Quotient aus Konzentration in der Zelle zu der im Plasma (bzw. in der Inkubationslösung bei isolierten Organen) kann Werte bis zu 150 und mehr annehmen (Abb. 2.9). *Anionisch amphiphile Pharmaka* weisen häufig eine hohe Plasma-Eiweißbindung auf. Ihre Einlagerung in Zellmembranen wird wahrscheinlich durch eine Abstoßung zwischen der negativ geladenen Phosphatgruppe der Phospholipide und der anionischen Carboxylgruppe erschwert.
Amphiphile Pharmaka werden kaum in den Neutralfetten der Fettzellen gefunden, sie sind eben nicht lipophil. Da die meisten amphiphilen Pharmaka schwache Basen oder Säuren sind, liegen bei biologischen pH-Werten z. T. in ungeladener Form vor. Diese Gruppen sind damit hydrophob, was dann ein gutes Penetrationsvermögen der gesamten Substanz durch Lipidbarrieren gewährleistet. Die Größe der Dissoziationskonstanten ist daher für Verteilungsphänomene von Bedeutung.

Eine Besonderheit ist die Anreicherung von Substanzen, die einen protonierbaren Stickstoff enthalten, im Inneren von Lysosomen. Die Anreicherung beruht darauf, dass die Substanzen in ungeladener Form leicht die Membran des Lysosom passieren und in seinem Inneren wegen der dort herrschenden hohen Protonenkonzentration (pH ~ 5) zum allergrößten Teil in die kationische Form übergehen. In der geladenen Form können sie die lysosomale Membran nicht mehr überwinden und bleiben daher im Lysosom „gefangen" (s. a. Box 2.4).
Ein weiteres Phänomen, das von der Hydrophobie der Pharmakon-Moleküle abhängt, spielt für Verteilungsphänomene (und Arzneimittelinteraktionen) eine wichtige Rolle; es ist die **Bindung an Proteine** des Plasmas und der Interstitialraum-Flüssigkeit über hydrophobe Wechselkräfte. Der gebundene Anteil steht jeweils im Gleichgewicht mit dem freien Anteil, welcher der aktuell wirksamen Konzentration entspricht. Die Eiweißbindung kann bei manchen Pharmaka sehr hohe Werte annehmen, wie z. B. in der Gruppe der oralen Antidiabetika, der Antikoagulanzien, der Säureantiphlogistika und bei den Digitalisglykosiden. Da der Proteingehalt in der Interstitialraum-Flüssigkeit geringer ist als der im Blutplasma, wird die Gesamtkonzentration (gebunden und

Box 2.4

Anreicherung von Chloroquin in „sauren" Zellorganellen

Chloroquin enthält in der Seitenkette zwei basische Stickstoffe (pK$_{a1}$ ~ 10,8, pK$_{a2}$ ~ 8,4), die beim pH-Wert der Körperflüssigkeiten überwiegend protoniert sind (oberes Bild).

Die kationisch-amphiphile Substanz kann wegen ihres dibasischen Charakters in Zellorganellen mit saurem Inhalt besonders stark angereichert werden. Dies ist in der Abbildung für eine dibasische Modellsubstanz illustriert, für deren basische Stickstoffe der Einfachheit halber jeweils ein pK$_a$ = 9 angenommen sei.

In der basischen Form ist die Substanz membrangängig und vermag in die Zellorganelle einzudringen. Hier findet sofort eine Protonierung statt, wobei das Dissoziationsgleichgewicht stärker zur diprotonierten Form verschoben ist als im neutralen Milieu. Die protonierte Form vermag das apolare Innere einer Phospholipidmembran passiv nicht zu überwinden, so dass kein Konzentrationsausgleich mit der Umgebung stattfindet. Auf diese Weise kann die diprotonierte Form in einer sauren Zellorganelle allein aufgrund passiver Verteilungsvorgänge eine erheblich höhere Konzentration erreichen als in der Umgebung. Dieser Vorgang erklärt die Anreicherung von Chloroquin und ähnlichen Pharmaka in den sauren Verdauungsvakuolen der Malaria-Erreger und die lange Verweildauer dieser Substanzen im menschlichen Organismus, da sie in den Lysosomen „gefangen" sind.

Die Konzentration der protonierten Formen ist als Vielfaches der Konzentration der basischen Form ausgedrückt, welche gleich eins gesetzt wurde.

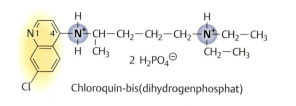

Chloroquin-bis(dihydrogenphosphat)

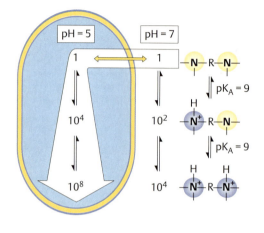

frei) eines stark eiweißgebundenen Pharmakon im Interstitialraum niedriger liegen als im Plasma; trotzdem werden die freien Konzentrationen etwa gleich sein.

2.3.3 Spezifische Verteilungsprozesse

Während bisher Verteilungsphänomene erörtert wurden, die sich aus den einfachen physikochemischen Eigenschaften der Wirkstoff-Moleküle ableiten, muss für die Pharmakokinetik auch in Betracht gezogen werden, dass spezifische biologische Vorgänge das Verteilungsverhalten wesentlich beeinflussen können. Im Folgenden werden beispielhaft zwei grundlegende Prozesse besprochen:
- Bindung eines Pharmakon mit hoher Affinität an Rezeptoren und
- Teilnahme eines Pharmakon an aktiven Transportvorgängen und transmembraner Transport durch P-Glykoproteine.

1. Bindung an Rezeptoren. Eine Reihe von Pharmaka reagiert mit den Rezeptoren für körpereigene Wirkstoffe (Überträgersubstanzen), hierzu gehören z. B. die Parasympatholytika, die β-Rezeptoren-blockierenden Substanzen, die Antihistaminika und die Muskelrelaxanzien. Bei therapeutischer Dosierung, wenn also die Rezeptoren überwiegend besetzt sind, kann der spezifisch gebundene Anteil quantitativ eine Rolle spielen und überlagert sich der unspezifischen Verteilung.

2. Teilnahme an aktiven Transportvorgängen. Als Beispiel für die Einschleusung eines Pharmakon in einen aktiven Transportprozess und die daraus entstehende Konsequenz für die Verteilung soll zunächst der **renale Säure-Sekretions- und -Rückresorptionsprozess** besprochen werden.

Chemisch präzise betrachtet handelt es sich um dissoziierte Säuren – also um Säuren, die ihr Proton abgegeben haben und somit negativ geladen, anionisch, vorliegen. Ganz korrekt wäre es demnach, vom „Transportprozess für organische Anionen" zu sprechen.

Alle niedermolekularen Substanzen, also auch die Säuren, werden entsprechend ihrer freien Plasmakonzentration glomerulär filtriert. Die Säuren, zu denen eine Reihe physiologischer Verbindungen gehören, wie z. B. die Aminosäuren, die Harnsäure und die Carbonsäuren aus dem Intermediärstoffwechsel, werden im oberen Abschnitt des proximalen Konvolut rückresorbiert (Abb. 2.10). Bei diesem Mechanismus handelt es sich um einen aktiven Prozess, der sehr unspezifisch hinsichtlich seines Substrates ist und der eine große quantitative Leistungsfähigkeit besitzt, d. h. in der Regel nicht überfordert werden kann. Distal von diesem aktiven Säure-Rückresorptionsmechanismus befindet sich ein aktiver Säure-Sekretionsmechanismus, der ebenfalls recht unspezifisch ist, aber eine begrenzte Kapazität aufweist. Die Elimination von Säuren, die den Körper endgültig verlassen, erfolgt über diesen Sekretionsmechanismus, da distal von diesem Ort Säuren nicht mehr rückresorbiert werden.

Pharmaka vom Säure-Typ werden ebenfalls über diesen Mechanismus transportiert, was zu folgenden Konsequenzen führen kann:

Box 2.5

Ladungszustände von Aminen

Viele Arzneistoffe sind stickstoffhaltige Verbindungen. Der Stickstoff kann ungeladen oder positiv geladen vorliegen, was für die pharmakologischen Eigenschaften der Substanzen von großer Bedeutung ist.

Dreibindige Amine sind Basen. Sie können ein Proton übernehmen und bilden mit Säuren Salze.

Wie aus der Elektronenformulierung (| bedeutet Elektronenpaar) hervorgeht, besitzt der Stickstoff im dreibindigen (hier tertiären) Amin ein freies Elektronenpaar, mit dem das Proton koordinativ gebunden wird. Jetzt ist der Stickstoff vierbindig und positiv geladen: das gebildete Salz, im Beispiel das Hydrochlorid, ist immer völlig dissoziiert. Die Salzbildung eines Amin hängt ab vom pH-Wert der Lösung und einer für jede Substanz charakteristischen Größe, der **Dissoziationskonstanten** K. Der negative Logarithmus von K wird in Analogie zum pH-Wert als **pK-Wert** bezeichnet. Er gibt den pH-Wert der Lösung an, bei dem 50 % der betreffenden Gruppe dissoziiert sind.

Die positive Ladung bringt eine hohe Polarität mit sich; gegenüber der unpolaren Base sind die physikochemischen Eigenschaften grundlegend verändert.

Von primären, sekundären und tertiären Aminen spricht man, wenn ein, zwei oder drei Kohlenstoff-Atome am Stickstoff gebunden sind. In diesen Verbindungen kann der Stickstoff unprotoniert oder protoniert vorliegen, das einzelne Molekül wechselt zwischen beiden Zuständen. Dabei hängt die Wahrscheinlichkeit, dass der jeweilige Zustand vorliegt bzw. die Lage des Dissoziationsgleichgewichtes, von der Dissoziationskonstante und vom aktuellen pH-Wert ab. Bei **quartären Aminen** sind vier Kohlenstoffe am Stickstoff gebunden. Hier ist der Stickstoff dauerhaft positiv geladen, die Verbindung ist also ständig polar oder – umgekehrt ausgedrückt – niemals in einer ungeladenen, membrangängigen Form.

Praktische Beispiele für diese Erörterung wird der Leser in den speziellen Kapiteln genügend finden. Besonderes Interesse kommt in diesem Zusammenhang aber den Aminen zu, die bei physiologischem pH-Wert in drei- und gleichzeitig vierbindiger Form vorliegen (pK-Wert im physiologischen pH-Bereich). Ein Beispiel hierfür ist bei den Lokalanästhetika erörtert. Nur die freie Base ist lipidlöslich und kann damit in den Nerv eindringen. Am Wirkort jedoch ist wahrscheinlich die vierbindige Form wirksam. Auch in anderem Zusammenhang wird die schlechtere Löslichkeit der Onium-Verbindungen in Lipiden ausgenutzt: Während Atropin als Base in das Zentralnervensystem eindringen kann und dementsprechend zu zentralen Vergiftungen führt, hat die quaternisierte Form, z. B. das Isopropylatropin = Ipratropium, keine zentralen Wirkungen mehr! Für den eigentlichen, parasympatholytischen Effekt sind aber beide Substanzen in vierbindiger Form notwendig.

Für die biologische Wirkung gleichartig zu beurteilen sind die beiden Onium-Verbindungen

tertiäres Amin in Salzform, vierbindiger Stickstoff

quartäres Amin, vierbindiger Stickstoff

Zu den Onium Verbindungen im Gegensatz steht

tertiäres Amin in Basenform, dreibindiger Stickstoff

- Verteilung und renale Elimination werden nicht mehr von rein physikochemischen Parametern bestimmt, sondern weitgehend von den aktiven Transportprozessen determiniert. Ein Beispiel für den Einfluss aktiver Prozesse auf das gesamte kinetische Verhalten eines Arzneimittels bieten einige Penicilline und Cephalosporine, die aktiv über den Säure-Sekretionsmechanismus ausgeschieden werden. Hieraus resultiert die vergleichsweise schnelle Elimination dieser Antibiotika. Wird der Säure-Sekretionsmechanismus anderweitig beschäftigt (z. B. durch die Säure Probenecid), so ist die renale Eliminationsgeschwindigkeit der β-Lactam-Antibiotika wesentlich verlangsamt.
- Nicht nur das kinetische Verhalten von Arzneimitteln wird durch Modifikation der Säure-Transportprozesse beeinflusst, sondern umgekehrt auch das kinetische Verhalten von körpereigenen Substanzen durch Arzneimittel. Ein wichtiges Beispiel bietet die Harnsäure: Urat wird glomerulär filtriert und quan-

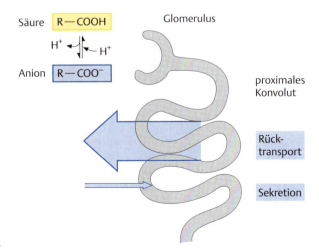

Abb. 2.10 **Renal-tubulärer Säuretransport.** Die durch Transportproteine vermittelten Transportprozesse betreffen das Säure-Anion. Sie ermöglichen die transmembrane Passage dieses polaren Teilchens. Die undissoziierte Säure ist gut membrangängig und benötigt kein Transportsystem.

titativ rückresorbiert, die endgültige Ausscheidung erfolgt über den aktiven Säure-Sekretionsmechanismus, der eben in der Lage ist, die täglich anfallende Harnsäure zu sezernieren; wird – auch beim Stoffwechselgesunden – der Anfall an Harnsäure durch extreme Ernährung erhöht, tritt bereits ein Rückstau von Harnsäure auf. Jede Reduktion der Säure-Sekretionskapazität für Harnsäure durch das Angebot anderer ebenfalls zu sezernierender Säuren wird die Harnsäure-Sekretion beeinträchtigen. Beispiele für die Interferenz sind mit der Nahrung aufgenommene Säuren und eine Reihe von Pharmaka, die Säuren sind oder zu Säuren umgewandelt werden. Hierzu gehören Thiazid-Diuretika, Sulfonamide, Sulfonylharnstoff-Derivate, Nicotinsäure und Probenecid (Letzteres, wenn es zu niedrig dosiert wird; S. 243). Erst wenn Probenecid in so hoher Dosierung gegeben wird, dass auch der Säure-Rückresorptionsmechanismus ausgelastet wird, kommt es zu einer vermehrten Harnsäure-Ausscheidung, die jetzt aber ausschließlich aus dem glomerulären Filtrat stammt. Diese urikosurische Wirkung tritt auch bei manchen Medikamenten als Nebenwirkung nach hoher Dosierung auf (z. B. Acetylsalicylsäure und Phenylbutazon).

3. Ein weiteres Beispiel für den aktiven Transport von Pharmaka ist das **P-Glykoprotein.** Es handelt sich um ein membrangebundenes Transport-Glykoprotein, das in der Lage ist, eine Reihe chemisch unterschiedlicher Substanzen durch eine Zellmembran gegen den Konzentrationsgradienten herauszupumpen. Die benötigte Energie gewinnt es aus der Spaltung von ATP. P-Glykoprotein gehört in die Familie der ABC-Transporter (ATP-binding cassette), es wird codiert durch das MDR 1-Gen (multi drug resistence). P-Glykoprotein ist vornehmlich im Bürstensaum des proximalen Tubulus, in den Canaliculi der Hepatozyten, aber auch in den Darmepithelien und den Kapillarendothelien der Hirngefäße lokalisiert. Es besitzt ein breites Substratspektrum und ist zuerst in Tumorzellen beschrieben worden. P-Glykoprotein ist für die Arzneimitteltherapie aus folgenden Gründen wichtig:
- Durch die Transportaktivität wird die rein passive physikochemische Verteilung von Pharmaka modifiziert. Das kann bedeuten, dass Wirkstoffe, die im Prinzip membrangängig sind, hinter einer Barriere (Zellmembran, Blut-Hirn-Schranke) in geringeren Konzentrationen vorliegen als erwartet. Es erklärt, weshalb ein Wirkstoff sein Ziel nicht erreicht: Die eingedrungenen Moleküle werden ständig heraustransportiert, das Resultat ist das Unwirksamwerden eines Medikamentes.
- Die Ausstattung einer Zelle mit P-Glykoproteinen kann induziert werden und die Effektivität des Systems so stark ansteigen, dass ein Medikament unwirksam wird. Das gilt sowohl für Tumorzellen (das Malignom wird therapieresistent) als auch für pathogene Bakterien (s. S. 431: gesteigerter Auswärtstransport) und für Protozoen (Wirkungsverlust der Anti-Malaria-Mittel): „multiple drug resistance" (S. 468).
- Durch Konkurrenz von mehreren Wirkstoffen um die Bindungsstelle an P-Glykoproteinen kann sich die Pharmakokinetik der betreffenden Pharmaka ändern, eine besondere Form der Arzneimittel-Interferenz.

Auf eine Besonderheit, die mit dem P-Glykoprotein verbunden ist, muss noch aufmerksam gemacht werden: Die meisten Substrate des Transporters P-Glykoprotein werden von der Cytochromoxidase CYP 3A4 in einem Phase-I-Schritt metabolisiert. Die Kombination von Rücktransport ins Darmlumen und gleichzeitig ablaufender Abbau eines Arzneistoffes in den Enterozyten vermindert die Resorption besonders effektiv und kann zur „oralen Unwirksamkeit" eines Wirkstoffes führen. Gerade das Wissen um Transportproteine hat in den letzten Jahren stark zugenommen; in diesem Bereich spielen sich zahlreiche wichtige Arzneimittelinteraktionen ab und klinisch wirklich relevante Erkenntnisse zu Interaktionen werden vorwiegend hier erwartet.

2.3.4 Blut-Hirn-Schranke

Bei der Erörterung von pharmakokinetischen Problemen ist einem Kompartiment besondere Beachtung zu schenken: Der Liquorraum, in den das Zentralnervensystem eingebettet ist, wird vom Blutraum durch eine spezielle Schranke, die Blut-Hirn-Schranke, getrennt. Die Blutgefäße, die Hirn und Rückenmark durchziehen, sind von einem spezialisierten Endothel ausgekleidet, dessen Zellen durch Zonulae occludentes undurchlässig miteinander verknüpft sind und die keine pinozytotische Aktivität aufweisen (Abb. 2.11 A). Zusätzlich besitzen die Endothelien noch eine Ausstattung an verschiedenen Enzymen, die zum schnellen Abbau eingedrungener Substanzen führen und darüber hinaus auch Substanzen in die Blutbahn zurücktransportieren können (P-Glykoproteine, siehe oben). Der Liquor und die Zellen des Zentralnervensystems liegen damit hinter einer Schranke, die von wasserlöslichen Substanzen per diffusionem nicht durchdrungen werden kann. Für physiologisch benötigte Verbindungen wie Aminosäuren oder Glucose sind eigene Transportprozesse vorhanden. Auch in umgekehrter Richtung, vom Liquor zum Blut, sind spezielle Transportmechanismen im Gefäßendothel nachweisbar, die z. B. saure wasserlösliche Stoffwechselprodukte aus dem Liquor eliminieren.
Die Hirnzellen, aber auch die glatte Gefäßmuskulatur, sind also vom Plasma-Milieu getrennt und befinden sich im Liquor-Milieu. Unter pathophysiologischen Bedingungen, wie nach Hirntrauma, bei meningealen Infektionen oder bei osmotischen Belastungen, kann die Funktion der Blut-Hirn-Schranke beeinträchtigt sein, die Schranke wird „leck".
Zum inneren Liquorraum ist das Zentralnervensystem durch das Ependym, zum äußeren durch Gliazellen begrenzt. Beide Strukturen weisen interzelluläre Spalten auf, so dass die Interstitialraum-Flüssigkeit des Gehirns und des Rückenmarks gleichzusetzen ist mit dem Liquor. Von besonderem physiologischen und pharmakologischen Interesse sind einige kleine Areale des Gehirns, die

nicht hinter der Blut-Hirn-Schranke liegen, sondern dem Plasma-Milieu angehören. Sie werden als **zirkumventrikuläre Organe** zusammengefasst, von denen die Area postrema und die Eminentia mediana genannt seien. Dort besitzen die Kapillaren gefenstertes Endothel, sind also extrem gut in beiden Richtungen durchlässig, dagegen weist das Ependym an diesen Stellen Zonulae occludentes auf (Tanycyten). Die Grenze zwischen dem Liquor und dem Blutplasma-Milieu liegt hier an der Oberfläche der Auskleidung: Blut-Liquor-Schranke (Abb. 2.11B). Der Übergang von einem zirkumventrikulären Organ zu dem umgebenden Hirngewebe ist durch einen abrupten Wechsel in der Bauweise der Kapillaren (gefenstert – undurchlässig) sowie durch einen raschen Wechsel in der Gestaltung der Oberflächenbedeckung (undurchlässiger Tanycytenverband – durchlässiges Ependym) gekennzeichnet (Abb. 2.11C). Zwischen beiden Hirnarealen existiert eine schmale „Grauzone", in der sich Blutplasma- und Liquor-Milieu überschneiden.

Die **Area postrema** kann als eine Ansammlung von Chemorezeptoren angesehen werden. Mittels dieser Sensoren kann das Zentralnervensystem direkt Informationen über das Blut-Milieu erhalten, was u. a. für die Funktion des Atemzentrums wichtig ist. Auch für das Brechzentrum liegen in der Area postrema Chemorezeptoren, deren Erregung den Brechvorgang auslösen kann. Über diesen Mechanismus führt eine Reihe von Substanzen zum „zentralen" Erbrechen, auch wenn sie die Blut-Liquor-Schranke nicht zu durchdringen vermögen.

In der **Eminentia mediana** enden neurosekretorische Axone, die Hormone zur funktionellen Steuerung des Hypophysenvorderlappens freisetzen. Diese Hormone werden von den Kapillaren mit gefensterten Endothelien aufgenommen. Eine Pfortader zieht dann zum Hypophysenvorderlappen, um sich dort wiederum in ein Kapillarnetz mit gefenstertem Endothel aufzuzweigen.

2.3.5 Placenta-Schranke

Zwischen dem mütterlichen Blut und dem fetalen Kreislauf liegt die sog. Placenta-Schranke. Sie besteht aus dem Syncytiotrophoblasten, der sich durch die Verschmelzung vieler Zellen gebildet hat. Dementsprechend fehlen Interzellularspalten, es ist aber ein lebhafter transzytotischer Austausch vorhanden.

Die Durchlässigkeit der Placenta-Schranke ist höher als die der Blut-Hirn-Schranke. Dies ist von großer praktischer Bedeutung für die Arzneimitteltherapie der Graviden. Alle Pharmaka, die zentrale Wirkungen besitzen, also die Blut-Hirn-Schranke überwinden können, gehen auch leicht auf den Fetus über. Diese Tatsache muss, besonders kurz vor dem Geburtstermin, berücksichtigt werden, da das Neugeborene, das im Zeitraum von einigen Stunden nach der Applikation der Substanz an die Mutter geboren wird, mit einer entsprechenden Gewebskonzentration auf die Welt kommt. Die Wirkung der Arzneimittel dauert in der Regel beim Neugeborenen erheblich länger als beim Erwachsenen, weil die Eliminationsmechanismen noch unreif sind.

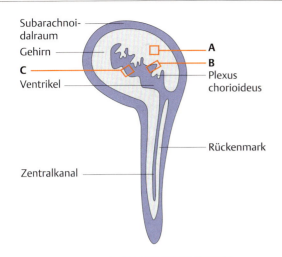
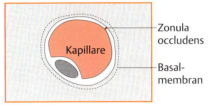
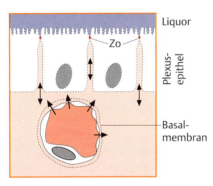
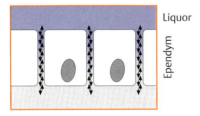

Abb. 2.11 Blut-Hirn- und Blut-Liquor-Schranke. Die Lokalisation der einzelnen Strukturen ist durch A, B und C im vereinfachten Schema des Zentralnervensystems angegeben.
A: Normaltyp eines Gefäßes im Hirn bzw. Rückenmark. Die Gefäßendothelien sind durch Zonulae occludentes (Zo) undurchlässig miteinander verbunden und besitzen keine pinozytotische Aktivität. Das Endothel stellt damit die Schranke dar.
B: Blut-Liquor-Schranke in spezialisierten Abschnitten des Gehirns wie im Plexus chorioideus und im Bereich der zirkumventrikulären Organe: Die Gefäße besitzen gefenstertes Endothel. Hierdurch wird ein Stofftransport aus den Kapillaren in die umliegenden Zellen und in umgekehrter Richtung ermöglicht. Das diese Bereiche bedeckende Epithel ist durch Zonulae occludentes zum Liquor hin abgeschlossen, hier liegt die Diffusionsbarriere.
C: Die übliche Begrenzung des Hirngewebes zum Liquorraum ist ein Ependym, dessen Interzellulärspalten frei durchlässig sind, so dass die Extrazellulär-Flüssigkeit und der Liquor gleichartig zusammengesetzt sind.

2.3.6 Scheinbares Verteilungsvolumen

Das scheinbare (apparente) Verteilungsvolumen V_{app} spielt eine Rolle bei pharmakokinetischen Betrachtungen (S. 36). Bei seiner Berechnung wird aber auf biologische Sinnhaftigkeit nicht geachtet: Es wird angenommen, im gesamten Verteilungsraum herrsche die gleiche Konzentration wie im Plasma, und es wird die Gesamtkonzentration im Plasma berücksichtigt, also nicht zwischen frei und Plasmaeiweiß-gebunden differenziert. V_{app} gibt an, in welchem Volumen sich ein Pharmakon rechnerisch verteilt haben müsste, wenn nach Zufuhr einer bestimmten Dosis eine bestimmte Plasmakonzentration resultiert (Box 2.6).

Der Rechnung liegt folgender Sachverhalt zugrunde: Konzentration = Menge/Volumen.
Nach Umformung und bezogen auf ein Pharmakon ergibt sich:

$$V_{app} = \frac{\text{Pharmakonmenge im Körper}}{\text{Gesamt-Plasmakonzentration}}$$

Um einen vom Körpergewicht unabhängigen Parameter zu haben, wird der Wert in der Einheit „Liter pro Kilogramm Körpergewicht" angegeben.

Box 2.6

Scheinbares Verteilungsvolumen: Eine fiktive Größe

	Plasmaeiweiß-bindung %	Scheinbares Verteilungsvolumen l/kg	l/70 kg
Chloroquin	61	115	8050
Diclofenac	99,5	0,17	11,9

Die Werte von V_{app} in l/kg wurden der Anschaulichkeit halber in l/70 kg umgerechnet.
Im Falle von **Chloroquin** liegt das scheinbare Verteilungsvolumen erheblich über dem Volumen eines 70 kg schweren Menschen. Die Ursache ist, dass zugeführtes Chloroquin sich kaum im Plasma befindet, sondern im Gewebe akkumuliert; es reichert sich stark in Lysosomen an. Dementsprechend geht in die Berechnung von V_{app} ein sehr niedriger Wert für die Plasmakonzentration ein.
Diclofenac scheint sich nur in einem Volumen von 12 l zu verteilen. Tatsächlich kann es sich im gesamten Körper verteilen, es erreicht auch das Gehirn, was sich unter anderem an seiner Fieber senkenden Wirkung zeigt. Die Ursache für den rechnerisch niedrigen Wert liegt in der hohen Plasma-Eiweißbindung. Ein großer Teil der im Körper befindlichen Diclofenac-Menge hält sich deshalb im Plasma auf. In der Berechnung von V_{app} hat der Nenner somit einen großen Zahlenwert.

2.4 Elimination

Unter diesem Begriff werden alle Vorgänge zusammengefasst, die zum Unwirksamwerden eines Pharmakon beitragen: **Ausscheidung** durch verschiedene Organe und **chemische Umwandlung (Biotransformation)** des Moleküls (Abb. 2.12).

Ausscheidung. Pharmaka können auf verschiedenen Wegen ausgeschieden werden: Im Urin und in den Faeces erscheinen im Allgemeinen die Hauptmengen der ursprünglichen Substanz oder deren Abbauprodukte. Gut lipidlösliche Substanzen werden von der **Niere** relativ schlecht ausgeschieden, da während der tubulären Passage eine ständige Rückdiffusion erfolgt. Bei starker Plasma-Eiweißbindung eines Pharmakon ist seine glomeruläre Filtrationsrate verhältnismäßig niedrig. Von dem filtrierten Anteil wird dann noch ein größerer Teil aufgrund der hydrophoben Eigenschaften der betreffenden Moleküle im Tubulus rückdiffundieren. Bei Beeinträchtigung der Nierenfunktion ist das Ausmaß der Harngängigkeit eines Pharmakon stets zu berücksichtigen. Gerade die am besten renal eliminierbaren Stoffe werden bei Niereninsuffizienz zu höheren Blutspiegeln Anlass geben. Dagegen sind Substanzen mit einer niedrigen renalen Elimination unter dieser Bedingung pharmakokinetisch besonders günstig.

In die **Faeces** gelangen die Verbindungen entweder durch eine Ausscheidung mit der Galle, durch eine Absonderung von der Darmschleimhaut oder durch mangelhafte enterale Resorption.

Der Ausscheidung mit dem Schweiß, dem Speichel oder der Milch kommt keine quantitative Bedeutung zu. Die Elimination durch die Lungen ist für manche Substanzen (Narkotika) der entscheidende Weg.

Einige Pharmaka werden am Ort ihrer Ausscheidung konzentriert und können dadurch lokale toxische Konzentrationen erreichen. Wichtige Beispiele für dieses Verhalten sind die Nierenschädigungen durch Quecksilberverbindungen, Phenole und Aminoglykosid-Antibiotika.

Biotransformation. Entsprechend der Vielzahl chemischer Verbindungen, die dem Organismus als körperfremde Substanzen (Xenobiotika) zugeführt werden, gibt es eine sehr große Anzahl von Möglichkeiten der Biotransformation, die zu unwirksamen oder auch zu wirksamen Metaboliten führen.

Box 2.7

Giftung, Bioaktivierung

Wird eine Substanz erst im Organismus so verändert, dass sie zum Gift wird, so wird dieser Prozess Giftung genannt (z. B. Umwandlung von Methanol zu Formaldehyd und Ameisensäure oder des Insektizids E605 = Diethyl-p-nitrophenyl-thiophosphat zu E600 = Diethyl-p-nitrophenyl-phosphat). Es gibt auch eine Reihe von Arzneistoffen, die primär Vorstufen sind und erst durch metabolische Umwandlung pharmakologisch wirksam werden (im anglo-amerikanischen Sprachgebrauch als „prodrug" bezeichnet). Hierzu gehören z. B. Chlordiazepoxid (S. 327), Tilidin (S. 279), Levodopa (S. 339), Enalapril (S. 122).

Um einen Teil der Abbauschritte, denen ein Arzneimittel unterworfen sein kann, zu demonstrieren, ist in der Abb. 2.**14** der metabolische Abbau von Chlorpromazin dargestellt. Nebeneinander verlaufen Hydroxylierungen, Demethylierung und Oxidationen und schließlich Glucuronidierung; dieser letzte Schritt erhöht die Wasserlöslichkeit und erleichtert die Ausscheidung. Allgemein lassen sich die Biotransformationsreaktionen in zwei Phasen aufteilen:

- **Phase-I-Reaktionen** (rot in Abb. 2.**14**) führen zu einer Veränderung der Struktur des Arzneistoffes (z. B. Oxidation, Reduktion, Hydrolyse). Für oxidative Abbauschritte sind die **mischfunktionellen Oxidasen** von großer Bedeutung. Sie enthalten *Cytochrom P450* und sind im endoplasmatischen Retikulum lokalisiert. Es gibt verschiedene *Isoenzyme* mit unterschiedlicher Substratspezifität.

Aufgrund der Unterschiede zwischen den kodierenden Genen werden derzeit 12 Isoenzym-Familien unterschieden (CYP 1, CYP 2, CYP 3 etc.), die sich ihrerseits jeweils weiter unterteilen lassen. „CYP 3A4" beispielsweise ist zu einem erheblichen Umfang an der Arzneistoff-Biotransformation beteiligt und kann für Arzneimittel-Interaktionen verantwortlich sein (s. S. 51). Es findet sich auch außerhalb der Leber, so z. B. den Enterozyten in der Darmschleimhaut.

Die einzelnen Isoenzyme der Cytochromoxidase P450 besitzen unterschiedliche Substratspezifität. Eine beschränkte Anzahl von Arzneimitteln, die als bevorzugte Substrate gelten können, ist in der Tab. 4.**1** (S. 51) aufgezählt. Manche Isoenzyme wie z. B. CYP 1A2, CYP 2C19 und besonders CYP 3A4 können eine größere Zahl von Wirkstoffen völlig unter-

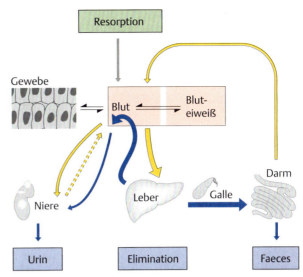

Abb. 2.12 Verteilung und Ausscheidung von Pharmaka. Ist eine Substanz (nach enteraler Resorption oder parenteraler Gabe) in das Blut gelangt, verteilt sie sich zwischen dem Blut und den Geweben, wobei Löslichkeit, Molekulargröße und elektrische Ladung sowie die Affinität zu Transportproteinen entscheidend das Verhalten bestimmen. In den Primärharn gelangen die Substanzen durch glomeruläre Filtration (bis zu einem Mol.-Gew. von ca. 70000) und tubuläre Sekretion, gut lipidlösliche Pharmaka (gelb) werden meistens tubulär rückresorbiert und können damit renal nicht oder nur schlecht ausgeschieden werden. Der Hauptsitz des Arzneimittelabbaues ist die Leber, die die Pharmaka und/oder ihre Metaboliten, deren Wasserlöslichkeit im Allgemeinen höher ist (blau), wieder an das Blut zurückgibt oder über die Galle ausscheidet. Die biliär eliminierten Produkte verlassen den Körper entweder mit den Faeces oder können (z. B. nach bakterieller Abspaltung eines Glucuronsäure-Restes) wieder rückresorbiert werden (enterohepatischer Kreislauf).

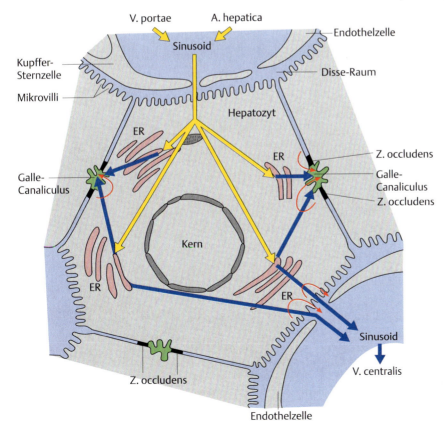

Abb. 2.13 Kopplung und Ausscheidung lipophiler Pharmaka. Die Pharmaka werden über die V. portae oder die A. hepatica der Leberzelle angeboten. Sie dringen leicht in den Hepatozyten ein (gelbe Pfeile), werden am glatten endoplasmatischen Retikulum (ER) hydroxyliert und an Glucuronsäure gekoppelt. Als hydrophile Metabolite gelangen sie entweder ins Blut zurück oder in die Galle-Kanäle (blaue Pfeile). Dabei überwinden sie die Zellmembran an spezifischen Durchtrittsstellen vermittels ATP-abhängiger Transportproteine (rote Pfeile).

schiedlicher chemischen Konstitution einer Phase-I-Reaktion unterwerfen. Sie sind daher für den Metabolismus von entscheidender Bedeutung.

Bei genauer Untersuchung von CYP-Enzymen hat sich ein weiteres Problem ergeben, das für die Therapie mit Wirkstoffen wichtig sein kann. Bestimmte CYP-Enzyme liegen in verschiedenen, genetisch bedingten Varianten vor und verursachen damit differente Metabolismus-Geschwindigkeiten in einem Kollektiv von Patienten bei ein und derselben Substanz. Eine Dosierung, die bei einem Patienten gerade richtig ist, kann beim nächsten eine Überdosierung, bei einem anderen eine Unterdosierung bedeuten. Die genetische Varianz ist besonders ausgeprägt bei den Isoenzymen CYP 2C9, CYP 2D6 und CYP 2C19. Der Metabolismus vieler wichtiger Medikamente wird von der Variabilität der „zuständigen" CYP-Enzyme bestimmt.

- **Phase-II-Reaktionen** (blau in Abb. 2.14) sind Kopplungsreaktionen wie z.B. die Anbindung von Glucuronsäure, Schwefelsäure oder Glycin. Eine besondere Bedeutung kommt der Kopplung (Konjugation) mit aktivierter Glucuronsäure zu. So werden alkoholische und phenolische Hydroxy-Gruppen, ringständige Carboxy-Gruppen, Amino- und Amid-Gruppen mit Glucuronsäure konjugiert, was im Allgemeinen zu besserer Wasserlöslichkeit und renaler Eliminierbarkeit führt (Abb. 2.13 und Abb. 2.14).

Unspezifische Mechanismen. Die meisten für die Biotransformation verantwortlichen Enzyme sind vor allem in der *Leber*, und zwar im *endoplasmatischen Retikulum* bzw. in den daraus gewonnenen Mikrosomen zu finden (Abb. 2.15). Diese Enzyme können durch eine größere Zahl von Pharmaka aus ganz verschiedenen chemischen Klassen vermehrt werden, auch wenn das betreffende Pharmakon nur eines der im endoplasmatischen Retikulum lokalisierten Enzyme beansprucht. Die Folge dieser Enzyminduktion ist ein beschleunigter Abbau der entsprechenden Pharmaka, aber auch andere körperfremde und körpereigene Substanzen können dadurch schneller abgebaut werden. Derartige **Enzyminduktoren** sind z.B. Phenobarbital, Carbamazepin, Phenytoin, Rifampicin, Chlorphenothan (DDT), Hexachlorcyclohexan (Lindan), Tolbutamid und einige Kanzerogene.

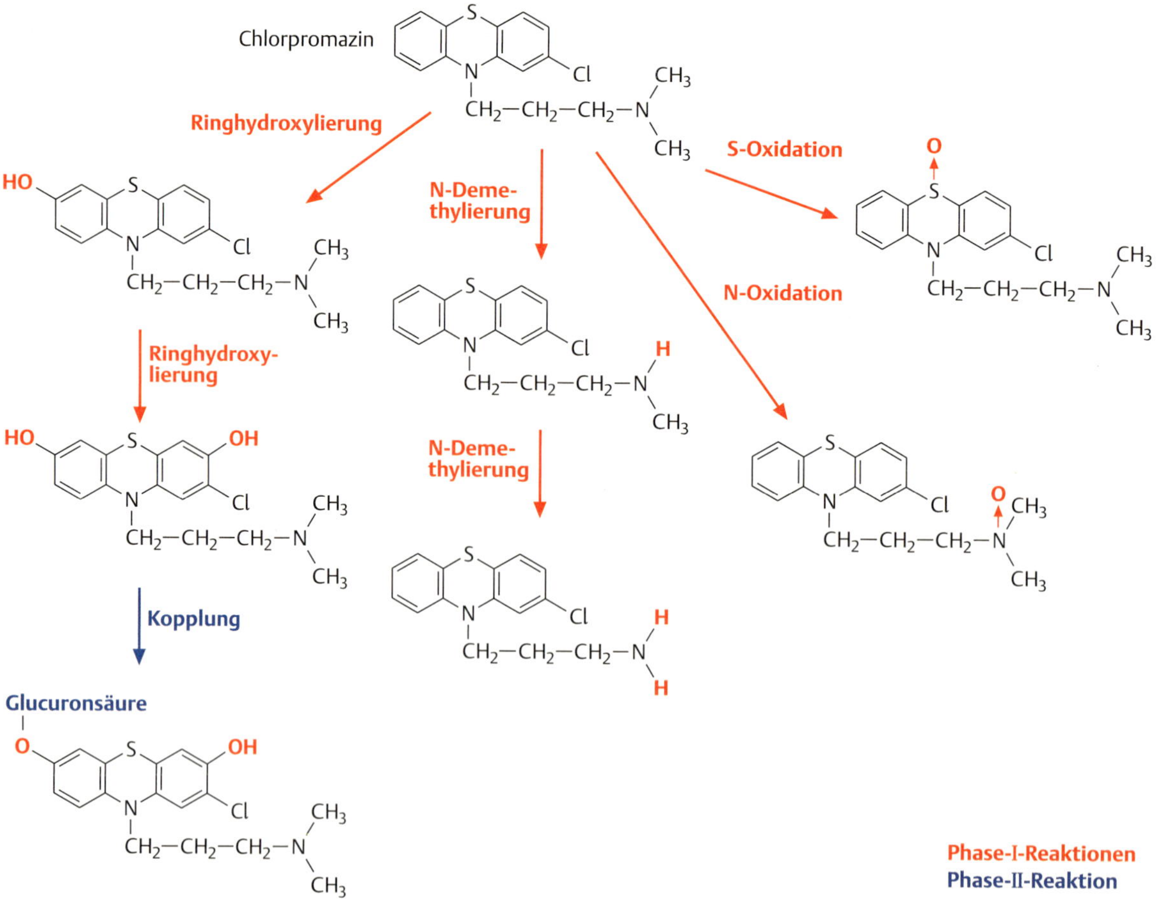

Abb. 2.14 Biotransformation von Chlorpromazin. Metabolischer Abbau von Chlorpromazin als Beispiel für die mögliche Komplexität des Wirkstoff-Abbaus. Drei prinzipielle Abbauwege sind angegeben: Links: Ringhydroxylierung mit nachfolgender Kopplung; Mitte: Demethylierung; Rechts: Oxidation von Schwefel und Stickstoff. Die gezeigten Prozesse laufen nebeneinander ab, so dass eine unübersehbare Anzahl von Metaboliten gleichzeitig vorhanden ist, von denen ein Teil noch biologische Wirkung besitzt.

Phase-I-Reaktionen
Phase-II-Reaktion

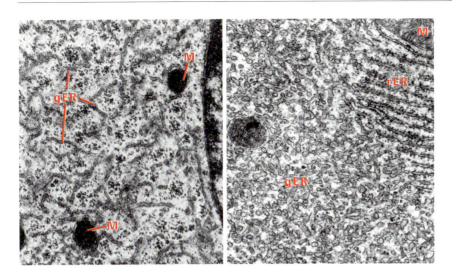

Abb. 2.15 **Enzyminduktion.** Zunahme des glatten endoplasmatischen Retikulum in der Leberzelle als morphologischer Ausdruck einer Enzyminduktion. Links: Ausschnitt einer Leberzelle von einer unbehandelten Ratte. Die Schläuche des glatten ER (gER) liegen locker verteilt im Zytoplasma, zwischen ihnen Glykogen-Partikel. Rechts: Ausschnitt einer Leberzelle von einer Ratte, die für einige Wochen mit einem trizyklischen Antidepressivum behandelt worden war. Die Schläuche des glatten ER (gER) liegen dicht gepackt. rER: raues endoplasmatisches Retikulum; M: Mitochondrium. Vergrößerung 25000fach. (Elektronenmikroskopische Aufnahmen aus dem Anatomischen Institut der Universität Kiel.)

Box 2.8

Zelluläre Kumulation bei gleichbleibendem Plasmaspiegel

Bei der üblichen Kumulation geht die Zunahme des Substanzgehaltes in Blut und Gewebe parallel. Das Pharmakon verteilt sich zwischen dem Plasma und den Geweben entsprechend seiner Löslichkeit in den verschiedenen Kompartimenten, d. h., das Konzentrationsverhältnis Gewebe zu Plasma bleibt während der Kumulation konstant. Von diesem Verhalten gibt es Ausnahmen. Der Konzentrationsquotient kann während der Dauerbehandlung zunehmen, was bedeutet, dass die Konzentration im Gewebe überproportional ansteigt (Bild **a**). Dies ist ein Zeichen für das Entstehen neuer Bindungsstellen, wie es z. B. für die arzneimittelbedingte Phospholipid-Speicherkrankheit typisch ist. Hierbei häufen sich in Lysosomen nicht abbaubare Pharmakon-Phospholipid-Komplexe an (Bild **b**), so dass der intralysosomale Bestand an Pharmakon zunimmt, obwohl die Substanzkonzentration in Plasma und Gewebsflüssigkeit gleich bleibt.

Therapeutisch kann dies z. B. bei chronischer Anwendung von Chloroquin vorkommen; die vergrößerten Lysosomen sind bei einer augenärztlichen Spaltlampen-Untersuchung in Form von feinen Ablagerungen in der Kornea des Auges erkennbar. Auch das Antiarrhythmikum Amiodaron ist eine Substanz, die lysosomal zusammen mit Phospholipiden gespeichert wird. Als Folge davon treten Kornea- und evtl. Linsentrübungen auf; in der Lunge sind die Makrophagen angefüllt mit lipidhaltigen Lysosomen, eine Fibrose kann sich entwickeln (s. S. 145).

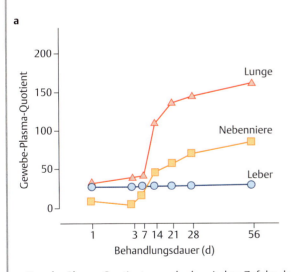

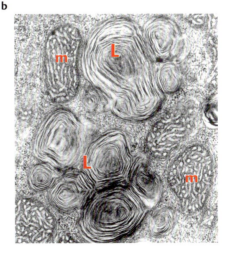

a Gewebe-Plasma-Quotienten nach chronischer Zufuhr des Anorektikums [^{3}H]Chlorphentermin an Ratten. Im Gegensatz zur Leber reichern Nebenniere und Lunge das Pharmakon im Laufe der Zeit überproportional an. Ursache ist die „Speicherung" von Chlorphentermin in Phospholipid-Aggregaten, die sich in Lysosomen bilden, weil die Lipide aufgrund des eingelagerten Chlorphentermin dem Abbau durch Phospholipasen entzogen sind. Das Anorektikum ist nicht mehr auf dem Markt.

b Nebennierenrinde: Ausschnitt aus einer Zelle der Zona reticularis einer Ratte, die 3 Wochen mit der amphiphilen koronarerweiternden Substanz Perhexilin behandelt wurde. Die vergrößerten Lysosomen (L) enthalten lamelläres Speichermaterial (Ausdruck einer allgemeinen Phospholipidspeicherung). m: Mitochondrien vom tubulären Typ. Vergr. 29000fach (Aufnahme: Anatomisches Institut der Universität Kiel). Perhexilin ist ebenfalls wegen dieser Nebenwirkung vom Markt genommen.

Besonders unter den letzteren befinden sich Substanzen, die eine Art der Enzyminduktion hervorrufen, welche sich qualitativ von der durch Barbiturate ausgelösten unterscheidet. Es wird daher auch von einer Enzyminduktion vom Phenobarbital-Typ und einer solchen vom Methylcholanthren-Typ gesprochen.

Spezifische Mechanismen. Neben diesen Möglichkeiten, die allgemein und unspezifisch sind, existieren spezifische Abbauwege für solche Wirkstoffe, bei denen es sich gleichzeitig um körpereigene Substanzen handelt. So wird Acetylcholin durch die hochspezifische Acetylcholinesterase hydrolysiert und auf diese Weise unwirksam gemacht.

Die *Lunge* besitzt eine bemerkenswerte Fähigkeit, körpereigene Wirkstoffe zu inaktivieren (Serotonin, Noradrenalin) und zu bilden (Angiotensin II, Prostaglandine E und F). Außerdem werden amphiphile Pharmaka stark im Lungengewebe angereichert, wie Neuroleptika und Thymoleptika, und verschwinden damit vorübergehend aus dem Kreislauf.

Kumulation. Unter Kumulation versteht man eine langsam zunehmende Plasma- und Gewebekonzentration eines Pharmakon bei Zufuhr in regelmäßigen zeitlichen Abständen. Sie tritt immer dann auf, wenn pro Zeiteinheit mehr Substanz zugeführt wird als in derselben Zeit eliminiert werden kann. Dementsprechend kann jede Verbindung kumulieren, wenn die Gaben nur schnell genug aufeinanderfolgen. Man spricht aber in der praktischen Medizin nur dann von Kumulation, wenn Pharmaka auch bei niedriger Applikationsfrequenz (1–2-mal täglich) im Organismus angereichert werden (s.a. Abb. **2.21**, S. 38). Der Plasmaspiegel erreicht dann ein konstantes Niveau (Kumulationsgleichgewicht), wenn die pro Zeiteinheit ausgeschiedene Substanzmenge der zugeführten Substanzmenge entspricht. Beispiele für kumulierende Substanzen sind Phenprocoumon, Methadon, Digitoxin, Chlorphenothan.

Die Kumulation von Arzneimitteln durch eine eingeschränkte Nierenleistung ist bei älteren Patienten besonders häufig und bedeutsam, weil das zunehmende Alter der Patienten regelhaft zur Einschränkung der Nierenfunktion führt. Eine Kumulation kommt also häufig vor, ist jedoch bei Kenntnis des Ausscheidungsweges und einfacher Messbarkeit leicht vermeidbar. Die Niere als Ausscheidungsorgan ist für Arzneimittel viel kritischer als die Leber!

2.5 Pharmakokinetische Modellvorstellungen

Überblick

Pharmakokinetische Grundbegriffe

Clearance Cl: Pro Zeiteinheit vom Wirkstoff befreites Plasmavolumen.
Sie charakterisiert die Leistungsfähigkeit des oder der Eliminationsorgane.
Von Clearance und Dosierung hängt bei Dauertherapie die Höhe des Gleichgewichts-Plasmaspiegels ab.

Scheinbares Verteilungsvolumen V_{app}: Fiktive Größe, die angibt, in welchem Volumen sich eine Pharmakonmenge (Dosis) befinden müsste, wenn überall die gleiche Konzentration wie im Plasma herrschen würde.

Plasma-Eliminationshalbwertzeit $t_{1/2}$: Zeitraum, in dem sich die Plasmakonzentration halbiert (bei monophasischer Elimination).
Sie hängt von Clearance und Verteilungsvolumen ab;
sie charakterisiert die Verweildauer eines Pharmakon im Körper;
sie erlaubt die Abschätzung, nach welcher Zeit bei regelmäßiger Einnahme der Gleichgewichts-Plasmaspiegel erreicht ist (ca. $4 \times t_{1/2}$).

Absolute Bioverfügbarkeit F_{abs}: Anteil einer (oral) dargereichten Pharmakon-Dosis, der systemisch verfügbar ist.
F_{abs} wird bestimmt von Darreichungsform (galenische Verfügbarkeit), Wirkstoff-Eigenschaften und Organismus.
Die Plasmakonzentration hängt ab von der systemisch verfügbaren Dosis = $\text{Dosis}_{dargereicht} \times F_{abs}$.

Dosis-lineare Kinetik: Substanz-Bewegungen im Körpergeschehen proportional zur Pharmakon-Konzentration.

Die Charakteristik der Plasmakonzentrations-Zeit-Kurve (Zeitverlauf des Plasmaspiegels) ist deshalb unabhängig von der zugeführten Dosis.
Die absolute Höhe des Plasmaspiegels ist proportional zur Dosis.

Pharmakokinetische Modelle werden mit dem Ziel entwickelt, die deskriptive Ebene zu verlassen und das pharmakokinetische Verhalten eines Arzneistoffes mit Hilfe von Maßzahlen zu charakterisieren. Die Maßzahlen sollen es ermöglichen, den Zeitgang der Wirkstoff-Konzentration im Plasma für verschiedene Situationen vorherzusagen, z. B. Veränderung der Dosis, der Einnahmehäufigkeit oder der Funktion der Eliminationsorgane.

2.5.1 Eliminationshalbwertzeit, Clearance und Verteilungsvolumen

Der einfachste denkbare Fall ergibt sich unter folgenden Bedingungen: Eine Substanz, die im Körper keiner Veränderung unterliegt, wird intravenös injiziert, sie verteilt sich – bezogen auf die Eliminationsgeschwindigkeit – momentan *in einem* Kompartiment (Ein-Kompartiment-Modell), die renale Ausscheidung erfolgt streng konzentrationsabhängig. Der Verlauf des Blutspiegels ist in Abb. **2.16** für eine normale Nierenfunktion (Kurve 1) und für zwei Zustände verminderter Nierenfunktion (Kurven 2 und 3) dargestellt. Im linearen System resultieren Kurven, deren Steilheit mit der Zeit abnimmt und die sich immer langsamer dem Endwert nähern. Im halblogarithmischen System dagegen ergeben sich Geraden, die das Vorliegen einer exponentiellen Funktion anzeigen und das Ablesen der **Plasmaeliminations-Halbwertzeit $t_{1/2}$** bzw. der Eliminationskonstanten gestatten:

2.5 Pharmakokinetische Modellvorstellungen

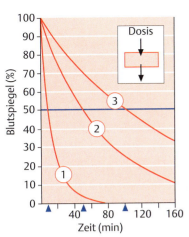
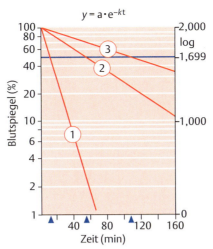

Abb. 2.16 Ein-Kompartiment-Modell. Blutspiegel-Verläufe nach intravenöser Injektion eines Pharmakon, das den Intravasalraum ausschließlich über die Niere streng konzentrationsabhängig verlassen kann. Über den Kurven sind das Blockschema und die mathematische Formulierung, die den Prozess beschreibt, angegeben. Der Blutspiegel (y) fällt einfach exponentiell ab. Links sind im linearen System 3 Kurven dargestellt, die aus unterschiedlichen Evasionskonstanten resultieren ($t_{1/2}$ von 10, 50 bzw. 100 min entsprechend k = 0,07; 0,014 bzw. 0,007 min^{-1}). Im halblogarithmischen System (rechts) ergeben sich Geraden, deren Schnittpunkte mit der 50%-Linie (entspricht 1,699 auf der logarithmischen Ordinate) markiert sind. Die Projektion dieser Punkte auf die Abszisse ergibt die Halbwertzeiten. Ordinate: Blutspiegel in % des Ausgangswertes.

$$t_{1/2} = \frac{\ln 2}{k} \quad (1)$$

Das Absinken der Plasmakonzentration folgt der Funktion

$$c = c_0 \times e^{-k \times t} \quad (2)$$

c: Konzentration zum Zeitpunkt t
c_0: Ausgangs-Konzentration, d.h. zum Zeitpunkt $t = 0$
k: Geschwindigkeits-Konstante

Der exponentielle Abfall der Konzentration lässt sich biologisch folgendermaßen erklären (Abb. 2.17): Vereinfachend sei angenommen, dass der Arzneistoff durch glomeruläre Filtration ausgeschieden und nicht rückresorbiert wird. In den Nieren wird pro Zeiteinheit eine bestimmte Menge des Blutplasmas als Primärharn glomerulär abfiltriert, normalerweise ca. 120 ml/min. In dem abfiltrierten Plasma ist der Arzneistoff gelöst. Daraus ergibt sich, dass die pro Zeiteinheit eliminierte Substanzmenge proportional zur Substanzkonzentration im Plasma ist. Infolge der renalen Elimination sinkt die Plasmakonzentration und damit die pro Zeiteinheit eliminierte Menge. Deshalb flacht die Konzentrations-Zeit-Kurve ab. Dementsprechend eignet sich die Eliminationsgeschwindigkeit (eliminierte Menge/Zeit) nicht als Maßzahl zur Charakterisierung des Eliminationsprozesses. Die Halbwertzeit $t_{1/2}$ des Prozesses (bzw. die Geschwindigkeitskonstante k) ist jedoch eine konstante Größe: Wie Abb. 2.17 zeigt, fällt innerhalb eines Zeitintervalles von $t_{1/2}$ die Plasmakonzentration immer auf die Hälfte ihres Ausgangswertes ab, unabhängig von dessen absoluter Höhe.

Ebenfalls konstant ist die formal pro Zeiteinheit von der Substanz befreite Plasmamenge. Diese wird als **Clearance** (Cl) bezeichnet.

$$Cl = \frac{\text{vom Pharmakon befreites Plasmavolumen}}{\text{Zeitintervall}} \quad (3)$$

Die Einheit ist [Vol/Zeit], z.B. [ml/min].

Die Halbwertzeit der Elimination wird allerdings nicht allein durch die Nierenfunktion bzw. Clearance bestimmt. Dies zeigt wiederum die Betrachtung der biologischen Situation. In den Nieren wird pro Zeiteinheit so viel Substanz zur Ausscheidung gebracht, wie in dem glomerulär filtrierten Plasmavolumen vorhanden ist. Welche Bedeutung das ausgeschiedene Substanzquantum für die Abnahme des Substanzbestandes im Körper hat, hängt davon ab, welcher Anteil der insgesamt im

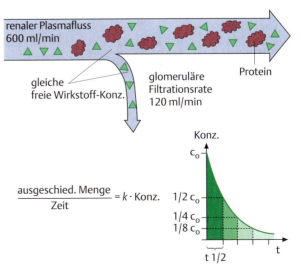

Abb. 2.17 Ausscheidung durch glomeruläre Filtration. Abnahme der Arzneistoff-Konzentration im Plasma (Konz.) in Abhängigkeit von der Zeit (t).

Körper vorhandenen Pharmakon-Menge sich im Plasma befindet. Hält sich die Substanz überwiegend im Gewebe und kaum im Plasma auf, bringt die „Klärung" eines Plasmaquantums die Elimination der Substanz aus dem Organismus kaum voran. Die Substanz strömt aus den „Gewebedepots" in das Plasma nach, und formal betrachtet muss das Plasmaquantum erneut geklärt werden. Das formal insgesamt von der Substanz zu befreiende Plasmavolumen entspricht dem **scheinbaren Verteilungsvolumen V_{app}** der Substanz. Dies ist rechnerisch das Verhältnis zwischen Pharmakon-Menge im Körper und Plasmakonzentration (S. 30).

Mit anderen Worten: Je größer V_{app} ist, desto langsamer wird bei einer gegebenen Clearance die Elimination des Pharmakon aus dem Körper vonstatten gehen. Es gilt:

$t_{1/2} = \ln 2 \times V_{app}/Cl$ (4)

Es sei angemerkt, dass meist bei der Berechnung sowohl von V_{app} als auch von Cl die Gesamtkonzentration eines Pharmakon im Plasma berücksichtigt wird, also keine Differenzierung zwischen frei und Plasmaeiweiß-gebunden erfolgt. Der „Fehler" kürzt sich bei der Berechnung von $t_{1/2}$ gewissermaßen weg.

In dem Beispiel aus Abb. 2.16 beruht die Zunahme von $t_{1/2}$ auf der eingeschränkten Nierenfunktion. Das Verteilungsvolumen V_{app} hat sich nicht geändert, was daran erkennbar ist, dass nach Injektion der Dosis in allen drei Fällen jeweils gleiche initiale Plasmakonzentrationen resultierten. Allgemein gilt jedoch, dass die Zunahme einer Eliminationshalbwertzeit an sich keine Auskunft gibt, ob sich die Leistungsfähigkeit der Eliminationsorgane oder das Verteilungsvolumen verändert hat.

Die renale Eliminationsfähigkeit kann meist auch für solche Arzneistoffe durch eine Clearance gekennzeichnet werden, die einer tubulären Rückresorption unterliegen oder die tubulär sezerniert werden. Voraussetzung ist, dass diese Vorgänge ebenfalls linear von der Konzentration abhängen.

Auch die hepatische Elimination durch Biotransformation kann durch eine Clearance charakterisiert werden. Denn meist arbeiten die Enzyme in einem Bereich, in dem die Umsatzgeschwindigkeit proportional zur Substratkonzentration ist. Unter dieser Bedingung bleibt das formal vom Pharmakon befreite Plasmavolumen, also die Clearance, konstant und unabhängig von der Pharmakon-Konzentration.

Beim Abbau von Ethanol gilt dies nicht; hier ist bereits bei sehr niedrigen Konzentrationen der Sättigungsbereich der abbauenden Enzyme erreicht. Die Umsatzgeschwindigkeit ist also konstant und unabhängig von der Substratkonzentration. Die Blutkonzentrations-Zeit-Kurve fällt nicht exponentiell, sondern linear ab.

Die Fähigkeit des Organismus zur Elimination eines Pharmakon wird durch die **Gesamt-Clearance** (Cl_{tot}) beschrieben. Diese ist die Summe der Clearancewerte der einzelnen Eliminationswege.

$Cl_{tot} = Cl_{ren} + Cl_{hep} + Cl_x$ (5)

In Gleichung (4) geht Cl_{tot} ein.

2.5.2 Bateman-Funktion

Das nächste Beispiel demonstriert den einfachsten Fall des Blutspiegelverlaufes nach Gabe eines Pharmakons per os. Die enterale Resorption wird durch eine Resorptions-(Invasions-)Konstante und die Ausscheidung aus dem Blut durch eine Eliminations-(Evasions-)Konstante charakterisiert, wobei beide Prozesse irreversibel sind. Die Resorption in das Blutkompartiment sowie die Elimination sind durch zwei entgegengesetzt gerichtete Exponentialfunktionen repräsentiert (blaue und grüne Kurve in Abb. 2.18). Der resultierende Blutspiegel (rote Kurve) ist aber nicht die einfache Summe aus den Invasions- und Evasionsprozessen, weil die Evasion ja erst wirksam werden kann, wenn eine Invasion stattgefunden hat und dementsprechend immer effektiver wird, je höher der Blutspiegel ansteigt. Das Zusammenspiel der bei den Funktionen (Gleichung in der Abb. 2.18) wird als Bateman-Funktion bezeichnet. Es sei hier erwähnt, dass die Bateman-Funktion auch angewendet werden kann, wenn statt einer Resorption aus dem Darm eine Resorption aus einem intramuskulär oder subkutan applizierten Arzneimitteldepot erfolgt.

Die Fläche unter der Blutspiegel-Zeit-Kurve (abgekürzt AUC, von „area under the curve") hängt von der aufgenommenen Arzneistoffmenge und von der Gesamtclearance ab:

$AUC = Dosis/Cl_{tot}$ (6)

Dieser Zusammenhang erlaubt die Berechnung der Clearance:

$Cl_{tot} = Dosis/AUC$ (7)

Invasions- und Evasionskonstanten. Um die Bedeutung der Invasions- bzw. Evasionskonstanten für den Blutspiegel-Verlauf zu demonstrieren, sind Serien von Blutspiegel-Kurven für identische Bedingungen mit Ausnahme der jeweils interessierenden Variablen in Abb. 2.19 dargestellt.

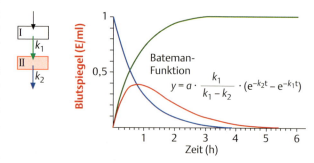

Abb. 2.18 · **Bateman-Funktion.** Blutspiegel-Verlauf nach Gabe eines Pharmakon in ein dem Blut vorgeschaltetes Kompartiment (I, schwarz), aus dem es durch Invasion (Resorption) in das Blut (II, rot) gelangt und von dort eliminiert wird. Das Blockschema und die mathematische Formulierung (Bateman-Funktion) sind angegeben: y = Blutspiegel zur Zeit t, a = Dosis/V_{app}, k_1 = Invasionskonstante, k_2 = Evasionskonstante. Grüne und blaue Kurve entsprechen den isoliert betrachteten Invasions- und Evasionsprozessen, die rote Linie beschreibt den tatsächlichen Verlauf des Blutspiegels, Ordinate: Konzentration des Pharmakon im Blut in willkürlichen Einheiten/ml; Abszisse: Zeit.

In Abb. 2.19a variiert die *Eliminationsgeschwindigkeit* über einen großen Bereich: Es resultieren unterschiedlich hohe Blutspiegel mit verschieden langer Plateaudauer. Mit abnehmender Eliminationsleistung nimmt die Fläche unter der Kurve zu. Die Berechnung von Cl$_{tot}$ aus Dosis und AUC würde abnehmende Werte für die Gesamtclearance ergeben. Hier sei an das klinisch wichtige Therapieproblem erinnert, das sich aus einer Beeinträchtigung der Elimination (Niereninsuffizienz, Leberschaden) ergibt: Die „normale Dosierung" eines Arzneimittels führt zu überhöhten Blutspiegeln mit entsprechenden Vergiftungssymptomen.

Die Abb. 2.19b demonstriert Blutspiegel-Verläufe, wenn bei konstanter Evasionsgeschwindigkeit die *Invasionskonstante* variiert wird. Auch hier ist der unterschiedlich hohe Blutspiegel und die unterschiedliche Dauer eines bestimmten Blutspiegel-Niveaus evident. Die Form der Kurven ändert sich, die Fläche unter den Kurven bleibt hingegen gleich (Abb. 2.19b gibt nur den vorderen Abschnitt der Kurven wieder). Dies zeigt an, dass die Gesamtclearance unverändert ist.

Eine *Erhöhung* der Dosis (Zunahme von a in der Bateman-Funktion) würde die Form der Blutspiegelkurve aus Abb. 2.18 im Prinzip unverändert lassen – der Blutspiegel wäre allerdings zu jedem Zeitpunkt proportional zur Dosissteigerung erhöht. Entsprechend würde die Fläche unter der Kurve proportional zur Dosis zunehmen.

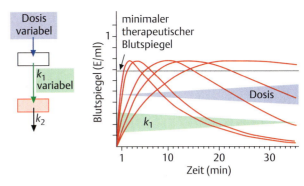

Abb. 2.20 Kompensation einer verlangsamten Invasion durch Dosis-Steigerung. Blutspiegel-Verläufe (Bateman-Funktionen), wie sie resultieren, wenn bei variierenden Invasionskonstanten k_1 die zugeführten Dosen des Pharmakon so gewählt werden, dass in jedem Fall dieselbe Blutspiegelhöhe erreicht wird. Die k_1-Werte unterschieden sich folgendermaßen (Kurven von links nach rechts) 1,0; 0,5; 0,1; 0,05; 0,01, die Dosen mussten entsprechend von 1,0 auf 1,16; 2,0: 3,1 bzw. 10,0 erhöht werden, um dieselben Blutspiegel-Werte zu erreichen. Beachte die unterschiedliche Dauer der therapeutisch wirksamen Blutspiegel. Koordinaten wie Abb. 2.18.

Aufrechterhalten eines therapeutischen Blutspiegels. Unter therapeutischem Gesichtspunkt ist es notwendig, einen bestimmten minimalen Blutspiegel für längere Zeit zu überschreiten. Wie in Abb. 2.19b sichtbar, verweilt der Blutspiegel über längere Zeit in einem bestimmten Konzentrationsbereich, wenn die Invasion des Arzneistoffes verzögert erfolgt. Allerdings sind dann auch die maximal erreichten Blutspiegel niedriger. Um dennoch den minimalen therapeutischen Blutspiegel zu erzeugen, muss die Dosis erhöht werden (Abb. 2.20). Diese Situation ist ähnlich wie bei der Gabe einer Substanz in Form eines Retard-Präparates.

Kumulative Bateman-Funktion. Das übliche Vorgehen in der Arzneimitteltherapie besteht darin, Pharmaka in regelmäßigen Intervallen über längere Zeit zuzuführen. Ein wichtiges Problem der Pharmakokinetik ist dementsprechend die Beschreibung der Blutspiegel-Kurven (oder der Pharmakon-Konzentrationen in anderen Kompartimenten) bei chronischer Zufuhr eines Arzneimittels. Mathematisch handelt es sich dabei um „kumulative Bateman-Funktionen", denn nach jedem Intervall addiert sich die neue Dosis zu der noch im Organismus vorhandenen Arzneimittelmenge. Auch für die kumulative Bateman-Funktion sind wieder die Dosis und die Invasions- und Evasionskonstanten entscheidende Größen: als neue Variable kommt jetzt das Zeitintervall τ zwischen der Gabe der einzelnen Dosen hinzu. Je häufiger die Gabe einer Dosis erfolgt, desto kleiner ist der Wert für τ.

Um den Blutspiegel-Verlauf bei unterschiedlichen Eliminationskonstanten bei länger dauernder Zufuhr zu demonstrieren, ist folgendes Beispiel gerechnet und in der Abb. 2.21 zeichnerisch dargestellt: Drei Pharmaka sollen sich nur durch die Evasionskonstante unterscheiden, sie erfordern gleiche therapeutische Blutspiegel und werden in gleicher Dosierung gegeben. Bei hoher Eliminationsgeschwindigkeit (untere Kurve) ist am Ende des In-

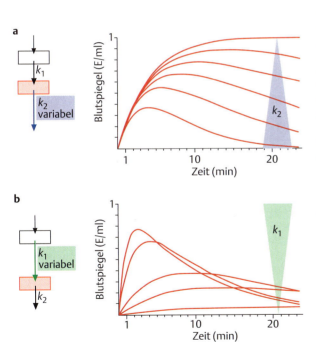

Abb. 2.19 Einfluss von Evasions- bzw. Invasionskonstante auf den Blutspiegel-Verlauf. Es handelt sich um dasselbe System und dieselbe mathematische Beschreibung wie in Abb. 2.18. Wird die zugeführte Dosis (= 1,0) und die Invasionskonstante k_1 (= 0,25 min^{-1}) konstant gehalten, die Eliminationskonstante k_2 aber systematisch variiert (0,0; 0,01; 0,025; 0,05; 0,1; 0,25; 0,5 min^{-1}), so ergeben sich die Kurven von a. Dagegen resultieren die Kurven von b, wenn die Dosis (= 1,0) und die Eliminationskonstante k_2 (= 0,1 min^{-1}) unverändert bleiben, aber die Invasionskonstante k_1 systematisch verändert wird (von 1,0; 0,5; 0,1; 0,05 bis 0,01 min^{-1}). Koordinaten wie Abb. 2.18.

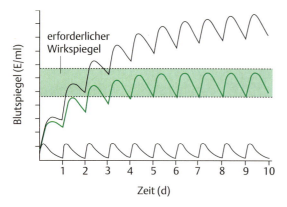

Abb. 2.21 **Wiederholte Zufuhr bei unterschiedlicher Evasion.** Blutspiegelverläufe bei täglicher Zufuhr von drei Pharmaka in ein dem Blut vorgeschaltetes Kompartiment. Die Substanzen unterscheiden sich nur durch ihre Evasionskonstanten k_2. Mathematisch handelt es sich um kumulative Bateman-Funktionen, in denen als neue Variable die Intervallgröße τ (Frequenz der Zufuhr) hinzukommt. Für die drei abgebildeten Kurven sind die Dosen, die Invasionskonstanten und die Intervalle (in Tagen) konstant gehalten, lediglich die Evasionskonstanten unterscheiden sich wie folgt: 0,2 (untere Kurve), 0,02 (mittlere Kurve) und 0,01 min^{-1} (obere Kurve). Ordinate: Konzentration der Pharmaka im Blut in willkürlichen Einheiten/ml; Abszisse: Zeit in Tagen.

tervalls die Substanz bereits völlig ausgeschieden, so dass in jedem Intervall eine einfache Bateman-Funktion resultiert: der Blutspiegel steigt im Laufe der Zeit nicht an, und der notwendige therapeutische Blutspiegel wird nicht erreicht.

Bei mäßiger Evasionsgeschwindigkeit resultiert die mittlere Kurve der Abb. 2.21: in den ersten Tagen nach Therapiebeginn steigt der Blutspiegel undulierend an, erreicht den „therapeutischen" Blutspiegel, und läuft in ein Gleichgewicht zwischen Zufuhr und Ausscheidung ein. Dies ergibt sich daraus, dass die pro Zeiteinheit ausgeschiedene Substanzmenge proportional zur Konzentration ist. Je höher das Konzentrationsniveau steigt, desto mehr Substanz wird also im Dosisintervall ausgeschieden. Bei einem bestimmten Konzentrationsniveau halten sich Zufuhr und Ausscheidung die Waage und das Plateau der Kumulationskurve ist erreicht. Dieses Pharmakon besitzt die erforderlichen pharmakokinetischen Parameter unter den angegebenen Bedingungen.

Die obere Kurve zeigt den Blutspiegelverlauf nach wiederholter Gabe eines Arzneimittels mit langsamer Eliminationsgeschwindigkeit. Die Konzentration im Blut überschreitet bald den therapeutischen Wert und steigt noch über lange Zeit an. Besonders auffällig ist das sehr späte Erreichen eines Gleichgewichtes zwischen Zufuhr und Ausscheidung. Diese Substanz kumuliert und kann bei entsprechend geringer therapeutischer Breite zur Intoxikation führen.

Der im Kumulationsgleichgewicht herrschende mittlere Blutspiegel (C_{kumul}) hängt von der aufgenommenen Dosis, der Gesamtclearance (Cl_{tot}) und dem Dosierungsintervall (τ) wie folgt ab:

$$C_{kumul} = D/(Cl_{tot} \times \tau) \qquad (8)$$

Diese Beziehung erlaubt es, bei bekannter Clearance eines Arzneistoffes zu berechnen, welche Dosis in welchem Intervall zugeführt werden muss, um einen gewünschten Blutspiegel zu erreichen. Als Faustregel gilt, dass bei richtiger Applikation etwa 4 Halbwertzeiten zur Aufsättigung benötigt werden.
Bei Dauerinfusion einer Substanz gilt:

$$C_{kumul} = \text{Infusionsgeschwindigkeit}/Cl_{tot} \qquad (9)$$

Infusionsgeschwindigkeit ist Dosis pro Zeiteinheit, z. B. mg pro Minute.
Die Amplitude, mit der die Plasmakonzentration um das Kumulationsgleichgewicht unduliert, ist umso kleiner, je kleiner die Einzeldosen sind, auf die eine Tagesdosis verteilt wird.

Dosierungsunterbrechung. In den meisten Fällen ist das Ziel einer langwährenden Therapie, durch geeignete Wahl der Einzeldosis und der Intervallgröße einen „konstanten" Blutspiegel (d. h. einschließlich der Tagesschwankungen) einzustellen. Der Blutspiegel soll ein Gleichgewicht bei gegebenen Konstanten erreichen. Die Invasions- und Evasionsgeschwindigkeiten, die Dosis und die Intervalldauer sind die bestimmenden Größen. Abb. 2.22 zeigt, welchen Einfluss die zweimalige Unterlassung der Zufuhr der notwendigen Dosis auf den Blutspiegel hat (Unzuverlässigkeit eines Patienten in der Arzneimittel-Einnahme: „Non-Compliance"[1]). Dargestellt ist wiederum eine kumulative Bateman-Funktion, die nach täglicher Gabe einer bestimmten Dosis bald das gewünschte Gleichgewicht erreicht hat. Am 13. und 14. Tag vergisst der Patient, die Tablette zu nehmen. Der Blutspiegel sinkt drastisch ab, denn nur die Eliminationskonstante ist jetzt entscheidend.
Nach Wiederaufnahme der Zufuhr dauert es aber noch weitere 4 Tage, bis das Gleichgewicht wieder erreicht ist. *Die zweitägige Unterlassung lässt den Blutspiegel also für etwa 6 Tage den benötigten therapeutischen Wert unterschreiten!*

Enzyminduktion und Blutspiegel. Das nächste Beispiel soll den Einfluss einer Arzneimittelinterferenz auf das Blutspiegel-Gleichgewicht erläutern. Bei einem Patienten ist ein optimaler Blutspiegel eingestellt (Abb. 2.23), dieser Patient nimmt aber vom 12. Tag an ein zusätzliches Medikament, das eine Enzyminduktion in der Leber auslöst. Dadurch wird die Eliminationsgeschwindigkeit des ersten Pharmakon vergrößert. In unserem Beispiel erreicht die Evasionskonstante ihren neuen Wert exponentiell mit einer Halbwertzeit von 2 Tagen. Durch die gesteigerte Elimination sinkt der Blutspiegel erheblich ab und unterschreitet den therapeutischen Wert: *Die Therapie ist wirkungslos geworden.*

---

[1] Compliance (Willfähigkeit, Unterwürfigkeit, Einwilligung) ist eines der vielen Beispiele für nicht notwendige Anglizismen. Der Begriff wird im klinischen Sprachgebrauch benutzt, um die Zuverlässigkeit der Patienten hinsichtlich der Befolgung ärztlicher Verordnungen zu kennzeichnen. In der Physiologie bedeutet „compliance" Dehnbarkeit, z. B. der Lunge oder der Gefäße. Anstatt von „Patienten-Compliance" könnte man auch von der „Mitarbeitsbereitschaft", der „Therapietreue" oder der „Zuverlässigkeit des Patienten" sprechen.

Mehr als ein Kompartiment. Die oben angestellten Betrachtungen betreffen eine Situation, in der die Verteilung des Arzneistoffes so rasch vonstatten geht, dass Plasmaspiegel und Gewebespiegel parallel verlaufen und ein Einkompartiment-Modell adäquat ist. Nach intravenöser Zufuhr eines Pharmakon tritt im Allgemeinen dabei ein biphasischer Abfall der Plasmakonzentration in Erscheinung (Abb. 2.24). Das rasche Absinken in der α-Phase entspricht der Verteilung, und erst die β-Phase ist Ausdruck der Ausscheidung aus dem Körper. In der α-Phase steigt die Pharmakonmenge im Gewebe, während sie im Plasma sinkt. Hier wäre zur Beschreibung ein Zweikompartiment-Modell angebracht. Es sind sogar Vielkompartiment-Modelle entwickelt worden, deren Handhabung und klinische Relevanz aber eher schwer nachvollziehbar sind. Sie werden daher hier nicht näher erläutert.

2.6 Bioverfügbarkeit und Bioäquivalenz

Bioverfügbarkeit

Unter dem englischen Begriff „bioavailability" wurde ursprünglich die Eigenschaft von Tabletten, Dragees, Kapseln verstanden, ihre eigentlichen Inhaltsstoffe genügend schnell freizugeben, um sie dem Intestinaltrakt zur Resorption zur Verfügung zu stellen (entspricht jetzt „galenischer Verfügbarkeit"). Heute wird der Begriff Bioverfügbarkeit weiter gefasst: Bioverfügbarkeit = Ausmaß der Verfügbarkeit eines applizierten Wirkstoffes am Wirkort bzw. im Plasma. Wird eine Substanz oral dargereicht, so bestimmen verschiedene Vorgänge, in welchem Ausmaß die Substanz schließlich zur systemischen Verteilung gelangt. Diese sind in Abb. 2.25 zusammengestellt. Im Magen-Darm-Trakt muss die Darreichungsform zunächst zerfallen (Desintegration), bevor der Wirkstoff im Magen-Darm-Saft in Lösung gehen kann (Dissolution). Diese beiden Vorgänge sollen unter dem Begriff galenische Verfügbarkeit zusammengefasst werden.

Je nach Zusammensetzung, Oberflächenbekleidung, Pressdruck usw. der Tabletten oder Dragees zerfallen die Fertigarzneimittel unterschiedlich schnell im Magen-Darm-Kanal. Außerdem besitzt die Grundmasse eine verschieden ausgeprägte Adsorptionsfähigkeit, so dass selbst die Freigabe des Pharmakon aus einer zerfallenen Tablette nicht gewährleistet sein muss. Eine **vollständige galenische Verfügbarkeit** ist dagegen immer gegeben, wenn ein Arzneimittel in Lösung eingenommen wird. Der gelöste Wirkstoff steht im Prinzip zur Diffusion in die Darmschleimhaut zur Verfügung. Er ist im Magen-Darm-Trakt aber verschiedenen Einflüssen ausgesetzt, welche die freie Konzentration des Stoffes vermindern können, sei es durch Zerstörung (Penicillin G durch Salzsäure, Peptide durch Proteasen) oder durch Bildung nicht resorbierbarer Komplexe (Ausfällung von Tetracyclinen oder von Fluorid mit Calcium-Ionen, Adsorpti-

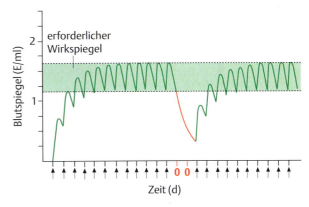

Abb. 2.22 Vergessene Einnahme. Einfluss einer kurzfristigen Unterbrechung der Zufuhr eines Arzneimittels auf den „Gleichgewichts-Blutspiegel" bei chronischer Therapie. Durch tägliche Gabe war der erforderliche Wirkspiegel nach 7 Tagen erreicht, gleichzeitig hat sich ein Gleichgewicht zwischen Zufuhr und Ausscheidung eingestellt. Die nur zweimalige Unterlassung der Tabletten-Einnahme bewirkt, dass der erforderliche Wirkspiegel erst nach etwa 4 Tagen wieder erreicht wird. Koordinaten wie Abb. 2.21.

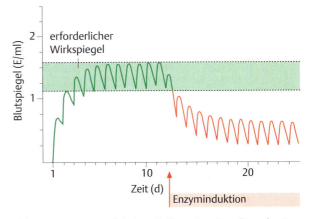

Abb. 2.23 Enzyminduktion. Einfluss einer Zunahme der Evasionsgeschwindigkeit auf den „Gleichgewichts-Blutspiegel" bei chronischer Therapie. Vom 12. Tag an nimmt die Evasionskonstante exponentiell mit einer Halbwertzeit von 2 Tagen von 0,02 auf 0,06 min^{-1} zu. Die Ursache liegt in einer Enzyminduktion durch ein weiteres Pharmakon. Die erhöhte Eliminationsgeschwindigkeit lässt den Blutspiegel absinken und sich auf ein neues, niedrigeres Niveau einstellen, das unter dem erforderlichen Wirkspiegel liegt. Koordinaten wie Abb. 2.21.

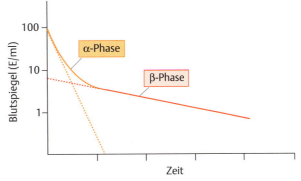

Abb. 2.24 α- und β-Phase. Biphasischer Abfall der Plasmakonzentration nach intravenöser Zufuhr eines Pharmakon. α-Phase: Verteilung; β-Phase: Elimination. Beachte die logarithmische Teilung der Ordinate.

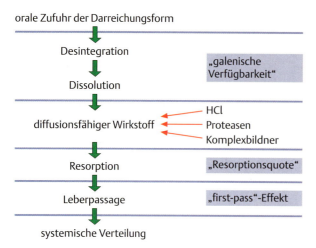

Abb. 2.**25** **Von der Applikation zum Kreislauf.** Weg eines Arzneistoffes von der oralen Aufnahme bis zur systemischen Verteilung.

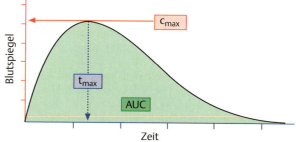

Abb. 2.**26** **Deskriptive Kurvenparameter.** Plasmakonzentrations-Zeit-Kurve mit den Maßzahlen, die zur Beurteilung der Bioäquivalenz herangezogen werden.

on an nicht-resorbierbare Antazida oder medizinische Kohle).
Den galenischen Problemen folgen die biologischen Prozesse. So wird keineswegs jeder gelöste Wirkstoff tatsächlich resorbiert. Eine dauerhaft geladene Substanz, wie beispielsweise das quartäre Ipratropium, kann die Zellmembranen der Darmepithelzellen nur schlecht überwinden und wird deshalb unvollständig resorbiert. Es besitzt eine niedrige **Resorptionsquote** (= tatsächlich resorbierte Menge/zur Resorption bereitstehende Menge).
Nach der Resorption kann ein Pharmakon in der Leber, der Lunge oder auch schon in der Darmschleimhaut abgebaut werden. Dieser Vorgang wird präsystemische Elimination genannt oder in Bezug auf die Leber auch als **„first pass effect"** bezeichnet. Eine Bindung des resorbierten Pharmakon in Darm, Leber oder Lunge kann ebenfalls als präsystemische Elimination imponieren. Daraus ergibt sich schließlich die Bioverfügbarkeit, die gemessen werden kann, indem ein Wirkstoff oral und intravenös zugeführt und jeweils die Plasmakonzentrations-Zeit-Kurve bestimmt wird (Abb. 2.26). Die Fläche unter der Kurve (AUC) ist der aufgenommenen Menge proportional.
Die (absolute) Bioverfügbarkeit F_{abs}, ist demnach:

$F_{abs} = AUC_{peroral}/AUC_{intravenös}$

Ist die Bioverfügbarkeit bei Verwendung einer anderen oralen Darreichungsform niedriger als bei Verwendung einer Lösung (vollständige galenische Verfügbarkeit), so beruht der Unterschied auf einer mangelnden galenischen Verfügbarkeit.

Bioäquivalenz

Wenn ein und derselbe Wirkstoff von verschiedenen Firmen in eigenen Fertigarzneimitteln auf den Markt gebracht wird, können sich die Darreichungsformen so unterscheiden, dass eine unterschiedliche galenische Verfügbarkeit besteht. Um dies zu prüfen, kann ein neues Präparat im Vergleich zu einem Standardpräparat oral zugeführt und jeweils die Blutspiegel-Zeit-Kurve berechnet werden. Aus den beiden Flächen unter der Kurve lässt sich die relative Bioverfügbarkeit bestimmen:

$F_{rel} = AUC_{Testpräp}/AUC_{Standard}$

Therapeutische Gleichwertigkeit (Bioäquivalenz) wäre gegeben, wenn auch der Zeitverlauf des Blutspiegels dem des Standardpräparates gleichen würde. Es müsste die maximal erreichte Plasmakonzentration c_{max} gleich sein und auch t_{max} (der Zeitpunkt nach der Einnahme, zu dem C_{max} erreicht wird) müsste identisch sein (Abb. 2.26).

2.7 Eliminationshalbwertzeit der β-Phase und Abklinggeschwindigkeit der Wirkung

Zum Abschluss sei betont, dass sich Plasmaspiegel bzw. **Konzentration in der Biophase** und **Effekt eines Pharmakon** keineswegs immer parallel ändern. Die Beziehung zwischen aktueller Plasmakonzentration und Ausmaß einer Wirkung ist viel komplizierter. Die Beziehungen werden besonders deutlich, wenn in einem Beispiel ein Pharmakon mit großer therapeutischer Breite gewählt wird, das bezüglich eines bestimmten Effektes überdosiert werden kann (z. B. Penicillin G und Empfindlichkeit eines Erregers, β-Blocker und Hemmung der β-Rezeptoren). Im Folgenden soll an einem Beispiel gezeigt werden, wie komplex die Abhängigkeit sein kann. Dabei ist vereinfachend angenommen worden, dass die Konzentration im Plasma mit der in der Biophase identisch ist. Auf der Eliminationskurve (Abb. 2.27 a) sind die einzelnen Zeiträume, in denen die Konzentration auf die Hälfte absinkt, mit Ziffern gekennzeichnet. In Abb. 2.27 b ist die Dosis-Wirkungs-Kurve für die Substanz veranschaulicht, sie erstreckt sich von der Schwellenkonzentration 10^{-3} µg/ml bis zum maximalen Effekt, der bei etwa 10^{-1} µg/ml erreicht ist. Die β-Phase beginnt bereits bei ca. 5×10^{-1} µg/ml. Es vergehen also zwei Halbwertzeiten, ohne dass der maximale pharmakologische Effekt sich ändert. Erst im 3. Intervall erreichen wir die eigentliche

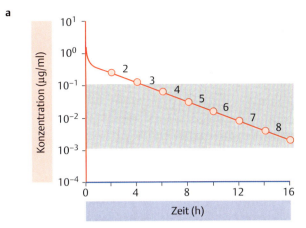
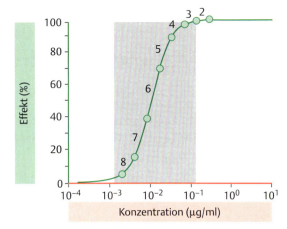

Abb. 2.27 **Elimination eines Pharmakon und Abklingen der Wirkung.** a Verlauf des Plasmaspiegels über die Zeit nach intravenöser Zufuhr einer Substanz. b Konzentrations-Wirkungs-Kurve des betreffenden Pharmakon. Auf der Plasmaspiegel-Kurve sind die Intervalle, die einer Eliminationshalbwertzeit entsprechen, mit Ziffern gekennzeichnet. Diese Konzentrationsschritte sind auf der Konzentrations-Wirkungs-Kurve mit denselben Zahlen markiert. Der Bereich der Konzentrations-Wirkungs-Beziehung ist in beiden Kurven grau unterlegt. Wie aus der Abbildung deutlich wird, nimmt der pharmakologische Effekt während der ersten Halbwertzeiten kaum ab, obwohl der Plasmaspiegel gleichmäßig abfällt. Dagegen geht die Wirkung schnell verloren, wenn der Plasmaspiegel den steilen Teil der Konzentrations-Wirkungs-Kurve durchläuft (Intervall 5–7). Näheres siehe Text.

Konzentrations-Wirkungs-Kurve. In den folgenden Intervallen geht der Effekt entsprechend dem steilen Teil der Konzentrations-Wirkungs-Beziehung rasch verloren.
Dieses Beispiel demonstriert Folgendes:
1. Das Abklingen eines pharmakologischen Effektes, der unmittelbar konzentrationsabhängig und nicht interaktionsüberdauernd ist, hängt davon ab, ob die Ausgangskonzentration oberhalb oder innerhalb der Dosis-Wirkungs-Kurve liegt. Ist ersteres der Fall, vergehen einige Halbwertzeiten, ehe der Effekt überhaupt abzuklingen beginnt.
2. Beim Durchlaufen des Konzentrationsbereiches, der der eigentlichen Dosis-Wirkungs-Kurve entspricht, ist der Effekt nicht der Konzentration einfach linear korreliert. Es gibt also keine einfache Beziehung zwischen der Geschwindigkeit, mit der ein Wirkstoffspiegel absinkt, und der Geschwindigkeit, mit der ein pharmakologischer Effekt verschwindet.

Es muss daher nicht verwundern, wenn in vielen Fällen der praktischen Therapie die Angaben über Eliminationshalbwertzeit und Wirkdauer von Arzneimitteln scheinbar nicht zur Deckung zu bringen sind.
Ein praktisch wichtiger Zusammenhang besteht zwischen der Halbwertzeit ($t_{1/2}$) eines Wirkstoffes und dem Erreichen der Gleichgewichts-Plasmakonzentration bei Mehrfachgabe. Als Faustregel gilt: 4–5 $t_{1/2}$ werden dazu bei konstanter Dosierung benötigt. Und umgekehrt, nach Absetzen einer Medikation dauert es wiederum 4–5 $t_{1/2}$, bis die Pharmakon-Konzentration auf unterschwellige Werte abgesunken ist.

3 Nebenwirkungen (unerwünschte Arzneimittelwirkungen)

3.1 Toxische Nebenwirkungen ··· 42
3.2 Allergische Reaktionen ··· 43
3.3 Arzneimittelbedingte Blutbildveränderungen ··· 44
3.4 Arzneimittelmissbrauch und Sucht: Begriffsbestimmungen ··· 45
3.5 Therapeutisches Risiko ··· 46
3.6 Schädigungen der Frucht durch Arzneimittel ··· 46

Fast alle Arzneimittel rufen nicht nur die für die Therapie erwarteten Wirkungen hervor, sondern darüber hinaus oft unerwünschte Wirkungen, auch Nebenwirkungen genannt. Die auf Nebenwirkungen zu beziehenden „Krankheiten" sind immerhin so häufig, dass sie einen beachtlichen Prozentsatz der Patienten betreffen, die in Krankenhäuser aufgenommen bzw. stationär behandelt werden.

Es liegen Untersuchungen darüber vor, wie häufig Krankenhauseinweisungen aufgrund von Arzneimittelnebenwirkungen erfolgen müssen. Die Zahlen, die dabei festgestellt wurden, liegen im Bereich von 5–10% der Eingewiesenen. Auch während eines Klinikaufenthaltes können natürlich pharmakonbedingte unerwünschte Wirkungen auftreten. Deshalb ist eine gute Kenntnis der medizinischen Vorgeschichte der Patienten sehr wichtig. Häufig lösten Herz-Kreislauf-Mittel, Psychopharmaka und antiinfektiöse Medikamente Nebenwirkungen aus. Ein größerer Teil dieser Nebenwirkungen hätte vermieden werden können und muss als Behandlungsfehler angesehen werden. Mit der Erkennung und Erfassung von unerwünschten Arzneimittel-Wirkungen beschäftigt sich die **Pharmakovigilanz**.

3.1 Toxische Nebenwirkungen

Dieser Typ einer Nebenwirkung ist dadurch charakterisiert, dass bei jedem Menschen eine bestimmte Schädigung hervorzurufen ist, wenn nur die Gesamtdosis groß genug ist. Die toxische Schädigung kann Folge einer **übersteigerten Hauptwirkung** sein: Beispiele dafür sind Antidiabetika, die bei zu hoher Dosierung eine Hypoglykämie erzeugen, und Herzglykoside, bei denen atrioventrikuläre Überleitungsstörungen auftreten können. Arzneimitteltoxische Reaktionen können sich bei entsprechender Dosierung aus dem gewünschten Wirkungsmechanismus ergeben, auf dem die Hauptwirkung beruht. **Derartige Mechanismus-abhängige** Nebenwirkungen sind z. B. peptische Ulzera durch nicht steroidale Antiphlogistika (Hemmung der Cyclooxygenase), extrapyramidale Störungen durch Neuroleptika (Blockade von Dopamin-Rezeptoren), Tachykardie bei Tokolytika-Behandlung (Stimulation vasaler und kardialer β-Rezeptoren).

Die toxische Schädigung kann aber auch in Phänomenen bestehen, die unabhängig von der gewünschten Hauptwirkung sind, z. B. die Schädigungen des Hör- und Gleichgewichtsorgans nach Aminoglykosid-Antibiotika. Die Gesamtdosis, bei der dieses Ereignis im Einzelfall eintritt, ist verschieden und nicht vorauszusagen. Die individuelle Toleranz kann starken Schwankungen unterworfen sein, abhängig vom Gesundheitszustand (z. B. Nieren- und Leberfunktion) und vom Alter. Dies gilt für alle Substanzen, wobei ein Individuum eine geringe Toleranz gegen die eine und eine hohe Toleranz gegen die andere Substanz haben kann.

> **Box 3.1**
>
> **Die Herxheimer-Reaktion**
>
> Die Herxheimer-Reaktion (Verstärkung von Krankheitserscheinungen am Beginn einer antibakteriellen Therapie) beruht auf der Wirkung von Endotoxinen, die aus Mikroorganismen frei werden, welche unter dem Einfluss von Antibiotika absterben. Die Herxheimer-Reaktion selbst kommt ohne Infektionserreger nicht vor. Ihr Auftreten sollte nicht zu einer Unterbrechung oder Unterlassung der Behandlung führen. In Fällen, in denen eine Herxheimer-Reaktion mit bedenklichen Auswirkungen zu erwarten ist, muss die Therapie mit niedrigen Dosen begonnen werden (z. B. bei Typhus abdominalis und bei bestimmten Fällen von Lues und Tuberkulose). Diese Endotoxine können primärtoxisch sein, aber auch als Allergene zu einer Sensibilisierung führen. Auch bei der heute möglichen, sehr effektiven anthelmintischen Therapie systemischer Wurminfektionen (z. B. Bilharziose) können am Beginn der Behandlung Schädigungen der Patienten auftreten. Sie werden durch die Freisetzung „toxischer" Bestandteile aus den zerfallenden Parasiten ausgelöst.

Die unterschiedliche Verträglichkeit bei verschiedenen Individuen ist ein Ausdruck der **biologischen Streuung;** die Ursachen sind in fast allen Fällen nicht geklärt. Unterschiede hinsichtlich der Aufnahme, Verteilung und Ausscheidung sowie vor allem der Inaktivierung der Substanzen spielen dabei eine Rolle. Die Enzymaktivitäten, z. B. in der Leber, sind konstitutionell oder genetisch bedingt verschieden, sie können durch Vorbehandlung mit denselben oder anderen Substanzen, durch gleichzeitige Behandlung mit anderen Pharmaka oder durch Krankheiten verändert sein. Was für die Ursachen der biologischen Streuung bei den Hauptwirkungen gilt, ist auch für die Nebenwirkungen anzuführen.

Es ist also zu erwarten, dass ein Teil der Patienten auch dann Zeichen von Unverträglichkeit zeigt, wenn keine offensichtliche Abweichung von der Norm vorhanden zu sein scheint. Eine bessere individuelle Ausrichtung der Pharmakotherapie im Hinblick auf Haupt- und Nebenwirkungen ist bei Kenntnis genetischer Merkmale möglich. Dies ist das Ziel der **Pharmakogenomik**

Enzymmangel bei Früh- und Neugeborenen. Bei Früh- und Neugeborenen können aufgrund ihres noch unreifen Enzymsystems nach Gabe von Sulfonamiden, insbesondere nach Sulfisoxazol, schwere toxische Erscheinungen und Todesfälle vorkommen. Klinisch wurde nach Chloramphenicol das sog. „Grausyndrom" mit tödlich verlaufendem Herz-Kreislauf-Kollaps beobachtet. Die hohe Giftigkeit von Chloramphenicol bei Neugeborenen kommt durch eine verzögerte Ausscheidung dieser Substanz im Harn zustande. Die biologische Halbwertzeit des Chloramphenicol beträgt bei Neugeborenen 26 Stunden statt 4 Stunden bei Erwachsenen. Frühgeborene scheiden Chloramphenicol noch langsamer aus.

Diese Vorgänge haben folgende Ursache: Beim Erwachsenen wird Chloramphenicol z.T. unverändert, z.T. an Glucuronsäure gekoppelt ausgeschieden. Die konjugierte Verbindung ist sehr viel weniger toxisch, sie wird im Glomerulus filtriert, aber zusätzlich noch im Tubulus sezerniert. Bei jungen Säuglingen beträgt die glomeruläre Filtration ca. 30–50 % der Werte für Erwachsene, die glomeruläre Ausscheidung von Chloramphenicol ist also deutlich geringer.

Box 3.2

Glucose-6-Phosphat-Dehydrogenase-Mangel

Ein Beispiel für eine Unverträglichkeit auf genetischer Basis bei sonst völlig gesunden Menschen bietet das Auftreten von schwerer intravasaler Hämolyse nach Verabreichung des Antimalariamittels Primaquin bei Bewohnern der Mittelmeerländer. Außerdem reagieren die von dieser Unverträglichkeit Betroffenen auch auf bestimmte andere Pharmaka wie Chinin und einige Sulfonamide mit einer Hämolyse: der Genuss bestimmter Leguminosen, wie der Saubohne (Vicia fava) und mancher Sorten von grünen Erbsen führt ebenfalls zu derartigen Erscheinungen, die schon lange unter der Bezeichnung Favismus bekannt waren.

Bei den Betroffenen lassen sich biochemische Anomalitäten im Erythrozyten-Stoffwechsel messen (verminderter Gehalt an reduziertem Glutathion sowie verminderte Glucose-6-Phosphat-Dehydrogenase[G-6-PDH]-Aktivität). Durch den bestehenden Mangel an G-6-PDH ist die Fähigkeit der Erythrozyten zur Durchführung von Reduktionsreaktionen eingeschränkt. Das bei Einnahme oxidierender Medikamente und der o. g. Leguminosen vermehrt gebildete H_2O_2 kann daher nicht reduziert werden, die entstehenden Sauerstoffradikale führen zu einer Versteifung des Zytoskeletts. Die in ihren Oberflächeneigenschaften derart veränderten Erythrozyten werden in der Milz beschleunigt abgebaut, was zur hämolytischen Anämie Anlass geben kann. Außerdem ist bei G-6-PDH-Mangel die Reduktion von Methämoglobin (Fe^{3+}) zu Hämoglobin (Fe^{2+}) beeinträchtigt, so dass die o. g. Arzneistoffe zur Methämoglobin-Bildung führen.

Außerdem ist die Kopplung an Glucuronsäure bei Neugeborenen stark eingeschränkt. Dieser Mangel lässt sich durch eine beträchtlich niedrigere Glucuronsäure-Transferase-Aktivität in der Leber der Neugeborenen erklären. Der Säugling hat also – im Gegensatz zum Erwachsenen – nicht die Möglichkeit, die geringe glomeruläre Ausscheidung durch sekretorische Ausscheidung von gekoppeltem Chloramphenicol zu kompensieren. Bei Säuglingen, die nach Sulfonamid-, besonders nach Sulfisoxazol-Behandlung verstarben, fand sich häufig ein Kernikterus. Wegen der unzureichenden Aktivität der Glucuronsäure-Transferase in der Leber wird nur wenig direktes Bilirubin gebildet, das in die Gallenwege ausgeschieden werden könnte. Das freie Bilirubin steigt deshalb an und kann zum Icterus neonatorum und zum Kernikterus führen. Wahrscheinlich setzen die Sulfonamide zusätzlich an Eiweiß gebundenes Bilirubin frei, so dass dadurch die Entstehung des Kernikterus weiter begünstigt wird.

3.2 Allergische Reaktionen

Zahlreiche Wirk- und Fremdstoffe können, obgleich sie keine Eiweißkörper sind, zu allergischen Reaktionen führen. Der Wirk- oder Fremdstoff fungiert in diesem Fall als **Hapten**, das sich zusammen mit einem körpereigenen Eiweißmolekül zu einem Vollantigen verbindet. Nicht immer ist das Pharmakon das Hapten, manchmal ist es auch sein Abbauprodukt.

Außerdem kann eine allergische Reaktion durch pharmazeutische Hilfsstoffe (wie Lösungsvermittler, Stabilisatoren, Konservierungsmittel) hervorgerufen werden. Auch bei der Herstellung nicht abgetrennte Verunreinigungen können die Ursache allergischer Reaktionen sein, z. B. bei Penicillin und Insulin. Dies gilt auch für allergische Myositiden nach Einnahme von verunreinigtem L-Tryptophan.

Die Sensibilisierung kommt nach jeder Art der Zufuhr zustande, bei vielen Verbindungen besonders leicht durch Applikation auf Haut und Schleimhäute. Die Symptome der allergischen Reaktion können sofort oder erst nach 7–12 Tagen auftreten. Die Heftigkeit der allergischen Reaktionen ist bei parenteraler Zufuhr meistens wesentlich größer als nach oralen Gaben. Zum Glück sind schwere und evtl. tödliche anaphylaktische Schocks selten.

Einige nach Arzneimittelzufuhr relativ häufig beobachtete allergische Reaktionen, wie z. B. Thrombozytopenie und Agranulozytose, treten nach Einwirkung von Protein-Antigenen nur selten oder gar nicht auf. Aber auch unter den verschiedenen Arzneistoffen ist die Art der allergischen Manifestationen nicht gleichmäßig verteilt. Während praktisch in allen Fällen Hauterscheinungen möglich sind (lokale Antigenbildung durch Biotransformation in Zellen der Haut) ist die Schädigung der Blutbildung, das Auftreten von Asthma bronchiale, eine Immunkomplex-Vaskulitis oder ein anaphylaktischer Schock durchaus nicht nach allen Arzneistoffen zu beobachten, die allergisierende Eigenschaften besitzen.

Formen der allergischen Reaktion

Es werden vier Formen der allergischen Reaktion unterschieden:

Typ 1 – Anaphylaktische Sofortreaktion. Als Folge der Sensibilisierung haben sich gegen den Arzneistoff gerichtete IgE-Antikörper an die Oberfläche von Mastzellen angeheftet. Bei erneuter Arzneimittel-Zufuhr ruft die Antigen-Antikörper-Reaktion die Ausschüttung von Histamin und anderen Mediatoren aus den Mastzellen hervor. Bei generalisierter Histaminfreisetzung kommt es zum lebensbedrohlichen anaphylaktischen Schock mit Blutdruckabfall infolge Vasodilatation und Plasmaexsudation ins Gewebe, Ödemen sowie Bronchospasmus.

Box 3.3

Therapie eines anaphylaktischen Schocks
Sie besteht (in dieser Reihenfolge) in:
1. i.v. Injektion von Adrenalin (zunächst 0,1 mg unter Kontrolle von Puls- und Blutdruck, Nachinjektion möglich, ggf. bis mehrere mg),
2. Volumenauffüllung z. B. mittels Infusion von Plasma-Ersatzflüssigkeit,
3. Injektion eines Glucocorticoids in hoher Dosis, z. B. 250–1000 mg Prednisolon oder Äquivalent.

Typ 2 – Zytotoxische Reaktion. An körpereigene Moleküle (meist Bestandteile von Zellmembranen) gebundene, niedermolekulare Arzneimittel lösen die Bildung von IgG-Antikörpern aus. Die z. B. auf der Oberfläche von Blutzellen entstehenden Arzneistoff-Antikörper-Komplexe führen zur Komplement-Aktivierung mit Schädigung der Zellen. Auf diese Weise können hämolytische Anämie, Thrombopenie und Agranulozytose hervorgerufen werden.

Typ 3 – Immunkomplex-Vaskulitis. Arzneistoff-Antikörper-Komplexe setzen sich an der Gefäßwand ab, Komplement wird aktiviert, eine Entzündung ausgelöst. Die Vaskulitis zieht je nach Lokalisation entsprechende Störungen nach sich. Die mit Verzögerung einsetzende Reaktion äußert sich durch Fieber, Arthritiden, Glomerulonephritis und andere Symptome. Eine Fieberreaktion als Symptom einer Typ-3-Reaktion ist manchmal schwer zu diagnostizieren, besonders wenn sie als Folge einer Antibiotikabehandlung (z. B. Penicilline) zeitlich nach einer fieberhaften Infektionskrankheit auftritt. Sie kann dann als fortbestehendes „Infektionsfieber" missdeutet und mit einem Antibiotikum weiterbehandelt werden. Aber auch Pharmaka aus völlig anderen Arzneimittelgruppen können gelegentlich einmal eine Immunkomplex-Vaskulitis auslösen, wie z. B. α-Methyl-Dopa.

Typ 4 – Kontaktdermatitis. In der Haut reagiert der Arzneistoff mit sensibilisierten T-Lymphozyten; diese geben Lymphokine ab, welche eine Entzündung in Gang bringen.

Box 3.4

Pharmakonbedingte phototoxische und photoallergische Reaktionen
Die kombinierte Einwirkung von Pharmakon und Licht kann zur Schädigung der Haut führen.

Phototoxische Reaktion. Unter Lichteinwirkung entsteht in der Haut aus dem Pharmakon ein toxisches Agens. Das resultierende klinische Bild ist unterschiedlich, entspricht aber im Prinzip einem Sonnenbrand. Diese Reaktion kann bei der erstmaligen Anwendung des Arzneimittels auftreten, jeden betreffen und ist dosisabhängig. Phototoxische Reaktionen sind z. B. durch Amiodaron, Tetracycline, Chinolone und Sulfonamid-Diuretika auslösbar.

Photoallergische Reaktion. Unter Lichteinwirkung wird der Arzneistoff in der Haut umgesetzt; bei entsprechender Veranlagung „empfindet" das Immunsystem das Reaktionsprodukt als Antigen. Die photoallergische Reaktion verläuft meist im Sinne einer Typ-4-Reaktion unter dem Bild einer Kontaktdermatitis. Als Substanzbeispiele seien Chlorpromazin und nicht steroidale Antiphlogistika genannt. Es sei darauf hingewiesen, dass auch Phytopharmaka eine Lichtüberempfindlichkeit der Haut auslösen können. Diese Nebenwirkung kann nach Anwendung von Johanniskraut-Präparaten (Hypericum perforatum) auftreten.

Box 3.5

Phototoxische Reaktionen zu therapeutischen Zwecken.
Verteporfin dient zur „photodynamischen Therapie" bei einer altersbedingten Erkrankung der Makula des Auges. Es gibt zwei Formen der Makuladegeneration: die weniger aktive „trockene Form" und die rasch fortschreitende „aktive Form" mit knäuelförmigen Blutgefäßwucherungen unter der Retina, Exsudation von Blutflüssigkeit, Netzhautnarben und Sehverlust. Bei letzterer kann Verteporfin durch Infusion zugeführt werden. Die Porphyrinring-haltige Verbindung soll sich bevorzugt in den erkrankten Gefäßgebieten ansammeln und wird mittels nicht thermischem roten Laserlicht aktiviert. Dieses regt das Porphyrin an, reaktive Sauerstoffspezies werden gebildet und die resultierende photo-toxische Reaktion zerstört die erkrankten Blutgefäße. Nach dieser Behandlung müssen sich die Patienten für 2 Tage vor Sonne und starkem künstlichen Licht hüten (Bekleidung, Sonnenbrille; Sonnenschutz-Cremes nützen nicht). Analog ist die Anwendungsweise von **Porfimer** und Rotlicht-Laser bei nicht kleinzelligem Bronchialkarzinom (S. 430).

3.3 Arzneimittelbedingte Blutbildveränderungen

Anämien und Thrombozytopenien

Die Bildung von Antigen-Antikörper-Komplexen auf der Oberfläche von Erythrozyten kann unter Mitwirkung des Komplements zu einer intravasalen Hämolyse führen (Typ-2-Reaktion, s. o.), es resultiert eine hämolytische **Anämie**. Handelt es sich um Antikörper, die das Komplement nicht zu aktivieren vermögen, können die oberflächenlokalisierten Antigen-Antikörper-Komplexe auch wie ein Opsonin wirken: Die Erythrozyten werden vermehrt in der Milz abgefangen und phagozytiert. Eine andere mögliche Reaktion ist, dass die roten Blutzellen zur Aggregation neigen. Eine allergisch bedingte Anämie kann u. a. von folgenden Substanzen ausgelöst werden: α-Methyl-Dopa, Chinin und Chinidin, Phenytoin, p-Aminosalicylsäure, Penicilline.

Ein gleichartiger Mechanismus kann sich auch auf den Thrombozyten abspielen und zur Lyse Anlass geben. Es ergibt sich dann eine **Thrombozytopenie** durch einen gesteigerten peripheren Verbrauch. Das prominenteste Beispiel ist die Heparin-induzierte Thrombopenie. Sowohl bei der arzneimittelbedingten Anämie als auch bei Thrombozytopenie ist das Blut bildende Mark primär nicht beteiligt, es reagiert zuerst mit einer gesteigerten Nachlieferung, bis es sich schließlich erschöpft.

Neutropenie bzw. Agranulozytose

Einer besonderen Beachtung bedarf das Symptom Neutropenie bzw. Agranulozytose als Arzneimittelnebenwirkung, da Patienten mit einer Agranulozytose aufgrund interkurrenter Infektionen stets tödlich bedroht sind. Daher ist die Erkennung einer Neutropenie als mögliches Durchgangsstadium zur Agranulozytose von erheblicher Bedeutung.
Die arzneimittelbedingte Agranulozytose kann unterschiedliche Ursachen haben:

Immunreaktion. Im Rahmen einer Typ-2-Reaktion werden neutrophile Granulozyten durch Antigen-Antikörper-Komplexe mit Komplement-Aktivierung geschädigt und unterliegen einer Zytolyse. Die Agranulozytose ist also das Ergebnis eines rapiden peripheren Verbrauchs der Leukozyten, der vom primär intakten Knochenmark nicht ausgeglichen werden kann. Sekundär kann auch die Ausreifung der Granulozyten im Knochenmark in Mitleidenschaft gezogen werden. Der Leukozytenzerfall hält so lange an, bis das auslösende Pharmakon völlig aus dem Organismus eliminiert ist, erst dann kann die Leukozytenzahl wieder ansteigen. Die Dauer dieser Phase hängt damit entscheidend von der Eliminationshalbwertzeit und der Dosis des auslösenden Agens ab; sie kann Tage oder auch Wochen betragen.

Toxische Knochenmarkschädigung. In diesem Fall werden im Allgemeinen alle Zellreihen des Knochenmarkes getroffen, jedoch macht sich der mangelnde Nachschub zuerst bei den Granulozyten bemerkbar, da ihre Lebenszeit wesentlich kürzer ist als die der Thrombozyten und Erythrozyten. Die sich ausbildende Agranulozytose ist in diesem Fall ein Zeichen der Panmyelophthise. Die Auslösung eines derartigen arzneimittelbedingten Zustandes ist dosis- und zeitabhängig. Die Aplasie des Knochenmarkes ist prinzipiell reversibel und dauert so lange, wie das auslösende Agens vorhanden ist. Zu den knochenmarkschädigenden Pharmaka gehören alle Zytostatika, die aufgrund ihrer Hauptwirkung natürlich auch die schnell proliferierenden Zellen des Blut bildenden Systems treffen. Auch Antimetabolite wie das Methotrexat wirken Knochenmark-toxisch, ebenso wie die Antiepileptika der Hydantoin-Reihe, die mit dem Folsäure-Stoffwechsel interferieren. Gelegentlich können auch Phenothiazin-Derivate zu einer Knochenmarkdepression führen.

Arzneimittelbedingter Lupus erythematodes. Einige Arzneistoffe, wie Procainamid, Hydralazin, Isoniacid und Rifampicin lösen bei einigen Patienten einen Lupus erythematodes aus, der mit der Bildung von antinukleären Antikörpern einhergeht. Während in den meisten Fällen die viszerale Form der Erkrankung im Vordergrund steht, gibt es Fälle, bei denen die Agranulozytose das Bild beherrscht.

3.4 Arzneimittelmissbrauch und Sucht: Begriffsbestimmungen

Um die Phänomene, die bei der Arzneimitteltherapie zu beachten sind, kurz und präzise zu beschreiben, sind bestimmte Begriffe geprägt worden, derer man sich auch korrekt bedienen sollte:

Toleranz beschreibt im Wortsinn eigentlich die Empfindlichkeit eines Individuums gegenüber einem Wirkstoff. Meist ist aber Gewöhnung gemeint (s. u.).

Gewöhnung gibt den Zustand wieder, dass die Dosierung einer Substanz im Laufe der Zeit gesteigert werden muss, um denselben Effekt zu erzielen (z. B. bei Morphin-Therapie starker Schmerzen). Einige Gründe für das Auftreten einer Gewöhnung sind in der Box 3.6 aufgezählt. Sie kann in vielen Arzneimittelgruppen auftreten und ist nicht beschränkt auf „psychisch wirkende" Pharmaka. Gewöhnung kann auch als **Toleranzerhöhung** bezeichnet werden.

Arzneimittelmissbrauch ist der Terminus für die Verwendung eines Mittels ohne ärztliche Indikation oder in unnötig hohen Mengen. Ein derartiger Missbrauch wird bevorzugt durch Substanzen ausgelöst, die auf die Psyche einwirken („Aufputschmittel"). Auch beim Doping der Sportler handelt es sich um einen Arzneimittelmissbrauch.

Abhängigkeit (oder Gewohnheitsbildung) liegt vor, wenn ein Verlangen danach besteht, immer wieder ein bestimmtes Mittel zu nehmen, um in einen Zustand des Wohlbefindens zu gelangen. Die Nichtbefriedigung führt zu einer missmutigen Verstimmung. Körperliche Entzugssymptome fehlen. Musterbeispiele für Abhängige sind die üblichen Zigarettenraucher und Alkoholiker (schon Sucht?), fanatische Kaffee- und Teetrinker.

Sucht ist ein durch bestimmte psychoaktive Substanzen hervorgerufener Zustand, nach deren Anwendung ein überwältigendes Verlangen (ein Zwang) besteht. Die Unterbrechung der Zufuhr eines Suchtmittels ruft Entzugssymptome hervor, die schwere somatische Reaktionen umfassen. Eine derartige Sucht führt in der Regel zum Verfall der Persönlichkeit.

Suchtpotenzial. Dieser Begriff spiegelt die Wahrscheinlichkeit wider, mit der eine bestimmte Substanz bei ordnungsgemäßer Anwendung eine Sucht initiieren wird. Dabei ist die Art der Zubereitung und die Geschwindigkeit des Wirkungseintrittes von nicht zu unterschätzender Bedeutung.

> **Box 3.6**
>
> **Ursachen von Gewöhnung**
> Gewöhnung reflektiert rein somatische Vorgänge und kann verschiedene Ursachen haben:
> – Eine beschleunigte Elimination des Wirkstoffes, die zu einer verminderten Konzentration in der Biophase führt. „pharmakokinetische Gewöhnung". Als Beispiel sei die Enzyminduktion genannt (S. 32).
> – Eine *Verminderung der Rezeptorenzahl* und/oder der Effektivität der Signaltransduktion, so dass bei gegebener Pharmakon-Konzentration der Effekt abgeschwächt ist: „Gewöhnung durch Rezeptor-Adaptation" (S. 9).
> – Das Auftreten einer *physiologischen Gegenregulation* des Organismus: „Gewöhnung durch funktionellen Antagonismus", Hierbei bleiben die pharmakokinetischen Größen (z. B. Konzentration in der Biophase) und die Empfindlichkeit des Erfolgsorgans (Rezeptoren, Signal-Transduktion) unverändert. Beispiel: Nach Gabe eines direkt gefäßerweiternden Antihypertensivum sinkt der Blutdruck zunächst ab, was vom Organismus als scheinbarer Volumenmangel empfunden wird; als Folge kommt es zur Aktivierung des Renin-Angiotensin-Aldosteron-Systems mit Elektrolyt- und Wasserretention, Auffüllung des Kreislaufs und damit zum Wiederanstieg des Blutdrucks.

3.5 Therapeutisches Risiko

Unter den pharmakologischen Wirkstoffen gibt es so gut wie keine, die nicht auch unerwünschte Nebenwirkungen haben könnten. Das ist auch bei allen Pharmaka zu erwarten, die in Zukunft in die Therapie eingeführt werden. Der Arzt muss bei den von ihm verordneten Arzneimitteln über die möglichen Symptome und die Häufigkeit der Nebenwirkungen unterrichtet sein. Um sich eine Vorstellung von der Häufigkeit schwerer Arzneimittel-Nebenwirkungen zu machen, sei hier eine Erhebung aus Bremen angeführt[1]: Knapp unter 1% aller Krankenhausaufnahmen beruhen auf unerwünschten Arzneimittelwirkungen; in der Literatur schwanken die Angaben zwischen 0,3 und 8%. Werden die Bremer Ergebnisse auf die Bundesrepublik Deutschland hochgerechnet, ergeben sich 120000 schwer wiegende Arzneimittel-Erkrankungen pro Jahr, von denen 8000 tödlich ausgehen. Ähnliche Angaben liegen aus der Schweiz und Frankreich vor.

Es wäre eine völlig falsche Haltung, wenn der Arzt wegen einer Bagatellerkrankung dem Patienten das Risiko gefährlicher Nebenwirkungen aufladen würde. Es wäre aber ebenso falsch, wenn er aus Furcht vor möglichen Nebenwirkungen auf eine Arzneimitteltherapie verzichten oder diese mit unzureichenden Dosen durchführen würde, falls diese Unterlassung zu einer Schädigung des Patienten oder gar zum Tode führen könnte. *In jedem einzelnen Fall ist es notwendig, das Risiko durch die Krankheit gegen das Risiko durch die Therapie sorgfältig abzuwägen.*

Wie schwierig es sein kann, eine medizinische Information an Patienten sinngerecht weiterzugeben, mag das folgende Beispiel beleuchten. Von der Europäischen Union wurden qualitative Beschreibungen für die Häufigkeit der Nebenwirkungen von Wirkstoffen festgelegt, die auf Beipackzetteln, Präparate-Informationen etc. den Patienten aufklären sollen. Folgende Häufigkeitsbereiche wurden mit einem Stichwort beschrieben: Nebenwirkungs-Häufigkeit > 10% = „sehr häufig", von 1–10% = „häufig", von 0,1–1% = „nicht häufig", von 0,01–0,1% = „selten" und < 0,01% = „sehr selten" (also nur ein Patient zeigt Nebenwirkungen bei wenigstens 10000 Anwendungen). Eine Befragung von Patienten ergab, dass diese Angaben quantitativ völlig falsch interpretiert wurden. So wurde geschätzt, dass „sehr häufig" auf 65% der Behandelten und „sehr selten" auf immerhin noch 4% aller Patienten zutrifft. Damit ergibt sich, dass dieser Versuch eines einfachen Informationssystems nicht funktioniert.

3.6 Schädigungen der Frucht durch Arzneimittel

Manche Arzneimittel und Fremdstoffe können, wenn sie von einer schwangeren Frau eingenommen werden, zu einer Störung der Entwicklung des Embryos bzw. des Fetus führen. Art und Schwere der Schädigung hängen nicht nur vom Charakter der Substanz ab, sondern auch vom Entwicklungsstadium, in dem sich die Leibesfrucht befindet. Da es sich bei diesen Schädigungen um Eingriffe in die „Ausformung" eines neuen Individuums handelt, kommen diese Schädigungen beim Erwachsenen nicht vor und sind in der Regel aus der eigentlichen pharmakologischen Wirkung der Substanzen nicht vorherzusagen: **Teratogene und embryotoxische Schäden.** Davon abzugrenzen sind Störungen, die als Folge der typischen Arzneimittelwirkungen auch am Ungeborenen auftreten und vorhersehbar sind: **Pharmakotherapeutische Schädigungen.**

Teratogene und embryotoxische Schädigungen

Schwierigkeiten beim Nachweis einer teratogenen Wirksamkeit

Ein sicherer Nachweis über den kausalen oder auch nur korrelativen Zusammenhang zwischen Arzneimitteltherapie der Mütter und Fehlbildungshäufigkeit der Frucht ist sehr schwer zu erbringen. Nur für wenige Substanzen bzw. Substanzgruppen ist bisher ein sicherer Zusammenhang erwiesen worden.

---

[1] Schönhöfer PS, Wille H. Tägliche Praxis. 1997; 38: 195

Ein Beispiel ist Thalidomid[2], das eine besondere Art von Fehlbildung, eine Dysmelie, hervorruft. Die Störung der Extremitätenanlagen durch Thalidomid bzw. einen Metaboliten tritt nur während eines sehr kurzen Zeitraumes auf. In Versuchen mit Kaninchen wurde gefunden, dass nur innerhalb eines 10-stündigen Intervalls am 10. Tage der Gravidität diese charakteristische Schädigung auslösbar war.

Spontanes Auftreten von Fehlbildungen. Löst ein Arzneimittel ein spezielles Fehlbildungssyndrom aus, das spontan nicht oder extrem selten vorkommt, ist der Nachweis relativ leicht zu führen. Die meisten Fehlbildungen kommen aber auch spontan ohne nachweisbare Belastung der Schwangeren vor.

Werden alle spontanen Fehlbildungen leichtester bis schwerster Arten zusammengenommen, ergeben sich etwa 450 Fälle auf 10000 Neugeborene (= 4,5%). Die Häufigkeit einzelner Fehlbildungen variiert aber sehr stark, häufig sind z.B. Inguinalhernien (ca. 3% der Neugeborenen), seltener Klumpfüße (ca. 1,5%), Kiefer-Lippen-Gaumenspalten (ca. 0,3%); selten Trichterbrust (ca. 0,07%), Transposition der großen Gefäße (0,02%) und extrem selten ein Situs inversus (ca. 0,006%).

Steht ein Arzneimittel im Verdacht, eine auch spontan relativ häufig auftretende Fehlbildung auszulösen, muss die Häufigkeit der Fehlbildung, wie sie bei behandelten Graviden auftritt, statistisch abgegrenzt werden gegen die spontane Häufigkeit. Dies bedeutet die Erfassung eines sehr großen Kollektivs, wenn die Fehlbildungsfrequenz nur geringfügig ist, ja selbst wenn sie das Mehrfache der Norm beträgt. Ein derartiger Nachweis scheitert im Allgemeinen schon daran, dass während der Schwangerschaft häufig mehr als ein Pharmakon angewendet wird.

Therapeutische versus teratogene Arzneimittelwirkung. Ein weiterer Faktor, der die Aufhellung eines Zusammenhanges erschwert, besteht darin, dass die Gravide Arzneimittel erhält, weil sie an einer Krankheit leidet. Diese mag ihrerseits ein Risiko für die embryofetale Entwicklung darstellen. Daher kann für die Beurteilung der arzneimittelbedingten Fehlbildungshäufigkeit diejenige bei gesunden Graviden als Kontrolle nicht verwendet werden. Kontrollbeobachtungen müssten bei unbehandelten, erkrankten Graviden herangezogen werden, was natürlich nicht durchführbar ist. Derartige Schwierigkeiten in der Beurteilung von Pharmaka bezüglich ihrer Fruchtschädigung ergeben sich z.B. bei Grundkrankheiten wie Diabetes mellitus, Hyperthyreose und anderen hormonellen Störungen, Hyperemesis gravidarum, Epilepsie.

Nachgewiesene Fruchtschädigungen durch Arzneimittel

In Tab. 3.1 sind Arzneimittel und Arzneimittelgruppen genannt, bei denen die Möglichkeit einer Fruchtschädigung nachgewiesen wurde.

---

[2] Contergan® als Schlafmittel nicht mehr im Handel, jetzt aber wieder als „Anti-Leprosum" in den USA verfügbar.

Antiinfektiöse Therapie in der Schwangerschaft. *Ohne Gefahr* für das Ungeborene können Penicilline, Cephalosporine und Erythromycin gegeben werden.
Kurz vor der Entbindung sind *kontraindiziert*:
- Sulfonamide (Gefahr des Kernikterus),
- Chloramphenicol (Grau-Syndrom).

Relative Kontraindikationen bestehen für
- Aminoglykosid-Antibiotika (fetale Ohr- und Nierenschädigung),
- Tetracycline (Einlagerung in Zahnkeime und Knochen).

Pharmakotherapeutische Schädigungen

Pränatale Wirkungen. Schädigungen, die auf der pharmakologischen Wirkung der verabreichten Substanzen beruhen, sind z.B. Blutungen nach Gabe von Antikoagulanzien, Schilddrüsenunterfunktion nach Behandlung der Mutter mit Thyreostatika, Feminisierung männlicher Feten nach Verabreichung von Estrogenen oder Antiandrogenen an die Mutter. In diese Gruppe gehören auch die Zytostatika (bis zu 30% der Neugeborenen weisen Fehlbildungen auf).

Postnatale Wirkungen. Ferner ist daran zu denken, dass kurz vor dem Geburtstermin auch andere Arzneimittel möglichst nicht gegeben werden sollten. Dazu gehören Acetylsalicylsäure und weitere nicht steroidale Antirheumatika (Verzögerung der Geburt, vorzeitiger Verschluss des Ductus Botalli), Opioide (Atemdepression des Neugeborenen), Benzodiazepine (Atemstörungen, zu niedriger Muskeltonus und Lethargie des Neugeborenen, „floppy child"), andere Psychopharmaka (Neuroleptika und Thymoleptika), die alle leicht die Placenta-Schranke überwinden und entsprechend hemmend auf das ZNS des Neugeborenen wirken. Darüber hinaus vermag der „unreife" Metabolismus des Neugeborenen diese Substanzen nur langsam zu entgiften.

Übertragung durch die Muttermilch. Schließlich muss darauf hingewiesen werden, dass eine Reihe von hydrophoben Arzneimitteln in die Muttermilch gelangt und damit durch das Stillen auf den Säugling übergeht. Beispiele für Pharmakagruppen, die durch die Muttermilch übertragen werden, sind z.B. Benzodiazepine und Anthrachinon-Laxanzien.

Besonderheiten bei der Pharmakotherapie von Schwangeren

Sehr viele Schwangere nehmen Arzneimittel ein (bis zu 80%). Daran erkennt man, dass die heutigen Substanzen aufgrund der sorgfältigen Prüfung relativ sicher sind, denn Fehlbildungen sind zum Glück trotzdem selten und Zusammenhänge zwischen gefährlichen Arzneimitteln und Fehlbildungen können heute leichter entdeckt werden als zu Zeiten der Thalidomid-Katastrophe (Box 3.7). Trotzdem und weit über die in Tab. 3.1 genannten Beispiele hinaus sollte in der Schwangerschaft, insbesondere dem ersten Trimenon (sensitivste Phase für Fehlbildungen) kein Arzneimittel ohne triftigen Grund und entsprechende Auswahl gegeben werden. Die Auswahl wird

3 Nebenwirkungen (unerwünschte Arzneimittelwirkungen)

Tab. 3.1 Fruchtschädigung durch Arzneimittel

Substanzen	Art der Schädigung
Androgene, Anabolika	Virilisierung weiblicher Feten, vorzeitige Skelettreifung
Antiepileptika	nach Geburt Atemdepression, Fetalschäden möglich (S. 346)
Antikoagulantien (orale)	Knorpel- und Knochenwachstumsstörungen; Hämorrhagien, retroplazentar und im Fetus, Fruchttod
Aminoglykosid-Antibiotika	Ototoxizität
β-Blocker	Bradykardie des fetalen Herzens, reduzierte Vitalität und Hypoglykämie der Neugeborenen
Chinin	Fruchttod
Chloramphenicol	Grau-(Grey-)Syndrom nach Geburt
Chloroquin	Taubheit, Retinaschäden
Diethylstilbestrol (synthet. Estrogen)	Adenokarzinome der Vagina bei den Töchtern in der Pubertät (Latenz etwa 15 Jahre!)
Glucocorticoide	Wachstumshemmung, Nebenniereninsuffizienz
Iodide, Lithium	Struma
Lokalanästhetika	Atemdepression und Bradykardie nach Geburt
Opiate	Atemdepression und bei abhängiger Mutter: Opiat-Entzugssymptome des Neugeborenen
COX 1- u. COX 2-Hemmstoffe	Wehenhemmung, evtl. Hinauszögerung des Geburtstermins
Reserpin	fetale Bradykardie, Lethargie des Neugeborenen
Sulfonamide	Kernikterus nach Geburt
Tetracycline	Störungen des Knochenwachstums und der Dentition
Thyreostatika	Struma, Kretinismus
Vitamin-A-Säure-Derivate	Fehlbildungen von ZNS, von Herzgefäßen und großen Gefäßen und des Gesichtschädels
Vitamin K	Kernikterus nach Geburt
Zytostatika	Wachstumsstörungen, Fruchttod (im Vordergrund steht die teratogene Wirkung)

in der Regel auf ältere Präparate fallen, mit denen bereits zahlreiche Erfahrungen (in der Regel gegen die geltenden Empfehlungen) gemacht wurden. So steht Methyldopa (neben Metoprolol) heute in der Behandlung der chronischen Schwangerenhypertonie immer noch in der ersten Reihe, obwohl es in der normalen Therapie verschwunden ist. Die vorliegenden Erfahrungen an Schwangeren haben aber keine Fehlbildungshinweise ergeben, und daher wird es neueren Präparaten vorgezogen.

Die Therapie von Erkrankungen in der Schwangerschaft ist anspruchsvoll, aber praktisch in allen notwendigen Fällen bei geringer Gefährdung des Kindes für den erfahrenen Therapeuten möglich. Eine Behandlung sollte daher auch nicht unnötigerweise unterbleiben.

Heute wird der Arzt eher mit der folgenden, belastenden Frage konfrontiert: Während der Schwangerschaft, insbesondere der Frühschwangerschaft, die der Frau noch nicht bekannt ist, wurde „aus Versehen" das Präparat X eingenommen. Die unmittelbare Frage der Frau lautet häufig: muss das Kind jetzt abgetrieben werden? Diese Fälle sind unter Hinzuziehung von Beratungsstellen kritisch aufzuarbeiten. Nach der Einnahme selbst bekanntermaßen teratogener Substanzen wird eine intensive morphologische (Ultraschall) und laborchemische Verlaufsbeobachtung während der Schwangerschaft durchgeführt. Eine Schädigung kann so fast immer sicher ausgeschlossen und eine Interruptio abgelehnt werden! Eine Interruptio wegen Arzneimitteleinnahme ist – oder sollte es zumindest sein – ein äußerst seltener und von mehreren Experten empfohlener Vorgang. Es kommt hier auch unter Einsatz der phantastischen Bildgebungsverfahren vor allem darauf an, die Eltern zu beruhigen. Selbst unter (niedrig dosierter) Gabe des als teratogen bekannten Methotrexat konnte keine erhöhte Fehlbildungsrate festgestellt werden, wenn die Therapie nach Bekanntwerden der Schwangerschaft im ersten Schwangerschafts-Trimester beendet wurde. Dass es trotzdem unbedingt vermieden werden sollte, diese Situation herbeizuführen, sei hier jedoch unmissverständlich betont.

> **Box 3.7**
>
> ### Die Thalidomid-Katastrophe
>
> Im Jahre 1957 wurde Thalidomid (*Contergan®*) als rezeptfreies Sedativum und leichtes Schlafmittel von der Firma Grünenthal auf den Markt gebracht. 1958 übernahm die englische Firma Distillers Co. diesen Wirkstoff in Lizenz und versorgte Großbritannien, Kanada, Australien und Neuseeland. Lediglich in den USA wurde die Zulassung durch die Food-and-Drug-Administration wegen mangelhafter Untersuchung des Wirkstoffes abgelehnt.
>
> Bereits in den Jahren 1958 bis 1961 wurden bei Patienten, die über längere Zeit Thalidomid eingenommen hatten, Polyneuropathien festgestellt, die irreversibel waren. Der erste Fall einer schweren Fehlbildung nach Einnahme von *Contergan®* in der Frühschwangerschaft wurde 1959 registriert. Im November 1961 berichtete der Pädiater Prof. W. Lenz der Firma Grünenthal über eine Häufung von Fehlbildungen (Dysmelien) nach Einnahme von *Contergan®* während der Gravidität. Die Firma lehnte jeden Zusammenhang mit ihrem Arzneimittel ab und versuchte Prof. Lenz wegen falscher Anschuldigungen zu verklagen; gleichzeitig versandte sie 70000 Informationsbriefe mit der Feststellung „Contergan is a safe drug". Ende November 1961 berichtete die deutsche Presse ausführlich über das Fehlbildungsrisiko nach Einnahme von Thalidomid und die Forderung von Prof. Lenz, *Contergan®* zurückzuziehen („Jeder Monat Verzögerung ergibt 50–100 geschädigte Neugeborene"). Im Dezember 1961 wurde Thalidomid vom Markt genommen. Das Resultat in der BRD: ca. 40000 Fälle von peripheren Neuropathien, 8000–12000 geschädigte Neugeborene, von denen ca. 5000 als Behinderte überlebten.
>
> Man fragt sich, wie so etwas möglich gewesen ist.
>
> 1. Zum damaligen Zeitpunkt brauchte nach dem gültigen Arzneimittel-Gesetz ein neuer Wirkstoff lediglich registriert zu werden (Untersuchungen tierexperimenteller oder klinischer Art wurden nicht verlangt).
> 2. Soweit bekannt geworden ist, war Thalidomid von der Herstellerfirma nur an Ratten auf seine Giftigkeit geprüft worden. Es war gut verträglich, da es – wie sich später herausstellte – bei der Ratte ungenügend resorbiert wird.
> 3. Da Thalidomid beim Menschen als Sedativum wirkte, musste die Substanz bei dieser Spezies resorbiert werden und die Blut-Hirn-Schranke überwinden können. Diese Kinetik bedeutet gleichzeitig natürlich auch, dass der Embryo der Substanz ausgesetzt wird. Das Wissen darum, dass die Placenta-Schranke weniger „dicht" ist als die Blut-Hirn-Schranke, war damals nicht Allgemeingut.
> 4. Die Dysmelie (Amelie) ist an sich eine extrem seltene Fehlbildung (1 Fall auf 10 Mill. Geburten), d. h. die Geburtshelfer kannten diese nur aus den Lehrbüchern und hatten selbst noch kein derartiges Ereignis miterlebt. Da es in Deutschland kein Fehlbildungsregister (mit entsprechender Meldepflicht) gab, nahmen die betreffenden Kollegen nur staunend zur Kenntnis, dass sie auch einmal einen so extrem seltenen Fall erlebten. Auf die Idee, es könne sich bei dieser Fehlbildung um einen Arzneimittelschaden handeln, wird kaum jemand gekommen sein, zumal *Contergan®* zur Anwendung bei werdenden und stillenden Müttern empfohlen wurde.
> 5. Das Erkennen eines kausalen Zusammenhanges zwischen *Contergan®*-Einnahme und der Embryonalschädigung wurde weiterhin dadurch erschwert, dass die vulnerable Phase nur wenige Tage in der Frühschwangerschaft beträgt (28. bis 35. Tag nach der letzten Menstruation).
> 6. Der Vorgang, welcher der Fruchtschädigung zugrunde liegt, war völlig unklar. Es hat bis zum Jahre 2000 gedauert, bis der Mechanismus wahrscheinlich gemacht werden konnte. Das Auswachsen der Extremitätenknospen beruht auf einer Stimulierung durch Wachstums-Faktoren und auf dem Vorhandensein bestimmter Integrine zur Bildung der notwendigen Kapillaren. Die Gene von wenigstens drei der beteiligten Proteine, nämlich ein Fibroblasten-Wachstums-Faktor (FGF_2), der Insulin-ähnliche Wachstums-Faktor (IGF_1, Somatomedin) und die Integrine alpha 5 und beta 3 besitzen Promotoren mit der unüblichen Sequenz GGGCGG (GC-Boxen). Thalidomid hat eine hohe Affinität zu den Guaninen in den GC-Boxen, bindet sich dort und blockiert die Expression der benötigten Wachstumsfaktoren und die Gefäßneubildung.
>
> Die Thalidomid-Katastrophe hat aber auch eine positive Nachwirkung gezeigt. Sie hat den Gesetzgeber eindringlich auf die Mängel in unserer Arzneimittelgesetzgebung hingewiesen. Ein neues Arzneimittelgesetz wurde dann in den 70er-Jahren eingeführt, in dem ausführliche Anforderungen an die Prüfung neuer Wirkstoffe festgelegt sind.
>
> **Literatur:**
> Stephens T, Bunde CJ, Fillmore BJ. Mechanism of action in thalidomide teratogenesis. Biochem. Pharmacol. 2000: 59: 1489
> Stephens T, Brynner R. Dark Remedy. The impact of thalidomide and its revival as a vital medicine. Perseus Publishing, Cambridge Mass. 2001

4 Arzneistoff-Interferenzen

Wenn zwei oder mehr Wirkstoffe gleichzeitig auf einen Organismus wirken, muss damit gerechnet werden, dass die Substanzen sich gegenseitig beeinflussen. Wenn eine Wechselwirkung zwischen ihnen auftritt, wird dies als **Arzneimittel-Interferenz** bezeichnet. Im pharmakologischen Sinn kann es sich dabei um einen Antagonismus oder einen Synergismus zwischen den Partnern handeln. Das resultierende Wirkbild kann überraschend sein und ist meistens für den Patienten nachteilig. Die Möglichkeit, dass es zu Interferenzen kommt, steigt überproportional mit der Anzahl der verabreichten Medikamente an: Ein wichtiger Grund, einem Patienten so wenig wie möglich verschiedene Medikamente zu verordnen.

Verschiedene Mechanismen können zu Arzneimittel-Interferenzen Anlass geben.

Funktioneller Synergismus

- **Verstärkte Blutdrucksenkung** kann beobachtet werden, wenn Nitroverbindungen einem Patienten verabreicht werden, der unter dem Einfluss von β-Blockern steht, denn diese verhindern eine Steigerung der Herzfunktion zur Aufrechterhaltung des Blutdrucks.
- Ein **unerwarteter Blutdruckabfall** kann auftreten, wenn ein Hochdruck-Patient, der mit Antihypertensiva behandelt wird, Sildenafil einnimmt: Es resultiert eine zusätzliche Vasodilatation durch Phosphodiesterase-Hemmung in der Gefäßmuskulatur.
- Zahlreiche Medikamente, wie Antiarrhythmika, manche Antihistaminika und Neuroleptika, wirken hemmend auf die Rückbildung der Erregung in der Herzmuskulatur. Eine **Verlängerung der QT-Dauer** und die Gefahr der Auslösung von Torsade de pointes sind die Folge.
- Eine **Beeinträchtigung** der psychischen Alertheit und **Reaktionsfähigkeit** ist bei Patienten zu beobachten, die mit Benzodiazepinen behandelt werden und in diesem Zustand eine sonst gut vertragene Menge Alkohol zu sich nehmen.

Affinitäten zum gleichen Rezeptor

Dieser Typ von Interaktion kann auftreten, wenn ein Patient mit einem Pharmakon behandelt wird, das durch Wechselwirkung mit einem Rezeptor seine gewünschte Wirkung auslöst. Erhält dieser Patient eine zweite Substanz, die ebenfalls Affinität zu dem betreffenden Rezeptor besitzt, so kann die Wirkstärke der Erstsubstanz verstärkt oder abgeschwächt werden, je nachdem, ob es sich um synergistische oder antagonistische Effekte handelt. Meistens handelt es sich bei den Zweitsubstanzen um Pharmaka, von denen die Rezeptor-Affinität nur als unerwünschte Nebenwirkung bekannt ist. Ein Musterbeispiel sind die Neuroleptika vom Phenothiazin-Typ, die alle Atropin-artig wirksam sind.

Veränderte Resorption oral verabreichter Mittel

Verschiedene Mechanismen können die Resorption von Arzneimitteln aus dem Darm beeinflussen.
- Der einfachste Fall ist die **Adsorption** eines Wirkstoffes an die Oberfläche nicht resorbierbarer Medikamente, zu denen die üblichen Antazida gehören. So muss damit gerechnet werden, dass stark wirksame Pharmaka, die in kleinen Dosen gegeben werden, quantitativ an gleichzeitig eingenommene Antazida gebunden und damit unwirksam werden.
- Im Intestinaltrakt kann eine **Komplexbildung** zwischen einem Wirkstoff und Metall-Ionen eintreten, die entstehenden Komplexe können nicht mehr resorbiert werden. Ein wichtiges Beispiel für diese Art der Interaktion ist der Wirkungsverlust von Tetracyclinen, wenn gleichzeitig Ca^{2+}- (Milch!) oder Al^{3+}- bzw. Mg^{2+}-Ionen (Antazida) vorhanden sind.
- Änderung der **P-Glykoprotein-Aktivität** in den Enterozyten: In den Enterozyten ist – wie in anderen Barrieren des menschlichen Organismus (s. S. 28) – das Transport-Protein **P-Glykoprotein** vorhanden. Die Bedeutung dieses Systems liegt darin, dass es Fremdsubstanzen, die in die Enterozyten eingedrungen sind (erster Schritt einer enteralen Resorption), unter Energie-Aufwand gegen den Gradienten wieder aus der Zelle heraus in das Darmlumen transportiert. Dieser Vorgang resultiert in einer verminderten Resorption von Arzneimitteln, die Substrate des P-Glykoproteins sind. Die Liste der transportierbaren Pharmaka ist sehr lang, es gehören dazu Vertreter der Antibiotika, der Ca^{2+}-Antagonisten, der β-Blocker, der Immunsuppressiva, der Zytostatika usw. Die Aktivität des P-Glykoproteins in den Enterozyten kann von manchen Arzneistoffen gehemmt oder induktiv vermehrt werden.
  - Wird die Aktivität durch die Gabe eines zusätzlichen Wirkstoffs **gehemmt**, ergibt sich eine „verbesserte" enterale Resorption der Primärmedikation, damit höhere Blutspiegel mit der Möglichkeit einer Vergiftung.
  - Zum Gegenteil führt eine **Induktion** des P-Glykoproteins (häufig kombiniert mit einer Zunahme der CYP 3A4-Aktivität): Der Blutspiegel chronisch applizierter Wirkstoffe (z. B. Cyclosporin A) sinkt ab nach der Gabe von Rifampicin oder Johanniskraut-Präparaten (Hypericum perforatum).

Konkurrenz um die Eiweißbindung

Pharmaka wie auch körpereigene Substanzen werden im Plasma an Albumin und saure Glykoproteine gebunden. Je nach den chemischen Eigenschaften können verschiedene Typen der Bindung zwischen den Makromolekülen und den therapeutischen Wirkstoffen auftreten, die aber alle reversibel sind. Es besteht ein **Gleichge-**

wicht zwischen freien und gebundenen Pharmakon-Molekülen. Die gebundene Fraktion ist nicht biologisch wirksam, stellt aber ein **Puffer-Kompartiment** dar, aus dem bei Absinken der „freien Konzentration" sofort wieder freie Moleküle nachgeliefert werden. In dieses System kann eine erhebliche Störung eingeführt werden, wenn ein zweites Arzneimittel gegeben wird, das Affinität zu derselben Bindungsstelle an dem Eiweiß aufweist wie die Erstsubstanz. Es kommt zu einer „Verdrängung" mit Konzentrationsanstieg der freien Substanz und entsprechenden Folgen. So konkurrieren um dieselbe Bindung Phenprocumon und Sulfonamide sowie orale Antidiabetika und Sulfonamide. Der Anstieg der freien Konzentration ist allerdings trotz fortgesetzter Gabe beider Arzneistoffe nur vorübergehend, weil die Elimination wegen der erhöhten freien Konzentration ebenfalls beschleunigt ist, bis sich die ursprüngliche freie Konzentration wieder eingestellt hat.

Veränderte Biotransformation

Die aktuelle Konzentration eines Arzneistoffes im Blut (und damit in den Geweben) kann wesentlich bestimmt sein durch den biochemischen Abbau des Wirkstoffes. Sehr viele Pharmaka werden durch die mischfunktionellen **Cytochrom-P-450-Oxidasen** abgebaut (s. S. 31), von denen es eine größere Anzahl von Isoformen gibt. Die Biotransformation von Wirkstoffen durch diese Enzyme kann Anlass zu Interferenzen geben. Zwei Mechanismen sind dafür verantwortlich:
- Eine **Enzyminduktion** durch eine Zweitsubstanz, d. h. das zusätzlich gegebene Mittel löst eine Zunahme der Enzymkonzentration aus (s. Abb. 2.23, S. 39): Dies führt zu einem schnelleren Abbau der Erstsubstanz, der notwendige Blutspiegel sinkt ab, das Medikament wird wirkungslos. Enzym-induzierende Pharmaka kommen in einer Reihe von Arzneimittelgruppen vor: Das Tuberkulosemittel Rifampicin und die Antiepileptika Carbamazepin, Phenytoin und Phenobarbital sind Beispiele für besonders stark wirksame Induktoren.
- Eine **Hemmung** des metabolischen Abbaus durch eine Zweitsubstanz, d. h., das zusätzlich gegebene Mittel löst eine Abnahme der Enzymaktivität aus: In der Folge steigt die Konzentration des primären Wirkstoffes im Organismus. Die einzelnen Isoenzyme sind wenig substratspezifisch (Tab. 4.1), so dass sie jeweils eine Reihe von Arzneimitteln binden oder abbauen können. So lagern sich viele Substanzen an die CYP-Enzyme an und hemmen so deren Kapazität für den Abbau anderer Arzneistoffe. Dadurch kommt eine schier unübersehbare Anzahl möglicher Arzneimittel-Interaktionen zustande. Der Therapeut muss also vermeiden einem Patienten zwei (oder mehr) Wirkstoffe zu verschreiben, die von derselben Isoform der P450-Oxidasen gebunden bzw. abgebaut werden. Tab. 4.1 soll eine Vorstellung davon geben, wie häufig derartige Arzneimittel-Interaktionen auftreten können.

Konkurrenz um renale Ausscheidung

Im proximalen Tubulus ist ein Sekretionsmechanismus für Säuren lokalisiert, der u. a. Penicillin sehr effektiv ausscheidet. Um den Blutspiegel von Penicillin über längere Zeit hoch zu erhalten, hat man eine weitere Säure, nämlich Probenecid gegeben (s. S. 438): Eine **erwünschte Arzneimittel-Interferenz**. Eine bedenkliche Interferenz mit Anstieg der Blutkonzentration von oralen Antidiabetika entsteht bei gleichzeitiger Gabe von Sulfonamid-Antidiabetika und Phenylbutazon, Folge: Überdosierung der Antidiabetika.

Nun könnte man argumentieren, dass die Konkurrenz zweier Medikamente um dieselbe Isoform leicht zu umgehen ist, denn es muss nur vermieden werden, zwei sich im Abbau störende Pharmaka gleichzeitig therapeutisch zu verwenden. Dieses Prinzip klingt einfach und ist doch nicht zu verwirklichen:
1. Die Anzahl der interferierenden Arzneistoffe ist unübersehbar. Ein Therapeut wird Mühe haben, die häufigsten und wichtigsten „Paarungen" ständig zu berücksichtigen.
2. Nicht von allen erhältlichen Medikamenten ist bekannt, ob sie von den mischfunktionellen Oxidasen abgebaut werden und dadurch Konkurrenzreaktionen veranlassen, oder im Gegenteil eine Enzym-Induktion auslösen und damit einen beschleunigten Abbau herbeiführen.
3. Auch nicht rezeptpflichtige Medikamente, die die Patienten frei kaufen können und von deren Einnahme der behandelnde Arzt häufig nicht in Kenntnis gesetzt wird, sind in der Lage, mit CYP-Isoformen zu interagieren.

Tab. 4.1 **Metabolischer Abbau von Arzneistoffen durch Cytochrom-P450-Oxidasen.** Diese Beispiele für Wirkstoffe, die jeweils von verschiedenen Isoformen abgebaut werden, illustrieren die Möglichkeit für Arzneimittel-Interferenzen.

CYP 1A2	CYP 2C9	CYP 2C19	CYP 2E1	CYP 3A4
Coffein	Ibuprofen	Amitriptylin	Enfluran	Alprazolam
Clozapin	Losartan	Desipramin	Halothan	Cyclosporin-A
Haloperidol	u. andere	Haloperidol		Erythromycin
Imipramin		Metoprolol		Imipramin
Tamoxifen		Ticlopdin		Ketoconazol
u. andere		u. andere		Nifedipin
				Omeprazol
				Tamoxifen
				Terfenadin
				Verapamil
				u. andere
				sowie Grapefruitsaft

> **Box 4.1**
>
> **Phytotherapeutika und P450-Oxidasen**
>
> Auch „Naturprodukte" können die enzymatische Aktivität der mischfunktionellen Oxidasen verändern, so dass „Arzneimittel-Interferenzen" ausgelöst werden. Zwei Beispiele sind in neuester Zeit untersucht worden.
>
> 1. Das Trinken von **Grapefruitsaft** inaktiviert eine wichtige Isoform, nämlich CYP 3A4, bereits in der Darmwand. Dies hat zur Folge, dass eine Reihe notwendiger Arzneistoffe (z. B. Nisoldipin, Amiodaron, Atorvastatin) zu hohe Blutspiegel erreichen und bedrohliche Zwischenfälle auftreten können.
>
> 2. Zubereitungen von **Johanniskraut** (Hypericum perforatum), das bei milden Depressionen wirken soll und frei verkäuflich ist, induziert CYP 3A4 und andere Isoformen. Das Resultat sind erniedrigte Wirkstoff-Konzentrationen von anderen wichtigen Medikamenten. Dramatische Folgen ergaben sich bei Patienten nach einer Organtransplantation. Der Wirkspiegel von Cyclosporin-A, der zur Verhinderung einer Abstoßungsreaktion sehr genau eingestellt werden muss, fiel um etwa 50% nach Einnahme von Johanniskraut-Präparaten.

5 Pharmakogenetik

Bei pharmakokinetischen Untersuchungen von Wirkstoffen konnte häufig festgestellt werden, dass in der Bevölkerung bei gleicher individueller Dosierung bestimmte Substanzen verschieden starke und lange Wirkungen auslösen. Es sind dann 2 Kollektive zu unterscheiden, die – wie man heute weiß – auf genetische Unterschiede zurückgeführt werden können. Die Wissenschaft, die sich dieser Polymorphie annimmt, wird **Pharmakogenetik** genannt. Sind mehr als 1 % der Bevölkerung von der genetischen Besonderheit betroffen, spricht man von einem genetischen Polymorphismus, bei weniger als 1 % von seltenen Varianten. Es sind 3 verschiedene Mechanismen denkbar und durch Befunde zu belegen, die zu dieser Uneinheitlichkeit führen:

Unterschiedliche Enzymaktivitäten

Genetisch bedingte **Unterschiede in Enzymaktivitäten**, die zum Abbau der verabreichten Wirkstoffe nötig sind. Bei verminderter Enzymaktivität ist mit einer verstärkten Arzneimittel-Wirkung und einer erhöhten Vergiftungsgefahr zu rechnen. Auch das Gegenteil ist bei herabgesetzter Enzymaktivität möglich, nämlich dann, wenn ein Medikament aus einer Vorstufe besteht, die erst enzymatisch aktiviert werden muss. Unter dieser Bedingung ist die Wirkung des Arzneistoffes abgeschwächt.

Ein gut untersuchtes Beispiel für das Vorhandensein zweier Kollektive betrifft die zytosolische **N-Acetyltransferase**. Sie bestimmt die Geschwindigkeit, mit der Wirkstoffe (wie Isoniazid, Sulfonamide, Coffein, Nitrazepam) abgebaut werden. Man spricht von langsamen und schnellen „Acetylierern", die in unserer Weltgegend in gleichen Prozentsätzen vorliegen. Das Zahlenverhältnis kann bei anderen ethnischen Gruppen abweichend sein. So sollen bei den kanadischen Eskimos nur 5 % langsame Acetylierer vorkommen. Eine weitere Beobachtung betrifft die **Hochdruck-Behandlung** bei Afro-Amerikanern. Ein Teil der uns geläufigen, gut wirksamen Antihypertensiva sind bei dieser ethnischen Gruppe schlecht oder nicht wirksam. Eine spezielle Forschungsrichtung widmet sich dieser **Ethnopharmakologie**.

Ein weiteres Beispiel für genetisch bedingte Differenzen in Enzymaktivitäten betrifft Cytochrom-P-450-Oxidasen, von deren Isoenzymen manche ja besonders wichtig für den Abbau von Wirkstoffen sind. So fehlt CYP 2D6 bei ca 8 % der Menschen einer europäischen Mischpopulation, so dass eine größere Zahl von Wirkstoffen verzögert abgebaut wird. Bei diesen schlechten Metabolisierern besteht immer die Gefahr der Vergiftung und Schädigung durch ein Arzneimittel.

Die Pharmakogenetik beschäftigt sich im Allgemeinen mit genetisch bedingten, anomalen Verhalten von Arzneimitteln, wenn sie mehr als etwa 1 % der Bevölkerung betrifft. Es gibt aber natürlich auch extrem seltene Enzymdefekte. Ein solcher Fall ist das Fehlen der **Pseudocholinesterase**, die das kurz wirksame Muskelrelaxans Suxamethonium recht schell abbaut. Fehlt diese Esterase im Blut, kann eine Muskellähmung viele Stunden anhalten (s. S. 258).

Aktivität von Transportproteinen

Die Verteilung eines Wirkstoffes im Körper und das Erreichen des notwendigen Wirkortes hängen entscheidend von der **Aktivität der Transportproteine** in den Barrieren ab. Die Überwindung des Darmepithels, der Transport in die und aus der Leberzelle, die renale Ausscheidung, die Aufnahme in das ZNS können spezifische Transporter benötigen. Auch der Transport in gegensätzliche Richtung, nämlich gegen einen Konzentrationsgradienten aus der Zelle heraus, erfordert einen Energieverbrauchenden Transporter, nämlich das P-Glykoprotein (kodiert durch das „multi drug resistance gene").

Die an dem Transport durch eigentlich für den Wirkstoff impermeable Membranen beteiligten Proteine sind genetisch gesteuert und es wäre verwunderlich, wenn es keine Polymorphismen gäbe. Untersuchungen dieses Gebietes sind sicherlich schwierig, ein Anfang ist aber wohl gemacht.

Variabilität von Rezeptor-Proteinen

Ein genetisch bedingtes ungewöhnliches Verhalten von Pharmaka kann auch darin seine Ursache haben, dass der Bindungspartner, nämlich ein **Rezeptor-Protein**, wo immer es lokalisiert sein mag, eine veränderte Struktur aufweist. So kann dann der Pharmakoneffekt **abnorm** ausfallen. Es können z. B. adrenerge und dopaminerge Rezeptoren als Varianten vorliegen, die keinen üblichen Effekt zulassen.

6 Einfluss des Lebensalters auf die Dosierung

Kinder und Jugendliche

Die Dosierung von Medikamenten bei Kindern erfordert besondere Aufmerksamkeit. Bei **Neugeborenen** und besonders bei **Frühgeborenen** sind die Enzyme zum Abbau von Wirkstoffen noch unzureichend ausgebildet und die renale Ausscheidung kann noch mangelhaft sein.

Die Dosierung bei diesen Patienten muss also bezogen auf das Körpergewicht unterproportional im Vergleich zur Standarddosierung des Erwachsenen sein. Im **Kindesalter** ist die Stoffwechsel-Aktivität im Vergleich zum Erwachsenen gesteigert, so dass mit einer beschleunigten Elimination von Medikamenten gerechnet werden kann. Daher ist es möglicherweise notwendig, überproportionale Dosen (bezogen auf das Körpergewicht) im Vergleich zur Standarddosierung von Erwachsenen zu verabreichen.

In der Pädiatrie wird die Dosis für den kindlichen Patienten häufig nicht in mg/kg, sondern in mg/m^2 Körperoberfläche berechnet. Der Wert für die Oberfläche muss für das betreffende Alter, Größe und Gewicht aus einem Nomogramm entnommen werden. Dann kann die kindliche Dosierung errechnet werden:

$$\text{Dosierung} = \frac{\text{Erwachsenen-Dosis} \times \text{Körperoberfläche}}{1{,}8}$$

Alte Menschen

Im höheren Alter kann die Elimination von Wirkstoffen durch eingeschränkte Nierenfunktion und/oder Verlangsamung metabolischer Prozesse verzögert sein. So sind Dealkylierungen und Hydroxylierungen häufig beeinträchtigt. Viele alte Menschen sind untergewichtig und weisen eine Exsikkose auf.

Diese für das Alter charakteristischen Eigenschaften verändern die Wirkstoff-Kinetik, so dass höhere Blutspiegel und längere Wirkungen einzelner Dosen resultieren, die Neigung zur Kumulation nimmt zu. Toxische Symptome können nach „Normdosierungen" auftreten.

Für eine derartige Situation ist die zu lange Wirkung einer Normdosis eines Schlafmittels ein Beispiel. Beim Aufstehen nach einem ausreichend langen Schlaf sind alte Menschen häufig noch ataktisch und stürzen dann. Bei der Fragilität ihres Knochenbaus sind Brüche die Folge, deren Abheilung für den Betroffenen und die Pflege altersbedingte Schwierigkeiten mit sich bringt.

Besondere Beachtung muss der medikamentösen Behandlung von Pflegeheim-Bewohnern gewidmet werden. Unruhige und desorientierte Patienten werden zu leicht mit dämpfenden und sedierenden Wirkstoffen in zu hoher Dosierung traktiert, um die Pflege auf den Stationen zu erleichtern. Die auf diese Art und Weise ausgelösten Nebenwirkungen können so ausgeprägt sein, dass die Einweisung in eine Klinik erfolgen muss.

7 Einführung neuer und Bewertung vorhandener Arzneimittel

7.1 Probleme des deutschen Arzneimittelmarktes ··· 56
7.2 Von der chemischen Struktur zum Arzneistoff: Schritte zur Entwicklung einer neuen Wirksubstanz ··· 58

Die Wissenschaft bräuchte 10 Jahre lang keine Fortschritte zu machen. Es wäre für den Patienten viel wichtiger, wenn das, was man bereits weiß, in die Praxis Eingang fände.
Gustav Kuschinsky, um 1955

Es ist hier die Stelle, ein Problem anzusprechen, das von fundamentaler Bedeutung für die Arzneimittel-Therapie ist, aber nicht nur für diese. Es ist die Frage: Wie wird gesichertes Wissen in den täglichen Alltag eingeführt und zum Wohle der Patienten angewendet?
Gesichertes Wissen über die Wirkungen und Nebenwirkungen eines Arzneimittels kann im Allgemeinen nur an einer großen Zahl von Patienten unter standardisierten Bedingungen erworben werden (s. S. 60). Diese relevante Information wird meistens in angesehenen klinischen Zeitschriften[1] publiziert, bei denen Manuskripte ein Gutachtergremium durchlaufen und bei denen die Autoren ihre finanziellen Bindungen an die betroffene Pharma-Firma im Anhang der Veröffentlichung angeben müssen. Dagegen sollte sich der Therapeut nicht auf Symposiumberichte (veranstaltet von Herstellerfirmen) und auf Mitteilungen in Supplement-Heften, die nicht dem Gutachter-System unterworfen werden, verlassen. Wenn also ein gesichertes Wissen über eine neue Substanz vorliegt, erhebt sich die Frage: Wie wird der einzelne Arzt erreicht und veranlasst, eine neue therapeutische Variante in sein Behandlungsschema aufzunehmen? Welche Informationsquellen stehen dem in der Klinik tätigen oder niedergelassenen Arzt nun zur Verfügung? Dies sind:

- Ärzte-Besucher der Arzneimittelfirmen,
- Teilnahme an „gesponserten" Vorträgen oder Symposien,
- Teilnahme an neutralen Fortbildungsveranstaltungen,
- Besprechungen als Mitglied eines „Qualitätszirkels" aus Kollegen,
- gezieltes Lesen angesehener klinischer Zeitschriften, Information aus Lehrbüchern,
- aus (Internet-)Verlautbarungen neutraler Fachgremien.

Es braucht nicht hervorgehoben zu werden, dass die beiden zuerst genannten Quellen unzureichend sind. Es ist klar, dass ein Therapeut, wenn er objektive Information erhalten will, Zeit aufwenden muss, aber dieser Aufwand, die ständige Weiterbildung, muss erbracht werden, sonst wird der Arzt von der außerordentlich schnellen Entwicklung auf dem Arzneimittel-Gebiet in wenigen Jahren völlig überholt.
Wie unvollkommen die Umsetzung von gesichertem Wissen in die Praxis vor sich geht, zeigen einige kritische Untersuchungen auf Gebieten, in denen die Therapie-Empfehlungen allgemein anerkannt sind und verbindlich sein sollten. Die träge und ungenügende Umsetzung des Wissens in die Praxis ist ein weltweites Problem.
Zu Beginn des Jahres 2001 hat der Vorsitzende der Arzneimittelkommission der Deutschen Ärzteschaft als **Hemmnisse einer rationalen Arzneitherapie** in Deutschland folgende Punkte zusammengestellt (entnommen aus Intern. Praxis 41, 870, 2001):

- immer noch existierende Intransparenz und Irrationalität des deutschen Arzneimittelmarktes,
- staatliche Protektion alternativer paramedizinischer Heilverfahren,
- die durch die pharmazeutische Industrie induzierten gerichtlichen Blockaden wichtiger Regularien der verfassten Ärzteschaft und des Staates,
- zweifelhafte Preispolitik der Pharmaindustrie bei den sog. Innovationen,
- Verflechtung akademisch-medizinischer Forschung mit Industrie-Interessen,
- verwirrende, oft irreführende Diskussion der Leitlinien,
- Probleme der Arzneimittel-Sicherheit,
- Industrie-Sponsoring der ärztlichen Fortbildung,
- unzureichende Einbindung der Patienten in den therapeutischen Prozess,
- ungenügende Aus- und Weiterbildung in Klinischer Pharmakologie.

Box 7.1

Gefälschte Arzneimittel
Eine kriminelle Aktivität, die Arzneimittel betrifft, hat sich in den letzten Jahren entwickelt: Die Herstellung und der Verkauf von Arzneimittelpackungen mit vermindertem oder fehlendem Inhalt an deklariertem Wirkstoff. Diese Packungen sind häufig den Originalpackungen täuschend ähnlich. Die Häufigkeit, mit der diese infamen Schwindeleien auftreten, die auf eine Schädigung von Patienten hinauslaufen, ist in verschiedenen Weltgegenden sehr unterschiedlich. Für die USA wird mit weniger als 1 % gerechnet[2], es betraf dort Handelspräparate von Epoetin, Atorvastatin und ein Kontrazeptivum-Pflaster. Nach Berichten aus Asien, Afrika und Südamerika können 10–50 % der angebotenen Arzneimittelpräparate gefälscht sein, d. h. zu wenig oder keinen Wirkstoff enthalten. Häufig soll es sich dabei um Medikamente gegen HIV-Infektionen und gegen Malaria-Erkrankungen handeln. Reisende in tropische Länder sollten sich dieser Gefährdung bewusst sein.

---

[1] Beispielhaft sind: New England Journal of Medicine, The Lancet und British Medical Journal

[2] N. Engl. J. Med. 350, 1384, 2004

7.1 Probleme des deutschen Arzneimittelmarktes

Während früher die Spezialitäten in der Bundesrepublik Deutschland nur registriert zu werden brauchten, ist mit dem Inkrafttreten des neuen Arzneimittelgesetzes am 1. Januar 1978 eine Zulassung notwendig, die an eine Reihe von Auflagen gebunden ist. Anfangs bestand Hoffnung, dass damit das „In-den-Handel-bringen" überflüssiger und sinnloser Medikamente oder Kombinationen wesentlich eingeschränkt und so der Arzneimittelmarkt übersichtlicher würde.

„Altlasten". Leider ist der deutsche Markt immer noch durch eine „Altlast" von Präparaten überladen, die in den Handel kamen, bevor das Arzneimittelgesetz vom Januar 1978 gültig wurde. Das Gesetz regelt das Verfahren für die Zulassung neuer Medikamente; der Hersteller muss anhand seiner Unterlagen den Nachweis der „Wirksamkeit" des Stoffes und seiner „Unbedenklichkeit" führen. Vorher brauchten neue Spezialitäten nur registriert zu werden. Für derartige Medikamente sieht das Gesetz ein Nachzulassungsverfahren vor, in der Zwischenzeit bis zum Ablauf von Übergangsregelungen dürfen diese Präparate weiter verkauft werden. Die Übergangsfrist wurde immer wieder verlängert, jetzt bis zum Jahre 2006. Es bleibt abzuwarten, in welchem Ausmaß uns „Altlasten" ohne erkennbaren Nutzen erhalten bleiben.

Analogsubstanzen. Ein neuer Wirkstoff steht für einige Jahre unter Patentschutz und darf während dieser Zeit nur vom Patentinhaber vermarktet werden. Wenn sich ein neuer Arzneistoff als therapeutisch wertvoll und umsatzträchtig erweist, dauert es meist nicht lange, bis andere Hersteller strukturell abgewandelte Substanzen auf den Markt bringen, die einen identischen Wirkungsmechanismus besitzen. Häufig sind die strukturellen Unterschiede sehr geringfügig und pharmakologisch irrelevant, patentrechtlich aber sind sie entscheidend. Solche Analogsubstanzen (auch „me too"-Präparate genannt) findet man in der Gruppe der β-Blocker, der ACE-Hemmstoffe, der Benzodiazepine, der nicht steroidalen Antiphlogistika und in vielen Antibiotikagruppen. Sie bereichern nicht die pharmakotherapeutischen Möglichkeiten, tragen aber dazu bei, den Markt unübersichtlich zu machen.

Zweitanmelder-Präparate. Ist der Patentschutz für einen Arzneistoff abgelaufen, können auch andere Hersteller Präparate mit demselben Inhaltsstoff anbieten. Wenn die Medikamente die gleichen galenischen Eigenschaften besitzen wie das Originalpräparat, ist eine einfache „bezugnehmende Zulassung" unter Berufung auf die vom Erstanmelder vorgelegten Studienergebnisse zu Wirksamkeit und Unbedenklichkeit möglich. Die Zweitanmelder-Präparate können naturgemäß preiswerter angeboten werden, und sie können mit beliebigen Namen versehen sein. Dies sorgt für weitere Unübersichtlichkeit auf dem Markt. Häufig werden solche Präparate als **Generika** bezeichnet, aber dieser Begriff bezieht sich korrekterweise nur auf Präparate, die unter dem internationalen Freinamen mit Herstellerangabe vertrieben werden. **Echte Generika** machen den *Markt übersichtlicher.*

Kombinationspräparate. Ein weiteres Problem am deutschen Arzneimittelmarkt sind die vielen Kombinationspräparate, die keinen erkennbaren Fortschritt erbringen. Hierbei sind oft Substanzen mit inkompatiblen kinetischen Eigenschaften gemischt. Beispiele hierfür sind Kombinationen von Cromoglykat, das erst nach langfristiger Anwendung prophylaktisch bei allergisch bedingtem Asthma wirkt, mit β-Mimetika, die akut im Asthma-Anfall indiziert sind. Die fixen Kombinationen schließen ein sinnvolles Dosierungsschema und damit auch eine effektive Anwendung von vornherein aus. Das gleiche gilt für die Kombination des rasch und kurz wirksamen Saluretikum Furosemid mit einem Aldosteron-Antagonisten, dessen Wirkung erst nach Tagen einsetzt.

Ein weiteres Übel auf dem Gebiet der Kombinationspräparate ist die Mischung eines anerkannten Wirkstoffes mit einem oder mehreren gleichgültigen, unwirksamen Substanzen, der Arzneistoff wird „garniert" und ist dann teurer als es dem Wirkprinzip entspricht. Beliebte Zusätze sind Vitamin C oder Coffein in unterschwelligen Dosen.

Box 7.2

Kombinationspräparate

Häufig bedarf ein Kranker mehrerer Arzneimittel gleichzeitig. Jedoch berechtigt dies nicht, Pharmaka ohne nähere Überlegung in fixer Kombination, d. h. in einer Zubereitung zu verordnen. Von dieser Regel gibt es nur wenige Ausnahmen, z.B. bei der antihypertensiven Therapie, bei oralen Kontrazeptiva oder die Kombination von L-Dopa mit einem Decarboxylase-Hemmstoff und schließlich Cotrimoxazol. Ein praktischer Gesichtspunkt zugunsten einer fixen Kombination von Pharmaka in einer Tablette wäre das Unvermögen mancher Patienten, mehrere Einzeltabletten zuverlässig einzunehmen.

Nachteile von Kombinationspräparaten sind:
- Eine individuelle Dosisanpassung ist nicht möglich.
- Es ist unmöglich, Unterschiede im therapeutischen Effekt zwischen zwei, drei oder gar mehr Komponenten festzustellen bzw. zu klären, welcher von mehreren Bestandteilen für eine beobachtete Wirkung verantwortlich ist.
- Die Gefahr von vorher nicht übersehbaren toxischen oder allergischen Wirkungen wächst mit der Zahl der Bestandteile.
- Die Wirkungsdauer der Komponenten ist oft ungleichmäßig (pharmakokinetische Inkompatibilität).
- Das anfangs bestehende Gleichgewicht zwischen den Wirkungen der Komponenten kann durch eine Enzyminduktion im Laufe der Therapie gestört werden.

Ein Kombinationspräparat mit mehr als zwei Komponenten erscheint vom rationalen Standpunkt aus sinnlos. Der heutige „Arzneimittelschatz" enthält Hunderte solcher Produkte.

Finanzielle Interessen. Arzneimittelhersteller sind keine karitativen Vereinigungen. Die enormen Kosten für die Entwicklung neuer Arzneimittel müssen erwirtschaftet werden und darüber hinaus ein Gewinn. Das Streben nach Gewinn halten wir für natürlich, nur so kommt pharmakotherapeutischer Fortschritt zustande.

Ein neues Präparat muss den verordnenden Ärzten bekannt gemacht werden. Dafür ist das „Marketing" der Pharma-Firmen zuständig. Pharmakotherapeutische Vorteile des Neuen gegenüber dem Bestehenden müssen hervorgehoben werden. Bei echten Innovationen ist das keine Schwierigkeit, bei „me too"-Präparaten auf solider Basis kaum möglich, bei Generika kann nur über den Preis und die Galenik argumentiert werden. Um die Aufmerksamkeit auf das Neue zu lenken und seine Attraktivität zu fördern, stehen mehr oder minder subtile Möglichkeiten zur Verfügung. Es können sinnvolle oder auch unsinnige, großformatige, augenfällige Anzeigen in die Fachpresse eingebracht werden, Kugelschreiber, Notizblöcke usw. mit dem Präparat-Logo verteilt oder den Ärzten sonst wie „Gutes getan" werden, es können Fach-Pressekonferenzen mit Wissenschaftlern (die evtl. vom Hersteller Honorar bekommen oder ihm wegen Forschungsförderung verbunden sind) veranstaltet werden, es können vom Hersteller „gesponserte" Symposien evtl. an exotischen Orten organisiert werden, aus denen (von der Firma bezahlte) Supplement-Hefte von Fachzeitschriften hervorgehen, es kann das Präparat an Krankenhaus-Apotheken „verschenkt" werden, damit es so in die Therapie eingeführt und dann vom niedergelassenen Arzt weiterverschrieben werde. In der Konkurrenzsituation am Pharmamarkt führt erfahrungsgemäß *aggressive Werbung* mit teuren Anzeigen, Hochglanzbroschüren oder gar Einladungen zu aufwendig gestalteten „Fortbildungsveranstaltungen" immer wieder zu einer Überbewertung von einzelnen Präparaten. Wir wollen nicht ausschließen, dass über diese Marketingtechniken der Umsatz erheblich mehr gefördert werden kann, als es einem neuen Präparat bei neutraler Analyse seines pharmakotherapeutischen Wertes zukommt. Aber es sei deutlich gesagt: Das Ausmaß, in dem sich ein „Marketing-abhängiger Mehrwert" erzeugen lässt, hängt entscheidend von der Empfänglichkeit und der Kritikfähigkeit der Ärzte ab. Ein fundiertes und aktuelles pharmakologisches Wissen, das aus unabhängigen Quellen stammt, macht kritikfähig und resistent gegen Scheinsachlichkeit.

Politische Interessen. Aus pharmakotherapeutischer Perspektive sachlich notwendige Veränderungen unseres Arzneimittelmarktes sind nur möglich, wenn sie politisch durchsetzbar – mehrheitsfähig – sind. So ist der „Erhalt mittelständischer Unternehmen und ihrer Arbeitsplätze" zwar kein medizinisch-therapeutischer Gesichtspunkt, wenn es um Präparate von zweifelhaftem Nutzen geht, wohl aber ein politisches (nicht medizinisches) Argument. Aus unserer Sicht muss das gesundheitliche Wohl des Patienten der bestimmende Wert sein. Es geht nicht an, dass Patienten unwirksame oder unnötige Medikamente einnehmen (und die Solidargemeinschaft dies bezahlt), **um Arbeitsplätze zu sichern**. Von politischer und industrieller Seite wird immer wieder behauptet, dass der Arzneimittelmarkt den Bedingungen des **Freien Marktes** gehorchen müsse. Eine basale Eigenschaft des Freien Marktes ist die Möglichkeit des Endverbrauchers, zu entscheiden, ob das von ihm erworbene Produkt gut oder schlecht ist und dementsprechend wieder gekauft wird oder nicht. Diese Grundbedingung trifft auf den Arzneimittelmarkt nicht zu:

- Der Endverbraucher, der Patient, kann nicht beurteilen, ob das ihm verordnete Medikament das optimale Präparat war, ob es gut oder weniger gut gewirkt hat.
- Der Endverbraucher, der Patient, entscheidet nicht über einen erneuten Kauf oder dessen Ablehnung.
- Das Medikament wird vom Arzt verschrieben, der sicher häufig seine Schwierigkeiten hat, die Güte eines Präparates zu beurteilen (beachte: bis zu 30 Handelspräparate für einen Wirkstoff oder 10–20 „me too"-Präparate für ein Wirkprinzip!).
- Nicht der verschreibende Arzt hat die Kosten für die Medikamente zu tragen, sondern die Solidargemeinschaft der Versicherten (Krankenkassen), deren Geld leicht auszugeben ist.

Es fehlt auf dem Arzneimittelmarkt also das grundsätzliche Regulativ des „Freien Marktes".
Die Konkurrenz auf dem Arzneimittelmarkt findet nur zwischen den Pharma-Firmen statt: Welche Firma macht die erfolgreichste Reklame und erreicht damit mehr Ärzte und im Falle der nicht rezeptpflichtigen Präparate mehr Patienten als die Konkurrenzfirmen?

Festbeträge. Um eine Kostendämpfung durch Senkung der Medikamentenpreise zu erzwingen, hat der Gesetzgeber Festbeträge für solche Arzneistoffe festgelegt, für die alternative Handelspräparate vorliegen. Der Kassenpatient muss den Betrag, den das Medikament mehr kostet als der Festbetrag, privat zuzahlen. Da der Festbetrag unter dem primären Preis des Originalpräparates liegt, die Zweitanbieterpräparate aber dem Festbetrag entsprechen oder darunter liegen, ist es im Interesse der Patienten, dass ihnen preiswerte Alternativen mit demselben Wirkstoff verschrieben werden. Es liegt also am verordnenden Arzt, zu prüfen, ob sich die Zuzahlung für ein teures Originalpräparat lohnt. Viele forschende Firmen ziehen die Konsequenz, indem sie die Preise auf die Festbeträge senken, sobald Konkurrenz-Präparate aufgetreten und Festbeträge bestimmt worden sind.

Box 7.3

Englische Verfahrensweise

Es soll in Kürze der pragmatische englische Ansatz zur Lösung des „Arzneimittelproblems" aufgezeigt werden. Das **National Institute for Health and Clinical Excellence (NICE)** ist Teil des National Health Service und hat folgende Funktionen:
- Es erarbeitet eine Bewertung pharmazeutischer Techniken, diagnostischer Methoden, **therapeutischer Maßnahmen** und berücksichtigt das Kosten-Nutzen-Verhältnis.
- Es entwickelt **Richtlinien** für die Behandlung individueller Beschwerden und Symptome immer unter Berücksichtigung der Kosten-Nutzen-Relation.
- Es gibt Informationen über die Sicherheit und Effektivität diagnostischer und **therapeutischer Eingriffe**, also eine Beurteilung von Arzneimitteln.

Eine ähnliche Institution ist jetzt in Deutschland gegründet worden, das Institut für Qualität und Wirtschaftlichkeit im Gesundheitswesen (IQWiG).

7.2 Von der chemischen Struktur zum Arzneistoff: Schritte zur Entwicklung einer neuen Wirksubstanz

Von der Synthese einer neuen Substanz bis zu ihrem Einsatz als zugelassenes Arzneimittel vergehen oft 7–10 Jahre. Neben dieser großen Zeitspanne sind auch die Kosten erwähnenswert, die heute 500 Millionen Euro betragen können. Im Folgenden soll der lange Weg von einer neuen Substanz, die möglicherweise als Arzneistoff infrage kommt, bis zu ihrer Zulassung auf dem Markt geschildert werden.

Präklinische Forschung

Entdeckt werden neue Substanzen mit potenzieller pharmakotherapeutischer Bedeutung gelegentlich durch eine Zufallsbeobachtung, die aber eine Offenheit, Flexibilität und auch Phantasie des Forschers voraussetzt. Ein berühmtes Beispiel für eine derartige Abfolge ist die Beobachtung von A. Fleming 1928, der ein Absterben von Bakterien im Bereich von Schimmelbildung auf der Kulturplatte feststellte, und der wissenschaftlichen Untersuchung dieses Phänomens durch H. W. Florey, E. Chain und Mitarbeiter um 1940 herum, die zur Isolation und Produktion von Penicillin führte. Inzwischen ist die Suche nach neuen Wirkstoffen extrem rationalisiert worden:

Die Suche nach neuen Substanzen geschieht teilweise nach einem „kontrollierten Zufallsprinzip". Tausende neuer Verbindungen lassen sich mit Methoden der kombinatorischen Chemie synthetisieren und dann mit Verfahren der Hochdurchsatz-Testung auf Kandidaten mit bestimmten gewünschten Wirkungen hin durchmustern.

Es hängt nun sehr von der Art der Erkrankung ab, für die ein neues Wirkprinzip entwickelt werden soll, ob die Testmodelle aussagekräftig sind oder nicht. So scheint es relativ einfach zu sein, eine möglicherweise antibiotisch wirkende Substanz an isolierten Bakterienkulturen zu prüfen. Schon in diesem einfachen Ansatz wird sich zeigen lassen, ob eine antibakterielle Potenz vorhanden ist und damit eine Fortsetzung der Untersuchung lohnend erscheint oder nicht. Sehr viel schwieriger ist schon die Untersuchung von Substanzen, die auf ein Organsystem des Tieres und des Menschen einwirken sollen, speziell auf einen pathophysiologischen Zustand. Für manche Bedingungen gibt es auch hier noch Modelle, so kann eine Herzmuskelinsuffizienz im Tier ausgelöst werden, um Kardiaka zu prüfen; an spontan hypertensiven Ratten werden blutdrucksenkende Verbindungen untersucht; an nebennierenexstirpierten Tieren lässt sich die Substitutionspotenz neuer Substanzen darstellen usw. Es gibt aber eine Reihe von menschlichen Erkrankungen, für die keine Modellsituation vorhanden ist. Hierzu gehören z. B. die rheumatoide Arthritis, aber vor allem die psychischen Erkrankungen. Für die Untersuchung antipsychotisch wirkender Arzneimittel stehen keinerlei Modelle zur Verfügung; dies macht natürlich die Forschung auf dem Gebiet der Pathophysiologie des ZNS und des pharmakologischen Eingriffs in das krankhafte Geschehen extrem schwierig.

Sollte die Testung neuer Substanzen (das „Screening") Hinweise für eine mögliche therapeutische Anwendung einer Substanz ergeben, was bei ca. 100 von 10000 untersuchten Substanzen der Fall ist, werden weitere Untersuchungen notwendig, in denen die Dosis-Wirkungs-Beziehungen der Hauptwirkung, die Nebenwirkungen und die toxischen Effekte der Substanz geprüft werden. Daneben müssen Kenntnisse über die Resorption, Verteilung, den Metabolismus und die Elimination erarbeitet, und es muss zur therapeutischen Breite, zur mutagenen, karzinogenen und teratogenen Wirkung Stellung genommen werden. Hierzu sind lang dauernde Versuchsreihen mit vielen Tieren (2 Spezies) notwendig. Von den ursprünglich 10000 Substanzen sind jetzt noch etwa 10 übrig geblieben, für die eine Prüfung am Menschen aussichtsreich und vertretbar erscheint, auch dann, wenn der molekulare Wirkungsmechanismus noch nicht erkannt werden konnte.

Klinische Prüfung

Die Untersuchung neuer prospektiver Arzneimittel am Menschen ist (wie übrigens auch die Prüfung am Tier) durch Gesetze und Verordnungen streng geregelt. Insbesondere die §§ 40 und 41 des Arzneimittelgesetzes sind hierfür wesentlich.

Dieses Gesetz basiert u. a. auf Empfehlungen, die in der Deklaration von Helsinki, revidiert durch den Weltärztebund in Tokio 1975, niedergelegt sind. Die auch im Gesetz erwähnten und mit einer entscheidenden Rolle im Überwachungsprozess klinischer Studien bedachten Ethik-Kommissionen gründen ihre Entscheidungen über die ethische Zulässigkeit klinischer Studien auf die Prinzipien dieser Deklarationen und auf eine modernere Richtlinie der „good clinical practice" (GCP). Letztere legt insbesondere Qualitätsstandards für die Planung, Durchführung, Überwachung und Analyse klinischer Studien fest und wird über das EU-Recht in absehbarer Zukunft zum rechtsverbindlichen Standard der klinischen Studien auch in Deutschland werden.

Wenn man versucht, die im AMG und den GCP-Richtlinien festgelegten Grundsätze zusammenzufassen, ist Folgendes bei der klinischen Prüfung zu beachten:

Allgemeine Grundsätze.
- Biomedizinische Forschung am Menschen muss nach allgemein anerkannten wissenschaftlichen Regeln durchgeführt werden und sollte auf ausreichenden Labor- und Tierversuchen sowie einer gründlichen Kenntnis der wissenschaftlichen Literatur beruhen.
- Planung und Durchführung jedes Versuchs am Menschen sollten eindeutig in einem Versuchsprotokoll niedergelegt werden, das einem unabhängigen, besonders für diese Aufgabe gebildeten Ausschuss (Ethik-Kommission) zugeleitet werden muss, der es

begutachten und kommentieren soll, sowie Ratschläge geben kann.
- Biomedizinische Forschung am Menschen ist nur dann gerechtfertigt, wenn das Ziel des Versuchs in einem vernünftigen Verhältnis zum Risiko für die Versuchsperson steht.
- Jedem derartigen Projekt sollte eine gründliche Beurteilung der wahrscheinlichen Risiken im Vergleich zu dem vorhersehbaren Nutzen für die Versuchsperson oder andere vorausgehen. Die Sorge um die Belange der Versuchsperson muss immer Vorrang vor den Interessen der Wissenschaft und der Gesellschaft haben.
- Der Arzt ist verpflichtet, bei der Veröffentlichung der Versuchsergebnisse dafür Sorge zu tragen, dass die gefundenen Resultate unverändert wiedergegeben werden. Berichte über solche Versuche, die nicht mit den in dieser Deklaration niedergelegten Grundsätzen übereinstimmen, sollten nicht zur Veröffentlichung angenommen werden.
- Vor jedem Versuch am Menschen muss eine potenzielle Versuchsperson ausreichend über Sinn, Zweck, Verfahren, erwartete Erfolge und mögliche Risiken sowie unangenehme Begleitumstände des Versuchs unterrichtet werden. Die Versuchsperson sollte darauf hingewiesen werden, dass sie die völlige Freiheit hat, den Versuch abzulehnen, und die einmal gegebene Zustimmung in jedem Versuchsstadium widerrufen werden kann. Der Arzt sollte die freiwillig und nach ausgiebiger Aufklärung gegebene Einwilligung der Versuchsperson möglichst schriftlich einholen.
- Falls die Versuchsperson nicht die volle Geschäftsfähigkeit besitzt, sollte die Einwilligung nach Aufklärung vom gesetzlichen Vertreter entsprechend dem nationalen Recht eingeholt werden. Wenn psychische oder geistige Unfähigkeit eine Zustimmung verhindert oder die Versuchsperson minderjährig ist, ersetzt die Einwilligung des nach nationalem Recht zuständigen Rechtsvertreters oder des Erziehungsberechtigten die Einwilligung der Versuchsperson.
- Bei der Behandlung einer kranken Person muss der Arzt die Freiheit haben, neue diagnostische und therapeutische Verfahren anzuwenden, wenn diese nach seiner Meinung Hoffnung auf Rettung eines Lebens, Wiederherstellung der Gesundheit oder Linderung des Leidens geben.
- Die möglichen Vorteile, Risiken und Unannehmlichkeiten eines neuen Verfahrens sollten gegen die Vorteile der besten bis dahin bekannten diagnostischen und therapeutischen Methoden abgewogen werden. Bei jedem medizinischen Versuch sollte sichergestellt sein, dass allen Patienten – einschließlich der Personen einer notwendigen Kontrollgruppe – die beste bewährte diagnostische und therapeutische Methode zur Verfügung steht.
- Die Ablehnung eines Patienten, sich für einen Versuch zur Verfügung zu stellen, darf das Arzt-Patienten-Verhältnis nicht beeinträchtigen. Insbesondere muss der Patient darauf hingewiesen werden, dass eine Ablehnung oder ein Abbruch der Untersuchung für ihn mit keinerlei Nachteilen verbunden ist.

Aus dem Gesagten wird deutlich, dass neben der pharmakologisch-toxikologischen Charakterisierung einer neuen Substanz für die legale Durchführung klinischer Studien ganz entscheidend ist
- die Nutzen-Risiko-Abwägung,
- die qualifizierte Aufklärung des Probanden oder Patienten,
- die Einschaltung verschiedener Überwachungs- und Kontrollinstanzen wie die örtliche Ethik-Kommission, das BfArM[3] (insbesondere im Hinblick auf die pharmakologisch-toxikologische Testung) sowie örtliche Behörden, die die Einhaltung der im AMG festgelegten Bestimmungen bei der Durchführung klinischer Studien im Ganzen überwachen (z. B. die Versicherungspflicht für Probanden/Patienten durch den Studienträger, die Vollständigkeit der Unterlagen wie Prüfplan, Aufklärungsbogen, Ethik-Kommissionsvotum u.v.m.).

All diese Vorkehrungen dienen einerseits der Sicherheit der Probanden und Patienten, schaffen andererseits als Verfahrensregeln aber auch die Möglichkeit, neue Arzneimittel überhaupt entwickeln zu können. Letzteres stellt wiederum eine Verpflichtung der Medizin dar, nach der sie den Fortschritt zum Wohle der Patienten fördern muss.

Die verschiedenen Schritte zur klinischen Prüfung neuer potenzieller Pharmaka werden üblicherweise in 4 Phasen eingeteilt:

Phase I. In der Phase I der klinischen Prüfung wird die entsprechende Substanz an **gesunden Probanden** hinsichtlich der Verträglichkeit, der Kinetik, des Metabolismus und der Elimination untersucht. Die verwendeten Dosen müssen aus den Tierversuchen extrapoliert werden, es wird stets mit sehr niedrigen Dosierungen begonnen. Da es sich um Gesunde handelt, ist häufig keine rechte Information über die vermutete Hauptwirkung zu erhalten. Problematisch wird das Vorgehen in der Phase I, wenn einer gesunden Versuchsperson die Belastung durch das prospektive Mittel nicht zugemutet werden kann; dies gilt vor allem für Zytostatika. Die Dauer der Phase beträgt im Allgemeinen 9–24 Monate.

Phase II. In dieser Phase wird die zu untersuchende Substanz *erstmals* einer kleinen Anzahl von **Patienten** appliziert. Hierbei wird natürlich das Hauptaugenmerk auf die Effekte gelegt, wegen derer die Substanz eingesetzt werden soll, also die Hauptwirkung. Daneben werden Daten über die Pharmakokinetik und Verträglichkeit gesammelt.

Phase III. Diese Phase dient der breiten Testung der Wirksubstanz an einer größeren Patientengruppe. Diese kontrollierten Studien werden entweder gegen eine „Placebotherapie", wenn die Patienten ohne Gefahr vorübergehend auf eine wirksame Therapie verzichten können, oder gegen die bisher beste Arzneimittel-Therapie durchgeführt. Die Anzahl von Patienten, an denen eine derartige Prüfung auf Wirksamkeit und auf die Häufigkeit von Nebenwirkungen vorgenommen werden muss, hängt entscheidend ab von:

---
[3] Bundesinstitut für Arzneimittel und Medizinprodukte

> **Box 7.4**
>
> **Offenlegung aller Studienergebnisse**
>
> Pharmazeutische Firmen müssen ihre potenziellen Wirkstoffe einer aufwendigen klinischen Prüfung unterziehen, um von den nationalen oder internationalen Aufsichtsbehörden eine Zulassung zum Vertrieb des neuen Medikaments zu erhalten. Die Ergebnisse der Prüfung an Patienten – häufig müssen Tausende von Erkrankten an einer Untersuchung teilnehmen, um ein statistisch haltbares Resultat zu erreichen – standen lange Zeit nur der betreffenden Firma zur Verfügung. Die medizinisch-wissenschaftliche Welt brauchte nicht informiert zu werden. Die Öffentlichkeit wurde häufig nicht über die Ergebnisse in Kenntnis gesetzt, besonders wenn die Untersuchung kein positives Resultat erbracht hatte (neue Substanz nicht besser wirksam als bisher verwandte Wirkstoffe, Häufung von Nebenwirkungen). Zwei Gesichtspunkte haben in den letzten Jahren weltweit Protesten gegen das Verschweigen von klinischen Arzneimittelstudien ausgelöst:
> – die Tatsache, dass überhaupt eine Testung irgendeiner neuen chemischen Verbindung stattgefunden hatte und
> – dass keine Resultate bekannt gegeben worden sind.
>
> Besonderes Aufsehen hat in diesem Zusammenhang der Rückruf von zwei „Verkaufs-Rennern" erregt. Es handelt sich um den Lipidsenker Cerivastatin und um den COX-2-Hemmstoff Rofecoxib. Die bei der massenweisen Anwendung auftretenden Nebenwirkungen waren den Firmen schon aus früheren klinischen Studien bekannt.
>
> Die in psychologische Bedrängnis geratenen großen Pharma-Firmen haben schließlich vereinbart, ab Ende 2005 jeweils eine Zusammenfassung aller abgeschlossenen klinischen Untersuchungen zu publizieren, unabhängig davon, ob das Ergebnis günstig oder ungünstig ausgefallen ist. Bei noch nicht beendeten Zulassungsverfahren haben die Firmen ein Jahr Zeit zur Offenlegung.
>
> Wenn diese Absicht der Pharmaindustrie Wirklichkeit wird, ist das ein wesentlicher Schritt zur Transparenz-Steigerung im Arzneimittelwesen.
>
> Das International Commitee of Medical Journal Editors hat in Erweiterung dieser Vereinbarungen der Pharmazeutischen Firmen ihrerseits beschlossen, medizinische Publikationen nur dann zur Veröffentlichung anzunehmen, wenn Regeln zur Registrierung klinischer Studien eingehalten worden sind[4]. Die führenden medizinischen Zeitschriften aus den USA, Großbritannien, Neuseeland, Kanada, Australien, Norwegen, Dänemark, Niederlande, Kroatien sowie „Medline" (National Library of Medicine) sind diese Verpflichtung eingegangen. Eine deutsche medizinische Zeitschrift, die diesen Grundsätzen folgt, sucht man vergebens.
>
> [4] Dargestellt in The Lancet 365, 1827, 2005

- dem Ausmaß an Wirksamkeit (viel besser als das bisherige oder nur vergleichbar oder sogar schlechter) und
- der Inzidenz bestimmter Gesundheitsstörungen in der normalen Gesamtbevölkerung, die auch unter der Therapie als Nebenwirkung auftreten, und dann statistisch von der spontanen Häufigkeit abgegrenzt werden müssen. Dazu sind unter manchen Bedingungen viele tausend Patienten notwendig.

Aus den Daten der ersten 3 Phasen sollten im positiv verlaufenden Untersuchungsgang die Anforderungen des Arzneimittelgesetzes auf die Zulassung als neues Medikament erfüllt sein. Die Forderungen beziehen sich auf den **Wirksamkeitsnachweis** bei bestimmten Indikationen und die **Unbedenklichkeit** bei dieser Anwendung.

Phase IV. In dieser Phase werden alle Erkenntnisse zum Wirkstoff zusammengetragen, die nach der Zulassung während der breiten Anwendung – jeder Arzt kann das neue Arzneimittel jetzt anwenden – zur Kenntnis kommen. In dieser **Nachzulassungsperiode** können auch Erfahrungen gesammelt werden, die sich aus der Anwendung der neuen Substanz bei speziellen Kollektiven ergeben, z. B. bei Graviden, bei Dialyse-Patienten, bei sehr alten Menschen usw.

In die Phase IV fallen auch kontrollierte Studien, um **Langzeitwirkungen** zu objektivieren. Das gilt für alle chronischen Erkrankungen, die eine geringe Mortalität aufweisen (z. B. koronare Herzerkrankung, primär chronische Polyarthritis). In dieser Situation muss die mögliche lebensverlängernde Wirkung der neuen Substanz in 5–10-jährigen Studien festgestellt werden. Für die endgültige Einordnung eines Pharmakon in unseren Arzneischatz sind diese Langzeitbeobachtungen unerlässlich. Leider sind sie äußerst aufwendig, kostspielig und daher bis jetzt auch für viele wichtige Arzneimittel nur in beschränktem Umfang verfügbar.

Methodik klinischer Prüfungen

Kontrollierte klinische Studien

Die zu prüfende Substanz muss verglichen werden entweder mit einem Placebo oder dem bisher wirksamsten Medikament (Abb. 7.1). Eine Placebo-„Therapie" ist ethisch nur zu vertreten, wenn eine Nichttherapie keine Nachteile für den Patienten bringt. Die beiden Probanden- oder Patientengruppen müssen in allen Aspekten vergleichbar sein und die Teilnehmer auf die beiden Gruppen zufallsmäßig verteilt werden. Das Scheinmedikament darf sich äußerlich nicht von dem „Verum" unterscheiden. Um eine Voreingenommenheit oder Erwartungshaltung der Untersucher oder der Patienten zu vermeiden (sog. Rosenthal-Effekt), dürfen weder die Ärzte noch die Patienten wissen, wer das zu untersuchende Verum erhält und wer die Vergleichssubstanz bzw. das Placebopräparat bekommt (**doppelter Blindversuch**). Die Anzahl an Patienten, die in eine derartige Untersuchung einbezogen werden müssen, um ein statistisch gesichertes Ergebnis zu erhalten, hängt ab von:

- der Größe des zu erwartenden Effektes (je stärker die Wirkung, umso weniger Patienten werden benötigt);
- das Ausmaß der Unsicherheit der einzelnen Messung (Streuung des Effektes). Je größer die Spontanvariablität der Messgröße, desto mehr Patienten müssen in die Untersuchung einbezogen werden, um medikamentenbedingte Unterschiede erfassen zu können;
- dem angestrebten Signifikanzniveau.

7.2 Von der chemischen Struktur zum Arzneistoff: Schritte zur Entwicklung einer neuen Wirksubstanz

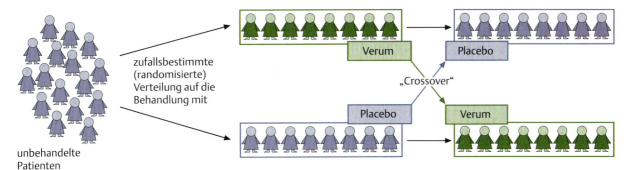

Abb. 7.1 **Kontrollierte klinische Studie.** Die Patienten werden in zwei Gruppen aufgeteilt, von denen die eine mit dem zu untersuchenden Medikament (Verum), die andere mit einem Placebo behandelt wird. Um die Aussagekraft der Studie zu erhöhen, kann die Behandlung zu einem späteren Zeitpunkt ohne Wissen der Probanden getauscht werden (Crossover), so dass jeder Teilnehmer selbst seine individuelle Kontrolle ist.[5]

Die Aussagekraft einer solchen Studie kann durch einen **Austausch der Behandlung** (sog. „Crossover") verstärkt werden, weil jeder Patient dadurch zu seiner eigenen Kontrolle wird.

Es ist selbstverständlich, dass während einer derartigen Untersuchung auch unerwünschte Wirkungen registriert und mit der Häufigkeit ihres Auftretens in der Kontrollgruppe oder -phase verglichen werden. Es sei nochmals daran erinnert, dass bei der Placebo-„Therapie" je nach den gegebenen Bedingungen die Patienten oder Probanden über eine Reihe von Nebenwirkungen berichten, die von den arzneimittelbedingten Nebenwirkungen subtrahiert werden müssen.

Diese hier geschilderte, optimale Untersuchung zur Erfassung von Wirkungen und Nebenwirkungen einer Arzneisubstanz fußt also auf einem Placebo-kontrollierten, auf Zufallsauswahl beruhenden („randomisierten"), doppelblinden, über Kreuz durchgeführten Vorgehen, das aber einen begrenzenden Nachteil aufweist: Den gewaltigen Aufwand! Deshalb sind die maximal erzielbaren Patientenzahlen begrenzt und reichen im Allgemeinen nicht aus, um seltene, aber gravierende Nebenwirkungen auszuschließen. Aus diesem Grunde wird eine neue Substanz weiteren, allerdings schlechter kontrollierten Studien unterworfen, die aber dann sehr große Patientenzahlen umfassen und erst nach der Zulassung des Arzneistoffes durchgeführt werden können. Es handelt sich um *Kohorten-* und um *Fallkontrollstudien*. Sie sind der Phase-IV-Erprobung zuzuordnen, deren Zeitdauer unbegrenzt ist.

Kohortenstudien, Fallkontrollstudien

Diese beiden Ansätze eignen sich besonders für die Aufdeckung seltener Nebenwirkungen. In der **Kohortenstudie** (Abb. 7.2) werden Patienten, die einer bestimmten Therapie unterliegen, über eine lange Zeit beobachtet.

Das Beobachtungsergebnis wird verglichen mit dem einer Gruppe (Kohorte), die an derselben Erkrankung leidet, aber anders behandelt wird. Der Unterschied gegenüber der oben beschriebenen kontrollierten klinischen Untersuchung besteht darin, dass die Variablen mit Ausnahme der zu prüfenden Arzneimittel-Therapie nicht gut standardisiert sind und damit die Vergleichbarkeit eingeschränkt ist. Registriert wird in einer derartigen Studie das Auftreten (oder Nichtauftreten) von Haupt- und Nebenwirkungen im Vergleich zur Kontrollkohorte. Da die Patienten über lange Zeit beobachtet werden müssen, sind auch die Kohortenstudien noch sehr aufwendig, ihr großer Wert ist aber unbestritten.

In der **Fallkontrollstudie** (Abb. 7.3) wird geprüft, ob bestimmte Erscheinungen (Nebenwirkungen?), die bei behandelten Patienten (alle mit derselben Grunderkrankung) auftreten, die Folge einer Arzneimittel-Therapie sein könnten. Zu diesem Zweck wird eine Kontrollgruppe von Patienten zusammengestellt, welche die bestimmte Erscheinung nicht aufweisen. Dann wird verglichen, ob ein bestimmtes Arzneimittel in der „Fallgruppe" häufiger angewandt wurde als in der „Kontrollgruppe". Die Schwierigkeit dieses Verfahrens besteht darin, ein wirklich vergleichbares Kollektiv zu erstellen, das in allen Charakteristika wie Alter, Geschlecht, Größe, Tabak- und Alkoholkonsum, Sozialstatus usw. übereinstimmt.

Dieses Verfahren ist mit großer Unsicherheit belastet, wenn es sich nicht um ganz markante und seltene Nebenwirkungen handelt.

Fallberichte

Schließlich soll noch das einfachste und wertvolle Verfahren des Fallberichtes erwähnt werden.

Beobachtet ein behandelnder Arzt eine Auffälligkeit nach der Behandlung mit einem Pharmakon, könnte es sich um ein kausal verknüpftes Ereignis handeln, aber ein zufälliges Zusammentreffen ist bei einem Einzelfall nicht ausgeschlossen. Ein kausaler Zusammenhang wird immer wahrscheinlicher, je mehr derartige Beobachtungen gemacht werden. Es entsteht dann eine Fallberichtsserie. Es ist daher sehr wichtig, dass Fallbeobachtungen gemeldet und gesammelt werden, Anlaufstellen für derartige Fallberichte sind die Bundesärztekammer und das BfArM.

---

[5] Ein amerikanischer Prüfarzt berichtet folgendes Erlebnis: Nach dem Crossover fragt ihn ein Proband: „Warum erhalten wir jetzt andere Tabletten?" „Wieso, wie kommen Sie darauf?" „Bisher gingen die Tabletten im Klo unter und jetzt schwimmen sie!" Dieses Erlebnis bestätigt die Erfahrung alter, erfahrener Kliniker, nach Tabletten-Verteilung so lange beim Patienten zu bleiben, bis er die Tabletten geschluckt hat.

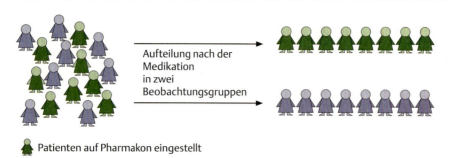

Abb. 7.2 **Kohortenstudie.** Patienten, die an einer bestimmten Krankheit leiden, werden aufgeteilt in solche, die auf ein Medikament eingestellt sind, und solche, die es nicht bekommen. Der Vergleich dieser beiden Kohorten gibt Aufschluss über Haupt- und Nebenwirkungen des Medikaments unter Langzeittherapie.

Patienten auf Pharmakon eingestellt

Patienten nicht mit Pharmakon behandelt

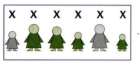

Patienten mit fraglicher Nebenwirkung **X** („Erscheinung")

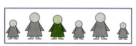

Zusammenstellung einer komplementären Gruppe von Patienten ohne diese „Erscheinung"

Vergleich bezüglich des Musters der Medikamenten-Einnahme; Häufung der Anwendung eines bestimmten Medikamentes (grün) in der **X**-Gruppe

Abb. 7.3 **Fallkontrollstudie.** Patienten, bei denen eine fragliche Medikamentenwirkung (X) auftritt, werden herausgesucht („Fälle"). Als „Kontrolle" wird eine Gruppe von Patienten ohne diese Erscheinung zusammengestellt, die in wichtigen Charakteristika wie Alter, Geschlecht, Sozialstatus usw. den „Fällen" gleichen. Es wird geprüft, ob in der Fallgruppe ein Medikament gehäuft angewandt wird.

Psychologische Schwierigkeiten bei der klinischen Prüfung neuer Substanzen

Die nach allen Regeln der Kunst durchgeführte klinische Prüfung einer neuen, potenziell als Medikament infrage kommenden Substanz ist ein aufwendiges Unternehmen. Eine große Zahl von Patienten mit definierten Eigenschaften muss in die Untersuchung einbezogen werden, eine Vergleichsgruppe (mit bisher optimaler Behandlung oder wenn möglich mit Placebotherapie) ist aufzustellen. Um in absehbarer Zeit genügend große Fallzahlen zu sammeln, ist die Untersuchung multizentrisch anzulegen, d. h. mehrere Kliniken sind für die Fragestellung zu interessieren und zu einer Kooperation zu gewinnen. Der Anstoß zu einer derartigen ersten Untersuchung einer neuen Substanz als prospektivem Arzneimittel kommt natürlich von der herstellenden Pharmafirma, die konsequenterweise auch die Gesamtkosten übernimmt. In diesem Zusammenhang treten grundsätzliche Probleme auf:
- Hat eine Gruppe von Klinikern wirklich wissenschaftliches Interesse daran, die infrage kommende Substanz zu untersuchen? Enttäuschungen über den Ausgang des aufwendigen Unternehmens („nicht besser wirksam als bisherige Therapie") sind fast die Regel. Außerdem entsteht die Frage, ob die benötigte Arbeitszeit sich in einer wissenschaftlichen Publikation niederschlagen kann, denn publizieren möchten sowohl der Klinikleiter als auch die beteiligten Assistenten. Aber die Publikation negativer (nicht positiver) Ergebnisse ist weder für die betreffenden Ärzte attraktiv, noch für die betroffene Pharmafirma. Im Allgemeinen können die Wissenschaftler sowieso nur nach „Genehmigung" des Textes durch die involvierte Firma publizieren.
- Worin bestehen die Kosten? Die tatsächlichen finanziellen Ausgaben müssen natürlich ersetzt werden, aber das Projekt muss auch für die Untersucher finanziell attraktiv gestaltet werden: Reisekostenerstattung, Bezahlung von Kongressteilnahmen in fernen Ländern, Bezahlung zusätzlicher Assistenten, Anschaffung wissenschaftlicher Geräte für die Klinik, „sponsoring" von Vorträgen, vorteilhafter Erwerb von Aktien der betreffenden Firma, und schließlich möglicherweise ein persönliches Entgelt.

Damit ist eine finanzielle Abhängigkeit geschaffen, die weltweit die Unabhängigkeit und Objektivität der klinischen Forschung bedroht. Die Situation hat sich in den letzten Jahren immer mehr zugespitzt, so dass renommierte Institutionen und angesehene medizinische Journale auf Abhilfe gesonnen haben.
Eine Folgerung ist, dass die Autoren klinischer Arbeiten, in denen über Arzneimittel berichtet wird, in einer Fußnote deklarieren müssen, ob und wenn ja, in welchem Ausmaß sie finanziell mit der betreffenden Pharmafirma verbunden sind.
Eine bittere Erkenntnis ergibt sich aus der Tatsache, dass positive Ergebnisse veröffentlicht werden, negative aber häufig nicht im Druck erscheinen: Die sog. Metaanalysen (Zusammenfassung von Publikationen über dieselbe Substanz, deren Zweck darin besteht, einen Überblick über möglichst große Patienten-Zahlen zu erhalten) ergeben oft ein zu günstiges Bild, denn sie können nur die positiven Resultate der Einzelstudien addieren.
Die Überbewertung positiver Befunde kommt auch darin zum Ausdruck, dass auf der Basis derartiger Unterlagen von den Behörden zugelassene neue Arzneimittel nicht so selten nach kurzer Zeit wieder vom Markt genommen werden müssen, weil bisher nicht berichtete Nebenwirkungen auftreten. So mussten in den letzten Jahren mehrere neue Medikamente zurückgezogen werden: Mibefradil (Ca-Antagonist), Bromfenac (nicht steroidales Antiphlogistikum), Trovafloxazin, Sparfloxacin

und Gatifloxacin (Chemotherapeutika vom Fluorchinolon-Typ), Troglitazon (orales Antidiabetikum), Rofecoxib und Valdecoxib (COX-2-Hemmstoff) und Cerivastatin (Lipidsenker) sowie Ximelagatran (peroraler Thrombin-Inhibitor).

Andererseits kann auch in einem noch so aufwendigen und teuren Zulassungsverfahren eine seltene, gravierende Nebenwirkung alleine aus statistischen Gründen einer Erfassung entgehen. In der Regel müssen bis zur Zulassung 3000–5000 Patienten mit dem neuen Wirkstoff behandelt worden sein. Eine Nebenwirkung, die bei 1 auf 10000 behandelten Fällen auftritt, braucht somit vor der Zulassung nicht aufzutreten. Sie wird erst entdeckt, wenn alle nach der Zulassung „aufpassen".

Die Abhängigkeit der (klinisch-) pharmakologischen Forschung von der Industrie wird noch gefördert durch die finanzielle Situation, die im Augenblick herrscht: Die staaliche Finanzierung der Universitäten wird merklich reduziert, dafür die Zusammenarbeit mit der Industrie propagiert. Das mag für manche Wissenschaftsgebiete sinnvoll sein, aber sicher nicht für die (klinische) Pharmakologie, die ihre Unabhängigkeit behalten sollte, um eine optimale Therapie ohne finanzielle Zwänge für den kranken Menschen zu vertreten.

8 Alternative Heilverfahren

8.1 Placebotherapie ··· 64
8.2 Homöopathische Arzneimittel ··· 64
8.3 Phytotherapie ··· 66

Von den alternativen Methoden sollen hier nur die Lehrgebäude angesprochen werden, die besondere Arzneimittel erfordern, nicht dagegen physikalische Verfahren (Magnetismus, Pendeln), Akupunktur, Aromatherapie und andere. Alternative Methoden sind in der Bevölkerung sehr beliebt. Aus amerikanischen Schätzungen geht hervor, dass in den USA mehr als 30% aller Bürger sich durch alternative Methoden haben behandeln lassen, aber weniger als die Hälfte dieser Fälle teilt das ihren Ärzten mit.

Zu den alternativen Denkgebäuden, die „Arzneimittel" zur Therapie verwenden, gehören z. B. folgende Ansätze:

- Die **Signaturlehre** ist aus alter Zeit auf uns gekommen. Bestimmte Pflanzenarten sind gekennzeichnet durch besondere Eigenschaften, mit denen sie uns Menschen auf ihre Indikation aufmerksam machen: Disteln gegen Seitenstechen, Schöllkraut, das gelblichen Pflanzensaft enthält, gegen Galle- und Leberkrankheiten usw.
- Die rein spekulative **Blütentherapie** nach dem englischen Arzt E. Bach.
- Die von R. Steiner gegründete **Anthroposophie** enthält auch eine spezielle Arzneimittellehre. Der Mensch besteht in diesem Denkgebäude aus zwei Körpern, dem physischen Leib und dem Astralleib. Wenn diese beiden Anteile nicht in völliger Deckung vorliegen, ergeben sich Erkrankungen der kritischen Defektstellen. Mehr als 1000 anthroposophische „Arzneistoffe" sind erhältlich, teils aus Pflanzen, teils aus Tierorganen gewonnen. Die anthroposophische Heilmethode ist ebenfalls völlig spekulativ und keiner wissenschaftlich haltbaren Nachprüfung unterzogen worden.

8.1 Placebotherapie

Eine Zufuhr von Scheinmedikamenten kann Besserungen oder gar Heilungen zur Folge haben. Die Erfolgsquote ist abhängig von der Art der Erkrankung, der Persönlichkeit des Patienten und der Suggestivkraft des Arztes.

Scheinmedikamente erfüllen in klinischen Prüfungen eine wichtige Aufgabe, sie sollten in der praktischen Medizin nur unter zwei Bedingungen angewandt werden:
- wenn eine echte Pharmakotherapie nicht möglich oder nicht notwendig ist **und**
- wenn beim Arzt das Bewusstsein vorhanden ist, mit Hilfe einer Scheintherapie eine Psychotherapie zu betreiben.

Placebogaben können nicht nur günstige, sondern auch ungünstige Veränderungen psychischer und körperlicher Funktionen hervorrufen. Nach Placebo-Applikation beobachtete man in zahlreichen Untersuchungen Nebenwirkungen, die zwar nicht bedenklich waren, die aber auch sonst nach Arzneimitteleinnahme häufig als störend beschrieben werden. So kam es in einer Beobachtungsreihe in 10–25% der Fälle zu trockenem Mund, Nausea, Schwindelgefühl, Konzentrationsschwierigkeiten, Schläfrigkeit, Kopfschmerzen und sogar in 50% zu Dösigkeit. Die Häufigkeit der beobachteten Nebenwirkungen ist davon abhängig, ob der Patient überhaupt nach Nebenwirkungen befragt und wie diese Befragung durchgeführt wird. Aus derartigen Beobachtungen geht hervor, dass manche Nebenwirkungen durch die psychische Alteration, die mit der therapeutischen Maßnahme verbunden ist, ausgelöst werden. Dabei spielen außer der Befragung durch den Arzt Erwartungsangst, Misstrauen und allzu starke Selbstbeobachtung eine wichtige Rolle. Auch bei gesunden Versuchspersonen ruft die Gabe von Placebopräparaten Nebenwirkungen hervor. Bei einer Untersuchung, die über 1200 Personen umfasste, traten bei 19% Nebenwirkungen leichterer Art auf. Dieselben Symptome, die Ausdruck einer Befindlichkeitsstörung sind, werden durch Befragung bei Personen evoziert, die an einer übertriebenen Angst vor „Umweltgiften" wie Holzschutzmitteln, Überland-Stromleitungen, Insektiziden usw. leiden.

8.2 Homöopathische Arzneimittel

Homöopathische Arzneimittel wurden von dem sächsischen Arzt C. F. S. Hahnemann (1755–1843) „erfunden". Innerhalb seines Lehrgebäudes weisen die Arzneimittel zwei Besonderheiten auf, die sie grundlegend von Medikamenten mit pharmakodynamischer Wirkung unterscheiden. Die nicht antastbaren **Grundregeln Hahnemanns** sind (Abb. 8.1):

- Substanzen, im Allgemeinen Pflanzenextrakte (meistens 1 Teil Droge und 9 Teile Lösungsmedium = Urtinktur), gewinnen mit zunehmender **Verdünnung** an Wirksamkeit. Die Verdünnung in Dezimal- oder Centesimal-Schritten hat nach einem besonderen, zeitaufwendigen Ritus zu erfolgen, sonst stellt sich die **„Potenzierung"** nicht ein. Das Ausmaß der Verdünnung wird bei Dezimalschritten mit D und einem Index angegeben, so bedeutet D_3 eine Verdünnung um $3 \times$ das Zehnfache, also um den Faktor 1000, D_6 um das Millionenfache. Als Hochpotenzen werden D_{20} bis D_{30} bezeichnet und verwendet. Bei der Centesimal-Verdünnung ist die Nomenklatur

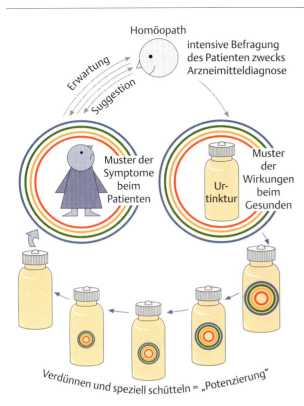

Abb. 8.1 **Homöopathie.** Vereinfachte Darstellung der Prinzipien der Homöopathie. Erklärung im Text.

entsprechend, C_3 heißt $3\times$ um das Hundertfache verdünnt, also um das Millionenfache, und so fort.
- Die Auswahl des Arzneimittels und der Verdünnung geschieht nach der **Ähnlichkeitsregel**: Similia similibus curentur. Die homöopathischen Arzneimittel werden zuerst an gesunden Versuchspersonen in „normaler" Dosis untersucht, und die Symptome, die sie hervorrufen, müssen akribisch festgehalten werden. Zeigt nun ein Kranker ein gewisses Symptomenmuster, so wird unter den homöopathischen Mitteln dasjenige ausgesucht, das beim Gesunden eben dieses Mosaik an Symptomen ausgelöst hat, und in verdünnter, „potenzierter" Form gegeben. Die Homöopathie sucht die Arzneimittel nach Symptomen, nicht nach zugrunde liegenden Prozessen aus. Die Ähnlichkeitsregel schließt eine kausale Therapie aus.

Die Analyse des Symptomenmusters erfordert, dass der homöopathische Therapeut den Patienten intensiv befragt. Auf diese Weise kann der Patient ein Ausmaß an menschlicher Zuwendung erfahren, wie er es in der wissenschaftlichen Medizin zuvor nicht erlebt hat. Das seelische Wohlbefinden ist bekanntlich eine wichtige Grundlage des „Sich-Gesund-Fühlens". So ist es nur scheinbar paradox, dass aus wissenschaftlich-medizinischer Sicht das homöopathische Arzneimittel meist als somatisch unwirksam angesehen werden muss, jedoch der homöopathischen Therapie (zu der das besondere Umfeld der Arzneimittelanwendung gehört) ihre Erfolge keineswegs abgesprochen werden. So gesehen, ist die Homöopathie eine Psychotherapie mit großen Erwartungen des Patienten und hoher Suggestivkraft bei den Therapeuten.

Gegen die Verwendung homöopathischer Arzneimittel ist so lange kaum etwas einzuwenden, wie die Möglichkeit der Heilung durch Mittel oder Methoden der wissenschaftlichen Medizin (Therapie einer schweren Infektion mit spezifisch wirkenden Antibiotika, Operation eines Neoplasma usw.) nicht verpasst wird. Die Homöopathie muss sich beschränken auf Patienten, deren Erkrankung durch eine rationale Arzneimitteltherapie nicht besser behandelbar ist.

Es sollte noch auf einen besonderen Aspekt hingewiesen werden. Die homöopathische Lehre, wie sie von Hahnemann um 1800 aus Unzufriedenheit mit den damaligen (Arznei-)therapeutischen Möglichkeiten begründet wurde, ist ein starres Lehrgebäude, das keine Veränderung durchgemacht hat. Seit 1800 hat das medizinische Wissen auf allen Gebieten der theoretischen und der praktischen Medizin geradezu unglaublich zugenommen, so auch auf dem Gebiet der wissenschaftlichen Arzneimitteltherapie. Untersuchungen, die den modernen wissenschaftlichen Ansprüchen entsprechen, haben nie einen Effekt homöopathischer Mittel nachweisen können, der über eine Placebowirkung hinausgeht.

Um zu illustrieren, dass die wissenschaftlichen Erkenntnisse, die in den vergangenen 200 Jahren in der Medizin und den Naturwissenschaften erarbeitet worden sind, keinen Einfluss auf das homöopathische Dogma genommen haben, führen wir zwei Fertigrezepte aus der „Roten Liste" 2005 an (Box 8.**1**).
- Im ersten Beispiel, nämlich Mucosa compositum®, enthält eine 2-ml-Ampulle (zur i.m-, i.c.-, s.c.- und **i.v.**-Injektion) eine Mischung von **36 Ingredienzien**, die größtenteils tierischer oder pflanzlicher Herkunft sind und damit eine unübersehbare Anzahl von organischen Substanzen darstellen. Fragen nach Arzneimittel-Interferenzen und nach dem Beitrag der einzelnen Komponenten zum „Therapieerfolg" bleiben offen.
- Das zweite Beispiel soll ein absurdes Verhalten der homöopathischen Dosierung vor Augen führen. Luffeel compositum® Nasentropfen enthalten nur 4 Homöopathika, die aber überraschenderweise in jeweils Dimensionen überspringenden Konzentrationen vorliegen. Der eine Bestandteil Luffa operculata ist enthalten in den Konzentrationen D_4 = 10000fach verdünnt, dazu in der Konzentration D_{12} (= 1000000000000fach verdünnt) plus D_{30} (in Zahlen nicht mehr darstellbar). Noch extremer sind die Verhältnisse bei der körpereigenen Substanz Histamin, die ebenfalls in diesem Präparat steckt. Histamin liegt vor in den Verdünnungen D_{12} plus D_{30} plus D_{200}! Nebenbei: Der Histamingehalt menschlicher Gewebe liegt im Bereich 0,01 mg/g, das entspricht D_5. Außerdem enthält Luffeel® comp. noch zur Konservierung das allopathische Desinfektionsmittel Benzalkonium (S. 495), das bei einer Rhinitis durchaus einen eigenen günstigen Effekt auf das entzündliche Geschehen haben könnte.

Übrigens hat 1996 eine Expertengruppe der Europäischen Kommission die Feststellung getroffen, dass ho-

> **Box 8.1**
>
> **Beispiele homöopathischer Fertigrezepte**
>
> **Beispiel 1 – Mucosa compositum®**
> **Indikation: Schleimhaut-Katarrhe**
> **(Rote Liste 2006, Nr. 45033)**[1]
>
> Mucosa nasalis suis D_8, Muc. pulmonalis suis D_8, Muc. oculi suis, Muc. vesicae felleae suis D_8, Muc. vesicae urinariae suis D_8, Muc. pyloris suis D_8, Muc. duodeni suis D_8, Muc. oesophagi suis D_8, Muc. jejuni suis D_8, Muc. ilei suis D_8, Muc. coli suis D_8, Muc. recti suis D_8, Muc. choledochus suis D_8, Ventriculus suis D_8, Pancreas suis D_{10}, Argentum nitricum D_6, Belladonna D_{10}, Oxalis acetosella D_6, Anacardium D_6, Phosphorus D_8, Lachesis D_{10}, Ipecacuanha D_8, Nux vomica D_{13}, Veratrum D_4, Pulsatilla D_6, Kreosotum D_{10}, Sulfur D_8, Natrium oxalaceticum D_8, Colibacillinum D_{28}, Condurango D_6, Kalium bichromicum D_8, Hydrastis D_4, Mandragora D_{10}, Momordica balsamina D_6 und Ceanothus D_4, jeweils 0,022 ml in einer 2,2-ml-Ampulle.
>
> **Beispiel 2 – Luffeel compositum®**
> **Nasentropfen (Rote Liste 2006, Nr. 72102)**
>
> Luffa operculata D_4 + Luffa operculata D_{12} + Luffa operculata D_{30}
> Thryallis glauca D_4 + Thryallis glauca D_{12} + Thryallis glauca D_{30}
> Histaminum D_{12} + Histaminum D_{30} + Histaminum D_{200}
> Sulfur D_{12} + Sulfur D_{30} + Sulfur D_{200}
> Jeweils 1,0 bzw. 0,5 ml von jeder Verdünnung + 1 ml Wasser ergibt 10 ml Nasentropfen.
>
> [1] Bemerkung: Der Leser wird in den angegebenen Rezepten eine Reihe von „Mitteln" finden, deren Namen ihm unbekannt sind und die in der medizinischen Ausbildung nie wieder vorkommen. Er braucht sich deswegen keine Sorgen zu machen, denn es handelt sich zum Teil um Kuriositäten. Die Mukosa- (Schleimhaut-)Präparate des Schweins von der Nase bis zum Rectum sollten seiner Aufmerksamkeit aber nicht entgehen und zu Überlegungen Anlass geben.

möopathische Arzneimittel denselben Prüfbedingungen unterworfen werden müssen wie die Arzneimittel der wissenschaftlichen Medizin und unter diesen Bedingungen (kontrollierte klinische Studien, S. 60) ihre Wirksamkeit und Unbedenklichkeit zu demonstrieren hätten. Ebenfalls verlangt die US-amerikanische Regierung, dass alternative Behandlungsmethoden mit denselben Kriterien für Qualität, Gewissenhaftigkeit und ethischen Grundlagen bewertet werden müssen wie die „Schulmedizin". Nach der augenblicklichen Einstellung unserer amtlichen Stellen können die „Erfolge" von Außenseitermethoden, zu denen auch die Homöopathie gehört, jedoch nur von Ausübenden der entsprechenden Methode beurteilt werden (sog. **Binnenanerkennung**). Dies ist eine Unmöglichkeit, die jeder kritischen Wissenschaftlichkeit widerspricht, aber den Fortbestand des Lehrgebäudes sichert.

8.3 Phytotherapie

Phytotherapeutika sind Arzneimittel, die aus Pflanzen oder Pflanzenteilen zubereitet sind und keine chemisch synthetisierten Substanzen enthalten. Sie repräsentieren die ursprüngliche Form der Medikamente, wurden schon im Altertum angewandt und sind über das Mittelalter mit den Kräutergärten und Kräuterbüchlein bis in unsere Zeit erhalten geblieben.

Es ist eine weit verbreitete Neigung, der Phytotherapie eine Sonderstellung zuzusprechen, die Heilpflanzen ideologisch zu verbrämen, sie in einen Gegensatz zur wissenschaftlichen Medizin zu stellen und sie in die „alternative Medizin" einzuordnen. Das haben die pflanzlichen Heilmittel nicht verdient, sondern sie sollten nüchtern betrachtet werden:

- Eine größere Zahl von Pflanzenspezies enthält biologisch wirksame Inhaltsstoffe, die teils eine heilende, teils eine toxische Wirkung besitzen.
- Viele wichtige Wirkstoffe sind primär Inhaltsstoffe von Pflanzen. Es spricht nichts dagegen, pflanzliche Zubereitungen in klinischen Studien zu prüfen und bei vorteilhaften Wirkungen diese anzuwenden bzw. deren aktive Prinzipien zu identifizieren.
- Die Anwendung eines Phytotherapeutikum ist zwangsläufig die Zufuhr eines Substanzgemisches, nämlich aller Inhaltsstoffe der betreffenden Pflanze (s. dazu auch Box 7.2, S. 56).
- Der Wirkstoffgehalt einer pflanzlichen Droge schwankt in Abhängigkeit von Standort-, Wachstums- und Erntebedingungen, Alter und Behandlung der Droge. Dies macht eine Standardisierung notwendig. Wenn jedoch bei einem Pflanzenextrakt mit vielen Inhaltsstoffen nicht bekannt ist, auf welchem eine bestimmte Wirkung beruht, ist die Standardisierung auf einen der Inhaltsstoffe von fraglichem Nutzen.
- Da der Wirkstoffgehalt also schwanken kann und Interferenzen zwischen den vielen Inhaltsstoffen auftreten können, ist ein Phytotherapeutikum mit einer therapeutischen Unsicherheit belastet.
- Der weit verbreitete Glaube, reine Naturprodukte seien „immer gut und nicht giftig", ist nicht richtig, denn eine große Zahl von Pflanzen enthalten giftige Substanzen.

Zur Illustration der einzelnen Punkte seien einige Beispiele genannt: Wertvolle Inhaltsstoffe sind Morphin aus der Mohnpflanze, Digoxin aus dem Fingerhut, d-Tubocurarin aus Strychnos- und Chondrodendron-Arten, Colchicin aus der Herbstzeitlosen, Coffein aus der Kaffeebohne. Für Inhaltsstoffe mit recht zweifelhaftem Charakter könnten genannt werden: Nicotin aus den Tabakblättern, Arecolin aus der Betelnuss, Cocain aus den Cocablättern. Zu den immer wieder verwendeten Drogen, deren therapeutischer Nutzen aber bisher nicht bewiesen ist, gehören Ginkgo biloba, Ginseng-Wurzel, das Johanniskraut (Hypericum perforatum), der Weißdorn (Crataegus laevigata), der Halbschmarotzer Mistel (Viscum album, differenziert nach verschiedenen Wirtsbäumen). Manche scheinbar harmlosen Naturprodukte können über die Beeinflussung von Enzymen eine Interferenz mit wichtigen Arzneimitteln auslösen, was z. B. für Grapefruitsaft und Johanniskraut gilt. Schließlich sind gifthaltige Pflanzen anzuführen, die in Unkenntnis eingenommen werden:

- Das Kreuzkraut im Kräutertee (Senecio vulgaris) enthält, wie auch andere heimischen Kräuter, Pyrrolizidin-Alkaloide (induzieren Leberzirrhose und pulmonalen Hochdruck).
- Osterluzei (Aristolochia clematitis) ist durch ihren Gehalt an Aristolochiasäure toxisch (wirkt karzinogen), dieses Kraut wird als Nierentherapeutikum angesehen.
- Als Anxiolytikum pflanzlicher Herkunft gelten die Kava-Kava-Wurzeln (Piper methysticum, Polynesien). Die Extrakte sind aber so lebertoxisch, dass sie vom Markt genommen werden mussten.

Zusammengefasst lässt sich feststellen, dass die moderne Medizin der Pflanzenwelt eine große Zahl wichtiger Wirkstoffe verdankt. Bei schweren und kritischen Erkrankungen wird ein Therapeut immer der Reinsubstanz den Vorzug geben, weil die Dosierung genormt und exakt ist und die Gefahr von Interferenzen durch Begleitsubstanzen entfällt. So wird heute niemand mehr einem Patienten mit stärksten Schmerzen Opiumpulver statt Morphin verordnen oder bei einer schweren Herzinsuffizienz einen Tee aus Fingerhutblättern statt Digoxin verschreiben. Ein Phytotherapeutikum mit wissenschaftlich belegter Wirksamkeit wird also meist nur einen Übergang darstellen zur Identifizierung und Reindarstellung des betreffenden Wirkstoffs.

9 Notwendige Wirkstoffe

Die „Rote Liste" – das Angebot der Pharmaindustrie

Jeder Arzt, der eine Arzneimitteltherapie betreibt, ist gezwungen, sich mit der „Roten Liste" auseinanderzusetzen. Die „Rote Liste", die jährlich erscheint, ist das Verzeichnis von Fertigarzneimitteln der Mitglieder des Bundesverbandes der pharmazeutischen Industrie und des Verbandes der forschenden Arzneimittelhersteller. Die 2006er-Liste enthält 8829 Präparate, davon sind 6616 Präparate verschreibungspflichtig. Da die Arzneimittelhersteller ihre Präparate nicht in die „Rote Liste" aufnehmen lassen müssen, sind über die angegebenen Zahlen hinaus noch weitere Medikamente auf dem Markt.

Aufgrund der übergroßen Fülle von Präparaten ist die „Rote Liste" unüberschaubar für den Therapeuten und enthält das Vielfache an Zubereitungen im Vergleich zu dem Arzneimittelangebot in anderen vergleichbaren Staaten. Die Gründe für die quantitative Überlastung des deutschen Arzneimittelmarktes sind ab S. 56 ausführlich dargelegt.

Es sei nochmals daran erinnert, dass nur ein Teil der in der Roten Liste enthaltenen Präparate nach einer Prüfung zugelassen sind. Etwa die Hälfte ist lediglich vor Inkrafttreten des neuen Arzneimittelgesetzes registriert worden.

Es sei hier besonders auf die vorbildliche Medikamentenliste in Großbritannien hingewiesen. Die „British National Formulary" ist zusammengestellt von zwei unabhängigen wissenschaftlichen Gesellschaften, der „British Medical Association" und der „Royal Pharmaceutical Society of Great Britain", und enthält zu den Wirkstoffen fundierte pharmakologisch-therapeutische Hinweise (erscheint 2 × jährlich).

Empfehlungen für den Arzt unter wissenschaftlichen und ökonomischen Aspekten

Das Motto für die Arzneimittel-Therapie muss mehr denn je lauten:
Unter wissenschaftlichen Gesichtspunkten eine optimale Behandlung bei einem Minimum an Kosten durchführen.

Wir möchten daher dem Therapeuten unter wissenschaftlichen Kriterien **„Notwendige Wirkstoffe"** empfehlen und gleichzeitig neben den Originalpräparaten preiswerte Alternativen anbieten. Der Leser findet daher jeweils am Ende eines Abschnitts in **grünen Tabellen** „notwendige Wirkstoffe" als Originalpräparate sowie preiswerte Alternativpräparate.

Im Folgenden sollen die **Auswahlkriterien** erläutert werden, damit der Auswahlprozess nachvollziehbar ist:

- Die unseres Erachtens wichtigen Wirkstoffe sind aufgeführt. Es werden aber nur der Freiname, der Handelsname des Originalpräparates und, falls der Patentschutz abgelaufen ist, Präparate als *preiswerte Alternative* genannt. Die Alternative können entweder Generika (also Freiname plus angehängter Firmenname) oder weitere Handelsnamen sein.
- *Analogsubstanzen*, die sich von der Leitsubstanz einer Arzneimittelgruppe pharmakologisch nicht unterscheiden, werden nicht berücksichtigt.
- *Kombinationspräparate* mit zwei Wirkstoffen werden nur erwähnt, wenn die beiden Komponenten sinnvoll zusammenpassen. Kombinationspräparate mit mehr als 2 Ingredienzen entfallen, weil Prüfungen der Überlegenheit kaum vorliegen und aus ethischen und finanziellen Gründen nicht durchgeführt werden können.

Box 9.1

Bedeutung des Apothekers für die Arzneimittel-Sicherheit

„Nobody is perfect". Daher können dem Arzt bei der Ausstellung von Rezepten fehlerhafte Angaben unterlaufen: zu schlecht leserliche Schrift, irrtümliche Dosierungsangaben, gleichzeitige Verordnung von Wirkstoffen, die miteinander interferieren. Es ist eine wesentliche Pflicht des Apothekers, der die verschriebenen Medikamente an die Patienten herausgibt, die ihm vorliegenden Rezepte zu prüfen, Unklarheiten festzustellen und nach Rücksprache mit dem Arzt die Situation zum Wohle der Patienten zu klären.

Teil 2
Organ- und Funktionssystem bezogene Pharmakologie

Kapitel 10 Vegetatives System ... *70*

Kapitel 11 Andere Überträgerstoffe und Mediatoren ... *109*

Kapitel 12 Herz und Kreislauf ... *127*

Kapitel 13 Respirationstrakt ... *171*

Kapitel 14 Blut ... *178*

Kapitel 15 Niere und Elektrolyte ... *200*

Kapitel 16 Verdauungstrakt ... *221*

Kapitel 17 Stoffwechsel ... *235*

Kapitel 18 Bewegungsapparat ... *252*

Kapitel 19 Nozizeptives System ... *266*

Kapitel 20 Immunsystem ... *301*

Kapitel 21 Zentralnervensystem ... *310*

Kapitel 22 Haut ... *358*

Kapitel 23 Hormonsystem ... *362*

10 Vegetatives System

10.1 Physiologische Vorbemerkungen ··· 70
10.2 Beeinflussung des Parasympathikus ··· 73
10.3 Der Sympathikus ··· 82
10.4 Beeinflussung der ganglionären Übertragung ··· 103
10.5 Glatte Muskulatur ··· 104

10.1 Physiologische Vorbemerkungen

Das **vegetative** oder **autonome Nervensystem** besteht aus einem zentralen und einem peripheren Anteil. Der *zentrale Anteil* ist in Rückenmark und Hirnstamm gelegen; seine spezifische pharmakologische Beeinflussung ist bisher nur begrenzt möglich. Vom *peripheren Anteil* hat der efferente Teil für die experimentelle Pharmakologie und für die Therapie jedoch eine sehr große Bedeutung gewonnen.

Box 10.1

Regulation der Funktion vegetativer Organe

Die vegetativen Organe bedürfen einer ständigen Steuerung, damit ihre Funktion den Gesamtbedürfnissen des Organismus angepasst ist. Diese Regelung kann nerval und humoral geschehen. Für die meisten vegetativen Organe (glatte Muskeln, Herz, Drüsen) erfolgt die Funktionssteuerung durch das vegetative (autonome) Nervensystem, dessen beide funktionelle Teile, der **Parasympathikus** und der **Sympathikus**, meistens gegensätzlichen Einfluss auf die Organfunktion nehmen. Diese nerval vermittelte Einstellung unterliegt weiterer Modulation durch Hormone und Lokalhormone, wodurch eine Feinanpassung an die jeweiligen Bedürfnisse erfolgt.

Der **anatomische Aufbau** des peripheren vegetativen Nervensystems ist schematisch in Abb. 10.1 dargestellt. Eine Besonderheit des vegetativen Nervensystems besteht darin, dass alle Nervenfasern, die aus dem zentralen Nervensystem (ZNS) austreten, nochmals auf ein Neuron umgeschaltet werden (postganglionäres Neuron). Die *sympathischen* präganglionären Nervenfasern verlassen das ZNS ausschließlich in den Rückenmarksegmenten Th_1 bis L_3. Der *Parasympathikus* dagegen schließt sich den vier Hirnnerven N. oculomotorius, N. facialis (Chorda tympani), N. glossopharyngeus und zur Hauptsache dem N. vagus an. Lediglich die Organe des kleinen Beckens werden parasympathisch von den Nn. sacrales versorgt, die aus dem Sakralmark entspringen (Abb. 10.1).

Die **physiologischen Wirkungen** von Parasympathikus und Sympathikus auf verschiedene Organe sind in Tab. 10.1 zusammengefasst. Abb. 10.2 zeigt schematisch die verschiedenen Synapsen mit ihren Übertragerstoffen sowie den jeweils angreifenden Pharmaka. Am Erfolgsorgan (glatter Muskel, Herz, Drüse, aber auch Gefäßendothelzelle) kann durch entsprechende Pharmaka

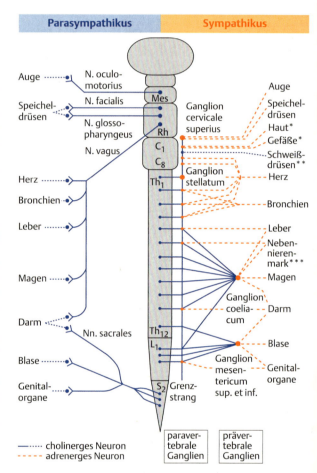

Abb. 10.1 Aufbau des peripheren vegetativen Systems.
durchgezogene Linien: präganglionär
gestrichelte Linien: postganglionär
Mes: Mesencephalon
Rh: Rhombencephalon
* Die Haut und die Gefäße erhalten ihre postganglionären sympathischen Fasern je nach Lokalisation aus dem entsprechenden Teil des Grenzstrangs: segmentale Versorgung.
** Die Schweißdrüsen werden durch den Sympathikus innerviert, wobei das postganglionäre Neuron jedoch Acetylcholin als Überträgerstoff benutzt.
*** Die NNM-Zelle entspricht dem 2. Neuron.
Die paravertebral umgeschalteten adrenergen postganglionären Fasern sind zum Teil dargestellt.

eine Erregung bzw. Hemmung des vegetativen Nervensystems imitiert werden.

Tab. 10.1 Gegensätzliche Wirkungen von Sympathikus und Parasympathikus (Beispiele). Für das sympathische System sind die Rezeptortypen der Erfolgsorgane angegeben

Organ	Parasympathikus	Sympathikus	beteiligter Rezeptortyp
Pupille	Verengung (M. sphincter pupillae)	Erweiterung (M. dilatator pupillae)	α_1
Bronchien	Verengung	Erweiterung	β_2
Bronchialdrüsen	Stimulation	Hemmung	α_1
Magen	Frequenz- und Tonussteigerung * HCl-Produktion ↑	Hemmung	$\alpha_1, \alpha_2, \beta_2$
Darm	Frequenz- und Tonussteigerung	Hemmung	$\alpha_1, \alpha_2, \beta_1, \beta_2$
Uterus	unterschiedlich je nach Funktionszustand	Wehenhemmung	β_2
Harnblase			
Detrusor	Tonussteigerung	Tonussenkung	β_2
Sphinkter		Tonussteigerung	α_1
Blutgefäße	Dilatation (Endothel-vermittelt)	Konstriktion **	α_1, α_2
Herz			
Sinusknoten	neg. chronotrop	pos. chronotrop	β_1 ***
Vorhof	neg. inotrop	pos. inotrop	β_1
AV-Knoten	neg. dromotrop	pos. dromotrop	β_1
Ventrikel	kein Einfluss auf die Kontraktionskraft	pos. inotrop, arrhythmogen	β_1
Speicheldrüsen	viel dünnflüssiger Speichel	wenig zäher Speichel	α_1

* Der Tonus des Sphinkters kann vermindert werden.
** Im Gegensatz zu Noradrenalin erweitert Adrenalin unter bestimmten Bedingungen in niedrigen Konzentrationen Arterien (β_2).
*** Es sind auch funktionell gleichwertige β_2-Rezeptoren vorhanden.

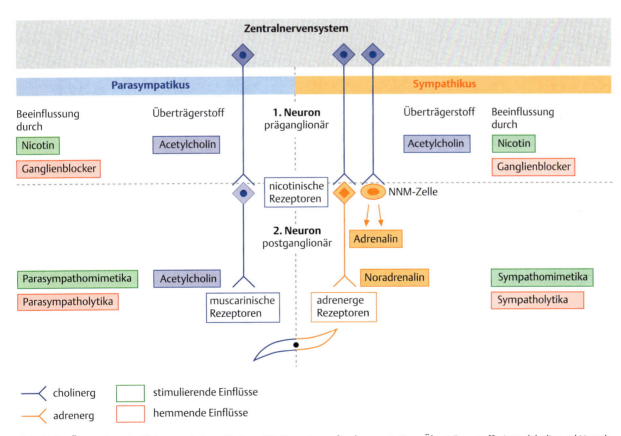

Abb. 10.2 **Übertragerstoffe** im vegetativen System. Die Rezeptoren für die vegetativen Übertragerstoffe Acetylcholin und Noradrenalin lassen sich durch erregende und hemmende Pharmaka beeinflussen.

10 Vegetatives System

Entsprechend den Übertragersubstanzen Acetylcholin und Noradrenalin, die eine Nervenzelle (Neuron) an ihrem Ende freisetzt, werden **cholinerge** und **adrenerge Neurone** unterschieden. Der Begriff cholinerges Neuron beschränkt sich nicht auf das vegetative Nervensystem, da auch verschiedene Neurone im ZNS sowie die motorischen, die Skelettmuskeln versorgenden Neurone cholinerger Natur sind: Acetylcholin ist auch Übertragersubstanz an der motorischen Endplatte (S. 252). Wie von cholinergen und adrenergen Neuronen gesprochen wird, so dienen die Ausdrücke cholinerg und adrenerg auch zur Charakterisierung von Wirkstoffen: Eine cholinerge Substanz (Cholinomimetikum) wirkt wie eine Acetylcholin-Freisetzung aus den Nervenzellen, entsprechend eine adrenerge Substanz wie eine Noradrenalin-Freisetzung.

Die **„vegetativen Pharmaka"** können nach ihrem prinzipiellen **Wirkungsmechanismus** unterschieden werden in:

- Substanzen, die sich an die **Rezeptoren** für Acetylcholin oder Noradrenalin anlagern (Definition von Rezeptoren s. S. 5). Wird dadurch eine Reaktionskette ausgelöst, handelt es sich um einen *Agonisten* („**direktes Mimetikum**", s. a. S. 10), wird dagegen der Rezeptor nur blockiert, sind die betreffenden Substanzen *Antagonisten* („**Lytikum**") (Abb. 10.3 c).
- Substanzen, die die **synaptische Konzentration der Übertragerstoffe** verändern, indem sie in den Stoffwechsel von Acetylcholin und Noradrenalin eingreifen (Synthese, Speicherung im Gewebe, Freisetzung aus dem Nervenende, Inaktivierung). Da diese Pharmaka sich nicht direkt an die Rezeptoren der Erfolgsorgane binden, sondern den physiologischen Übertragermechanismus verändern, wird folglich von indirekt wirkenden Pharmaka gesprochen: **indirekte Parasympathomimetika** und **indirekte Sympathomimetika** (Abb. 10.3 b). Im Bereich der sympathischen Nervenendigung gibt es auch Möglichkeiten, die *Menge an freigesetztem Übertragerstoff herabzusetzen*. Ein Beispiel ist die Beeinträchtigung der Noradrenalin-Speicherung durch Reserpin (S. 102). Dieser Eingriff führt zu einer Herabsetzung des Sympathikotonus, was bei der Therapie der essenziellen Hypertonie therapeutisch eventuell ausgenutzt werden kann: **Antisympathotonika**.

So wie Acetylcholin nicht nur im Parasympathikus, sondern auch im ZNS sowie an der motorischen Endplatte wirkt, sind die Wirkungen der Pharmaka ebenfalls dieser anatomischen Einteilung entsprechend einzugrenzen. Atropin blockiert z. B. sowohl die vegetativen als auch die zentralen Effekte von Acetylcholin. Umfassender als die Termini „Parasympathomimetika, -lytika" wären die Begriffe „Muscarinrezeptor-Agonisten" bzw. -Antagonisten".

Die Anpassung an die notwendige Funktionslage durch das vegetative Nervensystem erfolgt im Allgemeinen **reflektorisch**, es sei nur an die Regulation des Blutdrucks, die helligkeitsabhängige Pupillenweite oder die Steuerung der Speichelsekretion erinnert.

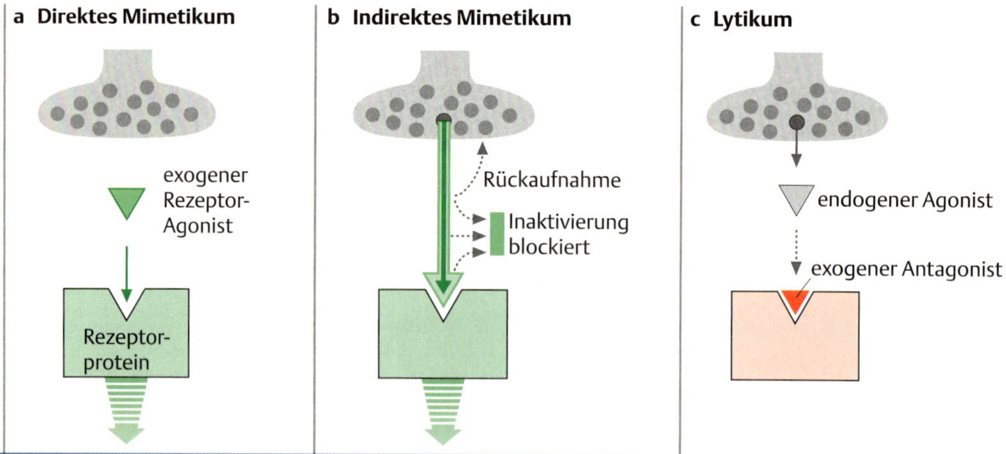

	a Direktes Mimetikum	b Indirektes Mimetikum	c Lytikum
Parasympathikus	direkte Parasympathomimetika Acetylcholin Carbachol Pilocarpin	indirekte Parasympathomimetika Cholinesterase-Hemmstoffe: Neostigmin Physostigmin	Parasympatholytika Atropin Ipratropium Scopolamin
Sympathikus	direkte Sympathomimetika Noradrenalin Adrenalin Xylometazolin Salbutamol	indirekte Sympathomimetika Hemmung der neuronalen Rückaufnahme von Noradrenalin und Förderung der Freisetzung: Amphetamin nur Hemmung der Rückaufnahme: Cocain	Sympatholytika α_1-Blocker Prazosin β-Blocker Propranolol

Abb. 10.3 **Wirkprinzipien zur Beeinflussung der vegetativen Steuerung.**

Enterisches Nervensystem („Gehirn des Darmes")

Besonders kompliziert sind die Verhältnisse im Verdauungskanal, der eine funktionelle Automatie besitzt. Afferente Fasern informieren das ZNS über die augenblickliche Situation im Intestinaltrakt, vom ZNS her laufen Impulse über den Parasympathikus und den Sympathikus zu den zahlreichen Ganglienzellen des Ösophagus, des Magens und des Darmes. Hier befinden sich Nervengeflechte, die die Motorik und die Sekretionsleistung steuern. Dazu sind viele Interneurone und Motoneurone notwendig, die mittels verschiedener Übertragersubstanzen den Tonus der glatten Muskulatur steigern oder hemmen und die Drüsensekretion an den Bedarf anpassen.

Da sich die glatte Muskelzelle im Ruhezustand in einem mittleren Kontraktionszustand befindet, muss dieser Tonus sowohl gesteigert als auch verringert werden, damit Pendel- oder peristaltische Bewegungen ablaufen können. Diese Koordination hat über eine größere Distanz zu erfolgen, denn vor einem aboral wandernden Schnürring müssen lange Abschnitte erschlaffen, damit der Darminhalt weiter transportiert wird. Besonders raffinierter Koordination bedürfen die Bewegungsabläufe beim Durchtritt der Speisen durch die Cardia, des Mageninhaltes durch den Pylorus und der Faeces durch den Anus. Die intramuralen Neurone, angeordnet in zwei Plexus (Meissner und Auerbach-Plexus), benutzen eine Reihe von Transmittern wie Serotonin, Histamin, Glutamat, Substanz P, Enkephaline, das vasoaktive intestinale Peptid (VIP), Cannabinoide, Stickstoffmonoxid, Motilin, Tachykinin und Cholezystokinin. Hinzu kommen die Wirkstoffe aus den enteroendokrinen Zellen: wiederum Serotonin, sowie Cholezystokinin und Somatostatin. Der Parasympathikus und der Sympathikus bedienen sich ihrer üblichen Transmitter: Acetylcholin und Noradrenalin. Die Zielzellen besitzen die entsprechenden Rezeptoren; daraus ergibt sich die Möglichkeit, durch die Gabe von Pharmaka mehr oder minder spezifisch in das Geschehen einzugreifen.

10.2 Beeinflussung des Parasympathikus

10.2.1 Grundlagen: Acetylcholin

Acetylcholin-Rezeptortypen. Die physiologischen Wirkungen von Acetylcholin werden durch Aktivierung verschiedener Rezeptortypen vermittelt. Als Hauptgruppen werden die Acetylcholin-Rezeptoren vom **Nicotin-Typ** und vom **Muscarin-Typ** unterschieden (Abb. 10.**4**). Die Klassifizierung leitet sich von der spezifischen erregenden Wirkung von Nicotin und von Muscarin auf diese Rezeptoren ab. Muscarin stammt aus dem Fliegenpilz (Amanita muscaria). Diese Substanz hat zwar nicht für die Therapie, jedoch für die *experimentelle Pharmakologie* Bedeutung erlangt.

Muscarin wirkt nur an den Acetylcholin-Rezeptoren der parasympathisch innervierten Erfolgsorgane; man nennt deshalb diese Art der cholinergen Übertragung *muscarinartig*. An den Acetylcholin-Rezeptoren der Ganglien und der motorischen Endplatte zeigt Muscarin keinen Effekt. Hier ist die cholinerge Wirkung dagegen mit Nicotin (s. S. 103) zu erzielen; man spricht daher auch von *nicotinartiger* Wirkung. Die muscarinartigen Wirkungen sind durch Atropin, die nicotinartigen am Ganglion durch Ganglienblocker und an der Endplatte durch d-Tubocurarin aufhebbar.

Acetylcholin

Muscarin

Nicotin

Beim „Nicotin-Rezeptor" handelt es sich um ein Ionenkanalprotein (s. S. 5). Der „Muscarin-Rezeptor" ist auf den parasympathisch innervierten Endorganen (glatte Muskeln, Herz, Drüsen) und im Zentralnervensystem vorhanden. Die M-Rezeptoren gehören zu den G-Protein-gekoppelten Rezeptoren (s. S. 6). Sie lassen sich in 5 Subtypen differenzieren (Abb. 10.**4**).

Neben den Rezeptoren ist im „Acetylcholinsystem" (s. S. 253) auch die Acetylcholinesterase für die Pharmakologie und Toxikologie von besonderem Interesse, weil es spezifische Hemmstoffe dieses Enzyms gibt.

Wirkungsmechanismus von Acetylcholin. In der motorischen Endplatte der Skelettmuskulatur und in den vegetativen Ganglien, wo die Reaktion im Millisekunden-Maßstab ablaufen muss, bindet sich Acetylcholin an einen **ligandgesteuerten Ionenkanal**, den **nicotinischen Rezeptor**. Die kurzfristige Anlagerung von Acetylcholin an das Rezeptorprotein erhöht die Leitfähigkeit für Na^+ und K^+ und senkt damit das Membranpotential der Zelle. Der nicotinische Ionenkanal besteht aus fünf Proteinen, die gemeinsam einen Kationenkanal bilden. Die pentameren Ionenkanäle der Neuronen und der Skelettmuskulatur unterscheiden sich in ihrer Zusammensetzung (neuronaler und muskulärer Typ). Dies erklärt, warum Antagonisten des Acetylcholin-Rezeptors in ihrer Affinität zu den zwei Rezeptortypen stark differieren können, so dass eine gezielte Blockade des einen oder des anderen Typs möglich ist, was therapeutisch große Vorteile bringt (Muskelrelaxanzien und Ganglienblocker).

Verglichen mit den **nicotinischen Rezeptoren** verläuft die Impulsübertragung in den **muscarinischen Rezeptoren** langsamer. Wie auf S. 6 ausgeführt wird, sind die

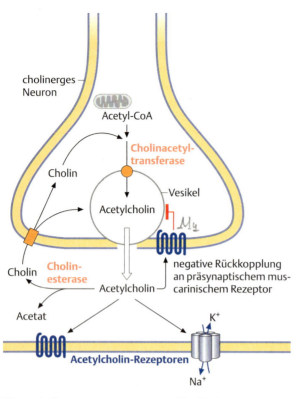

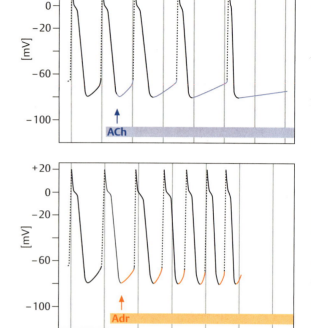

Abb. 10.**5** **Schrittmacherpotenziale des Herzens unter dem Einfluss von Acetylcholin und Adrenalin.** Acetylcholin (ACh) verlangsamt die diastolische Depolarisation und vermindert damit die Schlagfrequenz (negativ chronotroper Effekt). Adrenalin beschleunigt die diastolische Depolarisation und erhöht damit die Schlagfrequenz (positiv chronotroper Effekt).

Muscarin-Typ
$M_1 \to G_{q/11}$: Neurone (Erregung)
$M_2 \to G_{i/o}$: Herz (neg. chronotrop, neg. dromotrop, neg. inotrop)
$M_3 \to G_{q/11}$: glatte Muskulatur (Tonuserhöhung), Drüsen (Sekretion)
$M_4 \to G_{i/o}$: präsynaptische Hemmung (gemeinsam mit M_2)
$M_5 \to G_{q/11}$: ZNS

Nicotin-Typ
neuronal (Pentamer aus $\alpha_2 – \alpha_{10}, \beta_2 – \beta_4$ Untereinheiten):
– vegetative Ganglien (Erregung)

muskulär (Pentamer aus $2\alpha_1, \beta_1, \gamma/\epsilon, \delta$ Untereinheiten):
– motorische Endplatte (Depolarisation)

Abb. 10.**4** **Einteilung der Acetylcholin-Rezeptoren.**

muscarinischen Acetylcholin-Rezeptoren G-Protein-gekoppelte Rezeptoren, die nach Besetzung durch einen Agonisten über eine Aktivierung von GTP-bindenden Proteinen schließlich die Funktion von bestimmten Effektorproteinen (z. B. Kanalproteinen, Phospholipase C) verändern. Die Zeiträume für diese Reaktionskette liegen im Sekundenbereich. M_1-, M_3- und M_5-Rezeptoren aktivieren $G_{q/11}$-Proteine, während die Subtypen M_2 und M_4 an $G_{i/o}$-Proteine gekoppelt sind.

Die von Acetylcholin im **Herzen** über M_2-Rezeptoren hervorgerufenen negativ chronotropen und dromotropen Effekte an Schrittmacher- bzw. Reizleitungsgewebe sowie die negativ inotrope Wirkung an der Vorhofmuskulatur sind durch eine Aktivierung von K$^+$-Kanälen bedingt, also durch eine Erhöhung der K$^+$-Leitfähigkeit. Diese bewirkt an den Schrittmacherzellen eine Abflachung der diastolischen Depolarisation, so dass die Schrittmacherfrequenz sinkt oder gar ein Herzstillstand auftritt (Abb. 10.**5**). Durch die Permeabilitätsänderung kann auch die Form von Aktionspotenzialen beeinflusst werden. Abb. 10.**6** auf S. 76 zeigt den deformierten Erregungsvorgang der Vorhofmuskulatur. Die extreme Verkürzung des Aktionspotenzials durch Acetylcholin ist wahrscheinlich die Ursache für die verringerte Kontraktionskraft (negativ inotroper Effekt): Die Erregung dauert nicht lang genug an, um das kontraktile System völlig zu aktivieren.

In der **glatten Muskulatur** steht die über M_3-Rezeptoren vermittelte Aktivierung von Phospholipase C im Vordergrund. Phospholipase C bewirkt einen Anstieg der intrazellulären Übertragersubstanz Inositol-(1,4,5)-trisphosphat, die ihrerseits zu einer Erhöhung der cytosolischen Ca^{2+}-Konzentration führt.

Die Steigerung der **Drüsensekretion** durch den Parasympathikus scheint ebenfalls über diesen Mechanismus abzulaufen.

Die vasodilatorische Wirkung von Acetylcholin stellt hingegen keinen direkten Effekt von Acetylcholin an der glatten Gefäßmuskelzelle dar, sondern wird vom **Gefäßendothel** ausgelöst, das M_3-Rezeptoren besitzt. Das Endothel setzt unter dem Einfluss von Acetylcholin die glattmuskulär erschlaffende Substanz NO (Stickstoffmonoxid) frei.

Rezeptorbindung. Acetylcholin enthält für die Bindung an den Acetylcholin-Rezeptor zwei wichtige, räumlich getrennte Zentren: den positiv geladenen Stickstoff und den Ester-Anteil mit einer negativen Partialladung. Möglicherweise trägt auch die Methylenkette über hydrophobe Interaktionen zur Anlagerung bei.

Die Lebensdauer des Acetylcholin-Rezeptor-Komplexes liegt im Millisekunden-Bereich.

Pharmakologische Einflussnahme. Es gibt zwei Möglichkeiten, die postganglionären Wirkungen von Acetylcholin zu imitieren (Abb. 10.3):
- **Direkte Parasympathomimetika** haben denselben Angriffspunkt wie Acetylcholin. Praktisch bewähren sich nur Substanzen, die nicht oder nicht so schnell durch Cholinesterasen abgebaut werden wie Acetylcholin.
- **Indirekte Parasympathomimetika** oder Anticholinesterasen hemmen den Abbau des körpereigenen Acetylcholin durch die Cholinesterase.

Beide Möglichkeiten könnten als Mechanismus-spezifisch bezeichnet werden, sie weisen aber **keine Organspezifität** auf. Für therapeutische Zwecke wären Substanzen sehr nützlich, die gezielt nur ein bestimmtes Organ beeinflussen. Die verschiedenen Rezeptor-Subtypen eröffnen vielleicht in Zukunft die Möglichkeit einer organspezifischen Therapie. Der M_1-Antagonist Pirenzepin ist ein Beispiel für eine Substanz mit einer gewissen Subtyp-selektiven Affinität.

10.2.2 Parasympathomimetika

Überblick

Parasympathomimetika imitieren eine Erregung des Parasympathikus

Direkte Parasympathomimetika
- Agonisten an den muscarinischen Acetylcholin-Rezeptoren. Diese G-Protein-gekoppelten Rezeptoren lassen sich in verschiedene Subtypen unterteilen, jedoch konnten bisher keine Substanzen mit hoher Subtyp-Selektivität entwickelt werden.
- Bei systemischer Gabe Bradykardie, Blutdruckabfall, Bronchokonstriktion, Erbrechen, Durchfall; ggf. Gegenmittel: Atropin.

Carbachol
- Lokale Glaukom-Therapie.

Pilocarpin
- Lokale Glaukom-Therapie.

Indirekte Parasympathomimetika (Cholinesterase-Hemmstoffe)
- Steigerung der Acetylcholin-Konzentration im synaptischen Bereich durch Hemmung der Acetylcholinesterase. Die Wirkung betrifft sowohl die muscarinische Übertragung als auch die nicotinische Übertragung an der motorischen Endplatte und den vegetativen Ganglien.

„Reversible Hemmstoffe"
- Wie bei den direkten Parasympathomimetika.

Neostigmin
- Quartäres Amin, nicht ZNS-gängig.
- Behandlung der Myasthenia gravis und zur Beendigung der Wirkung von nicht-depolarisierenden Muskelrelaxanzien.

Physostigmin
- Tertiäres Amin, ZNS-gängig.
- Lokale Glaukom-Therapie, Therapie einiger zentraler Vergiftungen.

Donepezil, Rivastigmin, Galantamin
- Sollen bei der Alzheimer-Erkrankung begrenzt helfen.

„Irreversible Hemmstoffe" vom Typ der Organophosphate
- Irreversible Hemmstoffe der Cholinesterasen.
- Insektizide.

Direkte Parasympathomimetika

Die direkt wirksamen Parasympathomimetika **Carbachol**, **Pilocarpin** und **Arecolin** besitzen wie Acetylcholin die typischen zwei aktiven Zentren in einem bestimmten Abstand voneinander, wie es für die Interaktion parasympathisch innervierten Erfolgsorganen notwendig ist.

Ein Vergleich der Strukturformeln zeigt, dass zwischen den Substanzen aber deutliche chemische Unterschiede bestehen: Selbst die Ester Carbachol und Arecolin werden nicht oder nur sehr langsam von der Cholinesterase hydrolisiert. Die genannten Substanzen sind daher länger wirksam als Acetylcholin. Ein weiterer Unterschied besteht darin, dass Pilocarpin und Arecolin einen tertiären, Acetylcholin, Carbachol und Muscarin dagegen einen quartären Stickstoff enthalten. Die tertiären Verbindungen können in Form der freien Base in das Zentralnervensystem eindringen, was zusätzlich zentrale Wirkungen auslöst.

Acetylcholin

▶ **Wirkungsweise.** Wird einem Versuchstier oder einem Menschen Acetylcholin intravenös injiziert oder infundiert, so stehen Symptome im Vordergrund, die durch Erregung postganglionärer parasympathischer Rezeptoren ausgelöst werden: Blutdrucksenkung durch negativ chronotrope Wirkung und indirekt (Endothel-vermittelt) ausgelöste Vasodilatation, negativ inotrope Wirkung am Vorhof (Abb. 10.6), Bronchokonstriktion, Tonussteigerung des Darms (Abb. 10.7), Erregung der Harnblasenmuskulatur, vermehrte Drüsensekretion, Anregung der Säure- und Pepsinogen-Produktion im Magen. Die ganglionären Strukturen und die motorische Endplatte sind weniger empfindlich, so dass die genannten parasympathischen Symptome im Vordergrund stehen.

▶ **Pharmakokinetik.** Die Dauer der Acetylcholinwirkung ist sehr kurz, weil die Substanz außerordentlich schnell abgebaut wird. Die schnelle Elimination macht Acetylcholin für eine systemische therapeutische Anwendung ungeeignet; es kann aber nach Augenoperationen verwendet werden, um schnell eine Miosis zu erreichen.

Carbachol und Pilocarpin

▶ **Wirkungsweise.** Obwohl **Carbachol** auch die ganglionären Acetylcholin-Rezeptoren erregt, steht wie bei Acetylcholingabe die muscarinerge Wirkung im Vordergrund. Nach subkutaner Injektion von 0,25 mg kommt es zu starken parasympathischen Wirkungen, wie vermehrter Schweiß-, Speichel- und Magensaftsekretion, Zunahme der Darmperistaltik, aber auch zu Bradykardie, Verschlechterung der Herzfunktion, Erweiterung der Arteriolen und Hautgefäße. Trotzdem sinkt der Blutdruck wegen gegenregulatorischer Vorgänge nicht oder nur kurzfristig ab. Bei Einträufeln einer 1%igen Lösung in das Auge wird die Pupille verengt und bei Glaukom der Innendruck des Auges erniedrigt. Carbachol (Carbaminoylcholin) kann durch Cholinesterasen nicht oder nur sehr langsam abgebaut werden. Ähnlich wie Carbachol kann der Carbaminsäure-β-methylcholinester (**Bethanechol**) zur cholinomimetischen Stimulation glatter Muskulatur Verwendung finden. **Pilocarpin** stammt aus den Blättern (Folia Jaborandi) von Pilocarpus pennatifolius. Es wirkt prinzipiell wie Carbachol; die Beeinträchtigung der Herzfunktion ist aber ausgeprägter. Daher kann nur die lokale Applikation befürwortet werden. (Ausnahme: per os-Gabe beim Sjögren-Syndrom zur Linderung von Mund- und Augentrockenheit.)

▶ **Anwendung.** Wie Carbachol ist auch Pilocarpin lokal am Auge beim **Glaukom** wirksam. Der Druck sinkt infolge der Erweiterung des Schlemm-Kanals und der Fontanaräume im Iriswinkel, also der Abflusswege für das

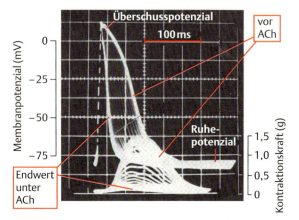

BAbb. 10.6 **Wirkung von Acetylcholin auf Aktionspotenzial und Kontraktionskraft des Vorhofs.** Die mit intrazellulären Mikroelektroden am Meerschweinchenvorhof abgeleiteten Aktionspotenziale und die Kontraktionen wurden fortlaufend registriert und übereinander projiziert. Die schnelle Depolarisation ist gestrichelt retuschiert. Zugabe von Acetylcholin (5×10^{-8} g/ml) verändert die Form der Aktionspotenziale und die Höhe der Kontraktionsamplitude. Beachte: Das Aktionspotenzial wird stark verschmälert (Beschleunigung der Repolarisation), das Ruhe-Membranpotenzial wird etwas negativer, die Amplitude des Aktionspotenzials („Überschusspotenzial") bleibt unverändert.

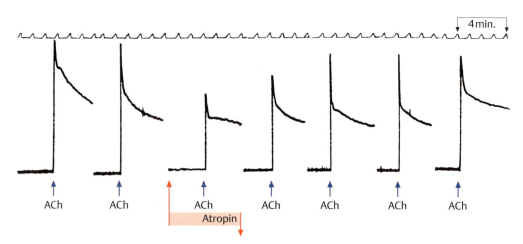

Abb. 10.7 **Wirkung von Atropin auf den Acetylcholin-Effekt am Darm.** ACh 5×10^{-7} g/ml, Atropin 10^{-7} g/ml. In der verwendeten Konzentration reduziert Atropin die Acetylcholin-Erregung. Der Atropin-Effekt lässt sich langsam auswaschen. Versuch am isolierten Meerschweinchendarm.

Kammerwasser (s. S. 107). Die schweißtreibende Wirkung von Pilocarpin kann bei der Diagnose einer Mukoviszidose (Nachweis eines abnorm erhöhten Na-Gehalts des Schweißes) ausgenutzt werden. Hierzu dient eine iontophoretische, lokale Anwendung von Pilocarpin.

Dosierung. Zur Erniedrigung des Innendrucks bei Glaukom wird Pilocarpin in einer Lösung von 2 % in das Auge geträufelt.

▶ **Nebenwirkungen.** Selbst bei lokaler Applikation als Augentropfen muss mit systemischen Wirkungen gerechnet werden (s. S. 21). Alle Nebenwirkungen, aber auch die gewünschten Wirkungen, lassen sich durch intravenöse Injektion von 0,5–1 mg Atropin (oder mehr) beseitigen.

Box 10.2

Das Genussmittel Arecolin

Dieses Alkaloid aus der Betel-Nuss, der Frucht von Areca Catechu, besitzt muscarinartige und nicotinartige Wirkungen. Die Nüsse sind in Südostasien als Genussmittel weit verbreitet. Sie werden zusammen mit Kalk gekaut, um die Resorption zu fördern. Im Gegensatz zu den quartären Parasympathomimetika dringt die tertiäre Substanz Arecolin gut in das Zentralnervensystem ein (S. 27). Ihr pK_a-Wert liegt bei 7,8, so dass *in vivo* immer ein Teil der Substanz als freie Base vorliegt. Das Wirkungsbild von Arecolin ist bei gewohnheitsmäßiger Aufnahme immer durch die zentralnervöse Komponente bestimmt, die im Gegensatz zur peripheren Parasympathikus-Erregung subjektiv als angenehm empfunden wird. Betelnuss-Kauen führt zu bleibender Schädigung der Zähne und erhöht die Häufigkeit oraler Karzinome.

Physostigmin (Eserin)

Neostigmin

Pyridostigmin

Indirekte Parasympathomimetika (Cholinesterase-Hemmstoffe)

Die Cholinesterase-Hemmstoffe vermindern die Abbaugeschwindigkeit von Acetylcholin, weil sie, abhängig von ihrer Konzentration, einen mehr oder minder großen Teil der Cholinesterase-Moleküle blockieren. Die aktuelle Acetylcholin-Konzentration steigt an, und damit nimmt der Einfluss des Parasympathikus zu. Derselbe Mechanismus gilt auch für andere cholinerge Synapsen (z. B. die „motorische Endplatte", S. 252).
Die wichtigsten Cholinesterase-Hemmstoffe lassen sich in zwei Gruppen unterteilen: reversible Hemmstoffe, überwiegend vierbindige Stickstoff-Verbindungen und die irreversibel hemmenden Phosphorsäureester.

Reversible Hemmstoffe

Zu den vierbindigen Stickstoff-Verbindungen gehören das Alkaloid **Physostigmin** und die Synthetika **Neostigmin** und **Pyridostigmin**.

▶ **Struktur und Wirkung.** Diese Moleküle enthalten alle den Carbaminsäure-Rest. Ihre Ähnlichkeit mit Acetylcholin macht es verständlich, dass diese Substanzen mit der Cholinesterase reagieren. Die primäre Anlagerung erfolgt jeweils zwischen dem kationischen Stickstoff und dem sog. anionischen Zentrum des Enzyms (s. S. 499). Im Verlauf der Spaltungsreaktion bindet sich der Säurerest des Esters kovalent an die Esterase: Acetylierung der Esterase bei Acetylcholin-Spaltung, Carbamylierung z. B. bei Neostigmin-Spaltung. Erst nach Abgabe des Säurerestes ist die Esterase wieder funktionsfähig. Dieses Intervall ist beim Carbaminsäurerest wesentlich länger (Minuten–Stunden) als beim Acetylrest (Millisekunde). Daher bewirken Carbaminsäure-Derivate eine Abnahme der Enzymaktivität.

Wirkstoffe, die jeweils nur eines der beiden chemischen Charakteristika enthalten, können sich als „falsche Substrate" an das aktive Zentrum der Esterase (reversibel) anlagern und vermindern so den Umsatz von Acetylcholin. Beispiele sind **Edrophonium** mit dem quartären Stickstoff, aber ohne Carbaminsäure-Rest, und **Carbaryl**, das nur die Carbaminsäure-Ester-Gruppierung besitzt.

Edrophonium

Carbaryl

Edrophonium ist ein sehr kurz wirksamer Cholinesterase-Hemmstoff, Carbaryl ein Hemmstoff der Esterase, der als Insektizid Verwendung findet, weil die Substanz durch die Chitinhülle der Insekten aufgenommen werden kann (Box 25.**16**, S. 500).

Physostigmin, auch **Eserin** genannt, ist ein Alkaloid aus den Samen (Kalabarbohne) des Schlingstrauches Physostigma venenosum. Diese Früchte werden auch als Gottesurteil-Bohnen bezeichnet, weil sie von den Eingeborenen in Westafrika Verdächtigen oral verabreicht wurden; ein tödlicher Ausgang der Vergiftung bewies die Schuld! ▶ Die Zufuhr von 0,5 bis 1,0 mg Physostigminsalicylat ruft dieselben Symptome hervor wie eine Acetylcholin-Infusion bzw. eine Pilocarpin-Injektion. ▶ Weil die **Hemmung der Herzfunktion** und die **Erregung des Darmes** relativ stark ausgeprägt sind, soll Physostigmin nicht als Medikament benutzt werden, da besser verträgliche Substanzen, wie Neostigmin und Pyridostigmin, vorhanden sind.

▶ Dagegen eignet es sich zur lokalen Anwendung am Auge bei **Glaukom** in 0,25–0,5%iger Lösung und zur **Therapie zentraler Vergiftungen** durch Cholinolytika (wie Atropin und Verwandte, S. 79) und Thymoleptika (S. 322), weil Physostigmin als tertiäres Amin in das Gehirn einzudringen vermag und zentral cholinomimetisch wirkt.

Neostigmin. Eine größere Anzahl von Physostigminanalogen Substanzen ist hergestellt und untersucht worden. Darunter befinden sich Verbindungen wie Neostigmin und Pyridostigmin, die für die allgemeine Therapie vorteilhafter sind als das Alkaloid.

▶ Bei **Darm-** oder **Blasenatonie** wird Neostigminmethylsulfat 0,5–1,0 mg intramuskulär oder Neostigminbromid 7,5–30 mg per os gegeben. Die hohe p.o.-Dosis spiegelt die unvollständige Resorption der quartären, schlecht membrangängigen Verbindung wider. Bei der **Myasthenia gravis** (S. 258) muss die orale Zufuhr sehr individuell erfolgen; die dabei auftretenden parasympathischen Erregungen sind unerwünscht und können durch gleichzeitige Atropingabe gemildert werden. Neostigmin kann zur Aufhebung der muskelrelaxierenden Wirkung curareartiger Substanzen verwendet werden; zu diesem Zweck wird es vor Beendigung der Narkose intravenös appliziert, wenn die Wirksamkeit eines nicht depolarisierenden Muskelrelaxans noch nicht abgeklungen ist.

▶ Die Wirkung von Neostigmin geht verhältnismäßig schnell vorüber, die Eliminationshalbwertzeit der Substanz liegt zwischen 15 und 30 Minuten. Diese kurze Wirkdauer muss bei Anwendung von Neostigmin zur Beendigung einer Muskelrelaxans-Wirkung am Ende einer Narkose berücksichtigt werden.

▶ Nebenwirkungen und Therapie der Vergiftung entsprechen denen von Carbachol.

Pyridostigmin. ▶ Es wirkt im Wesentlichen wie Neostigmin. ▶ Der Effekt tritt aber langsamer ein und hält länger an, so dass drei Dosen täglich ausreichend für eine gleichmäßige Wirkung sind. Ähnliches gilt für **Distigmin.**

▶ Diese beiden Verbindungen sind daher bei der **Dauertherapie der Myasthenie** dem Neostigmin vorzuziehen. Außerdem wird Pyridostigmin bei Blasen- oder Darmatonie, zur Beendigung der Wirkung von nicht depolarisierenden Muskelrelaxanzien und zur Therapie der vegetativen Symptome bei einer Vergiftung mit Anticholinergika eingesetzt.

Edrophonium. ▶ Es handelt sich um einen nur wenige Minuten wirksamen Cholinesterase-Hemmstoff, der chemisch kein Carbaminsäure-Ester ist und dementsprechend auch nicht das esteratische Zentrum acylieren kann. Die Anlagerung des Moleküls über elektrostatische (positiv geladener Stickstoff) und Van-der-Waals-Kräfte (Benzol-Ring) genügt zur Blockade des Enzyms. ▶ Es findet Verwendung als **Diagnostikum** bei Verdacht auf das Vorliegen einer **Myasthenia gravis**; das rasche Abklingen der Wirkung ist hier vorteilhaft.

Irreversible Hemmstoffe (Phosphorsäureester)

▶ Die Phosphorsäureester vom Typ der Organophosphate können das esteratische Zentrum der Cholinesterase sehr langdauernd, unter Umständen irreversibel phosphorylieren. ▶ Diese Verbindungen spielen in der Therapie *keine* Rolle, finden aber ausgedehnte Verwendung als **Insektizide** (S. 498) und besitzen toxikologisches Interesse.

Notwendige Wirkstoffe

Parasympathomimetika

Wirkstoff	Handelsname	Alternative
Carbachol		Carbamann® Isopto® Augentropfen
Bethanechol	Myocholine®	
Pilocarpin	Salagen®	G Augentropfen
Neostigmin		G
Pyridostigmin	Mestinon®	Kalymin®
Distigmin	Ubretid®	
Physostigmin		G Antidot

10.2.3 Parasympatholytika

Überblick

Parasympatholytika sind spezifische Antagonisten am Acetylcholin-Rezeptor vom Muscarin-Typ.

Atropin
▶ hemmt alle M-Rezeptor-Subtypen gleichermaßen und bewirkt eine generelle Parasympatholyse. Eine gezielte Beeinflussung nur eines Organs ist nicht möglich.

Scopolamin
▶ wirkt peripher wie Atropin, seine zentralnervöse Wirkung ist dämpfend im Gegensatz zu Atropin.
▶ Es findet Anwendung zur Prophylaxe von Kinetosen.

Ipratropium und Tiotropium
▶ Diese quartären, nicht ZNS-gängigen Wirkstoffe werden per inhalationem zur Therapie der obstruktiven Bronchitis und eventuell des Asthma bronchiale benutzt, Ipratropium systemisch appliziert bei bradykarden Rhythmusstörungen.
▶ Lokal am Auge angewandt dienen Parasympatholytika als Mydriatika.

Die periphere cholinerge Übertragung lässt sich je nach der Lokalisation durch verschiedene Substanzen blockieren:

- in den Ganglien durch **Ganglienblocker** (S. 103);
- an den motorischen Endplatten durch nicotinische Acetylcholin-Rezeptor-Antagonisten (Muskelrelaxanzien) (S. 255);
- an den parasympathischen Endigungen durch Substanzen aus der Gruppe der **Parasympatholytika**, die im folgenden besprochen werden:
  - Atropin,
  - quaternisierte Atropin-Derivate,
  - Scopolamin.

Atropin

Atropin ist ein Alkaloid, das aus zahlreichen Solanaceen-Arten gewonnen wird, vor allem aus Atropa belladonna (Tollkirsche), aus Hyoscyamus niger (Bilsenkraut) und aus Datura stramonium (Stechapfel).

Atropin
*asymmetrisches Kohlenstoffatom

Das nativ in der Pflanze vorkommende Alkaloid ist (−)-Hyoscyamin, das auch das pharmakologisch wirksame Enantiomer darstellt. Bei der Pflanzenaufbereitung und spontan in Lösung razemisiert (−)-Hyoscyamin in (±)-Hyoscyamin (Atropin). Es ist ein Ester des Tropin und der Tropasäure. In den genannten Pflanzen kommt in wechselnden Mengen noch das chemisch verwandte und auch in mancher Beziehung ähnlich dem Atropin wirkende Scopolamin (Hyoscin) vor.

▶ **Wirkungsweise und Wirkungen.** Atropin hemmt die Wirkung des am parasympathischen Nervenende freigesetzten Acetylcholin auf das Erfolgsorgan durch Konkurrenz an den muscarinergen Acetylcholin-Rezeptoren. Es besitzt wie Acetylcholin eine hohe Affinität zum Rezeptor, ohne selbst den Rezeptor zu erregen; es zeigt also keine intrinsische Aktivität. Atropin verhält sich gegenüber Acetylcholin und anderen Parasympathomimetika wie ein rein kompetitiver Hemmstoff (S. 12). Die Acetylcholinfreisetzung wird nicht beeinträchtigt. Die cholinerge Übertragung in Ganglien und an der motorischen Endplatte wird durch Atropin in den üblichen Dosen nicht gehemmt, sondern allenfalls in toxischen Konzentrationen.
Entsprechend dem Wirkungsmechanismus werden alle muscarinartigen Acetylcholinwirkungen abgeschwächt. Das Ausmaß dieser Hemmung ist aber nicht in allen Organen gleich.

▶ **Drüsen.** Meistens ist als erste Wirkung die Hemmung der **Speichel-** und **Schweißsekretion** zu registrieren. Auch die Schleimsekretion in Nase, Rachen und Bronchien sowie die Bildung von Tränenflüssigkeit wird reduziert. Die Magensekretion wird erst nach hohen Dosen (mindestens 1 mg) vermindert. Die Pankreassekretion nimmt nach hohen Dosen ab (jedoch hat sich Atropin bei der Therapie der Pankreatitis nicht bewährt, S. 233).

▶ **Auge.** Atropin hebt durch Tonussenkung des M. ciliaris die Akkommodationsfähigkeit auf. Infolge der gleichzeitig oder etwas später eintretenden Erschlaffung des M. sphincter pupillae wird die **Pupille erweitert**. Dadurch kommt es zu einer Photophobie.
Bei Glaukom-Patienten (nicht bei Normalen) kommt es außerdem zu einer gefährlichen Erhöhung des Augeninnendruckes, weil der Kammerwasserabfluss durch den Schlemm-Kanal verlegt wird. Diese Erscheinungen sind auch nach Gaben per os zu beobachten; sie sind aber besonders ausgeprägt nach lokaler Applikation von 0,5–1 mg in den Bindehautsack. Die Akkommodationsstörung hält einige Tage an; die Pupille kann bis zu einer Woche lang erweitert sein.

Extrakte aus den Beeren der Tollkirsche wurden im Altertum und im Mittelalter in Form von Augentropfen als „Kosmetikum" von Frauen benutzt, um durch große Pupillen ihre Attraktivität zu erhöhen („bella donna"). Die ebenfalls resultierende Akkommodationsstörung und die Photophobie konnte damals wohl toleriert werden.

▶ **Herz und Kreislauf.** Der Einfluss des **N. vagus** auf das Herz wird dosisabhängig **reduziert** bzw. aufgehoben. Die Herzfrequenz kann auf Werte um 120 pro Minute in körperlicher Ruhe ansteigen.
Bei manchen Formen von Bradykardie und von Rhythmusstörungen wirkt Atropin günstig; zu bevorzugen ist jedoch das nicht ZNS-gängige Ipratropium. Nach einer Atropin-Zufuhr ist das Herz gegenüber reflektorischen Vaguserregungen geschützt. Diese Maßnahme wird prophylaktisch bei operativen Eingriffen, insbesondere im Halsbereich, ausgenutzt. In therapeutischer Dosierung beeinflusst Atropin das Gefäßsystem nicht, bei einer Intoxikation erweitern sich die Hautgefäße insbesondere im Brust-Hals-Bereich.

▶ **Glatte Muskulatur.** Der **Tonus** des Magen-Darm-Kanals und der Gallenwege wird schon bei niedrigeren Dosierungen stärker **vermindert** als die Motilität; dies gilt besonders für spastische Zustände. Der Tonus der Harnblasenmuskulatur sinkt ab. Spasmen der Bronchialmuskulatur können durch Atropin beseitigt werden, wenn sie cholinerger Natur sind. Das ist bei Asthma bronchiale nur selten der Fall, häufiger jedoch bei chronisch obstruktiver Bronchitis. Wiederum ist Ipratropium oder Tiotropium der Vorzug zu geben.

Zentralnervensystem. Die Wirkungen von Atropin auf das Zentralnervensystem werden bei den Mitteln gegen die Parkinson-Erkrankung (S. 340) und bei der Atropin-Vergiftung besprochen.

▶ **Pharmakokinetik.** Atropin wird nach Gaben per os aus dem alkalischen Darmsaft gut resorbiert. Bei Applikation am Auge kann es außer vom Bindehautsack aus zusätzlich auch über Tränenkanal und Nasenschleimhaut resorbiert werden und zu systemischen Vergiftungen Anlass geben. In das ZNS dringt Atropin schlechter ein als Scopolamin. Ein Teil des Alkaloid wird im Körper, vorwiegend in der Leber, abgebaut. Die Ausscheidung von Atropin und seinen Metaboliten erfolgt mit dem Urin.

Die Wirkdauer von Atropin hängt von seiner Lokalisation ab. So wirkt Atropin z. B. am Auge viele Tage lang, obwohl der Blutspiegel bereits verschwindend niedrig ist. Die **lange lokale Wirkdauer** ist folgendermaßen zu erklären: Da Atropin ein kompetitiver Antagonist ist, kann die mittlere Lebensdauer des Atropin-Rezeptor-Komplexes nicht lang sein (höchstens im Minutenbereich). Eine Analyse dieser Situation mittels radioaktiv markierter Verbindungen zeigt, dass in der Tat die Dissoziation vom Rezeptor schnell vonstatten geht, aber die Wahrscheinlichkeit der Reassoziation an die Rezeptoren ist viel höher als die der Abdiffusion. Je länger die Diffusionswege bis zu den Blutkapillaren, umso länger wirkt Atropin, weil es aufgrund der hohen Affinität immer wieder neu an die Rezeptoren gebunden wird.

Anwendung von Atropin und anderen Parasympatholytika

▶ **Hemmungen der Drüsensekretion.** Diese Atropin-Wirkung wird im Respirationstrakt ausgenutzt, um die profuse Sekretion bei einer Rhinitis vasomotorica zu unterbrechen und um eine Steigerung der Bronchialsekretion durch Narkotika zu verhindern (S. 356). Da das Bronchialsekret unter dem Einfluss von Atropin zähflüssig wird, kann seine Anwendung bei Patienten mit Asthma bronchiale ungünstig sein. In der zahnärztlichen Praxis kann bei Patienten mit einer starken, störenden Speichelsekretion durch kleine Dosen Atropin Abhilfe geschaffen werden.

▶ **Spasmen glatter Muskulatur.** Eine Anwendung von Atropin bei Spasmen in den ableitenden Galle- und Harnwegen (**Steinkoliken**) und im Bereich des Darmes ist nicht zu empfehlen. Hierzu dient Butylscopolamin. Die bei Verwendung von Opiaten auftretenden Spasmen glatter Muskulatur, besonders von Sphinkteren, lassen sich durch die gleichzeitige Gabe von Atropin gut unterdrücken. Auch für diese Indikation hat aber Butylscopolamin (S. 81) das native Alkaloid Atropin weitgehend verdrängt, weil ersteres geringere cholinolytische Nebenwirkungen besitzt und zusätzlich den glatten Muskel erschlaffen lässt. Oxybutynin, Trospium, Tolterodin und andere werden bei **Dranginkontinenz** der Harnblase angewandt, können aber vielfältige unerwünschte parasympatholytische Begleiterscheinungen hervorrufen.

▶ **Beeinflussung der Herzfrequenz.** Wenn aufgrund eines erhöhten Vagotonus eine **bradykarde Herzrhythmusstörung** vorliegt, sollte ein Therapieversuch mit einem Parasympatholytikum unternommen werden. So sprechen z. B. nächtliche Bradykardien (passageres Überwiegen des Vagotonus) bei alten Menschen mit entsprechender Mangeldurchblutung des Gehirns, bradykarde Herzmuskelinsuffizienzen alter Menschen oder „vagal" bedingte Herzrhythmusstörungen z. T. gut auf niedrige Dosen von Atropin an. Allerdings ist bei alten Menschen mit zentralnervösen Störungen zu rechnen. Günstiger ist deshalb Ipratropium, das nicht ins ZNS eindringen kann. Es hat Atropin für diese Indikation fast völlig verdrängt. Wenn nach einem akuten Myokardinfarkt die Herzfrequenz stark absinkt (unter 45 pro Minute) und das Herzminutenvolumen unzureichend wird, ist ein Therapieversuch mit Ipratropium gerechtfertigt. Die Therapie der **Herzmuskelinsuffizienz** mit Digitalisglykosiden geht meistens mit einer Frequenzabnahme einher. Dies kann sich beim Vorliegen einer primär bradykarden Insuffizienz zusätzlich nachteilig auswirken. Die gleichzeitige Behandlung mit Ipratropium kann die durch N.-vagus-Stimulierung bedingte Frequenzsenkung verhindern.

▶ **Einfluss auf die intraokuläre Muskulatur.** Der Tonus der parasympathisch innervierten Mm. ciliares und sphincter pupillae (aus dem N. oculomotorius über das Ganglion ciliare) wird durch lokal appliziertes Atropin reduziert bzw. Tropicamid, das erheblich kürzer wirksam ist. Diese Wirkung wird ausgenutzt,
- um für diagnostische Zwecke eine **Mydriasis** zu erzeugen – hierfür kommen vor allem die kurz wirksamen Cholinolytika in Betracht;
- um bei **entzündlichen Prozessen** im Auge (z. B. Iritis, Iridozyklitis, Keratitis) eine Ruhigstellung der Pupille in Dilatationsstellung zu erzwingen;
- im Wechsel mit Miotika, um **Verklebungen** zu verhindern bzw. Adhäsionen zu lösen (Iridolyse).

Außerdem wird Atropin als **Antidot bei Vergiftungen** mit Cholinesterase-Hemmstoffen vom Organophosphat-Typ (S. 499) eingesetzt sowie zur Unterdrückung unerwünschter muscarinartiger Nebenwirkungen bei der **Therapie der Myasthenia gravis** (S. 258).
Die therapeutische Wirkung von Antimuscarinika bei **Morbus Parkinson** und anderen extrapyramidal-motorischen Störungen mit „Dopaminmangel" sei hier erwähnt, obwohl es sich *nicht* um einen *parasympatholytischen* Effekt handelt (s. hierzu S. 340).

▶ **Nebenwirkungen** der Parasympatholytika ergeben sich bei systemischer Anwendung aus der mangelnden Subtyp-Selektivität, so dass Atropin und ähnliche Substanzen ubiquitär die parasympathische Steuerung der vegetativen Funktionen hemmen. Daher gehen Hauptwirkung und Nebenwirkungen parallel. Hinzu kommen bei ZNS-gängigen Substanzen zentralnervöse Störungen der muscarinischen Übertragung, was besonders ältere Patienten betrifft **(Verwirrtheitszustände)**.

Kontraindikation. Atropin und ähnlich wirkende Substanzen dürfen bei **Engwinkelglaukom** oder **Glaukomverdacht** sowie bei **Prostatahyperplasie** nicht gegeben werden. Bei **Koronarsklerose** können Herzfrequenz-steigernde Dosen unter Umständen myokardiale Ischämien auslösen.

Atropin-Vergiftung. Nach dem Genuss von Tollkirschen oder nach versehentlicher oraler Einnahme von atropinhaltigen Augentropfen kommt es zu Vergiftungen, die hochdramatisch verlaufen können. Die Prognose ist jedoch fast immer gut, da selbst 100–200fache therapeutische Dosen nicht den Tod zur Folge haben müssen (beachte die große therapeutische Breite!). Charakteristische Symptome sind Rötung der Haut, **Trockenheit im Mund, Akkommodationsstörungen, Mydriasis** und eine **Tachykardie**. Der Blutdruck wird meist wenig verändert.

Nach größeren Dosen treten psychische Alterationen auf, wie Verwirrtheit oder psychotische, besonders auch maniakalische Zustände und Halluzinationen. Auf dieses Stadium folgt unter Umständen eine lang anhaltende tiefe **Bewusstlosigkeit**. Infolge der verminderten Schweißsekretion kann die Körpertemperatur erhöht sein (**Hyperthermie**), wahrscheinlich wird deshalb die Hautdurchblutung gesteigert. Aus diesem Grund ist die Vergiftung mit einer Infektionskrankheit zu verwechseln. Lebensbedrohlich ist eine evtl. auftretende **zentrale Atemlähmung**. Die Therapie der Vergiftung besteht in temperatursenkenden physikalischen Maßnahmen, künstlicher Beatmung bei Atemstörungen und intravenösen Injektionen von Benzodiazepinen wie Diazepam bei Erregungszuständen. Die Zufuhr von Physostigmin, das zentral cholinomimetisch wirkt (S. 77), vermindert die Vergiftungssymptome.

Quaternisierte Atropin-Derivate

In dieser Form ist der Stickstoff immer positiv geladen (z. B. Isopropylatropin), die Substanzen bilden wasserlösliche Salze. Damit ist die Penetration durch Lipidbarrieren stark eingeschränkt; dies gilt insbesondere für die Blut-Liquor-Schranke.

Ipratropium (Isopropylatropin) ▶ wirkt am Muscarin-Rezeptor wie Atropin, jedoch sind höhere Konzentrationen erforderlich (Affinitätsverlust durch größeren Substituenten am Stickstoff).

Isopropylatropin = Ipratropium

▶ Für **Ipratropium** gibt es zwei verschiedene Indikationen:
a) Lösung von Bronchospasmen nach inhalativer Zufuhr. Die Substanz ist bei chronisch-obstruktiver Lungenerkrankung (s. S. 176) besser wirksam als bei einem Asthma bronchiale. Die Wirkungsdauer beträgt einige Stunden, so dass meistens 4 × täglich Ipratropium inhaliert werden muss. Nach inhalativer Zufuhr kommen systemische (atropinartige) Nebenwirkungen kaum vor.
b) Behandlung bradykarder Rhythmusstörungen und vagal bedingter Bradykardie. Der Vorteil dieser Substanz im Vergleich zu Atropin besteht darin, dass sie aufgrund ihres quartären Charakters nicht in das ZNS einzudringen vermag. Daher kann sie auch bei alten Menschen angewandt werden, die nach entsprechender Menge Atropin mit Verwirrtheitszuständen reagieren können.

Für die erste Indikation hat Ipratropium eine Nachfolge-Substanz gefunden, das **Tiotropium**.

Tiotropium

▶ Dieser Wirkstoff bindet sich sehr fest an die M$_3$-Muscarin-Rezeptoren des Bronchialbaums und braucht nur 1 × täglich inhaliert werden. Die benötigte Dosis liegt im Bereich von 0,01–0,02 mg, es ist also eine sehr stark wirksame Substanz, die sich für die Dauerbehandlung der chronisch-obstruktiven Lungenerkrankung bewährt hat.

Scopolamin

Scopolamin (Hyoscin) wird aus verschiedenen Solanaceenarten gewonnen, die zum Teil gleichzeitig Atropin enthalten. Es ist als Ester des Scopin und der Tropasäure dem Atropin chemisch nahe verwandt.
▶ Wie beim Atropin ist auch vom Scopolamin nur die linksdrehende Form biologisch wirksam. Scopolamin wirkt auf die vegetativen Organe qualitativ genauso wie Atropin, quantitativ sind die Unterschiede zum Teil beträchtlich. Während die Wirkungen auf das Auge und die Speichelsekretion sogar stärker sind als nach gleichen Dosen von Atropin, hat Scopolamin auf die Herzfrequenz meist nur eine schwache Wirkung, ebenso auf die Funktionen der Bauchorgane.
Am ZNS stehen im Gegensatz zu Atropin die dämpfenden Wirkungen im Vordergrund, die zur Prophylaxe von Erbrechen bei Kinetosen ausgenutzt werden können.
▶ In Analogie zu Atropin kann auch Scopolamin quaternisiert werden. Wird der Substituent vergrößert, wie im **N-Butylscopolamin**, so ist die Affinität zum Muscarin-Rezeptor vermindert, jedoch kann sich dann eine direkte Hemmwirkung auf die glatte Muskulatur bemerkbar machen (s. S. 106).

Scopolamin

Butylscopolamin

Scopolamin-Vergiftung. Scopolamin (pK_a 7,8) dringt leichter und schneller als Atropin (pK_a 10) in das Gehirn ein, weil ein höherer Anteil als lipidlösliche Base vorliegt (S. 27). Auch bei der Vergiftung herrschen daher die zentral dämpfenden Symptome vor. Nach größeren Dosen kommt es zu einem tiefen Koma. Die Erscheinungen am Auge gleichen denen nach Atropin. Die Haut ist zwar trocken, aber aufgrund der Hemmung des Atemzentrums meist mehr zyanotisch als gerötet. Bei der Therapie der Vergiftung steht die Überwindung der Atemlähmung im Vordergrund.

Neuerdings ist von Vergiftungen Jugendlicher berichtet worden, die als „Ersatz für LSD" Blüten der Engelstrompete (Brugmansia sp., einer Solanacee, Nachtschattengewächs) „genossen" haben. Diese Gartenzierpflanze enthält Scopolamin, ca. 2 mg/Blüte (vergleiche mit der therapeutischen Dosierung < 1 mg). Die zentralnervösen Vergiftungssymptome sind, in einem bestimmten Dosisbereich, Verwirrungen und Halluzinationen. Die mittelalterlichen „Hexenritte zum Brocken" sollen nach Genuss von Nachtschattengewächsen zustande gekommen sein.

Pirenzepin. ▶ Diese hydrophile, trizyklische, atropinartig wirkende Substanz besitzt bei einer insgesamt stark reduzierten Affinität eine vergleichsweise höhere Affinität zu M_1-Acetylcholin-Rezeptoren als zu den anderen M-Rezeptor-Typen. Daraus ergibt sich eine beschränkte Selektivität. Nach oraler Gabe reduziert Pirenzepin die Magensäureproduktion. Da die Acetylcholin-Rezeptoren der Belegzellen dem M_3-Typ zugerechnet werden, liegt der Wirkort von Pirenzepin wahrscheinlich an anderer Stelle. ▶ In Dosen von 100–150 mg pro Tag sind Erfolge bei der Therapie des **Ulcus duodeni** berichtet. Die Substanz wirkt aber nicht ausschließlich auf die Magenschleimhaut, sondern kann ▶ systemische atropinartige Nebenwirkungen auslösen, wie **Mundtrockenheit** oder **Akkommodationsstörungen**. Durch die Entwicklung der H_2-Antihistaminika und der Hemmstoffe der Protonenpumpe hat Pirenzepin seine therapeutische Bedeutung völlig verloren.

Tolterodin, Oxybutynin und **Trospium** werden zur Behandlung einer ▶ Detrusorschwäche der Harnblase benutzt. ▶ Die „atropinartigen" Nebenwirkungen ergeben sich aus dem Wirkungsmechanismus als Antagonist an Acetylcholin-Rezeptoren. **Darifenacin** und **Solifenacin** sind neue Muscarin-Rezeptor-Antagonisten, die zur Therapie der Dranginkontinenz eingesetzt werden. Ob die gering ausgeprägte Selektivität für die M_3-Rezeptoren einen Behandlungsfortschritt bedeutet, muss die klinische Erfahrung ergeben. Der therapeutische Nutzen ist jedoch mäßig.

Notwendige Wirkstoffe

Parasympatholytika (Cholinolytika)

Wirkstoff	Handelsname	Alternative
Atropin*	Dysurgal®	G (0,25, 2,0, 100 mg Amp.)
Scopolamin (antiemetische Indikation)	Scopoderm® Pflaster	
Ipratropium	Itrop®, Atrovent®	
Tiotropium	Spiriva®	
Butylscopolamin	Buscopan®	G
Oxybutynin	Dridase®	G
Tolterodin	Detrusidol®	
Trospium	Spasmex®	
Solifenacin	Vesicur®	
Darifenacin	Emselex®	

* Über die Anwendung am Auge s. S. 107

10.3 Der Sympathikus

Der Sympathikus ist die Abteilung des Nervensystems, die den Organismus auf Leistung und Aktivität einstellt. Alle Funktionen, die körperliche Anstrengung und geistige Vigilanz erfordern, werden aktiviert:
- Zunahme der Herzfrequenz,
- Anstieg des Blutdrucks und der Muskeldurchblutung,
- Erweiterung der Bronchien,
- Freisetzung von Glucose und Lipiden,
- Ruhigstellung des Darms usw.

Während der Menschheitsentwicklung waren Tätigkeiten wie Angriff, Verteidigung, Flucht, Jagderfolge und Ackerbestellung mit körperlichen Leistungen verbunden, die einen erhöhten Sympathikotonus erfordern. In der modernen zivilisierten Gesellschaft spielen diese Beanspruchungen kaum eine Rolle mehr – abgesehen von aktiver Teilnahme am Sport – aber immer noch sind die sympathikotonen Reaktionen durch psychische Stimuli auslösbar wie durch ärgerliche Vorfälle, Entsetzen über Fernsehfilme, Enttäuschungen über politische Entscheidungen oder verlorene Fußballspiele. Dabei begleiten keinerlei körperliche Anstrengungen diese „Stress"-Situationen. Es handelt sich bei diesen sympathotonen Reaktionen um überschießende, somatisch sinnlose Vorgänge, die, wenn sie gehäuft bei einzelnen Menschen auftreten, zu Gesundheitsschäden führen können (z. B. Hypertonie, Arteriosklerose, Angina pectoris, Herzmuskelinsuffizienz).

10.3.1 Grundlagen: Noradrenalin und Adrenalin

Überblick

Beide Substanzen sind strukturell Catecholamine und stellen die Botenstoffe des sympathischen Nervensystems dar.

	Noradrenalin* (Norepinephrin)	Adrenalin (Epinephrin)
Funktionelle Bedeutung	Überträgerstoff	Hormon
vesikuläre Speicherung	in Varikositäten der sympathischen Nervenfaser	in der Nebennierenmarkzelle
Freisetzung	durch Aktionspotenziale, Freisetzung wird über präsynaptische α_2-Rezeptoren gebremst	durch Acetylcholin-bedingte Depolarisation
Synthese	Tyrosin → L-Dopa → Dopamin → Noradrenalin → Adrenalin	
Inaktivierung	durch Rückaufnahme, Methylierung und Desaminierung	identischer Abbau

Wirkungsweise: Wirkung auf Kreislauf, Bronchien, Intestinaltrakt, ZNS, Stoffwechsel entsprechend einer Anpassung des Organismus an Belastungen. Wirkung über α- und β-Rezeptoren.

α_1- und α_2-Rezeptoren	Erregung glatter Muskulatur (wichtig: Vasokonstriktion)
α_2-Rezeptoren	Hemmung der Noradrenalin-Freisetzung und zentrale Effekte (Sedierung, Hypotonie)
β_1-Rezeptoren	Stimulation des Herzens (pos. inotrop und chronotrop)
β_2-Rezeptoren	Erschlaffung glatter Muskulatur (Bronchien, Uterus), Anregung des Stoffwechsels

Anwendung: Lokal zur Vasokonstriktion, systemisch Adrenalin (ggf. Noradrenalin) bei vasodilatorisch bedingtem Schock, z. B. Anaphylaxie, zur Reanimation

Kontraindikationen: z. B. Hyperthyreose, Hypertonie, Gefäßsklerose, Neigung zu Arrhythmien.

* Die Vorsilbe „Nor-" steht für „Stickstoff (N) ohne Radikal"; Noradrenalin entspricht also Adrenalin ohne Methylgruppe am Stickstoff.

Synthese, Freisetzung der Catecholamine

Synthese. Die Aminosäure L-Tyrosin wird im Zytoplasma der Nervenfasern und in der Nebennierenmarkzelle enzymatisch über L-Dopa zu Dopamin umgewandelt (Abb. 10.8). Dopamin wird über einen vesikulären Monoamintransporter (VMAT) in die Speichervesikel aufgenommen. Eine weitere Abwandlung unterbleibt in den dopaminergen Neuronen des extrapyramidalen Systems (Substantia nigra), wo Dopamin die Übertragersubstanz darstellt (s. Morbus Parkinson, S. 339). In den sympathischen Nervenenden und im Nebennierenmark wird in den Vesikeln durch die dort vorhandene Dopamin-β-Hydroxylase eine Hydroxy-Gruppe in die Seitenkette eingeführt, so dass Noradrenalin entsteht. Im Nebennierenmark sowie in einigen Neuronen des ZNS wird Noradrenalin weiter durch eine zytoplasmatische Phenyl-N-Methyltransferase zu Adrenalin umgewandelt.

Speicherung. Die postganglionäre sympathische Nervenfaser zweigt sich am Ende in eine größere Anzahl von Ästen auf, die wiederholte Anschwellungen (Varikositäten) aufweisen. In den Varikositäten sind die Noradrenalin speichernden Vesikel enthalten. Die Speichervesikel besitzen einen Durchmesser von 40–100 nm. Ihre Membranen stammen vom Golgi-Apparat, müssen also durch axonalen Transport die Varikositäten erreichen. Ein spezifischer Transportmechanismus sorgt für die starke Anreicherung der Catecholamine in den Speichergranula bis zu 10^{-1} mol/l. Eine vesikuläre H^+-ATPase reichert Protonen in den Vesikeln an und dieser Protonen-Gradient ist die treibende Kraft für vesikuläre Monoamintransporter (VMAT), die Catecholamine aus dem Zytoplasma in die Vesikel transportieren. Der VMAT-Transporter, der durch Reserpin (s. u.) gehemmt wird, kann alle biogenen Amine (Adrenalin, Noradrenalin, Dopamin, in anderen Neuronen auch Serotonin, Histamin) in die Vesikel befördern. Die vesikulären Transporter spielen eine wichtige Rolle für die Speicherung der Catecholamine, da unter Ruhebedingungen mehr Noradrenalin durch die Vesikelmembran in das Cytosol diffundiert als durch Exozytose freigesetzt wird.

Freisetzung. Durch die perlenschnurartige Anatomie der sympathischen Varikositäten setzt ein einzelner Nervenimpuls Übertragersubstanz an einer Reihe distinkter Orte frei. Verglichen mit der geringen Breite des synapti-

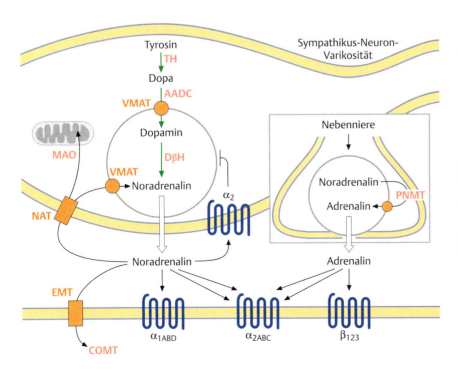

Abb. 10.8 **Synthese, Freisetzung und Abbau von Noradrenalin und Adrenalin.** Noradrenalin und Adrenalin werden über mehrere Syntheseschritte (grün) in sympathischen Neuronen und in der Nebenniere aus der Aminosäure Tyrosin synthetisiert. Sie aktivieren adrenerge Rezeptoren (blau). Noradrenalin wird über Transporter (orange) wieder in die Varikosität oder Nachbarzellen aufgenommen, wo es zum Teil auch abgebaut wird (rot). Abkürzungen: TH = Tyrosinhydroxylase, AADC = aromatische Aminosäure-Decarboxylase, DβH = Dopamin-β-Hydroxylase, PNMT = Phenylethanolamin-N-Methyl-Transferase, NAT = Noradrenalintransporter, EMT = extraneuraler Monoamintransporter, VMAT = vesikulärer Monoamintransporter, MAO = Monoaminoxidase, COMT = Catechol-O-Methyltransferase, α_{1ABD}, α_{2ABC}, β_{123} = adrenerge Rezeptoren mit Subtypen.

schen Spaltes in der motorischen Endplatte der Skelettmuskeln ist die Diffusionsstrecke für Noradrenalin von der Varikosität bis zur Plasmamembran der Erfolgszellen meistens erheblich größer. Die glatte Muskelzelle weist – im Gegensatz zur Skelettmuskelzelle – in der Regel auch keine postsynaptische Spezialisierung auf, sondern ist in ihrer ganzen Oberfläche empfindlich für die Übertragersubstanz Noradrenalin.

Über den Freisetzungsprozess herrscht folgende Vorstellung: Im Ruhezustand sind einige Transmittervesikel durch einen Proteinkomplex (sog. „SNARE"-Proteine) an die präsynaptische Plasmamembran gebunden. Durch ein Aktionspotenzial werden spannungsabhängige Ca^{2+}-Kanäle geöffnet. Einströmendes Ca^{2+} führt zu einer Konformationsänderung des SNARE-Komplexes, so dass Vesikel- und Plasmamembran verschmelzen und der Vesikelinhalt in den synaptischen Spalt freigesetzt wird.

Präsynaptische „Feedback"-Kontrolle. Der neuronale Freisetzungsmechanismus wird durch die Aktivierung präsynaptischer Rezeptoren reguliert, die entweder vom freigesetzten Transmitter selbst („Autorezeptoren") oder von anderen Neurotransmittern aktiviert werden. Es gibt sowohl stimulierende (z. B. β-adrenerge Rezeptoren) als auch hemmende Rezeptoren ($α_2$-adrenerge Rezeptoren). Diese hemmenden Rezeptoren sind von besonderer Bedeutung, weil sie über eine negative Rückkopplung die weitere Transmitter-Ausschüttung bremsen. Das Erfolgsorgan wird damit vor einem Übermaß an Übertragersubstanz geschützt. Präsynaptische $α_2$-Rezeptoren können durch $α_2$-Agonisten, wie z. B. Clonidin aktiviert werden, um einen erhöhten Sympathikotonus zu senken.

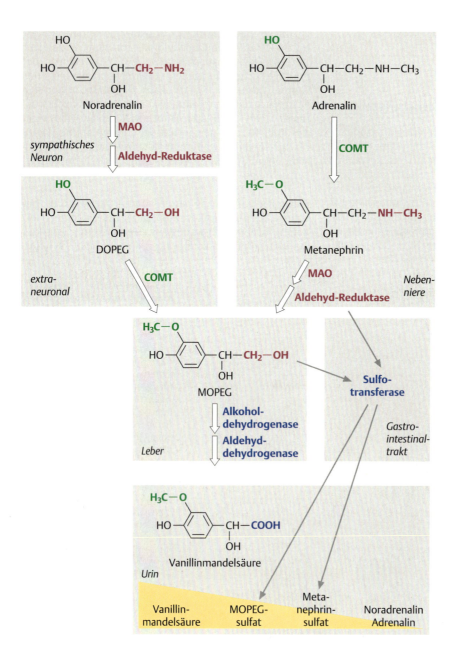

Abb. 10.**9 Abbau der Catecholamine im Organismus.**
DOPEG = Dihydroxyphenylglykol
MOPEG = Methyldihydroxyphenylglykol

Schicksal des freigesetzten Noradrenalin. Nur ein kleiner Teil des exozytotisch freigesetzten Noradrenalin erreicht die adrenergen Rezeptoren an der Plasmamembran der Erfolgszelle und wird vorübergehend gebunden. Eine wesentliche Fraktion (bis zu 90%) wird vom freisetzenden Neuron durch einen spezifischen Noradrenalin-Transporter (NAT) wieder aufgenommen (neuronale Aufnahme) und vom VMAT-Transporter in die Vesikel zurück gespeichert. Der Rest des freigesetzten Noradrenalin unterliegt dem Abtransport durch die Kapillaren oder wird von den Effektorzellen aufgenommen (extraneuraler Monoamintransporter EMT) und dort abgebaut. Der Noradrenalin-Transporter besitzt als Zielmolekül von Antidepressiva große therapeutische Bedeutung.

Abbau. Der größte Anteil der Catecholamin-Metaboliten, die im Blut oder im Urin erscheinen, entstehen durch Abbaus des Noradrenalins in sympathischen Nervenfasern. Zunächst wird Noradrenalin durch die Monoaminoxidase (MAO), die in der äußeren Mitochondrienmembran lokalisiert ist, oxidativ desaminiert (Abb. 10.9). Eine Aldehydreduktase führt zur Bildung von DOPEG (Dihydroxy-Phenylglykol), das in den Nachbarzellen durch die Catechol-O-Methyltransferase (COMT) an der metaständigen Hydroxygruppe zu MOPEG methyliert wird. Da die chromaffinen Zellen der Nebenniere im Gegensatz zu den sympathischen Neuronen COMT enthalten, sind Metanephrin und Normetanephrin dort die ersten Abbauprodukte von Adrenalin und Noradrenalin. MOPEG wird in der Leber zur Vanillinmandelsäure metabolisiert. In der Darmwand können durch eine Sulfotransferase MOPEG-Sulfat und Metanephrin-Sulfat entstehen. Alle Catecholamin-Metabolite werden über die Niere im Urin ausgeschieden.

Spezifische Hemmstoffe der Monoaminoxidase, von der es zwei Formen (A und B) gibt, werden zur Therapie von Depressionen (MAO-A-Inhibitor: Moclobemid, S. 324) und Morbus Parkinson (MAO-B-Inhibitor: Seleginin, S. 340) eingesetzt.

Erhöhte Plasmaspiegel von Normetanephrin oder Metanephrin sind ein spezifischer Hinweis auf einen (Nor-)Adrenalin produzierenden Tumor der Nebenniere, der **Phäochromozytom** genannt wird. Durch die unkontrollierte Freisetzung von Catecholaminen können Phäochromozytome einen Bluthochdruck oder sogar hypertensive Krisen auslösen. Der Nachweis der Hormonproduktion erfolgt im angesäuerten 24h-Sammelurin (Screening-Test). Es werden die Catecholamine oder Catecholamin-Metabolite (Normetanephrin, Metanephrin) bestimmt.

α- und β-adrenerge Rezeptoren

Die adrenergen Rezeptoren gehören in die Gruppe der G-Protein-gekoppelten Rezeptoren, die in der Plasmamembran vieler Körperzellen lokalisiert sind. Durch die Bindung von Noradrenalin oder Adrenalin wird eine Konformationsänderung im Rezeptorprotein bewirkt, die das Signal an intrazelluläre Signalwege weiterleitet.

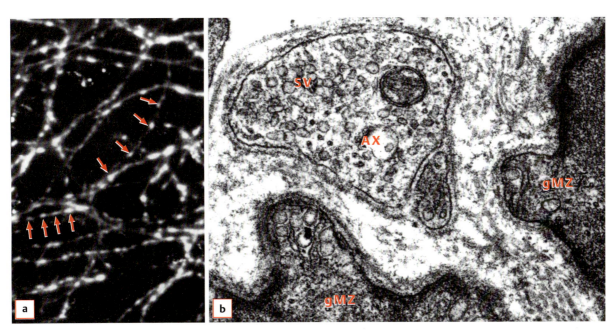

Abb. 10.**10 Axonvarikositäten des postganglionären sympathischen Nervs. a** Fluoreszenzmikroskopische Darstellung adrenerger Nerven in der Iris der Ratte. Die Pfeile weisen auf einige der zahlreichen Axonvarikositäten, die nach Behandlung des isolierten Gewebes mit Glyoxylsäure (2%, in Phosphatpuffer, pH 7,0) aufgrund ihres hohen Gehaltes an Noradrenalin eine charakteristische Fluoreszenz zeigen. Vergrößerung 1800×. **b** Elektronenmikroskopische Aufnahme, Querschnitt durch die Axonvarikosität (AX) im adrenerg innervierten, glatten M. anococcygeus der Ratte. Die Varikosität enthält zahlreiche kleine synaptische Vesikel (SV), die allerdings im Laufe der Präparation ihren elektronendichten Kern verloren haben. gMZ: glatte Muskelzelle, deren Oberfläche durch Einstülpungen (Caveolae) vergrößert ist. Beachte den großen neuromuskulären Abstand; ähnliche Verhältnisse finden sich in der Blutgefäßmuskulatur, in anderen glatten Muskeln kann dieser Abstand auch geringer sein. Vergr. 47650× (Aufnahme aus dem Anatomischen Institut der Universität Kiel).

Subtypen. Insgesamt wurden neun verschiedene adrenerge Rezeptoren identifiziert, die sich in jeweils drei α_1-, drei α_2- sowie drei β-Rezeptor-Subtypen einteilen lassen (Abb. 10.11). Die Subtypen können bisher noch nicht alle spezifisch durch Wirkstoffe aktiviert oder blockiert werden. Daher konzentrieren wir uns hier auf die Subtypen α_1, α_2, sowie β_1 und β_2, deren präferentielle Beeinflussung möglich und therapeutisch wichtig ist.

Lokalisation. Für die α-Rezeptoren hat sich ergeben, dass der präsynaptische Rezeptor immer dem α_2-Typ zuzuordnen ist, während am Erfolgsorgan α_1- und α_2-Rezeptoren nebeneinander vorkommen können. Für die β-Rezeptoren scheint zu gelten, dass die β_1-Rezeptoren auf dem Erfolgsorgan in unmittelbarer Nähe der Varikosität, die β_2-Rezeptoren in größerer Entfernung davon lokalisiert sind. Es gibt eine große Zahl von Sympathomimetika und Sympatholytika, die unterschiedliche Affinitäten zu den einzelnen Rezeptortypen besitzen. Einen Überblick über die wichtigsten Agonisten und Antagonisten ist der Auflistung in Abb. 10.12 zu entnehmen.

Rezeptorbindung. Für die Bindung von Noradrenalin und Adrenalin an das komplementäre Rezeptorareal sind wahrscheinlich folgende Molekülstrukturen notwendig:
- Hydroxygruppen am Ring sowie die Hydroxygruppe in der Seitenkette, die Wasserstoffbrücken-Bindungen mit der Hydroxygruppe von Serinresten im Rezeptorprotein ermöglichen;
- der bei physiologischem pH positiv geladene Stickstoff der Seitenkette, der eine Ion-Ion-Bindung mit dem Carboxylat eines Aspartatrestes eingehen kann;
- der Benzolring, der durch van-der-Waals-Kräfte hydrophobe Bindungskräfte beiträgt.

Besitzt ein Catecholamin keinen Substituenten am Stickstoff, wie Noradrenalin, reagiert es fast ausschließlich mit den α- und β_1-Rezeptoren. Ist dagegen ein größerer Substituent am Stickstoff vorhanden (iso-Propyl oder länger), steht die Reaktion mit den β_2-Rezeptoren im Vordergrund. Adrenalin mit der kleinen N-ständigen Methylgruppe wirkt auf alle Rezeptortypen ein.

	Rezeptor-Typen			
	α_2	α_1	β_1	β_2
	cAMP↓	IP$_3$ DAG	cAMP↑	cAMP↑
Agonisten				
Noradrenalin	—	—	—	
Adrenalin	—	—	—	—
Isoprenalin			—	—
Salbutamol				—
Phenylephrin		—		
Clonidin	—	—		
Oxymetazolin	—	—		
Antagonisten				
Phentolamin	—	—		
Prazosin		—		
Doxazosin		—		
Atenolol			—	
Propranolol			—	—

Abb. 10.**12 Spezifitäten von α- bzw. β-Agonisten und -Antagonisten.** cAMP = zyklisches Adenosin-monophosphat, IP$_3$ = Inositol-triphosphat, DAG = Diacylglycerin.

Für die Affinität zum β-Rezeptor scheint also ein Alkylrest am Stickstoff von entscheidender Bedeutung zu sein; dies gilt nicht nur für Agonisten, sondern auch für Antagonisten.

Adrenalin

Noradrenalin

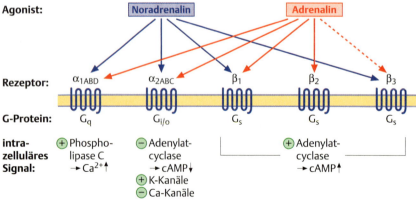

Abb. 10.**11 Adrenerge Rezeptor-Subtypen und ihre intrazellulären Signalwege.**

Box 10.3

Enantiomeren-Selektivität

Noradrenalin

Amphetamin

Ephedrin

Die Catecholamine wie auch das Amphetamin besitzen ein asymmetrisches Kohlenstoff-Atom (C*), so dass jeweils zwei Enantiomere möglich sind. Die natürlich vorkommenden Noradrenalin- und Adrenalin-Enantiomere sind immer linksdrehend und zeigen eine höhere Affinität zu den Rezeptoren und den Transportproteinen als die rechtsdrehenden Enantiomere. Im Fall des indirekt wirkenden Amphetamin ist das α-Kohlenstoff-Atom asymmetrisch. Das rechtsdrehende Enantiomer (Dextroamphetamin) wirkt etwa viermal so stark zentral stimulierend wie das linksdrehende. Ephedrin, ebenfalls ein Sympathomimetikum, enthält zwei Asymmetrie-Zentren, es existieren also vier mögliche optische Isomere: die beiden Enantiomeren-Paare (+)- und (−)-Ephedrin und (+)- und (−)-Pseudoephedrin. Die biologisch wirksamste Verbindung ist (−)-Ephedrin.

Zellulärer Wirkmechanismus der Catecholamine

Die Bindung von Noradrenalin und Adrenalin an die adrenergen Rezeptoren ruft eine Konformationsänderung im Rezeptorprotein hervor, die zur Aktivierung intrazellulärer G-Proteine führt. Dadurch können zwei verschiedene Mechanismen in Gang gesetzt werden:
- Es werden **Schlüsselenzyme** stimuliert (z. B. Adenylatcyclase nach β-Rezeptor-Aktivierung oder Phospholipase C nach $α_1$-Aktivierung) oder gehemmt (Adenylatcyclase nach $α_2$-Erregung);
- es werden mittels G-Proteinen **Ionenkanäle** direkt beeinflusst (K^+-Kanal-Aktivierung und Ca^{2+}-Kanal-Hemmung über $α_2$).

Aktivierung von β-Rezeptoren. Das nach β-Rezeptor-Aktivierung von der Adenylatcyclase gebildete **zyklische 3',5'-AMP (cAMP)** ist an der Regulation einer großen Anzahl von zellulären Prozessen beteiligt.
Es aktiviert die Proteinkinase A, ein Phosphatgruppen übertragendes Enzym. Die Phosphorylierung von Enzymen verändert deren Aktivität, wie dies in Abb. 10.13 für zwei Stoffwechselprozesse dargestellt ist. An der Aktivierung von Herzmuskelzellen durch Catecholamine ist ebenfalls cAMP beteiligt (Abb. 10.14): Zum einen kann cAMP direkt den Schrittmacherkanal stimulieren und damit die Herzfrequenz positiv erhöhen (positiv chronotrop). Zum anderen phosphoryliert die Proteinkinase A eine Reihe intrazellulärer Proteine, die den Ca^{2+}-Transport regulieren. Dazu gehören spannungsabhängige Ca^{2+}-Kanäle, die SR-Proteine Phospholamban und der Ryanodin-Rezeptor sowie Troponine – so entsteht ein positiv inotroper Effekt.

Die aktuelle zelluläre Konzentration an cAMP befindet sich in einem Fließgleichgewicht zwischen Entstehung durch Erregung von adrenergen Rezeptoren und Abbau durch das Enzym Phosphodiesterase, das wiederum durch Theophyllin und einige andere Substanzen gehemmt werden kann.

cAMP
3',5'-cyclo-Adenosin-monophosphat

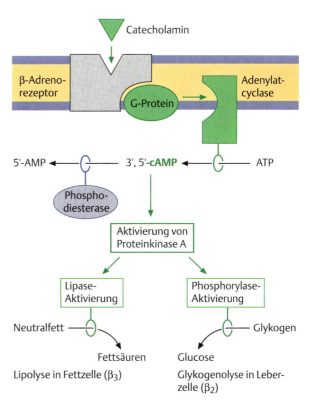

Abb. 10.13 Einfluss der Catecholamine auf den Fett- und Kohlenhydrat-Stoffwechsel. Durch Aktivierung der Lipase der Fettzellen kommt es zur Lipolyse, Aktivierung der Phosphorylase der Leberzellen führt zur Glykogenolyse.

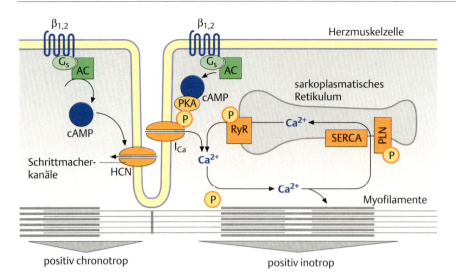

Abb. 10.14 **Aktivierung β-adrenerger Rezeptoren induziert positiv chronotrope und inotrope Effekte in den Herzmuskelzellen.** Abkürzungen: G_s = stimulatorisches G-Protein, AC = Adenylatcyclase, PKA = Proteinkinase A, I_{Ca} = spannungsabhängiger Ca^{2+}-Kanal, HCN = Schrittmacherkanal (**H**yperpolarisations-aktivierter **c**yclisches **N**ukleotid gesteuerter Kanal, I_f-Strom, RyR = Ryanodin-Rezeptor, SERCA = sarkoplasmatisches Retikulum Ca^{2+}-ATPase, PLN = Phospholamban.

Aktivierung von α_1-Rezeptoren. Der Transduktionsweg einer Bindung von Catecholaminen an α_1-adrenerge Rezeptoren besteht in einer G-Protein-vermittelten Aktivierung der Phospholipase C. Dieses Enzym spaltet das im Plasmalemm enthaltene Phospholipid Phosphatidylinositol in Inositol-1,4,5-triphosphat (IP_3) und Diacylglycerin. IP_3 setzt intrazellulär Calciumionen frei und kann so z. B. den Tonus glatter Muskulatur erhöhen oder Vesikel-gespeicherte Hormone freisetzen.

Aktivierung von α_2-Rezeptoren. Präsynaptische α_2-Rezeptoren koppeln an $G_{i/o}$-Proteine, deren βγ-Untereinheiten spannungsabhängige Ca^{2+}-Kanäle hemmen und K^+-Kanäle aktivieren. Der verminderte Ca^{2+}-Einstrom in das präsynaptische Neuron sowie die Hyperpolarisation durch K^+-Einstrom führen zu einer verminderten Transmitter-Exozytose.

Schicksal des freigesetzten Noradrenalin

Das durch Nervenimpulse auf exozytotischem Wege freigesetzte Noradrenalin verteilt sich ausschließlich durch Diffusion. Nur ein kleiner Teil erreicht die entsprechenden Rezeptoren an der Plasmamembran der Erfolgszelle und wird vorübergehend gebunden. Eine wesentliche Fraktion (bis zu 90%) wird vom freisetzenden Neuron wieder aufgenommen (**neuronale Aufnahme**) und wenigstens zum Teil in die synaptischen Vesikel rückgespeichert. Der Rest unterliegt dem Abtransport durch die Kapillaren, zerfällt spontan oder durch enzymatischen Abbau oder wird in den Intrazellulärraum der Effektorzellen aufgenommen (**extraneuronale Aufnahme**) und dort abgebaut.

Diese einzelnen Vorgänge sind deshalb so wichtig, weil in dieses Fließgleichgewicht Substanzen eingreifen und dementsprechend die Funktion des Sympathikus ändern können. Hierzu gehören z. B. Cocain, indirekte Sympathomimetika und trizyklische Antidepressiva.

Was hier für das neuronal freigesetzte Noradrenalin ausgeführt wurde, gilt im Prinzip auch für Adrenalin, das vom Nebennierenmark abgegeben wird und in den Effektororganen ebenfalls einem Fließgleichgewicht zwischen den verschiedenen Teilprozessen unterliegt.

Während der Rezeptor recht hohe Anforderungen an die Molekülstruktur der Agonisten stellt, ist der axonale Speichermechanismus (transmembranale Aufnahme, vesikuläre Anreicherung) in dieser Hinsicht sehr viel weniger „wählerisch": So werden einige Substanzen, die keine Affinität zum Rezeptor aufweisen (Mangel an Hydroxy-Gruppen), vom Speichersystem aufgenommen, konkurrieren mit Noradrenalin und erhöhen damit seine extrazelluläre Konzentration. Sie wirken daher sympathomimetisch und werden konsequenterweise indirekte Sympathomimetika genannt (s. a. Abb. 10.17, S. 91). In diese Gruppe gehören u. a. Ephedrin und Amphetamin (Tab. 10.2, S. 93).

Funktionelle Bedeutung der Catecholamine

Noradrenalin ist nicht nur in den sympathischen Nervenfasern vorhanden, sondern neben Adrenalin auch im Nebennierenmark. Sein Anteil hängt von der Spezies und dem Funktionszustand des Markes ab (Noradrenalin ist immer Synthese-Durchgangsstufe für Adrenalin). Im Zentralnervensystem gibt es Regionen mit hoher Noradrenalin-Konzentration (Hypothalamus, vegetative Zentren im Hirnstamm). Daneben spielt Dopamin, die Vorstufe von Noradrenalin, als Übertragersubstanz im extrapyramidalen System eine bedeutsame Rolle (S. 338). Adrenalin ist das Hormon des Nebennierenmarkes, dessen Zellen entwicklungsgeschichtlich einem 2. sympathischen Neuron entsprechen (Abb. 10.15). Ferner findet sich Adrenalin in den verstreuten chromaffinen Zellen verschiedener Gewebe.

Für das Verständnis der unterschiedlichen Funktion von Noradrenalin und Adrenalin ist es wichtig, sich klarzumachen, dass **Noradrenalin** als nervale Übertragersubstanz eine **lokal begrenzte Wirkung** ausübt – eben nur dort, wo eine Organfunktion an die augenblickliche Situation durch gesteigerte Tätigkeit der betreffenden Nervenfasern angepasst werden soll. Dies sei an einigen Beispielen erläutert:

- Steigerung der Herzfrequenz zur Kompensation einer durch Vasodilatation in arbeitender Muskulatur ausgelösten Blutdrucksenkung,

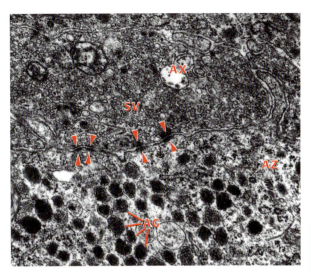

Abb. 10.**15** **Innervation des Nebennierenmarks.** Die Axonendigung (AX) enthält zahlreiche Acetylcholin-speichernde synaptische Vesikel (SV). AG = Adrenalin-Speichergranula. Die Pfeilköpfe weisen auf die für Synapsen charakteristischen Verdichtungen an der prä- und subsynaptischen Membran. Beachte den engen synaptischen Spalt. Vergr. 18300×(Aufnahme aus dem Anatomischen Institut der Universität Kiel).

- Vasokonstriktion der Hautgefäße zur Verminderung von Wärmeverlusten bei kalter Außentemperatur,
- Erregung des M. dilatator pupillae zur Pupillenerweiterung bei abnehmender Lichtintensität.

Adrenalin löst dagegen aufgrund seiner humoralen Verteilung immer **systemische Wirkungen** aus. Das gesamte Wirkungsbild kann charakterisiert werden durch eine gesteigerte Leistungsfähigkeit des Organismus: Der Blutdruck steigt, die Bronchien werden erweitert, das Bewusstsein ist „alert", durch Dissimilation des Energiedepots steigt das Angebot von Substraten (Glucose, Fettsäuren) im Blut, im Augenblick unwichtige Funktionen werden gedrosselt, so die Darmtätigkeit. Eine gesteigerte Adrenalin-Freisetzung aus dem Nebennierenmark ist daher immer dann zu beobachten, wenn der Organismus einer tatsächlichen oder vermeintlichen Leistungssteigerung unterworfen ist. Diese Regulation ist sinnvoll, wenn die vermehrte Adrenalin-Ausschüttung mit einer erhöhten körperlichen Leistung einhergeht. Ist dies nicht der Fall, so ist diese „Anpassung" sinnlos.
Ein erhöhter Sympathikotonus ist bei manchen Menschen auch durch **vermeintliche Anforderungen** zu beobachten. Eine derartige Reaktion demonstriert deutlich die Tatsache, dass die vegetativen Zentren des sympathischen Systems durch psychische Vorgänge beeinflusst werden können. Vegetative Dysregulationen können sich auf die Dauer als somatisch fixierte Erkrankungen manifestieren, z. B. als essentielle Hypertonie.

Wirkungen der Catecholamine

▶ **Blutgefäße.** Der systolische und der diastolische Blutdruck steigen nach Zufuhr von Noradrenalin an. Je nach Dosierung kann die Durchblutung mancher Organe aber trotz der Blutdrucksteigerung abnehmen, weil die Widerstandsgefäße verengt werden. Da Adrenalin sowohl α- als auch $β_2$-Rezeptoren stimuliert, ist seine Gefäßwirkung komplexer als die von Noradrenalin. In vielen Gefäßbezirken (Haut- und Splanchnikusgebiet) überwiegt zwar die Vasokonstriktion, aber in manchen Organen herrscht doch die durch $β_2$-Stimulierung ausgelöste Vasodilatation vor. Dies gilt vor allem für den tätigen Skelettmuskel in Anwesenheit niedriger Adrenalin-Konzentrationen. Die Zunahme der systolischen Blutdruckwerte ist unter diesen Bedingungen nicht von einer Steigerung der diastolischen Werte begleitet. Erst nach hohen Dosen Adrenalin überwiegt der vasokonstriktorische Effekt mit entsprechender Anhebung auch der diastolischen Druckwerte.

▶ **Adrenalin** ist das wichtigste Arzneimittel, das während einer Wiederbelebung bei Herz-Kreislaufstillstand eingesetzt wird. Nach intravenöser Applikation kann Adrenalin über vaskuläre $α_1$-Rezeptoren helfen, den Blutdruck – und damit eine minimale Koronarzirkulation – aufrecht zu erhalten. Dadurch werden die Erfolgschancen einer nachfolgenden Defibrillation bei Kammerflimmern gesteigert. Die Aktivierung kardialer β-Rezeptoren – insbesondere durch hohe Dosen von Adrenalin – kann in dieser Situation eher gefährlich sein.

▶ **Herz.** Im menschlichen Herzventrikel sind 75 % aller β-adrenergen Rezeptoren dem $β_1$-Subtyp, 25 % dem $β_2$-Subtyp zuzuschreiben. Somit können Noradrenalin und Adrenalin durch Vermittlung von G_s-Proteinen auf den Herzmuskel einwirken (Abb. 10.**14**). Die Frequenz des Sinusknotens und gegebenenfalls sekundärer Schrittmacher nimmt zu (**positiv chronotrop**), die Erregbarkeit wird erhöht (**positiv bathmotrop**) und die Fortleitungsgeschwindigkeit gesteigert (**positiv dromotrop**).
Mit steigender Dosierung von Adrenalin nimmt die Neigung zum Auftreten von Extrasystolen zu, bis ausgeprägte Irregularitäten und schließlich ein Kammerflimmern einsetzen. Die stark erregende Wirkung von Adrenalin kann bei stillstehendem Herzen zum Wiederauftreten spontaner Schrittmacherpotentiale und zu deren Weiterleitung führen. Die Kontraktionskraft der Vorhof- und Kammermuskulatur wird durch die Catecholamine gesteigert (**positiv inotrop**, Abb. 10.**16**). Dabei kann die Systolendauer verkürzt sein, weil Anspannung und Erschlaffung rascher vonstatten gehen. Der Sauerstoff-Verbrauch der Herzmuskulatur steigt erheblich an, und zwar mehr, als es der gesteigerten Herzleistung entspricht, d. h., der Nutzeffekt des Herzens wird vermindert. Der daraus resultierende Sauerstoff-Mangel kann zur erhöhten Erregbarkeit (Auslösung von Extrasystolie) beitragen und so ausgeprägt sein, dass multiple Herzmuskelnekrosen auftreten. Bei vorgeschädigtem Koronarkreislauf ist die Auslösung von pektanginösen Beschwerden selbst bei niedrigen Konzentrationen von Adrenalin, wie sie durch Ausschüttung aus dem Nebennierenmark zustande kommen, gut verständlich.

▶ **Bronchialmuskulatur.** Während Noradrenalin den Tonus der Bronchialmuskulatur kaum beeinflusst, wirkt Adrenalin durch eine $β_2$-Stimulierung **bronchodilatatorisch**. Der Effekt ist besonders ausgeprägt, wenn ein erhöhter Tonus der Bronchialmuskulatur vorliegt; dabei

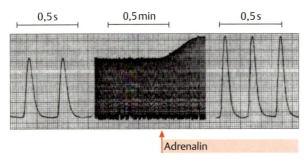

Abb. 10.16 Wirkung von Adrenalin auf die Vorhofkontraktion. Isometrische Registrierung mittels eines Dehnungsmessstreifens auf einem Direktschreiber. Nach Zusatz von Adrenalin (2×10^{-8} g/ml) nehmen die Kontraktionskraft und die spontane Schlagfrequenz zu. Beachte die zwei verschiedenen Registriergeschwindigkeiten.

spielt die Genese der Tonuserhöhung keine Rolle (Histamin, Acetylcholin, Kinine, Prostaglandine).
Diese Wirkung kann therapeutisch beim Asthma bronchiale ausgenutzt werden, wobei der Applikation eines $β_2$-Mimetikum (s.u.) der Vorzug gegeben wird, und zwar möglichst lokal in Form eines Aerosol anstatt systemisch. Der systemische Einsatz von Adrenalin bei Asthma bronchiale ist aufgrund der schweren Nebenwirkungen als Ultima ratio in verzweifelten Fällen anzusehen, kann aber lebensrettend sein.

Es sei an dieser Stelle schon darauf hingewiesen, dass durch Gabe von β-Blockern der Tonus der Bronchialmuskulatur durch Ausschaltung der „physiologischen Adrenalin-Wirkung" ansteigen kann, so dass bei entsprechend disponierten Menschen durch β-Blocker ein Asthmaanfall ausgelöst wird.

▶ **Darm- und andere glatte Muskulatur.** Adrenalin senkt den Tonus und die Frequenz der Pendelbewegungen der Darmmuskulatur. Eine isolierte Erregung der $α_2$-Rezeptoren durch Noradrenalin kann gegebenenfalls zur Tonussteigerung in manchen Darmabschnitten (Sphinkteren) führen; diese Rezeptoren sind wahrscheinlich auf den neuronalen Plexus lokalisiert. Die Wirkungen auf den Uterus sind ungleichmäßig und hängen vom Funktionszustand und von der Spezies ab. Beim Menschen fördert eine $β_2$-Erregung die Ruhigstellung des graviden Uterus (s. unter tokolytisch wirkenden Sympathomimetika, S. 94).
Der M. dilatator pupillae wird über α-Rezeptoren durch die Catecholamine erregt; ebenso die Mm. arrectores pilorum (Aufrichten des Felles bei Katzen in „Stress-Situationen").

Auf die **Skelettmuskulatur** haben die Catecholamine keine ausgeprägten Wirkungen. Die Kontraktionskraft von schnellen (weißen) Skelettmuskeln wird durch Adrenalin etwas gesteigert. Ebenfalls aufgrund einer $β_2$-Stimulierung tritt ein Tremor auf, an dessen Zustandekommen die Muskelspindeln beteiligt sind. Dieser Tremor kann durch Gabe von β-Blockern abgeschwächt werden.

▶ **Zentralnervensystem.** Adrenalin besitzt gewisse zentral stimulierende Wirkungen, wobei unklar ist, ob Adrenalin die Blut-Liquor-Schranke überwinden kann.

So wird die Atemtätigkeit angeregt, es treten motorische Unruhe, innere Ruhelosigkeit und Tremor auf. Es ist denkbar, dass diese Effekte in der Peripherie ausgelöst und durch Afferenzen in das ZNS geleitet werden.

▶ **Stoffwechselwirkungen.** Adrenalin wirkt über eine Steigerung der Adenylatcyclase-Aktivität katabol: Es **steigert den Glykogen- und Fettabbau** und führt damit zum Anstieg der Glucose- und Fettsäure-Konzentration im Blut (Abb. 10.13, S. 87). Der Grundumsatz und der Sauerstoffbedarf aller Gewebe sind erhöht. Diese Stoffwechselwirkungen des Nebennierenmark-Hormons sind wahrscheinlich seine wichtigste Funktion unter physiologischen Bedingungen. Sie werden vornehmlich über $β_2$- bzw. $β_3$-Rezeptoren vermittelt, dementsprechend ist Noradrenalin in dieser Hinsicht wenig wirksam. Es hemmt jedoch über eine α-Rezeptoren-Erregung die Insulin-Inkretion.

Anwendung der Catecholamine

▶ Bei **lokaler Applikation** auf diffus blutende Wunden wird durch die Konstriktion kleiner Gefäße eine **Blutstillung** und bei Auftragung auf geschwollene Schleimhäute eine **Abschwellung** erreicht (verdünnte Adrenalin-Lösungen: 0,02–0,1 mg/ml; handelsübliche *Suprarenin*®-Lösung 1:1000 enthält 1 mg/ml). Adrenalin-Zusatz zu Lokalanästhetika führt infolge der Vasokonstriktion zu verminderter Durchblutung am Injektionsort, so dass sich die Wirkdauer der **örtlichen Betäubung** verlängert und ggf. Blutungen abnehmen (S. 268). In Form der Vorstufe Dipivefrin am Auge angewandt, dient Adrenalin als **Glaukom-Therapeutikum** (S. 107).

Dipivefrin;
Penetrationsform zur Passage der Cornea,
Esterspaltung im Gewebe →
Freisetzung von Adrenalin

Die **vasokonstriktorische** Wirkung der Catecholamine kann auch systemisch ausgenutzt werden. Immer dann, wenn ein **Kreislaufschock durch Vasodilatation** ausgelöst ist, können Noradrenalin oder Adrenalin entscheidende therapeutische Bedeutung besitzen. Günstiger als eine einmalige Injektion (Dosierung um 0,5 mg) wirkt sich eine Infusion aus, da aufgrund der überaus schnellen Elimination nur so ein konstanter Wirkspiegel erzielt werden kann. Die Dosierung muss sich nach dem Effekt richten (als Richtzahl 0,01–0,02 mg Noradrenalin-Base pro Minute × Mensch). Besonders gut wirkt sich eine Adrenalin-Infusion beim **allergischen Schock** aus, weil neben der Vasodilatation auch die gesteigerte Kapillarpermeabilität und die Bronchospasmen günstig beeinflusst werden. Ein Volumenmangelschock ist primär keine Indikation für Noradrenalin, noch viel weniger ein kardiogener Schock mit kleiner Blutdruckamplitude, auch wenn in Fällen, die Dopamin- und Dobutamin-refraktär sind, zunächst Adrenalin und letztlich Noradrenalin zur Aufrechterhaltung eines „zentralen Kreislaufs" notwendig sein können.

Kontraindikationen für die Catecholamine

Aus der Tatsache, dass die Catecholamine die Erregbarkeit des Herzens erheblich heraufsetzen und den Blutdruck exzessiv zu steigern vermögen, ergibt sich eine Reihe von Kontraindikationen:
- **Hyperthyreose, bei der die Empfindlichkeit des Herzens gegenüber Catecholaminen abnorm gesteigert ist;**
- Koronarsklerose, **bei der der gesteigerte Sauerstoffbedarf des Herzens nicht durch eine entsprechende Koronardilatation kompensiert werden kann;**
- allgemeine Gefäßsklerose, **besonders der Hirngefäße, bei der die plötzliche Blutdrucksteigerung durch Catecholamine zu Gefäßrupturen führen kann;**
- Bluthochdruck.

Diese Kontraindikationen gelten nicht nur für die Anwendung reiner Adrenalin- oder Noradrenalin-Lösungen, sondern auch, wenn Catecholamine als Zusatz zu anderen Medikamenten, wie z.B. den Lokalanästhetika, Verwendung finden. Ferner ist zu beachten, dass catecholaminhaltige Zubereitungen von Lokalanästhetika an Organen mit Endarterien wie Finger, Zehen, Penis, Nase und Ohren zu Gangrän führen können. Bei diesen Lokalisationen muss die Lokalanästhesie ohne vasokonstriktorische Zusätze erfolgen.

Auch körpereigene Catecholamine können zu einer akuten „Überdosierung" führen: Wenn bei Hypertonikern mit Koronarsklerose der Blutdruck zu schnell gesenkt wird, z.B. nach Gabe eines Calcium-Antagonisten mit zu schnellem Wirkungseintritt, kommt es durch die körpereigenen Catecholamine zu einer reflektorischen Tachykardie, die zur Herzschädigung führen kann; im Extremfall droht plötzlicher Herztod.

Im Handel erhältliche Catecholaminpräparate

Noradrenalin (Norepinephrin)	Arterenol® 1:1000 Inj.-Lsg.
Adrenalin (Epinephrin)	Adrenalin, Suprarenin® 1:1000 Inj.-Lsg., Fastject® 2 mg/2 ml Amp.
Dipivefrin	Epifrin®, Glaucothil® Augentropfen

10.3.2 Sympathomimetika

Überblick

Sympathomimetika wirken entweder *direkt* als Agonisten an adrenergen Rezeptoren oder *indirekt* als Hemmstoffe der Wiederaufnahme oder Förderer der Freisetzung von Noradrenalin.

α-Mimetika
- direkt: Agonisten an adrenergen α-Rezeptoren, dadurch Vasokonstriktion.
- – systemisch bei hypotonen Zuständen, z.B. Etilefrin;
  – lokal zur Schleimhautabschwellung, z.B. Naphazolin.
- Tachykardie, Extrasystolie.

β₂-Mimetika
- direkt: Agonisten an adrenergen β-Rezeptoren, dadurch Erschlaffung glatter Muskulatur.
- – zur Bronchodilatation inhalativ, z.B. Salbutamol und Fenoterol; langwirksam: Salmeterol und Formoterol;
  – zur Wehenhemmung systemisch, z.B. Fenoterol.
- Tachykardie, Tremor, Hypokaliämie.

Indirekte Sympathomimetika
- dringen gut in das ZNS ein;
- erregende und euphorisierende Wirkung; Cocain wirkt außerdem lokalanästhetisch;
  – Cocain: Hemmung der Noradrenalin-Rückaufnahme in die Präsynapse.
  – Amphetamin: Hemmung der Rückaufnahme und Förderung der Freisetzung von Noradrenalin.
- Sucht auslösend, ohne therapeutischen Wert.

Wirkungsmechanismen direkter und indirekter Sympathomimetika

Unter Sympathomimetika versteht man Substanzen, die die Wirkungen von Noradrenalin oder Adrenalin mehr oder minder imitieren. Nach ihrem molekularen Wir-

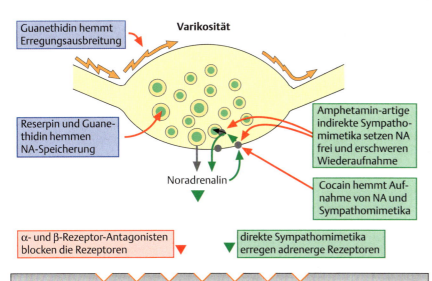

Abb. 10.17 **Beeinflussung der adrenergen Übertragung.** NA: Noradrenalin

kungsmechanismus müssen *direkt* wirkende Sympathomimetika von den *indirekt* wirkenden unterschieden werden; letztere reagieren nicht mit den Rezeptoren selbst, sondern erschweren die neuronale Wiederaufnahme von Noradrenalin (z. B. Cocain, Abb. 10.17). Die amphetaminartigen Sympathomimetika können zusätzlich die vesikuläre Speicherung von Noradrenalin hemmen und den Noradrenalin-Abbau durch die (mitochondriale) Monoaminoxidase bremsen. Das dadurch im Cytoplasma in erhöhter Konzentration vorliegende Noradrenalin gelangt über das axolemmale Transportprotein (welches nun andersherum als normal arbeitet) in den synaptischen Spalt.

Trägt ein von Noradrenalin abgeleitetes Sympathomimetikum *nur eine* Hydroxy-Gruppe am Phenylring, so ist die Affinität zum Rezeptor vermindert, die Substanz wirkt gemischt direkt und indirekt sympathomimetisch. Fehlen beide Hydroxy-Gruppen, ist nur noch der indirekte Wirkungsmechanismus vorhanden (s. Formeln und Tab. 10.2).

Noradrenalin
direkt wirksam,
α + β$_1$-stimulierend

Isoprenalin, Isoproterenol
direkt wirksam,
β$_1$ + β$_2$-stimulierend

Fenoterol
direkt wirksam,
β$_2$ > β$_1$-stimulierend

Amphetamin
indirekt wirksam,
MAO-resistent, zentralgängig

Die **indirekten Sympathomimetika** besitzen ausschließlich α- und β$_1$-mimetische Effekte, jedoch keine β$_2$-Wirkung, da sie über eine Erhöhung der Noradrenalin-Konzentration in der Biophase wirken.
Aus der chemischen Struktur der **direkten Sympathomimetika** ergibt sich, ob die betreffende Substanz α- und β-mimetische oder β$_1$- und β$_2$-mimetische Wirkungen besitzt: Ein längerer Substituent am Stickstoff-Atom bedingt einen β$_2$-mimetischen Wirkungscharakter. Ein völliges Fehlen von Hydroxy-Gruppen und eine α-Methyl-Gruppe (Propan-Derivate) erleichtern das Eindringen in das Zentralnervensystem (Amphetamin-Gruppe, S. 333), außerdem verhindert die α-Methyl-Gruppe einen Abbau durch die Monoaminoxidase.
In Tab. 10.2 sind Sympathomimetika, die therapeutisch verwendet werden, zusammengestellt.
Die Sympathomimetika werden in folgender Reihenfolge besprochen:
- α- und β$_1$-Rezeptoren stimulierende Sympathomimetika,
- β-Rezeptoren stimulierende Sympathomimetika,
- Dopamin (welches an Dopamin-Rezeptoren die höchste Affinität hat, aber auch α- und β$_1$-Rezeptoren stimuliert),
- Cocain.

α- und β$_1$-Rezeptoren stimulierende Sympathomimetika

▶ Diese Gruppe kann therapeutisch vorwiegend zur systemischen oder lokalen **Vasokonstriktion** benutzt werden, gleichgültig ob die Substanz direkt oder indirekt wirkt. ▶ Es ist dabei stets daran zu denken, dass neben der gewünschten durch α-Rezeptoren vermittelten Vasokonstriktion bei einigen Substanzen β$_1$-vermittelte Wirkungen am Herzen auftreten können: **Tachykardie, Extrasystolie.**

Phenylephrin. Es ist bis auf die fehlende 4-OH-Gruppe strukturgleich zu Adrenalin, wirkt aber länger als dieses und wird vorwiegend zur **lokalen Vasokonstriktion bei Konjunktivitis oder Schleimhautschwellungen der Nase** benutzt. Hierzu dienen jedoch häufig Imidazoline (S. 171).

Etilefrin. Diese Substanz steigert den Blutdruck auch nach oraler Zufuhr, so dass Etilefrin für asympathikotone Fälle von **Hypotonie** verwendet werden kann. Seine Bioverfügbarkeit nach oraler Zufuhr ist höher, weil es wegen des Ethylsubstituenten am Stickstoff von der hepatischen MAO nur noch schlecht abgebaut werden kann. Die Dosierung muss sich am Effekt und dem Auftreten von Nebenwirkungen orientieren.

Ephedrin. Diese „historische" Substanz (Formel S. 87) wird aus Ephedra vulgaris gewonnen, einer in China schon seit Jahrtausenden verwendeten Pflanze. Ephedrin wirkt indirekt und direkt sympathomimetisch.
Die Substanz findet sich nur noch in Mischpräparaten mit verschiedenen Indikationen: Broncholytika, Antitussiva, Grippemittel, Venentherapeutika.

10.3 Der Sympathikus

Tab. 10.2 Zusammenstellung von Sympathomimetika

α_1, α_2, β_1, β_2 = Affinität zu den entsprechenden Rezeptoren; i = indirekt wirkend durch Freisetzung von Noradrenalin, (i) = teilweise Wirkung indirekt.
Die letzte Spalte gibt die vorwiegende Wirkung an: V = vasokonstriktorisch, Z = zentral erregend, B = bronchodilatatorisch, T = tokolytisch. Da alle Sympathomimetika β_1-Rezeptoren-stimulierende Wirkung besitzen, können alle auch das Herz beeinflussen.

Substanz	4	3	β	α	N	Rezeptoren		Wirkung
Noradrenalin	4 OH	3 OH	OH	H	H	α_1 α_2 β_1		
Adrenalin	4 OH	3 OH	OH	H	CH_3	α_1 α_2 β_1 β_2	Catecholamine	
Isoprenalin	4 OH	3 OH	OH	H	$CH(CH_3)_2$	β_1 β_2		
Phenylephrin	4 H	3 OH	OH	H	CH_3	α_1	(i)	V
Etilefrin	4 H	3 OH	OH	H	CH_2—CH_3	α_1 (β_1)	(i)	V
Ephedrin	4 H	3 H	OH	CH_3	CH_3	(α β)	i	VZ
Amphetamin	4 H	3 H	H	CH_3	H		i	Z
Methamphetamin	4 H	3 H	H	CH_3	CH_3		i	Z
Orciprenalin	5 OH	3 OH	OH	H	$CH(CH_3)_2$	β_1 β_2		B
Terbutalin	5 OH	3 OH	OH	H	$C(CH_3)_3$	$\beta_2 > \beta_1$		B
Salbutamol	5 OH	3 CH_2OH	OH	H	$C(CH_3)_3$	$\beta_2 > \beta_1$		B
Fenoterol	5 OH	3 OH	OH	H	CH—CH_2—〈⟩—OH ; CH_3	$\beta_2 > \beta_1$		BT
Formoterol	4 OH	3 NH—CHO	OH	H	CH—CH_2—〈⟩—O—CH_3 ; CH_3	$\beta_2 > \beta_1$		B
Salmeterol	4 OH	3 CH_2OH	OH	H	CH_2—$(CH_2)_5$—O—$(CH_2)_4$—〈⟩	$\beta_2 > \beta_1$		B
Dopamin	4 OH	3 OH	H	H	H			
Dobutamin	4 OH	3 OH	H	H	CH—CH_2—CH_2—〈⟩—OH ; CH_3	α_1, β_1, β_2		

Box 10.4

Khat-Blätter

Die Blätter von Catha edula (Khat) sind seit langer Zeit als Droge im vorderen Orient im Gebrauch. Die Inhaltsstoffe **Cathinon** und **Norpseudoephedrin** (auch Cathin genannt) sind indirekt wirkende Sympathomimetika wie Amphetamin. Sie wirken zentral stimulierend, erhöhen den Blutdruck und steigern die Herzschlagfrequenz. Der psychostimulierende Effekt kann zur Abhängigkeit führen. Aus klinischen Untersuchungen, die im Jemen durchgeführt wurden, geht hervor, dass Menschen, die einen hohen Verbrauch an Khat-Blättern haben, ein gesteigertes Risiko besitzen, einen Herzinfarkt zu erleiden.

Norpseudoephedrin war in einigen Appetit zügelnden Arzneimitteln enthalten, die aber wegen eines ungenügenden Therapieerfolges vom Markt genommen worden sind. Jetzt wird dieser Wirkstoff aber unter dem Freinamen Cathin als *Antiadipositas X 112 T*® unnötigerweise wieder angeboten.

Cathinon / Norpseudoephedrin = Cathin

Im Handel erhältliche α-Mimetika, s. auch lokal anzuwendende Wirkstoffe in 13.1, S. 171

Zur systemischen Anwendung
Etilefrin — *Effortil*®, *Cardanat*® u.a.
Midodrin — *Gutron*®
Oxilofrin — *Caringen*®
Pholedrin — **G**

β-Rezeptoren stimulierende Sympathomimetika (β-Mimetika)

Der klassische Vertreter und die am stärksten wirksame Substanz der β-Mimetika ist **Isoprenalin**, das eine rein β-mimetische Wirkung besitzt. ▶ Über die β_1-Rezeptoren wird das Herz stimuliert; die Frequenz steigt, die Erregbarkeit und die Leitungsgeschwindigkeit nehmen zu, die Kontraktionskraft ist verstärkt und der Sauerstoff-Bedarf erhöht. Durch eine Erregung der β_2-Rezeptoren **erschlaffen die glatten Muskeln** der Gefäße und der Bronchien, der Tonus der Darmmuskulatur sinkt, die Uterusmuskulatur wird gehemmt. Die Wirkung auf den Stoffwechsel ist ähnlich der von Adrenalin, aber schwächer ausgeprägt.

Bronchodilatatoren

▶ Durch Abwandlung des Isoprenalin-Moleküls ist es gelungen, Substanzen zu finden, deren β_2-stimulierende Eigenschaften relativ zur β_1-Wirkung verstärkt werden konnten. ▶ β_2-Sympathomimetika sind für die Therapie des **Asthma bronchiale** und der **chronischen obstruktiven Bronchitis** wichtig und werden vorwiegend per inhalationem angewandt.

Orciprenalin, das dem Isoprenalin isomer ist (Hydroxy-Gruppen aber in 3,5-Stellung), wirkt ebenso stark broncholytisch wie Isoprenalin, die Herzwirkung ist dagegen geringer. Außerdem besitzt Orciprenalin eine längere Wirkungsdauer. Wird der Isopropyl-Rest am Stickstoff durch einen *tert*-Butyl-Rest ersetzt, so ergeben sich Pharmaka wie **Salbutamol** und **Terbutalin,** die ein besonders günstiges Verhältnis zwischen β_2- und β_1-Stimulierung aufweisen. Sie können daher mit Erfolg zur Behebung einer Bronchokonstriktion bei Asthma bronchiale verwendet werden und haben Isoprenalin und Orciprenalin zu Recht verdrängt.
Eine bevorzugte β_2-Stimulierung kann, wie beim **Fenoterol,** auch durch die Einführung eines Isopropyl-phenol-Substituenten am Stickstoff erreicht werden.

▶ Neben kardialen Nebenwirkungen wie **Tachykardie** (Reflextachykardie wegen β_2-vermittelter Vasodilatation, bei höherer Konzentration auch Erregung der kardialen β_1-Rezeptoren) mit Steigerung des Sauerstoffverbrauchs, Auslösung von Angina-pectoris-Anfällen, werden zentralnervöse Symptome beobachtet, z. B. „Nervosität", Benommenheit, Tremor. Bei der Therapie mit β_2-Mimetika kann die K^+-Konzentration im Serum absinken (Cave: Arrhythmie). Da die Stoffwechselwirkung dieser Substanzen voll vorhanden ist, muss bei ihrer systemischen Anwendung mit entsprechendem Anstieg der Konzentrationen von Fettsäuren, Glucose und von Ketonkörpern im Blut gerechnet werden. Bei Diabetes-Kranken kann eine hyperglykämische Ketoazidose ausgelöst werden.

Salmeterol und Formoterol. ▶ Während die bronchodilatatorische Wirkung der oben genannten Substanzen nach inhalativer Gabe etwa 4–6 Stunden anhält, beträgt die Wirkdauer von Salmeterol und Formoterol 12 Stunden („langwirksame inhalierbare β_2-Mimetika").

▶ Bei Salmeterol beruht dies offenbar darauf, dass der lange Substituent am Stickstoff innerhalb des β_2-Rezeptorproteins eine Nebenbindungsstelle benutzt, wodurch das Molekül gleichsam am Rezeptor verankert wird. Der Grund für die lange Wirkdauer von Formoterol ist nicht bekannt.
▶ Beide Substanzen dienen zur **Prophylaxe von Asthma-Anfällen.**
Mit der Einführung der inhalierbaren, lang wirksamen β_2-Agonisten geht die Bedeutung von peroral zu applizierenden β_2-Mimetika mit langer Wirkdauer zurück, denn diese erreichen die Bronchien ja über den Kreislauf mit entsprechend erhöhter Gefahr systemischer Nebenwirkungen. Dies betrifft Retardformulierungen kurz wirksamer β_2-Mimetika, das langsam eliminierbare Clenbuterol (Plasma-$t_{1/2}$ 34h) und die im Organismus protrahiert aktivierbare Vorstufe Bambuterol, aus der die Wirkform Terbutalin entsteht.

Box 10.5

Tachyphylaxie und Desensibilisierung

Bei der Therapie mit Sympathomimetika ist in bestimmten Situationen zu beobachten, dass die Wirkung nach wiederholter Verabreichung trotz immer größerer Dosen schnell abnimmt und schließlich ganz ausbleibt.
Von *Tachyphylaxie* spricht man dabei, wenn ein *indirekt* wirkendes Sympathomimetikum in zu kurzen Abständen hintereinander appliziert wird. Dies führt zu einer Erschöpfung der Membran-nahen Catecholamin-Vorräte, so dass die auslösbaren Effekte immer schwächer werden.
Eine *Desensibilisierung* ist zu beobachten, wenn ein *direkt* wirkendes Sympathomimetikum längerfristig angewandt wird. Auch dann tritt eine Abschwächung der Wirkung einer erneut gegebenen Dosis auf. Die Ursache kann z. B. eine Abnahme funktionsfähiger Rezeptoren sein. Bei der Anwendung von β_2-Mimetika zur akuten Bronchodilatation spielt Desensibilisierung kaum eine Rolle, im Gegensatz zur chronischen Gabe zwecks Tokolyse.

Tokolytika

▶ Bei den β_2-Sympathomimetika ist die Herzwirkung so weit zurückgedrängt, dass der Uterus-hemmende Effekt therapeutisch ausgenutzt werden kann. In die Gruppe der Tokolytika gehört **Fenoterol.**
▶ **Indikationen.**
- Vorzeitiges Einsetzen der Wehen und damit drohende Frühgeburt,
- Blasensprung vor der 35. Schwangerschaftswoche, um Zeit zu gewinnen, damit durch Gabe von Glucocorticoiden beschleunigt Surfactant gebildet werden kann, der die Ausbildung von hyalinen Membranen in der Lunge verhindert; und
- Ruhigstellung des Uterus bei Placenta praevia und Operationen.

▶ Die Begrenzung der Therapie liegt in einer **mütterlichen** und **fetalen Tachykardie.** Daher ist bei der Infusionsbehandlung eine ständige elektrokardiographische Überwachung empfehlenswert. Die Erfolge der *länger dauernden* tokolytischen Therapie mit β-Mimetika zur Vermeidung einer Frühgeburt sind insgesamt *nicht zufriedenstellend.*

Salmeterol

Salbutamol

Im Handel erhältliche β-Mimetika

Orciprenalin	Alupent®
Terbutalin	G Bricanyl®, Terbul®, Butalitab®, Contimit®
Salbutamol	G Sultanol®, Volmac®, Loftan®, Apsomol®, Salbulair®
Reproterol	Bronchospasmin®
Fenoterol	Berotec®, Partusisten®
Formoterol	Foradil®, Oxis®
Salmeterol	Aeromax®, Serevent®
Tulobuterol	Atenos®, Brelomax®
Bambuterol	Bambec®
Clenbuterol	Spiropent®

Dobutamin

Dobutamin enthält ein asymmetrisches C-Atom, liegt üblicherweise als Racemat vor und kann aufgefasst werden als Dopamin, das am Stickstoff einen typischen β-stimulierenden Substituenten trägt.

Dobutamin

▶ **Wirkungsweise.** Am Herzen ruft Dobutamin wie andere β-stimulierende Catecholamine einen positiv inotropen Effekt hervor, die Wirkung auf die Erregbarkeit ist dagegen vergleichsweise geringer. Trotzdem muss mit dem Auftreten von Rhythmusstörungen gerechnet werden. Dobutamin hat *keine Affinität zu den Dopamin-Rezeptoren*. Dagegen stimuliert es wie Dopamin α-Rezeptoren, was sich bei gleichzeitiger Gabe von β-Blockern als Erhöhung des peripheren Gefäßwiderstandes bemerkbar macht. Wahrscheinlich erregt das *d*-Enantiomer β-Rezeptoren, das *l*-Enantiomer α-Rezeptoren.

▶ **Anwendung.** Dobutamin kann zur Therapie eines akuten Herzversagens und eines kardiogenen Schocks versuchsweise angewendet werden. Auch im fortgeschrittenen Stadium einer chronischen Herzinsuffizienz kann Dobutamin vorübergehend günstige Auswirkungen haben, insbesondere in Kombination mit Dopamin.

▶ **Pharmakokinetik und Dosierung.** Aufgrund der schnellen Elimination (Methylierung durch COMT und Konjugation) muss Dobutamin als Dauerinfusion zugeführt werden, die Dosierung liegt im Bereich von 2,5–10 μg/kg × min und muss individuell angepasst werden.

▶ **Nebenwirkungen.** Bei Überdosierung oder individueller Überempfindlichkeit treten Tachykardie, Rhythmusstörungen und pektanginöse Beschwerden entsprechend einer sympathomimetischen Wirkung auf.

Dopamin

▶ **Wirkungsweise.** Dopamin ist nicht nur eine Durchgangsstufe bei der (Nor-)Adrenalin-Synthese, sondern auch eine wichtige Übertragersubstanz im ZNS und in

Dopamin

der Peripherie. Es ist eine Reihe von Dopamin-Rezeptor-Typen beschrieben worden (D_1–D_5), die in zwei funktionelle Gruppen, D_1 und D_5 als D_1-Gruppe und D_2, D_3 und D_4 als D_2-Gruppe, zusammengefasst werden. Alle sind G-Protein gekoppelt. Dopamin-Rezeptoren sind im Splanchnikus-Gebiet (Darm-Motilität, Nierendurchblutung), in der Area postrema (Triggerzone für das Brechzentrum) und vor allem im ZNS von Bedeutung, so für die

- Motorik in der nigrostriatalen Schleife (s. Morbus Parkinson, S. 338),
- für die Funktion des limbischen Systems und seiner Verknüpfung mit dem Cortex und im
- Hypothalamus-Hypophysen-System (Prolactin-Freisetzung, S. 370).

Unklar ist die Beteiligung der Dopamin-Rezeptoren am Krankheitsbild der Schizophrenie (s. S. 312).

Die Rezeptor-Typen besitzen unterschiedliche Affinitäten für Dopamin und dopaminerge Arzneistoffe und sind unterschiedlich zugänglich. Hieraus ergibt sich ein vielfältiges Bild für die Wirkungen und Nebenwirkungen von Dopamin-Agonisten und -Antagonisten, aber auch die Möglichkeit, mehr oder minder gezielt eine bestimmte Wirkung auszulösen. Es sei schon hier darauf hingewiesen, dass zentralgängige Dopamin-Agonisten bei der Behandlung der Parkinson-Erkrankung eine Rolle spielen. Dagegen wirken viele Arzneimittel an Dopamin-Rezeptoren antagonistisch, so die typischen Neuroleptika und die trizyklischen Antidepressiva, um wichtige Beispiele zu nennen. Sie können eine Parkinsonartige Störung hervorrufen bzw. ein bestehendes Parkinson-Syndrom verschlechtern.

Dopamin selbst erregt in höheren Konzentrationen adrenerge $β_1$-Rezeptoren und schließlich auch α-Rezeptoren.

Es kann als Therapeutikum verwendet werden, weil sich seine Kreislaufwirkung von der anderer α- und β-Mimetika, unterscheidet: Über **Dopamin-D_1-Rezeptoren** erweitert es schon in niedrigen Konzentrationen bestimmte Gefäßgebiete, so z.B. die Nieren- und Splanchnikus-Gefäße, in geringerem Maße auch die Hirngefäße. Durch eine Infusion von Dopamin bei Patienten im Schock kann die Durchblutung der Nieren und des Splanchnikus-Gebietes erheblich zunehmen; die glomeruläre Filtrationsrate und damit die Urinproduktion können entsprechend ansteigen.

Daher kann es durch Zufuhr kleiner Mengen von Dopamin gelingen, eine unzureichende Nierendurchblutung im Schockzustand ohne wesentliche Beteiligung anderer Herz- und Kreislauf-Reaktionen zu bessern. Dieser Effekt im Splanchnikus-Bereich ist durch Dopamin-Antagonisten aufhebbar. Am Herzen zeigt Dopamin eine positiv inotrope Wirkung, die auf einer Stimulierung von $β_1$-Rezeptoren beruht. Das Herz reagiert bei niedriger

Dosierung im Allgemeinen nicht mit einer Tachykardie oder mit Arrhythmien. Wird die angegebene Dosierung überschritten, überwiegt immer mehr die β- und α-stimulierende Wirkung: Tachykardie, Anstieg des peripheren Widerstandes, Vasokonstriktion im Splanchnikus-Gebiet.

▶ **Pharmakokinetik.** Die Plasmahalbwertzeit ist 2 Minuten, denn Dopamin unterliegt dem Abbau durch die Catecholamin-O-methyltransferase und durch die Monoaminoxidase. Auch Schwefelsäure-Konjugate von Dopamin sind als Metabolite nachweisbar. Zu COMT-Hemmstoffen bei der Parkinson-Erkrankung s. S. 339.

▶ **Anwendung.** Dopamin ist indiziert bei **Kreislaufschock mit eingeschränkter Nierendurchblutung**, wobei die Dosierung so gewählt wird, dass vorwiegend D_1- und $β_1$-Rezeptoren angesprochen werden. Dies ist bei Infusionsgeschwindigkeiten unter 1 mg/min in der Regel der Fall. Die α-Rezeptoren reagieren erst bei höheren Dosierungen. Die Therapie kann erschwert sein durch die in anderen Gefäßgebieten überwiegende Stimulation von α-Rezeptoren. Diese können bei dieser Behandlung durch α-Rezeptorenblocker ausgeschaltet werden.

Box 10.6

Cocain hemmt den Amintransport

Neben seiner lokalanästhetischen Wirkung ruft Cocain bei Versuchstieren und beim Menschen einen „sympathomimetischen" Effekt hervor: Die Wirkung injizierter oder aus Speichern freigesetzter Catecholamine wird durch Cocain-Gabe verstärkt. Auf der anderen Seite schwächt Cocain die Wirksamkeit indirekt wirkender Sympathomimetika vom Amphetamin-Typ ab. Diese beiden sich scheinbar widersprechenden Effekte sind folgendermaßen zu erklären: Wie in Abb. 10.**8** (S. 83) dargestellt, wird ein erheblicher Teil des im Extrazellulärraum befindlichen Noradrenalin oder Adrenalin durch neuronale und extraneuronale Aufnahme aus der Biophase vor dem Rezeptor entfernt. Cocain hemmt die Rückaufnahme von Catecholaminen (Abb. 10.**17**, S. 91), daraus resultiert eine höhere Konzentration vor den Rezeptoren und damit ein sympathomimetischer Effekt.
Die Hemmung des Amintransports trifft aber auch die indirekt wirkenden Sympathomimetika vom Amphetamin-Typ. Sie können die axonalen Speicher von Noradrenalin nicht mehr erreichen und keine Noradrenalin-Freisetzung auslösen.
Die zentral stimulierende und euphorisierende Wirkung von Cocain, die zur Sucht führen kann, ist auf den sympathomimetischen Einfluss im Gehirn zurückzuführen; zentral angreifende, indirekt wirkende Sympathomimetika (Amphetamine) rufen ähnliche Effekte hervor. Die psychische und somatische Wirkung von Cocain klingt übrigens verhältnismäßig rasch ab ($t_½$ = 30–60 min), auch wenn die Cocain-Konzentration im Blut (durch Infusion) konstant gehalten wird (s.a. S. 526).

▶ **Nebenwirkungen.** Beobachtet werden Nausea, Erbrechen und periphere Vasokonstriktion. Ferner können Tachyarrhythmien und Verschlechterung einer kardialen Ischämie vorkommen.

Notwendige Wirkstoffe

Sympathomimetika

Wirkstoff	Handelsname	Alternative
Körpereigene Botenstoffe		
Adrenalin (Epinephrin)	*Suprarenin*® Inj.-Lsg. 1:1000	*Adrenalin* Inf.-Lsg. 1:1000, 1:10000
Noradrenalin (Norepinephrin)	*Arterenol*® Inf.-Lsg. 1:1000	*Fastject*® Amp. 2 mg/2 ml *Noradrenalin* Inf.-Lsg. 1:1000
α-Mimetika zur systemischen Anwendung		
Etilefrin	*Effortil*® Kaps., Amp., Lsg.	**G** Tab., Lsg., *Cardanat*®, *Thomasin*®
β₂-Mimetika		
Terbutalin	*Bricanyl*® Inhal., Tab., Amp.	**G**, *Contimit*®
Salbutamol	*Sultanol*® Inhal. *Volmac*® Ret.-Tab.	**G** Inhal., Tab. *Apsomol*® *Salbuhexal*®, *Salvent*®, *Salmundin*® u.a.
Salmeterol	*Aeromax*® Inhal., *Serevent*® Inhal.	-
Bambuterol	*Bambec*® Tab.	-
Fenoterol	*Berotec*® Inhal., Kaps. *Partusisten*® Tab., Amp. (Tokolytikum)	-
Dopamin und Dobutamin		
Dopamin		**G** Amp.
Dobutamin		**G** zur Inf.

10.3.3 Sympatholytika

Überblick

Sympatholytika wirken direkt durch Rezeptorblockade.

α-Blocker

z. B. **Terazosin**
▶ $α_1$-spezifische Blockade.
▶ Therapie des Hochdrucks (und der benignen Prostatahyperplasie).

Tamsulosin
▶ „Organprävalente" Blockade ($α_{1A}$-Rezeptor).
▶ Benigne Prostatahyperplasie.

β-Blocker

▶ Bluthochdruck, Angina pectoris, chronische Herzinsuffizienz, tachykarde Herzrhythmusstörungen, Glaukom (lokale Anwendung), Migräneprophylaxe.
▶ Mangelnde Anpassungsfähigkeit an körperliche Belastungen, Bradykardie. Kontraindikationen: AV-Block, Asthma bronchiale/COPD.

z. B. **Propranolol**
▶ Nicht selektive β-Blockade.

z. B. **Atenolol, Metoprolol, Bisoprolol**
▶ $β_1$-prävalente Blocker.

α-Rezeptoren blockierende Substanzen (α-Blocker)

▶ Diese Substanzen dienen zur Senkung des Blutdrucks bei **Hypertonie** und zur Verminderung der Beschwerden bei benigner **Prostatahyperplasie**.

α-Blocker zur Blutdrucksenkung

Die zuerst entwickelten α-Blocker Phenoxybenzamin und Phentolamin besitzen nur noch historisches Interesse (siehe jedoch Operationen bei Phäochromozytomen). Diese Substanzen blockieren unspezifisch α_1- und α_2-Rezeptoren. Phenoxybenzamin wird irreversibel gebunden und wirkt dementsprechend nicht kompetitiv. Da die Catecholamin-Freisetzung über präsynaptische α_2-Rezeptoren moduliert wird (Gegenwart von Noradrenalin bremst, α_2-Blockade fördert die Freisetzung; s. Abb. 10.8, S. 83) führt die Besetzung der präsynaptischen α_2-Rezeptoren zu einer ungehemmten Freisetzung von Noradrenalin. ▶ Das vermehrt freigesetzte Noradrenalin kann über β_1-Rezeptor-Erregung kardiale Nebenwirkungen auslösen (Tachykardie, Arrhythmie).

▶ **Phenoxybenzamin** wird zur präoperativen Blutdruckstabilisierung bei Patienten mit einem Phäochromozytom eingesetzt, weil es intraoperativ durch Manipulationen am Tumor zu einer exzessiven Catecholamin-Ausschüttung kommen kann, die dann auf irreversibel besetzte Rezeptoren trifft. Bei anhaltenden Arrhythmien oder Tachykardien wird zusätzlich ein kardioselektiver β-Blocker gegeben.

Im Gegensatz zu Phenoxybenzamin und Phentolamin blockieren **Prazosin** und Analoga ▶ nur postsynaptische Rezeptoren von α_1-Typ und erniedrigen damit den peripheren Widerstand. Sie lassen die „Autoinhibition" der Noradrenalin-Freisetzung über präsynaptische α_2-Rezeptoren intakt. Dementsprechend wird Noradrenalin nicht wie bei Anwendung der erstentwickelten α-Blocker im Überschuss freigesetzt, so dass ▶ Nebenwirkungen am Herzen geringer ausgeprägt sind. ▶ Prazosin hat sich aufgrund seiner schnellen Elimination ($t_{½} < 3\,h$) und der daraus folgenden Blutspiegel-Schwankungen nicht gut bewährt (orthostatische Beschwerden, Reflextachykardien).
Es ist heute ersetzt worden durch α-Blocker, die eine längere Halbwertzeit besitzen: **Terazosin** ($t_{½}$ 8–14 h) und besonders **Doxazosin** ($t_{½}$ um 22 h). Nachdem sich unter einer antihypertensiven Therapie mit einem α-Blocker im Vergleich mit blutdrucksenkenden Pharmaka anderer Gruppen vermehrt Fälle von Herzinsuffizienz zeigten, sind α-Blocker Antihypertensiva der ferneren Wahl. ▶ Diese Pharmaka werden zur Kombinationsbehandlung bei schwer zu beherrschenden Fällen von Hypertonien eingesetzt.

Urapidil ist wie Prazosin ein ▶ α_1-Antagonist. Zusätzlich wird der Blutdruck durch eine zentrale Wirkung gesenkt, die möglicherweise durch Stimulieren von Serotonin-Rezeptoren ($5HT_{1A}$) zustande kommt. Diese Wirkung mag auch das Fehlen einer Reflextachykardie als Antwort auf die Vasodilatation erklären. Bei oraler Zufuhr tritt der antihypertensive Effekt sehr langsam ein. Nach intravenöser Injektion senkt Urapidil den Blutdruck sofort, daher seine ▶ Anwendung bei **Hochdruckkrisen**.

α_1-Blocker bei benigner Prostatahyperplasie

Die Beschwerden bei benigner Prostatahyperplasie beruhen nicht nur auf der *morphologisch bedingten Einengung* der proximalen Harnröhre infolge der Volumenzunahme der Prostata, sondern auch auf einer *funktionellen Störung* mit α_1-adrenerg vermittelter Tonuszunahme der glatten Muskulatur von Prostata und proximaler Urethra. Es ist schon recht lange bekannt, dass α_1-Blocker bei einer Hyperplasie den Harnfluss zu steigern vermögen, jedoch wurden α_1-Blocker erst in den letzten Jahren bei dieser Indikation gegeben.
Bei den in der antihypertensiven Therapie eingesetzten Substanzen **Terazosin** und **Doxazosin** ist das Indikationsspektrum entsprechend erweitert worden. Präparate mit den neuen Wirkstoffen **Alfuzosin** sowie **Tamsulosin** (welches eine Prävalenz für den in der Prostata und Urethra vorhandenen Rezeptorsubtyp α_{1A} besitzt) sollen weniger blutdrucksenkend wirksam sein und sind eventuell besser zur Therapie der Folgen einer Prostatahyperplasie geeignet.
▶ Hinsichtlich ihrer Wirkung auf den Blutdruck beim normotensiven Patienten ist die Therapie recht gut verträglich, obwohl die Dosierung sich bei den für beide Indikationen zugelassenen Pharmaka nicht indikationsspezifisch unterscheidet. Offenbar vermag die Blutdruckregulation den vasodilatierenden Effekt eines α_1-Blockers zu kompensieren, insbesondere wenn dieser langsam anflutet, abends eingenommen oder einschleichend dosiert wird. Dennoch kommen Nebenwirkungen wie Schwindel, orthostatische Hypotonie, Tachykardie oder pektanginöse Beschwerden durchaus vor.
Gefährlich ist die Wechselwirkung von α_1-blockierenden „Prostatamitteln" mit anderen Vasodilatantien wie Ca-Kanal-Blockern sowie mit Antihypertensiva.

Box 10.7

Prostatahyperplasie und Phytotherapeutika

Gegen die benigne Prostatahyperplasie wird in Deutschland eine Reihe von Phytotherapeutika empfohlen: Sägepalmfrüchte (Präparate von 19 Firmen), Brennnesseln (Präp. von 22 Firmen) und andere. Besonderes Interesse verdienen die Präparate, die als pflanzliche Wirkstoffe Phytosterole enthalten, als Hauptbestandteil Sitosterin, das chemisch sehr nahe mit Cholesterin verwandt ist. Sitosterin wurde bis vor wenigen Jahren zur Senkung der intestinalen Cholesterin-Resorption verwendet. Da die große notwendige Menge Darmstörungen hervorrief und jetzt bessere Antihyperlipämika zur Verfügung stehen, ist Sitosterin aus dem Handel genommen. Die Substanz hat aber überlebt und zwar als Phytosterol (Hauptanteil Sitosterin) zur Therapie einer Prostatahyperplasie. Das Phytosterol-Präparat wird von ein und derselben Pharmafirma unter 3 verschiedenen Namen (Harzol®, Triastonal® und Sitosterin-Prostata®-Kapseln, Rote Liste 2006) in gleicher Dosierung und zu gleichen Preisen verkauft. – Für keines der genannten Phytotherapeutika liegen wissenschaftlich fundierte Wirksamkeitsnachweise vor.

Notwendige Wirkstoffe

α-Blocker

Wirkstoff	Handelsname	Alternative
Anthypertonika		
Doxazosin	Cardular®, Diblocin® Tab.	G Doxacor® u. a.
Terazosin	Heitrin®, Flotrin® Tab.	G
„Urologika"		
Tamsulosin	Alna®, Omnic® Ret-Tab.	–
Alfuzosin	Urion®, Uroxatral® Tab.	–

Weitere im Handel erhältliche α-Blocker

Prazosin	G Duramipress®, Minipress®
Indoramin	Wydora®
Phenoxybenzamin	Dibenzyran®
Urapidil	Ebrantil®

β-Rezeptoren blockierende Substanzen (β-Blocker)

Eine hohe Aktivität des Sympathikus ohne entsprechende körperliche Tätigkeit ist ein „pathologischer" Zustand, der wesentlich zu unseren Zivilisationskrankheiten beiträgt. Es ist daher verständlich, dass eine Verminderung des sympathischen Tonus ein günstiges therapeutisches Prinzip darstellt. Dies gilt insbesondere für die β-Blocker, mit denen es gelingt, eine abgestufte Hemmung des Sympathikotonus zu erzielen und damit eine Prophylaxe oder Besserung verschiedener Leiden auszulösen.

Struktur. Die gebräuchlichen β-Blocker sind – mit den beiden Ausnahmen Timolol und Sotalol – chemisch nahe miteinander verwandt und besitzen eine **einheitliche Grundstruktur**:

R^1 = H oder CH_3
* Asymmetriezentrum

Grundstruktur der β-Blocker

Propranolol

Atenolol

Die Isopropanol-Struktur (grün) trägt einen Isopropylamin-Rest bzw. einen *tertiären* Butylamin-Rest und einen substituierten Phenoxy-Rest. Die Substituenten bestimmen die Hydrophobie (Lipophilie) und damit weitgehend das pharmakokinetische Verhalten. So nimmt mit steigender Hydrophobie die Anreicherung in Membranen zu. Außerdem hängt von der zellulären Aufnahme das Verteilungsvolumen der betreffenden Substanz ab.

Das in der Grundstruktur mit einem Stern markierte Kohlenstoff-Atom ist optisch aktiv. Lediglich die (–)-Form wirkt Rezeptoren-blockierend; beiden Enantiomeren gemeinsam sind dagegen unspezifische biologische Wirkungen wie membranstabilisiernde, lokalanästhetische oder kardiodepressive Eigenschaften. Bis auf wenige Ausnahmen (Penbutolol, Timolol) liegen die Fertig-Arzneimittel der β-Blocker als Racemate vor, d. h., nur die Hälfte der in der Zubereitung vorhandenen Substanzmengen wirkt blockierend auf die β-Rezeptoren, die andere Hälfte trägt lediglich zu den unspezifischen Wirkungen bei. Diese spielen in der praktischen Therapie aber im Allgemeinen keine Rolle (Ausnahme: Sotalol als Antiarrhythmikum, S. 146).

▶ **Wirkungsweise.** Die β-Sympatholytika reagieren sowohl mit den $β_1$- als auch mit den $β_2$-Rezeptoren. Ihre pharmakologische Wirkung und damit die therapeutische Anwendung ergibt sich aus der **Ausschaltung vornehmlich der $β_1$-Rezeptoren**. Am Herzen wird der positiv chronotrope, dromotrope, bathmotrope und inotrope Einfluss des Sympathikus abgeschwächt, ebenso der Einfluss auf den Sauerstoff-Verbrauch.

> **Box 10.8**
>
> **β-Blocker und das Problem der Analogsubstanzen**
>
> Die Arzneimittelgruppe der β-Blocker ist ein demonstratives Beispiel für das Phänomen der Analogsubstanzen. Durch Variation des Ringsystems und der Substituenten am Ringsystem gelingt es, eine große Anzahl von Wirkstoffen herzustellen, die sich in ihren Eigenschaften nicht von den Ausgangssubstanzen unterscheiden. Zur Zeit sind über 20 β-blockierende Verbindungen mit über 70 Handelsnamen auf dem deutschen Markt, die größtenteils als reine Analogsubstanzen aufzufassen sind. Als Leitsubstanzen können Propranolol (hydrophob, nicht selektiv) und Atenolol (hydrophil, $β_1$-prävalent) aufgefasst werden. Eine Sonderstellung nehmen das „Antiarrhythmikum" Sotalol und wegen seiner extrem kurzen Wirkungsdauer Esmolol ein, das nur als intravenöse Infusion bei akuten Rhythmusstörungen oder bei einem Herzinfarkt gegeben werden kann.

Nach Gabe von β-Blockern sinkt also die Herzfrequenz, die Erregbarkeit wird herabgesetzt, die maximale Kontraktionskraft ist reduziert und der Sauerstoffverbrauch des Herzens ist vermindert. Der Effekt ist umso ausgeprägter, je stärker der Sympathikotonus erhöht ist. Daraus ergibt sich zwangsläufig, dass sich das Herz eines Patienten, der mit hohen Dosen von β-Blockern behandelt wird, *nicht mehr genügend an höhere körperliche Leistungsanforderungen anpassen kann.*

Bei der Charakterisierung der Wirkung von β-Blockern wird der Begriff der Kardioselektivität benutzt, um β-Blocker zu bezeichnen, die eine höhere Affinität zu $β_1$- als zu $β_2$-Rezeptoren besitzen. Der Begriff „Selektivität" kann irreführend sein: Eine selektive Wirkung auf die $β_1$-Rezeptoren des Herzens gibt es nicht, denn bei höheren Konzentrationen werden auch die $β_2$-Rezeptoren besetzt. Eine gewisse Bevorzugung der kardialen β-Rezeptoren durch einige β-blockierende Substanzen in niedriger Dosierung ist daher richtiger charakterisiert durch den Begriff Kardioprävalenz. Insbesondere die Substanzen Atenolol, Bisoprolol, Metoprolol und Nebivolol besitzen eine ca. 20–50fach höhere Affinität für $β_1$-Rezeptoren als für $β_2$-Rezeptoren.

Ein Teil der β-Blocker besitzt auch gewisse adrenerg stimulierende Wirkung, die als **„intrinsic sympathomimetic activity"** (ISA) bezeichnet wird. Besonders Pindolol und Penbutolol weisen diese Eigenschaft auf. Die „ISA" ist therapeutisch insgesamt negativ zu beurteilen, weil klinische Studien mit diesen Substanzen nach Myokardinfarkt und bei chronischer Herzinsuffizienz im Gegensatz zu den β-Blockern ohne ISA keine Mortalitätssenkung gezeigt haben.

▶ **Anwendung.** Aus der „hemmenden Wirkung" der β-Blocker auf die Herztätigkeit folgt der günstige therapeutische Einfluss bei einer **Koronarinsuffizienz**, da eine Steigerung der Herzarbeit und die entsprechende Zunahme des Sauerstoffverbrauchs unterbunden werden. Diese Versetzung des Herzens in einen **„Schongang"** kann die Prognose nach einem Herzinfarkt verbessern. Ein erhöhter kardialer Sympathikotonus, wie er dem **Minutenvolumenhochdruck** (hyperkinetisches Herzsyndrom) und manchen **Arrhythmieformen** (S. 146) zugrunde liegt, ist eine Indikation für β-Rezeptoren-blockierende Substanzen, ebenso wie die Tachykardie und erhöhte Erregbarkeit des Herzens bei der **Hyperthyreose**.

Vegetative, durch den Sympathikus bedingte **Mitreaktionen bei psychischen Alterationen**, wie sie bei „besonderen" Anlässen auftreten können, lassen sich durch β-Blocker abschwächen. Ob es nur vegetative Mitreaktionen sind oder ob die belastungsbedingten Erregungen auch selbst abgeschwächt werden, muss dahingestellt bleiben. Jedenfalls wird immer wieder berichtet, dass exponierte Personen (Musiker, Redner usw.) nach Einnahme von β-Blockern das Gefühl einer größeren Ruhe hatten als ohne diese Vorbehandlung.

Neben den geschilderten akuten Wirkungen kann durch die Zufuhr höherer Dosen eine **Senkung des Blutdruckes** bei arterieller Hypertonie beobachtet werden. Der Blutdruck beginnt erst nach 1–2 Wochen abzusinken. Auf welchem Mechanismus dieser antihypertensive Effekt beruht, ist bisher nicht klar. Entscheidend scheint ein Absinken des peripheren Widerstandes und eine Verminderung des Schlagvolumens des Herzens zu sein. Da die Kreislaufregulation relativ gut erhalten bleibt, ist die Gefahr orthostatischer Zwischenfälle geringer als bei anderen antihypertensiven Maßnahmen.

Bei **Linksherzinsuffizienz** können sehr vorsichtig angewandte β-Blocker die Lebenserwartung verlängern. Dies konnte für einige β-Blocker in großen Untersuchungsreihen nachgewiesen werden. Es wurde zuerst für Carvedilol gezeigt, das noch eine zusätzliche schwach ausgeprägte vasodilatatorische Wirkkomponente besitzt. Da aber auch reine $β_1$-Blocker wie Bisoprolol und Metoprolol (β-Blocker ohne intrinsische Aktivität) die günstige Wirkung auf Patienten mit Herzmuskelinsuffizienz (Schweregrade: NYHA II u. III) besitzen, muss die β-Rezeptoren-Protektion ausschlaggebend sein. Die β-Blocker schirmen das insuffiziente Herz vor der sich schädlich auswirkenden Einflussnahme von Catecholaminen ab, die bei Herzinsuffizienz vermehrt von dem Sympathikus freigesetzt werden; die Gefahr von Arrhythmien und Tachykardien wird vermindert, die Fälle an plötzlichem Herztod nehmen ab.

Die lokale Anwendung eines β-Blockers ist Bestandteil der **Glaukom-Therapie**. Die erzielte Senkung des Augeninnendruckes wird auf eine Verminderung der Kammerwasserproduktion zurückgeführt (s. S. 107). Außerdem können β-Blocker bei der Prophylaxe der Migräne und zur Verhinderung von Ösophagusvarizen-Blutungen bei Leberzirrhose therapeutisch wichtig sein.

▶ **Nebenwirkungen.** Die meisten Nebenwirkungen ergeben sich aus der Blockade der β-Rezeptoren, die zu einer Störung der adäquaten vegetativen Innervation führt. Am Herzen wird die Erregungsausbreitung gehemmt, gelegentlich kommt es zu einem **AV-Block** oder **Arrhythmien**. Die Ausbildung einer **Asystolie** wird begünstigt (Vorsicht daher bei Kombination mit Antiarrhythmika, Ca-Antagonisten vom amphiphilen Typ sind kontraindiziert). An den Hautgefäßen resultiert aus der $β_2$-Blockade eine Vasokonstriktion. Entsprechend ist die **Hautdurchblutung vermindert**, die Patienten klagen über kalte Hände und Füße. Nach chronischer Gabe von Propranolol und anderen hydrophoben β-Blockern sind uncharakteristische **psychische Störungen** wie Schlaflosigkeit, Halluzinationen, Erregungszustände beobachtet worden. Die hydrophilen Substanzen wie Atenolol scheinen diese Nebenwirkungen nicht auszulösen, weil sie schlechter in das Gehirn eindringen können.

Da der Einfluss von Catecholaminen im Bronchialbaum durch die β-Sympatholytika vermindert wird, besteht die Gefahr, einen erhöhten Bronchialwiderstand zu induzieren oder einen **Asthma-Anfall** auszulösen.

Bei **Diabetes-Kranken** sind β-Blocker nur mit Vorsicht zu verwenden, weil bei **drohendem hypoglykämischen Zustand** die Glucose-mobilisierende Wirkung des Adrenalin durch die Antagonisten aufgehoben wird. Auch können die dem hypoglykämischen Schock vorangehenden typischen „Warn-Symptome", die auf einer Adrenalin-Ausschüttung beruhen (wie z. B. die Tachykardie), unterdrückt werden.

Dies gilt vor allem für „unspezifische" β-Blocker, die auch die für die Stoffwechselwirkung verantwortlichen β-Rezeptoren besetzen, so dass Adrenalin nicht mehr kompensatorisch Glucose mobilisieren kann. Bei den kardioprävalenten β-Blockern ist dieser Effekt weniger ausgeprägt. Anderseits profitieren gerade Diabetiker besonders von der lebensverlängernden Wirkung kardioprävalenter β-Blocker ohne ISA. Daher ist ein gut eingestellter Diabetes mellitus dann keine Kontraindikation, wenn eine intensive Schulung des Patienten, engmaschige Kontrolle und eine hohe Zuverlässigkeit gewährleistet werden.

Bei der lang dauernden Anwendung hoher Dosen von β-Blockern kann eine Wasser-Elektrolyt-Störung auftreten: Wasser und Kochsalz werden retiniert, eine **Hyperkaliämie** ist möglich. Eine für die Hochdruckbehandlung empfehlenswerte Kombination mit einem Thiazid-Diuretikum gleicht diese Störung im Allgemeinen aus. Auf der anderen Seite kann die Kombination von β-Blockern mit Thiazid-Diuretika zu einem Rückstau von Harnsäure (Hyperurikämie) führen. Nach lang dauernder Zufuhr von β-Blockern ist bei einigen Patienten das Auftreten von antinukleären Antikörpern beobachtet worden. Gleichzeitig berichten die Patienten über Gelenkbeschwerden.

Metoprolol

Bisoprolol

Kontraindikationen für die Anwendung von β-Blockern sind **obstruktive Atemwegserkrankungen**, das Bestehen einer **Bradykardie** (<50/Min.) und eine dekompensierte **Herzmuskelinsuffizienz** (s. dazu S. 136), **AV-Überleitungsstörungen**. Diese Kontraindikationen gelten auch für die Anwendung von β-Blockern *am Auge* (Glaukom-Therapie). Die lokale Applikation von einem Tropfen einer 0,5%igen Lösung von Timolol hat schwere Zwischenfälle hervorgerufen. Es handelte sich bei diesen Patienten vorwiegend um Asthmatiker.

Allerdings gilt selbst für die chronisch obstruktive Lungenerkrankung, dass β-Blocker bei leichteren, nicht allergisch bedingten Formen mit nur geringer Einschränkung der Sekundenkapazität nicht absolut kontraindiziert sind. So profitieren viele Raucher mit „Raucherbronchitis" aufgrund ihres kardiovaskulären Risikoprofils besonders von einer β-Blockade. Auch eine Bradykardie mit einer Herzfrequenz unter 60 Schlägen/min ist nicht in jedem Fall eine Kontraindikation, denn Frequenzen zwischen 50 und 60/min können insbesondere bei Sportlern „normal" sein.

▶ **Pharmakokinetik und Dosierung.** Die Dosierung der β-Sympatholytika ist individuell auf den einzelnen Patienten einzustellen, da im speziellen Fall die pharmakokinetischen Daten und die Ansprechbarkeit nicht vorausgesagt werden können. Richtzahlen für die Dosierung der einzelnen Substanzen sind in Tab. 10.3 enthalten.

Der **metabolische Abbau** der einzelnen β-Blocker hängt wesentlich von der Struktur des aromatischen Molekülanteils ab. Bei vielen β-Blockern steht eine Hydroxylierung am Ring mit nachfolgender Kopplung im Vordergrund des Abbaus. Gemeinsam ist allen β-Blockern mit einer Aminopropanol-Seitenkette eine langsame Konjugation an der OH-Gruppe. Bemerkenswert ist, dass die optischen Enantiomeren verschieden schnell abgebaut werden können. Dadurch ergibt sich ein unterschiedliches Enantiomeren-Verhältnis bei den einzelnen Metaboliten.

Tab. 10.3 Eigenschaften von β-Blockern (Auswahl), Leitsubstanzen hervorgehoben

Substanz	Hydrophobie	$t_{1/2}$ (Stunden)	Orale Bioverfügbarkeit (%)	Tagesdosierung (mg)
β_1- und β_2-blockierend				
Propranolol	+++	3–5	20–50	40–320
β_1-prävalent				
Atenolol	∅	5–7	40–50	25–100
Metoprolol	+	3–4	30–50	(20*–)50–100
Bisoprolol	∅	10–12	90	(1,25*–)5–10

* Startdosis bei chronischer Herzinsuffizienz

10.3 Der Sympathikus

Box 10.9

Besonderheiten der β-Blocker

Falls eine Gebärende aus dringenden Gründen mit β-Blockern behandelt werden muss, ist daran zu denken, dass das fetale Herz auf einen Sauerstoffmangel nicht mehr adäquat mit einer Tachykardie reagieren kann; damit entfällt ein für das geburtshilfliche Vorgehen wichtiges Indiz.
Leider häufen sich bei älteren Patienten die Kontraindikationen für (oder besser gegen) β-Blocker, z. B. AV-Block, Bradykardie, Sick-sinus-Syndrom etc. Daraus wurde eine generelle Bevorzugung anderer Substanzen wie ACE-Hemmer oder gar Calciumantagonisten für ältere Patienten abgeleitet. Dies ist falsch, und eine vorsichtig ansteigende Dosierung unter klinischer Beobachtung bei Beachtung echter Kontraindikationen lässt dann auch viele ältere Patienten an den eindeutigen Vorteilen der β-Blocker teilhaben.
β-Blocker sind die einzige Substanzgruppe, für die bei allen wichtigen Herz-Kreislauferkrankungen eindeutig positive klinische Endpunktstudien vorliegen, also eine Reduktion von kardiovaskulären Ereignissen und Senkung der Mortalität (Hypertonie, Herzinsuffizienz, koronare Herzkrankheit, Zustand nach Herzinfarkt, kardiale Arrhythmien) bewiesen sind. Die Frage bei Herz-Kreislauferkrankungen sollte daher regelhaft nicht lauten: Soll der Patient einen β-Blocker bekommen? sondern: Warum soll der Patient keinen β-Blocker bekommen?
Die Zufuhr von β-Blockern darf nicht plötzlich abgebrochen werden, da sich ein überschießender sympathischer Tonus ausbilden kann. Für ein **„ausschleichendes Absetzen"** ist Sorge zu tragen; dies gilt besonders für β-Blocker mit schneller Elimination. Dabei ist zu beachten, dass die Halbwertzeit der langsamen Eliminationsphase wenig über die Abklinggeschwindigkeit der Wirkung aussagt. Die Dauer der Wirkung ist dosisabhängig und beträgt für die meisten β-Blocker das Mehrfache der Eliminationshalbwertzeit.

Wahl des Mittels

Die Zahl der im Handel erhältlichen β-Blocker ist groß. Die Neueinführung wird meistens mit zusätzlichen Eigenschaften der Substanzen begründet, die aber kaum zum therapeutischen Wert beitragen. Für eine gezielte Therapie genügen einige wenige Pharmaka. Die β-Blocker, mit denen die größten Erfahrungen vorliegen und die am meisten angewandt werden, sind in Tab. 10.**3** zusammengestellt. Weitere im Handel befindliche β-Blocker sind mit Freinamen und Handelsnamen auf S. 102 tabellarisch aufgeführt. Aus dieser umfangreichen Gruppe von Analogsubstanzen sind nur wenige Wirkstoffe notwendig.

▶ **Überhöhter kardialer Sympathikotonus** wie z. B. bei dem jugendlichen Minutenvolumen-Hochdruck, tachykarden Mitreaktionen bei psychischer Alteration, bestimmten Formen von paroxysmalen Tachykardien, durch Tachykardie bedingten pektanginösen Beschwerden. Für diese Indikationen sollte ein β-Blocker gewählt werden, der kardioprävalent wirkt, z. B. Atenolol oder Metoprolol.

▶ **Supraventrikuläre Arrhythmien,** die durch einen überhöhten Sympathikotonus bedingt sind. Da eine gezielte β-Blockade am Herzen gewünscht wird, kommen kardioprävalente β-Blocker infrage, z. B. Atenolol, Metoprolol, Bisoprolol.

▶ **Angina pectoris,** bei der es neben der Verhinderung einer reaktiven Tachykardie auf eine Sauerstoffeinsparung durch Reduktion der maximalen myokardialen Leistung ankommt. Hier sind β-Blocker ohne ISA notwendig (s. S. 99, 166), die das Herz selbst nicht stimulieren, z. B. Propranolol und Atenolol. Bei Angina-pectoris-Fällen, die durch Koronarspasmen ausgelöst werden, ist zu bedenken, dass diese Arzneimittelgruppe zwar selbst Vasospasmen auszulösen vermag; dieser Mechanismus spielt aber klinisch nur eine untergeordnete Rolle. Die β-Blocker sind daher insbesondere aufgrund ihres Frequenz-mindernden Effektes (daher solche ohne ISA) das wirksamste bekannte antiischämische Prinzip.

▶ **Essenzielle und renale Hypertonie.** Für diese Indikation sind alle β-Blocker im Prinzip gleichwertig, wenn die Blutdrucksenkung isoliert betrachtet wird. Im Hinblick auf die Senkung der kardiovaskulären Letalität mögen eventuell Unterschiede bestehen.
Schwere Formen von Hypertonien sind durch β-Blocker nicht ausreichend beeinflussbar. Bei leichten und mittelschweren Formen hat sich die Therapie dagegen gut bewährt. Die Geschwindigkeit, mit der die antihypertensive Wirkung eintritt, ist bei den einzelnen β-Blockern unterschiedlich. Bei einer konsequenten Therapie einer Hypertonie mittels β-Blockern kann ein Rückgang der Herzmuskelhypertrophie nachgewiesen werden. Generell und nicht nur beim Auftreten einer Wasser- und Elektrolytretention kann mit Saluretika kombiniert werden. Bei Hypertonikern mit starker Bradykardie ist die Therapie mit β-Blockern kontraindiziert.

▶ **Prophylaxe eines Re-Infarktes.** Größeren klinischen Studien zufolge wird die Häufigkeit von Re-Infarkten und die Mortalität durch β-Blocker in relativ hoher Dosierung vermindert. Diese Substanzen gehören daher wie die Acetylsalicylsäure fest in das medikamentöse Sekundärprophylaxe-Programm nach einem Myokardinfarkt, sofern nach kritischer Prüfung keine Kontraindikationen bestehen.

▶ **Herzmuskelinsuffizienz** der Schweregrade NYHA II und III (eventuell auch NYHA IV). Die β-Rezeptoren-Protektion verhindert ungünstige Reaktionen des Herzens wie Tachykardien und Arrhythmien, die durch die Freisetzung von endogenem Noradrenalin ausgelöst werden können. Für diese Indikation sind Bisoprolol, Carvedilol oder Metoprolol positiv getestet und senken die Mortalität deutlich.

▶ **Glaukom.** Für die Glaukom-Therapie können nur β-Blocker verwendet werden, die bei der notwendigen Konzentration keine lokalanästhetischen Nebenwirkungen aufweisen, da sonst der Korneareflex beeinträchtigt wird (s. S. 107).

Notwendige Wirkstoffe

β-Blocker

Wirkstoff	Affinität*	Handelsname	Alternative
Propanolol	$\beta_1 = \beta_2$	Dociton®	G
Metoprolol	$\beta_1 > \beta_2$	Beloc®**	G
Atenolol	$\beta_1 > \beta_2$	Tenormin®	G
Bisoprolol	$\beta_1 > \beta_2$	Concor®	G
Carvedilol	$\beta_1 = \beta_2, \alpha_1$	Dilatrend®, Querto®	G

Sotalol als Antiarrhythmikum s. S. 148
Timolol als Augentropfen s. S. 108

* $\beta_1 > \beta_2$ = „kardioprävalent"
** Metoprolol wird als Generikum von 22 Firmen und unter weiteren 17 Handelsnamen auf dem Markt von insgesamt 38 Firmen („Rote Liste 2005") angeboten.

Weitere Im Handel erhältliche β-Blocker

Acebutolol	Prent®
Betaxolol	Kerlone®
Bupranolol	Betadrenol®
Carteolol	Endak®
Celiprolol	G Selectol®
Esmolol	Brevibloc®
Mepindolol	Corindolan®
Nadolol	Solgol®
Nebivolol	Nebilet®
Oxprenolol	Trasicor®
Penbutolol	Betapressin®
Pindolol	Visken®
Talinolol	Cordanum®

Für die lokale Glaukomtherapie:

Timolol	G Timomann®, Timo-Stulln®
Carteolol	Arteoptic®
Pindolol	Glauco-Stulln®
Levobunolol	Vistagan®

10.3.4 Antisympathotonika

Vertreter dieser Wirkstoffgruppe sind Reserpin, Guanethidin, α-Methyl-DOPA, Clonidin und Imidazolin-Rezeptor-Agonisten. Im Gegensatz zu den sog. Sympatholytika, die direkt adrenerge Rezeptoren blockieren, reduzieren Antisympathotonika die Aktivität der sympatischen Nervenfasern und somit die Freisetzung der endogenen Catecholamine.

▶ **Anwendung.** Die Substanzen dieser Gruppe stellten historisch die erste Möglichkeit dar, eine **Hypertonie** effektiv zu behandeln. Ihre Bedeutung für diese Indikation haben sie aber weitgehend verloren, da andere Pharmaka mit differentem Wirkungsmechanismus und günstigerer therapeutischer Breite entwickelt worden sind. Die Antisympathotonika besitzen allerdings interessante Wirkungsmechanismen, die im Folgenden vorgestellt werden.

▶ **Wirkungsweise.** Die antisympathotonische Wirkung wird erzielt durch
- Verminderung des Catecholamin-Speichervermögens in sympathischen Nervenenden,
- zentrale Hemmung der peripheren Sympathikus-Aktivität,
- Eingriff in die Noradrenalin-Synthese.

Reserpin, ein Alkaloid aus der südasiatischen Kletterpflanze Rauwolfia serpentina ▶ vermindert die vesikuläre Speicherung von biogenen Aminen, indem es den vesikulären Monoamintransport (VMAT) in der Vesikalmembran für Catecholamine und Serotonin hemmt. Die Botenstoffe fallen dem Abbau durch die mitochondriale Monoaminoxidase anheim. Dadurch sinkt der Gehalt an Catecholaminen in den betreffenden Geweben ab.
Die geschädigten Speichervesikel müssen durch Neusynthese ersetzt werden, was einige Tage benötigt, da sie aus dem Golgi-Apparat des Perikaryon stammen und durch axonalen Transport die Varikositäten erreichen müssen. Hierdurch wird die zeitliche Diskrepanz zwischen der kurzen Verweildauer des Reserpin und der Restitution der Funktion adrenerger Nerven verständlich: Musterbeispiel für den englischen Begriff „hit and run drug".
Die periphere Hauptwirkung von Reserpin besteht in einer Blutdrucksenkung durch Verminderung der Catecholamin-Ausschüttung. Da aber der Tonus des Sympathikus insgesamt reduziert ist, das cholinerge System von Reserpin hingegen nicht in Mitleidenschaft gezogen wird, tritt durch das Überwiegen des Parasympathikus zwangsläufig eine Reihe unerwünschter ▶ Nebenwirkungen auf: Miosis, Ptosis, verstopfte Nase, Akkommodationsstörungen, verminderte Speichelproduktion, schmerzhafte Speicheldrüsen, Bradykardie, Diarrhöen, Verminderung der Nierenleistung mit Kochsalz- und Wasser-Retention, Verschlechterung einer Herzinsuffizienz, Steigerung der Magensäure-Sekretion mit Ulkusbildung. Da auch die reflektorische Blutdruckregulation beeinträchtigt wird, besteht die Neigung zu orthostatischen Beschwerden bis hin zu plötzlicher Bewusstlosigkeit infolge Blutdruckabfalls.
Die Wirkung von Reserpin ist nicht auf die Speicherfähigkeit für Noradrenalin und Adrenalin beschränkt, sondern es wird auch die vesikuläre Speicherung von Dopamin und von Serotonin (5-Hydroxytryptamin) im Zentralnervensystem beeinträchtigt. Diese Effekte sind wesentlich an den zentralen Wirkungen und Nebenwirkungen von Reserpin beteiligt: Sedierung, Angstträume, Verstimmung, Suizid-Gefahr.
▶ Die therapeutische Anwendung von Reserpin ist heute obsolet, da die Nebenwirkungen im Vergleich zu denen der neuen antihypertensiven Pharmaka zu ausgeprägt sind. Lediglich in fixer Kombination mit einem Diuretikum wird Reserpin leider immer noch angewandt. Die Substanz wird hier erwähnt, weil sie einen interessanten Wirkungsmechanismus besitzt, der Einblicke in den zellulären Haushalt von körpereigenen Aminen erlaubt.

Guanethidin ▶ lagert sich in protonierter Form an das Catecholamin-Transportsystem der axonalen Plasmamembran und der Speichervesikel adrenerger Neurone an und wird akkumuliert. Hieraus ergibt sich eine **verminderte Speicherfähigkeit für Catecholamine**. Im Gegensatz zu Reserpin kann Guanethidin nicht in das Zentralnervensystem eindringen. Zusätzlich zur Interferenz mit der Catecholamin-Speicherung erschwert Guanethidin durch Hemmung von Na^+-Kanälen die Erregungsausbreitung in den sympathischen Nervenenden. Dieser „lokalanästhetische" Effekt trägt zur Verminderung des Sympathikotonus bei.
▶ Die einzige therapeutische Indikation für Guanethidin ist das Glaukom.

α-Methyl-DOPA ▶ wird im Organismus langsam in α-Methyl-Noradrenalin umgewandelt. Da es aber ein schlechtes Substrat für die Dopa-Decarboxylase (s. S. 83) darstellt, wird dieses Enzym gehemmt. Daraus ergibt sich eine **verminderte Synthese von Überträgersubstanz** des Sympathikus. Außerdem wirkt α-Methyl-Noradrenalin stimulierend auf $α_2$-Rezeptoren und beeinflusst somit – wie Clonidin – die zentralen Kreislaufreflexe.
▶ α-Methyl-Dopa ruft ähnliche periphere Nebenwirkungen hervor wie Reserpin; sie resultieren aus dem Missverhältnis zwischen sympathischer und parasympathischer Aktivität, sind aber im Allgemeinen nicht stark ausgeprägt. α-Methyl-Dopa wirkt sedierend, was zur Beeinträchtigung der geistigen und körperlichen Leistungsfähigkeit Anlass gibt. Nach höheren Dosen und bei längerer Anwendung treten mitunter Schlafstörungen, Benommenheit, psychotische Symptome und Verstimmungen, selbst Depressionen auf. Durch Interferenz mit dem zentralen Dopamin-Haushalt löst α-Methyl-Dopa Symptome des Morbus Parkinson aus. Es wird eine gesteigerte Prolactin-Sekretion beobachtet, die zur Spontanlaktation führen kann. Gelegentlich entwickelt sich bei Patienten, die längere Zeit α-Methyl-Dopa eingenommen haben, eine hämolytische Anämie (mit positivem Coombs-Test).
▶ α-Methyl-Dopa wird nur dann noch in der Hochdrucktherapie angewendet, wenn andere Therapiemöglichkeiten nicht infrage kommen (evtl. in der Schwangerschaft). Nach täglichen Gaben von 1,0–3,5 g per os sinkt der Blutdruck innerhalb von wenigen Tagen ab, mit orthostatischen Beschwerden muss gerechnet werden. Wegen der Nebenwirkungen soll auch α-Methyl-Dopa nur in Kombination mit anderen Antihypertensiva gegeben werden.

Clonidin steht chemisch und pharmakologisch anderen Imidazolin-Derviaten nahe, die aufgrund eines sympathomimetischen Mechanismus bei lokaler Applikation zur Schleimhautabschwellung führen.

Clonidin

▶ Es wirkt *peripher* als partieller Agonist an präsynaptischen $α_2$-Rezeptoren und vermindert damit die Noradrenalin-Freisetzung. Der *zentrale* α-mimetische Effekt spielt sich an postsynaptischen $α_2$-Rezeptoren ab, deren Erregung hemmend auf die Tätigkeit efferenter sympathischer Fasern wirkt. So wird auch der **Barorezeptor-Reflex** im Sinne einer erhöhten Empfindlichkeit beeinflusst. Es kommt zu Bradykardie, Reduktion des Herzschlagvolumens und Vasodilatation. Der Blutdruck sinkt ab. Clonidin oder besser das Derivat Apraclonidin haben Eingang in die Therapie des Glaukoms gefunden. Bei Opiatsüchtigen werden die Entzugssymptome durch die Gabe von Clonidin gemildert, so dass die Entwöhnung erleichtert wird.
▶ Die peripheren Nebenwirkungen von Clonidin entsprechen denen anderer Antihypertonika und ergeben sich aus dem Ungleichgewicht zwischen den beiden vegetativen Systemen. Zentral stehen Müdigkeit und Sedierung im Vordergrund, die zu einer herabgesetzten Leistungsfähigkeit führen.
▶ Clonidin hat seine Bedeutung für die Hochdruck-Therapie eingebüßt, weil die Beeinträchtigung der Patienten doch erheblich ist. Allerdings wird diese Substanz gerade aufgrund ihrer zentralnervösen Wirkungen heute zur Symptomlinderung in der Entzugstherapie einschließlich Alkoholentzug verwendet; wesentliche Komponenten der klinischen Entzugsproblematik werden durch eine zentralnervöse Katecholaminüberflutung erzeugt, die das zentralgängige Clonidin reduziert.

„Imidazolin-Rezeptor-Agonisten". Bei der Analyse der Clonidinwirkung ergab sich, dass nicht nur die Adrenorezeptoren von $α_2$-Typ in der Medulla oblongata erregt werden, sondern dass möglicherweise weitere Zielproteine an der therapeutischen Wirkung beteiligt sind. Diese postulierten „Imidazolin-Rezeptoren" konnten bisher aber nicht molekular identifiziert werden. Es sind Substanzen entwickelt worden, die eine hohe Affinität für die „Imidazolin-Bindungsstellen" aufweisen, z.B. **Moxonidin** und **Rilmenidin**.
▶ Von Moxonidin genügen 0,2–0,6 mg/Tag, um eine Blutdrucksenkung bei einem Hypertoniker zu veranlassen.
▶ Die „antisympathotonen" Nebenwirkungen sind denen nach Clonidingabe vergleichbar, die zentrale Sedierung soll aber geringer ausgeprägt sein. Diese neueren Substanzen mögen zwar gegenüber Clonidin gewisse Vorteile besitzen, halten aber einem Vergleich mit der Effektivität und Verträglichkeit anderer antihypertensiver Arzneimittel wie Saluretika, β-Blocker, Calcium-Antagonisten, ACE-Hemmstoffen und Angiotensin II-Antagonisten nicht stand.

Ein körpereigener Ligand für den Imidazolin-Rezeptor scheint **Agmatin** zu sein, das durch Decarboxylierung aus der Aminosäure Arginin entstehen kann.

Im Handel befindliche Antisympathotonika

Reserpin	nur in Kombinationspräparaten mit Saluretika
Clonidin	G *Catapresan®* Amp., *Mirfar®*
Guanethidin	*Thilodigon®* (Augentropfen)
Moxonidin	G *Cynt®*, *Physiotens®*
α-Methyl-Dopa	G *Presinol®*, *Dopegyt®*

10.4 Beeinflussung der ganglionären Übertragung

Überblick

Die ganglionäre Übertragung erfolgt über *nicotinische Acetylcholin-Rezeptoren* (ligandgesteuerte Ionenkanäle für Na^+ und K^+). Diese sind der Angriffspunkt des „Genussmittels" *Nicotin*, das beim Rauchen zu einer mäßigen Stimulation führt. Eine medikamentöse Beeinflussung der ganglionären Übertragung spielt kaum eine Rolle, da ungezielt Sympathikus und Parasympathikus gleichermaßen beeinflusst werden.

Ganglienblockierende Substanzen (Ganglienblocker)
▶ Sie wirken auf Rezeptor-Ebene entweder als Ionenkanalblocker (z. B. Hexamethonium) oder als Rezeptor-Antagonisten (z. B. Trimetaphan).

Ganglionäre Übertragung. Acetylcholin ist der Überträgerstoff in allen Ganglien des vegetativen Systems (Abb. 10.4, S. 74); dabei entsprechen die Catecholamin produzierenden und speichernden Zellen des Nebennierenmarkes den postganglionären sympathischen Nervenfasern. Acetylcholin wirkt an den ganglionären Synapsen – wie auch an der motorischen Endplatte – depolarisierend auf die Membran der postganglionären Nervenzelle, so dass dort eine Erregung ausgelöst wird. Die Depolarisation wird über nicotinische Acetylcholin-Rezeptoren vermittelt, die einen unspezifischen Kationen-Kanal enthalten (S. 5). Die ganglionären nicotinischen ACh-Rezeptoren unterscheiden sich in ihrer Untereinheiten-Zusammensetzung von den muskulären ACh-Rezeptoren. Die Acetylcholin-vermittelte Erregungsübertragung im vegetativen Ganglion kann durch adrenerge und muscarinerge Mechanismen moduliert werden.

Nicotin

Dieses aus Tabakblättern gewonnene, einfach gebaute Alkaloid (Formel S. 73), ist ein reiner Agonist. ▶ Es depolarisiert konzentrationsabhängig das vegetative 2. Neuron und stimuliert es damit. Da sich das Nebennierenmark wie eine ganglionäre Struktur verhält, setzt Nicotin dort Catecholamine frei. Nicotin in höheren Konzentrationen blockiert nach anfänglicher Erregung sehr schnell die ganglionäre Übertragung, da die Depolarisation persistiert (vgl. die Wirkung von Suxamethonium an der motorischen Endplatte, S. 257).

Ganglienblocker (Ganglioplegika)

Als Ganglienblocker oder Ganglioplegika werden Substanzen bezeichnet, welche die Reizübertragung in den Synapsen der vegetativen Ganglien blockieren.

▶ **Wirkungsweise.** Die ganglienblockierende Wirkung einer Substanz kann auf zwei verschiedenen Wegen zustande kommen:
- **Kompetitiver Mechanismus:** Bindung des Ganglioplegikum, das keine intrinsische Aktivität besitzt, an den Nicotin-Rezeptor, damit Behinderung der Acetylcholin-Bindung;
- **Nicht kompetitiver Mechanismus:** Bindung des Ganglioplegikum an den unspezifischen Kationen-Kanal, der ein Teil des Nicotin-Rezeptorproteins ist, und Blockade des depolarisierenden Natrium-Einstroms.

Da in allen vegetativen Ganglien die Übertragung cholinerg erfolgt, können die Synapsen des sympathischen und des parasympathischen Systems nur gleichzeitig blockiert werden. Da der Sympathikotonus normalerweise für die Gefäßinnervation, der Parasympathikotonus für die Innervation von Magen, Darm und Gallenblase entscheidend ist, kann eine Behandlung mit ganglienblockierenden Mitteln gerade diese Gebiete besonders betreffen. So kommt es durch Ausschaltung der sympathischen Ganglien, welche die vasomotorischen Impulse übertragen, bei intravenöser Zufuhr eines Ganglienblockers zur Blutdrucksenkung.

Beispiele für Ganglienblocker. Alle Ganglienblocker enthalten einen „kationischen Kopf", der meistens von einem vierbindigen Stickstoff gebildet wird. Dabei kann es sich um sekundäre, tertiäre oder quaternäre Amine handeln (S. 27). Die einfachste Substanz, die im Experiment ganglionär erregend wirkt, also denselben Wirkcharakter besitzt wie Nicotin, ist Tetramethyl-ammonium. Werden schrittweise die einzelnen Methylgruppen durch Ethylgruppen ersetzt, so geht die ganglienstimulierende Wirkung mehr und mehr verloren. **Tetraethylammonium** ist eine rein ganglioplegische Substanz.

Tetraethyl-ammonium

Sind zwei „kationische Köpfe" vorhanden, wirkt eine Substanz mit einem Abstand von 5–6 Atomen am stärksten: **Pentamethonium** und **Hexamethonium**. Ganglienblocker vom Hexamethonium-Typ scheinen über den nicht kompetitiven Mechanismus zu wirken.

Pentamethonium (C5)

Wird die Kette zwischen den beiden Stickstoffen verlängert, ergeben sich Wirkstoffe, die eine „Dauerdepolarisation" an der motorischen Endplatte auslösen und Anwendung als Muskelrelaxans finden (z. B. Dekamethonium, S. 257).

Die positive Ladung, die alle ganglionär blockierend wirkenden Substanzen aufweisen, muss nicht von einem vierbindigen Stickstoff beigetragen werden. Es kann sich auch um ein positiv geladenes Schwefelatom handeln, wie im **Trimetaphan**.

Trimetaphan

Diese Substanz ist ein kompetitiver Rezeptor-Antagonist, sie wird sehr schnell eliminiert, so dass sie mittels Dauerinfusion appliziert zu einer gut steuerbaren Blutdrucksenkung verwendet werden kann.

Durch Ganglienblocker wird also das gesamte vegetative Nervensystem ausgeschaltet, so dass die Steuerung der vegetativen Organe entfällt. Aufgrund der Unspezifität dieses Effektes kann kein vertretbares Nutzen/Risiko-Verhältnis zustande kommen. Daher haben die Ganglioplegika **jede Bedeutung für die Behandlung krankhafter Zustände verloren**. Die ganglionäre Erregungsübertragung ist aber ein interessanter physiologischer Vorgang, dessen Kenntnis zur medizinischen Allgemeinbildung gehört, zumal ein erheblicher Teil der Menschheit, nämlich die Raucher, eine Stimulierung dieses Mechanismus unbewusst ausnutzen.

10.5 Glatte Muskulatur

Wie aus der Darstellung des Parasympathikus und des Sympathikus hervorgeht, innervieren die efferenten Neurone nur wenige Zellarten, nämlich glatte Muskelzellen, Drüsenzellen und noch bestimmte endokrine Zellen. Da die Beeinflussung des Funktionszustandes der glatten Muskulatur sowohl physiologisch als auch pharmakologisch von so sehr großer Bedeutung ist, soll an dieser Stelle bereits das Grundsätzliche der Funktionsweise und deren Beeinflussung besprochen werden.

Physiologische Vorbemerkungen

Glatte Muskelzellen sorgen in Bronchien, Magen-Darm-Trakt, ableitenden Harnwegen, Blutgefäßen, Uterus, Auge, Samenleiter usw. für Tonus und Motilität. Je nach Lokalisation und funktioneller Erfordernis gehen Kontraktionen träge oder rasch vonstatten, geschieht die Steuerung der Aktivität nerval oder humoral (Box 10.10). Das Grundprinzip der Aktivierung des Aktomyosin ist aber einheitlich.

Box 10.10

Die Variabilität der glatten Muskulatur

Glatte Muskulatur verschiedenen Ursprungs und unterschiedlicher Spezies kann sich funktionell erheblich unterscheiden. Schon dem Erregungsvorgang können unterschiedliche Ionenströme zugrunde liegen: Na^+-, Ca^{2+}- und Cl^--Fluxe in wechselnder Anteiligkeit rufen die fortgeleitete Depolarisation hervor. Außerdem unterliegt das Verhalten glatter Muskeln bestimmter Organe, wie z. B. des Uterus, einer ausgeprägten hormonellen Kontrolle.

Die Differenzierung glatter Muskulatur geht so weit, dass nicht einmal die Muskeln der Blutgefäße als eine einheitliche Gruppe aufgefasst werden dürfen. Muskulatur von Arterien verschiedener Lokalisation differiert in ihren Eigenschaften; wiederum anders verhält sich Muskulatur venöser Gefäße. Dieser Umstand erschwert die Verallgemeinerung von Befunden, die an bestimmten glattmuskulären Organen erhoben worden sind. Auf der anderen Seite ergibt sich daraus eventuell eine Chance für eine spezifische medikamentöse Beeinflussung.

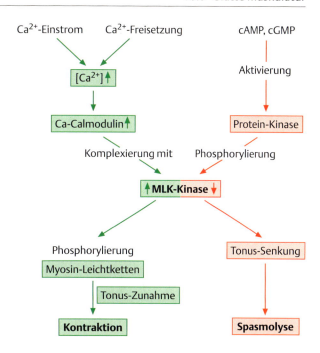

Abb. 10.18 Regulierung des Funktionszustandes einer glatten Muskelzelle. Eine *Tonuszunahme* oder Kontraktion wird durch einen Anstieg der zytosolischen Ca^{2+}-Konzentration ausgelöst: die Bildung von Ca-Calmodulin-Komplexen aktiviert die Myosin-Leichtketten-Kinase (MLK-Kinase), die wiederum die Myosin-Leichtketten phosphoryliert, die dadurch mit Aktin reagieren: Tonuszunahme, Kontraktion. *Tonusabnahme:* Eine Protein-Kinase wird durch einen Anstieg von cAMP oder cGMP aktiviert, die ihrerseits die MLK-Kinase phosphoryliert. Ist dies der Fall, kann eine Komplexierung mit Ca-Calmodulin nicht mehr stattfinden und das kontraktile System ist inaktiviert.

Kontraktionsmechanismus der glatten Muskelzelle (Abb. 10.18). Die Aktivität der kontraktilen Filamente wird maßgeblich durch die intrazelluläre Calcium-Ionen-Konzentration beeinflusst. Die extrazelluläre Ca^{2+}-Konzentration liegt bei 10^{-3}M, und damit um den Faktor 10000 höher als die Ca^{2+}-Konzentration im Cytosol einer Zelle im Ruhestand (10^{-7}M). Eine Voraussetzung für die Erhaltung dieses Gradienten ist die geringe Permeabilität des Plasmalemm für Ionen. Die Phospholipid-Doppelschicht ist für Ca^{2+} undurchlässig. Die Zelle gewährt Ca^{2+} einen „kontrollierten" Zutritt über spezielle Calciumkanal-Proteine. Es gibt prinzipiell zwei Typen von Ca-Kanälen:
- Öffnung des Kanals durch Depolarisation des Plasmalemm (spannungsabhängiger Ca-Einstrom) und
- Aktivierung des Ca-Kanals durch Substanzen über spezifische Rezeptoren (Agonist-abhängiger Ca-Einstrom, nicht spannungsabhängig).

In der glatten Muskelzelle ist der Calcium-Einstrom ein Auslöser für die Kontraktion. Ca^{2+} kann auch aus zellulären Speichern freigesetzt werden, z. B. aus dem sarkoplasmatischen Retikulum oder aus Bindungsstellen am Plasmalemm.

Infolge der Zunahme der Ca^{2+}-Konzentration bilden sich Ca-Calmodulin-Komplexe. Calmodulin, ein Protein mit einem Molekulargewicht von 17 kDa, besitzt vier Bindungsstellen für Ca^{2+} und ist strukturell verwandt mit Troponin C, welches in der quer gestreiften Muskulatur als Calcium-Sensor für die Aktivierung der kontraktilen Filamente dient.

Erschlaffung der glatten Muskulatur. Sie wird durch die Senkung der zytosolischen Ca^{2+}-Konzentration erreicht. Die Ca^{2+} werden durch eine Ca-ATPase zurück in den Extrazellulärraum gepumpt oder an zelluläre Speicherorte gebunden, je nach ihrer Herkunft. Eine zweiter Mechanismus, der zur Erschlaffung oder Tonussenkung führt, kommt durch eine Aktivierung der Proteinkinase zustande, die ihrerseits die Myosin-Leichtketten-Kinase phosphoryliert und damit unempfindlich für den Ca-

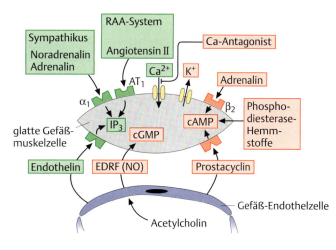

Abb. 10.19 Vasokonstriktorische und -dilatatorische Stimuli. Es ist eine Auswahl solcher Einflussgrößen vorgenommen, die therapeutisch eine Bedeutung haben.
RAA = Renin-Angiotensin-Aldosteron, cAMP = zyklisches Adenosinmonophosphat, cGMP = zyklisches Guanosinmonophosphat, IP_3 = Inositol-1,4,5-trisphosphat, EDRF = „endothelium derived relaxing factor"

Calmodulin-Komplex macht. Das Ausmaß der Aktivierung der Proteinkinase hängt von der Konzentration von cAMP bzw. cGMP ab, die in weiten Grenzen physiologisch oder pharmakologisch variiert werden kann.

Glatte Muskulatur und Funktion verschiedener Organe

Glatte Muskulatur ist Bestandteil einer Reihe von Organen und für ihre Funktion von entscheidender Bedeutung. Im Folgenden soll ein Überblick über die Organe gegeben werden, in denen eine pharmakologische Beeinflussung der glatten Muskulatur möglich und eventuell notwendig ist.

- Die **Arterien-** und **Venenwände** enthalten glatte Muskelschichten, die für die Einstellung der Gefäßweite entscheidend sind. Der Tonus der Gefäßmuskulatur unterliegt einer komplizierten Regelung, wie es in der Abb. 10.19 schematisch für eine arterielle Muskelzelle veranschaulicht ist. Dieser Thematik ist ein eigenes Kapitel gewidmet („Vasoaktive Pharmaka"), weil häufige Erkrankungen durch Fehlregulationen der Gefäßweite verursacht werden.

Es sei hier angemerkt, dass auch die Wand der Lymphgefäße glatte Muskulatur enthält, die mittels Ventilklappen eine zentralwärts gerichtete Pumpaktivität entfalten.

- Die Weite des **Bronchialbaumes** wird ebenfalls von der glatten Muskulatur bestimmt, die sich in der Wand der Bronchien und Bronchiolen befindet. Der Tonus der Bronchialmuskulatur unterliegt wiederum einer komplizierten Regelung durch das vegetative Nervensystem, durch Lokalhormone und durch allergisch ausgelöste Prozesse. Dieser Komplex wird gesondert im Abschnitt Respirationstrakt (Asthma bronchiale, Chronisch obstruktive Lungenerkrankung) besprochen.
- Der **Magen-Darm-Kanal** ist von der Mitte des Ösophagus bis zum Anus ein raffiniert konstruiertes Transportsystem aus glatter Muskulatur, das einer sehr komplexen Kontrolle unterworfen ist. In der Darmwand liegende Nervengeflechte und eine Reihe von Mediatoren steuern Pendel- und aborale Transportbewegungen, die für einen geordneten Ablauf der Verdauung sorgen. Störungen der Funktion und notwendige therapeutische Maßnahmen werden im Kapitel „Verdauungstrakt" erörtert.
- Die extrahepatischen **Gallengänge** besitzen glatte Muskulatur, die die Galle portionsweise nach Bedarf in das Duodenum transportiert. Durch die Bildung von Gallesteinen treten schmerzhafte Spasmen auf, die durch Spasmolytika (Butylscopolamin) gelöst werden können (s. Abschnitt S. 80). Ähnliche Verhältnisse bieten die ableitenden **Harnwege**, wo Nierensteine zu schmerzhaften Spasmen Anlass geben. Eine häufige Störung bei älteren Männern ist die Einengung der Harnröhre beim Durchtritt durch eine hyperplastische Prostata. In dieser Konstellation senkt die Gabe von α_1-Rezeptoren-Hemmstoffen z.B. (Alfuzosin, Tamsulosin) den Tonus des Blasenhalses des obersten Abschnitts der Harnröhre und erleichtert den Harnfluss (s. S. 97).

- Die glatte Muskulatur des **Uterus** reagiert sehr unterschiedlich auf Wirkstoffe in Abhängigkeit von ihrem Funktionszustand (junge, alte, gravide, nicht gravide, geburtsbereite Frauen). Die Muskelzellen dieses Organs besitzen **Oxytocin-Rezeptoren**, deren Besetzung mit Oxytocin eine Verminderung des Membranpotenzials auslöst. Konzentrationsabhängig werden dadurch rhythmische Kontraktionen oder letztlich eine Kontraktur hervorgerufen. Der **gravide Uterus** ist unempfindlich gegenüber Oxytocin, gegen Ende der Schwangerschaft steigt die Empfindlichkeit an und erreicht zum Geburtstermin ein Maximum. Daher kann das körpereigene Hormon als Pharmakon benutzt werden. Bei Gefahr einer Übertragung, bei wehenschwachem Uterus, nach Schnittentbindung zur Kontraktur des Uterus und bei Blutungen post partum ist die Gabe von Oxytocin von großem Wert. Es sei erwähnt, dass Oxytocin auch eine kontraktile Epithelzelle stimuliert, nämlich die Myoepithelzelle der laktierenden Mamma.

Die Uterus-Muskulatur wird durch eine Gruppe nahverwandter Alkaloide erregt, es handelt sich dabei um die **Secale-Alkaloide** (Mutterkorn-Alkaloide), die aus dem auf Getreide schmarotzenden Pilz Claviceps purpurea stammen. Die Empfindlichkeit der Muskulatur steigt gegen Ende einer Gravidität an. Die Secale-Alkaloide sind nicht organspezifisch wirksam, sondern beeinflussen auch glatte Muskulatur anderer Organe, speziell der Blutgefäße. Für die Anwendung am Uterus eignet sich lediglich ein Alkaloid, das **Methylergometrin**. Es wird durch Einführung einer Methylgruppe aus dem nativen Ergometrin hergestellt. Diese Substanz ist außerordentlich wirksam, denn 0,1 – 0,2 mg sind eine ausreichende Dosierung.

> Da die Gefahr immer vorhanden ist, dass ein Tetanus uteri auftritt, der das Überleben des Kindes bedroht, darf Methylergotamin nur in der Nachgeburtsphase gegeben werden, um einen atonischen Uterus zur Kontraktur zu bringen.

Neben Ergometrin kommen noch weitere Alkaloide im Mutterkorn-Pilz vor: **Ergotamin** und die **Ergotoxin-Gruppe**, die alle Lysergsäure-Derivate sind. Das vasokonstriktorisch wirkende Ergotamin wurde zur Therapie eines **Migräne-Anfalls** benutzt. Aufgrund ausgeprägter Nebenwirkungen wird es kaum noch gebraucht, lediglich bei therapieresistenten akuten Anfällen kann eine kurzfristige Anwendung noch befürwortet werden.

Es sei daran erinnert, dass es im Mittelalter zu Massenvergiftungen (**Ergotismus**) gekommen ist, weil das Getreide mit Claviceps purpurea verseucht sein konnte und zu der Zeit noch nicht vor dem Mahlen gereinigt wurde. Die Hauptsymptome waren Gangräne und geistige Verwirrung. Der Zustand wurde damals mit dem Namen „Sankt Antonius-Feuer" bezeichnet.

▶ Die Wirkung der Secale-Alkaloide auf glatte Muskelzellen können **verschiedene Mechanismen** zugrunde liegen: Agonistische oder antagonistische Beeinflussung von α-Rezeptoren des sympathischen Systems, Interaktion mit den Dopamin-Rezeptoren und mit den Serotonin-Rezeptoren vom $5HT_1$- und $5HT_2$-Typ. Hinzu kommen Effekte, die im ZNS ausgelöst werden.

▶ Die Wirkung der Secale-Alkaloide ist so bunt und unvorhersehbar, dass sie nur beschränkt therapeutische Anwendung finden (Ausnahme Methylergometrin post partum, Ergotamin bei akuten Migräne-Attacken).

Schließlich sei noch darauf hingewiesen, dass ein einfaches Derivat der Lysergsäure, nämlich das Lysergsäurediethylamid (LSD) ein Psychotomimetikum ist, das bereits in Dosen von 0,02–0,4 mg per os ein völliges „psychisches Durcheinander" erzeugt (s. S. 529).

Pupillenerweiterung durch Mydriatika

Wegen der lang dauernden Wirkung von Atropin (7–10 Tage) und von Scopolamin (3–7 Tage) bei lokaler Anwendung am Auge sind für diagnostische und auch therapeutische Zwecke kürzer wirksame Verbindungen entwickelt worden, die aufgrund ihrer Struktur (dreibindiger Stickstoff) relativ gut penetrieren können. **Homatropin**, ein Mandelsäure-Tropinester, erweitert die Pupillen etwa einen Tag lang, **Cyclopentolat** für 12–24 Stunden und **Tropicamid** für nur etwa 6 Stunden. Bei ophthalmologischer Anwendung werden die Substanzen in 0,5–2,0%iger Lösung als Tropfen in den Bindehautsack appliziert. Aufgrund der Innervationsverhältnisse der inneren Augenmuskeln kann eine Pupillenerweiterung auch durch die lokale Applikation von α_1-Sympathomimetika (Phenylephrin) ausgelöst werden.

Die lokale Anwendung der Mydriatika schützt nicht vor dem gelegentlichen Auftreten systemischer Nebenwirkungen.

Da mit jeder mydriatischen Maßnahme auch eine Verlegung des Schlemm-Kanals verbunden ist, wird bei Vorliegen eines Engwinkelglaukoms der Abfluss des Kammerwassers erschwert, und der intraokuläre Druck steigt. Daher birgt die Anwendung von Atropin und anderen Mydriatika auch immer die Gefahr in sich, einen Glaukomanfall auszulösen bzw. ein bestehendes Engwinkelglaukom zu verschlimmern. Dies gilt ebenfalls für Pharmaka mit atropinartiger Nebenwirkung, wie z. B. die Neuroleptika.

Medikamentöse Therapie des Glaukom

> **Box 10.11**
>
> **Pathophysiologie des Glaukom**
>
> Ein Glaukom, also ein Anstieg des Augeninnendrucks, beruht meist auf einem erhöhten Abflusswiderstand des Kammerwassers, selten auf einer vermehrten Kammerwasserproduktion. Das Kammerwasser wird in den Ziliarzotten gebildet und gelangt durch die Pupille in die vordere Augenkammer (Abb. 10.20). Von hier fließt es durch das Trabekelwerk in den Schlemm-Kanal und zu einem kleinen Teil über ein uveosklerales Gefäßsystem in den allgemeinen venösen Kreislauf.
> Die häufigste Form der Augeninnendruckerhöhung ist das Weitwinkelglaukom, bei dem die Abflussbehinderung im Trabekelwerk liegt. Beim selteneren Engwinkelglaukom ist der Eingang zum Schlemmkanal durch Irisgewebe verlegt (Winkelblock, z. B. wegen Pupillenweitstellung).

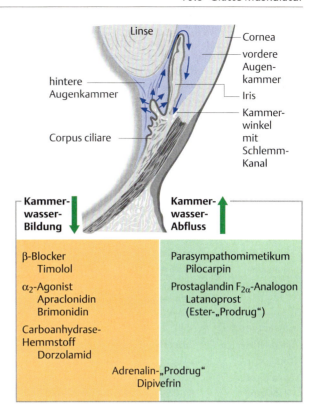

Abb. 10.**20** **Glaukom-Therapeutika**

Lokal applizierbare Therapeutika. Die wichtigsten Pharmaka zur **Förderung des Kammerwasser-Abflusses** sind die *direkten Parasympathomimetika*. Bei Weitwinkelglaukom erleichtern sie den trabekulären Abfluss zum Schlemm-Kanal durch Kontraktion des Musculus ciliaris; Nebenwirkung ist eine vorübergehende Myopie wegen Einstellung der Linse auf Nahsehen. Bei akutem Engwinkelglaukom wegen Pupillenweitstellung führen sie durch Anspannung des Musculus sphincter zur Pupillenverengung. Die chronische Anwendung von *indirekt wirkenden Parasympathomimetika* wie Neostigmin ist mit der Gefahr einer Linsentrübung verbunden und kommt daher nur bei aphaken Patienten infrage. Trotz der lokalen Anwendung können die Parasympathomimetika systemische Nebenwirkungen hervorrufen (s. S. 21). Wegen der unerwünschten Wirkungen auf die Sehfunktion (Myopie wegen Einstellung der Linse auf Nahsicht, verschlechtertes Dämmerungssehen wegen Miosis) sind Parasympathomimetika heute nur noch Mittel der 2. Wahl zur Dauertherapie des Glaukoms.

Das *Prostaglandin-Analogon* Latanoprost soll den uveoskleralen Kammerabfluss fördern. Eine kuriose Nebenwirkung besteht in einer vermehrten Melaninbildung mit bräunlicher Pigmentierung der Iris. Das *Sympathomimetikum* Dipivefrin, aus dem Adrenalin entsteht, soll ebenfalls den Kammerwasser-Abfluss fördern und zusätzlich die Kammerwasserproduktion hemmen; der Wirkungsmechanismus ist jedoch nicht aufgeklärt. Auch die α_2-Agonisten Apraclonidin und Brimonidin vermindern die Kammerwasserproduktion.

Unter den **Hemmstoffen der Kammerwasser-Bildung** sind β-Blocker wie Timolol die wichtigsten Substanzen.

Auch hier drohen systemische Wirkungen (cave: Patienten mit Asthma bronchiale, Bradykardie, AV-Block usw.). Eine weitere Möglichkeit, die Kammerwasser-Bildung zu verringern, bieten die *Carboanhydrase-Hemmstoffe*. Der früher systemisch verabreichte Carboanhydrase-Hemmstoff Acetazolamid ist heute abgelöst von den lokal applizierbaren Hemmstoffen Dorzolamid und Brinzolamid.

Weitere β-Blocker als lokale Glaukommittel

Betaxol	Betoptima®
Carteolol	Arteoptic®
Levobunolol	Vistagan®
Metipranolol	Betamann®
Pindolol	Glauco-Stulln®

Zur lokalen Anwendung an der Nasenschleimhaut und am Auge

Naphazolin	*Privin®*, *Rhinex®*, *Proculin®* u. a.
Oxymetazolin	*Nasivin®*
Phenylephrin	*Visadron®*, *Neosynephrin®* u. a.
Tetryzolin	*Yxine®*, *Berberil®* u. a
Xylometazolin	*Otriven®*, *Olynth®*, *Xylo®*, *Imidin®* u. a.

Notwendige Wirkstoffe

Vegetative Wirkstoffe zur lokalen Therapie am Auge

Wirkstoff	Handelsname	Alternative
Mydriatika		
Atropin	–	G Tropfen
Cyclopentolat	*Zyclolat®* Tropfen	G Tropfen
Tropicamid	*Mydriaticum-Stulln®*	-
Phenylephrin	*Visadron®* *Neosynephrin®* Tropfen	-
Glaukommittel		
Dorzolamid	*Trusopt®* Tropfen	-
Timolol	*Chibro-Timoptol®*	G Tropfen
Apraclonidin	*Iopidine®* Tropfen	-
Pilocarpin	*Pilo-Stulln®* Tropfen u. a. *Spersacarpin®* Salbe	G Öl
Brimonidin	*Alphagan®* Tropfen	-
Latanoprost	*Xalatan®* Tropfen	-
Dipivefrin	*d-Epifrin®* Tropfen	*Glaucothil®* Tropfen

11 Andere Überträgerstoffe und Mediatoren

11.1 Biogene Amine ··· 109
11.2 Peptide, speziell Substanz P ··· 118
11.3 Renin-Angiotensin-Aldosteron-System ··· 119
11.4 Cannabinoide ··· 123
11.5 Adenosin und Adenosin-Nukleotide ··· 124
11.6 Aminosäuren ··· 125
11.7 Stickstoffmonoxid (NO) ··· 126

11.1 Biogene Amine

11.1.1 Histamin

Überblick

Das Histaminsystem

Histamin
- Aus Mastzellen: ▶ wird bei allergischen Reaktionen freigesetzt und löst über H_1-Rezeptoren Vasodilatation, Permeabilitätserhöhung und eine Bronchokonstriktion aus.
- Aus enterochromaffinartigen Zellen des Magens: ▶ stimuliert über H_2-Rezeptoren die Salzsäure-Produktion der Belegzellen.
- Aus Nervenzellen des ZNS: ▶ wirkt als neuronale Überträgersubstanz über H_1- und H_3-Rezeptoren.

„Mastzellstabilisatoren"
▶ Cromoglycat und Nedocromil: Hemmung der Histamin-Freisetzung aus Mastzellen, daher:
▶ zur Prophylaxe allergischer Erkrankungen brauchbar.

H_1-Antihistaminika
▶ Substanzen der *ersten Generation* (z. B. Diphenhydramin, Meclozin) blockieren neben den H_1-Rezeptoren auch andere spezifische Bindungsstellen und überwinden die Blut-Hirn-Schranke, so dass ▶ Nebenwirkungen auftreten können wie cholinolytische, antiemetische und zentrale sedative Effekte; diese können eventuell als gewünschte Wirkungen ausgenutzt werden.
▶ Substanzen der *zweiten Generation* (z. B. Cetirizin, Loratadin) wirken spezifisch an H_1-Rezeptoren und dringen nach oraler Verabreichung kaum in das ZNS ein.
▶ Indikation der H_1-Antihistaminika: bei allergischen Reaktionen systemisch oder topisch appliziert.

H_2-Antihistaminika
Substanzen (wie Ranitidin) hemmen durch spezifische Blockade der H_2-Rezeptoren die Salzsäure-Sekretion der Belegzellen.
▶ Sie sind indiziert bei allen Erkrankungen, die durch eine Hyperazidität bedingt sind, haben aber nach Einführung der Protonenpumpen-Hemmstoffe an Bedeutung verloren.

Vorkommen von Histamin

Histamin ist in der Natur weit verbreitet. Es kommt in Pilzen und Pflanzen (z. B. in Claviceps purpurea = Secale cornutum, Mutterkorn und in den Haaren der Brennnessel) sowie im Tierreich vor. So findet es sich zum Beispiel im Sekret stechender Insekten. Die Gewebe von Säugetieren enthalten wechselnde Mengen von Histamin, dabei ist die Verteilung auf die einzelnen Gewebe artspezifisch.

Beim Menschen enthalten Lungen, Haut und Gastrointestinaltrakt die höchsten Histamin-Konzentrationen (um 0,01 mg/g Gewebe). Das biogene Amin ist in einer biologisch inaktiven Form in den **Gewebs- und Blutmastzellen** gespeichert, die außerdem große Mengen an Heparin enthalten (Abb. 11.1). Bei Antigen-Antikörper-Reaktionen werden aus den Mastzellen Histamin und andere vasoaktive Stoffe freigesetzt.

In der Magenschleimhaut findet sich Histamin in den sog. **enterochromaffinartigen Zellen**, die auch als Histaminozyten bezeichnet werden. Diese Zellen sind offenbar der Speicherort für das Histamin, welches die Magensäureproduktion stimuliert. (Nicht zu verwechseln mit den enterochromaffin*artigen* Zellen der Magenschleimhaut sind die enterochromaffinen Zellen der Dünndarmschleimhaut, die Serotonin enthalten; s. S. 115). Schließlich kommt Histamin im Gehirn auch als Überträgerstoff von **histaminergen Neuronen** vor.

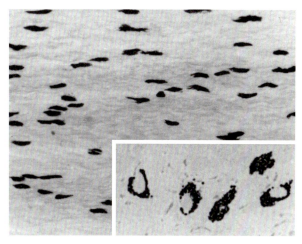

Abb. 11.**1 Mastzellen im Bindegewebe.** Großes Bild: Häutchenpräparat vom Mesenterium der Ratte, gefärbt mit Alcianblau bei pH 1. Bei dieser Bedingung lassen sich Mastzellen aufgrund ihres Heparingehaltes spezifisch darstellen. Vergr. 540×. Einsatzbild: Mastzellen in einem Schnitt durch die Dermis der Ratte. Man erkennt die Speichergranula, die um den nicht gefärbten Kern herum angeordnet sind. Färbung wie oben, Vergr. 800×. (Aufnahmen aus dem Anatomischen Institut der Universität Kiel.)

Bildung und Abbau

Histamin wird aus der Aminosäure Histidin durch eine Histidin-Decarboxylase in den Zellen selbst gebildet. Inaktiviert wird dieses biogene Amin hauptsächlich über eine N-Methylierung am Imidazolring mit nachfolgender Oxidation durch Monoaminoxidase B und eine Aldehyddehydrogenase. Es entsteht Methylimidazolylessigsäure.

Histamin

↓

N-Methyl-imidazolylessigsäure

Freisetzung

Der primitivste Eingriff, mit dem das Amin aus seinem Speicher befreit werden kann, ist die Zerstörung von Zellen, wie sie z. B. bei großen Weichteilverletzungen auftritt. Außerdem wird Histamin bei allergischen Reaktionen freigesetzt. Die auslösende Reaktion ist die Bindung eines Antigens an die auf der Mastzell-Oberfläche vorhandenen Antikörper (IgE). Eine Reihe von Folgereaktionen, an denen auch ein Calcium-Einstrom beteiligt ist, führt zu einer Exozytose der Speichergranula. Die Symptome der allergischen Reaktion sind sowohl bei lokalem als auch bei generalisiertem Auftreten weitgehend von dieser Histamin-Freisetzung geprägt, aber auch andere Mediatorsubstanzen werden freigesetzt, z. B. Leukotriene. Bestimmte Pharmaka (z. B. d-Tubocurarin) können (in nicht allergischer Weise) als Histamin-Liberatoren wirken.

Rezeptor-Subtypen und Wirkungen

Bei verschiedenen Tierspezies wirkt Histamin recht unterschiedlich, daher sind Befunde, die an einzelnen Spezies erhoben wurden, nur bedingt verallgemeinerungsfähig. Im Folgenden sollen die Wirkungen von Histamin bei Menschen geschildert werden.

Rezeptoren. Histamin reagiert mit spezifischen Rezeptoren, die aufgrund ihrer unterschiedlichen Hemmbarkeit als **H_1- und H_2-Rezeptoren** gekennzeichnet werden. Die Histamin-Rezeptoren gehören zu den G-Protein-gekoppelten Rezeptoren. H_1-Rezeptoren vermitteln ihre Wirkungen über Phospholipase C. Aktivierte H_2-Rezeptoren stimulieren die Adenylatcyclase. Zusätzlich sind später **H_3-Rezeptoren** beschrieben worden. Sie finden sich im ZNS, wo sie als präsynaptische Autorezeptoren die Freisetzung von Histamin aus histaminergen Neuronen hemmen. Auch in der Peripherie kommen sie vor. Hier scheinen sie die Histamin-Abgabe aus Mastzellen vermindern zu können. Die Freisetzung von anderen Überträgerstoffen, z. B. aus cholinergen Nervenendigungen, kann ebenfalls betroffen sein. Die physiologische Bedeutung der H_3-Rezeptoren ist noch nicht zufriedenstellend geklärt. Neuerdings konnte noch ein weiterer Histamin-Rezeptor-Typ charakterisiert werden, der **H_4-Rezeptor**. Dieser Histamin-Rezeptor ist auf Lymphozyten und Mastzellen lokalisiert und besitzt Bedeutung für entzündliche Vorgänge.

Wirkungen (Tab. 11.1). Durch Histamin wird ein Teil der glatten Muskulatur direkt erregt. So reagieren die Bronchial-, Darm- und Uterusmuskulatur mit einer Kontraktion. Diese Wirkungen werden über H_1-Rezeptoren vermittelt.

Für die Pathophysiologie wichtig ist die **bronchokonstriktorische** Wirkung des Histamin, aber die parallel freigesetzten Leukotriene sind noch stärker wirksam (allergisches Asthma). Histamin wirkt **gefäßweiternd** und **senkt den Blutdruck**, es kann ein anaphylaktischer Schock auftreten.

Die Vasodilatation wird auf zwei Wegen vermittelt: Die Stimulierung der H_1-Rezeptoren auf den Gefäßendothelien führt zu einer Freisetzung von Stickstoffmonoxid (NO), das die glatte Gefäßmuskulatur erschlaffen lässt.

Tab. 11.1 Durch Histaminrezeptor-Subtypen vermittelte Histamin-Wirkungen

H_1-Rezeptoren	H_2-Rezeptoren	H_3-Rezeptoren	H_4-Rezeptoren
Tonus glatter Muskulatur ↑, z. B. Bronchien, Darm NO-Freisetzung aus Endothelzellen → Vasodilatation Öffnung interzellulärer Endothellücken → Gefäßpermeabilität ↑ Erregung sensibler Nervenendigungen → Juckreiz ZNS: Alertheit	Magensäure-Produktion ↑ direkte Vasodilatation (experimentell: Herz-Frequenz ↑, -Kraft ↑, -Arrhythmogenität ↑; Bedeutung fraglich)	im ZNS: Hemmung der Freisetzung von Histamin (aus histaminergen Neuronen) und von anderen Neurotransmittern	lokalisiert auf Mastzellen und Lymphozyten, am Entzündungsgeschehen beteiligt

Die Muskelzellen selbst besitzen H_2-Rezeptoren, deren Besetzung durch Histamin eine Tonusverminderung nach sich zieht. Dieser Mechanismus ist über zyklisches AMP vermittelt.

Histamin steigert die **Permeabilität der kleinen Gefäße** erheblich, so dass Plasma aus dem Gefäßbett in das Gewebe übergeht. In den postkapillären Venolen „ziehen" sich die Gefäßendothelzellen zusammen und geben interzelluläre Lücken frei, durch die Plasmaflüssigkeit in den Extravasalraum austreten kann. Es entwickeln sich Ödeme, die von einer Bluteindickung begleitet sein können. Durch die Endothellücken treten auch Blutkörperchen aus, vor allem Leukozyten. Die Permeation der Leukozyten wird zudem dadurch unterstützt, dass Histamin über H_1-Rezeptoren ihre Adhäsion an die Gefäßwand fördert und damit die Ausschleusung erleichtert. An der Adhäsion der Leukozyten sind Selektine und Integrine beteiligt.

Experimentell lassen sich auch **kardiale Histamin-Wirkungen** zeigen. Herzfrequenz und Kontraktionskraft werden über H_2-Rezeptoren gesteigert. Da Histamin kein Hormon ist und normalerweise nicht im Blut kreist, scheinen die kardialen Effekte jedoch keine physiologische Bedeutung zu haben.

Die Drüsen in der Magenschleimhaut, einschließlich der Säure-produzierenden Belegzellen, werden durch Histamin sehr stark angeregt; diese **Sekretionssteigerung** wird über H_2-Rezeptoren herbeigeführt.

Mit der Freisetzung von Histamin in Haut oder Schleimhaut treten **Juckreiz und Schmerzen** auf, wie es von Insektenstichen oder der Berührung von Brennnesseln bekannt ist. Die sensiblen Nervenendigungen tragen H_1-Rezeptoren, deren Besetzung eine Erregung dieser afferenten Nerven auslöst. Die Erscheinungen gehen mit einer Kapillardilatation einher, die z. T. reflektorischer Art ist und von einem Ödem begleitet wird. Der Plasma-Austritt kann so stark sein, dass sich Schichten abheben und eine Blase entsteht.

Über zentrale H_1-Rezeptoren vermag neuronal freigesetztes Histamin Alertheit zu fördern.

11.1.2 „Mastzellstabilisatoren"

▶ **Cromoglykat** und die später eingeführte, wirkungsgleiche Substanz **Nedocromil** wurden als Mastzellstabilisatoren bezeichnet, denn sie **hemmen die Freisetzung von Histamin und Leukotrienen** aus Mastzellen. Auf diese Wirkung lässt sich der prophylaktische Effekt bei allergischen Erkrankungen zurückführen. Es scheint jedoch, dass die Substanzen auch auf andere Weise hemmend in die allergische Entzündung einzugreifen vermögen, beispielsweise indem sie die Wirkung aktivierender Mediatorstoffen herabsetzen wie etwa dem Tachykinin Substanz P. Der Einfachheit halber sei jedoch die Bezeichnung „Mastzellstabilisator" beibehalten.

Cromoglykat, Na-Salz

Nedocromil, Na-Salz

Cromoglykat (Cromoglycin) ▶ wird nach lokaler Applikation nur sehr schwer vom Gewebe aufgenommen, denn beide Carboxylgruppen liegen negativ geladen vor. Erst nach länger dauernder Zufuhr reichert es sich in den Membranen der regionalen Mastzellen an und verändert diese derartig, dass die Histamin-Freisetzung nicht mehr möglich oder zumindest erschwert ist.

▶ Mit Cromoglykat kann also immer nur eine **Prophylaxe** durchgeführt werden, nicht dagegen eine Therapie eines akuten Zustandes. Es eignet sich besonders zur prophylaktischen Behandlung eines **Asthma bronchiale**. Zu diesem Zweck wird Cromoglykat inhaliert. Die Erfolge einer Cromoglykat-Prophylaxe sind umso größer, je mehr einem Asthma-bronchiale-Leiden ein Histamin-geprägtes allergisches Geschehen zugrunde liegt. Dies ist besonders bei Kindern und Jugendlichen der Fall. Bei älteren Patienten ist das Asthma-bronchiale-Leiden meistens komplexerer Natur und die Prophylaxe mit Cromoglykat daher weniger wirksam.

Auch die chronische Applikation auf die Nasenschleimhaut und auf die Konjunktiven kann allergische Entzündungen dieser Schleimhäute günstig beeinflussen. Bei echten Lebensmittelallergien der Intestinalschleimhaut, die sehr selten vorkommen, ist die orale Verabreichung von Cromoglykat manchmal wirksam.

▶ Bei allen diesen Applikationen handelt es sich um eine lokale Anwendung. Bei der Inhalationstherapie können Symptome auftreten, die Folge einer mechanischen Irritation der Schleimhaut durch die feinen Partikel der Cromoglykat-Suspension sind. Systemische Reaktionen werden so gut wie nie beobachtet, da die Substanz aufgrund ihrer doppelten negativen Ladung Membranbarrieren schlecht überwindet.

Nedocromil weist strukturelle Verwandtschaft mit Cromoglykat auf. Es ist wie dieses zu beurteilen.

Lodoxamid dient nur zur Anwendung am Auge.

Notwendige Wirkstoffe

Notwendige Wirkstoffe: „Mastzellstabilisatoren"

Wirkstoff	Handelsname	Alternative
Cromoglykat (Cromoglycin)	Intal® Inhal	G
Nedocromil	Tilade®, Inhal. Halamid® Inhal. Irtan® Augentropfen, Nasenspray	–
Lodoxamid	Alomide® Augentropfen	–

11.1.3 Antihistaminika

H_1-Antihistaminika

Antagonisten gegen Histamin-Wirkungen wurden ab der Mitte der vierziger Jahre entwickelt. Das Grundgerüst der Antihistaminika ist recht einfach gebaut (Abb. 11.**2**), so dass eine große Zahl von Histamin-Antagonisten entwickelt wurde. Diese Substanzen waren alle nur an einem bestimmten Typ von Histamin-Rezeptor, dem H_1-Rezeptor wirksam, der aber für die Vermittlung der meisten „allergischen" Reaktionen verantwortlich ist. Der H_2-Rezeptor, dessen Stimulierung die Salzsäureproduktion der Magenschleimhaut fördert, und seine spezifischen Antagonisten wurden erst später entdeckt.

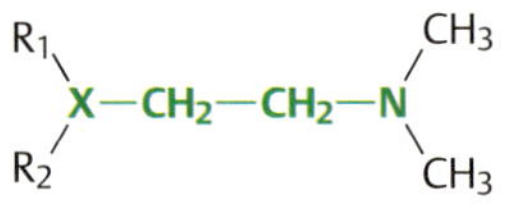

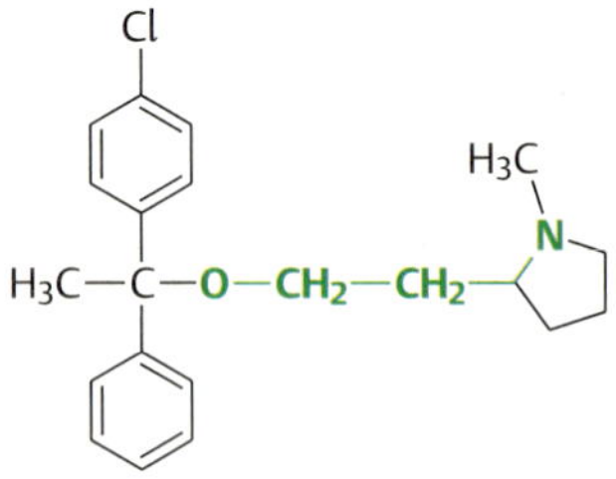

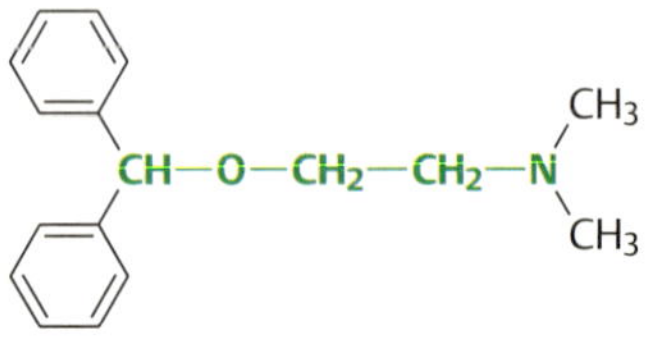

H_1-Antihistaminika der „ersten Generation"

Den ersten einfach gebauten H_1-Antihistaminika mangelt es noch an Spezifität, so reagieren sie auch mit anderen Rezeptor-Typen, z. B. den muscarinischen Acetylcholin-Rezeptoren. Daraus ergeben sich Atropin-artige Nebenwirkungen. Ferner besitzen sie infolge der Blockade zentraler H_1-Rezeptoren dämpfende Wirkungen, die so ausgeprägt sein können, dass diese Pharmaka dann als Schlafmittel (Diphenhydramin und Doxylamin, Box 21.**12**, S. 337) oder als Antiemetika (Meclozin, S. 343) Verwendung finden.

Zu dieser „ersten Generation" der sedierend wirkenden H_1-Antihistaminika gehören **Clemastin**, **Dimetinden**, **Diphenhydramin**, **Levocabastin**, **Fenistil**, **Pheniramin** und **Bamipin**, letzteres nur für die topische Anwendung. Es sei auch auf die Substanz **Promethazin** hingewiesen, die gute H_1-antagonistische Wirkungen besitzt, aber die Grundsubstanz der Neuroleptika vom Phenothiazin-Typ darstellt und dementsprechend neuroleptische „Nebenwirkungen" aufweist.

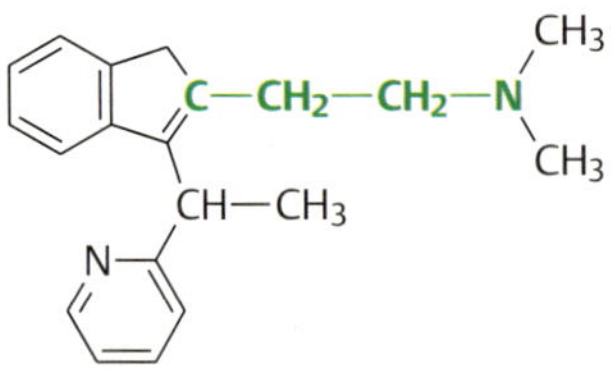

▶ **Die Wirkungsweise** dieser Antihistaminika kann gemeinsam besprochen werden, da sie alle die über H_1-Rezeptoren vermittelten Histaminwirkungen hemmen: die Tonuserhöhung der glatten Muskulatur der Bronchien und des Intestinaltraktes unterbleibt (Abb. 11.**3**), die Vasodilatation einschließlich Blutdrucksenkung und die Permeabilitätssteigerung wird unterbunden.

▶ **Nebenwirkungen,** die dabei auftreten, sind die ausgeprägte **Sedierung** und die durch **Hemmung anderer Rezeptoren**, vor allem der muscarinischen Acetylcholin-Rezeptoren, ausgelösten Reaktionen.

▶ **Anwendung.** Die Antihistaminika dieser Gruppe können bei **allergischem Schock** intravenös zugeführt werden. Eine wichtige Indikation für Dimetinden intravenös ist die prophylaktische Gabe zusammen mit einem H_2-Antagonisten in Situationen, die zur akuten Histamin-Freisetzung führen können. Dies betrifft vor allem **Röntgen-Kontrastmittel-Zufuhr** trotz vermuteter oder bekannter Allergie (bei notwendigen Untersuchungen aus vitalen Gründen).

Eine *topische* Anwendung ist ebenfalls möglich. Dabei wird neben der antihistaminischen Wirkung noch der lokalanästhetische Effekt dieser Substanzen ausgenutzt, so dass die Anwendung von Dimetinden, Clemastin oder Bamipin **allergisch bedingtes Hautjucken** günstig beeinflusst.

H_1-Antihistaminika der „zweiten Generation"

Seit einigen Jahren gibt es die „zweite Generation" oder die nicht-sedierenden H_1-Antihistaminika, für die **Fexofenadin** und **Loratadin** als Leitsubstanzen gelten können.

Abb. 11.**2** Formelbeispiele für H_1-Antihistaminika der „ersten Generation".

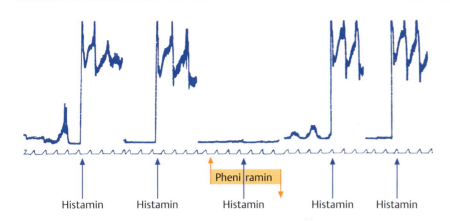

Abb. 11.3 **Wirkung eines H$_1$-Antihistaminikum.** In Anwesenheit von Pheniramin ist die erregende Wirkung von Histamin am isolierten Meerschweinchendarm aufgehoben (Histamin 2×10^{-7} g/ml, Pheniramin 2×10^{-6} g/ml). Zeitschreibung in Minuten.

Fexofenadin (Abb. 11.4) ist der wirksame Metabolit von **Terfenadin**, das aufgrund kardialer Nebenwirkungen in den USA vom Markt genommen wurde (s. a. Box 11.1). Weiterhin gehören in diese Arzneimittelgruppe **Cetirizin** und sein linksdrehendes Enantiomer **Levocetirizin** sowie **Desloratadin**, das wirksame Abbauprodukt von Loratadin.

▶ **Pharmakokinetik.** Diese Substanzgruppe zeigt ein bemerkenswertes pharmakokinetisches Verhalten: Die Pharmaka sind sehr hydrophob, werden nach oraler Gabe gut resorbiert, sind stark Plasmaeiweiß-gebunden und müssten aufgrund ihrer Eigenschaften eigentlich gut durch die Blut-Liquor-Schranke penetrieren können. Trotzdem sind sie nach *oraler Gabe* meist frei von zentral-nervösen Nebenwirkungen: In den Gefäßendothel-Zellen des Gehirns befindet sich nämlich ein Transportsystem (P-Glykoprotein), das bestimmte Fremdsubstanzen, die in die Zellen eingedrungen sind, gegen den Gradienten wieder zurück in das Blut befördert. Hierzu gehören die H$_1$-Antihistaminika der 2. Generation. Deshalb erreichen sie kaum die zentralen H$_1$-Rezeptoren. Dieses kinetische Verhalten ist unter anderem von dem Antidiarrhoikum Loperamid bekannt (S. 228). Werden derartige Substanzen im Experiment aber *intravenös* appliziert, ist durchaus ein zentraler Effekt nachweisbar, denn die dann vorübergehend hohe Konzentration des Pharmakon überfordert den Schutzmechanismus.

▶ **Anwendung.** Die Substanzen der zweiten Generation sind H$_1$-Antihistaminika ohne sedierende Nebenwirkungen. Sie sind bei oraler Zufuhr zur **Prophylaxe** und **Therapie allergischer Erkrankungen** geeignet. Im allgemeinen sind diese Antihistaminika bei üblicher Dosierung gut verträglich.
Einige Antihistaminika der zweiten Generation (Terfenadin und Loratadin) dürfen nicht zusammen gegeben werden mit Antimykotika vom Imidazol- und Triazol-Typ und mit Makrolid-Antibiotika wie Erythromycin, weil diese Substanzen die mischfunktionellen Oxidasen hemmen (s. Box 11.1, Tab. 4.1).

Für lokale Indikationen werden **Azelastin** als Nasenspray gegen allergische Rhinitis und **Levocabastin** für die Anwendungen am Auge verabreicht. **Ketotifen** und **Oxatomid** werden systemisch bei asthmatischen Beschwerden empfohlen, da letztere gleichzeitig noch die Mastzellen stabilisieren sollen. Die Erfolge bei Asthma sind aber nicht überzeugend.

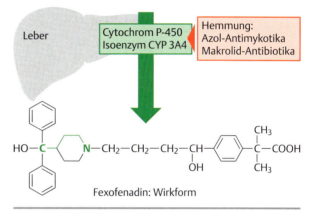

Abb. 11.4 **Formelbeispiele für H$_1$-Antihistaminika der zweiten Generation.**

Box 11.1

Terfenadin: potenziell kardiotoxisch!

Terfenadin ist eine potenziell arrhythmogene Arzneistoffvorstufe, die erst durch Abbau mittels des Enzyms Cytochrom P-450 CYP 3A4 in die kaum herzwirksame Wirkform (Fexofenadin) überführt werden muss (s. Abb. 11.**4**). Vollzieht sich diese Umwandlung nur langsam, z. B. im Rahmen einer Arzneistoff-Interaktion, reichert sich die Vorstufe an und kann Erregungsausbreitungsstörungen in der Kammermuskulatur bis hin zu Torsades de pointes auslösen. An Myozyten von Versuchstieren ließ sich eine Hemmung bestimmter K^+-Kanäle und des L-Typ-Ca^{2+}-Kanals bei sehr niedrigen Terfenadin-Konzentrationen zeigen. Da der verträgliche, wirksame Metabolit Fexofenadin verfügbar ist, sollte Terfenadin nicht mehr angewandt werden. Trotzdem wird Terfenadin in Deutschland noch auf dem Markt gehalten („Rote Liste" 2006).

Notwendige Wirkstoffe

Notwendige Wirkstoffe: H_1-Antihistaminika

Wirkstoff	Handelsname	Alternative
H_1-Antihistaminika		
Cetirizin	Zyrtec® Tab., Saft	Alerid® Tab., Saft, Tropfen
Fexofenadin	Telfast® Tab.	
Loratidin	Lisino® Tab., Saft	G
Bamipin	Soventol® Gel	–
Levocabastin	Livocab® Augentropfen, Nasenspray	Levophta® Augentropfen
Clemastin	Tavegil® Amp.	–
Dimetinden	Fenistil® Amp.	–

Die drei erstgenannten Wirkstoffe gehören zu den H_1-Antihistaminika der zweiten Generation, die zwei letztgenannten, älteren Antihistaminika haben Bedeutung für die akute parenterale Therapie. Bamipin und Levocabastin werden lokal angewendet.
Die H_1-Antihistaminika Diphenhydramin und Doxylamin sind als Sedativa-Hypnotika und Meclozin und Dimenhydrinat als Antiemetika im Handel.

Weitere im Handel erhältliche H_1-Antihistaminika

Azelastin	Allergodil®, Loxin®
Desloratadin	Aerius®
Dexchlorpheniramin	Polaronil®
Hydroxyzin	Atarax®, Elroquil®
Ketotifen	G, Zaditen®
Levocetirizin	Xusal®
Mizolastin	Mizollen®, Zolim®

11.1.4 H_2-Antihistaminika

Wie im Kapitel über die pharmakologische Beeinflussung der Magenfunktion (S. 222 f) ausgeführt wird, ist die Steuerung der **Salzsäure-Produktion** der Belegzellen ein recht komplizierter Vorgang. Neben Gastrin und Acetylcholin als Überträgersubstanz des N. vagus kommt dem Histamin, abgegeben aus den enterochromaffinartigen Zellen, eine besondere Bedeutung zu. Die Belegzellen besitzen H_2-Histamin-Rezeptoren, deren Stimulierung durch Histamin die Säuresekretion stark anregt. Da es eine Reihe von pathophysiologischen Zuständen gibt, bei denen eine Verminderung der Säureproduktion erwünscht oder erforderlich ist, war die Einführung von spezifisch wirkenden H_2-Antihistaminika ein großer therapeutischer Fortschritt. Die erste dieser Substanzen, die in großem Ausmaß eingesetzt wurde, war **Cimetidin**. Weiterentwicklungen ergaben dann H_2-Antihistaminika mit günstigeren pharmakokinetischen Eigenschaften (nur eine Dosis pro Tag) und geringerer Substanz-Belastung. Als **Leitsubstanz** kann **Ranitidin** angesehen werden. Analogsubstanzen sind **Famotidin**, **Nizatidin** und **Roxatidin**.

Cimetidin

Ranitidin

Famotidin

▶ **Anwendung.** H_2-Antihistaminika werden bei **Duodenalulcera**, **hyperaciden Magenulcera**, **Gastritis**, **Reflux-Ösophagitis** und **Schleimhautläsionen** bzw. zu deren Verhinderung bei intensiv-medizinisch versorgten Patienten angewendet (s. S. 222). Ihre Bedeutung hat durch die Hemmstoffe der Protonenpumpe jedoch abgenommen, obwohl sie deutlich **kostengünstiger** sind. Die Dosierungen sind in Tab. 11.**2** angegeben.

▶ **Nebenwirkungen** sind meistens gering. Da von Cimetidin die größte Substanzmenge benötigt wird (s. Tab. 11.**2**) sind bei dieser Substanz auch die Nebenwirkungen am stärksten ausgeprägt: zentrale Störungen, Verwirrtheit (insbesondere bei älteren Menschen), Hyperprolactinämie und antiandrogene Effekte. Cimetidin hemmt in der Leber die Cytochrom-450-abhängigen

Tab. 11.**2** Dosierung der H_2-Antihistaminika bei peptischem Ulcus

Wirkstoff	Tages-Dosierung
Cimetidin	800 mg aufgeteilt in 1 – 4 ED
Ranitidin	300 mg aufgeteilt in 1 – 2 ED
Nizatidin	300 mg aufgeteilt in 1 – 2 ED
Famotidin	40 mg aufgeteilt in 1 – 2 ED

mischfunktionellen Oxidasen, so dass die Biotransformation anderer Wirkstoffe beeinträchtigt sein kann. Die Therapie mit Ranitidin, Nizatidin, Roxatidin und Famotidin bedeutet eine geringere Substanzmengen-Belastung des Körpers. Entsprechend sind auch die Nebenwirkungen geringer ausgeprägt als bei der Cimetidin-Therapie. Insgesamt liegt die Häufigkeit der Nebenwirkungen von Ranitidin und Analogsubstanzen unter 1 %. Es wird über Kopfschmerzen, Benommenheit und Darmstörungen berichtet (schwer abzugrenzen von Placebo-Nebenwirkungen!).

Notwendige Wirkstoffe

Notwendige Wirkstoffe: H_2-Antihistaminika

Wirkstoff	Handelsname	Alternative
Ranitidin	Sostril® Tab., Amp. Zantic® Tab., Amp.	G
Famotidin	Ganor® Tab. Pepdul® Tab., Amp.	G

Weitere im Handel erhältliche H_2-Antihistaminika

| Cimetidin | G Tagamet® |
| Nizatidin | Nizax® |

11.1.5 Serotonin (5-Hydroxytryptamin, 5-HT)

Überblick

Serotonin kommt vor
- in den enterochromaffinen Zellen des Darmes,
- in Thrombozyten, die Serotonin in den Blutgefäßen des Darms aufnehmen,
- in serotoninergen Neuronen von ZNS und Darm.

Es wirkt über Serotonin-Rezeptor-Subtypen, die (bis auf den 5-HT$_3$-Rezeptor) G-Protein-gekoppelt sind. Die Wirkungsweise ist abhängig vom Rezeptortyp (s. Abb. 11.**6**, S. 117).

Agonisten an Serotonin-Rezeptoren
z. B. das Migräne-Therapeutikum Sumatriptan (5-HT$_{1B/D}$) zur Anfallstherapie.

Antagonisten an Serotonin-Rezeptoren
z. B. das Antiemetikum Ondansetron (5-HT$_3$) und das Migräne-Therapeutikum Methysergid zur Intervalltherapie.

Hemmstoffe der Serotonin-Rückaufnahme
z. B. das trizyklische Antidepressivum Imipramin sowie das nicht-trizyklische Fluoxetin (s. S. 318).

Hemmstoffe des Serotonin-Abbaus
z. B. der Monoaminoxidase-Hemmstoff Moclobemid als Antidepressivum (s. S. 324).

Grundlagen

Serotonin (5-Hydroxytryptamin, 5-HT) dient dem Organismus als Übertrager- und Mediatorstoff an verschiedenen Orten und mit unterschiedlicher Funktion. Es ist deutlich geworden, dass es eine ansehnliche Zahl von Subtypen „des" Serotonin-Rezeptors gibt. Dies erzeugt eine gewisse Unübersichtlichkeit, bietet andererseits aber eine Möglichkeit zur differenzierten Pharmakotherapie. So manches hinsichtlich der physiologischen Bedeutung von Serotonin, seinen Rezeptoren und der Wirkungsweise der serotoninergen Pharmaka liegt noch im Dunkeln.

Vorkommen und Wirkungen von Serotonin

Serotonin kommt in einigen Geweben bzw. Zellen in hoher Konzentration vor, so in den **enterochromaffinen Zellen der Darmschleimhaut**, in denen sich 90 % des Bestandes an Serotonin befinden. Hier erhalten die Thrombozyten ihr 5-HT. Die neoplastische Entartung der enterochromaffinen Zellen wird als Karzinoid bezeichnet und ist durch periodische Überschwemmung des Organismus mit Serotonin (und Kallikrein und damit Bradykinin) gekennzeichnet: vasomotorische Reaktion („flush"), asthmaähnliche Anfälle, Diarrhöen, dazu pathologische Endokardveränderungen (Verdickung der Herzklappen) unklarer Genese. Unter der Einwirkung von Zytostatika kann aus den enterochromaffinen Zellen Serotonin freigesetzt werden. Es stimuliert 5-HT$_3$-Rezeptoren auf den Endigungen von Nervenzellen, deren Impulse zum ZNS gelangen und dort Übelkeit und Erbrechen auslösen.

Ferner ist der hohe Serotonin-Gehalt mancher **Hirnabschnitte** auffallend (vor allem Hypothalamus, Mittelhirn, Nucleus caudatus, Boden des 4. Ventrikels). Hier dient Serotonin als **Überträgerstoff**. Die Serotonin-Rezeptoren im ZNS können sich auf den Dendriten und dem Zellkörper von Serotonin freisetzenden Neuronen befinden (dann werden sie als somatodendritische Autorezeptoren bezeichnet), oder sie sind auf den präsynaptischen Neuriten-Endigungen lokalisiert (dann spricht man von präsynaptischen Autorezeptoren). Diese Art von Rezeptoren dient der *Modulation* der Serotonin-freisetzender Neurone Funktion.

Serotonin entsteht durch Hydroxylierung und Decarboxylierung aus der Aminosäure Tryptophan und wird dann in Speichervesikel aufgenommen. Die vesikuläre Serotonin-Speicherung (vermittelt durch den vesikulären Monoamintransporter VMAT) ist durch Reserpin genauso hemmbar wie die Speicherung von Noradrenalin und Dopamin. Neuronal freigesetztes Serotonin wird durch ein spezielles 5-HT-Rückaufnahmesystem, welches sich in der Zellmembran des Nervenendes befindet, zurückgenommen. Es kann in die Speichervesikel gelangen, oder es wird unter Mitwirkung der Monoaminoxidase A zu 5-Hydroxyindolessigsäure abgebaut (Abb. 11.**5**).

Wie auch aus der Wirkung von Pharmaka abgeleitet werden kann (s.u.), spielen serotoninerge Neurone unter anderem eine Rolle für Stimmung und Antrieb, für die Bewusstseinslage, für die Auslösung von Übelkeit und Erbrechen, für den Appetit. Auch in den **Nervenplexus des Darmes** ist Serotonin ein Überträgerstoff und beeinflusst die Darmmotilität.

Von den Blutzellen enthalten die **Thrombozyten**, die selbst 5-HT nicht zu synthetisieren vermögen, eine erhebliche Menge an Serotonin, das durch einen effektiven Transportmechanismus im Kapillarbett des Darmes aufgenommen wird und von den enterochromaffinen Zellen stammt (s.o.). Es wird im Rahmen einer Thrombozytenaktivierung freigesetzt und fördert Thrombozytenaggregation und die lokale Gefäßverengung.

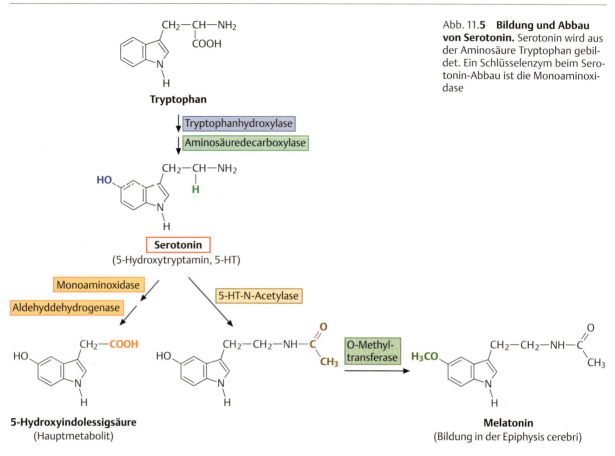

Abb. 11.5 **Bildung und Abbau von Serotonin.** Serotonin wird aus der Aminosäure Tryptophan gebildet. Ein Schlüsselenzym beim Serotonin-Abbau ist die Monoaminoxidase

Die Effekte von Serotonin auf das **Gefäßbett** sind komplex. Arterien und Venen bringt es durch direkte Einwirkung auf die glatte Muskulatur zur Konstriktion. Aber Serotonin stimuliert auch das Endothel zur Freisetzung von EDRF (endothelium derived relaxing factor = NO, s. S. 126) und hat deshalb eine – indirekte – vasodilatierende Wirkkomponente. Serotonin löst auch den **Bezold-Jarisch-Reflex** aus, der mit einer Hypotension und einer Bradykardie einhergeht.

Nach intravenöser Injektion oder forcierter Freisetzung steigt vor allem der **pulmonale Blutdruck** auf Grund der Vasokonstriktion an. Während einer Dauerinfusion von Serotonin sinkt der systemische Blutdruck ab. Die jeweilige Reaktion des Kreislaufs hängt weitgehend von der Ausgangslage ab.

Auch die Bronchien, der Darm und der Uterus kontrahieren sich *in vitro* nach Zusatz geringer Konzentrationen von Serotonin. Skelett- und Herzmuskulatur und andere Gewebe werden von Serotonin kaum direkt beeinflusst. Serotonin spielt eine Rolle in der Pathogenese der Migräne; dies ergibt sich aus der therapeutischen Wirkung von Serotonin-Agonisten bei diesem Krankheitsbild.

5-HT-Rezeptor-Subtypen

Die Klassifikation der Serotonin-Rezeptoren ist ein aktuelles Forschungsziel und noch nicht abgeschlossen. Inzwischen sind mehr als ein Dutzend Rezeptor-Subtypen beschrieben worden; die meisten der neu aufgedeckten Serotonin-Rezeptoren (5-HT$_{5-7}$) finden sich im Gehirn. Es sind bisher jedoch weder spezifische Agonisten und Antagonisten bekannt geworden, noch ist die Funktion dieser Rezeptoren durchschaut. In Abb. 11.6 ist ein vereinfachtes Schema derjenigen 5-HT-Rezeptoren dargestellt, die für die Therapie eine Bedeutung besitzen und deren Funktion wenigstens einigermaßen verstanden ist.

5-HT-Rezeptoren sind an dem Wirkungsbild mancher Pharmaka mitbeteiligt, ebenso beeinflusst eine Reihe von Wirkstoffen den Stoffwechsel von Serotonin (Box 11.2). Auf diese Eigenschaften wird an den entsprechenden Stellen jeweils hingewiesen.

Box 11.2

Das vielfältige Bild der serotoninergen Pharmaka

Der **Serotonin-Stoffwechsel** des Körpers kann durch verschiedene Eingriffe beeinflusst werden. So verringern Hemmstoffe der Monoaminoxidase den Abbau von Serotonin, damit steigt der 5-HT-Gehalt im Gewebe an. Die neuronale Rückaufnahme von freigesetztem Serotonin kann spezifisch von einigen (Psycho-)Pharmaka gehemmt werden. Am wirksamsten scheinen in dieser Hinsicht manche Antidepressiva (S. 318) zu sein, so z.B. Fluoxetin. Auf welche Weise dieser Effekt ursächlich mit der antidepressiven Wirkung zusammenhängt, ist noch unklar.

Reserpin entleert nicht nur die Noradrenalin-, sondern auch die Serotonin-Speicher; eine Reserpin-Nebenwirkung sind Depressionen.

Es gibt eine Fülle von mehr oder weniger selektiven **Rezeptor-Liganden**. In diesem Buch werden nur diejenigen Substanzen betrachtet, die derzeit pharmakotherapeutisch von Bedeutung sind. Manche der genannten Wirkstoffe sind nicht selektiv und beeinflussen außer den Serotonin-Rezeptoren auch andere Rezeptoren. Die Wirkung an den Serotonin-Rezeptoren ist vielfach partial agonistisch bzw. partial antagonistisch.

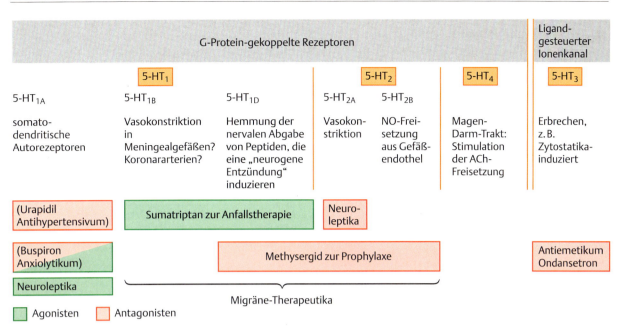

Abb. 11.6 Serotonin-Rezeptor-Subtypen und Pharmaka zu ihrer Beeinflussung. Übersicht über Serotonin(5-HT)-Rezeptor-Subtypen, die Angriffspunkte von Pharmaka sind. Eingeklammert sind Substanzen von geringer therapeutischer Bedeutung, an deren Effekt auch andere Rezeptoren beteiligt sein können.

11.1.6 Serotoninerge Migränetherapie (s. a. S. 283)

Für die **Anfallstherapie** steht seit einiger Zeit ein Serotonin-Agonist zur Verfügung, der sehr spezifisch nur Affinität zu den 5-HT_{1B}- und 5-HT_{1D}-Rezeptoren besitzt: **Sumatriptan** (Leitsubstanz).

Sumatriptan: Agonist an 5-HT_{1B} u. 5-HT_{1D} (Migräne-Therapeutikum)

▶ **Anwendung** und ▶ **Wirkungsweise.** Sumatriptan unterdrückt bzw. lindert **Migräneanfälle** und **Cluster-Kopfschmerzen**. Die Wirkung beruht letztlich auf einer Vasokonstriktion kranialer Gefäße. Diese Vasokonstriktion kann auf einer Hemmung der Freisetzung von Neuropeptiden aus den Endigungen sensorischer Nervenfasern basieren, was eine neurogene Entzündung drosselt, oder sie kann durch eine direkte Gefäßwirkung von Sumatriptan zustande kommen. Die Erfolgsquote wird mit 70–85% angegeben.

▶ **Pharmakokinetik.** Sumatriptan wird oral oder subkutan appliziert (nach intravenöser Gabe kann eine Koronarkonstriktion eintreten). Auch eine nasale oder rektale Gabe ist möglich. Die Dosierung beträgt bei parenteraler Injektion 6 mg. Da die Eliminationshalbwertzeit bei weniger als 2 Stunden liegt, muss Sumatriptan nach einiger Zeit nachinjiziert werden. Bei oraler Gabe müssen 100 mg gegeben werden, um einen ausreichenden Blutspiegel zu erhalten, die Bioverfügbarkeit hat also nur einen Wert von ca. 15%. Sumatriptan wird vornehmlich von der Monoaminoxidase abgebaut.

▶ **Nebenwirkungen.** Sumatriptan ist im allgemeinen gut verträglich. Von etwa 5% der Patienten wird ein **Gefühl der „Brustenge"** beschrieben. Es ist bisher nicht geklärt, ob dieses Phänomen durch einen vorübergehenden Spasmus der Koronararterien oder der Kardia ausgelöst wird.

Kontraindikationen: Bei Patienten mit einem ausgeprägten Bluthochdruck und mit Koronarsklerose sollte Sumatriptan nicht angewandt werden.

Sumatriptan hat mehrere **Nachfolge-Substanzen** gefunden, die alle bei Migräne-Attacken wirksam sind und die eine höhere Bioverfügbarkeit nach oraler Gabe haben als Sumatriptan (15%). Folgende Wirkstoffe sind zu nennen (Normdosis per os in mg): **Sumatriptan** (100 mg): **Eletriptan** (40 mg) **Almotriptan** (12,5 mg), **Zolmitriptan** (5 mg), **Rizatriptan** (5 mg) und **Naratriptan** (2,5 mg). Methysergid und Cyproheptadin spielen heute aufgrund z. T. gravierender Nebenwirkungen (z. B. tödliche Fibrosen nach Methysergid) keine Rolle mehr.

11.1.7 Serotoninerge antiemetische Therapie

Die Leitsubstanz **Ondansetron** ist ein spezifischer 5-HT_3-Antagonist. 5-HT_3-Rezeptoren sind Ligand-gesteuerte Ionenkanäle, während alle anderen Serotonin-Rezeptoren G-Protein-gekoppelte Rezeptoren darstellen.

Ondansetron: Antagonist an 5-HT$_3$ (Antiemetikum)

▶ **Anwendung** und ▶ **Wirkungsweise.** Die 5-HT$_3$-Rezeptoren sind sowohl in der Area postrema (Triggerzone für das Brechzentrum) als auch im Gastrointestinaltrakt vorhanden und führen bei Erregung zum Erbrechen. Dementsprechend ist Ondansetron dann antiemetisch wirksam, wenn das Erbrechen über den 5-HT$_3$-Weg ausgelöst ist. Dies trifft insbesondere bei **Erbrechen** zu, das durch **Zytostatika**, **Chemotherapeutika** und **Bestrahlung** initiiert wird und für die Patienten eine Qual darstellt. Ondansetron ist so wirksam, dass selbst die stärkste emetogene Substanz, das Zytostatikum Cisplatin, in den meisten Fällen ohne Nausea und Erbrechen vertragen werden kann. Die Einführung von Ondansetron war ein wirklicher therapeutischer Fortschritt.

Box 11.3

Melatonin, ein fragwürdiges Arzneimittel

Der Serotonin-Abkömmling Melatonin wird in der Epiphysis cerebri gebildet (Abb. 11.5, S. 116). Diese Substanz soll in Abhängigkeit von der Tageszeit schlaffördernde Wirkung besitzen und die durch lange Flugreisen ausgelöste Verschiebung des Schlafrhythmus günstig beeinflussen. Melatonin ist als Aminosäurederivat in den USA frei verkäuflich. Bevor eine Anwendungsempfehlung ausgesprochen werden kann, sollte jedoch das Ergebnis kontrollierter Untersuchungen und ein ordnungsgemäßes Zulassungsverfahren abgewartet werden. Da die Substanz in den USA einen Nahrungsmittel-Status besitzt, hat kein Unternehmen Interesse an einer aufwendigen Entwicklung dieser körpereigenen Substanz zu einem Arzneimittel. Eine **kuriose Folge** soll hier kurz erwähnt werden: In amerikanischen Supermärkten werden Dragees mit 0,3 µg und mit 30 µg Melatonin verkauft. Da Dosisfindungs-Studien fehlen, steht zur Sicherheit auf beiden Verpackungen, dass man maximal nur 2 Dragees pro Tag nehmen soll!

▶ **Pharmakokinetik.** Ondansetron ist in Dosen von 4–8 mg oral oder intravenös für einige Stunden wirksam (Eliminationshalbwertzeit um 3,5 Std.). Die Zufuhr muss also in entsprechenden Intervallen wiederholt werden, als maximale Tagesdosis sind 32 mg üblich. Ist in bestimmten Einzelfällen Ondansetron nicht ausreichend effektiv, kann durch die gleichzeitige Gabe eines Glucocorticoids (z. B. Dexamethason 8 mg, 3 × täglich) die Wirksamkeit noch gesteigert werden.

▶ **Nebenwirkungen** nach Ondansetron-Gabe sind harmloser Natur, wie Obstipation, verzögerter intestinaler Transport, Kopfschmerzen. Jedenfalls treten keine extrapyramidalen Störungen auf, wie sie typisch für dopaminerge Substanzen (z. B. Metoclopramid) sind.

Analogsubstanzen. Nach Einführung von Ondansetron sind die länger wirksamen Analogsubstanzen Granisetron (Plasma-t$_½$ = 9 h; nur für parenterale Gabe), Tropisetron (t$_½$ = 8 h; parenterale und perorale Gabe) und Dolasetron (t$_½$ = 8 h; orale Gabe) auf den Markt gebracht worden, die ebenfalls spezifische 5-HT$_3$-Antagonisten sind. Dementsprechend sind auch keine Wirkunterschiede gegenüber Ondansetron zu erwarten.

Notwendige Wirkstoffe

Notwendige Wirkstoffe: Serotoninerge Pharmaka

Wirkstoff	Handelsname	Alternative
Migränetherapeutika (Antagonisten)		
Anfallstherapeutikum		
Sumatriptan	*Imigran®* Tab., Amp., Supp.	–
Antiemetika (5-HT$_3$-Antagonisten)		
Ondansetron	*Zofran®* Tab., Amp.	–
Tropisetron	*Navoban®* Kaps., Amp.	–

Weitere im Handel erhältliche serotoninerge Wirkstoffe

Migränetherapeutika
Dihydroergotamin (S. 106)　　　G, *Dihydergot®*
Ergotamin (S. 106)　　　*Ergo-Kranit®* mono
Ergotamin + Coffein　　　*Cafergot®* N

Triptane:
Almotriptan　　　*Almogran®*
Zolmitriptan　　　*AscoTop®*
Rizatriptan　　　*Maxalt®*
Naratriptan　　　*Naramig®*
Eletriptan　　　*Relpax®*

Antiemetika (5-HT$_3$-Antagonisten)
Dolasetron　　　*Anemet®*
Granisetron　　　*Kevatril®*

11.2 Peptide, speziell Substanz P

Bildung, Speicherung und Freisetzung. In den letzten Jahren ist eine steigende Zahl von Peptiden beschrieben worden, die eine Funktion als Überträgersubstanz haben. Die meisten dieser Peptide bestehen aus einer linearen Kette von Aminosäuren mit wenigen Kettengliedern (z. B. Enkephaline) bis hin zu 100 oder mehr (z. B. Zytokine). Die aktiven Peptide sind meistens eingebunden in große Vorläuferproteine („**Präprohormone**"), aus denen sie gezielt herausgeschnitten werden, um dann in Vesikeln in Nervenenden verpackt zu werden oder auch frei im Blut zu entstehen. Die Freisetzung der vesikulär gespeicherten Peptid-Transmitter erfolgt wohl ähnlich wie es von den klassischen Überträgersubstanzen Acetylcholin und Noradrenalin her bekannt ist. Zum Teil werden sie auch als so genannte „Co-Transmitter" mit diesen zusammen aus denselben Speichervesikeln freigegeben. Beispiele für dieses Zusammengehen einer Nicht-Peptid-Überträgersubstanz mit einem aktiven Peptid sind Acetylcholin plus Vasoaktives Intestinales Peptid (VIP) und Adrenalin plus Neuropeptid Y.

Wirkprinzipien von Peptiden. Die Peptide reagieren mit ihren spezifischen Rezeptoren, die entweder G-Protein-gekoppelt sind oder bei den großen Peptiden über Tyrosinkinasen die Zellfunktion beeinflussen. Die Größe der Peptid-Moleküle und die Art der Kopplung weist darauf hin, dass diese Substanzen keine schnellen Transmitter-Funktionen haben, sondern als **Modulatoren** wirken können. Zu diesem Typ von Peptiden gehören z. B. die Endorphine. Andere Peptide entstehen aus Vorstufen im Blutplasma, so die Angiotensine und Bradykinin. Wieder andere Peptide können als echte **Hormone** aufgefasst werden: Adiuretin und Oxytocin, Insulin, Glucagon, Cholecystokinin, Calcitonin, Somatostatin, Gastrin und die Hypophysen-Vorderlappen-Hormone.

Substanz P. Manche Peptid-Transmitter kommen in verschiedenen Organen vor und haben dort unterschiedliche Wirkungen. Dies sei am Beispiel der **Substanz P** aufgezeigt. Es handelt sich um ein gestrecktes Molekül aus 11 Aminosäuren, das vesikulär gespeichert in Axonenden vorliegt. Substanz P ist von wesentlicher Bedeutung für die **nozizeptiven Neurone** in den sensorischen Ganglien.

- Vom Ganglion zieht ein langer Dendrit (C-Faser) in das periphere Versorgungsgebiet und endet dort als freies Nervenende. Die adäquaten Reize für die Erregung dieser einfachen Struktur sind Druck, Wärme, mechanische Schädigung, extrazelluläre Milieu-Änderungen (pH, K^+-Konzentration usw.): Auf einen Reiz hin depolarisiert das Ende des dendritischen Fortsatzes, ein Aktionspotenzial entsteht und läuft zentralwärts. Das Bemerkenswerte ist, dass das dendritische Ende gleichzeitig Substanz P freisetzt. Diese löst in unmittelbarer Nachbarschaft eine **Vasodilatation** aus und fördert möglicherweise entzündliche Prozesse.
- Das Aktionspotenzial erreicht über das dentrische Axon und den Neuriten das Hinterhorn des Rückenmarks. Das Ende des Neuriten setzt ebenfalls als Transmitter Substanz P frei und erregt über spezifische Rezeptoren das 2. Neuron der Schmerzleitung (Axone im Tractus spinothalamicus) in der Lamina I und II (Substantia gelatinosa) des Rückenmarks.

Das 1. Neuron der Schmerzleitung benutzt also Substanz P als Botenstoff am **dendritischen Anfang und am neuritischen Ende**.

In höheren Abschnitten des ZNS spielt Substanz P eine Rolle als Transmitter im Hypothalamus und als Co-Transmitter im Striatum. Ein Antagonist der Substanz P, das **Aprepitant**, wird als Antiemetikum verwendet (S. 343).

In der Darmwand sind zwei Plexus (Auerbach und Meissner) vorhanden, in denen neben cholinergen und adrenergen Neuronen auch **peptiderge (nicht cholinerge, nicht adrenerge)** Neurone enthalten sind. Die zu dieser Gruppe gehörenden, erregend wirkenden Neurone benutzen ebenfalls Substanz P als Übertragersubstanz. Die Freisetzung von Substanz P steigert hier den Tonus der glatten Darmmuskulatur und fördert die Sekretionsleistung der Schleimhaut.

Zusammenfassend kann man feststellen, dass dieses einfache Peptid ein sehr komplexes Wirkbild besitzt. Und das gilt mehr oder minder auch für andere Peptid-Transmitter.

Peptide in der Therapie. Für die Therapie kommen nur einige der aufgezählten Substanzen infrage. Da es sich um Peptide handelt, ist eine orale Zufuhr nicht wirksam, die Peptid-Hormone müssen parenteral appliziert werden. Einer der wesentlichen Arzneistoffe aus dieser Gruppe ist **Insulin**, ebenfalls therapeutische Anwendung finden **Adiuretin** (evtl. über die Nasenschleimhaut beizubringen) sowie **Oxytocin**, **Calcitonin** und das **Wachstumshormon**. Von wenigen Peptiden liegen bereits analoge Verbindungen vor, die einfacher anwendbar sind, z. B. Octreotid anstelle von Somatostatin und Desmopressin anstelle von Adiuretin.

Ein therapeutisch viel versprechender Ansatz ergibt sich aus der Möglichkeit, die Entstehung der Peptid-Wirkstoffe zu verhindern oder die Peptid-Rezeptoren spezifisch zu blockieren. Ein Musterbeispiel hierfür ist das Angiotensin: Durch Hemmstoffe des Konversionsenzyms wird die Entstehung von Angiotensin II unterdrückt oder durch Blockade des Angiotensin-II-Rezeptors die Wirksamkeit des vorhandenen Angiotensin II aufgehoben (s. Abb. 11.7, S. 120).

Die Wirkung der Peptide wird in den entsprechenden Kapiteln besprochen, soweit therapeutische Gesichtspunkte betroffen sind.

11.3 Renin-Angiotensin-Aldosteron-System

> **Überblick**
>
> Das RAA-System ist für die Kreislaufregulation von entscheidender Bedeutung. Auf der einen Seite beeinflusst es den Gefäßtonus und proliferative Vorgänge, auf der anderen Seite das Blutvolumen. Auch außerhalb des Kreislaufsystems besitzen die beiden Hauptkomponenten Angiotensin II und Aldosteron wichtige Einflüsse, z. B. im ZNS.
> **Hemmstoffe des Angiotensin-Conversions-Enzyms (ACE)**
> Leitsubstanzen: Captopril, Enalaprilat
>
> **Antagonisten an Angiotensin-II-Rezeptoren**
> Leitsubstanz: Losartan

Bildung von Angiotensin II. Angiotensin II entsteht als Folge der Freisetzung von Renin in der Niere. **Renin** ist ein Glykoprotein aus 340 Aminosäuren. Es wird im Bereich des juxtaglomerulären Apparates von spezialisierten Zellen der zuführenden Arteriole in die Blutbahn abgegeben (s. Abb. 15.8, S. 204), und zwar bei Abfall des renalen Perfusionsdruckes, bei Abnahme des Na^+-Bestandes des Organismus sowie infolge sympathischer Innervation über β_1-Rezeptoren.

Renin wirkt im Blut als Protease und spaltet von dem α_2-Globulin Angiotensinogen, welches aus der Leber stammt, das Decapeptid **Angiotensin I** ab. Dieses ist biologisch unwirksam. Unter der Einwirkung des Angiotensin-Conversions-Enzyms (**ACE**) entsteht das Octapeptid **Angiotensin II** (Abb. 11.7).

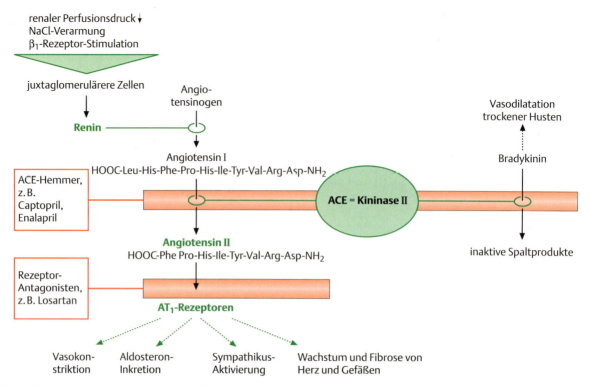

Abb. 11.7 Renin-Angiotensin-System und Pharmaka zu seiner Hemmung. Die Wirkung des RAA-System wird durch Hemmstoffe des Angiotensin-Conversions-Enzyms und durch Angiotensin-Rezeptor-Antagonisten abgeschwächt bzw. aufgehoben.

ACE wird auch als Dipeptidylcarboxypeptidase bezeichnet, weil es vom carboxyterminalen Ende ein Dipeptid abtrennt. Die allgemeine Bezeichnung ist insofern angebracht, als das Enzym nicht nur spezifisch Angiotensin I umsetzt, sondern z.B. auch *Bradykinin*, welches durch eine Dipeptid-Abspaltung inaktiviert wird. In diesem Zusammenhang wird das Enzym auch „Kininase II" genannt.
ACE befindet sich auf der luminalen Seite des Gefäßendothels. Reich an ACE ist die Lunge, aber auch im Gefäßgebiet anderer Organe ist das Enzym vorhanden. Da die lokale Angiotensin-II-Entstehung eine große Rolle spielt, kann die Konzentration von Angiotensin II regional durchaus unterschiedlich sein. Angiotensin II wird seinerseits durch Peptidasen inaktiviert.
Auch bei völliger Hemmung des Conversions-Enzyms kann im Gefäßsystem noch Angiotensin II aus seiner inaktiven Vorstufe vermittels eines weiteren Enzyms, einer Chymase, entstehen. Die Wirkung von freigesetztem oder appliziertem Angiotensin I geht damit nicht gänzlich verloren, wie es der Fall ist, wenn die Angiotensin-Rezeptoren durch spezifische Hemmstoffe total blockiert sind.

Angiotensin-II-Rezeptoren. Angiotensin II bindet sich an eigene Rezeptoren, die als AT_1- und als AT_2-Rezeptoren bezeichnet werden. Die Affinität von Angiotensin II zu diesen Rezeptoren ist sehr hoch (Halbsättigungskonzentration um 1 nM). Beim gesunden Menschen scheint vorwiegend der Rezeptor vom AT_1-Typ vorzukommen, der AT_2-Typ ist bei der Maus, der Ratte, beim Rind, im menschlichen Gehirn, in fetalem und erkranktem Gewebe nachgewiesen worden. Den AT_2-Rezeptoren werden diskrete Funktionen zugeschrieben. So soll eine AT_2-Stimulierung das Zellwachstum verlangsamen, eine Vasodilatation auslösen und die Aktivierbarkeit der AT_1-Rezeptoren durch Angiotensin II vermindern.
Bei einer Therapie mit AT_1-Rezeptor-Hemmstoffen (Sartanen) steigt der Blutspiegel von Angiotensin II an, entsprechend werden die AT_2-Rezeptoren aktiviert.

Wirkungen von Angiotensin II, vermittelt über den AT_1-Rezeptor: Angiotensin II wirkt außerordentlich stark vasokonstriktorisch. Bereits 0,005–0,01 mg intravenös injiziert rufen beim Menschen eine deutliche, einige Minuten anhaltende Blutdrucksteigerung hervor. Die **Vasokonstriktion** betrifft im arteriellen Schenkel des Kreislaufs die Arteriolen, so dass der periphere Widerstand steigt. Auch im venösen Schenkel wird der Tonus erhöht, wodurch das venöse Blutangebot an das Herz zunehmen kann. Die Vasokonstriktion ist besonders ausgeprägt im renalen und intestinalen Gefäßgebiet.

Die Bindung von Angiotensin II an die AT_1-Rezeptoren führt zu einem Einstrom von Ca-Ionen durch L-Typ-Ca-Kanäle in die glatten Muskelzellen.

Angiotensin II fördert die **Aldosteron-Inkretion** aus der Nebennierenrinde; das Mineralocorticoid hält in der Niere NaCl und Wasser zurück und vermehrt auf diese Weise Blutvolumen bzw. venöses Angebot. Angiotensin II stimuliert auch das andere blutdrucksteigernde System, den **Sympathikus**: Es fördert in der Peripherie die synaptische Übertragung und steigert zentral den Sympathotonus.

Bei chronischer Einwirkung kann Angiotensin II offenbar eine direkte **trophische Wirkung** auf Herz und Gefäße entfalten und zu einer Hypertrophie von Myokard und arterieller Gefäßmuskulatur beitragen; außerdem fördert es eine Fibrosierung im Herzmuskel.

ACE-Hemmstoffe

▶ **Wirkungsweise.** ACE-Hemmstoffe wie **Captopril** oder **Enalaprilat** weisen strukturelle Ähnlichkeit mit dem C-terminalen Ende von Angiotensin I auf, binden sich als „falsche Substrate" an das aktive Zentrum des Enzyms und blockieren es reversibel. Die Wirksamkeit ist sehr hoch, die Hemmkonstante beträgt für Captopril $K_i = 2$ nM, für Enalaprilat sogar nur $K_i = 0{,}2$ nM.

Angiotensin I (C-terminales Ende)

Captopril

Enalapril/Enalaprilat

Die Substanzen unterdrücken die Umwandlung von Angiotensin I in Angiotensin II durch ACE. Dementsprechend sinkt der Blutdruck. Eine Reflextachykardie tritt – außer bei starkem Blutdruckabfall – nicht auf, möglicherweise weil auch der aktivierende Einfluss von Angiotensin II auf den Sympathikus wegfällt.

Das **Ausmaß der Blutdrucksenkung** hängt davon ab, wie hoch die Aktivität des RAA-Systems zu Behandlungsbeginn ist, also welchen Beitrag das RAA-System zum aktuellen Blutdruck leistet. Bei einem Mangel an NaCl und Wasser, z.B. im Gefolge einer Therapie mit *Diuretika*, ist das System aktiviert, die Gabe eines ACE-Hemmstoffes kann einen massiven Blutdruckabfall herbeiführen mit cerebralen und kardialen Durchblutungsstörungen.

Gleiches gilt für eine *chronische Herzmuskel-Insuffizienz*. Die Therapie wird deshalb mit niedriger Dosis und unter ärztlicher Aufsicht begonnen.

Umgekehrt lässt sich der erhöhte Blutdruck bei einem *primären Aldosteronismus*, z.B. wegen eines Aldosteron produzierenden Tumors der Nebennierenrinde, nicht durch einen ACE-Hemmstoff normalisieren; denn infolge der Überladung des Organismus mit NaCl und Wasser und infolge des Hochdrucks sistiert die Renin-Inkretion. Bemerkenswert ist, dass ACE-Hemmstoffe auch bei Patienten mit *essenzieller Hypertonie*, bei denen die Reninkonzentration im Plasma nicht über die Norm erhöht ist, eine blutdrucksenkende Wirkung entfalten.

▶ **Anwendung.** Indikationen für ACE-Hemmstoffe sind **Bluthochdruck** und **chronische Myokardinsuffizienz**. Unter den Antihypertensiva gehören die ACE-Hemmstoffe zu den Mitteln der ersten Wahl (s. S. 137). Bei herzinsuffizienten Patienten wirken sie lebensverlängernd, indem sie die hämodynamische Situation verbessern: Aufgrund der Senkung des peripheren Widerstandes nimmt der Auswurfwiderstand für das Herz ab und das Herzminutenvolumen steigt. Demzufolge gehen die Stauungserscheinungen vor dem linken und vor dem rechten Herzen zurück. Außerdem wird die Aldosteron-Inkretion gedrosselt, was die Fähigkeit zur renalen Flüssigkeitsretention einschränkt. Wegen der bei Therapiebeginn bestehenden hohen Aktivität des RAA-Systems (sekundärer Hyperaldosteronismus bei chronischer Myokardinsuffizienz!) ist die Anfangsdosis niedriger als zur Blutdrucksenkung. Auch zur **Re-Infarkt-Prophylaxe** können ACE-Hemmstoffe mit Erfolg eingesetzt werden. In einer umfassenden Untersuchung konnte demonstriert werden, dass die Schlaganfall-Häufigkeit bei Risikopatienten durch die Behandlung mit einem ACE-Hemmstoff (Ramipril) gesenkt werden kann.

Interessant ist, dass ACE-Hemmstoffe die Ausbildung einer **diabetischen Nephropathie**, welche mit Proteinurie einhergeht, zu mildern vermögen. In letzter Zeit gibt es jedoch zunehmend Hinweise, dass auch andere Antihypertensiva (z.B. β-Blocker) bei gleich starker Blutdrucksenkung einen renoprotektiven Effekt besitzen.

▶ **Nebenwirkungen.** Über die Gefahr der **zu starken Blutdrucksenkung** wurde oben berichtet. Eine relativ häufige Nebenwirkung ist ein **trockener Husten**; die Häufigkeit wird mit 5–15% der Behandelten angegeben. Klinisch relevant ist dieser Husten allerdings nur bei ca. 5% der Patienten und zwingt dann zum Absetzen der Behandlung mit ACE-Hemmstoffen. Vermutlich ist die Hemmung des Abbaus von Kininen in der Bronchialschleimhaut die Ursache des Hustenreizes. Andere, aber seltenere Nebenwirkungen sind Exanthem, Geschmacksmissempfindungen, Proteinurie, Leukopenie, Hyperkaliämie, Leberschädigung, immunologische Reaktionen wie angioneurotische Ödeme.

Tritt bei einem Patienten bei der Behandlung mit einem ACE-Hemmstoff eine der möglichen Nebenwirkungen auf, so bewährt es sich nicht, auf einen anderen ACE-Hemmer überzugehen: Die Nebenwirkungen scheinen gruppenspezifisch zu sein und nicht von einer bestimmten Substanz aus der Gruppe der ACE-Hemmstoffe ausgelöst zu werden.

Das hereditäre angioneurotische Ödem ist durch anfallsweise auftretende schwere Schwellungszustände besonders im Kopfbereich gekennzeichnet. Ursache der Ödemneigung ist ein Mangel eines Inhibitors des Komplementfaktors C1-Esterase. ACE-Hemmstoffe erhöhen bei den Betroffenen das Risiko eines Ödemzustandes, wahrscheinlich weil sie den Abbau von Kininen hemmen, die eine Ödem fördernde Wirkung besitzen.

Kontraindikationen sind beidseitige Nierenarterienstenose und Nierenarterienstenose bei Einzelniere. In diesen Fällen ist der renovaskuläre Hochdruck für die ausreichende Perfusion der Nieren notwendig. Ein Abfall des systemischen Blutdrucks würde den renalen Perfusionsdruck (hinter der Stenose!) so weit vermindern, dass ein Nierenversagen droht. Weitere Kontraindikationen sind Aortenstenose, angioneurotisches Ödem, primärer Hyperaldosteronismus, schwere Niereninsuffizienz, 2. und 3. Trimenon der Schwangerschaft und Stillzeit.

Bei Patientinnen, die ACE-Hemmstoffe während der Schwangerschaft einnahmen, wurden Oligohydramnion sowie kindliche Missbildungen und Nierenschädigungen beobachtet. Offenbar besteht im ersten Trimenon aber noch kein Risiko für das Kind.

Wirkstoffe

ACE-Hemmstoffe werden aus dem Darm unter Mitwirkung von Transportern für kleine Peptide aufgenommen.

Captopril war der erste therapeutisch verfügbare ACE-Hemmstoff. Captopril hat nach oraler Zufuhr eine Resorptionsquote von ca. 70%. Die Substanz wird renal eliminiert, fast zur Hälfte in Form der Muttersubstanz. Die Plasma-Eliminations-Halbwertzeit beträgt ca. 2 Stunden, die Enzymhemmung hält länger an.

Enalapril ist eine inaktive Vorstufe, die gut resorbiert wird, und danach durch eine Serum-Esterase in das aktive **Enalaprilat** umgewandelt wird. Dieses ist als Enzymhemmstoff zehnfach stärker wirksam als Captopril, haftet länger am Enzym und wirkt damit länger. Für die intravenöse Gabe gibt es Enalaprilat-haltige Präparate. Enalaprilat wird renal eliminiert.

Weitere ACE-Hemmstoffe. Wegen der guten Wirksamkeit und Verträglichkeit bei Hypertonie und bei Myokardinsuffizienz nahm die Anwendungshäufigkeit der ACE-Hemmstoffe rasch zu. Die bisherigen Nachfolge-Substanzen sind strukturell mit Enalapril nahe verwandt und bieten pharmakologisch im Prinzip nichts Neues. Die meisten sind Vorstufen. Lisinopril ist selbst aktiv; wegen der unveresterten Carboxylgruppe wird es aber schlecht resorbiert (Resorptionsquote 30%). Die Substanzen sind stark und lang wirksam, werden wie Captopril und Enalapril vorwiegend renal eliminiert und müssen wie diese bei eingeschränkter Nierenfunktion niedriger dosiert werden. Fosinopril wird renal und hepatisch eliminiert.

Dosierung. Während Captopril wegen der relativ schnellen Elimination in den meisten Fällen dreimal und Enalapril zweimal täglich zugeführt werden muss, genügt bei allen anderen ACE-Hemmstoffen eine einmalige orale Tagesdosis. Die Therapie muss mit kleinen Dosen begonnen werden, da die individuelle Empfindlichkeit nicht vorausgesagt werden kann (Gefahr der zu starken Blutdrucksenkung). Dies gilt besonders bei Myokardinsuffizienz. Am Beginn der Behandlung mit ACE-Hemmstoffen sollten keine Diuretika gegeben werden. Die Patienten können aber nach einigen Tagen wieder zusätzlich Diuretika erhalten. Die endgültige Dosierung richtet sich nach dem Effekt und eventuell auftretenden Nebenwirkungen.

Box 11.4

Ein Wirkprinzip, aber zu viele Analogsubstanzen und viel zu viele Namen

Die Arzneimittelgruppe der ACE-Hemmstoffe charakterisiert das Verhalten unseres Arzneimittelmarktes aufgrund der deutschen Arzneimittelgesetzgebung besonders deutlich: Die Entwicklung der ersten ACE-Hemmstoffe, nämlich Captopril und Enalapril, war ein wichtiger Fortschritt in der Arzneimitteltherapie. In wenigen Jahren wurde von der pharmazeutischen Industrie eine größere Zahl von Analogsubstanzen mit identischem Wirkungsmechanismus und identischer Wirkung nachgebaut. So haben wir jetzt (2006) in Deutschland 12 ACE-Hemmstoffe auf dem Markt. Für Captopril gibt es ca. 30 Präparate, davon nur 9 Generika, von Enalapril 25 Präparate, davon 12 Generika, von Lisinopril 19 Präparate, davon 9 Generika. Hinzu kommen weitere 6 Hemmstoffe mit weniger Nachfolgepräparaten. Dem deutschen Arzt werden etwa 50 Arzneimittelnamen für ein identisches Wirkprinzip angeboten. Wie soll ein Arzt bei einer derartigen Situation den Über- und Durchblick behalten?

Endopeptidase-Hemmstoffe

Neben Angiotensin II können im Blut noch weitere Peptide vorhanden sein, die den Blutdruck zu senken vermögen. Dazu gehören Bradykinin (und andere Kinine) und die natriuretischen Peptide (s. S. 204). Diese körpereigenen Substanzen werden unter anderem von einer „neutralen Endopeptidase" abgebaut. Durch eine Hemmung dieses Enzyms bleiben die Peptide stärker aktiv und tragen zur Blutdrucksenkung bei. Während die ACE-Hemmstoffe nur das Angiotensin-Konversions-Enzym ausschalten (und damit den Bradykinin-Abbau schon teilweise hemmen), sind jetzt Wirkstoffe entwickelt worden, die beide Enzymsysteme, also auch zusätzlich die Endopeptidase, hemmen. Als erstes Medikament aus dieser Substanzgruppe ist **Omapatrilat** bei der Therapie einer Herzmuskelinsuffizienz untersucht worden, es scheint keinen Vorteil zu bringen.

Angiotensin-II-Rezeptor-Antagonisten (Sartane)

Für den AT_1-Rezeptor sind spezifische Hemmstoffe entwickelt worden. Eine dieser Substanzen ist 1996 unter dem Namen **Losartan** in die Therapie eingeführt worden.

Losartan

▶ Durch die Besetzung des AT₁-Rezeptors mit diesem Antagonisten wird eine Wirkung erzeugt, die jene der ACE-Hemmstoffe übertreffen kann, die theoretisch ja die Entstehung des Agonisten Angiotensin II nicht völlig verhindern. Qualitative Unterschiede zwischen der Wirkung von ACE-Hemmern und von Losartan müssen durch Effekte außerhalb des AT₁-Weges ausgelöst sein. So wird z.B. durch Losartan der Bradykinin-Abbau nicht beeinträchtigt und damit auch kein Husten ausgelöst.

▶ Die Sartane bewähren sich wie die ACE-Hemmstoffe in der Therapie der Hochdruck-Krankheit oder der Herzmuskelinsuffizienz, sind jedoch nicht wirksamer als die ACE-Hemmstoffe.

Der Eingriff in das Renin-Angiotensin-System durch ACE-Hemmer und/oder Angiotensin-II-Rezeptor-Antagonisten gehört zu den erfolgreichsten Interventionen der kardiovaskulären Medizin. Ähnlich der Situation bei den β-Blockern haben die entsprechenden Substanzen in großen Endpunktstudien bei allen häufigen kardiovaskulären Erkrankungen (arterielle Hypertonie, Herzinsuffizienz, Post-Infarkt-Zuständen) eine günstige Wirkung gezeigt (vielleicht mit Ausnahme der Patienten mit kleinen Herzinfarkten).

Bei diabetischem Nierenschaden mit Mikroalbuminurie sollen Angiotensin-II-Antagonisten wie z.B. Irbesartan eine nierenprotektive Wirkung besitzen, die über den Effekt einer reinen Blutdrucksenkung hinausgeht.

▶ Losartan weist eine kurze Halbwertzeit von ca. 2 Stunden auf. Es entsteht aber ein Metabolit (Oxidierung in 5-Stellung zur Säure), der stärker wirksam ist und langsamer als die Ausgangssubstanz eliminiert wird. Die Regeldosierung liegt bei 2×25 mg täglich.

Mehrere **Analogsubstanzen** sind inzwischen auf dem Markt, die außer Eprosartan die Diphenyl-Grundstruktur aufweisen und keine Aktivierung durch eine metabolische Umwandlung benötigen. Die Eliminationsgeschwindigkeiten von Eprosartan, Valsartan, Candesartan, Irbesartan und Olmesartan sind niedrig genug, um mit einer Dosis pro Tag auszukommen. In umfangreichen klinischen Studien hat sich gezeigt, dass im Vergleich zu anderen Antihypentensiva die mit Sartanen behandelten Patientengruppen bei gleich starker Blutdrucksenkung häufiger einen Herzinfarkt erlitten. Die Ursache für diesen Befund ist unklar.

Notwendige Wirkstoffe

ACE-Hemmstoffe und Angiotensin-II-Antagonisten

Wirkstoff	Handelsname	Alternative
Captopril	*Lopirin® Tensobon®* Tab.	G
Enalapril	*Pres® Xanef®* Tab.	G
Lisinopril	*Acerbon®* Tab.	G
Losartan	*Lorzaar®* Tab.	–
Valsartan	*Diovan®* Tab.	*Provas®* Tab.

Weitere im Handel erhältliche ACE-Hemmstoffe

Benazopril	*Cibacen®*
Cilazapril	*Dynorm®*
Fosinopril	*Fosinorm®, Dynacil®*
Moexipril	*Fempress®*
Perindopril	*Coversum®*
Quinapril	*Accupro®*
Ramipril	*Delix®, Vesdil®*
Spirapril	*Quadropril®*
Trandolopril	*Gopten®, Udrik®*

Angiotensin-II-Antagonisten

Candesartan	*Atacand®, Biopress®*
Eprosartan	*Teveten®, Emestar®*
Irbesartan	*Karvea®, Aproval®*
Telmisartan	*Micardis®, Kinzalmono®*
Olmesartan	*Olmetec®, Votum®*

11.4 Cannabinoide

Unter dem Terminus **Cannabinoide** (CB) werden chemisch verwandte Substanzen zusammengefasst, die entweder endogen vorkommen oder in Pflanzen enthalten sind. Ihre gemeinsame Eigenschaft ist die Bindung an einen bestimmtem Rezeptor-Typ. Die Kenntnisse über spezifische Bindungsstellen für Cannabinoide ergaben sich aus den Erfahrungen mit dem Euphorikum Haschisch (s. S. 527). Aus der Pflanze Cannabis indica ließen sich sehr wirksame Substanzen isolieren z.B. das Tetrahydrocannabinol. Bindungsstellen für die Cannabis-Gifte konnten bei Tieren und beim Menschen identifiziert werden.

Cannabinoid-Rezeptoren. Die Cannabinoid-Rezeptoren sind sowohl im ZNS (Rez.-Typ 1) als auch im peripheren Gewebe (Rez.-Typ 2) vorhanden. Die CB-Rezeptoren sind G-Protein gekoppelt, ihre Besetzung ruft eine Hemmung der Adenylat-Zyklase hervor. Die Besetzung durch einen Agonisten aktiviert aber auch K^+-Kanäle und hemmt Ca^{2+}-Kanäle. Die zentralen Rezeptoren (CB_1-Subtyp) unterscheiden sich von den peripher vorhandenen (CB_2-Subtyp).

Endocannabinoide. Erst in der letzten Dekade wurden auch körpereigene Liganden dieser Rezeptoren nachgewiesen und dementsprechend als Endocannabinoide bezeichnet. Sie leiten sich von der Arachidonsäure ab, zwei endogene Agonisten seien dargestellt: Anandamid und 2-Arachidonyl-glycerin.

▶ Die zentrale **Wirkung** der Endocannabinoide ist unter physiologischen Bedingungen kaum zu erfassen, sie haben wahrscheinlich nur unterschwellige modulierende

11 Andere Überträgerstoffe und Mediatoren

Funktion. Die Stimulierung der CB$_2$-Rezeptoren soll die intestinale Transport-Geschwindigkeit steigern und einen antiinflammatorischen Effekt auslösen.
Die Gabe eines Cannabinoids wie **Nabilone** wirkt antiemetisch, die von **Dronabilone** ▶ scheint Schmerzen bei Patienten mit multipler Sklerose zu lindern.
▶ Die Zufuhr therapeutischer Dosen ruft eine Reihe uncharakteristischer Nebenwirkungen hervor, die die Bedeutung der Cannabinoide als Arzneimittel noch fraglich erscheinen lassen.
▶ Sowohl im Tierversuch wie auch in einer umfassenden klinischen Untersuchung an etwa 1500 übergewichtigen Patienten konnte gezeigt werden, dass eine Blockierung des CB$_1$-Rezeptors mittels eines neuen Wirkstoffes zu einem Gewichtsverlust führt. **Rimonabant** (Acomplia®) in einer täglichen Dosierung von 5 oder 20 mg reduzierte das Körpergewicht innerhalb eines Jahres um 3,4 bzw. 6,6 kg. Der neue Cannabinoid-Rezeptor-Antagonist war gut verträglich.

2-Arachidonyl-glycerin

Anandamid

Rimonabant (CB$_1$-Rezeptor-Antagonist)

Der nicht medizinische Gebrauch der Cannabis-Pflanze als Euphorikum löst – medizinisch gesehen – nur toxische Wirkungen aus und schädigt die Konsumenten (s. S. 527).

11.5 Adenosin und Adenosin-Nukleotide

Das Purin-Nukleosid Adenosin und seine phosphorylierten Derivate (Nukleotide) sind in jeder Zelle enthalten und sind wohl die wichtigsten Energielieferanten (ATP). Adenosin kann die Zelle nur mittels eines Transporters verlassen und wird extrazellulär schnell eliminiert (beispielsweise durch Aufnahme in das freisetzende Axon und Gliazellen). Adenosin wird spezifisch an Adenosin-Rezeptoren gebunden, die als P$_1$-Rezeptoren mit den Subtypen A$_1$, A$_{2a,b}$ und A$_3$ bezeichnet werden. Diese Rezeptoren sind G-Protein gekoppelt, was zu einer Hemmung oder Förderung der Adenylat-Zyklase führt.

▶ **Adenosin,** endogen freigesetzt oder als Medikament injiziert, beeinflusst das Herz-Kreislauf-System: Blutdrucksenkung, Hemmung der Erregungsfortleitung im Herzen, Verminderung der Thrombozyten-Aggregation. Es wirkt bronchokonstriktorisch. Diese Effekte können durch Xanthine (z. B. Theophyllin) abgeschwächt werden. Im ZNS ruft Adenosin über eine Bindung an den A$_1$-Rezeptor eine allgemeine inhibitorische Wirkung hervor, die an zentralen Synapsen prä- und postsynaptisch lokalisiert sein kann. Es kommt nach der Zufuhr zu Schläfrigkeit, Depression des Atemzentrums, verminderter Mobilität, Analgesie, Erhöhung der Krampfschwelle.
Coffein, ein Antagonist am Adenosin-Rezeptor, löst gegenteilige Effekte aus.
▶ Adenosin findet therapeutische Anwendung bei paroxysmalen, supraventrikulären Tachykardien, die auf andere Antiarrhythmika nicht ansprechen. 3 mg Adenosin werden als Bolus i. v. appliziert, eventuell sind bis zu 10 mg notwendig. ▶ Die Nebenwirkungen können ausgeprägt sein (Blutdrucksenkung, Bronchospasmen).

Adenosin

Adenosintriphosphat (ATP) ist eine außerordentlich wichtige Substanz für viele biologische Funktionsabläufe. Neben der basalen Funktion der Energiebereitstellung hat ATP auch die Funktion einer Überträgersubstanz. Das „Transmitter-ATP" liegt in Vesikel verpackt vor und wird bei elektrischer Erregung des Axons freigesetzt. Dann wird ATP mit hoher Affinität an Rezeptoren gebunden, die als P$_2$-Rezeptoren bezeichnet werden, es sind viele Isoformen vorhanden (P$_2$X-Gruppe: Ligand-gesteuerte Ionenkanäle, P$_2$Y-Gruppe: G-Protein-gekoppelte Rezeptoren). ATP existiert entweder isoliert oder ist als **Co-Transmitter** mit anderen Überträgersubstanzen kombiniert (z. B. Noradrenalin). Auch bei Verletzungen wird ATP aus den Zellen frei. Es wird im

Extrazellulärraum schnell durch Ekto-Phosphatasen abgebaut, das entstehende Adenosin wird wieder in die Zellen zurücktransportiert.
Als Transmitter und als Modulator ist ATP in vielen Geweben an der synaptischen Übertragung mitbeteiligt, so an der glatten Muskulatur und im ZNS.

Adenosindiphosphat fördert die Aggregation von Thrombozyten. Diese besitzen einen speziellen P-Rezeptor-Typ (P_2Y_{12}), dessen Stimulation das Glykoprotein IIb/IIIa aktiviert (S. 190).

11.6 Aminosäuren

Die Aminosäuren Glutaminsäure, γ-Aminobuttersäure (GABA) und Glycin sind im ZNS die wichtigsten Überträgerstoffe. Sie interagieren mit spezifischen Rezeptoren. Glutamat wirkt erregend auf synaptische Vorgänge, dagegen hemmen GABA und Glycin die Erregbarkeit.

11.6.1 Glutaminsäure (Glutamat)

Glutaminsäure ist als essenzielle Aminosäure ein normaler Bestandteil der Proteine, darüber hinaus stellt sie aber in Vesikel verpackt einen Transmitter dar, der über Glutamat-Rezeptoren **erregende Wirkungen im ZNS** besitzt. Der Glutamat-Rezeptor liegt in verschiedenen Subtypen vor:
- drei Rezeptor-Typen enthalten eine Ionen-Pore, sie werden bezeichnet nach synthetischen Agonisten als NMDA[2]-, Kainat[3]- und AMPA[4]-Rezeptoren,
- ein vierter ist ein G-Protein gekoppelter Rezeptor.

Die Besetzung des **Kainat-** und des **AMPA-Rezeptors** durch Glutamat öffnet Na^+-Kanäle, die Impulsübertragung von prä- auf postsynaptische Neurone erfolgt sehr schnell.
Um eine hohe Frequenz der Impulsübertragung zu ermöglichen, muss der agonistisch wirkende Transmitter, also das Glutamat, sofort nach der Freisetzung wieder aus dem synaptischen Spalt verschwinden. Dies ist gewährleistet durch eine Rückaufnahme in das Neuron und vor allem in die eng anliegenden Astrozyten. In diesen wird das Glutamat durch eine Glutamin-Synthetase zum **Glutamin** abgebaut und biologisch inaktiviert. Die Astrozyten scheiden Glutamin in den Extrazellulärraum aus, von dort wird es wieder in das glutaminerge Neuron aufgenommen und enzymatisch zur Glutaminsäure umgewandelt.
Der **NMDA-Rezeptor** bildet einen Ca^{2+}-Kanal (s. Abb. 21.**12**, S. 355) und bedarf neben seines Agonisten Glutamat eines Co-Faktors, nämlich des Glycins, um einen Ca-Einstrom zu gewährleisten. Die Aktivierung des NMDA-Rezeptors kann länger dauernde Wirkungen (Minuten–Stunden) haben, man spricht von der Auslösung postsynaptischer Erregungspotenziale und von der „Plastizität" des Gehirns – was immer das bedeutet.
Der Ionenkanal des NMDA-Rezeptors ist bei polarisierter Zellmembran, also im Ruhezustand, durch ein Magnesium-Ion „verstopft", das bei leichter Depolarisation seinen Platz freigibt, so dass dann der durch Glutamat geförderte Ionenflux einsetzen kann. Eine Blockade dieser Kanäle kann auch durch Arzneistoffe ausgelöst werden.
So sind die unter der Einwirkung des Inhalationsnarkotikum **Ketamin** zu beobachtenden abnormen seelischen Reaktionen auf eine Blockade der „glutamatabhängigen" NMDA-Kanäle zurückzuführen (s. S. 355). Das Rauschmittel **Phencyclidin** wirkt ebenfalls antagonistisch auf den NMDA-Rezeptor und ruft bizarre psychische Veränderungen hervor, die an manche Symptome bestimmter Schizophrenie-Formen erinnern (s. S. 529).
Der **G-Protein-gekoppelte** Glutamat-Rezeptor wird als metabotroper Rezeptor bezeichnet. Seine Besetzung fördert die Bildung von Inositoltriphosphat und setzt intrazellular Ca^{2+}-Ionen frei. **Aspartat** hat am Glutamat-Rezeptor eine ähnliche Wirkung wie die Glutaminsäure.

Glutamin ⇌ Glutaminsäure (Glutamat) γ-Aminobuttersäure GABA Glycin Asparaginsäure (Aspartat)

---

[2] NMDA = N-Methyl-D-aspartat
[3] Kaininsäure ist ein zyklisches Analog zu der Glutaminsäure
[4] AMPA = α-Amino-3-hydroxy-5-methyl-4-isoxazol-propionat

11.6.2 γ-Aminobuttersäure (GABA)

GABA ist die wichtigste **hemmende Übertragersubstanz** im gesamten ZNS, sie entsteht in den Neuronen aus der Glutaminsäure durch das Enzym Glutamat-Decarboxylase und wird in synaptischen Vesikeln gespeichert. Nach der durch ein Aktionspotenzial ausgelösten Freisetzung wird GABA an Rezeptoren gebunden. Die Aufnahme der Substanz in die Axone und Gliazellen bewirkt das rasche Abklingen des Effektes. Die Freisetzung von GABA veranlasst eine sehr schnelle Hemmung der Impulsübertragung von Neuron zu Neuron. Für den Transmitter GABA sind zwei Rezeptoren vorhanden:

- postsynaptisch ein **GABA$_A$-Rezeptor**, der eine Ionen-Pore für Chlorid enthält und dessen Besetzung einen verstärkten Durchtritt von Cl-Ionen ermöglicht, dies führt zu einem höheren negativen Membranpotenzial, was die Erregbarkeit herabsetzt.
- der **GABA$_B$-Rezeptor**, prä- und postsynaptisch vorhanden, ist G-Protein gekoppelt, seine Besetzung durch GABA veranlasst eine Hemmung der cAMP-Bildung, Resultat: Steigerung der K$^+$-Leitfähigkeit und Erschwerung der Ca^{++}-Kanal-Öffnung. Dies bedeutet wiederum eine Hemmung des betroffenen Neurons.

Der GABA-Rezeptor spielt in der Therapie eine große Rolle. Zwei Arzneimittelgruppen, die hemmend auf die Hirnfunktion wirken, nämlich die **Benzodiazepine** und die **Barbiturate**, sind allosterische Agonisten, die die Effekte von GABA auf den GABA$_A$-Rezeptor verstärken (S. 327). Einige Krampfgifte, zum Beispiel Picrotoxin (aus Crocus sativus), sind Antagonisten am GABA$_A$-Rezeptor. Am GABA$_B$-Rezeptor ist Baclofen ein Agonist, es wird als Myotonolytikum verabreicht (s. S. 260).

11.6.3 Glycin

Diese Aminosäure ist vorwiegend im Rückenmark als hemmender Transmitter vorhanden und wirkt über einen spezifischen Glycin-Rezeptor.

Ihre Freisetzung aus Speichervesikeln des Neurons wird durch Tetanus-Toxin gehemmt, damit entfällt der Einfluss der inhibitorischen Interneurone im Rückenmark, Resultat: ungehemmte Impulsausbreitung mit motorischer Übererregbarkeit (tetanische Krämpfe). Das Krampfgift Strychnin (aus der Brechnuss, Nux vomica) ist ein Antagonist zum Glycin an seinem Rezeptor, das Resultat sind ebenfalls Krämpfe.

11.7 Stickstoffmonoxid (NO)

Stickstoffmonoxid ist ein Botenstoff, der von einer NO-Synthetase aus Arginin abgespalten wird. Neben NO entsteht Citrullin. Nach der Lokalisation der Synthetase werden zwei Formen unterschieden:

- **endotheliale NO-Synthetase** = eNO-Synthetase (eNOS)
- **neuronale NO-Synthetase** = nNO-Synthetase (nNOS)

Daneben gibt es die **induzierbare NO-Synthase** (iNOS) in Entzündungszellen, z. B. Makrophagen. Vegetative Nerven setzen NO frei (parasympathische NANC*-Nerven), sie spielen eine Rolle bei der Funktionssteuerung des Magens und des Darmes. NO-Synthese und -Freisetzung finden auch im ZNS statt. Dort enthalten die Gefäßwände eNOS, manche Neurone nNOS. Im ZNS soll NO kein Transmitter, sondern ein Modulator sein. Die zentrale Bedeutung von NO ist aber unklar.

Das Stickstoffmonoxid (NO) ist eine außerordentlich labile Verbindung. In wässrigem Milieu zerfällt sie in Sekundenschnelle zu einem Gemisch aus Nitrit und Nitrat. Die periphere Hauptwirkung von NO, das leicht durch alle Barrieren hindurch diffundiert, besteht in der Bindung an die Häm-Gruppe der Guanylatcyclase. Dies wiederum führt zu einem Anstieg des zyklischen GMP, das die glatte Muskel-Zelle erschlaffen lässt und die Thrombozyten-Aggregation hemmt (s. Abb. 11.8).

Die Wirkung von Stickstoffmonoxid lässt sich durch eine Reihe von Pharmaka, die als NO-Donatoren bezeichnet werden, sehr gut imitieren. Diese Substanzgruppe wird ausführlich im Kapitel 12 „Herz-Kreislauf-System" besprochen.

* NANC = „non-adrenergic-non-cholinergic"

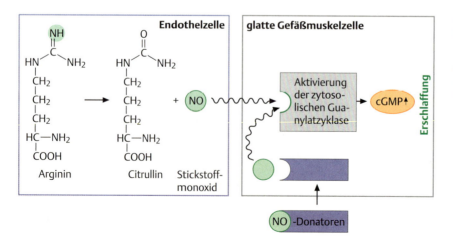

Abb. 11.8 Bildung und Wirkungen von Stickstoffmonoxid. NO aus dem Endothel bewirkt die Erschlaffung der Gefäßmuskulatur. Es kann auch von extern in Form von NO-Donatoren zugeführt werden.

12 Herz und Kreislauf

12.1 Inotrop wirkende Substanzen ··· 127
12.2 Herzrhythmusstörungen ··· 139
12.3 Vasodilatanzien ··· 149
12.4 Therapie der Hypertonie ··· 157
12.5 Angina-pectoris-Behandlung ··· 161
12.6 Therapie des Herzinfarktes ··· 168
12.7 Beeinflussung der Hirndurchblutung ··· 169

12.1 Inotrop wirkende Substanzen

Grundlagen

Physiologische Regulation der Kontraktionskraft. Die Spannungsentwicklung bzw. Verkürzung der kontraktilen Proteine hängt von der aktuellen Ca-Ionen-Konzentration am Aktomyosin-System und der aktuellen Ca^{2+}-Empfindlichkeit des Systems ab. Der Schwellenwert für Aktivierung liegt bei ca. 3×10^{-7} M Ca^{2+}. Je weiter dieser Wert in der Systole überschritten wird, desto stärker ist innerhalb physiologischer Grenzen die Kraft der Kontraktion. Die Erschlaffung setzt voraus, dass die Ca^{2+}-Konzentration wieder unter den Schwellenwert gesenkt werden kann. Ein derartiger Kontraktionszyklus wird durch eine elektrische Erregung, das Aktionspotenzial, ausgelöst. Die Bedeutung des Calcium für die Kontraktionskraft spiegelt sich in dem morphologischen Aufbau der Kammermuskulatur wider: Man beachte die weiten T-Tubuli, die die Myofibrillen in der Höhe eines jeden Sarkomers umschlingen und damit einen unmittelbaren Kontakt mit der hohen Ca^{2+}-Konzentration des Extrazellulärraums herstellen (Abb. 12.**1**).

Pharmakologische Einflussnahme. Eine Steigerung der Kontraktionskraft ließe sich im Prinzip auf zwei Wegen erreichen:
- Vermehrung der intrazellulären Ca^{2+}-Konzentration in der Systole und
- Steigerung der Ca^{2+}-Empfindlichkeit der kontraktilen Proteine.

Alle derzeit zur Verfügung stehenden positiv inotrop wirksamen Substanzen scheinen jedoch über eine **Steigerung der Ca^{2+}-Konzentration in der Systole** zu wirken. Es sind dies
- herzwirksame Glykoside (Cardiosteroide),
- Catecholamine,
- Phosphodiesterase-Hemmstoffe.

Eine unzureichende Kontraktionskraft des Herzmuskels ist eine der häufigsten Erkrankungen älterer und alter Menschen. Unbehandelt führt die Herzinsuffizienz in den meisten Fällen im Laufe weniger Jahre zum Tode. Die moderne Therapie der kardialen Insuffizienz beschränkt sich nicht auf die positive Beeinflussung der Herzmus-

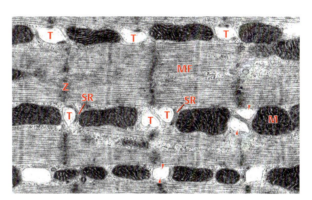

Abb. 12.**1 Teil einer Herzmuskelzelle.** Die Myofibrillen (MF) sind hier längs geschnitten. Demnach erscheinen die transversalen Tubuli (T-Tubuli = T), welche die Myofibrillen etwa in Höhe der Z-Scheiben (Z) zirkulär umfassen, im Querschnitt. Beachte das weite Lumen der T-Tubuli (Extrazellulärraum). Die Pfeilköpfe weisen auf die Lamina externa (Basalmembran), die sich von der Außenfläche der Herzmuskelzelle bis in die T-Tubuli hinein fortsetzt. Das sarkoplasmatische Retikulum (SR) ist spärlich ausgebildet. M = Mitochondrien. (Rechter Ventrikel des Meerschweinchens, Vergr. 18000 ×, Aufnahme aus dem Anatomischen Institut der Universität Kiel.)

kelkraft, sondern berücksichtigt die Integration der Herzpumpe in den Kreislauf, das Elektrolytmilieu und die nervale und hormonelle Steuerung des gesamten Systems. Die Erweiterung der therapeutischen Möglichkeiten (s. S. 137) hat die Prognose der Herzinsuffizienz wesentlich verbessert.

12.1.2 Herzwirksame Glykoside, Cardiosteroide

> **Überblick**
>
> Herzglykoside sind pflanzliche Wirkstoffe: **Digoxin** und **Digitoxin** als therapeutisch wichtigste Substanzen stammen aus dem roten und dem wolligen Fingerhut (Digitalis purpurea und lanata).
> ▶ a) Bindung an die plasmalemmale Na^+/K^+-ATPase mit Hemmung des Ionentransports und Zunahme der systolischen Ca^{2+}-Konzentration im Cytosol. Dadurch: **Zunahme der Kontraktionskraft**.
> b) Vaguserregung mit **Senkung von Herzfrequenz** und **Verzögerung der AV-Überleitung**.

> - Digoxin: Mäßig hydrophob. Ausscheidung vorwiegend unverändert über die Niere; $t_{1/2}$: 2–3 Tage. Digitoxin: Hydrophob, renale und hepatische Ausscheidung in Form von Metaboliten; $t_{1/2}$: 5–7 Tage.
> - Myokardinsuffizienz, Vorhofflattern oder -flimmern.
> - Geringe therapeutische Breite.
>
> Bei **Vergiftung** sind möglich:
> - am Herzen: AV-Block, ventrikuläre Extrasystolie, Kammerflimmern, Kontraktur des Myokards;
> - am ZNS: Farbsehstörungen, Erbrechen, Müdigkeit, Konfusion;
> - an der Niere: Salurese.
>
> Therapiemaßnahmen: K^+-Infusion, Antiarrhythmika, Zufuhr von Antikörper-Fragmenten zur Komplexierung freier „Digitalis"-Moleküle.

Vorkommen und Struktur

Vorkommen. Herzglykoside werden in Pflanzen aus verschiedenen Familien gefunden, z. B. in Digitalis purpurea und Digitalis lanata (roter und wolliger Fingerhut), Strophanthus Kombé und Strophanthus gratus, Urginea (Scilla) maritima (Meerzwiebel), Adonis vernalis und Convallaria majalis (Maiglöckchen). Insgesamt sind einige Hundert herzwirksame Glykoside bekannt.

Struktur. Die Glykoside bestehen aus dem Genin (oder Aglucon) und einigen Zucker-Molekülen. Als Beispiel für den chemischen Aufbau der Herzglykoside ist Digoxin abgebildet.
Allen Herzglykosiden gemeinsam ist das Cyclopentanoperhydrophenanthren-Gerüst in bestimmter sterischer Anordnung (s.u.) mit folgenden Substituenten:
- in 3-Stellung eine Hydroxy-Gruppe, die mit Zucker verethert ist,
- in 14-Stellung eine Hydroxy-Gruppe und
- in 17-Stellung der ungesättigte Lacton-Ring.

Weitere Substituenten können in 5-, 10-, 11-, 12- oder 16-Stellung vorhanden sein.

Mit der bisherigen Darstellung sind aber noch nicht alle Bedingungen aufgezeigt, die erfüllt sein müssen, damit ein Steroid herzwirksam ist. Die Ringverknüpfung im Cyclopentanoperhydrophenanthren gestattet eine Reihe von **räumlichen Isomerien**, nämlich die cis- oder die trans-Verknüpfung. Folgende Ringverknüpfung ist für Herzglykoside charakteristisch:
- AB cis (wenn A durchhydriert ist),
- BC trans,
- CD cis.

Die CD-cis-Verknüpfung ist energetisch ungünstig und wird nur aufrecht erhalten, wenn in 14-Position ein angulärer Substituent, z. B. eine OH-Gruppe, vorhanden ist. Er verhindert das spontane Umklappen in die energetisch günstigere trans-Verknüpfung, was den Verlust der Herzwirksamkeit nach sich zieht. Damit unterscheidet sich diese Substanzgruppe wesentlich von anderen biologisch wirksamen Cyclopentanoperhydrophenanthren-Derivaten (Sexual- und Nebennierenrinden-Hormone, Gallensäuren). Weiterhin ist für eine Herzwirksamkeit Bedingung, dass sich der 17-Lactonring und die 3-Hydroxy-Gruppe in β-Stellung befinden. Ferner muss der Lacton-Ring ungesättigt sein. Die im Lacton-Ring dihydrierten Genine sind wesentlich schwächer wirksam. Der räumliche Aufbau eines Glykosid geht aus der Darstellung des Digoxinmoleküls hervor.

Die Frage, ob die **Zucker-Moleküle** für die Herzwirksamkeit grundsätzlich entscheidend sind, muss verneint werden, denn die zuckerfreien Genine wirken ebenfalls positiv inotrop. Die Zucker sind jedoch für das physikochemische Verhalten im Organismus von Bedeutung (Resorption, Verteilung, Abbaugeschwindigkeit etc.) und entscheiden dadurch über die therapeutische Anwendbarkeit der betreffenden Glykoside. Chemische Veränderungen an den Zucker-Molekülen, wie Acetylierung oder Methylierung, verändern die physikochemischen Eigenschaften der Ausgangssubstanz und damit ihr pharmakokinetisches Verhalten.

Die Zucker (z. B. Rhamnose, Cymarose), die nach der Hydrolyse der Herzglykoside isoliert werden können, sind mit Ausnahme der Glucose sehr seltene Substanzen; zum Teil sind sie bisher nur in Verbindung mit den Herzglykosiden bekannt geworden. Die kurzfristig auftretende Bindungsstelle für die Cardiosteroide im Na^+/K^+-ATPase-Molekül stellt also sehr hohe Anforderungen an die Struktur des Liganden.

R = H — Digoxin
R = —C(=O)—CH₃ — Acetyldigoxin
R = —CH₃ — Methyldigoxin

Wirkungsmechanismus der Herzglykoside

Die Herzglykoside lagern sich spezifisch und mit hoher Affinität an die **Na$^+$/K$^+$-ATPase** an, wenn dieses Transportenzym während des Pumpzyklus eine bestimmte Konformation eingenommen hat. Die Komplexbildung fixiert das Enzym in dieser Konformation und unterbricht so dessen Pumptätigkeit. Innerhalb gewisser Grenzen kann die Herzmuskelzelle die Besetzung und damit die Hemmung von Na$^+$/K$^+$-ATPasen kompensieren, indem die verbleibenden, nicht besetzten Na$^+$/K$^+$-ATPase-Moleküle durch eine leichte Erhöhung der zellulären Na$^+$-Konzentration zu einer erhöhten Transportaktivität stimuliert werden und so die Na$^+$/K$^+$-Homöostase aufrechterhalten. Ist jedoch ein zu großer Anteil der vorhandenen Na$^+$/K$^+$-ATPase-Moleküle von Cardiosteroiden besetzt, kann dieser Ausfall an Transportkapazität nicht mehr ausgeglichen werden: Der Muskel verliert progredient K$^+$ und nimmt Na$^+$ auf; es kommt zu einer **Verminderung des Membranpotenzials** (Neigung zu Spontanerregungen) und einer **Überladung der Zelle mit Calcium** (Kontraktur). Parallel zur Besetzung von Na$^+$/K$^+$-ATPasen durch Herzglykoside nimmt die Kontraktionskraft zu, solange keine Vergiftung auftritt.

Die **Ursache für den positiv inotropen Effekt**, dem eine Zunahme der systolischen Ca^{2+}-Konzentration zugrunde liegt, wird nach einer gängigen Vorstellung durch einen membranständigen Na$^+$/Ca^{2+}-Austauschmechanismus erklärt. Na$^+$ kann entlang seines Konzentrationsgefälles über diesen Mechanismus einströmen, im Austausch werden Ca^{2+} nach außen transportiert. Man nimmt an, dass mit dem geringen Anstieg der intrazellulären Na$^+$-Konzentration die treibende Kraft für den Na$^+$/Ca^{2+}-Austausch abnimmt, der intrazelluläre Ca-Gehalt ansteigt und so mehr Kopplungs-Ca^{2+} zur Verfügung steht.

Wenn eine Zelle K$^+$ verliert und Na$^+$ aufnimmt, entspricht das einer Abnahme des **thermodynamischen Energiegehaltes**: Die Zelle geht von einem höheren Ordnungszustand, der unter Energieaufwand aufrecht erhalten wird, in einen weniger energetischen Zustand über. Jede Schädigung einer Herzmuskelzelle, gleichgültig wie sie zustande kommt, ist immer mit einem K$^+$-Verlust und einer entsprechenden Zunahme des zellulären Na$^+$-Gehaltes verbunden, bis schließlich ein Ausgleich der extra- und der intrazellulären Ionenkonzentrationen erreicht ist (Tod der Zelle). Daher kann die kontraktionskraftsteigernde Wirkung der Herzglykoside nicht mit dem verminderten Ordnungszustand erklärt werden, denn dann müsste eigentlich jede Schädigung der Herzmuskelzelle mit einer Zunahme der Kontraktionskraft einhergehen. Die Zunahme der systolischen Ca^{2+}-Konzentration in den Myokardzellen kann auch gedeutet werden als Folge einer Änderung plasmalemmaler Eigenschaften, die mit einer **verbesserten Freisetzung** oder einem **stärkeren Einstrom von Ca^{2+}** während eines Aktionspotenzials einhergeht. So ist eine verbesserte Leitfähigkeit für Ca^{2+} experimentell nachgewiesen worden: Dieses kann durch spezifische Na$^+$-Kanäle einfließen, die durch Bindung eines Cardiosteroids an die Na$^+$/K$^+$-ATPase für Ca^{2+} leitend werden (Abb. 12.**2**). Möglicherweise gehört der ATPase-attachierte Kanal den neuerdings beschriebenen „transient receptor potential channels" (TRPC) an, deren Typ 6 an die plasmalemmale Na$^+$/K$^+$-ATPase in verschiedenen Geweben gebunden ist. Der TRP-Kanal lässt bei Aktivierung Kationen entsprechend dem herrschenden Gradienten durchtreten, der für Ca^{2+} zwischen Extra- und Intrazellulärraum besonders hoch ist.

Die Bindung des Cardiosteroids an die Na$^+$/K$^+$-ATPase führt nur in der Herzmuskulatur zum positiv inotropen Effekt. Weder an der Skelettmuskulatur noch am glatten Muskel lässt sich eine Zunahme der Kontraktionskraft nachweisen, wohl dagegen eine Vergiftung durch Ausschaltung zu vieler ATPase-Moleküle. Dies weist auf die Besonderheit des Kopplungsprozesses in der Herzmuskulatur hin.

Therapeutisch wichtige Besonderheiten im Wirkungsmechanismus. Die Wechselwirkung zwischen einem Herzglykosid und seinem Rezeptor, der Na$^+$/K$^+$-ATPase, unterscheidet sich von der Interaktion anderer Pharmaka mit ihren Rezeptoren:

- weil die Bindungseigenschaft der Na$^+$/K$^+$-ATPase von ihrer *Transportaktivität abhängig* ist (Zunahme der Pumpaktivität geht einher mit vermehrter Glykosid-Bindung, da die bindungsfähige Konformation häufiger auftritt);
- weil *nur ein gewisser Anteil* der Na$^+$/K$^+$-ATPase besetzt werden darf, ohne dass eine Zellvergiftung auftritt;
- weil die Größe dieses Anteils, der durch Glykosid-Bindung aus der Ionen-Transport-Funktion ausgeschaltet werden darf, *um so kleiner* wird, *je höher die Belastung* der Zelle durch Na$^+$-Einstrom und K$^+$-Ausstrom ist. Mit anderen Worten: Je höher die Schlagfrequenz des Herzens, desto weniger Na$^+$/K$^+$-ATPase-Moleküle dürfen besetzt werden (Abb. 12.**3**);
- weil die Affinität der Glykoside vom ionalen Milieu, insbesondere von der *K$^+$-Konzentration abhängt*: Je niedriger die K$^+$-Konzentration, desto höher ist die Affinität (wichtig bei der Therapie der Vergiftung, die mit einer Hypokaliämie einhergeht).

Therapeutische Wirkungen

Einer Herzmuskelinsuffizienz können unterschiedliche Störungen zugrunde liegen. Falls es sich um einen Mangel an energiereichen Phosphaten handelt (wie bei einem Sauerstoffmangel oder bei einer Thyreotoxikose), spricht man von einer **energetischen Insuffizienz**. Diese lässt sich verständlicherweise nicht durch Herzglykoside bessern. Wenn dagegen der grundlegende Fehler im Kopplungsmechanismus, also zwischen elektrischem Vorgang und Ca^{2+}-induzierter Aktivierung des kontraktilen Systems gelegen ist, wird dies als **Kopplungsinsuffizienz** bezeichnet. Dieser Zustand lässt sich durch Herzglykoside günstig beeinflussen (s. S. 131).

Primäre Wirkungen auf das Herz. Die direkte Wirkung auf das Herz ist der eigentliche therapeutische Effekt der Herzglykoside. Die Stärke ihres **positiv inotropen Effektes** ist davon abhängig, welche Kontraktionsamplitude der Herzmuskel vor Zusatz des Glykosid bzw. Genin aufwies. Ein gut kontrahierender Muskel kann seine Kontraktionsamplitude prozentual weniger steigern als ein Muskel, der primär eine verminderte Kontraktionskraft

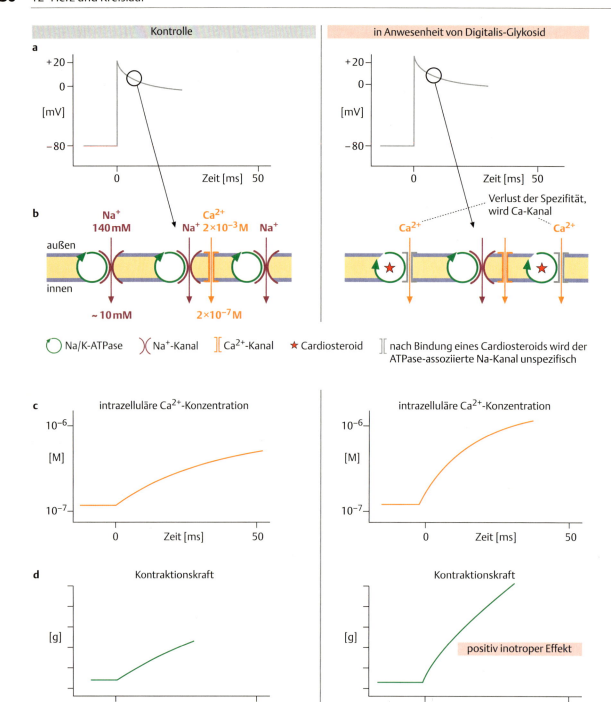

Abb. 12.2 Wirkung von Digitalisglykosiden auf die Herzmuskulatur. Die Form des Aktionspotenzials wird durch Digitalis nicht verändert (**a**), wohl aber die ihm zugrunde liegenden Ionenbewegungen (**b**): Durch Bindung eines Digitalisglykosid (★) an die Na^+/K^+-ATPase verliert der an die ATPase gekoppelte Na^+-Kanal seine Spezifität und lässt Ca^{2+} entlang eines hohen Gradienten (4 Zehnerpotenzen) während der Depolarisationsphase in das Zytosol einströmen. Die zytosolische Ca^{2+}-Konzentration (**c**) erreicht dadurch einen höheren Wert als unter Kontrollbedingungen, die Kontraktionskraft ist gesteigert (**d**).

aufweist. Daher ist der Glykosid-Effekt besonders gut am insuffizienten Herzmuskel zu demonstrieren (Abb. 12.**4**).

Ein **insuffizientes Herz** wird durch die Herzglykoside folgendermaßen beeinflusst: Kontraktionskraft und -geschwindigkeit (Druckänderung pro Zeiteinheit) nehmen zu, die Herzkammern werden besser entleert. Die Herzgröße und das diastolische Restvolumen nehmen ab. Die venöse Blutmenge, die in jeder Diastole aufgenommen wird, steigt an, dadurch sinkt der Venendruck.

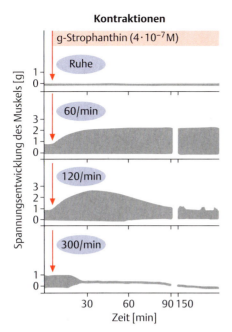
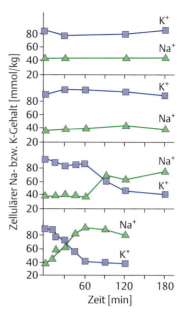

Abb. 12.3 Einfluss von g-Strophanthin auf Kontraktilität und Na$^+$-K$^+$-Gehalt in Abhängigkeit von der Schlagfrequenz. *Ruhender Muskel:* g-Strophanthin beeinflusst weder die Grundspannung noch die Ionenkonzentrationen. *Schlagfrequenz 60/min:* g-Strophanthin ruft einen starken positiv inotropen Effekt über die gesamte Versuchsdauer (180 Minuten) hervor, der Na$^+$- und K$^+$-Gehalt der Zellen bleibt weitgehend unverändert. *Schlagfrequenz 120/min:* Ein vorübergehender inotroper Effekt tritt auf, der von einer Abnahme der Kontraktionskraft (etwa ab der 45. Minute), einer Anhebung der diastolischen Grundspannung und Extrasystolen gefolgt wird (toxische Glykosid-Wirkung). Die zellulären Na$^+$- und K$^+$-Konzentrationen bleiben während der ersten Stunde der g-Strophanthin-Einwirkung etwa konstant, erst dann steigt als Ausdruck der Vergiftung die Na$^+$-Konzentration schnell an, die K$^+$-Konzentration fällt entsprechend ab. *Höchste Schlagfrequenz (300/min):* Ein positiv inotroper Effekt ist nicht mehr zu beobachten, die Intoxikation beginnt schnell. Der Muskel geht schon nach ca. 15 Minuten in Kontraktur, die Ionengradienten brechen unmittelbar nach Zusatz von g-Strophanthin zusammen, da unter dieser Bedingung die gesamte Transportkapazität benötigt wird, um die Homöostase aufrechtzuerhalten. Messungen am linken Vorhof des Meerschweinchens. Die Na$^+$-K$^+$-Bestimmung erfolgte durch Flammenphotometrie. In der Bestimmung des zellulären Na$^+$-Gehaltes gehen die kleinen Änderungen der intrazellulären Na$^+$-Konzentration unter, die bei nicht-toxischen Glykosid-Wirkungen auftreten.

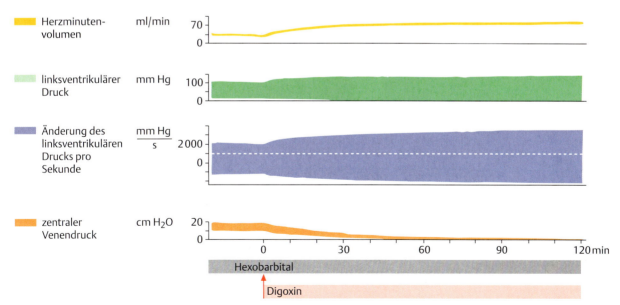

Abb. 12.4 Positiv inotrope Wirkung von Digoxin am insuffizienten Herzen. Das Herz wurde zunächst durch Zufuhr von Hexobarbital in den Zustand einer Insuffizienz versetzt (Barbiturate rufen eine „Kopplungsinsuffizienz" hervor). Als Folge der Glykosid-Wirkung steigt trotz weiterer Anwesenheit des Barbiturates das Herzminutenvolumen an, ebenso die Kontraktionsgeschwindigkeit und die Kontraktionsamplitude, der zentrale Venendruck fällt stark ab. Etwa 60 Minuten nach Gabe von Digoxin ist das Herz wieder suffizient. (Die Messungen erfolgten an einem Herz-Lungen-Präparat der Katze; Digoxin-Injektion [0,03 mg] in die obere Hohlvene.)

Systemische Auswirkungen. Während an isoliertem Herzgewebe die Glykosid-Wirkung gut überschaubar ist, liegen im Gesamtorganismus sehr viel kompliziertere Verhältnisse vor – besonders dann, wenn eine chronische Herzmuskelinsuffizienz besteht (s. Abb. 12.6, S. 138).

Von den Folgen, die sich aus den primären Wirkungen der Herzglykoside auf Kontraktionskraft und -geschwindigkeit ergeben, sind klinisch ohne großen diagnostischen Aufwand am leichtesten zu erfassen:
- Einsetzen einer Wasserausschwemmung und Abnahme der Ödeme (Patient vor Beginn der Therapie wiegen),
- Verschwinden der Dyspnoe,
- Verminderung der venösen Stauungserscheinungen sowie
- Abnahme der Herzfrequenz. Letztere beruht auf
  - einer Verminderung des zentralen Venendruckes und damit Entlastung der Dehnungsrezeptoren,
  - einer Abnahme des Sympathikotonus und einer Erregung von Vaguskernen auf indirektem Weg durch die Herzglykoside.

Toxische Wirkungen und Therapie der Vergiftung

Symptome der Glykosid-Vergiftung

Die therapeutische Breite der Herzglykoside ist gering: Ernste toxische Symptome treten auf, wenn die volltherapeutische Dosis um das 1,5–3fache überschritten wird. Aufgrund der individuell recht unterschiedlichen Empfindlichkeit können bei Patienten auch schon Nebenwirkungen (Arrhythmien, Erbrechen) vorkommen, wenn der volle therapeutische Wirkspiegel noch nicht erreicht ist. Die toxischen Wirkungen manifestieren sich beim Menschen vor allen Dingen am Herzen.

Toxische Wirkungen am Herzen. Als Beispiel für eine Intoxikation von Herzmuskulatur durch Herzglykoside sind in Abb. 12.**3** und 12.**5** Versuche an isolierten Vorhöfen dargestellt. Zwei Vergiftungssymptome sind zu erkennen: **Arrhythmien** und **Kontraktur**. Als Ursache für die Störung der elektrischen Eigenschaften der Membran sind die oben beschriebenen Einflüsse der Herzglykoside auf die Ionenpermeabilitäten und die Hemmung aktiver Transportvorgänge anzusehen. Die Kontraktur des Herzmuskels ist durch eine Überladung der Zelle mit

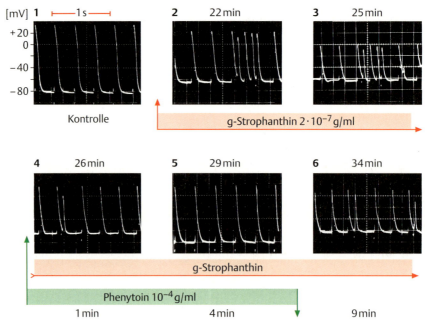

Abb. 12.**5 Toxische Wirkung von g-Strophanthin.** Versuch am isolierten Vorhof des Meerschweinchens; Ableitung des Membranpotenzials mittels intrazellulärer Mikroelektroden; konstante Reizfrequenz: 3 Hz. Obere Zeitskala: Minuten nach Strophanthin-Gabe, untere Skala: Minuten nach Phenytoin-Gabe.
1: Kontrolle: Ruhepotenzial etwa –82 mV, Überschusspotenzial etwa +30 mV.
2 und 3: Perfusion des Organbads mit einer toxischen Konzentration an g-Strophanthin (2×10^{-7} g/ml Tyrode-Lösung) führt zur Glykosid-Vergiftung nach 22 bzw. 25 Minuten Einwirkungszeit: Abnahme des Ruhe- und des Überschusspotenzials, Labilität des Membranpotenzials, die sich in spontanen Aktionspotenzialen äußert.
4 und 5: Nach Zugabe von Phenytoin in das weiter mit g-Strophanthin-haltiger Lösung perfundierte Bad bessern sich in wenigen Minuten die „elektrischen Eigenschaften" der Membran erheblich: Das Ruhepotenzial normalisiert sich, die Extrasystolie verschwindet. Die schwere Glykosid-Intoxikation der isolierten Vorhofmuskulatur kann also durch Phenytoin fast völlig aufgehoben werden. Dieser Phenytoin-Effekt tritt auf, obwohl weiterhin g-Strophanthin anwesend ist.
6: Nach dem Auswaschen von Phenytoin tritt die g-Strophanthin-Intoxikation wieder auf.

Calcium-Ionen bedingt. Prinzipiell gleichartig wie *in vitro* verläuft die Glykosid-Intoxikation *in vivo*. Je nach Schwere der Vergiftung treten Senkung der ST-Strecke (auch bei therapeutischer Konzentration kann sich dies schon abzeichnen), Extrasystolen (meistens ventrikulären Ursprungs), partieller bzw. totaler Block oder Tachykardien (im schwersten Fall ventrikuläre Tachykardie) auf. Die Arrhythmien werden ausgelöst durch die verzögerte Erregungsausbreitung im spezifischen Leitungssystem in Verbindung mit der verkürzten Refraktärperiode der Arbeitsmuskulatur und der Neigung vergifteter Zellen zur Bildung spontaner Erregungen. Der Tod wird meistens durch ein Kammerflimmern verursacht, bei der Obduktion wird das Herz in kontrahiertem Zustand vorgefunden. Der Kalium-Gehalt des Herzmuskels ist vermindert, der Natrium-Gehalt erhöht.

Bei einigen Tierarten ist das Aktionspotenzial des Herzmuskels vergleichsweise kurz und weist keine Plateauphase auf. Diese Spezies sind relativ Digitalis-unempfindlich. So stirbt zum Beispiel die Ratte nach Zufuhr hoher Dosen eines Glykosids nicht an der Herzvergiftung, sondern aufgrund der Hirnschädigung (Lähmung des Atemzentrums).

Extrakardiale Vergiftungssymptome. Als Ursache der extrakardialen Symptome kann im Allgemeinen eine Hemmung der Na^+/K^+-ATPase angesehen werden, da dieses enzymatische Pumpsystem ubiquitär vorhanden ist und überall durch Herzglykoside gehemmt werden kann (s.u.). Vom Zentralnervensystem her kann es neben leichten Erscheinungen wie Benommenheit, Nausea und Erbrechen (vermittelt über die Area postrema), Kopfschmerzen, Farbensehen, Stimulierung der Vagus-Kerne und Neuralgien auch zu schweren Krankheitsbildern kommen (Konfusion, Sehstörungen, Halluzinationen, Delirien, Krämpfe). Bemerkenswerterweise werden allergische Reaktionen auf Cardiosteroide nicht beobachtet.

Die beschriebene Ionenpumpenhemmung lässt sich *in vivo* auch an einer Reihe anderer Gewebe feststellen: Die Skelettmuskulatur (Symptom: Muskelschwäche) und die Erythrozyten verlieren Kalium und nehmen Natrium auf. In den Tubuluszellen der Niere werden gleichfalls aktive Transportvorgänge gehemmt. In toxischen Konzentrationen haben Herzglykoside einen „saluretischen" Effekt. Wie oben ausgeführt wurde, ist die bei der Therapie einer Herzinsuffizienz auftretende Wasser- und Salzausschwemmung aber nicht renal, sondern kardial bedingt.

Therapie der Glykosid-Vergiftung

Das Leben eines mit Cardiosteroiden vergifteten Menschen wird durch die Störung der Reizbildung und das Auftreten von ektopischen Erregungen im Herzen bedroht. Folgende Maßnahmen sind zu ergreifen:
- Infusion einer Kalium-Lösung (z. B. 0,3 % KCl in 5 %iger Glucose-Lösung) zum Ausgleich des starken Kalium-Verlustes durch die Hemmung der renalen Na^+/K^+-ATPasen.
- Digitalis-Antikörper-Fragmente (s. S. 504) zur Bindung von Digoxin- oder Digitoxin-Molekülen und renalen Ausscheidung der Komplexe.
- Bei kardialen Arrhythmien (drohendes Kammerflimmern) Lidocain oder Phenytoin intravenös. Bei Bradykardie Atropin, bei extremer Bradykardie Anlegung eines temporären Schrittmachers.

Schicksal der Glykoside im Organismus

Die beiden therapeutisch wichtigsten Herzglykoside Digoxin und Digitoxin unterscheiden sich lediglich durch eine OH-Gruppe in Position C12 (s. S. 128). g-Strophanthin, ein weiteres klassisches, aber kaum noch benutztes Glykosid, besitzt dagegen noch zusätzliche Hydroxy-Gruppen. Derartige OH-Gruppen bestimmen weitgehend die physikochemischen Eigenschaften dieser Moleküle und damit auch ihr Verhalten im Organismus.

Indikationen für Herzglykoside

Chronische Herzmuskelinsuffizienz. Der therapeutische Erfolg hängt weitgehend von der Ursache ab, die zur Insuffizienz geführt hat: Besonders günstig sprechen Fälle an, die infolge einer Arteriosklerose, eines Hochdrucks oder eines Klappenfehlers aufgetreten sind. Weniger gut kann ein Herzmuskelversagen nach einer rheumatischen Myokarditis beeinflusst werden. Kaum therapeutische Wirkung haben die Herzglykoside bei Insuffizienzen durch Diphtherietoxine oder Hyperthyreose.

Ein peripherer oder zentral bedingter Kreislaufkollaps ist primär keine Indikation für die Herzglykoside. Zusätzlich wird der Therapieerfolg noch jeweils davon mitbestimmt, ob es sich um eine tachykarde oder bradykarde Herzmuskelinsuffizienz handelt. Einzelheiten zum therapeutischen Vorgehen bei Herzmuskelinsuffizienzen s. S. 136.

Box 12.1

Arzneistoff-Interferenzen mit Digitalis-Glykosiden

Die Digitalisglykoside besitzen bekanntlich nur eine geringe therapeutische Breite, außerdem variiert das Ansprechen der einzelnen Patienten erheblich. Daher ist jeder herzinsuffiziente Patient individuell auf Digoxin (Digitoxin) einzustellen, und der Therapeut muss sich der „Compliance" des Betreffenden versichern. Diese therapeutische Schwierigkeit, die den Herzglykosiden eigen ist, wird noch weiter verkompliziert durch die zahlreichen Arzneimittel-Interferenzen, die sich einstellen können. Nach ihrem Mechanismus lassen sich folgende Interaktionen unterscheiden:
- Die Bindung von Digoxin (und Digitoxin) an die Na^+/K^+-ATPase ist von der K^+-Konzentration abhängig: Hypokaliämie fördert, Hyperkaliämie schwächt die Bindung ab.
- Herzglykoside verlängern die QT-Zeit, Vorsicht bei Gabe anderer Substanzen mit derselben Wirkung.
- Die Aktivität der „Arzneistoffpumpe" P-Glykoprotein beeinflusst die Digoxin-Resorption. Beschäftigung des P-Glykoprotein-Systems durch andere Medikamente (z. B. Chinidin) erhöht die enterale Digoxin-Resorption.
- Die Resorptionsquote des Digoxins hängt von der Passage-Geschwindigkeit des Darminhaltes ab und kann bis zu 80 % betragen, ein beschleunigter Transport des Chymus vermindert die enterale Resorption.

Aus dem Inhalt dieser Box geht wohl hervor, dass eine erfolgreiche Therapie mit Digitalis-Glykosiden eine ärztliche Aufgabe ist, die Geduld, Befassung mit dem Patienten und Erfahrung verlangt.

Vorhofflimmern (auch ohne Myokardinsuffizienz). Als möglicher Wirkungsmechanismus für die positive Digitaliswirkung bei Vorhofflimmern werden diskutiert:
- Entdehnung des Vorhofs, falls eine Myokardinsuffizienz vorliegt;
- Erhöhung des vagalen Tonus mit Verzögerung der Überleitung im AV-Knoten;
- Abnahme des Membranwiderstandes der Vorhofzellen und Zunahme der Kalium-Permeabilität, damit Erhöhung der Flimmerschwelle. Die zur Aufrechterhaltung der Na^+- und K^+-Homöostase der flimmernden Zellen notwendige hohe Aktivität der Na^+/K^+-ATPasen führt dazu, dass die Zellen vergleichsweise sehr viel Glykosid binden: Organprävalenz durch hochfrequente Tätigkeit.

> Eine Monotherapie der chronischen Herzmuskel-Insuffizienz mit Herzglykosiden ist heute nicht mehr zu empfehlen. Der positiv inotrope Effekt von Digoxin muss vielmehr kombiniert werden mit einer Senkung des peripheren Widerstandes, einer Verminderung der Aldosteron-Wirkung, einer Salurese und einer Abschirmung des Herzens vor zu starker adrenerger Aktivität.
> Herzglykoside sind aber auch ein gutes Beispiel, dass eine Mehrfachindikation wie Herzinsuffizienz plus Vorhofflimmern (nicht selten, 20–30 %) sehr effektiv mit nur einer Substanz angegangen werden kann. Solche Doppelnutzungen helfen die Tablettenlast reduzieren.

Kontraindikationen für die Anwendung von Herzglykosiden

Prinzipiell sind Herzglykoside nicht anzuwenden, wenn ein muskuläres Auswurfhindernis vorliegt. Ein typisches Beispiel ist die **subvalvuläre Aortenstenose.** Wenn die Grundkrankheit in einer **Aortenklappeninsuffizienz** besteht, kann die Anwendung von Herzglykosiden zu einer Verschlechterung der hämodynamischen Situation führen, weil aufgrund der bradykarden Wirkung in der verlängerten Diastole vermehrt Blut in die Kammer zurückfließt. Wenn eine Herzmuskelinsuffizienz mit einer **extremen Bradykardie** einhergeht, sollten Herzglykoside nicht ohne weiteres angewandt werden, da die Frequenz noch weiter abzunehmen droht und einen kritischen Wert unterschreiten kann, so dass das für die Organdurchblutung notwendige Herzminuten-Volumen nicht mehr aufrechterhalten wird. Hier bietet sich im Allgemeinen die Verwendung eines Herzschrittmachers vor der Digitalisierung an.

Die Gabe von schnell wirksamen Herzglykosiden während eines **akuten hypoxischen Muskelschadens** kann den Zustand verschlechtern. **Verschiedene Rhythmusstörungen,** wie Sinus-Bradykardie, Überleitungsblock, Wolff-Parkinson-White-Syndrom, sind ebenfalls Kontraindikationen.

Box 12.2

Weitere Cardiosteroide

Zwei Digoxin-Derivate spielen in der praktischen Therapie eine Rolle: **Acetyldigoxin** und **Methyldigoxin**. Der Essigsäureester (β-Acetyldigoxin) wird sehr leicht gespalten; diese Hydrolyse erfolgt bereits in der Darmschleimhaut, so dass nach peroraler Zufuhr von Acetyldigoxin im Organismus Digoxin vorliegt. Der Methylether (Methyldigoxin, Metildigoxin) ist stabiler und wird erst langsam in der Leber gespalten, dadurch entsteht ebenfalls Digoxin. Die Resorptionsquote dieser Verbindungen liegt bei ca. 80 % und ist damit den Digoxin-Zubereitungen mit guter galenischer Verfügbarkeit vergleichbar. Therapeutische Vorteile bieten diese beiden Substanzen nicht.

Ein Glykosid aus der Meerzwiebel (Scilla maritima) ist das Bufadienolid **Proscillaridin**, das außerordentlich stark wirksam ist. Der notwendige therapeutische Blutspiegel liegt bei 0,3 ng/ml Plasma. Aufgrund seiner ungünstigen pharmakokinetischen Eigenschaften (u. a. Resorptionsquote um 30 %) ist es nicht sinnvoll, dieses Glykosid anzuwenden. Der Methylether des Proscillaridin, Meproscillarin, wird zwar besser enteral resorbiert, hat aber keinen therapeutischen Vorteil gegenüber den Standardglykosiden gebracht.

Das früher in Deutschland sehr viel angewandte **Strophanthin** hat für die Therapie kaum noch Bedeutung. Dieses gut wasserlösliche Glykosid muss intravenös appliziert werden, und zwar täglich, um eine ständige Wirkung zu unterhalten. Bei hochakuten Zuständen kann der schnelle Wirkungseintritt ausgenutzt werden. Digoxin intravenös wirkt aber ebenso schnell.

Obwohl seit langer Zeit bekannt ist, dass Strophanthin nicht enteral resorbiert wird, ist auf dem Markt immer noch eine orale Darreichungsform von Strophanthin vorhanden[1]. Auch eine Mischung von Extrakten aus Adonisröschen, Maiglöckchen, Oleander und Meerzwiebeln ist im Handel. Um den antiquarischen Wert dieser Komposition zu untermalen, ist die Wirksamkeit in MSE (Meerschweinchen-Einheiten) angegeben (*Miroton®*).

---

[1] *Strodival®*, die Ampulle enthält die übliche Dosierung von 0,25 mg, die Kapseln dagegen 3,0 bzw. 6,0 mg g-Strophanthin. Das entspricht einer mehrfachen tödlichen Dosis, wenn die Substanz resorbiert würde (Rote Liste 2006).

Wahl des Glykosids und Dosierung

Für eine rationale Therapie kommen lediglich chemisch definierte, reine Glykoside in Betracht. Als Standardtherapeutikum ist **Digoxin** anzusehen. Dessen Vorteil liegt in der schnelleren Elimination, die die Einstellung eines Patienten auf den individuell erforderlichen Blutspiegel erleichtert, eine Kumulation weniger wahrscheinlich macht und eine Überdosierung schneller abklingen lässt. Der Vorteil von **Digitoxin** ist die sichere enterale Resorption und die Unabhängigkeit seiner Elimination von der Nierenfunktion.

Dosierung

Die Dringlichkeit des einzelnen Erkrankungsfalles bestimmt den Applikationsweg: Digoxin intravenös gegeben entwickelt seine Wirkung im Verlauf einer Stunde, bei weniger dringlichen Fällen kann durch eine **orale Aufsättigung** mit Digoxin oder Digitoxin die therapeuti-

sche Wirkung in 2–3 Tagen erreicht werden. Dazu sind folgende Dosierungen notwendig:
- Digoxin 3 Tage lang 0,5 bis 0,75 mg/d, danach Erhaltungsdosen von 0,1–0,25 mg/d;
- Digitoxin 3 Tage lang 0,2–0,3 mg/d, danach Erhaltungsdosen von 0,07–0,1 mg/d.

Kann man sich bei der Therapie einer Herzmuskelinsuffizienz Zeit lassen, so genügt die tägliche Gabe der „Erhaltungsdosis" (also 0,1–0,25 mg Digoxin oder 0,07–0,1 mg Digitoxin), um im Falle von Digoxin nach 5–7 Tagen und von Digitoxin nach 2–3 Wochen im therapeutischen Gleichgewicht zu sein. Je langsamer die Digitalisierung durchgeführt wird, umso schonender ist sie für den Patienten.
Allerdings darf bei der Dosierung nicht zu schematisch vorgegangen werden. Jeder Patient muss eingestellt werden! Das gilt besonders für den alten Menschen.
Bei hydropischer Herzmuskelinsuffizienz ist eine schnelle „Volldigitalisierung" nicht zu empfehlen, da die unter dieser Bedingung ausgelöste massive Wasser- und Elektrolytausscheidung eine schwere Belastung für den Patienten bedeutet. Entscheidend für das Dosierungsschema muss der klinische Erfolg sein.

Notwendige Wirkstoffe

Herzglykoside

Wirkstoff	Handelsname	Alternative
Digoxin	*Lanicor*® Tab., Amp. *Lenoxin*® Lösg., Tab. *Digacin*® Tab	G
Digitoxin	*Digimerck*® Tab., Amp. *Tardigal*® Tab.	G

Weitere im Handel erhältliche Digoxin und Derivate

β-Acetyldigoxin — G *Novodigal*®
Metildigoxin — *Lanitop*®
Im Handel erhältlicher Extrakt aus Adonisröschen, Maiglöckchen, Oleander + Meerzwiebel *Miroton*® (Resorption unsicher)

12.1.3 Catecholamine

▶ **Wirkungsweise.** Die Wirkung von Adrenalin bzw. Noradrenalin auf den Kreislauf ist vielfältig und wird an anderer Stelle besprochen (S. 89). Das Herz selbst wird in sehr komplexer Weise beeinflusst: Neben der positiv chronotropen, dromotropen und bathmotropen Wirkung und der Steigerung des Sauerstoffverbrauches besitzen die Catecholamine einen stark positiv inotropen Effekt. Sie erhöhen während der Dauer des Aktionspotenzials die Permeabilität der Zellmembran für Calcium. Dadurch steigt die Calcium-Ionen-Konzentration im Zellinnern während der Systole vorübergehend stärker an als unter Kontrollbedingungen. Der letzte Schritt in der Signalkaskade nach Rezeptorbindung eines Catecholamin-Moleküls scheint eine Inaktivierung des Phosphoproteins Phospholamban zu sein, das seinerseits als Hemmstoff der myokardialen Kontraktionskraft wirkt. Wird das Phospholamban ausgeschaltet, kontrahieren die Herzmuskelzellen ständig maximal und können nicht mehr weiter in ihrer Kraft gesteigert werden. So führen die Catecholamine zu einer **maximalen Aktivierung des kontraktilen Systems.**
Die Rezeptoren, durch deren Stimulierung die Kontraktionskraft gesteigert wird, gehören dem $β_1$-Typ des adrenergen Systems an. Bei einer Myokardinsuffizienz ist die Zahl der β-Rezeptoren meistens erheblich vermindert.

▶ **Anwendung.** Die positiv inotrope Wirkung von Adrenalin bzw. Noradrenalin lässt sich von den anderen Effekten nicht isolieren (z. B. von den arrhythmogenen Wirkungen), sie hat deshalb therapeutisch keine besondere Bedeutung.
Die *endogenen* Catecholamine sind aber von funktionserhaltender Wichtigkeit bei **schwerster Herzmuskelinsuffizienz**, bei der das Herz auf ihre stimulierende **inotrope Wirkung** angewiesen ist. Bei akutem Herzmuskelversagen ist eventuell auch an die vorübergehende Anwendung von Dobutamin zu denken (S. 95). Es sei hier an die Wirkung des Dopamin auf Herz und Kreislauf erinnert, die auf S. 95 besprochen wird.

12.1.4 Positiv inotrop wirkende Substanzen mit anderen Wirkmechanismen

In den letzten Jahren ist mit Eifer nach Substanzen gesucht worden, die eine Herzmuskelinsuffizienz bessern sollen, aber nicht die Nachteile der Herzglykoside oder der Catecholamine aufweisen. In der Tat ist eine Reihe von Verbindungen gefunden worden, die an isolierten Herzmuskelpräparaten von gesunden Versuchstieren die Kontraktionskraft zu steigern vermögen.
▶ Der größte Teil dieser Substanzen besteht aus **Hemmstoffen der kardialen Phosphodiesterase** (Isoenzym III), wie es schon von den Purinkörpern, z. B. Theophyllin, bekannt ist. Durch die Hemmung dieses Enzyms steigt die zelluläre Konzentration an zyklischem AMP, was über eine Förderung von Phosphorylierungen die Kontraktionskraft verbessern soll. Allerdings ist der inotrope Effekt nicht sehr ausgeprägt. An der glatten Muskulatur führt derselbe Mechanismus zu einer Tonusabnahme. Dies gilt auch für die neueren Substanzen, von denen **Amrinon**, **Enoximon** und **Milrinon** genannt seien.
Sie müssen parenteral zugeführt werden.
▶ Indikation: **schwere (akute) Herzmuskelinsuffizienz**, wenn alle anderen Therapiemöglichkeiten nicht mehr helfen.
▶ Die Nebenwirkungen der Substanzen sind ausgeprägt. Sie sollen hier nicht aufgezählt werden, weil diese Phosphodiesterase-Hemmstoffe nur kurzfristig (2–14 Tage) bei sehr schweren Zuständen angewandt werden dürfen, wenn alle anderen Medikamente keine Wirkung mehr zeigen. Auch bei kurzfristiger Anwendung rief Milrinon in einer größeren klinischen Studie keine überzeugende Besserung hervor.

Enoximon

Milrinon

Box 12.3

Ein weiteres Wirkprinzip: Steigerung der Ca-Empfindlichkeit des kontraktilen Systems

Neben der Hemmung der Phosphodiesterase wird versucht, einen völlig anderen Wirkmechanismus zur Steigerung der Kontraktionskraft auszunutzen, nämlich eine Sensibilisierung der kontraktilen Proteine der Herzmuskulatur gegenüber Ca-Ionen. Beispiele für derartige Substanzen sind Sulmazol und Pimobendan. Sie haben jedoch bisher kaum Eingang in die Therapie gefunden. Eine therapeutisch einsetzbare Substanz müsste die Schwellenkonzentration für eine Erregung der kontraktilen Proteine (ca. 3×10^{-7} M Ca^{2+}) unverändert lassen (sonst könnte in der Diastole keine völlige Erschlaffung erfolgen), dagegen aber die Steilheit der Aktomyosin-Reaktion auf zunehmende Ca^{2+}-Konzentrationen vergrößern. Eine einfache Linksverschiebung der Konzentrations-Wirkungs-Kurve genügt also nicht. Die Bemühungen, Arzneimittel zu finden, die „besser" wirken als Herzglykoside, also stark inotrop und mit großer therapeutischer Breite, haben bisher zu keinem Erfolg geführt.
Levosimendan ist in einigen Ländern für die Therapie der Herzmuskelinsuffizienz zugelassen.

12.1.5 Therapie der Herzmuskelinsuffizienz

Akutes Herzmuskelversagen

Ursachen und Symptome. Das akute Versagen kann verschiedene Ursachen haben, wie Herzinfarkt, plötzlicher Klappendefekt, akute Verschlechterung einer chronischen Herzmuskelinsuffizienz durch zusätzliche Belastung (pulmonale Prozesse, Rhythmusstörungen) oder während kardiochirurgischer Eingriffe. Das akute Herzmuskelversagen ist in den meisten Fällen gekennzeichnet durch einen niedrigen Blutdruck mit kleiner Amplitude, einen hohen peripheren Widerstand mit entsprechender Mangeldurchblutung der Peripherie und lebenswichtiger Organe, starke Mitbeteiligung des vegetativen Nervensystems (Tachykardie, Erbrechen, Schweißausbruch), mangelhafte pulmonale Durchblutung mit Tachypnoe und drohendem Lungenödem.

Pharmakotherapie. Die Behandlung des kardialen Schocks sollte darin bestehen, die Ursache möglichst auszuschalten und die Situation des Herzens zu verbessern, d. h. der *Widerstand* im großen und im pulmonalen Kreislauf muss verringert, das *venöse Angebot* an das Herz vermindert und die *Kontraktionskraft* des Herzens gesteigert werden. Für diesen Zweck eignet sich **Dopamin** in Form von Infusionen. Dopamin ($1-3\,\mu g \times kg^{-1} \times min^{-1}$) erweitert die Splanchnikus-Gefäße und bessert damit die Nierenfunktion; in höherer Dosierung ($5-15\,\mu g \times kg^{-1} \times min^{-1}$) wirkt es über β-Rezeptoren auch positiv inotrop und chronotrop.

Gefäßerweiternde Substanzen werden benutzt, um die Nachlast und auch die Vorlast des Herzens zu verringern, wenn ein relativ zu hoher Blutdruck vorliegt. Für diesen Zweck können verwandt werden: die schnell und stark wirksamen Nitro-Verbindungen **Nitroprussid-Natrium** und **Glyceryltrinitrat** (Nitroglycerin). Zur schnellen Senkung des peripheren Widerstandes sind auch die **ACE-Hemmstoffe** geeignet.

Die *Kontraktionskraft des Herzmuskels* muss gegebenenfalls mit Herzglykosiden gefördert werden. Um einen schnellen Wirkungseintritt zu bekommen, empfiehlt sich die langsame intravenöse Zufuhr von **Digoxin**. Nur in therapieresistenten Fällen ist die kurzfristige Anwendung von Phosphodiesterase-Hemmstoffen wie Milrinon oder Enoximon in Betracht zu ziehen (S. 135).

Eine starke **Sedierung** der Patienten kann notwendig sein, schon um den Sauerstoff-Verbrauch zu senken und um die Patienten psychisch zu entlasten. Hierzu eignen sich **Benzodiazepine** mit schnellem Wirkungseintritt (z. B. Diazepam), weil die Funktion des Herzens und der Gefäße durch Benzodiazepine im Gegensatz zu anderen Psychopharmaka, wie den Neuroleptika, nicht beeinträchtigt wird. Bei akuter Linksherz-Dekompensation kann auch Morphin vorsichtig gegeben werden (3–5 mg intravenös). Es besteht jedoch Gefährdung durch eine mögliche Atemdepression. Da ein akutes Herzmuskelversagen immer durch das mögliche Auftreten eines Lungenödems und eines Nierenversagens belastet ist, kommt für eine entsprechende Therapie die Anwendung von **Diuretika** mit schnellem Wirkungseintritt, vor allem Furosemid, infrage. Außerdem werden durch die Gabe eines Schleifendiuretikum die Kapazitäts- und Nierengefäße erweitert. Jedoch ist eine Zunahme der Blutviskosität zu berücksichtigen. Weitere therapeutische Maßnahmen richten sich nach dem Zustand des Patienten. So ist an eine Korrektur des Wasser- und Elektrolythaushaltes und des Säuren-Basen-Gleichgewichtes sowie möglicherweise an eine Infektionsprophylaxe zu denken.

Chronische Herzmuskelinsuffizienz

Ursachen. Einer Insuffizienz können verschiedene Ursachen zugrunde liegen, wie z. B. altersbedingte Leistungsminderung, Arteriosklerose und Hochdruck, Herzklappenfehler, Zustände nach entzündlichen Herzmuskelerkrankungen. Von diesen Formen sind aus therapeutischer Sicht Insuffizienzen, die auf einem zellulären Energiemangel beruhen, wie z. B. die hyperthyreote Herzinsuffizienz, abzugrenzen („energetische Herzinsuffizienz").

Pathophysiologie und Symptome (s. Abb. 12.**6**). Beim Bestehen einer Herzmuskelschwäche nehmen Schlagvolumen und Herzminutenvolumen ab. Zur Aufrechterhaltung des Blutdruckes wird die Peripherie entsprechend eng gestellt, d.h. der Auswurfwiderstand für das Herz nimmt zu. Anders als beim suffizienten, adaptationsfähigen Herzen ergibt sich daraus eine weitere Verminderung des Schlagvolumens. Aufgrund der reduzierten Pumpleistung bildet sich auf der venösen Seite ein Rückstau aus, mit der Folge von „**kardialen**" **Ödemen** (Lungenödem, Knöchelödem, Vergrößerung der Leber, Stauungsgastritis bis hin zum Aszites). Unter der Bedingung der ausgeprägten Herzmuskelinsuffizienz funktioniert der Frank-Starling-Mechanismus nicht mehr: Das vermehrte venöse Angebot wird nicht mit einer entsprechenden Zunahme der Auswurfleistung beantwortet.

Eine Myokardinsuffizienz kann sich in verschiedenen **Schweregraden** äußern, die Klassifizierung wird häufig nach den Angaben der New York Heart Association in NYHA-Graden vorgenommen: von NYHA I „keine subjektiven Beschwerden, aber schon objektive Zeichen einer verminderten Herzleistung" bis hin zu NYHA IV „mit permanenten Ödemen, Dyspnoe in Ruhe, erzwungener körperlicher Inaktivität". Mit zunehmender Schwere des Zustandes treten vorübergehend oder ständig kardiale Ödeme hydrostatischer Genese auf. Eine erhöhte diastolische Füllung hilft wenig, um noch eine ausreichende Auswurfleistung zu erbringen (eingeschränkte Ausnutzbarkeit des Frank-Starling-Mechanismus, Herzvergrößerung). Schließlich wird aufgrund einer mangelhaften Nierendurchblutung die Aldosteron-Inkretion erhöht (**sekundärer Hyperaldosteronismus**). Die Folge, Vergrößerung des Extrazellulärvolumens, fördert die Ausbildung von Ödemen. Am häufigsten geht eine Herzmuskelinsuffizienz mit einer Tachykardie einher, seltener sind die bradykarden Formen, deren Behandlung schwieriger ist.

Eine Herzmuskelinsuffizienz ist und bleibt keine isolierte Funktionseinschränkung *eines* Organs, sondern die unzureichende Leistung des Herzens aktiviert eine Reihe von Prozessen, die bei der Therapie berücksichtigt werden müssen: das Renin-Angiotensin-Aldosteron-System, das sympathische System, die Vasopressin-Sekretion. Das Resultat dieser „**kompensatorischen Bemühungen**" ist eine periphere Widerstandserhöhung, eine Zunahme des Blutvolumens, ein zu starker adrenerger Einfluss auf das Herz (Folge: Tachykardie, Arrhythmieanfälligkeit, „Luxus-O$_2$-Verbrauch").

Therapie der chronischen Herzinsuffizienz

Die Therapie einer chronischen Herzmuskelinsuffizienz hat, wie jede Therapie einer Erkrankung mit eingeschränkter Lebenserwartung, zwei Ziele:
- akute und langfristige Besserung des Zustandsbildes und damit Steigerung der Leistungsfähigkeit des Patienten
- Besserung der Prognose und damit der Lebenserwartung.

Dem Therapeuten stehen folgende Möglichkeiten zur Verfügung, die je nach Schwere und individuellen Gegebenheiten (Zustand des Kranken, Mehrfacherkrankungen) zu nutzen sind.

- Die NaCl- und Wasser-Retention erfordert die Gabe von **Saluretika** und extrem kochsalzarmer Ernährung (provoziert meistens Ablehnung durch die Hausfrau, da in Deutschland NaCl ein notwendiges „Gewürz" ist).
- Der periphere Widerstand muss vermindert werden, um den Herzmuskel zu entlasten und die Fördermenge zu vergrößern. Das wird am sichersten erreicht durch die Gabe von **ACE-Hemmstoffen** bzw. **AT$_1$-Rezeptor-Antagonisten**.
- Schutz des insuffizienten Herzmuskels vor einer sympathischen Aktivierung (Tachykardien und arrhythmische Phasen, Sauerstoff-Luxus-Verbrauch) durch Behandlung mit **niedrig dosierten β-Blockern**.
- Die genannten Maßnahmen besitzen alle keine direkte Wirkung auf die Kontraktionskraft des Herzmuskels. Lediglich Digitalisglykoside können diese steigern. Es bietet sich eine Therapie mit **Digoxin** an. Die Dosierung muss sehr individuell gestaltet werden und erfordert eine engmaschige Überwachung durch den Arzt.
- Die „kompensatorischen Bemühungen" des Körpers, nämlich den Sympathikotonus zu erhöhen und den Angiotensin-Aldosteron-Mechanismus zu aktivieren, sind nachteilig für das Herz und verschlechtern seine Situation. Daher muss neben der β-Blockade auch eine Behandlung mit einem **Aldosteron-Antagonisten** (Spirolacton, Eplerenon) in das Therapieschema einbezogen werden.
- Neben der Arzneimitteltherapie ist die Beratung des Patienten und seiner betreuenden Angehörigen bezüglich seiner **Lebensweise** von großer Bedeutung (vernünftige Lebenshaltung, körperliche Schonung, richtige Lagerung im Bett, streng diätisches Essen, Gewichtskontrolle, Verzicht auf „Genussmittel" wie Tabak und alkoholische Getränke).

Die Folgen einer Myokardinsuffizienz können individuell mehr oder minder ausgeprägt sein: Das Schlagvolumen ist vermindert, der zentrale Venendruck erhöht. Der verminderte arterielle Blutdruck zieht eine Aktivierung des Sympathikus und des Renin-Angiotensin-Aldosteron-Systems nach sich, welche dem Blutdruck-Abfall entgegenwirken soll. Daher ist die Harnausscheidung reduziert, es bilden sich Ödeme aus, eine Dyspnoe entwickelt sich. Außerdem erhöht sich die Herzfrequenz, so dass der Sauerstoff-Verbrauch des Herzens weiter ansteigt, während die koronare Perfusion abfällt; damit verschlechtert sich die Situation des Herzens. Die Steigerung des peripheren Widerstandes bedeutet auch eine Zunahme des Auswurfwiderstandes für das Herz, was die Pumpleistung verschlechtert. Die (Aldosteron-vermittelte) Na$^+$- und Wasser-Retention fördert die Stauung vor dem Herzen, weil das insuffiziente Herz nicht wie das gesunde Herz auf eine Zunahme der diastolischen Füllung mit einer Steigerung der Kontraktionskraft reagiert (Schwächung des Frank-Starling-Mechanismus). Pharmakologische Beeinflussung: Cardiosteroide stärken die Herzkraft, Diuretika und Hemmer des Renin-Angiotensin-Aldosteron-Systems erleichtern die Herzarbeit durch eine Verbesserung der Kreislaufsituation.

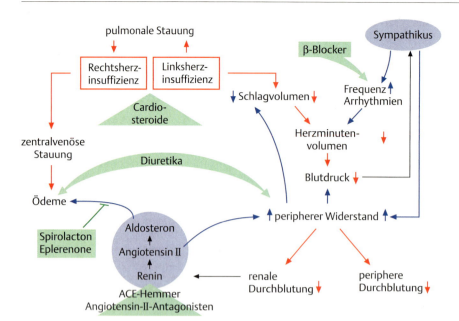

Abb. 12.6 Folgen einer manifesten chronischen Herzinsuffizienz und deren pharmakologische Beeinflussung.

▶ **Pharmakotherapie.** Die einzigen positiv inotropen Arzneimittel zur Behandlung der chronischen Herzmuskelinsuffizienz sind die **Herzglykoside**. Sie werden heute meistens erst dann in die Therapie einbezogen, wenn die primär extrakardial wirkenden Diuretika und ACE-Hemmstoffe sowie die β-Blocker keinen ausreichenden Erfolg gezeigt haben.

Unabhängig davon, ob kardiale Ödeme bestehen, sollten **protrahiert wirkende Saluretika** in den Therapieplan einbezogen werden. Sie senken den peripheren Widerstand und fördern die Ausscheidung von NaCl und Wasser, was zur Besserung der Kreislaufsituation und zur Ödemausscheidung beiträgt. Bei leichten Formen einer Herzinsuffizienz mag eine alleinige Therapie mit Diuretika ausreichend sein. Die Senkung des Körperbestandes an Kochsalz ist eine besonders wichtige Maßnahme bei Patienten, die eine Herzmuskelinsuffizienz aufgrund einer Hypertonie entwickelt haben. Bei einer saluretischen Therapie ist natürlich auf eine Störung des Wasser- und Elektrolythaushaltes zu achten. Unter dem Einfluss der Thiazide kann es zu einer Hypokaliämie kommen. Es ist zweckmäßig, Thiazide mit Kalium sparenden Diuretika (Triamteren, Amilorid) zu kombinieren. Wenn starke Ödeme bei schwerer Insuffizienz vorliegen, kann die Gabe von Schleifendiuretika notwendig sein.

Gleichzeitig mit der Gabe von Saluretika hat sich die Behandlung mit **ACE-Hemmstoffen** sowohl symptomatisch als auch prognostisch als günstig erwiesen. Diese vermindern den peripheren Widerstand, entlasten das Herz und bewirken eine Zunahme des Schlagvolumens. Als Folge der gleichzeitig auftretenden Abnahme der Aldosteron-Inkretion wird das venöse Angebot herabgesetzt und damit werden die Stauungsödeme reduziert. Die Therapie mit ACE-Hemmstoffen wird mit niedrigen Dosen begonnen (z. B. Captopril 6–12 mg/d, Enalapril 2,5 mg/d) und wird dann auf eine Erhaltungsdosis gesteigert, die für Captopril 75 mg/d nicht unterschreiten sollte.

Die zusätzliche Gabe von **Spironolacton** oder besser Eplerenon (einem spezifischen Aldosteron-Antagonisten), kann die Mortalität der Herzinsuffizienzpatienten weiter senken, wobei allerdings niedrige Dosen gegeben werden und die Hyperkaliämie-Neigung zu beachten ist (die Kombination von ACE-Hemmern und kaliumsparenden Diuretika ist ansonsten wegen der Ausbildung einer Hyperkaliämie kontraindiziert!).

Bei schweren Herzmuskelinsuffizienzen ist häufiger ein erhöhter Sympathikotonus zu beobachten, der zur Aufrechterhaltung eines eben noch ausreichenden Herzminutenvolumens nötig ist. Gleichzeitig führt die erhöhte Catecholamin-Konzentration aber auch zu einer über α-Rezeptoren vermittelten Vasokonstriktion und damit zu einer zusätzlichen Herzmuskelbelastung. Ein inzwischen fest etablierter therapeutischer Ansatz besteht daher auch darin, einen β-**Blocker** zu verwenden. Er verhindert die adrenerge Stimulation des Herzens und begrenzt die damit verbundene Desensibilisierung. Allerdings ist die Behandlung einer Herzmuskelinsuffizienz mit einem β-Blocker mit größter Vorsicht zu beginnen

Tab. 12.1 Regeln für die medikamentöse Behandlung der chronischen Herzmuskel-Insuffizienz

Wirkstoffe	NYHA1	NYHA2	NYHA3	NYHA4
NaCl-Beschränkung	+	+	+	+
ACE-Hemmstoffe/ Angiotensin-Antagonisten	+	+	+	+
Thiazide		(+)	+	+	(+)
Schleifendiuretika			(+)	+
β-Blocker (ohne ISA)		(+)	+	+
Digoxin		(+)	+	+
Aldosteron-Antagonisten		(+)	+	+

Abweichungen von diesem Grundschema sind im Einzelfall möglich und notwendig.

(niedrige Dosen, klinische Überwachung), da zunächst nicht sicher ist, welcher Patient ihn verträgt und dann langfristig profitiert, und welcher Patient akut dekompensiert.

Die Anforderungen an den Herzmuskel können kurzfristig gesenkt werden, wenn durch **Nitrate**, z.B. Isorbiddinitrat, die Vor- und Nachlast vermindert wird. Ihre Gabe scheint sich besonders bei ischämisch bedingten Herzinsuffizienzformen zu bewähren.

Für ACE-Hemmer/AT$_1$-Antagonisten, Aldosteron-Antagonisten und für β-Blocker ist der Nachweis einer lebensverlängernden Wirkung bei einer Herzmuskelinsuffizienz erbracht worden. Diuretika (und Kochsalz-Beschränkung) sind unverzichtbar. Die Behandlung mit Digoxin (bzw. Digitoxin) scheint nicht lebensverlängernd zu wirken, verbessert aber den Zustand des Patienten.

12.2 Herzrhythmusstörungen

Überblick

▶ Therapie von Störungen der Bildung und Fortleitung elektrischer Erregung im Herzen

Kationisch-amphiphile Antiarrhythmika

Na$^+$-Kanal-blockierende Antiarrhythmika (Gruppe I)
Leitsubstanzen: Lidocain (Ib), Chinidin (Ia), Propafenon (Ic)
▶ Blockade des Na$^+$-Kanals, in unterschiedlichem Maße aber auch der Ca^{2+}- und K$^+$-Kanäle
▶ arrhythmogene Effekte, kardiodepressive Wirkungen, zentralnervöse Störungen

K$^+$-Kanal-blockierende Antiarrhythmika (Gruppe III)
Amiodaron, Sotalol
▶ Verlängerung der Repolarisationsphase

β-Rezeptoren-Blocker (Gruppe II)
▶ Abschirmung des Herzens vor einer zu starken Sympathikus-Stimulation

Ca^{2+}-Kanal-Blocker vom kationisch-amphiphilen Typ (Gruppe IV)
Verapamil, Diltiazem
▶ Hemmung der atrioventrikulären Überleitung. Wirkung immer negativ inotrop
▶ Supraventrikulär bedingte Tachyarrhythmien

12.2.1 Grundlagen

Physiologie des kardialen Erregungsprozesses

Antiarrhythmika beeinflussen den Erregungsprozess, der sich am Reizleitungssystem und an der Arbeitsmuskulatur des Herzens abspielt. Die zelluläre Grundlage der elektrischen Erregung bildet das **Aktionspotenzial** (Abb. 12.**7**). Es wird durch das zeit- und spannungsabhängige Verhalten von Ionenkanälen bestimmt, die durch den Ein- oder Ausstrom von Ladungsträgern eine De- bzw. Repolarisation der Zellmembran hervorrufen. Die Ionenkanäle können sich in verschiedenen Funktionszuständen befinden: ruhend (geschlossen), offen und inaktiviert.

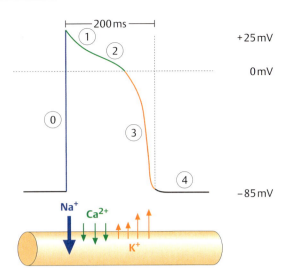

Abb. 12.7 Aktionspotenzial einer Herzmuskelzelle. Ableitung mittels einer intrazellulären Mikroelektrode.

0. **Depolarisation** (ca. 2 ms), durch den schnellen Na$^+$-Einstrom ausgelöst. Bei Geweben mit niedrigem diastolischen Potenzial (Sinus- und AV-Knoten) wird sie durch Ca^{2+}-Einstrom verursacht.
1. **Frühe Repolarisation:** Eine je nach Zellart recht unterschiedlich ausgeprägte Phase, nach Inaktivierung des Natriumkanals durch einen kurzfristigen K$^+$-Ausstrom bedingt.
2. **Lange Plateauphase** (100–400 ms): Sie ist eine Besonderheit des Herzmuskels (vgl. mit Aktionspotenzialen von Nerv und Skelettmuskulatur) und Ausdruck eines Einwärts- (vor allem Ca^{2+}-) und noch geringer Auswärts-(K$^+$-)Ströme.
3. **Terminale (steile) Repolarisationsphase**, hervorgerufen durch Überwiegen von Auswärts- gegenüber Einwärtsströmen, vor allem durch die Aktivierung eines K$^+$-Stromes.
4. **Diastolisches (Ruhe-)Membranpotenzial**, bestimmt durch die relativ hohe Ruheleitfähigkeit für K$^+$ auf der Basis des durch Ionenpumpen aktiv aufgebauten Konzentrationsgradienten (innen um 120 mM, außen um 4 mM, K$^+$-Gleichgewichtspotenzial ca. -90 mV).

Zellen des Sinusknotens und des Reizleitungssystems weisen zusätzlich einen zeit- und spannungsabhängigen, langsam depolarisierenden Schrittmacherstrom auf (s. Abb. 12.**8**).

So liegen Na$^+$-Kanäle bei einer polarisierten Membran im Ruhezustand vor (geschlossen); eine Abnahme des elektrischen Feldes bei einer Teildepolarisation löst eine Öffnung der Na$^+$-Kanäle aus. Es kommt zu einem raschen Na$^+$-Einstrom, der den Aufstrich (Phase 0) des Aktionspotenzials hervorruft. Der Übergang vom offenen zum inaktivierten Zustand erfolgt in einer langsameren zweiten, ebenfalls zeit- und spannungsabhängigen Reaktion. Erst wenn – nach genügender Zeit und bei ausreichend negativem Membranpotenzial – wieder der ruhende Zustand eingenommen wird, ist eine erneute Aktivierung möglich und damit elektrische Erregbarkeit wieder gegeben (Refraktärperiode). Die Zeitdauer bis zum Erreichen der endgültigen Repolarisationsphase (Phase 3) hängt nun ihrerseits von einer Reihe anderer Ionenströme ab. Somit ergibt sich eine äußerst komplizierte Abhängigkeit nicht nur von der Natrium-Kanal-Funktion selbst.

Supraventrikuläres Gewebe

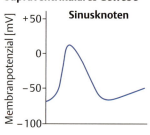
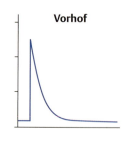
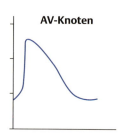

Ventrikuläre Strukturen

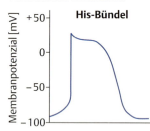
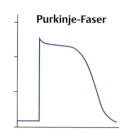
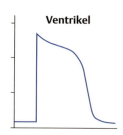

Abb. 12.8 Aktionspotenziale der verschiedenen Zelltypen des Herzens.
Supraventrikuläres Gewebe weist eher schmale Aktionspotenziale mit schwacher Ausprägung der Phasen 1 und 2 auf. Während das Vorhofmyokard ein stabiles diastolisches Ruhemembranpotenzial besitzt, findet sich im Sinus- und AV-Knoten eine langsame Depolarisation in Phase 4, was diesen Zellen Schrittmachereigenschaften verleiht. Die Depolarisation (Phase 0) wird in diesen Geweben durch die Aktivierung von Ca^{2+}-Kanälen bewirkt. Na^+-Kanäle liegen bei den niedrigen Membranpotenzialen vorwiegend inaktiviert und damit funktionsuntüchtig vor. Die Ca^{2+}-getragene Phase-0-Depolarisation ist vergleichsweise langsam. Dies bedingt die verzögerte Erregungsfortleitung z. B. im AV-Knoten oder auch in durch ischämische Schädigung teildepolarisiertem Gewebe.
Im **Reizleitungssystem des Ventrikels** kommen breite Aktionspotenziale mit den ausgeprägten Phasen 1 und 2 vor. Das Aktionspotenzial des Arbeitsmyokards besitzt kaum eine Phase 1 und ist etwas kürzer als jenes von Purkinje-Fasern.

Bevor der hemmende Einfluss von Antiarrhythmika auf Ionenkanäle im Detail erörtert werden kann, muss auf die **Unterschiede zwischen den Myokard-Arealen** hinsichtlich der Aktionspotenzialform und den ihr zugrunde liegenden Ionenströmen hingewiesen werden (Abb. 12.8). Diastolischer Potenzialverlauf, Geschwindigkeit der raschen Depolarisation und die Repolarisationsphase zeigen Besonderheiten, in denen die jeweilige funktionelle Bedeutung des betreffenden Gewebes zum Ausdruck kommt, wie etwa Schrittmacheraktivität im Reizbildungssystem oder Verzögerung der Reizleitung im AV-Knoten.

Pharmakologische Einflussnahme

Frequenz- und spannungsabhängige Wirksamkeit von Antiarrhythmika. Die oben beschriebene Heterogenität der Myokardareale bedeutet, dass ein Antiarrhythmikum je nach Myokardbezirk unterschiedliche Effekte auf Ionenströme, Potenzialverlauf und funktionelle Parameter wie Erregbarkeit und Refraktärperiode aufweisen kann. Dies liegt darin begründet, dass Pharmaka, die Ionenkanäle zu blockieren vermögen, unterschiedliche Affinitäten zu einem Ionenkanal haben können, je nachdem ob sich dieser im ruhenden, offenen oder inaktivierten Zustand befindet. Wenn eine Substanz sich nicht an das Na^+-Kanal-Makromolekül im Ruhezustand bindet, sondern nur an den offenen oder inaktivierten Zustand des Kanals, wird die Bindung (und damit die Wirkung) umso stärker sein, je höher die Frequenz der Aktionspotenziale oder je niedriger das Ruhemembranpotenzial ist (geschädigte, teildepolarisierte Zellen). Auch die Dauer der Aktionspotenziale wirkt mitbestimmend für die Affinität: bei langen Aktionspotenzialen (ventrikuläres Reizleitungssystem, Arbeitsmyokard) ist die Wirksamkeit stärker als bei kurzen Aktionspotenzialen (Vorhofmuskulatur).
Eine Konsequenz solchen bevorzugten Bindungsverhaltens ist z. B. die gute Wirksamkeit von Lidocain gegenüber solchen Erregungen, die geschädigten Myokard-Arealen entstammen, etwa dem Randbezirk eines Infarktes (Abb. 12.9). Ein ähnliches Beispiel liefert die Frequenzabhängigkeit der antiarrhythmischen Wirkung von Chinidin (Abb. 12.10). Dieses Pharmakon bindet sich bevorzugt an die Natriumkanal-Proteine im offenen Zustand. Nach einer genügend langen Ruhephase beeinflussen sie den Na^+-Einstrom nicht. Erst im Verlauf einer schnellen Abfolge von Reizen bildet sich eine Hemmung aus, das Ausmaß des Effektes nimmt mit steigender Reizfrequenz zu. Dieses Verhalten sollte eine bevorzugte Wirkung bei Tachyarrhythmien zur Folge haben. Die jeweilige Pathophysiologie der Arrhythmie bestimmt also deren Empfindlichkeit gegenüber verschiedenen Pharmaka.

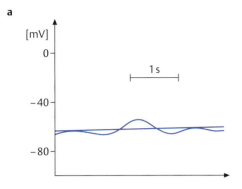

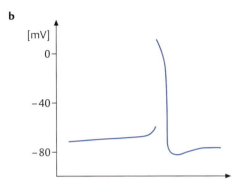

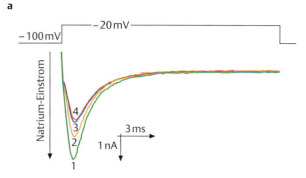

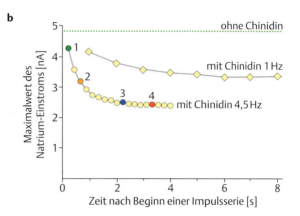

Abb. 12.9 Mikroelektroden-Ableitung von einer geschädigten Herzmuskelzelle. Der tierexperimentelle Befund kann als Äquivalent für die Entstehung von Extrasystolen im Randbezirk eines Herzinfarktes aufgefasst werden. **a** Das Membranpotenzial ist erniedrigt und instabil (zwei Durchläufe auf dem Oszillographenschirm sind übereinander projiziert). **b** Nach kurzer Zeit tritt ein spontanes Aktionspotenzial auf. Diesem ging eine langsame Depolarisation voraus, die aber schnell genug war, um beim Erreichen der Schwelle eine Erregung auszulösen. Im Anschluss an das Aktionspotenzial hyperpolarisiert die Zelle, um dann wieder langsam zu depolarisieren und instabil zu werden. (Versuch am isolierten Meerschweinchenherz.)

Abb. 12.10 Reduktion des Na^+-Stromes durch Chinidin. **a** Ein Spannungsklemm-Impuls verändert das Membranpotenzial von -100 auf -20 mV und ruft den nach unten ausgelenkten Natriumstrom hervor, der binnen weniger Millisekunden spontan inaktiviert wird. Dargestellt sind einige Impulsantworten aus einer Serie, die mit einer Impulsfrequenz von 4,5 Hz in Anwesenheit von Chinidin aufgezeichnet wurde. **b** Während beim ersten Impuls der Serie der Na^+-Einstrom fast die gleiche Höhe aufweist wie in Abwesenheit von Chinidin (grüne Linie), entwickelt sich im Laufe der Reizung eine Hemmung. Deren Ausmaß ist frequenzabhängig: Bei 4,5 Hz (Kreise; farbige Symbole entsprechen den oben gezeigten Signalen) fällt der Na^+-Einstrom auf ein niedrigeres Niveau als bei 1 Hz Reizfrequenz. Versuch an einem isolierten Ventrikelmyozyten des Meerschweinchens.

Box 12.4

Antiarrhythmika als Auslöser von Arrhythmien

Die Folgen einer Hemmung von Ionenleitfähigkeiten im Herzen, wie sie durch Antiarrhythmika bewirkt werden kann, sind in komplexer Weise vom Gewebe-Areal und von der pathophysiologischen Situation abhängig (s.o.). Diese Arzneimittel können sogar statt einer antiarrhythmischen Wirkung selbst Arrhythmien auslösen, klinische Studien bestätigten die Relevanz dieser scheinbar paradoxen Wirkung. So zieht eine Blockade von Natriumkanälen nicht nur die Unterdrückung pathologischer Impulse nach sich, sondern kann durch die gleichzeitige Senkung der Ausbreitungsgeschwindigkeit normaler Erregungen auch die Entstehung kreisender Erregungen fördern. Bei Hemmung von Kaliumkanälen wird eine Zelle durch die Verlängerung der Refraktärperiode zwar vor der Fortleitung früh einfallender Extrasystolen geschützt, sie selbst kann aber dadurch zum Herd einer Arrhythmie werden (Abb. 12.**11**).

Letztlich sind alle antiarrhythmischen Wirkprinzipien mit einem mehr oder minder ausgeprägten **proarrhythmischen Potenzial** behaftet.

Prädisponierende Faktoren für proarrhythmische Effekte einschl. Torsade de pointes sind:
- Long-QT-Syndrom bzw. verlängerte QT-Zeit,
- weibliches Geschlecht,
- Bradykardie,
- Herzerkrankungen, insbesondere mit Schädigung des linken Ventrikels, z. B. durch Ischämie, Infarkt,
- Vorgeschichte komplexer Rhythmusstörungen,
- andere Pharmaka, die eine QT-Zeit-Verlängerung hervorrufen,
- Interaktionen oder Ausscheidungsverzögerung derartiger Substanzen.

Auch nicht kardiale Arzneimittel (z. B. Antibiotika, Malariamittel, Psychopharmaka, Antihistaminika) können proarrhythmisch wirken.
Ein weiteres Problem besteht in der nicht nur bei „spezifischen" Calcium-Antagonisten vorhandenen negativ inotropen (kardiodepressiven) Wirkung.

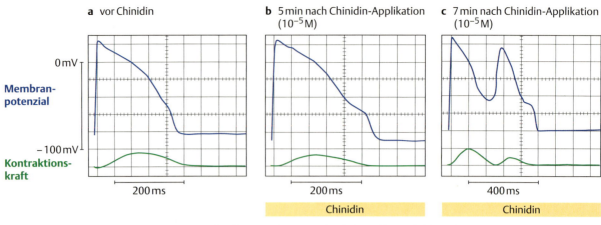

Abb. 12.11 Frühe Nachdepolarisationen durch Chinidin. Versuch am Meerschweinchen-Papillarmuskel. Das Organ wurde durch vorübergehende Behandlung mit Aconitin und Sauerstoffmangel „sensibilisiert". **a** Ohne Chinidin. **b, c** Unter Chinidin-Einwirkung kam es zu einer Aktionspotenzialverlängerung und Schulterbildung (**b**), bis schließlich Extrasystolen, die aus der Repolarisationsphase hervorgingen, auftraten (**c**). Beachte die Veränderung der Zeitskala zwischen mittlerem und rechtem Bild.

Extrakardiale Wirkungen. Die Na^+-Kanal-blockierende Wirkung der Antiarrhythmika ist ein *Mechanismus-spezifischer Vorgang* ohne Organspezifität. Daher können auch Erregungsprozesse in anderen Organen beeinträchtigt werden, so im **Zentralnervensystem**. Die zentralnervösen Effekte können sich als Tremor, Ataxie, Parästhesie, sensorische Störungen, evtl. Konfusion bemerkbar machen.

Einteilung der Antiarrhythmika. Die Einteilung nach Vaughan-Williams ist allgemein gebräuchlich. Sie ordnet die Substanzen phänomenologisch nach ihrer Wirkung auf Aktionspotenziale von gesundem Versuchstier-Myokard in vier Gruppen ein (Tab. 12.**2**).

Gruppe I. Die hier zusammengefassten Substanzen reduzieren mehr oder minder deutlich die Phase-0-Depolarisation, verbunden mit einer Verlängerung (Ia), Verkürzung (Ib) oder geringem Effekt auf die Aktionspotenzialdauer (Ic). In Gruppe I finden sich Pharmaka mit vorwiegend Natriumkanal-blockierenden Eigenschaften unterschiedlicher Kinetik. Zusätzlich können auch andere Ionenkanäle beeinflusst sein, etwa Kaliumkanäle (Chinidin) oder auch Calciumkanäle.

Box 12.5

Den Antiarrhythmika gegenüber ist Vorsicht geboten

Die recht positive Beurteilung, wie sie den Antiarrhythmika in der Vergangenheit entgegengebracht wurde, ist in neuerer Zeit doch einer sehr kritischen Einstellung gewichen. So gibt es schon medizinische Publikationen, die den Titel tragen: „Bei welchen Patienten ist der Einsatz von Antiarrhythmika noch berechtigt?"

Dies ist vornehmlich auf die Erkenntnis zurückzuführen, dass eine Unterdrückung von Rhythmusstörungen nicht mit einer Verbesserung der Prognose quoad vitam gleichgesetzt werden darf. So ergab die „CAST-Studie" (CAST: cardiac arrhythmia suppression trial) bei Patienten mit andauernden Rhythmusstörungen nach Herzinfarkt eine erhöhte Mortalität in der Verum-Gruppe („Klasse-1-Antiarrhythmika"). Hierin spiegelt sich die recht hohe Kardiotoxizität der Substanzen wider. Die Indikation für die Anwendung eines Antiarrhythmikum sollte daher sehr streng gestellt werden. Zuerst muss eine Klärung der zugrundeliegenden Störung angestrebt werden (Elektrolyt-Ungleichgewichte, Hyperthyreose, Herzmuskelinsuffizienz mit Vorhofdehnung, kardiale Ischämie, Arzneimittel-Nebenwirkung etc.), die dann entsprechend behandelt werden können. **Herzrhythmus-Störungen ohne Krankheitswert bedürfen keiner Therapie mit Antiarrhythmika** (keine „EKG-Kosmetik"!).

Die Bedeutung dieser Arzneimittelgruppe ist stark zurückgegangen, zumal auch Zulassungsbeschränkungen für die Antiarrhythmika der Gruppen Ia und Ic ausgesprochen worden sind. So dürfen die meisten „klassischen" Antiarrhythmika (z. B. Propafenon) außer bei (ungefährlichen) supraventrikulären Rhythmusstörungen nur noch als Ultima ratio bei lebensbedrohlichen ventrikulären Rhythmusstörungen eingesetzt werden. Diese Bestimmung des BfArM setzt sich jedoch recht zögerlich im klinischen Alltag durch. In der Zukunft werden sich die Antiarrhythmika mit den Erfolgen der nichtmedikamentösen antiarrhythmischen Therapie messen müssen, wie der Implantation von antitachykarden Schrittmachern mit Defibrillatorfunktion oder auch interventionellen Herzkatheterverfahren (Elektrokoagulation von arrhythmogenen Zentren).

Tab. 12.**2** Einteilung der Antiarrhythmika nach Vaughan-Williams

Gruppe	Mechanismus	Vertreter
I	Na^+-Kanal-Blockade	
Ia	Repolarisation verlängert*	Chinidin
Ib	Repolarisation verkürzt	Lidocain, Mexiletin
Ic	Repolarisation unverändert	Flecainid, Propafenon
II	β-Rezeptor-Blockade	Propranolol, Atenolol
III	K^+-Kanal-Blockade*, Verzögerung der Repolarisation	Amiodaron, Sotalol
IV	Ca^{2+}-Kanal-Blockade	Verapamil, Diltiazem

* Auslösung von Torsades de pointes möglich

Gruppe II besteht aus den β-Rezeptor-Blockern.
Gruppe III enthält Arzneistoffe mit bevorzugter Hemmung der Repolarisation, wie Sotalol und Amiodaron. Deren Effekt ist jedoch nicht spezifisch auf Kaliumkanäle beschränkt.
Gruppe IV. Hier sind Stoffe zusammengefasst, welche die Phase 0 von Ca^{2+}-abhängigen Aktionspotenzialen beeinträchtigen, also am Sinusknoten und am AV-Knoten oder bei deutlicher Teildepolarisation anderer Myokardbezirke. Es handelt sich um Calcium-Antagonisten vom katamphiphilen Typ wie Verapamil, während Dihydropyridine wie Nifedipin am Herzen in therapeutischen Dosen kaum direkt wirksam werden.

Aufgrund der großen Ähnlichkeiten zwischen den Substanzen der Gruppe I und III werden diese im folgenden als „kationisch-amphiphile Antiarrhythmika" zusammengefasst und gemeinsam besprochen.

12.2.2 Kationisch-amphiphile Antiarrhythmika

Struktur und Wirkung. Die Substanzen gehören zu der Gruppe I und III. Bei diesen Stoffen ist ein Aminstickstoff (bei physiologischem pH überwiegend protoniert) über eine kurze Kette von Kohlenstoff-Atomen mit einem hydrophoben Ringsystem, welches auch kompliziert gebaut sein kann, verbunden. Gemeinsam ist diesen Verbindungen daher die physikochemische Eigenschaft der kationischen Amphiphilie. Die Fähigkeit der Gruppe-I-Substanzen zur Wechselwirkung mit hydrophob/hydrophilen Interphasen, wie sie in Phospholipidmembranen und im Porenbereich von Kanalproteinen vorkommen, steht auch in engem quantitativen Zusammenhang mit ihrer antiarrhythmischen Potenz. Die Einlagerung ist offenbar Voraussetzung für eine mehr oder weniger uncharakteristische Wechselwirkung mit den verschiedenen Kanalproteinen. Grundsätzlich besitzen nämlich Gruppe-I-Antiarrhythmika blockierende Eigenschaften an Na^+-Kanälen, Ca^{2+}-Kanälen und verschiedenen Typen von K^+-Kanälen, jedoch in unterschiedlichen Konzentrationsbereichen. Die quantitative Bedeutung der Effekte auf verschiedene Kanäle ist jedoch sehr verschieden und nicht für alle Pharmaka, geschweige denn für alle Myokardbezirke oder pathologischen Bedingungen bekannt. Bei den Gruppe-IV-Antiarrhythmika steht die Interaktion mit Ca^{2+}-Kanälen im Vordergrund.

Na^+-Kanal-blockierende Antiarrhythmika (Gruppe I)

Die im Folgenden genannten Antiarrhythmika sind mit ausreichender Sicherheit heute praktisch nur noch bei supraventrikulären Arrhythmien einzusetzen, wenn keine ventrikuläre Störung vorliegt (Ausnahmen: Lidocain bei akuten Herzinfarkten und ventrikulären Arrhythmien – aber dann unter Monitorkontrolle! – und mit Vorbehalten, Ajmalin/Prajmalin bei WPW-Syndrom). In fast allen Situationen mit gravierenden ventrikulären Rhythmusstörungen und/oder Strukturschäden wird der implantierbare Kardioverter vorzuziehen sein.

Gruppe Ib

Als **Leitsubstanz** der Gruppe-I-Substanzen, insbesondere der Gruppe Ib, kann **Lidocain** (Lignocaine) gelten, das auch als Lokalanästhetikum Anwendung findet (s. S. 269).

▶ **Wirkungsweise.** Es bindet sich bevorzugt an Na^+-Kanalproteine im inaktivierten Zustand. Dieser Komplex ist kurzlebig und bildet sich bereits in einer normal langen diastolischen Repolarisationsphase weitgehend zurück. Lidocain ist somit wirksamer bei hochfrequenter Aktionspotenzialfolge (verkürzte Repolarisationsphase) und verhindert vorzeitige (prämature) Aktionspotenziale. Die Affinität zum Na^+-Kanal ist außerdem von der Höhe des Membranpotenzials abhängig. Daher ist Lidocain besonders an geschädigten Myokard-Zellen effektiv (so im Randgebiet eines Myokard-Infarktes), wo das Ruhemembranpotenzial weniger negativ ist und die Na^+-Kanäle länger im inaktivierten Zustand verharren. Die Folge einer Na^+-Kanal-Blockade ist eine verminderte Erregbarkeit und eine verzögerte Depolarisations- und Fortleitungsgeschwindigkeit.

▶ **Anwendung.** Als Indikation für Lidocain gelten ventrikuläre Tachykardien und ventrikuläre Extrasystolien sofort nach einem Herzinfarkt.

▶ **Pharmakokinetik** und **Dosierung.** Nach oraler Gabe ist Lidocain wegen der ausgeprägten präsystemischen Elimination nicht wirksam. Es muss intravenös zugeführt werden: 50–100 mg langsam injizieren; die Wirkung hält nur 10–20 Minuten an, dann sollte eine Infusion mit 2–4 mg/min folgen. Ein Plasmaspiegel von 2–4 µg/ml erweist sich als notwendig. Bei lang dauernder Infusion hemmt Lidocain seinen eigenen Abbau, damit nimmt die Plasmahalbwertzeit zu und die augenblicklich herrschende Wirkungsstärke wird schwer abschätzbar. Lidocain wird in der Leber in einem ersten Schritt mono-deethyliert und dann gespalten (Formel, s. S. 270).

▶ **Nebenwirkungen.** Bei guter Einstellung ist Lidocain bemerkenswert frei von kardialen und systemischen Nebenwirkungen. Erst bei zu hoher Dosierung wirkt es negativ inotrop und verzögert dann die Erregungsausbreitung merklich (Dauer des QRS-Komplexes nimmt zu). Gleichzeitig treten Symptome einer **zentralen Vergiftung** auf: Unruhe, Benommenheit, schließlich Krämpfe und Koma. Bei akuter tödlicher Vergiftung ist ein **Herzstillstand** die Ursache.

Mexiletin ist eine weitere Substanz aus der Gruppe Ib. Sie steht chemisch dem Lidocain nahe, ▶ ist jedoch so stoffwechselstabil, dass sie nach oraler Gabe wirksam wird. Die Halbwertzeit liegt zwischen 10 und 15 Stunden, es müssen dementsprechend 2–3 Dosen täglich verabreicht werden. Die Tagesdosis von Mexiletin liegt zwischen 600 und 1200 mg.
▶ Ihre Bedeutung für die Therapie von ventrikulären Tachykardien ist stark zurückgegangen. ▶ Die Nebenwirkungen der Substanz ist recht ausgeprägt, es stehen **zentralnervöse Symptome** im Vordergrund.

Gruppe Ia

Für die Gruppe Ia kann **Chinidin** als **Leitsubstanz** angesehen werden. Dieses Alkaloid stammt aus der Rinde des mittelamerikanischen Chinabaumes. Es ist isomer zu Chinin (Formel S. 467).

▶ **Wirkungsweise.** Chinidin blockiert Na$^+$-Kanäle, in dem es sich an die Kanalproteine im offenen Kanalzustand bindet. Seine Wirksamkeit ist frequenzabhängig (Abb. 12.**10**), weil der Komplex so langsam dissoziiert, dass die Wirkung kumuliert. Chinidin beeinträchtigt auch die Kalium-Leitfähigkeit, was zur verzögerten Repolarisation und damit zur Verlängerung der Aktionspotenzialdauer und Refraktärperiode führt.

Die Blockade der K$^+$-Kanäle zeigt bemerkenswerterweise eine umgekehrte Frequenzabhängigkeit, d. h., die Blockade des K$^+$-Stromes nimmt mit zunehmender Frequenz ab. Hierauf könnte die Eigenschaft von Chinidin beruhen, ventrikuläre Rhythmusstörungen wie „Torsades de pointes" auszulösen und frühe Nachpolarisationen hervorzurufen (Abb. 12.**11**). An dieser Stelle sei darauf hingewiesen, dass auch Wirkstoffe aus völlig anderen Arzneimittelgruppen die Repolarisationsphase verlängern und Torsades de pointes auslösen können. Beispiele sind zu nennen aus den Gruppen der trizyklischen Antidepressiva, H$_1$-Antihistaminika, Gyrase-Hemmstoffen, der Malariamittel und anderen. Chinidin besitzt ferner Atropin-artige Wirkungen, die ebenfalls zum antiarrhythmischen Effekt und zu den Nebenwirkungen beitragen. Zusätzlich hemmt Chinidin auch die Ca^{2+}-Kanäle der Herzmuskulatur, was eine Verminderung der Kontraktionskraft nach sich zieht.

▶ **Anwendung.** Die Indikation für Chinidin sind **supraventrikuläre** (und **ventrikuläre**) **Tachykardien**, ferner die Behandlung und die Prophylaxe von **Vorhofflimmern**. Da die Halbwertzeit von Chinidin ca. 6 Stunden beträgt, sind 3–4 Dosen täglich notwendig. Als **Einzeldosis** werden 200–300 mg gegeben, der Plasmaspiegel sollte im Bereich 3–5 µg/ml liegen. Chinidin wird zum größten Teil hydroxyliert, etwa 20% der Dosis werden unverändert im Urin ausgeschieden.

▶ **Nebenwirkungen.** Sie beruhen auf der antimuskarinischen Eigenschaft von Chinidin, seinem negativ inotropen Effekt, seiner allergisierenden Potenz (Erytheme, Knochenmarksdepression) und seiner Fähigkeit, bei lang dauernder Einnahme sensorische Störungen hervorzurufen (Cinchonismus). Besonders zu beachten sind die akuten Nebenwirkungen am Herzen: **atrioventrikulärer Block**, **ventrikuläre Tachykardie** („paradoxer Chinidin-Effekt"), **„Torsades de pointes", Verlängerung von QRS-Komplexen** und der **QT-Intervalle**. Die gastrointestinalen Störungen erschweren die Therapie bei manchen Patienten erheblich. Es hat daher an Bedeutung verloren.

Die **Kombination** von Chinidin mit anderen Pharmaka, die ebenfalls kardiodepressiv wirken, **muss unbedingt vermieden werden**, weil die Addition der Nebenwirkungen im Einzelfall nicht vorausgesagt werden kann. Zwischen Chinidin und Digitalis-Glykosiden besteht eine Arzneimittelinterferenz; der Digoxin-Plasmaspiegel steigt ungewöhnlich hoch an.
Ajmalin und sein enteral resorbierbares Propyl-Derivat **Prajmalin** ▶ sollen bei einer speziellen Rhythmusstörung, dem Wolff-Parkinson-White-Syndrom, wirksam sein. Im anglo-amerikanischen Schrifttum werden diese Verbindungen nicht erwähnt.
▶ Neben den typischen Nebenwirkungen der Klasse-I-Substanzen können zentralnervöse Störungen und ein Cholestase-Syndrom auftreten.

Gruppe Ic

In die Gruppe Ic gehören die Substanzen **Propafenon** und **Flecainid**, ▶ deren Wechselwirkung mit den Na$^+$-Kanalproteinen langsam vonstatten geht. Daher bedürfen sie einer anhaltenden tachykarden Arrhythmie, um wirksam zu werden, nämlich die Depolarisation zu verzögern. Die Repolarisationsphase wird kaum beeinflusst.
▶ Als Indikation galten **supraventrikuläre Arrhythmien**. ▶ In ausgedehnten Untersuchungen mit Propafenon hat sich gezeigt, dass sich die Behandlung nachteilig auf die Lebenserwartung auswirkt. Die arrhythmogene Potenz scheint bei erkrankten Herzen besonders hoch zu sein. Damit kann die Anwendung dieses Pharmakon nicht mehr empfohlen werden. Für Flecainid gilt ebenfalls, dass bei vorgeschädigtem Herzen die Lebenserwartung im Vergleich zu Placebo-behandelten Patienten gesenkt wurde. Auch Flecainid sollte also nur angewandt werden, wenn die linksventrikuläre Funktion ungestört ist; bei indizierter Antiarrhythmika-Gabe ist jedoch fast immer das Herz geschädigt.

K$^+$-Kanal-blockierende Antiarrhythmika (Gruppe III)

Amiodaron

Amiodaron

▶ **Wirkungsweise.** Amiodaron blockiert neben den K$^+$-Kanälen auch Na$^+$- und Ca^{2+}-Kanäle. Im Vordergrund seiner Wirkung steht die Verlängerung der Repolarisationsphase durch Hemmung des K$^+$-Auswärtsstromes. Außerdem verlangsamt es die diastolische Depolarisation von Schrittmacherzellen und vermindert damit die Frequenz des Sinusknotens. Es reduziert die Überleitungsgeschwindigkeit im AV-Knoten, nicht dagegen die Depolarisationsgeschwindigkeit der ventrikulären Aktionspotenziale. Die Refraktärperioden aller Herzabschnitte werden verlängert.

▶ **Anwendung.** Amiodaron ist ein sehr effektives Antiarrhythmikum gegen Rhythmusstörungen, die auf andere Medikamente nicht angesprochen haben. So ist es indiziert bei **therapieresistentem Vorhofflimmern** und **-flattern**, zur Unterbrechung von **kreisenden Erregungen** und zur Behandlung **schwerer ventrikulärer Rhythmusstörungen**. In derartig akuten Fällen kann Amiodaron anderen Antiarrhythmika überlegen sein.

▶ **Pharmakokinetik.** Amiodaron ist sehr schlecht wasserlöslich; es ist zu 96% an Plasmaeiweiße gebunden und hat trotz der hohen Plasmaeiweißbindung ein scheinbares Verteilungsvolumen von 66 l/kg. Die Eliminationshalbwertzeit liegt im Bereich von 30–50 Tagen. Der therapeutische Plasmaspiegel beträgt 0,5–1,5 µg/ml. Dieses Pharmakon wird also in einem extremen Ausmaß im Gewebe gebunden. Amiodaron und sein Metabolit Desethyl-Amiodaron, das ebenfalls antiarrhythmisch wirksam ist, werden als kationisch-amphiphile Substanzen in den sauren Kompartimenten der Zellen (Endosomen und Lysosomen) angereichert und komplexieren hier mit polaren Lipiden. Dieser Komplex kann nicht mehr von den lysosomalen Enzymen abgebaut werden. In der unprotonierten Form kann sich Amiodaron im Fettgewebe ablagern.

Dosierung. Am Beginn der Behandlung müssen höhere Tagesdosen gegeben werden (etwa eine Woche lang bis max. 1000 mg/d!), dann die notwendige Erhaltungsdosis von 200 mg/d, eventuell noch weniger. Bei akuten Fällen kann die Therapie auch mit intravenöser Zufuhr begonnen werden (unter EKG-Kontrolle).

▶ **Nebenwirkungen.** Amiodaron ist belastet mit **häufigen** und **ungewöhnlich starken Nebenwirkungen**, die sich besonders nach länger dauernder Anwendung bemerkbar machen. Es sollte daher nur verwendet werden, wenn andere Therapeutika erfolglos geblieben sind.
Die Amiodaron-Phospholipid-Komplexe akkumulieren und führen zu einer Pharmakon-induzierten Phospholipidose mit **Niederschlägen in der Kornea** (Abb. 12.12), die das Sehvermögen beeinträchtigen und durch Spaltlampen-Untersuchungen festgestellt werden können. Auch in anderen Geweben ist die **Speicherung von polaren Lipiden** nachweisbar, so in der Lunge (Abb. 12.13) und in der Leber. Diese Organe können bei der Amiodaron-Therapie Schaden erleiden (**Lungen-** und **Leberfibrose**). Eine überraschende Nebenwirkung ist die **Verdickung der Herzklappen**, die zur Funktionsstörung führt. Ob die gelegentlich beobachtete **periphere Neuropathie** auf demselben Mechanismus beruht, ist nicht geklärt. Immerhin ist bekannt, dass auch andere Lipidose-induzierende Arzneimittel Neuropathien auslösen. Die **Haut** reagiert nach Amiodaron-Zufuhr mit einer Photosensibilisierung und einer blau-grauen Pigmentierung.
Aus dem Amiodaron-Molekül wird im Organismus Jod freigesetzt, das zur **Störung der Schilddrüsenfunktion** führen kann. Es kommen sowohl hyperthyreote als auch hypothyreote Zustände vor. Zusätzlich ist die laborchemische Schilddrüsendiagnostik erheblich gestört. Vor dem Beginn einer Amiodaron-Therapie sollte daher ein gründlicher Schilddrüsenstatus erhoben werden.

Kontraindikationen für Amiodaron sind Herzmuskelinsuffizienz (mit Ausnahmen), Sinus-Bradykardie und ein partieller AV-Block.

Das unbefriedigende Nutzen-Risiko-Verhältnis von Amiodaron hat die Suche nach besser verträglichen Gruppe-III-Pharmaka stimuliert, leider bisher ohne Erfolg.

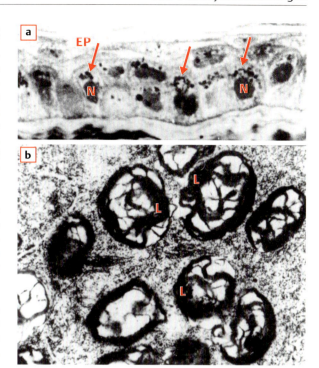

Abb. 12.**12 Trübung der Kornea durch Amiodaron.** Abgebildet ist das Korneaepithel einer Ratte, die mit Amiodaron behandelt wurde. **a** Lichtmikroskopisches Bild des Epithels (EP): Pfeile weisen auf abnorme zytoplasmatische Einschlusskörper hin. N: Nucleus. Vergr. 860×. **b** Elektronenmikroskopisches Bild dieser Einschlüsse: vergrößerte Lysosomen mit lamellärem Material (L). Vergr. 22000× (Aufnahmen aus dem Anatomischen Institut der Universität Kiel).

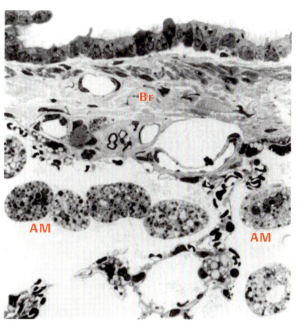

Abb. 12.**13 Lunge einer Ratte nach Amiodaron-Behandlung.** In den Alveolen liegen vergrößerte Alveolarmakrophagen mit Speichermaterial (AM). Br = Wand eines Bronchiolus. Vergr. 720× (Aufnahme aus dem Anatomischen Institut der Universität Kiel).

Box 12.6
Amiodaron und Lungenfibrose

Amiodaron ist ein extremes Beispiel für eine kationisch-amphiphile Substanz, die aufgrund ihrer physikochemischen Eigenschaften sehr stark in den Lysosomen mit deren pH-Wert zwischen 4 und 5 eingefangen wird und dort mit polaren Lipiden komplexiert. So reichert sich das Pharmakon zusammen mit Phospholipiden in vielen Zellen, vor allem aber den Makrophagen an. Besonders ausgeprägt ist dies in der Lunge zu beobachten: Vergrößerte Alveolarmakrophagen, vollgestopft mit Lamellenkörpern, liegen in den Alveolen und nehmen ständig an Zahl zu, so dass manche Alveolen ausgefüllt sind.

Dies lässt sich im Tierversuch und bei mit Amiodaron behandelten Patienten nachweisen. Das Auftreten einer lysosomalen Lipidspeicherung kann beim Menschen verhältnismäßig leicht gezeigt werden, weil die lamellären Einschlusskörper auch in Lymphozyten auftreten, die dem Untersucher ja immer leicht zugänglich sind. Im Tierversuch führt die durch Amiodaron ausgelöste Phospholipidose zu einer Lungenfibrose. Der Mechanismus, der dieser pathologischen Entwicklung zugrunde liegt, soll folgender sein: Die Zahl der Makrophagen nimmt stark zu, außerdem sind sie metabolisch aktiviert und sondern vermehrt Faktoren ab, die die Bindegewebszellen zum Wachstum und zur Produktion von Extrazellulärmaterial stimulieren. Es erfolgt eine langsame Umwandlung des spezifischen Gewebes der Lunge (und der Leber) in Bindegewebe.

Sobald bei einem Patienten die ersten Anzeichen für eine Beeinträchtigung der Lungenfunktion festgestellt werden, muss die Behandlung mit Amiodaron sofort abgebrochen werden. Es dauert dann noch lange, bis der Patient frei von Amiodaron und dem desethylierten Metaboliten ist (Eliminationshalbwertzeit 30–50 Tage). Die sofortige Gabe von Glucocorticoiden ist zweckmäßig.

Amiodaron ist – trotz der großen Toxizität – bei genauer Überwachung des Patienten als einziges Antiarrhythmikum übrig geblieben, das heute noch bei Patienten mit gravierenden ventrikulären Rhythmusstörungen und/oder Strukturschäden eingesetzt werden kann. Diese Substanz gehört aber in die Hände von Spezialisten.

Sotalol

Ein weiteres Arzneimittel, das zur Gruppe III gerechnet wird, ist das **Racemat Sotalol**.

Sotalol
* Asymmetriezentrum
l-Form = β-Blocker
d-Form = Antiarrhythmikum

Das *l*-Enantiomer ist ein nicht-selektiver β-Blocker, während das *d*-Enantiomer antiarrhythmische Eigenschaften aufweist. Klinische Untersuchungen mit dem reinen *d*-Enantiomer haben keine positiven Ergebnisse erbracht, die gewünschte Wirkung hängt tatsächlich von der Kombination der beiden verschieden wirkenden Enantiomere ab.

▶ Das Racemat (nur dieses befindet sich im Handel) ist wirksam gegen **supraventrikuläre Arrhythmien**, da es die Repolarisation verzögert, aber auch die Auslösung von Vorhofflimmern ist möglich.

▶ Die Nebenwirkungen beruhen z. T. auf der β-Blockade. *d*-Sotalol verzögert die Repolarisation und kann zu **ventrikulärer Tachykardie** vom „Torsades de pointes"-Typ Anlass geben. Sotalol kann empfohlen werden, wenn die Tagesdosierung nicht zu hoch gewählt werden muss und keine Herzmuskelschädigung vorliegt. Sie sollte 4×80 mg nicht überschreiten. Verglichen mit Amiodaron ist die Toxizität aber erheblich geringer.

12.2.3 Antiarrhythmika anderer Struktur

β-Rezeptoren-Blocker (Gruppe II)

Neben den bisher erwähnten Substanzen finden auch „reine" β-Blocker als Antiarrhythmika (Gruppe II) Verwendung, z. B. **Propranolol** u. **Atenolol**. Die Wirksamkeit ist leicht zu verstehen bei **Arrhythmieformen**, die durch einen **erhöhten Sympathikotonus** bedingt sind, wie das z. B. nach einem Herzinfarkt der Fall sein mag.

Bei Beachtung der typischen Kontraindikationen (S. 100) scheint eine Behandlung mit β-Blockern im Vergleich zu anderen Antiarrhythmika risikoärmer zu sein. Zumindest gibt es lediglich mit diesen Pharmaka günstige Ergebnisse in großen Studien, was die Lebenserwartung von Patienten mit Arrhythmien nach Myokardinfarkt anbelangt.

Mit β-Blockern werden nicht nur alle drei rhythmologischen Indikationen bei Vorhofflimmern (Konversion, Stabilisierung, Kammerfrequenzkontrolle) erreicht sowie ventrikuläre Rhythmusstörungen therapiert, sondern in vielen Fällen werden die ursächlichen Grunderkrankungen Hypertonie und/oder koronare Herzerkrankung gleich mitbehandelt.

Ca^{2+}-Kanal-Blocker (Gruppe IV)

▶ **Wirkungsweise.** Wie in Abb. 12.**8** (S. 140) dargestellt und ausgeführt, weisen Teile des Reizleitungssystems eine vom Calciumkanal abhängige und daher verhältnismäßig langsame Depolarisationsphase auf. Bestimmte Ca^{2+}-Kanal-Blocker (Syn.: Ca-Antagonisten), nämlich solche vom kationisch-amphiphilen Typ, vermögen unter therapeutischen Bedingungen dieses spezielle Herzgewebe zu beeinflussen und somit z. B. die atrioventrikuläre Überleitung zu verlangsamen. Neben **Verapamil** und seinem Methoxy-Derivat **Gallopamil** besitzt diese Eigenschaft auch **Diltiazem**.

▶ **Indikationen** für die Verwendung von amphiphilen Ca^{2+}-Kanal-Blockern als Klasse-IV-Antiarrhythmika sind bestimmte Formen **supraventrikulärer Tachyrhythmien unter Beteiligung des AV-Knotens**. Auch **Vorhofflattern und -flimmern** können eventuell günstig beeinflusst werden, indem durch Hemmung der AV-Überleitung die Folgefrequenz der Ventrikel gesenkt wird.

▶ **Nebenwirkungen.** Nach oraler Gabe ruft insbesondere Verapamil eine Obstipation hervor. Des Weiteren werden Schwindel, Kopfschmerzen, Hitzewallungen, Ödeme, Nervosität, verschiedene allergische Hautreaktionen und reversible Leberschäden beobachtet. Die **kardiodepressive** Wirkung ist stets zu berücksichtigen. Bei Überdosierung kommt es zu Bradykardien und AV-Blockierungen, und insbesondere bei zu **rascher intravenöser Injektion** droht ein **Herzstillstand**. Daneben wirken diese Calcium-Antagonisten immer negativ inotrop. Für Verapamil sind folgende **Kontraindikationen** zu beachten: Herzmuskelinsuffizienz, partieller Überleitungsblock und ventrikuläre Arrhythmien.

Diese Substanzen bewirken keine Änderung der ektopen Reizbildung und haben am Ventrikel nur ungünstige Wirkungen (negative Inotropie). Ihr Einsatz bei einer Herzinsuffizienz (die nur vermeidlich durch tachykardes Vorhofflimmern ausgelöst ist) hat schon einigen Patienten das Leben gekostet.

Weitere Wirkstoffe

Phenytoin. Diese Verbindung stellt insofern eine bemerkenswerte Ausnahme dar, als es sich um eine Substanz mit **anionisch**-amphiphilem Charakter handelt (s. Formel S. 348), die bei physiologischem pH allerdings vorwiegend ungeladen vorliegt.

▶ Es hemmt in-vitro-Ionenströme durch Natrium-, aber auch durch Calciumkanäle. Unter bestimmten Bedingungen vermag es ein erniedrigtes Ruhemembranpotenzial wieder zu normalisieren (durch Blockade der Na^+-Permeabilität nimmt die K^+-Leitfähigkeit relativ zu).

▶ Neben der Indikation als **Antiepileptikum** wird es bei **Digitalis-induzierten Arrhythmien** therapeutisch eingesetzt (Abb. 12.5, S. 132). **Dosierung.** Die Therapie der Digitalisvergiftung sollte mit fraktionierten parenteralen Gaben unter EKG-Kontrolle beginnen (Einzeldosis von 125 mg langsam über 5 Minuten, wird in Intervallen von mindestens 20 Minuten mehrmals wiederholt). Im weiteren Verlauf kann auf orale Behandlung übergegangen werden.

Atropin. Die **parasympatholytische Substanz** werden an anderer Stelle ausführlich besprochen (s. S. 79).

▶ Atropin hat eine gewisse Bedeutung bei der Therapie von **Sinus-Bradykardien**. Die Dosierung liegt im Bereich von 1–5 mg täglich.

▶ Die Nebenwirkungen ergeben sich aus der Hemmung des Parasympathikus.

Anstelle des tertiären Atropin sollte das quartäre **Isopropyl-Atropin (Ipratropium)** verwendet werden, das aufgrund der fehlenden zentralnervösen Wirkung vor allem von alten Menschen besser vertragen wird.

Adenosin. ▶ Das körpereigene Nukleosid Adenosin erhöht nach intravenöser Gabe die Kalium-Permeabilität der Herzmuskulatur und damit das Membranpotenzial. Außerdem hemmt Adenosin den Calcium-Einstrom in die Herzmuskelzellen. Die Adenosin-Wirkung kommt über den Adenosin-A_1-Rezeptor zustande; Theophyillin, ein A_1-Antagonist, blockiert den Effekt von Adenosin.

▶ Aus dem Blut wird Adenosin außerordentlich rasch durch Aufnahme in die Erythrozyten und durch Desaminierung eliminiert.

▶ Adenosin kann durch intravenöse Bolusinjektion **supraventrikuläre Tachykardien** beenden, zusätzlich hemmt es die AV-Überleitung und verlängert die Refraktärperiode des AV-Knotens. Die einmalige Dosierung beträgt 6 mg schnell intravenös und gegebenenfalls eine Steigerung auf 12 mg. Die Therapie ist nur unter stationären Bedingungen durchzuführen.

▶ Kurzfristig treten folgende Nebenwirkungen auf: Blutandrang, Brustschmerzen, Kurzatmigkeit, Übelkeit, Blutdrucksenkung.

Box 12.7

Hemmung des „Schrittmacher-Kanals"

In den Schrittmacher-Zellen des Sinusknotens fällt nach der Repolarisation das Membranpotenzial langsam wieder ab (s. Abb. 12.8) und geht an einem Schwellenpotenzial in ein neues Aktionspotenzial über. Der zeitliche Abstand von einem spontanen bis zum nächsten Aktionspotenzial bestimmt die Schlagfrequenz des Herzens. Schon aus der Form des Aktionspotenzials ist zu entnehmen, dass in den Schrittmacher-Zellen andere Ionen-Kanäle vorhanden sein müssen als in der Vorhof- und insbesondere der Kammermuskulatur. Und so beherrscht ein spezieller Kanal, **HCN*-Kanal** genannt, der einen **kombinierten K^+- und Na^+-Strom** (I_f) durchtreten lässt, das rhythmische Verhalten des Membranpotenzials. Der HCN-Kanal wird moduliert von der intrazellulären cAMP-Konzentration, die ihrerseits wieder durch vegetative Transmitter beeinflusst wird.

Diese Vorbemerkungen erscheinen uns wichtig zu sein, um einen neuen Typ von Wirkstoffen zu verstehen, die spezifische Antagonisten des HCN-Kanals sind. Werden diese zum Teil besetzt, wird die diastolische Depolarisation langsamer verlaufen, die Schlagfrequenz sinkt. Da mit Ausnahme des AV-Knotens kein anderes Gewebe diesen HCN-Kanal besitzt, kann eine gezielte Herabsetzung der Schrittmacher-Frequenz durch HCN-Kanal-Blocker erreicht werden. Die erste Substanz, die bis zur Zulassungsreife gediehen ist, heißt **Ivabradin**. Dieses Medikament mit einem neuartigen Wirkungsmechanismus reduziert die Herzfrequenz ohne andere Herzfunktionen zu beeinträchtigen. Als Indikationen werden angegeben: Tachykardien, stabile Angina pectoris. Als Nebenwirkungen werden Sehstörungen berichtet. (Helligkeitserscheinungen im Gesichtsfeld. Diese hängen damit zusammen, dass Ivabradin in der Netzhaut einen I_h-Strom zu hemmen vermag.)

Ivabradin

* **H**yperpolarisations-aktiviert, **c**yclisches **N**ucleotid gesteuert, auch f-Kanal genannt.

12.2.4 Therapie von Herzrhythmusstörungen

Es sei nochmals darauf hingewiesen, dass Antiarrhythmika vom Klasse-I-Typ (Na^+-Kanal-blockierend) und vom Klasse-III-Typ (repolarisationsverlängernd) nur mit großer Zurückhaltung verwandt werden sollten, da diese Substanzen arrhythmogen wirken können und im Einzelfall keine Voraussage über das Auftreten dieser Nebenwirkung möglich ist.

Die wichtigsten Nachteile der Klasse-I- und Klasse-III-Arrhythmika sind:
- komplexe Pharmakokinetik mit z. T. aktiven Metaboliten,
- interaktionsanfällige Abbauwege über Cytochrom-P450-Enzyme mit klinisch relevanten Polymorphismen,
- Akkumulation bei langen Halbwertzeiten (z. B. Amiodaron),
- Resorptionsstörungen bei kardialer Stauung,
- daher schlecht vorhersehbare Plasmakonzentration.

Diese Nachteile sind natürlich bei Patienten mit geschädigtem Ventrikel wesentlich gravierender als bei Herzgesunden Patienten.
Eine feste Regel gibt es für den klinisch-therapeutischen Einsatz von Antiarrhythmika nicht. Allerdings sind bei bestimmten Rhythmusstörungen manche Antiarrhythmika häufig besser wirksam als andere, so dass die Auswahl mit einer gewissen Prävalenz erfolgen kann.
Generell ist den β-**Blockern** der Vorzug zu geben, da sie in der Regel die zur Rhythmusstörung führende Grunderkrankung (Hypertonie, koronare Herzerkrankung) gleich mitbehandeln und ihre mortalitätssenkende Wirkung belegt ist.
Vorhofflimmern kann verschiedene Ursachen haben: pathologisch-anatomische Veränderungen (z. B. Klappenvitien, Vorhof-Dilatation), endokrine Erkrankungen (Hyperthyreose), Elektrolytstörungen (z. B. Hypokaliämie), Überempfindlichkeit gegenüber Genussmitteln (Coffein, Nicotin), Infektionskrankheiten, Zustand nach herzchirurgischen Eingriffen (nach Bypass-Operationen ca. 30 %, nach Klappenersatz ca. 50 % der Patienten), und schließlich idiopathisch. Bevor eine „anti-arrhythmische Therapie" in Erwägung gezogen wird, sollte die Ursache des Vorhofflimmerns erkannt und behandelt werden. Erst wenn eine kausale Behandlung nicht durchgeführt werden kann oder erfolglos bleibt, kann eine symptomatische Therapie begonnen werden.
Da mit dem Zustand des Vorhofflimmerns und der Wiederaufnahme des Sinusrhythmus die Gefahr einer **Hirnembolie** verbunden ist (ausgelöst durch Thromben, die sich in der Stase der flimmernden Herzohren gebildet haben), ist es eine **zwingende Notwendigkeit**, den Patienten ständig mit **Antikoagulanzien** zu behandeln (akut mit Heparin, langfristig mit Phenprocumon; angestrebt wird ein Quickwert von 25–30 % = 2–4 INR). Die Gabe von Acetylsalicylsäure ist in diesem Fall nicht ausreichend. Darüber hinaus ist dafür Sorge zu tragen, dass der **Kalium-Gehalt** im Serum mindestens im Normbereich liegt.
- Das weitere therapeutische Vorgehen richtet sich nach der Art des Vorhofflimmerns:
- *paroxysmales Vorhofflimmern:* anfallsweise auftretend, spontane Besserung im Verlauf weniger Tage;
- *chronisches Vorhofflimmern:* lange bestehend, Konversion therapeutisch möglich;
- *permanentes Vorhofflimmern:* therapeutisch nicht beeinflussbar.

Bei der Therapie des **paroxysmalen Vorhofflimmerns** besteht das Ziel vorwiegend darin, die Anfallsfrequenz zu senken bzw. das Eintreten eines Flimmerns völlig zu verhindern. Wenn keine Gegenanzeigen bestehen, können β-Blocker wie Atenolol und Metoprolol oder der Ca^{2+}-Kanal-Blocker Verapamil in retardierter Form als Dauertherapeutika eingesetzt werden.
Beim **chronischen Vorhofflimmern** muss der Versuch unternommen werden, eine medikamentöse Konversion herbeizuführen. Für diesen Zweck können verschiedene Antiarrhythmika herangezogen werden, angefangen mit dem alten Wirkstoff Chinidin (Klasse I) und den Klasse-III-Verbindungen Sotalol (Racemat: Antiarrhythmikum + β-Blocker), und Amiodaron (nur kurzfristig, da ausgeprägte Nebenwirkungen). Die Kontraindikation bei Ventrikelschädigung muss unbedingt berücksichtigt werden. Digoxin hat keine deutliche antiarrhythmische Wirkung; es ist jedoch indiziert bei gleichzeitig bestehender Herzmuskelinsuffizienz.
Gelingt die Konversion mit einem der genannten Pharmaka, sollte die Substanz (Ausnahme Amiodaron) als Dauertherapie in geringerer Dosierung beibehalten werden. Dabei muss jedoch an die arrhythmogene Nebenwirkung der Klasse-I-Substanzen und an den QT-verlängernden Effekt von Sotalol gedacht werden.
Gelingt eine pharmakologische Konversion nicht, besteht noch die Möglichkeit einer Elektrokonversion. Wird damit ein Sinusrhythmus erreicht, ist wiederum eine Dauertherapie mit Arzneimitteln anzuschließen.
Bei **ventrikulären Rhythmusstörungen** im Rahmen eines Myokardinfarktes bleibt Lidocain als Notfall- und Intensivtherapeutikum das Mittel der ersten Wahl. Dies entbindet jedoch nicht von einer kausalen Therapie, für die moderne antiischämische Interventionsstrategien (Thrombolysen, Koronarangioplastien) zur Verfügung stehen.

Schwangerschaft. Abschließend soll noch darauf hingewiesen werden, dass eine antiarrhythmische Therapie auch während der Schwangerschaft notwendig sein kann und auch möglich ist. Es sollten diejenigen Substanzen gewählt werden, die die größte therapeutische Breite aufweisen. Je nach Lage des Falles können auch β-Blocker und Digoxin gegeben werden.

Notwendige Wirkstoffe

Antiarrhythmika

Wirkstoff	Handelsname	Alternative
Klasse I: (vorwiegend) Na^+-Kanal-blockierend		
Lidocain	*Xylocain®* Amp.	G
Chinidin	*Chinidin-Duriles®* Tab.	
Klasse III: Repolarisationsverlängernd		
Amiodaron	*Cordarex®* Tab., Amp.	G
Sotalol	*Sotalex®* Tab., Amp.	G
Klasse IV: Ca-Antagonisten vom amphiphilen Typ		
Verapamil	*Isoptin®* Tab., Amp.	G
Diltiazem	*Dilzem®* Tab., Amp.	G
Weitere antiarrhythmische Wirkstoffe		
Ipratropium	*Itrop®* Tab., Amp.	–
Adenosin	*Adrekar®* Amp.	G
Digoxin	s. Tabelle S. 135	
β-Blocker	s. Tabelle S. 101	
Ivabradin	*Procorolan®* Tab.	–

Weitere im Handel erhältliche Antiarrhythmika
(Mittel zweiter Wahl, evtl. für Sonderfälle)

Ajmalin	Gilurytmal®
Flecainid	G, Tambocor®
Gallopamil	Procurum®
Mexiletin	Mexitil®
Phenytoin	G, Phenhydan®
Prajmalin	Neo-Gilurytmal®
Propafenon	G, Rytmonorm®

12.3 Vasodilatanzien

Überblick

Der Tonus der glatten Gefäßmuskulatur kann durch verschiedene Maßnahmen gesenkt werden. Damit ist eine Verminderung des peripheren Widerstandes und Senkung des Blutdruckes verbunden.

Ca^{2+}-Antagonisten
▶ Hemmung des transmembranalen Ca^{2+}-Einstroms durch Blockade von Ca^{2+}-Kanalproteinen

Dihydropyridine
Leitsubstanz: Nifedipin
▶ Vasodilatation vorwiegend im arteriellen Strombett
▶ Bluthochdruck, Angina pectoris

Kationisch-amphiphile Ca^{2+}-Antagonisten
Leitsubstanz: Verapamil
▶ Arterienerweiterung, Dämpfung der Herzfunktionen (Frequenz, AV-Überleitung, Kontraktionskraft).
▶ Angina pectoris, supraventrikuläre Herzrhythmusstörungen

Andere Vasodilatanzien
NO-Donatoren, Kaliumkanal-Öffner, Hydralazine, Prostacyclin, Phosphodiesterase-Hemmstoffe sowie sog. durchblutungsfördernde Mittel

12.3.1 Calcium-Antagonisten

Grundlagen und Wirkprinzipien

Calciumkanal-Proteine. Hinsichtlich ihrer elektrophysiologischen und pharmakologischen Eigenschaften sowie hinsichtlich ihres Vorkommens in verschiedenen Zelltypen lassen sich verschiedene Arten von Calciumkanal-Proteinen unterscheiden. In der glatten Muskulatur und in der Herzmuskulatur dominiert der sog. L-Typ-Calcium-Kanal („long lasting, high voltage activated, Abb. 12.**14**). Es handelt sich um einen Proteinkomplex aus mehreren Untereinheiten. Das zentrale Protein (die sog. α_1-Untereinheit) hat ein Molekulargewicht von ungefähr 200 kDa. Der Peptidfaden schlängelt sich vielfach durch die Phospholipid-Matrix des Plasmalemm, aber in wohlgeordneter Weise: Die transmembranalen Abschnitte gruppieren sich in vier gleichartige Domänen; in jeder dieser Domänen bildet der Peptidfaden 6 transmembranale Segmente. Die Domänen sind in Form eines Ringes angeordnet, in dessen Zentrum der Ionenkanal liegt. Dieser ist im Ruhezustand verschlossen. Eine Änderung des Membranpotenzials löst eine solche Konformationsänderung des Proteins aus, dass sich der Kanal öffnet und Calcium-Ionen einströmen.

Als **Calcium-Antagonisten** bezeichnet man Substanzen, die den Durchtritt von Calcium durch die Calciumkanäle verhindern. Sie werden auch als Calciumkanal-Blocker oder Calciumeinstrom-Blocker bezeichnet.

Im Plasmalemm befindet sich eine Vielzahl von Kanalproteinen, beispielsweise für den Na^+-Einstrom oder für den K^+-Ausstrom. Die in diesem Abschnitt vorgestellten Substanzen zeichnen sich dadurch aus, dass sie mit hoher Spezifität Calciumkanäle blockieren. Nur derartig spezifisch wirkende Substanzen sind Calcium-Antagonisten oder Calciumkanal-Blocker im eigentlichen Sinne.

Der Wirkort der hier aufgeführten Substanzen ist der L-Typ-Calciumkanal. Leitsubstanzen sind das Dihydropyridin **Nifedipin**, das Phenylalkylamin **Verapamil** und das Benzothiazepin **Diltiazem**. Die Substanzen besitzen am Kanalprotein unterschiedliche Bindungsareale (Abb. 12.**14**).

Struktur der Ca^{2+}-Antagonisten. Verapamil und Diltiazem sind **kationisch-amphiphile Substanzen**, deren posi-

Dihydropyridin: Gefäß-prävalent

Nifedipin

kationisch-amphiphil: Gefäß- und Herz-wirksam

Verapamil, ein Phenylalkylamin
Gallopamil

* optisch aktive Zentren

Diltiazem, ein Benzothiazepin

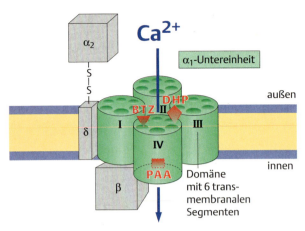

Abb. 12.14 Kardialer L-Typ-Calciumkanal mit Bindungsstellen für Ca²⁺-Antagonisten. Die α₁-Untereinheit (grün) bildet die Ionenpore, die anderen Untereinheiten (α₂, β, δ) modulieren deren Funktionen. Bindungsstellen der α₁-Untereinheit:
DHP: Dihydropyridin-Bindungsstelle
BTZ: Benzothiazepin (Diltiazem)-Bindungsstelle
PAA: Phenylalkylamin (Verapamil)-Bindungsstelle

tiv geladener Stickstoff für die Bindung an das Kanalprotein wichtig ist. Das **Dihydropyridin** Nifedipin und analoge Verbindungen besitzen diese Eigenschaft nicht, sondern stellen ungeladene Moleküle dar, in denen die Doppelbindungen in Resonanz stehen. Dies ist auch der Grund für die Lichtempfindlichkeit: Photoneneinfang aromatisiert den Dihydropyridin-Ring und führt zum Wirkungsverlust. Einige wenige Dihydropyridine besitzen eine Seitenkette mit einem protonierbaren Stickstoff, z. B. Amlodipin. Dieser ist an der Bindung an das Ca²⁺-Kanalprotein aber wohl nicht beteiligt, er nimmt jedoch Einfluss auf die Pharmakokinetik.

▶ **Wirkprinzipien der Ca²⁺-Antagonisten.** In ihrer Wirkung unterscheiden sich die beiden Gruppen in wesentlichen Punkten (Abb. 12.15).
- Die **kationisch-amphiphilen Verbindungen** *hemmen die Herzmuskulatur*, sie reduzieren Frequenz, AV-Überleitung und Kontraktionskraft und sie haben bestimmte antiarrhythmische Effekte in den Konzentrationen, die für eine Vasodilatation notwendig sind.
- Die Dihydropyridine beeinflussen in Konzentrationen, die eine ausgeprägte Hemmung am glatten Muskel auslösen, bei einem Patienten ohne vorgeschädigtes Herz den *Herzmuskel nicht.*

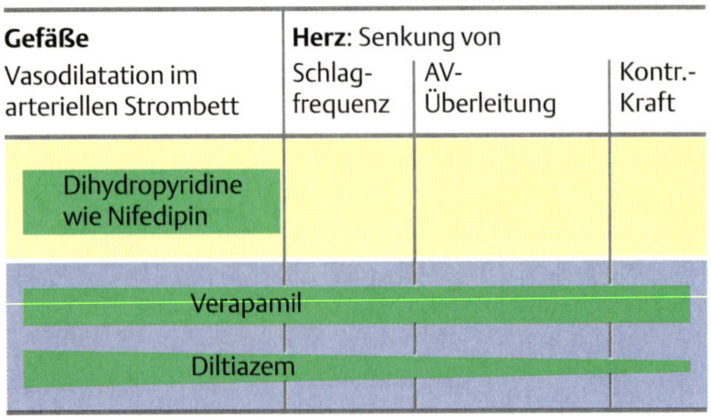

Was beide Substanzgruppen aber gemeinsam haben, ist die *Hemmung glatter Muskulatur*, vor allem der Gefäße im arteriellen Strombett.

Die unterschiedlich starke Wirkung auf die Gefäßmuskulatur im Vergleich zur Herzmuskulatur wird häufig durch einen Quotienten ausgedrückt, der als **vaskuläre Selektivität** bezeichnet wird. Der absolute Wert dieses Quotienten schwankt stark in Abhängigkeit von den Messbedingungen und der Wahl der Organe (Art und Herkunft der Gefäße, Vorhof- oder Kammermuskulatur, isolierte Organe oder intakter Organismus). Die Dihydropyridine besitzen allerdings immer einen um das ca. 10fache höheren Quotienten als die kationisch-amphiphilen Verbindungen.

▶ **Anwendung.** Aufgrund dieser Unterschiede differieren auch die Indikationen für die verschiedenen Ca²⁺-Antagonisten. Da bei der Anwendung von Nifedipin und anderen Dihydropyridinen die Gefäßwirkung im Vordergrund steht, ergeben sich die Indikationen **Angina pectoris** und **Hochdruck** (S. 166 und 157). Wegen seiner Herzwirkung wird Verapamil neben den genannten Indikationen v.a. als **Antiarrhythmikum** eingesetzt (S. 146); gleiches gilt für Diltiazem.

Box 12.8

Wirkunterschiede zwischen den Calcium-Antagonisten

Es ist nicht geklärt, weshalb die Calcium-Antagonisten im Bereich der glatten Muskulatur besonders die Muskulatur der Gefäßbahn, und zwar des arteriellen Schenkels, beeinflussen. Auch ist unklar, weshalb die Dihydropyridine gefäßprävalent wirksam sind, hingegen Diltiazem und noch ausgeprägter Verapamil Herzwirkungen aufweisen (s. Abb. 12.15).
Folgende Gegebenheiten mögen für die Unterschiede verantwortlich sein: Die Substanzen haben verschiedene Bindungsstellen an der α₁-Untereinheit des Calciumkanal-Proteins. Verapamil bindet sich an die Cytosol-seitige Öffnung des Kanalproteins und versperrt den Kanal. Die Dihydropyridin-Bindungsstelle liegt im nach extrazellulär gewandten Anteil des Kanalproteins in einem hydrophoben Bereich an der Kontaktstelle zweier Domänen. Dihydropyridine haben eine hohe Bindungsneigung, wenn sich das Kanalprotein im inaktivierten Zustand befindet. Der inaktivierte Zustand schließt sich an eine Kanalöffnung an und geht bei Repolarisation der Membran in den ruhenden, zur erneuten Öffnung bereiten Zustand über. Je weniger negativ das Membranpotenzial, desto mehr Kanalproteine befinden sich im inaktivierten Zustand. Das Membranpotenzial glatter Muskelzellen ist geringer als das von Herzmuskelzellen. Dies fördert die Dihydropyridin-Bindung und ist möglicherweise ein Grund für die erhöhte Empfindlichkeit der Gefäße gegenüber Dihydropyridinen.
Ein weiterer Grund könnten Unterschiede im Aufbau der Kanalproteine von Myokard und glatter Muskulatur sein.

Gefäße	Herz: Senkung von		
Vasodilatation im arteriellen Strombett	Schlagfrequenz	AV-Überleitung	Kontr.-Kraft
Dihydropyridine wie Nifedipin			
Verapamil	Verapamil	Verapamil	Verapamil
Diltiazem	Diltiazem	Diltiazem	Diltiazem

Abb. 12.15 Gefäß- und Herzwirkungen von Ca²⁺-Antagonisten. Vereinfachter Vergleich der Gefäß erweiternden und kardiodepressiven Wirkungen. Blauer Hintergrund: Kationisch-amphiphile Substanzen.

Dihydropyridine

Nifedipin und verwandte Substanzen

Nifedipin ist die Leitsubstanz der Gruppe (Formel, S. 149). Die Substanzen, die nach Nifedipin auf den Markt kamen, weisen zum Teil eine noch stärkere Gefäßprävalenz bzw. noch geringere Herzwirksamkeit auf als Nifedipin. Im Prinzip gleichen sie pharmakologisch der Muttersubstanz aber sehr.

▶ **Pharmakokinetik.** Nifedipin ist eine lichtempfindliche, schlecht wasserlösliche Substanz, was galenische Probleme für die oralen und parenteralen Arzneimittelformen mit sich bringt. Die Bioverfügbarkeit nach oraler Gabe beträgt etwa 50 %. Die Plasmaeiweiß-Bindung ist sehr hoch (um 98 %), das Verteilungsvolumen liegt bei 1 l/kg, was bei der niedrigen freien Konzentration auf eine starke Anreicherung im Gewebe hinweist. Die Eliminationshalbwertzeit beträgt ca. 2 Stunden. Erster Abbauschritt ist eine Aromatisierung des Dihydropyridin-Ringes zum Pyridin-Ring, es folgen Spaltung eines der beiden Methylester und Hydroxylierung an einer der dem Pyridin-Stickstoff benachbarten Methylgruppen. Die **Dosierung** per os liegt bei 5 mg.
Die Gabe einer „normalen" Nifedipin-Kapsel ruft aufgrund des **schnellen Wirkungseintrittes** und der **raschen Elimination** eine entsprechend ausgeprägte Schwankung des Serumspiegels hervor.
Es ergeben sich abrupte Blutdrucksenkungen mit kompensatorischer Tachykardie. Diese Reaktion kann im Einzelfall, speziell bei Anwendung von Nifedipin zur Reinfarkt-Prophylaxe, fatale Folgen haben. In dieser Form angewendet erhöht Nifedipin das *Risiko eines Herztodes*, wie Vergleiche mit entsprechenden Kontrollgruppen ergeben haben. Aus diesem Grund soll das *nicht-retardierte* Nifedipin nicht mehr bei Erkrankungen verwandt werden, die einen konstanten Blutspiegel erfordern. Die neueren Dihydropyridin-Derivate werden sehr viel langsamer eliminiert, so z. B. **Isradipin** ($t_½$ ca. 8 Std.), **Felodipin** ($t_½$ ca. 14 Std.) und **Amlodipin** ($t_½$ um 40 Std.). Bei den zwei letztgenannten Pharmaka ergibt sich ein gleichmäßiger Blutspiegel auch bei einmaliger täglicher Einnahme.

Eine interessante Pharmakokinetik besitzt **Lercanidipin**. Die Substanz hat durch die hydrophobe Seitenkette eine hohe Bindungsneigung für Zellmembranen (s. Formel). Nach der Gabe akkumuliert das Pharmakon zuerst in hydrophoben Strukturen und nur ein kleiner Teil erreicht die Ca-Kanäle. Die Folge ist ein langsamer Wirkungseintritt. Die unspezifisch gebundene Menge wirkt dann für die nächsten Stunden als Depot, aus dem immer wieder genügend Wirkstoff freigesetzt wird, um eine Ca-Kanal-Blockade zu unterhalten. Die Wirkdauer beträgt im Mittel 24 Stunden. Eine ähnliche Pharmakokinetik scheinen auch die neuen Ca-Kanal-Blocker **Lacidipin** und **Manidipin** zu besitzen. Auch Ca-Antagonisten vom Dihydropyridin-Typ mit extrem kurzer Halbwertszeit sind entwickelt worden. Ein derartiger Wirkstoff ist **Clevidipin**, der in der Seitenkette eine Esterkonformation besitzt, die im Organismus sehr schnell gespalten wird, was die Substanz biologisch unwirksam macht.

▶ **Wirkungsweise.** In therapeutischer Dosierung senken Dihydropyridine den Tonus von glatter Gefäßmuskulatur, besonders im arteriellen Schenkel der Strombahn, und beeinträchtigen dabei normalerweise weder die Kontraktionskraft noch die elektrischen Eigenschaften des Herzens.

▶ **Anwendung.** Es sind vor allem zwei Erkrankungen, bei denen die Dihydropyridine indiziert sind: **Hypertonie** und **Angina pectoris**. Für die Hypertonie-Behandlung sind lang dauernde gleichmäßige Blutspiegel notwendig, daher kommen nur die Dihydropyridine mit langsamer Eliminationsgeschwindigkeit wie Isradipin, Felodipin oder Amlodipin infrage. Für die Dauerbehandlung der Angina pectoris gilt dasselbe.
Verbindungen, die dem Nifedipin chemisch sehr nahe verwandt sind, wie **Nitrendipin**, **Nisoldipin**, **Nicardipin** und **Nilvadipin**, sind auch pharmakologisch der Leitsubstanz so ähnlich, dass sie kaum ein eigenes Profil und eine Bedeutung erlangt haben.

▶ Die **Nebenwirkungen** der Ca-Kanal-Blocker vom Dihydropyridin-Typ sind durch die Hauptwirkung bedingt: zu starke Blutdrucksenkung, Kopfschmerzen, reflektorische Tachykardie, wenn schwankende Blutspiegel in der Anstiegsphase vorliegen. Bei längerdauernder Zufuhr können sich prätibiale Ödeme entwickeln, sehr selten hypertrophiert die Gingiva. Die Dihydropyridin-Präparate, die entweder durch Retardierung oder durch

Isradipin

Amlodipin

Felodipin

Lercanidipin
*optisch aktives Zentrum

eine langsame Elimination ausgezeichnet sind, werden gut vertragen. Ernste Nebenwirkungen sind sehr selten, nur prätibiale Ödeme scheinen bei allen Mitgliedern dieser Gruppe vorzukommen. Als Ursache wird vermutet, dass durch die gute Erweiterung der Arteriolen die Kapillaren des Fuß- und Unterschenkelbereiches einem zu hohen Filtrationsdruck ausgesetzt werden.

Kationisch-amphiphile Ca^{2+}-Antagonisten

Verapamil

▶ **Pharmakokinetik.** Verapamil ist als Hydrochlorid wasserlöslich. Nach oraler Gabe ist die präsystemische Elimination recht hoch (ca. 80 %), wie ein Vergleich der oralen mit der parenteralen Dosierung widerspiegelt: 80 mg per os und 5 mg intravenös. Zu diesem Unterschied trägt bei, dass in der Leber das stärker Ca-antagonistisch wirksame Enantiomer von Verapamil rascher abgebaut wird als das andere, weniger wirksame Enantiomer. Die Substanz ist zu ca. 90 % an Plasmaeiweiß gebunden, das Verteilungsvolumen liegt bei 4,0 l/kg, was wiederum eine starke Anreicherung im Gewebe anzeigt. In der ungeladenen Form penetriert Verapamil leicht durch Biomembranen, in der geladenen Form reichert es sich an Wasser-Lipid-Interphasen an.

▶ **Wirkungsweise.** Verapamil interferiert in therapeutischer Dosierung nicht nur mit der elektromechanischen Kopplung in der glatten Muskulatur, sondern auch im Herzmuskel. Außerdem hemmt es dort die vom Ca^{2+}-Einstrom getragenen Depolarisationen in Sinusknoten und AV-Knoten, was im positiven Sinne als antiarrhythmischer Effekt nutzbar ist (S. 146).

▶ **Nebenwirkungen** sind Bradykardie, AV-Block bis Asystolie. Als Folge der negativ inotropen Wirkung wird eine Herzinsuffizienz weiter verschlechtert. Andere Nebenwirkungen ergeben sich aus der Blutdrucksenkung (Orthostase, Kopfschmerzen, Unterschenkelödeme) und aus der Hemmung glatter Muskulatur in Organen, die therapeutisch nicht erreicht werden sollen, z. B. Obstipation. Verapamil ist **kontraindiziert** bei bestehenden Überleitungsstörungen, manifester Herzinsuffizienz und bei Lebererkrankungen (Gefahr der Überdosierung wegen einer möglichen Reduzierung der präsystemischen Elimination). Verapamil und andere katamphiphile Ca^{2+}-Antagonisten dürfen nicht zusammen mit β-Blockern gegeben werden (Verstärkung der negativen Wirkungen auf das Herz). Die Kombination Dihydropyridin plus β-Blocker wirkt sich dagegen im allgemeinen günstig aus, insbesondere aufgrund der Unterdrückung der Reflextachykardie durch den β-Blocker.

▶ **Anwendung.** Im Hinblick auf den klinischen Einsatz erscheint die Gruppe der Calciumantagonisten als sehr heterogen; differenzialdiagnostische Aspekte sind wichtig:
Wenn tachykardes Vorhofflimmern bei einem Hypertoniker gebremst werden soll, sind Verapamil oder Diltiazem vorteilhaft, denn hiermit erreicht man beide Störungen, sicher aber nicht mit einem Dihydropyridin, das die Überleitung nicht bremst. Die Indikationen für Verapamil sind **Angina pectoris** (s. S. 167), **bestimmte Arrhythmieformen** (s. S. 146) und mit Vorbehalt die **Hypertonie** (s. S. 157).
Eine seltene Indikation, bei der die Hemmung der Kontraktionskraft des Herzmuskels durch Verapamil bewusst ausgenutzt wird, ist die subvalvuläre Aortenstenose (hypertrophe Kardiomyopathie).

Gallopamil und Diltiazem

Gallopamil ist ein Methoxy-Derivat von Verapamil (s. Formel S. 149). Es verhält sich pharmakologisch wie die Ausgangssubstanz und zeigt dieselben Wirkungen und Nebenwirkungen. Es handelt sich um ein unnötiges Analog-Präparat.

Diltiazem ist ähnlich zu beurteilen wie Verapamil. Es ist schwächer wirksam (die intravenös verabreichte Dosis beträgt 20 mg). Es steht klinisch hinsichtlich des Verhältnisses Herz/Gefäßwirkung zwischen Nifedipin und Verapamil und wird gerade von betagten Patienten gut vertragen.

Notwendige Wirkstoffe

Calcium-Antagoniste

Wirkstoff	Handelsname	Alternative
Ca-Antagonisten vom Dihydropyridin-Typ		
Nifedipin	*Adalat® Kaps., Tab., Ret.-Tab., Inf.-Lösg.*	G
Isradipin	*Lomir®, Vascal® Tab.*	–
Felodipin	*Modip®, Munipal® Tab.*	G
Amlodipin	*Norvasc® Tab.*	G
Lacidipin	*Motens® Tab.*	–
Lercanidipin	*Carmen®, Corifeo*	–
Kationisch-amphiphile Ca-Antagonisten		
Verapamil	*Isoptin® Tab., Amp.*	G
Diltiazem	*Dilzem®*	G

Weitere im Handel erhältliche Ca-Antagonisten

Manidipin	*Mayper®*
Nicardipin	*Antagonil®*
Nilvadipin	*Escor®, Nivadil®*
Nimodipin	**G**, *Nimotop®*
Nisoldipin	*Baymycard®*
Nitrendipin	**G**, *Bayotensin®*
Gallopamil	*Procorum®, Gallobeta®*

12.3.2 NO-Donatoren

Das Gefäßendothel kann Einfluss auf Gefäßweite und Durchblutung nehmen, indem es Substanzen freisetzt, die lokal den Tonus der glatten Gefäßmuskulatur beeinflussen. Ein wichtiger vasodilatierender Botenstoff ist **Stickstoff-Monoxid (NO)**. Bei dem zunächst strukturell nicht identifizierten Stoff **EDRF** (endothelium derived relaxing factor) handelt es sich um NO.

12.3 Vasodilatanzien

Bildung und Wirkungsmechanismus von NO. Die Endothelzellen können durch verschiedene Substanzen zur Abgabe dieses Botenstoffes angeregt werden, z. B. durch Acetylcholin, Histamin und Bradykinin. NO entsteht aus der Guanidino-Gruppe der Aminosäure L-Arginin unter Katalyse durch das Enzym „NO-Synthase" (s. S. 126). Es diffundiert in die benachbarten Gefäßmuskelzellen und reagiert dort mit der im Cytosol gelösten Guanylatcyclase. Diese wird aktiviert, der intrazelluläre Spiegel von cGMP steigt und die Zelle erschlafft. NO ist chemisch sehr instabil; seine Wirkung ist flüchtig. Es muss darauf hingewiesen werden, dass NO auch den Tonus anderer glatter Muskulatur herabsetzt, so im Intestinal- und Bronchialbereich. Zusätzlich spielt das Stickstoff-Monoxid eine Rolle als Botenstoff im Zentralnervensystem (Modulation der Wirkung anderer Neurotransmitter); der Effekt scheint dort an den Glutamat-Rezeptor gebunden zu sein.

Wirkstoffe

Therapeutisch spielt die vasodilatierende Wirkung von NO eine Rolle bei **Glyceryltrinitrat (Nitroglycerin)** und anderen organischen Nitraten, die vorwiegend zur Behandlung der Angina pectoris dienen (Antianginosa S. 163 f). Aus diesen wird NO freigesetzt: „NO-Donatoren". Die organischen Nitrate beeinflussen vorwiegend die glatte Gefäßmuskulatur, jedoch ist auch eine Wirkung in anderen Gebieten feststellbar. Glyceryltrinitrat eignet sich beispielsweise auch als Spasmolytikum zur Behandlung von Gallenkoliken.

Zu den NO-Donatoren zählt auch **Nitroprussid**, welches nicht als Antianginosum dient und deshalb hier vorgestellt werden soll.

▶ Nitroprussid senkt den Tonus von Widerstands- und Kapazitätsgefäßen (anders als Nitroglycerin) gleichermaßen. Dadurch sinken der Blutdruck und die Vor- und Nachbelastung des Herzens ab.

Nitroprussid-Natrium wird für ▶ zwei Indikationen verwandt: Zur akuten Blutdrucksenkung bei Hochdruckkrisen und postoperativen Hypertonien und zur kurzfristigen Entlastung des insuffizienten Herzens bei akutem Herzversagen (S. 160 bzw. S. 136).

▶ Die Substanz ist sehr labil und zerfällt selbst in wässriger Lösung. Im Organismus wird sie über Zwischenstufen (Cyanid) in Thiocyanat (Rhodanid) umgewandelt, die biologische Elimination dauert nur wenige Minuten.

Zu therapeutischen Zwecken werden je nach Empfindlichkeit des Patienten und nach dem gewünschten Effekt unterschiedliche Dosierungen benötigt. Als mittlere Dosierung kann 0,003 mg/kg × min, also ca. 0,2 mg/min angegeben werden. Die fortlaufende Überwachung des Blutdrucks ist notwendig. ▶ Bei höherer Dosis kann die Kapazität des Enzyms Rhodanid-Synthetase, in der Leber Cyanid in das weniger toxische Rhodanid zu verwandeln, überfordert sein. Dies induziert eine **Cyanid-Vergiftung** (S. 506). Neben den „chemisch bedingten" Nebenwirkungen ist natürlich an die **Folgen der akuten Blutdrucksenkung** zu denken, die denen nach Gabe anderer akut blutdrucksenkender Pharmaka ähneln: Reflextachykardie, Kopfschmerzen, anginöse Beschwerden, Unruhe, Nausea und Erbrechen.

12.3.3 Endothelin-Rezeptor-Antagonisten

Von den Endothelzellen wird das Peptid **Endothelin** abgegeben, das über einen entsprechenden Rezeptor, der G-Protein-gekoppelt ist, die glatten Gefäßmuskeln erregt und damit zum Tonus der Gefäße beiträgt. Das Endothelin wird von einem Enzym, dem Endothelin-Konversions-Enzym, abgebaut. So ergeben sich zwei pharmakologische Möglichkeiten der Einflussnahme, nämlich durch Endothelin-Rezeptor-Antagonisten (und -Agonisten) und durch Hemmstoffe des abbauenden Enzyms. Für beide Möglichkeiten sind bereits entsprechende Substanzen entwickelt worden. Von den Rezeptor-Antagonisten erwartet man eine blutdrucksenkende Wirkung bei einer Hypertonie. In der Zwischenzeit liegen erste Berichte über die klinische Wirksamkeit von Endothelin-Antagonisten vor. So bessert die Gabe von **Bosentan** das ansonsten schwer beeinflussbare Krankheitsbild der pulmonalen Hypertonie in manchen Fällen (S. 177).

12.3.4 Kaliumkanal-Öffner

Eine Zunahme der Kalium-Permeabilität des Plasmalemm lässt das Membranpotenzial negativer werden. Die elektrische Erregbarkeit der Zelle nimmt damit ab. Die erschlaffende Wirkung der Substanzen **Minoxidil** und **Diazoxid** scheint auf einer Öffnung von Kaliumkanal-Proteinen zu beruhen.

Minoxidil selbst ist unwirksam. ▶ Ein in der Leber gebildeter Metabolit (Minoxidil-NO-Sulfat) ist für die vasodilatierende Wirkung verantwortlich. Diese betrifft besonders Arteriolen, das venöse Strombett wird kaum beeinflusst. Minoxidil vermag den Blutdruck deutlich zu senken. Kompensatorisch kann es zu einer renalen Kochsalz- und Wasserretention sowie zu einer Reflextachykardie kommen. Daher ist die Kombination mit einem Saluretikum und einem β-Blocker sinnvoll.

▶ Minoxidil sollte **nur bei sonst therapieresistenten Hochdruckfällen** angewandt werden. Allerdings ist es bei geeigneter Dosierung auch in der Lage, praktisch jeden erhöhten Blutdruck effektiv zu senken (Endstreckenpräparat). Wenn dieses Ultima-Ratio-Prinzip versagt, „stimmt etwas nicht". In der Regel liegt es dann an Noncompliance des Patienten. Man muss sich vor allem aber hüten, die Eskalation der antihypertensiven Therapie wegen Noncompliance erst so weit zu treiben, dass Minoxidil scheinbar notwendig wird.

▶ Minoxidil wird enteral gut resorbiert, fast völlig metabolisch abgebaut und dann renal ausgeschieden. Die Wirkung einer Dosis hält 12 – 24 Stunden an.

▶ Die Nebenwirkungen beruhen auf einer eventuell **zu starken Blutdrucksenkung**, die bis zur Minderdurchblutung des Myokard führen kann. Als Besonderheit kommt verhältnismäßig häufig verstärktes Wachstum der Körperhaare vor (Hypertrichose). Eine Erklärung für diese sonderbare Nebenwirkung kann bisher nicht gegeben werden. Chronische Auftragung der Substanz in 1 – 5 %iger Zubereitung auf die Glatze löst in vielen Fällen ein erneutes Wachstum von Lanugohaaren aus. Auch bei dieser Applikation ist an die mögliche Blutdrucksenkung zu denken.

Diazoxid ist chemisch den Saluretika vom Benzothiadiazin-Typ verwandt, besitzt aber ▶ **keine diuretische Wirkung**, sondern löst eher eine Kochsalz- und Wasserretention aus. Es vermindert den Tonus der Muskulatur von Gefäßen, vor allem der Arteriolen, so dass der Blutdruck absinkt. Dieser Effekt tritt allerdings nur ein, wenn die Substanz nach einer schnellen intravenösen Injektion (300 mg) in hoher Konzentration die glatte Muskulatur der Gefäße erreicht (Abb. 12.**16**). Wird dieselbe Dosis oral gegeben, steht eine völlig andere Wirkung im Vordergrund: die Insulin-Ausschüttung aus dem Pankreas wird gehemmt. Diazoxid erhöht auch hier die Kalium-Permeabilität durch Aktivierung ATP-abhängiger Kalium-Kanäle und bewirkt so eine weitere Negativierung des Membranpotenzials. Die dadurch verminderte Erregbarkeit der B-Zell-Membranen führt zu einer verringerten Insulin-Ausschüttung. Bemerkenswerterweise bewirkt Diazoxid damit an den B-Zellen des Pankreas gerade das Gegenteil dessen, was orale Antidiabetika vom Sulfonylharnstoff-Typ verursachen; diese hemmen ATP-abhängige Kalium-Kanäle, senken des Membranpotenzial, steigern die Erregbarkeit und fördern so die Insulin-Inkretion.

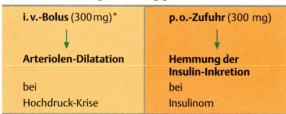

Abb. 12.**16** **Pharmakokinetisches Verhalten von Diazoxid.** Die Wirkungsweise ist abhängig von der Darreichungsform.

▶ Aufgrund des pharmakokinetischen Verhaltens ist Diazoxid als Antihypertensivum nur zur **kurzfristigen Behandlung von Hochdruckkrisen** geeignet. Das Ausmaß der Blutdrucksenkung ist im Einzelfall schwer vorhersehbar, daher ist Diazoxid auch bei dieser Indikation von günstiger wirkenden Substanzen abgelöst worden. Für die Therapie von Hochdruckkrisen bei Phäochromozytom ist Diazoxid *nicht* geeignet. In oraler Darreichungsform wird Diazoxid bei verschiedenen Arten des **Hyperinsulinismus** verwendet (S. 406).

▶ Bei chronischer Gabe ist die Therapie mit Diazoxid durch **eine Reihe von Nebenwirkungen** belastet: Kochsalz- und Wasser-Retention, Hyperurikämie, Blutbildschäden, periphere Neuropathien und selten Hypertrichose. Bei arteriosklerotischen Patienten können sich zerebrale Ischämien oder Myokardinfarkte ausbilden.

12.3.5 Hydralazine

▶ Die **Hydralazine** erweitern vorwiegend Arteriolen direkt, der Wirkungsmechanismus ist nicht bekannt. Obgleich der Blutdruck absinkt, kann die Nierendurchblutung zunehmen. Die hypotensive Wirkung der Hydralazine ist verhältnismäßig schlecht steuerbar, weil der Effekt die Elimination überdauert und keine gute Korrelation zwischen der Höhe des Blutspiegels und der Stärke des Effektes besteht.

Die Dosierung von **Dihydralazin** sollte daher einschleichend erfolgen. Sie richtet sich nach dem Effekt, beginnend mit 10 – 20 mg mehrmals täglich bis hin zu 200 mg/d.

Dihydralazin

▶ Dihydralazin wird in Kombination mit anderen Antihypertensiva (z. B. mit einem Saluretikum und einem β-Blocker, S. 159) verwendet, besonders dann, wenn eine **mangelhafte Durchblutung der Nieren** vorliegt oder droht (renaler Hochdruck). Auch bei der Behandlung einer **Hypertonie während einer Gravidität** (z. B. im Verlauf einer Gestose) sind die Hydralazine brauchbare Mittel. Die Hydralazine sind also in Sonderfällen zur Kombinationstherapie der Hypertonie geeignet.

▶ Die **Nebenwirkungen** der Hydralazine sind zum Teil auf die Blutdrucksenkung (Kopfschmerzen, Schwindel, Schwächegefühl, Zittrigkeit, reflektorische Tachykardie, Parästhesien in den Extremitäten) und zum Teil auf anderweitige vegetative Störungen zurückzuführen (Nausea, Erbrechen, Diarrhöen, intestinale Spasmen, Magenulkus-Entstehung). Daneben werden lokalisierte Ödeme und allergische Reaktionen beobachtet. Nach langdauernder Zufuhr hoher Tagesdosen (mehr als 300 mg) können Symptome einer rheumatoiden Arthritis auftreten. Wird die Hydralazin-Zufuhr jetzt nicht unterbrochen, entwickelt sich in fast 10 % der Fälle das Bild eines Lupus erythematodes acutus, der nach Absetzen des auslösenden Medikamentes durch Behandlung mit Corticosteroiden beherrschbar ist. Bei Tagesdosen bis zu 50 mg sind keine Fälle von Lupus erythematodes beobachtet worden. Mitunter auftretende Parästhesien oder periphere Neuritiden beruhen auf einer Antivitamin-B_6-Wirkung der Hydralazine, die durch Gaben von Vitamin B_6 gebessert werden können.

Eine weitere vasodilatatorische Substanz mit unklarem Wirkungsmechanismus ist **Cicletanin**, der blutdrucksenkende Effekt tritt langsam ein. Diesem Mittel kommt kaum eine Bedeutung zu.

12.3.6 Prostacyclin

Prostacyclin (Prostaglandin I$_2$) wird von Endothelzellen freigesetzt. Es ist labil und wirkt als Lokalhormon. Prostacyclin erweitert Gefäße und hemmt die Thrombozyten-Aggregation. Die erschlaffende Wirkung an glatter Gefäßmuskulatur wird auf eine Stimulierung der cAMP-Bildung zurückgeführt. Die Substanz wird im Kapitel Prostaglandine ausführlicher dargestellt (S. 288). Das stabile Prostacyclin-Derivat **Iloprost** findet Anwendung bei arterieller Verschlusskrankheit der Extremitäten und bei pulmonaler Hypertonie.

12.3.7 Phosphodiesterase-Hemmstoffe

Bei der Regulierung des Tonus der glatten Muskulatur spielt eine Proteinkinase eine wesentliche Rolle (s. Abb. 10.**18**, S. 105). Die Aktivität dieser Proteinkinase wird von der aktuellen Konzentration von cyclischem AMP bzw. cyclischem GMP bestimmt. ▶ Diese Botenstoffe werden von Phosphodiesterasen abgebaut. Durch eine Hemmung dieser Esterasen steigt die Konzentration von cAMP und cGMP an. Die Folge ist eine verminderte Kontraktionsfähigkeit: der Tonus der glatten Muskelzellen nimmt ab. Die Phosphodiesterasen liegen in mehreren Isoformen vor, die charakteristisch für verschiedene Organe sind. Hieraus ergibt sich die Möglichkeit, spezifische Hemmstoffe für bestimmte Isoformen zu entwickeln. Besonderes Interesse hat auf diesem Gebiet die Funktion der Isoform V gefunden, die in den Arteriolen der Schwellkörper des Penis (und der Clitoris) vorkommt. Ein Tonusverlust dieser Arteriolen wird zu einer starken Blutfüllung des Penis und damit zu einer Erektion führen. Diese wird unter „Normalbedingungen" bei einer sexuellen Erregung durch lokale Freisetzung von Stickstoffmonoxid (NO) vermittelt. NO veranlasst eine Zunahme der zellulären cGMP-Konzentration. Diese wird durch eine Hemmung der Phosphodiesterase V höher sein und länger aufrechterhalten.

▶ Die zuerst zugelassene Substanz, die eine hohe Spezifität zur Phosphodiesterase Isoform V besitzt, ist **Sildenafil**.

Die primär angegebene Indikation war eine „**Erektionsschwäche**" auf **somatischer Grundlage** (z. B. nach Prostata-Resektion, als Nebenwirkung von Arzneimitteln).

Es zeigte sich aber bald nach der Zulassung, dass auch „normal potente" Männer ein ausgesprochenes Bedürfnis nach diesem „Medikament" besitzen. 4 Jahre nach der Zulassung, also 2002, hatten bereits über 20 000 000 Männer Sildenafil „benötigt".

▶ Sildenafil wird in Dosen von 25–50 mg eingenommen, nach etwa 1 Stunde ist das Maximum der Wirkung erreicht, die dann in 3–5 Stunden abklingt. Der Zeitverlauf der Wirkung erfordert vom Anwender eine vorausschauende Planung! Die Hemmwirkung von Sildenafil auf andere Isoformen ist wesentlich geringer als die auf die Isoform V. Der **Selektivitäts-Faktor** kann 100 bis 1000 betragen. Lediglich die Isoform VI der Phosphodiesterase, die in der Retina lokalisiert und in den Transformationsprozess des Lichtes involviert ist, weist nur eine etwa 10fach geringere Affinität auf. ▶ Darauf beruht die Farbsehstörung, die nach Einnahme von Sildenafil auftreten kann. Andere **Nebenwirkungen** ergeben sich aus der Hemmung der Phosphodiesterase in der Gefäß- und der Herzmuskulatur. Das trifft besonders bei Vorschädigungen des Herz-Kreislaufsystems zu. Es soll durch Versagen von Herz und Kreislauf zu Todesfällen beim Coitus gekommen sein. Diese Aussage ist aber schwer zu belegen, da es keine fundierte Beobachtung einer Kontrollgruppe gibt.

Der unglaubliche ökonomische Erfolg, den die Herstellerfirma mit dem „Potenzmittel" Sildenafil erzielt hat, stimulierte natürlich andere Pharma-Firmen, ebenfalls Arzneien gegen Erektionsschwäche zu entwickeln. Dies ist auch gelungen, zurzeit sind zwei weitere Substanzen auf den Markt: **Vardenafil** und **Tadalafil**.

Theophyllin
1,3 Dimethylxanthin

Sildenafil

Vardenafil

Tadalafil

Die Formeln zeigen, dass der Purin-Körper des Theophyllins (eines unspezifischen und niedrig-affinen Hemmstoffs der Phosphodiesterasen) in abgewandelter analoger Form bei den spezifischen Verbindungen vorkommt. Dieses Ringsystem trägt einen auffälligen Substituenten, in Sildenafil und Vardenafil in fast identischer Ausführung. In Tadalafil ist er noch weiter verändert.

▶ Der hauptsächliche Unterschied zwischen der Originalsubstanz Sildenafil und den Analog-Pharmaka ist die längere Wirkungsdauer und die niedrigere Dosierung. So wird als Dosierung von Vardenafil 5–10 mg per os empfohlen, die Dauer der Wirkung von Tadalafil beträgt mindestens 24 Stunden.

Box 12.9

Feminines Analog zum Sildenafil gesucht

Die Arteriolen des Clitoris-Schwellkörpers enthalten in Analogie zum männlichen Genitale ebenfalls die Phosphodiesterase Isoform V. Entsprechend seriöser Mitteilungen über den Einfluss der Hemmstoffe auf das sexuelle Verhalten und Erleben bei Frauen ergeben, dass diese Substanzen keinen Einfluss haben. Sie sind bei Frauen mit **sexueller Dysfunktion nicht indiziert**. Nichtsdestotrotz wird nach einer „neuen Krankheit" bei Frauen gesucht, die als „weibliche sexuelle Dysfunktion" definiert wird und in von der Industrie unterstützten Untersuchungen auch bei einem höheren Prozentsatz gefunden wird. Als „Heilmittel" für diese „Frauenkrankheit" wird neben dem Diesterase-Hemmstoff jetzt auch eine endokrine Maßnahme (**Testosteron-Pflaster**) propagiert. Der verzweifelte Versuch, durch eine intensive pseudowissenschaftliche Kampagne ein neues quantitativ bedeutendes Kollektiv zu kreieren, stößt zu Recht auf einen erheblichen Widerstand unabhängiger Wissenschaftler und Ärzte.

Im Handel erhältliche Phosphodiesterase-V-Hemmer

Sildenafil	Viagra® (Pfizer)
Vardenafil	Levitra® (Bayer)
Tadalafil	Cialis® (Lilly)

12.3.8 „Durchblutungsfördernde Mittel"

Die vasoaktiven Substanzen aus der Gruppe der β-**Sympathomimetika** und der α-**Sympatholytika** sind in Kap. 10 ausführlich besprochen worden.

Nicotinsäure und ihre Derivate. ▶ Diese Verbindungen wirken vorwiegend an den Hautgefäßen gefäßerweiternd. Die Wirkung imponiert als Nebenwirkung bei der Verwendung von Nicotinsäure als Lipidsenker: „flush", Blutdrucksenkung (S. 239). Bei intraarterieller Zufuhr der Nicotinsäure oder des entsprechenden Alkohols (Pyridylmethanol) werden ebenfalls vorwiegend die Hautgefäße erweitert. Auch das Salz der Nicotinsäure mit Xantinol (einem Theophyllin-Derivat) oder ein Polyester mit Inosit (einem 6-wertigen Alkohol) wirken durch die freiwerdende Nicotinsäure.

▶ Ein therapeutischer Effekt kann von diesen Wirkstoffen lediglich bei **trophischen Störungen der Haut** erwartet werden, *nicht jedoch bei arteriosklerotisch bedingten Durchblutungsstörungen.*

Nikotinsäure bzw. Derivate sind in einer Reihe von Einreibemitteln enthalten, die bei „rheumatischen" Beschwerden durch Auslösung einer kutanen Vasodilatation ein entsprechendes Wärmegefühl erzeugen und damit subjektiv lindernd wirken können.

Weitere „durchblutungsfördernde Mittel". ▶ Für die Behandlung **zerebraler und peripherer Durchblutungsstörungen** wird eine größere Zahl chemisch verschiedenartiger Substanzen als wirksam angeboten. ▶ Allen gemeinsam ist, dass sie gesunde Gefäßgebiete erweitern und damit den Blutdruck senken können. Der Wirkungsmechanismus ist unklar. Bei einigen Substanzen lässt sich zusätzlich ein lokalanästhetischer Effekt oder eine Hemmung des Calcium-Einwärtsstromes nachweisen. Zu dieser „Substanzgruppe" gehören: **Bencyclan, Cyclandelat, Naftidrofuryl** und **Pentoxyphyllin**. Für diese Präparate gibt es *keine Indikation im Bereich arteriosklerotischer Gefäßveränderungen.* Vielmehr kommt es durch die Erweiterung gesunder Gefäßgebiete eher zu einer Mangeldurchblutung in arteriosklerotischen Abschnitten.

Über eine Verlängerung der Gehstrecke nach längerer Einnahme von Naftidrofuryl oder Pentoxyphyllin liegen einige günstige Berichte vor; sie betreffen das Fontaine-Stadium II. In anderen gut kontrollierten Studien war kein überzeugender Effekt nachweisbar. Wenn überhaupt scheint der rheologische Effekt, also die Verringerung der Zähflüssigkeit des Blutes durch die erhöhte Erythrozyten-Verformbarkeit, eher eine Rolle zu spielen als vaskuläre Wirkungen. Die Arzneimittelkommission der Deutschen Ärzteschaft formulierte dies so (Sept. 1997): „Für alle anderen in Deutschland verfügbaren vasoaktiven Substanzen fehlen dagegen zur Zeit stringente therapeutische Wirksamkeitsnachweise."

Die Substanzen **Flunarizin** und **Cinnarizin** ▶ sollen besonders bei lokalen Ischämien Vasospasmen und damit eine Vergrößerung des mangelhaft durchbluteten Bezirkes verhindern. Diese Pharmaka wirken antagonistisch an Histamin-H_1- und Serotonin-Rezeptoren, lagern sich in Zellmembranen ein und sollen Zellen vor einer Ca^{2+}-Überlastung schützen können. ▶ Bei langdauernder Therapie mit Flunarizin sind als Nebenwirkung extrapyramidal-motorische Störungen und depressive Zustände beobachtet worden.

▶ Als Indikation für Flunarizin werden Gleichgewichtsstörungen infolge von Funktionsstörungen des Vestibularapparates angegeben.

Zur Therapie zerebraler und koronarer Mangeldurchblutung sei auf die S. 169 und 166 verwiesen. Bei peripheren Durchblutungsstörungen zeigt sich ein Beispiel für die Verführung der Ärzte, angesichts des Fehlens wirksamer Medikamente Scheinpräparate zu verordnen, die aber sehr wohl Nebenwirkungen haben können und Geld kosten. Da die oft therapeutisch einzig richtige Anweisung zu gezieltem Training (Förderung der Kollateralenbildung) wenig beeindruckt und darüber hinaus noch die aktive Mitwirkung des Patienten erfordert, ist der Griff zum Rezeptblock als Kulthandlung scheinbar unumgänglich.

Generell gilt: Die sog. durchblutungsfördernden Mittel werden zu häufig und zu ungezielt verordnet, ihr Effekt ist fraglich. In diesem Bereich könnten erhebliche Einsparungen getätigt werden.

> **Box 12.10**
>
> **Hörsturz und Infusionstherapie**
>
> Als ein spezieller Fall von plötzlicher Mangeldurchblutung wird der **Hörsturz** angesehen, jedenfalls legt die gängige Therapie diese Deutung nahe. Es wird nämlich versucht, mit Infusionen die „rheologische Situation" im Innenohr zu verbessern, etwa mit niedermolekularem Dextran bzw. Hydroxyethylstärke oder mit Pentoxifyllin. Es liegen nur sehr wenige Untersuchungen über die Wirksamkeit dieser pharmakologischen Intervention im Vergleich zu einer einfachen Infusion mit einer Kochsalzlösung vor. Ein besserer Erfolg als die NaCl-Infusion konnte nicht gezeigt werden.

12.4 Therapie der Hypertonie

> **Box 12.11**
>
> **Wann besteht eine Hypertonie?**
>
> Um eine Hochdruckkrankheit definieren zu können, müssen Normalwerte festgelegt werden (Richtzahlen in Tab. 12.**3**).
> Besonders bei Überschreiten der *diastolischen Werte* liegt eine Hypertonie vor, und es besteht die Gefahr der Entwicklung einer Arteriosklerose mit entsprechenden Folgekrankheiten, wie Apoplex, Nierenschädigung, Herzinsuffizienz. Es ist nachgewiesen, dass diesen **Folgekrankheiten** durch eine konsequente Blutdrucksenkung vorgebeugt werden kann. Der Zielblutdruck, der mit der antihypertensiven Therapie erreicht werden soll, richtet sich nach dem Ausmaß des kardiovaskulären Risikos. So wird beispielsweise bei einer zugleich bestehenden koronaren Herzerkrankung oder einem Diabetes mellitus mit Mikroalbuminurie ein Zielblutdruck von < 130/80 mmHg angestrebt (bei Proteinurie > 1 g/24 h sogar < 125/75 mmHg), während man bei einem ansonsten gesunden Hypertoniker einen Wert von < 140/90 mmHg als ausreichend erachtet.

Physiologische Blutdruckregulation. Zum Verständnis der Pathophysiologie und der Therapie der Hypertonie ist es sinnvoll, sich die Regulationsmöglichkeiten des Blutdrucks, die dem Organismus zur Verfügung stehen, klarzumachen. Die *momentane* Anpassung des Blutdrucks und damit der Organdurchblutung an die aktuellen Erfordernisse erfolgt über die Steuerung durch das sympathische Nervensystem (Arteriolenweite, Herzfunktion). Eine *mittelschnelle* Reaktion des Kreislaufs auf geänderte Bedürfnisse wird durch den Renin-Angiotensin-Mechanismus vermittelt. Angiotensin II wirkt humoral vasokonstriktorisch und stimuliert die Synthese und Abgabe von Aldosteron. Dieses Mineralcorticoid ist für eine *langfristige* Blutdrucksteigerung verantwortlich, seine Wirkung geht mit einer Retention von Natrium und Wasser und einem Verlust von Kalium einher.

Einteilung der Hypertonien. Nach ihrer Genese lassen sich Hypertonien folgendermaßen einteilen: In der überwiegenden Zahl der Fälle lässt sich keine Ursache angeben, sie werden daher als **essenzielle (primäre) Hypertonien** bezeichnet. Ihnen gegenübergestellt werden die **sekundären Formen**, von denen wiederum die Mehrzahl renaler Genese sind. Die renal bedingten Hypertonien werden in *renovaskuläre Formen* (Renin-Angiotensin-Mechanismus) und *renoparenchymatöse Formen* (insuffiziente NaCl- und Wasser-Ausscheidung) unterteilt. Ferner kommen Sonderformen der Hypertonie vor, wie in der Gravidität (z. B. Gestose) und bei endokrinen Erkrankungen. Sobald eine kausale Therapie möglich ist, wie bei den endokrinen Hochdruckformen, muss diese vordringlich durchgeführt werden. Wenn bei einem Hochdruck-Patienten eine linksventrikuläre Hypertrophie vorhanden ist, muss er als besonders gefährdet angesehen werden („plötzlicher Herztod"). Eine konsequente antihypertensive Therapie sollte zu einer Regression des pathologischen Befundes führen.

Therapie der essenziellen Hypertonie

Sie richtet sich nach dem Schweregrad. Bei einer leichten Hypertonie ohne Organschäden oder zusätzliche Risikofaktoren für kardiovaskuläre Komplikationen sollte zunächst für einige Wochen versucht werden, den Blutdruck mithilfe von nicht-medikamentösen Maßnahmen zu normalisieren: Kochsalzrestriktion, Gewichtsreduktion bei Übergewicht, Vermeidung übermäßigen Alkoholkonsums, Einstellen des Rauchens, Schaffung ruhiger Lebensbedingungen.

Diese wohlgemeinten Ratschläge sind im Allgemeinen sehr schwer in die Tat umzusetzen, so dass der medikamentösen Therapie die entscheidende Bedeutung beizumessen ist. Da in den letzten Jahrzehnten verschiedene gut wirksame antihypertensive Medikamente entwickelt worden sind, kann eine essenzielle Hypertonie jetzt erfolgreich behandelt werden. Heute ist die Frage zu lösen, welches Wirkprinzip im Einzelfall angewandt werden soll. Zur Verfügung stehen:

- **Kochsalzrestriktion/Saluretika**,
- **β-Blocker**,
- **ACE-Hemmstoffe** bzw. **Angiotensin-II-Antagonisten**,
- **Ca^{2+}-Antagonisten**.

Bei der Beurteilung der einzelnen Arzneimittelgruppen sollten folgende Kriterien im Vordergrund stehen:
- bewiesene Mortalitäts-/Morbiditäts-Senkung
- Nebenwirkungshäufigkeit/Verträglichkeit
- tägliche Einmalgabe möglich
- Interaktionen mit anderen Wirkstoffen
- Alter/zusätzliche Erkrankungen (Differenzialtherapie bei Begleitkrankheiten).

Da alle heute gebräuchlichen Antihypertensiva den Blutdruck etwa gleich weit senken, ist dieses Ziel nicht extra aufgeführt, sondern wird als selbstverständlich vorausgesetzt.

Tab. 12.**3** Einteilung der arteriellen Hypertonie

Kategorie	systolisch (mmHg)	diastolisch (mmHg)
optimal	< 120	< 80
normal	< 130	< 85
hochnormal	130–139	85–89
Hypertonie		
Stadium 1	140–159	90–99
Stadium 2	160–179	100–109
Stadium 3	> 180	> 110

Für **spezielle Hochdruckformen** (z. B. in der Gestose) können weitere Substanzen zur Therapie herangezogen werden: Antisympathotonika, α_1-Blocker, Hydralazine.

Kochsalzrestriktion. In sehr großen Messreihen ist eine *eindeutige* Korrelation zwischen der täglichen Kochsalzaufnahme und der Höhe des Blutdrucks nachgewiesen worden. In unserer Weltgegend werden täglich 12–14 g Natriumchlorid mit der Nahrung zugeführt. Das ist das Vielfache des täglichen Bedarfes, der bei ca. 2 g liegt. Die Restriktion der Kochsalzzufuhr auf wenige Gramm täglich ist unter den üblichen Lebensbedingungen kaum zu erreichen, da Kochsalz von der Bevölkerung als notwendiges „Gewürz" angesehen wird und daher die täglichen Lebensmittel (Brot, Konserven, Fertiggerichte usw.) hohe Kochsalzmengen enthalten. Selbst wenn eine Hausfrau/ein Hausmann kochsalzarm kochen möchte, ist dies nicht möglich, weil in Deutschland die Lebensmittel nicht deklariert werden müssen. Um diese für den Blutdruck so nachteilige Dauerbelastung mit Kochsalz zu kompensieren, sollte jede Hypertoniebehandlung mit der Gabe eines **Saluretikum** begonnen werden. Hierdurch wird der Kochsalzbestand des Körpers vermindert, da die exzessive Zufuhr durch eine beschleunigte Ausscheidung einen Ausgleich findet. Für diese saluretische Dauertherapie sind die **Thiazide**, eventuell in Kombination mit einem Kalium-sparenden Diuretikum (Amilorid, Triamteren)[2], geeignet. Drastisch wirkende Schleifendiuretika sollen bei dieser Indikation vermieden werden, besonders bei alten Menschen, da sich eine Hypovolämie mit zerebralen Durchblutungsstörungen ausbilden kann. **Diuretika trocknen alte Menschen aus.** Bei Patienten, die mit Digitalis-Glykosiden behandelt werden, ist der Kalium-Haushalt besonders zu beachten. Bei Diabetes-Kranken und Gicht-Patienten ist an die Nebenwirkungen der Thiazid-Diuretika auf den Stoffwechsel zu denken.

Neben den β-Blockern, Ca-Antagonisten, AT_1-Blockern und ACE-Hemmstoffen sind Saluretika die bislang einzigen Substanzen, für die eine lebensverlängernde Wirkung bei arterieller Hypertonie bewiesen werden konnte. Außerdem sind sie kostengünstig und – bei den modernen niedrigen Dosierungen, z. B. 12,5–25 mg/Tag Hydrochlorothiazid – nebenwirkungsarm.

Es ist jedenfalls möglich, durch einen konsequente Kochsalzrestriktion bzw. durch die regelmäßige Einnahme eines Saluretikum milde Formen des Hochdrucks zu bessern und damit die Folgekrankheiten zu vermeiden. Führt diese einfache Therapie nicht zum Erfolg, was insbesondere bei mittelschweren und schweren Fällen der Hypertonie der Fall sein kann, müssen Pharmaka aus den anderen oben genannten Gruppen in die Therapie miteinbezogen werden. Wenn bei der Gabe eines β-Blockers, eines Ca^{2+}-Antagonisten oder eines ACE-Hemmstoffs immer von einer „Monotherapie" gesprochen wird, so sollte doch eine gleichzeitige „diätetische oder medikamentöse Kochsalzrestriktion" die Grundlage bilden.

β-Blocker senken den systolischen und den diastolischen Blutdruck. Trotz der sehr rasch erfolgenden β-Rezeptoren-Blockade setzt der hypotensive Effekt nicht sofort ein, vielmehr können – in Abhängigkeit von der Substanz – Tage bis 1–2 Wochen vergehen, bis sich die gewünschte Wirkung entwickelt hat. Der Wirkungsmechanismus, der dem hypotensiven Effekt zugrunde liegt, ist nach wie vor unklar: Senkung des Herz-Minuten-Volumens, Hemmung zentraler Sympathikus-Aktivität, Senkung der Renin-Sekretion und anderes mehr wird diskutiert. Im Tierversuch kann demonstriert werden, dass der β-Blocker Carvedilol eine renoprotektive Wirkung ausübt, der über den Effekt einer reinen Blutdrucksenkung hinausgeht (Experimente an Hochdruck-Ratten). Es ist zu bedenken, dass der antihypertensive Effekt der β-Blocker mit zunehmendem Alter des Patienten geringer wird. Die angewandten Dosen liegen höher als zur Blockade der β-Rezeptoren benötigt. Im Prinzip sind alle vorliegenden β-blockierenden Substanzen für diese Indikation geeignet (S. 101). Empfohlen seien aber $β_1$-**Rezeptor-prävalente Wirkstoffe**. β-Blocker mit intrinsischer sympathomimetischer Aktivität sind nachteilig. Für die Anwendung von β-Blockern bestehen **Kontraindikationen**: Neigung zu asthmatischen Zuständen, Bradykardie und bestimmte Rhythmusstörungen, unbehandelte Herzinsuffizienz, Diabetes mellitus mit Neigung zu Hypoglykämien.

Ca^{2+}**-Antagonisten.** Hier ist es wichtig, zwischen den gefäßprävalenten Dihydropyridinen und den amphiphilen Wirkstoffen mit kardiodepressiver Wirkkomponente (Verapamil und Diltiazem) zu differenzieren. Je nach individueller Situation mag die eine oder die andere Eigenschaft von Vorteil sein. Bei der Therapie mit Dihydropyridinen ist darauf zu achten, dass ein gleichmäßiger Wirkspiegel unterhalten wird, da sonst reflektorische Tachykardien auftreten können. Daher darf Nifedipin aufgrund seiner kurzen Halbwertzeit nur in retardierter Form angewandt werden. Besser ist es, Substanzen mit langsamer Elimination, wie Felodipin oder Amlodipin, zu verwenden. Bezüglich der Prognosebesserung scheinen Ca^{2+}-Antagonisten anderen Wirkprinzipien in Bezug auf das Hintanhalten einer Herzinsuffizienz unterlegen zu sein.

ACE-Hemmstoffe. Die Therapie mit ACE-Hemmstoffen, wie beispielsweise Captopril oder Enalapril, bewährt sich ebenfalls gut. Jüngste Untersuchungen werfen die Frage auf, ob β-Blocker in Bezug auf die Prophylaxe des Schlaganfalles so wirksam wie andere antihypertensive Wirkprinzipien sind. Die Reduzierung der Angiotensin-II-Bildung senkt die diastolischen und systolischen Blutdruckwerte, und zwar auch dann, wenn es sich um Fälle von essenzieller Hypertonie ohne erhöhten Renin-Blutspiegel handelt. Diese Therapiemöglichkeit hat folgende Vorteile: Die akute Blutdruckregulation durch das vegetative Nervensystem wird nicht beeinträchtigt, so dass kaum orthostatische Beschwerden auftreten, die ACE-Hemmstoffe besitzen keine zentrale Nebenwirkung und sie beeinflussen den Stoffwechsel nicht. Allerdings kann

---

[2] Da für jede der beiden Kombinationen mehr als ein Dutzend Handelspräparate (mit unterschiedlichen Namen) vorliegen, seien stellvertretend zwei Beispiele genannt:
Hydrochlorothiazid + Amilorid: *Moduretik*®
Hydrochlorothiazid + Triamteren: *Dytide H*®

der Kalium-Spiegel im Plasma ansteigen. Dies ist besonders bei gleichzeitiger Gabe von K$^+$-sparenden Diuretika oder einer zusätzlichen K$^+$-Zufuhr zu befürchten. Auch im Gefolge einer Therapie mit Diuretika ist Vorsicht geboten (s. Box 12.12). Der verzögerte Abbau von Bradykinin trägt möglicherweise zum hypotensiven Effekt bei, soll aber auch den trockenen Reizhusten auslösen. **Kontraindikationen** wie Nierenarterienstenose oder hereditäres Angioödem (S. 122) sind zu beachten.

Box 12.12

ACE-Hemmstoffe kombiniert mit Diuretika

Um die Gefahr einer zu starken Blutdrucksenkung abzuschwächen, sollten Diuretika möglichst 3 Tage vor Beginn der Therapie mit einem ACE-Hemmstoff abgesetzt werden. Flüssigkeitsverluste sollten ausgeglichen werden. Bei fortgesetzter Diuretika-Gabe wird die Anfangsdosis des ACE-Hemmstoffes reduziert. Nach Gabe der ersten Dosis sollen die Patienten für einige Stunden unter ärztlicher Aufsicht bleiben.
Führt der ACE-Hemmstoff bei alleiniger Anwendung nicht zu einer ausreichenden Blutdrucksenkung (Therapieerfolg bei Monotherapie in ca. 50% der Fälle), kann vorsichtig ein Diuretikum hinzugegeben werden; ein Therapieerfolg ist dann in 90% der Fälle zu verzeichnen. Wegen der Hyperkaliämiegefahr sollten aber keine Kalium-sparenden Diuretika verwendet werden.

Angiotensin-II-Rezeptor-Antagonisten sind eine wertvolle Bereicherung der antihypertensiven Therapie, da sie eine Häufigkeit von „Nebenwirkungen" wie bei Placebo-Gabe aufweisen. Neben den oben genannten Vorteilen der ACE-Hemmer sind sie fast frei von respiratorischen Nebenwirkungen (kein Husten), und daher besonders gut verträglich. Wenngleich auch Losartan für eine Einmalgabe infrage kommt, sind die neueren Substanzen (z. B. Irbesartan) länger und evtl. daher auch stärker wirksam.

Kombinationstherapie. Führt die primär eingeschlagene Therapie nicht zum Erfolg, kann auf ein anderes Therapeutikum gewechselt werden. Es hat sich jedoch gezeigt, dass durch eine Kombination von Mitteln mit verschiedenen Angriffspunkten in vielen Fällen eine wesentliche Lebensverlängerung erreicht werden kann. Daher wird man eher ein weiteres Antihypertensivum in die Therapie einbeziehen (Tab. 12.4): Bei einer Zweierkombination sollte ein Diuretikum zusätzlich gegeben werden. In schweren Fällen kommen als weitere Therapeutika α_1-Blocker wie Prazosin oder Terazosin, der Vasodilatator Dihydralazin oder Antisympathotonika wie der α_2-Agonist Clonidin in Betracht.

Bemerkenswert ist, dass auch Menschen mit milder Hypertonie (diastolische Blutdruckwerte zwischen 90 und 105 mmHg) eine höhere Lebenserwartung zeigten, wenn ihr Blutdruck medikamentös auf Normalwerte gesenkt war. Die Therapie muss allerdings konsequent durchgeführt werden (diastolischer Druck < 90 mmHg). Selbst eine hochdruckbedingte Herzhypertrophie soll sich bei konsequenter Normalisierung des Blutdrucks wieder zurückbilden teilweise können.

Bei einer symptomarmen Erkrankung wie der arteriellen Hypertonie ist das Nebenwirkungspotenzial der Therapie von entscheidender Bedeutung. Die Therapietreue oder Compliance beträgt abhängig von der Verträglichkeit eines Antihypertensivums nach 1 Jahr nur bis zu 21% bei den Diuretika, d. h. nur jeder 5. Patient nimmt das Diuretikum noch. In dieser Hinsicht schneiden die „Sartane" erwartungsgemäß am besten ab: Die Compliance liegt bei über 60%. Dass die „Nichttherapie" trotz Verordnung ein gravierendes Problem ist und der Patient dann nicht an der lebensverlängernden Wirkung der Therapie teilnimmt, liegt auf der Hand.
Die oben beschriebenen Arzneimittel ermöglichen in jedem Fall eine den Zielwerten entsprechende Blutdruckeinstellung. Meistens sind zwei oder drei Medikamente kombiniert, evtl. sogar vier notwendig, um einen idealen Therapieerfolg zu erzielen. Das stellt hohe Anforderung an die Zuverlässigkeit des Patienten, der sich eigentlich „gar nicht richtig krank fühlt".

Therapie anderer Hypertonie-Formen

In seltenen Fällen spricht eine Hypertonie nicht auf die übliche Medikation an: **Therapie-refraktäre Hypertonie**. Die häufigste Ursache ist eine mangelhafte Medikamenten-Einnahme (fehlende „Compliance"). Erst wenn geklärt ist, dass die verordnete Arzneimittel-Therapie nicht ausreichend wirksam ist, sollte die Kombination ACE-Hemmstoff plus Ca-Antagonist (ausreichend lang wirksam) in benötigter Dosierung angewandt und die Einnahme gewährleistet werden.

Tab. 12.4 Therapieplan bei essenzieller Hypertonie

Eine effektive Salzrestriktion ist in den meisten Fällen eine Illusion, daher ist dann ein Saluretikum (Thiazid, evtl. mit einem K$^+$-sparenden Diuretikum kombiniert) eine Notwendigkeit. Die Kombination Saluretikum plus β-Blocker (2. Stufe) ist am längsten und am besten untersucht und wird favorisiert, allerdings sind die Kontraindikationen für β-Blocker zu berücksichtigen. Als Ca^{2+}-Antagonisten bieten sich die vasoprävalenten Dihydropyridine mit langsamer Elimination an (Felodipin, Amlodipin). Die ACE-Hemmstoffe sind eine jüngere Gruppe der antihypertensiven Wirkstoffe; ihre prognostische Langzeit-Wirkung ist ebenfalls günstig. Die erst jüngst eingeführten Angiotensin-II-Antagonisten sind ähnlich zu beurteilen wie die ACE-Hemmstoffe. Die Schwangerschaft erfordert eine eigene Hochdruck-Therapie.

1. Stufe	• Salzrestriktion (< 6 g/Tag und/oder • *Saluretikum* (Thiazid) (Prognosebesserung bewiesen)
2. Stufe	plus • *β-Blocker* (Prognosebesserung bewiesen) • oder *ACE-Hemmstoff* (Prognosebesserung bewiesen) bzw. Angiotensin-II-Rezeptor-Antagonisten • oder *Calcium*-Antagonist (Prognose-Besserung bewiesen)
3. Stufe	Dreierkombination: • *Saluretikum* plus zwei Substanzen aus 2. Stufe oder • *Saluretikum* plus eine Substanz aus Stufe 2 plus α-Blocker oder Clonidin oder α-Methyl-Dopa oder Reserpin oder Dihydralazin
Sonderfall	Hochdruck in der Schwangerschaft (essenziell oder gestosebedingt): • Dihydralazin, β$_1$-Blocker, α-Methyl-Dopa

Bei der **hypertonen Krise** auf der Grundlage eines Phäochromozytom (anfallsweise Ausschüttung von Catecholaminen) ist die Gabe von α-Blockern zur Verhinderung der Gefäß- und von β-Blockern zur Abschwächung der Herzwirkung notwendig. Hochdruckkrisen anderer Genese können durch Zufuhr von Nifedipin als Zerbeiß-Kapsel, orale oder i. v. Zufuhr von Clonidin oder durch Infusion von Urapidil, Dihydralazin oder Nitroprussid-Na abgefangen werden.

Ist eine Hypertonie mit einer **Niereninsuffizienz** kombiniert, muss Folgendes berücksichtigt werden: Die üblichen Thiazid-Diuretika verlieren ihre Wirksamkeit, sie müssen dann durch „Schleifendiuretika" (S. 209) ersetzt werden. Die Wahl der Antihypertensiva muss unter dem Gesichtspunkt ihres Einflusses auf die Nierendurchblutung erfolgen, daher ist Dihydralazin in Kombination mit Clonidin oder Prazosin besonders zu empfehlen. Bei dialysepflichtigen Patienten ist an die Veränderung der Ausscheidungskinetik der Antihypertensiva zu denken. Insbesondere bei diabetischer Nephropathie sind ACE-Hemmer indiziert, da diese die Progression der Nephropathie verlangsamen.

Eine Hochdruckerkrankung während der **Schwangerschaft** kann entweder die Fortsetzung einer bestehenden Hypertonie sein oder sich im Verlauf einer Gestose neu entwickeln. In beiden Fällen muss eine Einstellung der Blutdruckwerte auf unter 140/90 mm Hg angestrebt werden, weil sonst maternale und fetale Schäden nicht ausgeschlossen werden können. Die Therapie muss rechtzeitig begonnen werden, da fetale Schäden bereits im 2. Trimenon auftreten können. Saluretika sind nur dann indiziert, wenn eine Flüssigkeits- und Salzretention besteht, da sonst bei nicht vergrößertem Extrazellulärvolumen die plazentare Durchblutung vermindert werden kann. Zu den Mitteln der ersten Wahl gehört Dihydralazin, unter dessen Einfluss auch bei Blutdrucksenkung die plazentare Durchblutung ausreichend bleibt. Es ist bei Bedarf mit einem $β_1$-Blocker zu kombinieren. Ebenso kann bei der Schwangerschafts-Hypertonie α-Methyl-Dopa empfohlen werden, das wiederum mit Dihydralazin gemeinsam gegeben werden kann. Es sei an dieser Stelle nochmals auf die positiven Auswirkungen einer Kochsalz-Restriktion hingewiesen. ACE-Hemmstoffe und AT_1-Blocker zur Hochdruck-Therapie sind während der Schwangerschaft **kontraindiziert**, weil die fetalen Nieren geschädigt werden und eine Oligohydramnie auftreten kann. Frauen mit einer Hypertonie, die im gebärfähigen Alter stehen und mit ACE-Hemmern behandelt werden, sind dahingehend zu informieren, dass nach Eintritt einer Gravidität eine Umstellung der Hochdrucktherapie erfolgen muss.

Von der üblichen Hypertonie, bei der immer auch der diastolische Blutdruck erhöht ist, muss der **jugendliche Minutenvolumenhochdruck** abgegrenzt werden, der durch eine große Blutdruckamplitude mit normalen diastolischen Werten (und einer Tachykardie) charakterisiert ist. In diesen Fällen liegt ein überhöhter kardialer Sympathikotonus vor, der durch Gabe von β-Blockern in niedriger Dosierung normalisiert werden kann. Diese Behandlung muss ergänzt werden durch gerichtete unspezifische Maßnahmen (Physiotherapie, Psychotherapie).

Tab. 12.5 Wirkstoffe zur Hypertonie-Behandlung

Saluretika	
Hydrochlorothiazid	*Esidrix®*, *Disalunil®*, *HCT®* Tab.
+ Amilorid	*Moduretic®*
+ Triamteren	*Dytide®H*
β-Blocker	
Metoprolol	G *Beloc®*
Atenolol	G *Tenormin®*
Carvedilol	G *Dilatrend®*, *Querto®* Tab.
Bisoprolol	G *Concor®*
Ca-Antagonisten	
Isradipin	*Lomir®*, *Vascal®* Tab.
Felodipin	G *Modip®*
Amlodipin	G *Norvasc®* Tab.
Nifedipin	G *Adalat®* retardiert u. a.
Verapamil	G *Isoptin®*
Diltiazem	G *Dilzem®* Tab.
ACE-Hemmstoffe	
Captopril	G *Lopirin®*, *Tensobon®* Tab.
Enalapril	G *Pres®*, *Xanef®* Tab.
Lisinopril	G *Acabon®*
AT_1-Rezeptor-Antagonisten, Sartane	
Losartan	*Lorzaar®* Tab.
Valsartan	*Diovan®*, *Provas®* Tab.
α-Blocker	
Doxazosin	G *Cardular®*, *Diblocin®* Tab.
Antisympathotonika	(nur für Sonderfälle)
α-Methyl-DOPA	G *Presinol®*
Reserpin	nur noch in Kombinationspräparaten
Clonidin	G *Catapresan®* Tab., Amp.
Dihydralazin (zur Behandlung eines Hochdrucks in der Schwangerschaft)	*Nepresol®* Tab., Amp. *Dihyzin®*, *Depressan®* Tab.

12.5 Angina-pectoris-Behandlung

> **Überblick**
>
> **Antianginosa mit vorwiegender Wirkung auf Kapazitätsgefäße: Organische Nitrate**
> Glyceryltrinitrat (GTN), Isosorbiddinitrat (ISDN)
> ▶ Freisetzung von Stickstoffmonoxid (NO) in der Gefäßmuskelzelle und damit gleiche Wirkung wie der vom Endothel freigesetzte Erschlaffungsfaktor (= NO).
> Wirkung bei *arteriosklerotischer Angina pectoris*: Die Gefäßdilatation führt zur Senkung der Vorlast durch Verminderung des venösen Angebotes an das Herz. Dies erlaubt eine verbesserte diastolische Durchblutung, und es resultiert ein vermindertes Schlagvolumen: Der O_2-Bedarf sinkt. Zur Nachlastsenkung trägt eine gewisse dilatatorische Wirkung auf die Widerstandsgefäße bei.
> Wirkung bei *koronarspastischer Angina pectoris*: Zusätzlich Aufhebung eines Koronarspasmus.
> ▶ Kupierung eines Angina-pectoris-Anfalls sowie Anfallsprophylaxe, bei kontinuierlicher Anwendung entsteht jedoch eine „Nitrattoleranz" (außer bei Molsidomin).
> ▶ „Nitratkopfschmerz".
>
> **Antianginosa mit vorwiegender Wirkung auf Widerstandsgefäße: Ca^{2+}-Kanal-Blocker**
> ▶ Wirkung vorwiegend auf arterielle Gefäße, dadurch Verminderung des peripheren Widerstandes und der Nachlast des Herzens: Der O_2-Bedarf sinkt.
> ▶ Anfallsprophylaxe und -therapie. Zur Prophylaxe geeignet sind Dihydropyridin-Derivate, die langsam eliminiert werden und damit einen gleichmäßigen Blutspiegel garantieren (Amlodipin, Felodipin), oder gut retardierte Präparate von Nifedipin mit gleichmäßiger Freisetzungsgeschwindigkeit. Zur Anfallstherapie sind nur Zubereitungen mit sehr schnell einsetzender Wirkung brauchbar, wie Nifedipin-Zerbeißkapseln.
> ▶ Kardiodepressive Wirkkomponente bei Verapamil und Diltiazem.
>
> **β-Blocker**
> ▶ Versetzen das Herz in einen Schongang, mindern dadurch den O_2-Bedarf.
> ▶ Anfallsprophylaxe.

12.5.1 Grundlagen

Ursachen. Der beim Angina-pectoris-Anfall auftretende Schmerz ist Ausdruck einer unzureichenden Sauerstoffversorgung bestimmter Myokardbezirke: **Sauerstoff-Angebot < Sauerstoff-Bedarf**. Der Sauerstoff-Mangel beruht meist auf einer zu geringen Durchblutung. Die mangelhafte koronare Perfusion wiederum ist in der Regel Folge eines Strömungshindernisses im Koronargefäßbett.

Das Hindernis kann bedingt sein durch
- **Koronarsklerose**, d.h. eine arteriosklerotische Erkrankung der Koronararterien-Wand mit organisch fixierter Einengung des Gefäßlumens. In diesem Falle reicht die koronare Perfusion in Ruhe aus; erst bei vermehrter Herzarbeit macht sich ein Sauerstoff-Mangel bemerkbar, weil das Sauerstoff-Angebot nicht mehr dem erhöhten Sauerstoff-Bedarf entsprechend gesteigert werden kann. Der Angina-pectoris-Anfall tritt dementsprechend bei körperlicher oder auch bei psychischer Belastung auf (Belastungs-Angina).
- **Koronarspasmus**, d.h. eine inadäquate Kontraktion glatter Gefäßmuskulatur mit Konstriktion morphologisch intakter Koronararterien. Die Angina-pectoris-Anfälle treten dann bevorzugt in Ruhe auf, z.B. nachts (Prinzmetal-Angina). Koronarspasmen können aber auch bei partiell arteriosklerotisch (exzentrisch) erkrankten Koronararterien vorkommen, z.B. wenn sich ein Thrombozytenaggregat auf einer arteriosklerotischen Wandläsion ablagert und aus den Thrombozyten freigesetztes Thromboxan A_2 (S. 288) eine Vasokonstriktion auslöst.

Andere, seltene Ursachen für eine Angina-pectoris sind Absinken des Aortendrucks mit mangelhafter Koronarperfusion, Anämie mit unzureichender Sauerstoff-Transportkapazität des Blutes oder Hyperthyreose mit stark erhöhtem Sauerstoff-Bedarf.

Ziele der medikamentösen Therapie der Angina pectoris sind:
- das Abfangen eines eintretenden und die Durchbrechung eines eingetretenen Angina-pectoris-Anfalls,
- die Prophylaxe von Angina-pectoris-Anfällen.

Die Pharmakotherapie von **koronarspastisch** bedingten Angina-pectoris-Formen soll eine Erschlaffung der spastisch kontrahierten glatten Gefäßmuskulatur bzw. eine Prophylaxe von Gefäßspasmen herbeiführen.
Bei der **koronarsklerotischen** Form würde eine Koronardilatation nur schaden: Der sklerotische „verkalkte" Gefäßabschnitt lässt sich nicht erschlaffen; vielmehr führt die Erweiterung reagibler, gesunder Koronargefäße zu einem Abstrom des Blutes in die von ihnen versorgten Myokardgebiete, so dass der mangeldurchblutete Myokardabschnitt noch schlechter versorgt wird („Steal-Effekt"). Die therapeutischen Möglichkeiten bei der arteriosklerotisch bedingten Angina pectoris werden verständlich, wenn man sich die pathophysiologischen Grundlagen dieser Erkrankung klar macht (Box 12.**13**, Box 12.**14**).

Box 12.13

Die O₂-Bilanz des Herzens

Sauerstoff-Bedarf (Bild **a**). Der Sauerstoff-Bedarf des Myokards wird entscheidend durch die mechanische Herzleistung bestimmt. Er nimmt zu bei einer Steigerung von

- **Herzfrequenz**,
- **Kontraktionsgeschwindigkeit**, d. h. der Geschwindigkeit, mit der bei einer Kontraktion der Druck im Ventrikel ansteigt: dp/dt;
- **systolischer Wandspannung**. Die während der Kontraktion in der Ventrikelwand herrschende Spannung ist ein Maß für die Nachlast („afterload"). Die systolische Wandspannung wächst bei Zunahme des Füllungsvolumens des Ventrikels und bei Anstieg des Aortendrucks.

Sauerstoff-Angebot (Bild **b**). Bei gegebener Sauerstoff-Beladung des Blutes hängt das Sauerstoff-Angebot an die Herzmuskelzellen von der Durchblutung des Myokards ab. Die Strömungsgeschwindigkeit des Blutes wird bestimmt durch den *Druckgradienten* (gelb), der über dem Koronargefäßbett liegt, und durch den *Strömungswiderstand* (orange).

Der Strömungswiderstand setzt sich aus zwei Komponenten zusammen:

- Extravasale Komponente: *Gewebsdruck im Myokard*. Während der systolischen Anspannung der Ventrikelwand werden die Gefäße so stark komprimiert, dass der Blutstrom völlig zum Stillstand kommt. Für die myokardiale Sauerstoff-Versorgung ist daher die diastolische Durchblutung entscheidend. Der von außen auf den Gefäßen lastende Druck hängt von der *diastolischen Wandspannung* ab (Vorlast, „preload"). Diese steigt bei Zunahme des diastolischen Füllungsdruckes sowie des Füllungsvolumens des Ventrikels. Die diastolische Durchblutung wird auch von der Dauer der Diastole – und somit also von der Herzfrequenz – bestimmt.
- Vasale Komponente: *Tonus der glatten Gefäßmuskulatur*. Die Anpassung der Durchblutung an den aktuellen Sauerstoff-Bedarf geschieht über die Einstellung des Tonus der glatten Muskulatur in der Wand der Koronararteriolen lokal durch die Konzentration von gefäßerweiternden Metaboliten des Myokardstoffwechsels, z. B. Adenosin. Kritisch ist die Durchblutung im Bereich der Innenschicht der Ventrikelwand; normalerweise kann die Perfusion aber auch hier jederzeit bedarfsgerecht reguliert werden.

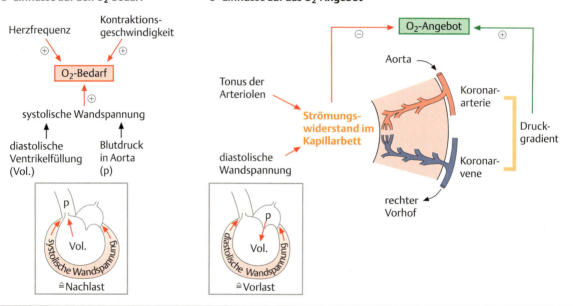

a Einflüsse auf den O₂-Bedarf

b Einflüsse auf das O₂-Angebot

Box 12.14

Störung der O₂-Bilanz

Liegt in einer Koronararterie ein **Strömungshindernis** in Form einer arteriosklerotischen Lumeneinengung vor, so kommt es lokal in dem von ihr versorgten Myokardareal zu einer Erweiterung der Arteriolen, d. h., kompensatorisch sinkt der Strömungswiderstand in diesem Teil des Gefäßbettes. Dadurch wird der Gesamtperfusionswiderstand auf einem normalen Wert gehalten und eine ausreichende Durchblutung gewährleistet.

Zugleich wird durch die Vasodilatation jedoch schon in Ruhe ein Teil der Kapazität aufgezehrt, die den Koronararterien zur Verfügung steht, um die Myokardperfusion bei vermehrter Herzleistung steigern zu können. Steigt nun während einer Belastungssituation mit erhöhter Herzarbeit der Sauerstoffbedarf an, so kann ein Zustand eintreten, in dem trotz maximaler Dilatation der Koronararteriolen das Sauerstoff-Angebot kleiner ist als der Sauerstoff-Bedarf des Myokards. Der Durchblutungsmangel trifft besonders die subendokardialen Innenschichten der Ventrikelwand. Diese Innenschicht-Ischämie ist sofort von einer Kontraktionsinsuffizienz dieser Myokardschichten gefolgt. Es entwickelt sich ein **Circulus vitiosus**.

Bei diesem Vorgang spielen vermutlich negativ inotrop wirkende Metabolite, wie z. B. Adenosin, die nicht mehr ausreichend mit dem Blutstrom abtransportiert werden, eine wichtige Rolle. Die Abnahme der Kontraktilität der Innenschicht erscheint insofern als „sinnvoll", als sie eine Abnahme des Sauerstoff-Bedarfs bewirkt. Der ischämische Schmerz wird auf die lokale Akkumulation von sauren Metaboliten und von Kalium-Ionen zurückgeführt, was eine Depolarisation und Erregung schmerzleitender Nervenfasern auslöst.

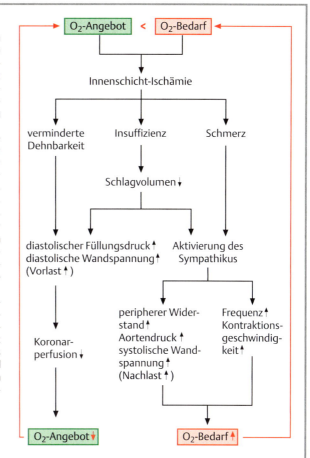

12.5.2 Antianginosa mit vorwiegender Wirkung auf Kapazitätsgefäße

Nach Zufuhr von organischen Nitraten werden durch Vermittlung SH-Gruppen-haltiger Verbindungen Nitrit-Ionen (NO_2^-) gebildet, die in Stickstoffmonoxid überführt werden. Durch die Gabe von organischen Nitraten wird also die Wirkung des **Endothelfaktors NO** imitiert. Die Vasodilatation durch organische Nitrate betrifft besonders die venösen Kapazitätsgefäße. Dies könnte darauf beruhen, dass bei diesen Substanzen die NO-Freisetzung enzymatisch vermittelt wird und die glatte Gefäßmuskulatur der venösen Gefäße eine höhere Enzymausstattung besitzt als arterielle Gefäßmuskulatur. Aber auch Arteriolen werden erweitert; besonders empfindlich reagieren die Hautarterien im Brust-, Hals- und Kopfbereich sowie die Koronararterien. Bei höheren Dosierungen sprechen auch andere Gefäßgebiete an, damit sinkt der Blutdruck. Zusätzlich wird der Tonus von glatten Muskeln anderer Organe durch die Nitrate gesenkt.

Bei Molsidomin und Nitroprussid scheint der Mechanismus der NO-Freisetzung andersartig zu sein. Bei diesen Substanzen ist die Wirksamkeit am venösen und arteriellen Strombett etwa gleich.

Die therapeutische Wirkung von Nitraten beim akuten Angina-pectoris-Anfall geht aus Abb. 12.17 hervor. Durch die Erweiterung der Kapazitätsgefäße nimmt das venöse Blutangebot an das Herz ab. Als Folge sinkt die diastolische Wandspannung (Vorlast), was einen Abfall des Perfusionswiderstandes und somit eine Zunahme der Durchblutung bzw. des Sauerstoff-Angebots bedeutet. Zusätzlich wird der Sauerstoff-Bedarf vermindert, denn die systolische Wandspannung (Nachlast) nimmt ab, weil Aortendruck und ventrikuläre Füllung kleiner werden.

Bei *koronarsklerotischer Angina* pectoris besteht die therapeutische Wirkung also letztlich in einer Verbesserung der myokardialen Sauerstoff-Bilanz. Im Falle einer *koronarspastischen Form* vermögen die Nitrate darüber hinaus die Ursache des Anfalles, nämlich den Koronarspasmus, aufzuheben.

▶ **Anwendung.** Verschiedene Ester der Salpetersäure (HNO_3) mit mehrwertigen Alkoholen können therapeutisch verwendet werden:
Zur **Behandlung von Angina-pectoris-Anfällen** und zur **Anfallsprophylaxe**:
- Glyceryltrinitrat (Nitroglycerin),
- Isosorbiddinitrat.

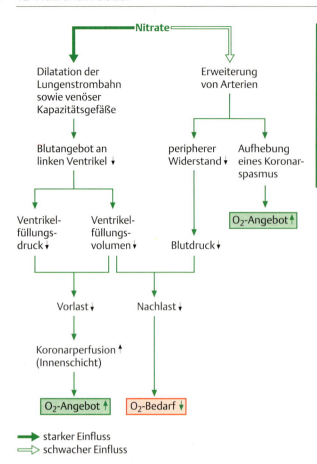

Abb. 12.17 **Nitrat-Effekt auf Sauerstoff-Angebot und -Bedarf am Herzen.** NO verbessert im akuten Angina-pectoris-Anfall die myokardiale Sauerstoff-Bilanz durch Senkung der Vor- und Nachlast. Außerdem wird ein evtl. bestehender Koronarspasmus aufgehoben.

Zur **Anfallsprophylaxe**:
- Isosorbidmononitrat,
- Pentaerythrityltetranitrat.

Praktisch sind zur Behandlung eines Angina-pectoris-*Anfalls* nur solche Nitrate geeignet, die nach Einnahme sofort in den Organismus aufgenommen und dort wirksam werden, während zur *Anfallsprophylaxe* eine lange Wirkdauer erforderlich ist.

Gewöhnung. Bei den so genannten Langzeitnitraten ergibt sich jedoch das Problem, dass eine Gewöhnung des Organismus eintreten kann, d. h., die Substanzen verlieren an Wirksamkeit („Nitrat-Toleranz"). Der Mechanismus, der dieser Gewöhnung zugrunde liegt, ist nicht völlig aufgeklärt. Jedenfalls muss die Umwandlung der Nitrate in die zelluläre Wirkform (NO), die zur Aktivierung der Guanylatcyclase führt, erschwert sein; ein Mangel an Thiolgruppen wird verantwortlich gemacht. Diese Toleranzerhöhung ist besonders dann zu beobachten, wenn Langzeitnitrate in höherer Dosierung angewendet werden und wenn ein gleichmäßiger Plasmaspiegel aufrechterhalten wird. Sie klingt sehr schnell wieder ab, wenn die Nitrat-Zufuhr unterbrochen wird. Daher ist von einer kontinuierlichen Zufuhr von Nitro-Verbindungen abzuraten, statt dessen wird die Einhaltung eines „12-stündigen Nitrat freien Intervalls" empfohlen. Langzeitnitrate dürfen nicht abrupt abgesetzt werden, da sonst eine gesteigerte Angina-pectoris-Anfallshäufigkeit vorkommt.

▶ **Nebenwirkungen.** Bei normaler Dosierung der Nitrate sind sie durch die Hauptwirkung bedingt: **Absinken des Blutdrucks mit Kopfschmerzen** (Erweiterung intrakranieller Gefäße) und selten **Ohnmacht** sowie **reflektorische Tachykardie**. Die durch Nitrate auslösbare Methämoglobin-Bildung ist bei therapeutischen Dosierungen bedeutungslos.

▶ Die **Pharmakokinetik** der Substanzen ist sehr unterschiedlich und muss einzeln besprochen werden, weil dies für ihre therapeutische Einsetzbarkeit wichtig ist.

Wirkstoffe

Glyceryltrinitrat wird üblicherweise Nitroglycerin genannt, obwohl diese Bezeichnung eigentlich nicht korrekt ist.

$$\begin{array}{l} H_2C-O-NO_2 \\ | \\ HC-O-NO_2 \\ | \\ H_2C-O-NO_2 \end{array}$$

Glyceryl<u>trinitrat</u>
„Nitroglycerin"

Bei den Nitro-Verbindungen sind die Stickstoff-Atome der Nitro-Gruppe direkt am Kohlenstoff-Atom gebunden, z. B. $R-CH_2-NO_2$. Bei den Salpetersäureestern ist jedoch das Kohlenstoff-Atom über ein Sauerstoff-Atom mit dem Stickstoff-Atom verbunden, z. B. $R-CH_2-O-NO_2$.

▶ **Glyceryltrinitrat** dringt außerordentlich leicht durch Gewebe hindurch und kann auch durch die Schleimhaut des Mundes (sublingual, bukkal) schnell resorbiert werden. Die Wirkung nach Anwendung einer Zerbeißkapsel oder eines Spraystoßes tritt innerhalb von 2–3 Minuten ein. Die nach perlingualer Resorption aufgenommene Menge an Glyceryltrinitrat wird außerordentlich rasch vom Gewebe gebunden, so dass im arteriellen Blut kaum Wirkspiegel nachzuweisen sind. Durch metabolische Abspaltung einer Nitrat-Gruppe sinkt die Wirksamkeit auf ein Zehntel ab, die Wirkung einer perlingualen Dosis hält für 20–30 Minuten an. Die Substanz ist sehr stark wirksam, denn mit nur 0,4–0,8 mg wird im Allgemeinen der gewünschte Effekt erzielt (Maximaldosis: 3-mal 0,8 mg in 15 Minuten).

▶ Aufgrund des schnellen Wirkungseintritts gilt Glyceryltrinitrat als Mittel der ersten Wahl bei Angina-pectoris-Anfällen. Wenn eine **lang anhaltende prophylaktische Wirkung** angestrebt wird, müssen aufgrund der raschen Inaktivierung transdermale Arzneimittelzubereitungen angewandt werden, aus denen das organische Nitrat protrahiert freigesetzt wird.

▶ **Orale Zufuhr.** Im Handel ist eine Reihe von Glyceryltrinitrat-Zubereitungen, die nach oraler Einnahme und enteraler Resorption wirksam werden sollen. Diese Zubereitungen werden als **„Langzeit-Präparate"** bezeichnet, die Einzeldosis liegt bei den meisten um 2,5 mg und soll für 12 Stunden wirksam sein. Da jedoch bei sublingualer Applikation eine Dosis von 0,8 mg nur für ca. 30 Minuten wirkt, können 2,5 mg selbst bei vollständigem Wirksamwerden keine 12 Stunden effektiv sein! Hinzu kommt noch, dass in der Darmwand ein Teil der Substanz abgebaut wird (hohe präsystemische Elimination). Die orale Therapie mit Langzeit-Präparaten, die *um 2,5 mg* Glyceryltrinitrat enthalten, erscheint angesichts dieser Überlegungen *nicht ratsam*. Wenn eine orale, langdauernde Therapie mit Glyceryltrinitrat angestrebt wird, sind erheblich höhere Dosen notwendig.

▶ **Perkutane Zufuhr.** Eine weitere Möglichkeit, um eine länger anhaltende Wirkung zu erzielen, besteht in der perkutanen Zufuhr. Glyceryltrinitrat penetriert nämlich gut durch die intakte Haut. So gelangt die Substanz unter Umgehung der Leber in den großen Kreislauf. Bei Verwendung von Salben oder Sprays ist die Dosierung verständlicherweise recht unsicher. Eine besondere Depotform sind **Nitratpflaster**, die als transdermale therapeutische Systeme bezeichnet werden (S. 23). Die Nitratpflaster werden präkordial direkt über dem Herzen auf der Brustwand appliziert und rufen durch eine lokale Vasodilatation eine Hautrötung und eine Hyperämie hervor (Wärmegefühl). Einen ähnlichen lokalen Effekt hat man früher mit reizenden Senfpflastern erreicht – und hatte auch antianginöse Erfolge. Dies weist auf eine mögliche psychosomatische Komponente bei der Pflastertherapie hin. Es stehen Pflaster zur Verfügung, die in 24 Stunden mit konstanter Geschwindigkeit 5 bzw. 10 mg Glyceryltrinitrat freisetzen sollen.

Da kontinuierlich aufrechterhaltene, konstante Nitrat-Plasmakonzentrationen mit einem Wirkungsverlust einhergehen können, besitzen jedoch gerade die „Nitratpflaster" ein sehr großes Potenzial zur Auslösung einer Gewöhnung. Aus diesem Grunde gibt es die Empfehlung, durch Abnahme des Pflasters während der Nacht für ein Nitrat freies Intervall zu sorgen.

Isosorbiddinitrat. ▶ Als perlinguale Zubereitung gegeben, wird die Substanz gut durch die Mundschleimhaut resorbiert. Der Effekt von 5–10 mg setzt in 5 bis 10 Minuten ein und hält etwa 1–2 Stunden an. Auch enteral wird es ausreichend resorbiert und gelangt in geringer Menge in den systemischen Kreislauf, obwohl von dieser Substanzen ein Teil in der Leber abgefangen und zu den biologisch weniger wirksamen Metaboliten 2-Isosorbidmononitrat und 5-Isosorbidmononitrat abgebaut wird. Letzteres trägt zum Gesamteffekt bei.

Isosorbiddinitrat

Bei peroraler Applikation von Isosorbiddinitrat sind höhere Dosierungen notwendig als bei bukkaler Zufuhr (oral 2- bis 3-mal 10 mg/d bis zu 60 mg/d, Nitrat-freies Intervall nötig). Die Wirkung setzt nach etwa 30 Minuten ein und hält für mehrere Stunden an. ▶ Es ist daher besser für die **Intervalltherapie** als zur Anfallskupierung geeignet.

Das **5-Isosorbidmononitrat** ▶ ist wirksamer und stoffwechselstabiler als das **2-Mononitrat**. Diese Differenz liegt an der unterschiedlichen Stellung der Nitrat-Gruppe zum Ringsystem. Die Einzeldosierung liegt bei 20 mg per os, der präsystemische Verlust soll gering sein.

Pentaerythrityltetranitrat ▶ ist ebenfalls nur oral applizierbar, die benötigten Dosen liegen bei 90 mg. Die Wirkung setzt langsam ein und hält so lange an, dass im Allgemeinen zwei Dosen pro Tag ausreichend sind.

Pentaerythrityltetranitrat

Molsidomin wird erst im Organismus zum eigentlichen Wirkstoff (Linsidomin) umgewandelt.

Molsidomin

▶ Der Metabolit hat ähnliche Wirkung wie Glyceryltrinitrat: Er vermittelt über NO-Freisetzung (drei metabolische Schritte, s. Formel) eine Erweiterung des kapazitiven Gefäßsystems und damit eine Verminderung der kardialen Vorlast. Die Arteriolen sollen sich stärker als bei Glyceryltrinitrat erweitern, wahrscheinlich wegen eines anderen Mechanismus der NO-Freisetzung (vgl. S. 163). Zur Therapie werden Dosen von 2- bis 3-mal täglich 2 mg benötigt. ▶ Die maximale Konzentration des wirksamen Metaboliten und damit das Wirkungsmaximum werden 30–60 Minuten nach der Gabe von Molsidomin erreicht. Die Wirkung klingt mit einer Halbwertszeit von ca. 1,5 Stunden ab. Damit gewährleistet Molsidomin eine über Stunden währende ständige Freisetzung von NO. Im Gegensatz zu den anderen Nitraten scheint sich keine Toleranzerhöhung auszubilden, die Entstehung des wirksamen Metaboliten erfordert keinen SH-Gruppen vermittelten Mechanismus.

▶ Die Indikation für Molsidomin ist die **Prophylaxe von Angina-pectoris-Anfällen.** ▶ An Nebenwirkungen treten relativ häufig **Kopfschmerzen**, seltener **Übelkeit**, **Schwindel** und **Appetitlosigkeit** auf. Durch das langsame Einsetzen der Wirkung kommt es kaum zu einer Reflextachykardie.

Nicorandil[3] ist eine weitere Nitroverbindung, die arterielle und venöse Gefäße erweitert.

In einer Dosierung von 5–10 mg 2× täglich ist es zur ▶ **Prophylaxe von Angina-pectoris-Episoden** geeignet. Neben der typischen „Nitrat-Wirkung" aktiviert Nicorandil zusätzlich Kalium-Kanäle, was zur Erschlaffung der glatten Gefäßmuskulatur beiträgt (Schlagwort: **K-Kanal-Öffner**).

12.5.3 Antianginosa mit vorwiegender Wirkung auf Widerstandsgefäße: Ca^{2+}-Kanal-Blocker

▶ **Wirkungsweise.** Die Ca^{2+}-Kanal-Blocker vom **Dihydropyridin-Typ** wie Nifedipin, Amlodipin, Isradipin und Felodipin sowie vom **kationisch-amphiphilen Typ** wie Verapamil und Diltiazem wirken erschlaffend auf die glatte Gefäßmuskulatur im arteriellen Stromgebiet (S. 149). Außerdem führt die durch die Ca-Antagonisten hervorgerufene Blutdrucksenkung zu einer Abnahme der Nachlast und damit zu einer Reduktion des Sauerstoff-Verbrauchs.

▶ **Anwendung.** Ca^{2+}-Kanal-Blocker sind daher sowohl zur Prophylaxe und Behandlung von koronarspastischen wie auch von koronarsklerotischen Angina-pectoris-Formen geeignet.

▶ **Nebenwirkungen.** Da die Dihydropyridine keinen dämpfenden Effekt auf die Herzfunktion haben, können abrupte Blutdruckveränderungen durch nicht retardierte Präparate reflektorisch zu einer Tachykardie führen, was natürlich ungünstig ist. Verapamil und Gallopamil dämpfen dagegen die elektrischen und mechanischen Eigenschaften des Herzens. Verapamil und Diltiazem sollten nur bei suffizientem Herzmuskel und nicht gemeinsam mit einem β-Blocker angewendet werden. Denn neben der Abnahme der Herzkraft besteht die Gefahr einer Blockade der atrioventrikulären Überleitung, auf die ja sowohl die amphiphilen Ca-Antagonisten wie auch die β-Blocker einen hemmenden Effekt haben. Die weiteren Nebenwirkungen der Ca^{2+}-Kanal-Blocker sind auf S. 152 f beschrieben.

12.5.4 β-Blocker

▶ **Wirkungsweise.** Durch die Blockade der $β_1$-Rezeptoren im Herzen sinken Herzfrequenz und Kontraktionsgeschwindigkeit. Daher nimmt der Sauerstoff-Bedarf des Myokards ab. Außerdem wird das Herz vor einem verstärkten Antrieb durch den Sympathikus abgeschirmt, wie er in Situationen körperlicher und auch psychischer Belastung auftritt.

Die β-Blocker beeinflussen die beiden Größen, die die systolische Wandspannung bzw. Nachlast bestimmen, in gegensätzlicher Weise. Der Aortendruck sinkt, das Füllungsvolumen des Ventrikels nimmt wegen der verlängerten Diastolendauer zu. Die erhöhte Ventrikelfüllung bewirkt auch eine Zunahme der diastolischen Wandspannung, also des Perfusionswiderstandes. Da aber wegen der verlängerten Diastolendauer eine erhöhte Perfusionszeit zur Verfügung steht, wird das Sauerstoff-Angebot nicht nachteilig beeinflusst.

12.5.5 Therapie der Angina pectoris

Arzt und Patient müssen sich darüber im Klaren sein, dass die unten angegebene Therapie der Erkrankung nur ein Teil des gesamten Behandlungsplanes ist. Notwendig sind die Beseitigung von Risikofaktoren und die Vermeidung von auslösenden Faktoren. Insgesamt ist eine **Änderung der Lebensführung** notwendig: Abbau von Übergewicht, fettarme Diät, regelmäßige körperliche Tätigkeit, statt Fernsehen „in der Natur sein", Rauchen einstellen, Kaffeegenuss reduzieren, nur mäßiger Alkoholkonsum, jeder Hektik entsagen! Die Behandlung einer Hypertonie, einer Hyperthyreose, von Tachyarrhythmien und einer Anämie ist zwingend.

Es ist zu unterscheiden zwischen der Therapie des akuten Anfalls und der chronischen Behandlung zur Verminderung der Anfallshäufigkeit bzw. -stärke, die sich danach richten muss, um welche Form es sich handelt: arteriosklerotisch, funktionell-koronarspastisch oder Mischform.

Akuter Anfall

Der akute Anfall erfordert die schnelle **Beseitigung der Schmerzen**
- durch eine hämodynamische Entlastung des Herzens mittels Glyceryltrinitrat perlingual oder als Spray und
- wenn unbedingt nötig, eine analgetisch sedative Behandlung mit Opiaten und Benzodiazepinen entsprechend der Schwere des Falles.

Die letztgenannten Pharmaka senken zusätzlich durch die Ruhigstellung des Patienten den Sauerstoff-Verbrauch des Organismus und damit die Anforderung an das Myokard.

Gefäßerweiterung durch **Glyceryltrinitrat** (Nitroglycerin): Eine perlinguale Zufuhr von Dosen zwischen 0,2–0,8 mg eventuell verteilt auf mehrere Einzeldosen, ist notwendig. In 15 Minuten sollten nicht mehr als

---

[3] Nicorandil ist in Deutschland nicht im Handel, in Großbritannien unter dem Handelsnamen *Ikorel®*, in der Schweiz als *Dancor®* zu haben.

2,4 mg zugeführt werden. Der Pumpspray enthält 0,4 mg. Nur in Ausnahmefällen nach eingehender Erprobung können auch einmal höhere Dosen notwendig sein.

Prophylaktische Therapie

Arteriosklerotisch bedingte Angina pectoris. β-Blocker sind die Prophylaktika der Wahl. Es bewähren sich die nicht direkt kardiodepressiven (d. h. nicht membranstabilisierenden) **β-Blocker**, wie Atenolol oder Metoprolol, um die Stimulation des Herzens durch Catecholamine zu unterbinden. Dieser Effekt hängt wesentlich von der frequenzsenkenden Wirkung und der Zunahme der relativen Diastolendauer ab. Eine **Verminderung der Herzarbeit** lässt sich ebenfalls durch Senkung der Nachlast mittels Ca^{2+}-**Kanal-Blockern** erreichen. Dabei ist an die unterschiedliche Wirkung der Ca^{2+}-Kanal-Blocker zu denken: der Dihydropyridin-Typ wirkt nur vasodilatatorisch, die mögliche reflektorische Tachykardie wird durch gleichzeitige Gabe von β-Blockern vermieden; der kationisch-amphiphile Typ ist gleichzeitig hemmend auf die glatte Muskulatur und auf die mechanischen und elektrischen Eigenschaften des Herzens wirksam. Die prophylaktische Therapie erfordert die ständige Entlastung des Herzens durch **Erweiterung des kapazitiven Systems**. Hierzu eignen sich Isosorbiddinitrat, Isosorbidmononitrat und gegebenenfalls Molsidomin. Eine Langzeitzufuhr von Glyceryltrinitrat ist durch perkutane Aufnahme aus einem Nitratpflaster gewährleistet. An das Problem der Nitrat-Toleranz sei aber erinnert (S. 164). Es ist ungeklärt, ob Nitrate die kardiovaskuläre Prognose verbessern. Sie gelten als Prophylaktika der zweiten Wahl. Ca^{2+}-Kanal-Blocker gelten als Mittel der zweiten Wahl.

Es besteht die Vermutung, dass durch eine bakterielle Besiedelung des arteriosklerotischen Plaque eine weitere Verengung der Koronargefäße gefördert wird. Aus diesem Grund wurde in großen klinischen Untersuchungen geprüft, ob eine Dauerbehandlung mit Antibiotika die Re-Infarkt-Häufigkeit herabsetzt. Alle bisherigen Ergebnisse zeigen, dass die Antibiotika für diesen Zweck wirkungslos sind.

Bei **koronarspastischer Angina pectoris** ist das Therapie-Ziel, die Ischämien zu unterbinden, denn sie können Arrhythmien auslösen und führen zum Zelluntergang, schließlich zur Herzinsuffizienz. Die Reduktion der Ischämien geht in der Regel mit einer Besserung oder Aufhebung der pectanginösen Schmerzen einher. Die wirksamste Therapie scheint die Behandlung mit einem Ca-Antagonisten zu sein. β-Blocker sind schwächer wirksam und bei instabilem Zustand sogar kontraindiziert. Langzeit-Nitrate sind keine ausreichende Behandlung. Eine zusätzliche Therapie mit Acetylsalicylsäure (100 mg täglich per os) darf nicht fehlen, da sie eine unbestrittene Prognoseverbesserung erzielt. Bei Unverträglichkeit dieser Säure (bis zu 30% gastrointestinale Beschwerden) muss sie durch Clopidogrel ersetzt werden. Die medikamentöse Beeinflussung der wichtigsten Risikofaktoren Hypercholesterinämie, Hypertonie, Diabetes mellitus und eine entsprechende **Änderung des Lebensstils** gehört zu den erfolgreichsten, aber am wenigsten umgesetzten Maßnahmen der Medizin überhaupt.

Bei **Mischformen** sollte die individuelle Ansprechbarkeit über die Wahl der Mittel entscheiden.

Instabile Angina pectoris. Sie stellt besondere Anforderungen an die Therapie, da sich in kurzer Zeit eine deutliche Verschlechterung der Symptomatik ausbildet, typischerweise infolge eines wachsenden Thrombozytenaggregats im koronaren Gefäßbett. Die Frequenz der Anfälle nimmt zu, es treten Ruheschmerzen auf. Es besteht die Gefahr, dass der Zustand in einen Herzinfarkt übergeht. Die Therapie soll **stationär** durchgeführt werden und besteht in der Zufuhr von Nitraten, β-Blockern, Thrombozyten-Aggregations-Hemmstoffen und Heparin i.v. Die zur Verfügung stehenden Aggregationshemmstoffe besitzen verschiedene Wirkungsmechanismen und sollten nach der Akuität und Schwere des Falles ausgewählt werden: Verhinderung der Thromboxan A_2-Entstehung (Acetylsalicylsäure, per os, langsamer Wirkungseintritt), Hemmung der Plättchenstimulation über Adenosin-Rezeptoren und damit der Überführung des Glykoprotein IIb/IIIa in die Fibrinogen-bindende Konformation (Clopidogrel, per os, langsamer Wirkungseintritt), Blockade des aktivierten Glykoprotein (Abciximab, Tirofiban, Eptifibatid, i.v., sofortige Wirkung).

Jedes „akute Koronarsyndrom" (Oberbegriff für instabile Angina pectoris und alle akuten Herzinfarkttypen) ist ein Einweisungsgrund mit der Absicht einer sofortigen Koronarintervention!

Übrigens ist die Konzentration von Interleukin 6 im Blut ein guter Indikator für die Gefährdung des Patienten mit

Tab. 12.6 Vorschläge für die Therapie der Angina pectoris

Therapie des akuten Anfalls	Glyceryltrinitrat bukkal od. als Spray, Isosorbiddinitrat bukkal
Anfallsprophylaxe	
stabile Angina pectoris	Langzeitnitrate oder β-Blocker oder Ca^{2+}-Kanal-Blocker (bei Mischformen) Wirkstoff-Kombinationen bei ungenügendem Therapie-Erfolg: Langzeitnitrate plus β-Blocker oder β-Blocker plus Dihydropyridine* oder Langzeitnitrate plus β-Blocker plus Dihydropyridine*
Prinzmetal-Angina, koronarspastische Angina pectoris	Langzeitnitrate oder/und Dihydropyridine* oder Langzeitnitrate plus Verapamil
instabile Angina pectoris	Ausnutzung aller Therapiemöglichkeiten: Nitrate, β-Blocker, Aggregationshemmstoffe (s. im Text), Heparin

* Die Calcium-Antagonisten vom Dihydropyridin-Typ sind **vasoprävalent**, diejenigen vom amphiphilen Typ (Verapamil, Diltiazem) wirken auch **kardiodepressiv**, daher müssen die entsprechenden Kontraindikationen beachtet werden.

instabiler Angina pectoris. Je höher der IL6-Wert über der Norm (4 ng/l) liegt, umso größer ist die Neigung zu Infarkten.

Notwendige Wirkstoffe

Antianginosa

Wirkstoff	Handelsname	Alternative
Nitrate		
Glycerintrinitrat „Nitroglycerin"	Nitrolingual®	Trinitrosan® Amp. Deponit® Nitro® Pflaster
Isosorbiddinitrat ISDN	Isoket®	G
Isosorbidmononitrat ISMN	Ismo®	G
Pentaerythrithyltetranitrat	Dilcoran®	Nitrason®
Molsidomin	Corvaton®	G
Calcium-Antagonisten		
Nifedipin	Adalat®	G
Isradipin	Lomir®, Vascal®	–
Felodipin	Modip®	G
Amlodipin	Norvasc®	G
Verapamil	Isoptin®	G
Diltiazem	Dilzem®	G
β-Blocker		
Propranolol	Dociton®	G
Metoprolol	Beloc®	G
Atenolol	Concor®	G
Carvedilol	Dilatrend®	G

12.6 Therapie des Herzinfarktes

Je nach der Pathogenese, der Schwere des Infarktes und der individuellen Situation kann das Spektrum der therapeutischen Maßnahmen unterschiedlich zusammengesetzt sein. Ein simples, immer anwendbares Behandlungsschema lässt sich daher nicht angeben. Jeder Patient, der einen Herzinfarkt erleidet, muss auf jeden Fall möglichst schnell **in eine Klinik** gebracht werden. Nur hier können die in einem hohen Prozentsatz drohenden Rhythmusstörungen (Kammerflimmern!) schnell genug erkannt und behandelt werden. Die Vorbereitung des Infarkt-Patienten für den Transport deckt sich im Allgemeinen mit dem unter Punkt 1 angegebenen therapeutischen Vorgehen.

Folgende **therapeutische Prinzipien** sind je nach Lage des Falles anzuwenden:

1. **Maximale Schonung** des Herzens durch a) starke Sedierung des Patienten, damit Wegfall überflüssiger Motorik mit entsprechender Anforderung an den Kreislauf und Unterbrechung des psychischen Einflusses auf die Herzfunktion durch „psychovegetativ entkoppelnde" Psychopharmaka (**Diazepam** 5–10 mg i. v.) und b) Ausschaltung von Schmerzen durch Opiate (**Morphin** 10–20 mg s. c.). Neuroleptika sind nicht geeignet, weil die frequenzsteigernde Wirkung nachteilig sein kann. Zur Entlastung des Herzens wird eine leichte Gefäßerweiterung angestrebt. Dazu eignen sich **Glyceryltrinitrat** oder Nitroprussidnatrium. Der Blutdruck darf dabei nur wenig absinken. Für die Anwendung von Herzglykosiden besteht keine Indikation, zumal sie die Arrhythmie-Neigung der hypoxischen Herzmuskel-Abschnitte eher fördern.

2. Die ideale Therapie des thrombotischen Verschlusses eines Koronarastes wäre die sofortige mechanische Intervention mittels Herzkatheter oder (wenn dies nicht möglich) die **Auflösung des Thrombus** so frühzeitig, dass sich noch keine Nekrose im mangeldurchbluteten Gebiet entwickelt hat. Zu diesem Zweck werden intravenös Fibrinolytika verabreicht (z. B. Alteplase, s. S. 187), evtl. zusammen mit fraktioniertem Heparin. Unter günstigen Bedingungen kann eine Eröffnung des verlegten Koronar-Astes erreicht und die Prognose verbessert werden. Es muss immer wieder betont werden, dass die Überlebenschancen *umso größer* sind, *je früher* die Thrombolyse-Therapie einsetzt. **Oberstes Gebot** muss sein, dass **keine Zeit verloren wird**! Also ist ein Beginn der Lysetherapie schon durch den zugezogenen Haus- (oder Not-)Arzt vorzunehmen. Der Patient muss dann sofort in eine Klinik gebracht werden. Der Erfolg einer Lysetherapie hängt außer vom Zeitpunkt noch von der Infarktgröße, Alter, Geschlecht des Betroffenen und von der Infarkt-Lokalisation ab: Bei Vorderwand-Infarkten bringt die Lysetherapie einen größeren Gewinn als bei Hinterwand-Infarkten. Intramuskuläre Spritzen sind im Rahmen der Herzinfarkt-Therapie übrigens streng untersagt, da sie eine Lysetherapie und den damit verbundenen Prognosegewinn unmöglich machen.

3. Gegen ein sich ausbildendes oder bestehendes **Lungenödem** sind neben allgemeinen klinischen Maßnahmen notwendig: Vasodilatation durch Glyceryltrinitrat, Ödemausschwemmung und Vasodilatation mittels intravenös gegebenem **Furosemid**, Dämpfung der Atmung und Ruhigstellung des Patienten durch **Morphin**.

4. Bei nachgewiesenen, prognostisch ungünstigen **ventrikulären Arrhythmien** sollte möglichst frühzeitig **Lidocain** gegeben werden (50 bis 100 mg langsam i. v. injizieren, dann 0,5–3,5 mg/min infundieren).

Eine bestehende **Sinustachykardie** kann Ausdruck einer reflektorisch ausgelösten Reaktion auf einen Kreislaufschock sein, um ein ausreichendes Herzminutenvolumen aufrechtzuerhalten. Eine Erfordernis-Tachykardie mit einem β-Blocker zu unterdrücken, hat in der Regel fatale Folgen. Andererseits kann sie Folge einer übersteigerten Adrenalin-Ausschüttung sein („vegetativer Sturm"). Nur im letzteren Fall sind β-Rezeptoren-Blocker von Nutzen. Die Anwendung von Gruppe-I-Antiarrhythmika, zu denen auch Lidocain gehört, erhöht in dieser Situation die Sterblichkeit und sollte daher unbedingt unterbleiben.

Eine **Sinusbradykardie** und **atrioventrikuläre Überleitungsstörungen** sprechen in der Regel auf Ipratropium (0,5 mg initial i. v.) an, die Gefahr einer tachykarden, ektopischen Rhythmusstörung wird damit vermindert. Bei unzureichender Wirkung kann bis zur Platzierung eines Schrittmachers auch Orciprenalin vorübergehend angewandt werden. Bei symptomatischen Bradykardien ist in jedem Fall die Schrittmachertherapie einer dauernden pharmakologischen Therapie vorzuziehen.

5. Der im Gefolge eines Herzinfarktes auftretende **kardiogene Schock** zeigt folgende Eigenschaften: sehr kleine Blutdruckamplitude, vermindertes Schlagvolumen, erhöhter peripherer Widerstand und stark angestiegener zentralvenöser Druck (also **Zentralisation**). Obgleich der Blutdruck niedrig ist, erweist sich der naheliegende Versuch, ihn mittels blutdrucksteigender vasokonstriktorischer Substanzen zu normalisieren, oft als falsch, denn die „kreislaufbedingte" Situation des Herzens kann dadurch noch schlechter werden (zentraler Venendruck mit entsprechender Vorhofdehnung nimmt weiter zu). Notwendig sind eine wirksame periphere und pulmonale Vasodilatation (z. B. Glyceryltrinitrat), eine Volumenauffüllung (unter Kontrolle des zentralvenösen Druckes) und eine Stärkung der Kontraktionskraft (Dopamin, Adrenalin, evtl. Herzglykoside). Zwei **widerstreitende Gesichtspunkte** sind hier entscheidend: Der Blutdruck sollte genügend hoch sein, um alle Organe ausreichend zu versorgen, aber so niedrig wie möglich, um den Herzmuskel zu schonen. Um das interstitielle Ödem, das sich während der Zentralisation ausgebildet hat, beschleunigt zu mobilisieren und zur Ausscheidung zu bringen, können akut wirkende Saluretika (Furosemid) mit Vorsicht gegeben werden. Auf die selbstverständliche Kontrolle der Elektrolyte und des Säure-Basen-Haushaltes und die entsprechenden therapeutischen Maßnahmen sei hier nur hingewiesen.

6. **Re-Infarkt-Prophylaxe.** Als wirksame Arzneimittelgruppen zur Senkung der Häufigkeit von Re-Infarkten haben sich β-Blocker, Thrombozyten-Aggregations-Hemmstoffe, ACE-Hemmstoffe (Acetylsalicylsäure 100 mg/d) und die Statine erwiesen.

Tab. 12.**7** Therapeutisches Vorgehen bei Herzinfarkt

Jeder Infarkt-Patient muss sofort stationär aufgenommen werden!	
1.	Sedierung und Schmerzausschaltung
2.	**Thrombolyse** so früh wie irgend möglich (bei langer Transportzeit bereits unterwegs), jede Stunde Zeitverlust erhöht die Todesquote. Zur Thrombozyten-Aggregations-Hemmung Acetylsalicylsäure intravenös (Aspisol®). Zusätzlich Clopidogrel verbessert die Überlebensrate
3	Nur bei bedrohlicher **ventrikulärer Rhythmusstörung** Lidocain-Infusion, bei Sinusbradykardie Ipratropium
4.	Bei **Lungenödem** und/oder **kardiogenem Schock** entsprechende Maßnahmen, Vasodilatation
5.	Nitrate
6.	Gegebenenfalls **β-Blocker** intravenös, nicht bei Blockbildern, Hypotonie, Bradykardie und anderen Kontraindikationen

12.7 Beeinflussung der Hirndurchblutung

12.7.1 Therapie der chronischen Mangeldurchblutung

Viele Erkrankungen, so Sklerose der Hirngefäße, Bradykardie, Arrhythmie, Herzmuskelinsuffizienz, gehen mit einer absoluten oder relativen Mangeldurchblutung des Zentralnervensystems einher. Daher besteht ein starkes Bedürfnis nach Pharmaka, die die Hirndurchblutung verbessern sollen. Zahlreiche Substanzen sind auf dem Markt, denen diese Wirkung nachgesagt wird. Die klinischen Erfahrungen sind aber völlig unbefriedigend. Das ist verständlich, wenn Folgendes berücksichtigt wird:

- Alle Substanzen, die allgemein gefäßerweiternd wirken, senken den Blutdruck und verschlechtern die Hirndurchblutung („steal effect"). Hierher gehören die meisten der angepriesenen Substanzen (S. 156). Ein Pharmakon, das ausschließlich die Hirngefäße erweitert, gibt es bisher nicht.
- Es wird von manchen Substanzen behauptet, dass sie die Sauerstoff-Extraktion oder die Glucose-Aufnahme des Hirngewebes erhöhen. Dieser an sich schon schwer vorstellbare Anspruch hat sich klinisch nicht bestätigen lassen. Dasselbe gilt auch für Präparate, denen ein Einfluss auf den Stoffwechsel der Hirnzellen im Sinne einer Energieeinsparung nachgesagt wird. In diese Gruppe mit unklarem Wirkmechanismus und nicht eindeutig dokumentierter klinischer Wirksamkeit gehören Präparate wie Meclofenoxat (Centrophenoxin), Pyritinol, Co-Dergocrin, Piracetam und Ginkgo biloba-Extrakte (Box 12.15).

Bei lokalen Ischämien bildet sich – unabhängig von ihrer Größe – eine Randzone aus, die eine erhöhte interstitielle K^+-Konzentration aufweist. Diese Kalium-Ionen stammen aus den energieverarmten Zellen des betroffenen Gebietes. Die erhöhte K^+-Konzentration vermindert das Membranpotenzial der glatten Muskelzellen der Gefäße so weit, dass es zum Vasospasmus kommt. Dieser Vorgang wiederum vergrößert den Ischämiebezirk. In der Verhinderung dieses Vasospasmus besteht vielleicht eine künftige Therapiemöglichkeit, denn Ca^{2+}-Antagonisten vom Dihydropyridin-Typ wirken umso stärker vasodilatatorisch, je niedriger das Membranpotenzial der Zellen ist.

Zusammenfassend lässt sich folgern, dass die an sich so wünschenswerte gezielte **Verbesserung der Hirndurchblutung durch Pharmaka** derzeit nicht möglich ist. Die Therapie muss vielmehr in einer Behandlung der Grundkrankheit bestehen, sofern dies möglich ist. Gute Chancen bestehen in dieser Hinsicht, wenn die Ursache eine Bradykardie (evtl. Schrittmacher), eine Arrhythmie, eine Herzinsuffizienz oder eine erhöhte Blutviskosität ist. Es sei darauf verwiesen, dass alte Menschen häufig zu wenig Flüssigkeit aufnehmen. Selbst beim Vorliegen einer zerebralen Gefäßsklerose kann die Besserung des Kreislaufs eine günstige Wirkung auslösen. Es sei hier noch auf die sog. „Antidementiva" auf S. 338 hingewiesen, deren Nutzen aber ebenfalls enttäuschend ist.

> **Box 12.15**
>
> **Ginkgo-Präparate: fragliche Wirkung**
> Es ist für das Verhalten der deutschen Ärzte, Apotheker und des Laienpublikum bezeichnend, dass die Ginkgo-Präparate „Verkaufsrenner" sind. Die Wirksamkeit für die angegebenen Indikationen (Hirnleistungsstörungen, periphere und zerebrale arterielle Durchblutungsstörungen) ist nicht nachgewiesen. Im englisch-amerikanischen Sprachraum kommt diese Droge weder in der wissenschaftlichen Literatur noch in der medizinischen Praxis vor. Wir erklären uns den „Erfolg" dieser Mittel dadurch, dass 1. die angegebenen Indikationen sehr weit gespannt sind (welcher mittelalterliche bis alte Mensch braucht nicht Ginkgo?), 2. es sich um ein Bioprodukt, kein „Chemieprodukt" handelt, 3. keine Nebenwirkungen auftreten, die über Placebo-ausgelöste Reaktionen hinausgehen, und schließlich 4. die angegebenen Indikationen auch in einem gewissen Prozentsatz auf psychotherapeutische Maßnahmen ansprechen. Es wäre durchaus vertretbar, Ginkgo-Präparate bewusst als Placebo mit hoher Suggestivwirkung zu verschreiben. Dass dies so geschieht, ist jedoch zu bezweifeln.
> Die Situation ist ein typisches Beispiel für das dringende Bedürfnis des Arztes, irgendetwas zu tun, auch wenn eine gesicherte Therapie nicht existiert. Einzugestehen, dass die ärztlichen Möglichkeiten wenig erfolgreich sind, fällt schwer und lässt den Patienten unbefriedigt. So wird das Arzneimittel-Budget unnötig belastet und die sicher hilfreiche Zuwendung, die persönlichen Gespräche und eine Einbindung in das soziale Gefüge kommen zu kurz.

12.7.2 Therapie der akuten Ischämie (Schlaganfall)

Eine plötzlich einsetzende Mangeldurchblutung kann mehr oder minder große Hirnareale betreffen. Entsprechend sind auch die neurologischen Symptome unterschiedlich schwer ausgeprägt. Betrifft der Schaden nur ein kleines Gebiet und bildet sich kurzfristig zurück (Dauer zwischen 10 Min. und 24 Std.), spricht man von einer **„transienten ischämischen Attacke"** (TIA). Dieses Ereignis entsteht im Allgemeinen auf dem Boden einer Gefäßsklerose, weist also darauf hin, dass eine Gefäßerkrankung vorliegt und dass mit einer dann schlimmeren Wiederholung zu rechnen ist. Der Patient ist in eine Klinik einzuweisen.

Ist der „Schlaganfall" von ausgedehnteren Schäden (Lähmungen, zentralen Ausfällen) begleitet, muss der Patient so schnell wie möglich in eine leistungsfähige Klinik überführt werden. Es ist absolut notwendig, eine Differenzialdiagnose zu stellen: Handelt es sich um einen **ischämischen Insult** oder liegt eine **massive Blutung** vor? Das letztere Ereignis ist weniger häufig, muss aber ausgeschlossen werden, da die erforderlichen Therapien sehr unterschiedlich sind. Nach der Diagnosestellung sollte die entsprechende Behandlung sofort begonnen werden.

1. Im Falle eines Infarktes hat die antithrombotische Therapie, je eher desto besser, spätestens aber 6 Stunden nach dem Einsetzen der Ischämie zu beginnen: **Thrombozyten-Aggregations-Hemmstoffe** (Acetylsalicylsäure, evtl. i.v., Clopidogrel) und **Fibrinolytika** (z.B. Alteplase), um den thrombotischen Embolus zur Auflösung zu bringen oder wenigstens einen Zuwachs zu verhindern. Die Gerinnungsfähigkeit des Blutes ist zu vermindern (Gabe von **Heparin** und dann **Cumarinen**), damit keine neuen Embolien entstehen. Ferner bedürfen das Herz und der Kreislauf besonderer Beachtung: **Vorhofflimmern** mit Thrombosen in den Herzohren sind eine häufige **Ursache von Hirninfarkten**, des weiteren ist auf Thrombosen in der Peripherie zu achten. Der Blutdruck und die Herzfrequenz müssen stabil gehalten werden. Ein Temperaturanstieg ist mit Paracetamol zu unterdrücken. Besonders wichtig ist die physikalische Behandlung, es beginnt mit der Lagerung des Patienten, der passiven Bewegung der gelähmten Extremitäten bis hin zur konsequenten Krankengymnastik. Wenn die Therapie eines Schlaganfalles frühzeitig beginnt und konsequent durchgeführt wird, ist es häufig erstaunlich, wie gut und weitgehend die neurologischen Ausfälle überwunden werden können. Der Patient muss anschließend seinen Lebensstil und seine Essgewohnheiten der zugrunde liegenden Erkrankung anpassen (Körpergewicht reduzieren, fettarme Kost, Rauchen einstellen usw.).
2. Ist dagegen ein akuter Schlaganfall durch eine **intrakranielle Blutung** ausgelöst, wird man nach dieser Diagnosestellung sofort einen **Neurochirurgen** hinzuziehen, da in Abhängigkeit von der Lokalisation ein chirurgischer Eingriff lebensrettend sein kann. Als Ursachen für eine derartige Blutung können Aneurysmen und arterio-venöse Missbildungen infrage kommen. Bei diesem akuten Ereignis ist die Vorgeschichte des Betroffenen wichtig: ausgeprägter Hochdruck, erhöhte Blutungsneigung (bei Leukämien und ähnlichen Leiden, nach Überdosierung von Cumarinen), Schädeltraumen. Eine Pharmakotherapie bei diesen Zuständen ist begrenzt und hat sich nach den aktuellen Bedürfnissen zu richten.

13 Respirationstrakt

13.1 Rhinitis ··· 171
13.2 Chronische Bronchitis ··· 171
13.3 Asthma bronchiale ··· 173
13.4 Chronisch-obstruktive Lungenerkrankung (COPD) ··· 176
13.5 Pulmonale Hypertonie ··· 177
13.6 Surfactant bei Frühgeborenen ··· 177

13.1 Rhinitis

Ursachen. Die Schleimhaut der Nase besitzt ein besonders stark ausgeprägtes Gefäßsystem, das einen Venenplexus enthält. Durch Füllung der venösen Lakunen schwillt die Schleimhaut an und kann die Luftwege durch die Nase so weit einschränken, dass eine Nasenatmung unmöglich wird. Dieser Zustand kann bei bakteriell oder viral bedingten Entzündungen der oberen Luftwege, bei allergischen Reaktionen und nach plötzlichen Temperaturschwankungen auftreten.

Therapie der Rhinitis

Eine schnelle Besserung kann durch Substanzen erreicht werden, die durch eine Vasokonstriktion die Schwellung verringern. Auf diese Weise lässt sich die Belüftung der Nasennebenhöhlen und der Paukenhöhle verbessern, was bei den Schnupfenkomplikationen Sinusitis und Otitis media nützlich ist. ▶ Geeignet für diese Indikation sind α-Sympathomimetika, die lokal appliziert werden können (**Nasentropfen**). Genannt seien hier die Imidazoline **Naphazolin**, **Oxymetazolin** und **Xylometazolin**, die chemisch nur noch entfernte Ähnlichkeit mit dem Adrenalin-Molekül aufweisen.

Nebenwirkungen. ▶ Diese Medikamente können bei Überdosierung und bei empfindlichen Patienten (Hyperthyreose, Hypertonie) zu systemischen Symptomen führen. Die pausenlose Anwendung dieser Nasentropfen soll nicht länger als 1 Woche durchgeführt werden, da sich sonst eine lokale, atrophische Schädigung der Schleimhaut entwickelt.
Es sei vermerkt, dass ein Teil dieser Substanzen in geeigneten Zubereitungen auch zur Therapie der Konjunktivitis am Auge angewandt werden können.

α-Mimetika zur lokalen Anwendung an der Nasenschleimhaut

Naphazolin	Privin®, Rhinex®, Siozwo®
Oxymetazolin	Nasivin®
Xylometazolin	Balkis®, Olynth®, Imidin®, Stas®

13.2 Chronische Bronchitis

Ursachen. Die chronische Entzündung der Bronchialschleimhaut mit lokalem Untergang von Bronchialepithel kann verschiedene Ursachen haben. Der weitaus häufigste Grund ist das Rauchen von Zigaretten, deren Rauch bekanntlich inhaliert werden muss, um die gewünschte und ausreichende Resorption von Nicotin zu gewährleisten. Es gibt auch Pfeifenraucher, die inhalieren. Andere umweltbedingte Ursachen sind ständige Exposition mit Stäuben und giftige Gase in Industriebetrieben und an verkehrsüberlasteten Straßen. In dem geschädigten Bronchialepithel finden sich natürlich auch Bakterien, die den Zustand weiter verschlimmern. Eine länger bestehende Bronchitis führt zwangsläufig zu einem Verlust von intaktem Lungengewebe, es bildet sich ein Emphysem aus, das irreversibel ist. Der Übergang in die chronisch-obstruktive Lungenerkrankung (COPD) ist nahe liegend (s. S. 176).

13.2.1 Antitussiva

Husten kann peripher sowohl durch eine Irritation der Bronchialschleimhäute als auch durch eine Bronchokonstriktion ausgelöst werden. Ein zentral bedingter Husten kommt ebenfalls vor.
Hustenstillende Mittel oder **Antitussiva** sind Pharmaka, die den Hustenreflex im Scheitelpunkt des Reflexbogens (Hustenzentrum) hemmen. Sie sind zur Unterdrückung von trockenem Reizhusten, nicht dagegen beim Vorliegen größerer Mengen von Bronchialsekret indiziert.

Codein. ▶ Durch Alkylierung der phenolischen Hydroxy-Gruppe (Formel S. 278) ist bei diesem Morphin-Derivat die analgetische Wirkung des Moleküls erheblich abgeschwächt. Die Hemmung des Hustenzentrums bleibt aber weitgehend erhalten und steht bei therapeutischen Dosen (30–50 mg für den Erwachsenen) im Vordergrund.
▶ Codein findet daher Verwendung als Antitussivum (zur Verwendung als Analgetikum s. S. 278).
▶ Die **Nebenwirkungen**, die bei der Anwendung von Codein als Antitussivum stören können, sind gelegentlich schwache Obstipation, Nausea und Atemdepression.
Neben Codein wird auch **Dihydrocodein** als Antitussivum genutzt. Diese Substanz wird im Organismus zum Teil durch Demethylierung in Dihydromorphin umgewandelt. Dihydrocodein bietet als Antitussivum keinerlei Vorteile, zumal Dihydromorphin ein höheres Suchtpotenzial besitzt als Morphin.

Dextromethorphan. ▶ hat keine analgetische Komponente und erzeugt keine Sucht, der antitussive Effekt ist gut (15–30 mg). Es wirkt sedierend. ▶ Nebenwirkungen sind selten.

Narcotin (Noscapin) ist ein Opium-Alkaloid, gehört strukturell aber nicht zu den Opiaten.

Narcotin (Noscapin)

▶ Es ist gut hustenstillend (50–100 mg), ohne die Darmfunktion und das Atemzentrum zu beeinträchtigen.
Noscapin besitzt neben der antitussiven Wirkung keinerlei andere zentralen Effekte, es ist nicht sedierend und frei von einem Suchtpotenzial. ▶ Gelegentlich auftretende Brustschmerzen sind harmlos. Von den genannten Antitussiva ist Noscapin für die Anwendung bei Tage am meisten zu befürworten. Es ist rezeptpflichtig. Jedoch sollte es nicht während einer Schwangerschaft verordnet werden.

Eine Reihe von rezeptfreien Substanzen mit amphiphilem Charakter, wie z.B. **Clobutinol**, **Pentoxyverin** und **Butamirat** besitzen auch antitussive Eigenschaften. Der Wirkungsmechanismus ist unklar.

Antitussiva

Dextromethorphan	Neo-Tussan®
Codein	Codein.phosphoricum, Codipront®
Noscapin	Capval®
Dihydrocodein	Paracodin®, Remedacen®, Tiamon®
Clobutinol	Nullatus®, Silomat®, Tussed®

13.2.2 Expektoranzien

In dieser Arzneimittelgruppe werden Substanzen zusammengefasst, die durch Verflüssigung des Bronchialsekrets (Sekretolytika, Mukolytika) oder durch verstärkten Abtransport des Bronchialschleimes (Sekretomotorika) eine verstärkte Expektoration auslösen.

▶ **Wirkungsmechanismen.** Die Anwendung der Expektoranzien ist meistens rein empirisch, die Wirkung und der Wirkungsmechanismus sind nicht immer belegt. Für eine Reihe von Substanzen ist die Wirkung wahrscheinlich in einer Reizung der Magenschleimhaut zu suchen, die reflektorisch zu einer Vaguserregung führt (Steigerung der Bronchialsekretion). Vermutlich wirken verschiedene Salze (z.B. Ammoniumchlorid) und die **saponinhaltigen Drogen** auf diesem Wege (Radix Senegae, Radix Saponariae, Radix Primulae). Zuckerhaltige Präparate mögen über eine reflektorische Sekretionssteigerung von der Mundschleimhaut her wirken (Malzzucker, Succus Liquiritiae). **Brechmittel** in kleinen Dosen, wie z.B. Radix Ipecacuanhae, wirken durch Reizung der Magenschleimhaut expektorierend, zum Teil aber auch, weil zum Syndrom der Nausea eine Sekretionssteigerung der Bronchialdrüsen gehört. Ätherische Öle sollen einen schwachen **spasmolytischen Effekt** besitzen (Oleum Thymi, Oleum Anisi, Oleum Eucalypti).
N-Acetylcystein wird üblicherweise oral verabreicht, allerdings zu 90% präsystemisch eliminiert. Die Wirksamkeit bei akuter Gabe scheint nicht gesichert. Unter Dauer-Anwendung bei chronischer Bronchitis wurde in klinischen Studien eine Abnahme der Exazerbationshäufigkeit beobachtet. Der Befund gilt aber auch nicht als gesichert. Die klinische Bedeutung der jüngst beobachteten geringeren Verschlechterung der Lungenfunktion bei Patienten mit idiopathischer Lungenfibrose unter chronischer Gabe von N-Acetylcystein ist unklar. Die inhalative Anwendung wird negativ beurteilt.
Gleichfalls schleimlösend in großen Dosen nach oralen Gaben sollen **Bromhexin** und dessen Metabolit **Ambroxol** (Hydroxybromhexin) wirken.
Es sei vermerkt, dass in den USA von der Food and Drug Administration nur **Guaifenesin** als gesichert wirkendes Expektorans anerkannt wurde. Dieser Wirkstoff ist auch bei uns im Handel, spielt aber quantitativ wohl keine Rolle.
Die Expektoranzien wirken nur nach reichlicher Flüssigkeitszufuhr. Diese ist oft allein ausreichend – wie überhaupt reichlich heißes Wasser das beste Expektorans darstellt (gegen eine Geschmacksverbesserung mittels Lindenblüten, Fliederbeeren, Meersalz u.ä. oder in begründeten Ausnahmefällen mittels Rum oder Arrak ist nichts einzuwenden). Eine Kombination von Expektoranzien mit Antitussiva empfiehlt sich nicht, da die Herausbeförderung von Bronchialschleim immer auf einen funktionierenden Hustenreflex angewiesen ist. Auf jeden Fall sollten prophylaktische (Rauchverbot) und physikalische Maßnahmen stärker berücksichtigt werden, da die mukolytische Pharmakotherapie (somatisch) auf keinen Fall eine große Hilfe darstellt.

Expektoranzien

Acetylcystein	G, Fluimucil®
Ambroxol	G, Mucosolvan®
Bromhexin	G, Bisolvon®
Guaifenesin	Faguson®, Gufen®
Außerdem zahllose Mischpräparate mit pflanzlichen Komponenten	

13.2.3 Therapie der Bronchitis

Die Therapie der chronischen Bronchitis besteht in erster Linie darin, die Ursache auszuschalten. Das Rauchen muss völlig aufgegeben (Kontrollen sind notwendig!) und eventuell die berufliche Tätigkeit gewechselt werden. Hat der Patient einen purulenten Auswurf, ist eine antibiotische Therapie angezeigt. Die Wahl des antibakteriellen Wirkstoffes richtet sich nach der örtlichen Erfahrung und einem Bakteriogramm. ▶ Hat dagegen der Patient einen trockenen Reizhusten, können Antitussiva eine Entlastung bringen. Infrage kommen **Codein, Noscapin** oder **Dextromethorphan**. Zur Verflüssigung des Bronchialsekrets mögen eventuell Expektoranzien beitragen wie **Acetylcystein, Ambroxol** oder **Guaifenesin**.

13.3 Asthma bronchiale

> **Box 13.1**
>
> **Pathophysiologie unter pharmakotherapeutischem Aspekt**
>
> Das **Asthma bronchiale** kann definiert werden als anfallsweise auftretende Atemnot infolge von Bronchospasmen bei bronchialer Überempfindlichkeit („Hyperreaktivität"). Die **Überempfindlichkeit** beruht auf einer **Entzündung der Bronchialschleimhaut**, die mit Epitheldefekten einhergeht. Auslöser können *bronchiale Infekte* oder Schädigung der Bronchien durch *inhalierte Noxen* sein. Häufigste Ursache für die entzündliche Veränderung ist jedoch eine **allergische Reaktion** auf bestimmte eingeatmete Agenzien wie Bestandteile vom Hausstaub, Blütenstaub oder ähnliche Allergene. Die Antigene binden sich an IgE-Antikörper, welche auf **Mastzellen** angeheftet sind, und induzieren die Freigabe von Mediatorsubstanzen wie Histamin und Leukotrienen. Diese wirken bronchokonstriktorisch; darüber hinaus erweitern sie die Gefäße, erhöhen deren Permeabilität. Diese Effekte werden durch Freisetzung von Tachykininen verstärkt. Leukotriene „locken" chemotaktisch Entzündungszellen in die Schleimhaut. Besonders eosinophile Granulozyten sind für die allergische Entzündung charakteristisch. Die Entzündungszellen setzen ihrerseits Mediatorstoffe frei und fördern den Prozess.
>
> Auf dem Boden der bronchialen Überempfindlichkeit kann ein Bronchospasmus dann durch Einflüsse ganz unterschiedlicher Art induziert werden. Infrage kommen als **Auslöser eines Asthma-Anfalls** beim allergischen Asthma neben dem Allergen beispielsweise auch Gase wie Ozon oder Schwefeldioxid, Stäube, Kältereize (Inhalation kalter Luft, Abkühlung in den Bronchien durch vermehrte Ventilation als Ursache des sog. Anstrengungsasthma) und Pharmaka wie β-Blocker oder nicht steroidale Antiphlogistika. An der Umsetzung des Reizes in einem Bronchospasmus können nervale Reflexe beteiligt sein mit Erregung von efferenten cholinergen Bahnen.

Pharmaka. Ziele der Pharmakotherapie sind erstens, drohende oder eingetretene Asthma-Anfälle zu verhindern bzw. zu lindern (**„Anfallsbehandlung"**), und zweitens, dem Auftreten von Anfällen vorzubeugen (**„Intervalltherapie"**).
- Das erste Ziel erfordert eine Lösung von Bronchospasmen; hierzu dienen **bronchodilatatorisch** wirkende Substanzen.
- Um das zweite Ziel zu erreichen, ist die Senkung der bronchialen Empfindlichkeit notwendig; hierzu dienen Pharmaka mit **entzündungshemmender** Wirkung.

Darreichung. Wenn möglich, werden die Substanzen **per inhalationem** zugeführt (abgesehen von Theophyllin, das für diese Art der Darreichung *nicht* geeignet ist). Die lokale Applikation vermindert eine systemische Belastung, die mit entsprechenden Nebenwirkungen verbunden wäre. Dabei ist jedoch zu bedenken, dass von einer inhalierten Substanz-Menge bis zu 90 % in den Magen-Darm-Trakt gelangen können und zur Resorption bereitstehen. Der hohe Prozentsatz ergibt sich daraus, dass sich ein Teil der applizierten Substanz gleich an der Schleimhaut des Mundes und des Rachens niederschlägt und dann verschluckt wird. Von der in die Bronchien gelangten Menge wird ein Teil vom Flimmerepithel kehlkopfwärts zurück befördert und anschließend ebenfalls verschluckt.

Um eine gezieltere Substanzdisposition in den Bronchien zu erreichen, kann eine Vorsatzkammer („Spacer") zwischen Inhalationsspray und Mund gesetzt werden. Der Spraystoß erfolgt in die Vorsatzkammer, anschließend wird das Aerosol eingeatmet. Auf diese Weise wird vermieden, dass Spray-Partikel mit hoher Geschwindigkeit auf die Mund- und Rachenschleimhaut prallen und sich dort niederschlagen. Große Partikel, die sonst im Mund-Rachen-Raum bleiben, werden im Spacer zurückgehalten. Außerdem entfällt die bei Treibgas-getriebenen Dosieraerosolen notwendige Koordinierung zwischen Auslösung des Spraystoßes und Einatmung, die für viele Patienten schwierig ist. Die nächste Verbesserung sind die Atemstrom-getriebenen Pulverinhalatoren (z. B. Turbohaler®, Spinhaler®). Die Einatmung erfolgt durch das Gerät. Durch den Atemstrom wird darin ein Pulveraerosol erzeugt, welches dann mit der Einatemluft in den Respirationstrakt gelangt. Da die Partikelgröße vom Hersteller vorgegeben ist, gelangen viele der Schwebteile in die Lunge, die optimale Teilchengröße beträgt etwa 1 μm. Bei starker Bronchialobstruktion mit erheblich verminderter Atemstrom-Geschwindigkeit funktioniert das Prinzip allerdings nicht mehr. Gering gehalten wird die systemische Belastung auch bei Substanzen, die aus dem Magen-Darm-Trakt schlecht resorbiert werden (z. B. Cromoglycat, Ipratropium) oder die nach der Resorption einer präsystemischen Elimination unterliegen (bestimmte Glucocorticoide: Budesonid, Beclomethasondipropionat, Fluticasonpropionat und Flunisolid).

13.3.1 Bronchodilatatoren

$β_2$-**Sympathomimetika** wirken als Agonisten aktiv bronchodilatatorisch, unabhängig von der Ursache für die Bronchokonstriktion.

Wegen ihrer guten Wirksamkeit und ihres raschen Wirkungseintritts sind kurzwirksame $β_2$-Sympathomimetika die **Therapeutika der ersten Wahl** zum Abfangen eines drohenden oder zur Durchbrechung eines eingetretenen Asthma-Anfalls. Die Substanzen werden meistens *per inhalationem* zugeführt. Als Beispiele seien genannt **Terbutalin**, **Fenoterol** und **Salbutamol** (im englischen Sprachraum Albuterol genannt). Ihre bronchodilatatorische Wirkung tritt innerhalb weniger Minuten ein und hält ungefähr 3–5 Stunden an. Bei schweren Asthma-Formen ist eine länger anhaltende Bronchodilatation erwünscht, besonders auch zur Prophylaxe frühmorgendlicher Bronchospasmen. Hierzu eignen sich im Rahmen der Intervallbehandlung **Salmeterol** und **Formoterol** (Wirkdauer etwa 12 Stunden).

Die *perorale Anwendung* von langwirksamen $β_2$-Mimetika ist auch möglich, jedoch mit erhöhter Gefahr systemischer Nebenwirkungen verbunden. Auch bei inhalativer Anwendung sind kardiale Begleitwirkungen nicht ausgeschlossen, insbesondere bei hoher Dosierung oder besonderer Empfindlichkeit des Herzens.

Unter der andauernden Einwirkung von $β_2$-Sympathomimetika auf die Bronchien scheint sich keine relevante Gewöhnung an den bronchodilatatorischen Effekt einzustellen. Zwar wird über Hemmwirkungen von $β_2$-Mimetika auf Entzündungszellen berichtet (z. B. Hemmung der Histamin-Freisetzung aus Mastzellen), klinisch sind diese Substanzen aber reine Bronchodilatatoren.

Deshalb darf eine Intervalltherapie mit β₂-Mimetika nicht ohne die Anwendung inhalierbarer Glucocorticoide erfolgen, welche sehr gut entzündungshemmend und bronchoprotektiv wirken.

Theophyllin wirkt ebenfalls aktiv bronchodilatatorisch. Daneben hat es möglicherweise auch gewisse entzündungshemmende Effekte in der Bronchialschleimhaut. Der Wirkungsmechanismus ist nicht völlig aufgeklärt. Theophyllin hemmt die Phosphodiesterasen der glatten Muskelzellen, was die intrazelluläre cAMP-Konzentration ansteigen lässt und eine Erschlaffung nach sich zieht. Zusätzlich ist Theophyllin ein Antagonist am Adenosin-Rezeptor, dessen Besetzung durch Adenosin bronchokonstriktorisch wirkt.

Es ist für die inhalative Darreichung *nicht* geeignet, sondern muss systemisch angewandt werden. Seine therapeutische Breite ist gering. Erregende Wirkungen auf ZNS und Herz (z.B. Kopfschmerzen, Unruhe, Krämpfe, Tachykardie und Arrhythmie) belasten die Anwendung. Arzneimittel-Interaktionen und andere Einflüsse verändern die Pharmakokinetik von Theophyllin, daher werden Messungen des Blutspiegels empfohlen.

Oral wird Theophyllin eventuell zur **Anfallsprophylaxe** gegeben, z.B. als Retardpräparat abends eingenommen zur Verhinderung nächtlicher Asthma-Anfälle, Nebenwirkung: Schlaflosigkeit. Intravenös dient es als Therapeutikum bei **Status asthmaticus**.

Ipratropium und **Tiotropium** sind als Parasympatholytika (S. 81) nicht aktiv bronchodilatatorisch, sondern schirmen gegen bronchospastische Einflüsse ab, die über cholinerge Nerven vermittelt werden.

Bei Patienten mit Asthma bronchiale sind die Wirkungen vielfach gering, im Gegensatz zu den guten Wirkungen bei Patienten mit chronisch-obstruktiver Bronchitis. Zugeführt werden Ipratropium und Tiotropium durch Inhalation. Der Vorteil von Tiotropium ist seine lange Wirkungsdauer (**eine** Inhalation pro Tag).

13.3.2 Entzündungshemmende Wirkstoffe

Diese Substanzen vermindern die bronchiale Überempfindlichkeit. Die gewünschte Wirkung bildet sich jedoch erst bei wochenlanger regelmäßiger Zufuhr vollständig aus. Dies muss den Patienten bekannt sein, damit sie nach Therapiebeginn nicht alsbald die Anwendung eigenmächtig absetzen, weil eine günstige Wirkung vermeintlich ausbleibt. Die Substanzen eignen sich nicht als Anfallstherapeutika, sondern dienen zur **Prophylaxe von Anfällen**.

Glucocorticoide besitzen eine ausgezeichnete antiphlogistische Wirkung (S. 382). Die Erkenntnis, dass Asthma bronchiale auf dem Boden entzündlicher Vorgänge und Defekte in der Bronchialschleimhaut entsteht, hat dazu geführt, dass die Anwendung von Glucocorticoiden im Therapieplan an vordere Stelle gerückt ist.

Außer bei schweren Fällen werden sie durch Inhalation zugeführt. Nebenwirkungen treten bei dieser Applikation selten auf; die häufigsten sind Heiserkeit oder Infektion mit Candida-Pilzen im Mund-Rachen-Bereich. Diesen Infektionen lässt sich vorbeugen, indem die Inhalation vor einer Mahlzeit erfolgt oder der Mund nach der Anwendung mit Wasser ausgespült wird. Auch eine Vorsatzkammer, insbesondere aber die Pulververstäubung im Inhalator (s.o.), sorgen für eine Verminderung der Glucocorticoid-Menge, die sich auf der Schleimhaut ablagert.

Eine Atrophie des Bronchialepithels wurde nicht beobachtet. Insgesamt sind inhalativ angewandte Glucocorticoide gut verträglich.

Zu bevorzugen sind Substanzen mit rascher hepatischer Biotransformation, weil dies die systemische Wirkung gering hält. Als Beispiele seien genannt **Budesonid**, **Beclomethason-dipropionat**, **Flunisolid-** und **Fluticasonpropionat**. Inhalationen mit Corticoiden, die nicht präsystemisch eliminierbar sind, führten nach längerer Anwendungsdauer bei einer Frauengruppe zu einer nachweisbaren Abnahme der Knochendichte (Alter zwischen 18 und 45 Jahren, verwendetes „Asthmamittel" Triamcinolon-acetonid).

Cromoglykat wird durch Inhalation zugeführt und senkt bei chronischer Anwendung die bronchiale Überempfindlichkeit. Weil es die Freisetzung von Mediatorsubstanzen aus Mastzellen verhindert, wurde es als „Mastzell-Stabilisator" bezeichnet (s. S. 111). Wahrscheinlich greift es daneben an anderer Stelle in das entzündliche Geschehen ein.

Die neuere Substanz **Nedocromil** wirkt wie Cromoglykat.

Leukotrien-Antagonisten sind die einzige Arzneimittelgruppe, die in den letzten Jahren für die Asthmatherapie entwickelt worden ist. Die Vorstellung über ihren Wirkungsmechanismus ist interessant. Bisher ist nur ein einziger Wirkstoff aus dieser Gruppe, nämlich **Montelukast**, zugelassen worden. Die Wirksamkeit hat aber enttäuscht, nur in Kombination mit anderen Asthmamitteln macht sich wohl ein günstiger Effekt bemerkbar. Leukotriene sind wesentlich am Entzündungsgeschehen beteiligt: Sie fördern die Immigration von Leukozyten, erhöhen die Gefäßpermeabilität und verengen die Bronchien. Leukotriene wirken über spezifische Rezeptoren, daher müssten Leukotrien-Rezeptor-Antagonisten antiphlogistische Wirkung besitzen und bei Asthmafällen auf entzündlicher Basis einen günstigen Effekt aufweisen. Seit 1998 steht in der Bundesrepublik Montelukast zur Verfügung (S. 289). Dieser Antagonist an dem Rezeptor für Cysteinyl-Leukotriene (LTC₄, LTD₄, LTE₄) wird peroral zugeführt. Im Vordergrund der therapeutischen Wirkung steht der Hemmeffekt auf die chronische Entzündung der Bronchialschleimhaut. Montelukast kann mit den anderen Therapeutika kombiniert werden und reduziert dann die von den β-Mimetika und von den Glucocorticoiden benötigten Dosen. Besonders gut bewähren sich Anti-Leukotriene bei „Analgetikum-Asthma" (S. 291) und Anstrengungsasthma.

13.3.3 Therapieplan bei Asthma bronchiale

Vom Patienten ausführbare Therapiemaßnahmen

Je nach Schwere der Erkrankung kann die Pharmakotherapie stufenweise intensiviert werden (Tab. 13.1). Der Erfolg einer Maßnahme ist im Einzelfall nicht sicher voraussehbar.

Zur Anfallsbehandlung werden kurzwirksame β_2-Sympathomimetika zur Inhalation eingesetzt. Sie sollen nur *bei Bedarf* (Abfangen oder Durchbrechung eines Anfalls) angewandt werden, z. B. Salbutamol 100–200 µg pro Einzeldosis. Ist eine Inhalation des β_2-Agonisten häufiger notwendig (mehr als 1 Anfall pro Woche) oder treten Anfälle des Nachts auf, wird eine *entzündungshemmende Substanz*, bevorzugt ein inhalierbares Glucocorticoid, in den Therapieplan aufgenommen mit dem Ziel, die Anfälle zu verhindern (Stufe 2). Ein Therapieerfolg zeigt sich in einer Abnahme des Bedarfes an β_2-Sympathomimetika.

Die antiphlogistischen Substanzen müssen regelmäßig zugeführt werden. Es kann eventuell zunächst (besonders bei Kindern) Cromoglycat (4-mal täglich 5 mg als Aerosol oder 20 mg als Pulver per inhalationem) oder Nedocromil (2- bis 4-mal täglich 4 mg als Pulver per inhalationem) prophylaktisch gegeben werden.

Ist das Ergebnis nicht zufriedenstellend, wird ein Glucocorticoid herangezogen. Bei Erwachsenen kann gleich mit einem Glucocorticoid begonnen werden. Die inhalativ verabreichte Glucocorticoid-Dosis kann schrittweise gesteigert werden. Beispielsweise beträgt die empfohlene Dosis von Beclomethasondipropionat in der 2. Stufe der Therapie 200–500 µg/Tag, in der 3. Stufe dann 500–800 µg/Tag und in der 4. Stufe schließlich 800–2000 µg/Tag oder sogar mehr.

Reicht die entzündungshemmende Wirkung noch immer nicht aus, kann ein lang wirksames, inhalierbares β_2-Sympathomimetikum in den Therapieplan aufgenommen werden (Salmeterol oder Formoterol) (Stufe 3). Eine perorale Gabe von β_2-Sympathomimetika kommt weniger infrage, da in diesem Falle systemisch wirksame Blutspiegel in Kauf genommen werden müssen, um die Bronchien zu beeinflussen. Die orale Zufuhr von Theophyllin kommt bei Patienten, denen mit einem β_2-Sympathomimetikum und einem Glucocorticoid nicht ausreichend geholfen werden kann, ebenfalls in Betracht. Wenn nächtliche Asthma-Anfälle auftreten, kann diesen durch die Inhalation eines langwirksamen β_2-Mimetikums oder die abendliche Einnahme eines Theophyllin-Retardpräparates vorgebeugt werden. Mit den Leukotrien-Rezeptor-Antagonisten steht ein weiteres Prinzip zur Verfügung, das bei unzureichendem Effekt von β_2-Mimetika und Glucocorticoiden hinzugefügt werden kann. Die orale Gabe von Glucocorticoiden bietet eine weitere Möglichkeit zur Steigerung der Therapieintensität, ebenso wie der neu eingeführte Antikörper Omalizumab, der gegen IgE gerichtet ist (Stufe 4).

Einigen Inhalationslösungen sind **antibakteriell wirkende Desinfektionsmittel** zugesetzt, so z. B. Benzalkonium. Diese Zusatzstoffe können ihrerseits zu asthmatischen Reaktionen Anlass geben. Auch die abkühlende Wirkung des expandierenden Treibgases kann einen Bronchospasmus fördern (entfällt bei der Pulver-Inhalation).

Die Pharmakotherapie wird umso erfolgreicher sein, je besser der Patient über seine Erkrankung, die Wirkungsweise der Pharmaka und ihr Anwendungsschema **informiert** ist. Wenn irgend möglich, sollte der Patient in der Handhabung eines Messgerätes zur Bestimmung der maximalen Ausatmungsgeschwindigkeit („peak flow meter") angeleitet werden. Auf diese Weise kann er den Therapieerfolg kontrollieren und eine drohende Verschlechterung seines Zustandes erkennen, bevor sich dies in einem Asthma-Anfall manifestiert.

Vom Arzt auszuführende Maßnahmen

Bei **schweren Asthma-Anfällen** ist die Inhalationstherapie, die der Patient alleine durchführen kann, nicht mehr ausreichend. Einem hinzugezogenen Arzt steht als Therapiemöglichkeit die *parenterale* Zufuhr von Theophyllin und von β_2-Mimetika zur Verfügung. Da die Patienten häufig die Therapie bereits mit der Inhalation von β_2-Mimetika eingeleitet haben, ist es in diesen Fällen für den Arzt zweckmäßig, mit der Zufuhr von Theophyllin zu beginnen.

Tab. 13.1 Stufenschema zur Therapie des Asthma bronchiale

Vereinzelte Asthmaanfälle	Stufe 1	• Bedarfsorientierte Gabe eines kurz wirksamen inhalierbaren β_2-Mimetikums (Salbutamol, Terbutalin etc.). Wenn Anfälle häufiger als 1×/Woche → folgende Stufe.
Leichtes Asthma	Stufe 2	• Dauertherapie mit niedrig dosierten Glucocorticoid-Inhalationen (Budesonid, Beclomethasondipropionat etc.); wenn allergische Komponente ausgeprägt (bei Kindern), statt dessen Versuch mit einem Mastzell-Stabilisator möglich. • Inhalation von kurz wirkenden β_2-Mimetikums zur Kupierung von Anfällen. Wenn Anfälle häufiger als 4×/Tag → folgende Stufe.
Mittelschweres Asthma	Stufe 3	• Aufnahme eines lang wirksamen inhalierbaren β_2-Mimetikums (Formoterol, Salmeterol) in den Therapieplan. • Evtl. Steigerung der Glucocorticoidgabe auf mittlere Dosis. • Kurzwirksames β_2-Mimetikum inhalativ zur Anfallsbehandlung. Wenn Anfälle häufiger als 4×/Tag → folgende Stufe
Schweres Asthma	Stufe 4	• Hohe Dosis des inhalierbaren Glucocorticoids. • Falls nötig, eine oder mehrere der folgenden Maßnahmen: Glucocorticoid systemisch, β_2-Mimetikum in retardierter Form peroral, Theophyllin retardiert peroral, Montelukast peroral, Anti-IgE-Antikörper Omalizumab parenteral. • Kurzwirksames β_2-Mimetikum so häufig wie nötig.

Neben seiner bronchospasmolytischen Wirkung senkt Theophyllin möglicherweise auch den Widerstand im Pulmonalkreislauf. Theophyllin muss sehr langsam intravenös am liegenden Patienten injiziert werden, da es zu Tachykardie, Atemnot, Hitzegefühl führen kann. Bei zu schneller Applikation ist mit Krämpfen zu rechnen. Besondere Vorsicht gilt in dieser Hinsicht bei Kindern. Bei sonst gesunden Erwachsenen soll die Dosierung um 6 mg Theophyllin pro kg betragen, möglichst verabreicht als intravenöse Kurzinfusion (20–40 Minuten). Bei Kindern und bei erwachsenen Asthmatikern mit zusätzlichen Grundleiden (Cor pulmonale, Herz- und Leberinsuffizienz) ist die auf das Körpergewicht bezogene Dosierung zu verringern. Falls ein β2-Mimetikum notwendig ist, bietet sich z. B. die subkutane oder intramuskuläre Injektion von Terbutalin in einer Dosierung von 0,5 mg an.

In manchen Fällen mag die Sedierung des Patienten eine sinnvolle Maßnahme sein, zumal der Sauerstoffbedarf damit reduziert wird. Andererseits muss jedoch bedacht werden, dass bei der Anwendung von Benzodiazepinen oder Neuroleptika eine funktionelle Beeinträchtigung des Atemzentrums möglich ist. Wenn Substanzen aus diesen Arzneimittelgruppen gegeben werden, sollten sie nicht als intravenöse Bolus-Injektion appliziert werden, denn eine zu hohe Anflutungskonzentration im Gehirn ist zu vermeiden.

Bei Infekt-bedingten Exazerbationen ist oft eine adäquate antibiotische Therapie erforderlich.

Der **Status asthmaticus** erfordert eine **intensive klinische Therapie**. Als erste Maßnahme ist eine Injektion von Theophyllin (5–6 mg/kg) mit anschließender Infusion (0,7 mg/kg × h) durchzuführen, eine Gesamtdosis von 800 mg sollte nicht überschritten werden. Der minimale therapeutische Blutspiegel von Theophyllin liegt bei 5–8 µg/ml, mit toxischen Symptomen ist ab 15 µg/ml zu rechnen. Eine zweite Maßnahme ist die intravenöse Zufuhr von Glucocorticoiden, z. B. Hydrocortison 250 mg i. v., eventuell wiederholbar nach mehreren Stunden (sofort einsetzender, nicht genomischer Effekt). Falls notwendig, müssen β2-Mimetika parenteral zugeführt werden (z. B. Terbutalin 0,5 mg subkutan oder 0,005–0,02 mg/min als Infusion).

Auch beim Status asthmaticus ist wie beim schweren Asthma-Anfall an eine Sedierung des Patienten zu denken; wiederum darf die Funktion des Atemzentrums nicht beeinträchtigt werden. Über die pharmakologischen Maßnahmen hinausgehend ist die Zufuhr von Sauerstoff per Nasensonde oder die in extremen Fällen notwendige Überdruckbeatmung erforderlich.

13.4 Chronisch-obstruktive Lungenerkrankung (COPD)

Vom Asthma bronchiale muss der Zustand einer **chronisch-obstruktiven Lungenerkrankung** (COPD) pathophysiologisch und dementsprechend therapeutisch getrennt werden. Die COPD ist eine häufige Erkrankung, in den USA ist sie die vierthäufigste Todesursache.

Ursachen. Während dem Asthma bronchiale meistens eine allergische Ursache zugrunde liegt, führt bei der COPD eine chronische Schädigung der Bronchialschleimhaut zur zunehmenden Behinderung der Atmung. Die Schleimhaut vor allem der Bronchioli ist hypertrophiert, die Anzahl der Schleim produzierenden Zellen nimmt zu, die Zahl der Flimmerzellen dagegen ab, daher häuft sich Schleim in den Lumina an. Das Verhältnis Lumenweite zum Gesamtdurchmesser wird immer ungünstiger, damit steigt der Ausatmungswiderstand (peak flow-Messung wichtig). Im Gegensatz zum Asthma bronchiale ruft also **nicht** ein Muskelspasmus die Behinderung der Ausatmung hervor.

Der Prozess ist häufig progredient und geht einher mit einer Emphysembildung, einer pulmonalen Hypertonie und einer Hypertrophie des rechten Herzens.

Als häufigste Ursache einer COPD gilt das Zigarettenrauchen, daneben können Infektionen des Bronchialbaumes und berufsbedingte Expositionen dieses Krankheitsbild auslösen.

Therapie der COPD

Das erste Ziel muss sein, die auslösende Ursache auszuschalten, also striktes Rauchverbot und seine Durchsetzung. Bei infektiöser Bronchiolitis soll ein wirksames Antibiotikum verabreicht werden. Um den Atemwiderstand zu verringern, sind **Bronchodilatatoren** indiziert:

Tab. 13.2 Wirkstoffe zur Asthma-Therapie

Bronchodilatantien

β2-Mimetika

Salbutamol (Albuterol)	G, Sultanol®
Terbutalin	G, Bricanyl®
Fenoterol	Berotec® Inhal.
Salmeterol	Aeromax®, Serevent® Inhal.
Formoterol	G, Foradil®, Oxis® Kap., Inhal.

Parasympatholytikum

Ipratropium	Atrovent® Inhal.

Purinkörper

Theophyllin	G, Euphylong®

Entzündungshemmende Substanzen

Mastzellstabilisatoren

Cromoglykat	G, Intal®
Nedocromil	Tilade®, Halamid® Inhal.

Glucocorticoide

Budesonid	G, Pulmicort®
Beclomethasondipropionat	G, Sanasthmyl®
Ciclesonid	Alvesco®
Flunisolid	Syntaris®
Fluticasonpropionat	Flutide®, Atemur® Inhal.
Hydrocortison	G (0,1–1,0 g i. v. bei Status asthm.)

Leukotrien-Antagonist

Montelukast	Singulair® Tab.

Anti-IgE-Antikörper

Omalizumab	Xolair®

Parasympatholytika wie **Tiotropium** (empfohlene Dosierung: 0,018 mg einmal täglich inhalieren) und lang wirksame β_2-Mimetika (**Salmeterol** oder **Formoterol**, 2 Dosen täglich).
Glucocorticoide können die Symptome kurzfristig bessern, verändern den progressiven Verlauf aber nicht. Auch die Anwendung von **Theophyllin** bessert die Erkrankung nicht, da es systemisch appliziert werden muss und Nebenwirkungen hervorruft (Schlaflosigkeit, Herzarrhythmien). An entzündlichen Vorgängen in der Lunge sind auch Phosphodiesterasen vom Typ IV und/oder V beteiligt, sie erhöhen die Zahl der zytotoxischen Lymphozyten und der Neutrophilen. Zurzeit werden spezifische Hemmstoffe der Phosphodiesterase IV klinisch geprüft. Zu diesen neuen Substanzen gehören **Cilomilast** und **Roflumilast**, die möglicherweise eine Bereicherung der Therapie darstellen. Auch die Gabe eines Phosphodiesterase-V-Hemmstoffes, z.B. **Sildenafil**, soll sich günstig bei manchen Patienten auf die Lungenfunktion auswirken.
Die letzte Möglichkeit ist die Zufuhr von Sauerstoff per Nasensonde; dies scheint übrigens die einzige therapeutische Maßnahme mit nachgewiesenem Nutzen bezüglich der Überlebenszeit zu sein. Auf die Bedeutung von Schutzimpfungen gegen Influenza-Viren und Pneumokokken sei hingewiesen.
Wie immer bei Leiden, die nicht zufrieden stellend behandelt werden können, ist eine Reihe weiterer Pharmaka bei der COPD versucht worden, jedoch ohne überzeugenden Effekt.

Wirkstoffe

Tiotropium	*Spiriva*® Pulv.-Inh.
Salmeterol	*Aeromax*®, *Serevent*® Pulv.-Inh.
Formoterol	*Foradil*® Lsg. und Pulv.-Inh., *Oxis*® Pulv.-Inh.

13.5 Pulmonale Hypertonie

Ursachen. Die „Pulmoale Hypertonie" ist eine seltene Erkrankung, die in ihren Anfangsstadien schwer zu diagnostizieren ist. Immer liegt ihr eine Zunahme des Perfusionswiderstandes zugrunde, die eine zunehmende Belastung des rechten Herzens nach sich zieht. Ursächlich kommen für die Widerstandserhöhung eine Vasokonstriktion, eine Verminderung des Stromquerschnittes (z.B. bei einer Lungenfibrose oder einem Emphysem) oder eine thrombo-embolische Obliteration der Gefäße infrage. Häufig ist die Ursache der Schädigung der Lungenstrombahn nicht aufzuklären („idiopathische Form"), primär kann eine Lungenparenchym-Erkrankung die Einengung der Gefäßquerschnittes nach sich ziehen und schließlich muss an eine Schädigung durch Pflanzengifte (z.B. aus Senecio- und Crotalaria-Arten) oder Medikamente (z.B. Anorektika) gedacht werden. In diesem Zusammenhang muss erwähnt werden, dass es nach Einführung (um 1970) der Appetitzügler vom Amphetamin-Typ zu einer ungewöhnlichen Häufung von pulmonalen Hypertoniefällen in Deutschland kam.

Therapie der pulmonalen Hypertonie

Die Therapie der pulmonalen Hypertonie ist recht schwierig. Keines der untersuchten Wirkprinzipien ist bei allen Fällen dieser Erkrankung wirksam. Die Anwendung von Vasodilatantien wie den **Ca-Antagonisten** bessert den akuten Zustand und die Überlebensdauer bei ca. 15% der Patienten. Das stabile Prostaglandin-Derivat **Iloprost** wirkt ebenfalls vasodilatatorisch und kann per inhalationem zugeführt werden. Da ein verzögerter Abbau von cAMP und cGMP in der glatten Gefäßmuskulatur zu einer Tonussenkung und damit zu einer Vasodilatation führt, wird versucht, die Phosphodiesterase der Pulmonalgefäße zu hemmen. Diese gehört der Isoform PDE V an, die auch in den Gefäßen des Penis vorliegt. Die Gabe von **Sildenafil** (s. S. 155), einem mehr oder minder spezifischen Hemmstoffes der PDE V, bessert bei manchen Fällen von pulmonaler Hypertonie den Zustand. Ein weiteres gefäßerweiterndes Prinzip ist ebenfalls zur Therapie dieser Erkrankung eingesetzt worden: der Endothelin-Hemmstoff **Bosentan**, allerdings mit zweifelhaftem Erfolg. Wenn **thromboembolische** Prozesse bei der Einengung der Lungenstrombahn eine Rolle spielen, ist neben einer Vasodilatation die Behandlung mit Antikoagulanzien notwendig.
Abschließend sei darauf hingewiesen, dass die pulmonale Hypertonie keine isolierte Erkrankung ist, sondern immer auch eine Beeinträchtigung der Herz- und Kreislauffunktion nach sich zieht. Diese Folgekrankheiten bedürfen ihrerseits wiederum einer entsprechenden Behandlung.

Wirkstoffe

Bosentan	*Tracleer*® Tab.
Iloprost	*Ventavis*® Inhal.
Sildenafil	*Revatio*® Tab.

13.6 Surfactant bei Frühgeborenen

Der Flüssigkeitsfilm in den Lungenalveolen muss eine verminderte Oberflächenspannung besitzen, damit die Alveolen während des Atemzyklus nicht kollabieren, sondern sich während der Einatmung entfalten können. Dies wird gewährleistet durch Phospholipide samt speziellen Phopholipid-Proteinen, die von den Pneumozyten Typ II abgesondert werden. Bei **Frühgeborenen** und sehr selten bei termingerecht Geborenen können die Lungen noch unreif sein und die Produktion der oberflächenaktiven Verbindungen funktioniert nicht ausreichend.

In diesem Zustand kann die Instillation von Phospholipiden in die Trachea Abhilfe schaffen. Die Phospholipide breiten sich schnell über die gesamte Oberfläche des Alveolarraumes aus, verbessern die Lungenfunktion und damit die Überlebenschance.
Gravide Frauen, bei denen eine Frühgeburt droht, werden mit Glucocorticoiden behandelt, weil damit eine beschleunigte Reifung des Surfactant-Systems des Fötus erreicht wird.

Wirkstoffe

| Phospholipid-Fraktion aus Rinderlunge | *Alveofact*® Substanz mit Lösungsmittel |
| Phospholipid-Fraktion aus Rinderlunge mit Phospholipidzusätzen | *Survanta*® Suspension |

14 Blut

14.1 Thrombosen ··· 178
14.2 Behandlung von Anämien ··· 191
14.3 Volumenmangel ··· 196
14.4 Verbesserung der Mikrozirkulation ··· 197

14.1 Thrombosen

14.1.1 Gerinnungskaskade

Überblick

Ca-Entionisierung
Ca-Ionen sind für die Blutgerinnung notwendig. Eine Ca-Entionisierung z. B. mittels Citrat oder EDTA macht das Blut ungerinnbar; dies ist nur in vitro durchführbar.

Heparine
- Heparin, ein körpereigenes Glucosaminoglykan, und seine niedermolekularen Spaltprodukte aktivieren Antithrombin III, welches seinerseits Gerinnungsfaktoren hemmt; die Wirkung setzt sofort ein.
- Hemmung von Bildung oder Wachstum eines Thrombus.
- Parenterale Zufuhr.
- Erhöhte Blutungsneigung (Antidot: Protamin), selten Unverträglichkeitsreaktionen (u. a. Heparin-induzierte Thrombozytopenie mit Thrombozyten-Aggregation und Thrombozytopenie).

Niedermolekulares (fraktioniertes) Heparin
- längere Wirkdauer nach subkutaner Injektion und größere Applikationsintervalle

Heparinoid
- Danaparoid enthält Heparansulfat, welches aus Strukturelementen von Heparin besteht. Die Wirkung ist wie bei Heparin Antithrombin III vermittelt.

Hirudin-Derivate
Lepirudin und Desirudin (beide gentechnisch hergestellt)
- direkte Hemmung von Thrombin (Faktor IIa)

Cumarine („orale Antikoagulanzien")
Leitsubstanz: Phenprocoumon
- Antagonisten von Vitamin K, das zur Synthese der Gerinnungsfaktoren II, VII, IX und X in der Leber notwendig ist.
- Thrombose-Prophylaxe, die Wirkung setzt mit einer Latenz von Tagen ein.
- Blutungsgefahr, das Ausmaß der Gerinnungshemmung muss daher ständig überprüft werden. Auf Arzneimittelinteraktionen ist zu achten.

Die sehr komplexen Vorgänge bei der Blutgerinnung interessieren unter pharmakologischen Gesichtspunkten nur insoweit, als sie Angriffspunkte für Pharmaka darstellen. Wie aus dem hier stark vereinfachten Schema (Abb. 14.1) hervorgeht, stehen verschiedene Mechanismen zur Verfügung, um in die Blutgerinnung einzugreifen.

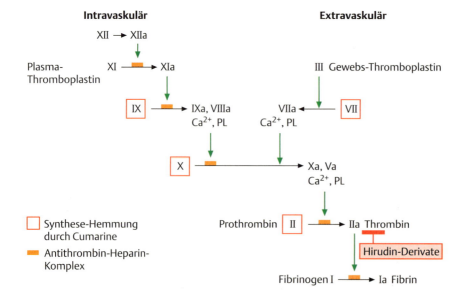

Abb. 14.**1 Die Gerinnungskaskade und pharmakologische Einflussmöglichkeit mit Cumarin, Heparin und Hirudin-Derivaten.** Während Heparin durch Komplexierung einzelne Gerinnungsfaktoren hemmt, blockieren Cumarine bereits deren Synthese.
PL = Phospholipide

Box 14.1

Thrombin und der Thrombinrezeptor

Die Blutgerinnungsvorgänge sind nicht zuletzt deshalb kompliziert, weil einzelne Teilnehmer am Geschehen noch zusätzliche spezielle Funktionen besitzen. So hat Thrombin spezifische Wirkorte (Rezeptoren) z. B. auf Thrombozyten und Endothelzellen. Die Erregung dieser Rezeptoren führt über einen G-Protein-Mechanismus zu einer Zellaktivierung. Bemerkenswert ist die besondere Art, wie die Protease Thrombin eine Rezeptorerregung herbeiführt: Sie spaltet vom N-terminalen Ende des Rezeptorpeptidfadens, der in den Extrazellulärraum ragt, proteolytisch ein Stück ab. Das freigelegte Ende passt in die Ligandbindungstasche des Rezeptorproteins und aktiviert den Rezeptor.

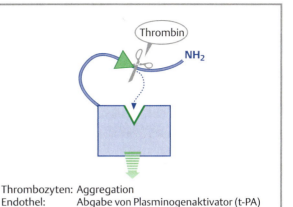

Thrombozyten: Aggregation
Endothel: Abgabe von Plasminogenaktivator (t-PA)

Calcium-Entionisierung

Die Blutgerinnung erfordert – ähnlich wie die Vorgänge an der motorischen Endplatte und am Herzmuskel – an verschiedenen Stellen die Anwesenheit von Calcium-Ionen. Gelöstes, komplex gebundenes Calcium genügt nicht. Dementsprechend lässt sich die Blutgerinnung durch jede Reaktion, die Calcium entionisiert, unterdrücken. Dabei kann Calcium entweder durch das Natriumsalz der **Ethylendiamintetraessigsäure** (**Na-EDTA**) und **Natriumcitrat** komplex gebunden oder durch **Natriumoxalat** gefällt werden.

Diese Methode, das Blut ungerinnbar zu machen, lässt sich natürlich nur *in vitro* praktisch durchführen, da durch die Senkung der Ca-Ionen-Konzentration *in vivo* eine Tetanie ausgelöst würde. In Notfällen kann aber einem Patienten eine mäßige Menge Blut, das mit Natriumcitrat ungerinnbar gemacht wurde, infundiert werden. Die Sicherheitsgrenze liegt bei einer Infusionsgeschwindigkeit von ca. 1 mg Citrat/min × kg Körpergewicht.

Zur Hemmung der Blutgerinnung *in vitro* wird meistens Natriumcitrat verwendet. Zur Ermittlung der Blut-Senkungsgeschwindigkeit nach Westergren werden 4 Volumina Blut mit 1 Volumen 3,8 % (isotoner) Natriumcitrat-Lösung gemischt; für andere Messungen, z. B. für Gerinnungsanalysen, genügt ein Mischungsverhältnis 9 plus 1. Gegenüber dem Zusatz von Heparin hat dieses Verfahren den Vorteil, dass die Gerinnung beliebig lange unterdrückt, durch Zufügen von Calcium-Ionen aber jederzeit wieder aktiviert werden kann.

Heparin

Vorkommen und physiologische Bedeutung. Die körpereigene Substanz Heparin ist in hoher Konzentration neben Histamin in den Gewebs-Mastzellen enthalten, die im perikapillären Bindegewebe besonders reichlich vorkommen (s. Abb. 11.1, S. 109). Hier liegt Heparin an ein Zentralprotein gebunden vor. Besonders reich an Heparin sind Leber, Lunge und Dünndarm-Mukosa. Das therapeutisch verwendete Heparin wird aus der Mukosa von Schweinedärmen und aus Rinderlungen gewonnen. Die physiologische Bedeutung von Heparin ist noch ungeklärt. Da es gemeinsam mit Histamin gespeichert und ausgeschüttet wird, könnte eine Aufgabe sein, bei einer Histamin-bedingten Vasodilatation mit Verlangsamung der Blutströmungsgeschwindigkeit einer Gerinnung vorzubeugen.

Struktur. Heparin ist als Glucosaminoglykan eine hochpolymere Substanz. Das kettenförmige Molekül ist alternierend aufgebaut aus Glucosaminen und Hexuronsäuren (Glucuronsäure und sein Epimer Iduronsäure). In der Formel (S. 180) ist das für die Bindung an Antithrombin III entscheidende Pentasaccharid dargestellt, die essenziellen Substituenten sind rot hervorgehoben.

Die Grundbausteine sind mit Schwefelsäure- und Essigsäure-Resten versehen. Charakteristisch für Heparin ist die N-Sulfatierung, so dass Sulfamat-Gruppen enthalten sind. Die Zusammensetzung ist variabel bezüglich der Substitution, des Anteils an Iduronsäure (50–90 % des Hexuronsäure-Gehaltes) und der Kettenlänge. Entsprechend schwankt das mittlere Molekulargewicht zwischen 4000 und 40000 mit einem Häufigkeitsgipfel um 15000. Mit der strukturellen Variabilität geht eine unterschiedliche gerinnungshemmende Wirksamkeit einzelner Heparin-Chargen einher.

Das Heparinoid **Heparansulfat** ist aus dem farbig unterlegten Grundbaustein aufgebaut. Heparansulfat findet sich unter anderem an der Oberfläche von Gefäßendothelzellen. Es wirkt ebenfalls über Vermittlung durch Antithrombin III (s. u.) gerinnungshemmend.

▶ **Wirkungsweise.** Die gerinnungshemmende Wirkung des Heparin beruht hauptsächlich auf der **Aktivierung** des körpereigenen Glykoproteins **Antithrombin III**. Das Antithrombin bindet sich irreversibel an aktivierte Gerinnungsfaktoren, die in ihrem enzymatischen Zentrum die Aminosäure Serin enthalten (z. B. Faktor Xa und Faktor IIa = Thrombin), und bewirkt so deren Inaktivierung (s. Abb. 14.2). Diese normalerweise recht langsam ablaufende Reaktion wird in Anwesenheit von Heparin stark beschleunigt, indem sich Heparin an positiv geladene Lysin-Gruppen des Antithrombin anlagert und dieses so aktiviert. Für diese Interaktion ist die abgebildete Pentasaccharid-Einheit verantwortlich.

Pentasaccharid-Grundbaustein des Heparin

Zur Inaktivierung des Gerinnungsfaktors Xa reicht die alleinige Verbindung des Pentasaccharids mit Antithrombin III aus (s. Fondaparinux, S. 182). Für die Hemmung anderer Gerinnungsfaktoren, wie Thrombin, ist es notwendig, dass ein Heparin-Molekül mit beiden Partnern, also Antithrombin III und Gerinnungsfaktor, Kontakt aufnimmt (Abb. 14.2). Diese doppelte Kontaktaufnahme erfordert ein längeres Molekül als es das Pentasaccharid darstellt. Nach Ablauf des Prozesses kann sich Heparin wieder lösen und ein anderes Antithrombin-Molekül aktivieren.

Zusätzlich zum Antithrombin III ist auch das **Protein C** (= Heparin-Cofaktor II) in der Lage, Thrombin zu hemmen. Dieses Protein C bedarf des Cofaktors S und wird auch durch Dermatansulfat aktiviert, was möglicherweise therapeutisch ausgenutzt werden kann.

Bei einer niedrig dosierten Heparintherapie (2–3 × tgl. 5000 I.E. subkutan) ist der gerinnungshemmende Effekt wahrscheinlich vorwiegend Folge der Aktivierung der Reaktion zwischen Antithrombin und Faktor Xa, der in der Gerinnungskaskade eine Schlüsselstellung einnimmt und der dem Thrombin übergeordnet ist.

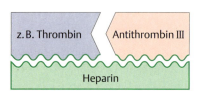

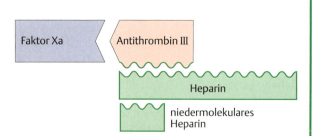

Abb. 14.2 **Gerinnungsfaktor-abhängige Förderung der Antithrombinwirkung durch Heparin.** Während Heparin normalerweise mit beiden Bindungspartnern Kontakt aufnimmt (oben), fördert es die Inaktivierung von Faktor Xa durch Antithrombin III, indem es nur mit letzterem interagiert – dazu reichen auch Heparin-Fragmente: niedermolekulares Heparin (S. 181).

Neben der Beeinflussung der Blutgerinnung hat Heparin eine **Klärwirkung auf lipämisches Blut** *in vivo*. Der zugrundeliegende Mechanismus scheint an eine Aktivierung von Lipasen gebunden zu sein. Die für diesen Effekt benötigte Heparin-Konzentration ist niedriger als die für die Beeinflussung der Blutgerinnung. Der Versuch, die Arteriosklerose des Menschen dadurch günstig zu beeinflussen, dass mittels Heparin die Lipoproteine im Serum verändert werden, hat zu keinem überzeugenden Ergebnis geführt. Dagegen lassen sich alle Erscheinungen der essenziellen xanthomatösen Hyperlipämie durch kontinuierliche Heparin-Behandlung gut zurückbilden.

▶ **Anwendung.** Die Indikationen für den therapeutischen Einsatz von Heparin sind: Thromboseprophylaxe; Thrombosetherapie, d. h. Verhinderung des weiteren Wachsens eines Thrombus; Verbrauchskoagulopathie; Embolie.

▶ **Pharmakokinetik und Dosierung.** Aufgrund seiner chemischen Eigenschaften wird Heparin aus dem Magen-Darm-Trakt nicht in intakter Form resorbiert; es muss parenteral zugeführt werden. Da Heparin im Organismus relativ schnell abgebaut wird, muss es im Abstand einiger Stunden erneut gegeben werden. Die Eliminationsgeschwindigkeit von zugeführtem Heparin ist schwer vorherzusagen, da die biologische Inaktivierungsgeschwindigkeit von der Menge des applizierten Heparin abhängig zu sein scheint.

Zur niedrig dosierten **Thromboseprophylaxe** werden Einzeldosen von 5000 I.E. 2- bis 4-mal täglich subkutan injiziert. Dabei soll Na-Heparinat besser aus dem subkutanen Depot resorbiert werden als das Ca-Salz. Die Blutungsneigung ist bei dieser Dosierung so gering, dass zur postoperativen Thromboseprophylaxe schon wenige Stunden vor einer Operation die erste Injektion erfolgen kann. Durch die niedrig dosierte Heparin-Therapie wird die Zahl der postoperativen Thrombosen beträchtlich reduziert.

Die Dosierungen zur **Therapie bei Thrombosen oder Embolien** bewegen sich im Bereich von 20000–40000 I.E./d; in diesen Fällen wird Heparin mittels einer Dauerinfusion intravenös appliziert.

Für eine lang dauernde Wirkung von Heparin waren Depot-Präparate auf dem Markt. Sie sind aber aus dem Handel genommen worden.

Blutkonserven kann Heparin in einer Dosis von 300–400 I.E. pro 100 ml Blut zugesetzt werden, die so gering ist, dass die Gerinnungsfähigkeit des Blutes beim Empfänger nicht verringert wird. Heparin, das dem Blut *in vitro* zugesetzt ist, verliert auch

unter dieser Bedingung langsam seine Wirksamkeit. Es muss daher in größeren Zeitabständen erneut zugefügt werden.
Die Aufbringung von **Heparin in Salbenform** ist ein häufig vorgenommenes Verfahren. Es sollte jedoch bedacht werden, dass Heparin aufgrund seiner physikochemischen Eigenschaften (Makromolekül mit ausgeprägter Hydrophilie) die intakte Haut nicht durchdringen kann. Im Jahre 2006 sind Heparin-Salben oder Gelees von 12 Pharma-Firmen auf dem Markt. Als Nebenwirkungen werden nur lokale Hautreaktionen angegeben, eine erhöhte Blutungsneigung wird nicht erwähnt: ein Hinweis darauf, dass Heparin nicht perkutan resorbiert werden kann.

▶ Mögliche **Nebenwirkungen** einer Heparin-Therapie sind:
- **Blutungen:** Das Risiko steigt mit zunehmender Dosis;
- **Allergische Reaktionen:** Die Unverträglichkeitsreaktionen gegen das körperfremde Heparin (oder auch gegen pharmazeutische Hilfsstoffe) können sich in lokalen Hautreaktionen oder systemischen Reaktionen äußern;
- **Thrombozytopenie:** Diese Nebenwirkung tritt in zwei verschiedenen Formen auf: **Typ I** macht sich in den ersten Tagen der Heparin-Applikation bemerkbar, die Thrombozytenwerte sinken meist nicht unter 100000/µl Blut ab. Diese Thrombozytopenie ist klinisch kaum von Bedeutung. Als Ursache wird eine leichtere Aktivierbarkeit der Thrombozyten und damit ein gesteigerter Verbrauch diskutiert. Die Thrombozytopenie vom **Typ II** tritt mit einer Latenz von 1–2 Wochen auf, kann aber bei Patienten, die vordem schon Heparin erhalten hatten, auch gleich nach Beginn der Reexposition einsetzen. Die Thrombozytenzahl fällt drastisch ab und es bilden sich thrombotische Gefäßverschlüsse vorwiegend im arteriellen Bereich. **Die Therapie mit Heparin muss sofort abgebrochen werden.** Ein Übergang auf Hirudin ist möglich (s.u.). Die Thrombozytopenie vom Typ II beruht vermutlich auf einem Immunmechanismus;
- **Osteoporose:** Diese kann sich bei einer monatelang durchgeführten Heparin-Gabe ausbilden, z.B. wenn 15000 I.E./d länger als 6 Monate verabreicht werden; die Ursache scheint eine Aktivierung der Osteoklasten zu sein;
- **Haarausfall:** Der selten auftretende Haarausfall ist reversibel.

Bei der Anwendung von Heparin ist eine Reihe von **Kontraindikationen** zu beachten, die alle durch die erhöhte Blutungsneigung bedingt sind: offene Wunden, Uterusblutungen, Magen- und Darmulzera, starke Hypertonie, Operationen am Zentralnervensystem, Leber- und Nierenerkrankungen, hohes Alter. Treten bedrohliche Blutungen auf, so kann die Heparin-Wirkung sofort durch die langsame Injektion von **Protaminchlorid-Lösung** (5 ml, 1 %ig) aufgehoben werden. Dann muss aber mit einer überschießenden Gerinnungsfähigkeit des Blutes gerechnet werden. Protaminsulfat soll nicht angewandt werden, da dieses Salz sich in der Ampulle zersetzt.

Niedermolekulares Heparin

Dieses lässt sich durch Spaltung aus dem nativen Heparin herstellen. Das mittlere Molekulargewicht schwankt zwischen 4000 und 6500 für die Präparate verschiedener Firmen. Die Dosierung liegt zwischen 20 und 40 mg 1–2× täglich subkutan.

▶ Niedermolekulares Heparin soll einige Faktoren aus der Reihe der heparinempfindlichen Gerinnungsfaktoren bevorzugt inaktivieren, u.a. den Faktor Xa. Diese „Prävalenz" entsteht folgendermaßen: Die Beschleunigung der Antithrombin-Bindung an aktivierte Gerinnungsfaktoren erfordert bei einigen Faktoren eine Bindung von Heparin an beide Partner im Sinne einer Überbrückung zwischen Antithrombin und dem Faktor (s. Abb. 14.**2**); hierfür ist das niedermolekulare Heparin-Molekül zu kurz. Es vermag nur solche Antithrombin-Anlagerungsreaktionen zu beschleunigen, bei denen die alleinige Kontaktaufnahme mit dem Antithrombin III ausreicht. Bemerkenswerterweise soll der gerinnungshemmende Effekt des niedermolekularen Heparin durch Protamin weniger gut aufhebbar sein.

▶ Die Heparin-Fragmente (z.B. Dalteparin, Enoxaparin) werden zur **Thromboseprophylaxe und -therapie** angewandt. Der Vorteil dieser Zubereitung ist die längere Wirkdauer, so dass nur *eine* Injektion am Tage notwendig ist. Die Wirkung der niedermolekularen Heparine ist bei Beachtung des Körpergewichtes überschaubar dosisabhängig; dies erleichtert es, das gewünschte Ausmaß an Gerinnungshemmung einzustellen, weniger Laborbestimmungen sind notwendig. Ferner sollen Thrombozytopenien seltener vorkommen als nach nativem Heparin. Ob darüber hinaus die Blutungsgefahr geringer ist, erscheint fraglich.

Unfraktioniertes Heparin wird heute praktisch nur noch auf Intensivstationen (wegen der schnellen Steuerbarkeit) gegeben; es ist weitgehend durch niedermolekulare Heparine ersetzt worden.

Sulfatiertes Pentasaccharid

Das Reaktionsprinzip des Heparin und seiner niedermolekularen Bruchstücke ist noch weiter abstrahiert worden, denn es sind jetzt Substanzen synthetisiert, die nur noch aus Pentasacchariden bestehen, die an den „richtigen" Positionen Sulfat-Gruppen tragen. ▶ Dieses sulfa-

Tab. 14.1 Vergleich unfraktioniertes und niedermolekulares Heparin

Mol.-Gewicht	12000–15000	4000–6500 Da
Kontrolle des Effektes nötig	ja	nein
Thrombopenie	1–3%	extrem selten
Blutungszwischenfälle	1–5%	1–3%
Anti-IIa-Aktivität	+++	0
Anti-Xa-Aktivität	++	+++
Anwendung	kont. i.v. Infusion	1–2× tägl. subkutan Inj.

tierte Pentasaccharid inaktiviert wie das niedermolekulare Heparin den Faktor Xa. Damit ist die Gerinnungskaskade unterbrochen.

▶ In der klinischen Erprobung bei Patienten mit größeren orthopädischen Operationen erwies sich das sulfatierte Pentasaccharid **Fondaparinux** (Molekulargewicht 1728) als gut wirksam, um tiefe Venenthrombosen zu verhindern. Seine Anwendung wird bei (Risiko-)Patienten empfohlen, bei denen größere orthopädische Eingriffe an den unteren Extremitäten vorgenommen werden müssen. Ein analoges Bild zur heparininduzierten Thrombozytopenie scheint nicht aufzutreten. Ein Nachteil dieser neuen Substanz ist darin zu sehen, dass der Heparin-Antagonist Protaminsulfat nicht antagonistisch wirkt und damit nicht in der Lage ist, eine Blutung aufzuheben.

Ob die Substanz niedermolekularen Heparinen überlegen ist, wird derzeit intensiv diskutiert. Wenn die Thrombosegefahr nach orthopädischen Eingriffen auch geringer als unter niedermolekularem Heparin zu sein scheint, besteht jedoch möglicherweise auch ein erhöhtes Blutungsrisiko.

Hirudin

Damit der Blutegel (Hirudo medicinalis) aus der von ihm erzeugten Hautwunde seines Opfers genügende Mengen Blut entnehmen kann, enthält sein Drüsensekret das Polypeptid Hirudin, ▶ das direkt mit Thrombin ohne Mitwirkung von Antithrombin III reagiert, es unwirksam macht und auf diese Weise die Blutgerinnung verhindert. Hirudin kann neuerdings gentechnisch hergestellt werden. Hirudin-Präparate sind **Lepirudin, Bivalirudin** und **Desirudin**. Die Wirkung dieser Substanzen ist nicht von ATIII-abhängig.

▶ Sie sind bei Patienten mit dem Risiko der heparininduzierten Thrombozytopenie Typ II anwendbar. Ob Hirudin-Präparate den Heparinen und Heparinoiden gleichwertig sind oder sich sogar als günstiger erweisen, müssen umfangreiche klinische Untersuchungen im Laufe der nächsten Jahre klären.

Bivalirudin scheint bei akuten Koronareingriffen der bislang häufig eingesetzten Kombination aus Heparin und GPIIb/IIIa-Antagonisten überlegen zu sein.

Box 14.2

Blutegel als Therapeutika

Blutegel können über Apotheken bezogen werden. Das Ansetzen von Blutegeln ist eine für den Patienten sehr eindrucksvolle Maßnahme mit erheblichem psychotherapeutischen Potenzial.

Allerdings kann diese Therapie auch zu Komplikationen führen: Der Darm des Blutegels ist von symbiontischen Bakterien besiedelt, welche die zur Verdauung des Blutes notwendigen Enzyme liefern. Diese Bakterien wie Aeromonas-Spezies können in die Wunde des Opfers übertreten und dort lokale Entzündungen auslösen und sogar zu einer Sepsis und Meningitis führen. Diese Erreger sind sehr empfindlich gegenüber Ciprofloxacin. Dennoch: am besten keine Blutegel ansetzen.

Synthetische Antithrombotika

Die Hemmung der Blutgerinnung durch Heparine bedarf der Mitwirkung von Antithrombin und erfolgt an verschiedenen Stellen der Gerinnungs-Kaskade. Der Wirkstoff aus dem Blutegel, das Polypeptid Hirudin und seine Derivate, lagert sich direkt und ohne Mitwirkung von Antithrombin an Thrombin an, muss aber wegen seiner Peptidstruktur injiziert werden. Jetzt ist es gelungen, nicht peptidische Thrombinhemmstoffe zu entwickeln, die vergleichsweise einfache Moleküle darstellen.

Ximelagatran

↓

Melagatran

Die Wirkform Melagatran muss zwar auch parenteral appliziert werden, die Vorstufe Ximelagatran eignet sich hingegen für die perorale Gabe. Aus Ximelagatran entsteht im Organismus rasch Melagatran.

In die medizinische Praxis zur Verhinderung von Thrombosen nach orthopädischen Operationen oder bei Vorhofflimmern wurden **Ximelagatran**, eine Vorstufe, und der eigentliche Wirkstoff **Megalatran** eingeführt. Bei der praktischen Anwendung dieses synthetischen Antithrombotikum ergab sich eine schwere Nebenwirkung (Leberschädigung). Die Substanz wurde im Februar 2006 vom Markt zurückgezogen.

Cumarine, Hydroxycumarine

Vorbemerkungen zu Vitamin K

Bedeutung der K-Vitamine für die Gerinnungsfaktor-Synthese. Prothrombin (Faktor II) und die Faktoren VII, IX und X werden in der Leber gebildet. Ihre Synthese kann nur stattfinden, wenn Substanzen, die unter dem Sammelbegriff der K-Vitamine zusammengefasst werden, in der Leber vorhanden sind. Unter dem Einfluss von Vitamin K, das hierbei zu Vitamin-K-Epoxid oxidiert, werden zusätzliche Carboxy-Gruppe in die Vorstufen der Blutgerinnungsfaktoren eingebaut. Diese negativen Ladungen scheinen für die Anlagerung der Faktoren an Phospholipide notwendig zu sein, die über eine Komplexbildung mit Ca^{2+}-Ionen vermittelt wird und für die Aktivität der Faktoren notwendig ist.

Vitamin K₁, Phytomenadion
2-Methyl-3-phytyl-1,4-naphthochinon

Die natürlich vorkommenden Vitamine werden als K₁ (Phytomenadion) und K₂ bezeichnet.
Es sind Naphthochinon-Derivate, die in Position 2 eine Methyl-Gruppe und in Position 3 eine lange, ungesättigte Kette tragen. Sie sind nicht wasserlöslich und können im Darm nur resorbiert werden, wenn genügend Galle vorhanden ist.

Die Untersuchung einfacherer Verbindungen ergab, dass der für die Struktur-Wirkungs-Beziehung relevante Bestandteil des Moleküls das 2-Methyl-1,4-naphthochinon (Vitamin K₃, Menadion) ist:

Vitamin K₃, Menadion
2-Methyl-1,4-naphthochinon

Fehlt die Methyl-Gruppe, so ist die Verbindung unwirksam, eine Kettenverlängerung in Position 2 führt zum Wirkungsverlust. Kurzkettige Substituenten in Position 3 heben ebenfalls die Wirkung auf. Nur sehr langkettige Substituenten, wie in den natürlichen K-Vitaminen, ergeben wieder ein wirksames Molekül.

Vitamin-K-Mangel. Der tägliche Bedarf an Vitamin K lässt sich nicht exakt ermitteln, weil es nicht nur mit den Nahrungsmitteln (Gemüse, pflanzliche Öle etc.) aufgenommen, sondern auch von der Darmflora in großen Mengen gebildet wird. Ein Vitamin-K-Mangel kann unter folgenden Bedingungen auftreten: ungenügende Resorption aufgrund fehlender Galle (z. B. bei Gallengangverschluss), Abwesenheit von Vitamin-K-synthetisierenden Mikroorganismen im Darm (häufige Nebenwirkung von Breitbandantibiotika und physiologisch bei Neugeborenen, bis der Darm besiedelt ist).

▶ **Anwendung.** Für Vitamin K ergeben sich damit folgende Indikationen:
- Alle Leber- und Gallenerkrankungen, bei denen durch eine mangelhafte Resorption der natürlichen, nur fettlöslichen K-Vitamine eine unzureichende Synthese von Gerinnungsfaktoren abläuft. Für diesen Zweck sind Präparate mit in Lösung gebrachtem Phytomenadion zur parenteralen Zufuhr hergestellt worden.
- **Hypoprothrombinämie der Neugeborenen** (nach Möglichkeit prophylaktisch am Ende der Schwangerschaft geben).
- Sterilisierung des Darmes durch **Breitbandantibiotika** und die damit verbundene Unterbindung der bakteriellen Vitamin-K-Synthese, zumal bei Schwerkranken eine normale orale Ernährung mit entsprechender Vitamin-K-Zufuhr häufig nicht stattfinden kann.
- Alle chronischen **Funktionsstörungen des Darmes**, die mit einer Fettresorptionsbehinderung einhergehen (z. B. Sprue).
- Als **Antidot** zu den Cumarin-Derivaten (s. u.).
- Zur Behebung von **Pharmaka-Nebenwirkungen** (z. B. Salicylat-Therapie s. S. 291).

Die **Dosierung** für den Erwachsenen liegt bei 15–50 mg/d, bei Überdosierung von Cumarin-Derivaten müssen höhere Dosen (z. B. 200 mg Vitamin K₁ parenteral) verwandt werden. Bei Neugeborenen ist sehr vorsichtig zu dosieren, parenterale Gabe soll vermieden werden. Größere Mengen können bei Neugeborenen und Frühgeborenen zu ernsten Nebenwirkungen führen. Es sind hämolytische Anämien und Todesfälle an Kernikterus nach hohen Dosen an Vitamin-K-Präparaten beschrieben worden.

Cumarin-Derivate

Die Wirkung der Cumarin-Derivate wurde entdeckt, als in Kanada und den nördlichen Staaten der USA eine Viehkrankheit auftrat, die sich durch eine verstärkte Blutungsneigung auszeichnete. Als Ursache konnte immer festgestellt werden, dass das Vieh verdorbenen Süßklee gefressen hatte. Aus diesem Futter wurden allein etwa 40 Substanzen mit Vitamin-K-antagonistischen Eigenschaften isoliert.

Phenprocoumon

▶ **Wirkungsweise.** Die 4-Hydroxycumarinderivate sind Vitamin-K-Antagonisten. Sie werden nach oraler Zufuhr aus dem Darm gut resorbiert („orale Antikoagulanzien"). In der Leber **hemmen die Cumarine die Wirkung von Vitamin K** bei der Synthese der Gerinnungsfaktoren II, VII, IX und X, indem sie die Rückführung des bei der Carboxylierungs-Reaktion entstehenden Vitamin-K-Epoxid in die reduzierte Form verhindern (Abb. 14.3). Die Hemmwirkung der Cumarine lässt sich durch höhere Vitamin-K-Konzentrationen kompensieren.
Aus dem Wirkungsmechanismus der Cumarin-Derivate ergibt sich, dass sie nur *in vivo*, nicht dagegen wie Citrat und Heparin auch *in vitro* wirksam sind. Außerdem erklärt der Mechanismus den langsamen Wirkungseintritt: Die im strömenden Blut vorhandenen Gerinnungsfaktoren müssen erst im Laufe von 1 (Faktor VII) bis 3 Tagen (Prothrombin = Faktor II) durch Alterung verschwinden, ehe sich der mangelnde Nachschub aus der Leber durch eine Senkung der Gerinnungsfaktoren im Blut bemerkbar macht.

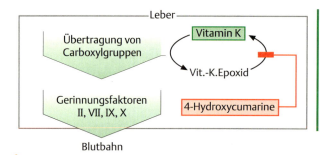

Abb. 14.3 Hemmwirkung der Hydroxycumarine auf die Gerinnungsfaktor-Synthese. In einem letzten Syntheseschritt werden in der Leber einige Gerinnungsfaktoren noch carboxyliert. Diese Reaktion hängt von Vitamin K ab, das dabei zu einem Epoxid überführt wird. Die „Regeneration" von Vitamin K aus dem Epoxid wird durch 4-Hydroxycumarine unterbunden.

Aus der Konkurrenzreaktion lässt sich ferner die sehr **unterschiedliche Empfindlichkeit einzelner Individuen** gegenüber den Cumarin-Derivaten ableiten: Je reicher die Leber an Vitamin K ist, um so unempfindlicher verhält sie sich gegenüber Cumarinen und umgekehrt. Wird die Zufuhr der Cumarine unterbrochen, so beginnt die Leber wieder, Gerinnungsfaktoren zu synthetisieren und die Blutgerinnung wird im Laufe einiger Tage normalisiert. Bei Überdosierung von Cumarin-Derivaten kann die Synthese der Gerinnungsfaktoren durch Gabe großer Mengen Vitamin K_1 (Phytomenadion) schneller aktiviert werden, aber es vergeht doch einige Zeit, bis im Blut das Defizit am Gerinnungsfaktoren ausgeglichen ist.
Es stehen in Deutschland zwei Cumarin-Derivate zur Verfügung, zwischen denen es prinzipiell keine Unterschiede gibt. Sie werden lediglich verschieden schnell ausgeschieden:
- **Phenprocoumon:** $t_{1/2}$ ~ 150 h;
- **Warfarin:** $t_{1/2}$ = 37–50 h.

▶ **Anwendung.** Die Indikationen für die Cumarin-Derivate sind ähnlich wie die für Heparin, also **Verhütung von Thrombosen und Embolien** nach Operationen, bei Vorhofflimmern und Behandlung thrombotischer und thrombophlebitischer Zustände. Bei **Herzinfarkt** ist eine **Rezidivprophylaxe** mit diesen Substanzen durchführbar. Die Langzeitprophylaxe ist jedoch mit Risiken belastet, so dass die routinemäßige Anwendung zur Verhinderung eines Re-Infarktes verlassen worden ist. Muss eine Therapie sofort einsetzen, so ist sie mit Heparin einzuleiten, gleichzeitig damit beginnt die Zufuhr von Cumarin-Derivaten, die je nach Dosierung und Präparat erst in 1–3 Tagen wirksam wird. Die Therapie mit Cumarin-Derivaten darf nicht schematisch durchgeführt werden, sondern muss individuell unter Kontrolle der Gerinnungsfaktoren im Blut erfolgen. Dabei soll der sog. Quick-Wert zwischen 15 und 25% (= 4,5–3,5 INR) des Normalwertes liegen (Box 14.3). Nach plötzlichem Absetzen der Zufuhr besteht die Gefahr der überschießenden Gerinnungsfähigkeit des Blutes; die Therapie ist daher ausschleichend zu beenden.

Bei manchen Grunderkrankungen scheint auch eine weniger ausgeprägte Verminderung der Gerinnungsfähigkeit des Blutes ausreichend zu sein, um das bestehende Thromboembolie-Risiko zu senken. So reicht bei Patienten mit Vorhofflimmern ohne Mitralvitium eine niedrig dosierte Cumarintherapie (Quick-Wert 30–40% = 2,5–1,5 INR) aus, um die Schlaganfall-Häufigkeit wesentlich zu senken. Allerdings kann auch die alleinige Gabe von Acetylsalicylsäure (S. 189) genügen.
Hohes Alter ist an sich keine Kontraindikation für die Anwendung von oralen Antikoagulanzien. Jedoch wird die Therapie immer häufiger durch berechtigte Kontraindikationen eingeschränkt.

Box 14.3

Quick-Wert veraltet
Der „Quick-Wert" als Maß für die Hemmung der Gerinnungsfähigkeit wurde abgelöst von einer Maßzahl, die unabhängig von individuellen Thromboplastin-Präparaten ist: INR (= International Normalized Ratio). Die Entsprechungen sehen etwa folgendermaßen aus:

Quickwert	INR
30–40%	2,5–1,5
25–35%	3,0–2,0
15–25%	4,5–3,0

▶ **Nebenwirkungen.** Sie ergeben sich vorwiegend aus der gewünschten Hauptwirkung, nämlich der Verhinderung der Blutgerinnung. So können **Blutungen** in allen Hohlorganen auftreten (Magen-Darm-Kanal, ableitende Harnwege), subkutane Blutungen und Wundblutungen werden beobachtet.
Die Blutungen sind fast immer Folge einer **Überdosierung** und eines zu starken Absinkens des Prothrombin-Spiegels. Eine Überdosierung kann durch Zufuhr großer Dosen Vitamin K_1 (Phytomenadion) beschleunigt behoben werden. Sofort lässt sich ein Mangel an Prothrombin und Gerinnungsfaktoren jedoch nur durch die Gabe eines Gerinnungsfaktoren-Konzentrats kompensieren.
Bei dem Versuch, die Wirkung von Cumarin-Derivaten durch Gabe von Vitamin K aufzuheben, tritt aufgrund der unterschiedlichen Bildungsgeschwindigkeiten von anti- und prokoagulatorischen Plasmaeiweißen vorübergehend ein hyperkoagulabler Zustand mit Thrombosegefahr auf. Soll daher die Wirkung oraler Antikoagulanzien vor elektiven Eingriffen (z. B. Herzkatheter-Untersuchung) beendet werden, sollte das natürliche Abklingen des Cumarin-Effektes abgewartet und nicht der „Quick-Wert" mit Vitamin K hochgepeitscht werden.
Selten treten zu Beginn einer (initial hochdosierten) Cumarintherapie **hämorrhagische Hautnekrosen** auf; der Häufigkeitsgipfel liegt zwischen dem 3. und 5. Tag nach Therapiebeginn.

Die Hautnekrosen gehen mit einer Bildung von Thromben in kleinen Venen einher. Es wird diskutiert, ob für die zunächst paradox erscheinende Thrombenbildung ein Mangel an dem die Blutgerinnung hemmenden Protein C (proteolytische Inaktivierung der Faktoren Va und VIIIa) verantwortlich ist. Dessen Synthese ist auch Vitamin-K-abhängig und wird dementsprechend auch durch Cumarine gehemmt. Die Konzentration von Protein C fällt im Blut offenbar schon zu einem Zeitpunkt ab, zu dem die Konzentration der Gerinnungsfaktoren noch weniger beeinflusst ist. Patienten mit einem heriditären Protein-C-Mangel sind besonders gefährdet. Das Gleiche gilt für den Protein-S-Mangel (Protein S wirkt als ein Cofaktor für Protein C). Angemerkt sei hier, dass mit **Drotrecogin alpha** jetzt eine aktivierte Form des Protein C zur Verfügung steht, die mittels Infusion bei Sepsis angewandt werden kann. Bei der Sepsis handelt es sich um ein komplexes Krankheitsbild mit schlechter Prognose. Infolge der Überschwemmung des Körpers mit bakteriellen Toxinen werden massiv Zytokine freigesetzt, die eine generalisierte Entzündungsreaktion auslösen mit Endothelveränderungen, Gerinnungsstörungen und Organversagen. Aktiviertes Protein C hemmt die o.g. Blutgerinnungsfaktoren, fördert die Fibrinolyse und soll darüber hinaus die Produktion von Zytokinen vermindern.

Die während einer Therapie mit oralen Antikoagulanzien beobachtete **verlangsamte Heilung von Knochenbrüchen** könnte auf dem stärker ausgeprägten Frakturhämatom oder der verminderten Bildung von Vitamin-K-abhängigen, für die Frakturheilung notwendigen Knochen-Proteinen beruhen.

Die Cumarine wirken **teratogen**. Im ersten Trimester der Gravidität gegebene Cumarin-Derivate führen mit einer Inzidenz von ca. 5% zum sog. fetalen Warfarin-Syndrom bzw. Conradi-Hünermann-Syndrom mit Hypoplasie der Nase, anderen Skelett-Deformationen, Obstruktion der oberen Luftwege aufgrund unterentwickelten Knorpels, Kalzifikationen der Epiphysen u.a. Es wird spekuliert, ob eine Hemmung der Vitamin-K-abhängigen Bildung von Proteinen, die für die normale Ossifikation erforderlich sind, ursächlich sein könnte. Zentralnervöse Defekte werden auf intrazerebrale Blutungen und nachfolgende Narbenbildungen zurückgeführt.

Die Gabe von oralen Antikoagulanzien während der **Schwangerschaft** ist daher wegen der möglichen Fehlbildungen des Kindes sowie einer erhöhten Häufigkeit von Fehl-, Früh- und Totgeburten mit einem großen Risiko verbunden. Ein normaler Ausgang der Schwangerschaft kann nur in zwei Dritteln der Fälle erwartet werden. Während einer Gravidität sollten Cumarine daher nicht verwendet werden, sondern eine berechtigte Antikoagulanzien-Therapie mit einem geeigneten Heparinpräparat durchgeführt werden.

Auch wenn darüber diskutiert wird, ob mit der **Muttermilch** überhaupt gerinnungshemmende Mengen eines oralen Antikoagulans auf das Kind übergehen können, so wird zur Sicherheit empfohlen, dem Kind zur Prophylaxe von Gerinnungsstörungen 1 × wöchentlich oral 1 mg Vitamin K_1 zu verabreichen.

Allergische Reaktionen wie Diarrhöen und Urtikaria sind außerordentlich selten. Haarausfall kann auftreten wie bei der Therapie mit Heparin.

Interferenzen mit anderen Arzneimitteln. Die Cumarine sind ein eindrucksvolles Beispiel für die Anfälligkeit einer Substanzgruppe gegenüber Arzneimittelinterferenzen. Eine *Hemmung ihrer Resorption* aus dem Darm durch gleichzeitige Einnahme von Adsorbentien (z.B. Antacida, Carbo medicinalis) führt zu einer Abnahme der Wirksamkeit. Durch eine *Verdrängung der Cumarine aus ihrer Plasmaeiweißbindung* nimmt ihre Wirksamkeit aufgrund der erhöhten freien Konzentration zunächst zu; zugleich wird aber auch ihre Elimination aus dem Organismus beschleunigt, so dass sich schließlich wieder die ursprüngliche freie Konzentration im Plasma einstellt. Die Steigerung ihrer Wirksamkeit ist also nur vorübergehend. Eine mögliche *Veränderung der „Empfindlichkeit des Wirkortes",* wird z.B. als Grund für die durch Clofibrat oder Anabolika hervorgerufene Verstärkung des Cumarin-Effektes angenommen. Der *hepatische Metabolismus* der oralen Antikoagulanzien wird durch Enzyminduktion (z.B. durch Barbiturate oder Rifampicin) beschleunigt oder durch Hemmung der Biotransformation (z.B. durch Phenylbutazon, Cimetidin, Metronidazol oder Cotrimoxazol) gehemmt; dementsprechend nimmt die Wirksamkeit ab bzw. zu. Die Hemmung eines anderen an der Blutungsstillung beteiligten Faktors wird die Blutungsneigung verstärken. Aufgrund ihrer Hemmwirkung auf die Thrombozyten-Aggregationsfähigkeit und ihrer eigenen Anti-Vitamin-K-Eigenschaften darf während einer Cumarin-Therapie keine Acetylsalicylsäure gegeben werden. Auch andere Säure-Antiphlogistika sind kontraindiziert.

Jede Änderung der Begleitmedikation muss zu einer **Neueinstellung** der oralen Antikoagulation führen.

Box 14.4

Cumarin-Derivate als Rattengift

Warfarin ist über längere Zeit als Rodentizid zur Bekämpfung von Rattenplagen verwendet worden. Nach Aufnahme der Giftköder sterben die Tiere nach einigen Stunden oder Tagen an inneren Blutungen. Im Laufe der Zeit haben die Ratten eine Resistenz gegen Warfarin entwickelt, das Verfahren war wirkungslos geworden. Daraufhin wurden durch Abwandlung des Wirkstoffmoleküls so genannten **„Super-Warfarine"** entwickelt. Wohl aufgrund der zusätzlichen Aromaten im Molekül werden die Super-Warfarine mit hoher Affinität irreversibel an die Vitamin-K-Epoxid-Reduktase gebunden und unterbrechen damit die Regeneration von Vitamin K. Die Super-Warfarine wie z.B. Brodifacoum sind bis 100fach wirksamer als Warfarin und ihre Wirkungsdauer kann Wochen betragen.

Brodifacoum
(ein „Superwarfarin")

Da Rattengift frei zugänglich ist, kommen immer wieder akzidentelle (Kinder!) und suizidale Vergiftungen vor, die durch Blutungen gekennzeichnet sind und wochenlang anhalten können oder auch in kürzerer Zeit zum Tode führen. In den USA sollen bis zu 10000 Vergiftungsfälle im Jahr registriert werden. Die Therapie der Intoxikation besteht in der i.v. Zufuhr von Gerinnungsfaktoren und sehr hohen Dosen von Vitamin K.

Notwendige Wirkstoffe

Blutgerinnung

Wirkstoff	Handelsname	Alternative
Nicht-fraktionierte Heparine		
Ca-Heparin	*Calciparin*® Inj.-Lösg.	G
Na-Heparin	*Liquemin*®	G
Niedermolekulare Heparine*		
Dalteparin	*Fragmin*® Inj.-Lösg.	–
Enoxaparin	*Clexane*® Inj.-Lösg.	–
Heparin-Antagonist		
Protaminchlorid	–	G Amp.
Hirudine		
Lepirudin	*Refludan*® Inj.-Lösg.	–
Desirudin	*Revasc*® Inj.-Lösg.	–
Cumarine, Vitamin-K-Antagonisten		
Phenprocoumon	*Marcumar*® Tab.	*Falithrom*®, *Marcuphen*®
Warfarin	*Coumadin*® Tab.	–
Antagonist bei Überdosierung von Cumarinen		
Phytomenadion (= Vitamin K)	*Konakion*® Amp.	G Amp.

Weitere im Handel erhältliche niedermolekulare Heparine

Certoparin	*Mono-Embolex*® Inj.-Lösg.
Nadroparin	*Fraxiparin*® Inj.-Lösg.
Reviparin	*Clivarin*® Inj.-Lösg.
Tinzaparin	*Innohep*® Inj.-Lösg.

14.1.2 Fibrinolyse

Überblick

Fibrinolytika ▶ lösen frische Thromben auf. Sie fördern die Umwandlung des körpereigenen Plasminogen in Plasmin, das als Protease Fibrin in lösliche Bruchstücke abbaut.
Die *bakterielle Streptokinase* ist selbst inaktiv und muss erst mit Plasminogen einen Komplex bilden, der dann freies Plasminogen in Plasmin umwandelt. Durch eine Veresterung dieses Komplexes (*Anistreplase*) wird eine längere Wirksamkeit erreicht.
Urokinase und *Gewebs-Plasminogen-Aktivator*(rt-PA, Alteplase) sind direkt wirksam und als körpereigene Stoffe besser verträglich.
▶ Aus der Wirkung ergibt sich für alle gleichermaßen eine Zunahme der Blutungsneigung.

Antidot bei Blutung: **Plasmin-Hemmstoffe**, wie p-Aminomethylbenzoesäure (PAMBA) und Tranexamsäure.

Grundlagen

Bildung und Auflösung des Fibrin-Netzwerkes (Abb. 14.4). Es sei daran erinnert, dass das wasserunlösliche Fibrin über Zwischenstufen aus Fibrinogen entsteht (s. a. Abb. 14.1, S. 178): Unter dem Einfluss von Thrombin, einer Peptidase, die zwei Oligopeptide abspaltet, bilden sich Fibrin-Monomere, die in einem nächsten Schritt aggregieren; dann folgt bei Anwesenheit von Faktor XIII eine kovalente Vernetzung zwischen Lysin- und Glutamin-Resten der Monomere. Damit entsteht das Fibrin-Polymer. Dieses kann nun seinerseits durch Plasmin, ebenfalls eine Peptidase, in wasserlösliche Bruchstücke zerlegt werden, so dass eine Auflösung von Fibrin resultiert. Im Blut kreisendes Plasmin baut auch Fibrinogen sowie die Faktoren V und VIII ab. Plasmin entsteht aus dem Glykoprotein Plasminogen unter dem Einfluss körpereigener Aktivatoren (Urokinase und Gewebs-Plasminogen-Aktivator = t-PA); außerdem kann die Bildung von Plasmin durch körperfremde Substanzen gefördert werden (z. B. Streptokinase). Für das peptische Enzym Plasmin sind körpereigene (Antiplasmin III) und synthetische Hemmstoffe bekannt (z. B. Tranexamsäure).

▶ **Anwendung der Fibrinolytika.** Die Fibrinolytika werden mit der Absicht angewandt, thrombotische Gefäßverschlüsse aufzulösen. Besonders bewährt hat sich die Therapie mit Fibrinolyse-Aktivatoren bei **Herzinfarkten, tiefen Venenthrombosen** und **schweren Lungenembolien**, ferner bei Verschlüssen von arteriovenösen Shunts. Je frischer ein thrombotischer Verschluss, d. h., je geringer die Organisation des Thrombus, umso größer wird der Therapieerfolg sein. Auch frische ischämische Hirninfarkte können eine Indikation für Fibrinolytika darstellen, in diesen Fällen sind aber umfangreiche Kontraindikationen zu beachten.

Beim **Myokard-Infarkt** sollte die fibrinolytische Maßnahme sehr früh, möglichst innerhalb der ersten Stunde nach Auftreten der Symptomatik beginnen, weil sonst schon eine irreversible Schädigung des Herzmuskels eingetreten ist. Um dies zu ermöglichen, müssen eine rasche Klinikeinweisung (mit ärztlicher Begleitung!), dort eine schnelle Diagnostik (nur EKG!) und rascher Lysebeginn i. v. gewährleistet werden. Bei klarer Diagnostik und aktueller Lebensbedrohung kann die Lysebehandlung schon auf dem Transport begonnen werden. An entsprechend ausgestatteten Zentren (Katheterbereitschaft) konkurriert die Lysetherapie mit der primären Akutintervention (Ballondilatation). Die früher geübte intrakoronare Lyse ist hingegen hinsichtlich der Mortalitätssenkung, die für i. v.-Lyse und Akutintervention gut belegt ist, deutlich unterlegen.

Bei einer **tiefen Bein-Becken-Venenthrombose** kann ein Erfolg auch dann noch erwartet werden, wenn die Therapie wenige Tage nach Thrombose-Beginn aufgenommen wird. Allerdings ist das Nutzen-Risiko-Verhältnis (Verhinderung des postthrombotischen Syndroms versus Risiko zerebraler Blutungen) hierbei wesentlich schlechter als beim Myokardinfarkt und bei schwerer Lungenembolie.

▶ **Nebenwirkungen** der Fibrinolytika sind im Wesentlichen **Blutungen**. Sie sind Ausdruck der fibrinolytischen Hauptwirkung, und dementsprechend ist das Nutzen-Risiko-Verhältnis für alle genannten Präparate etwa gleich. Wegen erhöhter Blutungsgefahr bestehen z. B. folgende **Kontraindikationen** für die Anwendung von Fibrinolytika: Bluthochdruck (diastolisch > 110 mm Hg), Cerebralsklerose, Zustand nach Operationen und Blutungen, Harnwegskonkremente, Zustand nach i.m.-Injektionen.

Die Wirkung der Fibrinolytika kann durch **Plasmin-Hemmstoffe**, wie die p-Aminomethylbenzoesäure (PAMBA) oder die Tranexamsäure, jederzeit unterbrochen werden.

Fibrinolytische Wirkstoffe

Urokinase

Neben Thrombozyten und Erythrozyten enthalten verschiedene Organe (z. B. Uterus, Prostata, einige Drüsen) Aktivatoren des Plasminogen, die als Urokinasen bezeichnet werden (Abb. 14.4). ▶ Ihre physiologische Aufgabe wird darin gesehen, die Auflösung von Fibrin-Gerinnseln, die nach Blutungen in den Ausführungsgängen aufgetreten sind, anzuregen. Besonders leicht ist die Bedeutung der Urokinase für das Flüssigbleiben des Menstrualblutes einzusehen. Urokinase wird aus Zellkulturen menschlicher Nierenzellen gewonnen und liegt als Trockenpulver in Ampullen zur Therapie vor.

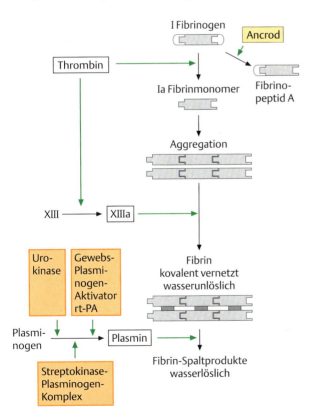

Abb. 14.**4** **Bildung und Auflösung des Fibrin-Netzwerkes, Angriffspunkte von Urokinase, Streptokinase und Alteplase (rt-PA).** Erläuterungen siehe Text, Ancrod s. Box 14.**5**, S. 188.

Rekombinanter Gewebs-Plasminogen-Aktivator (rt-PA, Alteplase) und Derivate

Dieser körpereigene Faktor ist im Blut vorhanden und stammt aus Endothelzellen. Er wird jetzt in größerem Maßstab gentechnisch gewonnen.

▶ Der Aktivator fördert wie Urokinase die Umwandlung von Plasminogen zu Plasmin, allerdings mit dem Unterschied, dass seine Aktivität nur im Kontakt mit Fibrin besonders hoch ist. Daraus ergibt sich die Hoffnung, dass der Gewebs-Plasminogen-Aktivator – im Gegensatz zu Streptokinase und Urokinase – nur Fibrin in Thromben, nicht dagegen im Blut kreisendes Fibrinogen spaltet.

▶ Der Gewebs-Plasminogen-Aktivator wird zur fibrinolytischen Therapie insbesondere bei **frischem Herzinfarkt** verwendet. Die Wiedereröffnungs-Raten der verschlossenen Kranzgefäße bei Myokardinfarkt sind höher als nach Urokinase- oder Streptokinase-Anwendung. Da dieser Gewinn angesichts der bedrohlichen Erkrankung als wesentlich erscheint, sollten in diesem Falle die höheren Kosten nicht gescheut werden.

▶ Das Auftreten von **Blutungen** ist allerdings bei Anwendung dieses Prinzips auch nicht vermeidbar, da im Blutungsgebiet eine Gefäßabdichtung durch „Thrombenbildung" unmöglich ist. Hinzu kommt, dass die Fibrinogen-Konzentration doch abnimmt. Bei der notwendigen intravenösen Zufuhr können akut als störende Nebenwirkungen Nausea, Erbrechen und Blutdrucksenkung auftreten.

Als optimale Dosierung für Alteplase bei einem Herzinfarkt wird angegeben: Bei Therapiebeginn in den ersten 6 Stunden nach dem Infarkt 15 mg i. v. injizieren, dann 50 mg in 30 min und weiter 35 mg in 60 min infundieren (entspricht 100 mg in 90 min). Setzt die Lysetherapie erst später als 6 Stunden nach dem Ereignis ein, gelten folgende Richtwerte: 10 mg i. v. injizieren, dann 50 mg in 60 min infundieren, gefolgt von 4×10 mg in 3 h.

Inzwischen sind auf gentechnischem Wege neue Plasminogen-Aktivatoren entwickelt worden. Hierzu gehören **Reteplase** und **Tenecteplase**, die sich bei Coronar-Thrombosen als gut wirksam erwiesen haben. Verglichen mit Alteplase stellt Reteplase ein Fragment dar (Deletionsmutante), welches keine Kohlenhydrat-Reste enthält. Tenecteplase gleicht der Alteplase, jedoch sind an bestimmten Positionen die Aminosäuren verändert und damit einhergehend auch das Muster der Kohlenhydrat-Reste. ▶ Beide Substanzen werden langsamer als Alteplase aus der Zirkulation eliminiert. Die Wirkung nach intravenöser Bolusinjektion setzt schnell ein und hält verhältnismäßig lange an.

Streptokinase, Anistreplase

Streptokinase wird aus hämolysierenden Streptokokken gewonnen, ist aber selbst – anders als es der Name anzudeuten scheint – kein Enzym. ▶ Es bindet sich über hydrophobe Kräfte an Plasminogen, und erst dieser **Plasminogen-Streptokinase-Komplex** überführt andere, nichtkomplexierte Plasminogen-Moleküle in Plasmin, das nun fibrinolytisch wirkt. Dieser ungewöhnliche Wirkungsmechanismus erklärt die Schwierigkeit, im individuellen Fall die richtige Dosierung von Streptokinase zu treffen. Wird nämlich zuviel Plasminogen komplexiert, steht für die Umwandlung in Plasmin nicht mehr genügend Plasminogen zur Verfügung: Bei zu hoher Dosis tritt der gewünschte Effekt nicht mehr auf. Um diese Schwierigkeit zu umgehen, gibt es einen Plasminogen-Streptokinase-Komplex (**Anistreplase**), dessen aktives Zentrum durch Anissäure „geschützt" ist. Die Säure wird im Plasma langsam abgespalten ($t_½$ ca. 90 min), erst in diesem Augenblick wird der Komplex biologisch aktiv und kann auch abgebaut werden. Anistreplase wirkt also erheblich länger fibrinolytisch als die anderen Fibrinolytika. Erschwert wird die Therapie mit streptokinasehaltigen Präparaten außerdem dadurch, dass individuell unterschiedliche Mengen von „Streptokinase-Antikörpern" vorhanden sind, die einen Teil der Dosis neutralisieren.

▶ Bezüglich der **Indikationen** und Kontraindikationen sowie der Möglichkeit, eine zu starke Fibrinolyse durch Plasmin-Hemmstoffe aufzuheben, gilt das oben Gesagte.

▶ Häufigkeit und Schwere der **Nebenwirkungen** sind bei Streptokinase allerdings ausgeprägter, da Unverträglichkeitsreaktionen gegen diese Substanz bakteriellen Ursprungs vorkommen, wie **Schüttelfrost**, **Kopf-** und **Gelenkschmerzen**, **Malaise**. Häufig werden Glucocorticoide prophylaktisch gegeben, um diese Nebenwirkungen abzuschwächen. Auch ist eine wiederholte Gabe wegen der Allergisierung nicht möglich.

Während für die intravenöse Applikation von Streptokinase hochgereinigte Präparate vorliegen müssen, genügen für **lokale Anwendung** weniger reine Zubereitungen, die außerdem noch ein zweites Ferment aus hämolysierenden Streptokokken, die **Streptodornase**, enthalten. Sie spaltet Nucleoproteide in Purinbasen und Pyrimidinnucleoside und führt so z. B. zur Verflüssigung von Eiter. Die Nucleoproteide des Eiters stammen aus zugrundegegangenen Zellen (Leukozyten, Gewebszellen). Die **Kombination von Streptokinase und Streptodornase**, die beide intakte Zellen nicht beeinträchtigen können, wird benutzt, um fibrinöse oder purulente Exsudate in Körperhöhlen und auf nekrotischen Wunden aufzulösen. Diese Präparate dürfen nur lokal, z. B. in den Lumbal- und Pleuralraum, in Gelenkhöhlen, oder oberflächlich auf Wunden appliziert werden.

Plasmin-Hemmstoffe

▶ Bei einer Reihe von Erkrankungen, nach Operationen (v.a. an der Prostata oder am Uterus) und nach Geburten kann eine gesteigerte Fibrinolyse auftreten, die zu **Blutungen** Anlass gibt. Dieses Krankheitsbild wird auf eine zu starke Überführung von Plasminogen in Plasmin durch Gewebsaktivatoren (Urokinase) zurückgeführt. Diesem Zustand vergleichbar ist eine Überdosierung von Urokinase oder Streptokinase bei der fibrinolytischen Therapie.

Eine zu hohe Aktivität von Plasmin kann durch die Gabe von Hemmstoffen dieses Enzyms reduziert werden. Beispielsweise lassen sich zu starke Blutungen während der Menstruation durch Tranexamsäure abschwächen.

▶ Die sehr einfach gebaute **ε-Aminocapronsäure** und ihr zyklisches Analogon p-Aminomethyl-cyclohexancarbonsäure = **Tranexamsäure** sind Lysin-Analoga. Sie blockieren die Bindung von Plasmin an Fibrin, indem sie eine „Andockstelle" des Plasmin besetzen, welche eigentlich für einen Lysinrest des Fibrin vorgesehen ist, und hemmen damit seine Fibrin-spaltende Aktivität. Die beiden genannten Pharmaka unterscheiden sich nur in der Dosierung und der Wirkdauer. Ebenfalls plasminhemmend wirkt der Proteinase-Inhibitor **Aprotinin.**

$$NH_2\text{—}CH_2\text{—}CH_2\text{—}CH_2\text{—}CH_2\text{—}CH(NH_2)\text{—}COOH$$

Lysin

$$\overset{\varepsilon}{CH_2}(NH_2)\text{—}\overset{\delta}{CH_2}\text{—}\overset{\gamma}{CH_2}\text{—}\overset{\beta}{CH_2}\text{—}\overset{\alpha}{CH_2}\text{—}COOH$$

ε-Aminocapronsäure

p-Aminomethyl-cyclohexancarbonsäure = Tranexamsäure

▶ Die Nebenwirkungen, **Störungen im Gerinnungssystem**, ergeben sich aus der Hauptwirkung.

Box 14.5

Ancrod und Batroxobin

Eine aus dem Gift einer malaiischen Grubenotter, Agkistrodon rhodostoma, gewonnene Fraktion wirkt thrombinartig und lysiert Fibrinogen im Plasma schneller, als es synthetisiert werden kann (Abb. 14.**4**). Die Wirkung von **Ancrod** hält tagelang an, sie ist unabhängig von dem Koagulations- bzw. Fibrinolyse-System. Nach intravenöser Infusion bilden sich Mikrogerinnsel, die schnell verschwinden. Die klinische Verwendung als Thrombose-Prophylaktikum und bei arteriellen und venösen Thrombosen erscheint aussichtsreich, jedoch ist bei ausreichender Dosierung mit starken Blutungsneigungen zu rechnen. Erfolge bei Thrombose der V. centralis der Retina wurden beschrieben. Die Fließeigenschaften des Blutes sollen sich durch regelmäßige subkutane Gaben bei chronischen arteriellen, peripheren Durchblutungsstörungen verbessern lassen (S. 198). Bei Überdosierung von Ancrod oder plötzlich auftretenden Komplikationen kann die Wirkung durch ein spezifisches Immunglobulin aufgehoben werden.

In analoger Weise wie Ancrod wirkt **Batroxobin**, das aus dem Gift der südamerikanischen Schlange Bothrops atrox gewonnen wird, über eine Verminderung des Fibrinogens auf die Vorgänge bei der Blutgerinnung. Entwickelt sich eine immunologische Resistenz während der Therapie, können Ancrod und Batroxobin ausgetauscht werden.

Von diesen Schlangengiften, die einen interessanten Wirkmechanismus besitzen, liegen keine Handelspräparate vor.

Notwendige Wirkstoffe

Fibrinolyse

Wirkstoff	Handelsname	Alternative
Streptokinase	*Streptase®*	
Urokinase	*Corase®* zur i. v.-Inj. *Rheotromb®*	G
Anistreplase	*Eminase®* zur i. v.-Inj.	–
Alteplase (rt-PA)	*Actilyse®* zur i. v.-Inj.	–
Reteplase	*Rapilysin®* zur i. v.-Inj.	–
Tenecteplase	*Metalyse®* zur i. v.-Inj.	–

Plasmin-Hemmstoffe

Tranexamsäure	*Cyclocapron®*	–
p-Aminomethylben-zoesäure	*Gumbix®*, *Pamba®* Tab., Amp.	–

14.1.3 Hemmstoffe der Thrombozytenaggregation

Überblick

Wichtigster Wirkstoff ist **Acetylsalicylsäure in niedriger Dosierung**.
▶ Hemmung der Thromboxan-Synthase der Blutplättchen, damit Verringerung der Thrombozyten-Aggregationsneigung. Erhalten bleibt die Bildung des Thromboxan-Gegenspielers Prostacyclin in den Endothelzellen.
▶ Vorwiegend zur Thrombose-Prophylaxe im arteriellen Schenkel. Für dieselbe Indikation kann mit Einschränkungen **Clopidogrel** angewendet werden.

Steuerung der Thrombozyten-Aggregation. Die Thrombozytenaggregation ist ein wichtiger physiologischer Mechanismus, der allerdings unter pathologischen Bedingungen unerwünscht sein kann. Der Vorgang der Aggregation wird von zwei antagonistischen Prinzipien mitgesteuert: Thromboxan A_2 fördert die Aggregation,

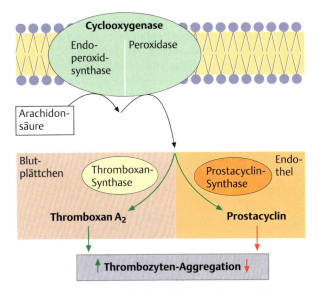

Abb. 14.**5** Steuerung der Thrombozyten-Aggregation.

Box 14.6

Arterielle oder venöse Thromben

Zum Verständnis der fibrinolytischen und antithrombotischen Therapiemöglichkeiten ist es notwendig, sich den Unterschied zwischen einem Thrombus im arteriellen und im venösen Stromgebiet klarzumachen. Der **arterielle Thrombus** entsteht aus einer Thrombozytenaggregation, die sich auf einen Gefäßwand-Defekt auflagert. An diesem Plättchen-Kopf scheidet sich Fibrin ab, das entsprechend der Strömungsrichtung einen Fibrin-Schwanz bildet. Im **venösen System** entstehen Thromben überwiegend durch Strömungsverlangsamungen und Stauungen. Sie bestehen fast nur aus Fibrin und Erythrozyten, die Thrombozyten spielen als auslösender Faktor keine Rolle. Als Folge der unterschiedlichen Genese und des unterschiedlichen Aufbaus der Thromben wirken auf arterielle Thromben primär Substanzen, die die Thrombozyten-Eigenschaften entsprechend verändern, und auf venöse Thromben die Maßnahmen, die eine Fibrin-Entstehung beeinträchtigen oder Fibrin wieder zur Auflösung bringen

Prostacyclin hemmt sie (Abb. 14.**5**). Beide Substanzen entstehen durch Vermittlung der Cyclooxygenase (S. 287) aus Arachidonsäure, wobei der letzte Synthese-Schritt durch die Thromboxan-Synthetase bzw. Prostacyclin-Synthetase gesteuert wird. Thromboxan entsteht vorwiegend in den Blutplättchen, Prostacyclin im Gefäßendothel.

Acetylsalicylsäure

▶ **Wirkungsweise.** Die Acetylsalicylsäure hemmt in Thrombozyten und in Endothelzellen die Cyclooxygenase durch Acetylierung irreversibel (Abb. 14.**6**).
Im Endothel wird die Cyclooxygenase rasch nachgebildet, so dass die Fähigkeit zur Prostacyclin-Bildung nur vorübergehend gestört ist. Die Thrombozyten sind dagegen nicht in der Lage, Enzyme nachzusynthetisieren, da es sich nur um kernfreie Zellfragmente handelt. Der Ausfall der Thromboxan-Bildung dauert damit so lange, wie es der Lebensdauer der Plättchen (8–11 Tage) entspricht. Eine Hemmung der Thrombozyten-Aggregation kann sich einstellen, wenn die Zufuhr von Acetylsalicylsäure in einer Weise erfolgt, dass die Regeneration der Prostacyclin-Synthese möglich bleibt.
Acetylsalicylsäure muss unverändert den Wirkort (Thrombozyten, Gefäßendothel) erreichen, um durch Acetylierung der Enzyme die Entstehung von Eicosanoiden zu verhindern. Daraus ergibt sich eine weitere Möglichkeit zur bevorzugten Hemmung der Thrombozyten, weil der Wirkort Thrombozyten mobil, die Endothelien ortsfest sind: Nach oraler Gabe von Acetylsalicylsäure wird im Pfortaderblut eine höhere Konzentration des unveränderten Wirkstoffes vorliegen (Deacetylierung erst in der Leber) als im systemischen Kreislauf. Daher werden alle Thrombozyten bei der Passage durch das Mesenterialstrombett einer höheren Acetylsalicylsäure-Konzentration ausgesetzt als die Endothelien in der systemischen Zirkulation. Aufgrund dieses Sachverhalts ist es vorstellbar, dass bei entsprechender Dosierung der erwünschte Effekt, Hemmung der Thromboxan-Entstehung, stärker ausgeprägt ist als der unerwünschte Effekt, die Verminderung der Prostacyclin-Synthese.

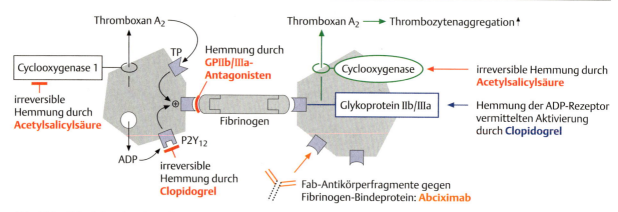

Abb. 14.6 Prinzipien der Thrombozyten-Aggregations-Hemmung.

Dosierung. Zur Hemmung der Thrombozytenaggregation wird Acetylsalicylsäure im Abstand mehrerer Tage oder täglich in niedriger Dosis gegeben, z. B. 300 mg jeden 2. Tag oder 50–100 mg täglich. Diese Dosierung scheint ausreichend zu sein, um die arterielle Thromboseneigung zu verringern. Fibrin-Thromben im venösen System werden natürlich nicht verhindert. Zu Nebenwirkungen s. S. 291.

▶ **Anwendungen.** In zahlreichen klinischen Untersuchungen wurde geprüft, bei welchen Erkrankungen ein thromboseverhindernder Effekt nachzuweisen war. Es wird berichtet, dass die Gabe von Acetylsalicylsäure sich bei **instabiler Angina pectoris** günstig auf die Infarkthäufigkeit auswirkt. In der **Sekundärprophylaxe nach Myokardinfarkt** hat Acetylsalicylsäure einen durch prognostische Daten gesicherten Platz, ebenso in der **Occlusionsprophylaxe nach Bypass-Operation**. Auch die Häufigkeit von zerebralen **transitorischen ischämischen Attacken** und von **Hirninfarkten** konnte durch Acetylsalicylsäure reduziert werden.

Clopidogrel

Der aggregationshemmende Effekt der Thienopyridine **Ticlopidin** und der Analogsubstanz **Clopidogrel** unterscheidet sich von dem der Acetylsalicylsäure.

▶ **Wirkungsweise.** Die Substanzen interferieren mit der ADP-vermittelten Aktivierung des Integrins Glykoprotein IIb/IIIa. Für ADP gibt es in der Membran der Blutplättchen purinerge Rezeptoren des Subtyps $P2Y_{12}$. Nach Besetzung durch ADP induziert der Rezeptor normalerweise unter Vermittlung durch ein G-Protein die Umwandlung des Glykoprotein IIb/IIIa aus einer Ruheform in eine aktive Form, die befähigt ist, Fibrinogen zu binden. Ticlopidin und Clopidogrel induzieren eine Unterbrechung dieses Signalwegs. Dadurch wird eine Vernetzung der Thrombozyten über Fibrinogen-Moleküle erschwert (Abb. 14.6). Die Wirkung entwickelt sich erst im Laufe von einigen Stunden und ist nur in vivo vorhanden. Es scheint, dass die Substanzen im Organismus in reaktive Thiol-Metabolite umgesetzt werden, die den ADP-Rezeptor schädigen, in dem Disulfid-Brücken aufgebrochen werden, die das Rezeptorprotein stabilisieren.

▶ **Anwendungen.** Ticlopidin hat eine prophylaktische Wirkung bei Patienten mit Zeichen **zerebraler Durchblutungsstörungen**, die Häufigkeit von **Schlaganfällen** und auch von **Herzinfarkten** wird reduziert.

Eine Sonderindikation ist die vorübergehende Anwendung nach **koronaren Stentimplantationen**, da in dieser metallischen Gefäßstütze eine Neigung zur Thrombosierung besteht.

Clopidogrel ist eine wertvolle Alternative bei allen Patienten, die zur kardiovaskulären Prophylaxe gegebene Acetylsalicylsäure nicht vertragen (v.a. wegen gastrointestinaler Probleme bis zu 30%). Diese Indikation ist unbestritten; es wird derzeit jedoch darüber hinaus untersucht, ob Clopidogrel, zusätzlich zur Acetylsalicylsäure gegeben, einen größeren Nutzen bringt. Ein anderer Ansatz zielt auf Patienten, die trotz Einnahme von Acetylsalicylsäure ein vaskuläres Ereignis erlitten haben (sog. Nonresponder). Ticlopidin sollte trotz der niedrigen Kosten wegen der häufigen Blutbildschädigung (Neutropenien bis zu 10%!) nicht mehr verordnet werden.

▶ Clopidogrel und Ticlopidin besitzen **Nebenwirkungen** wie die Auslösung einer Diarrhöe, Erbrechen und Leibschmerzen. Allerdings scheint Clopidogrel im Gegensatz zu Ticlopidin keine **Leukozytopenie** auszulösen. Clopidogrel ist deshalb, wie oben gesagt, der Vorzug zu geben, wenn eine Thrombozyten-Aggregations-Hemmung notwendig ist und diese nicht durch die Gabe von Acetylsalicylsäure behandelt werden kann (z. B. Magenunverträglichkeit).

GPIIb/IIIa-Antagonisten

▶ Bei **Abciximab** handelt es sich um F_{ab}-Fragmente von Antikörpern, die das Fibrinogen-Bindeprotein Glykoprotein IIb/IIIa blockieren, so dass sich Fibrinogen nicht anlagern kann (Abb. 14.6). Das Prinzip der Blockade des Glykoproteins IIb/IIIa ist interessant, weil auf diese Wei-

se die gemeinsame Endstrecke der verschiedenen Thrombozyten-Aktivierungswege gehemmt werden kann.
▶ Abciximab wird intravenös zugeführt und bei speziellen Fällen einer perkutanen transluminalen Koronarangioplastie in Kombination mit Heparin dazu verwandt, eine Thrombusbildung zu verhindern.

▶ **Tirofiban** und **Eptifibatid** blockieren ebenfalls das Glykoprotein IIb/IIIa, sind aber keine Antikörper. Die Substanzen werden intravenös zugeführt.
▶ Die Glykoprotein-IIb/IIIa-Antagonisten sind bei instabilen Koronarsyndromen indiziert, sowie komplexen Koronarinterventionen, jedoch nicht bei „komplettem" Herzinfarkt mit ST-Hebungen. Hierbei wird zunächst lysiert und/oder dilatiert. Bei Erfolg und zweizeitiger („Rezidiv"-)Angina können sie angewandt werden. Abciximab wirkt länger und stärker, ist aber wohl auch mit mehr Blutungen verknüpft als Tirofiban und Eptifibatid.

Notwendige Wirkstoffe

Thrombozytenaggregations-Hemmstoffe

Wirkstoff	Handelsname	Alternative
Acetylsalicylsäure (ASS) (niedrig dosiert)	Miniasal® Tab. 30 mg Aspirin®	G
Clopidogrel	Iscover® Tab., Plavix® Tab.	–
Abciximab	ReoPro® Inf.-Lösg.	–
Tirofiban	Aggrastat® Inf.-Lösg.	–
Eptifibatid	Integrelin® Inf.-Lösg.	–

14.1.4 Thromboseprophylaxe und -Therapie

Das Auftreten einer **Thrombose** ist je nach ihrer Lokalisation eine mehr oder minder starke Gefährdung des Patienten. Es war daher ein großer Fortschritt, als Wirkstoffe entwickelt wurden, mit denen das Risiko einer Thrombenbildung stark reduziert werden kann. Es gibt eine Reihe von Bedingungen, nach denen sich wahrscheinlich Thrombosen entwickeln. Zugrunde liegt im arteriellen Schenkel wohl meistens ein Defekt im Gefäß-Endothel, sei er von außen ausgelöst (Verletzung, operative Eingriffe, Herzklappen-Ersatz usw.) oder vom Körper selbst ausgehend (arteriosklerotische Plaque). Hinzu kommt als wichtige Ursache eine Verlangsamung der Blutströmung (Vorhofflimmern mit Stase in den Herzohren, Varizen in den unteren Extremitäten etc.). Immer dann, wenn ein Thromboserisiko besteht, sollte eine medikamentöse Thromboseprophylaxe eingeleitet werden. Es stehen folgende Wirkprinzipien zur Verfügung:
- **Heparine**, die subkutan injiziert werden müssen und sofort wirken.
- **Hemmstoffe** der **Thrombozytenaggregation**, wie Acetylsalicylsäure und Clopidogrel: peroral einzunehmen mit schnellem Wirkungseintritt.
- **Cumarin-Derivate**, die Vitamin-K-Antagonisten sind, orale Gabe, sehr langsamer Wirkungseintritt.
- Wenn ein (eventuell bisher unentdeckter) Thrombus fortgeschwemmt wird und einen Infarkt auslöst (Hirn-, Lungen-Embolie), muss schnell gehandelt werden, damit das von der Ischämie betroffenen Gewebe nicht irreversibel geschädigt wird. Zwei Ziele werden angestrebt: Durch Gabe von **Antikoagulanzien** eine Vergrößerung des Embolus zu verhindern und durch **Fibrinolytika** eine Auflösung des Thrombus zu erwirken. So wird sofort eine Lysetherapie z. B. durch Gabe von Alteplase und eine Hemmung der Blutgerinnung durch niedermolekulares Heparin eingeleitet. Wenn vorauszusehen ist, dass die Thromboseprophylaxe längere Zeit fortzusetzen ist, kann gleichzeitig schon mit der Zufuhr von Phenprocoumon begonnen werden, die dann nach 2–4 Tagen wirksam wird.
- Für spezielle Eingriffe, die mit einem Thromboserisiko verbunden sind, können weitere Wirkstoffe angewandt werden. So hat sich bei orthopädischen Operationen im Becken-Bein-Bereich die Gabe von **Fondaparinux** als günstig erwiesen.

Wenn eine **lang währende Thromboseprophylaxe** erforderlich ist, bieten sich **Phenprocoumon** oder **Acetylsalicylsäure** zur Therapie an. Die Verwendung von Cumarin-Derivaten ist bei ambulanten Patenten der sicherste Weg zur Prophylaxe, erfordert aber eine laufende Überwachung des Gerinnungsstatus und eine hohe Zuverlässigkeit des Patienten, damit Unterdosierung (Wirkungslosigkeit der Therapie) und Überdosierung (Blutungen) nicht vorkommen. Im Gegensatz dazu ist die chronische Einnahme von Acetylsalicylsäure sicherlich kein so strikt wirkendes antithrombotisches Prinzip. Die Patienten werden vielmehr eher durch Nebenwirkungen (Schädigung der Magenschleimhaut) veranlasst, die Therapie nicht konsequent durchzuführen.
Die chronische Thrombose-Prophylaxe weist häufig eine ungenügende Compliance der Patienten auf: Sie müssen regelmäßig Medikamente einnehmen, obwohl sie sich gar nicht „krank" fühlen. Ein dankbares Feld für eine gute ärztliche Führung.

14.2 Behandlung von Anämien

Überblick

Eisen-Mangelanämie. Zufuhr von Fe ist nur sinnvoll bei negativer Eisenbilanz (mangelhaftes Angebot oder vermehrter Verlust), nicht jedoch bei einer Eisenverwertungsstörung. Zur Substitution reichen meist zweiwertige Fe-Präparate oral (mögliche Nebenwirkung: gastrointestinale Beschwerden). Selten ist eine parenterale Zufuhr notwendig, dann komplexgebundenes dreiwertiges Fe (cave: Eisenüberladung des Organismus).

Perniziöse Anämie. Sie wird ausgelöst durch Vitamin-B_{12}-Mangel infolge Magenschleimhaut-Atrophie (Mangel an „Intrinsic factor"). Therapie: Parenterale Zufuhr von Cyano- oder Hydroxy-Cobalamin.

Folsäure-Mangelanämie. Kann durch (orale) Zufuhr von Folsäure gebessert werden.

Renale Anämie. Ursache ist eine Nierenerkrankung mit Mangel an dem Erythropoese-stimulierenden Hormon Erythropoetin. Therapie: Parenterale Substitution mit gentechnisch hergestelltem Erythropoetin.

14.2.1 Eisen-Mangelanämien

Ursachen. Eine Eisen-Mangelanämie kann folgendermaßen zustande kommen:
- als **Bilanzproblem:**
  - vermehrter Verlust bei Blutungen (z. B. Menorrhagien), oder vermehrter Verbrauch während der Gravidität;
  - vermindertes Angebot, wie z. B. Diätfehler, Hypoazidität mit mangelhaftem Aufschluss der Nahrung (Häm-Eisen bleibt unzugänglich), chronische Darmerkrankungen;
- als **Verwertungsstörung:** Trotz hoher Eisen-Vorräte im Organismus nehmen die erythropoetischen Zellen ungenügend Eisen auf. Dieser Zustand tritt auf bei chronischen Entzündungen, bei neoplastischen Erkrankungen, bei Nierenerkrankungen wegen Erythropoetin-Mangel.

Eisenverbindungen

▶ **Wirkungsweise.** Es muss bezüglich lokaler Wirkung und Resorbierbarkeit zwischen **zweiwertigen (Ferro-)** und **dreiwertigen (Ferri-) Eisen-Salzen** unterschieden werden. Die Fe^{3+}-Verbindungen wirken adstringierend und in höheren Konzentrationen ätzend. Sie können von der Darmschleimhaut nicht resorbiert werden. Ferrisalze sind daher für die orale Therapie von Eisen-Mangelzuständen ohne Bedeutung. Fe^{2+}-Salze sind resorbierbar, besitzen diese lokale Reizwirkung zwar auch (s. u.), jedoch nicht in dem gleichen Ausmaß. Besonders gut wird Eisen resorbiert, wenn es in einem Häm-Molekül gebunden ist. Deshalb sind Hämoglobin und Myoglobin die effektivsten Eisenquellen für den Menschen. Dies ergibt sich wahrscheinlich aus der Entwicklungsgeschichte der Menschheit, denn vor Beginn der Eisenzeit (ca. 1500 Jahre v. Chr.) gab es keine anorganischen Fe-

---

Box 14.7

Eisenstoffwechsel

Der gesunde menschliche Organismus enthält 4,0 bis 5,0 g Eisen, davon ist mehr als die Hälfte in das Hämoglobin eingebaut. Eisen ist weiterhin Bestandteil des Myoglobin und lebenswichtiger Enzyme (z. B. der Cytochrome). Unter normalen Bedingungen ist der tägliche Verlust an Eisen sehr klein (etwa 1 mg beim Mann, 2 mg bei der Frau), und somit auch der tägliche Bedarf.

Die Regelung des Eisenstoffwechsels ist verhältnismäßig kompliziert, einzelne Schritte sind zur Zeit noch nicht befriedigend geklärt. Das Eisen in der Nahrung liegt als anorganisches Salz oder in organisch gebundener Form vor (letzteres v. a. als Häm-Eisen im Myoglobin des Fleisches). Häm-Eisen wird von den Darmepithelzellen mittels eines Häm-Transporters als intaktes Molekül aufgenommen, in der Zelle wird das Eisen freigesetzt und steht hier als Fe^{3+} mit dem Ferritin der Epithelzelle im Gleichgewicht (s. Abb.). Anorganisches Eisen wird nur in zweiwertiger Form (Fe^{2+}) resorbiert. Das Ausmaß der Fe^{2+}-Resorption ist beim Menschen im Eisengleichgewicht nur sehr gering. Von dem schon in die Enterozyten aufgenommenem Eisen (gespeichert als Fe^{3+}-Ferritin) geht durch die ständige Mauserung des Darmepithels ein großer Teil wieder verloren, da die mittlere Lebensdauer der Darmepithelzellen nur 36 Stunden beträgt. Besteht ein Eisenmangel-Zustand, ist die Resorptionsquote erheblich größer, weil der Heraustransport ins Interstitium ansteigt. Bei diesem Durchtritt wird das Fe^{2+} wieder zu Fe^{3+} oxidiert, im Blut an Apotransferrin gebunden und als Transferrin transportiert.

Das Ausmaß, mit dem die Epithelzellen Eisen an das Interstitium abgeben können, hängt von der Eisenstoffwechsellage des Organismus ab. In der interstitiellen Flüssigkeit und im Plasma steht zwar in Form des Apotransferrin ein Eiweißkörper mit hoher Bindungsaffinität für Fe^{3+} zur Verfügung, seine Kapazität ist allerdings beschränkt. Da die Epithelzelle ebenfalls eine begrenzte Kapazität für die Bindung von Eisen besitzt, wird bei einer Absättigung dieser Kapazität die Resorption von Eisen aus dem Darmlumen gedrosselt.

Aus dem Transferrin übernehmen die Zellen der erythroblastischen Reihe das Eisen für die Hämoglobin-Synthese. In den Makrophagen ist ein größerer Vorrat an Eisen vorhanden, das z. T. aus dem phagozytotischen Abbau gealterter Erythrozyten u. a. in der Milz stammt und z. T. direkt vom Transferrin übernommen wird.

Bei der intravenösen Injektion von Eisen-Verbindungen wird Fe^{3+} ebenfalls durch das freie Apotransferrin gebunden. Wird die Bindungskapazität überfordert, werden Eisen-Komplexe von den Makrophagen aufgenommen, von wo sie entweder über Transferrin in das hämopoetische System überführt oder bei Überlastung als nicht mehr verwertbares Hämosiderin abgelagert werden.

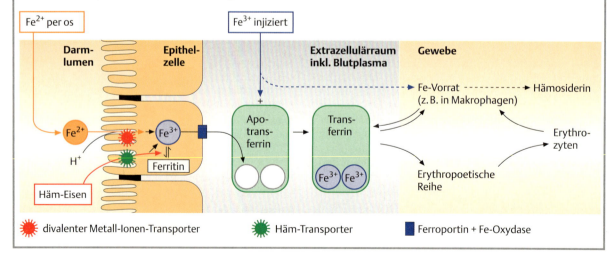

Salze, sondern Blut und Fleisch mussten von den Enterozyten optimal zur Eisengewinnung ausgebeutet werden. Die Wirkung **oraler Eisenzufuhr** beim Vorliegen einer Eisen-Mangelanämie zeigt sich folgendermaßen: Einige Tage nach Beginn der Therapie steigen Retikulozytenzahl und Hämoglobin-Gehalt an. Während die Retikulozytenzahl auch bei weiterer Zufuhr von Eisen wieder sinkt, steigt der Hämoglobin-Gehalt bis zur Norm an. Wenn eine orale Eisen-Therapie wirkungslos bleibt, ist eine parenterale Eisen-Therapie zu erwägen.

Die **parenterale Eisentherapie**, die heute immer mit dreiwertigen komplexen Eisen-Verbindungen durchgeführt wird, bietet Schwierigkeiten, da das Eisen-Bindungsvermögen des Plasmas sehr niedrig ist: Nur 3–4 mg Eisen können von 1 l Plasma gebunden werden (entspricht beim Erwachsenen maximal ca. 20 mg). Das im Überschuss injizierte komplexgebundene Eisen wird zunächst vom phagozytären System aufgenommen, kann jedoch aus diesem Eisen-Depot wieder verwertet werden. Zur Bildung von 1,6 g Hämoglobin sind ca. 8 mg Eisen erforderlich.

▶ **Nebenwirkungen.** Nach oraler Einnahme therapeutischer Mengen von Fe^{2+}-Verbindungen treten bei 15–20 % der Behandelten **Störungen der Magen- und Darmfunktion** auf (Dyspepsie, „Magenschmerzen", Obstipation). Bei akzidenteller oraler Vergiftung kann die Schleimhautreizung bei Kindern so schwer sein, dass sich eine hämorrhagische Gastroenteritis entwickelt. Nach parenteraler Zufuhr von Fe^{3+}-Ionen können folgende akute Vergiftungssymptome auftreten: **Kopfschmerzen**, **Hitzegefühl**, **Übelkeit**, **Erbrechen**, **Herzschmerzen**, eventuell **Kollaps**. Die Gefäßwände werden durch die intravenöse Injektion geschädigt, mit einer Thrombophlebitis und Thrombosierung muss gerechnet werden. Die parenterale Eisentherapie muss also ganz speziellen Fällen vorbehalten bleiben und eine gleichzeitige orale Eisentherapie bei der Dosierung berücksichtigt werden. Die intramuskuläre Zufuhr ist mit weniger Nebenwirkungen belastet und sollte vorgezogen werden.

Wahl der Präparate

Für die orale Therapie liegt eine Anzahl von Ferro-Verbindungen im Handel vor, die teils anorganischer teils organischer Natur sind. Wie oben schon ausgeführt wurde, wirken die Fe^{2+}-Verbindungen reizend auf die Magen- und Darmschleimhaut. Die enterale Resorption von Fe^{2+} geschieht nur im Duodenum und im oberen Abschnitt des Jejunum, daher haben Retard-Präparate wenig Sinn. Bei bestehendem Eisenmangel mit entsprechender Anämie müssen **100–200 mg Fe^{2+} täglich** eingenommen werden, für eine Prophylaxe oder einen grenzwertigen Eisenmangel genügen 50–100 mg pro Tag. Der verordnende Arzt hat zu bedenken, dass das Gewicht der Eisenverbindung nur zu einem Bruchteil auf dem eigentlichen Wirkstoff Eisen beruht, sondern der Bindungspartner zum Gewicht erheblich beiträgt. In Tab. 14.2 sind die Gewichte der in Tabletten (Dragees) enthaltenen Eisen-Zubereitungen und die resultierende Menge an Fe^{2+}, dem eigentlichen Wirkstoff angegeben. Wie sofort deutlich wird, beträgt der Anteil des zweiwertigen Eisens nur ein Drittel oder noch weniger. Um eine tägliche Zufuhr von 200 mg Fe^{2+} zu gewährleisten, müssen von Fe^{2+}-Sulfat 2 Kapseln, von Fe^{2+}-Glycinsulfat 5 Dragees täglich eingenommen werden. Mit den Tropfen-Präparaten kommt man kaum auf die benötigte Menge.

Bei Fällen von Eisenmangel, die auf eine orale Verabreichung nicht ansprechen oder bei denen die orale Zufuhr nicht sinnvoll erscheint (Darmerkrankungen), ist die **parenterale Zufuhr** angebracht. Für diesen Zweck stehen ein Ferri-Gluconat-, ein -Dextran- und ein -Saccharose-Komplex zur Verfügung.

Tab. 14.2 **Eisen-Präparate** (therapeutisch notwendig: 100–200 mg Fe^{2+}/Tag)

Wirkstoff	Handelsname	(mg)	Fe^{2+}-Anteil (mg)
Orale Fe^{2+}-Präparate			
Fe^{2+}-Sulfat	Kendural®C Depot-Tab.	330	105
	Ceferro® Kps.	270	100
	Tardyreron® Drag.	256	80
Fe^{2+}-Fumarat	Ferrum Hausmann® Ret. Kps.	304	100
	Rolufer®G Tab.	160	50
Fe^{2+}-Gluconat	Eisen-Sandoz® Brause-Tab.	216	25
	Ferrum Verla® Drag.	296	35
Fe^{2+}-Succinat	Ferrlecit® Drag.	280	95
Fe^{2+}-Glycinsulfat	Ferrosanol® Drag.	225	40
	Ferrosanol® Trpf.	170 mg/ml	30
Parenterale Fe^{3+}-Präparate			Fe^{3+}-Anteil (mg)
Fe^{3+}-Na-Gluconat	Ferrlecit® Amp.	3 ml	40
Fe^{3+}-Hydroxid-Saccharose	Venofer® Amp.	5 ml	100
Fe^{3+}-Hydroxid-Dextran	Cosmofer® Amp.	2 ml	100

14.2.2 Vitamin-B$_{12}$-Mangelanämien

Die häufigste Erscheinungsform ist die **perniziöse Anämie**, bei welcher Vitamin B$_{12}$ (Cyanocobalamin) enteral nicht aufgenommen werden kann. Es fehlt der für die Resorption notwendige „Intrinsic factor", der normalerweise von den Belegzellen der Magenschleimhaut in das Magenlumen sezerniert wird und mit Vitamin B$_{12}$ einen resorbierbaren Komplex bildet. Der Erkrankung liegt eine autoimmunologisch bedingte Atrophie der Magenschleimhaut mit Schädigung der Belegzellen und Anazidität zugrunde. Folge des Cobalamin-Mangels sind eine Behinderung der DNA-Synthese und damit eine gestörte Erythrozyten-Entwicklung (**megaloblastäre Anämie**). Zusätzlich kann der Cobalamin-Mangel eine **Schädigung des Epithels des Verdauungstrakts** (z. B. Glossitis) und **neurologische Störungen** hervorrufen, die auf einer Demyelinisierung mit Axondegeneration beruhen.

Cyanocobalamin (Vitamin B$_{12}$)

Vitamin B$_{12}$ ist ein Wachstumsfaktor, der in die Synthese der Nucleinsäure-Vorstufen (u. a. Thymidin-Synthese) eingreift; daneben aktiviert es u. a. auch die Überführung von Methyl-malonyl-Coenzym A in Succinyl-Coenzym A und die Bildung von Methionin aus Homocystein. Es ist derzeit noch unklar, warum bei Vitamin-B$_{12}$-Mangel besonders die Blut bildenden Gewebe und das Nervensystem betroffen werden.

Cyanocobalamin zeichnet sich durch den Gehalt an Cobalt aus, das chelatartig an Stickstoff-Atome gebunden ist. Das Cobalt-Ion trägt eine Cyan-Gruppe. Diese ist nicht wichtig für die Wirkung; sie kann durch andere Substituenten ersetzt werden, z. B. durch eine Hydroxy-Gruppe. Das dadurch entstandene Hydroxocobalamin (Vitamin B$_{12a}$) ist qualitativ ebenso wirksam wie Cyanocobalamin. Es wird aber etwas langsamer von der Injektionsstelle aus resorbiert.

Synthetisiert werden kann Vitamin B$_{12}$ ausschließlich von Mikroorganismen. Für die kommerzielle Herstellung werden Kulturen von Streptomyces griseus benutzt. Besonders reich an Cyanocobalamin ist die Leber von Säugetieren (ca. 0,5 mg/kg); auch hieraus kann es gewonnen werden. Der Gehalt der Leber an Cyanocobalamin erklärt die heute überholte, aber erste erfolgreiche Therapie der Anaemia perniciosa mit sehr großen Mengen Leber (bis zu 500 g/d) oder die Wirksamkeit von Leberextrakten, die parenteral zugeführt werden mussten.

▶ Die **Wirkung von Cyanocobalamin** auf eine Anaemia perniciosa besteht darin, dass das Blutbild normalisiert wird (erstes Zeichen: Retikulozytose). Im Knochenmark beginnt wieder die Ausreifung der Erythroblasten, die Megaloblasten verschwinden. Die Störungen der Darmfunktion und die atrophische Schleimhautentzündung der Zunge werden besser, die Magenschleimhautatrophie und die Anazidität bleiben jedoch bestehen. Ebenso bilden sich die zentralnervösen Störungen zurück, wenn sie nicht zu weit fortgeschritten sind. Die Rückbildung dauert allerdings sehr lange. Der Gesamtzustand der Patienten bessert sich so weit, dass von einer symptomatischen Heilung gesprochen werden kann. Da aber das Grundleiden (Fehlen an Intrinsic factor) nicht geheilt wird, muss die Substitutionstherapie mit Cyanocobalamin ständig fortgeführt werden.

▶ **Pharmakokinetik und Dosierung.** Der Tagesbedarf eines Erwachsenen an Cyanocobalamin liegt bei 1 – 5 µg. Der Komplex aus Intrinsic factor und Vitamin B$_{12}$ wird beim Gesunden im Ileum mittels eines speziellen Transportproteins (Megalin) resorbiert; das von Mikroorganismen im Dickdarm synthetisierte Vitamin B$_{12}$ kann nicht mehr resorbiert werden und geht mit den Faeces verloren. Der Organismus besitzt einen recht erheblichen Vorrat an Vitamin B$_{12}$ (ca. 2 mg insgesamt). Da die tägliche Ausscheidung im Harn außerordentlich niedrig ist ($< 0{,}3$ µg), macht sich eine mangelhafte Aufnahme von Cyanocobalamin erst nach längerer Zeit, eventuell Jahren bemerkbar. Beim Kranken, der an perniziöser Anämie leidet, ist der Gehalt des Blutes und der Gewebe an Cyanocobalamin sehr viel niedriger als beim Gesunden.

Die Therapie muss bei einem voll ausgebildeten Krankheitsbild mit häufigen *parenteralen* Dosen begonnen werden, um die Depots wieder aufzufüllen. Dabei ist die oft geübte hohe Dosierung nicht zweckmäßig, weil bei Tagesdosen über 100 µg der größte Teil schnell renal eliminiert wird. Um die Effektivität zu erhöhen, sind also nicht höhere Dosen, sondern häufigere Injektionen zweckmäßig.

Eine *orale* Therapie mit Cyanocobalamin ist auch in hoher Dosis bei der perniziösen Anämie aus pharmakokinetischer Sicht nicht sinnvoll, da ja gerade die Resorptionsstörung die entscheidende Ursache ist.

▶ Da **Nebenwirkungen** auch allergischer Art von Cyanocobalamin bisher nicht bekannt wurden, liegt ein therapeutisches Risiko auch bei höherer Dosierung nicht vor.

14.2.3 Cyanocobalamin-resistente, makrozytäre Anämien

Neben der perniziösen Anämie kommen makrozytäre Anämieformen vor, die sich dadurch auszeichnen, dass keine Atrophie der Magenschleimhaut (kein Mangel an Intrinsic factor!) vorliegt und dass Vitamin B$_{12}$ keine therapeutische Wirkung besitzt. Hier wird vielmehr die in der Nahrung vorhandene Polyglutaminfolsäure während der Darmpassage nicht im ausreichenden Maße in die resorbierbare Monoglutaminfolsäure umgewandelt. Zu diesen Erkrankungen zählen die **Megaloblastenanämien der Kinder** und **Schwangeren** sowie Blutbildstörungen im Gefolge von **Sprue, Mangelernährung** und **Alkoholismus**. Ferner gibt es Megaloblastenanämien als Arzneimittelnebenwirkung (z. B. bei Antiepileptika und selten nach Kontrazeptiva). Es ist verständlich, dass diese Megaloblastenanämien durch Folsäure-Gabe günstig zu beeinflussen sind.

Folsäure

Folsäure kommt weitverbreitet in Blättern als Polyglutamat vor, wird vom Darm nach Spaltung gut resorbiert und im Organismus z. T. in die biologisch wirksame Form, die Folinsäure, überführt (Abb. 14.7). Der tägliche Bedarf gesunder Erwachsener scheint unter 1 mg zu liegen. Ein Folsäure-Mangel ist durch eine Hemmung der Zellteilung, besonders in der erythropoetischen

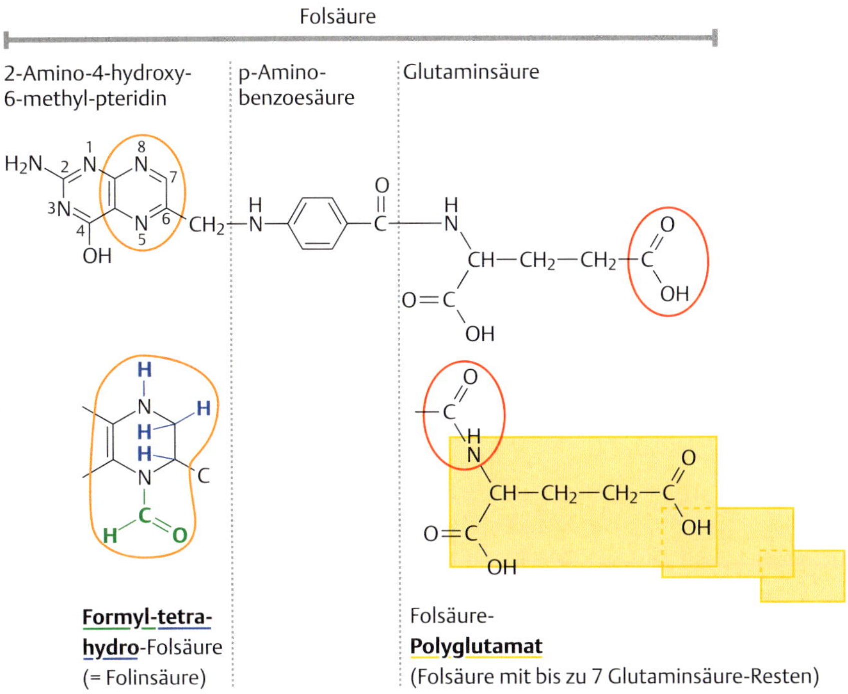

Abb. 14.7 Folsäure und ihre Derivate. In der Folinsäure (Formyl-tetrahydro-folsäure) trägt das N-Atom in 5-Stellung einen Formyl-Rest (grün), das Pteridin ist teilweise hydriert (blau). Diese Verbindung bewirkt als „aktivierter Formaldehyd" eine Übertragung von C_1-Resten und ist damit für die Nucleinsäure-Synthese von Bedeutung.

Reihe, charakterisiert; eine Leukopenie kann ebenfalls auftreten. Folsäure-Mangel ist extrem selten, kann aber durch Hemmstoffe der Tetrahydrofolsäure-Synthese wie 2,4-Diaminopyrimidin-Derivate (S. 446) und Methotrexat (S. 423) imitiert werden.

Wirkungen der Folsäure. Die o.g. makrozytären Anämieformen werden beim Erwachsenen durch orale Gabe von 5 mg Folsäure pro Tag gebessert. Die hämatologischen Befunde der Anaemia perniciosa und die Glossitis werden ebenfalls günstig beeinflusst, die neurologischen Symptome dagegen nicht. Diese können sich wegen zusätzlichen Verbrauchs an Vitamin B_{12} noch verschlechtern. Es ist daher falsch, eine perniziöse Anämie mit Folsäure zu behandeln. Außerdem kann es gefährlich sein, Folsäure ständig mit Polyvitamin-Präparaten zuzuführen, weil damit das Auftreten einer Anaemia perniciosa nicht nur verschleiert, sondern sogar begünstigt werden kann, da Folsäure den Vitamin-B_{12}-Spiegel im Blut senkt.
Fetale Fehlbildungen, die vom Neuralrohr ausgehen (wie unverschlossener Wirbelkanal) sind möglicherweise Ausdruck eines Folsäuremangels in der Frühschwangerschaft. Die Folsäure-Prophylaxe muss innerhalb der ersten 5 Wochen nach der Konzeption durchgeführt werden. Später nützt sie nichts mehr, weil dann dieser embryonale Entwicklungsprozess abgeschlossen ist und fehlerhaft sein kann. Es muss darauf aufmerksam gemacht werden, dass Frauen, die eine Konzeption durch die Einnahme einer kontrazeptiven Pille bisher verhindert haben, nach dem Absetzen der „Antibabypille" sofort eine Folsäure-Prophylaxe anschließen sollten. Dieser Ratschlag könnte auf dem Beipackzettel des Kontrazeptivums vermerkt sein.

14.2.4 Renale Anämien

Bei **Nierenerkrankungen** kann es zu einer normozytären, normochromen Anämie kommen, die auf einem **Mangel an Erythropoetin** beruht.

Erythropoetin wird von peritubulären Zellen der Rinde und des äußeren Marks der Nieren gebildet. Der Reiz für die Inkretion ist ein Abfall des Sauerstoffpartialdruckes im Gewebe. Erythropoetin ist strukturell ein Glykoprotein aus 165 Aminosäuren und einem Molekulargewicht von ca. 30000. Es kann in zwei Varianten α und β gentechnisch hergestellt werden. Das „humane" rekombinante Erythropoetin wird auch **Epoetin** genannt, zu seinem Missbrauch als Dopingmittel s. S. 531.
▶ Im Knochenmark regt das Erythropoetin die Erythropoese an, so dass der Gehalt des Blutes an Erythrozyten und damit die Sauerstoff-Transportkapazität zunimmt.
▶ Ein Mangel an Erythropoetin kann durch intravenöse oder subkutane Zufuhr von Epoetin ausgeglichen werden. Diese Therapie verbessert den Allgemeinzustand von hämodialysepflichtigen Patienten, bei denen eine renale Anämie vorliegt. Epoetin stellt einen wichtigen Fortschritt in der Therapie dieser Patienten dar, denn es verbessert Befindlichkeit und Leistungsvermögen und reduziert die Frequenz von Bluttransfusionen.
▶ Mit dem therapeutisch gewünschten Anstieg der Erythrozytenzahl geht eine **Zunahme des Blutdrucks** und der **Gerinnungsneigung** des Blutes einher (Verstopfung des arteriovenösen Shunt). Wegen dieser Nebenwirkungen wird keine völlige Normalisierung des Hämatokrit angestrebt. Die Steigerung der Blutviskosität kann auch zu **zerebralen Durchblutungsstörungen** Anlass geben, z.B. epileptische Krämpfe, Hirninfarkt. Im Anschluss an eine Injektion können **grippeartige Symptome** auftreten.

Eine Bildung von Antikörpern kann zum Wirksamkeitsverlust von Epoetin und zum Erythroblastenmangel im Knochenmark führen. In diesem Fall ist die Substanz abzusetzen und darf nicht wieder angewandt werden.
Darbepoetin alfa ist ein Analogon des rekombinanten Erythropoetin, welches 5 anstatt 3 Kohlenhydratseitenketten enthält. Dadurch verlängern sich die Verweildauer im Organismus und das Applikationsintervall.

14.2.5 Aplastische und hämolytische Anämien

Beide Anämieformen können sehr verschiedene Ursachen haben. Unter anderem treten sie als Nebenwirkungen von Arzneimitteln auf. Eine einheitliche spezifische Therapie gibt es nicht. Prophylaktische Maßnahmen sind gerade im Zusammenhang mit einem Glukose-6-Phosphat-Dehydrogenase-Mangel von Bedeutung, da es zahlreiche Medikamente gibt, die bei Patienten mit diesem Enzymdefekt hämolytische Krisen auslösen können (Box 3.**2**, S. 43). Über den möglichen Entstehungsmechanismus der hämolytischen Anämie als allergische Arzneimittelnebenwirkung s. S. 44.

Notwendige Wirkstoffe

Antianämika

Wirkstoff	Handelsname	Alternative
Vitamin-B$_{12}$-Mangel		
Cyanocobalamin (Vitamin B$_{12}$)	*Cytobion*®	**G**
Folsäure-Mangel		
Folsäure	*Lafol*® Kaps. 0,4 mg *Folsan*® Tab. 5,0 mg, Amp.	**G** Tab. u. Amp.
Erythropoetin-Mangel		
Epoetin α	*Erypo*® Inf.-Lösg.	*Eprex*®
Epoetin β	*NeoRecormon*® Inf.-Lösg.	–
Darbepoetin	*Aranesp*® Inf.	–

14.3 Volumenmangel

Überblick

Volumenersatzlösungen dienen zur vorübergehenden Auffüllung des zirkulierenden Blutvolumens, z. B. nach stärkerem Blutverlust. Der Zusatz von indifferenten Kolloiden (Gelatine, Hydroxyethylstärke) hält die infundierte Lösung länger im Gefäßbett, als es bei einer rein salinischen Lösung der Fall wäre.

Grundlagen

Anforderungen an ein Volumenersatzmittel. An ein Volumenersatzmittel (= Plasmaersatzmittel) müssen folgende Forderungen gestellt werden: Der **kolloid-osmotische Druck** muss ebenso wie der **osmotische Druck** dem des Plasma entsprechen. Das Kolloid muss biologisch indifferent sein und wieder aus dem Organismus verschwinden. Das Kolloid muss lange genug in der Blutbahn bleiben, um eine genügend lange Kreislaufauffüllung zu gewährleisten. Es sind mehrere Volumenersatzmittel vorhanden, die aus ganz verschiedenen Grundkörpern aufgebaut sind. Ihnen gemeinsam ist aber ein Molekulargewicht im Bereich 25000 bis 70000; sie werden deshalb, wenn auch langsam, gerade noch von der Niere durch Filtration ausgeschieden.
Isotone Salzlösungen, wie physiologische Kochsalzlösung, Ringer- oder Tyrodelösung verschwinden sehr schnell aus dem Kreislauf, weil das Wasser aufgrund des fehlenden kolloid-osmotischen Druckes aus den Gefäßen in das Gewebe aufgenommen wird.

▶ **Indikationen für Volumenersatzmittel.** Bei dem Ersatz des fehlenden Blutes ist zu berücksichtigen, ob ein lebensbedrohlicher **Mangel an Erythrozyten** oder eine Funktionsstörung aufgrund mangelnden Volumens vorliegt.
Ist durch einen akuten Blutverlust der Sauerstofftransport in die Gewebe nicht mehr gewährleistet, weil die Zahl der Erythrozyten eine mit dem Leben nicht mehr verträgliche Grenze unterschritten hat, so muss als notwendige Therapie **Frischblut, konserviertes Blut oder Erythrozytenkonzentrat** zugeführt werden. Dieselbe Therapie ist auch angezeigt, wenn sich eine lebensbedrohliche Anämie langsam entwickelt hat.
In allen Fällen, in denen nicht die Bedrohung durch Erythrozytenmangel, sondern vielmehr eine Kreislaufschädigung durch einen absoluten oder relativen **Volumenmangel** (Schock) im Vordergrund steht, genügt es, statt Blut Plasma oder erythrozytenfreie Volumenersatzmittel zu infundieren. Da sich die Volumenersatzmittel viel einfacher herstellen und lagern lassen als Blutkonserven, kann diese Therapie in Katastrophenfällen als einzige „Blutersatzmaßnahme" praktiziert werden.
Bei den häufig vorkommenden **Mischformen** von Volumen- und Erythrozytenmangel ist es notwendig, einige Stunden nach der Zufuhr eines Volumenersatzmittels, das der akuten Überbrückung gedient hat, eine Blutinfusion nachfolgen zu lassen.

Verwendete Kolloide

Bisher ist es nicht gelungen, Präparate zu entwickeln, die völlig frei von Nebenwirkungen sind.

Das erste praktisch verwendbare Volumenersatzmittel war ein Polymer aus Vinylpyrrolidon, das unter dem Namen *Periston*® verfügbar war. Dieses Volumenersatzmittel ist nicht mehr im Handel, weil Polyvinylpyrrolidon in phagozytierenden Zellen gespeichert wird, denn es ist nicht abbaubar.
Lange Zeit war **Dextran** das am meisten verwendete Volumenersatzmittel. Es ist jetzt abgelöst von besser verträglichen Polymeren. Nachteil der Dextrane sind vor allem die Allergisierung und Störungen der Blutgerinnung. Dextran ist ein Polysaccharid, das von dem Bacterium Leuconostoc mesenteroides gebildet wird. Das native Produkt enthält rund 200000 Glucose-Moleküle vorwiegend in 1 – 6-glykosidischer Bindung. Das Medikament bestand aus Bruchstücken mit einem mittleren Molekulargewicht von 60000 Dalton.

Gelatine. Durch thermischen Abbau der Gelatine auf Bruchstücke von einem Mol.-Gew. von 12000–15000 und deren Vernetzung über Harnstoff-Brücken lassen sich Polymerisate mit einem Molekulargewicht von **35000 Dalton** herstellen, deren 3,5%ige Lösung bis 4 °C flüssig bleibt.

▶ Die Halbwertzeit im Kreislauf wird mit etwa 4 Stunden angegeben. Bei allen Gelatine-Präparaten besteht die Möglichkeit einer anaphylaktischen Reaktion.

Hydroxyethylstärke. Dieses Kolloid ist ein Polysaccharid. Es wird durch Hydroxyethylierung von Amylopectinhydrolysaten gewonnen. Das Molekül ist stark verzweigt, die Bindungen sind vorwiegend 1–4-glykosidisch (wie im Glykogen), die 2-Hydroxyethyl-Gruppe steht in 2-Position der Glucose. Das mittlere Molekulargewicht der **abgewandelten Stärke-Moleküle** in der Infusionslösung liegt je nach Präparat bei **70000**, **200000** oder **450000 Dalton**. Erst im Blut werden sie von der α-Amylase in kleinere Bruchstücke zerlegt, die dann bei Unterschreiten der glomerulären Filtergröße renal ausgeschieden werden. Außerdem werden die Makromoleküle von Phagozyten aufgenommen und dann über Monate gespeichert.

▶ In Analogie zum niedermolekularen Dextran scheint auch niedermolekulare Hydroxyethylstärke geeignet zu sein, die **Fließeigenschaften** des Blutes zu verbessern.

▶ Anaphylaktische Reaktionen werden beobachtet. Die höhermolekularen Hydroxyethylstärke-Präparate besitzen eine bemerkenswerte **Nebenwirkung**: Sie verursachen nämlich einen **Juckreiz**, der mit Latenz nach einer Infusionsbehandlung auftreten und monatelang anhalten kann. Es sind ferner **Blutungskomplikationen** beobachtet worden, die auf eine Interferenz mit Gerinnungsfaktoren zurückgeführt werden; dieses Problem scheint bei Hydroxyethylstärke-Präparaten mit einem mittleren Molekulargewicht von 70000 und 200000 Dalton nicht zu bestehen.

Serum- und Plasmapräparate

Ein Volumenmangel lässt sich sowohl durch eine Bluttransfusion als auch durch Infusion einer Lösung menschlicher Bluteiweißkörper behandeln. Blut- und Plasmaübertragungen sind allerdings nicht risikofrei. Für diesen Zweck sind entsprechende Präparate (Humanalbumin, Humanserum) verfügbar. Die Albuminlösungen sind relativ teuer und bergen ein sehr kleines Restrisiko von Infektionen. Die höher konzentrierte Lösung ist insbesondere zur Substitutionstherapie bei Albuminmangel (z.B. bei Leberzirrhose), nicht aber zur akuten Volumenkorrektur angezeigt. Eine Zubereitung mit praktisch unbegrenzter Haltbarkeit ist gefriergetrocknetes Plasma, das pulverförmig ist und wieder gelöst werden kann (Trockenplasmakonserve). Für die einfache Therapie eines Volumenmangels sind diese Zubereitungen meistens nicht notwendig (und zu teuer), sie sind speziellen Indikationen vorbehalten (parenterale Eiweißsubstitutionstherapie, Eiweißmangelzustände etc.).

Notwendige Wirkstoffe

Volumenersatzmittel

Kolloid	Mittleres Molekulargewicht (Dalton)	Handelspräparate
Gelatine-Polymerisate	35000	*Gelafundin®, Gelafusal®, Gelifundol®, Haemaccel®*
Stärke-Derivate	70000	*Expafusin®, Rheohes®*
	200000	*Hämofusin®, Haesteril®, Hemohes®, Infukoll-HES®* u. a.
	450000	*Plasmafusin®, Plasmasteril®*

14.4 Verbesserung der Mikrozirkulation

Bei den verschiedenen Formen der Durchblutungsstörungen beruhen Gewebeschädigung und Schmerzen auf einem unzureichenden Stoffaustausch im kapillaren Stromgebiet. Ziel aller therapeutischen Maßnahmen ist es daher letztlich, den Blutfluss in den Kapillaren zu erhöhen bzw. die Mikrozirkulation zu verbessern. Der Begriff Mikrozirkulation umfasst aber nicht nur die Strömung in den Kapillaren, sondern in allen Gefäßen mit einem Durchmesser von weniger als 0,3 mm, d.h. auch kleinen Arterien und Venen. Verschiedene therapeutische Ansätze stehen zur Verfügung, allerdings ist der Wunsch, die Kapillar-Durchblutung zu verbessern, pharmakotherapeutisch bisher nicht zufriedenstellend zu verwirklichen.

Steigerung des Perfusionsdruckes (Blutdruckes)

Liegen eine Herzmuskelinsuffizienz oder eine Bradykardie vor, kann die Normalisierung dieser Funktion die Mikrozirkulation erheblich verbessern. Da der periphere Perfusionsdruck vom Flächenintegral der Blutdruckkurve abhängt, ist die Anhebung der Herzfrequenz (viele alte Menschen leiden an einer Bradykardie) besonders effektiv. Es sei hier an die guten Erfolge mit künstlichen Schrittmachern erinnert. Sind Herzfunktion und Blutdruck aber normal, scheidet dieser therapeutische Ansatz aus.

Verminderung des Strömungswiderstandes

Ist ein pathologischer Anstieg des Gefäßtonus, ein **Vasospasmus**, die Ursache der Durchblutungsstörung, wie z.B. beim Morbus Raynaud, dann kann von der Gabe vasodilatierender Pharmaka (z.B. Dihydropyridine wie Nifedipin-Analoga) ein günstiger Effekt erwartet werden. Die überwiegende Zahl arterieller Perfusionsstörungen beruht jedoch auf einer **arteriosklerotischen Stenosierung** des Gefäßlumens größerer Arterien. Bei diesen organisch fixierten Strömungshindernissen muss bei einer systemischen Gabe von Vasodilatanzien mit einer Verschlechterung der Beschwerden gerechnet werden (Box 14.8).

> **Box 14.8**
>
> **„Steal-Effekt" durch Vasodilatanzien.**
> Normalerweise wird im Gewebe die Weite der arteriolären Widerstandsgefäße lokal durch vasodilatatorisch wirkende Stoffwechselprodukte so eingestellt, dass eine den aktuellen Bedürfnissen entsprechende Durchblutung gewährleistet ist. Bei einer arteriosklerotischen Stenose treten im abhängigen Gefäßgebiet erst dann Durchblutungsstörungen auf, wenn trotz maximaler Dilatation der Widerstandsgefäße ein ausreichender Blutfluss nicht mehr aufrechterhalten werden kann. Hier vermögen Vasodilatanzien die Durchblutung nicht mehr zu steigern. Dagegen rufen sie in gesunden Gefäßgebieten eine überflüssige Vasodilatation hervor, sodass das Blut in diese Gebiete abströmt und dem mangelversorgten Gewebe entzogen wird („steal effect"). Außerdem nimmt aufgrund der systemischen Vasodilatation der Blutdruck ab.
>
>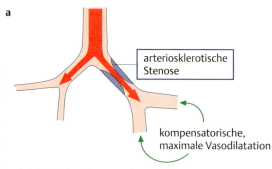
>
>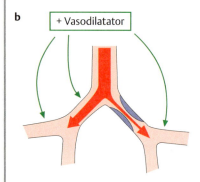
>
> **a** Eine arteriosklerotische Stenose engt das Lumen eines Arterienastes ein. Ein ausreichender Blutstrom durch das stenosierte Gefäß wird aufrechterhalten, indem durch maximale Vasodilatation der sich anschließenden Gefäße der Druckgradient über der Stenose erhöht wird.
> **b** Nach Gabe eines vasodilatierenden Pharmakon erschlafft die Gefäßmuskulatur der Gefäße im „gesunden" Stromgebiet, während im erkrankten Strombett aufgrund der schon vorher bestehenden Weitstellung keine Veränderung auftritt. Da das Blut nun vermehrt in das dilatierte gesunde Stromgebiet abfließt, sinkt der Blutfluss durch das stenosierte Gefäß ab, die Durchblutung wird unzureichend.

Versuche zur Verbesserung der Fließeigenschaften des Blutes

Zur Verbesserung der Fließeigenschaften sind heute folgende therapeutische Ansätze möglich:
- **Blutverdünnung**,
- **Senkung der Fibrinogen-Konzentration**,
- **Steigerung der Verformbarkeit von Erythrozyten**.

Das Zusammenspiel der verschiedenen Größen, die die Fließeigenschaften des Blutes beeinflussen, ist jedoch sehr kompliziert, zumal ihre Bedeutung in Abhängigkeit vom jeweiligen Gefäßgebiet variiert. Dementsprechend ist es schwierig zu beurteilen, ob ein Wirkungsmechanismus, von dem behauptet wird, er müsse zu einer Erhöhung der „Fließeigenschaften" des Blutes führen, im Organismus tatsächlich die gewünschte Verbesserung der Mikrozirkulation herbeiführen kann. So ist denn auch nicht überraschend, dass die therapeutische Wirksamkeit der im Folgenden genannten Maßnahmen kontrovers diskutiert wird und die meisten der für diese Indikation genannten Medikamente unter die Kategorie **„umstrittene Wirksamkeit"** fallen.

Blutverdünnung (Hämodilution). Bei dem Verfahren der isovolämischen Hämodilution werden dem Patienten ca. 500 ml Blut entnommen, die Erythrozyten abgetrennt und anschließend das Plasma zusammen mit einer 10 %igen Lösung von niedermolekularem Dextran (mittleres Molekulargewicht 40 000 Dalton, s. u.) in einem Volumen, das den fehlenden Erythrozyten entspricht, reinfundiert. Durch mehrfache Wiederholung im Abstand von mehreren Tagen kann der Hämatokrit auf ca. 30 % gesenkt werden. Dieses Verfahren wird z. B. bei schweren arteriosklerotischen Durchblutungsstörungen der Beine mit Ruheschmerzen oder Nekrosen angewendet, unter der Vorstellung, dass die herabgesetzte Blutviskosität und ein damit einhergehender beschleunigter Blutfluss den Verlust an Sauerstoffträgern mehr als nur kompensiert.

Niedermolekulares Dextran hemmt die Neigung der Erythrozyten zur Aggregation, hochmolekulares Dextran (Molekulargewicht ca. 60 000 Dalton) fördert sie. Inwieweit diese Eigenschaft des niedermolekularen Dextran bei der Hämodilutationsbehandlung dauerhaft wichtig ist, bleibt unklar. Die Dextran-Lösung enthält ein Gemisch von Dextran-Molekülen mit unterschiedlichem Molekulargewicht, welches *im Mittel* 40 000 Dalton beträgt. Je kleiner die Dextran-Moleküle sind, desto schneller werden sie renal eliminiert, so dass sich im Laufe der Zeit eine Verschiebung der Zusammensetzung im Blut zugunsten der höhermolekularen Dextrane ergibt. Dies wiederum sollte mit einer Abnahme des Hemmeffektes der Dextran-Lösung auf die Aggregationsneigung der Blutkörperchen einhergehen. Auch die Neigung der Thrombozyten zur Aggregation soll durch Dextran vermindert werden.

Senkung der Fibrinogen-Konzentration. Durch Anwendung der Schlangengifte Ancrod oder Batroxobin (Box 14.5, S. 188) kann der Fibrinogen-Gehalt des Blutes herabgesetzt werden (nicht im Handel). Auf diese Weise wurde bei chronischen peripheren arteriellen Durchblutungsstörungen angestrebt, die Fließeigenschaften des Blutes zu verbessern.

Steigerung der Verformbarkeit der Erythrozyten. Dem Theobromin-Derivat Pentoxifyllin wird die Eigenschaft zugeschrieben, die Flexibilität der roten Blutkörperchen steigern zu können; diese soll bei arteriellen Durchblutungsstörungen herabgesetzt sein. Es wird berichtet, dass sich bei Patienten mit Claudicatio intermittens nach Gabe von Pentoxifyllin die Gehstrecke verlängerte. Darüber hinaus scheint Pentoxifyllin die Abheilung eines Ulcus cruris bei chronischer venöser Insuffizienz fördern zu können. Eine erhöhte Verformbarkeit der Erythrozyten dürfte insbesondere im Bereich der Kapillaren die „Fließlichkeit" des Blutes verbessern. So interessant der Mechanismus einer Steigerung der Erythrozyten-Verformbarkeit auch erscheint, **so enttäuschend sind die klinischen Berichte doch insgesamt.**

Neuerdings wird berichtet, dass Pentoxifyllin hemmend in entzündliche Mechanismen eingreift, so in die Komplement-Kaskade. Die Bedeutung dieser experimentellen Befunde ist vorläufig unklar.

15 Niere und Elektrolyte

15.1 Grundzüge der Harnbereitung ··· 200
15.2 Diuretika ··· 205
15.3 Adiuretin (ADH, Vasopressin) ··· 213
15.4 Elektrolyte ··· 214

Das Nephron, die Grundeinheit der Niere, gliedert sich in folgende funktionelle Abschnitte (Abb. 15.1):
- die Glomeruli mit ihrer Filterfunktion,
- das proximale Konvolut,
- die Henle-Schleife mit dem Gegenstromprinzip,
- das distale Konvolut und
- den Verbindungstubulus und das Sammelrohr.

Die Niere ist pharmakologisch unter drei Aspekten zu betrachten:
- als **Ausscheidungsorgan** für Pharmaka und deren Metabolite, also unter pharmakokinetischem Gesichtspunkt;
- als Wirkort für Pharmaka, die über eine Beeinflussung der Nierenfunktion den **Wasser- und Elektrolythaushalt** zu verändern vermögen;
- als Wirkort für Arzneimittel, die direkt zur **Behandlung von Nierenerkrankungen** geeignet sind.

Im Hinblick auf diese Aspekte sollen eingangs die Grundzüge der Harnbereitung kurz angesprochen werden.

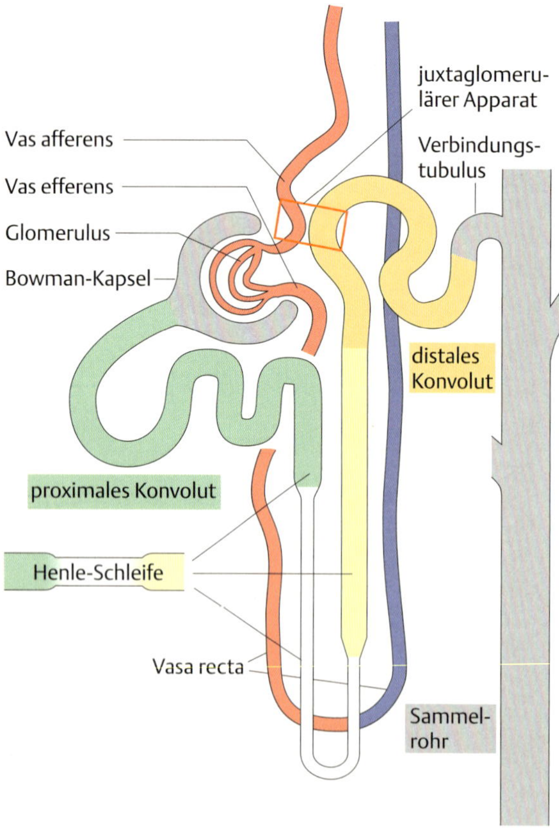

15.1 Grundzüge der Harnbereitung

15.1.1 Die Abschnitte des Nephrons

Glomerulus

Die zuführende Arteriole, das Vas afferens, verzweigt sich innerhalb der Bowman-Kapsel in etwa 30 Kapillarschlingen, den Glomerulus. Glomerulus und Bowman-Kapsel bilden das Nierenkörperchen (s. a. Abb. 15.8, → S. 204). Das Kapillarendothel der Glomerulus-Schlingen ist fenestriert, hinter den Fenestrae wird der Blutraum vom Harnsystem lediglich durch eine **Basalmembran** und durch die Schlitzdiaphragmen zwischen den Podozyten-Fortsätzen getrennt (Abb. 15.2). Diese beiden Strukturen stellen ein **Molekularsieb** dar: Mit zunehmender Größe der Moleküle wird der Durchtritt immer mehr erschwert. Als obere Grenze wird ein Molekulargewicht von 70000 Dalton angegeben. Allerdings bestimmt auch die Form der Moleküle ihr Penetrationsvermögen: Kugelförmiger Aufbau erleichtert, fadenförmiger Aufbau erschwert den Durchtritt bei vergleichbarem Molekulargewicht. Hinzu kommt noch, dass auch die elektrische Ladung das Durchtrittsvermögen von größeren Molekülen beeinflusst: Negative Ladung vermindert, positive Ladung dagegen fördert die Penetration durch die Basalmembran in der Glomerulus-Schlinge.

Das in den Glomeruli entstehende **Ultrafiltrat (Primärharn)** besteht aus Wasser und allen im Plasma gelösten, filtrierbaren Substanzen. Beim Erwachsenen beträgt die Menge an Primärharn 150 bis 200 l pro Tag, dagegen die tägliche Urinausscheidung nur etwa 1,5 l, was auf die ausgeprägte Resorptionsleistung der Niere hinweist.

Abb. 15.1 **Die Abschnitte des Nephrons.**

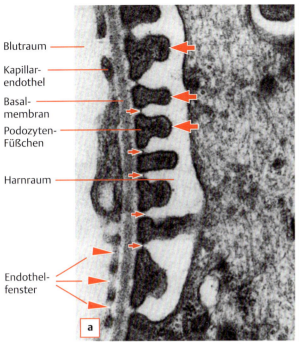 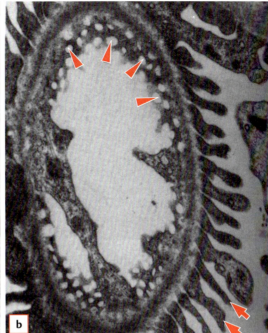

Abb. 15.2 Blut-Harn-Schranke der Ratte. a Zwischen dem Lumen der Glomeruluskapillare (Blutraum) und dem Lumen der Bowman-Kapsel (Harnraum) liegen das gefensterte Kapillarendothel (Pfeilköpfe), die Basalmembran und die Füßchen der Podozyten (große Pfeile) mit den dazwischen ausgespannten Schlitz-Diaphragmen (kleine Pfeile). Vergr. 37000 ×. **b** Tangentialschnitt durch die Wand einer Glomeruluskapillare. Die Endothelfenster (Pfeilköpfe) stellen sich in Aufsicht dar, sie sind nicht durch Diaphragmen verschlossen. Die Pfeile weisen auf schräg angeschnittene Füßchen von Podozyten. Vergr. 15000 × (Aufnahmen aus dem Anatomischen Institut der Universität Kiel).

Box 15.1

Einflüsse auf die Filtrationsrate

Die Ultrafiltration ist eine Funktion des hydrostatischen Druckes. Unter physiologischen Bedingungen ist die glomeruläre Filtrationsrate aber weitgehend unabhängig vom Blutdruck: Die Durchblutung des renalen Gefäßsystems wird bei einem mittleren Blutdruck im Bereich von 80–200 mm Hg durch Autoregulation konstant gehalten. Bei Unterschreitung eines kritischen Druckes (eines mittleren Blutdruckes von etwa 80 mm Hg) sinkt die Primärharnproduktion jedoch ab. Unabhängig vom Blutdruck führt auch eine Verengung der Vasa afferentia zu einer Einschränkung der Filtratmenge. Diese Vasokonstriktion spielt bei der Auslösung und Unterhaltung der Schockniere eine entscheidende Rolle. Ferner stellt der onkotische Druck des Plasmas eine Einflussgröße auf die Filtrationsrate dar.

Proximaler Tubulus

Der proximale Tubulus umfasst das proximale Konvolut und den dicken absteigenden Schenkel der Henle-Schleife (vgl. Abb. 15.1). Der Primärharn, der auf das Epithel des proximalen Tubulus trifft, ist Plasma-isoton. Die Hauptaufgabe des Epithels dieses Nephronabschnittes besteht in einer Wasser- und Substanzresorption; nach Passage dieses Abschnittes ist das Ultrafiltrat bereits um mehr als die Hälfte reduziert. Um diese Aufgabe erfüllen zu können, besitzt die proximale Tubulusepithelzelle eine auffallend stark vergrößerte Oberfläche: zum Lumen hin den sogenannten Bürstensaum (Mikrovilli), zum Interstitium hin das basale Labyrinth (Abb. 15.3). Die Grenze zwischen der tubulären und der interstitiellen Flüssigkeit wird durch die apikal gelegenen Zonulae occludentes gebildet, so dass mit Ausnahme der zum Tubuluslumen gerichteten Zelloberfläche die Zelle allseitig Kontakt mit der interstitiellen Flüssigkeit hat.

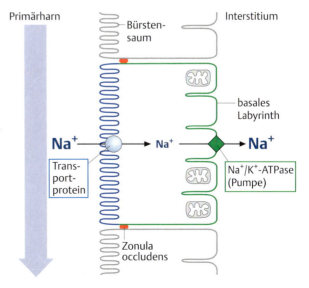

Abb. 15.3 Na$^+$-Rückresorption im proximalen Tubulus. Na$^+$ wird aktiv durch die Na$^+$/K$^+$-ATPase aus der Epithelzelle heraustransportiert, Chlorid und Wasser folgen passiv.

Resorptive Funktion. Die Na$^+$-Ionen des Primärharns dringen leicht über Transportproteine („carrier" oder Kanäle) in das Zellinnere ein, wo die Na$^+$-Konzentration niedrig gehalten wird, weil im basolateralen Plasmalemm eine Na$^+$-K$^+$-ATPase einen aktiven Auswärtstransport aufrechterhält (Abb. 15.3). Mit diesem **transepithelialen Na$^+$-Transport** ist auch ein Wasser- und Chlorid-Strom gekoppelt. Etwa 60 % des primär filtrierten Wassers verlassen auf diese Weise den proximalen Tubulus. Zur Rückresorption von Hydrogencarbonat-Ionen dient der **„Carboanhydrase-Mechanismus"** (Abb. 15.4). Das Enzym Carbonat-Dehydratase, auch Carboanhydrase genannt, katalysiert die Einstellung des Reaktionsgleichgewichtes $H_2CO_3 \rightleftharpoons H_2O + CO_2$.

Der rasche Ablauf dieser Reaktion ist bei folgendem Geschehen wichtig: Eines der luminalen Na$^+$-Transportproteine resorbiert Na$^+$ im Austausch gegen H$^+$. Das Proton kann sich im Primärharn mit einem Hydrogencarbonat-Anion, welches das luminale Tubulusepithel nicht zu passieren vermag, zu Kohlensäure verbinden. Daraus entsteht unter dem Einfluss der Carboanhydrase CO$_2$, das leicht in die Zellen penetriert. Im Zytosol katalysiert die Carboanhydrase die Rückführung des CO$_2$ zu Kohlensäure. Diese dissoziiert in ein Proton, das zum erneuten Austausch gegen Na$^+$ zur Verfügung steht, und in Hydrogencarbonat, welches in das Interstitium abgegeben wird und somit dem Organismus als Alkali-Reserve erhalten bleibt.

Die anderen physiologisch wichtigen Kationen **K$^+$**, **Ca^{2+}** und **Mg^{2+}** werden in diesem Nephronabschnitt zum großen Teil rückresorbiert.

Die für den Organismus wichtigen niedermolekularen und polaren Substanzen, wie **Glucose** und **Aminosäuren**, werden durch spezifische Transportmechanismen zurückgewonnen. Auch die **Harnsäure** wird am Anfang des proximalen Tubulus durch einen Anionentransportmechanismus rückresorbiert (Abb. 15.5).

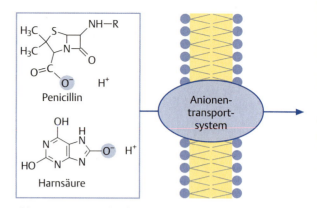

Abb. 15.5 Proximal-tubuläres Anionentransportsystem. Organische Säuren (wie z. B. Penicillin und Harnsäure), die nach Abgabe eines Protons in anionischer Form vorliegen, können wegen ihrer hohen Polarität die Phospholipidmatrix der Zellmembran schlecht überwinden und benötigen ein Transportsystem.

Peptide und Proteine (Molekulargewicht unter 70000 Dalton) erfahren in den Buchten der Mikrovilli durch den transmembranären Flüssigkeitsstrom eine Konzentrierung. Die Aufnahme in die Zelle erfolgt durch Endozytose. Die endozytotischen Vesikel verschmelzen mit Lysosomen, durch deren enzymatische Aktivität der Abbau in die betreffenden Bruchstücke (Aminosäuren) stattfindet. Damit stehen diese Bausteine dem Organismus wieder zur Verfügung. Über diesen Weg gelangen z. B. die nephrotoxischen Aminoglykosid-Antibiotika in die proximalen Tubuluszellen hinein (S. 456).

Exkretorische Funktion. Neben dieser resorptiven Funktion besitzt das Epithel des proximalen Tubulus auch exkretorische Fähigkeiten. Dies gilt insbesondere für **organische Säuren**, wie z. B. die Harnsäure, die im distalen Abschnitt des proximalen Tubulus aktiv sezerniert wird. Auch körperfremde Säuren, z. B. Penicilline, Probenecid oder Analgetika vom Säuretyp, können in diesen Säuresekretionsmechanismus eingeschleust werden.

Henle-Schleife

Haarnadelgegenstromprinzip. Die in die Markzone herabsteigenden dünnen Schenkel der Henle-Schleife erhalten isotonen Harn. Der aufsteigende Schenkel kann Na$^+$ aktiv aus dem Lumen in das Interstitium transportieren, ohne dass Wasser folgt. Die enge Nachbarschaft von absteigendem und aufsteigendem Schenkel führt daher zu einer Anreicherung von Na$^+$ im Interstitium der Markzone, die fortschreitend bis zur Spitze Werte von 1400 mosm erreichen kann. Die parallel zur Schleife verlaufenden Vasa recta besitzen die übliche Permeabilität für Wasser und Natrium. Da ein starker Konzentrationsgradient vom Interstitium in das Gefäß hinein besteht, transportieren die Vasa recta fortlaufend Wasser und Natrium aus der Markzone ab. Damit stellt dieses System einen weiteren effektiven Mechanismus zur **Rückgewinnung von Natrium und Wasser** während der Zubereitung des Endharns dar.

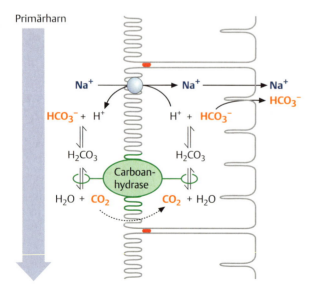

Abb. 15.4 HCO$_3^-$-Rückresorption im proximalen Tubulus (Carboanhydrase-Mechanismus). Das durch die Carboanhydrase-Reaktion entstehende CO$_2$ kann leicht in die Zelle diffundieren und dort wieder über H$_2$CO$_3$ zu HCO$_3^-$ und H$^+$ umgewandelt werden. Das bei der intrazellulären Reaktion freiwerdende Proton wird zur Rückresorption von Na$^+$ genutzt.

Die Effektivität des Haarnadelgegenstromprinzips wird entscheidend von der Durchblutung der Markzone moduliert. Die hohe Osmolarität der Markzone ist wiederum die treibende Kraft für die Rückresorption von Wasser aus den Sammelrohren (s.u.).

Distaler Tubulus

Im **dicken Teil des aufsteigenden Schenkels der Henle-Schleife**, dem Beginn des distalen Tubulus, ist ein spezieller Transportmechanismus lokalisiert. Es handelt sich um einen Chlorid-abhängigen Cotransport von Natrium- und Kalium-Ionen aus dem Tubuluslumen in die Epithelzelle hinein (Abb. 15.**6**). Auf der interstitiellen Seite der Zelle wird wiederum aktiv Na^+ aus der Zelle herausgepumpt, K^+ und Cl^- verteilen sich passiv. Dieser Elektrolyt-Cotransport ist der Angriffspunkt für die Schleifendiuretika (S. 209).

Im distalen Konvolut erfolgt die Feineinstellung der Na^+-, K^+- und Protonen-Konzentrationen, wie sie zur Aufrechterhaltung des Elektrolyt- und Säuren-Basen-Haushaltes erforderlich ist. Im **frühdistalen Konvolut** ist ein Na^+-Cl^--Cotransportsystem in der luminalen Membran vorhanden. Dieses Transportsystem ist der Angriffspunkt für die Thiazid-Diuretika (S. 207). In den **Verbindungstubuli** und den **Sammelrohren** ist die Rückresorption abhängig von der Anwesenheit des Nebennierenrinden-Hormons Aldosteron und betrifft nur wenige Prozent der im Primärharn ursprünglich vorhandenen Na^+-Menge. Hier strömen die Na^+-Ionen über Kanalproteine in die Tubuluszellen ein. Die Na^+-Rücknahme geschieht im Austausch gegen andere Kationen wie K^+ oder Protonen. Die K^+-sparenden Diuretika vom Typ des Amilorid (S. 210) blockieren den Na^+-Kanal. Je höher das Na^+-Angebot in diesem Nephronabschnitt ist, umso größere Mengen von K^+ und Protonen müssen in das Tubuluslumen abgegeben werden. Dies erklärt z. B. die hypokaliämische Alkalose bei massiver Anwendung von Natriuretika.

Sammelrohre

Die Funktion der Nephrone in der Markzone kann nur dann verstanden werden, wenn auch das System der Sammelrohre mit in die Betrachtung einbezogen wird. Den Sammelrohren wird hypotoner bis isotoner Harn zugeleitet (immer noch 15–30 l pro Tag), der in der letzten Phase der Endharnbildung weiter mengenmäßig vermindert werden muss. Die für diesen Schritt notwendige Permeabilität der Sammelrohrepithelien für Wasser hängt von dem Hypophysenhinterlappen-Hormon Adiuretin (ADH, Vasopressin) ab, das den bedarfsabhängigen Einbau von **Aquaporin 2** in das luminale Plasmalemm reguliert (Box 15.**7**, S. 213). Bei Fehlen des Hormons sind die Epithelien praktisch wasserundurchlässig (Diabetes insipidus), während in seiner Anwesenheit Wasser aufgrund des starken osmotischen Gradienten zwischen Lumen und Interstitium in das Interstitium der Markzone gezogen wird (Abb. 15.**7**). Die passive Wasserresorption aus den Sammelrohren ist also nur möglich, weil das Haarnadelgegenstromprinzip die hohe Natrium-Konzentration im Interstitium aufbaut und damit einen osmotischen Gradienten unterhält. Aufgrund dieses Zusammenhanges wird verständlich, dass eine vermehrte Durchblutung der Markzone und das daraus resultierende Absinken der Na^+-Konzentration im Interstitium (Auswascheffekt) eine verminderte Rückre-

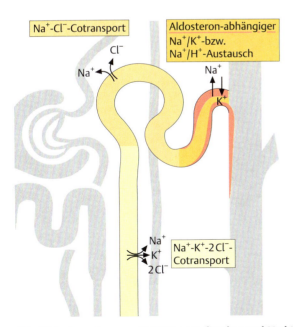

Abb. 15.**6 Ionentransportsysteme im distalen und Verbindungs-Tubulus.** Die aufgeführten Transportsysteme sind alle in den luminalen Plasmamembranen der Tubuluszellen lokalisiert. Die rote Markierung gibt die Dichte der Aldosteron-Bindungsstellen wieder.

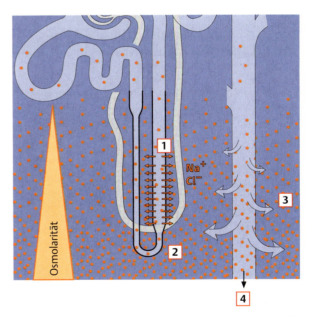

Abb. 15.**7 Wasserrückresorption im Sammelrohr.** Die Rückresorption von Na^+ und Cl^- im aufsteigenden Schenkel der Henle-Schleife, ohne dass H_2O folgt (1) führt zu einer hohen Osmolarität im Nierenmark (2). Diese ermöglicht den Adiuretin-abhängigen Einstrom von H_2O mittels der Aquaporine aus dem Sammelrohr in das Nierenmark (3) und damit die Ausscheidung von konzentriertem Harn (4).

sorption von Wasser aus dem Sammelrohrsystem nach sich zieht. Folge ist eine vermehrte Ausscheidung von hypotonem Urin (z.B. nach hoher Coffein-Dosis, s. Box 15.**5**, S. 211).

15.1.2 Regulation der Nierenfunktion

Juxtaglomerulärer Apparat (Abb. 15.**8**). Das im juxtaglomerulären Apparat aus den granulierten Zellen der Vasa afferentia freigesetzte Renin beeinflusst die systemische Hämodynamik und die Durchblutung der Niere durch Bildung von Angiotensin II. Näheres über das Renin-Angiotensin-System ist auf S. 119 ausgeführt. Injektion von hypertonischen Natriumchloridlösungen in diesen Teil eines Nephron bewirkt auf dem Wege über die hier gelegenen Zellen der Macula densa eine isolierte Vasokonstriktion und Unterbrechung der Harnbildung durch dieses eine Nephron. Die Macula densa übt also einen lokalen Einfluss auf die zuführende Arteriole aus. Durch diesen Mechanismus kann bei einer vorübergehenden Mangeldurchblutung der Niere, z.B. im Schock, die Durchblutung der Nephrone längerfristig unterbrochen sein, auch wenn der allgemeine Blutdruck schon wieder normalisiert ist. Um bei einem eingetretenen Schock möglichst frühzeitig die Entstehung der Schockniere zu verhindern, kann eventuell mit einem osmotischen Diuretikum (Mannit, Box 15.**2**, S. 206) für eine forcierte Durchspülung dieses Abschnitts zur Senkung der Elektrolyt-Konzentration an der Macula densa gesorgt werden.

Einfluss des vegetativen Nervensystems. Auf die Durchblutung und die Blutverteilung kann das vegetative Nervensystem Einfluss nehmen. Nach Unterbrechung der sympathischen Innervation der Nieren ist eine Wasser- und Natriumdiurese zu beobachten. Infusionen von Noradrenalin fördern die Natrium- und Wasserrückresorption im proximalen Tubulus, α-Blocker verhindern diesen Effekt. Die Freisetzung von Renin kann durch sympathische Impulse gefördert, durch β-Blocker gehemmt werden.

Hormonelle Steuerung der Nierenfunktion. Wie aus den bisherigen Ausführungen hervorgeht, unterliegt die Niere starken hormonellen Einflüssen. Adäquate Mengen von **Adiuretin** und von **Mineralocorticoiden** müssen stets vorhanden sein, um die Elektrolyt- und Wasserhomöostase des Körpers zu gewährleisten. Liegen Störungen dieser Hormone vor, kann eventuell mit Pharmaka eingegriffen werden – entweder durch eine Substitutionstherapie oder durch Gabe eines Antagonisten. Aus einer vermehrten Reninproduktion resultiert aufgrund der vasokonstriktorischen Wirkung von **Angiotensin II** eine Minderdurchblutung der Niere. Umgekehrt können **Prostaglandine**, die lokal in der Niere entstehen, die Durchblutung fördern; zusätzlich kann eine vermehrte Wasser- und Kochsalzausscheidung beobachtet werden. Daher können Hemmstoffe der Prostaglandinsynthese eine Minderdurchblutung und eine Wasser- und Salzretention auslösen.

Außerdem steht die Niere unter dem Einfluss von **natriuretischen Peptiden**. Hier seien die beiden hauptsächlich aus dem Herzen stammenden aufgeführt: *Vorhofmyokardzellen* geben ein Peptid aus 28 Aminosäuren ab (atrial natriuretic peptide, **ANP**), wenn die Vorhof-Wandspannung bei Hypervolämie oder bei Zunahme des zentralen Blutvolumens steigt (Abb. 15.**9**). *Ventrikelmyokardzellen* können ein ähnliches Peptid, bestehend aus 32 Aminosäuren, freisetzen; dieses wurde zuerst im Hirn entdeckt, daher der Name **BNP** (**brain natriuretic peptide**). Erhöhte Plasmakonzentrationen von BNP finden

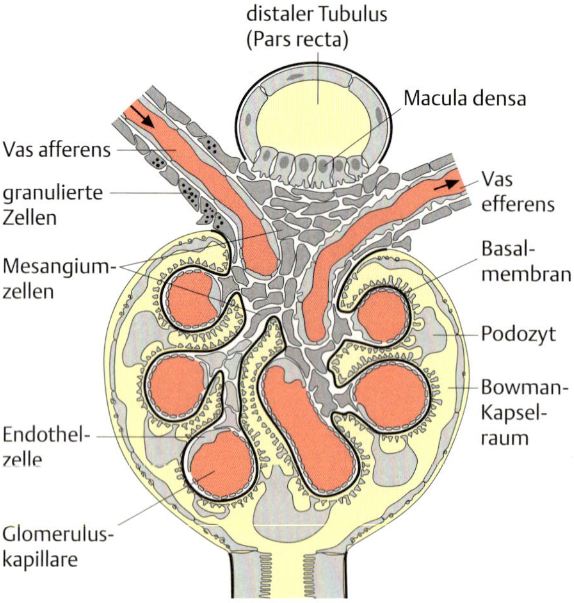

Abb. 15.8 Aufbau des juxtaglomerulären Apparates. Granulierte Zellen = juxtaglomeruläre Zellen bilden Renin. (Nach Kriz W. in Benninghoff A. Anatomie Bd. 2. München: Urban & Schwarzenberg; 1994.)

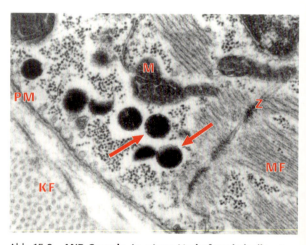

Abb. 15.**9 ANP-Granula in einer Vorhofmuskelzelle.** Ausschnitt aus einer Vorhofmuskelzelle des Meerschweinchens. Pfeile: Speichergranula mit natriuretischem Peptid (ANP); MF: Myofibrillen; Z: Z-Linie; M: Mitochondrien; PM: Plasmamembran; KF: Kollagenfibrillen. Elektronenmikroskopische Aufnahme, Vergr. 30000x (Aufnahme aus dem Anatomischen Institut, Kiel)

sich bei Herzmuskelinsuffizienz und bei Myokardhypertrophie. Es ist ein besonders feiner Marker der Ventrikelfunktion und daher diagnostisch und für die Therapiesteuerung wichtig.

Die natriuretischen Peptide fördern die renale Ausscheidung von Natrium und Wasser, indem sie die glomeruläre Filtration steigern und die Rückresorptionsleistung im Verbindungstubulus und Sammelrohr vermindern. Der Blutdruck fällt, weil das zirkulierende Blutvolumen abnimmt und darüber hinaus der periphere Widerstand sinkt sowie die venösen Kapazitätsgefäße erweitert werden. Das sympathische Nervensystem und das Renin-Angiotensin-Aldosteron-System werden hemmend beeinflusst. Ein humanes rekombinantes BNP ist hergestellt und den USA zur Behandlung akuten Herzversagens zugelassen (*Neseritid, Natrecor®*). Der Wert dieser Therapie ist noch offen.

15.2 Diuretika

Überblick

Osmotische Diuretika
Leitsubstanz: Mannit, ein Zuckeralkohol
- Renale Ausscheidung zusammen mit einem „osmotischen Äquivalent" an Wasser.
- Intravenöse Zufuhr, glomeruläre Filtration, keine tubuläre Rückresorption.
- Ausschwemmung bestimmter Organödeme. Prophylaxe einer Schockniere.
- Bei kardialer Schwäche Gefahr eines Lungenödems

Carboanhydrase-Hemmstoffe
Leitsubstanz: Acetazolamid
- Hemmung der Carboanhydrase.
- Als diuretisches Prinzip von geringer Bedeutung. Anwendung noch bei Glaukom; zur lokalen Anwendung am Auge: Dorzolamid.

Thiazid-Diuretika
Leitsubstanz: Hydrochlorothiazid
- Hemmung eines Na^+-Cl^--Cotransporters in der luminalen Membran der Tubuluszellen im distalen Konvolut. Renale K^+-Ausscheidung wird vermehrt, Ca^{2+}-Ausscheidung herabgesetzt.
- Orale Zufuhr, glomeruläre Filtration und tubuläre Sekretion.
- Chronische Anwendung bei Hypertonie und Herzinsuffizienz, akute Anwendung zur Ausschwemmung von Ödemen.
- Hypokaliämie (Kaliumreiche Kost!). Selten Hyperurikämie, Hyperglykämie.

Schleifendiuretika
Leitsubstanz: Furosemid
- Hemmung eines Na^+-K^+-$2Cl^-$-Cotransporters im dicken Abschnitt des aufsteigenden Schenkels der Henle-Schleife. Starke Natriurese, auch renale K^+-Ausscheidung gesteigert. Bei i.v. Gabe auch vasodilatatorisch in venösen Kapazitätsgefäßen.
- Orale und parenterale Zufuhr, glomeruläre Filtration und tubuläre Sekretion.
- Ödeme, insbesondere Lungenödem; Prophylaxe einer Schockniere; schwere Hyperkalzämie.
- Kollaps- und Thrombosegefahr infolge zu starker Bluteindickung, Elektrolytstörungen, Beeinträchtigung des Hörvermögens.

Kalium sparende Diuretika
Amilorid und Triamteren
- Blockade eines Na^+-Kanalproteins im Verbindungstubulus und in den Sammelrohren, dadurch Hemmung der Rückresorption von Na^+ im Austausch gegen K^+: Förderung der Na^+-Ausscheidung unter K^+-Einsparung.
- Orale Zufuhr, glomeruläre Filtration und tubuläre Sekretion.
- Schwach wirksam, daher in Kombination mit den zu K^+-Verlust führenden Thiaziden.
- Hyperkaliämie, wenn chronisch als Einzelsubstanz gegeben.

Aldosteron-Antagonisten
Spironolacton, Eplerenon
- Blockade des intrazellulären Mineralocorticoid-Rezeptors in den Zellen des Verbindungstubulus und Sammelrohr, dadurch Hemmung der Aldosteron-induzierten Synthese von Transport-Proteinen. Förderung der Na^+-Ausscheidung unter K^+-Einsparung, langsamer Wirkungseintritt.
- Orale (und selten nötige parenterale) Zufuhr.
- Aszites infolge Leberzirrhose; primärer und sekundärer Hyperaldosteronismus.

Als **Diuretika** bezeichnet man Substanzen, die eine vermehrte Wasser- und Salzausscheidung verursachen. Diejenigen Substanzen, die vornehmlich Natriumchlorid zur Ausscheidung bringen, werden auch **Natriuretika** oder **Saluretika** genannt.

Im Folgenden werden die verschiedenen diuretischen Wirkprinzipien vorgestellt. Aufgrund ihrer guten saluretischen Wirkung und ausreichenden therapeutischen Breite sind die **Thiazide**, die **Schleifendiuretika** und die **Kalium-sparenden Diuretika Triamteren** und **Amilorid** die bevorzugt angewendeten Diuretika. Weniger häufig angewendet bzw. besonderen Indikationen vorbehalten sind die Aldosteron-Antagonisten, die osmotischen Diuretika sowie die Carboanhydrase-Hemmstoffe. Quecksilber-Diuretika und Methylxanthine (Box 15.5, S. 211) spielen therapeutisch keine Rolle, sind aber physiologisch-pharmakologisch dennoch interessant.

Generelles zur Anwendung von Diuretika. Infolge der Ausscheidung von Elektrolyten und einem höheren Anteil an Wasser kommt es zum Anstieg des kolloidosmotischen Druckes des Blutes, wodurch vermehrt Flüssigkeit aus dem Extrazellulärraum in die Blutbahn gezogen und Ödemflüssigkeit abtransportiert wird. Aber auch bei ödemfreien Menschen kann der Extrazellulärraum verringert werden. Forcierte Diuresen sind deshalb nicht ungefährlich, weil vor allem bei älteren Patienten durch Blutdrucksenkung, Verminderung des Plasmavolumens und Bluteindickung Kollapszustände und Thromboembolien entstehen können. Es muss eine ausreichende Flüssigkeitszufuhr gewährleistet sein. Vor allem für langsam entstandene Ödeme, wie sie bei der chronischen Herzmuskelinsuffizienz die Regel sind, gilt, dass diese Ödeme auch langsam wieder ausgeschwemmt werden sollten. Nur dann können sich die Elektrolyte und das Wasser physiologisch auf die einzelnen Körperkompartimente verteilen.

15.2.1 Osmotische Diuretika

▶ **Wirkungsweise.** Ähnlich wie bei einem dekompensierten Diabetes mellitus große Mengen von Glucose im Harn zu einer Ausscheidung beträchtlicher Mengen von Wasser führen, lässt sich durch intravenöse Zufuhr von **Mannit** (Mannitol), einem sechswertigen Zuckeralkohol, eine gesteigerte Harnausscheidung erzeugen. Mannit verteilt sich gleichmäßig im Extrazellulärraum und dringt nicht in die Zellen ein (Abb. 15.**10**). Da Mannit – anders als Glucose – nicht rückresorbiert wird, erscheint es mit einer entsprechenden Menge Wasser im Endharn.

▶ **Anwendung.** Osmotische Diuretika haben nur einen geringen saluretischen Effekt. Mannit kann angewandt werden, um die Ausbildung eines **Nierenversagens im Schock zu verhindern** (S. 204).
Weitere Indikationen für die Zufuhr hypertonischer Mannit-Lösungen (20%ig) sind akute Organödeme, wie **Hirnödeme**, die eventuell schnell mobilisiert und renal eliminiert werden. Auch ein **akuter Glaukom-Anfall** kann durch eine Mannit-Infusion gebessert werden. Ferner lässt sich die renale Ausscheidung von Giften steigern.

Dosierung. Um eine kräftige osmotische Diurese auszulösen und zu unterhalten, können 0,5 – 2 l einer 10%igen Mannit-Lösung in 6 Std. infundiert werden (Vorsicht! Exsikkosegefahr!). In analoger Weise kann ein anderer sechswertiger Alkohol, **Sorbit**, verwendet werden.

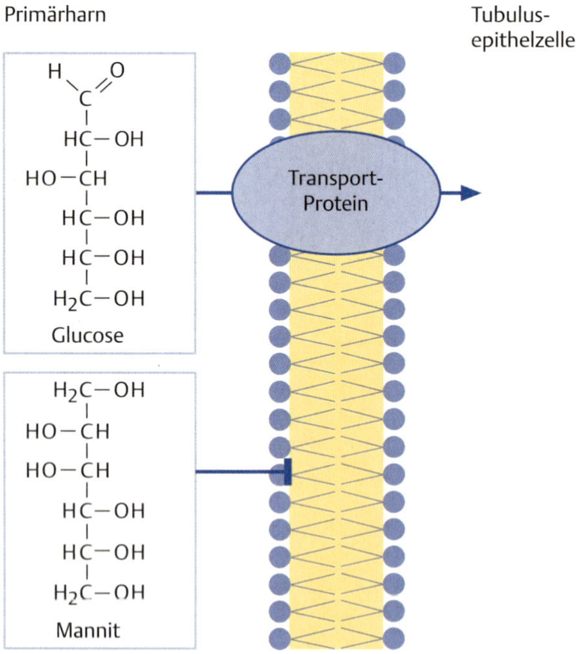

Kontraindikation. Bei kardial bedingtem **Lungenödem** ist wegen der zusätzlichen Belastung des Herzens Vorsicht geboten bzw. Mannit kontraindiziert. Auch beim Vorliegen einer **Anurie** oder einer **kardialen Dekompensation** dürfen die osmotischen Diuretika nicht eingesetzt werden. Mannit hat in der Praxis keine Bedeutung mehr.

Box 15.2

Zur Anwendung von Mannit bei drohender Schockniere
Mannit wird heute zurückhaltend angewandt, da im Einzelfall der weitere Verlauf eines Nierenversagens schwer vorhersehbar ist. Auch tritt schnell ein Hyperinfusionssyndrom auf, das dann eine Dialyse erfordert. Die Vorstellung, dass die Nieren im Schock „gut gespült" werden müssen, und so ein Versagen aufzuhalten wäre, hat sich in der Praxis nicht immer bewährt. Zudem tragen häufig prärenale Ursachen zur akuten Niereninsuffizienz bei, die dann kausal behandelt werden müssen. In diesen Situationen kann die zusätzliche Volumengabe sogar ein Kreislaufversagen und progredientes Nierenversagen auslösen.

15.2.2 Carboanhydrase-Hemmstoffe

Die Leitsubstanz dieser Gruppe ist Acetazolamid.

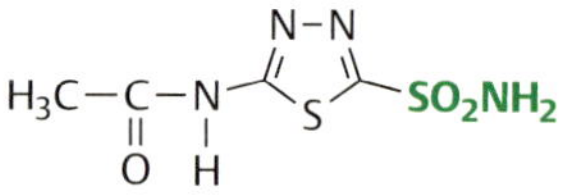

$$H_3C-\underset{\underset{O}{\|}}{C}-\underset{\underset{H}{|}}{N}-\underset{\text{N-N}}{\overset{}{\underset{S}{\bigcirc}}}-SO_2NH_2$$

Acetazolamid, ein **Sulfonamid**

▶ **Wirkungsweise.** Es handelt sich um ein Sulfonamid, das nach glomerulärer Filtration und tubulärer Sekretion im proximalen Tubulus – also von der Harnseite aus – das Enzym Carboanhydrase hemmt (Abb. 15.**11**). Die Bedeutung der Carboanhydrase (Carbonat-Dehydratase) für die Rückresorption von Natrium-Ionen und Hydrogencarbonat im proximalen Tubulus wurde auf S. 202 dargestellt. Durch Hemmung des Enzyms werden weniger Wasserstoff-Ionen zum Austausch zur Verfügung gestellt. Der Austausch von Na^+ gegen H^+ ist vermindert (vgl. Abb. 15.**4**). Im Harn erscheinen vermehrt Natrium, Kalium, Hydrogencarbonat-Ionen und Wasser. Die natriuretische Wirkung ist jedoch verhältnismäßig schwach (2 – 4% der ultrafiltrierten Natrium-Menge).

▶ **Pharmakokinetik.** Die Wirkung beginnt nach intravenöser Gabe sofort, nach oraler Zufuhr etwa nach 30 Minuten und erreicht das Maximum nach ca. 2 Stunden.

▶ **Nebenwirkungen.** Die Ausscheidung von Ammonium ist vermindert (daher ist die Anwendung von Carboanhydrase-Hemmstoffen bei Leberzirrhose kontraindiziert). Infolge des Basenverlustes entsteht eine Azidose im Organismus. Diese **Azidose** hemmt die weitere Wirkung der Carboanhydrase-Hemmstoffe, so dass der diuretische Effekt im Laufe weniger Tage trotz weiterer Zufuhr abklingt.
Bei Langzeittherapie kommt es zum ausgeprägten **Kaliumverlust**, so dass häufig eine Kalium-Substitution unter engmaschigen Kaliumspiegelkontrollen nötig ist.

Abb. 15.10 **Zuckeralkohol Mannit im Vergleich zu Glucose.** Im Gegensatz zu Glucose wird Mannit nicht aktiv durch die Zellmembran transportiert. Daher
bei oraler Gabe: keine Resorption aus dem Darm → osmotisch wirkendes Laxans (s. S. 227);
bei i.v. Zufuhr: keine renale Rückresorption → osmotische Diurese

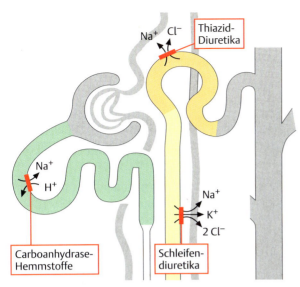

Abb. 15.11 Wirkort und Wirkungsweise der Diuretika-Gruppen vom Sulfonamid-Typ. Die Diuretika von Sulfonamid-Typ werden glomerulär filtriert und tubulär sezerniert. Sie erreichen ihre Wirkorte im Nephron von der Harnseite aus.

▶ **Anwendung.** Carboanhydrase-Hemmstoffe vom Typ des Acetazolamid haben nach der Einführung der Thiazide nur noch ein beschränktes Anwendungsgebiet. Zur Ausschwemmung kardialer Ödeme werden sie nicht mehr benutzt, dagegen mitunter zur Unterstützung der Therapie des **akuten** sowie des **chronischen Glaukom**. Dieser Effekt beruht auf einer Verminderung der Kammerwassersekretion (S. 108). Ob die **antiepileptische Wirkung** auf der auch sonst oft wirksamen allgemeinen Azidose beruht oder ob grundsätzlich ein Carboanhydrase-Hemmeffekt bei der Liquorproduktion eine Rolle spielt, ist nicht bekannt.

Erwähnt sei die Anwendung bei der **Höhenkrankheit**: Kurz vor und zu Beginn des Aufenthaltes in größerer Höhe eingenommen, vermag Acetazolamid die Symptomatik der Höhenkrankheit (pO_2 vermindert → vermehrte Ventilation mit pCO_2-Abfall, d. h. respiratorische Alkalose) abzumildern. Vermutlich beruht diese Wirkung von Acetazolamid auf dem renalen Hydrogencarbonat-Verlust, welcher der respiratorischen Alkalose entgegengerichtet ist.

Die **Dosierung von Acetazolamid** liegt – je nach Indikation und erklommener Höhe – im Bereich von 125–500 mg/d.

15.2.3 Thiazide und Analoga

Bei dieser Gruppe handelt es sich um eine Fortentwicklung der Carboanhydrase-Hemmstoffe vom Typ des Acetazolamid. Die SO_2-NH_2-Gruppe am Ring ist erhalten geblieben, ebenso eine gewisse Carboanhydrase-Hemmwirkung. Aber für die zusätzliche neue und wesentliche Wirkung ist ein Chlor-Atom (oder eine CF_3-Gruppe) in unmittelbarer Nachbarschaft zur Sulfonamidgruppe notwendig. Die Leitsubstanz **Hydrochlorothiazid** weist an den Atomen 3 und 4 anstelle einer 3,4-Doppelbindung zwei Wasserstoff-Atome auf, was die Wirksamkeit erhöht. In den Thiaziden Butizid und Trichlormethiazid ist der Wasserstoff in Position 3 durch einen Dichlormethyl- bzw. Cyclopentylmethyl-Rest substituiert.

Hydrochlorothiazid
ein Benzothiadiazin = Thiazid

▶ **Wirkungsweise.** Die wichtigste Wirkung der Benzothiadiazin-Derivate ist die Hemmung der Resorption von Natrium und von Chlorid vorwiegend im Beginn des distalen Konvoluts (Abb. 15.11). Sie beruht auf einer Beeinträchtigung eines Na^+- und Cl^--Cotransporters in der luminalen Membran der Tubuluszellen, möglicherweise aufgrund einer Interaktion der Thiazide mit der Cl^--Bindungsstelle des Transportproteins. Erst nach hohen Dosen ist zusätzlich eine Carboanhydrase-Hemmwirkung im proximalen Tubulus zu beobachten, so dass der Harn bei gleichzeitiger Ausscheidung von Hydrogencarbonat alkalisch wird. Die Kaliumausscheidung wird nicht nur in diesen Carboanhydrase-hemmenden Dosen vermehrt, sondern auch bei niedrigeren Dosen, weil im distalen Teil des Nephron mehr Natrium für den Austausch gegen Kalium zur Verfügung steht.

Die antihypertensive Wirkung dieser Substanzen wird vorwiegend auf die vermehrte Ausscheidung von Natrium bezogen, der Effekt übertrifft den einer alleinigen kochsalzarmen Diät, durch die sich ja nur bei einem Teil der Hypertoniker eine Blutdrucksenkung erzielen lässt. Die Verkleinerung des Extrazellulärraumes geht trotz erhaltener antihypertensiver Wirkung nach einiger Zeit zurück, sie ist also nicht Voraussetzung, aber vielleicht an der Wirkung beteiligt. Eine Senkung des peripheren Widerstandes tritt mit zeitlicher Verzögerung von 1–2 Wochen auf und bleibt dann bestehen. Wichtig für diesen Effekt scheint die Verminderung der intrazellulären Natriumkonzentration zu sein, die zu einer Stabilisierung des Membranpotentials der Gefäßmuskulatur und zu einer herabgesetzten Ansprechbarkeit auf erregende Substanzen führt. Allerdings sind diese neuen Ionengleichgewichte erst nach mehreren Wochen eingestellt; der Therapieerfolg kann daher auch erst nach 3–4 Wochen beurteilt werden.

▶ **Pharmakokinetik.** Die Thiazide werden recht gut aus dem Darm resorbiert. Für Hydrochlorothiazid beträgt die Resorptionsquote etwa 65%, bei Herzinsuffizienz mit Stauung kann der Wert deutlich vermindert sein. Alle Substanzen werden durch glomeruläre Filtration und aktive Sekretion im proximalen Tubulus ausgeschieden (Plasma-Eliminationshalbwertszeit von Hydrochlorothiazid: 6–14 Stunden). Daher liegen sie an den Tubulusepithelzellen in hoher Konzentration vor, was die vorwiegende oder ausschließliche Wirkung am Nephron erklärt. Nach oraler Zufuhr tritt die diuretische Wirkung von Hydrochlorothiazid innerhalb von 2 Stunden ein, erreicht ihr Maximum nach 3–6 Stunden und hält 6–12 Stunden an. Der blutdrucksenkende Effekt beginnt erst nach 3- bis 4-tägiger Behandlung und klingt nach Absetzen der Substanz auch erst mit einer Latenz von einigen Tagen ab.

▶ **Anwendung.** Die Thiazide gehören zu den Mitteln der ersten Wahl bei der Behandlung der **essenziellen Hypertonie**. Ihr Effekt imitiert die Wirkung einer kochsalzarmen Ernährung. Sie werden häufig auch in Kombination mit anderen Antihypertensiva eingesetzt, um deren Effekt zu verstärken und um eine eventuell auftretende Wasser- und Kochsalzretention zu verhindern. Eine weitere wichtige Indikation ist die **Herzmuskelinsuffizienz**, wo die Thiazide Vor- und in geringerem Maße Nachlast senken und kardiale Ödeme zur Ausschwemmung bringen. Auch manche Ödemformen bei nephrotischem Syndrom lassen sich beeinflussen. Zur Entwässerung bei Leberzirrhose sind sie wegen der Gefahr des Kaliumverlustes und der Ammoniakretention (Leberkoma) weniger geeignet. Da Thiazide die renale Calcium-Ausscheidung verringern, werden sie gelegentlich zur Behandlung einer **Hypercalciurie** (z. B. bei Nephrolithiasis mit Calciumsteinen) oder zur Erzeugung einer positiven Calciumbilanz (z. B. bei Osteoporose) eingesetzt. Dieses Vorgehen wurde aus (zufälligen) Beobachtungen abgeleitet, nach denen bei chronischer Anwendung von Thiaziden z. B. in der Hochdrucktherapie die Entwicklung einer Osteoporose im Klimakterium verzögert wurde. Die Mittel dieser Gruppe sind qualitativ gleich wirksam. Die Thiazide verlieren ihre Wirkung, wenn die glomeruläre Filtrationsrate unter 50 ml/min fällt.

Die **Dosierung von Hydrochlorothiazid** beträgt zur Blutdrucksenkung etwa 12,5–25 mg/d.

Saluretika der verschiedenen Gruppen vermindern bei **nephrogenem Diabetes insipidus** Durst und Harnmenge, jedoch nicht bei einem Lithium-bedingten Diabetes insipidus. Von Hydrochlorothiazid sind zum Beispiel Tagesdosen von anfangs 100 mg per os, später 25 mg wirksam. Der Effekt ist sowohl bei der hypophysären Form der Erkrankung vorhanden als auch bei der renalen Form, bei der die Niere gegen Adiuretin resistent ist.

▶ **Nebenwirkungen.** Thiazid-Diuretika werden bei sachgerechter Anwendung im Allgemeinen gut vertragen; gelegentlich kommen Magenbeschwerden, Erbrechen und Durchfälle vor. Eine wesentliche Nebenwirkung ist die **Hypokaliämie**, die allein auf die Kaliumverluste durch die Niere zurückzuführen ist (Box 15.**3**). Sie kann in Extremfällen mit einer Alkalose verbunden sein. Nebennierenrindenhormone, Laxanzienabusus usw. können diese Erscheinungen verschlimmern. Kaliumreiche Diät (S. 216) und orale Zufuhr von verdünnten Kaliumsalzen organischer Säuren, bei Hypochlorämie von Kaliumchlorid, vermindert diese Gefahren.

Thiazide bewirken in höherer Dosierung eine meist bedeutungslose und nach Absetzen reversible **Retention von Harnsäure**, weil deren Sekretion im Tubulus vermindert wird. Nur bei Disposition zu Gicht können Anfälle ausgelöst werden. Ferner wird mitunter die **Glucosetoleranz vermindert**, der zugrunde liegende Mechanismus ist wahrscheinlich in einer Hemmung der Insulin-Inkretion der B-Zellen des Pankreas zu suchen. Dadurch können prädiabetische oder diabetische Zustände entsprechend verschlechtert werden. Auch diese Wirkung ist reversibel. Die diabetogene Wirkung kann eventuell durch Kaliumzufuhr abgeschwächt werden. Am Beginn einer länger dauernden Therapie mit Thiaziden können die **Blutfette**, u. a. LDL-Cholesterin, ansteigen. Diese Erhöhung bildet sich bei Fortsetzung der Therapie wieder zurück. Auch mit Hyponatriämie und Hypomagnesiämie ist gelegentlich zu rechnen. Schwere Erscheinungen, wie Purpura, Agranulozytose und das Bild eines Hyperparathyreoidismus, sind äußerst selten.

Box 15.3

Diuretika und Hypokaliämie

Die Gefahr gefährlicher Elektrolytstörungen, insbesondere der Hypokaliämie, steigt mit dem Alter. Hierbei ist als bedrohliche Folge vor allem mit Herzrhythmusstörungen zu rechnen, die angesichts häufig begleitender kardialer Grunderkrankungen (z. B. koronare Herzkrankheit, aber auch Hochdruckherzerkrankung) besonders leicht auftreten. Auf diesen Umstand hat man die erhöhte Sterblichkeit an plötzlichem Herztod von Patienten unter Diuretikatherapie im „multiple risk factor intervention trial" (MRFIT) zurückgeführt. In diesem Zusammenhang sei an die besondere Gefährdung der Patienten durch eine Hypokaliämie bei gleichzeitiger Digitalisgabe erinnert (verstärkte Digitalistoxizität bei Hypokaliämie). Am Anfang einer Diuretikatherapie müssen daher insbesondere bei alten Menschen Kontrollen der Serumkaliumwerte engmaschig durchgeführt werden, d. h. alle 7–14 Tage, bei stabilem Verlauf dann alle 4 Wochen.

Der Serumkaliumspiegel ist nur ein grobes Maß für den Kaliumgehalt des Körpers. Bei einer Hypokalie (Verminderung des Kaliumbestandes des gesamten Körpers) kann der Serumkaliumspiegel normal sein, reagiert aber empfindlich z. B. auf Diätänderungen oder Therapieumstellungen. Dies unterstreicht noch die Notwendigkeit engmaschiger Kaliumverlaufskontrollen.

Bei einer Nutzen-Risiko-Bewertung schneidet diese Substanzgruppe sehr günstig ab. Das ungünstige metabolische Profil der Thiazide (verschlechterte Glucosetoleranz, Hypercholesterinämie) tritt unter den jetzt üblichen niedrigen Dosierungen (etwa 50 % der früher üblichen) nicht mehr in Erscheinung.

Thiazid-Analoga

Chlortalidon und die anderen **Thiazid-Analoga**, wie **Clopamid**, **Indapamid** und **Xipamid** enthalten dieselben Wirkgruppen wie Hydrochlorothiazid (aber nicht mehr den Benzothiadiazin-Ring) und besitzen qualitativ ähnliche Wirkungen.

Chlortalidon

▶ **Pharmakokinetik. Chlortalidon** wird sehr langsam vom Darm aus resorbiert. Im Blut ist es an Albumin und die Erythrozyten gebunden. Dadurch wird die renale Ausscheidung verzögert. Diese Tatsachen zusammengenommen erklären wohl die etwa zwei Tage andauernde Wirkung einer einmaligen Gabe. Bei täglicher Gabe besteht Kumulationsgefahr. Ähnlich lang wirksam ist Indapamid, während Xipamid in seinem zeitlichen Wirkungsbild eher dem Hydrochlorothiazid entspricht. **Xipamid** scheint allerdings auch bei eingeschränkter Nierenfunktion noch wirksam zu sein und steht in seiner Effizienz bereits zwischen den typischen Thiaziden und den Schleifendiuretika. Indapamid hat ausgeprägte Gefäßwirkungen bereits bei kaum diuretisch effektiven Dosierungen (1,5 mg/Tag). Daher ist dieses Thiazid-Analogon bei guter Blutdruck-Wirksamkeit relativ arm an Nebenwirkungen.

▶ **Anwendung** und ▶ **Nebenwirkungen** der genannten Substanzen sind dieselben wie von Benzothiadiazin-Derivaten. Chlortalidon ist immer dann indiziert, wenn eine lang dauernde, mäßig starke saluretische Wirkung gewünscht wird, wie z. B. bei der **Hochdrucktherapie**, für diese Indikation hat es sich sehr bewährt. Bei Versagen der Benzothiadiazin-Derivate können Schleifendiuretika noch wirksam sein.

Box 15.4

Chlortalidon und Blutdrucksenkung

In der „ALLHAT"-Studie wurde an über 40000 Hypertonikern die antihypertensive Wirkung Wirkung von Chlortalidon untersucht und mit dem Blutdruck-senkenden Effekt „moderner" Antihypertensiva (ACE-Hemmstoff: Lisinopril; Calcium-Antagonist: Amlodipin) verglichen. Das unerwartete Ergebnis war, dass die Chlortalidon-Behandlung bezüglich Blutdrucksenkung den Therapie-Erfolgen der neuen Substanzen mindestens ebenbürtig war. Als Nebenbefund ergab sich während der Beobachtungszeit ein vergleichsweise selteneres Auftreten einer Herzinsuffizienz in der Chlortalidon-Gruppe.

15.2.4 Schleifendiuretika

Die Leitsubstanz der Gruppe ist **Furosemid**. Sie lässt noch eine strukturelle Verwandtschaft mit den Thiaziden und deren Analoga erkennen, andere Schleifendiuretika zeigen stärkere Abweichungen im Aufbau.

Furosemid

▶ **Wirkungsweise.** Der Wirkungsmechanismus der Schleifendiuretika unterscheidet sich von jenem der Thiazide. Sie hemmen den Na^+-K^+-Cl^--Cotransport im dicken Abschnitt des aufsteigenden Schenkels der Henle-Schleife – vermutlich durch Anlagerung an die Cl^--Bindungsstelle des Transportproteins (Abb. 15.**11**, S. 207). Dementsprechend sinken auch die Mark-Osmolarität und die Fähigkeit zur Wasserrückresorption. Die Wirkung der Schleifendiuretika tritt außerordentlich prompt ein und erreicht ein Ausmaß, wie es durch andere Diuretika nicht erzielt werden kann. Die fraktionelle Na^+-Ausscheidung kann von 3 % unter normalen Bedingungen bis auf 25 % ansteigen. Im Gegensatz zu den Thiaziden wirken sie auch noch bei einer stärkeren Einschränkung der Nierenfunktion (glomeruläre Filtrationsrate < 30 ml/min). Anders als die Thiazide fördern die Schleifendiuretika die renale Ca^{2+}-Elimination.

Von der Leitsubstanz Furosemid unterscheiden sich die Folgesubstanzen, Bumetanid, Piretanid und Torasemid nur durch sekundäre Eigenschaften wie Dosierung und Wirkkinetik.

▶ **Pharmakokinetik.** Die Bioverfügbarkeit von Furosemid nach oraler Gabe ist recht variabel; sie beträgt normalerweise 50–70%. Die Substanz wird zu einem großen Teil in unveränderter Form glomerulär filtriert und über ein Anionentransportsystem tubulär sezerniert. Die Plasma-Eliminationshalbwertszeit liegt bei 0,5–2 Stunden.

Der diuretische Effekt setzt nach peroraler Gabe innerhalb von 30–60 Minuten ein, erreicht sein Maximum nach 1–2 Stunden und hält etwa 6 Stunden an. Nach intravenöser Zufuhr ist der Ablauf rascher: Latenz bis Effekteintritt 15 Minuten, Wirkdauer 1–2 Stunden.

▶ **Anwendung.** Die rasch eintretende und starke diuretische Wirkung der Schleifendiuretika kann therapeutisch ausgenutzt werden, um bei Vorliegen eines Organödems die Flüssigkeit zu mobilisieren und zur Ausscheidung zu bringen. Dabei sprechen kardial, renal oder hepatisch bedingte Ödeme an. Besonders wertvoll ist diese **Ödem-mobilisierende Wirkung** bei akut lebensbedrohenden Ödemen der Lunge und des Gehirns.

Schleifendiuretika sind unverzichtbar bei Patienten, bei denen Thiaziddiuretika wegen eingeschränkter Nierenfunktion (glomeruläre Filtrationsrate unter 50 ml/min) nicht mehr wirken oder bei schwerer Herzinsuffizienz, bei denen das begrenzte Wirkungsmaximum der Thiazide nicht mehr ausreicht.

Die reflektorische Einstellung auf das „uralte" Furosemid ist heute nicht mehr zeitgemäß; Torasemid hat bei Patienten mit Herzinsuffizienz in einer (allerdings offenen) Studie zu einer im Vergleich zu Furosemid gesenkten Mortalität, sicher aber zu selteneren Krankenhauseinweisungen geführt. Die bessere, vor allem stabilere Resorption auch bei dekompensierten Patienten, die eine parenterale Applikation in vielen Fällen unnötig macht, trägt hierzu genau wie die längere Halbwertszeit mit geringeren Wirkspiegelschwankungen bei.

Bei **drohender Anurie** während eines akuten Nierenversagens kann durch die Zufuhr von extrem hohen Dosen von Furosemid versucht werden, die renale Wasser- und Elektrolytausscheidung wieder zu steigern. Bei Versagen dieses Therapieversuchs darf die Zufuhr von Furosemid nicht fortgesetzt werden. Eine Steigerung der eigentlich kritischen Größe der Nierenfunktion, der glomerulären Filtrationsrate (GFR), lässt sich jedoch durch *keines* der bekannten Diuretika erzielen. Im Gegenteil: Bei allen Diuretika ist eine Tendenz zur Abnahme der GFR zu erkennen, die sich in kritischen Situationen im Anstieg harnpflichtiger Substanzen äußert. Man erkauft also durch Diuretika eine verbesserte Wasserdiurese bei präterminalem Nierenversagen mit einer schlechteren Clearance harnpflichtiger Substanzen und damit einer möglicherweise früheren Dialysepflichtigkeit.

Eine **lebensbedrohende Hyperkalzämie** kann durch Furosemid vermindert werden. Dazu werden Dosen von 100 mg stündlich intravenös benötigt: Die hierbei zwangsläufig auftretenden Wasser- und Elektrolytverluste (Natrium, Kalium, Magnesium) müssen konsequent ersetzt werden.

Neben den renal bedingten Kreislaufwirkungen üben Schleifendiuretika einen direkten Einfluss auf Kapazitäts- und Nierengefäße aus, die unmittelbar nach intravenöser Gabe erweitert werden. Dies kann zur **Therapie des Lungenödems** mit Herzversagen (auch bei Myokardinfarkten) ausgenutzt werden.

Auch zur Therapie des Bluthochdrucks und der chronischen Herzmuskelinsuffizienz werden Schleifendiuretika verwendet. Bei diesen Erkrankungen ist jedoch ein starker, rasch eintretender und abklingender Effekt nicht vorteilhaft, daher ist primär den Thiaziden der Vorzug zu geben.

Dosierung. Die perorale Einzeldosis von Furosemid liegt bei 20–40 mg; sie kann bei Bedarf nach 6–8 Stunden erneut verabreicht und ggf. gesteigert werden. Die intravenöse Einzeldosis beträgt 20–40 mg. Die Applikation als Kurzinfusion ist zur Vermeidung der Ototoxizität (s.u.) notwendig, wenn höhere Dosen angewandt werden.

▶ **Nebenwirkungen** von Schleifendiuretika ergeben sich aus ihren Hauptwirkungen: Die Eindickung des Blutes erhöht die Viskosität und damit den Strömungswiderstand. Daraus resultiert eine erhöhte **Thromboseneigung**. Ebenso folgt eine eventuell erhebliche **Störung des Elektrolythaushaltes**. Zu beachten ist auch eine mögliche **Beeinträchtigung des Hörvermögens**, die mit einer veränderten Elektrolytzusammensetzung der Endolymphe einhergeht (Vorsicht bei gleichzeitiger Gabe ototoxischer Antibiotika!). Bei der Therapie mit diesen forciert wirkenden Diuretika werden **Magen-Darm-Beschwerden** einschließlich Diarrhöen beobachtet. Magnesium wird renal besonders im aufsteigenden Schenkel der Henle-Schleife rückresorbiert. Schleifendiuretika fördern die renale Mg^{2+}-Ausscheidung und damit auch die Gefahr der Hypomagnesiämie stärker als Thiazid-Diuretika.

Bei Langzeittherapie treten bei manchen Patienten Muskelverspannungen und Wadenkrämpfe auf. Ferner ist mit einem **Anstieg des Harnsäurespiegels** zu rechnen. Da Schleifendiuretika die renale Ca^{2+}-Ausscheidung fördern, sind sie bei Osteoporose-gefährdeten Patienten zur Dauertherapie (z.B. Hochdruck) ungeeignet. Limitiert werden kann eine langdauernde und hoch dosierte Therapie mit Schleifendiuretika durch das Auftreten einer **Hyponatriämie**, die diese Substanzen dann teilweise unwirksam werden lässt und gleichzeitig z.B. bei Herzinsuffizienz ein prognostisch sehr ungünstiges Zeichen ist. In diesen Fällen besteht ein relativer Wasserüberschuss, dem eigentlich nur durch eine Restriktion der Wasseraufnahme (kontrollierte Trinkmenge), nicht jedoch durch eine Kochsalzsubstitution (Ödemverstärkung!) begegnet werden kann.

Neue Schleifendiuretika. Die neueren Schleifendiuretika **Bumetamid** und **Torasemid** wirken länger als Furosemid und ermöglichen eine effiziente Diurese bei geringeren Nebenwirkungen. Sie werden zuverlässiger resorbiert, was bei einer Herzinsuffizienz von Bedeutung ist. So kann die Resorptionsquote von Furosemid auf 30% sinken, während Torasemid stabil zu über 80% resorbiert wird.

15.2.5 Kalium-sparende Diuretika

▶ **Wirkungsweise.** Triamteren und Amilorid wirken von der luminalen Seite her im Verbindungstubulus sowie in den oberen Abschnitten der Sammelrohre auf den Austausch von Natrium gegen Kalium bzw. Protonen. Sie hemmen den Eintritt von Na^+ durch einen Na^+-Kanal in die Tubulusepithelzellen und reduzieren damit die Austauschgeschwindigkeit der Kationen (Abb. 15.12). Das Ergebnis der Pharmakonwirkung besteht in einer vermehrten Natriumausscheidung und einer Einsparung von Kalium. Das Ausmaß des Effektes kann maximal nur 2–3% der primär filtrierten Natriummenge betragen.

▶ **Pharmakokinetik.** Triamteren wird ausschließlich per os verabreicht, die Bioverfügbarkeit ist mäßig (ca. 30%). Das Maximum der diuretischen Wirkung ist etwa 2 Stunden nach der Einnahme erreicht. Im Organismus wird Triamteren zu einem großen Teil hydroxyliert und an Schwefelsäure gekoppelt. Das Kopplungsprodukt ist diuretisch etwa so wirksam wie die Muttersubstanz. Beide werden glomerulär filtriert und tubulär sezerniert, wobei der Hydroxytriamteren-Schwefelsäureester im Harn überwiegt. Die Plasma-Eliminationshalbwertszeit wird für beide mit etwa 4 Stunden angegeben.

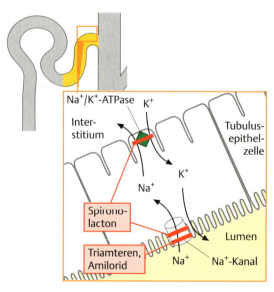

Abb. 15.12 Wirkung Kalium sparender Diuretika. Triamteren und Amilorid hemmen den Durchtritt von Na^+ durch den luminalen Na^+-Kanal. Der Aldosteron-Antagonist Spironolacton hemmt die Synthese der Kanal- und Pumpenproteine.

Amilorid wird ebenfalls nur per os gegeben, die enterale Resorption ist niedrig (zwischen 15 und 30 %) und individuell recht unterschiedlich. Das Wirkungsmaximum ist nach ca. 6 Stunden erreicht, die Wirkung ca. 24 Stunden nach Einnahme abgeklungen. Amilorid wird zum größten Teil unverändert renal ausgeschieden ($t_½$ 6–9 h).

▶ **Anwendung.** Die vorwiegende Indikation für die Kalium sparenden Diuretika ist die Langzeitbehandlung in Kombination mit einem Benzothiadiazin-Derivat bei der **Therapie der Hochdruckerkrankung** (s. a. S. 157). Die Gefahr, eine Hypokaliämie durch die Thiazid-Saluretika auszulösen, wird durch die Gabe von Triamteren oder Amilorid kompensiert, während die natriuretischen Effekte sich addieren. Es ist darauf zu achten, dass bei der (entweder freien oder fixen) Kombination eines Natriuretikum mit einem Kalium-sparenden Diuretikum Substanzen und Dosierungen gewählt werden, die pharmakokinetisch zusammenpassen. Die Kombination dieser beiden Prinzipien gibt jedoch keine Garantie dafür, dass der Elektrolythaushalt nicht trotzdem aus dem Gleichgewicht kommt. Hierfür sind wohl die großen interindividuellen Unterschiede in der Empfindlichkeit gegenüber den zwei saluretischen Wirkprinzipien und die unterschiedliche diätetische Belastung mit den Salzen verantwortlich. Bei einer alleinigen Therapie mit Kalium-sparenden Diuretika dürfen natürlich wegen der Gefahr des Auftretens einer Hyperkaliämie keine Kaliumsalze zugeführt werden, wie es bei der Anwendung der Natriuretika notwendig werden kann. Triamteren oder Amilorid sind kontraindiziert bei gleichzeitiger Einnahme von ACE-Hemmern/AT1-Rezeptor-Antagonisten oder medikamentöser Kaliumzufuhr!

Dosierung. Die **Dosierung von Triamteren** liegt zwischen 0,1–0,2 g pro Tag, meistens genügt als Dauermedikation 0,1 g täglich.
Die **Dosierung von Amilorid** liegt zwischen 5 und 10 mg pro Tag. Amilorid ist als Monosubstanz nicht im Handel.

▶ **Nebenwirkungen.** Ein Teil der Nebenwirkungen ergibt sich aus der Hauptwirkung, der Kalium-Retention und der daraus resultierenden **Hyperkaliämie**. Daneben werden **Störungen der Magen-Darm-Funktion** beobachtet.

Box 15.5

Methylxanthine: Verantwortlich für die harntreibende Wirkung von Tee und Kaffee

Theophyllin, **Coffein** und **Theobromin** (s. S. 332) wirken schwach diuretisch. Die glomeruläre Filtrationsrate wird aufgrund einer Vasodilatation geringfügig erhöht, die tubuläre Natriumrückresorption etwas vermindert. Wichtiger ist jedoch die vermehrte Markdurchblutung, die die Effektivität des Gegenstromprinzips durch Senkung der Natriumkonzentration im Interstitium vermindert. Das Volumen des Endharns ist dementsprechend vermehrt. Theophyllin ist stärker wirksam als Coffein und Theobromin. Die Wirkung ist unsicher und lässt bei Wiederholung häufig nach, so dass eine erfolgreiche diuretische Therapie mit dieser Substanzgruppe nicht durchgeführt werden kann. Die harntreibende Wirkung von Kaffee und Tee, die bei den meisten Menschen über das Ausmaß der aufgenommenen Flüssigkeitsmenge hinausgeht, ist jedoch auf die Methylxanthine zurückzuführen.

15.2.6 Aldosteron-Antagonisten

Leitsubstanz ist **Spironolacton**. Seine Wirkung kann ebenfalls schlagwortartig als Kalium sparende Diurese charakterisiert werden.
Das gilt auch für **Eplerenon**, das im Gegensatz zu Spironolacton als **spezifischer** Antagonist am Aldosteron-Rezeptor wirkt.

▶ **Wirkungsweise.** Das Nebennierenrindenhormon Aldosteron steigert in den Epithelzellen, der Verbindungstubuli und des Sammelrohres (bis auf den letzten Abschnitt), die Synthese der Eiweiße, die den luminalen Natriumkanal und die basolaterale Na^+/K^+-ATPase bilden. Dadurch wird die Effektivität der Na^+-Aufnahme und der K^+- bzw. H^+-Abgabe in diesem Tubulusabschnitt erhöht. Es resultiert eine Einsparung von Natrium und folglich von Chlorid und Wasser, während K^+ und H^+ vermehrt ausgeschieden werden.
Spironolacton ist ein Antagonist des Mineralocorticoid Aldosteron. Unter der Einwirkung von Spironolacton werden dementsprechend vermehrt Na-Ionen und vermindert K- und H-Ionen ausgeschieden: Kalium sparende Diurese.
Der Nachteil von Spironolacton besteht in seiner mangelnden Spezifität, so bindet es sich auch an Sexualhormon-Rezeptoren, so dass Nebenwirkungen wie Gynäkomastie und Amenorrhöen auftreten können. Es bedeutet einen Fortschritt, dass es jetzt gelungen ist, einen Aldosteron-Antagonisten mit hoher Spezifität und damit ohne störende Nebenwirkungen von hormoneller Seite zu entwickeln (**Eplerenon**).

▶ **Pharmakokinetik.** Spironolacton ist nach oraler Gabe wirksam, da es innerhalb kurzer Zeit ($t_{1/2}$ um 1,5 h) in die Wirkform Canrenon und 7-Thiomethyl-canrenon umgeformt wird (Abb. 15.13), deren Elimininationshalbwertszeiten 14–17 h betragen. Das K-Salz von Canrenoat ist gut wasserlöslich und kann injiziert werden. Da der Wirkungseintritt von Spironolacton und Canrenoat sehr langsam erfolgt – die reduzierte Synthese der spezifischen Eiweiße in den Nierenepithelien muss sich erst auswirken – ist es eine Frage, ob überhaupt eine parenterale Zufuhr notwendig ist.

▶ **Anwendung.** Die Indikationen für die Aldosteron-Antagonisten ergeben sich aus dem Wirkungsmechanismus. Neben ihrer Anwendung beim **primären Hyperaldosteronismus** werden die Antagonisten vor allem mit Erfolg bei **sekundärem Hyperaldosteronismus** verschiedener Genese angewendet:
- Zur Ausscheidung von **Ödemen bei Leberzirrhose**, die zum Teil bedingt sein können durch einen erhöhten Aldosteron-Spiegel aufgrund einer reduzierten Abbaugeschwindigkeit des Mineralocorticoid in der Leber.
- Zur Ausschwemmung von **Ödemen bei chronischer Herzmuskelinsuffizienz**, die durch Saluretika nicht oder nur unzureichend mobilisiert werden konnten. Hierbei ist allerdings zu beachten, dass zur Therapie der chronischen Herzinsuffizienz heute häufig ACE-Hemmer gehören, die eine Hyperkaliämie auslösen

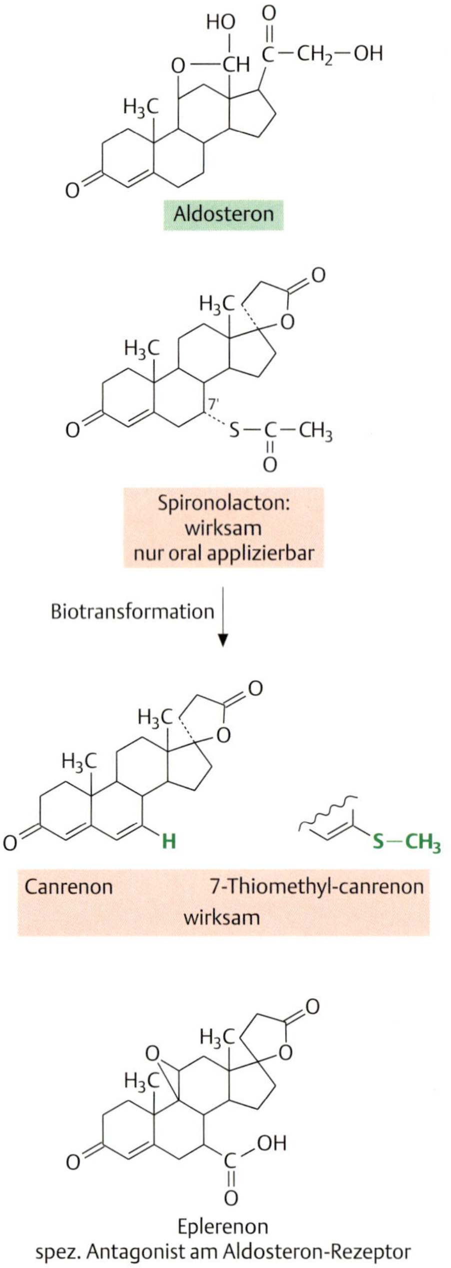

Aldosteron

Spironolacton:
wirksam
nur oral applizierbar

Biotransformation

Canrenon   **7-Thiomethyl-canrenon**
wirksam

Eplerenon
spez. Antagonist am Aldosteron-Rezeptor

Abb. 15.13   Spironolacton und Eplerenon

Darm. Diese Zustände können sich entwickeln bei chronischen Entzündungen der Darmschleimhaut (z. B. Ileitis terminalis, Colitis ulcerosa) und bei schwerwiegendem Abusus von Laxanzien. Im letzteren Fall ist natürlich die Unterbrechung der Laxanzien-Einnahme notwendig.

Bei der Therapie der Hypertonie ist es häufig sinnvoll, die Saluretika vom Thiazid-Typ mit Kalium sparenden Diuretika zu kombinieren. In erster Linie sollten hier Triamteren oder Amilorid angewendet werden, weil unter diesen Bedingungen eine vom Aldosteron-Mechanismus unabhängige Einschränkung des Na^+-K^+-Austausches zweckmäßiger erscheint. Die feste Kombination eines Thiazid-Diuretikum mit Spironolacton ist auch aus pharmakokinetischer Sicht nicht zu empfehlen, der Wirkungseintritt und die Dauer der Wirkungen sind zu unterschiedlich. Dies gilt insbesondere für die feste Kombination von Spironolacton mit Furosemid: Spironolacton beginnt nach einigen Tagen zu wirken, und erst dann stellt sich heraus, ob die Dosierung individuell richtig getroffen ist; die Wirkungen des Schleifendiuretikum sind dagegen schon 6–8 Stunden nach der Gabe abgeklungen. In der „Roten Liste" 2006 sind immer noch 6 Präparate enthalten, die aus einer Kombination von Furosemid (Eliminations $t_{1/2}$ 0,5–2 h) mit Spironolacton (Einsetzen der Wirkung nach einigen Tagen) bestehen.

Dosierung. Spironolacton wird in Dosen von 0,4 g zu Beginn und von 0,05–0,2 g zur Dauertherapie gegeben. Die richtige Dosisfindung ist schwierig aufgrund der langsamen Effekt-Entwicklung. Eplerenone wird anfänglich in einer täglichen Dosis von 0,025 g gegeben, die Dosierung kann auf 0,05 g gesteigert werden.

Nach den bisherigen Erfahrungen sollte eine Anwendung von Spirolacton durch die Gabe von **Eplerenon** ersetzt werden.

Box 15.6

Zum langsamen Wirkungseintritt von Spironolacton

Für den verzögerte Wirkungseintritt nach Beginn einer Therapie mit Spironolacton gibt es a) eine pharmakodynamische und b) eine pharmakokinetische Ursache.
a) Die Aufhebung der stimulierenden Wirkung von Aldosteron auf die Proteinsynthese kann sich erst dann bemerkbar machen, wenn vorhandene Proteine sich verbrauchen und ersetzt werden müssen.
b) Aus Spironolacton entstehen wirksame Metabolite (Canrenon sowie eine Methylthio-Verbindung), die langsamer eliminiert werden und kumulieren. Erst wenn diese nach mehreren Tagen ihr Kumulationsgleichgewicht erreicht haben, stellt sich ihr voller Effekt ein.

▶ **Nebenwirkungen** ergeben sich aus der Hauptwirkung: Es kann zu einer Kalium-Vergiftung kommen, insbesondere beim Vorliegen einer Niereninsuffizienz. Eine **Hyponatriämie** kann sich vor allem bei der Kombination mit Natriuretika ausbilden. Dem Spironolacton sind noch gewisse **Hormonwirkungen** eigen, so wurden Fälle von **Gynäkomastie** und von **Amenorrhöen** beobachtet; bei Patienten mit Leberzirrhose kann die Gynäkomastie-Häufigkeit bis zu 30 % betragen. Diese Nebenwirkungen hängen mit der mangelnden Selektivität des Spirono-

---

können (S. 137). Spironolacton, aber auch andere kaliumsparende Diuretika können diese Hyperkaliämie verstärken. Es ist in einer umfassenden Untersuchung gezeigt worden, dass Spironolacton in kleinen Dosen (25 mg täglich) bei einer **Herzinsuffizienz lebensverlängernd** wirkt. Spironolacton ist das einzige Diuretikum, für das bis heute bei Herzinsuffizienz eine lebensverlängernde Wirkung gezeigt werden konnte. Alle anderen Diuretika haben „nur" eine symptomatische Indikation (was sie nicht verzichtbarer macht). Hyperkaliämien treten nur selten auf, Kontrollen der Kalium-Werte im Plasma sind jedoch erforderlich.
- Bei Elektrolytstörungen mit begleitenden *Ödemen im Gefolge von chronischen Flüssigkeitsverlusten* aus dem

lacton zusammen (Bindung an Androgen-Rezeptoren), s. dagegen Vorteil von Eplerenon. Gelegentlich treten **flüchtige Exantheme** auf.

Notwendige Wirkstoffe

Diuretika

Wirkstoff	Handelsname	Alternative
Osmotische Diuretika		
Mannit	*Osmofundin®, Osmosteril®*	**G** Lsg. 10, 15, 20%
Thiazide		
Hydrochlorothiazid	*Esidrix®*	**G**, *HCT®, Disalunil®*
Chlortalidon	*Hygroton®*	
Indapamid	*Natrilix®*	**G**
Xipamid	*Aquaphor®*	**G**
Schleifendiuretika		
Furosemid	*Lasix®*	**G**
Piretanid	*Arelix®*	–
Torasemid	*Torem®, Unat®*	**G**
Kombinationen		
Hydrochlorothiazid + Triamteren	*Dytide H®*	*Diuretikum Verla® Tri.-Thiazid®*
Hydrochlorothiazid + Amilorid	*Moduretik®*	*Amiloretik®*
Aldosteron-Antagonisten		
Spironolacton	*Aldactone® Drag., Kapseln*	**G**, *Osyrol®, Jenaspiron®*
Eplerenon	*Inspra®*	–

15.3 Adiuretin (ADH, Vasopressin)

Von dem Volumen des Glomerulusfiltrates erreichen noch ca. 20% das Sammelrohrsystem. Befindet sich der Wasser- und Elektrolythaushalt im Gleichgewicht, werden diese 15–30 l eingeengt auf ca. 1,5 l Endharn pro Tag. Die für diese Einengung notwendige Wasser- (und Elektrolyt-) Resorption steht unter dem Einfluss des Hypophysenhinterlappen-Hormons Adiuretin (S. 370). Das Fehlen von Adiuretin ist Ursache des (hypophysären) Diabetes insipidus, der mit einer täglichen Urinausscheidung bis zu 20 l einhergehen kann. Der physiologische Reiz für die Adiuretin-Inkretion ist vorwiegend die Osmolarität im Plasma. Jeder Anstieg des osmotischen Druckes im Blut wird mit einer vermehrten Ausschüttung beantwortet und veranlasst in der Niere eine entsprechende Wassereinsparung.

▶ **Wirkungsweise.** Die physiologische Wirkung dieses Hypophysenhinterlappen-Hormons ist der antidiuretische Effekt. Bei höheren Konzentrationen wirkt es auch vasokonstriktorisch; diese Wirkung hat dem Hormon den häufig gebrauchten Namen Vasopressin gegeben.

(Abb. 15.**14**, s. a. S. 214). Entscheidend für die Regulation des Wasser- und Elektrolythaushaltes ist das Ausmaß der Rücknahme von Wasser aus dem Sammelrohrsystem in das hyperosmotische Interstitium der Markzone (s. Abb. 15.**7**, S. 203). Da die Sammelrohr-Epithelien primär wasserundurchlässig sind, ist eine Wasserrücknahme *nur* in Anwesenheit von Adiuretin möglich. Das mit dem Blut herangeführte Adiuretin stimuliert an der interstitiellen Seite der Epithelzellen die sog. **Vasopressin-Rezeptoren vom Subtyp V$_2$**, was über eine vermehrte Bildung von cAMP zum Einbau von Wasser-Kanalproteinen in das luminale Plasmalemm führt. Die Wasser-Kanalproteine, **Aquaporine** genannt, befinden sich im Ruhezustand in der Membran von Vesikeln, welche im Zellinneren liegen. Infolge des Adiuretin-Stimulus verschmelzen die Vesikel mit dem Plasmalemm, und die Aquaporine kommen in Kontakt mit dem Harn. Nach Beendigung des Adiuretin-Stimulus werden die aquaporinhaltigen Plasmalemm-Bezirke durch Endozytose wieder in das Zellinnere zurückgenommen.

Box 15.7

Aquaporine sind Wasserporen

Aquaporine sind membrangebundene Proteine mit sechs transmembranalen Domänen, die als Wasserkanäle funktionieren. Sie sind im Pflanzen- und Tierreich weit verbreitet. Beim Menschen sind verschiedene Typen von Aquaporinen (AQP) nachgewiesen, deren Bedeutung für die Nierenfunktion kurz erwähnt werden soll.
AQP 1 ist im Bürstensaum des proximalen Tubulus und im absteigenden Schenkel der Henle-Schleife lokalisiert. In diesem Bereich werden ca. 85% des Glomerulusfiltrats resorbiert.
AQP 2 findet sich im Verbindungstubulus und im Sammelrohr. Die AQP 2-Wasserkanäle sind in Membranen, die zu Vesikel geformt sind, enthalten und liegen abrufbereit im Cytosol. Der adäquate Reiz für die Integration in das Plasmalemm der luminalen Seite, womit eine Steigerung der Wasserpermeabilität verbunden ist, besteht in der Bindung von **Adiuretin** (Vasopressin) an die Rezeptoren an der interstitiellen Seite der Epithelzellen. Lässt die Adiuretin-Stimulierung nach, werden die AQP-2-haltigen Membranabschnitte wieder in die Zelle zurückgenommen und in Vesikelform aufbewahrt.
Am zum Interstitium gewandten Plasmalemm des Sammelrohres sind Aquaporine vom Typ **AQP 3** und **AQP 4** vorhanden, so dass ein Durchtritt von Wasser durch die Epithelzelle gewährleistet ist. Neben den reinen Wasserkanälen sind auch Aquaporine nachgewiesen worden, die zusätzlich noch andere kleine Moleküle passieren lassen. So lässt z. B. AQP 3 neben Wasser auch **Harnstoff** durchtreten (erleichterte Diffusion), so dass eine ständige Verschiebung von Harnstoff aus dem Urin in das Interstitium der Nierenpapille stattfindet. Hier trägt die Akkumulation des Harnstoffs zu dem hohen osmotischen Druck bei; die anderen osmotisch wirksamen Teilchen sind die Na- und Chlorid-Ionen. Aquaporine sind in vielen anderen Organen vorhanden und für den Wasserhaushalt der Zellen notwendig: in den Lungen, im Gehirn, im Auge, in den Drüsen, den Erythrozyten, um einige wichtige Bereiche zu nennen.
Auch für die **Bereitung der Galleflüssigkeit** ist die Funktion von Aquaporinen notwendig. Diese Wasserporen sind in der apikalen Zellmembran der Hepatozyten und der Gallengangsepithelien lokalisiert. Die Dichte des Besatzes an Aquaporin-Molekülen kann durch Glucagon und Sekretin gesteuert und dem augenblicklichen Bedarf an Galle-Produktion angepasst werden.

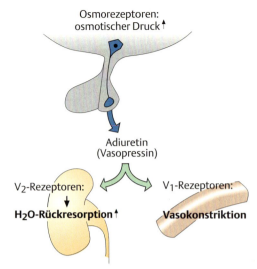

Abb. 15.**14 Wirkungsweisen von Adiuretin.** In physiologischer Konzentration wirkt Adiuretin antidiuretisch, in höherer Konzentration auch vasokonstriktorisch.

Es mag von Interesse sein, dass der Adiuretin-Mechanismus während der Phylogenese zu dem Zeitpunkt entwickelt wurde, als die Tiere „das Wasser verließen und das Land als Lebensraum eroberten" und damit gezwungen waren, Wasser zu sparen.

▶ **Pharmakokinetik.** Adiuretin wird, besonders in Leber und Niere, von Peptidasen gespalten und damit inaktiviert, die Eliminationshalbwertzeit beträgt etwa 20 Minuten. Wegen der Peptidase-Empfindlichkeit ist es für die perorale Zufuhr nicht geeignet.

▶ **Anwendung.** Die wichtigste Indikation für die Anwendung von Adiuretin oder Analoga ist der **hypophysäre Diabetes insipidus**. Adiuretin (8-Argininvasopressin, Argipressin) wird intramuskulär oder subkutan injiziert. Die intravenöse Zufuhr wird vorgenommen, um bei Ösophagusvarizenblutung den vasokonstriktorischen Effekt von Adiuretin auszunutzen.

Desmopressin (1-Desamino-8-D-Argininvasopressin) ist ein synthetisches Adiuretin-Analogon, bei dem die vasokonstriktorische Wirkung fehlt. Es wird langsamer abgebaut, und die Wirkung hält länger an; eine intranasale Applikation einmal täglich kann ausreichen. Auch andere Zufuhrwege sind möglich; die Dosierungen illustrieren die Bioverfügbarkeit:
- peroral 200–1200 µg/d,
- intranasal 10–40 µg/d,
- Injektion 1–4 µg/d.

Bemerkenswerterweise lässt sich durch Injektion hoher Dosen von Desmopressin die Aktivität des Gerinnungsfaktors VIII bei Hämophilie und von-Willebrand-Jürgens-Syndrom steigern. Da diese Dosen auch eine maximale Antidiurese auslösen, ist mit einer „Wasservergiftung" und einer Hyponatriämie zu rechnen. Zur Steigerung der Faktor-VIII-Aktivität sind 0,3–0,4 µg/kg i. v., d. h. etwa 25 µg als Einzeldosis nötig.

Notwendige Wirkstoffe

Adiuretin

Wirkstoff	Handelsname	Alternative
Desmopressin	*Minirin*® Tab., Spray, Amp.	–

15.4 Elektrolyte

Überblick

Kalium-Ionen sind asymmetrisch zwischen dem Extrazellulärraum (einschließlich dem Blutplasma) und dem Intrazellulärraum verteilt, die K^+-Konzentrationen betragen 4–5 mmol/l extrazellulär und 120–140 mmol/l intrazellulär. Da der Intrazellulärraum erheblich größer ist als der Extrazellulärraum, befinden sich mehr als 95 % des K^+-Körperbestandes in den Zellen. Die K^+-Konzentration im Plasma darf nur in engen Grenzen schwanken, sonst ergeben sich Herzfunktionsstörungen.
Bei *Hyperkaliämie* ist häufig eine Dialyse besser wirksam als medikamentöse Maßnahmen (Infusion von Calcium-Ionen, Anwendung von Insulin plus Glucose oder von Kationen-Austauscherharzen).
Bei *Hypokaliämie* wird meist peroral, gelegentlich parenteral mit Kaliumsalzen substituiert.

Magnesium-Ionen sind für den Ablauf von Erregungsvorgängen und für biochemische Reaktionen unentbehrlich. Die physiologische Plasmakonzentration liegt bei etwa 1 mmol/l.
Bei nachgewiesenen *Mg^{2+}-Mangelzuständen* ist mit Magnesium-Verbindungen eine Substitution möglich.
Eine durch intravenöse Zufuhr ausgelöste **Hypermagnesiämie** kann günstig bei der Eklampsie-Behandlung und einigen anderen Zuständen wirken.

Calcium-Ionen. Der Ca^{2+}-Gehalt des Plasmas sollte zwischen 2,0 und 2,6 mmol/l liegen, davon ist aber weniger als die Hälfte frei gelöst. Das in den Zellen vorhandenen Ca^{2+} ist fast völlig gebunden, die freie intrazelluläre Ca^{2+}-Konzentration liegt im Ruhezustand der Zelle zwischen 0,0001 und 0,001 mmol/l. Calcium-Ionen sind für Erregungsprozesse und als intrazelluläre Botenstoffe lebenswichtig. Die Ca^{2+}-Konzentration im Plasma muss konstant gehalten werden und unterliegt einer komplexen Regulation, wobei der Knochen als sehr großer Ca-Speicher dient.
Bei *Hyperkalzämie* können angewandt werden: Infusion von physiologischer Kochsalzlösung, ein Schleifendiuretikum (z. B. Furosemid) plus 0,9 % NaCl, Calcitonin, ein Bisphosphonat, ein Glucocorticoid (z. B. Prednisolon) in höherer Dosis.
Bei *Hypokalzämie* können Calciumsalze peroral oder ggf. parenteral zugeführt werden.

Im Folgenden soll die pharmakologische Bedeutung einiger Elektrolyte besprochen werden. Wir können uns dabei auf Kalium, Magnesium und Calcium beschränken; denn die anderen Ionen, die in den Körpersäften in wesentlicher Konzentration vorhanden sind, wie etwa Natrium- und Chlorid-Ionen, sind kaum als Pharmaka benutzbar oder anzusprechen.

Es muss jedoch daraufhin gewiesen werden, dass eine Hyponatriämie Begleitsymptom einiger Erkrankungen sein kann (Störungen der Adiuretin-Inkretion, Niereninsuffizienz, Arzneimittel-Nebenwirkungen usw.). Hier soll eine „selbstverschuldete", akute Hyponatriämie Erwähnung finden: Marathonläufer verlieren große Mengen Wasser und Natriumchlorid mit dem Schweiß. Von ihren Begleitpersonen wird ihnen während des Laufes Wasser angeboten ohne entsprechende Kochsalzmengen. Bis zu 3 Liter werden nach einer Untersuchung in Boston in einem 3- bis 4-stündigen Rennen getrunken. Das Ergebnis: ca. 15% der Teilnehmer hatten eine Hyponatriämie zwischen 135 mmol/Liter bis unter 120 mmol/Liter mit entsprechendem Leistungsabfall (Skelett- und Herzmuskelschwäche). Die „rennerfahrenen" Finnen essen während des Langlaufes Salzgurken!

15.4.1 Kalium

Bei allen Patienten, die von kardiovaskulären Erkrankungen bedroht sind, ist es wichtig, die Plasma-K^+-Konzentration im oberen Abschnitt des **Normbereiches (3,6–4,8 mM)** einzustellen. Ein relativ hoher Plasma-K^+-Spiegel erniedrigt den Blutdruck und wirkt „antiarrhythmisch", wenn Herzkrankheiten (Muskelinsuffizienz, Ischämie, Hypertrophie) vorliegen.

Hyperkaliämie

Ursachen. Nach oraler Zufuhr von Kaliumsalzen wird trotz guter Resorption der Plasma-Kaliumspiegel kaum erhöht. Dies beruht auf der schnellen Verteilung des Kalium im Gewebe und seiner schnellen Ausscheidung durch die Niere. Zur Hyperkaliämie kann es allerdings bei Hämolyse und nach ausgedehnter Gewebezertrümmerung kommen sowie nach Anwendung von depolarisierenden Muskelrelaxanzien, K^+-sparenden Diuretika, ACE-Hemmstoffen, nach parenteraler Zufuhr von Kalium-Salzen, ferner bei Niereninsuffizienz auch nach oraler Kalium-Zufuhr.

Symptome der Hyperkaliämie sind **Muskelschwäche**, eventuell **Parästhesien, Beeinträchtigung der Atmung**, vor allem aber **Veränderungen der Herzfunktion**, wie Überleitungsstörungen, Verschlechterung der Kontraktionen. Die Folgen der Hyperkaliämie lassen sich im EKG erkennen (Abb. 15.**15**), sie sind teilweise ähnlich wie nach Vagusreizung oder Acetylcholin-Zufuhr.

Therapie der Hyperkaliämie

Trotz ihrer Ähnlichkeit mit einem überhöhten Parasympathikus-Einfluss sind die Symptome der Kalium-Vergiftung nicht durch Atropin zu beseitigen. Häufig ist die **Hämodialyse** die beste Therapieform. Medikamentös ist es möglich, die Hyperkaliämie durch **Infusion von Calcium-Ionen** zu kompensieren; denn in gewissen Grenzen kommt es für eine ausgeglichene Herzfunktion weniger auf den absoluten Gehalt des Serums an Kalium-Ionen an, sondern eher auf die Relation von Kalium-Ionen zu Calcium-Ionen. Außerdem kann durch **Infusion von Glucose und Insulin** gleichzeitig mit der vermehrten Bildung von Glykogen eine vermehrte intrazelluläre Speicherung von Kalium bewirkt werden; es besteht aber die Gefahr einer Überwässerung. Um die Kalium-Ausscheidung aus dem Körper zu erhöhen, können nicht-resor-

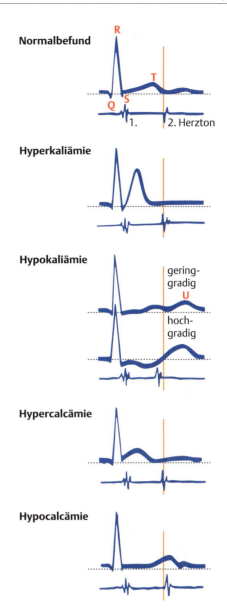

Abb. 15.**15** **EKG bei Veränderung der K^+- und Ca^{2+}-Konzentration im Blut.** Charakteristisch ist die hohe T-Welle bei Hyperkaliämie sowie die niedrige T-Welle und das Auftreten einer U-Welle bei Hypokaliämie. Bei Hyperkalzämie ist das QT-Intervall verkürzt, bei Hypokalzämie verlängert. Man beachte auch die Veränderung des 1. und 2. Herztones.

bierbare **Kationen-Austauscher**, die Na^+ oder Ca^{2+} gegen K^+ auswechseln, grammweise oral gegeben werden. Diese Maßnahme ist für den Patienten unangenehm und kann die zusätzliche Gabe eines Antiemetikum erforderlich machen.

Die Austauscherharze, Poly(styrol,divinylbenzol)-sulfonat-Harze, enthalten anionische Reste, die K^+ mit höherer Affinität als Na^+ bzw. Ca^{2+} binden und daher während der Darmpassage Na^+ gegen K^+ austauschen. Auch eine Furosemid-NaCl-Infusion vermag die K^+ Konzentration zu senken.

Hypokaliämie

Ursachen. Hier soll nur auf hypokaliämische Zustände hingewiesen werden, die durch Pharmaka, wie Saluretika, Glucocorticoide, Herzglykoside in hohen Dosen, Insulin und Glucose bei der Behandlung des Coma diabeticum sowie durch chronischen Missbrauch von Abführmitteln ausgelöst werden können. Eine eventuell lebensgefährliche Hypokaliämie kann sich entwickeln, wenn bei einer schweren Form der Megaloblastenanämie die Therapie mit Folsäure oder Vitamin B_{12} zu einem drastisch erhöhten K^+-Bedarf Anlass gibt, weil die vielen neugebildeten Zellen sich mit Kalium beladen.

Symptome. Die Symptome der Hypokaliämie spielen sich an denselben Organen ab wie bei der Hyperkaliämie. Es kommt gleichfalls zu **Muskelschwäche mit peripheren Atemstörungen** bis zur Lähmung, Erschlaffung der glatten Muskeln sowie am Herzen zur Verschlechterung der Leistung und typischen **Veränderungen im EKG**. (Abb. 15.**15**).

Therapie der Hypokaliämie

Eine bedrohliche Hypokaliämie lässt sich durch orale **Zufuhr von Kaliumsalzen** (4–6–8 g Kalium/d) beseitigen. Kalium-Salze können prophylaktisch gegeben werden, wenn eine Dauerbehandlung mit Saluretika vorgenommen wird und sich ein Kalium-Mangel abzeichnet. Kaliumsalze müssen entweder in verdünnten Lösungen (Brausetabletten) oder in zuverlässig retardierter Form zugeführt werden, denn hohe Konzentrationen lokal auf der Darmschleimhaut schädigen das Gewebe und lösen Strikturen aus. Bei akuten bedrohlichen Zuständen muss ein Kaliumsalz intravenös zugeführt werden (nicht mehr als 1 g bzw. ~ 20 mmol Kalium pro Stunde).
Dem Auftreten einer Arzneimittel-bedingten Hypokaliämie (Saluretika, Laxanzien) kann auch durch die Verordnung einer K-reichen Kost vorgebeugt werden. (Anhaltspunkte s. Tab. 15.1).

Box 15.8

Technische Probleme bei der K-Bestimmung

Störungen des Kaliumhaushaltes sind leider häufig, aber die so simpel erscheinende Diagnostik (Kaliumbestimmung im „Blut") ist leider nicht banal. Gerade eine Hypokaliämie oder besser Hypokalie (der Gesamtbestand des Körpers ist entscheidend) wird aufgrund der Freisetzung von Kalium aus den roten Blutkörperchen während der Stauung oder während des Flusses durch zu enge oder abgeknickte Kanülen, durch fehlerhafte Punktionstechnik oft übersehen. Am schlimmsten sind Versandproben, die erst nach langem Herumstehen zentrifugiert werden oder blutig tingiert sind und so auf die Reise gehen. Von derartig erhobenen Werten kann man meist 0,5 bis 1 mmol/l (u. U. auch mehr) abziehen, um auf den wahren Wert zu kommen. Dieser wäre dann in einigen Fällen Grund genug, eine einfache und effiziente orale Substitutionstherapie einzuleiten, was so aber unterbleibt. Chronische Muskelschwäche bis hin zur Rhabdomyolyse oder gravierende Rhythmusstörungen bis zum plötzlichen Herztod können die Folge der falschen Probengewinnung sein.

Tab. 15.**1** Ungefährer Kalium-Gehalt einiger Früchte und Gemüse (mmol pro 100 g Frischgewicht)

Apfel	2,5	Karotten	4,4
Apfelsinen	5,5	Kartoffeln	11
Bananen	7	Kohl	5,5
Birnen	2,7	Pflaumen	6,5
Blumenkohl	7	Spargel	5,5
Bohnen	5,5	Spinat	11
Broccoli	7	Tomaten	6
Grüner Salat	5	Weintrauben	5,5

Im Handel erhältliche Kalium-Präparate

Kaliumchlorid	Kalinor® Ret.-Tab.	8 mmol K^+/Tab.
	Kalitrans® Ret.-Tab.	8 mmol K^+/Tab.
	KCl-retard Zyma®	8 mmol K^+/Tab.
	Kalium-Duriles®	10 mmol K^+/Tab.
	Rekawan®	13 mmol K^+/Tab.
Kaliumhydrogencarbonat	Kalitrans® Brausetab.	25 mmol K^+/Tab.
Kaliumhydrogencarbonat + Kaliumcitrat	Kalinor® Brausetab.	40 mmol K^+/Tab.
Kaliumcitrat	Kalium-Verla® Granulat	20 mmol K^+/Beutel

Austauscherharze zum K^+-Entzug bei Hyperkaliämie
Poly(styrol,divinylbenzol)-sulfonsäure
Na^+-Salz	Resonium A®
Ca^{2+}-Salz	Sorbisterit®

15.4.2 Magnesium

Hypomagnesiämie

Ursachen. Ein Magnesium-Mangel ist selten, da mit den üblichen Nahrungsmitteln genügend Magnesium zugeführt wird (Fleisch, Seefisch, Milch, Gemüse, Getreide). Ein Mangel kann auftreten bei
- mangelnder Zufuhr mit der Nahrung (z. B. Alkoholiker),
- ungenügender Resorption aufgrund von Darmerkrankungen oder Laxantien-Abusus und
- verstärktem renalen Verlust (z. B. Schleifendiuretika).

Symptome. Eine Hypomagnesiämie kann zu einer **normokalzämischen Tetanie** und eventuell zu **Herzrhythmusstörungen** führen. Ein schwerwiegender Magnesium-Mangel tritt eigentlich nie isoliert auf, sondern ist stets mit anderen Elektrolytstörungen vergesellschaftet.

Therapie des Magnesium-Mangels. Bei Verdacht auf einen Magnesium-Mangelzustand ist zuerst durch eine **Mg-Bestimmung der Befund zu objektivieren** und dann die Ursache zu klären. Folgende therapeutische Möglichkeiten ergeben sich:
- kausale Therapie durch Beseitigung der Ursache,
- ausreichende oder vermehrte Zufuhr von Magnesium mit der Nahrung,
- wenn dann immer noch nötig: orale Gabe von Magnesium-Salzen,
- in schweren und dringenden Fällen: parenterale Gabe von Mg-Salzen.

- immer auch andere Elektrolyt-Störungen mit behandeln, z. B. Hypokaliämien.

Hypermagnesiämie

Dieser Zustand kommt als isolierte Elektrolytstörung nicht vor, wird aber durch intravenöse Gabe von Magnesiumsalzen ausgelöst, um die hemmende Wirkung von Mg-Ionen auszunutzen, so bei der Eklampsie oder bei drohender Frühgeburt, wenn Sympathomimetika nicht ausreichend wirksam sind. Auch manche Fälle von Herzrhythmusstörungen sollen positiv auf eine Magnesium-Zufuhr reagieren. Die therapeutische Breite ist gering, bei einem Überschreiten der richtigen Konzentration drohen in der „Mg-Narkose" ein Herzstillstand und eine Atemlähmung.

Zurzeit werden bei Befindlichkeitsstörungen sehr häufig orale Mg-Präparate verordnet, ohne dass ein Mg-Mangel nachgewiesen wird. Es handelt sich vermutlich um eine Placebo-Therapie, die bei intakten Nieren wohl gefahrlos ist. Bei Niereninsuffizienz ist aber jede Zufuhr von Mg-Salzen wegen der Gefahr einer Hypermagnesiämie kontraindiziert.
Es sei hier daran erinnert, dass Magnesiumsulfat (Bittersalz) peroral verabreicht in Mengen von 5–10 g ein schnell wirksames osmotisches Laxans darstellt.

Box 15.9

Kritiklose Angaben über die Indikation von Mg-Präparaten

In der „Roten Liste" 2006 sind etwa 30 reine Magnesium-Präparate angeboten. Die meisten Firmen geben als Indikation an: „Nachgewiesener Magnesium-Mangel als Ursache für Störungen der Muskeltätigkeit" (nächtliche Wadenkrämpfe). Das ist eine vernünftige Substitutionstherapie, die den Nachweis eines Mangelzustandes voraussetzt.
In der „Roten Liste" 2006 finden sich aber auch noch folgende Indikationen: Intrazelluläre Calciumüberlastung, Störung der Herztätigkeit, einseitige Ernährung, Störungen durch Kontrazeptiva, Diuretika, Laxanzien, Insulin und Alkoholkonsum. Mangelnde Kompensation eines erhöhten Bedarfes: Schwangerschaft, Stillzeit, Stress, Alterserscheinungen und neuroarthritische Zustände. Schutztherapie gegen Herzinfarkt, Myokardnekrosen, Arteriosklerose, Arteriitis und Störungen des Fettstoffwechsels. Bei Frühgeburtsneigung, Frühgeburtsbestrebungen, fetaler Hypotrophie und Eklampsierisiko.
„Indikationslyrik" ist das Schlagwort, das einem hier in den Sinn kommt.

15.4.3 Calcium

Verteilung im Organismus. Der erwachsene Mensch enthält etwa 1000 g Calcium, davon befinden sich 99 % im Knochen. Hiervon sind wiederum etwa 70 % anorganisch im Hydroxylapatit gebunden, der Rest liegt in organischer Form vor, z. B. im Collagen. Zwischen dem Verhalten des Kalium und des Calcium besteht im Organismus ein wichtiger Unterschied: Die Kalium-Ionen sind immer (ob intra- oder extrazellulär) fast völlig frei beweglich, vom Calcium dagegen ist nur ein Teil ionisiert, der andere Teil ist gebunden an Komplexbildner (z. B. Citrat und Phosphate) oder Proteine. Die Verteilung von Calcium im Plasma sowie sein Umsatz im Organismus sind in Abb. 15.16 und Abb. 15.18 dargestellt. Zwischen den Fraktionen besteht ein Gleichgewicht. Biologisch wirksam ist die Konzentration der Calciumionen. Die Einstellung einer konstanten Calcium-Ionen-Konzentration geschieht mit Hilfe der Hormone Parathormon (S. 378), Calcitonin (S. 377) und Vitamin-D-Hormon (S. 248).

Physiologische Bedeutung. Calcium besitzt eine allgemeine Bedeutung für die **Übertragung von Erregungsprozessen** der Plasmamembran auf die intrazellulär lokalisierten Funktionsstrukturen. Hierbei ist wichtig, dass die Calcium-Ionen-Konzentration in der Zelle extrem niedrig eingestellt ist: sie beträgt „in Ruhe" 10^{-7}

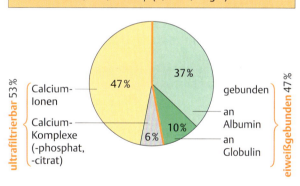

Abb. 15.**16** **Verteilung von Calcium im Plasma.** Das eiweißgebundene Calcium ist renal nicht filtrierbar.

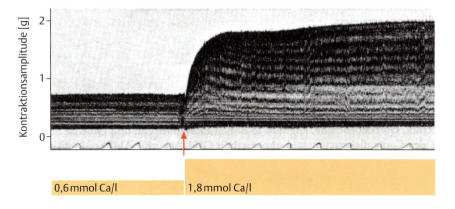

Abb. 15.**17** **Kontraktionsamplitude** und extrazelluläre Ca^{2+}-Konzentration. Versuch am isolierten Vorhof des Meerschweinchens, Registrierung mittels eines Dehnungsmessstreifens auf einem Direktschreiber. Der Vorhof wird mit einer Frequenz von 2,5 Hz gereizt, Zeitschreibung in Minuten. Beim Pfeil wird die Calcium-Ionen-Konzentration von 0,6 auf 1,8 mmol/l Tyrode-Lösung erhöht: Die Kontraktionskraft nimmt erheblich zu.

– 10^{-6} mol/l. Während des Erregungsprozesses steigt die zytosolische Calcium-Konzentration an. In der *Muskulatur* vermitteln Calcium-Ionen die Kopplung der Erregung zu den kontraktilen Proteinen, wie es für die glatte Muskulatur auf S. 105 und auf S. 127 ausführlich für den Herzmuskel dargestellt ist. Aus den Enden der motorischen und der vegetativen *Nervenfasern* erfolgt die Freisetzung der Überträgersubstanzen (Acetylcholin und Noradrenalin) ebenfalls durch Vermittlung von Calcium: Als Folge des Aktionspotentials steigt die Calcium-Ionen-Konzentration in der Nervenendigung an. Proteine werden aktiviert und ziehen die Speichervesikel zum Plasmalemm, eine Verschmelzung der Vesikel mit der Plasmamembran wird möglich, daraus resultiert eine Freisetzung durch Exozytose. Ein vergleichbarer Prozess liegt der Freisetzung von Adrenalin aus der *Nebennierenmarkzelle* zugrunde. Auch die Abgabe der Hypophysenhinterlappen-Hormone aus ihren Speichergrana wird durch Calcium vermittelt. Dies gilt wahrscheinlich im Prinzip ebenfalls für die sekretorische Tätigkeit der Speicheldrüsen und der exokrinen Zellen des Pankreas.

Hyperkalzämie

Ursachen. Der Hyperkalzämie können recht verschiedene Ursachen zugrunde liegen, so ein Hyperparathyreoidismus, eine Hyperthyreose, Vitamin-D- und Vitamin-A-Vergiftungen, Arzneimittelwirkungen. Die Dringlichkeit, mit der eine Therapie begonnen werden muss, hängt vom Ausmaß der Hyperkalzämie und deren Dauer ab. Eine Klärung der Ursache ist natürlich das naheliegende Ziel.

Therapie der Hyperkalzämie

Beim Vorliegen einer (lebensbedrohenden) **Hyperkalzämie** ist es zwingend, unabhängig von der Ursache die Calcium-Ionen-Konzentration im Serum zu senken und die Calcium-Ausscheidung zu erhöhen. Zu diesem Zweck sind verschiedene therapeutische Maßnahmen möglich (Abb. 15.**18**):

Hemmung der Osteoklastentätigkeit. Die Resorption von Knochen mit Freisetzung der Calcium-Salze wird durch Hemmung der Osteoklasten gebremst. Folgende Pharmaka unterdrücken die Osteoklastentätigkeit:
- **Calcitonin**, dessen Eigenschaften auf S. 377 näher dargestellt werden; die antihypercalcämische Wirksamkeit kann allerdings im Laufe einiger Tage abnehmen.
- **Glucocorticoide** können bei einigen Formen der Hyperkalzämie (nicht bei primärem Hyperparathyreoidismus) eine Senkung der Ca^{2+}-Konzentration herbeiführen. Der Wirkungsmechanismus ist unklar; neben der möglichen Hemmung der Osteoklasten-Tätig-

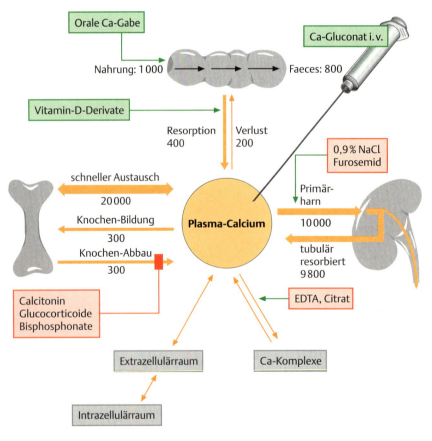

Abb. 15.**18** **Ca^{2+}-Umsatz im Gleichgewicht und pharmakologische Eingriffsmöglichkeiten.** Die Zahlenangaben (in mg/d) beschreiben den physiologischen Ca-Umsatz.

keit werden auch eine Verminderung der enteralen Calcium-Resorption, der renalen Ca^{2+}-Rückresorption sowie eine Reduktion der Bildung von Osteoklasten-stimulierenden Faktoren in bestimmten Tumoren diskutiert. Die Wirkung tritt nach 24–72 Stunden ein.
- **Bisphosphonate** werden zur Senkung der Ca^{2+}-Konzentration im Serum bei Hyperkalzämien eingesetzt. Sie hemmen die Osteoklasten-Tätigkeit, möglicherweise wird auch die Abbaubarkeit der Hydroxylapatit-Kristalle vermindert (S. 262).

Komplexierung freier Calcium-Ionen. Wird das Dinatrium-Salz des Komplexbildners **EDTA** (Na-edetat) intravenös infundiert, so bilden sich im Blut Ca-EDTA-Komplexe, wobei freie Calcium-Ionen weggebunden werden. Die Komplexe bleiben im Blut gelöst und werden renal eliminiert. Dinatrium-EDTA ist sehr effektiv, aber leider auch sehr nephrotoxisch. Daher sollte es nur bei lebensbedrohlicher Hyperkalzämie eingesetzt werden. Um Nierentubulus-Schäden zu vermeiden, sollte eine Tagesdosis von 3 g nicht überschritten werden; die Therapie sollte nicht länger als 2 Tage andauern. Auch **Citrat** vermag lösliche Calcium-Komplexe zu bilden und dadurch die Calcium-Ionen-Konzentration zu senken (S. 179). Es ist bei Hyperkalzämie therapeutisch als kontrollierte Infusion verwendbar.

Hypokalzämie

Ursachen. Ein chronisches Defizit kann diätetisch, durch einen Hormonmangel (Vitamin D, Parathormon) oder auch medikamentös (Langzeitgabe eines Schleifendiuretikum in hoher Dosis) bedingt sein.

Symptome. Ein Defizit an Calcium-Ionen löst eine **Tetanie** aus, die Folge einer Übererregbarkeit der motorischen Endplatte ist.

Therapie der Hypokalzämie

Die **Substitutionstherapie** ist immer dann angebracht, wenn akut oder chronisch ein Mangel an Calcium besteht. Unabhängig von der Ursache lässt sich eine durch akute Hypokalzämie bedingte Tetanie durch intravenöse Zufuhr von Calcium-Salzen sofort beseitigen. Dieser augenblickliche Erfolg enthebt aber nicht von der Verpflichtung, die Ursache der Calcium-Stoffwechselstörung festzustellen, um dann eine kausale Therapie durchführen zu können. Zur Therapie oder Prophylaxe eines chronischen Defizits werden entsprechende Mengen eines Calcium-Salzes per os eingenommen, dessen Gewichtsanteil an Calcium um 1 g täglich für den Erwachsenen betragen soll (Abb. 15.**18**). Auch diätetisch lässt sich die Ca-Zufuhr steigern, z. B. sind Milchprodukte einschl. Käse sehr an reich an Calcium, was aber auch fettarme Produkte einschließt, die zu bevorzugen sind (auch wenn der Geschmack leidet). Die intravenöse Injektion muss, falls überhaupt notwendig, sehr langsam erfolgen, da sonst die Konzentration, die das Herz erreicht, so hoch ist, dass toxische Symptome auftreten. Statt des lokal reizenden **Calciumchlorid** werden zweckmäßigerweise organische Salze verwendet (Gluconat u.ä.). Diese können auch intramuskulär zugeführt werden. Hier sei an die Beeinflussbarkeit des **Calcium-Sensors** erinnert (s. S. 378).

Notwendige Wirkstoffe

Elektrolyte

Wirkstoff	Handelsname	Alternative
Orale Kalium-Substitution		
$KHCO_3$ + Kaliumcitrat	Kalinor®-Brausetab. 1,6 g/Tab. Kalitrans®-Brausetab. 1,1 g/Tab.	–
Kaliumchlorid	Kalium-Duriles® 0,4 g/Ret.-Tab.	Kalinor®, Rekawan® Ret.-Tab.
Calcium-Substitution		
Sofort-Therapie bei einer Tetanie		
Organische Calciumsalze	Calcium-Sandoz® Amp.	Calcium-Braun® Amp.
Orale Calcium-Substitution		
Organische Calciumsalze mit 1000 mg Ca^{2+}/Brausetab.	Ca-Sandoz® fortis.	Ca-Verla® 1000, Löscalcon® 1000, Ospar Ca® 1000, Vivural® 1000
Magnesium-Substitution		
Mg-Oxid peroral	Magnetrans® forte 250 mg/Kaps.	Mg-Octopan® 250 mg/Kaps.
Mg-Sulfat parenteral*	Mg-Diasporal® 100 mg Mg/Amp.	Mg 5-Sulfat® 100 mg Mg/Amp.
Rehydratationslösung		
sollte bei oraler Zufuhr etwa Folgendes enthalten: 3,5 g Natrium-Salze als Chlorid, Citrat oder Hydrogencarbonat; 1,5 g Kaliumchlorid; 20 g Glucose, Aqua dest. ad 1000 ml		
Rehydratationslösung	Elotrans® Beutel	–

* Magnesiumsulfat (Bittersalz) in Dosen von 5–10 (−20) g ist ein osmotisches Laxans.

15.4.4 Infusionslösungen

Isotone Salzlösungen. Die Heilungschancen bei vielen Erkrankungen und Eingriffen werden erheblich besser, wenn durch Zufuhr geeigneter Elektrolyt-Lösungen Störungen in der Zusammensetzung der Körperflüssigkeiten normalisiert werden können. Je nach Einzelfall müssen isotone Salzlösungen mit wechselndem Verhältnis von Natrium-, Kalium- und Calcium-Ionen oder isotone Zuckerlösungen (Glucose, Fructose) oder Mischungen aus den verschiedenen Lösungen angewendet werden. In der Tab. 15.**2** sind Standard-Infusionslösungen unterschiedlicher Zusammensetzung aufgelistet.

Osmotherapie. Eine Erhöhung des osmotischen Druckes im Extrazellulärraum führt zu einer Verschiebung von Wasser in diesen Raum und dadurch in das Gefäßsystem. Am besten geeignet

Tab. 15.2 Ionale Zusammensetzung „physiologischer Salzlösungen"

	g/l	mmol/l
nach Ringer:		
NaCl	6,0–6,5	103–111
KCl	0,075–0,14	1–1,9
$CaCl_2$	0,1–0,12	0,9–1,1
$MgCl_2$		
NaH_2PO_4	0–0,01	0–0,1
$NaHCO_3$	0,1–0,2	1,2–2,4
Glucose	0–2,0	0–11,1
nach TYRODE:		
NaCl	8,0	137
KCl	0,2	2,7
$CaCl_2$	0,24	2,2
$MgCl_2$	0,01–0,05	0,1–0,5
NaH_2PO_4	0,05	0,4
$NaHCO_3$	1,0	11,9
Glucose	1,0	5,5
nach Krebs-Henseleit:		
NaCl	6,9	118
KCl	0,35	4,7
$CaCl_2$	0,28	2,5
$MgCl_2$		
$MgSO_4 \cdot 7 H_2O$	0,29	1,2
NaH_2PO_4	0,16	1,2
$NaHCO_3$	2,1	25
Glucose	2,0	11,1

für diesen Zweck ist Mannit, das zusätzlich noch eine osmotische Diurese auslöst (S. 206). Eine solche Osmotherapie bewährt sich zur Senkung des Liquordruckes bei Hirnödem, während operativer Eingriffe am Gehirn, bei akutem Glaukom-Anfall usw. Es werden von der 20%igen Lösung bis maximal 500 ml intravenös infundiert. Für denselben Zweck lässt sich auch Glycerin verwenden (10%ig, intravenös verabreicht). Eine wirksame Osmotherapie des Glaukoms kann auch durch orale Gabe von Glycerin (1,5 g/kg mit Wasser verdünnt) durchgeführt werden.

Jede Infusionstherapie erfordert eine ständige Kontrolle des Elektrolyt- und Wasserhaushaltes. Fructose darf wegen der Gefahr der Lactacidämie und Leberschädigung nicht in unbeschränkten Mengen infundiert werden.

16 Verdauungstrakt

16.1 Gastritis, Ulcus ventriculi ··· 221
16.2 Obstipation ··· 225
16.3 Diarrhö ··· 228
16.4 Morbus Crohn, Colitis ulcerosa ··· 229
16.5 Colon irritabile ··· 231
16.6 Lebererkrankungen ··· 231
16.7 Pankreas ··· 233

16.1 Gastritis, Ulcus ventriculi

Überblick

Beeinflussung der Magenschleimhaut bei folgenden anomalen Zuständen:

1. Hyperazidität, Gastritis, Ulzerationen
Besprochen werden Antazida, Hemmung der Salzsäure-Produktion durch H$_2$-Antihistaminika und durch Protonen-Pumpen-Hemmstoffe, schließlich die Kausaltherapie durch Eradikation des Helicobacter pylori.

2. Hypoazidität
Besserung durch Säure-Substitution.

Normalerweise ist die Schleimhaut des Magens und des oberen Zwölffingerdarms vor einer Schädigung durch die aggressive Salzsäure geschützt, solange die Epithelzellschicht intakt ist und eine ausreichende Schleimproduktion erfolgt. Ist das Gleichgewicht zwischen Schleimhautschutz und Salzsäure zu Ungunsten der protektiven Faktoren verschoben, wird die Schleimhaut geschädigt. Die Schwere der Schädigung ist abhängig von der Ursache und schwankt von einer leichten Gastritis bis hin zu Ulzerationen mit der Potenz zur malignen Entartung. Gastritiden und Magen-Darm-Ulzera sind schmerzhaft und rufen Verdauungsbeschwerden hervor. In diesem Zusammenhang ist zu beachten, dass eine Selbstmedikation der Beschwerden durch die Patienten mit den üblichen Schmerzmitteln (nichtsteroidale Antiphlogistika, NSAP; S. 289) verhindert werden muss, weil diese Arzneimittelgruppe ulcerogen wirkt.

Ehe eine ärztliche Therapie begonnen werden kann, muss der Therapeut in Erfahrung bringen, ob das Leiden des Patienten einen offensichtlichen Grund hat: übermäßiger Kaffeegenuss (Röstprodukte reizen die Schleimhaut), häufiger Genuss hochprozentiger Alkoholika, zu stark gewürzte Speisen und schließlich unregelmäßige Lebensführung und hektische Betriebsamkeit (der Magen als Zielorgan der „überdrehten Psyche"). Der Arzt sollte versuchen, das Verhalten des Patienten zu ändern – was meistens nicht gelingt!

Eine häufige Ursache für eine Gastritis und vor allem für Magen- und Duodenalgeschwüre, aber auch des MALT-Lymphoms, ist die Besiedelung der Magenschleimhaut mit dem Keim **Helicobacter pylori**. Falls eine derartige chronische Besiedelung bei einem Patienten vorliegt, ist die Ausrottung dieses Keimes die Grundlage für eine Dauerheilung seines Leidens.

Je nach Lage des Falles steht eine Reihe wirksamer Therapiemöglichkeiten zur Verfügung.

16.1.1 Antazida

Das **Wirkprinzip** dieser Substanzen besteht darin, die Protonenkonzentration des Magensaftes durch die orale Gabe von basischen (d.h. protonenbindenden) anorganischen Wirkstoffen herabzusetzen: Damit wird die aggressive Eigenschaft des Magensaftes vermindert. Der säureneutralisierende Effekt der Antazida kann bei einer „Übersäuerung" des Magens nach Diätfehlern, Alkoholabusus und bei leichten Formen einer Refluxösophagitis angewandt werden. Bei chronischen hyperaziden Gastritiden ist die Gabe von Antazida nicht mehr zeitgemäß.

Einnahme-Schema. Da die Nahrung eine Säure-puffernde Wirkung besitzt, sollten die Antazida 2–3 Stunden nach den Mahlzeiten, sowie zur Nacht eingenommen werden.

Wahl des Mittels. Die Kombination von Magnesium- und Aluminiumhydroxid gleicht die gegensätzlichen Effekte beider Substanzen auf die Darmmotilität aus. Ebenso ist die Komplexbindung beider Hydroxide im **Magaldrat** zu empfehlen. Für die Anwendung von Calciumcarbonat gibt es keine guten Gründe, denn dieses Salz obstipiert und bindet Phosphat. **Natriumhydrogencarbonat** (NaHCO$_3$) senkt die Protonenkonzentration sehr rasch, dabei wird gasförmiges CO$_2$ frei und dem Organismus eine Menge Na-Ionen zugeführt, daher ist es kontraindiziert bei Patienten mit Hochdruck, Herzinsuffizienz oder mit Ödemen. Die entstehende Gasmenge im Magen stört die meisten Menschen.

Erwähnt werden muss noch die Substanz **Sucralfat** (basisches Aluminiumsalz sulfatierter Saccharose). Sie bildet auf Schleimhautdefekten eine neutralisierenden Film, der das darunter liegende Gewebe schützt. Da Sucralfat nicht den pH-Wert des Magensaftes heraufsetzt, ist es kein Antazidum im engeren Sinne. Sucralfat findet nur noch Anwendung zur Stress-Ulkus-Prophylaxe auf Intensivstationen.

16.1.2 Hemmung der Salzsäureproduktion

Vorbemerkungen

Funktion der Magenschleimhaut. Die **Oberflächenzellen** produzieren den Magenschleim und HCO_3-Ionen unter dem Einfluss von Prostaglandinen, so dass unmittelbar auf der Schleimhaut-Oberfläche ein neutraler pH-Wert herrscht. Die **Belegzellen** (Parietalzellen) sind in der Lage, mittels einer H^+/K^+-ATPase Protonen in das Lumen zu sezernieren, der pH kann Werte bis zu 1,0 erreichen. Die Belegzelle wird vornehmlich durch Histamin stimuliert, das an einen H_2-Rezeptor gebunden wird. Das Histamin stammt aus benachbarten **enterochromaffin-artigen Zellen**, es handelt sich also um einen parakrinen Mechanismus. Diese parakrinen Zellen werden ihrerseits zur Histamin-Freisetzung angeregt durch Acetylcholin (über M_1-Rezeptoren) aus N.-vagus-Fasern und durch Gastrin aus den G-Zellen des Antrums. Neben diesem Angriffspunkt an den enterochromaffin-artigen Zellen stimulieren Acetylcholin (über M_3-Rezeptoren) und Gastrin auch direkt die Belegzellen; der Umweg über Histamin scheint jedoch quantitativ der wichtigere Weg zu sein. Prostaglandine hemmen die Säuresekretion.

Pharmakologische Einflussnahme. In dieses komplizierte Zusammenspiel greift nun eine Reihe von Pharmaka ein. Die Histamin-Stimulierung der Belegzellen wird durch H_2-Antihistaminika blockiert, die **H^+/K^+-ATPase** durch die Protonenpumpen-Hemmstoffe vom Typ des Omeprazol bis zur völligen Ausschaltung gehemmt. Auf der anderen Seite ist es verständlich, dass auch im negativen Sinne in das physiologische Gleichgewicht eingegriffen werden kann. So rufen Pharmaka, welche die Prostaglandinsynthese hemmen (wie die „Nicht steroidalen Antiphlogistika"), über eine Verminderung der protektiven Komponente eine Schädigung der Schleimhaut hervor.
Misoprostol ist ein halbsynthetisches Prostaglandin-Derivat, das auf Grund seiner chemischen Stabilität seinen Charakter als Lokalhormon verloren hat. Es fördert die Schleim-Produktion und vermindert die Säure-Bildung in der Magenschleimhaut. Als Therapeutikum kann Misoprostol kaum verwendet werden, da die Nebenwirkungen (Bauchschmerzen, Diarrhöen, Menstruationsstörungen, Wehenindukton) zu ausgeprägt sind. Versuchsweise wird es zusammen mit nicht-steroidalen Antiphlogistika verabreicht, um deren Magenschleimhaut-Schädigung abzumildern.
Alkoholika, insbesondere konzentrierte Zubereitungen, und die Röstprodukte des Kaffees verstärken die Säureproduktion. Das Nicotin des Tabakrauches stimuliert den N. vagus und führt damit ebenfalls zur Hyperazidität. Eine besonders große Rolle spielt die Besiedelung der Schleimhaut durch Helicobacter pylori. Dieser Keim ist die häufigste Ursache für ein Magen- oder Zwölffingerdarm-Geschwür. Der Beseitigung dieses Erregers muss daher besondere Aufmerksamkeit gewidmet werden (S. 224).

Hemmung der Belegzellen-Stimulierung

Durch die neuen Prinzipien (Hemmung der H^+/K^+-ATPase und der H_2-Rezeptoren) haben die Antazida an Bedeutung verloren, und die Parasympatholytika sind obsolet geworden.

H_2-Antihistaminika. ▶ Die spezifisch H_2-Histamin-Rezeptoren blockierenden Substanzen reduzieren die Salzsäure-Produktion besonders effektiv, weil sie den „Hauptstimulus" der Belegzelle ausschalten (Abb. 16.1). Selbst bei einer Überproduktion von Gastrin (Zollinger-Ellison-Syndrom) sind die H_2-Antihistaminika wirksam. Leitsubstanz dieser Gruppe war **Cimetidin**, später kamen **Ranitidin, Famotidin, Nizatidin** und **Roxatidin** hinzu. Diese Pharmaka werden auf S. 114 näher besprochen.

▶ Die H_2-Antagonisten sind empfehlenswerte Pharmaka zur Hemmung der Salzsäure-Produktion; sie fördern die **Heilung von Duodenal- und Magenulzera** und ▶ rufen nur **selten Nebenwirkungen** hervor. Insgesamt sind die H_2-Antagonisten aber durch die Protonenpumpen-Hemmstoffe (s.u.) in ihrer Bedeutung zurückgedrängt worden. Sie sind evtl. bei unkomplizierten Befindensstörungen wie „saurem Aufstoßen", „Dyspepsie" oder leichteren Formen der Refluxösophagitis zu bevorzugen, sofern überhaupt eine Indikation für eine systemische Pharmakotherapie besteht.

Gastrin-Antagonisten. Die Freisetzung von Gastrin aus der Antrum-Schleimhaut in das Blut wird durch Einflüsse wie Absinken der Protonen-Konzentration des Magensaftes, Peptone (Protein-Spaltprodukte), Dehnung der Magenwand oder Calcium-Ionen stimuliert. Gastrin fördert die Säureproduktion direkt und über Vermittlung durch Histamin. Es gibt bisher keinen selektiven und wirksamen Gastrin-Rezeptor-Antagonisten.

Neben Gastrin (einem aus Pankreas und Magenschleimhaut extrahierbaren, auch synthetisch herstellbaren Peptid aus 17 Aminosäuren) ist auch Pentagastrin, das die letzten essenziellen Aminosäure-Reste des Gastrin enthält, gut geeignet, die Magensaftsekretion sehr stark anzuregen.

Hemmung der Protonenpumpe

Ein anderes Prinzip, die Bildung von Salzsäure herabzusetzen, besteht darin, die H^+/K^+-ATPase zu hemmen. Dieses Enzym ist an der luminalen Seite der Belegzellen lokalisiert und bewerkstelligt den Transport der Protonen gegen den Konzentrationsgradienten in den Magensaft hinein.

Omeprazol

▶ **Wirkungsweise.** Dieses Benzimidazol-Derivat wird im stark sauren Milieu des kanalikulären Apparates der Belegzelle angereichert und in einen reaktiven Metaboliten umgewandelt, der sich kovalent an die H^+/K^+-ATPase der Belegzelle bindet (Abb. 16.2). Omeprazol liegt jetzt auch als reines S-Isomer unter dem Namen **Esomeprazol** vor, ohne dass dies ein eindeutiger klini-

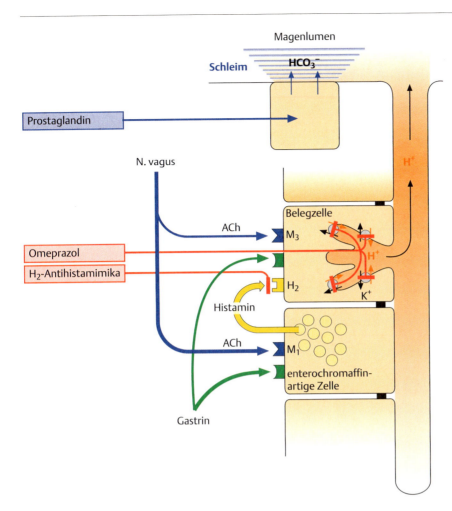

Abb. 16.1 **Funktionen der Magenschleimhaut und ihre pharmakologische Beeinflussung.** Die Schleimproduktion und die HCO_3^--Abgabe werden durch Prostaglandine gefördert. Der stärkste Stimulus für die Belegzelle ist Histamin, das über einen H_2-Rezeptor die H^+-Sekretion steigert. Das Histamin wird aus den enterochromaffin-artigen Zellen freigesetzt; auslösend wirken Gastrin über Gastrin-Rezeptoren und Acetylcholin (aus Vagus-Fasern) über M_1-Rezeptoren. Gastrin und Acetylcholin haben auch einen vergleichsweise schwächeren direkt stimulierenden Effekt auf die Belegzelle. Hemmstoffe (rot dargestellt) der HCl-Produktion sind: H_2-Antihistaminika am H_2-Rezeptor der Belegzelle und Omeprazol am Endglied des Prozesses, der H^+/K^+-ATPase (Protonen-Pumpe) der Belegzelle.

scher Vorteil wäre. Es genießt jedoch als Neueinführung den kommerziell nützlichen Patentschutz.

▶ **Pharmakokinetik und Dosierung.** Da Omeprazol die Belegzelle erreichen soll, darf die Substanz nicht schon nach oraler Zufuhr im Lumen des Magens umgewandelt werden. Sie muss daher in säurefesten Kapseln zugeführt werden. Nach enteraler Resorption gelangt Omeprazol in den großen Kreislauf und damit über das Blut zur Belegzelle, wo es zum Enzymhemmstoff aktiviert wird. Daneben ist es einem raschen metabolischen Abbau in der Leber durch Oxidation unterworfen. Die Plasma-Eliminationshalbwertszeit beträgt ca. 1 Stunde. Die Hemmung der Säureproduktion hält aufgrund der irreversiblen Bindung an die Protonen-Pumpe sehr viel länger an. Der Effekt klingt in dem Maße ab, wie H^+/K^+-ATPase-Moleküle neu synthetisiert und in die luminale Zellmembran eingebaut werden. Daher genügt die Gabe einer Dosis pro Tag. Das Ausmaß der HCl-Produktionshemmung ist dosisabhängig und geht bis zur völligen Unterdrückung, unabhängig von der Art des Stimulus, der auf die Belegzelle einwirkt. Die übliche therapeutische Dosis ist 20 mg/d, bei akuten gastrointestinalen Blutungen und beim Zollinger-Ellison-Syndrom auch wesentlich mehr.

▶ **Nebenwirkungen.** Omeprazol ist gut verträglich, auch in höherer Dosierung und bei lang dauernder Gabe, wie bei Patienten mit Zollinger-Ellison-Syndrom notwendig. Als häufigste Nebenwirkung berichten 1–2% der Patienten über **intestinale Beschwerden**, sehr selten wird über Kopfschmerzen und Schwindel geklagt. Ein objektiver Befund ist eine Hypergastrinämie bei jenen Patienten, die mit hohen Dosen Omeprazol behandelt werden. Dies scheint ein kompensatorischer Versuch der Gastrin produzierenden Zellen zu sein, die „fehlende" Salzsäure zu erzeugen (dieser Effekt tritt übrigens auch nach hohen Dosen von H_2-Antihistaminika auf). Sehr selten sind im Zusammenhang mit einer parenteralen Gabe **Sehstörungen** aufgetreten. Eine mögliche Verlangsamung des oxidativen Abbaus anderer Medikamente (z. B. Phenytoin, Diazepam) ist zu beachten. Diese Interaktionen sind bei Pantoprazol seltener.

▶ **Anwendung.** Indikation für **Omeprazol** und die Analogsubstanzen **Lansoprazol**, **Pantoprazol** und **Rabeprazol** sind das Zollinger-Ellison-Syndrom, die hyperazide Gastritis, Magen- und Duodenalulzera und schwere Formen der Refluxösophagitis. Da den meisten Fällen von Ulkus-Erkrankungen eine chronische Infektion mit *Helicobacter pylori* zugrunde liegt, ist mit der alleinigen Hemmung der Salzsäure-Produktion keine Dauerheilung zu erzielen. Es sei daher nochmals an die Eradikation dieses Keimes durch eine Kombinationstherapie erinnert (s. S. 224). Die Protonenpumpen-Hemmstoffe haben die H_2-Antagonisten (s.o.) in ihrer Bedeutung zurückgedrängt.

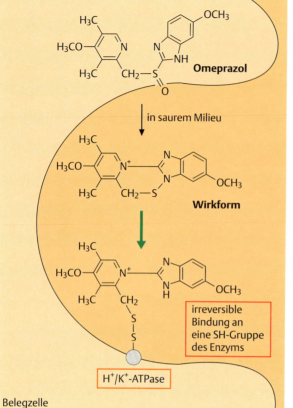

Abb. 16.2 Aktivierung von Omeprazol zum Hemmstoff der H^+/K^+-ATPase.

16.1.3 Eradikation des Helicobacter pylori

Erst die Vernichtung des *Helicobacter pylori*, die jetzt mit großer Sicherheit möglich ist, ergab eine Dauerheilung in einem sehr hohen Prozentsatz. Das ständige Vorhandensein dieser Bakterien wirkt sich als Dauerbelastung für die Schleimhaut des Magens und des Duodenums aus und kann als Wegbereiter für Schädigungen anderer Art (Rauchen, Alkohol, Kaffee etc.) angesehen werden. Die Anwendung der Dreierkombination (Tab. 16.1, Einnahmezeitraum: 7 Tage) führt in mehr als 90% der Fälle zu einer Eradikation des Keimes und zu einer Dauerheilung des Ulkusleidens, denn eine Neuinfektion mit *Helicobacter pylori* kommt im Erwachsenenalter kaum noch

Tab. 16.1 **Dreierkombination zur Eradikation des Helicobacter pylori.** Einnahmezeitraum: 7 Tage

Omeprazol	2 × 20 mg/d
Clarithromycin	2 × 500 mg/d
Amoxicillin	2 × 1000 mg/d
Falls ein Patient eines der beiden Antibiotika nicht verträgt, ersatzweise:	
Metronidazol	2 × 400 – 500 mg/d

vor (1%/Jahr), die Infektionen sollen meist schon im Kindesalter erworben sein. Die erfolgreiche Ausrottung sollte bei Magengeschwüren immer, bei Duodenalgeschwüren bei komplizierten Verläufen endoskopisch oder ggf. durch einen ^{13}C-Atemtest gesichert werden.

Notwendige Wirkstoffe

Beeinflussung der Magenschleimhaut

Wirkstoff	Handelsname	Alternative
Antazida		
Al-Mg-hydroxid = Algedrat	*Aludrox®, Maaloxan®*	*Progastrit®* Tab., Susp.
Magaldrat	*Riopan®* Tab., Gel	**G** Tab., Susp. u. a.
H_2-Antihistaminika		
Ranitidin	*Sostril®, Zantic®* Tab., Amp.	**G** (von ca. 20 Firmen)
Famotidin	*Pepdul®* Tab., Amp.	**G**
Hemmstoffe der Protonenpumpe		
Omeprazol	*Antra®* Kaps.	**G** (von ca. 25 Firmen)
Pantoprazol	*Pantozol®, Rifun®* Tab.	

Weitere im Handel erhältliche Wirkstoffe

Sucralfat	**G**, *Ulcogant®* u. a.
Misoprostol	*Cytotec®*
Na-hydrogencarbonat	*Alkala T®*
Al-phosphat	*Phosphalugel®*
Al-Mg-silikat	*Gelusil®* u. a.
H_2-Antihistaminika	
Cimetidin	**G**
Nizatidin	*Gastrax®, Nizax®*
Hemmstoffe der Protonenpumpe	
Lansoprazol	**G**, *Agopton®, Lanzor®*
Rabeprazol	*Pariet®*
Esomeprazol	*Nexium®*

16.1.4 Therapie einer Hypoazidität des Magensaftes

Bei mangelhafter oder fehlender Salzsäureproduktion werden die Nahrungseiweiße im Magen verlangsamt und ungenügend angedaut, da die im Magen wirksamen Enzyme ihr Wirkungsoptimum im sauren Bereich haben. Ferner werden die notwendigen reflektorischen Mechanismen, die die Motorik und die Sekretion von Verdauungssäften steuern, ungenügend aktiviert. Daher treten Verdauungsstörungen auf.

Für den Therapieversuch dieses Zustandes stehen neben diätetischer Anpassung folgende Möglichkeiten zur Verfügung:

- **Zufuhr von Säuren (Azida),** z.B. in Form von Acidum hydrochloricum (25%, davon 15–40 Tropfen auf ein Glas Wasser) oder besser Acidum citricum (kristallines Pulver, Einzeldosis 0,25 bis 1,0 g).
- **Gabe von Proteinasen,** die ein Wirkungsoptimum bei neutraler oder schwach saurer Reaktion haben. Im Handel ist eine Reihe von Präparaten erhältlich, die Säuren und Proteinasen enthalten.

Ferner kann versucht werden, reflektorisch oder durch direkte Einwirkung auf die Magenschleimhaut die Magensaft-Produktion zu steigern. Dazu eignen sich alkoholische Lösungen von Bitterstoffen (Tinctura amara) und die so genannten „Magenbitter".

16.2 Obstipation

16.2.1 Laxanzien

> **Überblick**
>
> Als Laxanzien, die auf den **gesamten Darm** einwirken und einen schnell einsetzenden Effekt haben, sind *Ricinus-Öl* und die salinischen Abführmittel *Natrium-* und *Magnesiumsulfat* zu nennen.
> Auf das Colon mit einer Latenz von 6–10 Stunden wirken die Anthrachinone aus verschiedenen Drogen, wie z. B. *Senna-Blättern*, die die Wasser- und Elektrolyt-Resorption im Dickdarm hemmen. Denselben Wirkmechanismus besitzen *Bisacodyl* und *Natriumpicosulfat*.

Grundlagen

Laxanzien sind Pharmaka, die eine baldige Defäkation veranlassen. Zum Verständnis der Wirkung von Laxanzien und von Antidiarrhoika muss man wissen, dass der Chymus im Dünndarm überwiegend voranbewegt wird (Aufenthaltsdauer um 6 Stunden), während im Dickdarm Pendelbewegungen vorherrschen, was bei der normalen Verweildauer von mindestens 24 Stunden eine starke Wasserrückresorption ermöglicht. Der Defäkationsreflex wird ausgelöst, wenn Colon descendens und Sigmoid eine entsprechende Füllung aufweisen. Die Frequenz, mit der Defäkationen auftreten, hängt wesentlich von dem Gehalt der Nahrung an unverdaulichen Ballaststoffen ab: Je geringer dieser ist, umso seltener ist eine Defäkation notwendig und möglich.

Mögliche Ursachen und Therapieempfehlung. Eine Obstipation kann sehr unterschiedliche Ursachen haben. Nur wenige Formen der Obstipation stellen eine echte Indikation für den Gebrauch von Abführmitteln dar. Häufigste Ursache für die von Laien oft beklagte „chronische Obstipation" ist unsere „moderne" Ernährung (bis hin zur Astronautenkost), die sich durch einen Mangel an Ballaststoffen auszeichnet. Es kann aber auch eine Verengung des Darmlumens durch Strikturen oder Tumoren zugrunde liegen. Auch verbunden mit einer Arzneimitteltherapie kann sich eine Obstipation entwickeln. Hier ist an die Gruppe der Psychopharmaka, insbesondere der Thymoleptika, an die Opiate und auch an Ca^{2+}-Antagonisten wie Verapamil zu denken.

Für Gallensäuren besteht ein enterohepatischer Kreislauf, sie werden fast vollständig im Ileum rückresorbiert. Der kleine Anteil (ca. 5%), der in den Dickdarm gelangt, beeinträchtigt die Wasser- und Elektrolytresorption und ist damit an der Regulation des Wassergehaltes der Faeces beteiligt. Ein Mangel an Gallensäuren im Dickdarm führt zu einer übermäßigen Eindickung des Enddarminhaltes, was die Defäkation erschwert.

Eine mangelhafte Resorption von Gallensäuren im terminalen Ileum (Zustand nach Resektion oder bei Morbus Crohn) bewirkt umgekehrt eine chologene Diarrhöe, die durch Gabe von Gallensäuren-bindendem Colestyramin gebessert werden kann.

Vor Beginn einer Therapie mit Laxanzien sollte zunächst eine diagnostische Klärung erfolgen und die Möglichkeiten einer kausalen Therapie ausgelotet werden. Erst wenn eine Verengung und vermeidbare iatrogene Ursachen ausgeschlossen sind, ist mit einer funktionellen Genese der chronischen Obstipation zu rechnen. In diesem Fall sollte eine **Therapie ohne Laxanzien** versucht werden (Änderung der Lebensgewohnheiten, Einüben eines bedingten Reflexes, vor allem ballaststoffreiche Ernährung usw.). Dabei ist der Patient, der täglich Laxanzien nimmt, vor allem auf die Tatsache hinzuweisen, dass nach Absetzen eines Abführmittels eine kompensatorische Pause in der Defäkationsfrequenz auftreten muss (die nicht Ausdruck einer neuen „Verstopfung" ist). Wenn der Darm entleert ist, bedarf es einiger Tage, um den Enddarm so weit zu füllen, dass der Defäkationsreflex wieder einsetzt.

▶ **Anwendung von Laxanzien.** Die Abführmittel haben zwei grundsätzlich verschiedene Indikationen:
- **Akute Anlässe:** Bei oralen Vergiftungen kann die Gabe von dünndarmwirkenden Laxanzien mit schnellem Wirkungseintritt angezeigt sein, um durch Verkürzung der Kontaktzeit die Resorption des toxischen Agens zu vermindern (Rizinusöl u. Mg- bzw. Na-Sulfat). Indiziert sind Laxanzien ferner bei Gelegenheiten, wo die Mitbeteiligung einer starken Bauchpresse am Defäkationsvorgang vermieden werden muss, z. B. bei Herzinfarkt, cerebralen Insulten und nach Operationen. Auch zur Vorbereitung von Patienten für operative Eingriffe und bei Röntgen-Kontrast-Darstellungen des Magen-Darm-Kanals ist die Anwendung von Laxanzien zur Säuberung des Darms notwendig.
- **Chronische Gabe:** Eine echte Indikation für den chronischen Gebrauch von Laxanzien kann durch Analleiden und das Vorliegen von Hernien gegeben sein, die nicht chirurgisch saniert werden. Auch bei einer unverzichtbaren Pharmakotherapie, z. B. Opioide gegen Karzinomschmerzen, kann die regelmäßige Anwendung von Laxanzien notwendig werden.

Außerordentlich weit verbreitet ist bei Laien die langfristige Selbstmedikation mit Abführmitteln bei „chronischer Obstipation" infolge falscher Ernährung (s.o.). Die Aufgabe des Arztes muss sicher häufiger darin bestehen, diese „Therapie" zu beenden, als eine solche Anwendung der Laxanzien zu empfehlen – insbesondere, weil sie mit ernsten Nebenwirkungen verbunden sein kann.

▶ **Nebenwirkungen bei chronischer Anwendung.** Bei lang dauerndem Gebrauch können sich **Struktur- und Funktionsstörungen** des Darmes („Abführmittel-Colon" der Röntgenologie, Pseudomelanosis coli) ausbilden. Bei chronischer Anwendung von Dosen, die Diarrhöen erzeugen, können die damit verbundenen Natrium- und Kaliumverluste zu **Muskelschwäche** und **Darmatonie** führen, die ihrerseits wiederum die Obstipation unterhalten. Infolge ständiger **Eiweißverluste** kann selbst die Plasma-Eiweiß-Konzentration absinken. Die Eiweiße stammen vorwiegend aus den abgeschilferten Darmepithelien, deren Proteine unter diesen Bedingungen nicht rückresorbiert werden.

Darmirritierende Laxanzien

Vorwiegende Wirkung auf den Dünndarm

Ricinolsäure. Oleum Ricini (aus dem Samen von Ricinus communis) enthält als Hauptbestandteil das Triglycerid der Ricinolsäure (12-Hydroxyölsäure).

$$H_{13}C_6-\overset{\overset{\displaystyle OH}{|}}{CH}-CH_2-CH=CH-(CH_2)_7-COOH$$

Ricinolsäure

▶ Das Triglycerid ist unwirksam; erst nach Hydrolyse durch die Lipasen der Verdauungssäfte wird die wirksame Ricinolsäure frei. ▶ Der laxative Effekt der Ricinolsäure wird durch eine Reizung der Dünndarmschleimhaut ausgelöst, dabei werden auch Cholecystokinin und Pankreozym freigesetzt, die Kontraktionen der Gallenwege und Abgabe von Lipasen aus dem Pankreas veranlassen.
▶ Die Wirkung ist sicher, eine gründliche Entleerung des gesamten Darmes erfolgt nach 1–4 Stunden. Für den chronischen Gebrauch ist Ricinusöl nicht geeignet.
▶ Ricinusöl hat in therapeutischen Dosen (10–30 ml oral) keine Nebenwirkungen.

Vorwiegende Wirkung auf den Dickdarm

Anthrachinon-Derivate mit laxierender Wirkung kommen in einer Reihe von Drogen vor: Folia Sennae, Rhizoma Rhei, Cortex Frangulae, Cascara sagrada, Aloe. Sie liegen an Zucker gebunden vor, sind also Glykoside. Das nach Abspaltung des Zuckers verbliebene Anthrachinon-Derivat wird als **Emodin** bezeichnet. Neben den Drogen-Zubereitungen sind die Reinglykoside aus Senna-Blättern als Präparat erhältlich.

Emodin aus Cortex Frangulae

▶ Nach oraler Gabe werden die Glykoside langsam im Darm gespalten und die entstandenen Anthrachinone zu Anthronen reduziert, die sich wiederum zu den Anthranolen umlagern. Diese sind die wirksamen Substanzen. Sie werden zum Teil resorbiert und mit der Galle wieder in den Darm transportiert, aber auch im Harn (Verfärbung des alkalischen Urins!) und mit der Milch (laxierende Wirkung beim Säugling!) ausgeschieden. ▶ Die **Emodine** hemmen die Resorption von Wasser und Elektrolyten im Dickdarm und steigern damit ausschließlich die Peristaltik dieses Darmabschnitts. Die Wirkung tritt erst nach 6–10 Stunden auf, da die Passage durch den Dünndarm bzw. die Resorption im Dünndarm und die Ausscheidung im Dickdarm diese Zeit in Anspruch nehmen.
▶ Für alle Indikationen, bei denen es nicht auf eine prompte Wirkung ankommt, sind die Emodine zu empfehlen. Eine Ausnahme bildet Aloe, das neben dem Glykosid darm- und nierenreizende Gifte enthält, es sollte nicht verwendet werden. Folia sennae können leberschädigend wirken.
▶ Die mit den Faeces ausgeschiedenen Anthrachinone können bei längerem Kontakt mit der Haut (Kleinkinder, Geisteskranke, alte Menschen) zu schweren Reizerscheinungen Anlass geben.

Diphenolische Laxanzien. Da die Muttersubstanz Phenolphthalein gelegentlich allergische Nebenwirkungen hervorrufen kann, ist es günstiger, die beiden chemisch nahe verwandten Verbindungen **Bisacodyl** und **Natriumpicosulfat** zu benutzen.

Bisacodyl

▶ Im Organismus entsteht durch Abspaltung der Acetyl-Reste das wirksame Diphenol. Der Wirkmechanismus entspricht dem der Anthrachinone.
Bisacodyl wirkt nach einem Umweg über Resorption und biliäre Ausscheidung vorwiegend auf den Dickdarm, besitzt eine Latenz von 6–10 Stunden und ist praktisch frei von systemischen Nebenwirkungen. Bei Anwendung in Zäpfchenform können lokale Reizerscheinungen auftreten. **Natriumpicosulfat** enthält statt der Essigsäure-Reste des Bisacodyl zwei Schwefelsäure-Reste; es gelangt ohne Umweg in den Dickdarm und die Wirkung tritt schneller ein (2–4 Stunden) als bei der Ausgangssubstanz.
▶ Für alle Dickdarm-wirksamen Laxanzien gilt, dass sie bei chronischem Gebrauch zur **Abhängigkeit** mit der Gefahr von **Hypokaliämie** und **Colon-Atonie** führen können.

Füllungsperistaltik-auslösende Mittel

Der physiologische Reiz zur Auslösung peristaltischer Wellen und damit zum Weitertransport des Darminhaltes ist der Füllungsdruck des Darmes. Wird der Innendruck erhöht, dadurch die Dehnung der glatten Darmmuskulatur verstärkt, so tritt eine gesteigerte Peristaltik der Muskulatur auf. Auf diesem physiologischen Mechanismus beruht die Wirkung von nicht resorbierbaren Ionen und Zuckerverbindungen sowie von Füll- und Quellstoffen. Im Falle des Mg^{2+}-Salzes mag noch die Freisetzung von Cholezystokinin aus der Darmwand eine Rolle für die Anregung der Peristaltik spielen.

Osmotisch wirkende Laxanzien

▶ **Wirkungsweise.** Ein Salz kann nur dann eine abführende Wirkung besitzen, wenn wenigstens eine der in wässriger Lösung entstehenden Ionenarten die Schleimhaut des Darmes praktisch nicht zu durchdringen vermag, also längere Zeit im Darmlumen verbleibt und somit auch Wasser im Lumen festhält. Falls nur das Anion (z. B. SO_4^{2-}) nicht resorbierbar ist, muss eine äquivalente Menge Kationen ebenfalls zurückbleiben. Da der Organismus das Bestreben hat, alle Körperflüssigkeiten, auch den Darminhalt, auf den osmotischen Druck des Blutes einzustellen, wird er nach Einnahme einer hypertonen Salzlösung Wasser in das Darmlumen abgeben, bei hypotoner Lösung wird Wasser resorbiert. Der Wirkungseintritt nach Einnahme von salinischen Laxanzien hängt also nicht nur von der Menge des Salzes, sondern auch von dem eingenommenen Flüssigkeitsvolumen ab. Nach Einnahme hypertoner Lösung dauert es länger, bis die Dehnungsreflexe stimuliert werden, als nach Einnahme derselben Salzquantität in einem großen Flüssigkeitsvolumen; optimal ist eine etwa isotone Lösung. Außerdem kann durch hypertone Lösungen auf reflektorischem Wege kurzfristig eine Defäkation eingeleitet werden. Bei Verabreichung hypertoner Lösungen wird dem Körper Wasser entzogen.

▶ **Salze.** Am besten geeignet sind **Natriumsulfat** (Glaubersalz, $Na_2SO_4 \times 12\ H_2O$, 10 – 20 g, isotone Lösung ca. 3,2%) und **Magnesiumsulfat** (Bittersalz, $MgSO_4 \times 7\ H_2O$, 10 – 20 g, isotone Lösung ca. 4%).
▶ Sie wirken sehr sicher und schnell. Der wirksame Bestandteil der Karlsbader Trinkkuren besteht im Gehalt der Brunnen an Natriumsulfat.
▶ Beide Salze sind ohne Nebenwirkungen, wenn der Darm entleert werden kann.

▶ **Zuckeralkohole.** In analoger Weise wie die genannten Salze wirken auch die schwer resorbierbaren sechswertigen Zuckeralkohole **Mannit** und **Sorbit** und das Disaccharid **Lactulose**.
▶ 200 g Mannit in 1 l Wasser (ca. 3fach isoton) innerhalb von 2 Stunden per os führen zu einer diarrhöischen Entleerung von fast 4 l (**Operationsvorbereitung**). Auf die Bedeutung der Lactulose bei der Behandlung eines **hepatischen Koma** (s. S. 233) und der **intensivmedizinischen Therapie** sei hier hingewiesen. Gerade bei schwer kranken Patienten erweist sich die gut dosierbare, reizlos abführende Wirkung der Lactulose als günstig.
▶ Nach Gabe effektiver Mengen dieser Substanzen kann es zu enteralen **Kaliumverlusten** kommen.

Füll- oder Quellstoffe

Nicht resorbierbare Substanzen, die unter Wasseraufnahme eine Volumenvergrößerung erfahren, lösen ebenfalls eine gesteigerte Peristaltik aus. Geeignet sind **Agar-Agar** (10 g mehrmals täglich), **Carboxymethyl-Cellulose** und **Macrogol**. Diese Quellstoffe müssen mit großen Mengen Flüssigkeit eingenommen werden, weil sonst eine Verkleisterung des Darmlumens (Ileusgefahr) droht. Vegetabile Nahrung mit sehr hohem Cellulose-Gehalt erfüllt denselben Zweck (z. B. Leinsamen, Kleie, grobkörniges Brot usw.).

Gleitmittel

Paraffinum subliquidum ist eine Mischung aliphatischer Kohlenwasserstoffe, die unverdaulich sind. ▶ Aufgrund ihres öligen Charakters wird der Enddarminhalt durchweicht und besser gleitend. ▶ Paraffinum subliquidum hat jedoch eine besondere Nebenwirkung, weshalb es nicht benutzt werden sollte: Paraffin-Tröpfchen können enteral resorbiert werden; beim Schlucken der Dosis gelangt ein Teil in den Bronchialraum. Im Bauchraum und in der Lunge treten **Fremdkörperreaktionen** auf.

Natrium-dioctyl-sulfosuccinat (Docusat) ist ▶ ebenfalls oberflächenaktiv, jedoch nicht resorbierbar. Es kann benutzt werden, ▶ um die Gleitfähigkeit des (Dick-) Darminhaltes zu erhöhen und die Faeces weicher zu machen. Die benötigten Dosen liegen im Bereich von 50 – 200 mg. Die Substanz ist in einigen laxierend wirkenden Kombinationspräparaten enthalten.

Carminativa

Unter Carminativa werden Substanzen zusammengefasst, die den Zustand des Meteorismus bessern sollen. Sie sind keine eigentlichen Laxanzien, sollen aber doch an dieser Stelle kurz besprochen werden.
Zu den Carminativa gehören von alters her **pflanzliche Drogen** wie Kümmel (Fructus Carvi), Anis (Fructus Anisi), Pfefferminze (Folia Menthae piperitae), die aufgrund ihres Gehaltes an ätherischen Ölen eine spasmolytische Wirkung auf den Darm ausüben und damit einen gewissen carminativen Effekt besitzen sollen.
Eine Ursache des Meteorismus liegt in einer zu feinblasigen Verteilung des Gases im Chymus. Dieses schaumige Gas-Flüssigkeits-Gemisch erschwert den Forttransport, was zu einer weiteren Gasentwicklung Anlass gibt.
Durch die Gabe von Substanzen, die die Benetzbarkeit vermindern, gelingt eine Entmischung der beiden Phasen und damit eine Entschäumung des Chymus. Daraus resultiert ein erleichterter Weitertransport des Darminhaltes und eine Besserung des Meteorismus.
Eine derartige Substanz ist das Silikon **Dimethylpolysiloxan** (Dimeticon), das in Dosen von 40 – 100 mg gegeben und nicht resorbiert wird. Es kann z. B. vor diagnostischen Untersuchungen des Bauchraumes angewendet werden.

$$H_3C-\underset{\underset{CH_3}{|}}{\overset{\overset{CH_3}{|}}{Si}}-O\left[\underset{\underset{CH_3}{|}}{\overset{\overset{CH_3}{|}}{Si}}-O\right]_n\underset{\underset{CH_3}{|}}{\overset{\overset{CH_3}{|}}{Si}}-CH_3$$

Dimeticon
n = 20 – 400

16.2.2 Gastrointestinale Prokinetika

Als **Prokinetika** werden Arzneimittel bezeichnet, die die Passage von Nahrungsbrei und Chymus durch den Verdauungstrakt beschleunigen. Dieser Effekt wird durch einen Eingriff in die neurohumorale Steuerung der Darmmotorik ausgelöst. Ihr Wirkungsmechanismus unterscheidet sich von dem der Laxanzien, die ihre Wirkung vom Darmlumen aus durch Dehnung oder Schleimhautreizung entfalten. Folgende Substanzen werden neben anderen Indikationen auch als Prokinetika eingesetzt.

Metoclopramid und das Analogon **Bromoprid** (Cl ersetzt durch Br, Formel s. S. 342) ▶ sind Antagonisten am D_2-Dopamin-Rezeptor. Es ist allerdings unklar, ob dieser Angriffspunkt alleine die prokinetische Wirkung erklärt. Die Transportbeschleunigung beschränkt sich auf den unteren Abschnitt des Ösophagus, den Magen und den oberen Anteil des Dünndarms. Sie kommt durch eine Zunahme der Frequenz peristaltischer Wellen zustande; der Tonus der Kardia, also des ösophagogastralen Überganges, ist in den Peristaltik-Pausen erhöht. Damit ist ein Reflux erschwert.
▶ Aus dieser Wirkung ergeben sich folgende Indikationen: **Refluxösophagitis**, **diabetische Gastroparese**, **Entleerung des Magens** vor diagnostischen Maßnahmen und vor operativen Eingriffen (Notoperationen). Die Dosierung für Metoclopramid beträgt 3-mal täglich 10 mg, ebenso für Bromoprid.
▶ Näheres zu den Nebenwirkungen, u. a. extrapyramidal-motorische Störungen, s. S. 343.

Domperidon ▶ ist ebenfalls ein Dopamin-Antagonist, der aber nach oraler Zufuhr das Zentralnervensystem kaum erreicht.
▶ Daher sind extrapyramidale Nebenwirkungen nicht zu erwarten. Leider gehört die Substanz zu den nicht kardialen Medikamenten, die arrhythmogen wirken (insbes. beim „long-QT-Syndrom").
▶ Bezüglich der Indikation ist Domperidon wie Metoclopramid zu bewerten. Dosierung: 3-mal täglich 10–20 mg.

Motilin ist ein körpereigenes Peptidhormon, das über Motilin-Rezeptoren auf Neuronen im Duodenum und Colon die Peristaltik anregt. Manche Pharmaka besitzen hohe Affinität zu den Motilin-Rezeptoren. So wirken die Erythromycin-Antibiotika als Agonisten. Dies macht sich als lästige Nebenwirkung bemerkbar.

16.3 Diarrhö

Ursachen und Folgen von Diarrhöen. Unter einer Diarrhö versteht man die Entleerung von wässrigen Faeces in einer Menge über etwa 600 g pro Tag. Sie ist stets verbunden mit einer Störung des Wasser- und Elektrolythaushaltes. Obwohl einer Diarrhö immer eine zu schnelle Passage des Darminhaltes zugrunde liegt, kann sie durch sehr unterschiedliche ursächlichen Mechanismen zustande kommen:
- **Gestörte Funktion des Darmepithels, z. B. bei:**
  - akut-entzündlichen Veränderungen, z. B. im Gefolge von viralen und bakteriellen Infektionen oder allergischen Reaktionen;
  - chronisch-entzündlichen Veränderungen, z. B. bei Colitis ulcerosa oder auch bei malignen Prozessen;
  - Infektion mit Enterotoxin-bildenden Keimen: Die Toxine hemmen den Na^+-Cl^--Cotransport, das Na^+-Glucose-Cotransport-System bleibt funktionsfähig (s. Abb. 16.3).
- **Verkürzte Kontaktzeit bei funktionsfähigem Epithel:**
  - Durch Fehlsteuerung der vegetativen Innervation kommt es zu einem Überwiegen der Propulsiv-Motorik der Darmmuskulatur über die Pendelbewegungen. Daraus resultiert eine verkürzte Kontaktzeit und damit eine mangelhafte Wasserresorption. Dies ist z. B. bei psychisch bedingten („colon irritabile") und einem Teil der Arzneimittel-bedingten Diarrhöen der Fall.
  - Bei Lähmung der Dickdarmmuskulatur funktioniert dieser Darmabschnitt als starres Rohr, die Kontaktzeit ist ebenfalls verringert.
- **Stoffwechselstörungen**, wie z. B. Achylie, Pankreasinsuffizienz, eine Malabsorption oder eine Steatorrhö.

Loperamid. ▶ An der Darmmuskulatur steigert Loperamid wie ein Opiat die Pendelbewegungen und hemmt die Propulsivmotorik. Außerdem soll es die enteralen Flüssigkeitsverluste vermindern.
▶ Loperamid gelangt kaum in das Gehirn, weil es von den Endothelzellen der Blut-Hirn-Schranke mittels einer Arzneistoff-Pumpe in das Blut zurücktransportiert wird. Es wird mit 7–14 Stunden Halbwertszeit eliminiert, ein Teil wird mit den Faeces ausgeschieden. Beim Erwachsenen liegt die Einzeldosis bei 2 mg.

Loperamid

▶ Loperamid ist als vorübergehende Maßnahme bei **Reise-Diarrhöen** indiziert, die durch virale oder bakterielle Infektionen bewirkt sind. Es ist jedoch *nicht primär indiziert* bei funktionellen Diarrhöen, die durch Bakterientoxine ausgelöst sind (s. u.).
▶ Nach bisherigen Erfahrungen besitzt Loperamid normalerweise keine opiatartige zentrale Nebenwirkung. Bei Kindern sind Fälle von **Subileus** und bei Kleinkindern auch zentrale, **morphinartige Nebenwirkungen** beobachtet worden, daher ist Loperamid bei Kindern sehr vorsichtig zu dosieren, für Kinder unter 2 Jahren besteht eine Kontraindikation. Die antidiarrhoische Wirkung von Loperamid sowie die unerwünschten Effekte lassen sich übrigens durch den Opioid-Antagonisten Naloxon aufheben.

Opium, das die Gesamtalkaloide des Mohnsaftes enthält (S. 271), steigert die Pendel- und hemmt die Propulsivbewegung des Darmes. Von der Tinctura Opii wurden Dosen von 0,5–1,0 g bei Erwachsenen, vom Opium pulveratum 0,05–0,1 g benötigt. (Tinctura Opii ist auf einen Gehalt von 1 % Morphinum und Opium pulveratum auf einen Gehalt von 10 % Morphinum eingestellt.) Opium unterliegt der BTM-Vorschrift. ▶ Opium-Tinktur war früher das Standardmittel gegen Reise-Diarrhöen, sie ist heute obsolet (u. a. wegen möglicher Schwierigkeiten bei Grenzübertritten!)

Ein ähnlicher Effekt wie durch Loperamid und Opium kann in der Darmwand ausgelöst werden, wenn der Abbau der endogenen Enkephaline gehemmt wird. Ein derartiger Enkephalinase-Hemmstoff ist **Racecadotril**, das peroral zugeführt wird. Dieser Hemmstoff bessert die Diarrhö durch Hemmung der Wasser- und Salzsekretion des Darmepithels, ohne die Transitgeschwindigkeit des Darminhaltes zu vermindern.

> Racecadotril ist zur Behandlung von Säuglingen und Kleinkindern geeignet und zugelassen.

Racecadotril

Orale Rehydratation. Die Diarrhöen im Gefolge von **Infektionen mit Enterotoxin bildenden Keimen** wie Vibrio cholerae, Escherichia coli, Staphylococcus aureus, Clostridium perfringens und Shigellen sind gekennzeichnet durch eine enorme Steigerung der Wasser- und Elektrolytsekretion durch das Darmepithel. Die Patienten sind durch den Wasser- und Elektrolytverlust **akut gefährdet**. Da der Na^+-Glucose-Cotransport bei dieser Vergiftung intakt bleibt (Abb. 16.**3**), ist es möglich, eine orale Rehydratation durchzuführen. Die **Rehydrationslösung** muss allerdings genügend Glucose enthalten. Eine derartige Lösung besteht aus 3,5 g NaCl, 2,5 g $NaHCO_3$, 1,5 g KCl und 20 g Glucose auf 1 l Wasser. Die verabreichte Menge sollte zumindest dem enteralen Flüssigkeitsverlust entsprechen. ▶ Eine solche Behandlung unterdrückt nicht die Diarrhöen, kompensiert aber den Wasser- und Elektrolytverlust, der die Patienten akut gefährdet. Selbst bei Cholera-Erkrankungen kann die Wasser-Elektrolyt-Glucose-Therapie zur Rehydratation ausreichend sein.

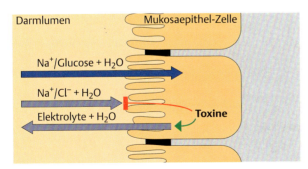

Abb. 16.3 Einfluss von Enterotoxinen auf Transport-Mechanismen der Darm-Epithelzellen. Die Toxine hemmen die Na^+/Cl^- + H_2O-Aufnahme und steigern den Elektrolyt + H_2O-Verlust. Nur der Na^+/Glucose + H_2O-Transport bleibt intakt. Hieraus ergibt sich die therapeutische Möglichkeit einer oralen Rehydratation des exsikkotischen Patienten.

Daneben ist selbstverständlich die spezifische antiinfektiöse Therapie durchzuführen. Im Rahmen dieser durch Bakterientoxine ausgelösten funktionellen Diarrhöen ist Loperamid *primär* nicht indiziert.

Weitere Therapiemöglichkeiten bei Diarrhöen. Die Adsorption und Ausscheidung von Toxinen und anderen Giftstoffen kann manchmal erreicht werden durch Gabe großer Mengen medizinischer Kohle (**Carbo medicinalis**, 10–30 g/d) oder von Kaolin, einem nicht resorbierbaren hydratisierten **Aluminiumsilikat** (50–100 g/d). Bei einem Teil der entzündlich bedingten Diarrhöen ist die Anwendung des adstringierend und damit „antiinflammatorisch" wirksamen **Tanninalbuminat** (2–5 g/d) erfolgreich. Bei chologenen Diarrhöen, z. B. infolge von Ileumresektionen oder -erkrankungen, kann die Gabe von **Colestyramin**, welches Gallensäuren zu binden vermag, zu einer Besserung des Zustandes führen.

Notwendige Wirkstoffe

Beeinflussung der Darmfunktion

Wirkstoff	Handelsname	Alternative
Laxanzien		
Oleum Ricini	DAB*	Laxopol® Kaps.
Na-sulfat (Glaubersalz)	DAB	–
Bisacodyl	Dulcolax®	Pyrilax®, Stadalax® u. a.
Na-picosulfat	Laxoberal®	Agiolax®, Regulax®
Lactulose	Bifiteral®	G
Macrogol	Forlax® 40000	Laxofalk®
„Carminativum"		
Dimeticon	Sab®, Meteosan® u. a.	–
Prokinetikum		
Metoclopramid	Paspertin® Tab., Tropf.	G, Gastrosil®
Domperidon	Motilium® Tab., Tropf.	–
Antidiarrhoikum		
Loperamid	Imodium®	G
Racecadotril	Tiorfan®	–
Elektrolyt- u. Flüssigkeitsersatz bei/nach Diarrhöen		
Rehydratationslösung	Elotrans® Beutel	–

* Rezeptierbar als Substanz nach dem Deutschen Arzneibuch, DAB. Eine Aufzählung aller angebotenen (Misch-)Präparate kann hier aufgrund der Überfülle nicht vorgenommen werden.

16.4 Morbus Crohn, Colitis ulcerosa

Beide Erkrankungen sind chronisch-rezidivierende, teilweise granulomatöse Entzündungen der Wand des Colon und/oder des terminalen Ileum, die mit Funktionsstörungen einhergehen (Durchfälle, häufige Defäkationen, Blut- und Schleimbeimengungen, Ulzerationen, Schmerzen, schlechtes Allgemeinbefinden). Die Erkrankungen verlaufen in Schüben und zeigen unterschiedliche Schweregrade, von leichten Fällen bis hin zum akuten „toxischen Colon" mit Perforationsgefahr (und möglichem letalen Ausgang).

16.4.1 Ätiologie und Pathogenese

Die Ätiologie der Colitis ulcerosa und der Ileitis teminalis waren bisher nicht geklärt. Für eine primär infektiöse Genese konnten keine Nachweise erbracht werden. Die Annahme von allergischen Prozessen als Ursache war ebenfalls nicht zu sichern. Ferner ist ein psychosomatischer Kausalzusammenhang nicht aufdeckbar. Erst neuerdings ist es gelungen, eine **genetische Ursache** für diese entzündliche Darmerkrankung nachzuweisen. Mutationen des **NOD 2-Gens** sind assoziiert mit dem Morbus Crohn und in geringerem Ausmaß mit der Colitis ulcerosa. Nach neuer Nomenklatur wird NOD 2 (nucleotide oligomerisation domain) jetzt **CARD 15** (caspase activating recruitment domain) genannt. Dieses Gen spielt eine Rolle bei der Ausbildung einer Abwehrreaktion auf bakterielle Antigene. Ist dieses Gen nicht intakt, gewinnt die Darmflora pathophysiologische Bedeutung.

Die granulomatöse Entzündung des M. Crohn trifft alle Abschnitte der Darmwand und geht mit Verdickungen und gestörter Motorik einher. Das entzündliche Geschehen läuft nach dem auch sonst üblichen Schema ab: T-Zell-Aktivierung, Freisetzung von Zytokinen (Interferon-γ, Tumornekrosefaktor-α, verschiedene Interleukine), Ansammlung von Neutrophilen und Makrophagen und Abgabe derer Mediatoren. Die Endothelzellen werden aktiviert (Permeation von Blutzellen wird erleichtert, die Permeabilität ist gesteigert), die Blutgefäße sind ebenfalls beteiligt (granulomatöse Vaskulitis). Schließlich treten Nekrosen auf. Bei der Colitis ulcerosa ist die Entzündung auf die oberflächlichen Darmwandabschnitte beschränkt und betrifft hauptsächlich Rektum und Colon.

16.4.2 Therapie des Morbus Crohn und der Colitis ulcerosa

Sie richtet sich nach der Schwere des Falles und sollte den entzündlichen Prozess unterbrechen oder wenigstens bremsen, die Verlängerung des symptomfreien Intervalls oder gar die Vermeidung weiterer Schübe ist das ideale Therapieziel.

Therapie des akuten Schubes. Die Standardtherapie besteht in der Gabe von Glucocorticoiden, die einer hohen präsystemischen Elimination unterliegen. Damit wird eine systemische Glucocorticoid-Wirkung vermindert. Unter diesem Gesichtspunkt ist **Budesonid** besonders geeignet, das in Hartkapseln oral zugeführt werden und dann lokal in dem erkrankten Darmabschnitt in hoher Konzentration wirken kann. Bei einer Colitis ulcerosa ist eine Beibringung von Budesonid durch einen Einlauf ein gutes Verfahren. **Hydrocortison** kann in Form eines Schaumes rektal zugeführt werden. Mit der Gabe ausreichender Dosen dieser Glucocorticoide wird eine Unterbrechung des akuten Schubes in den meisten Fällen erreichbar sein. Eventuell kann der kurative Effekt noch verstärkt werden durch die gleichzeitige Gabe von einem **5-Aminosalicylsäure-(Mesalazin-)Präparat**, dessen Hauptanwendungsgebiet die Intervalltherapie dieser Darmerkrankungen darstellt.

Der Diät der Patienten ist besondere Aufmerksamkeit zu widmen: ballastarme Nahrung, die möglichst im Dünndarm resorbiert wird. Ferner ist im Schub und im freien Intervall eine gute psychische Betreuung notwendig.

Wenn es nicht gelingt, mit Glucocorticoiden und Mesalazin die akute Krankheit zu bessern, muss der Versuch unternommen werden, mit Antimetaboliten die Proliferation der T-Zellen zu hemmen. Als zytostatisch wirkende **Immunsuppressiva** kommen Methotrexat, Azathioprin, 6-Mercaptopurin und evtl. Cyclophosphamid infrage (S. 306). Sie brauchen nur in relativ niedriger Dosierung genommen werden, so dass die Nebenwirkungen von den meisten Patienten toleriert werden können. Der Morbus Crohn wird zur Remissionserhaltung früh mit Azathioprin behandelt, bei leichten bis mittelschweren Verläufen der Colitis ulcerosa wirkt, zumindest bei distalen Formen, Mesalazin besser.

In den letzten Jahren ist der Versuch gemacht worden, den Einfluss bestimmter Entzündungsmediatoren auf das Krankheitsgeschehen zu drosseln. So kann der vor allem von stimulierten Makrophagen abgegebene **Tumornekrosefaktor-α** durch einen monoklonalen Antikörper (**Infliximab**) neutralisiert werden. Seine Anwendung in therapieresistenten Fällen von Colitis ulcerosa und Morbus Crohn scheint günstige Ergebnisse zu bringen, ist aber durch schwere Nebenwirkungen belastet (Aktivierung von Tuberkulose, Abszessen, infizierten Fisteln). Die empfohlene Dosierung liegt bei 5 – 10 mg/kg Körpergewicht einmal wöchentlich intravenös. Auch ein Hemmstoff der Leukozyten-Migration aus dem Blut ins Gewebe, die von α4-Integrin gefördert wird, ist neuerdings beim Morbus Crohn untersucht worden. Der monoklonale Antikörper **Natalizumab** gegen das **α4-Integrin** zeigte günstige Wirkungen auf den Krankheitsverlauf und wurde von den Patienten gut vertragen.

Intervalltherapie. Am besten bewährt hat sich – neben einer entsprechenden Lebensführung – die chronische Gabe von **Mesalazin** (5-Aminosalicylsäure) bzw. seiner Vorstufen. Der Wirkmechanismus dieser Substanz ist noch immer unklar. Wichtig für den entzündungshemmenden Effekt scheint jedoch der direkte Kontakt mit der erkrankten Darmschleimhaut zu sein.

Die Vorstufe **Sulfasalazin** wird nicht resorbiert und von den Darmbakterien in das chemotherapeutisch wirksame Sulfonamid **Sulfapyridin** und die **5-Aminosalicylsäure** gespalten; letztere stellt allein das wirksame Prinzip bei den chronischen Darmentzündungen dar. Es sind retardierte Präparate von Mesalazin erhältlich und dazu andere Kopplungsprodukte der 5-Aminosalicylsäure (**Olsalazin, Balsalacid**), die in den unteren Abschnitten des Darmes gespalten werden und 5-Aminosalicylsäure freigeben.

Die konsequente Anwendung dieses Wirkprinzips verlängert die Intervalldauer in den meisten Fällen. Tritt aber ein neuer Schub auf, sollte die Therapie mit Glucocorticoiden sofort einsetzen. Je früher die Akuttherapie beginnt, um so sicherer und schneller tritt der Erfolg auf. Falls es mit der Mesalazin-Behandlung nicht gelingt, Rückfälle zu vermeiden, muss auch im Intervall eine ständige Zufuhr von Immunsuppressiva unterhalten werden.

Salazosulfapyridin, Sulfasalazin

Olsalazin, Azodisalicylsäure

der grüne Pfeil markiert die Spaltstelle durch Darmbakterien
(5-Amino-salicylsäure blau markiert)

Schließlich muss noch darauf hingewiesen werden, dass bei schweren Fällen des M. Crohn die entzündlichen Prozesse auf die Nachbarorgane übergreifen können oder auch spontane Perforationen auftreten. Dann sind operative Eingriffe notwendig. Falls eine bakterielle Superinfektion die Erkrankung der Darmwand noch verschlimmert, muss zusätzlich eine gezielte antiinfektiöse Therapie vorgenommen werden. Abgesehen von leichten Fällen von Morbus Crohn und Colitis ulcerosa ist die primäre Behandlung der Patienten in einer Klinik notwendig.

Notwendige Wirkstoffe

Therapie der Colitis ulcerosa und des Morbus Crohn

Wirkstoff	Handelsname	Alternative
Prednisolon	*Decortin H*® Tab., *Solu-Decortin*® Amp.	G, *Prednisolut*® Amp.
Budesonid	*Entocort*® rectal, Klysma, Hart-Kaps.	–
Budesonid-Hartkapseln	*Budenofalk*®, Hart-Kaps.	–
Betamethason	*Betnesol*® rectal, Lsg.	–
Hydrocortison	*Betnesol*® Rectalschaum	–
Mesalazin	*Asacolitin*® Ret.-Tab. *Salofalk*® Ret.-Tab., Klysma	*Pentasa*® Ret.-Tab., Supp., Klysma *Claversal*® Tab., Supp.
Sulfasalazin	*Azulfidine*® ret.-Tab., Supp. *Colo-Pleon*® ret.-Tab., Supp., Klysma	G
Olsalazin	*Dipentum*® Tab., Kaps.	–
Infliximab	*Remicade*® Amp.	–
Methotrexat	*Lantarel*® Tab.	G
Azathioprin	*Imurek*® Tab.	G

16.5 Colon irritabile

Dieser funktionellen Koordinationsstörung der Dickdarmtätigkeit, die mit einer Obstipation und/oder diarrhöischen Episoden und mit Bauchschmerzen einhergehen kann und vorwiegend bei Frauen auftritt, lässt sich kein fassbares somatisches Substrat zuordnen.

Immerhin können die Beschwerden durch die Gabe von serotoninergen Pharmaka häufig günstig beeinflusst werden. Wenn der Zustand mit einer Obstipation einhergeht, scheint Tegaserod (in Deutschland nicht im Handel), ein $5-HT_4$-Agonist, lindernd zu wirken. Kommt es dagegen bei dieser funktionellen Darmstörung zu Diarrhöen, kann ein $5-HT_3$-Antagonist das Krankheitsbild bessern. Leider musste der bisher im Handel erhältliche Antagonist (Alosetron) wegen zu starker Nebenwirkungen vom Markt genommen werden. Im Übrigen muss der Schwerpunkt der Therapie in der psychischen Betreuung (Änderung der Lebensführung) und einer Diät-Beratung liegen.

16.6 Lebererkrankungen

Im Folgenden sollen kurz die therapeutischen Möglichkeiten bei entzündlichen und toxischen Lebererkrankungen und der Leberzirrhose besprochen werden.

16.6.1 Hepatitis

Akute Hepatitis

Die akuten Entzündungen der Leber sind im Wesentlichen bedingt durch Hepatitis-Viren, Überdosierungen von Pharmaka und Pilzgifte sowie durch Überempfindlichkeits-Reaktionen auf Arzneimittel. Letztere treten in normaler Dosierung bei bestimmten, „überempfindlichen" Patienten unvorhersehbar auf; eventuell sind ungewöhnliche Biotransformationen verantwortlich, die zu toxischen Abbauprodukten führen. Das morphologische Bild der Leber kann dabei unterschiedlich sein, so ruft Halothan das Bild einer Virus-Hepatitis hervor, Chlorpromazin eine intrahepatische Cholestase mit entzündlicher Reaktion und orale Kontrazeptiva eine Hepatose.

Therapie. Für die Therapie einer **akuten Virus-Hepatitis** stehen keine spezifischen Mittel zur Verfügung. **Glucocorticoide** sind **kontraindiziert** (Chronifizierung). Die so genannte „Leberschutztherapie" mit SH-Gruppen-haltigen Substanzen wie Cholin oder Methionin hat keine nachweisbare Wirkung, ebenso wenig wie die Verabreichung von Leberextrakten oder Poly-Vitamin-Präparaten.

Bei **toxischen und idiosynkratischen Hepatitis-Fällen** ist die **Unterbrechung der Toxin-Zufuhr** die wichtigste therapeutische Maßnahme, nur in Ausnahmefällen kann ein wirksames Antidot angewendet werden. Dies gilt

z. B. für die Lebervergiftung mit Überdosen von Paracetamol (S. 285), wobei aber das Acetylcystein vor Eintritt der Leberschädigung (6–10 Std. nach Paracetamol-Einnahme) gegeben werden muss. Auf die schwere Schädigung der Leber durch Pilzgifte (z. B. aus dem Knollenblätterpilz) sei an dieser Stelle hingewiesen (Näheres s. S. 536).

Chronische Hepatitis

Bei der chronischen Leberentzündung können zumindest zwei Formen unterschieden werden: die persistierende Hepatitis mit günstiger Prognose und die chronisch-aggressive Form, die häufig in eine Leberzirrhose übergeht.

Chronisch-persistierende Hepatitis. Sie ist im Allgemeinen viraler Genese. Da sie meist innerhalb weniger Jahre von selbst ausheilt, wird sie nicht spezifisch behandelt.

Chronisch-aggressive Hepatitis. Die Arzneimittelbehandlung der chronisch-aggressiven Hepatitis, bei der Immunreaktionen gegen virusinfizierte Zellen oder gegen eigenes Lebergewebe pathogenetisch beteiligt sind, richtet sich nach der Ätiologie:
Virale Genese: Zu den Voraussetzungen der Therapie zählen der Nachweis von Hepatitis-B-Virus-DNA bzw. Hepatitis-C-Virus-RNA und der Ausschluss eines autoimmunen Prozesses. Es wird angestrebt, das Virus zu eliminieren, den Entzündungsprozess zu bremsen und so der Zirrhose wie auch dem hepatozellulären Karzinom vorzubeugen. Zur Therapie dürfen **keine Glucocorticoide** angewandt werden, auch Immunsuppressiva verbessern den Zustand nicht.
Notwendig ist eine **kombinierte Therapie:** Bei Hepatitis B mit **Lamivudin** (S. 486) bzw. dem neueren Nucleosid-Analogon **Adefovir** (*Hepsera*®) (S. 486) plus **Interferon-α**, bei Hepatitis C mit **Ribavirin** (s. S. 490) plus Interferon-α. Das pegylierte Interferon-α vereinfacht die Therapie, da die verzehnfachte Halbwertszeit eine einmalige Injektion pro Woche ermöglicht (s. S. 491). Die gleichzeitige Gabe eines Virustatikums bessert die Erfolgsquote, die bei alleiniger Interferon-Gabe nur bei ca. 50% (Hepatitis B) bzw. unter 40% (Hepatitis C) liegt. Bei Kranken über 60 Jahren und solchen mit schon entwickelter Zirrhose ist Interferon nur selten wirksam. Faktoren, die einen Behandlungserfolg begünstigen, sind ein Alter unter 45 Jahren, eine Krankheitsdauer von weniger als 5 Jahren, hohe Transaminasen-Aktivitäten und niedrige HBV-DNA- bzw. HCV-RNA-Titer im Serum.
Autoimmun-Hepatitis: Sie wird mit **Glucocorticoiden**, meist in Kombination mit Azathioprin, behandelt.

16.6.2 Leberzirrhose

Diese Erkrankung – am häufigsten ausgelöst durch einen chronischen Alkoholabusus (s. S. 523) – ist charakterisiert durch eine Zunahme von Bindegewebe mit Anstieg des Perfusionswiderstandes der Leber und durch eine Abnahme des funktionsfähigen Leberparenchyms. Es kommt zur Ausbildung von portokavalen Anastomosen, durch welche das Pfortaderblut unter Umgehung der Leber in die systemische Zirkulation gelangt. Der Ablauf der prognostisch ungünstigen Veränderungen lässt sich durch Arzneimittel nicht verhindern. Jedoch können Begleiterscheinungen wie die portale Hypertension mit drohendem **Aszites**, die Gefahr von **Varizenblutungen** und die **hepatische Enzephalopathie** günstig beeinflusst werden.

Ausschwemmung des Aszites. Entscheidend bei der Ausschwemmung der Aszites-Flüssigkeit ist, dass die Flüssigkeitsmenge nur langsam vermindert werden darf, da sonst das Blutvolumen zu stark reduziert (Exsikkose) und die Elektrolyt-Homöostase gestört wird. Empfohlen wird eine Ausschwemmung von 500 ml pro Tag. Die Therapie soll immer begonnen werden mit einer **drastischen Einschränkung der Kochsalz-Zufuhr** (nicht mehr als 1 g NaCl täglich) und strikter Bettruhe sowie einer Restriktion der Flüssigkeitsaufnahme, wenn eine Hyponatriämie besteht oder sich zu entwickeln droht. Falls dieses Vorgehen nach 4 Tagen noch nicht zu einer Steigerung der Urin-Ausscheidung geführt hat, ist die Gabe von Diuretika angezeigt. Besonders geeignet ist für diese Bedingung **Spironolacton**, oder besser **Eplerenon**, weil die Wirkung dieser Wirkstoffe langsam und milde einsetzt. Sie lösen eine Kalium sparende Diurese aus und kompensieren den sekundären Hyperaldosteronismus.
Versagt diese Therapie und ist die reduzierte Kochsalz-Zufuhr sichergestellt, dann muss zusätzlich ein **Thiazid-** oder gar ein **Schleifendiuretikum** verordnet werden, z. B. Furosemid 20 mg/d. Eine schrittweise Erhöhung der Tagesdosis bis auf 200 mg ist eventuell notwendig.
Die Therapie des Aszites erfordert eine genaue und ständige Kontrolle der Elektrolyt-Werte und der Nierenfunktion. Wird Spironolacton nicht vertragen (Auftreten von endokrinen Nebenwirkungen), kann es durch Eplerenon ersetzt werden.

Prophylaxe und Behandlung einer Varizen-Blutung. Bei der Leberzirrhose bilden sich aufgrund der portalen Hypertonie portokavale Kollateralkreisläufe aus, die zu Ösophagusvarizen-Blutungen Anlass geben können. Es ist erwiesen, dass eine Dauerbehandlung mit dem β-Blocker **Propranolol** das Blutungsrisiko herabsetzt. Wenn eine lebensbedrohliche Blutung im Ösophagus auftritt, wird manchmal versucht, den Blutdruck im Pfortadersystem medikamentös zu senken. Durch **Terlipressin**-Gabe soll die Blutzufuhr in das Mesenterialgebiet gedrosselt werden, diese Maßnahme erweist sich manchmal als erfolgreich. Meistens muss eine gezielte Verödung der Ösophagusvarizen endoskopisch vorgenommen werden. Als Verödungsmittel wird **Polidocanol** verwendet, das oberflächenaktiv und gewebstoxisch wirkt. Übrigens ruft Polidocanol schon in niedrigeren Konzentrationen eine Lokalanästhesie hervor.

hydrophob   hydrophil

H$_3$C—(CH$_2$)$_{11}$—(O—CH$_2$—CH$_2$)$_x$—OH

Polidocanol

Senkung der Ammoniak-Konzentration des Blutes. Bei ausgeprägtem Funktionsausfall der Leber (Endstadium der Leberzirrhose) und in ungünstigen Fällen nach portokavalen Shunt-Operationen kann sich eine **hepatische Enzephalopathie** entwickeln. Die dabei auftretenden mentalen Störungen werden auf ZNS-toxische Wirkungen von Substanzen zurückgeführt, die aus dem Darm resorbiert, aber in der Leber nicht mehr ausreichend entgiftet werden. Zu diesen Substanzen zählt auch Ammoniak (Abb. 16.4). Die Tiefe eines derartigen Komas ist mit der Ammoniak-Konzentration im Blut korreliert. Da das Ammoniak vorwiegend durch bakterielle Stoffwechselprozesse im Darm entsteht, geht das therapeutische Bemühen teilweise dahin, die Keimzahl im Darm zu senken, um so die Ammoniak-Produktion zu reduzieren. Zu diesem Zweck können **nicht resorbierbare Antibiotika** wie **Neomycin** oder **Paromomycin** verabreicht werden. Bei kurzfristiger Therapie ebenbürtig und bei langfristiger vorzuziehen ist die Gabe der **nicht resorbierbaren Disaccharide** Lactulose oder Lactitol, die bakteriell in saure Spaltprodukte vergoren werden, was zu einer Milieu-Änderung im Dickdarm führt. Die Säuerung des Colon-Inhaltes vermindert einerseits wahrscheinlich die Keimzahl und erschwert andererseits die Resorption von Ammoniak, indem das Gleichgewicht NH$_3$ + H$^+$ ⇌ NH$_4^+$ zugunsten des NH$_4^+$ verschoben wird, das im Gegensatz zu NH$_3$ die Darmschleimhaut nicht zu durchdringen vermag. Insbesondere bei Beginn dieser Therapie können Diarrhöen auftreten (S. 227).

16.7 Pankreas

Therapie der Pankreatitis

Die Möglichkeiten, den Verlauf einer akuten Pankreatitis (oder eines Schubes bei einer chronischen rezidivierenden Pankreatitis) durch **medikamentöse Maßnahmen** zu verbessern, sind **sehr begrenzt**.

Hemmung der Sekretion von Verdauungsenzymen. Theoretisch ist es ein sinnvoller Ansatz, die Sekretion der exokrinen Drüsen so weit wie möglich zu reduzieren, weil die freigesetzten Verdauungsenzyme bei der vorliegenden Entzündung in das Parenchym gelangen und zur Selbstverdauung des Pankreas führen. Diesem Ziel dienen die **absolute Nahrungskarenz** und das ständige **Absaugen des Magensaftes**, um jede reflektorische und hormonelle Stimulation (z.B. Cholezystokinin = Pankreozymin) der Bauchspeicheldrüse zu vermeiden. In diesem Sinne sollte ebenfalls eine Senkung der Salzsäure-Konzentration des Magensaftes wirken; ein therapeutischer Wert der Gabe von Antazida oder von H$_2$-Antihistaminika konnte jedoch nicht unter Beweis gestellt werden. Auch die Therapie mit hohen Dosierungen des Parasympatholytikum Atropin (etwa 2 mg/d) oder die Zufuhr von Hemmstoffen des exokrinen Pankreas wie Glucagon, Calcitonin und Somatostatin scheinen nicht geeignet, den Krankheitsverlauf günstig zu beeinflussen, zumal jeweils auch unerwünschte Nebenwirkungen auftreten. Ebenso führte der Versuch, die tryptische Aktivität der freigesetzten Pankreas-Enzyme durch Anwendung des Proteinase-Inhibitors Aprotinin zu reduzieren, meist nicht zu dem gewünschten Erfolg.

Schmerzbekämpfung. Sie ist eine wichtige symptomatische medikamentöse Maßnahme. Wegen der heftigen Schmerzen sind in der Regel **Opioide** indiziert. Dem Morphin vorgezogen werden solche Opioide, deren spastische Wirkung auf den Sphincter Oddi geringer sein soll (Gefahr der Sekretstauung!), wie z.B. *Pethidin*.

Weitere Maßnahmen. Angezeigt ist die intravenöse Gabe von Wasser und Elektrolyten, ggf. von Albumin, Plasma oder Blut sowie eine parenterale Ernährung. Außerdem kann die Anwendung von Antibiotika erforderlich sein, z.B. zur Prophylaxe von peripankreatischen Abszessen, zur Behandlung von Pankreasabszessen oder bei begleitender eitriger Cholangitis. Darüber hinaus kommen in Betracht Heparin zur Thrombose-Prophylaxe oder zur Therapie bei Verbrauchskoagulopathie, evtl. Mannit-Infusionen zur Prophylaxe eines Nierenversagens oder Insulin zur Behandlung einer Hyperglykämie. Wichtiger als alles zuvor genannte ist die Beseitigung eines Abflusshindernisses (z.B. Papillenstein).

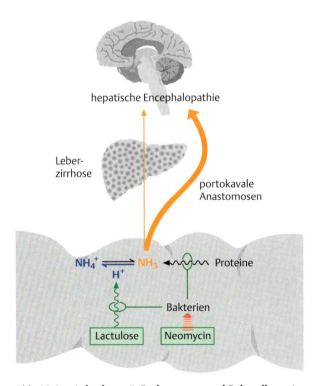

Abb. 16.4 „Leberkoma": Pathogenese und Behandlung. Im Darm fällt durch bakteriellen Proteinabbau Ammoniak (NH$_3$) an. Bei mangelhafter Entgiftung durch die Leber trägt es wesentlich zur Entstehung einer Enzephalopathie bei. Therapieansätze:
1. Ansäuerung des Darmes durch Lactulose: NH$_3$ wird vermehrt zum nicht-resorbierbaren NH$_4^+$ umgewandelt.
2. Reduktion der Darmbakterien durch Antibiotika.

Substitution bei exkretorischer Pankreasinsuffizienz

Hier ist die orale Zufuhr von **Pankreasenzym-Präparaten** in ausreichenden (hohen) Dosen gut wirksam. Es sollten 40000–80000 Einheiten Lipase, 30000–60000 Einheiten Amylase und 2500–5000 Einheiten Protease appliziert werden. Die früher üblichen Mengen lagen weit darunter und waren entsprechend wirkungslos. Ein ausreichend hohes Angebot an Pankreasenzymen im Duodenum unterdrückt eine Aktivierung der Bauchspeicheldrüse durch Pankreozymin und vermag daher bei chronischer Pankreatitis einen „analgetischen" Effekt auszuüben. Ein Teil der Enzymaktivität geht durch die Salzsäure im Magen verloren. Antazida oder ein H_2-Antihistaminikum können diese Beeinträchtigung vermindern. Wegen seiner Säureresistenz vorteilhaft und gut wirksam ist ein lipase-, protease- und amylasehaltiges Präparat mykotischen Ursprungs. Auch in magensaftresistenten Kapseln angebotene Enzyme sind wirksam. Hier sei an das neue therapeutische Vorgehen bei der Behandlung einer übergewichtigen Fettsucht erinnert, nämlich die Gabe eines Hemmstoffs der Pankreas-Lipase. Durch Orlistat wird eine partielle Insuffizienz der Bauchspeicheldrüse vorgetäuscht (S. 241).

Pankreas-Enzym-Präparate mit ausreichendem Lipase-Gehalt
Pankreatin®, Cholspasminase® N mikro, Cotazym®, Kreon®,

Nortase® (Enzyme mykotischen Ursprungs), Ozym®, Pangrol®, Pankreatan®, Panzynorm® forte N, Panzytrat®

17 Stoffwechsel

17.1 Behandlung von Hyperlipoproteinämien ··· 235
17.2 Übergewicht ··· 240
17.3 Gicht ··· 242
17.4 Proteasomen und Lysosomen ··· 243
17.5 Vitamine ··· 244

17.1 Behandlung von Hyperlipoproteinämien

Überblick

Eine Pharmakotherapie ist nur berechtigt bei diätetisch nicht behandelbaren Hyperlipidämien.

Hypercholesterinämie

Hemmstoffe der Gallensäure-Resorption:
Colestyramin und Colestipol sind obsolet.

Hemmstoff des enteralen Sterin-Transporters:
Ezetimib.

Hemmstoffe der Cholesterin-Synthese („Statine"):
Lovastatin, Simvastatin, Pravastatin, Fluvastatin, Atorvastatin
▶ Blockade des Schlüsselenzyms HMG-CoA-Reduktase in der Leber.
▶ dadurch Hemmung der Cholesterin-Synthese, vermehrte LDL-Aufnahme in die Leber und Senkung der LDL-Partikel-Konzentration im Blut.
▶ Schädigung der Leberfunktion und der Skelettmuskulatur.

Hypertriglyzeridämie

Clofibrinsäure-Derivate („Fibrate") und -Analoga (z. B. Gemfibrozil) sowie Nicotinsäure-Derivate
▶ Wirkungsmechanismus ist unbekannt.
▶ Senkung des Triglycerid-Spiegels.

Hyperlipoproteinämien können mit einem erhöhten Krankheitsrisiko einhergehen und werden als behandlungsbedürftig betrachtet. Die Art der Begleiterkrankungen sowie die Auswahl der zur Verfügung stehenden Pharmaka ist davon abhängig, welches der verschiedenen Lipoproteine (Box 17.1) in erhöhter Konzentration vorliegt.
Eine Zunahme der Cholesterin-Konzentration im Blut bedeutet in der Regel einen Anstieg des LDL-Spiegels, eine Zunahme der Triglycerid-Konzentrationen einen Anstieg des VLDL-Spiegels. Eine pathologische Erhöhung der LDL-Konzentration ist von einem gesteigerten **Risiko für koronare Herzerkrankungen** als Ausdruck einer **arteriosklerotischen Gefäßkrankung** begleitet. Auch bei erniedrigter HDL-Konzentration ist das Arterioskleroserisiko erhöht. Die üblichen Risikofaktoren (Übergewicht, Bewegungsarmut, Hypertonie, Zigarettenrauchen, übermäßiger Alkoholgenuss und schlecht eingestellter Diabetes mellitus) senken den HDL-Gehalt im Serum. Krankhaft erhöhte VLDL-Konzentrationen gehen u. a. mit der Neigung zu **Pankreatitiden** einher.

Pathogenetisch ist zu unterscheiden zwischen den genetisch bedingten, seltenen primären Formen und den viel häufigeren sekundären Hyperlipoproteinämien, die auftreten können bei verschiedenen Grunderkrankungen wie z. B. Diabetes mellitus, Hypothyreose oder bei Überernährung.

Therapeutisch empfiehlt sich ein schrittweises Vorgehen in folgender Reihenfolge:
- *Grunderkrankung behandeln*, wenn eine sekundäre Hyperlipoproteinämie vorliegt.
- Verordnung einer entsprechenden *Diät* und *Reduktion des Gewichts*, wenn Übergewicht besteht. Frühestens nach einem Monat kann dann entschieden werden, ob eine medikamentöse Therapie notwendig ist. Nur bei sehr schweren (genetisch bedingten) Hyperlipidämien ist die sofortige Aufnahme einer Pharmakotherapie gerechtfertigt. Dies gilt auch, wenn bereits eine koronare Herzkrankheit vorliegt.
- *Einsatz von „lipidsenkenden" Pharmaka.* Die Diät muss beibehalten werden, sie bildet die Grundlage der Therapie! Zusätzliche Risikofaktoren für eine koronare Herzkrankheit (Hypertonie, Zigarettenrauchen) müssen möglichst auch beseitigt werden.

Die zur Verfügung stehenden Pharmaka lassen sich zwei Gruppen zuordnen, je nachdem, ob sie a) allein die LDL-Konzentration oder b) sowohl die LDL- als auch die VLDL-Konzentration senken.

Senkung der LDL-Konzentration

Hemmstoffe der enteralen Resorption von Cholesterin

Die Anwendung von β-Sitosterin in hohen Dosen zur Senkung der Cholesterin-Resorption ist wegen des unbefriedigenden Nutzen-Nebenwirkungs-Quotienten aufgegeben worden. Ebenso ist die Therapie mit Gallensäure-Adsorbentien (Colestyramin, Colestipol) zur indirekten Senkung der LDL-Konzentration wegen des vermehrten Cholesterinbedarfs zur Nachsynthese verlassen worden.

Mit der Substanz **Ezetimib** wurde ein neues Prinzip entwickelt, um die Cholesterin-Resorption zu vermindern.
▶ Der Wirkstoff, von dem nur 10 mg täglich eingenommen werden müssen, blockiert wahrscheinlich den Sterin-Transporter des Darmepithels. Beim Vorliegen einer Hypercholesterinämie senkt Ezetimib den Wert um ca. 20 %. Es kann sehr gut in Kombination mit einem **Statin** gegeben werden. Die beiden Wirkstoffe verstärken sich gegenseitig in der Wirkung. Ezetimib ist gut verträglich

Box 17.1

Stoffwechsel der Lipoproteine

Die **Lipoproteine** sind die Transportform für wasserunlösliche Lipide im wässrigen Medium Blut. Die einzelnen Lipoproteine unterscheiden sich in ihrer Zusammensetzung aus Triglyceriden (TG), Cholesterin (CH), Phospholipiden (PL) und Apolipoproteinen. Die Abbildung zeigt schematisch ihren Aufbau. Die Lipoproteine werden entsprechend ihrer Dichte (oder der elektrophoretischen Mobilität) im Wesentlichen in folgende vier Gruppen unterteilt:

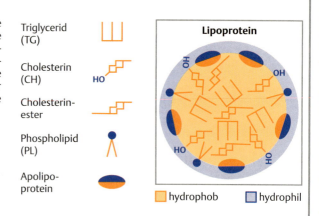

	Zusammensetzung in %			
	TG	CH	PL	Proteine
Chylomikronen	90	5	4	1
VLDL (very low density lipoprotein/Prä-β-Lipoprotein)	60	15	15	10
LDL (low density lipoprotein/β-Lipoprotein)	10	42	22	26
HDL (high density lipoprotein/α-Lipoprotein)	5	20	30	45

Die *Epithelzellen* im Dünndarm bilden aus den resorbierten Lipiden die **Chylomikronen**, welche fast vollständig aus Triglyceriden bestehen. Besonders im Fettgewebe werden die Triglyceride durch die auf der Oberfläche der Endothelzellen lokalisierte Lipoprotein-Lipase gespalten; die Fettzellen nehmen dann die entstehenden Fettsäure- und Glycerin-Moleküle auf. Durch den Triglycerid-Entzug schrumpfen die Chylomikronen; sie werden schließlich als so genannte Chylomikron-Restpartikel von den Leberzellen vollständig abgebaut.

Die *Leberzellen* produzieren die beiden Lipoproteine **VLDL** und **HDL**. Die VLDL-Partikel bestehen überwiegend aus Triglyceriden, die wiederum im Organismus durch die Lipoprotein-Lipase gespalten und so dem VLDL entzogen werden. Dadurch nehmen die Dichte und der relative Cholesteringehalt dieser Partikel zu. Auf diese Weise werden über die Zwischenstufe der „intermediate density lipoproteins" (**IDL**) aus VLDL die cholesterinreichen **LDL**-Partikel geformt. Diese können sich mithilfe der Apolipoproteine an spezielle Rezeptoren in der Zellmembran der Körperzellen anlagern und werden dann von diesen durch Rezeptor-vermittelte Endozytose aufgenommen. Dies geschieht auch in den Leberzellen. Die Dichte der membranständigen LDL-Rezeptoren nimmt übrigens mit steigendem Cholesterin-Gehalt der Zellen im Sinne einer negativen Rückkopplung ab.

Bei der *genetisch bedingten familiären Hypercholesterinämie* fehlen funktionsfähige Rezeptoren, so dass LDL nicht regelrecht von den Zellen inkorporiert werden kann. Unter dieser Bedingung nehmen dann Makrophagen (nicht Rezeptor vermittelt) LDL-Partikel in größerem Ausmaß auf. Diese Makrophagen imponieren als „Schaumzellen" und sollen zur Ausbildung einer Arteriosklerose beitragen.

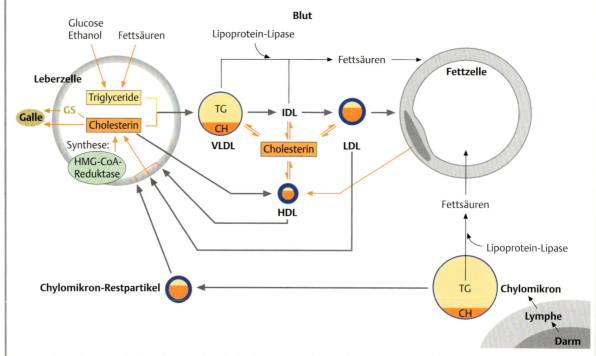

TG = Triglyceride, CH = Cholesterin, PL = Phospholipide, VLDL = very low density lipoprotein, IDL = intermediate density lipoprotein, LDL = low density lipoprotein, HDL = high density lipoprotein, GS = Gallensäuren, HMG-CoA-Reduktase: Hydroxymethylglutaryl-Coenzym-A-Reduktase

Die kleinen und dichten **HDL**-Partikel können von Zellen und von anderen Lipoproteinen unverestertes Cholesterin übernehmen, es mit einer freien Fettsäure verknüpfen und als Cholesterinester wieder an Lipoproteine, z. B. LDL, weiterreichen. So steht cholesterinreichen Zellen ein Weg zur Verfügung, überschüssiges Cholesterin abzugeben.

Kurz sei auch der **Cholesterin-Stoffwechsel** betrachtet. Cholesterin wird mit der Nahrung zugeführt und von den Leberzellen synthetisiert. Wenn auch alle Körperzellen grundsätzlich Cholesterin herstellen können, so sind sie doch auf das in der Leber produzierte und mittels der Lipoproteine antransportierte Cholesterin angewiesen. Das für die Synthese geschwindigkeitsbestimmende Enzym ist die **Hydroxy-Methyl-Glutaryl-(HMG-)Coenzym-A-Reduktase**. Ihre Aktivität sinkt mit steigender Cholesterin-Konzentration in der Leberzelle. Die Leberzellen geben Cholesterin verpackt in Lipoproteine in das Blut ab und sezernieren es zusammen mit den aus der Vorstufe Cholesterin hergestellten Gallensäuren in die Gallenflüssigkeit. Der Organismus verliert täglich über die Faeces und in abgeschilferten Epithelzellen ca. 1 g Cholesterin.

(allerdings möglicherweise Skelettmuskelschädigung) und kann zur Therapie einer **Hypercholesterinämi**e empfohlen werden. Ezetimib wird als Glucuronid mit der Galle ausgeschieden, ist auch in dieser Form wirksam und unterliegt einem enterohepatischen Kreislauf.

Ezetimib

Hemmstoffe der Cholesterin-Synthese (Statine)

▶ **Wirkungsweise.** Der geschwindigkeitsbestimmende Schritt in der Cholesterin-Synthese ist die Überführung der aktivierten 3-Hydroxy-3-methyl-Glutarsäure (HMG-CoA) in die Mevalonsäure.

HMG-CoA → Mevalonsäure (Reduktase)

Dieser Schritt wird von der **HMG-CoA-Reduktase** katalysiert, welche im glatten endoplasmatischen Retikulum der Leber lokalisiert ist. Auch in anderen Organen ist dieses Enzym nachweisbar. Es kann durch Substanzen, die dem Substrat strukturell ähnliche Gruppen enthalten, gehemmt werden. Infolge der verminderten Cholesterin-Synthese durch die Reduktase-Hemmstoffe steigt die Ausstattung der Leberzellen mit LDL-Rezeptoren, so dass vermehrt LDL-Cholesterin aus dem Blut aufgenommen werden kann. Offenbar werden auch IDL-Partikel von der Leberzelle aufgenommen. Daraus resultiert, dass sowohl die Elimination von LDL-Partikeln beschleunigt wird als auch ihre Produktion abnimmt; die Senkung kann bis zu 40 % betragen. Die HDL-Konzentration steigt im Allgemeinen leicht an (bis zu 15 %), die Triglycerid-Konzentration fällt bis zu 25 % ab. Dieses günstige Therapieergebnis ist allerdings bei Patienten mit homozygoter familiärer Hypercholesterinämie nicht zu erwarten, da bei dieser Erbkrankheit keine funktionstüchtigen LDL-Rezeptoren gebildet werden können.

Bei den zuerst eingeführten Hemmstoffen, **Lovastatin** und **Simvastatin**, handelt es sich um Vorstufen, aus denen nach oraler Applikation in der Leber der eigentliche Wirkstoff durch Aufspaltung des Lacton-Ringes entsteht. Im Fall von **Pravastatin** und anderen neueren Substanzen liegen die Pharmaka gleich in der Wirkform vor, also mit geöffnetem Lacton-Ring.

Lovastatin R = H
Simvastatin R = CH$_3$

Cerivastatin

Während die bisher genannten Substanzen mikrobiologischer Herkunft sind, ist **Fluvastatin** eine synthetisch gewonnene Substanz, deren Ringsystem sich deutlich von den drei vorgenannten Pharmaka unterscheidet. Gleiches gilt für **Atorvastatin** und **Cerivastatin**. Wie Pravastatin enthalten auch diese Verbindungen den „geöffneten" Lactonring, liegen also auch schon in der eigentlichen Wirkform vor.

▶ **Pharmakokinetik.** Die Pharmaka werden genügend enteral resorbiert. Es ist pharmakokinetisch interessant, dass das Cholesterin-Syntheseorgan, nämlich die Leber, der Wirkform dieser Pharmaka besonders ausgesetzt ist. Lovastatin und Simvastatin treten aus dem Pfortaderblut in die Leber ein und werden dort zur Wirkform umgewandelt und später über die Galleflüssigkeit zur Ausscheidung gebracht. Im pharmakokinetischen Sinn handelt es sich um eine „präsystemische Elimination", die im vorliegenden Falle aber gerade gewünscht wird, weil so bevorzugt eine Cholesterin-Synthese-Hemmung in der Leber stattfindet, und andere Gewebe, wie die Steroidhormon produzierenden endokrinen Organe, geschont werden. Bei Fluvastatin und Pravastatin erfolgt eine Anreicherung in den Hepatozyten durch einen aktiven Transportmechanismus, den andere Zellen nicht besitzen.

▶ **Anwendung.** In ausgedehnten klinischen Studien hat sich die Anwendung der Cholesterin-Synthese-Hemmstoffe zur **Senkung der Hypercholesterinämie** überzeugend darstellen lassen. Als Folge dieses Effektes konnte eine **Prävention koronarer Herzkrankheiten** demonstriert werden. Selbst bei nicht erhöhten Blut-Cholesterin-Werten macht sich diese Schutzwirkung bemerkbar. Die Statine haben sich außerdem zur **Prävention von Re-Infarkten** sowie zur „**Offenhaltung" von koronaren Bypassen** als günstig erwiesen.

Diese Effekte können wohl nicht alleine auf der Lipidsenkung im Plasma beruhen. Vielmehr muss angenommen werden, dass die Statine die Atherogenese in den Koronararterien verlangsamen und die atheromatösen Plaques stabilisieren.

Eine weitere Beobachtung, die bei der langjährigen Behandlung von Patienten mit Statinen gemacht worden ist, verdient Beachtung: Die Häufigkeit von Knochenbrüchen bei alten Menschen scheint vermindert zu sein. Messungen der **Knochendichte** ergaben höhere Werte bei den behandelten Patientinnen im Vergleich zu Kontrollen. Ferner ist beobachtet worden, dass die Inzidenz von Macula-Degenerationen durch eine Therapie mit Statinen verringert wird.

Zur **Dosierung** s. Tab. 17.1. Das Gleichgewicht der Wirkung stellt sich mit einer Latenz von einigen Wochen ein, die Dosierung muss im Einzelfall je nach Effekt angepasst werden.

▶ **Nebenwirkungen.** Neben uncharakteristischen Nebenwirkungen wie gastrointestinalen Störungen und Hautausschlägen sind **Schädigungen der Leberfunktion** (Transaminasen-Anstieg im Serum) und der **Skelettmuskulatur** zu beachten. Es kommt in seltenen Fällen zu einem Übertritt von Creatinphosphokinase in das Blut und multifokaler **Rhabdomyolyse** (um 0,1 % der Behandelten), die über eine Myoglobinämie bis zum Nierenversagen führen kann. Die Ursache für die Muskelschädigung soll in einer Interferenz der Statine mit dem Elektronentransport in der Atmungskette der Mitochondrien liegen. Diese schweren Nebenwirkungen werden besonders nach Kombination der Reduktase-Hemmstoffe mit anderen Lipidsenkern (Fibrate und Nicotinsäure-Derivate) und mit Cyclosporin-A beobachtet. Eine Kombinationstherapie muss daher vermieden werden. Im Falle von Cerivastatin, einem besonders potenten Hemmstoff der HMG-CoA-Reduktase ist eine Reihe von Todesfällen (ca. 50 bei millionenfacher Anwendung) beobachtet worden. Die Ursache war jeweils eine Rhabdomyolyse mit einer so starken Myoglobinämie, dass ein Nierenversagen auftrat. Cerivastatin wurde daher im Sommer 2001 von der Herstellerfirma vom Markt genommen. Die Muskelschädigung ist auch nach Gabe von anderen Statinen berichtet worden; das Therapie-Risiko durch die anderen Mitglieder dieser Arzneimittelgruppe ist niedriger als das durch Cerivastatin ausgelöste Risiko der Behandelten.

Es wird bei jeder Statintherapie empfohlen, die Transaminasen und die Creatinphosphokinase regelmäßig zu kontrollieren. Wenn die Steigerung der Werte mehr als das Dreifache des Grundwertes beträgt, muss die Therapie mit dieser Substanzgruppe abgebrochen werden. Da unter der Behandlung mit den Reduktase-Hemmstoffen das Auftreten von **Linsentrübungen** beobachtet worden ist, empfehlen sich ophthalmologische Kontrollen vor und während der Therapie.

Insgesamt ist die Risiko-Nutzen-Abschätzung für die Statine bei millionenfacher Anwendung und daher großer Erfahrung außerordentlich positiv.

Senkung der VLDL- und LDL-Konzentration

Clofibrat und seine Derivate (Fibrate)

Clofibrat

Gemfibrozil

▶ **Wirkungsweise.** Clofibrat, die erste Substanz dieser Gruppe, senkt den VLDL- bzw. Triglycerid-Spiegel, vor allem dann, wenn dieser pathologisch erhöhte Werte zeigt. Eine Reduktion um ca. 40 % soll möglich sein.

Die LDL-Cholesterin-Konzentration kann um bis zu 10 % abfallen, die HDL-Konzentration dagegen ansteigen. Der zugrundeliegende Wirkungsmechanismus ist nicht völlig klar. Die Aktivität der Lipoprotein-Lipase nimmt zu, was den beschleunigten Abbau von VLDL-Partikeln erklären mag. Es gibt Anhaltspunkte dafür, dass der Lipidstoffwechsel in der Leber verändert und die VLDL-Syn-

Tab. 17.1 Dosierung von Cholesterin-Synthese-Hemmstoffen

Lovastatin	20–80 mg/d
Simvastatin	10–40 mg/d
Fluvastatin	20–40 mg/d
Pravastatin	10–40 mg/d
Atorvastatin	10–40 mg/d

these reduziert wird. Die Fibrate sollen sich an Rezeptoren für nukleäre Transkriptionfaktoren wie den PPAR-α-Rezeptor binden und dadurch den Lipidstoffwechsel der Leberzelle beeinflussen (PPAR = Peroxysomen-Proliferator-aktivierter Rezeptor, s. auch S. 10 und S. 413). Clofibrat ist eine Vorstufe und muss durch Hydrolyse des Esters erst in die Wirkform überführt werden.

▶ **Nebenwirkungen.** Bei der chronischen Therapie mit Clofibrat und analogen Fibraten werden **muskuläre Symptome** wie Myalgien und Muskelschwäche beobachtet; dieses Krankheitsbild kann mit Nekrosen in der Skelettmuskulatur (Rhabdomyolyse) einhergehen. Die dabei auftretende Myoglobinurie bewirkt eine weitere Schädigung der in diesen Fällen ohnehin vielfach schon eingeschränkten Nierenfunktion. Hinzu kommen gehäuftes Auftreten von Gallensteinen (möglicherweise Ausdruck einer veränderten Leberfunktion und Zusammensetzung der Galleflüssigkeit), Lebervergrößerung, gastrointestinale Beschwerden, Haarausfall und Libidoverlust. Bei koronaren Risikopatienten besteht bei der Anwendung von Clofibrat die Gefahr, Thromboembolien, periphere Durchblutungsstörungen, Angina-pectoris-Anfälle und Herzrhythmusstörungen auszulösen. Clofibrat verstärkt die Wirkung von oralen Antikoagulanzien.

Die Nebenwirkungen von Clofibrat sind so ausgeprägt, dass es nicht mehr verordnet werden sollte. Dasselbe gilt für andere „Ester" der Clofibrinsäure, nämlich mit Theophyllin (Etofyllinclofibrat) und mit Nikotinsäure (Etofibrat).

Die neueren Clofibrat-Analoga Bezafibrat, Fenofibrat und insbesondere Gemfibrozil besitzen ein günstigeres Nutzen-Risiko-Verhältnis als die Ausgangssubstanz. Sie senken den Cholesterin-Spiegel und das LDL-Cholesterin stärker als Clofibrat. Das prinzipielle Nebenwirkungsprofil ist aber wohl identisch, die Verträglichkeit soll jedoch besser sein.

Kontraindikationen sind Leber- und Nierenfunktionsstörungen, Gallenblasenerkrankungen, Schwangerschaft und Stillzeit; die gleichzeitige Verabreichung von Statinen erhöht die Gefahr einer Myoglobinämie.

▶ **Anwendung.** Die Fibrate (speziell Gemfibrozil) sind zur Dauertherapie von Diät-resistenten, genetisch bedingten Hypertriglycerid- und Hypercholesterinämien geeignet. Eine ständige Überwachung (Leber- und Muskelschädigung) sowie die Beachtung möglicher Arzneimittel-Interferenzen ist notwendig.

Nicotinsäure und ihre Derivate

Neben der Nicotinsäure steht das Salz Xantinolnicotinat zur Verfügung. Diese Verbindung wird im Organismus rasch gespalten, so dass das gemeinsame Wirkprinzip die Nicotinsäure ist.
▶ Nicotinsäure senkt primär die Konzentration der freien Fettsäuren im Blut aufgrund einer verminderten Freisetzung aus dem Fettgewebe. Die Wirkung scheint über einen speziellen G-Protein-gekoppelten Rezeptor zustande zu kommen. Der Leber stehen damit weniger Fettsäuren zur Synthese von Triglyceriden zur Verfügung, was sich in einer Abnahme der VLDL-Konzentration im Blut (um bis zu 50%) bemerkbar macht. In geringem Ausmaß nimmt auch die LDL-Cholesterin-Konzentration ab (um bis zu 15%). Die HDL-Konzentration kann ansteigen.

▶ Die erforderliche Nicotinsäure-Dosierung beträgt mindestens 3 g/d. Dies demonstriert im Vergleich zur täglich benötigten Menge von Nicotinsäureamid (im Vitamin-B-Komplex) von 20–40 mg, dass es sich bei der Beeinflussung des Fettstoffwechsels nicht um eine Vitamin-Wirkung handelt. Die Nicotinsäure wird gut resorbiert und schnell renal ausgeschieden, die Plasmahalbwertzeit beträgt nur 1 Stunde.
▶ Da die Nicotinsäure gefäßdilatierend wirkt, ist das Auftreten von Nebenwirkungen von Seiten des Kreislaufs nicht verwunderlich. Mit Regelmäßigkeit finden sich eine Erweiterung der Hautgefäße (flush) und eine Blutdrucksenkung mit entsprechenden Folgen für das Allgemeinbefinden, weshalb eine einschleichende Dosierung vorgenommen werden soll. Daneben treten häufig Pruritus und gastrointestinale Störungen auf. Bei der Hälfte der Patienten ergibt sich eine Hyperglykämie mit verminderter Glucose-Toleranz. Unter der Therapie können Gichtanfälle auftreten (Interferenz der Nicotinsäure mit dem aktiven Harnsäure-Sekretionsprozess).
▶ Die Anwendung von Nicotinsäure ist für eine Monotherapie aufgrund der ausgeprägten Nebenwirkungen nicht praktikabel. In der **Kombinationstherapie**, z.B. mit Statin, kann aber eine niedrigere Dosis (1–1,5 g/Tag) außerordentlich nützlich sein und zur HDL-Anhebung und Triglyceridabsenkung beitragen, also Effekte, für die die Statine relativ schwach sind. Diese Mengen Nicotinsäure werden in der Regel auch vertragen. **Acipimox** ist ähnlich wie Nicotinsäure zu beurteilen.

Tab. 17.2 Beeinflussung der verschiedenen Lipidkomponenten durch Lipidsenker

Wirkstoffe	LDL-Senkung	Triglycerid-Senkung	HDL-Erhöhung
Statine	++++	+	+
Ezetimib	+++	–	+
Fibrate	+	+++	++
Nicotinsäure u. Derivate	++	+++	+++

Therapeutische Bewertung

Sowohl eine Hypercholesterinämie als auch eine Hypertriglyzeridämie wirken als Risikofaktoren bei Gefäßerkrankungen, insbesondere bei Koronarerkrankungen. Aufgrund umfangreicher klinischer Untersuchungen an vielen tausend Patienten konnte nachgewiesen werden, dass eine Senkung eines pathologisch hohen Cholesterin-Spiegels den arteriosklerotischen Krankheitsprozess günstig beeinflusst. Dabei scheint die Reduktion der LDL-Partikel-Konzentration besonders wichtig zu sein, denn diese sind im Gegensatz zu den HDL-Partikeln atherogen. Die Statine ersetzen keine fettarme Diät!
Die Mittel der Wahl bei einer **Hypercholesterinämie**, die diätetisch nicht genügend zu beeinflussen ist, sind die Statine: Leitsubstanz **Lovastatin** und die Nachfolgesubstanzen **Simvastatin**, **Pravastatin**, **Fluvastatin** und **Atorvastatin**. Der prognostische Wert der Statine in der Primär- und vor allem Sekundärprävention der koronaren Herzerkrankung gilt als bewiesen. Ihr Einsatz erfolgt in Abhängigkeit vom Risikoprofil des Patienten (Risikofaktoren sind Diabetes mellitus, Übergewicht, Hypertonie, hohes Alter, Nicotinabusus, bereits bekannte koronare Herzerkrankung) ab LDL-Cholesterin-Grenzwerten von

130–180 mg/dL, nach durchgemachtem Myokardinfarkt bereits bei niedrigen LDL-Werten („der Patient hat bewiesen, dass er seinen LDL-Spiegel koronar nicht verträgt").

Als physiologische Grenzwerte für die Konzentrationen der einzelnen Lipid-Komponenten gelten:
- Cholesterin (gesamt < 200 mg/dl,
- Triglyceride < 200 mg/dl,
- HDL-Cholesterin > 50 mg/dl,
- LDL-Cholesterin < 160 mg/dl.

Die Zielwerte der LDL-Cholesterin-Senkung orientieren sich an dem anhand von Risikofaktoren geschätzten prospektiven Gefäßrisiko: Bei einem Risiko von unter 10%, in den nächsten 10 Jahren ein kardiovaskuläres Ereignis zu erleiden, also beim Fehlen weiterer Risikofaktoren, wird als Ziel ein LDL-Cholesterin von 160 mg/dl als ausreichend angesehen, zwischen 10 und 20% von 130 mg/dl und über 20% von 100 mg/dl. Hierbei gilt letzterer Zielwert bei Vorliegen einer koronaren Herzkrankheit oder eines Koronaräquivalentes wie dem Diabetes mellitus à priori.

Bei dem Vorliegen einer (isolierten) **Hypertriglyzeridämie** ist die Anwendung von **Fibraten** wie insbesondere Gemfibrozil angezeigt. Neben der Senkung des Lipidspiegels können auch die Cholesterin-Werte geringfügig abfallen.

Notwendige Wirkstoffe

Lipidsenker

Wirkstoff	Handelsname	Alternative
Hemmstoffe der Cholesterinresorption		
Ezetimib	*Ezetrol®*	–
Statine		
Lovastatin	*Mevinacor®* Tab.	G
Simvastatin	*Zocor®* Tab.	G
Pravastatin	*Pravasin®, Mevalotin®* Tab.	G
Fluvastatin	*Cranoc®, Locol®*	–
Atorvastatin	*Sortis®* Tab.	–
Fibrate		
Bezafibrat	*Cedur®* Drag., Ret.-Tab.	G
Fenofibrat	*Lipanthyl®*	G
Gemfibrozil	*Gevilon®* Tab.	*Gemfi®*

17.2 Übergewicht

Als Maß zur Charakterisierung eines Übergewichtes hat sich der Quotient aus dem Gewicht in kg und dem Quadrat der Größe in m (also kg/m² = **Body mass index**) bewährt (Abb. 17.1). Bei gesunden Erwachsenen liegt dieser Wert zwischen 18 und 25, bei Untergewicht ist der BMI kleiner als 18, das Übergewicht beginnt mit Werten ab 25 und die Fettsucht über 30 BMI.

Es ist eine alte Erfahrung, dass Übergewicht ein Gesundheitsrisiko darstellt.

Es ist bekannt, dass die Länge der Telomere von Chromosomen mit zunehmendem Alter des Menschen abnimmt. Aus einer Untersuchung der Telomer-Länge in Leukozyten von über 1000 Frauen in Abhängigkeit vom Alter zeigte sich, dass bei übergewichtigen Personen die Verkürzung der Telomeren stärker ausgeprägt war als bei schlanken Frauen. Dieser Effekt wurde durch chronisches Zigarettenrauchen noch deutlicher.

Schon bei einem BMI von 30 ist die Lebenserwartung verringert, bei BMI 40 und mehr wesentlich reduziert. Im Gefolge einer Fettsucht treten gehäuft kardiovaskuläre Erkrankungen, ein Diabetes mellitus (Typ II), orthopädische Leiden und psychosoziale Probleme auf, um die wichtigsten Nachteile zu nennen. Aus einer umfassenden Untersuchung (an mehr als 145000 Übergewichtigen) konnte eine Zunahme der Karzinomhäufigkeit (Darm, Pankreas) bei Männern festgestellt werden. Bei Frauen war die Häufigkeit von Endometrium-Karzinomen und von Non-Hodgkin-Lymphomen gesteigert. Hinzu kommt die pharmakotherapeutische Schwierigkeit, dass die Kinetik vieler Arzneimittel aufgrund ungewöhnlicher Verteilungsprozesse unvorhersehbar wird (Dosierung?). Übergewicht ist eine **häufige „Erkrankung"**, wie neueste epidemiologischen Untersuchungen in den USA ergaben: 1991 waren 12% und 1999 19% der Erwachsenen übergewichtig (BMI > 30 kg/m²). Eine Zunahme der Fettleibigkeit wird aus vielen Ländern berichtet.

Der Quotient aus Taillen- zu Hüft-Umfang, der das intraabdominale Fett besonders berücksichtigt, kann prognostisch von Hilfe sein.

Das aktuelle Körpergewicht reflektiert das Verhältnis zwischen Energieaufnahme (Kaloriengehalt der Nahrung) und dem Energieverbrauch (Wärmeproduktion, motorische Aktivität usw.). Ein Übergewicht kann nur zustande kommen durch ein zeitweiliges Überwiegen (Wochen, Monate) der Kalorienaufnahme über den Kalorienverbrauch. Die umgekehrte Situation, nämlich eine Reduzierung des Körpergewichtes, kann nur durch länger dauerndes Überwiegen des Kalorienverbrauchs über die Kalorienaufnahme erreicht werden. Das Prinzip der Therapie einer Fettsucht ist somit eigentlich ganz

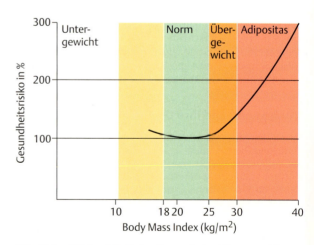

Abb. 17.1 **Abhängigkeit** des Gesundheitsrisikos vom Körpergewicht (nach Laufs u. Böhm. DMW: 2000;125: 262)

einfach: **weniger Kalorien essen als Kalorien verbraucht werden**, also „Iss die Hälfte"!

So einfach das Prinzip, so schwierig ist die tatsächliche Therapie, wie wohl jeder praktizierende Arzt leidvoll erfahren hat. Das vernünftigste Vorgehen ist der Versuch, in einem intensiven Gespräch unter Hinweis auf die negativen Folgen der Fettsucht die **Lebenshaltung** des Patienten zu verändern: mehr körperliche Aktivität, eine kalorien- und fettarme Diät und Unterlassung von „Leckereien naschen" zwischen den Mahlzeiten (keine Kartoffel-Chips, kein Fast Food, kein Eis, keine Pralinen etc.), keine zuckerhaltigen Getränke, kein Bier!

Der Versuch, das Verhalten der adipösen Klienten zu verändern, scheitert jedoch meistens. Der Patient entzieht sich dem intensiven Bemühen des Arztes oft einfach durch einen Arztwechsel.

Bei „psychotherapieresistentem" Übergewicht wird neuerdings ein Arzneimittel angeboten, das einen Hemmstoff der Pankreas-Lipase enthält (**Orlistat**). Nach oraler Gabe vermindert dieser Enzymhemmstoff die Fettresorption im Dünndarm, es wird also der Zustand einer partiellen Insuffizienz des exokrinen Pankreas imitiert (die durch per-os-Gabe von Pankreas-Lipase therapiert wird, s. S. 234). Die Nebenwirkungen von Orlistat treten bei ca. 30 % auf und entsprechen der Pankreas-Insuffizienz: Fettstühle, Stuhldrang, Flatulenz.

Man fragt sich, warum die Patienten nicht lieber gleich den Fettgehalt ihrer Nahrung auf die Hälfte reduzieren und ohne Nebenwirkungen dieser deprimierenden Art dasselbe Resultat bezüglich der Kalorienzufuhr erreichen. Und man wundert sich, wieso Ärzte ein so fragwürdiges Prinzip verordnen.

Der bisher mögliche Weg, eine Fettsucht zu behandeln, wenn sie durch Beratung und Einsicht des Patienten nicht beeinflussbar ist, besteht darin, Wirkstoffe zu verordnen, die den Appetit vermindern, das Hungergefühl unterdrücken und die motorische Aktivität steigern.

Anorektika. ▶ Der Prototyp dieser Arzneimittelgruppe sind die Amphetamine (s. S. 333), die zentral und peripher Noradrenalin und Dopamin freisetzen: der Energieverbrauch steigt, das Hungergefühl wird unterdrückt. Diese Substanzen können aber aufgrund ihrer starken Nebenwirkungen nicht benutzt werden.

Ausgehend vom Methylamphetamin sind Analogsubstanzen als Appetitzügler entwickelt worden, die weniger „drastisch" wirken (Abb. 17.2): **Phentermin**, **Fenfluramin** und neuerdings **Sibutramin**. Diese Pharmaka beeinflussen neben dem noradrenergen und dopaminergen System auch den Serotonin-Stoffwechsel. Unter ihrem Einfluss ist eine kalorienarme Diät leichter einzuhalten, so dass mehr Gewicht verloren wird als in der Placebo-Kontrollgruppe. Jedoch lässt die Wirkung der Anorektika nach einigen Monaten nach. Sobald die Anorektikatherapie beendet wird, steigt das Körpergewicht im Allgemeinen wieder an, ein persistierender Effekt kommt den Substanzen nicht zu, es sei denn, der Patient hielte seine „Mager-Diät" ein. Und dies ist der einzige Weg, sein Übergewicht zu reduzieren und den Erfolg zu konservieren: **„Iss die Hälfte" an Kalorien, aber erreiche Sättigung durch Ballaststoffe (z. B. Gemüse).**

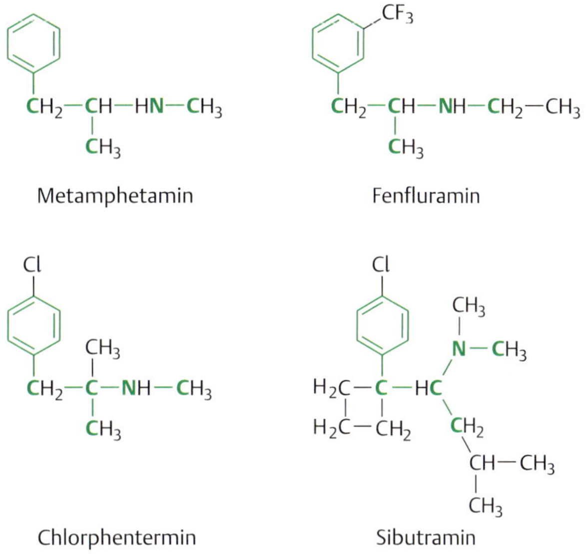

Abb. 17.2 **Zentral wirksame Anorektika.**

▶ **Phentermin** und **Fenfluramin** mussten wegen **gravierender Nebenwirkungen**, die bei länger dauernder Therapie auftraten, aus dem Handel gezogen werden. Aufgrund ihres amphiphilen Charakters werden diese Substanzen stark in den Lysosomen angereichert, was zur Phospholipidspeicherung, z. B. in den Alveolar-Makrophagen führt (vergleichbar mit dem Zustand in Abb. 12.13, S. 145). Diese werden dadurch aktiviert und stimulieren die Bildung von Extrazellulärmatrix (Lungenfibrose). Ferner wird durch Interferenz mit dem Serotonin-Stoffwechsel eine pulmonale Hypertonie und eine Verdickung der Aortenklappen ausgelöst (wie sie auch als Folge der Serotonin-Ausschüttung aus dem Carcinoid vorkommt).

Diese Zusammenhänge sind seit den 70er Jahren bekannt, trotzdem ist jetzt mit **Sibutramin** wieder ein neues Anorektikum dieses Typs zugelassen. Eine erste Warnung vor seiner Anwendung ist von der American Heart Association ausgegeben worden. ▶ Eine neue bedenkliche Nebenwirkung ist nach Behandlung mit Sibutramin festgestellt worden: Es bildet sich eine **Gedächtnisschwäche** aus, die zur Störung der einfachen täglichen Verrichtungen führen kann. Nach Absetzen der Behandlung mit dem Anorektikum ging die Amnesie langsam zurück. Insgesamt soll die WHO-Behörde mehr als 30 derartige Fälle erfasst haben.

Kurioserweise findet sich Sibutramin in „chinesischen Schlankheitspillen", die über das Internet angeboten werden. Die Dosierung von Sibutramin in diesen Pillen ist besonders hoch im Vergleich mit dem Originalpräparat (10- und 15-mg-Kapseln). Einige weitere Substanzen, die noch in Deutschland im Handel sind, werden in Tab. 17.3 aufgeführt. Ihnen kommt aber keine Bedeutung zu.

Rimonabant. Interessant ist ein neuer pharmokologischer Versuch, eine Gewichtsabnahme zu erleichtern. Die Gabe eines Hemmstoffes des Cannabinoid-1-Rezeptors wie Rimonabant vermindert den Appetit und möglicherweise die „Kalorienverwertung".

Anorexie und Bulimie. Es sollte erwähnt werden, dass es neben der Fettsucht auch andere Essstörungen gibt:

- **Anorexia nervosa:** Sie ist Folge einer unzureichender Nahrungsaufnahme (aus „unerfindlichen" Gründen) und kommt fast nur bei Mädchen und jungen Frauen vor. Die einzige Chance, diese Magersucht zu überwinden, liegt in einer Psychotherapie.

> **Box 17.2**
>
> **Fettzellen als endokrine Signalgeber: Leptin und Resistin**
>
> Das Verhältnis Energieaufnahme zum Energieverbrauch bestimmt das Körpergewicht, es unterliegt einer komplizierten Kontrolle. Die psychischen Phänomene Appetit und Hungergefühl, die für die Kalorienaufnahme (unter normalen Lebensbedingungen) bestimmend sind, müssen von der Körperperipherie aus an die aktuelle Stoffwechselsituation angepasst werden. Neben den altbekannten Stimuli für das Hungergefühl, nämlich dem leeren Magen und dem abgesunkenen Blutzuckerspiegel, ist neuerdings ein interessanter Informationsweg gefunden worden, der über einen längeren Zeitraum Nachricht gibt: Von den Fettzellen des Körpers wird ein Peptid, **Leptin** (vom griechischen leptos = schlank) genannt, abgesondert, das aus 167 Aminosäuren besteht. Die Menge Leptin, die von den Fettzellen abgegeben wird, hängt von dem Fettgehalt der einzelnen Zellen ab. Befindet sich der Organismus in einer negativen Gewichtsbilanz, schrumpfen die Fettzellen und geben vermindert Leptin ab. Bei Gewichtszunahme dagegen steigt die Leptin-Sekretion der Fettzellen an. Der Leptin-Spiegel im Blut informiert das Gehirn über den Zustand der Energiespeicherung. Im Hypothalamus sind Nervenzellen mit Leptin-Rezeptoren vorhanden. Eine erniedrigte Leptin-Konzentration führt zu einer Appetitsteigerung. Ein erhöhter Leptin-Spiegel müsste das Gegenteil erzeugen. Der Gedanke liegt nahe, Leptin als Anorektikum bei Übergewicht einzusetzen. Dies wurde auch in klinischen Untersuchungen durchgeführt, aber die Ergebnisse sind nicht überzeugend. Das mag seinen Grund darin haben, dass neben Leptin ein weiteres Peptid, das **Ghrelin** (aus 28 Aminosäuren bestehend) akut das Hunger-Sättigungs-Gefühl steuert. Als erstes wurde die Freisetzung von Wachstumshormon aus dem Hypophysen-Vorderlappen durch Ghrelin erkannt (GHRH-artige Wirkung). Es ergab sich dann aber, dass Ghrelin vor allem im Magenfundus gebildet und an das Blut abgegeben wird. Die Konzentration steigt vor den Mahlzeiten an und fällt nach der Nahrungsaufnahme ab. Parallel zu den Blutspiegel-Schwankungen onduliert das Hungergefühl bzw. der Appetit. Im Tierversuch löst zugeführtes Ghrelin eine Hyperphagie aus, die Tiere entwickeln bei länger dauernder Zufuhr starkes Übergewicht. Es muss ferner über einen weiteren Signalstoff berichtet werden, der Adipozyten dazu dienen könnte, sich vor einer Fettüberlagerung zu schützen: **Resistin.** Dieses Protein wurde zuerst in Untersuchungen zur Wirkungsweise von Glitazonen an Mäusen gefunden. Es wird von Fettzellen abgegeben und vermindert die Empfindlichkeit gegenüber Insulin. Auf diese Weise wird der Insulin-vermittelten Glucose-Aufnahme entgegen gewirkt. Es wird vermutet, dass Resistin auch an anderen Geweben eine Insulin-Resistenz auszulösen vermag, so an der Skelettmuskulatur. Somit könnte Resistin die Erklärung dafür sein, weshalb die Adipositas mit einer verminderten Insulin-Empfindlichkeit verbunden ist und zum Typ-II-Diabetes führen kann.

Tab. 17.3 Anorektika: Therapeutisch wertlos

Fenfluramin	Ponderax® (nicht mehr im Handel)
Dexfenfluramin	Isomeride® (nicht mehr im Handel)
Amfepramon (Diethylpropion)	Tenuate®, Regenon®
Mefenorex	Rondimen® (nicht mehr im Handel)
Phenylpropylamin	nur in Mischpräparaten
Phenylpropanolamin	Recatol®
D-Norpseudoephedrin	Fasupront®, Mirapront® (nicht mehr im Handel)
Sibutramin	Reductil®
Orlistat	Xenical®

- Eine weitere Essstörung, die mit „Normalgewicht" einhergehen kann, ist die **Bulimia nervosa**, die ebenfalls nur bei jungen Frauen auftritt. Sie ist gekennzeichnet durch „anfallsweise Hyperphagie" mit anschließendem Erbrechen. Neben einer Psychotherapie kann in diesen Fällen die Gabe von Antidepressiva hilfreich sein.

17.3 Gicht

Das Leitsymptom der Gichterkrankung ist der akute Gichtanfall, der sich als Folge einer Hyperurikämie ausbildet. In bradytrophem Gewebe, z. B. dem Großzehengrundgelenk, fällt die schlecht wasserlösliche **Harnsäure** aus, die kleinen Kristalle werden von phagozytierenden Zellen aufgenommen und setzen Dank ihrer „Unverdaulichkeit" **lysosomale Enzyme** frei. Der Prozess der Zellschädigung und Freisetzung aggressiver Stoffe löst eine schmerzhafte Entzündung aus. Es ergeben sich zwei therapeutische Ansatzpunkte.

Therapie der Gicht

Ehe eine medikamentöse Behandlung der Hyperurikämie begonnen wird, muss die mögliche Ursache geklärt werden. Meistens handelt es sich um eine **genetische Schwäche**, aber es kann häufig auch eine **Fehlernährung** zugrunde liegen. Es muss auf alle Fälle dafür gesorgt werden, dass der Patient eine **purinarme Diät** einhält.

Bei extrem hohen Harnsäurewerten aufgrund **maligner Erkrankungen** kann ein bei Nicht-Primaten vorkommendes Enzym, das Harnsäure in das gut wasserlösliche Allantoin umsetzt, angewandt werden. Die **rekombinante Uratoxydase** (Rasburicase) kann i. v. zugeführt werden und senkt die Harnsäurekonzentration.

Behandlung des akuten Anfalls. Die klassische Substanz um einen Gichtanfall zu unterbrechen, ist das **Colchicin** aus der Herbstzeitlosen (Colchicum autumnale), das die Bildung von Mikrotubuli in den phagozytierenden Zellen hemmt und damit ihre Beweglichkeit unterbricht, gleichzeitig tritt eine Mitose-Arretierung auf. Die maximale Dosierung ist 8–10 mg in 2 Tagen, dann tritt als Nebenwirkung eine hämorrhagische Enteritis auf, die auf der Schädigung der sich schnell teilenden Darm-Epithelzellen beruht. Der akute Gichtanfall kann auch mit einem stark wirksamen **Antiphlogistikum**, insbesondere **Indometacin**, erfolgreich behandelt werden.

Senkung der überhöhten Harnsäure-Konzentration im Plasma. Die zu hohe Harnsäure-Konzentration muss gesenkt werden. Zwei Möglichkeiten bieten sich an:
- Durch die Gabe eines Hemmstoffes wird die Harnsäure-Bildung vermindert. Die **Xanthinoxydase** wandelt Xanthin aus dem Purinstoffwechsel in Harnsäure um. Ein derartiger Hemmstoff ist **Allopurinol**. Von diesem Wirkstoff werden 300–600 mg täglich benötigt, er wird im Allgemeinen gut vertragen. Jetzt ist ein weiterer Hemmstoff der Xanthinoxydase entwickelt worden ist, der sich in den bisherigen Untersuchungen am Menschen als gut wirksam und gut verträglich herausgestellt hat. Es handelt sich um **Febuxostat** (2006 noch nicht im Handel), das beginnend mit einer Dosierung von nur 10 mg die Harnsäure-Konzentration im Blut senkt. Im Gegensatz zu Allopurinol weist Febuxostat keine Purinstruktur auf (s. Formeln).
- Eine weitere Möglichkeit, den Harnspiegel zu senken, besteht darin, die renale Ausscheidung zu steigern. Dies gelingt durch die Gabe von Substanzen, die die tubuläre Rückresorption so stark beschäftigen, das die Rückaufnahme der Harnsäure wesentlich reduziert wird. Besonders gut bewährt hat sich für diese Indikation **Probenecid**, von dem Dosen von 250–500 mg 2-mal täglich benötigt werden. Benzbromaron kann nicht mehr empfohlen werden.

Febuxostat
nicht Purin-artiger Hemmstoff der Xanthin-Oxydase

Allopurinol
Purin-artiger Hemmstoff der Xanthin-Oxydase

Notwendige Wirkstoffe

Gichtmittel

Wirkstoff	Handelsname	Alternative
Colchicin	(nur als Phytotherapeutikum im Handel)	*Colchisat*® Lösg.* *Colchicum-Dispert*® Drag.**
Indometacin		G
Allopurinol	*Zyloric*® Tab.	G
Probenecid	–	G
Rasburicase	*Fasturtec*® Inj.	–

* Presssaft aus den Blüten der Herbstzeitlosen (Colchicum autumnale)
** Alkaloide aus den Samen der Herbstzeitlosen

17.4 Proteasomen und Lysosomen

Jede gesunde Körperzelle befindet sich in einem dynamischen Gleichgewicht hinsichtlich Stoffaufbau und Stoffabbau. Der Abbau betrifft sowohl zelleigene Strukturen als auch Substanzen, die durch Endozytose in die Zelle gelangt sind. Für den Abbau verbrauchter Zellbestandteile und für die Zerlegung zellfremder Stoffe stehen den Zellen zwei getrennte Wege zur Verfügung:

Proteasomen metabolisieren im Zytosol gelöste Proteine. Die Aufgabe der Proteasomen besteht darin:
- fehlerhaft synthetisierte Proteine unschädlich zu machen (bis zu einem Drittel der Proteine aus der eigenen Produktion können Defekte aufweisen),
- die vorübergehend für bestimmte Abschnitte des Zellzyklus benötigten Cycline zu inaktivieren und
- eine adäquate Konzentration von Proliferationsbremsen, wie z. B. dem Protein p35, (periodisch) aufrecht zu erhalten.

Die Proteasomen sind große Eiweiße mit einem zentralen Kanal. Vorbedingung für die Aktivität der Proteasomen ist die Markierung der abzubauenden Proteinmoleküle mit **Ubiquitin**. Als erstes findet eine Entfaltung der Makromoleküle statt, die anschließend durch den zentralen Kanal gefädelt werden. In diesem Kanal sind Proteasen lokalisiert, die die Eiweißkörper in kleine Bruchstücke zerlegen. Diese werden schließlich von Aminopeptidasen in die Bausteine (Aminosäuren) überführt.
Dieser kurz geschilderte zellbiologische Mechanismus gewinnt jetzt therapeutische Bedeutung, weil es gelungen ist, einen spezifischen Hemmstoff des Abbaus von Tumor-Suppressoren (z. B. **p53**) zu entwickeln. Die Substanz heißt **Bortezomib** und ist ein Borsäure-Derivat. Sie wird in Kombination mit Zytostatika zur Behandlung von Malignomen eingesetzt (s. S. 429).

Lysosomen erhalten ihr Material durch Transportvesikel (heterophagischer und autophagischer Natur), der lysosomale Innenraum ist sauer (pH ca. 4,5) und enthält hydrolytische Enzyme. Viele Makromoleküle werden hier gespalten und als Bruchstücke an das Zytosol abgegeben. Für die Therapie ist der lysosomale Weg ebenfalls von Bedeutung. So gibt es die seltenen **lysosomalen Speicherkrankheiten**, die auf genetisch bedingten Enzymdefekten beruhen. Dazu gehören
- eine Glykogen-Speicherkrankheit (Morbus Pompe II),
- Gangliosid-Speicherkrankheiten (Morbus Tay-Sachs, Morbus Sandhoff),
- Sulfatid- und Sphingomyelin-Speicherkrankheiten (Morbus Niemann-Pick),
- Glucosylceramid-Speicherkrankheit (Morbus Gaucher),
- Galactoceramid-Speicherkrankheit (Morbus Fabry) und andere.

Erhöhte Lipidspeicherungen können auch durch Arzneimittel ausgelöst werden: Arzneimittel, die einen amphiphilen Charakter und einen pK-Wert aufweisen, der ihnen erlaubt, in ungeladener Form Membranen zu überwinden, können im sauren Lysosom durch die Protonierung gefangen und damit angereichert werden. Hier komplexiert das Pharmakon mit polaren Lipiden, die dadurch dem enzymatischen Abbau entzogen werden. Dieser Vorgang trifft besonders auf Zellen zu, die einen hohen (Phospho-)Lipid-Umsatz besitzen, wie z.B. die Makrophagen, die dadurch angeregt werden, Stimulanzien für die Extrazellulärmatrix freizusetzen. So können fibrosierende Prozesse ausgelöst werden. Als Beispiel für einen **Lipidose induzierenden Wirkstoff** sei Amiodaron genannt (s. Abb. 12.**12**, S. 145).

Bei einigen genetisch bedingten lysosomalen Speicherkrankheiten wird neuerdings versucht, dem Erkrankten das fehlende Enzym zu substituieren.

Therapie der lysosomalen Speicherkrankheiten

Die Therapiemöglichkeiten bei genetisch bedingten Speicherkrankheiten sind sehr begrenzt, was nicht verwunderlich ist, wenn man bedenkt, dass ein fehlendes Enzym in den betreffenden Zellen ersetzt werden soll. Je nach Schwere des Defektes stirbt das Individuum schon pränatal, in der Kindheit, als Jugendlicher oder erreicht das Erwachsenenalter.

Für folgende Speicherkrankheiten ist bisher eine Enzym-Ersatztherapie entwickelt worden:
- Bei Mangel an α-Galactosidase (**Morbus Fabry**) kann bei Jugendlichen und Erwachsenen ein rekombinant erzeugtes Enzym (**Algasidase**[1]) infundiert werden.
- Bei Mangel an α-Iduronidase (**Mucopolysaccharidose Typ 1**) steht ein rekombinant gewonnenes Enzym (**Laronidase**[2]) für Fälle ohne neurologische Beteiligung für die i.v.-Zufuhr zur Verfügung.
- Für die Behandlung der Glucosylceramid-Speicherung (**Morbus Gaucher**) gibt es zwei Möglichkeiten: erstens: zur Förderung des Abbaus beim Morbus Gaucher Typ I und III (ohne neurologische Manifestationen) dient ein rekombinant gebildetes Enzym (**Imiglucerase**[3], Infusion); zweitens ist ein Hemmstoff der Glycosylceramid-Synthetase verfügbar, das **Miglustat**[4]. Dieses kann oral zugeführt werden.

Sind bei einer Speicherkrankheit Zellen des ZNS beteiligt, kann eine Therapie mit Ersatz-Enzymen kaum erfolgreich sein, da die Nervenzellen hinter der Blut-Liquor-Schranke nicht von den großen Enzymmolekülen erreicht werden können (ganz abgesehen davon, ob die Zellen überhaupt geneigt sind, fremde Makromoleküle aufzunehmen). Bezogen auf die oben angegebene große Anzahl von genetisch bedingten Speicherkrankheiten sind die therapeutischen Ansätze und ihre Erfolge sehr bescheiden. Erfreulicherweise kommen diese Erkrankungen sehr selten vor, die Behandlung sollte immer einem Spezialisten vorbehalten bleiben.

---

[1] Algasidase = *Fabrazyme®*
[2] Laronidase = *Aldurazyme®*
[3] Imiglucerase = *Cerezyme®*
[4] Miglustat = *Zavesca®*

Wilson-Erkrankung

Im Anschluss an die enzymatisch bedingten lysosomalen Speicherkrankheiten muss noch ein völlig anderer Typ von Schädigung durch eine Speicherung erwähnt werden: die autosomal rezessiv vererbte Anomalität des Kupferstoffwechsels, bei der die **hepatische Elimination** gestört ist (es fehlt die Kupfer-transportierende ATPase), so dass es langsam zur Kupfer-Anreicherung im Organismus kommt: **Wilson-Erkrankung** (hepatolentikuläre Degeneration).

Um die sich ausbildenden Degenerationen von Hirn und Leber zu verhindern, ist bei den Erkrankten eine lebenslange Therapie mit Substanzen vorzunehmen, die die Kupfer-Ausscheidung fördern. Am effektivsten wirkt in dieser Hinsicht **D-Penicillamin**, die Dosierung liegt im Bereich von 1,0–2,0 g täglich. Diese Therapie wird aber nicht von allen Patienten auf Dauer vertragen (über Nebenwirkungen s. S. 510). Für diese Fälle bietet sich ein Versuch mit der **Dimercaptopropansulfonsäure** an. Ferner hat sich zeigen lassen, dass konsequente orale Einnahme von Zink-Salzen zu einer Verbesserung der Kupfer-Bilanz führt. Die Dosierung von Zinksulfat wird mit 200–300 mg täglich angegeben.

17.5 Vitamine

Überblick

Vitamine sind für die normale Funktion des Organismus notwendige Substanzen, die von außen zugeführt werden müssen (Synthese durch Darmbakterien mit eingerechnet).

▶ Vitamine können zur Substitution oder zur pharmakodynamischen Therapie angewandt werden. Ein wirklicher Mangel an Vitaminen ist unter der durchschnittlichen mitteleuropäischen Kost und bei körperlicher Gesundheit selten. Bei Menschen im „Vitamin-Gleichgewicht" hat die zusätzliche Zufuhr von Vitaminen („Poly-Vitamin-Präparate") keine roborierende, tonisierende oder Infektionsverhütende, also pharmakologische Wirkung oder gar eine „gerontologische Indikation".

Vitamin A und Retinoide

▶ Die im Organismus aus Vitamin A gebildete **Retinoinsäure** vermittelt einen Teil der Vitamin-A-Wirkungen und zwar als Agonist an Transkriptions-regulierenden Retinoid-A-Rezeptoren und Retinoid-X-Rezeptoren.

▶ Retinoinsäure und Derivate werden lokal oder systemisch angewandt bei **Akne vulgaris**, **Psoriasis** und anderen Verhornungsstörungen der Epidermis sowie bei bestimmten malignen **leukozytären Neoplasien** (akute Promyelozytenleukämie, kutanes T-Zell-Lymphom und beim Kaposi-Sarkom).

▶ Die **teratogene Wirkung** von Retinoiden erfordert bei Frauen im gebärfähigen Alter kontrazeptive Maßnahmen.

Vitamin D und Derivate

▶ Die Wirkform von Vitamin D, das **Vitamin-D-Hormon**, aktiviert transkriptionsregulierende Rezeptoren und fördert so die Synthese von Ca^{2+}-Transportproteinen und die Resorption von Ca^{2+} und Phosphat aus dem Darm.

▶ Das teilweise im Organismus unter Lichteinwirkung gebildete Vitamin D_3 (Cholecalciferol) wird zum Vitamin-D-Hormon durch zwei Hydroxylierungsschritte umgewan-

delt: in der Leber zu 25-Hydroxycholecalciferol und anschließend in der Niere zu 1,25-Dihydroxycholecalciferol (**Calcitriol**, Vitamin-D-Hormon).
▶ Vitamin D wird bei Säuglingen zur **Rachitisprophylaxe** gegeben. Bei Senioren mit mangelnder Vitamin-D-Zufuhr über die Nahrung kann es zur Osteoporoseprophylaxe eingesetzt werden. Bei Leberinsuffizienz oder bei Niereninsuffizienz (Gefahr der renalen Osteodystrophie) werden entsprechend hydroxylierte Vitamin-D-Derivate angewandt.

Vitamin C und Vitamin E
Die pharmakologische Bedeutung von Vitamin C und die fehlende Bedeutung von Vitamin E werden kurz erwähnt. **Vitamin B₁₂** und **Vitamin K** werden in Kapitel Blut (S. 194 u. 182) besprochen.

17.5.1 Vitamin A und Derivate

Vorkommen, Wirkformen, Funktionen. ▶ An den Wirkungen von Vitamin A sind verschiedene Wirkformen und verschiedene Zielstrukturen beteiligt (Abb. 17.3). Aus β-Carotin (z. B. enthalten in Karotten als farbgebendes Pigment) kann im Organismus **all-trans-Retinal** gebildet werden. Dieses ist als Bestandteil von *Rhodopsin* für die Funktion der Netzhaut des Auges essenziell. Daneben kann all-trans-Retinal im Organismus zum Alkohol **Retinol** umgewandelt werden (und umgekehrt). Die Veresterung von Retinol mit Fettsäuren führt zu **Retinylestern** (auch Retinolester genannt), die als Speicherform dienen und besonders in der Leber aufbewahrt werden. Daher enthält Lebertran (neben Vitamin D) reichlich Vitamin A. Retinylester sind quantitativ die wichtigste Nahrungsquelle für Vitamin A. Retinol kann oxidiert werden zur **all-trans-Retinoinsäure** (auch all-trans-Retinsäure genannt). Diese wiederum fungiert als Ligand von transkriptionsregulierenden Rezeptoren, welche beispielsweise wichtig sind für die Epitheldifferenzierung und die Embryonalentwicklung. Von den Retinoid-Rezeptoren gibt es zwei Gruppen: **Retinoid-A-Rezeptoren** mit drei Isoformen und **Retinoid-X-Rezeptoren** mit drei Isoformen. Die RX-Rezeptoren spielen eine wichtige Rolle in der Vermittlung der Wirkung von Hormonen (z. B. Schilddrüsenhormon, Vitamin-D-Hormon; s. S. 10), weil die RXR mit den entsprechenden Hormonrezeptoren heterodimere Komplexe bilden können. Der Ligand für die RX-Rezeptoren ist die **9-cis-Retinoinsäure**, welche in einer (reversiblen) Reaktion aus all-trans-Retinoinsäure entsteht.

Angesichts der Komplexität der Vitamin-A-Wirkung überrascht es nicht, dass der Begriff „Vitamin A" uneinheitlich verwendet wird. Hier seien darunter Retinol und seine Ester verstanden, aus denen alle Vitamin-A-Wirkungen hervorgehen können. Retinoinsäure kann nicht in Retinol oder Retinal überführt werden, d. h. die Zufuhr von Retinoinsäure oder seinen Derivaten vermag nicht das komplette Spektrum der Vitamin-A-Wirkungen zu substituieren. Unter dem Begriff „**Retinoide**" sollen hier Retinoinsäure und ihre Derivate zusammengefasst werden.

Substitution von Vitamin A. Vitamin A ist wichtig für die Sehfunktion. Außerdem reguliert es die Proliferation und Differenzierung von Epithelzellen. Während der Embryonalentwicklung beeinflusst es die Morphogenese des sich heranbildenden Organismus. Der tägliche Bedarf eines Erwachsenen liegt bei ca. 2 mg Vitamin A. Unter den unzureichenden Ernährungsbedingungen in Entwicklungsländern sind besonders Kinder von einem Vitamin-A-Mangel betroffen. Dieser schädigt unter anderem, aber charakteristischerweise das Auge. Eine **Nachtblindheit** entsteht, weil nicht ausreichend Rhodopsin („Sehpurpur") gebildet werden kann (Box 17.3). Zu diesem diskreten Symptom gesellt sich eine Schädigung der Kornea (Xerophthalmie, Keratomalazie) infolge der gestörten Epithelfunktion. Der Vitamin-A-Mangel

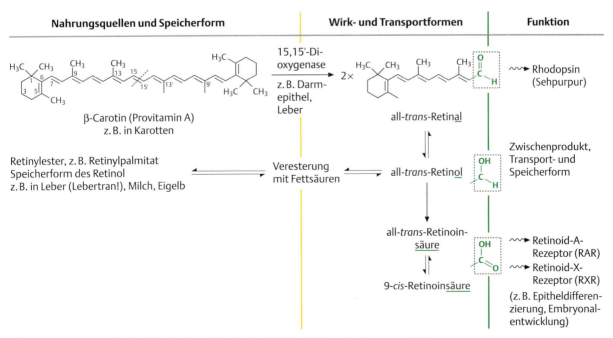

Abb. 17.3 **Vitamin A** (Retinol, Retinolester), Retinol und Retinoinsäure: Strukturen und Wirkungen.

ist in Entwicklungsländern eine häufige Ursache der Erblindung. Weiterhin bestehen eine erhöhte Infektionsgefahr und andere Störungen.

▶ Für eine **Substitutionstherapie** bei Vitamin-A-Mangel sind Tagesdosen zwischen 25000 und 50000 IE per os ausreichend (3330 IE entsprechen 1 mg Retinol).

▶ Nach lang dauernder Zufuhr sehr großer Dosen (überfürsorgliche Eltern!) treten **Vergiftungssymptome** auf: Anorexie, Reizbarkeit, trockene Haut mit blutenden Mundwinkelrhagaden. Die charakteristischen Zeichen der Vergiftung sind Periostschwellungen und -auflagerungen, die schmerzhaft sind und die Beweglichkeit einschränken. Die Leber ist manchmal vergrößert und die Fontanelle bei Kleinkindern aufgrund einer Liquordrucksteigerung vorgewölbt. **Fetale Fehlbildungen** sind nach Überdosierung von Vitamin A während der Schwangerschaft vorgekommen, daher darf die Tagesdosierung während der Schwangerschaft 10000 IE nicht überschreiten, der Verzehr von Leber sollte vermieden werden (100 g Leber können mehr als 15 mg Retinal enthalten).

Box 17.3

Rhodopsin – ein G-Protein-gekoppelter Rezeptor nutzt Retinal zur Lichtwahrnehmung

In den Sinneszellen der Netzhaut dient Rhodopsin als Photorezeptor. Es besteht aus kovalent gebundenem Retinal und dem Protein Opsin, das wie ein G-Protein-gekoppelter Rezeptor aufgebaut ist (S. 6). Die Bindung von Retinal findet unter Wasserabspaltung an einem Lysinrest des Opsins statt; Retinal nimmt gewissermaßen die Position eines Rezeptorliganden ein. Retinal dient als Lichtsensor. Es ist zunächst in der *cis*-Konformation gebunden. Unter dem Einfluss eines Photons geht es in den *trans*-Zustand über. Der Konformationswandel des Retinal stimuliert das Rezeptorprotein, welches die weitere Signalkaskade in Gang bringt, indem es das G-Protein „Transducin" aktiviert. Unter dem Einfluss von Licht wird Retinal also gleichsam zum Rezeptor-Agonisten. Die Rezeptorerregung findet ihr Ende, indem sich *trans*-Retinal ablöst. Nach Isomerisierung zur *cis*-Form kann der Zyklus von neuem beginnen.

Pharmakodynamische Anwendung von Retinoiden

Retinoinsäure

All-trans-Retinoinsäue (Tretinoin) wird ▶ lokal bei **Akne vulgaris** angewandt. Bemerkenswerterweise können durch die orale Anwendung Remissionen bei der **Promyelozyten-Leukämie** erreicht werden.

▶ Am Applikationsort können Retinoide zu Hautrötung, Brennen, Juckreiz, Hauttrockenheit und Hautschuppung führen. Die Empfindlichkeit gegenüber Sonnenlicht und UVB-Licht ist erhöht (Sonnenbäder, Solarien meiden). Wegen der Teratogenität der Retinoide müssen Frauen im gebärfähigen Alter auch bei lokaler Anwendung kontrazeptive Maßnahmen sicherstellen. In der Schwangerschaft sind Retinoide kontraindiziert.

13-cis-Retinoinsäure (Isotretinoin) ist stereoisomer zur all-trans-Retinoinsäure.

▶ Sie wird überwiegend lokal zur **Akne-Therapie** verwendet, jedoch ist bei schwerer Akne auch eine perorale Zufuhr möglich.

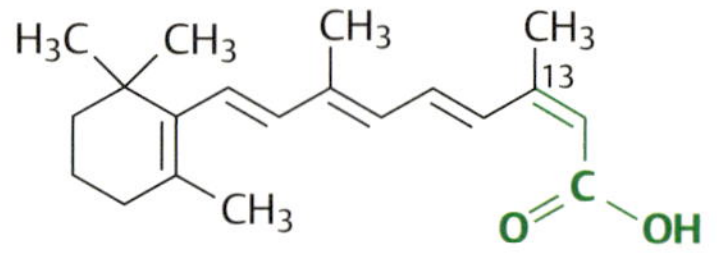

13-*cis*-Retinoinsäure, Isotretinoin, p.o. und kutan

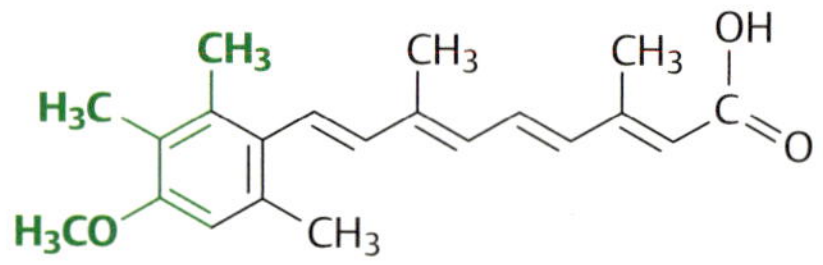

Acitretin, p.o.
t½ ~ 50 h

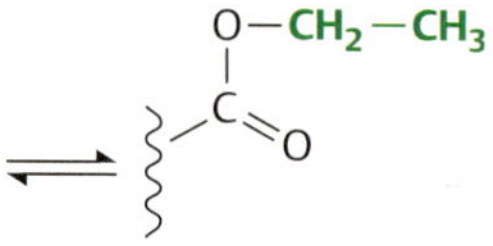

Etretinat, t½ ~ 120 Tage

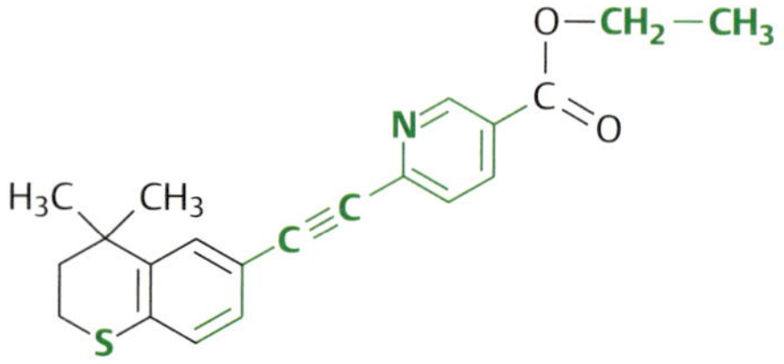

Tazaroten, kutan

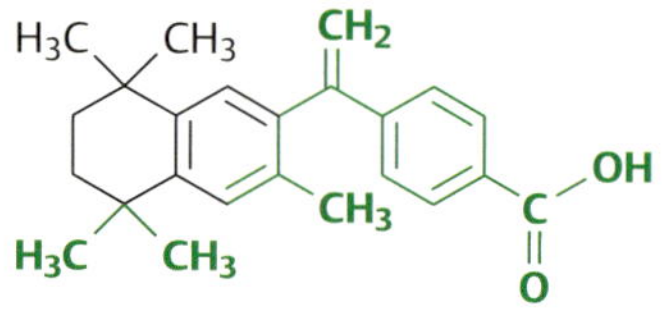

Bexaroten, p.o.

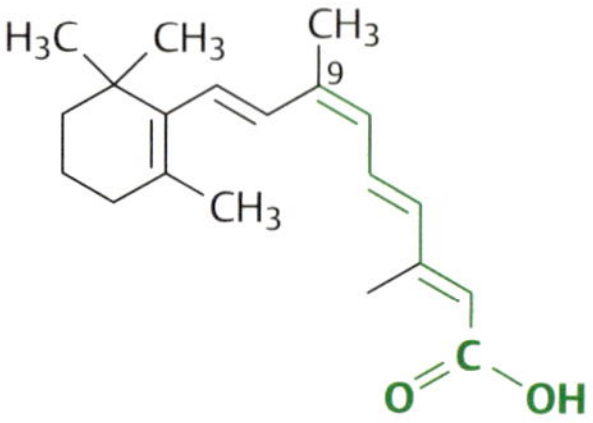

9-*cis*-Retinoinsäure

Abb. 17.4 **Retinoide**

▶ Bei systemische Anwendung ist die Nebenwirkungshäufigkeit ist recht hoch. Die Symptomatik ähnelt der einer Vitamin-A-Intoxikation: Relativ häufig sind trockene Schleimhäute mit Nasenbluten und Konjunktivitis, Gelenkschmerzen, eher selten Haarausfall. Ebenso wie andere Retinoide wirkt Isotretinoin teratogen, so dass ähnliche Vorsichtsmaßnahmen eingehalten werden müssen (kontrazeptiver Schutz bis 4 Wochen nach Therapieende). Unter der Anwendung von Isotretinoin wurden Depressionen und mehrere Fälle von Suizid beobachtet, ein kausaler Zusammenhang ist jedoch bislang nicht belegt.

Retinoinsäure-Derivate

Acitretin ist ein Derivat von all-trans-Retinoinsäure, dessen Ring aromatisch ist und zusätzliche Substituenten trägt.
▶ Es wird peroral zur Behandlung schwerster Verhornungsstörungen der Haut eingesetzt wie Psoriasis vulgaris, Hyperkeratosis palmoplantaris, Ichthyosis.
▶ Unerwünschte Nebenwirkungen sind möglich wie oben für Isotretinoin geschildert.

9-cis-Retinoinsäure (Alitretinoin) in Gelform ▶ kann unter bestimmten Voraussetzungen lokal gegen Hautläsionen beim Kaposi-Syndrom von AIDS-Patienten eingesetzt werden. ▶ Nebenwirkungen am Applikationsort wie Rötung, Juckreiz, Nässen sind sehr häufig.
Wegen der Teratogenität der Retinoide ist eine Schwangerschaftsverhütung wichtig. Nach dem Absetzen von Acitretin muss die Kontrazeption über einen Zeitraum von weiteren 2 Jahren (!) sichergestellt werden. Zwar hat Acitretin selbst nur eine Eliminationshalbwertszeit von ca. 50 Stunden, jedoch wird es im Organismus teilweise verestert zu der ebenfalls wirksamen Verbindung Etretinat. Dieser Ester lagert sich in das Fettgewebe ein und weist eine Eliminationshalbwertszeit von ca. 120 Tagen auf.

Tazaroten ▶ soll sich bevorzugt an die Retinoid-A-Rezeptoren vom Subtyp β und γ binden. ▶ Es stellt das erste Retinoid zur topischen **Psoriasis-Behandlung** dar, dessen Wirksamkeit im Vergleich zu Topika aus anderen Wirkstoffgruppen aber relativ schwach ist.

Adapalen wird lokal bei **Akne** eingesetzt und soll lokal relativ gut verträglich sein.

Bexaroten ▶ wirkt bevorzugt an Retinoid-X-Rezeptoren agonistisch.
▶ Es wird peroral zur Behandlung des seltenen **kutanen T-Zell-Lymphoms** angewandt.
▶ Das Nebenwirkungsprofil scheint sich von dem unselektiver Retinoide zu unterscheiden: Störungen an Schleimhäuten, Haaren und Nägeln, Gelenkschmerzen sollten seltener auftreten. Häufige Nebenwirkungen sind beispielsweise Hyperlipidämie, Hypothyreose, Leukopenie.

17.5.2 Vitamin-B-Gruppe

Vitamin B_1 (Thiamin, Aneurin) ▶ ist in phosphorylierter Form das Coenzym der Carboxylase; dementsprechend führt ein Mangel an Thiamin zu einem ungenügenden Abbau der α-Ketosäuren. Dies macht sich besonders dann bemerkbar, wenn vornehmlich Kohlenhydrate die Energiequelle darstellen. Ein entsprechender Zustand liegt auch vor, wenn Ethanol als dominierender Energielieferant mit der Nahrung zugeführt wird. Das auf Thiamin-Mangel beruhende Krankheitsbild **Beri-Beri** ist besonders durch Schädigung peripherer Nerven mit entsprechender Störung der Muskelinnervation und Zeichen von Myokardinsuffizienz mit Rhythmusstörungen gekennzeichnet. In extremen Fällen (wie beim chronischen Alkoholabusus) entwickeln sich auch zentrale Schäden, die als Wernicke-Enzephalopathie und als Korsakoff-Psychose beschrieben werden.
▶ Der tägliche Bedarf an Thiamin liegt bei 1–2 mg, bei reiner Kohlenhydrat-Ernährung ist er beträchtlich erhöht. Bei Vitamin-B_1-Mangel (Beri-Beri) werden mehrmals täglich 5 mg per os zugeführt. Ein therapeutischer Effekt bei Neuritiden anderer Genese, selbst mit hohen Dosen (100 mg intravenös!), hat sich nicht zeigen lassen; die parenterale Zufuhr kann dagegen eventuell einen tödlichen anaphylaktischen Schock auslösen. In der Schwangerschaft scheint ein größerer Bedarf an Thiamin zu bestehen; daher kann möglicherweise die Neuritis einer Graviden erfolgreich mit Thiamin behandelt werden.
▶ Thiamin wird durch einen sättigbaren Prozess im Dünndarm resorbiert. So können Mengen, die über 2,5 mg per Einzeldosis hinausgehen, kaum noch aufgenommen werden. Fettlösliche Thiamin-Derivate, wie **Benfotiamin**, werden besser resorbiert als Thiamin, müssen jedoch im Organismus erst in den eigentlichen Wirkstoff, nämlich Thiamin umgewandelt werden. Eine klinische Bedeutung haben die fettlöslichen Vitamin-B_1-Derivate wohl nicht erlangt.

Vitamin B_2 (Riboflavin) ▶ ist ebenfalls in phosphorylierter Form Bestandteil eines Coenzyms.
▶ Mangelerscheinungen treten als Mundwinkelrhagaden, Cheilitis, Stomatitis und als eine charakteristische Kornea-Vaskularisation auf, der tägliche Bedarf liegt bei etwa 3 mg. Ein isolierter Riboflavin-Mangelzustand ist extrem selten, die Symptome treten eigentlich immer im Zusammenhang mit anderen Vitamin-Mangelerscheinungen auf. Eine Substitutionstherapie wird daher auch mit **Vitamin-B-Kombinationspräparaten** durchgeführt.
Es gibt Hinweise, dass die Resorption von Riboflavin aus dem Darm unter Mitwirkung eines endozytotischen Transportsystems erfolgt.
▶ Symptome einer Überdosierung sind nicht bekannt geworden.

Nicotinamid (Niacin) ▶ ist Bestandteil der Coenzyme NAD und NADP. Im strengen Sinne handelt es sich nicht um ein Vitamin, da die Nicotinsäure und deren Amid im Organismus aus der Aminosäure Tryptophan über mehrere Zwischenstufen gebildet werden kann.
▶ Bei leichtem Mangel zeigen sich Schäden an Haut und Schleimhäuten, in extremen Fällen kommt es zum Bild der **Pellagra**. Diese ausgeprägten Mangelerscheinungen treten nur auf, wenn beide Vorstufen, Nicotinsäure (bzw. Nicotinsäureamid) und Tryptophan, in der Nahrung fehlen. Der tägliche Bedarf wird auf 20 mg geschätzt. Die Nicotinsäure hat einen über die Vitaminwirkung hinausgehenden pharmakologischen Effekt: Senkung der Lipide und Erweiterung der Hautgefäße. Diese Wirkung von Nicotinsäure(-estern) wird in „Rheumaeinreibemitteln" zur lokalen Durchblutungsförderung ausgenutzt (S. 156).

Vitamin B_6 (Pyridoxin, Adermin) ▶ ist, wiederum in phosphorylierter Form, das Coenzym von Aminosäure-Decarboxylasen und Transaminasen.

▶ Ein Mangel an Vitamin B₆ ist beim Menschen nur unter experimentellen Bedingungen demonstriert worden. Einige Pharmaka, wie Penicillamin, Cycloserin und Hydralazin, können zu einem Vitamin-B₆-Mangel Anlass geben. Der tägliche Bedarf wird auf 2 mg geschätzt. Hohe Dosen von Pyridoxin (100–200 mg) sollen Strahlenschäden, Schwangerschaftserbrechen und periphere Nervenschädigung nach Isoniazid-Zufuhr günstig beeinflussen.

17.5.3 Vitamin C (Ascorbinsäure)

▶ Vitamin C bildet ein **Redoxsystem**, das an vielen Stellen des zellulären Stoffwechsels von Bedeutung ist.

Ascorbinsäure ⇌ (−H₂ / +H₂) Dehydro-ascorbinsäure

Besonders reich an Ascorbinsäure sind die Steroid-produzierenden Zellen. Der pathophysiologische Mechanismus der Vitamin-C-Mangelerkrankung ist nur teilweise bekannt. So ist es u. a. für die Serin- u. Prolin-Hydroxylierung notwendig.

▶ Ein Defizit an Ascorbinsäure führt zu **Skorbut** (bzw. Möller-Barlow-Krankheit) und zu **hämorrhagischer Diathese**; diese Krankheiten werden dementsprechend auch durch Vitamin-C-Zufuhr geheilt. Bei Fehlen von Frischgemüse und Obst und bei parenteraler Ernährung kann prophylaktisch Vitamin C (20–50 mg täglich) gegeben werden. Die Einnahme der manchmal empfohlenen hohen Dosen (1–6 g) zur Verhütung von Erkältungen oder zur Förderung der Infektabwehr besitzt keinen prophylaktischen oder therapeutischen Wert. Vitamin C ist ein Antidot bei idiopathischer Methämoglobinämie, intravenöse Gaben von Gramm-Dosen sind bei diesen Zuständen notwendig.

▶ Eine prophylaktische Ascorbinsäure-Überdosierung ist nicht immer gleichgültig; überschüssiges Vitamin C wird schnell renal ausgeschieden, teilweise in Form von Oxalsäure (S. 515), was zur **Schädigung der Niere** durch Oxalat-Kristalle führen kann. Nach Beendigung einer längeren Zufuhr von hohen Vitamin-C-Dosen kann infolge erhöhter Abbaugeschwindigkeit ein Ascorbinsäure-Mangel auftreten. So kam es auch bei Neugeborenen zum Auftreten von Skorbut, wenn die Mutter während der Schwangerschaft Vitamin C in hohen Dosen erhalten hatte.

17.5.4 Vitamin D und seine Derivate

Unter der Bezeichnung Vitamin D werden mehrere fettlösliche Vitamine zusammengefasst, die sich in ihrer Herkunft unterscheiden, aber alle die gleiche biologische Wirkung besitzen. Das für den Menschen wichtigste ist das Vitamin D₃, das Cholecalciferol[5], das sich vom Cholesterin ableitet. Vitamin D₂, das Ergocalciferol, entsteht unter dem Einfluss von UV-Bestrahlung aus Ergosterin, welches sich in Hefen und Pilzen findet. Vitamin D₄ ist das Bestrahlungsprodukt des synthetischen 22,23-Dihydroergosterin. Eine ursprünglich Vitamin D₁ genannte Substanz erwies sich als Gemisch verschiedener Verbindungen.

Cholecalciferol. Es ist fraglich, ob Cholecalciferol unter allen Bedingungen ein Vitamin ist, d. h. ein für den Organismus unentbehrlicher Wirkstoff, der nicht synthetisiert werden kann, sondern mit der Nahrung zugeführt werden muss. Cholecalciferol entsteht nämlich in der Haut unter dem Einfluss von UV-Strahlung aus der Vorstufe 7-Dehydrocholesterin, welche im Organismus in ausreichender Menge vorhanden ist (Abb. 17.5). Die biologisch aktive Form des Cholecalciferol wird erst im Organismus gebildet und erreicht über den Blutweg die Erfolgsorgane; es besitzt also die Eigenschaften eines Hormons. In Abgrenzung gegen die inaktive Vorstufe Cholecalciferol sei es Vitamin-D-Hormon genannt. Das Vitamin-D-Hormon entsteht, indem Cholecalciferol zunächst in der Leber durch Hydroxylierung zu **25-Hydroxycholecalciferol (Calcifediol)** umgewandelt wird. In der Niere folgt in einer weiteren Hydroxylierungsreaktion die Synthese der eigentlichen Wirkform, des **1,25-Dihydroxycholecalciferol (Calcitriol)**. Diese Reaktion unterliegt einer Steuerung, sie wird stimuliert durch Parathormon sowie durch einen Abfall der Calcium- und der Phosphat-Konzentration im Blut.

Cholecalciferol und seine im Organismus gebildeten Derivate stehen als Präparate zur Verfügung. Außerdem gibt es zwei halbsynthetische Substanzen, die aber ebenfalls im Organismus in die Wirkform überführt werden müssen. Die Substanz **1α-Hydroxycholecalciferol** (Alfacalcidol) wird in der Leber durch Hydroxylierung in Position 25 in die Wirkform 1,25-Dihydroxycholecalciferol umgewandelt. **Dihydrotachysterol** ist ein Ergosterin-Derivat, das ebenfalls noch in Position 25 hydroxyliert werden muss, um seine volle Wirksamkeit zu erlangen.

25-Hydroxy-Dihydrotachysterol, ein Ergosterin-Derivat

▶ Vitamin-D-Hormon wirkt über intrazelluläre, die Transkription regulierende Rezeptoren. Es induziert möglicherweise in allen Erfolgszellen die Bildung von **Calcium-Transportproteinen**. Die Aufgabe dieser Proteine besteht offenbar darin, Calcium aus dem Zellinneren gegen einen hohen Gradienten (S. 217) nach extrazellulär

---

[5] vom griechischen χολη (cholè); heute wird häufig Colecalciferol geschrieben.

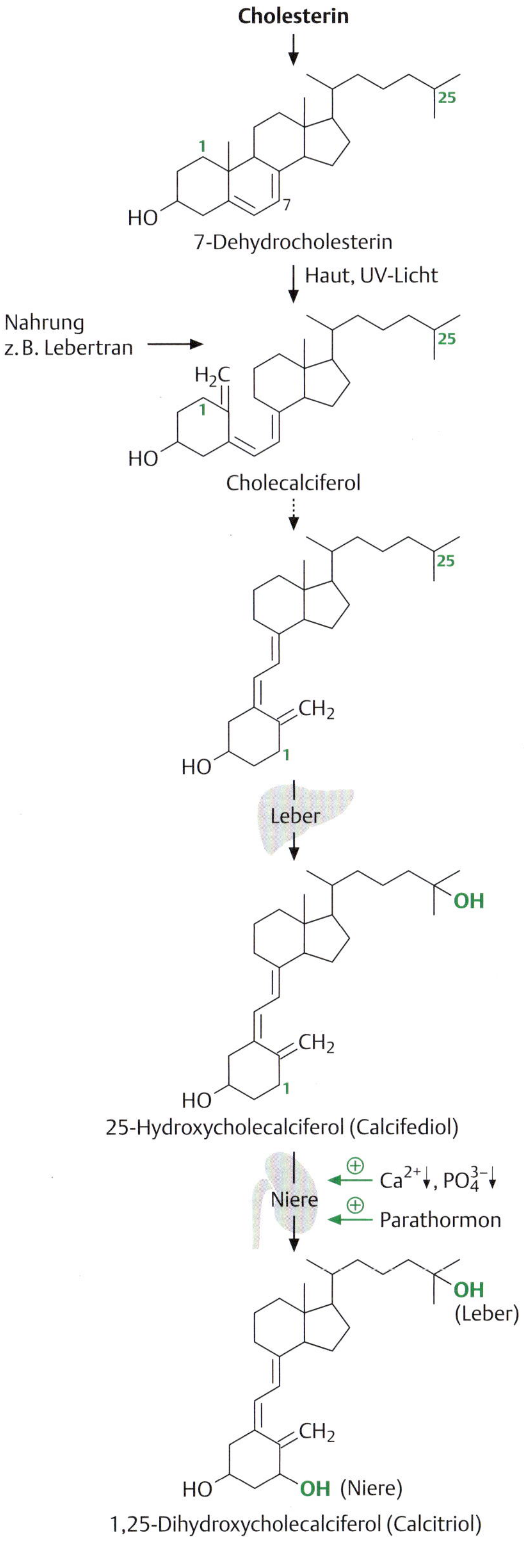

das Interstitium. Analog fördern sie im Tubulusepithel der Niere die Calcium-Rückresorption. Auch bei der Mobilisation von Calcium aus dem Knochen durch Osteoklasten mögen die Transportpoteine eine Rolle spielen. Es gibt Befunde, die dafür sprechen, dass Calcitriol an der Proliferation und Differenzierung der Osteoklasten mitbeteiligt ist. Vitamin D senkt die erhöhte Parathormon-Konzentration im Serum beim sekundären Hyperparathyreoidismus, die bei dialysepflichtigen Patienten auftreten kann. Auf diese Weise wird einer renalen Osteodystrophie vorgebeugt. Diese Wirkung löst auch das synthetische Vitamin-D-Analogon **Paricalcitol** aus, das für diese Indikation neu eingeführt ist.

Die **Phosphat-Resorption** wird durch Vitamin-D-Hormon in Darm und Niere erhöht. Somit steigen im Plasma die Konzentrationen von Calcium- und Phosphat-Ionen, also beider an der Mineralisation beteiligter Faktoren, an. Der Förderung der Knochenmineralisation, die durch Vitamin-D-Hormon herbeigeführt wird, liegt vermutlich kein direkter Effekt am Knochen zugrunde; denn möglicherweise genügt allein die Aufrechterhaltung physiologischer Plasmakonzentrationen an Calcium und Phosphat, um im Knochen eine normale Kristallbildung zu gewährleisten.

Bei alten Menschen lässt die Fähigkeit der Haut nach, 25-Hydroxycholecalciferol zu bilden. Die Situation wird weiter dadurch verschlechtert, dass die Exposition zum Sonnenlicht vermindert wird, wenn die Betreffenden an ihr Haus oder Wohnheim gebunden sind. So leiden viele **alte Menschen** an einem Vitamin-D-Defizit, was sich in Muskelschwäche und erhöhter Knochenbrüchigkeit bemerkbar macht. Eine Prophylaxe mit Vitamin-D-Präparaten wirkt sich günstig aus.

▶ Alle genannten Substanzen sind qualitativ gleich wirksam. Bei ihrer Auswahl zur Therapie ist zunächst zu berücksichtigen, ob und welche Stoffwechselschritte zur Aktivierung einer Substanz im Organismus erforderlich sind.

Die bei Nierenerkrankungen auftretende **renale Osteopathie** ist mit einer unzureichenden Bildung von 1,25-Dihydroxycholecalciferol in der Niere verbunden. In diesem Falle ist es sinnvoll, solche Verbindungen einzusetzen, die nicht in der Niere aktiviert werden müssen, wie 1,25-Dihydroxycholecalciferol, 1α-Hydroxycholecalciferol oder Dihydrotachysterol. Tritt ein Vitamin-D-Mangelzustand im Gefolge einer **schweren Lebererkrankung** auf, sind solche Substanzen indiziert, die nicht mehr in der Leber hydroxyliert werden müssen, wie z. B. 25-Hydroxycholecalciferol. Sind jedoch wie bei einer **Rachitis**, einer **Malabsorption** oder bei einer **Unterfunktion der Nebenschilddrüsen** alle Umwandlungsschritte ungestört möglich, empfiehlt sich die Gabe des preiswerten Cholecalciferol (Vitamin D_3).

Die unterschiedliche Abhängigkeit von Metabolisierungsschritten macht auch verständlich, weshalb sich die einzelnen Pharmaka in ihrer absoluten Wirksamkeit und in dem Zeitgang ihrer Wirkung unterscheiden (Tab. 17.**4**, beachte den Dosierungsunterschied). Ein Vergleich der Eigenschaften der aufgeführten Vitamin-D-Derivate ergibt, dass bei Anwendung der Wirkform 1,25-Dihydroxycholecalciferol am raschesten ein Effekt erzielt werden kann und bei einer Überdosierung nach Absetzen der Substanz am schnellsten eine Normalisierung der Calcium-Konzentration erreichbar ist.

Abb. 17.5 Synthese von 1,25-Dihydroxycholecalciferol, der aktiven Form von Vitamin D.

zu pumpen; dies ist immer ein aktiver, energieverbrauchender Prozess. Im Darm sind die Calcium-Transportproteine wesentlich an der Resorption von Calcium beteiligt, sie translozieren Calcium aus der Epithelzelle in

Tab. 17.4 Wirksamkeit und Zeitgang des Effektes von Vitamin D_3 und seinen Derivaten

	Tagesdosis (μg)	Latenz bis Effektgleichgewicht	Zeitdauer des Abklingens einer Hyperkalzämie nach Überdosierung
Vitamin D_3	50–5000	Monate–Wochen	Monate–Wochen
Calcifediol	50–2000	Wochen	Wochen
Calcitriol	0,5–2,0	Wochen–Tage	Wochen–Tage

▶ Bei allen Vitamin-D-Derivaten ist eine **lebensgefährliche Überdosierung** möglich. Die Symptome dieser Hypervitaminose sind Folgen der beträchtlichen Erhöhung der Calcium-Konzentration im Blut (Calcinose-Wirkung): Calcium-Salze kristallisieren in weichen Geweben aus, besonders in der Niere und in der Media der Gefäße. Die Ausscheidung von Calcium und Phosphat im Harn ist erhöht. Klinische Symptome sind Polyurie, Durst, Störungen von Seiten des Magen-Darm-Kanals, Kopf- und Gelenkschmerzen, Muskelschwäche, arterielle Hypertonie, bei Kindern Tremor, Zuckungen. Der Tod tritt meistens durch ein Versagen der Nierenfunktion ein. Bei rechtzeitigem Absetzen der Vitamin-D-Zufuhr sind die Erscheinungen reversibel. Selbst die Kalkablagerungen verschwinden unter Hinterlassung geringer narbiger Veränderungen. Zur Vermeidung von Hyperkalzämien müssen bei der Einleitung einer Behandlung mit Vitamin D und seinen Derivaten stets Kontrollen der Calcium-Konzentration im Blut durchgeführt werden.

Paricalcitol ist ein synthetisches Analogon des Vitamin-D-Hormons und dient zur Behandlung des sekundären Hyperparathyreoidismus bei chronischer Niereninsuffizienz (S. 379).

Vitamin-D-Derivate zur topischen Psoriasis-Behandlung

Calcipotriol ▶ ist ein Derivat des Vitamin-D-Hormons mit einer modifizierten Seitenkette, aber gleicher Rezeptoraffinität.
Auf die Haut aufgebracht, wirken beide Substanzen antiproliferativ und fördern die Differenzierung der Keratinozyten. ▶ Calcipotriol wird bei **Psoriasis** lokal angewandt und scheint recht gute therapeutische Ergebnisse erbringen zu können.
▶ Da es im Körper rascher abgebaut wird als Calcitriol, ist die systemische Belastung durch transkutan aufgenommenen Wirkstoff bei Calcipotriol geringer. ▶ Lokale Nebenwirkungen wie Jucken, Brennen, Parästhesie und Rötung der Haut sind häufig. Die Dosierungsvorschriften sind zu beachten, um die Gefahr einer Calcinose hintanzuhalten. Die Kontrolle des Serumspiegels von Ca^{2+} wird angeraten. **Tacalcitol** ist wie Calcipotriol zu beurteilen.

17.5.5 Vitamin E

▶ Dieses Vitamin, das auch als α-Tocopherol-acetat bezeichnet wird, besitzt anti-oxidative Eigenschaften.
▶ Ein Vitamin-E-Mangel ist bisher nur bei Tieren nachgewiesen worden. Beim Menschen sind keine Vitamin-E-Mangelzustände bekannt, daher gibt es keinen Grund für eine Substitutionstherapie. Eine Indikation für die anti-oxidativen Eigenschaften von Vitamin E ist ebenfalls nicht bekannt. Vitamin E ist gut verträglich und frei verkäuflich. Es sind laut „Roter Liste" 2006 über 20 Handelspräparate auf dem Markt. Die meisten Hersteller beschränken sich auf die Indikation (nachgewiesener) Vitamin-E-Mangel, manche empfehlen ihr Präparat auch zur Vorbeugung eines Vitamin-E-Mangels.

Box 17.4

Vitamin E besitzt keinen therapeutischen Wert

Es ist eine alte Erfahrung, dass Personen, deren Nahrung viel Gemüse und Früchte enthält, seltener an Krebs- und Kreislauf-Erkrankungen leiden als „normal essende Kontroll-Menschen". Da der Mensch dazu neigt, eine Erklärung für einen derartigen Unterschied zu finden, liegt es für „Naturalisten" nahe, den hohen Gehalt der Gemüse-Frucht-Nahrung an Vitaminen, speziell Vitamin C und Vitamin E, dafür verantwortlich zu machen. Dieser korrelative Zusammenhang wird dann ideologisch überhöht zum Kausalzusammenhang aufgewertet.
Die These, dass Vitamin E aufgrund seiner antioxydativen Eigenschaften eine prophylaktische Wirkung gegen kardiovaskuläre Erkrankungen und gegen Karzinome besitze, ist erst in den letzten Jahren einer wissenschaftlich haltbaren Prüfung unterzogen worden. In kontrollierten klinischen Studien verminderten weder Vitamin A noch Vitamin E die Häufigkeit von Krebs- oder Herz-Kreislauf-Erkrankungen. Für Vitamin E ergab sich bei Gaben von mindestens 400 Einheiten/Tag sogar eine leicht erhöhte (statistisch gesicherte) Sterblichkeit. In einer weiteren Untersuchung an fast 5000 Patienten mit Diabetes mellitus oder Gefäßerkrankungen erhielten die Kranken 7 Jahre lang Vitamin E, eine Vergleichsgruppe erhielt kein Vitamin. Das Ergebnis war eindeutig: Die Vitamin-E-Behandlung senkte die Häufigkeit an Karzinom-Erkrankungen und -Todesfällen nicht. Die Häufigkeit von Herzversagen nahm in der Vitamin-E-Gruppe sogar zu.
Ein Editorial des *J. Am. Med. Ass.* (JAMA) folgert aus diesen enorm aufwendigen klinischen Prüfungen, dass nun endgültig Schluss sein müsse mit der Behauptung, Vitamin E sein ein wirksames Prophylaktikum.
Resümee: **Korrelationen, selbst wenn sie plausibel klingen, sind keineswegs eine sichere Grundlage für pharmakotherapeutische Maßnahmen. Das gilt auch für Vitamine und andere Naturstoffe.**

Notwendige Wirkstoffe

Vitamine

Wirkstoff	Handelsname	Alternative
Vitamin A (Retinol) und Derivate		
Retinolpalmitat	*Solan®*, *Vitafluid®*, Tropf. *Oculotect®* Augensalbe	
Tretinoin	*Vesanoid®* Kaps.	–
	Airol® Creme, Lösg.	*Vas®* Creme
Acitretin	*Neotigason®* Kaps.	–
Isotretinoin	*Roaccutan®* Kaps.	**G**
	Isotrex® Gel	–
Alitretionin	*Panretin®* Gel	–
Tazaroten	*Zorac®* Gel	–
Adapalen	*Differin®* Gel, Creme	–
Bexaroten	*Targretin®* Kaps.	–
Vitamin-B-Komplex		
Aneurin, Thiamin	*Betabion®* Tab., Amp.	**G**
Benfotiamin	*Milgamma®* Drag.	–
Riboflavin	–	**G**
Pyridoxin	*Hexobion®* Drag.	**G**
Nicotinamid	*Nicobion®* Tab.	**G**
Vit. B-Komplex (ohne Vit. B_{12} u. Folsäure)	*Polybion®* N Drag., Tropf., Amp.	–
Vitamin C		
Ascorbinsäure	*Cebion®* Tab., Brausetab.	**G**
	Cebion® N forte Amp.	–
Vitamin D und Derivate		
Cholecalciferol	*Vigantol®* Tab., Öl, Amp.	**G**
Calcifediol (25-Hydroxycholecalciferol)	*Dedrogyl®* Tropfen	–
Calcitriol (1,25-Dihydroxycholecalciferol)	*Rocaltrol®* Kaps.	**G**
Alfacalcidol (1α-Hydroxycholecalciferol)	*Doss®* Kaps., *Bondiol®*, *Eins-Alpha®* Amp.	–
Dihydrotachysterol	*AT 10®* Lösg., Perlen	*Tachystin®* Lösg., Kaps.
Calcipotriol	*Dalvonex®* Salbe, Creme *Psorcutan®* Salbe	–
Paricalcitol	*Zomplar®*	–
Tacalcitol	*Curatoderm®*	–

Vit. B_{12} u. Vit. K s. S. 196 u. 186

18 Bewegungsapparat

18.1 Beeinflussung der Skelettmuskulatur ··· 252
18.2 Knochenerkrankungen ··· 260

18.1 Beeinflussung der Skelettmuskulatur

Überblick

An der neuromuskulären Impulsübertragung sind beteiligt: das *Acetylcholinsystem* (Synthese, Speicherung, Freisetzung, Inaktivierung) und ein *ligandgesteuerter Ionenkanal* mit Acetylcholin-Bindungsstellen vom *Nicotin-Typ*. Die Endplatten-Depolarisation durch Acetylcholin führt in der Umgebung der Endplatte zur Öffnung von spannungsabhängigen Na-Kanälen, wodurch ein fortgeleitetes Aktionspotenzial ausgelöst wird.

Muskelrelaxanzien
▶ beeinflussen die neuromuskuläre Signalübertragung.
▶ Sie dienen zur Erschlaffung der Skelettmuskulatur hauptsächlich bei Narkosen.

Nicht depolarisierende Muskelrelaxanzien
(Leitsubstanz: d-Tubocurarin)
▶ Antagonisten am Acetylcholin-Rezeptor der motorischen Endplatte. Die Curare-Alkaloide sind heute in der praktischen Medizin verlassen, synthetische Verbindungen wie Pancuronium, Vecuronium oder Atracurium werden bevorzugt.

Depolarisierende Muskelrelaxanzien
(Leitsubstanz: Suxamethonium)
▶ Agonisten am Acetylcholin-Rezeptor, die zur Dauerdepolarisation führen; auf Nervenimpulse hin können nun keine fortgeleiteten Aktionspotentiale mehr generiert werden, die Muskelfaser bleibt nach Durchlaufen eines initialen Kontraktionszyklus erschlafft.

Dantrolen
▶ beeinflusst den kontraktilen Apparat: Es hemmt die Freisetzung des Kopplungs-Calcium aus dem sarkoplasmatischen Reticulum und senkt damit den Muskeltonus.

Die Funktion der Skelettmuskulatur kann in der Peripherie prinzipiell auf zwei verschiedenen Wegen verändert werden:
- Über die Beeinflussung der motorischen Endplatte und damit der **Impulsübertragung** vom motorischen Nerv auf die Muskelfasern und
- durch eine Veränderung der **kontraktilen Antwort**.

Bezüglich der pharmakologischen und damit therapeutischen Möglichkeiten steht die Einflussnahme auf die Impulsübertragung völlig im Vordergrund.

18.1.1 Vorbemerkungen

Grundlagen

Mechanismus der Erregungsübertragung. Die motorische Endplatte ist die Verknüpfungsstelle zwischen motorischer Nervenfaser und Skelettmuskelzelle (Abb. 18.**1** und Abb. 18.**2**). Da die fortgeleitete Erregung die anatomische Diskontinuität nicht zu überspringen vermag, ist

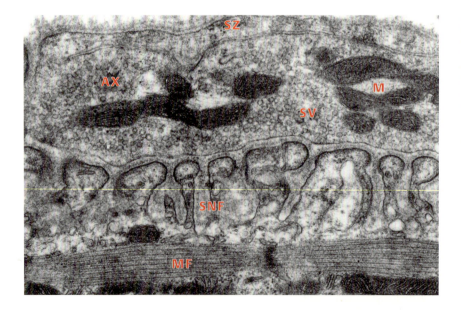

Abb. 18.**1 Teil einer motorischen Endplatte.** Das Axonende (AX) enthält zahlreiche synaptische Vesikel (SV). M = Mitochondrien, MF = Skelettmuskelfaser, SNF = subneuraler Faltenapparat, SZ = Schwann-Zelle. Präparat aus dem Zwerchfell der Maus, Vergr. 39000×(Aufnahme aus dem Anatomischen Institut der Universität Kiel).

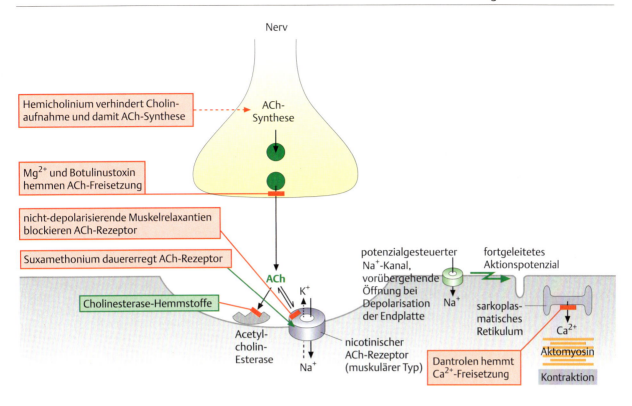

Abb. 18.2 Vorgänge im Bereich der neuromuskulären Synapse und ihre pharmakologische Beeinflussung.

eine chemische Überträgersubstanz zwischengeschaltet. Die motorische Endplatte als Kontaktstelle zwischen zwei verschiedenen Geweben ist in ihrer Ausdehnung sehr klein, durch Auffaltung der Membranen enthält sie aber eine große Oberfläche. Der Spaltraum (Breite in der Größenordnung von ca. 500 Å, 1 Å = 0,1 nm) wird von **Acetylcholin** (Formel s. S. 73), das durch die ankommende Erregung aus vesikulären Speichern der Nervenendigung explosionsartig freigesetzt wird, durch Diffusion überwunden.

Das motorische Nervenende enthält zahlreiche Acetylcholinhaltige Speichervesikel. Die dem Plasmalemm nahe gelegenen Vesikel dürfen, solange der Nerv kein Aktionspotenzial leitet, nicht mit dem Plasmalemm verschmelzen und Acetylcholin freisetzen. Um dies zu verhindern, sind die Vesikel über Bindungsproteine an das kortikale Aktin-Netz geknüpft, das direkt unter der Zellmembran liegt. Erst in dem Augenblick der schnellen Depolarisation und des schnellen Influx von Calcium-Ionen disintegrieren die Aktin-Filamente und geben die Vesikel frei. Diese verschmelzen dann, vermittelt durch spezifische, membranassoziierte Proteine, in großer Zahl mit dem Plasmalemm und ergießen Acetylcholin in den synaptischen Spalt. Das Acetylcholin löst dann seinerseits das Endplattenpotenzial in der motorischen Endplatte aus. Im Ruhezustand des motorischen Nervs kann von Zeit zu Zeit ein sog. Miniatur-Endplattenpotenzial von wenigen mV gemessen werden. Die Verschmelzung eines einzelnen Vesikels, das der „Aktin-Fesselung" entkommen ist, mit dem neuronalen Plasmalemm und die entsprechende Freigabe einer kleinen, funktionell unterschwelligen Acetylcholin-Menge ist die Ursache für dieses Phänomen.

Box 18.1

Das Acetylcholin-System

In der motorischen Endplatte, bestehend aus dem Nervenende, dem synaptischen Spalt und dem postsynaptischen Sarkolemm, ist das vollständige Acetylcholinsystem vorhanden. Es besteht aus
- einem Cholin-Transportsystem, das für die Aufnahme von Cholin aus dem Extrazellulärraum in die Nervenfaser sorgt,
- dem synthetisierenden Enzym Cholinacetylase,
- Speichervesikeln, in die das im Zytosol synthetisierte Acetylcholin aufgenommen wird,
- einem „elektrosekretorischen" Mechanismus, der bei Erregung des Motoneurons die Freisetzung von gespeichertem Acetylcholin bewirkt,
- den Rezeptoren im Erfolgsorgan, mit denen Acetylcholin reagiert und eine lokale Änderung der Eigenschaften der Zellmembran auslöst, und
- dem abbauenden Enzym Acetylcholinesterase.

Die schnelle Inaktivierung ist für die Steuerbarkeit der Erfolgsorgane Voraussetzung: Erst der rasche Abbau von freigesetztem Acetylcholin durch die Cholinesterasen ermöglicht die schnelle Reaktionsfähigkeit der Skelettmuskulatur. Von der Cholinesterase gibt es im Warmblüterorganismus zwei Typen:
- die **Acetylcholinesterase**, die sehr substratspezifisch und immer strukturgebunden ist,
- eine **unspezifische Cholinesterase** (Pseudocholinesterase, Butyrylcholinesterase), die ihr Wirkungsoptimum bei hohen Substrat-Konzentrationen hat und in den Körpersäften gelöst ist.

Der **nicotinische Acetylcholin-Rezeptor** in der postsynaptischen Membran der motorischen Endplatte ist ein Ligand-gesteuerter Ionenkanal (Abb. 18.2). Das Kanalprotein besteht aus 5 Untereinheiten, von denen 2 Untereinheiten, die sogenannten α-Einheiten, jeweils eine hochspezifische Acetylcholin-Bindungsstelle tragen (s. Abb. 1.2, S. 5). Erst wenn beide Bindungsstellen durch Acetylcholin besetzt sind, ändert sich die Konformation und ein nicht selektiver Kationen-Kanal wird eröffnet. Unter physiologischen Bedingungen strömen vornehmlich Na-Ionen ein und depolarisieren die Membran. Damit kommt es zur **Endplattendepolarisation** (Abb. 18.3), die ihrerseits eine fortgeleitete Erregung der umgebenden Muskelmembran auslöst, sobald die kritische Schwelle erreicht ist. Die Rezeptoren sind auf die Endplatte begrenzt, die Muskelzellmembran außerhalb der Endplatte wird durch Acetylcholin nicht depolarisiert. Hier wird das Aktionspotenzial von (Membran-)Potenzial-gesteuerten Na-Kanälen getragen (also völlig anderen Kanalproteinen als im Bereich der Endplatte!).

Nach **Denervierung** entstehen im Laufe der nächsten Tage in der gesamten Skelettmuskelzellmembran Kanalproteine vom embryonalen Typ, die Muskelzelloberfläche reagiert dann unter Acetylcholin-Einwirkung „endplattenhaft". Das Membranpotenzial sinkt nach einer Denervation um 10–15 mV ab, weil sich das Verhältnis der K^+- zur Na^+-Permeabilität zugunsten der Na^+-Permeabilität verschiebt.

Das durch Nervenreiz und stets in kleinen Quanten auch spontan (Miniatur-Endplattenpotenziale) freigesetzte Acetylcholin wird außerordentlich schnell durch die in großer Menge in der Endplatte lokalisierte **Acetylcholinesterase** hydrolysiert und dadurch biologisch inaktiviert (Mechanismus s. S. 499).

Pharmakologische Einflussnahme. Die Erregungsübermittlung von Nerv auf Skelettmuskel ist präsynaptisch und postsynaptisch in verschiedener Weise zu unterbrechen (Abb. 18.2).
Präsynaptisch kann die *Acetylcholin-Synthese* experimentell durch Hemicholinium unterbrochen werden. Die *Acetylcholin-Freisetzung* kann verhindert werden durch einen Mangel an Calcium-Ionen (z. B. Antikörper-vermittelte Hemmung des Ca^{2+}-Einstroms über P/Q-Typ-Kanäle in das Nervenende bei Lambert-Eaton Syndrom), durch einen Überschuss an Magnesium-Ionen („Magnesium-Narkose", S. 217) oder durch Botulinus-Toxin.
Postsynaptisch lassen sich zwei Möglichkeiten therapeutisch ausnutzen:
- Reaktion von Pharmaka mit dem Acetylcholin-Rezeptor: Die motorischen nicotinischen Rezeptoren lassen sich selektiv durch Antagonisten (Muskelrelaxanzien) beeinflussen. Wenn ein Antagonisten-Molekül nur *eine* der beiden motorischen Acetylcholin-Bindungsstellen besetzt, ist der Rezeptor bereits blockiert und die Kanalöffnung verhindert.
- Reaktion von Pharmaka mit der Acetylcholinesterase (Inhibitoren).

Box 18.2

Botulinustoxine: Jetzt auch Heilmittel

Die von dem Bakterium *Clostridium botulinum* gebildeten Toxine hemmen die exozytotische Freisetzung von Acetylcholin aus cholinergen Nervenendigungen (s.a. S. 535). Die Wirkung betrifft auch parasympathische Nervenendigungen, aber die generalisierte Skelettmuskelerschlaffung mit peripherer Atemlähmung ist bei systemischer Toxinwirkung entscheidend. Die muskelrelaxierende Wirkung kann therapeutisch bei **fokalen Spasmen der Skelettmuskulatur** genutzt werden, z. B. bei Blepharospasmus, indem die Toxine in den betroffenen Muskel injiziert werden. Nach Aufnahme in das Nervenende durch Endozytose zerstört Botulinustoxin A durch seine Protease-Aktivität das Synaptosom-assoziierte Protein „Snap 25"; Botulinustoxin B spaltet Synaptobrevin, ein weiteres für die Verschmelzung benötigtes Protein. Neben der Unterbrechung der Freisetzung von Acetylcholin hat dies auch eine Degeneration des Axonendes zur Folge. Die Wirkung einer Injektion kann deshalb wochenlang anhalten und überdauert somit die Anwesenheit von Botulinustoxin. Die Wirkung geht zurück, wenn ein neues funktionsfähiges Axonende aussprosst. Auch die Ausschaltung der cholinergen vegetativen Innervation der **Schweißdrüsen** ist durch eine kutane Injektion von Botulinustoxin möglich. Bei einer Hyperhydrosis z. B. in den Achselhöhlen kann eine einmalige Applikation die Schweißsekretion für Wochen unterdrücken. Selbst für kosmetische Zwecke wird das Toxin verwandt: Glättung von Falten durch Lähmung mimischer Muskulatur.

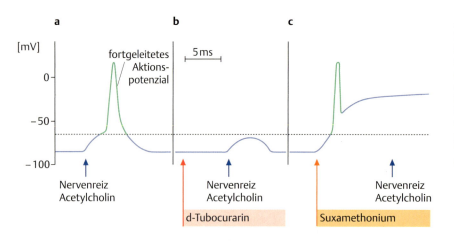

Abb. 18.**3** **Membranpotenzial** im Bereich einer motorischen Endplatte. Das Membranpotenzial wird mittels einer intrazellulären Mikroelektrode abgeleitet. In **a** ist der Ablauf unter normalen Bedingungen, in **b** bei Anwesenheit des Acetylcholin-Antagonisten d-Tubocurarin und in **c** in Gegenwart der depolarisierenden Verbindung Suxamethonium (Succinylcholin) abgebildet.

18.1.2 Muskelrelaxanzien

▶ **Wirkungsweise.** Die Reaktion von Substanzen mit den Acetylcholin-Rezeptoren in der Endplattenmembran kann zwei Ergebnisse auslösen:
- Entweder führt der Pharmakon-Rezeptor-Komplex zu demselben Resultat wie der Acetylcholin-Rezeptor-Komplex, also zu einer Depolarisation („intrinsic activity" vorhanden),
- oder der neugebildete Komplex ist biologisch unwirksam (ohne „intrinsic activity"), verhindert aber die Reaktion der physiologischen Übertragersubstanz Acetylcholin mit dem Rezeptor (kompetitive Hemmung, Verhinderung der Depolarisation).

Kompetitives Relaxans: Wird eine Depolarisation verhindert, so ergibt sich als Folge eine Lähmung des Skelettmuskels, da die Erregung der motorischen Nerven nicht mehr auf die Muskulatur übergreifen kann (Abb. 18.3b).

Depolarisierendes Relaxans: Liegt der andere Reaktionstyp vor, so muss als erste Folge eine fortgeleitete Erregung entstehen (Abb. 18.3c). Jede Muskelfaser durchläuft einen Kontraktionszyklus. Der weitere Verlauf hängt nun davon ab, wie schnell der Agonist aus der Biophase (dem Raum unmittelbar vor dem Rezeptor) verschwindet: Im Fall von Acetylcholin spaltet die Cholinesterase dieses innerhalb von Millisekunden, so dass eine Repolarisation sofort möglich ist; die Endplatte ist wieder erregungsbereit. Findet der Abbau aber langsamer statt oder dissoziiert der Pharmakon-Rezeptor-Komplex zu langsam, so verharrt die Endplattenmembran im teilweise depolarisierten Zustand und die umgebende Muskelzellmembran mit den potentialgesteuerten Na-Kanälen ebenso. Diese Na-Kanäle schließen sich nach ihrer Öffnung spontan und bleiben so lange im inaktivierten Zustand, bis eine Repolarisation der Membran stattfindet. Erst dann gehen die Na-Kanäle in den Ruhezustand über, aus dem heraus eine Öffnung wieder möglich ist. Verharrt nun die Endplatte wegen einer dauerhaften Erregung der nicotinischen Rezeptoren im depolarisierten Zustand, kann in ihrer Umgebung kein fortgeleitetes Aktionspotenzial mehr ausgelöst werden (Abb. 18.3c und Abb. 18.6). Damit ergibt sich ebenfalls eine neuromuskuläre Blockade mit einer Skelettmuskellähmung.

Die nach Applikation eines depolarisierenden Muskelrelaxans auftretende einmalige Erregung jeder einzelnen Muskelfaser löst keine wesentliche Spannungsentwicklung der gesamten Muskeln aus, weil die Kontraktionen der Muskelfasern zeitlich nicht koordiniert sind, es treten lediglich kurzfristig faszikuläre Zuckungen auf.

Spezifität der Hemmung. Die Hemmung der neuromuskulären Übertragung durch Muskelrelaxanzien vom kompetitiven oder depolarisierenden Typ ist hoch spezifisch in der Endplatte lokalisiert. Der Muskel selbst bleibt voll funktionsfähig. Dies lässt sich experimentell an so genannten Nerv-Muskel-Präparaten zeigen, bei denen durch ein Paar Elektroden der Nerv und dadurch der Muskel indirekt über den Endplattenmechanismus direkt stimuliert werden kann (Abb. 18.4). Ein zweites Elektrodenpaar liegt dem Muskel direkt an und kann Kontraktionen ohne nervale Vermittlung auslösen.

▶ **Anwendung.** Die Muskelrelaxanzien können immer dann verwendet werden, wenn eine Verminderung der motorischen Aktivität der Skelettmuskulatur erwünscht ist. Die Hauptindikation ist die moderne **Narkose**, bei der die notwendige Muskelerschlaffung nicht durch hohe Konzentrationen von Narkotika, sondern gezielt durch diese Substanzgruppe erreicht wird. Ferner sind die Muskelrelaxanzien von großem Wert bei der Behandlung von **Vergiftungen** und Erkrankungen, die mit einer **erhöhten motorischen Aktivität** einhergehen (Strychnin, Tetanus). Eine weitere Anwendung betrifft die **Elektrokrampftherapie** in der Psychiatrie. Die Muskelrelaxanzien verhindern die möglichen Knochenfrakturen, die durch die große Kraftentwicklung der Skelettmuskulatur während des Krampfes zustande kommen können.

Bei der Anwendung von Muskelrelaxanzien sollten ständig **zwei Vorbehalte** lebendig sein:
- Die Skelettmuskulatur verschiedener Körperregionen ist unterschiedlich empfindlich gegenüber diesen

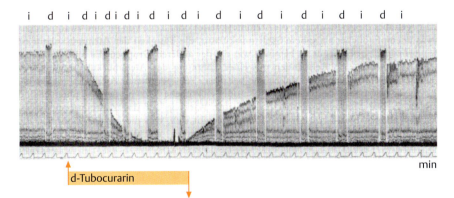

Abb. 18.4 d-Tubocurarin am Nerv-Muskel-Präparat. Über einen Dehnungsmessstreifen wurden die Kontraktionen eines Hemidiaphragma der Ratte auf einem Direktschreiber registriert. Das Zwerchfell wurde entweder direkt (d) über Elektroden am Muskel oder indirekt (i) über Elektroden am N. phrenicus gereizt. Die Reizfrequenz betrug 15 Reize/min, die Impulsdauer für den Muskel 5 ms und für den Nerv 0,2 ms, die Intensität war jeweils supramaximal. Durch Zusatz von **d-Tubocurarin** wird die neuromuskuläre Übertragung in wenigen Minuten völlig blockiert, dabei bleiben die direkt ausgelösten Kontraktionen unbeeinflusst. Nach Beendigung der Exposition erholt sich die neuromuskuläre Übertragung vollständig.

Pharmaka; die Atemmuskulatur oder Teile von ihr sind zwar meistens etwas unempfindlicher als andere Skelettmuskulatur, die Tätigkeit der Atemmuskulatur ist aber prinzipiell genauso gut zu hemmen wie die der anderen Gruppen. Es muss daher bei jeder Applikation von Relaxanzien mit einer **Lähmung der Atemmuskulatur** gerechnet werden. Die einzig sinnvolle Maßnahme bei dieser rein peripheren Atemlähmung ist die künstliche Beatmung. Zentrale Analeptika oder elektrische Reizung der Nn. phrenici sind sinnlos.
- Die Muskelrelaxanzien haben keine Wirkung auf das Zentralnervensystem. Das **Bewusstsein bleibt voll erhalten**. Daraus ergibt sich, dass die Muskelrelaxanzien die *Narkose nicht ersetzen*! Außerdem ist daran zu denken, dass der Patient bei Lähmung der Atemmuskulatur die Hyperkapnie und den Sauerstoffmangel empfindet (Atemnot), aber nichts dagegen unternehmen kann! Der Betreffende ist, bei klarem Bewusstsein, jeder Kommunikationsmöglichkeit beraubt.

Nicht depolarisierende Hemmstoffe

d-Tubocurarin. Curare ist der Name für das Pfeilgift südamerikanischer Indianer. Es enthält Alkaloide aus Strychnos- und Chondodendron-Arten, von denen das aus Tubocurare gewonnene d-Tubocurarin die größte Bedeutung für medizinale Zwecke gewonnen hat. Bereits 1856 erkannten Claude Bernard und A.R. Kölliker den Wirkort des Tubocurare.

Aus einer anderen von den Indianern hergestellten Zubereitung, Kalebassencurare, lässt sich das ebenfalls neuromuskulär wirksame Alkaloid Toxiferin isolieren, dessen Allyl-Derivat **Alcuronium** als Muskelrelaxans angewendet worden ist.

▶ d-Tubocurarin kann in therapeutischen Dosen **Nebenwirkungen** auslösen, die zu störenden Zwischenfällen führen: Es ist in der Lage (direkt, nicht IgE-vermittelt), *Histamin* aus den Gewebespeichern freizusetzen. Diese Histamin-Freisetzung ruft **Blutdrucksenkung**, **Steigerung der Sekretmenge** in den Bronchien und einen **Bronchospasmus** hervor (Schwierigkeiten bei der Beatmung). Meistens wird ein Blutdruckabfall nach d-Tubocurarin-Gabe aber durch eine *Beeinträchtigung der ganglionären Übertragung* ausgelöst.

Wegen dieser Nebenwirkungen und der langen Wirkungsdauer wird **d-Tubocurarin** heute nicht mehr angewendet.

Zur **Abkürzung der Wirkung von d-Tubocurarin** können Cholinesterase-Hemmstoffe injiziert werden, z.B. Neostigmin. Dadurch wird eine höhere Acetylcholin-Konzentration an allen cholinergen Synapsen erzielt und das Gleichgewicht zugunsten des Agonisten verschoben. Zugleich wird aber auch der parasympathische Tonus vermehrt. Dies wirkt sich kaum aus, wenn die Patienten in der Narkosevorbereitung Atropin erhalten haben.

▶ Das d-Tubocurarin-Molekül hat interessante Überlegungen und Versuche über die **Struktur-Wirkungs-Beziehung** veranlasst. Die biologisch aktiven Gruppen in diesem komplizierten Molekül sind die beiden vierbindigen Stickstoff-Atome, die durch Molekülbrücken von je 10 Atomen starr verbunden und etwa 1,0 nm (10 Å) voneinander entfernt sind (Abb. 18.5). Sind die beiden positiv geladenen Stickstoff-Atome durch eine bewegliche Zwischenkette verbunden, kann der maximal mögliche Abstand auch größer sein (z.B. Atracurium). Die Synthese von Substanzen, die diese zwei strukturellen Eigenschaften besitzen, führte zur Gewinnung neuer Pharmaka, die ebenfalls eine spezifische Affinität zum Acetylcholin-Rezeptor der motorischen Endplatte aufweisen.

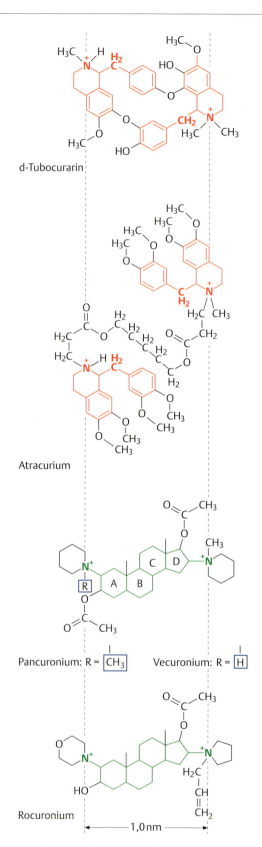

Abb. 18.**5 Muskelrelaxanzien.** Der Abstand zwischen den positiv geladenen Stickstoffen beträgt immer etwa 1,0 nm. Die Wirkstoffe enthalten entweder wie d-Tubocurarin zwei Benzyl-iso-chinolin Grundkörper (rot) (Atracurium, Cisatracurium, Mivacurium) oder sind Aminosteroid-Derivate (grün) (Pancuronium, Vecuronium, Rocuronium).

Atracurium ist ein Benzylisochinolin-Derivat, es liegt in den Handelspräparaten als ein Gemisch aus einer größeren Zahl von Isomeren vor. ▶ Die Substanzen zerfallen im Körper aufgrund des pH-Wertes und der Temperatur spontan, so dass die Eliminationsgeschwindigkeit nicht von der Leber- oder Nierenfunktionstüchtigkeit abhängt. In den gelieferten Zubereitungen ist Atracurium bei pH-Werten um 3,5 stabil. Die Wirkung setzt nach wenigen Minuten ein und hält 30–40 Minuten an. ▶ Es wird im Allgemeinen gut vertragen, kardiovaskuläre Störungen sind selten. Jedoch sind Fälle von Histamin-Freisetzung mit entsprechenden Nebenwirkungen beschrieben worden.

Cisatracurium ist ein reines Isomer, das ca. 2- bis 4-mal so wirksam ist (Cisatracurium Initialdosis 0,15 mg/kg im Vergleich zu 0,3–0,6 mg/kg von Atracurium). Es wird nach demselben nicht-biologischen Modus eliminiert. Der Vorteil von Cisatracurium besteht darin, dass es keine Histamin-Freisetzung veranlasst.

Pancuronium ▶ ist etwa 5fach stärker wirksam als d-Tubocurarin. Es senkt nicht den Blutdruck durch ganglionäre Blockade und setzt kein Histamin frei. ▶ Im Vergleich zu d-Tubocurarin tritt die Wirkung von Pancuronium schneller ein, hält aber fast ebensolange an (40–60 min).
▶ Es wird über die Nieren ausgeschieden, **kumuliert möglicherweise bei niereninsuffizienten** Patienten. Bei Patienten, die unter der Wirkung von trizyklischen Antidepressiva stehen, ist mit einer verstärkten **sympathotonen Reaktion** nach Gabe von Pancuronium zu rechnen. Bei bestehenden Herzrhythmusstörungen sollte die Anwendung von Pancuronium vermieden werden.

Vecuronium ist eine chemisch dem Pancuronium sehr nahe verwandte Substanz, bei der die Methyl-Gruppe am Stickstoff des Piperidin-Ringes fehlt, der an den A-Ring gebunden ist.
Vecuronium besitzt einen tertiären, bei physiologischem pH-Wert aber protonisierten, und im zweiten Piperidin-Ring einen quartären Stickstoff. Diese geringe chemische Veränderung beeinflusst die Pharmakokinetik: Die Wirkung setzt im Vergleich zu Pancuronium schneller ein, ist etwas stärker und klingt etwa doppelt so schnell ab.

Rocuronium ist ein neueres Aminosteroid-Muskelrelaxans, das sich durch einen ▶ besonders schnellen Wirkungseintritt auszeichnet. Das gilt auch für **Rapacuronium**, das aber wegen seiner Nebenwirkungen (Bronchospasmen) vom Markt genommen wurde.

Mivacurium, das Atracurium in den beiden äußeren Ringsystemen ähnelt, weist eine Zwischenkette auf, die rasch durch die unspezifische Cholinesterase gespalten wird. ▶ Die Wirkdauer beträgt nur 10–20 Minuten. Ein quantitativer Vergleich der Wirksamkeit einiger Muskelrelaxanzien beim Menschen ist in Abb. 1.14 (S. 16) dargestellt.

Alcuronium besitzt zwei tertiäre Amingruppen im „richtigen" Abstand. Seine Wirkung hält lange an, es scheint relativ häufig Histamin freizusetzen. In England ist es vom Markt genommen; es bietet wohl keine Vorteile.

Depolarisierende Hemmstoffe

Bei der Untersuchung weiterer Substanzen, die dem vereinfachten Modell des d-Tubocurarin nachgebildet waren (2 positiv geladene Stickstoff-Atome im Abstand von 1,0 nm, 10 Atome zwischen ihnen), gelangte man zu Substanzen, die ebenfalls mit dem Acetylcholin-Rezeptor der motorischen Endplatte reagieren, im Gegensatz zu d-Tubocurarin aber nicht blockierend wirken, sondern wie Acetylcholin die Endplatte depolarisieren. Da diese Verbindungen sehr viel langsamer als Acetylcholin eliminiert werden, bleibt die Endplatte für längere Zeit depolarisiert und ist damit unerregbar (s. S. 255).

Dekamethonium ist die einfachste denkbare Substanz mit 2 positiv geladenen Stickstoffen im Abstand von 10 C-Atomen. Sie ist stark wirksam und wird nur sehr langsam renal eliminiert, da sie metabolisch nicht angreifbar ist. Dekamethonium wird nicht mehr verwendet.

Suxamethonium = Succinyldicholin
Bernsteinsäure-bis-cholinester

Suxamethonium (Succinyldicholin) kann als verdoppeltes Acetylcholin aufgefasst werden und ▶ wirkt nur sehr kurz. Die Wirkung einer lähmenden Dosis (0,05–0,1 g intravenös) ist nach ca. 10 Minuten abgeklungen, da dieser Ester spontan und durch die unspezifische Cholinesterase hydrolysiert wird (Abb. 18.6). Dabei wird als Durchgangsstufe der Monocholinester der Bernsteinsäure gebildet, der ebenfalls eine geringe neuromuskulär blockierende Wirkung aufweist.
▶ Suxamethonium eignet sich nur für sehr **kurz dauernden Gebrauch** und für **Dauerinfusionen**, die gut steuerbar sind. Aufgrund der vergleichsweise schlechten Verträglichkeit (s. u.) ist die Verwendung von Suxamethonium sehr zurückgegangen, zumal jetzt nicht depolarisie-

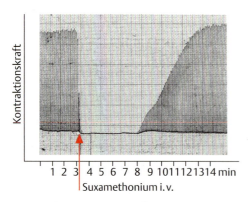

Abb. 18.6 **Wirkung von Suxamethonium am Menschen.** Die über eine perkutane N. ulnaris-Reizung ausgelöste Kontraktion der Handmuskulatur wird über einen Druckaufnehmer registriert. Die Reizung mit einem kurzen Rechteckimpuls erfolgt alle 5 Sekunden. Sofort nach der intravenösen Injektion von Suxamethonium 1,6 mg/kg sind kurzfristig faszikuläre Zuckungen zu beobachten, dann tritt ein totaler neuromuskulärer Block auf. Nach etwa 5 Minuten beginnt sich die neuromuskuläre Übertragung zu erholen und erreicht nach einigen weiteren Minuten wieder ihre volle Funktionsfähigkeit.

rende Muskelrelaxanzien als Alternative zur Verfügung stehen, wie z. B. Rocuronium, dessen Wirkung ähnlich rasch einsetzt wie die des Suxamethonium und das sich ebenso zur Muskelrelaxation zwecks Intubation eignet. Hinsichtlich der kurzen Wirkdauer kommt Mivacurium dem Suxamethonium nah.

▶ Eine häufig auftretende, aber harmlose Nebenwirkung von Suxamethonium besteht in **muskelkaterartigen Schmerzen**. Sie treten einen Tag nach der Injektion auf und können sämtliche Muskelgruppen betreffen. Diese Erscheinungen lassen sich durch eine Vorbehandlung mit nicht depolarisierenden Muskelrelaxanzien verhindern. Die hierfür benötigten Mengen erzeugen selbst noch keinen neuromuskulären Block, schwächen aber die Wirkung des nachgegebenen Suxamethonium ab. Mit Nebenwirkungen vonseiten des **Kreislaufs** muss gerechnet werden: vorübergehende Bradykardie und anschließend Tachykardie und Blutdruckerhöhung, die wohl über eine ganglionäre Erregung zu erklären ist. Während der Suxamethonium-Zufuhr kann der **Serum-Kalium-Spiegel** bis zu toxischen Werten ansteigen. Die Kalium-Ionen, die zu dem Anstieg der extrazellulären und der Plasmakonzentration Anlass geben, fließen entlang des Konzentrationsgradienten für Kalium durch die Ionenpore der nicotinischen Acetylcholinrezeptoren aus den Muskelzellen, solange die Endplatte, die weniger als 0,1 % der Muskelfaseroberfläche einnimmt, depolarisiert ist. Die Kalium-Freisetzung aus der Muskulatur nimmt exzessiv zu, wenn Muskeln denerviert sind, weil dann die gesamte Oberfläche des Muskels nicotinische Rezeptoren enthält und mit einer Depolarisation (und Verkürzung) reagiert (s. S. 255).

Daher dürfen depolarisierende Muskelrelaxanzien nicht angewandt werden, wenn bei einem Patienten Muskelgruppen Tage bis Wochen vor der Operation ihre Innervation verloren haben, wie es z. B. bei Unfällen durch Schädigung motorischer Nerven oder des Rückenmarkes möglich ist, und wenn Patienten bereits eine Hyperkaliämie aufweisen. Da Suxamethonium durch eine Kontraktur der äußeren Augenmuskeln, die ca. 15 % multipel innervierte Tonusfasern enthalten, den **intraokulären Druck** erhöht, ist es bei manchen Augenoperationen und Augenverletzungen nicht zu empfehlen.

Sehr selten ist eine starke und lang anhaltende neuromuskuläre Lähmung nach normaler Dosierung von Suxamethonium beobachtet worden (erworbener Mangel oder genetisch bedingte Abartigkeit der Cholinesterase). Dieser Zustand kann durch Injektion hochgereinigter Cholinesterase verkürzt werden.

Cholinesterase-Inhibitoren

Der Wirkungsmechanismus dieser Substanzgruppe ist ausführlich auf S. 77 dargestellt. Hier soll nur die Anwendung dieser Pharmaka erwähnt werden, soweit sie in das Gebiet der neuromuskulären Übertragung fallen.

Cholinesterase-Hemmstoffe erhöhen an der motorischen Endplatte die Acetylcholin-Konzentration. Ein solcher Effekt ist erwünscht zur **Beendigung einer Curarisierung** am Ende einer Narkose.

Substanzen dieser Gruppe werden auch bei der **Myasthenia gravis** eingesetzt (s. Box 18.3). Bei den Patienten kann nach Gabe von Cholinesterase-Inhibitoren eine Zunahme der Muskelkraft beobachtet werden. Im Allgemeinen werden für diese Indikationen **Neostigmin** oder das länger wirksame **Pyridostigmin** (individuelle Dosierung, oral) verwendet; durch gleichzeitige Gabe von Parasympatholytika kann die störende Erregung des Parasympathikus abgemildert werden.

Ein der Myasthenia gravis verwandtes Krankheitsbild wird als **Lambert-Eaton-Myasthenie** bezeichnet, sie tritt im Gefolge von immunologisch-aktiven Neoplasmen auf. Die Störung der neuromuskulären Funktion ist präsynaptisch gelegen (mangelhafte Acetylcholin-Freisetzung wegen Antikörper-bedingter Hemmung von P/Q-Typ-Ca-Kanalproteinen). Auch in diesem Fall können Cholinesterase-Hemmstoffe günstige Wirkungen haben.

Box 18.3

Therapieansätze bei Myasthenia gravis

Das Krankheitsbild ist durch eine Insuffizienz der neuromuskulären Übertragung gekennzeichnet. Bei den meisten Erkrankten sind Antikörper gegen das Acetylcholin-Rezeptor-Protein nachweisbar; diese Antikörper binden sich an die Rezeptoren der postsynaptischen Membran und vermindern die Zahl der funktionstüchtigen Acetylcholin-Rezeptoren. Eine Entfernung der Antikörper aus dem Blut der Erkrankten durch Plasmaphorese bessert den Krankheitszustand für einige Zeit. Manchmal führt auch eine operative Entfernung des Thymus zur Linderung des Krankheitsbildes. Auch ein verminderter Abbau des freigesetzten Acetylcholin verbessert den Zustand.

18.1.3 Beeinflussung des kontraktilen Apparates

Box 18.4

Ist der kontraktile Apparat des Skelettmuskels wie der des Herzens zu beeinflussen?

Die Möglichkeiten, die Skelettmuskelfasern direkt zu beeinflussen, sind sehr begrenzt. Der „nahe liegende Gedanke", Substanzen, die die Kontraktionskraft des Herzmuskels steigern (wie z. B. Cardiosteroide oder Catecholamine), auch entsprechend bei Erkrankungen des Skelettmuskels zu verwenden, ist zum Scheitern verurteilt. Auch hemmende Substanzen, wie z. B. die Calcium-Antagonisten, sind am Skelettmuskel ohne Wirkung, jedenfalls in tolerablen Konzentrationen, die an der glatten Muskulatur schon stark wirksam sind. Dies spiegelt den unterschiedlichen Kopplungsmechanismus in Herz- und Skelettmuskulatur wider.

Dantrolen

▶ **Wirkungsweise.** Diese Substanz hemmt die Kraft von Einzelkontraktionen des Skelettmuskels, ohne die tetanische Kraftentwicklung wesentlich zu vermindern. Diese Wirkung beruht darauf, dass Dantrolen die Freisetzung von Calcium-Ionen aus dem sarkoplasmatischen Reticulum während des Erregungsprozesses hemmt. Die neuromuskuläre Übertragung und das fortgeleitete Aktionspotenzial werden nicht beeinflusst. Auf den Herzmuskel und die glatte Muskulatur hat Dantrolen in therapeutischen Dosen keine Wirkung. Die Substanz hemmt also die elektromechanische Kopplung in der Skelettmuskulatur.

▶ **Anwendung.** Dantrolen kann verwendet werden, um schmerzhafte **spastische Zustände** zu bessern, wie sie im Gefolge von **multipler Sklerose**, **zerebralen Schäden** (Hemi- und Paraplegie) oder **Rückenmarkverletzungen** auftreten können. Die individuelle Dosierung liegt im Bereich von 50–400 mg/d per os, sie muss einschleichend erfolgen. Eine spezielle Indikation für Dantrolen ist die Behandlung der **malignen Hyperthermie**, die extrem selten durch eine Narkose und durch Neuroleptika (s. S. 314) ausgelöst werden kann und eine ungünstige Prognose besitzt. Die Ursache für die maligne Hyperthermie wird in einer ungehemmten Ca^{2+}-Ionen-Freisetzung aus dem sarkoplasmatischen Retikulum gefolgt von einer Stoffwechselentgleisung und Hyperaktivität der Skelettmuskeln gesehen. Dabei wird das Mittel zunächst intravenös in einer Dosis von 1 mg/kg Körpergewicht infundiert, später meist auf insgesamt 2,5 bis etwa 10 mg/kg erhöht. Die weitere symptomatische und physikalische Therapie wird dadurch nicht überflüssig. Muskelverspannungen „rheumatischer" Genese sind keine Indikation für Dantrolen.

▶ **Die Nebenwirkungen** sind in Abhängigkeit von der notwendigen Dosierung vor allem eine allgemeine Muskelschwäche, Diarrhöen und zentralnervöse Symptome wie Benommenheit, Schwindelgefühl und euphorische Stimmungslage. Auf eine Beeinträchtigung der Leberfunktion ist zu achten.

Notwendige Wirkstoffe

Skelettmuskulatur

Wirkstoff	Handelsname	Alternative
Muskelrelaxanzien		
Atracurium[1]	*Tacrium*® Amp.	G
Cisatracurium[1]	*Nimbex*® Amp.	–
Mivacurium[2]	*Mivacron*® Amp.	–
Pancuronium[3]	–	G
Rocuronium[4]	*Esmeron*® Amp.	–
Vecuronium[5]	*Norcuron*® Amp.	G
Suxamethonium[2,6]	*Lysthenon*®, *Pantolax*®	–
Dantrolen	*Dantamacrin*® Tab. *Dantrolen* Amp. i. v.	Amp.

Cholinesterase-Hemmstoffe zur Beendigung eines neuromuskulären Blocks durch nicht depolarisierende Muskelrelaxanzien

Neostigmin	*Neostig*®	G
Pyridostigmin	*Mestinon*® Amp.	*Kalymin*® Amp.

[1] spontane, vom Organismus unabhängige Inaktivierung
[2] kurz wirksam wegen Esterspaltung
[3] lang wirksam
[4] rascher Wirkungseintritt
[5] mittellang wirksam
[6] rascher Wirkungseintritt, sehr kurze Wirkdauer

18.1.4 Myotonolytika

Überblick

Myotonolytika werden angewendet bei spastischen Zuständen spinaler Genese. Sie hemmen die Reflexausbreitung im Rückenmark durch Verstärkung der inhibitorischen Wirkung von γ-Aminobuttersäure (GABA). Es gibt zwei Wirkprinzipien:

Benzodiazepine: Diazepam, Tetrazepam
▶ Verstärken die hemmende Wirkung der GABA über die allosterische Modulation des $GABA_A$-Rezeptors

Baclofen
▶ Wirkt als Agonist an den $GABA_B$-Rezeptoren direkt hemmend auf die Erregungsübertragung im Rückenmark

Grundlagen und Wirkprinzipien

Der Tonus der Skelettmuskulatur wird durch polysynaptische Reflexe aufrechterhalten. Dementsprechend beeinflussen Substanzen, die fördernd oder hemmend auf die polysynaptische Reflexausbreitung einwirken, die Funktion der Skelettmuskulatur. So erhöhen einige Gifte, wie z. B. Strychnin und Tetanus-Toxin, dosisabhängig die Reflexausbreitung im Rückenmark bis hin zu generellen Krämpfen. Ebenso gibt es Substanzen, die die Reflexausbreitung hemmen: **Myotonolytika**.

Der Begriff *Myotonolytika* umfasst Pharmaka, die auf Rückenmarkebene wirken. Er sollte von dem Begriff *Muskelrelaxanzien* abgegrenzt werden, der Substanzen bezeichnet, welche die Erregungsübertragung in der motorischen Endplatte hemmen oder die elektromechanische Kopplung beeinträchtigen.

▶ Myotonolytika werden eingesetzt zur Behandlung von **spastischen Zuständen spinaler Genese**.

▶ Es haben sich **zwei Wirkprinzipien** bewährt, die über denselben Mechanismus vermittelt werden, nämlich eine Verstärkung der inhibitorischen Übertragersubstanz γ-Aminobuttersäure (GABA):

- allosterische Modulation des $GABA_A$-Rezeptors, eines Chlorid-Ionen-Kanalrezeptors, und damit Verstärkung der hemmenden Wirkung von GABA (z. B. durch *Benzodiazepine*);
- direkte Hemmung der Erregungsübertragung über $GABA_B$-Rezeptoren, einen G-Protein-gekoppelten Rezeptor (durch Agonisten, die von der γ-Aminobuttersäure abgeleitet sind).

Wirkstoffe

Diazepam und seine strukturanaloge Verbindung **Tetrazepam** sind ▶ myotonolytische Benzodiazepine, die modulierend am $GABA_A$-Rezeptor wirken und damit die hemmende Wirkung von GABA verstärken.

▶ Bei dieser Therapie muss mit Auswirkungen auf höhere Abschnitte des ZNS gerechnet werden, z. B. mit **Abhängigkeitsentwicklung** und **Entzugssymptomen** nach Absetzen.

Tetrazepam
(vgl. mit Diazepam, S. 326)

Baclofen, β-(p-Chlorphenyl)-γ-Aminobuttersäure, wirkt als $GABA_B$-Agonist direkt hemmend auf die Erregungsübertragung im Rückenmark: Es hyperpolarisiert die Nervenzellmembran, reduziert damit ihre Erregbarkeit und vermindert die Freisetzung von stimulierenden Aminosäuren.

Baclofen

▶ Die **Dosierung** muss einschleichend erfolgen, für einen gleichmäßigen Blutspiegel sind 3–4 Einzeldosen pro Tag notwendig ($t_{1/2}$ 3–4 Std.). Die endgültigen Tagesdosen liegen im Bereich von 30–75 mg.

▶ An Nebenwirkungen werden Schwindel, Nausea und Blutdruckabfall beobachtet. Zerebrale Krampfanfälle oder ein Parkinsonismus sind Kontraindikationen. Bei Verspannungen rheumatischer Genese besitzt Baclofen keine günstigen Wirkungen.

Auch **Gabapentin** (GABA-Agonist, primär zur Behandlung der Epilepsie eingesetzt) scheint sich bei Muskelspasmen z. B. bei multipler Sklerose zu bewähren.

Tizanidin ▶ ist ein zentral wirkendes Myotonolytikum, dessen Angriffspunkt aber bisher nicht gesichert worden ist; möglicherweise handelt es sich um einen $α_2$-Rezeptor-Agonisten.

Es findet vor allem gegen ▶ Spasmen bei der multiplen Sklerose und anderer zentraler Ursachen Anwendung. Weitere auf dem Arzneimittelmarkt vorhandene Präparate sind von zweifelhaftem Wert.

Pathologische Tonussteigerungen der Skelettmuskulatur spinaler Genese können natürlich auch durch Pharmaka mit rein peripherem Wirkort wie Dantrolen oder einem Muskelrelaxans (s. o.) behandelt werden, um dem Patienten Erleichterung zu verschaffen.

Diese Substanzen können im Allgemeinen nur bei bettlägerigen Patienten angewandt werden, weil diese die reduzierte Muskelkraft tolerieren.

Notwendige Wirkstoffe

Myotonolytika

Wirkstoff	Handelsname	Alternative
Tetrazepam	*Musaril*® Tab.	G
Baclofen	*Lioresal*® Tab.	G
Tizanidin	*Sirdalud*® Tab.	–

18.2 Knochenerkrankungen

18.2.1 Osteoporose

In diesem Abschnitt beschränken wir uns auf die therapeutischen Möglichkeiten, die bei der **Osteoporose in der Postmenopause** vorhanden sind. Die sekundären Osteoporose-Formen (s. Box 18.5) erfordern im Allgemeinen eine Unterbrechung der auslösenden Ursache, wenn dies möglich ist.

Pathogenese und Risikofaktoren. Nach dem Sistieren der hormonellen Gonadentätigkeit nimmt die Knochenmasse individuell unterschiedlich stark ab, die Aktivität der Osteoklasten überwiegt die der Osteoblasten: das über Jahrzehnte bestehende Gleichgewicht zwischen Knochenaufbau und -abbau ist zuungunsten des Aufbaus gestört. Das Risiko, ob ein Knochenmasseverlust zu einer unzureichenden statischen Funktion des Skelettsystems (Knochenbrüche) führen wird, hängt wesentlich von der Knochenmasse ab, die zur Zeit der Menopause vorliegt. Zusätzlich gibt es Risikofaktoren wie Bewegungsarmut, Zigarettenrauchen, Alkoholabusus, Untergewicht, calciumarme Ernährung, früher Eintritt der Menopause, familiäre Disposition.

Box 18.5

Osteoporose: Definition und Ursachen

Die Osteoporose kann definiert werden als **generalisierte Erkrankung des Knochens** mit
- Abnahme der Knochenmasse,
- Verschlechterung der Mikroarchitektur des Knochens,
- erhöhtem Frakturrisiko.

Es ist zu beachten, dass es sich – im Gegensatz zur **Rachitis** oder **Osteomalazie** – nicht um eine Mineralisationsstörung des Osteoids handelt. Die Krankheitssymptome bei der Osteoporose kommen meistens durch schmerzhafte Wirbelkörpereinbrüche zustande. Außerdem besteht eine erhöhte Knochenbruchgefahr an anderen Orten, z. B. Schenkelhals und Handgelenk (cave: Stürze).

Die Osteoporose kann folgende **Ursachen** haben:

Primäre Osteoporose:
- idiopathisch,
- in der Postmenopause,
- senile Osteoporose (beide Geschlechter).

Sekundäre Osteoporose:
- endokrine Erkrankungen, z. B. Morbus Cushing, Hyperthyreose, primärer Hyperparathyreoidismus, Hypogonadismus,
- lang dauernde Medikamentenzufuhr, z. B. Glucocorticoide, Gonadorelin-Superagonisten, Antiepileptika, Heparin.

Prophylaxe der Osteoporose

Eigentlich bei allen, aber besonders bei den gefährdeten Frauen sollte – neben einer Ausschaltung vermeidbarer Risikofaktoren – für eine **ausreichende Ca-Zufuhr** gesorgt werden (s. a. Box 18.**7**). Es gibt Hinweise darauf, dass durch reichliches Ca-Angebot die Geschwindigkeit des Knochenabbaus vermindert werden kann. Mit der Nahrung sollten 1,0 g/d aufgenommen werden, und zusätzlich evtl. in Form von Ca-Präparaten ebenfalls 1,0 g/d. Bei normaler Nierenfunktion ist diese tägliche Ca-Zufuhr ohne Gefahren.

Besonders bei älteren Patienten mit einseitiger Ernährung und geringer Sonnenlicht-Exposition ist an die zusätzliche Gabe von Vitamin D zu denken, um die Ca-Aufnahme aus dem Darm zu fördern.

Der prophylaktische Effekt von Vitamin D (Cholecalciferol) soll von Alfacalcidol (1α-Hydroxycholecalciferol) übertroffen werden.

Besonders wichtig ist es, die Frauen schon vor Eintritt in die Menopause darauf hinzuweisen, dass die Risikofaktoren (Zigarettenrauchen, Alkohol-Abusus, calciumarme Ernährung, Untergewicht) ausgeschaltet und durch körperliche Tätigkeit (Sport) die Knochenbelastung und damit die Knochenmasse erhöht werden sollten.

Wenn eine alternde Frau ausgeprägte Risikofaktoren besitzt, kann eine Calcium-Vitamin-D-Prophylaxe die Knochenbruchhäufigkeit nicht in jedem Falle herabsetzen.

Die interessante Beobachtung, dass übergewichtige Frauen selten eine Osteoporose in der Menopause entwickeln, ist verständlich: das Gewicht stellt eine dauernde Belastung des Skelettsystems dar.

Die Prophylaxe einer Osteoporose in der Menopause lässt sich auf das einfache Prinzip reduzieren: reichliche Aufnahme von Calcium (ca. 2 g/d), evtl. die Gabe von Vitamin D und vor allem eine **gesunde Lebensführung**.

Die Vitamin-D-Aufnahme sollte mindestens 400 E pro Tag betragen; gewöhnlich wird zur Prävention bzw. Basistherapie der Osteoporose eine Einnahme von 400–800 oder 1000 E pro Tag empfohlen. Eine spezielle, prophylaktische Pharmakotherapie wird dann noch in Abhängigkeit des Vorliegens klinischer und gerätetechnischer Befunde durchgeführt (Knochendensitometrie), also bei bestimmten Frakturen/Sturzneigung und/oder niedriger Knochendichte. Diese besteht heute in der Regel in der Gabe von Bisphosphonaten (s. u.); der Übergang zur Therapie der manifesten Osteoporose ist fließend, und die Empfehlungen sind nicht einheitlich.

Box 18.6

Knochenabbau nach der Menopause

Nach der Menopause tritt ein langsamer Knochenabbau ein. Dieser physiologische Vorgang kann durch die zyklusgerechte Gabe von Estrogenen (plus Gestagenen) gebremst werden. Diese „Hormonsubstitutionstherapie" ist viele Jahre lang in großem Ausmaß durchgeführt worden. Erst in der letzten Zeit hat sich durch umfangreiche Untersuchungen mit entsprechenden Kontrollen herausgestellt, dass diese Hormonbehandlung im falschen Lebensabschnitt mit nicht tolerablen Nebenwirkungen belastet ist. Die Inzidenz von Mammakarzinomen steigt an, die Häufigkeit von Koronarerkrankungen, von Schlaganfällen und Thromboembolien nimmt in der Hormon-therapierten Gruppe zu. Daher ist dringend davon abzuraten, nach der Menopause die unphysiologische Hormontherapie durchzuführen (s. auch Box 23.**17**, S. 396). Es muss erwähnt werden, dass nach Beendigung einer Hormontherapie ein schneller Knochenabbau einsetzt, der auf das Niveau führt, das ohne Behandlung zu diesem Lebensalter auch erreicht wäre. Konsequenterweise müsste der Frau daher geraten werden, bis ins hohe Senium die Hormontherapie aufrechtzuerhalten.

Box 18.7

Ca-Gehalt der Tabletten beachten!

Die meisten Ca-Präparate, die im Handel sind, enthalten zu kleine Mengen, um wirksam zu sein. Bei den Gewichtsangaben, z. B. 600 mg Ca-Gluconat pro Tablette, ist zu berücksichtigen, dass aufgrund des Molekulargewichtes des Gluconat-Anteils nur 53 mg Ca in der Tablette vorhanden sind. Die benötigte Tagesdosis bestünde also aus ca. 20 Tabletten. Dagegen würden 100 ml Kuhmilch (= 1 Tasse) schon 120 mg Ca liefern. Nur wenige Präparate in der „Roten Liste" besitzen einen genügend hohen Ca-Gehalt zur Prophylaxe der Osteoporose.

Therapie der manifesten Osteoporose

Sie sollte das Ziel haben, die verminderte Knochenmasse wieder zu erhöhen, um weitere Wirbelfrakturen zu verhindern und das Frakturrisiko zu reduzieren. Die Grundlage der Therapie ist eine reichliche **Calciumzufuhr** (s.o.). Um die Ca-Resorption zu verbessern, kann es zweckmäßig sein, gleichzeitig **Vitamin D** zu verordnen.

Die Gabe von **Fluorid** ist auf den Zustand der klinischen Prüfung zurückgefallen, nachdem Studien zeigten, dass es unter Fluorid-Zufuhr zu einer Zunahme der Knochenmasse kam, jedoch die Frakturhäufigkeit nicht sank, sondern eher stieg. Offenbar entstand ein mechanisch minderwertiger Knochen. Es gibt folgenden Erklärungsansatz: Fluorid soll zwei Wirkungen haben; erwünscht ist eine stimulierende Wirkung auf Osteoblasten – unerwünscht sind Mineralisationsdefekte, die dadurch zustande kommen, dass die sich bildenden Fluoridapatit-Kristalle teilweise zu groß sind, um regelrecht in die Kollagenfibrillen-Matrix zu passen.

Mit **Calcitonin** steht ein körpereigenes Hormon zur Verfügung, das die Tätigkeit der Osteoklasten direkt hemmt. Zusätzlich wirkt es analgetisch bei Knochenschmerzen. Dieses Hormon wird mit Erfolg in akuten schmerzhaften Phasen der Osteoporose angewandt. Als Eiweiß muss es parenteral zugeführt werden, seine Wirkung nimmt bei lang dauernder Zufuhr ab. Calcitonin-Behandlung lässt die Knochenmasse anwachsen, ob jedoch die Frakturhäufigkeit abnimmt, ist derzeit noch zweifelhaft.
Teriparatid ist ein Parathormonanalogon, das zum vermehrten Knochenaufbau führt und das Frakturrisiko senkt.

Strontium, das ebenso wie Calcium zu den Erdalkali-Elementen gehört, wird im Organismus ähnlich wie Calcium behandelt. Es akkumuliert wie dieses im Knochen und unter normalen Umweltbedingungen enthält 1 g Knochen um 0,1 mg Strontium. ▶ Wird dem Knochen artefiziell mehr Strontium angeboten, reichert es sich im Knochen an und beeinflusst die Eigenschaften des Knochens: es fördert die Knochenneubildung und hemmt den Knochenabbau. Dadurch wird die Knochenbrüchigkeit vermindert. ▶ Strontium wird als Salz der Tetracarbonsäure Raleninsäure per os in Dosen von 2 g täglich gegeben. ▶ Als Nebenwirkungen können Magen-Darm-Störungen, Kopfschmerzen und Ekzeme auftreten. ▶ Das nicht im Knochen gebundene Strontium wird über den Darm und die Nieren schnell ausgeschieden, der Verlust aus dem Knochen läuft extrem langsam ab ($t_{1/2}$ ca. 10 Jahre). Dieser Wert hat sich beim Menschen ergeben, die aus dem „fall-out" nach Atombombenversuchen in der Atmosphäre mit radioaktivem ^{90}Sr verseucht waren.

Bisphosphonate

Eine wichtige Maßnahme mit nachgewiesener *Frakturverhindernder Wirkung* ist die Gabe eines **Bisphosphonates**.
▶ Bisphosphonate können auf den Knochenstoffwechsel zwei Wirkungen haben: 1. Hemmung der Mineralisation und 2. Hemmung des Knochenabbaus.

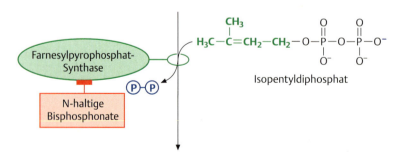

Abb. 18.7 Wirkmechanismus N-haltiger Bisphosphonate. Durch Hemmung der Farnesylpyrophosphat-Synthase beeinträchtigen sie die Prenylierung kleiner G-Proteine.

Beide Wirkungen hängen damit zusammen, dass Bisphosphonate analog zu Pyrophosphat aufgebaut sind und sich wie dieses auf die Oberfläche der Mineralsubstanz des Knochens auflagern. Die **Hemmung der Mineralisation** scheint im Wesentlichen ein physikochemischer Effekt zu sein, der von der „Beschichtung" der Oberfläche des Knochens herrührt. Die **Hemmung des Knochenabbaus** dagegen ist ein zellulärer Effekt, der die Osteoklasten trifft. An sich vermögen Bisphosphonate nur sehr schlecht Membranbarrieren zu überwinden, wie sich in der geringen Resorptionsquote nach peroraler Gabe zeigt (0,5 %–5 %). Die Osteoklasten jedoch nehmen im Rahmen der Phagozytose von Knochensubstanz das daran haftende Bisphosphonat auf. Im Gegensatz zu Pyrophosphat ist ein Bisphosphonat kein Substrat von Phosphatasen. Die hohe intrazelluläre Konzentration eines Bisphosphonats kann den Osteoklasten vergiften. Zwei Wege sind möglich:

- Bisphosphonate wie Etidronat, die keinen Stickstoff enthalten, scheinen die Bildung zytotoxischer ATP-Analoge zu induzieren.
- Stickstoffhaltige wie Alendronat, Zolendronat und Risedronat hemmen die Farnesylpyrophosphat-Synthase, unter deren Einwirkung Farnesylpyrophosphat und Geranylgeranylpyrophosphat entstehen (Abb. 18.7). Diese Stoffe dienen zur Prenylierung kleiner G-Proteine (z. B. Ras und Rho), die dann mittels der langgestreckten, hydrophoben Prenyl-Reste an zellulären Membranen befestigt werden. Indem Bisphosphonate dies verhindern, schädigen sie intrazelluläre Signaltransduktionsmechanismen und führen zur Apoptose der Osteoklasten.

Besonders bemerkenswert ist, dass die Bisphosphonate sich im Verhältnis der Wirkstärken bezüglich Hemmung der Mineralisation einerseits und Hemmung des Knochenabbaus andererseits voneinander unterscheiden. Bei Etidronat und Analog-Substanzen treten im therapeutischen Konzentrationsbereich beide Effekte auf, bei später eingeführten N-haltigen Bisphosphonaten ist die Hemmwirkung auf die Knochenresorption verstärkt und steht im Vordergrund. Dieser Unterschied spiegelt sich in der Anwendung wider.

▶ Nach oraler Gabe werden die Bisphosphonate schlecht resorbiert (0,5–5 % je nach Substanz), die Verweildauer im Blut beträgt wenige Stunden. Ihre Bindung im Knochengewebe ist jedoch sehr stark, die Halbwertszeiten für die Elimination aus dem Knochen liegt im Bereich von Monaten bzw. Jahren.

▶ Alendronat und Risedronat können wegen ihres geringen Effektes auf die Knochenmineralisation ohne Therapie-Intervalle gegeben werden. Weitere Anwendungsgebiete für Bisphosphonate sind Tumor-bedingte Hyperkalzämie, Osteolyse durch Knochenmetastasen oder hämatologische Neoplasien sowie der Morbus Paget. Zur Prophylaxe von Weichteilkalzifizierungen ist nur Etidronat geeignet, weil dieses – wie oben erwähnt – die Mineralisation recht stark hemmt.

▶ Die peroral angewandten Substanzen können **schleimhautschädigend** in der Speiseröhre und im oberen Magen-Darm-Trakt wirken: retrosternale Schmerzen, Gastritis etc. Das Einnahmeschema zur Förderung einer raschen Passage von Speiseröhre und Magen ist

Tab. 18.1 Anwendungsgebiete der Bisphosphonate

Anwendungsgebiete	Wirkstoffe
Osteoporose in der Menopause	Etidronat Alendronat Risedronat Ibandronat
Morbus Paget	Etidronat Tiludronat Risedronat Pamidronat Zoledronat
Tumor-bedingte Hyperkalzämie	Clodronat Ibandronat Pamidronat Zoledronat
Osteolyse durch Knochenmetastasen oder hämatologische Neoplasien	Clodronat Pamidronat Ibandronat
Prophylaxe von Weichteilkalzifizierung	Etidronat

recht kompliziert (z. B. 30 min vor dem Frühstück in aufrechter Körperhaltung einnehmen, 200 ml Leitungswasser trinken [kein anderes Getränk wegen der Gefahr der Komplexbildung und Resorptionshemmung], die aufrechte Körperhaltung dann 30 min bewahren). In seltenen Fällen können bei der Behandlung mit Alendronsäure polyarthritische Beschwerden und Anzeichen für ein Karpaltunnelsyndrom auftreten.

Die Beurteilung der **Wirksamkeit** der Bisphosphonate bezüglich der Besserung einer Osteoporose ist recht schwierig. Die Messung der Knochendichte an verschiedenen anatomischen Lokalisationen ist mit einer relativ großen Streuung belastet und muss über Jahre mit identischer Methodik wiederholt werden. Das Befinden der Patienten und die Häufigkeit von Knochenbrüchen ist nur an einem großen Kollektiv vergleichend festzustellen (Kontrollen). Trotz dieser Schwierigkeiten kann wohl ausgesagt werden, dass die neueren Bisphosphonate Alendronsäure und Risedronsäure zusammen mit einer reichlichen Calcium-Zufuhr die zur Zeit beste therapeutische Maßnahme darstellen, um die Knochendichte zu verbessern und die Fraktur-Häufigkeit zu senken.

Beim **Morbus Paget** (Osteodysstrophia deformans) ist die Aktivität sowohl der Osteoklasten wie auch der Osteoblasten pathologisch erhöht, es resultieren letztlich lokalisierte Knochenhypertrophien. Dieser schmerzhafte und entstellende Prozess lässt sich durch eine Therapie mit Bisphosphonaten abmildern oder völlig hemmen. am besten scheint sich die Infusion von Zolendronat in größeren zeitlichen Abständen zu bewähren, jedenfalls besser als eine ständige orale Einnahme Risedronat.

18.2.2 Knochenmetastasen

Eine Reihe von Organtumoren metastasiert mit Vorliebe in das Skelett, wie z. B. Bronchial-, Mamma- und Prostatakarzinome. Aber auch Karzinome aus der Schilddrüse und dem Colon siedeln ihre Metastasen in den Knochen ab. Meistens entwickeln diese Metastasen eine **osteolytische Aktivität** (Steigerung der Osteoklastenzahl und deren Aktivität), die mit einer **Hyperkalziämie** einhergeht. Die lokale Knochenstruktur wird zerstört, der Prozess ist meistens sehr schmerzhaft.

Behandlung von Knochenmetastasen

Neben den notwendigen zytostatischen Maßnahmen (antineoplastische Pharmaka, Bestrahlungen) können die Bisphosphonate von großem Wert sein. Besonders kann **Zoledronsäure**, eine Substanz der „dritten Generation" empfohlen werden, da eine Dosis von nur 4 mg intravenös im Abstand von 3–4 Wochen wirksam ist. Die Osteolyse wird gebremst und die Hyperkalziämie gebessert. Neben den osteolytischen Tumoren kommen auch **osteoblastische Metastasen** vor, dabei regt das angesiedelte Karzinom das normale Knochengewebe zu übersteigertem ungerichtetem Wachstum an. Für eine derartige Situation sind nur diejenigen Bisphophonate indiziert, die die Mineralisation besonders stark hemmen, wie Clodronsäure und Etidronsäure.

18.2.3 Osteomalazie

Dieser Erkrankung liegt eine mangelhafte Mineralisation (Calcium und Phosphat) des normal gebildeten Osteoids zugrunde. Der Knochen ist bei diesem Zustand weich, biegsam und neigt zu Deformationen. Tritt diese Untermineralisation im (Klein-)Kindesalter auf, wird sie als **Rachitis**, beim Erwachsenen als **Osteomalazie** bezeichnet. Die Patienten sind in ihren motorischen Fähigkeiten eingeschränkt, fühlen sich schwach und haben generalisierte Schmerzen.
Die Mineralisationsstörung kann folgende Ursachen haben:
- Mangel an Vitamin D_3 durch Unterernährung, abnorme Diät, gestörte enterale Resorption, mangelnde Sonnenbestrahlung der Haut oder durch ungenügende Hydroxylierung des Cholecalciferol zu aktiven Metaboliten (s. S. 248) in Leber und Niere.
- Bei krankhaftem Phosphatmangel (Hypophosphatämie) renal oder hereditär bedingt.
- Im Verlauf von Vergiftungen mit Metallen (Cadmium, Blei, Aluminium) oder nach Arzneimittelbehandlung z. B. mit Antiepileptika.

Behandlung der Osteomalazie

Da die große Mehrzahl an Rachitis- und Osteomalazie-Fällen durch einen wie auch immer bedingten Vitamin-D_3-Mangel zustande kommt, ist die Therapie in diesen Fällen einfach und erfolgreich. Als minimaler täglicher Bedarf für den Erwachsenen gelten 0,005–0,01 mg Cholecalciferol. Bei einem Krankheitsfall mit reinem Vitamin-D_3-Mangel werden täglich 0,01–0,1 mg peroral gegeben. Handelt es sich um eine Malabsorption, werden hohe Dosen (7,5 mg) im Abstand einiger Wochen intramuskulär injiziert. Diese Therapie führt in einigen Monaten zur Abheilung der Erkrankung. Bei den Osteopathien mit seltenen und komplizierten Ursachen (Phosphatstörungen, toxischen Nebenwirkungen) muss eine andere Therapie angewandt werden, die sich nach der auslösenden Ursache richtet.

Notwendige Wirkstoffe

Osteoporose – Prophylaxe und Therapie

Wirkstoff	Handelsname	Alternative
Orale Calcium-Gabe (1000 mg/d)	Calcium-Sandoz® fortissimum Calcium Verla® 1000 Löscalcon® 1000	–
Vitamin D (Cholecalciferol)*	Vigantoletten® Tab.	G
Calcitonin	Karil®	G
Bisphosphonate		
Etidronsäure (Knochenmetastasen)	Diphos®, Tab.	G
Clodronsäure (Knochenmetastasen)	Bonefos®, Ostac®, Tab., Inf	–
Zoledronsäure (Knochenmetastasen)	Aclasta®, Zometa®, Inf.	–
Alendronsäure (Osteoporose)	Fosamax®, Tab.	G
Risedronsäure (Osteoporose)	Actonel®, Tab.	–
Fluoride		
Natriumfluorid	Ossin® Ret.-Tab., Zymafluor®	–
Na-fluorophosphat + Ca-citrat + Ca-gluconat	Tridin® Kau-Tab.	–

* s. a. S. 251, Notwendige Wirkstoffe: Vitamine

Weitere Wirkstoffe

| Di-Strontium-vanelinsäure | Protelos® |

18.2.4 Arthrose

Diese vornehmlich bei älteren Menschen auftretende Gelenkveränderung kann sämtliche Gelenke befallen, Frauen werden häufiger betroffen als Männer. Bei Frauen können schon in der Postmenopause kleine Gelenke (Finger, Wirbelsäule) arthrotische Veränderungen ausbilden. Sonst ist es eine Alterskrankheit, ein „Gelenkverschleiß", die jeden Menschen treffen kann, falls er alt genug wird. Der Verschleiß ist Folge einer dauernden Überbelastung von Gelenkflächen mit Abnutzung des Knorpels und Neubildung von Osteophyten an den Gelenkgrenzen. Diese können sich ablösen und vermindern dann als „Gelenkmäuse" die Funktionstüchtigkeit des betroffenen Gelenkes. Menschen in Berufen, die ständig Schwerarbeit leisten müssen, z. B. Maurer und Landarbeiter, entwickeln häufig Arthrosen. Aber auch bei Tätigkeiten, die mit einer **Überlastung bestimmter Gelenkabschnitte** verbunden sind, bilden sich lokal beschränkte Arthrosen aus:

- Tätigkeit mit Presslufthämmern → Ellbogen-Arthrosen, Berufsviolinisten → Halswirbelsäulen-Arthrosen. Auch bei manchen Sportarten werden Gelenkflächen überfordert (z. B. Gewichtheben) und reagieren mit Knorpelverlust. Dasselbe gilt für starkes Übergewicht. Außerdem kann eine Arthrose späte Folge einer entzündlichen Gelenkerkrankung sein.

Behandlung der Arthrose

Für die **Therapie** ist es wichtig, eine Arthrose differenzialdiagnostisch von einer Arthritis zu trennen, denn letztere erfordert ein anderes therapeutisches Vorgehen. Da bei einer **Arthrose** die Schmerzen vornehmlich beim Wechseln aus der Ruhe in Bewegungen auftreten und wieder abklingen, genügt im Allgemeinen die Gabe von Paracetamol (3×500 mg/d), nicht steroidale Antiphlogistika sollten vermieden werden, weil beim chronischen Gebrauch mit dem Auftreten von Nebenwirkungen zu rechnen ist. Wesentlich sind Maßnahmen, die das betreffende Gelenk entlasten:
- Reduktion des Körpergewichtes,
- Bewegungsübungen,
- Massagen und andere physikalische oder evtl. sogar chirurgische Verfahren.

Für die Behandlung der Volkskrankheit Arthrose werde Präparate angeboten, die euphemistisch als **„Chondroprotektiva"** bezeichnet werden. Sie enthalten Glutaminsulfat, Knorpelextrakte, Hyaluronsäure oder auch Phytotherapeutika werden bemüht (Teufelskrallenwurzeln, Brennnesselblätter), die oral oder per injectionem beigebracht werden. Es gibt keine Untersuchung, die einen positiven therapeutischen Effekt nachweist.

19 Nozizeptives System

19.1 Grundprinzipien der Analgesie ··· 266
19.2 Lokalanästhetika ··· 266
19.3 Opiate/Opioide ··· 270
19.4 Antipyretische Analgetika ··· 284
19.5 Das Eicosanoid-System ··· 286
19.6 Therapie rheumatischer Erkrankungen ··· 296

19.1 Grundprinzipien der Analgesie

Durch Arzneimittel kann eine Schmerzempfindung auf drei Ebenen, nämlich Impulsentstehung, Impulsleitung und Bewusstwerdung des Schmerzimpulses, gehemmt werden (Box 19.1).
Die **Impulsentstehung** kann unterdrückt werden
- durch Verminderung der Empfindlichkeit der „Schmerzrezeptoren" mittels Hemmstoffen der Prostaglandin-Synthese und
- durch eine Unterdrückung des Erregungsvorgangs in den Nervenendigungen durch Lokalanästhetika.

Auch die **Impulsleitung** kann durch Lokalanästhetika aufgehoben werden. Opioide hemmen die Impulsumschaltung auf bestimmte Rückenmarksbahnen.
Schließlich kann die **Bewusstwerdung** des Schmerzes in charakteristischer Weise durch Opioide so abgewandelt werden, dass „der Schmerz nicht mehr weh tut". Weniger spezifisch greifen auch psychoaktive Substanzen wie Neuroleptika, Antidepressiva, Ethanol, das Narkotikum Ketamin (dissoziative Anästhesie) in die Verarbeitung von Schmerzimpulsen ein.

> **Box 19.1**
> **Nur im Bewusstsein gibt es Schmerzen**
> Schmerzen sind ein komplexer Bewusstseinsinhalt, dem vergleichsweise einfache somatische Vorgänge zugrunde liegen können.
> **Impulsentstehung.** Die Auslösung erfolgt im allgemeinen durch Erregung eines „Schmerzrezeptors" (Endaufzweigungen afferenter Nerven ohne spezialisierte Endigungen, deren Perikaryen in den Spinalganglien liegen). Die in den Nervenenden generierten Impulse werden im Hinterhorn des Rückenmarks umgeschaltet auf die Vorder-Seitenstränge und dann im Gehirn weitervermittelt. Der Thalamus, das limbische System und die sensible Hirnrinde sind an der Verarbeitung und der Bewusstwerdung der Schmerzimpulse beteiligt.
> Das **Bewusstwerden eines Schmerzimpulses** hängt u. a. von der affektiven Situation des Betroffenen ab. Die Intensität einer Schmerzempfindung ist geprägt von der augenblicklichen psychischen Situation und wird von den äußeren Bedingungen mitbeeinflusst (allgemeine Panik ringsum bis hin zu schlafloser Bettruhe trotz Abgeschiedenheit).
> Aber auch die **Leitung der Schmerzimpulse** unterliegt im Rückenmark einer Modulation. Absteigende Neurone des *antinozizeptiven Systems* können die synaptische Umschaltung von Schmerzimpulsen hemmen. Im antinozizeptiven System spielen verschiedene Übertragersubstanzen, insbesondere die endogenen Opioide, eine Rolle.

19.2 Lokalanästhetika

> **Überblick**
>
> **Wirkungen.** Lokalanästhetika hemmen die Bildung und Fortleitung von Aktionspotenzialen durch Blockade von Na^+-Kanälen. Diese Effekte sind erwünscht in nozizeptiven Nerven (lokale Analgesie), jedoch unerwünscht in Herz (AV-Block, Herzstillstand) und Gehirn (Krämpfe, Atemstillstand).
>
> **Applikationsarten.** Durch lokale Applikation (Oberflächen-, Infiltrations-, Leitungs-, Spinal-Anästhesie), Zusatz eines Vasokonstriktors oder Verwendung chemisch labiler Wirkstoffe sollen unerwünschte systemische Wirkungen vermieden werden.
>
> **Struktur.** Die Wirkstoffe besitzen einen aromatischen Ring und in der Seitenkette einen protonierbaren Stickstoff: Na^+-Kanal-Blockade in der protonierten Form, Überwindung von biologischen Membranen in der ungeladenen, hydrophoben Form.
>
> **Substanzbeispiele:**
> - Estertyp: Procain und Tetracain,
> - Amidtyp: Lidocain, Articain, Bupivacain.

19.2.1 Grundlagen

Wirkungsweise

Unter Lokalanästhesie wird eine örtlich begrenzte, reversible Ausschaltung der Schmerzrezeptoren bzw. der ihnen zugehörigen afferenten Nervenfasern verstanden. Lokalanästhetika sind dementsprechend Pharmaka, die vorübergehend die **Schmerzauslösung** hemmen, sie beeinflussen nicht die Schmerzperzeption.
Der Angriffspunkt dieser Substanzen, die immer örtlich begrenzt appliziert werden, liegt in den afferenten Nerven und sensiblen Endorganen. Die Lokalanästhetika hemmen den für die Erregung fundamentalen Na^+-Einstrom durch **potenzialgesteuerte Na^+-Kanäle**. Bei Aufnahme in den gesamten Organismus sind die Lokalanästhetika recht toxisch, da auch die Na^+-Kanäle anderer Strukturen, z. B. zentraler Nervenzellen und Herzmuskelzellen, beeinflusst werden.
Die Lokalanästhetika blockieren nicht spezifisch die sensiblen Nerven; vielmehr können auch die **motorischen Nervenfasern** ihre Leitfähigkeit verlieren. Die Empfindlichkeit der einzelnen Nervenfasern ist jedoch dem Fa-

serdurchmesser umgekehrt proportional. Die sensiblen Fasern sind dünner als die motorischen und werden zuerst blockiert. Die Dosis der Lokalanästhetika wird jeweils so gewählt, dass sie gerade ausreicht, die afferenten Fasern zu lähmen. Bei der Plexus-, Epidural- und Spinal-Anästhesie werden allerdings so hohe Konzentrationen angewandt, dass auch die efferenten Fasern ausgeschaltet werden.

Manche der gebräuchlichen Lokalanästhetika wirken **gefäßerweiternd** (so entsteht z. B. bei der Hydrolyse von Procain die vasodilatatorische Substanz Diethylaminoethanol). Sie werden daher bei der praktischen Anwendung aus folgenden Gründen häufig mit einer vasokonstriktorischen Substanz versetzt (s. S. 268).
- Das operative Vorgehen im anästhetischen Bereich wird durch eine Blutleere erleichtert,
- bei verminderter Durchblutung des betreffenden Areals wird das Lokalanästhetikum nur langsam abtransportiert. Dies verlängert die Wirkungsdauer und reduziert die Systemtoxizität.

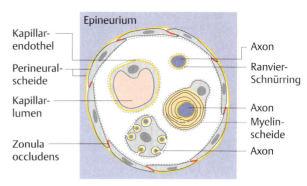

Abb. 19.**1 Nervenquerschnitt.** Der Endoneuralraum mit den Axonen bildet ein Kompartiment, das sowohl vom Gefäßsystem als auch vom umgebenden Extrazellulärraum durch kontinuierliche Barrieren abgeschlossen ist. Die ungefensterten Endothelien der Kapillaren unddie Perineuralscheide sind durch Zonulae occludentes (Tight junctions) verbunden; daraus ergeben sich Schranken, die nur durch lipidlösliche Substanzen überwunden werden können.

Struktur

Die Hemmung des Na^+-Einstroms kann durch sehr verschieden strukturierte Moleküle ausgelöst werden. Beispiele, die auch für die Klinik eine Rolle spielen, sind das amphiphile Polidocanol (ein Venen-Verödungsmittel), das organische Lösungsmittel Dimethylsulfoxid (DMSO) und der Ethylester der p-Amino-benzoesäure (Benzocain), der noch als (Schleimhaut-)Oberflächenanästhetikum Verwendung findet.

Die eigentlichen Lokalanästhetika sind **amphiphile Substanzen**, die einen aromatischen, hydrophoben Anteil besitzen, der über eine kurze Zwischenkette mit einem protonierbaren Stickstoff verbunden ist. Der pKa-Wert des Stickstoffs liegt so, dass bei physiologischem pH-Wert die Amin-Gruppe in geladenem und in ungeladenem Zustand vorliegt.

$$R^2-\overset{R^1}{\underset{R^3}{N^\pm}}-H \quad \underset{+H^+}{\overset{-H^+}{\rightleftarrows}} \quad R^2-\overset{R^1}{\underset{R^3}{N}}$$

Wirkform   Penetrationsform

Die protonierte Form ist hydrophil und für die Na^+-Kanal-blockierende Wirkung entscheidend. Der ungeladene Zustand ist notwendig, damit das Molekül seinen Wirkort im Innern der Neuriten erreichen kann. Es muss nämlich vom Applikationsort her durch die Perineuralscheide und die Zellmembran diffundieren (Abb. 19.**1**). Diese Eigenschaften der Lokalanästhetika-Moleküle erklären zugleich zwei Befunde:
- Quaternisierte Anästhetikum-Moleküle (also ständig geladene Moleküle) sind unwirksam, weil sie ihr Ziel nicht erreichen können, und
- Lokalanästhetika wirken umso stärker, je hydrophober ihr aromatisches Ringsystem ist. Sie penetrieren leichter in das Milieu des Na^+-Kanals und verlassen diesen apolaren Ort ungern!

Chemische Grundform. Ausgehend vom Cocain (Abb. 19.**3**, S. 269) wurde seit etwa der Jahrhundertwende eine außerordentlich große Anzahl von lokalanästhetisch wirksamen Substanzen synthetisiert. Diesen Verbindungen gemeinsam ist eine bestimmte Atomgruppierung, die auch dann vorliegt, wenn die Substanzen ganz verschiedenen chemischen Grundkörpern zugehören. Die notwendigen Gruppen für den klassischen Typ der ampiphilen Lokalanästhetika sind
- die sekundäre oder tertiäre Amino-Gruppe, die in geladener Form hydrophil ist,
- der polare Carboxy-Sauerstoff, der einem *Ester* oder einem *Säureamid* angehören kann (der Abstand zwischen den beiden aktiven Zentren beträgt 2 bis 4 Atome), und
- ein apolarer Ring.

Weitere Substituenten sind für die eigentliche lokalästhetische Wirkung ohne größere Bedeutung, beeinflussen aber wesentlich physikochemische Eigenschaften, wie Löslichkeit, Diffusionsgeschwindigkeit, pH-Abhängigkeit der Bildung freier Basen und die Abbaufähigkeit im Gewebe.

Applikation und Zubereitung

Applikationsformen. Bei der Lokalanästhesie sind vier verschiedene Formen der Applikation zu unterscheiden:
- **Oberflächenanästhesie** von Schleimhäuten (und Wundflächen). Das Pharmakon wird auf die Oberfläche aufgebracht und diffundiert zu den sensiblen Rezeptoren und feinen Ästen der sensiblen Nerven.
- **Infiltrationsanästhesie.** Das Lokalanästhetikum wird in das Gewebe injiziert, verteilt sich dort und gelangt an die sensiblen Endorgane und die feinen Äste der afferenten Nerven.
- **Leitungsanästhesie.** Das Anästhetikum wird an den Nervenstamm injiziert und blockiert die Leitung im Verlauf des afferenten Nervs. Die *Spinalanästhesie* und ihre Modifikationen sind ein Spezialfall der Leitungsanästhesie. Zur *Lumbalanästhesie* werden häufig durch Zusätze hyperbar gemachte Lösungen der

Lokalanästhetika benutzt, um ein zu schnelles Abdiffundieren der Substanz vom Ort der Injektion im Liquorraum zu verhindern, da es zu schweren Zwischenfällen kommt, wenn das Lokalanästhetikum die Zentren in der Medulla oblongata erreicht.
- **Intravenöse regionale Anästhesie.** Dieses Verfahren besteht darin, dass nach Erzeugung einer Blutleere und Anlegung einer Manschette (Unterbrechung der Durchblutung) eine intravenöse Injektion eines Lokalanästhetikum in die blutleere Extremität erfolgt. Zweckmäßig sind größere Volumina, um das kollabierte Gefäßsystem weitgehend wieder aufzufüllen. Es müssen Lokalanästhetika mit möglichst geringer systemischer Toxizität verwandt werden. Je nach Größe der ausgeschalteten Region werden 40 – 80 ml der Lösung benötigt. Die lokale Anästhesie hat sich nach 10 – 15 Minuten ausgebildet, die Blutleere darf für 30 – 120 Minuten bestehen, nach Öffnung der Manschette klingt die Anästhesie in 2 – 5 Minuten wieder ab. Zur Verminderung systemischer Wirkungen des Lokalanästhetikum kann die Blutleere frühestens 15 Minuten nach Zufuhr des Pharmakon beendet werden. Bei diesem Verfahren dürfen der Lokalanästhetikum-Lösung keine vasokonstriktorischen Substanzen zugesetzt werden.

Die **Zubereitungsformen** der einzelnen Lokalanästhetika richten sich nach dem Verwendungszweck. So variieren die Konzentrationen, je nachdem, ob es sich um eine Lösung zur Leitungsanästhesie oder Infiltrationsanästhesie handelt. Es können Konservierungsmittel zugesetzt sein, meistens Benzoesäure-Derivate. Spinale Anästhesieverfahren erfordern hyperbare Lösungen (Zusatz von Glucose). Nur bei kritischer Auswahl des entsprechenden Präparates wird eine optimale Nutzung der verschiedenen Lokalanästhetika erreicht.

Vasokonstriktorische Zusätze. Zur Verminderung ihrer Toxizität und zur Kompensation der gefäßerweiternden Wirkung einiger Lokalanästhetika werden als Vasokonstriktoren Noradrenalin oder Adrenalin zugesetzt. Die Dosierung dieser Zusätze muss sehr genau beachtet werden, da Catecholamine außerordentlich wirksame und nach Resorption toxische Substanzen sind. Insgesamt dürfen von Noradrenalin bzw. Adrenalin nicht mehr als 0,25 mg für *eine einmalige* Lokalanästhetikum-Anwendung benutzt werden. Bei Patienten, die auf Catecholamine überempfindlich reagieren, können andere vasoaktive Substanzen zugesetzt werden, z. B. das Vasopressin-Analogon Felypressin. Bei einer Leitungsanästhesie an den Akren ist von einem Zusatz von Vasokonstriktoren abzusehen, weil eine ischämische Nekrose ausgelöst werden kann.

Nebenwirkungen

Die Lokalanästhetika besitzen folgende Nebenwirkungen, die zu Zwischenfällen führen können:
- eine hemmende Wirkung auf das Herz,
- eine „erregende" Wirkung auf das Zentralnervensystem,
- evtl. allergische Reaktionen.

Die **hemmende Wirkung auf das Herz** kommt vorwiegend dann zustande, wenn momentan durch eine zu große Resorptionsgeschwindigkeit oder akzidentelle intravenöse Injektion eine zu hohe Konzentration im Herzen anflutet. Wie am Nerv ist vornehmlich die Erregungsausbreitung gehemmt. Es kann eine Verlängerung der QT-Zeit auftreten, evtl. mit Auslösung von Torsade de pointes; die Vergiftung mag sich steigern bis zu einem totalen atrioventrikulären Block mit Kammerstillstand, der in wenigen Minuten zum Tode des Patienten an zentraler Anoxie führt (dann auch Auftreten anoxischer Krämpfe).

Die **Therapie** muss darin bestehen, innerhalb der ersten Minute die Herzaktion wieder zu beleben. Das Pharmakon, das das Herz am stärksten stimuliert, ist Adrenalin (Abb. 19.2). Sie müssen intravenös oder auch bei liegendem Trachealtubus intratracheal appliziert werden, in beiden Fällen ist eine Herzmassage notwendig.

Die **„erregende" Wirkung auf das Zentralnervensystem** wird durch eine Hemmung inhibitorischer Neurone ausgelöst. Dieser Effekt hängt vorwiegend von der resorbierten Gesamtmenge des Lokalanästhetikum ab. Leichte Symptome sind periorales Kribbeln, „Klingeln" in den Ohren, verwaschene Sprache, Ruhelosigkeit, Tremor und „nervöse" Angstzustände.

Bei einer schweren Vergiftung treten klonische Krämpfe auf, welche die Atembewegungen unmöglich machen. Auch bei diesem Zustand besteht also die Gefahr zentraler Anoxie. Nach den klonischen Krämpfen kann das Atemzentrum gelähmt sein.

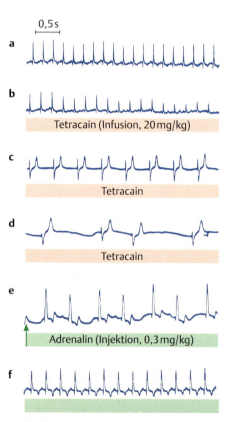

Abb. 19.2 **Kardiotoxität eines Lokalanästhetikum.** EKG von einem narkotisierten Meerschweinchen. **a**: vor Beginn der Tetracain-Infusion, **b** bis **d**: während der Infusion von Tetracain, **e** sofort und **f** 2 Minuten nach der Adrenalin-Injektion. Beachte die weitgehende Aufhebung der Tetracain-Vergiftung!

Die **Therapie** dieser Krampfzustände besteht in der intravenösen (oder, wenn nicht anders möglich, intraperitonealen) Injektion eines schnell wirksamen Krampfdurchbrechenden Mittels (z. B. Diazepam). Dann kann und muss künstlich beatmet werden (Sauerstoffzufuhr), bis die Vergiftung (nach verhältnismäßig kurzer Zeit) abgeklungen ist.

Die Vergiftungen an Herz und ZNS können im äußeren Bild ähnlich sein (Ohnmacht, Zyanose, Krämpfe), erfordern aber ein völlig verschiedenes Handeln. Daher muss die Differenzialdiagnose sofort gestellt werden (Herzaktion!). Wenn die Zufuhr hoher Dosen von Lokalanästhetika notwendig ist, sollte ein venöser Zugang vorbereitet sein.

Allergische Reaktionen können vorkommen, deren Schwere von leichten Hauterscheinungen bis zum anaphylaktischen Schock variieren kann. Sie scheinen nach Gabe von Lokalanästhetika mit para-ständiger Aminogruppe häufiger vorzukommen als nach Verwendung von Anästhetika ohne diese Gruppe. Es sei an dieser Stelle darauf hingewiesen, dass Procain in Penicillin-Depot-Präparaten enthalten ist (S. 439). Allergien nach Applikation von Lokalanästhetika-Zubereitungen können aber auch durch die Konservierungsmittel ausgelöst sein. Die Therapie ist unabhängig vom auslösenden Agens.

Bei einer **Überdosierung** der zugesetzten **vasokonstriktorischen Sympathomimetika** reagiert das Herz mit einer Übererregbarkeit, die sich je nach Schwere des Zustandes als Tachykardie, Extrasystolie und letztlich als Kammerflimmern manifestiert (S. 89).

19.2.2 Wirkstoffe

Lokalanästhetika vom Estertyp

Cocain, das erste Lokalanästhetikum. Cocain (s. Abb. 19.**3**) kommt in den Blättern von südamerikanischen Erythroxylon-Arten vor (Kauen der Coca-Blätter durch die Eingeborenen in den Andengebieten). Die Substanz wurde bereits 1860 in reiner Form isoliert und 1884 von Koller als Lokalanästhetikum bei Augenoperationen angewandt. Seine anästhetische Wirksamkeit wird von den synthetischen Substanzen um das 5–10fache übertroffen. Im Gegensatz zu diesen ruft Cocain noch eine Reihe weiterer Wirkungen hervor: Es ist ein indirekt wirkendes Sympathomimetikum und ein zentrales Euphorikum, das ein hohes Suchtpotenzial aufweist. Es wurde in den zwanziger Jahren zu Recht von den synthetischen, erheblich besser verträglichen Lokalanästhetika verdrängt. Die Cocain-Sucht stellt auch heute noch ein ernsthaftes Problem dar (s. S. 526).

Procain ist das älteste synthetische und injizierbare Lokalanästhetikum (Abb. 19.**3**). ▶ Da es im Gewebe schnell von den Esterasen hydrolysiert wird, ist es relativ ungiftig und nur kurzfristig wirksam.
▶ Aus demselben Grunde kann es *nicht* als Oberflächenanästhetikum benutzt werden (Missverhältnis zwischen Diffusions- und Abbaugeschwindigkeit). Procain eignet sich für die Injektions- und Leitungsanästhesie. Je nach Anwendungszweck sind 0,5- bis 2,0%ige Lösungen angebracht.

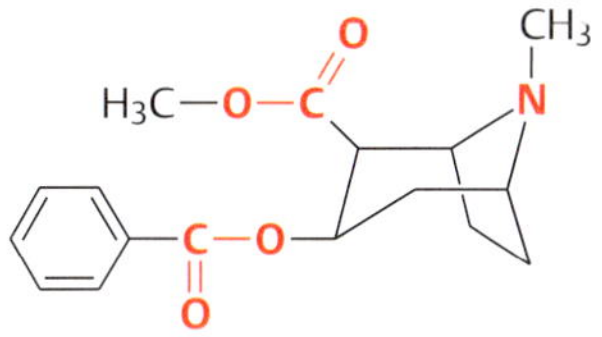

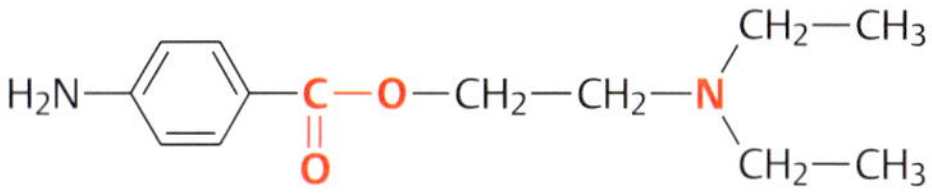

Abb. 19.**3** Lokalanästhetika vom Estertyp.

Tetracain ▶ ist stärker wirksam und wird enzymatisch erheblich langsamer abgebaut als Procain. Die Wirkungsdauer ist daher relativ lang (2–4 Stunden). ▶ Es ist ein sehr effektives Oberflächenanästhetikum. ▶ Aufgrund der vergleichsweise hohen systemischen Toxizität ist die Anwendung von Tetracain verlassen worden, es ist als Reinsubstanz nicht mehr im Handel erhältlich.

Lokalanästhetika vom Säureamidtyp

Dibucain (Cinchocain, Abb. 19.**4**) ist strukturell dem Tetracain verwandt und noch stärker wirksam und toxischer als Tetracain. ▶ Es wurde fast ausschließlich zur Oberflächenanästhesie verwendet.

Lidocain ▶ wirkt rasch, der Abbau erfolgt dagegen langsamer: Nach Abspaltung einer oder beider Ethylgruppen wird die Säureamid-Bindung getrennt und schließlich der Ring in p-Stellung hydroxyliert. Dieser Metabolismus findet in der Leber statt, daher wirkt es lokal länger als Procain (Hydrolyse am Injektionsort!).
▶ Aus diesem Grund ist es auch als **Oberflächenanästhetikum** zu gebrauchen. Je nach Verwendungszweck sind 0,25–1 %ige Lösungen notwendig (2 %ige Lösungen sollten vermieden werden). Auf der äußeren Haut kann Lidocain dagegen in 5 %igen Zubereitungen zur Behandlung postherpetischer Schmerzen angewandt werden. Lidocain hat auch als **Antiarrhythmikum** Bedeutung (S. 143).

Prilocain wirkt ähnlich wie Lidocain. ▶ Der Effekt setzt langsamer ein und klingt langsamer ab.
▶ Zur **Lokalanästhesie** werden Lösungen von 0,5 bis 2,0 % benötigt. Bei Überschreitung der Maximaldosis (400 mg) ist mit einer merklichen Methämoglobin-Bildung zu rechnen.

Mepivacain steht ebenfalls dem Lidocain nahe, ▶ seine Wirkung hält länger an.
▶ Es wird zur **Leitungs-** und **Infiltrationsanästhesie** benutzt, auf einen Zusatz von vasokonstriktorischen Substanzen kann meistens verzichtet werden. Daher ist Mepivacain für alle Fälle geeignet, bei denen ein Adrenalin-Zusatz Gefahren mit sich bringt.

Bupivacain ist eine nahe verwandte Substanz (Ersatz der N-ständigen Methyl-Gruppe durch einen Butyl-Rest).

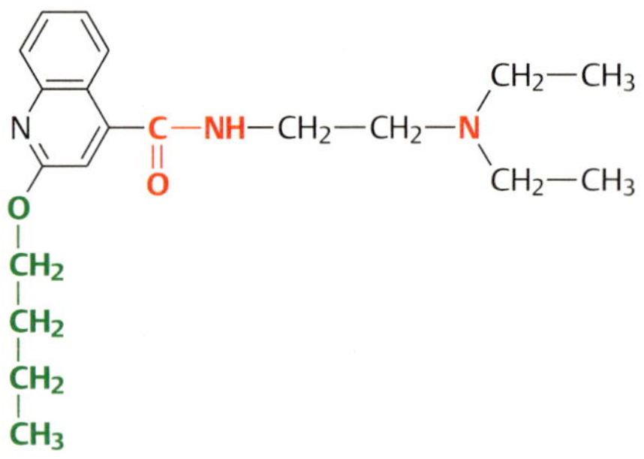

Dibucain (Cinchocain)

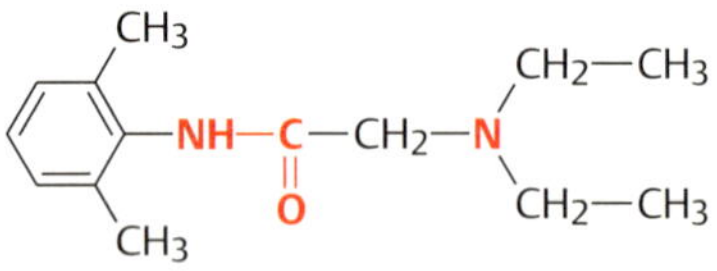

Lidocain (Lignocain)

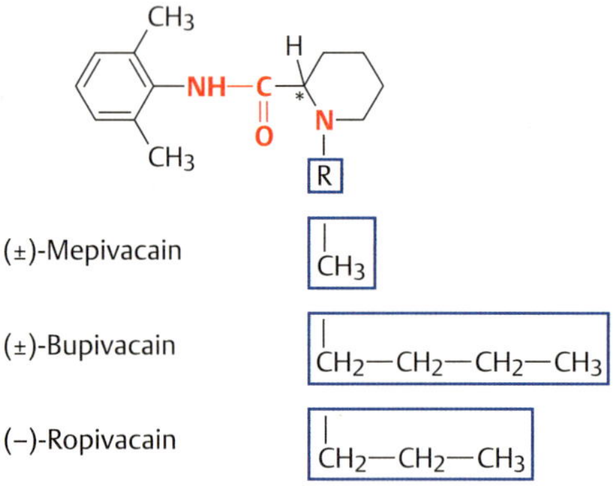

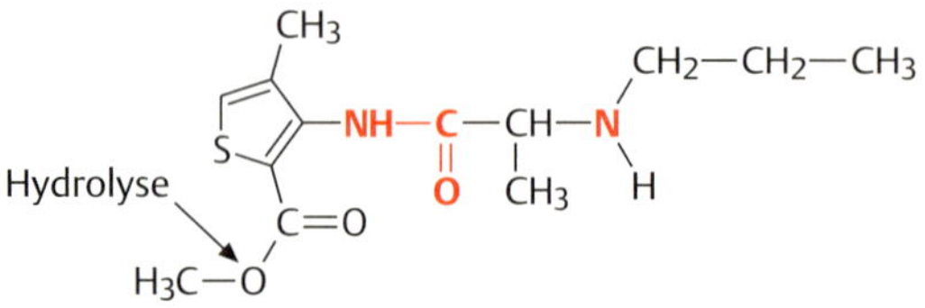

Articain

*Chiralitätszentrum

Abb. 19.**4** **Lokalanästhetika vom Amidtyp.**

Von den optischen Isomeren des Bupivacain ist die Levo-Form stärker wirksam als die Dextro-Form.

► Es findet u.a. Anwendung zur **Pudendus-Anästhesie** in der Geburtshilfe.

Ropivacain, das Propyl-Analogon, ► ist ebenfalls langwirksam; es liegt im Gegensatz zu den vorgenannten Substanzen nicht als Racemat, sondern als Enantiomer vor und soll eine geringere Kardiotoxizität haben.

► Es dient zur **Leitungs-** und zur **Epiduralanästhesie**.

Articain ► ist ein Lokalanästhetikum mit schnellem Wirkungseintritt (in 2 Minuten), verhältnismäßig langer Wirkungsdauer (1,5 bis 3 Stunden) und guter Penetration in Knochengewebe hinein. Die metabolische Inaktivierung erfolgt durch eine Hydrolyse des Methylesters und damit Freilegung einer hydrophilen Säuregruppe. Die systemischen Wirkungen entsprechen denen anderer Lokalanästhetika.

► Articain wird für Infiltrations- und Leitungsanästhesie in 1–2%iger und in hyperbarer Lösung 5%ig verwendet.

Benzocain (Ethoform) besitzt nicht die typische Struktur eines Lokalanästhetikum, es fehlt der protonierbare Stickstoff. Die Substanz wirkt trotzdem lokalanästhetisch.

► Sie kann als Oberflächenanästhetikum bei schmerzhaften Prozessen im Mund-Rachen-Raum angewendet werden. Ihre sensibilisierende Potenz ist jedoch hoch („para-Gruppen-Allergie“). Die experimentelle und theoretische Bedeutung von Benzocain ist größer als sein therapeutischer Wert.

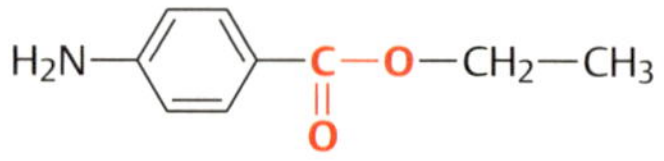

Benzocain
p-Aminobenzoesäure-ethylester

Notwendige Wirkstoffe

Lokalanästhetika

Wirkstoff	Handelsname	Alternative
Procain	*Novocain®* (nicht mehr im Handel)	*G* 0,5–2% Amp.
Lidocain	*Xylocain® 0,5–2%* Amp.*, Gel	*G* 0,5–2% Amp.
Prilocain	*Xylonest® 0,5–2%* Inf.-Lsg.	–
Mepivacain	*Scandicain® 0,5–2%* Amp.	*G* Amp.
Bupivacain	*Carbostesin® 0,25–0,75%* Amp.	*G* 0,5–0,75%
Ropivacain	*Naropin® 0,2–1,0%* **	–
Articain	*Ultracain® 1–2%* Amp.**	–

* Auch mit Adrenalin-Zusatz, ferner 5% in hyperbarer Lösung, 2% in visköser Lösung und als Spray und Salbe zur Oberflächenanästhesie

** auch 5% in hyperbarer Lösung

19.3 Opiate/Opioide

Überblick

Generelles zu den Opiaten = Opioiden

- Opioide imitieren Überträgersubstanzen des antinozizeptiven Systems (Enkephalin, Dynorphin, Endorphin), die in Rückenmark und Thalamus nozizeptive Bahnen hemmen. Außerdem aktivieren sie Perikaryen des antinozizeptiven Systems in seinem Ursprung, dem zentralen Höhlengrau. Opioid-Rezeptoren finden sich im ZNS sowie in Nervenplexus von Darm und Blase.
- ► Starke Analgesie; außerdem: antitussiver Effekt.
- ► Einengung des Bewusstseins, Veränderung der Stimmungslage (Dysphorie oder Euphorie), Erbrechen, Obsti-

pation, Harnverhaltung und andere vegetative Nebenwirkungen. Atemlähmung bei Überdosierung und bei chronischer Gasaustauschstörung. Suchtgefahr bei missbräuchlicher, wiederholter Anwendung, besonders bei schnell anflutenden Opiaten (Heroin).

Agonistisch wirkende Opiate
Leitsubstanz: **Morphin**
▶ Opium-Alkaloid; nach oraler Gabe: „first-pass"-Effekt zu einem wirksameren Metaboliten (Morphin-6-Glucuronid).
▶ Klassisches Therapeutikum gegen starke Schmerzen.

Pethidin
▶ Soll weniger spasmogen sein.
▶ Bei Kolikschmerzen.

l-Methadon
▶ Orale Gabe, lang wirksam.

Fentanyl
▶ stark wirksam, auch transdermal applizierbar.

Heroin (3,6-Diacetyl-morphin)
▶ Schnell ZNS-gängig.
▶ Suchtstoff ohne medizinische Indikation.

Codein (3-Methyl-morphin)
▶ Ausgeprägt antitussiv bei schwacher analgetischer Wirkung.
▶ Bei trockenem Husten und banalen Schmerzen.

Partiell agonistisch und agonistisch-antagonistisch wirkende Opiate
Buprenorphin, Pentazocin, Nalbuphin, Tramadol
▶ Suchtgefahr und Atemdepression geringer, aber auch der analgetische Effekt.

Opiat-Antagonisten
Naloxon
▶ Parenterale Zufuhr notwendig.
▶ Antidot bei Opioid-Vergiftung.

Definition. Unter dem Terminus Opiate (Synonym: Opioide) werden Pharmaka verstanden, die in ihrer Wirkung dem Hauptalkaloid des Opium, dem Morphin, vergleichbar sind. Sie können wie Morphin nativ, halbsynthetisch und vollsynthetisch sein. Opium-Alkaloide, die pharmakologisch keine Verwandtschaft mit dem Morphin besitzen, wie z.B. Papaverin, fallen nicht unter den Begriff der Opiate.
Die Wirkung des Mohnsaftes (Opium) ist seit dem klassischen Altertum bekannt. Das analgetisch wirkende Hauptalkaloid Morphin wurde 1805 von F.W.A. Sertürner rein dargestellt und wird seither therapeutisch genutzt.

Im eingetrockneten Saft der Mohnkapsel (Frucht von *Papaver somniferum*) sind verschiedene Alkaloide enthalten. Der Gehalt an den wichtigsten Alkaloiden schwankt um folgende Werte: Morphin 10%, Narcotin 6%, Papaverin 0,8%, Codein 0,5%, Narcein 0,3%, Thebain 0,2%. Das offizinelle Opium enthält 10% und die Tinctura Opii 1% Morphin und die entsprechende Menge an Nebenalkaloiden.

19.3.1 Endogene Opioide

Es hat große Schwierigkeiten bereitet, die hohe spezifische Wirksamkeit – 10 mg Morphin pro Erwachsenen genügen für eine Analgesie – zu erklären. Diese unbefriedigende Situation hat sich wesentlich geändert, seit es gelungen ist, Opioid-Rezeptoren sowie Peptide im Gehirn und einigen anderen Organen nachzuweisen, die spezifisch an diese Rezeptoren gebunden werden und Morphin-Wirkungen auslösen. Diese körpereigenen Substanzen werden **endogene Opioide** genannt.

Struktur. Die Struktur des *C-terminalen Endes* bestimmt die Affinität der endogenen Opioide zu den unterschiedlichen Opioid-Rezeptoren und damit ihr jeweiliges Wirkungsspektrum sowie auch die Stabilität dieser Substanzen. Die endogenen Opioide enthalten alle am *N-terminalen Ende* die Aminosäure-Sequenz
Tyr – Gly – Gly – Phe – Met (bzw. Leu).

Met-Enkephalin, ein endogenes Opioid

Sie entstehen durch Spaltung von größeren Polypeptiden, die selbst wirkungslos sind. Man unterscheidet heute drei verschiedene Gruppen solcher Vorstufen, aus deren Zerfall dann die einzelnen endogenen Opioide hervorgehen (Tab. 19.1).

Tab. 19.1 Endogene Opioide

Vorstufe	Endogenes Opioid	N-terminale Aminosäure-Sequenz
Pro-Enkephalin	Met-Enkephalin	H-Tyr-Gly-Gly-Phe-Met-OH (1...5)
	Leu-Enkephalin	H-Tyr-Gly-Gly-Phe-Leu-OH (1...5)
Pro-Dynorphin	Dynorphin$_{1-17}$	H-Tyr-Gly-Gly-Phe-Leu...Glu-HN$_2$ (1...5...17)
	Dynorphin$_{1-8}$	H-Try-Gly-Gly-Phe-Leu...Ile-HN$_2$ (1...5...8)
Opiomelanocortin	β-Endorphin (+ ACTH)	H-Tyr-Gly-Gly-Phe-Met...Glu-Oh (1...5...31)

Bei Zufuhr von außen sind die genannten körpereigenen Substanzen nur wirksam, wenn sie direkt in den Liquor injiziert werden, lediglich β-Endorphin wirkt auch nach intravenöser Zufuhr. Die kleinen Peptide werden zu rasch im Blut abgebaut, um effektiv werden zu können. Die Versuche, stabile und zentralgängige Derivate der Enkephaline herzustellen, die für therapeutische Zwecke brauchbar sind, haben bisher keinen Erfolg gebracht.

Opiat-(Opioid-)Rezeptoren. Die Opioid-Rezeptoren, die in den verschiedenen Geweben (zentrales Nervensystem, Nervenplexus der Darmwand) vorhanden sind, können aufgrund ihrer Spezifität gegenüber verschiedenen Agonisten und Antagonisten näher charakterisiert werden. Drei Typen, die mit den griechischen Buchstaben δ (Delta), κ (Kappa), μ (Mü) bezeichnet werden, lassen sich anhand ihrer Effekte unterscheiden (Tab. 19.2). Welche funktionelle Bedeutung den einzelnen Rezeptor-Typen zugeschrieben werden kann, ist noch nicht völlig klar. Der sogenannte σ-(Sigma-)Rezeptor wird heute nicht mehr zu den Opioid-Rezeptoren gezählt.

Tab. 19.2 Wirkung der Stimulation verschiedener Opioid-Rezeptor-Typen

Rezeptortyp	δ	κ	μ	σ
				(zählt heute nicht mehr zu den Opioid-Rezeptoren)
Effekt	analgetische Wirkung			Dysphorie, Halluzinationen, Stimulierung von Kreislauf- und Atemzentrum
			Atemdepression	
		Sedierung	Euphorie	
			Sucht	
	Hemmung durch Naloxon			**keine** Hemmung durch Naloxon

> **Box 19.2**
>
> **Bedeutung der endogenen Opioide im Alltag**
>
> Über die physiologische Bedeutung der endogenen Opioide ist bisher wenig bekannt. Die Enkephalin-Konzentration steigt im Serum bei körperlicher Belastung an, z.B. ausgeprägt beim Marathon-Lauf. Es wird spekuliert, dass ihre vermehrte Freisetzung die Schmerzschwelle erhöht. Da Opiat-Rezeptoren ebenfalls im limbischen System vorkommen, könnten die endogenen Opioide dort Einfluss auf die psychische Befindlichkeit und das affektive Verhalten ausüben – analog den Wirkungen von Morphin und anderen Opiaten.
>
> Auf einen bemerkenswerten Befund soll hier kurz hingewiesen werden. Eine lang dauernde parenterale Zufuhr von Endorphin führt wie bei einer Behandlung mit Morphin oder anderen Opiaten zu einer Abhängigkeit. Wird das Endorphin dann entzogen, treten Abstinenzsymptome auf, die durch Zufuhr von Opiaten aufgehoben werden können. Es besteht also eine Austauschbarkeit zwischen endogenen Opioiden und Opiaten.

Am Opioid-Rezeptor sind folgende Typen von Bindungspartnern unterscheidbar:
- **Reine Agonisten**, die alle Rezeptoren stimulieren: endogene Opioide (Enkephaline), Morphin und andere therapeutisch benutzte Opiate;
- **Agonist-Antagonisten.** Unter dieser Rubrik werden in der Regel Opiate eingeordnet, die recht heterogen in ihrem Wirkspektrum sind. Die Ursache hierfür liegt in der Tatsache, dass sie an den verschiedenen Rezeptor-Typen unterschiedliche intrinsische Aktivität besitzen. Sie können damit je nach Rezeptor-Typ agonistisch, partiell agonistisch und antagonistisch wirken. Die therapeutisch wichtigen Substanzen ermangeln einer Aktivität am μ-Rezeptor und wirken dort antagonistisch. Die wichtigsten Vertreter dieser Gruppe sind Pentazocin, Buprenorphin und Nalbuphin.
- **Antagonisten**, die an allen Rezeptoren als Hemmstoffe fungieren. Ein Beispiel ist Naloxon, das keine „intrinsic activity" besitzt und daher ein Antidot ohne Opiat-Eigenwirkung darstellt.

Zellulärer Wirkungsmechanismus. Über den Wirkungsmechanismus der Opioide ist folgendes bekannt: Nach Besetzung der Opioid-Rezeptoren durch agonistische Opioide wird, vermittelt durch $G_{i/o}$-Proteine, die K^+-Permeabilität der präsynaptischen Nervenendigung erhöht oder die Ca^{2+}-Permeabilität erniedrigt, so dass eine Membrandepolarisation erschwert wird. Dies beeinträchtigt die Übertragung von Erregungen über die Synapse.

19.3.2 Opioid-Analgetika

Morphin

Struktur

Beim Vergleich der Strukturformeln der Enkephaline und des Morphin bzw. der synthetischen Opiate fallen

Morphin-3-glucuronid (unwirksam)
Morphin-6-glucuronid (wirksam)

Morphin

Fentanyl

folgende Gemeinsamkeiten auf: ein Amin-Stickstoff in Nachbarschaft zu einem Phenylring und bestimmte Sauerstoffgruppen in einem relativ starren Molekül. Letzteres trifft auch für Met-Enkephalin zu, da die in der Darstellung angedeutete Faltung durch Wasserstoff-Brücken fixiert wird (punktierte Bindung). Enkephalin und das synthetische Opioid Fentanyl besitzen in dem zweiten Phenylring noch eine zusätzliche Haftgruppe, was die stärkere molare Wirksamkeit der beiden Substanzen im Vergleich zu Morphin erklären mag.

Das Alkaloid Morphin scheint also in seiner Struktur zufällig körpereigene Substanzen so weit zu imitieren, dass es mit präexistenten Rezeptoren, an die sich normalerweise körpereigene Substanzen anlagern, zu interagieren vermag.

▶ Pharmakokinetik

Die Pharmakokinetik von Morphin ist kompliziert. Von dem oral verabreichten Morphin erreichen nur 15–25% das Blut in unveränderter Form, die präsystemische Elimination ist damit recht hoch. Morphin wird in der Leber mit Glucuronsäure konjugiert, dabei entstehen zwei Glucuronide: das 3-Glucuronid, welches keine analgetische Wirkung besitzt, und das 6-Glucuronid, dessen analgetische Wirkung höher ist als die der Ausgangssubstanz. Da Neugeborene noch ungenügend „koppeln" können, wird Morphin langsamer als beim Erwachsenen eliminiert. Bei Kindern wird ebenfalls das 6-Glucuronid gebildet, das retardiert ausgeschieden wird.

Das Verhältnis von 3- zu 6-Glucuronid ist speziesabhängig, beim Menschen beträgt die Relation ca. 5:1 zu Gunsten des 3-Glucuronid. Die Blutspiegel der Glucuronide liegen nach oraler Zufuhr von Morphin höher als die des Alkaloids. Alle drei Verbindungen werden renal ausgeschieden, die Halbwertzeiten für die Elimination liegen im Bereich einiger Stunden. Daraus ergeben sich drei interessante Gesichtspunkte:

- Wird Morphin als Retard-Präparat verabreicht, so nimmt die präsystemische Elimination relativ zu, denn da der Leber pro Zeiteinheit eine geringere Menge, also eine niedrigere Konzentration angeboten wird, kann sie einen höheren Anteil glucuronidieren und damit in die wirksamere 6-Glucuronid-Form überführen. In diesem speziellen Fall ergibt also das verzögerte Angebot eine verstärkte (und verlängerte) Wirkung.
- Es ist erstaunlich, dass eine Glucuronidierung, die ja die Wasserlöslichkeit erhöht, es dem Morphin-6-Glucuronid nicht verwehrt, in das ZNS einzudringen. Für die Aufnahme von Morphin und seiner Derivate in den Liquor ist möglicherweise ein Anionen-Transport-Polypeptid mitverantwortlich, das in der Blut-Hirn-Schranke lokalisiert ist.
- Noch ein weiteres Verteilungsphänomen muss erwähnt werden: Bei einer Morphin-Behandlung ist im Gehirn eine größere Menge Morphin pro Volumeneinheit Gewebe enthalten als von dem 6-Glucuronid. Da Morphin aber im Gegensatz zum Glucuronid in die Hirnzellen eindringt, ist die aktuelle Konzentration des 6-Glucuronid im Extrazellulärraum wesentlich höher als die von Morphin. Der Morphin-Rezeptor ist plasmalemmal gebunden und nur vom Extrazellulärraum her erreichbar. Das zellulär weggespeicherte Morphin trägt nicht zur Wirkung bei.

Die Dauerbehandlung mit Retard-Tabletten ergibt einen recht konstanten Blutspiegel, ebenso die Zufuhr durch Dauerinfusion. Nach parenteraler Zufuhr mittels Einzelinjektion von Morphin resultieren dagegen stark schwankende Serum-Konzentrationen.

▶ Wirkungsweise

Die Hauptwirkung von Morphin ist der **starke analgetische Effekt**, der durch eine Behinderung der Schmerzfortleitung und eine Veränderung der Schmerzverarbeitung ausgelöst wird. Morphin hemmt die affektive Reaktion auf Schmerzen. Der Schmerzreiz wird noch wahrgenommen und kann noch lokalisiert werden, hat aber seinen bedrohlichen Charakter verloren, „der Schmerz tut nicht mehr weh". Diese komplexe Wirkung ergibt sich wohl aus der Interaktion von Morphin mit den Opioid-Rezeptoren in verschiedenen Gebieten des ZNS.

Auf der Rückenmarksebene wird die **Schmerzleitung** behindert, indem Morphin eine Aktivierung des absteigenden, antinozizeptiven Systems imitiert, das endogene Opioide freisetzt (Abb. 19.**5**). In der Substantia gelatinosa schaltet die aus der Peripherie kommende Schmerzafferenz vom C-Faser-Typ mittels des Übertragerstoffes Substanz P auf das zweite Neuron um. Endogene Opioide und Morphin hemmen die Freisetzung der Substanz P aus dem präsynaptischen Nervenende und damit die Fortleitung des Schmerzimpulses.

Es sei hier auf den Unterschied zwischen dem *scharfen, akuten*, von der Körperoberfläche ausgehenden Schmerz und dem dumpfen Schmerz hingewiesen. Die Leitungsbahn des ersteren wird in der Hinterwurzel einfach umgeschaltet (neo-spinothalamische Bahn), sie wird also nicht durch antinozizeptive efferente Neurone beeinflusst. Dagegen kann die Bahn, die den *dumpfen Schmerz* leitet (paleospinothalamische Bahn), von enkephalinergen Interneuronen, die dem antinozizeptiven System angehören, hemmend beeinflusst werden.

Durch die lokale Applikation von Morphin in den *Epiduralraum* kann eine *Unterdrückung dumpfer Dauerschmerzen* erreicht werden. Opiate werden daher mit Erfolg epidural bei schwerkranken Patienten angewandt, die unter unerträglichen Dauerschmerzen leiden. Die Leitung von „schnellen", scharfen, spitzen, bohrenden Schmerzen wird dagegen bei epiduraler Anwendung nicht unterbrochen.

Die Wirkung von Morphin auf die **Schmerzverarbeitung** wird im Thalamus und im Limbischen System lokalisiert. In beiden Regionen können Opioid-Rezeptoren in großer Dichte und hohen Konzentrationen von endogenen Opioiden nachgewiesen werden. Die Beteiligung des limbischen Systems an der Morphin-Wirkung wird mit dem Einfluss des Morphin auf die Gestimmtheit und mit dem Suchtpotenzial dieser Substanzgruppe in Verbindung gebracht.

Der so genannte **„Morphin-Rausch"** scheint von der Anflutungsgeschwindigkeit des Opioids im ZNS abhängig zu sein, außerdem ist wiederholte Zufuhr wohl die Grundlage für den rein euphorischen Charakter des Rauscherlebnisses.

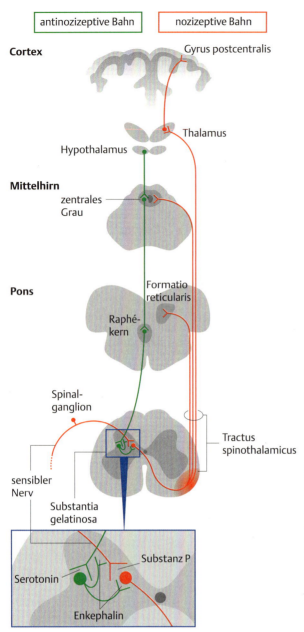

Abb. 19.5 **Die paleo-spinothalamische Schmerzbahn und das antinozizeptive System.** Die aufsteigende Schmerzbahn, deren erstes Perikaryon im Spinalganglion liegt, wird in der Substantia gelatinosa mittels Substanz P umgeschaltet und im Tractus spinothalamicus zentralwärts zum Thalamus und weiter zum Gyrus postcentralis geleitet. Der größere Teil des spinothalamischen Tractus zweigt schon vor Erreichen des Thalamus ab und gewinnt Anschluss an die Formatio reticularis und das zentrale Höhlengrau. Die absteigende, antinozizeptive Bahn entspringt vom Hypothalamus und vom zentralen Höhlengrau. Sie läuft über eine enkephalinerge Umschaltung im Raphe-Kern zum Hinterhorn. Hier werden die Impulse mittels Serotonin auf Interneurone umgeschaltet, die Enkephaline als Übertragersubstanzen nutzen, welche prä- und postsynaptisch die Übertragung der Schmerzimpulse hemmen.

Opiat-Zubereitungen, die einen langsamen Anstieg der Wirkstoff-Konzentration im Blut bedingen, lösen keinen Opioid-Rausch aus und dementsprechend ist auch die Suchtgefahr niedrig. Umgekehrt sind Opioide mit hydrophoben Eigenschaften, wenn intravenös appliziert, durch einen ausgeprägten Rauschzustand belastet. Das negative Musterbeispiel ist intravenös gegebenes Heroin (= Diacetylmorphin, s. S. 278).

Die Perzeption sensibler und sensorischer Qualitäten ist nach Anwendung einer normalen Dosis kaum beeinträchtigt. Dagegen haben therapeutische Morphin-Mengen in den meisten Fällen bereits eine **hypnotische Wirkung** und vermindern die geistige Aktivität des Patienten. Höhere Dosen rufen narkoseartige Zustände mit Bewusstseinsverlust hervor. Charakteristisch ist für Morphin, dass nach therapeutischen Dosen eine Veränderung der Stimmungslage des Patienten eintreten kann: Unlust- und Angstgefühl werden beseitigt, was bei schweren Schmerzzuständen nur erwünscht sein kann. Bei normalgestimmten Personen tritt die Euphorie viel seltener auf, häufiger ist primär eine ausgesprochene Dysphorie. Manchmal kommt es auch zu Unruhe, Erregungszuständen, Gedankenflucht und psychotischen Zuständen.

▶ Anwendung von Morphin

Die Indikation für Morphin sind **stärkste Schmerzen**, die durch andere Maßnahmen oder Pharmaka nicht beeinflusst werden können. Morphin ist nicht gleich gut wirksam gegen alle Arten von Schmerzen. Beispielsweise sprechen sog. „neuropathische" Schmerzen, wie sie als Phantom-Schmerzen und als thalamische Schmerzen bekannt sind, nur ungenügend auf Opioide an (s. S. 282). Wegen der **Gewöhnung** und vor allem der **Suchtgefahr** soll Morphin niemals leichtfertig verordnet werden. Bei Patienten, deren Genesung wahrscheinlich ist, darf Morphin nur kurzfristig und in gerade ausreichenden Dosen gegeben werden. Hierbei muss betont werden, dass eine rationale Anwendung (Dosierung, Applikationsmodus) von Morphin bei starken Schmerzen eine Suchtentstehung fast ausschließt. Das Wirkbild wird insgesamt als wenig erstrebenswert empfunden und „imponiert" nicht als angenehm. Eventuell ist auch die lokale epidurale Applikation in Erwägung zu ziehen, deren systemische Nebenwirkungen geringer sind.

Die **atemdepressive Wirkung** von Morphin (s.u.) kann ausgenützt werden, wenn bei normaler Ansprechbarkeit des Atemzentrums eine unerwünschte Hyperventilation infolge einer akuten Gasaustauschstörung (hochakutes Lungenödem) auftritt. In einem derartigen Fall beseitigt Morphin die unökonomische Hyperventilation (vermehrter O_2-Verbrauch durch die Atemmuskulatur) und bessert die Kreislaufsituation.

▶ Nebenwirkungen und Vergiftung

Das **Atemzentrum** wird von Morphin gehemmt. Schon nach therapeutischen Dosen kann eine Anhebung der Schwelle für den physiologischen Reiz (CO_2-Partialdruck im Blut) festgestellt werden. Die Hemmung des Atemzentrums ist dosisabhängig: Nach hohen Dosen von Morphin wird es völlig gelähmt. Der Tod tritt bei der Morphin-Vergiftung infolge zentraler Atemlähmung ein.

Box 19.3

Morphinwirkung bei Tieren

Im Tierversuch lässt sich die zentralnervöse Wirkung des Morphins zeigen. Bei allen Warmblütern wirken Morphin und die anderen Opiate analgetisch. Die Abbildungen **a** und **b** zeigen Versuche an Mäusen, in denen die Schwelle für thermische Schmerzreize a) unter dem Einfluss von Morphin und b) unter dem Einfluss synthetischer Opiate (Methadon und Pethidin) gemessen wurden.

Dies geschieht auf folgende Weise: Die Mäuse werden in Gruppen von jeweils 6 Tieren regelmäßig (in etwa 20-minütlichen Abständen) auf eine warme Platte (57° C) gesetzt und die Zeit in Sekunden gemessen, bis sie die Vorderpfoten anheben und belecken. Wie die Kontrollen zeigen, liegt dieser Zeitwert bei 10 Sekunden und bleibt trotz wiederholter Messungen über 4 Stunden konstant. Unter dem Einfluss von Opiaten ist die Schmerzschwelle heraufgesetzt, das heißt, es vergeht mehr Zeit, bis die Tiere reagieren. Wenn die Mäuse nach 60 Sekunden noch nicht reagiert hatten, wurde nicht länger gewartet, sondern der Messwert 60 Sekunden angenommen (Angegeben sind jeweils der Mittelwert und die mittlere Abweichung des Mittelwertes [$\bar{x} \pm s_{\bar{x}}$]. Die Opiate wurden zum Zeitpunkt 40 min subkutan injiziert.

Die analgetische Wirkung von Morphin ist bezüglich der Intensität und Zeitdauer dosisabhängig. Die Wirkung von Methadon und Pethidin in der angegebenen Dosierung entspricht bei der Maus etwas den Morphin-Effekten.

Die Reaktion gegenüber Opiaten ist sehr stark speziesabhängig: Je höher ein Tier organisiert ist, umso geringere Dosen werden zur Analgesie benötigt. Außerdem gibt es speziesseigentümliche Reaktionen.

Bei der Katze scheint eine Änderung der Bewusstseinslage aufzutreten. Der Beobachter hat den Eindruck, dass das Versuchstier nach Morphin-Gabe optische und akustische Halluzinationen hat. Reize aus der Umwelt können diesen Zustand nur kurzfristig unterbrechen. Beim Hund ist Morphin ein sicher wirkendes Brechmittel.

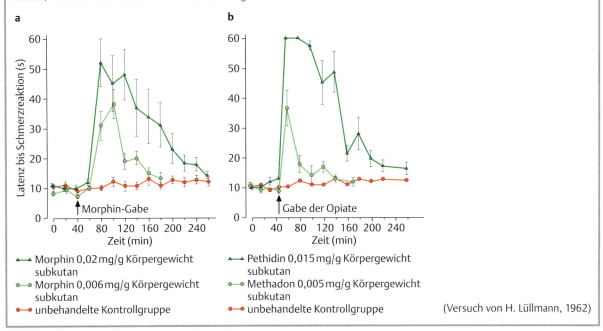

(Versuch von H. Lüllmann, 1962)

Das Atemzentrum von Neugeborenen und Kleinkindern ist besonders empfindlich gegenüber Opiaten. Da diese Substanzen die Placentaschranke durchdringen, ist die Anwendung von **Opiaten während der Geburt nicht ungefährlich**. Die durch Opiat-Behandlung der Mutter ausgelöste Neugeborenen-Asphyxie kann durch Naloxon erfolgreich behandelt werden. Ebenso wie das Atemzentrum wird auch das Hustenzentrum gehemmt. Aufgrund seiner atemdepressiven Wirkung ist Morphin kontraindiziert, wenn die zentrale Atemregulation schon gefährdet ist (durch andere Pharmaka, Hirndruck usw.) oder wenn die Ansprechbarkeit des Atemzentrums durch das Vorliegen einer chronischen Gasaustauschstörung (Emphysem, länger bestehendes Lungenödem) herabgesetzt ist.

Neben den hemmenden Effekten besitzt Morphin erregende Wirkungen am zentralen Nervensystem. So stimuliert es die Chemorezeptoren in der Area postrema. Dies führt in einem Teil der Fälle zu einer Erregung des eigentlichen **Brechzentrums**. Schon nach Gabe therapeutischer Dosen treten häufig Nausea und Erbrechen auf. Nach wiederholter Zufuhr von Morphin bildet sich jedoch eine Gewöhnung gegenüber dem emetischen Effekt aus. Morphin wirkt dann sogar antiemetisch durch eine direkte Hemmung des Brechzentrums. Parasympathische Zentren werden erregt: Tonussteigerung im Darm, Bradykardie, Miosis. Nach Morphin-Zufuhr kann es zu Veränderungen der Inkretion hypophysärer Hormone kommen.

Morphin besitzt neben seinen zentralen auch periphere Wirkungen, die vor allem in einer **Tonussteigerung der glatten Muskulatur** bestehen (z.B. des Intestinaltraktes: spastische Obstipation!). Die spastische Obstipation muss bei längerer Anwendung von Morphin und anderen Opiaten immer entsprechend beachtet werden. Die gleichzeitige Gabe eines Laxans (z.B. Lactulose oder Bisacodyl) ist zweckmäßig. Von dieser Tonussteigerung sind besonders die Sphinktermuskeln betroffen, so z.B. in der Harnblase (die Harnentleerung wird unmöglich, infolge der gleichzeitigen Analgesie wird die Blasenüberfüllung vom Patienten nicht bemerkt!) und der Sphinkter Oddi (Abfluss von Galle und Pankreassaft wird gehemmt). Ferner ist der Muskeltonus des Magenausganges und im oberen Duodenum erhöht (Speisen verweilen länger im Magen). Morphin beeinflusst die Darmfunktion wohl vor allem über Opioid-Rezeptoren in den Nervenplexus der Darmwand; auch zentrale Einflüsse können eine Rolle spielen. Die „therapeutische" Wirkung des Morphin auf entzündlich-spastische, schmerzhafte Zustände in den ableitenden Gallen- oder Harnwegen beruht auf dem analgetischen Effekt, es können sogar Spasmen ausgelöst werden. Da die erregende Wirkung des Morphin am glatten Muskel immer eine unerwünschte Nebenwirkung ist, kann die gleichzeitige Zufuhr von Butylscopolamin sinnvoll sein.

Box 19.4

BtM-Rezepte

Die Verschreibung von Opiaten unterliegt besonderen gesetzlichen Vorschriften. Das „Gesetz über den Verkehr mit Betäubungsmitteln" regelt die von Ärzten und von Zahnärzten für einen Patienten oder für den Praxisbedarf verschreibbare Höchstmenge an einzelnen Opiaten. Die Verschreibung von Opiaten erfordert die Verwendung besonderer Rezeptformulare, die vom BfArM* angefordert werden müssen. Dieser Beschaffungsweg und das umständlichere Rezeptieren reichen aus, dass manche praktische Ärzte auf Betäubungsmittel-Rezeptformulare verzichten und damit ihren Patienten eine entsprechende Schmerztherapie vorenthalten. Dem hat der Gesetzgeber in Änderungen der Betäubungsmittel-Verschreibungsverordnung (zuletzt 2001) insofern Rechnung getragen, als die Höchstmengen, die auf einmal verordnet werden dürfen, deutlich angehoben wurden und sich der Rezeptformalismus vereinfachte. Trotzdem zeigen neuere Erhebungen, dass nur ein Teil aller Ärzte für Allgemeinmedizin BtM-Rezeptformulare besitzt. Dieser Anteil der niedergelassenen Ärzte kann damit stärkste Schmerzen, insbesondere bei Patienten in finalen Zuständen, die ihr Ende zu Hause erwarten, nicht ausreichend lindern. Man fragt sich, worauf dieses unverständliche Verhalten beruht. Ist es die unberechtigte Sorge vor einer Suchtauslösung oder menschliche Trägheit, die den umständlichen Umgang mit BtM-Rezepten fürchtet?
Die Auswirkungen dieses und anderer Probleme der Schmerzmittelversorgung auf den Patienten sind qualitativ wie quantitativ dramatisch. Zwar ist der Morphinverbrauch in den vergangenen Jahren deutlich gestiegen, ausreichend ist die Versorgung aber auch heute noch keineswegs, wie beim Schmerztherapeutischen Kolloquium des Deutschen Schmerztags 2004 betont wurde. So erhält nach Schätzungen nur jeder 4. Patient, der ein mittelstarkes Opioid benötigt, ein solches Präparat. Weniger als 5% derjenigen, die ein starkes Opioid benötigen, bekommen es auch. Und das, obwohl die mit Sicherheit und Effizienz durchführbare Schmerztherapie leider immer noch oft das einzige ist, womit ein Arzt einem terminal Krebskranken helfen kann!
*Bundesinstitut für Arzneimittel u. Medizinprodukte, Bonn

Morphin und die anderen Opiate beeinflussen Tonus und Bewegung des Uterus während der Geburt nicht wesentlich. Das kardiovaskuläre System wird von Morphin nur unerheblich betroffen, allerdings können orthostatische Beschwerden gelegentlich beobachtet werden. Erst bei Morphin-Vergiftung werden die Kreislauffunktionen sekundär negativ beeinflusst.

Vergiftung. Die Leitsymptome der akuten Morphin-Vergiftung sind das **Koma**, die **Atemlähmung** und die diagnostisch wichtige **Miosis**, die aber präfinal in eine Mydriasis übergehen kann. Das Prinzip der medikamentösen Therapie der Intoxikation muss darin bestehen, den durch die ungenügende Atmung bedingten Sauerstoff-Mangel durch die Zufuhr des spezifischen Antidot Naloxon (S. 280) möglichst schnell zu beheben (Abb. 19.**6**). Die Zeit, die möglicherweise vergeht bis zum Einsatz des spezifischen Antidots, muss mit künstlicher Beatmung überbrückt werden.
Es ist notwendig, darauf hinzuweisen, dass sich die hemmenden Wirkungen aller Opioid-Agonisten addieren. Dies ist die Ursache für fatale Zwischenfälle, die sich ereignen, wenn Süchtige, die unter dem Einfluss von „suchttherapeutischen" Dosen Methadon stehen, sich ihre „gewohnte" Heroin-Injektion geben.

Gewöhnung, Sucht, Entzug

Die Begriffe Toleranz, Toleranzerhöhung, Gewöhnung, Arzneimittel-Missbrauch, Abhängigkeit, Sucht, Suchtpotenzial, die alle bei der Beschreibung von Opiat-Wirkungen Verwendung finden können, sind auf S. 45 erläutert.

Gewöhnung. Bei länger dauernder Zufuhr von Morphin kann sich eine Gewöhnung entwickeln. Das heißt, es werden höhere Dosen notwendig, um den gleichen Effekt zu erhalten. Die Morphin-Gewöhnung ist nicht spezifisch, sondern trifft auch auf alle anderen Opioid-Agonisten zu. Allerdings scheint nach chronischer oraler Zufuhr von retardierten Morphin-Präparaten zur Behandlung von Karzinomschmerzen kaum eine Gewöhnung aufzutreten. Der Mechanismus, welcher der Morphin-Gewöhnung zugrunde liegt, ist nicht genau bekannt.
Gewöhnung ist im Prinzip nicht gleichbedeutend mit Sucht (s. S. 45)! Sie kann jedoch bei Süchtigen extreme Ausmaße annehmen (bis zum 100fachen der ursprünglichen Einzeldosis von 0,01 g).

Sucht. Treibende Kräfte bei der Entwicklung einer Sucht sind der **euphorisierende Effekt** nach Opioid-Zufuhr (**Initial-Rausch**) sowie die **Entzugssymptome** (s.u.) nach Unterbrechung der Zufuhr. Charakteristisch für eine vorliegende Sucht ist neben der Rausch- und Entzugssymptomatik der **Opioid-Hunger**. Eine Voraussage, ob eine bestimmte Person opioidsüchtig wird oder nicht, kann niemals getroffen werden. Somit muss jeder Mensch als gefährdet angesehen werden.
Das **Ausmaß des euphorisierenden Effekts** hängt offenbar von der Geschwindigkeit des Anflutens des Opioids im Zentralnervensystem ab und ist dementsprechend bei intravenöser Zufuhr und guter „Liquorgängigkeit" des Opioids besonders ausgeprägt. Daher ist Heroin intravenös appliziert das „optimale" Rauschmittel, während Morphin in Retard-Tabletten oder Methadon per os zu langsam anfluten, um den Opiat-Rausch auszulösen, jedoch die Abstinenz-Symptomatik unterdrücken. Es ist daher nur konsequent, bei der Therapie chronischer Schmerzen Zubereitungen zu benutzen, aus denen der Wirkstoff langsam freigesetzt wird, nämlich Morphin in retardierter Form oder Fentanyl transdermal appliziert. Bei diesem Vorgehen ist kaum mit der Entstehung einer Abhängigkeit bzw. Sucht zu rechnen, jedoch kann eine Gewöhnung (Toleranz-Erhöhung) ausgelöst werden.

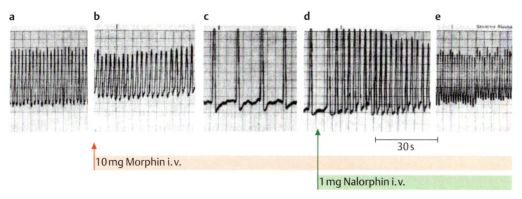

Abb. 19.6 Die Atmung unter Morphin- und Nalorphin-Einfluss. Auf einem Direktschreiber werden die Thorax-Exkursionen eines Kaninchens registriert. Zwischen **a** und **b** wurden dem 2 kg schweren Kaninchen 10 mg Morphin intravenös injiziert. Eine ausgeprägte Hemmung des Atemzentrums ist die Folge: **b** sofort im Anschluss an die Zufuhr, **c** 5 Minuten, **d** 7 Minuten später. In **d** wurde ein Naloxon-artiger Antagonist (1 mg Nalorphin) intravenös verabreicht; die Atmung bessert sich sofort und erreicht einige Minuten später in **e** wieder die normalen Ausgangswerte.

Der Opioidmissbrauch wird somatisch recht gut vertragen. Opioidbedingt kommt es aber zu chronischer Obstipation und Appetitlosigkeit. Der körperliche Verfall, der sich bei vielen Opiatsüchtigen entwickelt, ist weniger auf die Suchtmittel selbst, als vielmehr auf die Umstände der Anwendung zurückzuführen. Unsaubere Injektionsnadeln fördern die Ausbreitung von Hepatitis und AIDS. Das Abgleiten in ein „ungeordnetes" Milieu mit Prostitution und Beschaffungskriminalität geht mit Vernachlässigung von Ernährung und körperlicher Hygiene einher. Opioidsüchtige, die den Suchtstoff leicht zu erlangen vermögen (z. B. Beschäftigte im medizinischen Bereich) und die ihre soziale Stellung bewahren können, sind häufig noch jahrelang in der Lage, ihren beruflichen Aufgaben nachzugehen.

Entzugssymptome. Sie treten bei Opioidsüchtigen auf, wenn die Opiat-Zufuhr unterbrochen wird, und beginnen entsprechend der Eliminationsgeschwindigkeit des betreffenden Opioids einige Stunden nach der letzten Gabe mit starkem Opiat-Hunger. Anschließend entwickeln sich psychische und vegetative Symptome wie Unruhe, Depression, Reizbarkeit, Schwäche, Diarrhöen, Kreislaufstörungen, Stenokardie, Erbrechen, Schwitzen, Tränenfluss. Die **Entzugssymptomatik** ist sehr unangenehm, jedoch kaum vital bedrohlich. Der Zustand kann 1–2 Wochen andauern. Durch eine Opioidzufuhr ist er jederzeit zu durchbrechen. Auch nach Gabe des Opiat-Antagonisten Naloxon treten bei Süchtigen Entzugssymptome auf, wenn sie unter Opioideinfluss stehen. Nach dem Abklingen der körperlichen Abstinenzsymptome ist der Opiat-Abhängige noch keineswegs geheilt. Es besteht weiterhin eine „psychische Abhängigkeit", die für lange Zeit die Möglichkeit eines Rückfalls bedingt. In dieser Phase können Umweltreize, die während der Suchtperiode mit der Gabe eines Opioids assoziiert waren, erneut ein unstillbares Verlangen nach dem Suchtmittel oder Entzugssymptome auslösen. Diese Erfahrung weist auf die Komplexität der Opiat-Sucht hin.
Eine **Entziehungskur** bei Opiatsüchtigen kann nur in geschlossenen Anstalten in Zusammenhang mit einer **psychotherapeutischen Behandlung** durchgeführt werden;

Rückfälle sind häufig. Die Entwöhnung kann möglicherweise durch eine Clonidinbehandlung oder die Gabe von sedativ wirkenden Psychopharmaka erleichtert werden. Nur unter strenger psychotherapeutischer Führung ist mit einer Dauerheilung und Resozialisierung zu rechnen. Die Entziehungskur kann monatelang dauern und erfordert die ständige freiwillige Bereitschaft des Betroffenen.
Die Versuche, Morphin- und Heroinsüchtige durch orale Gaben von Methadon (ein Racemat), **Levomethadon** (wirksames Enantiomer) oder auch andere wie Buprenorphin aus der Abhängigkeit herauszuführen, müssen sehr skeptisch beurteilt werden, denn die Sucht bleibt unter der Substitution bestehen. Die ersatzweise Zufuhr von **Methadon per os** anstelle von Heroin intravenös ruft außerdem nicht die erhoffte Euphorie hervor, sondern verhindert nur das Auftreten der Entzugssymptomatik. Aus diesem Grunde applizieren sich Heroinsüchtige, die unter dem Einfluss von Methadon stehen, nicht selten zusätzlich Heroin intravenös, um die euphorische Hochstimmung zu erzeugen. Dies führt dann zur doppelten Belastung des Atemzentrums mit eventuell letalem Ausgang. Bei vielen „Herointoten" kann auch Methadon nachgewiesen werden. Die Versorgung mit dem Suchtmittel ist allerdings erleichtert, weil nun der Arzt als „Bezugsquelle" dient; so sind die Süchtigen – jedenfalls bezüglich ihrer Entzugssymptomatik – nicht mehr auf eine Beschaffung in kriminellem Milieu angewiesen. Bisher stellen gut überwachte Methadon-Substitutions-Programme in unserer Gesellschaft wohl die einzige Möglichkeit dar, palliativ in den Teufelskreis aus Sucht und Beschaffungskriminalität einzugreifen, die Suchtkrankheit wird aber nicht geheilt. Zur Substitution dürfen nur bestimmte Opioide angewandt werden (Methadon, Levomethadon, eventuell Buprenorphin).
Statt Levomethadon werden manchmal auch anscheinend „harmlose" Morphin-Derivate in sehr hohen Dosen für die Ersatztherapie benutzt, für die das BtM-Gesetz Zubereitungsformen zulässt, die in unbegrenzter Menge verschrieben werden dürfen, nämlich die Antitussiva Codein und Dihydrocodein. Letzteres wird im Organismus zum Teil in Dihydromorphin umgewandelt (in Ana-

logie zum Codein, aus dem zum Teil Morphin entsteht). Dihydromorphin, parenteral zugeführt, zeichnet sich durch ein hohes Suchtpotenzial aus und besitzt keine medizinische Indikation. Auch unter dieser „Ersatztherapie", einer „versteckten" Anwendung von Opioiden, entwickelt sich die Suchtkrankheit weiter.

Agonistisch wirkende Opioide

Derivate von Morphin und Dihydromorphin

Alte Morphin-Derivate, wie Hydrocodon, Thebacon, Oxycodon und Hydromorphon, wirken qualitativ wie Morphin. Sie erzeugen gleichfalls Analgesie und Euphorie, rufen eine Sucht hervor und ersetzen bei Morphinsüchtigen das Morphin vollständig. Dem Morphin gegenüber bieten sie generell keine Vorteile. Bei einzelnen Individuen sind manche Nebenwirkungen anderer Opiate geringer als nach Morphin, aber auch das Umgekehrte ist möglich.

Besonders hervorgehoben werden muss **Diamorphin (Heroin)**, ein Morphin-Derivat, in dem die beiden OH-Gruppen mit Essigsäure verestert sind. Diese Di-Acetylierung vermindert die Hydrophilie des Ringsystems. Die Suchtgefährdung ist stärker als bei anderen Morphin-Derivaten ausgeprägt, außerdem kann es geschnupft werden. Heroin dringt aufgrund der gesteigerten Hydrophobie leichter und schneller als Morphin in das Zentralnervensystem ein. Die rasche Anflutung soll maßgeblich für das hohe Suchtpotenzial von Heroin sein. **Es darf unter keinen Bedingungen als Pharmakon angewendet werden.** Entziehungskuren bei Heroinabhängigen sind besonders schwierig und oft erfolglos.

Codein ist ein Alkaloid aus dem Opium, es handelt sich chemisch um Methylmorphin.
▶ Die analgetische Wirkung von Codein ist im Vergleich zu Morphin gering, es ist aber frei von den typischen suchterzeugenden Opiat-Wirkungen. Die analgetische Wirksamkeit von 50 mg Codein entspricht etwa der Wirkung von 1,0 g Acetylsalicylsäure. ▶ Codein wird enteral gut resorbiert und zu einem kleinen Teil im Organismus zu Morphin demethyliert. Seine Wirkung hält etwa 6 Stunden an.
▶ Die analgetische Wirkung von Codein wird häufig zur Therapie „banaler" Schmerzen ausgenutzt, eventuell in Kombination mit Acetylsalicylsäure oder Paracetamol. Es sollte aber bedacht werden, dass für Analgetika generell ein Abhängigkeitspotenzial besteht, das durch Zusätze wie Codein sicher nicht kleiner, sondern größer wird. Bekanntlich ist Codein bei Suchtkranken ein Ersatzstoff, der allerdings in großen Mengen eingenommen werden muss (Hustensäfte „flaschenweise"). Auch wenn Analgetika-Mischpräparate mit Codein noch am wenigsten unter den generellen Bann von Mischpräparaten fallen, sollte sich ihre Anwendung auf chronische Schmerzen bei ernsten Leiden beschränken. (Zur Anwendung von **Codein als Antitussivum** s. S. 171).
Eine metabolische Besonderheit sei hier erwähnt: Die „Giftung" von Codein zu Morphin kann bei Patienten, die eine „schnelle" CYP 2D6 besitzen (Häufigkeit 1–3%), so rasch gehen, dass eine Suchtgefahr besteht.

Codein (Methylmorphin)

Synthetische Opioide

Die synthetischen Substanzen Pethidin, Levomethadon, Piritramid und Fentanyl wirken wie Morphin, d.h., sie können unter denselben Bedingungen und mit denselben Vorbehalten als Analgetika benutzt werden, wie es oben für Morphin angeführt wurde. Sie besitzen qualitativ keine anderen Eigenschaften als Morphin, unterscheiden sich allerdings in ihren pharmakokinetischen Parametern, wie enterale Resorbierbarkeit oder Wirkdauer. Um zwei extreme Beispiele zu geben, sei die Wirkdauer von Fentanyl mit 20–30 Minuten und die für Acetylmethadol einschließlich seiner analgetisch wirksamen Metabolite mit vielen Tagen angegeben.

Pethidin ▶ ist erst in höheren Dosen als Morphin analgetisch wirksam, die Einzeldosis für den Erwachsenen ohne Gewöhnung liegt um 0,05 g, sie ist äquivalent 0,01 g Morphin. Die Wirkung ist nach ca. 3 Stunden abgeklungen (schneller als die von Morphin). Pethidin wird nicht durch Glucuronidierung abgebaut, sondern durch N-Demethylierung. Daher ist (im Gegensatz zum Morphin) die Eliminationsgeschwindigkeit beim Neugeborenen im Vergleich zum Erwachsenen nicht verzögert.
▶ Die Tonuserhöhung der glatten Muskulatur soll nach Pethidin geringer sein als nach Morphin.
▶ Daraus ergibt sich die Indikation für Pethidin bei **Kolik-Schmerzen** glattmuskulärer Organe (Nierenstein- und Gallenstein-Koliken). ▶ Es sei nochmals daran erinnert, dass Pethidin als typisches Opiat das Atemzentrum hemmt und daher Anlass zur Asphyxie der Neugeborenen geben kann, wenn Pethidin der Mutter während der Geburt verabreicht wird.

Pethidin

Levomethadon (linksdrehendes Enantiomer des Racemates **Methadon**) ▶ wirkt länger (Halbwertszeit 24–36 Stunden) und in etwas niedrigeren Dosen als Morphin. Es ist oral gut wirksam.

Methadon, Levomethadon
* optisch aktives Zentrum

▶ Levomethadon wird zur oralen Substitution bei Opiat-Süchtigen und bei häuslicher Behandlung von **Tumor-Kranken** vorteilhaft verwendet. Es sei nochmals darauf hingewiesen, dass oral verabreichtes Methadon zu langsam im Gehirn anflutet, um einen Opioid-(Heroin-)Rausch auszulösen, daher geringes Suchtpotenzial. Der Süchtige erlebt nicht den erwünschten Rausch, sondern nur eine Unterdrückung der Abstinenz-Symptomatik.

Fentanyl (Formel S. 272) ▶ besitzt, sowohl bezogen auf die Gewichtsbasis als auch auf den absoluten analgetischen Effekt, die stärkste Wirksamkeit in dieser Substanzgruppe.
▶ Eine Anwendung ist die intravenöse Injektion im Rahmen der Anästhesie. Naloxon ist als Opiat-Antagonist zur Aufhebung der atemdepressorischen Wirkung von Fentanyl geeignet. Fentanyl steht auch als „Pflaster" zu transdermalen Langzeit-Applikation bei schweren chronischen Schmerzen zur Verfügung.
▶ Nach Injektion von 0,1 mg beginnt der analgetische Effekt nach etwa 1 Minute und dauert ungefähr 30 Minuten an.
▶ Die Nebenwirkungen des Fentanyl sind denen anderer stark wirksamer Opiate sehr ähnlich. Neben der Atemdepression muss mit einem Blutdruckabfall durch Vasodilatation gerechnet werden.

Alfentanil ist ein Derivat des Fentanyl mit gleichartigen Wirkungen und Nebenwirkungen. ▶ Jedoch sind der Wirkungseintritt schneller und die Wirkdauer kürzer.
▶ Die Substanz eignet sich für **intraoperative Analgesie** bei kurzen Eingriffen.

Sulfentanil wird im Rahmen der epiduralen Anästhesie und der Kombinationsnarkose angewandt.

Piritramid wirkt etwas länger als Morphin, es soll weniger emetische und atemdepressive Nebenwirkungen besitzen als Morphin; die sedierende Wirkung ist dagegen stark ausgeprägt.

Dextropropoxyphen, eine dem Levomethadon verwandte Verbindung, wirkt etwa so schwach analgetisch wie Codein. Sie ist nicht mehr im Handel.

Tilidin, das erst durch metabolische Demethylierung pharmakologisch wirksam wird, verhält sich wie ein typisches Opiat in Bezug auf Schmerzstillung, Euphorie-Auslösung und Suchtentstehung. Es bietet keinerlei Vorteile. Tilidin wurde dem Betäubungsmittelgesetz unterstellt. Die Reinsubstanz ist nicht mehr im Handel, sondern nur in Kombination mit Naloxon. Dadurch soll eine missbräuchliche intravenöse Anwendung verhindert werden. Die Kombination benötigt kein BtM-Rezept. Problematisch ist die unterschiedliche Wirkdauer beider Komponenten.

Box 19.5

„Super-Fentanyle"

Das stark wirksame Opioid Fentanyl ist vielfach chemisch abgewandelt worden. Dabei haben sich eine Reihe von Verbindungen ergeben, deren spezifische Opiatwirkung noch erheblich stärker ausgeprägt ist als die von Fentanyl. Eines dieser Derivate, das lediglich eine kurze sauerstoffhaltige Seitenkette am C_3-Atom des Piperidinringes trägt (s. Formel), übertrifft die Wirksamkeit von Fentanyl um das Vielfache. Im Vergleich zu Morphin wirkt **Carfentanyl** etwa 5000fach stärker. Die Affinität zum Opioid-Rezeptor ist enorm hoch, die Wirkung hält viel länger an als die von Morphin und Fentanyl. Sie ist spezifisch, denn sie kann durch Gabe eines Opioid-Antagonisten (Naloxon, Naltrexon) durchbrochen werden, allerdings werden sehr hohe Dosen des Antagonisten benötigt. Die Substanz Carfentanyl ist in des USA für **veterinärmedizinische Zwecke** zur Betäubung von Großtieren zugelassen. Sie kann per os, durch Injektion und in Form eines Aerosols beigebracht werden. Die Dosierung liegt im Bereich von 0,01 mg/kg Körpergewicht. Da die inhalative Konzentration von Carfentanyl außerordentlich niedrig ist, kann das Aerosol so verdünnt sein, dass die Zufuhr unbemerkt vor sich geht.

Im Herbst 2002 wurde in Moskau ein voll besetztes Musiktheater von Terroristen überfallen. Die polizeilichen Rettungskräfte haben durch Einleiten eines Carfentanyl-Aerosols Terroristen und Besucher betäubt und konnten – wahrscheinlich geschützt durch die Einnahme eines Opioid-Antagonisten – in den Raum eindringen und die Terroristen ausschalten. Leider starben viele Besucher an der Überdosis von Carfentanyl, die behandelnden Ärzte der nahe liegenden Krankenhäuser kannten weder die Ursache der Bewusstlosigkeit und Atemlähmung, noch standen Opioid-Antagonisten zur Verfügung.

Carfentanyl

Agonistisch-antagonistisch wirkende Opioide

Buprenorphin ist ein halbsynthetisches Opiat, das noch das Morphin-Grundgerüst enthält, aber am Stickstoff eine Cyclopropylmethyl-Gruppe trägt wie Naltrexon und hydrophobe Eigenschaften besitzt.
▶ Buprenorphin wird gut sublingual resorbiert, wirkt besonders lange (6–8 Stunden) und ist verglichen mit Morphin stark wirksam. Die übliche Dosierung beträgt nur 0,3–0,6 mg, dabei sind 0,3 mg Buprenorphin in der Wirkstärke etwa äquivalent mit 10 mg Morphin.
▶ Trotz der Agonist-Antagonist-Eigenschaften dieser Substanz scheinen Abhängigkeiten und missbräuchliche Anwendungen vorzukommen. Bei einer Überdosierung von Buprenorphin ist Naloxon (s.u.) als Antagonist nicht ausreichend wirksam, weil dieses Opiat sehr lange an den Opioidrezeptoren gebunden bleibt. Ob Buprenorphin irgendwelche Vorteile bietet, ist fraglich. Die Tatsache, bei einer Überdosierung auf ein unspezifisches und unsicher wirkendes Analeptikum zurückgreifen zu müssen, stellt eigentlich einen Rückschritt dar. Auch diese Substanz ist der Betäubungsmittel-Verschreibungsverordnung unterstellt.

Pentazocin enthält in seinem Molekül noch große Teile des Morphin-Gerüstes (s. Formel), die N-ständige Seitenkette besteht aber aus dem Dimethylallyl-Rest (vgl. Opioid-Antagonisten).

Pentazocin

▶ Die Substanz wirkt im Prinzip analgetisch wie Morphin, aber der Seitenkette ist wohl zuzuschreiben, dass das Interaktionsmuster mit den verschiedenen Opiat-Rezeptoren von dem des Morphins abweicht. Pentazocin wirkt als Antagonist auf den μ-Rezeptor und als Agonist auf den ϰ-Rezeptor und in geringerem Maße auf den δ-Rezeptor. Daher erreicht der analgetische Effekt nicht das maximale Ausmaß von reinen Agonisten wie Morphin. Obwohl das Suchtpotenzial geringer ist als das von Morphin, wurde Pentazocin ebenfalls der BtM-Verschreibungsverordnung unterstellt, daher ist seine Anwendung stark zurückgegangen.
▶ Bei **schweren Schmerzen** beträgt die Einzeldosis per os 50 (bis 100) mg, parenteral 30 bis 60 mg. Eine weitere Dosissteigerung ist sinnlos. Bei Vergiftungen ist Naloxon (s.u.) nur eingeschränkt als Antidot wirksam.
▶ Die Nebenwirkungen entsprechen etwa denen von Morphin, z. B. Nausea und Erbrechen. Bei Überdosierung wird das Atemzentrum gehemmt. Die gesamten Nebenwirkungen sind etwas geringer ausgeprägt als nach Morphin-Gabe. Als zusätzliche Nebenwirkungen treten Pulsfrequenz- und Blutdruckerhöhung und seltener Angstzustände, Verwirrtheit und Halluzinationen auf. Es wird daher selten angewandt.

Nalbuphin enthält das Morphingerüst, die „abnorme" Seitenkette (s. Formel) ist – ebenso wie bei Buprenorphin – für die vom Morphin abweichende Wirkung verantwortlich.

Nalbuphin

▶ Nalbuphin wirkt agonistisch am ϰ-Rezeptor. In seinem Wirkbild ähnelt es dem Pentazocin, es fehlen jedoch die kardiovaskulären Nebenwirkungen. Die über μ-Rezeptoren ausgelösten Wirkungen anderer voll agonistischer Opioide werden durch Nalbuphin antagonistisch beeinflusst. Daraus ergibt sich das mögliche Auftreten von Entzugssymptomen bei Gabe von Nalbuphin bei Süchtigen oder Kranken, die unter dem Einfluss von Opioiden stehen. Die atemdepressorische Potenz von Nalbuphin ist geringer als die der agonistischen Opiate wie Morphin.
▶ Aufgrund seiner antagonistischen Wirkkomponente kann Nalbuphin benutzt werden, um am Ende einer Narkose eine Fentanyl-bedingte Atemdepression unter Beibehaltung einer Analgesie aufzuheben. Die normale Dosierung von Nalbuphin für den Erwachsenen liegt bei 20 mg parenteral alle 3–6 Stunden. Die Substanz unterliegt *nicht* der BtM-Verschreibung.
▶ Es wird berichtet, dass es bei Anwendung von Nalbuphin in der Geburtshilfe in seltenen Fällen zu einer Asphyxie des Neugeborenen gekommen ist.

Tramadol zeigt chemisch kaum noch Verwandtschaft mit Morphin, es enthält ein chirales Zentrum (* in der Formel). Das Medikament Tramadol ist ein **Racemat**, beide Enantiomere tragen zum analgetischen Effekt bei, allerdings auf ganz unterschiedlichen Wegen. ▶ Das (+)-Tramadol (bzw. der Metabolit (+)-O-Desmethyltramadol) wirkt opiatartig, vornehmlich über den μ-Rezeptor. Außerdem hemmt es die neuronale Rückaufnahme von Serotonin. Das (−)-Enantiomer hemmt die neuronale Rückaufnahme Noradrenalin. Diese zusätzlichen Effekte tragen zu der antinozizeptiven Wirkung bei. Das Racemat ist wirksamer als jedes der beiden Enantiomere. Der therapeutische Blutspiegel liegt im Bereich 0,1–0,3 mg/l. Eine Intoxikation lässt sich durch Naloxon unterbrechen. Von Heroin-Süchtigen kann Tramadol nicht als „Ersatz-Droge" benutzt werden.

Tramadol

Die maximale analgetische Wirksamkeit dieses partiellen Opioid-Agonisten ist schwächer als die von Morphin, die Dosierung liegt im Bereich von 50–100 mg oral, rektal oder parenteral. ▶ Die Nebenwirkungen von Tramadol sind weniger ausgeprägt als die von Morphin. Das gilt für somatische Effekte wie Obstipation und Atemdepression, aber auch für das Abhängigkeitspotenzial, so dass es der BtM-Verschreibungsverordnung nicht unterstellt werden musste.
▶ Aufgrund seiner einfachen Verschreibung und meist ausreichender Wirksamkeit ist Tramadol das **bevorzugte Opiat-Analgetikum** in Deutschland.

19.3.3 Opioid-Antagonisten

Naloxon (N-Allyloxymorphan) ▶ ist ein reiner, sehr wirksamer Opioid-Antagonist ohne morphinartige Eigenwirkungen. Dieser Antagonismus betrifft alle Opiat-Rezeptor-Typen. Für das völlige Fehlen einer intrinsischen Aktivität ist der Allyl-Rest am Stickstoff wichtig.

Naloxon

▶ Bereits Dosen von weniger als 1 mg sind in der Lage, eine Opioidwirkung aufzuheben. Daraus ergeben sich folgende Indikationen: Zur Durchbrechung der Atemlähmung bei Heroinvergiftung und Überdosierung von therapeutischen Opioiden, Beendigung der Asphyxie beim Neugeborenen nach Opioidbehandlung der Gebärenden (Ausnahme Buprenorphin).
▶ Die Wirkung ist schon nach wenigen Minuten voll ausgeprägt, wenn das Antidot intravenös zugeführt wird. Naloxon wird schnell in der Leber abgebaut, die Eliminationshalbwertszeit liegt bei ca. 1 Stunde. Nach

oraler Gabe wird es zwar resorbiert, aber weitgehend in der Leber abgefangen. Wegen dieser hohen präsystemischen Elimination ist die orale Zufuhr nicht sinnvoll.

Obwohl in Gewebezubereitungen gezeigt werden konnte, dass Naloxon mit der Bindung von Endorphinen und Enkephalinen um die Opioidrezeptoren konkurriert, löst die Gabe von Naloxon bei nicht unter Opiat-Einfluss stehenden Menschen keine Effekte aus. Dies gilt selbst für Dosen, die wesentlich höher sind als die zur Durchbrechung einer Morphinvergiftung benötigten. Eine Erklärung für diesen Befund kann im Augenblick nicht gegeben werden, es sei denn, man zweifle an einer Bedeutung der Endorphine und Enkephaline unter Normalbedingungen.

Naltrexon trägt statt einer Allyl-Gruppe am Stickstoff eine Cyclopropyl-methyl-Gruppe. ▶ Seine antagonistische Wirkung ähnelt der von Naloxon. ▶ Es ist im Gegensatz zu Naloxon per os appliziert gut wirksam. ▶ Naltrexon kann bei Süchtigen nach Opioid-Entzug als unterstützende Maßnahme angewandt werden, um einen Rückfall zu vermeiden.

Notwendige Wirkstoffe

Opioide und Antagonisten

Wirkstoff	Handelsname	Alternative
Nicht der BtM-VV unterstellt		
Codein	*Tryasol®*, Tab., Lsg.	G
Tramadol	*Tramal®* Tab., Kaps., Supp., Amp.	G, über 20 Firmen
Der BtM-VV unterstellt		
Morphin HCl	*MSI®* Amp.	G
Morphin-sulfat	*MSR®* Supp.	–
	MST® Granulat, Retard-Tab.	*Capros®*, *M-long®* Ret.-Tab., *Kapanol®* Ret.-Tab.
Pethidin	*Dolantin®* Tropfen, Supp., Amp.	
Levomethadon	*L-Polamidon®* Tropfen, Amp.	–
Fentanyl	–	G, Amp.
	Durogesic® Pflaster	G Pflaster
Antidot bei Opiat-Vergiftung		
Naloxon	*Narcanti®* Amp.	G Amp.
Hilfsmittel zur Entwöhnungsbehandlung		
Naltrexon	*Nemexin®* Tab.	–

Weitere im Handel erhältliche zentral wirksame Analgetika

Buprenorphin	BtM-VV	*Temgesic®, Subutex®*
Hydromorphon	BtM-VV	*Dilaudid®, Palladon®*
Pentazocin	BtM-VV	*Fortral®*
Piritramid	BtM-VV	*Dipidolor®*
Alfentanil	BtM-VV	*Rapifen®*
Sufentanil	BtM-VV	G, *Sufenta®*
Tilidin + Naloxon		G, *Valoron®* N

19.3.4 Schmerztherapie

Für die Therapie von Schmerzen können keine pauschalen Richtlinien gegeben werden. Natürlich wäre eine kausale Therapie das Wünschenswerte, jedoch kann

- eine kausale Therapie unmöglich sein,
- eine kausale Therapie Zeit erfordern, die mittels analgetischer Maßnahmen überbrückt werden muss,
- die kausale Therapie selbst schmerzhaft sein.

In all diesen Fällen ist die Verwendung analgetischer Prinzipien für den Patienten von großem Vorteil. So hat die Einführung der Narkose, der Lokalanästhesie und der Analgetika die moderne Medizin erst möglich gemacht. Der schier unbegrenzten Zahl von Schmerzursachen steht eine kleine Zahl von Analgetika gegenüber. Der Gebrauch der analgetisch wirksamen Pharmaka im Einzelfall richtet sich nach der Intensität des Schmerzes und seiner Ursache. So wird man bei kolikartigen Schmerzen (Galle- und Nierenstein-Leiden) zuerst an eine spasmolytische Therapie, bei ischämischen Herzschmerzen an die Anwendung von Antianginosa denken.

Therapie von Tumorschmerzen

Die Behandlung von Tumorschmerzen stellt ein besonders schwieriges Problem dar. Deshalb sei in Tab. 19.3 ein Therapieplan angegeben, der sich als Regel bewährt hat, ohne auf jeden Einzelfall anwendbar zu sein. Ein solcher Stufenplan spiegelt eine zunehmende Intensität der Schmerzen wider und entsprechend eine ansteigende Intensität der analgetischen Therapie.

Dieser Stufenplan umfasst die systemische Therapie starker Schmerzen. Daneben ist es zusätzlich möglich, bei bestimmten Schmerzzuständen eine lokale Therapie auf Rückenmarksebene durchzuführen. Das Ziel ist eine Unterbrechung der Schmerzleitung. Hierzu können entweder Lokalanästhetika oder Opioide benutzt werden, die mittels einer Pumpe rückenmarksnah appliziert werden.

Besonders wichtig ist, dass die analgetische Opiat-Medikation in regelmäßigen Abständen erfolgt und nicht erst dann, wenn die Schmerzen wieder aufgetreten sind. Das Ziel der Therapie ist nicht die Behandlung, sondern die

Tab. 19.3 Therapieplan bei (Tumor-)Schmerzen

Intensität der Schmerzen	Wirkstoffe
leichte	Paracetamol alle 6 h 0,5 – 1,0 g oder Acetylsalicylsäure alle 6 h 0,5 – 1,0 g
mittelschwere	Paracetamol (oder Acetylsalicylsäure) + Codein alle 6 h 0,03 – 0,05 g oder Paracetamol + Tramadol alle 6 h 0,05 – 0,1 g
schwere	Morphin oral in retardierter Form: Retard-Tabl. 10, 30, 60, 100 mg, evtl. Paracetamol-Zufuhr beibehalten, um Morphindosis klein zu belassen. Levomethadon oral in Erwägung ziehen
sehr schwere Schmerzen	Opiate parenteral in genügend hoher Dosierung und kurzen Abständen. Pethidin insbesondere bei Kolikschmerzen. Wenn diese Therapie nicht ausreicht, zusätzlich ein „Co-Analgetikum", nämlich ein trizyklisches Antidepressivum

Prophylaxe des Auftretens von Schmerzen. Durch die regelmäßige Zufuhr von Morphin mittels Retard-Tabletten wird ein konstanter Blutspiegel unterhalten. Unter dieser Bedingung ist das Suchtpotenzial wesentlich geringer als nach parenteraler Administration von Morphin immer dann, wenn der Patient schon wieder unter Schmerzen leidet; in letztem Fall löst nämlich die Geschwindigkeit des Anflutens die „Opiat-Euphorie" aus. Bei der oralen Opioidtherapie ist die Auslösung einer Abhängigkeit sehr selten und könnte ohnehin in Kauf genommen werden.

Therapie neuropathischer Schmerzen

Unter diesem Begriff wird eine Reihe von Schmerzzuständen zusammengefasst, deren tiefere Ursache meistens nicht genau bekannt ist und die auf die üblichen Schmerzmittel nicht ausreichend ansprechen. Diese Schmerzen können im Verlauf eines Diabetes mellitus, nach einem Herpes zoster, als Trigeminus-Neuralgie, als Phantomschmerzen (Neurom) auftreten. Die neuropathischen Schmerzen beeinträchtigen die Patienten erheblich und stellen ein schwieriges therapeutisches Problem dar. Die besten Aussichten auf einen therapeutischen Erfolg scheint die Gabe von zentralnervös wirkenden Pharmaka zu haben.

Es gibt neue Erkenntnisse darüber, dass die nicht oder wenig myelinisierten afferenten Nervenfasern (C-Fasern) nach einer Traumatisierung Veränderungen im neuronalen Plasmalemm ausbilden. So wird die Oberfläche der Neuriten mit einem neuen Na-Kanal besetzt, der sich von allen sonst bekannten Na-Kanälen unterscheidet, aber embryonal vorkommt. Dieser neu gebildete Na-Kanal lässt Na-Ionen in den Intrazellulärraum eintreten, erniedrigt das Membranpotenzial und löst fortgeleitete Erregungen aus, die dann im ZNS zu „Schmerzen" verarbeitet werden. Wenn das 1. periphere Neuron degeneriert, verändern sich auch die Eigenschaften des 2. Neurons, so dass auch auf der Rückenmarkebene „spontane Schmerzentstehung" möglich ist. Dieser „pathologische Na-Kanal" wird kaum von den üblichen Na-Kanal-Hemmstoffen blockiert, sondern erfordert chemisch anders gebaute Substanzen zu seiner Hemmung.

Da die Ursachen für chronische Neuropathien unterschiedlich und die somatischen Veränderungen sicher uneinheitlich sind, kann kein verbindliches Therapieschema angegeben werden. Häufig ist eine **Kombination von Wirkstoffen** notwendig, um den Patienten zu entlasten.

Folgende Medikamente haben meistens zufrieden stellende Ergebnisse bei der Behandlung neuropathischer Schmerzzustände erbracht:
- Antidepressiva: entweder trizyklisch wie **Amitriptylin** oder spezifische Rückaufnahme-Hemmstoffe wie **Venlafaxin**.
- Antiepileptika: **Carbamazepin, Gabapentin** und besonders günstig **Pregabalin.**
- Opioide als zusätzliche Medikamente (bei Mitbeteiligung von Rückenmarkbezirken): **Tramadol, Morphin,** beide Substanzen in retardierter Form und niedrig dosiert (keine Injektionen, keine schnell enteral resorbierbaren Präparate).

Die üblichen Schmerzmittel (nicht steroidale Antiphlogistika, Aminophenol-Derivate) haben sich bei dieser Erkrankung meistens nicht bewährt. Die Therapie mit den genannten Wirkstoffen muss über längere Zeit durchgeführt werden, eine Besserung der Beschwerden macht sich im Allgemeinen erst nach 1–2 Wochen bemerkbar. Wichtig ist natürlich, dass die Nebenwirkungen der betreffenden Substanzen bedacht und ihr Auftreten sorgfältig erfasst werden.

Bei manchen Formen von Neuropathien kann eine lokale Behandlung Erleichterung bringen: Bei der **Trigeminus-Neuralgie** hilft oft eine Ausschaltung des Ganglion trigeminale Gasseri (mikrochirurgisch oder Thermokauterisierung) und bei der **postherpetischen Neuropathie** spricht mancher Fall auf eine lokale Behandlung des betroffenen Hautareals mit einem Lokalanästhetikum (z. B. 5 %ige Lidocain-Zubereitung) gut an.

Auch eine Desensibilisierung der kutanen Schmerzrezeptoren mittels **Capsaicin** (aus Paprika = Capsicum annuum), das den Substanz-P-Mechanismus ausschaltet, ist mit Erfolg versucht worden.

Die peripheren Endigungen der afferenten, Substanz-P-ergen Neurone besitzen Bindungsstellen für Capsaicin, die als Vanilloid-Rezeptoren V1 bezeichnet werden. Sie sind ligandgesteuerte, unspezifische Ionen-Kanäle für Na^+, Ca^{++} und andere Ionen. Außerdem spricht der Rezeptor auf Anandamid (s. S. 124) und Wärme ($>45\,°C$) an. Diese Stimuli lösen eine Teildepolarisation der Axonmembran aus, die in Form von Aktionspotenzialen fortgeleitet wird (zentral als Schmerz- oder Wärmegefühl imponierend). Eine stärkere Depolarisation schaltet das betreffende Axon aus.

Vanillinsäure

Capsaicin

Eine **Sonderform** der Neuropathie tritt auf, wenn nur die wenig oder nicht myelinisierten Nerven des vegetativen Nervensystems betroffen sind. Häufig ist diese Variante Folge eines **Diabetes mellitus**, aber auch einige **Medikamente** werden für die Auslösung verantwortlich gemacht: Zytostatika wie Vincristin, Cisplatin, Paclitaxel und auch das Antiarrhythmikum Amiodaron.

Schmerzmittel in der Schwangerschaft

Wenn die Zufuhr von schmerzlindernden Mitteln während der Schwangerschaft notwendig ist, können das antipyretische Analgetikum **Paracetamol** oder das nicht steroidale Antiphlogistikum **Ibuprofen** (bis zur 30. Schwangerschaftswoche) der Graviden gegeben wer-

den. Der Fetus erleidet keinen Schaden. Falls es die Situation erfordert, kann auch das Opioid Tramadol verabreicht werden.
Zur Schmerzlinderung während des Geburtsvorganges wird das Opioid **Pethidin** empfohlen, es soll das Atemzentrum des Neugeborenen weniger stark hemmen als andere Opiate. Außerdem kann seine Wirkung sofort durch das spezifisch wirkende Antidot **Naloxon** durchbrochen werden.

Therapie der Migräne

Die Diagnose Migräne ist wahrscheinlich ein Sammelbegriff für verschiedene pathophysiologische Zustände. Je nach neurologischer Schule und Schärfe der Diagnosestellung lassen sich verwandte Krankheitsbilder abtrennen, so z.B. der vasomotorische Kopfschmerz und der Clusterkopfschmerz. Wie dem auch sei, dem anfallsweisen Halbseiten-Kopfschmerz bei der Migräne mit den typischen Begleitsymptomen (Prodroma, Nausea, Flimmerskotom) liegen wohl lokale Durchblutungsstörungen zugrunde, deren Ursache nach wie vor spekulativ ist. Das macht eine gezielte Arzneimitteltherapie natürlich sehr schwierig.

> **Box 19.6**
>
> **Erfolg der Placebotherapie bei Migräne**
>
> Die Migräneerkrankung gilt als ein Leiden, bei dem in einem hohen Prozentsatz auch eine Placebotherapie erfolgreich ist.
> Die Erfolgsquote einer Placebozufuhr ist allerdings sehr stark davon abhängig, wie streng der Begriff Migräne gefasst wird: Sie ist umso höher, je weiter der Krankheitsbegriff Migräne auf banale, periodisch auftretende Kopfschmerzformen ausgedehnt wird. So wird in einigen Publikationen die Häufigkeit der Migräne mit bis zu 30% der Bevölkerung angegeben. Mit derartigen Angaben kann gar nicht die eigentliche Migräne gemeint sein.

Ein schwerer **Migräneanfall** scheint im Allgemeinen in 3 Phasen abzulaufen:
- **Prodromalstadium**, das durch eine **Vasokonstriktion** der betroffenen Hirn-, Meningeal- und Kranialgefäße gekennzeichnet ist,
- **Schmerzstadium**, in dem eine **Vasodilatation** vorliegt, und
- **Ödemstadium**, das mit einer **erhöhten Gefäßpermeabilität** einhergeht und lange anhalten kann.

Anfallstherapie

Das Schmerzstadium lässt sich durch Analgetika (S. 284ff) und vasokonstriktorisch wirkende Mittel günstig beeinflussen. Die Wahl der Mittel und deren Dosierung ist für jeden Patienten individuell zu erarbeiten.
Für die nicht-steroidalen Analgetika gilt die übliche Dosierung. **Acetylsalicylsäure** wird in Dosen von 500–1500 mg, evtl. intravenös als **ASS-Lysin**, gegeben. Etwas schwächer wirksam ist **Paracetamol** 500–1000 mg. Da während der Migräne-Attacke die Magenentleerung verzögert ist, werden oral verabreichte Mittel möglicherweise schlecht resorbiert. Es empfiehlt sich, auch um Übelkeit und Erbrechen zu unterdrücken, daher die Gabe von **Metoclopramid** (10–20 mg) oder Domperidon, D_2-Dopamin-Rezeptor-Antagonisten (S. 342), die auch den Weitertransport des Mageninhalts fördern. Auf die Störung der Extrapyramidal-Motorik als Nebenwirkung ist zu achten. Die Anwendung von Kombinationspräparaten ist nicht zu empfehlen, da sie üblicherweise unnötig viele Pharmaka enthalten und eine Einstellung des Patienten auf die individuell benötigten Wirkstoffe nicht möglich ist.
Ist die analgetische Therapie nicht ausreichend, können Agonisten am 5-HT_{1D}-Rezeptor mit Erfolg angewandt werden. Mit diesem Rezeptor reagieren das schon lange verwendete Secale-Alkaloid **Ergotamin** und die Triptane, Leitsubstanz **Sumatriptan**. **Ergotamin** besitzt aber auch noch Affinitäten zu anderen Bindungspartnern, so zu den Dopamin-Rezeptoren und den sympathischen α-Rezeptoren. Daraus resultiert ein vielfältiges Wirkbild (Erregung des Brechzentrums, periphere Vasokonstriktion). Von Ergotamin werden parenteral 0,25–0,5 mg als Einzeldosis (nicht mehr als 1 mg täglich) und oral 2 mg am Beginn des Migräne-Anfalls gegeben. Die gleichzeitige Einnahme von Coffein soll die Resorption verbessern. Ergotamin ist nur noch ein Mittel der zweiten Wahl.
Sehr viel spezifischer wirkt **Sumatriptan** (S. 117), von dem i.v. 6 mg oder peroral 100 mg appliziert werden müssen. Da es mit einer Halbwertszeit von ca. 2 Stunden eliminiert wird, ist während einer Attacke eventuell eine zweite Dosis notwendig. In Vergleichsstudien war Sumatriptan einer Kombinationstherapie aus Acetylsalicylsäure und Metoclopramid *nicht* überlegen. Es sollte daher nur in sonst therapierefraktären Fällen angewandt werden – nicht zuletzt auch wegen der insbesondere kardialen Nebenwirkungen.
In der **Ödemphase** kann bei manchen Patienten durch die Gabe eines stark und schnell wirkenden Saluretikum die Dauer des Nachschmerzes erheblich abgekürzt werden. Die orale Gabe eines Schleifendiuretikum ist einen Versuch wert.
Die Anfälle von **Clusterkopfschmerz** sprechen ebenfalls gut auf die Gabe von Triptanen an.

Intervalltherapie

Bei schweren, immer wiederkehrenden Migräneanfällen (mehr als zwei Anfälle pro Monat) muss eine Prophylaxe versucht werden. Die Aufmerksamkeit sollte möglichen auslösenden Momenten zugewendet werden: Ernährungsfehlern, klimatischen Faktoren, psychischer Belastung, Arzneimittelmissbrauch. Häufig wird aber kein kausaler Zusammenhang eruierbar sein.
Sehr unterschiedliche Wirkprinzipien sind für die Prophylaxe von Migräne-Anfällen versucht worden: Am günstigsten scheint eine Intervalltherapie mit β-**Blockern** wie Propranolol oder Metoprolol zu sein, die im allgemeinen gut vertragen werden (Kontraindikationen sind natürlich zu beachten).
Schwieriger und unerfreulicher ist die Anwendung von **Lisurid**, das bei längerem Gebrauch Fibrosen auslösen kann, es ist daher für diese Indikation obsolet. Daneben sind noch eine Reihe weiterer Substanzen in Einzelfällen prophylaktisch mit Erfolg angewandt worden, so der unspezifische Ca^{2+}-Antagonist Flunarizin und das trizykli-

Tab. 19.4 Wirkstoffe zur Therapie der Migräne

Anfallstherapie

Acetylsalicylsäure (ASS)	G, ASS, Aspirin®
ASS-Lysin	Aspisol® Amp.
Paracetamol	G, Ben-u-ron® Tab., Supp. u. a.
Metoclopramid	G Paspertin®, Tab., Tropf.
Ergotamin	Ergo-kranit® Tab., Supp.
Sumatriptan*	Imigran® Tab., Amp.

Intervalltherapie

β-Blocker

Propranolol	G, Dociton®
Metoprolol	G, Beloc®

sche Antidepressivum Amitriptylin in niedriger Dosierung.

Eine weitere Möglichkeit, die Anfallshäufigkeit zu reduzieren, besteht in der Behandlung mit Valproinsäure oder Topiramat, einem Antiepileptikum S. 349. Die Dosierung wird mit 25 mg/die begonnen und kann wochenweise gesteigert werden bis 100 mg/die, ausnahmsweise bis 200 mg täglich. Bei der hohen Dosierung treten bei ca. 10 % der Migränepatienten Nebenwirkungen auf.

* Analogpräparate zu Sumatriptan:

Eletriptan	Relpax®
Almotriptan	Almogran®
Zolmitriptan	Ascotop®
Rizatriptan	Maxalt®
Naratriptan	Naramig®

19.4 Antipyretische Analgetika

Überblick

Diese Substanzen wirken schmerzlindernd und fiebersenkend

Antipyretische Analgetika

Paracetamol
- ▶ Gute analgetische und antipyretische Wirkung, nicht entzündungshemmend, Wirkungsmechanismus unklar, Verträglichkeit sehr gut.
- ▶ Nur bei extremer Überdosierung toxisch (akut: Leberschädigung, chronisch: interstitielle Nephritis).

Metamizol
- ▶ Starkes Analgetikum, Wirkungsmechanismus unklar.
- ▶ Nur bei starken Schmerzen. Kein Routine-Analgetikum.

19.4.1 Paracetamol

Paracetamol (Acetaminophen) ▶ wirkt gut analgetisch und antipyretisch. Der exakte Wirkmechanismus von Paracetamol ist noch unbekannt. Zwar kann Paracetamol in therapeutischen Konzentrationen Cyclooxygenasen hemmen. An dem analgetischen Effekt von Paracetamol sind jedoch auch zentrale Mechanismen beteiligt.

▶ Die Dosierung für den Erwachsenen beträgt 0,5 – 1,0 g bis zu 4-mal täglich. Die Substanz wird enteral gut resorbiert und nach hepatischer Biotransformation durch Kopplung an Glutathion (Abb. 19.7) mit einer Halbwertszeit von ca. 2 Stunden renal ausgeschieden.

▶ Die Anwendung von Paracetamol kann empfohlen werden, wenn es nicht mit Stimulanzien (z. B. Coffein) kombiniert wird.

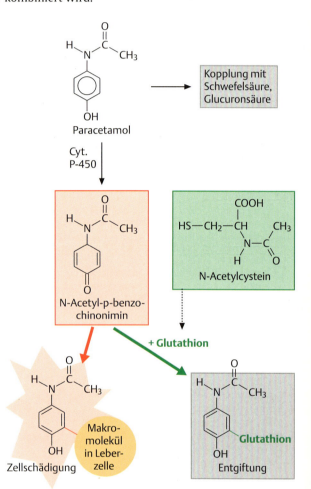

Abb. 19.7 **Metabolismus von Paracetamol.** Das reaktive Zwischenprodukt wird durch Kopplung mit Glutathion entgiftet. Ist der Glutathion-Vorrat in der Leber erschöpft, wie es nach exzessiven Dosen von Paracetamol der Fall ist, kumuliert die reaktive metabolische Zwischenstufe N-Acetyl-p-benzochinonimin, die durch Bindung an zelluläre Makromoleküle toxisch wirkt und zur Leberzell-Nekrose führt. Um bei Paracetamol-Überdosierung eine derartige Vergiftung zu verhindern, muss als Ersatz für das verbrauchte Glutathion die SH-Gruppen-haltige Verbindung Acetylcystein gegeben werden.

▶ Bei Norm-Dosierung ist Paracetamol **gut verträglich**. Sehr selten können allergische Überempfindlichkeitsreaktionen auftreten, die sich besonders an der Haut abspielen. Eine chronische missbräuchliche Zufuhr exzessiver Dosen von Paracetamol allein kommt kaum vor, dagegen aber in Kombination mit stimulierenden Substanzen wie Coffein. Nach lang dauernder Zufuhr von paracetamolhaltigen Kombinationspräparaten sind schwere Nierenschäden beobachtet worden, während nach alleiniger Zufuhr von Paracetamol Nierenschäden nicht aufzutreten scheinen. Offenbar kommt die exzessive Dosissteigerung bei Monotherapie nicht vor. So hat eine Untersuchung an 11000 Männern im Alter von 40 bis 84 Jahren ergeben, dass eine Einnahme von 3–4 Normdosen Paracetamol pro Tag über 14 Jahre lang keine Einschränkung der Nierenfunktion nach sich zieht.

Als Kontraindikation gelten Nieren- und Lebererkrankungen, ein Mangel an Glucose-6-Phosphat-Dehydrogenase und eine Antikoagulanzien-Therapie mit Phenprocoumon oder Warfarin.

Paracetamol-Vergiftung. Beim metabolischen Abbau von Paracetamol entsteht unter anderem der reaktive Metabolit N-Acetyl-p-benzochinonimin, der unter normalen Bedingungen sofort durch Konjugation entgiftet wird (Abb. 19.**7**). Dieser Schritt setzt das Vorhandensein von SH-Gruppen-haltigen Verbindungen wie Glutathion voraus. Bei Einnahme *übergroßer Dosen* (mehr als 8,0 g) wird der Vorrat der Leber an SH-Gruppen erschöpft, der toxische Metabolit kumuliert, und die Leberzelle wird irreversibel geschädigt. Daher besteht die **Therapie** der Paracetamol-Vergiftung in einer möglichst früh (innerhalb von 10 Stunden nach Einnahme) durchgeführten Zufuhr von SH-Gruppen-Donatoren wie N-Acetylcystein, dessen Dosierung wie folgt angegeben wird: Beginn mit 150 mg/kg Körpergewicht, dann 50 mg/kg in den nächsten 4 Stunden, gefolgt von weiteren 50 mg/kg in den nächsten 8 Stunden als Infusion in 5%iger Glucose-Lösung.

19.4.2 Metamizol

Pyrazolon-Derivate (Abb. 19.**8**) gehören zu den ältesten synthetischen Arzneimitteln. So wurde **Phenazon** schon vor 1900 als Analgetikum in die Therapie eingeführt und findet sich auch heute noch in einigen Präparaten. Dasselbe gilt für **Aminophenazon**. Diese Substanz und ihre wasserlösliche Form, **Metamizol**, sind gut analgetisch und antipyretisch wirksam.

▶ Jedoch ist die gesamte Gruppe der Pyrazolon-Abkömmlinge belastet durch die Verursachung toxischer und allergischer **Knochenmarkschädigungen**. Die Häufigkeit, mit der diese schwere Nebenwirkung auftritt, wird aber sehr kontrovers beurteilt (s.u.). Angesichts der Gefahr einer Knochenmarkschädigung sollte jedenfalls als feste Regel gelten, dass Pyrazolon-Derivate keine Routinemedikamente sind!

▶ Nur wenn aus dringendem Grund im Einzelfall ein Pyrazolon-Derivat benötigt wird, kann es bewusst und kurzfristig angewandt werden, z. B. Metamizol als Antipyretikum, bei starken ischämischen Kolikschmerzen oder bei blutungsgefährdeten Patienten.

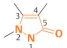

Pyrazolon-Grundstruktur

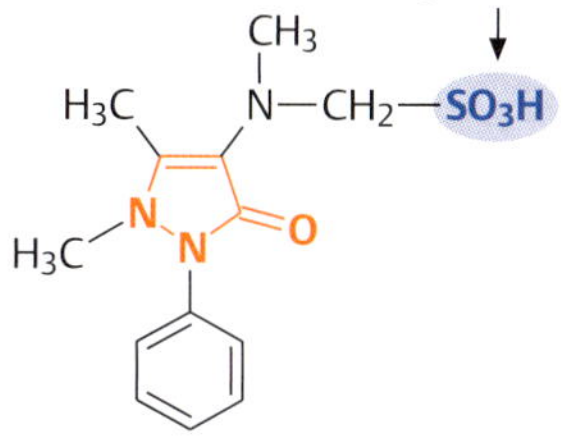

Metamizol
(Synonyma: Novaminsulfon,
Noramidopyrinium-methansulfonsäure,
Dipyron)

Abb. 19.**8** Pyrazolon-Derivat.

Metamizol (Abb. 19.**8**) ▶ besitzt einen starken analgetischen Effekt und wirkt auch gut antipyretisch. ▶ Nach oraler Gabe setzt die Wirkung schnell ein. Bei normaler Dosierung ist die Analgesie nach ca. 6 Stunden abgeklungen. Im Stoffwechsel entstehen Demethylierungsprodukte (am N in 4-Position), die ebenfalls analgetisch wirken.

▶ Metamizol ist es auch bei **Kolikschmerzen** (Eingeweideschmerzen) wirksam, dazu trägt vielleicht eine spasmolytische Wirkung bei. Es sind aber hohe intravenöse Dosen notwendig (zwischen 0,25 und 2,5 g beim Erwachsenen).

▶ Die Anwendung von Metamizol ist belastet durch das Risiko allergischer Reaktionen mit Blutdruckabfall, Kreislaufschock oder extrem selten Knochenmarkdepression. Die Häufigkeit, mit der nach Metamizol-Behandlung eine **Knochenmarkdepression** auftritt, ist wohl lange Zeit überschätzt worden. Bei intravenöser Gabe kann der Blutdruck gefährlich absinken. Von einer unkritischen und längeren Anwendung von Metamizol muss abgeraten werden.

Propyphenazon. Dieses Pyrazolon-Derivat ruft dieselben gruppenspezifischen Nebenwirkungen hervor wie Metamizol. Aufgrund seiner schlechten Wasserlöslichkeit kann es nur in Tabletten-Form gegeben werden. Es ist in vielen Mischpräparaten enthalten.

Andere Pyrazolon-Derivate mit zwei Ketogruppen wie **Phenylbutazon** und Abkömmlinge besitzen Säurecharakter und sind keine Analgetika im oben angegeben Sinne, sondern gehören in die Gruppe der Säure-Antiphlogistika (S. 293).

19.5 Das Eicosanoid-System

Überblick

Das Eicosanoid-System
Nicht steroidale Antiphlogistika
▶ Hemmstoffe der Cyclooxygenasen, die in 2 Formen vorliegen: COX 1 (konstitutiv) und COX 2 (induziert durch Noxen, konstitutiv in Niere, Gehirn, Magen, Endothel).

Säure-Antiphlogistika (NSAP)
Leitsubstanz: *Acetylsalicylsäure*
▶ Die „klassischen" antipyretischen Antiphlogistika hemmen beide Cyclooxygenasen, daraus ergeben sich die gewünschten antiphlogistischen und analgetischen Wirkungen, aber auch die Nebenwirkungen:
▶ Magenschleimhaut-Schädigung, Verminderung der Nierendurchblutung.
Weitere Säure-Antiphlogistika sind, neben vielen anderen, **Ibuprofen**, **Naproxen**, **Diclofenac**, **Indometacin**. Besonderheit der Acetylsalicylsäure gegenüber den anderen Substanzen dieser Gruppe: schon in niedriger Dosierung wird die Thromboxan-Synthese durch Acetylierung der Cyclooxygenase COX 1 der Thrombozyten gehemmt (Thrombozytenaggregations-Hemmstoff). Der analgetische und besonders der antirheumatische Effekt erfordern höhere Dosierungen.

Hemmstoffe der COX 2
Leitsubstanzen: **Rofecoxib** und **Celecoxib**
▶ wirken ebenfalls antiphlogistisch, antipyretisch und analgetisch.
▶ Schleimhautschädigung weniger ausgeprägt, jedoch Nierenfunktionsstörungen und Thromboembolie-Gefahr (Herzinfarkt), deshalb Rücknahme vom Markt einiger COX-2-Hemmstoffe in 2004/2005.

Gemeinsame Wirkungen. Die Substanzen, die hier vorgestellt werden, wirken schmerzlindernd und fiebersenkend, zum größten Teil auch entzündungshemmend. Das Verhältnis der einzelnen Wirkkomponenten zueinander ist unterschiedlich, die Substanzen können auch bezüglich erwünschter und unerwünschter Wirkungen differieren. Diesen Pharmaka gemeinsam ist eine mehr oder minder ausgeprägte Fähigkeit: die Entstehung von Eicosanoiden zu beeinträchtigen. Die Unterschiede im Wirkbild der einzelnen Substanzen deuten auf zusätzliche Wirkmechanismen hin, die noch weitgehend unbekannt sind.

Um die Wirkungen, die auf dem gemeinsamen Angriffspunkt im Arachidonsäure-Stoffwechsel beruhen, verständlich zu machen, wird im folgenden das Eicosanoid-System vorgestellt.

19.5.1 Derivate der Arachidonsäure

Arachidonsäure ist eine reagible, vierfach ungesättigte Fettsäure mit 20 Kohlenstoff-Atomen (daher die Bezeichnung Eicosatetraensäure). Sie ist in kleinen Mengen neben den üblichen Fettsäuren in polare Lipide eingebaut, die das Grundgerüst der Biomembranen darstellen. Unter dem Einfluss einer Phospholipase A_2 kann Arachidonsäure aus ihrer Bindung freigesetzt werden. Durch weitere enzymatisch vermittelte Reaktionen wird sie in außerordentlich stark wirksame Lokalhormone umgewandelt: **Eicosanoide** (Abb. 19.9). Diese lassen sich in vier verschiedenen Substanzgruppen unterteilen: die **Prostaglandine**, das **Prostacyclin**, die **Thromboxane** und die **Leukotriene**. Die drei erstgenannten Eicosanoide ge-

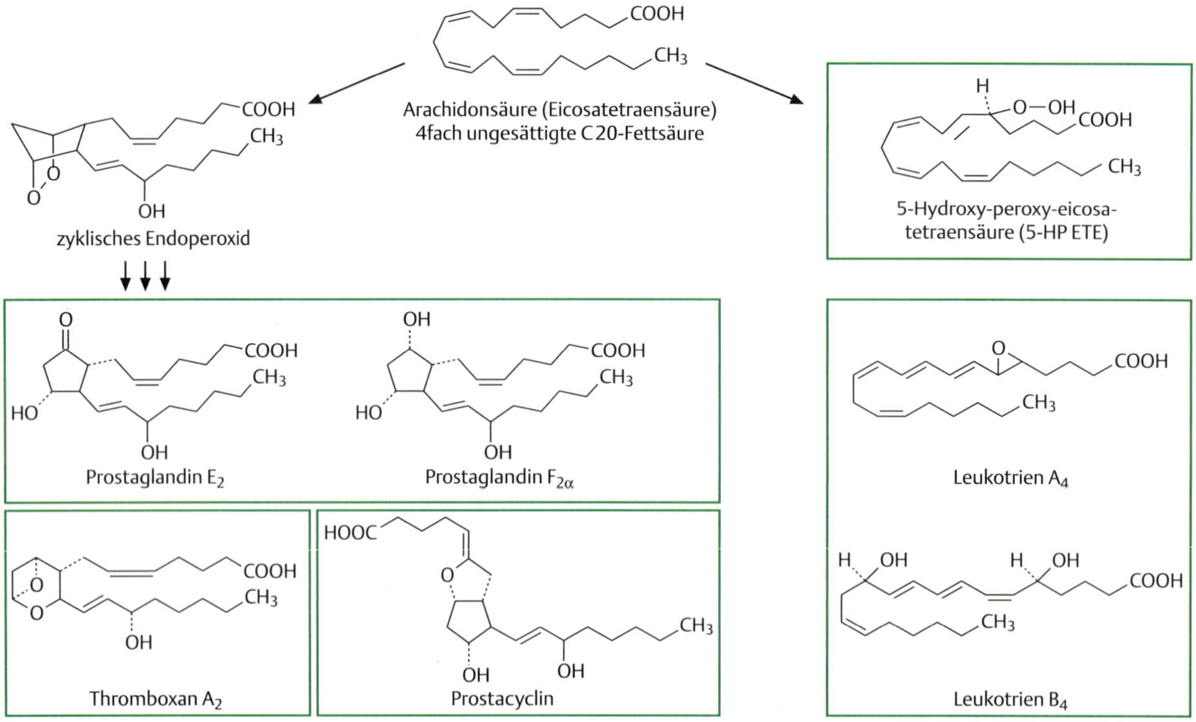

Abb. 19.**9** **Die wichtigsten Eicosanoide.**

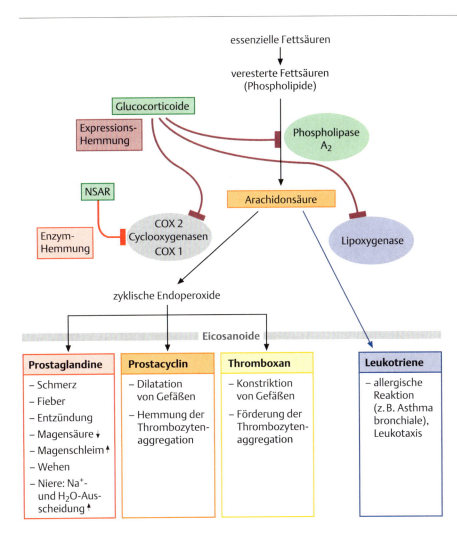

Abb. 19.10 **Arachidonsäure-Metabolismus, Wirkungen der Eicosanoide.** NSAR = nicht-steroidale Antiphlogistika.

hen aus einer gemeinsamen Vorstufe, den zyklischen Endoperoxiden, hervor. Es handelt sich um cyclisierte Fettsäuren, formal um Derivate der Prostansäure, daher die Bezeichnung **Prostanoide**. Die Leukotriene bewahren dagegen die aliphatische Natur der Arachidonsäure. Eicosanoide vermitteln ihre Wirkung über mindestens zwölf verschiedene G-Protein-gekoppelte Rezeptoren. Prostaglandine der Gruppen D, E, F, I aktivieren jeweils spezifisch DP-, EP-, FP- oder IP-Rezeptoren; Thomboxan wirkt über TP-Rezeptoren. Manche Prostaglandine (PGA_2, PGI_2) können auch nukleäre Rezeptoren der PPAR-Familie anschalten. Bisher stehen zwar keine Antagonisten an diesen Rezeptoren zur Therapie zur Verfügung, aber stabile Agonisten wurden entwickelt (z.B. Misoprostol, s. S. 222).

Neben der Arachidonsäure (Eicosatetraensäure, vier Doppelbindungen) kommen auch analoge Fettsäuren mit drei Doppelbindungen (Eicosatriensäure) oder mit fünf Doppelbindungen (Eicosapentaensäure) als Ausgangsprodukt für Eicosanoide in Frage. Dabei ist interessant, dass – verglichen mit den entsprechenden Produkten aus der Arachidonsäure – das aus der Eicosapentaensäure entstehende Prostacyclin (gekennzeichnet durch den Index 3) wirksam und Thomboxan A_3 kaum wirksam ist. Auf diesem Unterschied soll der günstige Einfluss einer Diät mit mindestens dreifach ungesättigten Fettsäuren (z.B. α-Linolensäure) hinsichtlich der Entstehung kardiovaskulärer Erkrankungen beruhen. Das Prinzip, den Anteil an hoch ungesättigten Fettsäuren (z.B. Fischöl) in der Nahrung zu erhöhen, ohne die Gesamtzufuhr von Fettsäuren zu steigern, ist allerdings kaum zu verwirklichen.

Eicosasäuren mit zwei oder einer Doppelbindung spielen als Ausgangssubstanz für Wirkstoffe kaum eine Rolle.

Pharmakologische Beeinflussung des Arachidonsäure-Metabolismus. Glucocorticoide wirken hemmend auf die Synthese verschiedener Enzyme, die an der Eicosanoid-Bildung beteiligt sind (Abb. 19.10). Dies ist auf Seite 382 näher erläutert. Nicht steroidale Antiphlogistika (NSAR) hemmen die Cyclooxygenase-Isoformen entweder unspezifisch oder selektiv die COX 2.

Prostaglandine

Synthese. Die zyklischen Endoperoxide entstehen durch Vermittlung einer Cyclooxygenase, die als Endoperoxid-Synthetase und Peroxidase wirkt (s. Abb. 14.5, S. 189). Von der Cyclooxygenase gibt es mindestens zwei Isoformen: Die **COX-1-Form**, die in vielen Zellarten konstitutiv vorhanden aber nicht ständig aktiv ist, und die **COX-2-Form**, die von Entzündungsfaktoren (wie z.B. von Cytokinen) in einwandernden Leukozyten und Makrophagen induziert wird, aber auch konstitutiv vorhanden sein kann.

Durch eine Reduktase werden Endoperoxide in Prostaglandine der F-Reihe, durch Isomerase in Prostaglandine der D- und E-Reihe umgewandelt. Alle Prostaglandine sind kurzlebige Substanzen, die nach ihrer Entstehung daher vor allem lokal begrenzte Wirkungen ausüben können.

Struktur. Die Prostaglandine sind durch einen 5-Ring charakterisiert, der sich in der Mitte der langen Fettsäurekette bildet. Sie unterscheiden sich durch die Anordnung der Hydroxy- und der Keto-Gruppen (Abb. 19.9).

Funktionen. Die Bedeutung der Prostaglandine ist nur zu verstehen, wenn man sich klarmacht, dass diese kurzlebigen Substanzen sowohl physiologische Aufgaben haben als auch unter pathologischen Bedingungen Wirksamkeiten entfalten. Prostaglandine entstehen ständig durch die Tätigkeit der Cyclooxygenase Isoform 1 (**COX 1**), die in fast allen Zellen vorkommt: sie ist **konstitutiv**. So werden fortwährend PGE_2 und $PGF_{2\alpha}$ – um zwei wichtige Vertreter zu nennen (Formel S. 286) – produziert. Thrombozyten enthalten nur die COX-1-Isoform, die erst im Zuge einer Gefäßverletzung aktiviert wird und dann die Produktion von Thromboxan initiiert (s. S. 189).

Die Cyclooxygenase-Isoform **COX 2** tritt besonders dann auf, wenn eine Noxe das Gewebe getroffen hat, sie wird **induziert**. Meistens wird es sich dabei um einen entzündlichen Prozess handeln. Die von der COX 2 synthetisierten Prostaglandine tragen zum Entzündungsgeschehen bei, indem sie eine Vasodilatation mit erhöhter Gefäßdurchlässigkeit und einen gesteigerten Flüssigkeitsaustritt hervorrufen und Schmerzrezeptoren im betroffenen Gebiet sensibilisieren. Diese Wirkungen liegen den bekannten Zeichen der Entzündung zugrunde: Tumor, Calor, Rubor und Dolor. Die durch Bakterienzerfall freiwerdenden Pyrogene steigern im Wärmezentrum die Synthese von PGE_2, das den Sollwert der Wärmeregulation anhebt: Fieber. Allerdings besitzt die COX 2 auch physiologische Aufgaben. So kommt dieses Enzym konstitutiv in der Niere, in der Magenwand und im Hinterhorn des Rückenmarks vor. Es soll Bedeutung für Heilungsvorgänge besitzen (z. B. für die Abheilung eines bestehenden Ulcus ventriculi). Im Endothel der Blutgefäße kann COX 2 unter dem Einfluss erhöhter Scherkräfte gebildet werden; es entsteht Prostacyclin, das eine Vasodilatation und eine Thrombozyten-Aggregations-Hemmung bewirkt. Eine **selektive Hemmung der COX 2** kann damit auch zu einer **Beeinträchtigung physiologischer Funktionen** führen.

Synthetische Prostaglandin-Derivate. Es wird versucht, die nativen Prostaglandine chemisch abzuwandeln, um stabile Substanzen zu erhalten und möglichst eine höhere Organspezifität zu erzielen. Bisher ist das zweite Ziel nicht erreicht. Derartige synthetische Prostaglandin-Derivate sind **Misoprostol**, ein Ulcus-Therapeutikum, und **Sulproston**, dessen Uterus-stimulierende Wirkung ausgenutzt wird. Aufgrund der höheren Stabilität dieser Verbindungen genügen für die gewünschte Wirkung vergleichsweise kleine Dosen, zugleich verschwindet jedoch der Charakter eines „Lokalhormons". Es besteht daher keine Organspezifität, so dass eine Reihe von Nebenwirkungen auftritt: Nausea, Erregung des Magen-Darm-Kanals, Diarrhöen, bei Sulproston auch Bronchokonstriktion, Blutdruckabfall und Bradykardie.

Prostacyclin (PGI_2)

Dieses Produkt entsteht aus den zyklischen Endoperoxiden unter der Einwirkung des Enzyms Prostacyclin-Synthetase. Prostacyclin ist gekennzeichnet durch zwei 5-Ringe, wovon einer ein Sauerstoff-Atom enthält (Abb. 19.9). Es wird vor allem vom Gefäßendothel gebildet und hat eine Halblebenszeit von ca. 5 Minuten. Seine besondere Wirkung besteht in einer **Verhinderung der Thrombozytenaggregation** und einer **Vasodilatation**. Prostacyclin hat damit Bedeutung für die physiologische Regulation der peripheren Durchblutung.

Ein stabilisiertes **Prostacyclin-Analogon** ist **Iloprost**. Es kann bei Thrombangitis obliterans mit schweren Durchblutungsstörungen angewandt werden. Als Aerosol appliziert scheint bei Fällen primärer pulmonaler Hypertonie günstig zu wirken.

Thromboxan A_2

Es entsteht vorwiegend in den Thrombozyten, seine Bildung wird durch COX-2-Hemmstoffe nicht beeinträchtigt. Die Halbwertszeit der Substanz beträgt nur ca. 30 Sekunden. Die Hauptwirkung von Thromboxan A_2 besteht in einer Förderung der **Thrombozytenaggregation** und einer **Vasokonstriktion** (s. a. S. 189). Daher rührt seine Bedeutung für den Verschluss kleiner Gefäße nach Schädigung von Geweben. Schon Gefäßendothel-Defekte können den Thromboxan-Mechanismus in Gang setzen. Aus den Wirkungsmechanismen von Prostacyclin

Tab. 19.5 Folgen der Prostaglandin-Bildung

COX-1-vermittelt physiologisch	COX-2-vermittelt adaptiv, (patho-)physiologisch
Magen: Schleimhautproduktion ↑ Säureproduktion ↓	**Entzündung:** Gefäße: Vasodilatation, Permeabilität ↑ Schmerzrezeptor-Empfindlichkeit ↑ Wundheilung Fieber
Niere: Durchblutung ↑ NaCl- und H_2O-Ausscheidung ↑	**Niere:** Erhaltung der Nierendurchblutung bei Dehydratation
Intestinum: Motorik	**Reproduktive Vorgänge:** Ovulation, Konzeption, Nidation, Wehen
Thrombozyten: Aggregationsförderung	**Thrombozyten:** Aggregationshemmung (PGI_2)
Endothel: Vasokonstriktion	**Endothel:** Vasodilatation

und von Thromboxan A₂ ergibt sich, dass zwischen ihnen ein funktioneller Antagonismus bezüglich Thrombozytenaggregation und Gefäßweite herrscht.

Leukotriene

Synthese und Struktur. Die Leukotriene werden direkt aus der Arachidonsäure gebildet durch die Vermittlung des Enzyms Lipoxygenase, für das Hemmstoffe wie Zileuton entwickelt worden sind, die aber noch keinen Eingang in die Therapie gefunden haben. Dabei entstehen Arachidonsäuren, die in verschiedenem Ausmaß und in verschiedenen Stellungen oxidiert sind (s. Abb. 19.**9**). Außerdem ist eine Kopplung eines Leukotriens an Glutathion möglich (LTC₄), wobei dann wieder Glutaminsäure (LTD₄) und Glycin (LTE ₄) schrittweise abgespalten werden können. So kann eine große Anzahl von nahe verwandten Leukotrienen entstehen.
Alle Leukotriene sind sehr kurzlebige Substanzen. Hauptentstehungsorte der Leukotriene sind die Leukozyten und die Mastzellen.

Leukotrien C₄ (LTC₄)

Funktionen. Für die Vorgänge bei der Entzündung sind die Leukotriene B₄ (von denen fünf Isomere bekannt sind) besonders wichtig, da sie die chemokinetische und chemotaktische Aktivität der Leukozyten erhöhen. Die Leukotriene tragen also zur Immigration von Leukozyten in das entzündete Gewebe bei. Unter den in 5-Stellung mit Glutathion substituierten Leukotrienen befinden sich die SRS-Verbindungen (slow reacting substances), die unter anderem bei anaphylaktischen Reaktionen freigesetzt werden (SRS-A). Die Substanzen wirken **gefäßerweiternd, steigern die Gefäßpermeabilität** und **verengen die Bronchien**. Sie sind am pathophysiologischen Geschehen des anaphylaktischen Schocks, bei Asthma bronchiale und an entzündlichen Prozessen beteiligt.

Leukotrien-Antagonisten. Die Leukotriene wirken über eine Bindung an spezifische Rezeptoren (Leukotrien-Rezeptoren). Es ist gelungen, Antagonisten zu entwickeln, die sich an diese Rezeptorform binden, aber keinen Effekt auslösen.
Damit werden bestimmte Leukotriene wie LTC₄, LTD₄ und LTE₄, die an der Asthma-Bronchial-Erkrankung beteiligt sein können, ausgeschaltet. Diese Antagonisten wie Zafirlukast und **Montelukast** müssen kontinuierlich eingenommen werden. Sie bessern bei manchen Patienten die Schwere der Asthma-Anfälle und setzen die Anfallsfrequenz herab (s. S. 174).

Montelukast

Nur Montelukast ist in Deutschland zugelassen, die Dosierung beträgt 5–10 mg täglich. Unter dieser Therapie kann die Steroid-Dosis, die zur Asthma-Behandlung notwendig ist, verringert werden. Die Substanz hat relativ wenig Nebenwirkungen, sie sind unspezifischer oder allergischer Natur. Auch aufgrund der Kosten sollte Montelukast als Reservemittel betrachtet werden, aus der Pädiatrie liegen verhältnismäßig günstige Erfahrungen vor.

19.5.2 Nicht steroidale Antiphlogistika (NSAP)

▶ **Wirkungsweise.** Der Abbauweg der Arachidonsäure über das zyklische Endoperoxid mittels der Enzyme Cyclooxygenase 1 und 2 lässt sich durch verschiedene Arzneimittel verlegen. Anhand der Abb. 19.**10** ist schon vorhersagbar, welche Wirkungen nach Gabe derartiger Hemmstoffe zu erwarten sind: ein analgetischer Effekt durch Herabsetzung der Empfindlichkeit der „Schmerzrezeptoren", ein antiphlogistischer Effekt und Fiebersenkung. Die Antipyretika senken nur den erhöhten Sollwert der Temperatur-Einstellung, der für das Fieber verantwortlich ist. Daher wird die Körpertemperatur bei einem normalen Sollwert nicht verändert, d.h. weder die Temperatur beim Normalzustand noch bei einer Hyperthermie (Wärmestau) werden gesenkt.
Die Prostaglandin-Synthese-Hemmstoffe interferieren in der Regel nicht mit der Lipoxygenase, so dass der Abbau der Arachidonsäure eher verstärkt zu den Leukotrienen führt.
Die pharmakologischen Wirkungen der zu besprechenden Pharmaka lassen Zweifel entstehen, ob die Effekte alle auf einer Hemmung der Prostanoid-Bildung beruhen: Es bestehen qualitative Unterschiede im Wirkprofil der einzelnen Substanzen, ferner ergibt sich eine Diskrepanz zwischen der Hemmwirkung auf die Cyclooxygenase in vitro und der pharmakologischen Wirksamkeit.

▶ **Nebenwirkungen.** Neben den therapeutisch erwünschten Effekten ist auch mit unerwünschten Wirkungen zu rechnen: eine Schädigung der Magen- und Darmschleimhaut, eine Wehenschwäche, eine Wasser- und Salz-Retention; eine lang dauernde missbräuchliche Einnahme ruft eine Niereninsuffizienz (interstitielle Nephritis, Papillennekrose) hervor. Ein Analgetika-induzierter Kopfschmerz ist bei langdauernder Anwendung möglich. Da Leukotriene an allergischen Reaktionen maßgeblich beteiligt sein können, wird verständlich, dass durch die vermehrte Leukotrienbildung nach Gabe von Hemmstoffen der Cyclooxygenase (s.o.) Reaktionen auftreten können, die eine Allergie imitieren. Hiervon sind besonders Patienten betroffen, die auch sonst unter allergischen Reaktionen leiden.

Box 19.7

Die Komplexität des Entzündungsvorganges

Die Entzündung ist eine komplexe Antwort des Organismus auf eine lokale Schädigung, die physikalisch, chemisch, infektiös, immunologisch oder auch nutritiv sein kann. Der Verlauf kann akut, subakut oder chronisch sein, man kann diese Phasen durch die Vorgänge **Exsudation**, **Infiltration** und **Proliferation** charakterisieren. Neben der unspezifischen Abwehr kann mehr oder minder stark das Immunsystem in Aktion treten. An den Vorgängen ist eine Reihe von **Entzündungsmediatoren** beteiligt, wie erhöhte extrazelluläre K^+-Konzentration, Histamin, Bradykinin, Serotonin, Cytokine (z. B. Interleukine) und nicht zuletzt die Eicosanoide (Prostaglandine und Leukotriene).

Ein wichtiger Schritt im Entzündungsgeschehen ist die **Emigration der Leukozyten** aus den kleinen Blutgefäßen in das Interstitium. Dazu bedarf es zuerst der lockeren Bindung der Leukozyten an die Endotheloberfläche vermittels von **Adhäsionsmolekülen (Selektinen)**, es resultiert das „Rollen" der Leukozyten, eine Verlangsamung ihrer Transportgeschwindigkeit. Anschließend werden die Leukozyten fest über ihre **Integrine** an Adhäsionsproteine der Endothelzellen vom ICAM-Typ gebunden und durchwandern dann die Endothelschicht (Diapedese).

Hinzu kommen **lysosomale Enzyme**, die besonders bei chronischen Entzündungen zur Zerstörung des Gewebes beitragen. Je nachdem, in welchem Ausmaß im Einzelfall die verschiedenen Entzündungsmediatoren mitbeteiligt sind, wird der Charakter der betreffenden Entzündung ausfallen und außerdem die pharmakologische Beeinflussbarkeit differieren. Die **Eicosanoide** repräsentieren also nur einen Teil der Entzündungsmediatoren, von diesen wiederum ist nur die Entstehung der Prostaglandine durch **Cyclooxygenase-Hemmstoffe** zu unterdrücken. Hieraus ergibt sich, dass die *Säure-Antiphlogistika* bevorzugt die Schmerzen und die entzündliche Schwellung lindern können, andere Teilaspekte der Entzündung aber unbeeinflusst lassen (s. Box 19.**11**, S. 296). Die **steroidalen Antiphlogistika**, d. h. die Glucocorticoide, hemmen dagegen alle Phasen der Entzündung bis hin zur Narbenbildung. Dementsprechend setzen sie die Abwehrkraft des Organismus gegen Noxen herab (erhöhte Infektionsgefahr!). Die **nicht steroidalen Antiphlogistika** sind zwar nur begrenzt antiinflammatorisch wirksam, mindern dafür aber wohl auch nicht das defensive Potenzial des Körpers.

Acetylsalicylsäure

Die **Salicylsäure**, ursprünglich aus der Weide (Salix alba) isoliert, ist als Analgetikum obsolet, da die Verträglichkeit nach oraler Einnahme schlecht ist. Die Magenschleimhaut wird irritiert, punktförmige Blutungen treten auf. Bei Anwendung auf der äußeren Haut wirkt Salicylsäure keratolytisch (s. S. 360).

Die **Acetylsalicylsäure** enthält einen labilen Essigsäurerest, der sich nach Ablösung kovalent an Makromoleküle wie die Cyclooxygenase zu binden vermag.

Salicylsäure   Acetylsalicylsäure

▶ **Wirkungsweise.** Acetylsalicylsäure enthält einen labilen Essigsäurerest, der sich an ein spezifisches Serin der Cyclooxygenasen zu binden vermag. So behindert die Acetylierung von Serin-530 der COX 1 den Zugang des Substrats Arachidonsäure zum aktiven Zentrum: die Produktion von Prostaglandin G ist blockiert. Zwar kann Acetylsalicylsäure auch die COX 2 acetylieren, allerdings nur mit geringer Effektivität, da der Zugangsweg zum aktiven Zentrum im COX-2-Molekül sehr viel geräumiger ist als bei der COX 1.

▶ **Anwendung.** Infolge der Acetylierung ist die COX 1 irreversibel inaktiviert, dies spielt bei der Unterdrückung der Thromboxan-A_2-Synthese in Blutplättchen zum Zwecke der **Thrombozytenaggregations-Hemmung** eine wichtige Rolle. Diese spezielle Art der Cyclooxygenase-Hemmung, die nur der Acetylsalicylsäure zukommt, lässt sich schon mit niedrigen Dosierungen von $0,03 - 0,1$ g täglich oder $2 \times 0,3$ g/Woche erreichen. Die Anwendung von Acetylsalicylsäure als Hemmstoff der Thrombozyten-Aggregation ist genauer auf S. 189 behandelt.

Beim Vergleich des therapeutischen Wertes mit der Häufigkeit und Schwere der Nebenwirkungen (s.u.) ergibt sich für die Acetylsalicylsäure ein vergleichsweise günstiges Verhältnis, so dass ihre Anwendung als **Analgetikum** und als **Antipyretikum** empfohlen werden kann. Die Wirkung einer analgetischen Dosis ($0,5 - 1,0$ g) von Acetylsalicylsäure hält 2–4 Stunden an. Für die antiphlogistische Wirkung werden höhere Dosen von Acetylsalicylsäure (mehr als $3,0$ g/d) benötigt. Da die Acetylsalicylsäure eine vielfach höhere Hemmwirkung auf die Cyclooxygenase I im Vergleich zum Typ II besitzt, ist das Auftreten von Nebenwirkungen wahrscheinlich (s.u.).

Bei hohen Dosen weist die Acetylsalicylsäure eine geringe therapeutische Breite auf und deshalb ist Acetylsalicylsäure als Antirheumatikum weitgehend abgelöst worden durch die neuen nicht steroidalen Antirheumatika.

▶ **Pharmakokinetik.** Die Resorption von Acetylsalicylsäure aus Magen und Darm erfolgt schnell und vollständig. Der Acetyl-Rest wird im Organismus rasch abgespalten. Im Plasma ist die Salicylsäure konzentrationsabhängig zu 80–95 % an Eiweiße gebunden. In der Leber wird sie zum Teil an Glycin und Glucuronsäure gekoppelt, ein kleiner Teil zu Gentisinsäure oxidiert (Abb. 19.**11**).

Im Blut beträgt der Anteil an gekoppelter Salicylsäure nur wenige Prozent, im Urin dagegen kann der Anteil an Kopplungsprodukten sehr hoch sein. Die Ursache hierfür ist in der pH-abhängigen tubulären Rückresorption der freien Salicylsäure zu sehen. Je niedriger die Protonen-Konzentration im Urin ist, desto geringer ist die Rückresorption und umso schneller verläuft die renale Elimination. Salicylsäure wird mit einer Halbwertszeit von etwa 3 Stunden ausgeschieden, wenn normale Dosen aufgenommen worden sind. Nach Zufuhr hoher Dosen oder im Vergiftungsfall verläuft die Salicylsäure-Elimination wesentlich langsamer (Halbwertszeit bis zu 30 Stunden), weil die Kopplungsprozesse in der Leber überfordert sind und weil die unveränderte Salicylsäure im Gegensatz zu den Kopplungsprodukten in der Niere immer wieder tubulär rückresorbiert wird (Abb. 19.**11**).

Die Geschwindigkeit, mit der die analgetische Wirkung einsetzt, hängt von der **Zubereitung** ab: Am schnellsten wirken die Brause- und die Kautablette, dann folgt die normale Tablette, während die mikroverkapselte Form aufgrund der langsamen Freisetzung des Wirkstoffes bei vergleichbarer Dosierung kaum einen analgetisch wirksamen Blutspiegel erzeugt. Acetylsalicylsäure liegt auch in **injizierbarer Darreichungsform** vor, welche das Lysinsalz der Säure (Lysinacetylsalicylat) enthält.

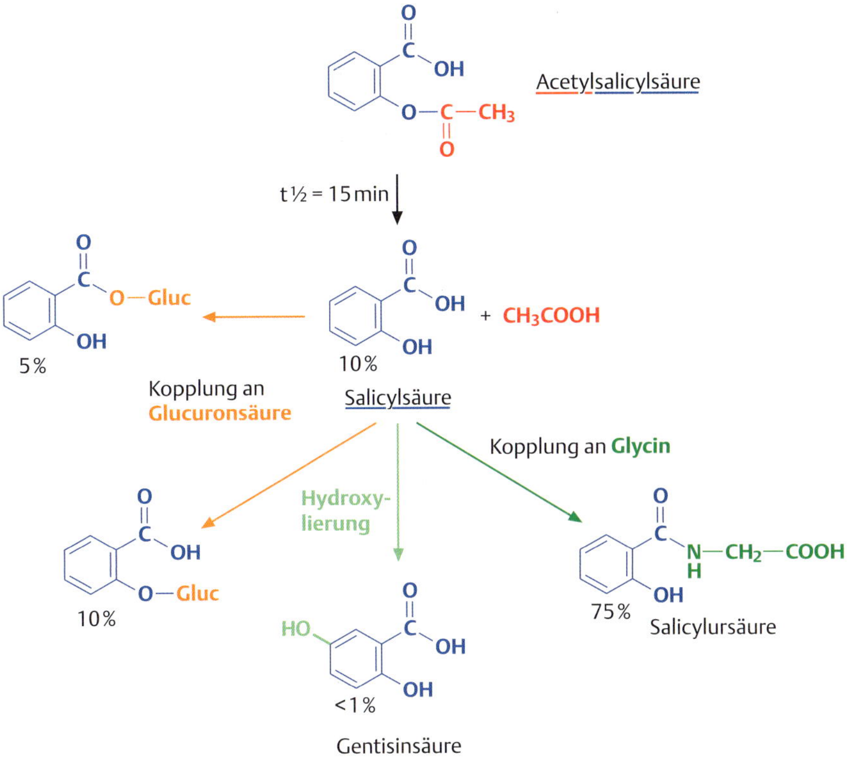

Abb. 19.11 Metabolismus von Acetylsalicylsäure. Die Hydrolyse zur Salicylsäure verläuft im Blut mit einer Halbwertszeit von ca. 15 Minuten, die weiteren Umwandlungen (Kopplung an Glucuronsäure oder Glycin und Hydroxylierung) gehen sehr viel langsamer vonstatten und sind stark dosisabhängig. Die Prozentzahlen geben den Anteil des betreffenden Metaboliten *im Urin* an, der Prozentsatz an Salicylsäure nimmt mit steigendem pH-Wert des Urins jedoch zu (Alkalisierung → geringere tubuläre Rückresorption).

▶ **Nebenwirkungen.** Die akuten Nebenwirkungen von Acetylsalicylsäure sind im Allgemeinen nicht ernsthafter Natur und durch Reduktion der Dosis oder Absetzen rückgängig zu machen.

Wenn bei der (veralteten) antirheumatischer Therapie die hohen Tagesdosen von 6–8 g benötigt werden, ist mit dem Auftreten **zentralnervöser Störungen** wie Schwindel, Ohrensausen, Schwerhörigkeit, Kopfschmerzen und Benommenheit zu rechnen. Die aufgrund der Hemmung der Prostaglandin-Synthese zu erwartende **Schädigung der Magenschleimhaut** ist zwar dosisabhängig, aber auch schon bei niedriger Dosierung können Erosionen und Blutungen auftreten. Beim Vergleich mit anderen nicht steroidalen Antiphlogistika schneidet Acetylsalicylsäure jedoch in dieser Hinsicht noch günstig ab.

Kommt es unter der Acetylsalicylsäure-Therapie zur Thromboseprophylaxe zu einer Magenblutung, so wird angeraten, einen Wechsel auf den Thrombozyten-Aggregations-Hemmstoff Clopidogrel vorzunehmen. Die Blutungsgefahr bei der Behandlung mit der Acetylsalicylsäure aus anderer Indikation kann aber auch durch die zusätzliche Gabe eines Protonen-Pumpen-Hemmstoffes (z. B. Omeprazol) unterdrückt werden.

Unter dem Einfluss von Acetylsalicylsäure kann eine **Verschlechterung der Nierenfunktion** auftreten. Dies gilt besonders für Patienten mit Hypovolämie sowie Herzmuskelinsuffizienz und Leberzirrhose mit Ödemen. Eine Hemmung der Prostaglandin-Synthese führt zu einer Drosselung der renalen Durchblutung mit Nierenversagen, weil die Angiotensin-II-bedingte Vasokonstriktion in der Niere nicht mehr durch das lokal entstehende Prostaglandin kompensiert wird. Unabhängig von diesem Mechanismus kann eine Retention von Wasser und Kochsalz auftreten, die als Gewichtszunahme imponiert und zu Blutdruckanstieg und/oder Ödemen führen kann.

Eine seltene Erkrankung, das **Bartter-Syndrom**, ist durch eine Überproduktion von PGE$_2$ durch die interstitiellen Zellen des Nierenmarks ausgelöst und durch Elektrolytstörungen gekennzeichnet. Durch die COX-Hemmstoffe kann die Synthese von PGE$_2$ reduziert werden. Neben der Acetylsalicylsäure werden für diese Indikation Ibuprofen und Indometacin empfohlen.

In höheren Konzentrationen kann Acetylsalicylsäure die Leberfunktion beeinträchtigen (Transaminasen-Anstieg im Serum meist ohne weitere Symptome).

Überempfindlichkeitsreaktionen, z. B. Asthma bronchiale (sog. „**Analgetikum-Asthma**"), welches besonders bei Allergikern auftritt, sind wohl darauf zurückzuführen, dass nach Gabe von Analgetika, die COX-Hemmstoffe sind, vermehrt Leukotriene entstehen können (s. S. 289). Salicylate hemmen außerdem die Synthese der Gerinnungsfaktoren in der Leber. Diese Wirkung gewinnt besondere Bedeutung bei eingeschränkter Leberfunktion und bei Patienten, die chronisch mit Cumarinen behandelt werden. An die zusätzliche Hemmung der Thrombozytenaggregation, die schon nach niedrigen Dosen eintritt, sei hier erinnert.

Die hohe Dosierung und längere Anwendung von Acetylsalicylsäure während der **Schwangerschaft** verbietet sich. Auch in niedriger Dosis ist die Anwendung nach der 36. Schwangerschaftswoche kontraindiziert. Der Geburtstermin kann hinausgezögert werden (Wehenhemmung!), der Ductus arteriosus Botalli kann sich vorzeitig schließen, beim Neugeborenen sind intrakranielle Blutungen möglich, der Blutverlust bei der Mutter nach der Entbindung kann erhöht sein. Nach epidemiologischen Untersuchungen erhöht Acetylsalicylsäure die perinatale Mortalität der Un- bzw. Neugeborenen, wenn die Substanz über längere Zeit von der Graviden regelmäßig eingenommen wird. Als Alternative zur kurzfristigen Schmerzbehandlung steht Paracetamol zur Verfügung.

Kontraindikationen. Die Acetylsalicylsäure ist kontraindiziert bei Blutungsneigungen (auch bei antithrombotischer Therapie mit Antikoagulantien), bei Gastritis oder bei Verdacht auf Ulcus ventriculi oder duodeni sowie im 3. Trimenon einer Schwangerschaft. Mit Vorsicht sollte die Acetylsalicylsäure, wie auch alle anderen Prostaglandin-Synthese-Hemmstoffe, bei Patienten mit Neigung zu allergischen Erkrankungen (z. B. Heuschnupfen, Urtikaria) gegeben werden, da diese Substanzen die Synthese von Leukotrienen fördern können. Vorsicht ist auch angebracht bei Patienten mit vorgeschädigter Niere.
Bei Kindern und Jugendlichen unter 16 Jahren, die an einem fieberhaften, viralen Infekt leiden, sollte Acetylsalicylsäure nicht verwendet werden, da in seltenen Fällen eine schwere **Hepatoenzephalopathie** (Reye-Syndrom) ausgelöst werden kann.

Vergiftung. Bei akzidenteller und suizidaler Einnahme von mehr als 10,0 g Acetylsalicylsäure kommt es zur akuten Vergiftung. Die Störung ist im Säuren-Basen-Gleichgewicht des Blutes gelegen. Aufgrund einer starken, zentral ausgelösten Hyperpnoe sinken der Kohlendioxid-Partialdruck und kompensatorisch auch die Hydrogencarbonat-Konzentration, der Harn wird alkalisch, im Blut ist der pH-Wert unverändert oder etwas zur alkalischen Seite verschoben. Für eine leichte Leberschädigung spricht das Auftreten von Transaminasen im Plasma. Schließlich kommt es nach Durchlaufen eines Exzitationsstadiums zu Bewusstseinsverlust, Dyspnoe und Tod an zentraler Atemlähmung.

Die **Therapie** der Vergiftung muss die Störungen im Säuren-Basen- und Elektrolythaushalt möglichst schnell rückgängig machen. Sobald die respiratorische Alkalose durch Zusatz von Kohlendioxid zur Atemluft überwunden ist, muss für die Beschleunigung der renalen Ausscheidung des Salicylates gesorgt werden. Dies geschieht unter Beachtung der Atmung und des Blut-pH durch Zufuhr von Natriumhydrogencarbonat oder -lactat, um durch Alkalisierung des Urins vermehrt die polare Form der Salicylsäure zu erzeugen und damit die tubuläre Rückresorption zu vermindern. Ferner wird die renale Elimination durch Zufuhr von Mannit-Lösung gesteigert. Bei sehr schweren Vergiftungen können Austauschtransfusionen und eine Peritonealdialyse lebensrettend sein.

Amphiphile Säuren

Ausgehend von der Acetylsalicylsäure ist eine Vielzahl von amphiphilen Säuren entwickelt worden, die ebenfalls antiphlogistisch, antipyretisch und analgetisch wirksam sind und ähnliche Nebenwirkungen auslösen können.

Struktur und ▶ Wirkungsweise. Der molekulare Aufbau der amphiphilen Säure-Antiphlogistika ist recht einfach (Abb. 19.**12**). Eine Essig- oder Propionsäure ist mit einem hydrophoben aromatischen Rest substituiert. Es besteht allerdings eine gewisse Stereoselektivität, die zeigt, dass für die Hemmung der Cyclooxygenase der räumliche Molekülaufbau eine Rolle spielt. Die Art der Interaktion mit dem Enzym ist für die Substanzen dieser Gruppe nicht einheitlich. Es sei an dieser Stelle nochmals darauf hingewiesen, dass neben der Hemmung der für die Krankheitssymptome wichtigen COX 2 auch immer die physiologisch wichtige COX-1-Aktivität reduziert wird.

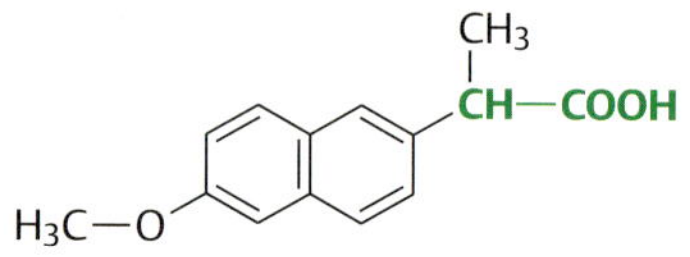

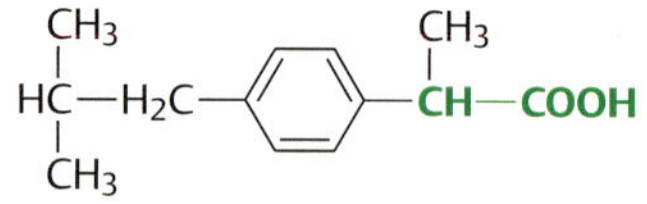

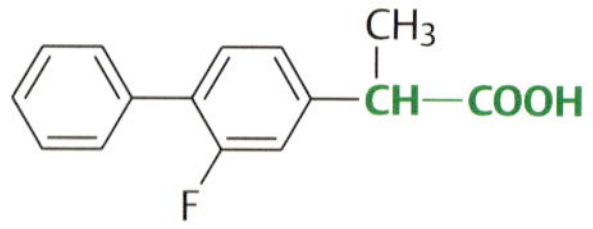

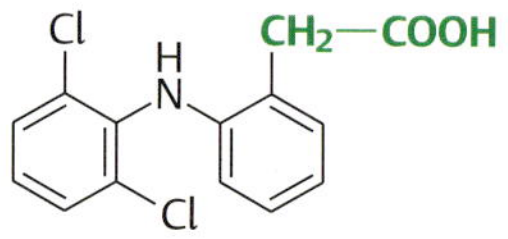

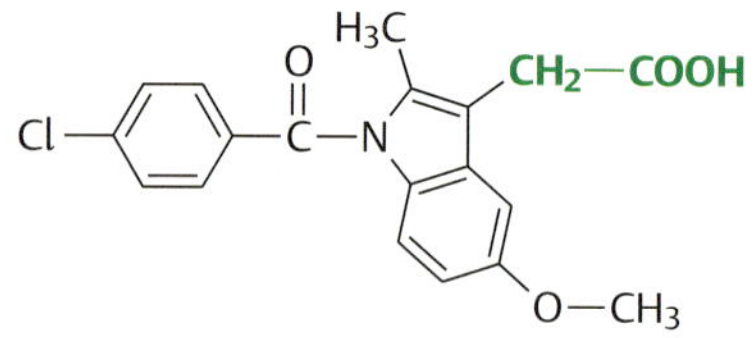

Abb. 19.**12** Amphiphile Säuren

▶ **Anwendung.** Die Hauptindikation für diese Arzneimittel sind **Erkrankungen des rheumatischen und degenerativen Formenkreises**. Diese Pharmaka könnten aber ebenso gut primär als Analgetika Verwendung finden; jedoch sollten nur solche Substanzen zur reinen Schmerztherapie benutzt werden, die hinsichtlich ihres Nutzen-Risiko-Verhältnisses ähnlich wie die Acetylsalicylsäure zu beurteilen sind, so z. B. Naproxen und Ibuprofen.

▶ **Nebenwirkungen.** Bei der Behandlung „rheumatischer Erkrankungen" ist die lang dauernde Zufuhr höherer Dosen von Säure-Antiphlogistika notwendig. Unter dieser Bedingung sind Nebenwirkungen verhältnismäßig häufig. Im Vordergrund stehen **Schädigungen der Magenschleimhaut** mit Oberbauchbeschwerden, Blutungen und Ulcera. Daneben treten **Nierenfunktionsstörungen** (Wasser- und NaCl-Retention, Blutdrucksteigerung), seltener Exantheme, Leberfunktionsstörung, zentralnervöse Symptome und Blutbildungsstörungen auf. Ferner ist an Arzneimittelinterferenzen mit anderen

Eiweiß-gebundenen Pharmaka zu denken (Cumarine, orale Antidiabetika).

Wahl des Antiphlogistikums. Die Wahl eines Säure-Antiphlogistikums wird vornehmlich bestimmt durch das Verhältnis Hauptwirkung zu Nebenwirkungen im Einzelfall. Diese Arzneimittelgruppe besteht aus einer sehr großen Zahl von Substanzen und ständig werden neue auf den Markt gebracht. Da seltene, aber schwerwiegende Nebenwirkungen erst nach Einführung und damit häufiger Anwendung offenbar geworden sind, mussten einige neu eingeführte Antiphlogistika nach kurzer Zeit wieder zurückgezogen werden. Daher empfiehlt es sich auch, Neueinführungen gegenüber zurückhaltend zu sein, da genügend Säure-Antiphlogistika verfügbar sind, deren Nutzen-Risiko-Verhältnis bekannt ist.

Naproxen. ▶ Falls mit der Acetylsalicylsäure die Therapie nicht erfolgreich ist, sollte bei **chronischen (rheumatischen) Entzündungen** Naproxen der Vorzug gegeben werden.
▶ Es besitzt eine gute antiphlogistische Wirkung und eine geringe Neigung, Nebenwirkungen hervorzurufen.
▶ Wegen seiner langsamen Elimination (6-Demethylierung und damit Freilegung der OH-Gruppe für eine Kopplung) ist es besonders für die chronische Therapie geeignet. ▶, Sehr selten sind jedoch massive gastrointestinale Blutungen beobachtet worden. Wie alle Substanzen dieser Gruppe hemmt auch Naproxen die Synthese von Gerinnungsfaktoren in der Leber (beachte Synergismus zu den Cumarinen). Es ist stark eiweißgebunden (Verstärkung der Wirkung von Cumarinen und oralen Antidiabetika) und beeinträchtigt die Mucoid-Synthese in der Magenschleimhaut. Bei bestehender Überempfindlichkeit gegenüber der Acetylsalicylsäure ist damit zu rechnen, dass eine derartige Überempfindlichkeit gegenüber allen anderen Säure-Antiphlogistika einschließlich Naproxen bestehen kann.

Ibuprofen ▶ ist eine Substanz mit guter antiphlogistischer und analgetischer Wirksamkeit und niedriger Nebenwirkungshäufigkeit, daher steht es rezeptfrei zur Verfügung. ▶ Allerdings sind einige Fälle von intrakranieller Drucksteigerung berichtet worden. ▶ Von Naproxen unterscheidet sich Ibuprofen nur durch seine schnellere Elimination.
▶ Da Ibuprofen schnell eliminiert wird (Oxidation und Kopplung), eignet es sich zur **Therapie akuter Schmerzzustände**. Im Prinzip wohl ähnlich zu beurteilen bezüglich der Wirksamkeit sind andere Propionsäure-Derivate wie **Ketoprofen** und **Flurbiprofen**, die sich aber in ihrer Pharmakokinetik unterscheiden.

Diclofenac ist stark wirksam und wird in niedriger Dosierung zugeführt. ▶ Die enterale Resorption ist gut, aber fast die Hälfte der gegebenen Substanz wird durch die Leber präsystemisch eliminiert. Die Plasma-Eiweiß-Bindung ist ausgeprägt und liegt bei über 99 %. Diclofenac wird schnell durch Glucuronidierung der Säuregruppe und nach Hydroxylierung der Phenylringe durch Kopplung abgebaut. Diclofenac selbst besitzt eine Eliminationshalbwertzeit von 1–2 Stunden. ▶ Aufgrund großer Patientenzahlen lassen sich gute Aussagen über die Nebenwirkungshäufigkeit bei Therapie mit Diclofenac machen: Insgesamt sind bei 12 % der Behandelten Nebenwirkungen zu verzeichnen, 10 % leiden unter gastrointestinalen Beschwerden. Damit schneidet Diclofenac im Vergleich zu anderen Säure-Antiphlogistika gut ab. Einzelfälle von Knochenmarkdepression sind berichtet worden.

Indometacin und sein Glykolsäureester **Acemetacin** ▶ sollten chronisch nur angewendet werden, wenn die Therapie mit den vorgenannten Säure-Antiphlogistika nicht zum Ziel geführt hat. ▶ Sie besitzen stärker ausgeprägte Nebenwirkungen. Bei therapeutisch-effektiver Dosierung treten Nebenwirkungen bei ca. 40 % aller Patienten auf, die zum Abbruch der Indometacin-Therapie bei bis zu 20 % aller Patienten zwingen: Am häufigsten sind Beschwerden vonseiten des Magen-Darm-Kanals (Schädigung der Schleimhaut), Kopfschmerzen und Schwindel. Hinzu kommen Schleimhautschädigung in der Mundhöhle und Vagina, Störung der Leberfunktion, Auslösung von Bronchialasthma und anderen „pseudoallergischen" Reaktionen, renal bedingte Ödeme; ferner Einschränkung der Vigilanz, Störung des Sensoriums, Sehstörung durch Retinaschädigung. Besonders hingewiesen werden muss auf die Möglichkeit einer Knochenmarkdepression, in deren Gefolge latente Infektionen aktiviert werden können. Bei Kindern ist besondere Vorsicht geboten. ▶ Indometacin wird durch Demethylierung am Sauerstoff, Spaltung des Moleküls durch N-Deacylierung und durch Kopplung abgebaut; 10–20 % der Substanz werden unverändert im Urin ausgeschieden. Die Plasma-Eiweißbindung ist auch bei diesem Antiphlogistikum recht hoch (~ 90 %).

Neben den bisher genannten Säure-Antiphlogistika, über die ein größeres Erfahrungsgut vorliegt, befinden sich weitere Substanzen dieser Art im Handel, die chemisch nach dem gleichen Prinzip gebaut sind und keinen therapeutischen Vorteil aufweisen.

> **Box 19.8**
>
> **Können Antiphlogistika die Thrombozyten-Aggregations-Hemmung durch Acetylsalicylsäure ersetzen?**
>
> Oft stellt sich klinisch die Frage, ob man mit einer amphiphilen Säure wie Ibuprofen nicht nur eine antiphlogistisch/analgetische Wirkung, sondern – ähnlich der Acetylsalicylsäure – auch eine thrombozytenhemmende Wirkung erzielen kann. Soll also ein Koronarpatient mit zusätzlichen Gelenkschmerzen niedrig dosierte Acetylsalicylsäure plus Säureantiphlogistikum bekommen oder reicht das Säureantiphlogistikum? Keinesfalls lässt sich Acetylsalicylsäure ersetzen, denn die Säureantiphlogistika sind nicht antithrombotisch. Im Gegenteil, zur Zeit wird diskutiert, ob nichtsteroidale Antiphlogistika das Risiko für kardiovaskuläre Ereignisse steigern könnten. Eine Therapie mit einem Säureantiphlogistikum ist bei einem Patienten mit erhöhtem kardiovaskulären Risiko möglich, wenn zur Prophylaxe niedrig dosierte Acetylsalicylsäure eingesetzt wird.

Enolat-Anionen

Struktur. Enolate wirken antiphlogistisch, haben aber keine COOH-Gruppe. Bei physiologischem pH-Wert bilden diese sauren Substanzen aber Anionen und besitzen damit Säurecharakter.

Die Pyrazolidin-dion-Derivate **Phenylbutazon** und **Oxyphenbutazon** sind nur indiziert in besonderen Fällen: nämlich **akuter Gichtanfall** und akuter Schub bei **Morbus Bechterew**. Ihre therapeutische Breite ist wesentlich geringer als die der üblichen Antiphlogistika vom Säuretyp.

▶ **Phenylbutazon** wird enteral gut resorbiert, es ist stark eiweißgebunden und wird langsam metabolisiert (Hydroxylierung und Kopplung) und renal ausgeschieden. Seine Plasmahalbwertzeit beträgt mehr als 50 Stunden, daher kumuliert Phenylbutazon. Als Einleitungsdosis dürfen nicht mehr als 0,6 g und als Erhaltungsdosis nicht mehr als 0,4 g pro Tag gegeben werden. Die Anwendung soll so kurz wie möglich gehalten werden.
▶ Die **Nebenwirkungen** bestehen in Schädigungen der Blutbildung (Leukopenie, Agranulozytose) und der Schleimhäute des Gastrointestinaltraktes (Oberbauchbeschwerden, Reaktivierung alter Ulzera), eine Nierenfunktionsstörung führt zu Wasser- und Kochsalz-Retention (Gewichtszunahme des Patienten). Sehr selten sind Fälle von akutem Nierenversagen und von akuter Leukämie berichtet worden. Die intramuskuläre Injektion von Phenylbutazon ist mit großer Skepsis zu betrachten, da immer mit einer Gewebsschädigung zu rechnen ist (die Schmerzen werden durch den Zusatz eines Lokalanästhetikums unterdrückt) und irreversible Nervenschäden, z. B. des N. ischiadicus, beobachtet worden sind. Nach systemischer und lokaler Anwendung von Phenylbutazon und seinen Derivaten können, unabhängig von der Dosis, allergische Reaktionen auftreten, die sich vornehmlich an der Haut, aber auch als Knochenmarkdepression bemerkbar machen können. Im Laufe einer chronischen Therapie ist mit einer Leberzellschädigung zu rechnen. Die Anwendung von **Phenylbutazon kann nicht empfohlen** werden.

Azapropazon liegt bei physiologischem pH-Wert als Zwitterion vor.

Azapropazon

▶ Die Substanz besitzt günstige pharmakokinetische Eigenschaften: Die Eliminationshalbwertszeit beträgt etwa 24 Stunden.
▶ Azapropazon wird zu 65 % unverändert renal ausgeschieden (es wirkt damit urikosurisch), 20 % sind hydroxyliert. Azapropazon eignet sich zur Prophylaxe und Therapie von **traumatischen und postoperativen Schwellungen**.
Zur länger dauernden Behandlung eines rheumatischen Leidens ist Azapropazon nicht zu empfehlen, da die ▶ Nebenwirkungen im Vergleich zu Ibuprofen, Diclofenac oder Naproxen zu ausgeprägt sind. Photosensibilisierung kann während der Zufuhr von Azapropazon auftreten. Über hämolytische Anämien und Lungeninfiltrationen ist berichtet worden.
Piroxicam, als Oxicam-Derivat deklariert, besitzt im Vergleich zu den eigentlichen Säure-Antiphlogistika keine Vor-, sondern Nachteile. ▶ Bei der Normdosierung (20 mg) ist mit Nebenwirkungen zu rechnen. (Es sei hier vermerkt, dass Piroxicam [20 mg/d] als Mittel benutzt worden ist, um bei Versuchspersonen Schleimhautschäden im Magen auszulösen, die dann in einer Versuchsgruppe durch die Gabe eines zweiten Pharmakon abgeschwächt werden konnten: pharmakologisch und ethisch bemerkenswert!)
Eine Weiterentwicklung ist **Meloxicam**, das eine relativ höhere Affinität für die COX 2 als für die COX 1 besitzt. Der Unterschied ist aber nicht ausreichend. Daher haben sich die Hoffnungen auf ein Fehlen gastrointestinaler Nebenwirkungen nicht bestätigt. Es müssen also bei seiner Anwendung die gleichen Vorsichtsmaßnahmen wie bei den „klassischen" Antiphlogistika beachtet werden.

Box 19.9

Analgetische Mischpräparate
Der Gabe einer Einzelsubstanz ist prinzipiell der Vorzug zu geben. In der Praxis lässt sich dieser Grundsatz aber nicht immer verwirklichen. Die Kombination von Acetylsalicylsäure, Paracetamol und Codein untereinander kann bedingt befürwortet werden, da sich die analgetischen Effekte addieren, die Nebenwirkungen dagegen durch Reduktion der Mengen an Einzelkomponenten vermindert werden. Eine derartige Kombination ist z. B. Paracetamol plus Codein. Der Zusatz von Coffein, wie er in einigen Präparaten enthalten ist, soll die analgetische Wirkung erhöhen, fördert aber die Gewohnheitsbildung und ist somit nicht empfehlenswert.
In der Roten Liste 2006 sind ca. 50 Kombinationspräparate enthalten. Bis vor einigen Jahren enthielt ein Teil der Kombinationspräparate zusätzlich noch ein Barbiturat. Die Mischung Coffein plus Barbiturat löste bei vielen Patienten einen langjährigen Missbrauch mit Dosissteigerung aus. Das Resultat war eine Nierenschädigung mit irreversibler Insuffizienz: **Analgetika-Nephropathie**.

Box 19.10

Missbrauch von „einfachen" Schmerzmitteln
Abschließend sei hervorgehoben, dass Arzneimittel generell nicht zuletzt wegen der umfangreichen missbräuchlichen Anwendung von Schmerzmitteln in Verruf geraten sind. Als problematisch hat sich hierbei insbesondere die Selbstverordnung großer Mengen dieser potenten Stoffe erwiesen. Die leichte Verfügbarkeit verführt dazu, auch bei banalen Unpässlichkeiten, die jeder Mensch gelegentlich erlebt, zum „Schmerzmittel" zu greifen. Acetylsalicylsäure, Ibuprofen und Paracetamol sind als Analgetika in Deutschland auch ohne Rezept erhältlich.
Das geschieht in Unkenntnis der Gefahren, die z. B. zum Magenulkus, zur Nierenschädigung oder zum Medikamenten-Kopfschmerz führen können. So gibt es einen „Aspirin-Kopfschmerz", der erst durch dieses Analgetikum ausgelöst wird und wiederum die Einnahme größerer Dosen von Schmerzmitteln induziert. Die Durchbrechung eines derartigen Teufelskreises oder unsinniger Gewohnheitsbildungen ist oft ein sehr dringliches Problem.

19.5.3 COX-2-Inhibitoren

Für die Umwandlung der Arachidonsäure in die einzelnen Eicosanoide ist die Cyclooxygenase von entscheidender Bedeutung. Primär wurde angenommen, dass dieses Enzym konstitutiv d. h. immer vorhanden und aktiv ist und eine physiologische Bedeutung besitzt. So musste bei der Therapie schmerzhafter und entzündlicher Erkrankungen in Kauf genommen werden, dass durch die Hemmung der COX-Aktivität, die nicht am Krankheitsprozess beteiligt ist, störende, evtl. zum Abbruch zwingende Nebenwirkungen wie eine Schädigung der Magenschleimhaut auftraten. Es war daher ein stimulierender Befund, als gezeigt werden konnte, dass im entzündeten Gewebe ein **zweiter Cyclooxygenase-Typ** (**COX 2**) auftritt, der sich von der ursprünglichen konstitutiven Variante (COX 1) deutlich unterscheidet. Als dann auch noch Hemmstoffe entwickelt werden konnten, die eine höhere Affinität zur COX 2 als zur COX 1 besaßen, konnte ein optimistisches Bild für eine „nebenwirkungsfreie" Therapie entzündlicher und schmerzhafter Prozesse propagiert werden. Die chemischen Strukturen dieser neuen Hemmstoffe, als „**Coxibe**" bezeichnet, unterscheiden sich deutlich von den Strukturen der Säure-Antiphlogistika (s. Formeln). Diese neue Arzneimittelgruppe setzte sich sehr schnell durch und wurde zu einem Verkaufserfolg, weil tatsächlich die Magenverträglichkeit vergleichsweise besser geworden war.

Celecoxib* (30)
Parecoxib (0)
Etoricoxib (340)
Valdecoxib* (60)

die Zahlen geben ein Maß für die Affinität der Substanz zur COX 2 im Vergleich zur COX 1

*nicht mehr im Handel

Weitere Untersuchungen und klinische Erfahrungen zeigten dann aber bald, dass die COX 2 nicht nur induktiv bei entzündlichen Prozessen auftreten kann, sondern auch in manchen Organen konstitutiv vorhanden ist und physiologische Funktionen besitzt. Das gilt für die Niere, die Reproduktionsorgane und für das Gefäßendothel. Bei der lang andauernden Behandlung, wie sie bei der rheumatischen Arthritis und aktivierten Arthrosen notwendig ist, wurden vermehrt **kardiovaskuläre Zwischenfälle** beobachtet. Diese Erkenntnis war so schwer wiegend, dass **Rofecoxib** von der Herstellerfirma vom Markt genommen wurde.
Valdecoxib musste aufgrund seiner Nebenwirkungen an der Haut zurückgezogen werden.

Es gibt folgende Erklärung für die kardiovaskulären Nebenwirkung: An den Blutgefäßen herrscht unter Normalbedingungen ein Gleichgewicht zwischen der Wirkung von Prostacyclin und Thromboxan A$_2$. **Prostacyclin** stammt aus dem Endothelzellen. Es veranlasst eine Vasodilatation und hemmt die Thrombozytenaggregation. Der Gegenspieler ist das **Thromboxan** A$_2$, welches von den Thrombozyten abgegeben wird. Es fördert die Thrombozytenaggregation und verengt die Gefäße. Die COX-2-Hemmstoffe unterbinden die Bildung von Prostacyclin, während die Thromboxan-A$_2$-Produktion nicht gehemmt, sondern eher gefördert wird. Das Ergebnis ist eine Zunahme thromboembolischer Ereignisse.

▶ Nach peroraler Gabe werden die Coxibe gut, aber langsam resorbiert, die maximalen Blutspiegel sind nach 2–4 Stunden erreicht. Der Abbau und die Elimination erfordern ebenfalls Stunden. Aufgrund des langsamen Wirkungseintritts sind die Coxibe nicht zur Behandlung akut auftretender Schmerzen geeignet. ▶ Die COX-2-Hemmstoffe haben eine begrenzte Indikation: chronisch-entzündliche Schmerzen bei Patienten mit rheumatischer Arthritis und aktivierter Arthrose, wenn die „nicht selektiven COX-Hemmstoffe" nicht vertragen werden. Dabei wird es sich meistens um eine Schädigung der Magenschleimhaut handeln. Zurzeit ist nur noch **Etoricoxib** auf dem Markt.
Besonders erwähnt werden muss **Parecoxib**, das injiziert werden kann. Nach der Injektion wird die Substanz sofort durch Abspaltung eines Acetat-Restes in die Wirksubstanz Valdecoxib umgewandelt (s. Formeln). Die Indikation für diese Arzneimittel-Vorstufe ist nur die kurzfristige Behandlung von postoperativen Schmerzen.

▶ **Nebenwirkungen der Coxibe.** Vorteilhaft ist die geringere Schädigung der Magenschleimhaut. Besteht aber bereits ein Magen-Ulkus, so wird dessen Abheilung eventuell verzögert. Der Blutdruck kann ansteigen. Wie oben ausgeführt wurde, steigt die Neigung zu thromboembolischen Ereignissen (Herzinfarkte, Schlaganfälle). Die Förderung kardiovaskulärer Zwischenfälle bei längerer Behandlung mit Celecoxib konnte in einer klinischen Untersuchung belegt werden, an der über 2000 Patienten beteiligt waren (Fragestellung: Verminderung der Entwicklung von Kolon-Adenomen und -Karzinomen). Nach fast 3-jähriger Dauer der Studie wurden in der Kontrollgruppe bei 6 Patienten, in der Gruppe mit 400 mg Colecoxib täglich bei 15 Patienten und in der Gruppe mit 800 mg täglich bei 20 Patienten ein kardiovaskuläres Ereignis registriert. Die Studie wurde daraufhin vorzeitig abgebrochen.
Frauen mit Kinderwunsch sollten keine Coxibe einnehmen, weil die Befruchtung des Eies gestört ist. Während einer Schwangerschaft und der Stillzeit sind die Substanzen kontraindiziert.

Die **Anwendung der Coxibe** ist also sehr eng begrenzt auf chronisch-entzündliche Erkrankungen, wenn diese nicht durch einen „nicht selektiven COX-Hemmstoff" behandelt werden können und sollte zeitlich begrenzt sein. Es ist selbstverständlich, dass die Kontraindikationen wie kardiovaskuläre Leiden (z. B. Hochdruck und koronare Durchblutungsstörungen), Analgetikum-Asthma und Beeinträchtigung der Nieren-Funktion, berücksichtigt werden müssen. Angesichts der beträchtlichen Nebenwirkungen, die generell für die Gruppe der COX-Inhibitoren gilt, soll hier daran erinnert werden, dass es durchaus Alternativen zu diesen Substanzen gibt, wie die schwachen Opioide (z. B. Tramadol), aber auch Paracetamol und ggf. sogar Metamizol. Wegen gastrointestinaler Beschwerden und/oder kardiovaskulärem Risikoprofil muss kein Patient seine Schmerzen behalten!

19.6 Therapie rheumatischer Erkrankungen

19.6.1 Antirheumatische „Basistherapie"

In der Therapie rheumatischer Erkrankungen wird der Begriff Basistherapeutika benutzt, um die Wirkung von Goldverbindungen, Chloroquin, D-Penicillamin, Sulfasalazin, Immunmodulatoren und Methotrexat zu charakterisieren. Die Pharmaka werden in der Hoffnung gegeben, das Fortschreiten der Erkrankung zu verlangsamen. Während die Wirkung der nicht steroidalen Antiphlogistika und der Glucocorticoide unmittelbar nach der Zufuhr einsetzt, müssen die Basistherapeutika über Wochen und Monate angewandt werden, ehe sich die Wirkung oder die Nebenwirkungen ausbilden.

Für die **Anwendung der „Basistherapeutika"** ergeben sich etwa folgende Richtlinien:
- Eine Basistherapie sollte so früh wie möglich begonnen werden, in der Regel sofort nach der Diagnosesicherung.
- Schon in der Frühphase der rheumatischen Arthritis sollten in Fällen mit hoher Aktivität und vermutlich schlechter Prognose aggressive Therapie-Konzepte zur Anwendung kommen.
- Erweist sich die Behandlung mit *einem* Basistherapeutikum als nicht genügend wirksam, sollte baldmöglichst der Versuch einer Kombinationstherapie unternommen werden.

Box 19.11

Die Problematik der „Basistherapie"

Der eigentliche Wirkungsmechanismus vieler Basistherapeutika, der zur Bremsung des rheumatischen Grundprozesses führt, ist bis heute nicht geklärt. Allen Substanzen gemeinsam ist die lange Latenz bis zum Wirkungseintritt und ein verhältnismäßig hohes Nebenwirkungsrisiko. Da aber die zugrundeliegende rheumatische Erkrankung ein schmerzhaftes Leiden darstellt, das mit funktionellen Einschränkungen und morphologischen Destruktionen einhergeht, müssen die möglichen Nebenwirkungen sowohl von den akut wirkenden Antiphlogistika und Glucocorticoiden als auch von den Basistherapeutika in Kauf genommen werden.

Der erfahrene Rheumatologe wird aus der Vorgeschichte, der Persönlichkeit des Patienten, dem Typ der Erkrankung und der individuellen Reaktion seine Wahl an antirheumatischen Pharmaka treffen. Aufgrund neuerer Erfahrungen wird zunehmend Methotrexat bevorzugt. D-Penicillamin wird kaum noch verwendet.

Gold ist deutlich auf dem „Rückzug". Ob neue Hoffnungsträger, wie die „Biologicals" Etanercept, Infliximab u.ä. oder der lymphotrope Proliferationshemmstoff Leflunomid, in die erste Reihe rücken, ist fraglich und Gegenstand intensiver klinischer Forschung. In jedem Fall hat die „Basistherapie" neben der Modulation des Erkrankungsverlaufs zum Ziel, die Dosierung der Glucocorticoide und Säureantiphlogistika zu reduzieren. Insbesondere die Glucocorticoidtherapie führt sonst zu irreversiblen Schäden, die schlimmer als die Grunderkrankung sein können (Cushing-Syndrom mit kardiovaskulären Komplikationen, Osteoporose, Hautveränderungen, Stammfettsucht).

- Eine wirksame Basistherapie sollte solange wie möglich durchgeführt werden.

Die Substanzen seien hier im Überblick kurz erörtert; die meisten von ihnen werden an anderer Stelle ihrer systematischen Einordnung entsprechend behandelt.

Substanzen mit lysosomaler Speicherung

▶ **Wirkungsweise.** Gold und (Hydroxy-)Chloroquin werden bei chronischer Zufuhr in Lysosomen angereichert. Besonders betroffen scheinen phagozytierende Zellen zu sein (Abb. 19.13). Wenn der Prozess stärkere Ausmaße erreicht, kann die Zellfunktion beeinträchtigt werden: Verlangsamte Ausreifung, verminderte Migrationsfähigkeit, reduzierte Teilnahme an Immunreaktionen.

Organische Goldverbindungen

Als Goldverbindungen sind **Aurothioglucose** (Goldgehalt 50 %), **Aurothiomalat** (Goldgehalt 46 %), **Aurothiopolypeptid** (Goldgehalt 13 %) und **Auranofin** (Goldgehalt 29 %) eingeführt; in jeder dieser Substanzen ist das Gold-Atom über ein Schwefel-Atom an ein organisches Molekül gebunden.

▶ **Pharmakokinetik und Dosierung.** Lediglich Auranofin kann oral zugeführt werden, die Resorptionsquote beträgt aber nur 25 %. Die Therapie muss mit kleinen Dosen beginnen, z. B. Injektion von 10 mg Aurothioglucose oder Aurothiomalat in wöchentlichem Abstand; dann kann – falls sich eine gute Verträglichkeit erweist – die wöchentliche Dosis auf 20 bis 50 mg gesteigert werden, bis im Laufe mehrerer Monate eine Gesamtmenge von 1 g (entspricht 500 mg Gold) erreicht ist. Dieses Dosierungsschema ist notwendig, weil Überempfindlichkeitsreaktionen schon nach kleinen Dosen auftreten können (s.u.) und weil die Substanzen sehr stark kumulieren.

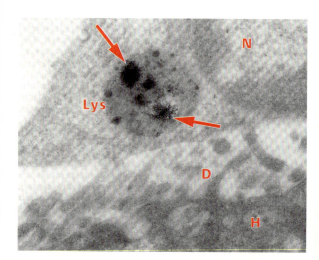

Abb. 19.**13** **Lysosomale Goldspeicherung.** Bei einer Ratte zeigen sich 4 Tage nach Injektion von Aurothiomalat (25 mg/kg Körpergewicht, i.m.) Goldspeicherungen in den Lysosomen (Lys) einer Kupffer-Sternzelle. Elektronenmikroskopische Aufnahme. Der Schnitt ist nicht kontrastiert, damit das Gold als elektronendichtes Material (Pfeile) deutlich hervortritt. N = Zellkern der Kupffer-Sternzelle, H = Hepatozyt, D = Disse-Raum. Vergr. 36000 ×(Aufnahme aus dem Anatomischen Institut der Universität Kiel).

Das Kumulationsgleichgewicht von Auranofin liegt niedriger als das der anderen Präparate, womit möglicherweise die niedrigere Nebenwirkungshäufigkeit erklärt werden kann. Bei oraler Therapie mit Auranofin beträgt die Tagesdosis in der Regel 6 mg, was – bei Berücksichtigung der Resorptionsquote – einer wöchentlich aufgenommenen Menge von 10 mg entspricht und damit der Anfangsdosierung der zu injizierenden Präparate gleichkommt.

Im günstigen Fall kommt der rheumatische Prozess unter der Goldtherapie zum Stillstand. Dann kann eine niedrige Erhaltungsdosis (50 mg pro Monat) gegeben werden. Treten jedoch Nebenwirkungen auf oder die Goldzufuhr ergibt nach 4–6 Monaten bzw. nach Zufuhr von 1 g Goldverbindung keine Besserung des Krankheitsbildes, muss die Therapie abgebrochen werden. Die intramuskuläre Goldzufuhr soll erfolgreicher sein als die orale Gabe.

▶ Die **Nebenwirkungen** der Goldtherapie können sehr ausgeprägt sein, ihr Auftreten muss frühzeitig erkannt werden, weil die Patienten sonst schwere Schädigungen erleiden. Beim Auftreten von Nebenwirkungen muss die Therapie sofort beendet werden. Die Häufigkeit der Nebenwirkungen wird sehr unterschiedlich angegeben, sie hängt sicherlich vom Dosierungsschema, von der Auswahl der Patienten und den Erfahrungen der behandelnden Ärzte ab.

Die häufigsten Nebenwirkungen von Goldverbindungen sind eine Dermatitis mit vorausgehendem Pruritus, Nierenschädigung mit Hämaturie und Albuminurie, Knochenmarkdepression, die die Leuko-, Erythro- und Thrombozytopoese betreffen kann. Häufig ist eine Eosinophilie erstes Anzeichen einer sich anbahnenden Intoxikation. Weniger häufig treten Schleimhautschäden im gesamten Verdauungstrakt einschließlich der Mundhöhle und Ablagerung von Gold in der Kornea auf (s. auch S. 512). Am Beginn der Behandlung kann es vorübergehend zu einer Verschlechterung der entzündlich-rheumatischen Symptome kommen. Es dauert ca. 1 Jahr (Eliminationshalbwertszeiten 60–80 Tage), bis die verabreichte Gold-Menge den Organismus wieder verlassen hat. Beim Vorliegen einer Goldvergiftung kann durch Gabe von Dimercaprol (S. 509) die Gold-Elimination beschleunigt werden.

Chloroquin, Hydroxychloroquin

Chloroquin (Formel S. 26). ▶ Bei Versagen der anderen Therapiemaßnahmen kann bei chronischer rheumatischer Arthritis und auch bei Lupus erythematodes chronicus discoides eine Therapie mit dem Antimalariamittel Chloroquin versucht werden. Nach monatelanger Zufuhr von 0,15 g Base täglich war es in vielen Fällen symptomatisch wirksam. Der günstige Effekt zeigt sich subjektiv erst nach einigen Wochen, objektiv nach mindestens 2 Monaten.

▶ Etwa 10% der Kranken vertragen die Behandlung nicht. Zahlreiche Nebenwirkungen sind zu beobachten, z.B. von Seiten der Haut Exantheme, Pigmentierung, Photosensibilisierung, Haarausfall, Grauwerden der Haare, daneben Muskeldegenerationen und -dystrophien und epileptiforme Krampfanfälle. Am Auge finden sich mitunter Funktionsstörungen und eine durch Einlagerung von „Kristallen" erzeugte Trübung der Kornea mit mehr oder weniger ausgeprägter Sehstörung. In seltenen Fällen können außerdem nach langer Behandlungsdauer Netzhautschädigungen unter dem Bilde einer Retinopathia pigmentosa auftreten. Die Erscheinungen an der Hornhaut sind reversibel. Da der schwere Prozess an der Netzhaut aber nach Absetzen des Mittels fortschreiten kann, sollten die Höhe der Tagesdosis und die Dauer der Therapie möglichst begrenzt werden. Feinere Prüfungen der Sehfunktion sind notwendig. Chloroquin darf in der für diese Indikation benötigten täglichen Dosierung in der Schwangerschaft nicht angewendet werden.

Hydroxychloroquin wird ebenso wie die Ausgangssubstanz als Basistherapeutikum eingesetzt. Die Dosierung, die Indikation und das Nebenwirkungsprofil sind ähnlich wie bei der Chloroquin-Therapie; möglicherweise ist die schädliche Wirkung auf die Augen geringer.

Box 19.12

Glucocorticoide

Die Glucocorticoide sind ein wesentlicher Bestandteil der antirheumatischen Arzneimitteltherapie. Sie stellen jedoch keine Basistherapeutika zur dauerhaften Anwendung dar. Diese Substanzgruppe wird ausführlich ab S. 381 besprochen.

Der antiphlogistische Effekt der Glucocorticoide ergibt sich aus den antiproliferativen, den antiexsudativen und den immunsuppressiven Eigenschaften. Trotz dieses breiten Wirkspektrums bessern die Glucocorticoide den zugrunde liegenden Krankheitsprozess nicht, wohl dagegen die subjektiven Beschwerden; auch objektiv erfassbare Funktionsbesserungen sind zu registrieren. Bei der Beurteilung der subjektiven Besserung ist an die euphorisierende Wirkkomponente der Corticosteroide zu denken. Nach Absetzen der Glucocorticoid-Therapie kann eine Verschlechterung des Krankheitsbildes auftreten.

Die Indikation für die Anwendung der Glucocorticoide ist besonders bei akuten Schüben und Fortschreiten des destruktiven Prozesses gegeben. Neben dieser akuten Anwendung lässt sich mittels der Glucocorticoide die Latenzzeit bei der Therapie mit Basistherapeutika überbrücken. Geeignete Corticosteroide sind **Prednison** und **Prednisolon**.

Die Dosierung sollte bei diesen Erkrankungen niedrig beginnen (5–7,5 mg täglich) und kann im Laufe von einigen Wochen auf 12,5 mg gesteigert werden. Nach ca. 2 Monaten muss versucht werden, die Zufuhr von Glucocorticoiden langsam zu beenden. Neben dieser Dosierung bei chronischem Verlauf kann bei akutem Schub einer rheumatischen Arthritis eine kurzzeitige Stoßtherapie mit 40–60 mg/Tag Prednisolonäquivalent mit anschließender Dosisreduktion, bei perakutem Verlauf mit lebensbedrohlichen Komplikationen auch eine parenterale Gabe von 250–1000 mg/Tag für wenige Tage durchgeführt werden. Bei Befall einzelner Gelenke kommt eine intraartikuläre Injektion infrage, allerdings nur unter streng sterilen Kautelen.

Substanzen mit unklarer Wirkungsweise

d-Penicillamin. ▶ d-Penicillamin (β-Mercaptovalin) ist chemisch gesehen eine reaktive Substanz, die mit Schwermetallen Komplexe bildet (S. 510) und die in der Lage ist, mit Aldehyden zu reagieren. Letztere Eigenschaft scheint dafür verantwortlich zu sein, dass die Polymerisation von Kollagen-Molekülen zu Kollagen-Fibrillen beeinträchtigt ist. Diese Hemmung der Kollagen-Bildung mag sich bei manchen Formen der rheumatischen Erkrankungen günstig auswirken. Darüber hinaus scheint Penicillamin die Funktionsfähigkeit verschiedener Zellarten einzuschränken, was sich z.B. in einer verminderten Immunabwehr und einer reduzierten Fibroblasten-Aktivität zeigt. Der genaue Wirkungsmechanismus auf zellulärer Ebene ist nicht bekannt.
▶ Aufgrund des schlechten Nutzen-Risiko-Verhältnisses, das d-Penicillamin bei der chronischen Therapie von rheumatischen Erkrankungen besitzt, ist die Verwendung dieser Substanz fast völlig verlassen worden.

Sulfasalazin ▶ wird vorwiegend zur Therapie chronisch-entzündlicher Darmerkrankungen (S. 230) ange-

wandt. Es wurde ursprünglich als Mittel gegen die rheumatoide Arthritis entwickelt. Auch heute kann Sulfasalazin mit Erfolg als Basistherapeutikum in speziellen Fällen gegeben werden.
▶ Der Wirkungsmechanismus ist unklar.

Immunsuppressive Therapie

Methotrexat. ▶ Der Folsäure-Antimetabolit Methotrexat (s. S. 423) hat sich als wichtiges Antirheumatikum erwiesen. Er gewinnt in der Rheuma-Therapie immer mehr an Bedeutung, da die Chancen, eine Remission zu erzielen, wohl mit dieser Maßnahme am größten sind. Methotrexat ist ebenfalls wirksam bei der psoriatischen Arthritis und bei der Wegener-Granulomatose.
▶ Methotrexat bremst über seine immunsuppressiven Eigenschaften Autoimmunprozesse, die dem rheumatischen Geschehen zugrunde liegen. Die benötigte Dosierung kann niedrig gehalten werden, sie liegt bei 7,5 mg pro Woche (eventuell verteilt auf 3 Gaben), beginnend mit nur 2,5 mg pro Woche. ▶ Für eine zytostatische Therapie werden höhere Dosen benötigt, daher stehen bei der antirheumatischen Behandlung mit Methotrexat die zytostatischen Nebenwirkungen nicht im Vordergrund. Es sollten aber regelmäßig das Differenzialblutbild kontrolliert und die Leber- und Nierenfunktionen überwacht werden, da in diesen Bereichen Störungen auftreten können. Ob die gleichzeitige Zufuhr von Folsäure zur Abminderung der Nebenwirkungen einen Sinn macht, bleibt fraglich. Auch **Azathioprin** wird in dieser Indikation eingesetzt. Allerdings scheint das Nutzen-Nebenwirkungs-Verhältnis ungünstiger als beim Methotrexat zu sein. Seit einigen Jahren ist **Cyclosporin A** zur Behandlung der rheumatoiden Arthritis zugelassen. Es soll etwa so wirksam sein wie Gold oder Azathioprin, aber es ist auch durch häufige Nebenwirkungen belastet (Übelkeit, Blutdruckanstieg, Kopfschmerzen).

Cytokin-Hemmstoffe. Die Substanzen Adalimumab, Infliximab und Etanercept sind Hemmstoffe des Tumor-Nekrose-Faktors-α, der Wirkstoff Anakinra ein Antagonist von Interleukin-1 (S. 305). Sie sind indiziert bei der Behandlung hochaktiver rheumatischer Arthritis, wenn andere Maßnahmen nicht ausreichend wirksam sind.
Ein Ansatz, die chronisch rheumatisch-entzündlichen Prozesse günstig zu beeinflussen, besteht nämlich darin, die Wirkung eines der wichtigen Entzündungs-Promotoren, nämlich des den Zytokinen zugerechneten Tumor-Nekrose-Faktor-α zu verhindern. **Etanercept** ist ein Fusionsprotein, das zwei Ligand-Bindungsstellen des TNF-α-Rezeptors gebunden an ein F$_c$-Stück von humanen IgG enthält und somit TNF-Moleküle bindet und damit biologisch inaktiviert. **Infliximab** ist wie **Adalimumab** ein monoklonaler Antikörper gegen den TNF-α, ob gelöst oder membrangebunden, komplexiert mit ihm und verringert die wirksame Konzentration dieses Zytokins. Jedoch haben sich zwei zu beachtende Nebenwirkungen ergeben: Reaktivierung einer Tuberkulose und Verschlechterung einer Herzmuskelinsuffizienz.
Als immunmodulatorische Neuentwicklung ist **Leflunomid** zu nennen, das die Proliferation aktivierter T-Lymphozyten hemmt und günstig in den Verlauf der rheumatoiden Arthritis eingreift (S. 306).

Lokale Therapie

Bei vorwiegendem Befall einzelner (großer) Gelenke kann durch **intraartikuläre Injektion von Corticosteroiden** ein antiphlogistischer Effekt erreicht werden. Dabei ist eine besonders strikte Einhaltung steriler Kautelen erforderlich, da die Infektabwehr im Gelenk reduziert wird. Einmalige oder sehr seltene Injektionen können die subjektiven Beschwerden lindern, ohne jedoch den Krankheitsprozess zu unterbrechen oder den Verlauf zu verlangsamen. Die Elimination der kristallinen Zubereitung aus dem Gelenkspalt kann wochenlang dauern, so z. B. für Triamcinolonhexacetonid. Die wiederholte Gabe in Abständen kürzer als alle 4 Monate kann zu einer zusätzlichen Knorpelschädigung Anlass geben. Angeschuldigt werden hierfür die übermäßige Belastung des betreffenden Gelenkes wegen der fehlenden subjektiven Beschwerden und ein von den Corticosteroid-Kristallen ausgehender mechanischer Reiz.
Die **externe Applikation von nicht-steroidalen Antiphlogistika** zur direkten Behandlung von *Gelenkerkrankungen* scheint unsinnig zu sein. Selbst gut penetrierende Wirkstoffe erreichen das Gelenk nicht direkt, da sie vorher vom kapillären Blutstrom abtransportiert werden. Wenn dennoch durch ein Säure-Antiphlogistikum-haltiges Monopräparat in Salbenform eine subjektive Besserung erreicht wird, könnte dies auf eine systemische Wirkung bei Auftragung einer genügenden Menge zurückzuführen sein. Der Effekt kann auch auf der Wirkung der Salbengrundlage (z. B. der kühlende Effekt eines Gels) beruhen oder auf dem Ritual der Behandlung. Bei *oberflächlich gelegenen Prozessen* ist dagegen ein antiphlogistischer und analgetischer Effekt durch den Wirkstoff selbst vorstellbar. Sehr viel stärker ausgeprägt ist der lokale Effekt, wenn das Externum zusätzlich hyperämisierende (s.u.) oder lokalanästhetische Stoffe enthält, von dieser Art sind zahllose Präparate im Handel.
Die lokale Behandlung rheumatisch erkrankter Gelenke durch **hyperämisierende Mittel** in Salbenform bewirkt subjektiv mitunter eine Linderung. Diese Mittel, vorwiegend Nicotinsäure-Derivate, dringen nicht in das betreffende Gelenk ein, sondern bewirken eine Vasodilatation der Hautgefäße und rufen damit ein Wärmegefühl hervor. Im Übrigen sei hier auf die Bedeutung physikalischer und orthopädischer Maßnahmen hingewiesen.

Notwendige Wirkstoffe

Notwendige Wirkstoffe: Antipyretische und nicht steroidale Antiphlogistika

Wirkstoff	Handelsname	Alternative
Antipyretische Analgetika		
Paracetamol	Ben-u-ron®	G
Metamizol, Novaminsulfon	Novalgin®	G
Nicht-steroidale Antiphlogistika		
Acetylsalicylsäure	Aspirin®	G, ASS
ASS-Lysin	Aspisol®	–
Ibuprofen	–	G
Naproxen	Proxen®	G
Diclofenac	Voltaren®	G
Indometacin	–	G

COX-2-Hemmstoffe (Coxibe)		
Celecoxib	*Celebrex®*	–
Etoricoxib	*Arcoxia®*	–
Parecoxib	*Dynastat®* Inj.	–
Antirheumatische Wirkstoffe („Basistherapeutika")		
Auranofin	*Ridaura®*	–
Aurothiomalat	*Tauredon®* Inj.	–
Hydroxychloroquin	*Quensil®*	–
Sulfasalazin	*Azulfidine®*	G
Methotrexat	–	G
Azathioprin	*Imurek®*	G
Immunmodulatoren gegen rheumatoide Arthritis		
Adalimumab	*Humira®*	–
Infliximab	*Remicade®*	–
Etanercept	*Enbrel®*	–
Cyclosporin A	*Sandimmun®*	G
Beispiele für analgetische Mischpräparate		
Paracetamol + Codein	*Azur®, Contraneural®, Gelonida®, Talvosilen®, Titretta®*	

* nicht mehr im Handel

Indikation und Wahl der einzelnen Antiphlogistika. Für die Behandlung „rheumatischer" Erkrankungen ist von entscheidender Bedeutung, ob es sich um
- ein akutes rheumatisches Fieber,
- eine rheumatoide Arthritis (chronische Polyarthritis und ihre Sonderformen) oder um
- degenerativ-arthrotische Erkrankungen handelt.

19.6.2 Therapie der rheumatoiden Arthritis

Für die Behandlung dieses langjährigen, progredienten Leidens stehen grundsätzlich zwei Arzneimittel-Prinzipien zur Verfügung:
- Die akut wirksame antiphlogistische und analgetische Therapie mit den nicht steroidalen Antiphlogistika und den Glucocorticoiden, und
- die mit großer Latenz einsetzende Basistherapie, die zu Remissionen führen kann.

Die **Antiphlogistika** können den Krankheitsverlauf nicht abbremsen, wohl aber dem Patienten Erleichterung schaffen. Als Antiphlogistika mit günstigen Eigenschaften sind zu nennen: Ibuprofen, Naproxen, Diclofenac, Indometacin und auch die Acetylsalicylsäure. Von den **Basistherapeutika** ist wohl in erster Linie das Methotrexat in Erwägung zu ziehen.
Vergleichbar mit dem Erfolgt einer Methotrexat-Therapie scheint die Behandlung mit **Leflunomid** (s. S. 306) zu sein, das die Proliferation von Lymphozyten hemmt.
Corticosteroide sind keine Dauertherapeutika. Sie eignen sich zur kurzfristigen Therapie bei akuten Schüben und zur Überbrückung von Latenzzeiten bei Beginn der Therapie mit Basistherapeutika. Die tägliche Dosierung soll so niedrig wie möglich gehalten werden (z. B. 7,5 mg Prednison/d). Da die Wirkung einer einzelnen Dosis nur einige Stunden anhält, kann die Forderung, Glucocorticoide nur frühmorgens zuzuführen, kaum erfüllt werden, da die Kranken bei morgendlicher Gabe nachmittags, nachts und am nächsten Morgen keine Erleichterung verspüren.
In vielen Fällen kann weder die Therapie mit den Säure-Antiphlogistika noch mit den Basistherapeutika das Fortschreiten der Erkrankung auf längere Sicht verhindern. Allerdings ist es schon ein nicht zu unterschätzender Therapieerfolg, wenn es gelingt, die Symptomatik (Schmerzen und Bewegungseinschränkung) abzumildern.
Es muss aber deutlich betont werden, dass die Arzneimittel-Behandlung durch **weitere Maßnahmen** zu unterstützen und zu ergänzen ist: physikalische Therapie, orthopädische Maßnahmen einschließlich operativer Korrekturen, psychosoziale Betreuung. Hiermit wird im Allgemeinen eine Reduktion der benötigten Pharmakondosierung erreicht und die Nebenwirkungen dieser schlecht verträglichen Substanzen abgemildert. Eine Beschränkung auf die alleinige Verordnung von Medikamenten muss als Kunstfehler angesehen werden.
Andere Erkrankungen des chronisch-entzündlichen rheumatischen Formenkreises, wie Lupus erythematodes, Polymyositis, Panarteriitis, sprechen nicht auf eine Goldtherapie an. Der systemische Lupus erythematodes lässt sich günstig durch (Hydroxy-)Chloroquin beeinflussen, die Wegener-Granulomatose durch Methotrexat, die kutanen Symptome der Sklerodermie durch Penicillamin. Im übrigen haben Antiphlogistika und Corticosteroide ihren Platz in der Therapie dieser Erkrankungen.
Daher ist die ausschließliche Anwendung der Säure-Antiphlogistika nicht empfehlenswert. Allerdings kann bei akuten Exazerbationen oft nicht darauf verzichtet werden. Der rheumatoiden Arthritis und den anderen genannten Leiden liegen in wechselndem Ausmaß nicht entzündliche Prozesse zu Grunde. Eventuell sind reine **Analgetika** wie Paracetamol oder Metamizol hilfreich. Opioide sind wegen der Notwendigkeit der chronischen Anwendung zu vermeiden. **Eine kausale Arzneimitteltherapie der Arthrosen scheint bisher nicht möglich zu sein.** Der Lupus erythematodes, die Wegener Granulomatose und die Sklerodermie erfordern jeweils eine spezielle Arzneimitteltherapie, wie oben kurz angedeutet.

19.6.3 Therapie des akuten rheumatischen Fiebers

Dieser Erkrankung liegt eine Streptokokken-Infektion (Tonsillopharyngitis) zugrunde, in deren Gefolge nach einigen Tagen verschiedene Symptome einer immunologischen Störung auftreten können: Fieber, Polyarthritis und, besonders gefürchtet, eine Karditis mit bleibendem Myokard- und Klappenschaden.
Das rheumatische Fieber kann durch eine frühzeitige antibiotische Therapie des Streptokokken-Infektes verhindert werden (**Penicillin G**, gegebenenfalls **Makrolide**, Resistenzlage muss berücksichtigt werden). Diese Behandlung ist so effektiv, dass die Komplikation „rheumati-

sches Fieber" zu einer Rarität geworden ist. Kommt es jedoch zur Ausbildung der Folgekrankheit (Nichtbehandlung des Streptokokkeninfektes oder Resistenz des Erregers!), ist auch heute noch die **Acetylsalicylsäure** als Mittel der Wahl anzusehen; sie muss anfänglich in hoher Dosierung (6–8 g/d) gegeben werden. Man kann die tägliche Menge dann aber bald entsprechend dem Erfolg reduzieren. Um einer Senkung des Prothrombinspiegels vorzubeugen, ist die gleichzeitige Gabe von Vitamin K_1 zu empfehlen. Bei schweren Verlaufsformen ist eine zusätzliche Behandlung mit Corticoiden notwendig, beginnend mit z. B. **Prednisolon** 50 mg/d, dann langsam reduziert auf 10–20 mg/d. Die antiphlogistische Therapie muss für mindestens 6 Wochen durchgeführt werden.

20 Immunsystem

20.1 Hemmung von Immunreaktionen ··· 301
20.2 Förderung von Immunreaktionen ··· 308

Überblick

Die **Hemmung von Immunreaktionen** dient zur ▸ Unterdrückung schädlicher Immunreaktionen: Transplantatabstoßung, Autoaggressionserkrankungen, allergische Reaktionen. ▸ Aber auch nützliche Immunreaktionen werden geschwächt: verminderte Infektabwehr und, unter Langzeit-Anwendung, erhöhte Malignomgefahr können resultieren.

Glucocorticoide ▸ hemmen die Expression vieler Gene, die für Entzündungsreaktionen wichtig sind, unter anderem bremsen sie die Synthese von Interleukin-1 und Interleukin-2, die bei der Aktivierung von Lymphozyten eine wichtige Rolle spielen.
▸ Unter den für eine systemische Immunsuppression notwendigen Dosierungen drohen Zeichen des Cushing-Syndroms.

Calcineurin-Inhibitoren: Cyclosporin A und **Tacrolimus** ▸ hemmen (indirekt) die zytosolische Phosphatase Calcineurin, die in T-Helfer-Lymphozyten eine wichtige Rolle innerhalb des Signalwegs zur Förderung der Interleukin-2-Bildung spielt.
▸ Die Substanzen besitzen eine hohe Nephrotoxizität, rufen potenziell „pro-arteriosklerotische" Stoffwechselstörungen hervor, weisen eine interaktionsanfällige Pharmakokinetik auf und dürfen nicht miteinander kombiniert werden.

Inhibitoren der Kinase mTOR: Sirolimus ▸ ist zwar strukturell mit den Calcineurin-Inhibitoren verwandt, hemmt aber (indirekt) eine andere Zielstruktur (mTOR: mammalian target of rapamycin). Diese Kinase ist in Lymphozyten in die Signalkaskade eingebunden, die vom Interleukin-2-Rezeptor ausgeht.
▸ Das Nebenwirkungsmuster weist Unterschiede zu dem vom Calcineurin-Inhibitoren auf, beispielsweise ist Nephrotoxizität weniger zu befürchten, aber Hyperlipidämie recht häufig.

Antagonisten gegen Interleukin-Rezeptoren: Basiliximab und Daclizumab ▸ sind monoklonale Antikörper, die gegen den Rezeptor für Interleukin-2 gerichtet sind. Anakinra entspricht einem körpereigenen Antagonisten von Interleukin-1-Rezeptoren.

Interferenz mit der Antigenerkennung: Muromonab CD3 ▸ ist ein monoklonaler Antikörper, der die Antigen-Erkennung durch Lymphozyten stört.

Zytostatische, lymphostatische Prinzipien: Azathioprin, Methotrexat, Cyclophosphamid ▸ greifen über verschiedene Mechanismen hemmend in die Zellvermehrung ein und wirken so auch immunsuppressiv, denn eine spezifische Immunreaktion bedeutet Proliferation antigenspezifischer Lymphozyten.

Förderung von Immunreaktionen: Kolonie-stimulierende Faktoren und **Immunstimulanzien**

Das Immunsystem hat die Aufgabe, den Organismus vor schädlichen äußeren Einflüssen zu schützen. Der unspezifische Teil der Immunabwehr ist dadurch gekennzeichnet, dass sich seine Komponenten nicht selektiv gegen bestimmte Antigene, sondern breit gegen Infektionserreger und anderes Schädliches richten. Wichtige zelluläre Komponenten der unspezifischen Abwehr sind Granulozyten sowie die Zellen des mononukleären Phagozytensystems (Monozyten, Makrophagen, Antigenpräsentierende Zellen). Zu den humoralen Komponenten des unspezifischen Systems gehören das Komplementsystem und Botenstoffe der Entzündung, z. B. Eicosanoide (S. 286). Der spezifische Teil der Immunabwehr zielt auf Antigene und steigert seine Leistungsfähigkeit in der Auseinandersetzung mit den jeweiligen Antigenen. Wichtige zelluläre Elemente der spezifischen Immunabwehr sind die Lymphozyten der T- und B-Reihe, Antikörper stellen die humorale Komponente.

Erkrankungen können dadurch zustande kommen, dass eine Reaktion des spezifischen Immunsystems fehlgerichtet ist (**Autoimmunreaktion:** fehlerhafte Unterscheidung zwischen körperfremd und körpereigen, **allergische Reaktion:** fehlerhafte Unterscheidung zwischen körperfremd schädlich und körperfremd unschädlich) oder dass eine an sich adäquate Immunreaktion dem Patienten schadet (Transplantatabstoßung). In diesen Fällen ist eine (ggf. nur lokale) **Hemmung von Immunreaktionen** nützlich. Umgekehrt kann auch eine **Stimulation der Immunabwehr** wünschenswert sein, so bei HIV-bedingter oder Zytostatika-ausgelöster Immunschwäche und bei malignen Neoplasien.

Heute stehen verschiedene Prinzipien zur Hemmung von Immunreaktionen zur Verfügung, jedoch gibt es kaum effektive Maßnahmen zur Stimulation der Immunabwehr.

Abb. 20.1 gibt einen Überblick über Vorgänge, die an der Aktivierung von zytotoxischen T-Lymphozyten beteiligt sind. Aktivierung bedeutet hier Zellvermehrung solcher Lymphozyten, die auf das bestimmte Antigen ausgerichtet sind (klonale Aktivierung). Schlüsselvorgänge auf dem Aktivierungsweg sind spezifische interzelluläre Kontakte (zwischen Antigen-präsentierender Zelle und dem Antigen-erkennenden Lymphozyten) sowie das „Anheizen" der Lymphozyten-Antwort durch Botenstoffe (Interleukine), die von den beteiligten Zellen ausgeschüttet bzw. wahrgenommen werden. Daraus ergeben sich Ansatzpunkte für immunsuppressive Pharmaka: Hemmung der Bildung und Wirkung von Interleukinen, Interferenz mit der Antigen-Erkennung, Hemmung der Lymphozytenvermehrung.

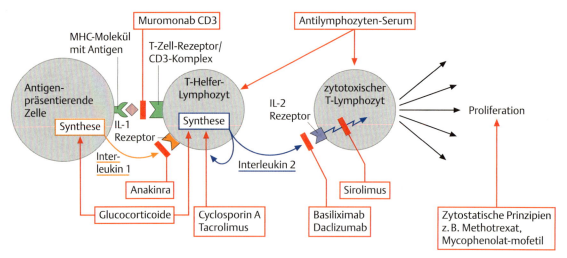

Abb. 20.1 **Vereinfachte Übersicht zu den Hemmstoffen von Immunreaktionen.** Näheres im Text.

20.1 Hemmung von Immunreaktionen

Die spezifische Immunabwehr ist an die Proliferation von Lymphozyten gebunden. Besonders im Zusammenhang mit Organtransplantationen ist es sinnvoll, die Aktivität der T-Lymphozyten zu drosseln. Zur Unterdrückung zellulärer Immunreaktionen bestehen verschiedene Möglichkeiten von unterschiedlicher Selektivität (Abb. 20.**1**). **Nebenwirkungen**, die sich aus der Immunsuppression ergeben, sind **erhöhte Infektionsgefahr** und eine **Steigerung des Risikos für maligne Neoplasien**.

20.1.1 Glucocorticoide

▶ Glucocorticoide wirken immunsuppressiv (S. 381), wobei besonders die zelluläre Abwehr betroffen ist. Sie hemmen die Bildung von Zytokinen wie Interleukin-1, welches von antigenpräsentierenden Makrophagen zur Stimulation von T-Helferzellen freigesetzt wird, und Interleukin-2, das von T-Helferzellen abgegeben wird und zytotoxische T-Lymphozyten zur Proliferation anregt. Neben der Hemmung spezifischer Immunreaktionen bremsen Glucocorticoide unspezifische Abwehrreaktionen, wie beispielsweise die Produktion von Prostaglandinen und Leukotrienen. Dies ist an anderer Stelle ausführlicher dargestellt (s. auch Abb. 19.**1**, S. 287).

▶ Glucocorticoide besitzen in der **antiallergischen Therapie** eine große Bedeutung, besonders wenn sie **lokal angewandt** werden können wie bei Heuschnupfen, Asthma bronchiale, Exzemen der Haut. Auch bei entzündlichen Darmerkrankungen können peroral gegebene Glucocorticoide eine bevorzugt lokale Wirkung haben, wenn ein Glucocorticoid angewandt wird, das nach der Resorption einer hohen präsystemischen Elimination ausgesetzt ist. Häufig ist jedoch die systemische Gabe von Glucocorticoiden für einen therapeutischen Erfolg notwendig.

Zu den wichtigsten Indikationen für die **systemische Anwendung** gehört die Behandlung der Rheumatoiden Arthritis, des Morbus Crohn und der akuten Schübe der multiplen Sklerose. Oft sind die Corticoide insbesondere bei seltenen Autoimmunkrankheiten die einzige Maßnahme, die zu einer Besserung des Zustandsbildes führt. Es wird eine intensive **Hochdosis-Therapie** (z. B. 100 mg/d Prednisolon peroral) oder sogar eine „**Stoßtherapie**" (500–1000 mg/d) von der **Erhaltungstherapie** mit kleinen Dosen unterschieden. Der Erfolg einer Dauertherapie ohne wesentliche Nebenwirkungen hängt davon ab, ob es gelingt, eine ausreichende Dosierung unterhalb der sog. **Cushing-Schwelle** zu finden. Diese liegt bei etwa 7,5 mg Prednisolon pro Tag. Ansonsten sind die typischen Nebenwirkungen (s. S. 383) unvermeidlich. Beispielsweise können nach einer hohen Initialdosis von 100 mg/d Prednisolon für 5–10 Tage Zeichen der klinischen Besserung auftreten und dann kann die Dosierung schrittweise (jeweils 5 Tagesschritte auf 50/30/20/10 bis 7,5 mg/d) gesenkt werden. Die gefürchtete **Nebennieren-rinden-Insuffizienz** durch zu lange Inaktivität ist immer nach mehr als 2-wöchiger Behandlung mit Dosen oberhalb der Cushing-Schwelle zu erwarten und kann nur durch eine noch langsamere Dosis-Reduktion (Stufen auf 10–28 Tage ausdehnen) abgefangen werden.

Auf Glucocorticoide zur **systemischen Immunsuppression** kann auch heute nicht verzichtet werden. Ihr chronischer Gebrauch sollte aufgrund des relativ ungünstigen Nutzen-Risiko-Verhältnisses bei langfristiger Anwendung so weitgehend wie möglich eingeschränkt werden. Ein Corticoid-sparender Effekt kann durch die hier besprochenen Immunmodulatoren in vielen Fällen erreicht werden.

20.1.2 Calcineurin-Inhibitoren

Calcineurin ist eine **Phosphatase**, die in T-Helfer-Lymphozyten eine Schlüsselrolle bei der Bildung von Interleukin-2 spielt (Abb. 20.**2**). Normalerweise dephosphoryliert Calcineurin ein intrazelluläres Signalmolekül („nuclear factor of activated T-cells", NFAT), das daraufhin vom Zytosol in den Zellkern eindringen kann. Dort fördert es die Transkription von Zytokinen, unter anderem von Interleukin-2. Indem Calcineurin-Inhibitoren die Aktivierung dieses Signalweges blockieren, verhindern sie die Bildung von Interleukin-2 und bremsen damit die Interleukin-2-abhängige Lymphozyten-Aktivierung. Gegenüber Glucocorticoiden bieten diese Substanzen den Vorteil, dass der immunsuppressive Effekt nicht mit einer übersteigerten Gluconeogenese und den damit verbundenen Stoffwechselstörungen gekoppelt ist.

Cyclosporin A (Ciclosporin) ist ein zyklisches Peptid, das aus Pilzen gewonnen wird. Es enthält 11 zum Teil ungewöhnliche und zum Teil methylierte Aminosäuren.

▶ Cyclosporin A verbindet sich im Zytosol der T-Helferzelle mit einem Enzym namens Cyclophilin, das als Prolin-cis/trans-Isomerase funktioniert. Der Cyclosporin-A-/Cyclophilin-Komplex ist für die Hemmung von Calcineurin verantwortlich. Auf diese Weise wird die Abgabe von Interleukin-2 gehemmt und die Aktivierung zytotoxischer T-Lymphozyten gebremst.

▶ Cyclosporin A wird mit gutem Erfolg verwendet, um **Abstoßungsreaktionen** nach **Organtransplantationen** zu verhindern. So hat sich nach Einführung von Cyclosporin A die Erfolgsquote besonders bei Nierentransplantationen, aber auch bei Herz- und Lebertransplantationen deutlich steigern lassen. Cyclosporin A ist auch zur Behandlung von Autoimmunerkrankungen wie der rheumatoiden Arthritis geeignet. Weitere Indikationen sind schwere endogene Uveitis sowie Behçet-Uveitis mit Beteiligung der Retina, schwerste Formen der Psoriasis und bestimmte Formen des nephrotischen Syndroms.

▶ **Nebenwirkungen.** Hier steht eine **Nierenschädigung** im Vordergrund, zu vermeiden ist die gleichzeitige Gabe anderer nephrotoxischer Substanzen (z.B. Aminoglykosid-Antibiotika, Diclofenac). Vor dem Manifestwerden einer Nierenschädigung lässt sich häufig schon eine Minderdurchblutung der Niere feststellen, und auch in anderen Gefäßgebieten ist eine Vasokonstriktion beobachtet worden. Es gibt Hinweise, dass diese Reaktion über Endothelin vermittelt sein könnte.

Neben der Nierenfunktion sollten überwacht werden:
- Leberfunktion
- Blutdruck (cave Blutdruckanstieg)
- Serum-Kaliumspiegel (cave Hyperkaliämie)
- Serum-Magnesiumspiegel (Gefahr der Hypomagnesiämie)
- Blutlipide (Hypercholesterolämie).

Hyperurikämie, Hyperglykämie und viele andere unerwünschte Begleitwirkungen, darunter Myopathien, Gingivahyperplasie (Vorsicht bei gleichzeitiger Gabe von Nifedipin, S. 151), zentralnervöse Störungen können vorkommen.

Es sei aber nochmals gesagt, dass Cyclosporin A im Vergleich zu vorher verfügbaren Immunsuppressiva (Glucocorticoide, Zytostatika) ein relativ gutes Nutzen/Risiko-Verhältnis aufweist und den Weg zu einer langzeitig erfolgreichen Suppression von Transplantatabstoßungs-Reaktionen eröffnete. Damit sind jedoch auch unerwünschte Effekte zu bedenken, die erst unter den Bedingungen einer Langzeitmedikation offenbar werden.

Praktisch alle wichtigen **kardiovaskulären Risikofaktoren** wie die Hypertonie, der Glucose- und der Lipidstoffwechsel werden durch Cyclosporin A ungünstig beeinflusst. Zu Beginn der Transplantationsära schien dies ein akzeptabler Nachteil, denn die Lebenserwartung der meisten Patienten war damals so kurz, dass die Spätschäden dieser Nebenwirkungen nicht erlebt wurden. Das hat sich inzwischen durch die verbesserten Behandlungsmethoden so geändert, dass die hohe Komplikationsrate im kardiovaskulären Bereich zum begrenzenden Faktor geworden ist. Dies lässt sich nur durch eine konsequente Therapie der Risikofaktoren (z.B. Hypertonie-Behandlung), vor allem aber eine Dosisreduktion unter gleichzeitiger Gabe von **Mycophenolat-mofetil**, erzielen. Bei Patienten, die nach einer Nierentransplantation lange Zeit mit Cyclosporin A behandelt wurden, *erhöhte* sich die **Inzidenz von Malignomen** nach 5-jähriger Beob-

Cyclosporin A

achtungszeit um das 3–4fache im Vergleich zur normalen Bevölkerung. Besonders das Risiko für Lymphome und Neoplasien der Haut ist erhöht.

In der Schwangerschaft gilt eine strenge Indikationsstellung, in der Stillzeit ist Cyclosporin A kontraindiziert. Cyclosporin A kann oral gegeben werden, weil die körpereigenen Peptidasen das Polypeptid dank seiner Zusammensetzung aus abnormen Aminosäuren nicht abbauen können. Die enterale Aufnahme ist nicht vollständig und schwankt erheblich. Cyclosporin A wird nämlich von den Enterozyten mittels der Arzneistoffpumpe vom Typ des P-Glykoprotein teilweise wieder in das Darmlumen zurücktransportiert. Außerdem unterliegt es schon in den Enterozyten und später in der Leber der Biotransformation durch Enzyme der CYP 3A-Unterfamilie.

▶ Bei gesunden Versuchspersonen liegt die **Bioverfügbarkeit zwischen 20 und 50%**, bei Transplantationspatienten kann die Unsicherheit noch größer sein. Die Substanz wird in der Leber abgebaut und vorwiegend biliär ausgeschieden; nur 3% der Dosis werden, vornehmlich als Metabolite, renal eliminiert. Die Metabolite könnten zum Teil an den Wirkungen der Cyclosporin A-Medikation beteiligt sein. Enzym-induzierende Substanzen wie z.B. Johanniskraut können die Cyclosporin A-Elimination beschleunigen, Hemmstoffe von CYP 3A wie Erythromycin und Ketoconazol können die Biotransformation bremsen.

Cyclosporin A gehört insgesamt zu den pharmakokinetisch schwierigsten Substanzen der Medizin überhaupt. Dies liegt einerseits an dem engen Dosisbereich (zu viel ist nebenwirkungsträchtig, zu wenig verhindert die Abstoßung nicht), andererseits an der großen Störanfälligkeit fast aller für die Pharmakokinetik wichtigen Parameter. Daher sollte als Leitsatz gelten, dass bei jeder Änderung der Begleitmedikation (Ansetzen, Absetzen und Dosisänderung) eine engmaschige Plasmakonzentrationsmessung (zunächst täglich, erst im Gleichgewicht wieder nur alle 4 Wochen) erforderlich ist. Da die Aufnahme von Cyclosporin A auch von den Eigenschaften der peroralen Darreichungsform abhängt, sollte ein Wechsel der Präparate mit Vorsicht erfolgen.

Vor allem diese hohen Ansprüche in der Therapie mit Cyclosporin A haben dazu geführt, dass die therapeutische Führung von Transplantat-Trägern heute vorwiegend in Spezialambulanzen mit dem entsprechenden Fachwissen stattfindet.

Tacrolimus ist ein Makrolid-Antibiotikum aus einer Streptomyces-Art. ▶ Es bindet sich im Zytoplasma der Erfolgszellen an spezifische Proteine, so genannte FK-Bindeproteine (FK506 war der ursprüngliche Code-Name für Tacrolimus). Der Komplex aus Tacrolimus und dem FK-Bindeprotein (FKBP-12) lagert sich an Calcineurin an und hemmt dieses. So haben Cyclosporin A und Tacrolimus letztlich den gleichen Wirkungsmechanismus. Auf die Dosis bezogen ist Tacrolimus erheblich wirksamer als Cyclosporin A, hinsichtlich der therapeutischen Breite gleicht es diesem jedoch. ▶ Im Vordergrund der **Nebenwirkungen** steht ebenfalls eine Nephrotoxizität. Kontrollen der Herzfunktion (EKG, Echokardiographie) werden empfohlen, da Fälle von Kardiomyopathie beobachtet wurden. Tacrolimus wird ebenfalls von CYP 3A-Enzymen biotransformiert und entsprechend mögliche Interaktionen sind zu beachten.

Die kombinierte Anwendung von Tacrolimus und Cyclosporin A ist kontraindiziert. ▶ Tacrolimus wird als Mittel zweiter Wahl zur Hemmung der Transplantatabstoßung angewandt.

Über günstige Effekte von lokal appliziertem Tacrolimus bei atopischer Dermatitis (atopisches Ekzem, Neurodermitis) wird berichtet. Für mittelschwere und schwere Fälle steht es als Reservemittel zur Verfügung (ab einem Alter von 2 Jahren).

▶ Die behandelten Hautareale sollten vor Licht geschützt werden (Sonne, Solarium, UV-Licht). Infolge der lokalen Immunsuppression kann nämlich die Elimination entarteter Zellen gestört und langfristig das Hautmalignom-Risiko erhöht sein.

Unter einer gleichzeitigen systemischen Therapie mit einem CYP-3A-Inhibitor (z.B. Erythromycin) wird die Elimination des lokal aufgenommenen Tacrolimus gehemmt; solche Interaktionen sind zu vermeiden.

Tacrolimus
R_1: —OH
R_2: —CH_2—CH=CH_2

Pimecrolimus
R_1: —Cl
R_2: —CH_2—CH_3

Pimecrolimus ist strukturell sehr nah mit Tacrolimus verwandt. Es ist für die lokale Anwendung bei leichten bis mittelschweren Formen der atopischen Dermatitis geeignet.

20.1.3 Inhibitoren der Kinase „mTOR"

Sirolimus (**Rapamycin**) ist ein Makrolid aus Streptomyces hygroscopicus. ▶ Trotz der strukturellen Ähnlichkeit weist es einen anderen Wirkungsmechanismus als Cyclosporin A und Tacrolimus auf (Abb. 20.**2**).

Während letztere die *Bildung* von Interleukin-2 hemmen, interferiert Sirolimus mit der **Wirkung von Interleukin-2**. Nach der Bindung von IL-2 an seinen membranständigen Rezeptor wird über einen komplexen Signaltransduktionsweg der Übergang des Lymphozyten von der G1- in die S-Phase des Zellzyklus induziert. Innerhalb dieses Signalweges liegt eine Kinase namens mTOR (**„mammalian target of rapamycin"**). Sirolimus hemmt diese Kinase, und zwar im Komplex mit FK-Bindeproteinen. Diese sind zwar auch die intrazellulären Bindungsstellen von Tacrolimus (s.o.), jedoch hat der Komplex aus Sirolimus und dem FK-Bindeprotein eine andersartige Konformation und Substratspezifität. ▶ Sirolimus wird nach peroraler Gabe gut resor-

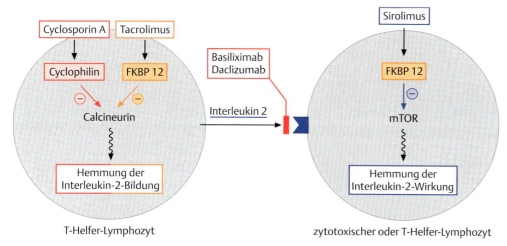

Abb. 20.2 **Interleukin-2-hemmende Wirkprinzipien.**

biert. Es ist ein Substrat von P-Glykoprotein in den Enterozyten und von CYP 3A4 in Darm und Leber, was zu vielfältigen Arzneistoff-Interaktionen führen kann. ▶ Offenbar ist die **Nephrotoxizität**, zumindest unter alleiniger Gabe von Sirolimus, geringer als bei Cyclosporin A. Es gibt **zahlreiche andere Nebenwirkungen**, darunter Hyperlipidämie, Leberschädigung, periphere Ödeme, Anämie, Thrombopenie, Neutropenie und Folgen der Immunsuppression, u. a. erhöhtes Malignomrisiko.

▶ Sirolimus kann für eine 2- bis 3-monatige Kombinationstherapie mit Cyclosporin A und einem Glucocorticoid bei Patienten nach Nierentransplantation mit einem geringen bis mittleren Abstoßungsrisiko verwendet werden. Danach ist es möglich Sirolimus zusammen mit einem Glucocorticoid weiter zu geben. Die möglichen pharmakokinetischen Interaktionen zwischen Sirolimus und Cyclosporin A müssen beachtet werden. Sirolimus kann auch benutzt werden, um die Oberflächen von Stents zu beschichten. Damit wird eine erneute Proliferation des Endothels erschwert und einer Re-Stenosierung vorgebeugt. Die Effektivität derartig beschichteter Stents ist heute unbestritten und stellt in der interventionellen Kardiologie einen echten Fortschritt dar.

Everolimus gleicht Sirolimus in seinen pharmakologischen Eigenschaften und seiner klinischen Anwendung.

20.1.4 Antagonisten gegen Interleukin-Rezeptoren

Basiliximab ▶ ist ein chimärer monoklonaler Antikörper mit einem humanen F_c-Stück und von der Maus stammenden (murinen) F_{ab}-Stücken. Diese sind **gegen den Rezeptor für Interleukin-2** gerichtet und blockieren ihn. Da das F_c-Stück nicht speziesfremd ist, hat der Antikörper eine geringere Antigenität und eine längere Verweilzeit im Blut als komplett murine Antikörper.
▶ Basiliximab kann in den ersten Tagen nach einer Nierentransplantation zur Hemmung der Transplantatabstoßung angewandt werden, und zwar additiv zur Immunsuppression mit Cyclosporin A und Glucocorticoiden. ▶ Basiliximab scheint gut verträglich zu sein.

Daclizumab ist ein Antikörper gegen den **Interleukin-2-Rezeptor**, bei dem der murine Anteil noch etwas weiter reduziert worden ist („humanisierter" Antikörper). Die pharmakologischen Eigenschaften entsprechen denen von Basiliximab.

Anakinra ist ▶ ein Blocker für den Interleukin-1-Rezeptor. Es handelt sich jedoch nicht um einen Antikörper, sondern um ein gentechnisch hergestelltes Analogon eines körpereigenen IL-1-Rezeptorantagonisten. ▶ Anakinra kann bei schwerer *rheumatoider Arthritis* angewandt werden (s. S. 298).

20.1.5 Interferenz mit der Antigenerkennung

Muromonab CD3 ▶ ist ein **mur**iner **mon**oklonaler Antikörper (**a**nti**b**ody) gegen das **CD3**-Protein von T-Lymphozyten. Dieses Glykoprotein ist als „Nachbar" zum T-Zell-Rezeptor an der Antigen-Erkennung der T-Lymphozyten beteiligt. Nach Besetzung durch den Antikörper ist die Antigen-Bindung blockiert. ▶ Muromonab CD3 kann bei beginnenden Abstoßungsreaktionen nach Herz-, Leber- und Nierentransplantationen angewandt werden. ▶ Nebenwirkungen, die auf die Freisetzung von Zytokinen nach der Injektion der Substanz zurückgeführt werden, sind Grippe-artige Symptome bis hin zu anaphylaktoiden Reaktionen; diesen kann durch Vorweggabe eines Glucocorticoids vorgebeugt werden.

20.1.6 Zytostatische, lymphostatische Prinzipien

Methotrexat, Azathioprin und **Cyclophosphamid** hemmen die Vermehrung von Zellen und werden als Zytostatika zur Behandlung maligner Neoplasien angewandt (S. 418). Die verschiedenen zytostatischen Wirkungsmechanismen der genannten Wirkstoffe sind im Kapitel „Antineoplastische Substanzen" näher erläutert.
▶ Die Zytostatika können auch die Proliferation von Lymphozyten unterdrücken. Zur Immunsuppression reichen normalerweise niedrigere Dosierungen als in der antineoplastischen Therapie. Daher könnten für die immunsuppressive Wirkung andere molekulare Wirkungen ausreichend sein als für den onkologischen Effekt. So scheint beispielsweise bei Cyclophosphamid in niedriger Dosis nicht die Alkylierung der DNS notwendig zu sein, sondern die Alkylierung von membranständigen lymphozytären Proteinen auszureichen.
▶ Typische Anwendungsgebiete sind für Methotrexat und Azathioprin die Basistherapie der **chronischen Polyarthritis** und andere Autoimmunkrankheiten. Eine Hauptindikation für Cyclophosphamid stellen **autoimmunologische Prozesse** mit ausgeprägter Gefäßbeteiligung im Sinne einer Vaskulitis dar (z.B. Morbus Wegener und Panarteriitis nodosa). Bei akuten Verlaufsformen des **Morbus Wegener** kann auch eine hochdosierte Cyclophosphamid-Stoßtherapie erforderlich sein.
▶ In niedriger immunsuppressiver Dosis sind die Substanzen besser verträglich als in der antineoplastischen Therapie. Dennoch können beispielsweise gastrointestinale Nebenwirkungen, Blutbildungsstörungen oder auch Haarausfall auftreten.

Im Zusammenhang mit Azathioprin muss an einen genetischen Polymorphismus gedacht werden, der die Wirksamkeit der Substanz verstärkt und zu schwerer Knochenmarkssuppression führen kann. Diese Gefahr droht bei Patienten mit einem Mangel an dem Enzym **Thio**purin-**M**ethyl**t**ransferase (TPMT), welche Azathioprin bzw. dessen wirksamen Metaboliten 6-Mercaptopurin inaktiviert. Die TPMT-Aktivität kann vor Therapiebeginn an den Erythrozyten eines Patienten gemessen werden.

Auf die Interaktion zwischen Azathioprin und Allopurinol (S. 424) und auf die Mesna-Begleitmedikation zur Cyclophosphamid-Anwendung (S. 420) sei hier aufmerksam gemacht.

Mycophenolat-mofetil ▶ ist ein Proliferations-Hemmstoff mit größerer Spezifität hinsichtlich der Lymphozyten. Die Substanz wird peroral zugeführt, durch Esterspaltung wird die Wirkform Mycophenolsäure freigesetzt. Diese hemmt das Enzym **Inosinmonophosphat-Dehydrogenase**, welches für die **Neusynthese von Purinen** notwendig ist. Da T- und B-Lymphozyten, anders als die meisten Zellen, nicht Hypoxanthin zur Purin-Synthese verwerten können, werden sie von einer Hemmung der *de-novo*-Synthese der Purine besonders betroffen, es wirkt also verhältnismäßig spezifisch.

Mycophenolat-mofetil

▶ Die Substanz ist **relativ gut verträglich** (selten treten gastrointestinale Nebenwirkungen, Leukopenien und Infekte, insbesondere Cytomegalie-Viruserkrankungen, auf).
▶ Die Resorption aus dem Magen-Darm-Trakt und die Elimination eines glucuronidierten Hauptmetaboliten über die Nieren sind wenig störanfällig; Arzneistoff-Interaktionen sind (anders als bei Cyclosporin A, s.u.) selten klinisch relevant.
▶ Mycophenolat-mofetil wird zur **Unterdrückung einer Abstoßung** nach Nieren-, Leber- oder Herztransplantation zusätzlich zu Cyclosporin A und Glucocorticoiden angewendet. Dadurch kann insbesondere die Cyclosporin-Dosis gesenkt und dessen Verträglichkeit erhöht werden. Ob Mycophenolat-mofetil anstelle von Azathioprin in einer solchen Dreierkombination einen deutlichen Vorteil bietet, erscheint nicht sicher. Wenn Cyclosporin A unverträglich ist, kann im Rahmen einer immunsuppressiven Kombinationstherapie statt dessen Mycophenolat-mofetil angewandt werden.
▶ Als **Nebenwirkungen** werden unter anderem Durchfälle, Leukopenie, Infektanfälligkeit bis Sepsis genannt.

Leflunomid ▶ ist eine Vorstufe, die nach peroraler Gabe in einen Metaboliten umgewandelt wird (s. Formel), welcher die Proliferation von Lymphozyten hemmt. Ein Wirkungsmechanismus besteht in der Hemmung der mitochondrialen **Dihydroorotat-Dehydrogenase**, einem Schlüsselenzym in der **Neusynthese von Pyrimidin-Körpern**. Aktivierte Lymphozyten benötigen für die Proliferation unter anderem vermehrt Pyrimidin-Nukleotide, die aber unter dem Einfluss des Leflunomid-Metaboliten nicht ausreichend bereitgestellt werden können. **Weitere Wirkungsmechanismen** werden genannt, so eine Hemmung von Tyrosinkinase-vermittelten Phosphorylierungsreaktionen, eine Modulation der Bildung von Zytokinen und eine Hemmung der endothelialen Leukozyten-Adhäsion.
▶ Leflunomid ist indiziert zur chronischen Anwendung bei rheumatoider Arthritis. Die Bedeutung von Leflunomid im Vergleich zu den anderen Basistherapeutika lässt sich noch nicht beurteilen.
▶ Leflunomid wird nach peroraler Gabe vollständig resorbiert und danach in Darmschleimhaut und Leber durch Öffnung des Isoxazolringes zum aktiven Metaboliten umgewandelt. Dessen Elimination geschieht langsam unter Beteiligung eines enterohepatischen Kreislaufs (Halbwertszeit 2 Wochen). Um recht bald einen

Wirkspiegel zu erreichen, werden in den ersten drei Tagen jeweils 100 mg Leflunomid gegeben, danach wird die Therapie mit 10–20 mg pro Tag fortgesetzt. Dennoch entwickelt sich der therapeutische Effekt langsam (4–6 Wochen).

▶ **Häufige Nebenwirkungen** sind (1–10% der Patienten): gastrointestinale Störungen, verstärkter Haarausfall, Leukopenie, Kopfschmerzen, Schwindelgefühl, Parästhesie, Blutdrucksteigerung, Sehnenscheidenentzündungen.

Leflunomid → aktiver Metabolit

20.1.7 Weitere Prinzipien

Hemmung der vasalen Lymphozyten-Emigration. Bevor Leukozyten aus der Blutbahn in das Gewebe übertreten können, müssen sie zunächst Kontakt mit dem Gefäßendothel aufnehmen. Der Kontakt wird durch Wechselwirkungen beiderseitig vorhandener **Adhäsionsproteine** vermittelt. Adhäsionsproteine vom Typ der **Selektine** finden sich auf der Oberfläche von Leukozyten und Endothelzellen, **Integrine** auf Leukozyten und Adhäsionsproteine aus der **Immunglobulin-Superfamilie** auf Endothelzellen. Die Interaktion der beiderseitigen Adhäsionsproteine bremst die Leukozyten auf dem Endothel ab und leitet den Durchtritt der Leukozyten durch die Endothelbarriere und die subendotheliale Basalmembran ein. Adhäsionsproteine sind mit dem Zytoskelett der Zelle, zu der sie gehören, verbunden und können der Zelle im Zuge der interzellulären Kontaktaufnahme auch Signale übermitteln. Die Ausstattung mit Adhäsionsproteinen hängt vom Funktionszustand ab; deshalb weisen Endothelzellen in einem Entzündungsgebiet eine erhöhte Bereitschaft zum Kontakt mit Leukozyten auf. Wirkstoffe, die Adhäsionsproteine besetzen und abschirmen und so die vasale Leukozytenemigration hemmen, dämpfen Immunreaktionen.

- **Efalizumab** ▶ ist ein humanisierter IgG-Antikörper gegen das **Lymphozyten-Integrin LFA-1** (lymphocyte function-associated antigen-1), das normalerweise mit dem **i**nter**c**ellulären **A**dhäsions**m**olekül ICAM-1 (aus der Immunglobulin-Superfamilie) Kontakt aufnimmt. Letzteres soll in den Hautläsionen der Schuppenflechte vermehrt auf Endothelzellen und Keratinozyten vorhanden sein. ▶ Efalizumab ist ein Reservemittel zur Behandlung der mittelschweren und schweren Psoriasis vom Plaque-Typ. Es wird in wöchentlichen Abständen subkutan injiziert (Injektionsstelle wechseln). ▶ Nach der Injektion können grippeähnliche Symptome auftreten. Der Gehalt des Blutes an weißen Zellen wird sehr häufig erhöht gefunden. (Dies scheint durchaus einleuchtend, denn das blockierte LFA-1 findet sich auf Lymphozyten, Monozyten und neutrophilen Granulozyten, die nun das Gefäßbett weniger verlassen). An die Abwehrschwäche (Kontraindikation schwere Infektionen und Impfungen unter der Therapie, Malignomrisiko erhöht?) ist zu denken.

- **Natalizumab** ▶ ist gegen **Integrine** gerichtet, die eine α_4-**Untereinheit** enthalten. Integrine sind heterodimere Proteine, die aus einer α- und einer β-Untereinheit bestehen. ▶ Der α_4-Integrin-Typ befindet sich auf T-Helfer- und auf zytotoxischen T-Lymphozyten, jedoch nicht auf neutrophilen Granulozyten. Natalizumab zeigte in klinischen Studien günstige Wirkungen bei der multiplen Sklerose und beim Morbus Crohn. Natalizumab war in den USA vorübergehend zur Behandlung der multiplen Sklerose auf dem Markt. ▶ Es wurden einige wenige Fälle einer progressiven **multifokalen Leukenzephalopathie** beschrieben. Dies ist eine demyelinisierende Hirnerkrankung, die bei Immunschwäche auftreten kann und häufig tödlich verläuft. Die Erkrankung wird durch das „JC-Virus" aus der Papovavirusfamilie verursacht, das zwar bei ca. 75% der Bevölkerung latent vorhanden ist, aber keinen Schaden anrichtet, solange das Immunsystem intakt ist. Es liegt nahe anzunehmen, dass die Hemmung des Lymphozyten-Übertritts in das Gehirn durch Natalizumab den Immunschutz vor einer JC-Virus Aktivierung schwächt. Solange über dieses Geschehen keine Klarheit besteht, erscheint das Nutzen/Risiko-Verhältnis von Hemmstoffen der Lymphozyten-Emigration kaum beurteilbar.

Interferone. Die Interferone der Gruppen α, β und γ wirken antiviral, antiproliferativ und immunmodulatorisch. Über die Anwendung von Interferonen in der Therapie von viralen Infektionskrankheiten und von malignen Neoplasien wird an den entsprechenden Stellen berichtet (S. 429, Box 24.**3** auf S. 429). Über die Nutzung der immunmodulatorischen Wirkung von β-Interferonen bei multipler Sklerose gibt Box 20.**1** Auskunft.

Hemmung der IgE-Funktion. Omalizumab ist ▶ ein monoklonaler Antikörper, der gegen das F_c-Stück vom Immunglobulin E gerichtet ist. IgE benutzt die F_c-Region für die Bindung an den IgE-Haftort auf Mastzellen. Indem Omalizumab die F_c-Region besetzt, verhindert es die Bindung von IgE auf Mastzellen und unterbricht so bei atopischen allergischen Reaktionen die IgE-vermittelte Freisetzung von Histamin und anderen Mediatorsubstanzen. Klinische Studien haben gezeigt, dass die Gabe von Omalizumab bei ▶ Asthma bronchiale geeignet ist, Glucocorticoide einzusparen.

Mittel zum Abfangen von Tumornekrosefaktor-α, der von Makrophagen freigesetzt wird und entzündungsfördernd wirkt, sind auf S. 298 besprochen (Etanercept und TNF-blockierende Antikörper wie Infliximab).

Antilymphozyten-Serum. ▶ Aus dem Serum immunisierter Kaninchen und Pferde lassen sich Präparate herstellen, die Immunglobulin G gegen humane T-Lymphozyten enthalten. Sie können bei Abstoßungskrisen angewandt werden. ▶ Aufgrund des artfremden Charakters ist mit verschiedenen Unverträglichkeitsreaktionen zu rechnen.

> **Box 20.1**
>
> **Immuntherapeutika zur Therapie der multiplen Sklerose**
>
> Die multiple Sklerose zählt zu den Autoimmunerkrankungen. Vermittelt über zytotoxische T-Lymphozyten kommt es zur Schädigung der Markscheiden-bildenden Oligodendrozyten. Eine wichtige antigene Struktur ist hierbei das basische Myelin-Protein (MBP). Eine Therapie mit β-Interferon kann die Häufigkeit und Schwere der Erkrankungsschübe vermindern und die Progredienz von Behinderungen bremsen. Interferon β-1b wird gentechnisch in prokaryonten E.-coli-Zellen produziert und unterscheidet sich vom natürlichen Glykoprotein unter anderem durch die fehlende Glykosylierung. Es wird jeden 2. Tag subkutan injiziert. Interferon β-1a wird gentechnisch in eukaryonten CHO-Zellen (Ovarialzellen vom Chinesischen Hamster) erzeugt und entspricht der natürlichen Form. Eine pegylierte Form wirkt deutlich länger. Die häufigste Nebenwirkung ist ein grippeähnliches Syndrom. Außerdem können Entzündungsreaktionen an der Injektionsstelle auftreten, besonders bei subkutaner Zufuhr. Schließlich wurden Depressionen bis hin zur Suizidgefahr beobachtet.
>
> **Glatirameracetat** (Copolymer-1) ▶ ist ein neues, jetzt zugelassenes Wirkprinzip. Es handelt sich um synthetische Peptide, die dem basischen Myelin-Protein ähneln und Immunzellen von diesem Antigen abhalten, indem sie deren Antigen-Rezeptoren blockieren. Glatirameracetat besteht aus den L-Aminosäuren Glutaminsäure, Alanin, Lysin und Tyrosin in zufälliger Reihenfolge. Das Molekulargewicht der Peptide liegt bei 5–13 kDa.
>
> Trotz anfänglicher Euphorie über diese Substanzen in der Therapie der multiplen Sklerose scheint ihr anhaltender Erfolg nicht abschließend gesichert und muss weiter untersucht werden. Bei hochaktiven Verlaufsformen wird zur Immunmodulation Mitoxantron (s. S. 422) mit begrenztem Erfolg eingesetzt. Der akute Schub einer multiplen Sklerose muss mit hohen Dosen von Glucocorticoiden behandelt werden. Das englische „National Center for Clinical Excellence (NICE)" hat 2002 dem National Health System weder die Anwendung von Interferon β noch von Glatirameracetat empfohlen. Azathioprin scheint den gleichen Nutzen bei erheblich niedrigeren Kosten zu haben.

20.2 Förderung von Immunreaktionen

Kolonie-stimulierende Faktoren

Granulozyten-Kolonie-stimulierender Faktor (G-CSF).
▶ Dieses Glykoprotein (175 Aminosäuren) stimuliert im Knochenmark spezifisch die Bildung und Ausschüttung von neutrophilen Granulozyten und fördert somit die Fähigkeit des Organismus zur **unspezifischen Immunantwort**. G-CSF wird heute gentechnisch hergestellt: **Filgrastim** aus E. coli (nicht-glykosyliert), **Lenograstim** aus Ovarialzellen des chinesischen Hamsters (human-identisch). Seit kurzem steht **Pegfilgrastim** zur Verfügung, das aufgrund der Pegylierung zur Granulopoeseförderung nur einmal gegeben werden muss.

▶ Die Faktoren werden genutzt, um einer **Schädigung der Granulopoese** durch Zytostatika entgegenzuwirken. G-CSF mildert das Absinken der Zahl neutrophiler Granulozyten im Blut und beschleunigt die Erholung des Blutbildes. Diese Wirkungen sind verbunden mit einer verminderten Infektionsgefahr. Thrombopenie und Anämie werden nicht gebessert. Die Präparate werden subkutan oder intravenös injiziert, bis die Granulozytenzahl den Normwert erreicht hat.

Neben dem Einsatz bei Zytostatika-induzierten Neutropenien haben die genannten Faktoren eine zunehmende Bedeutung in der sog. „Knochenmarktransplantation". Heute wird hierbei in der Regel kein Knochenmark mehr übertragen, sondern aus peripherem Blut gewonnene, pluripotente hämatopoetische Stammzellen. Diese Stammzellen sind in der Lage, das durch Zytostatika und/oder Bestrahlung blutbildungsfreie Knochenmark wieder zu besiedeln und hier eine neue Produktion von Blutzellen zu beginnen. Leider ist beim Gesunden ihre Konzentration so gering, dass sehr große Mengen Blutes verarbeitet werden müssten. Dies wird durch eine Vorbehandlung der gesunden Spender mit G-CSF verbessert, der die periphere Konzentration an Stammzellen deutlich erhöht. Dann werden nach Extraktion diese Zellen bereits in Kultur expandiert, wiederum unter dem In-vitro-Einsatz dieser und ähnlicher Faktoren.

▶ Kurz nach der Injektion können Knochen- und Muskelschmerzen auftreten; insgesamt ist die Verträglichkeit recht gut. G-CSF scheint ein echter Fortschritt bei der Therapie mit Zytostatika zu sein.

Dem **Granulozyten-Makrophagen-Kolonie-stimulierenden Faktor** (GM-CSF) entspricht **Molgramostim**, welches gentechnisch aus E. coli gewonnen wird (in Deutschland nicht auf dem Markt). Therapeutisch wird es ebenfalls gegen Zytostatika-induzierte Neutropenien eingesetzt.

Immunstimulanzien

Immunstimulanzien sind Substanzen bzw. Impfstoffe, welche die Immunabwehr u. a. auch gegen Tumorzellen vermehren sollen. Es hat sich gezeigt, dass Neoplasmen temporär bei günstiger Abwehrsituation langsam oder gar nicht wachsen. Die Erfolge, die Immunabwehr bei Tumoren zu verbessern, sind allerdings beschränkt. Immerhin haben sich bei manchen Melanomen gewisse Erfolge durch Verwendung des **Tuberkulose-Impfstoffes BCG** gezeigt. Es ist intensiv untersucht worden, ob auch chemisch definierte Substanzen wie z. B. Levamisol oder Tiloron, die möglicherweise die Immunabwehr stimulieren, einen günstigen Einfluss auf neoplastische Erkrankungen aufweisen. Diese Art der Stimulation der Immunabwehr könnte einen neuen Aspekt in der Tumortherapie eröffnen.

Levamisol ist das levo-Enantiomer des Anthelminthikum Tetramisol und ebenfalls gegen Nematoden wirksam. In Tierversuchen steigerte Levamisol bei Tieren mit Immundefekten die Aktivität von T-Lymphozyten und B-Lymphozyten, außerdem fanden sich antineoplastische Effekte. In klinischen Versuchen bei Patienten mit kolorektalen Karzinomen des Stadiums Dukes C (regionale Metastasen) und chirurgischer Entfernung betroffener Dickdarmabschnitte erbrachte eine adjuvante Therapie mit Fluoruracil in Kombination mit Levamisol verbesserte Therapieerfolge.

Box 20.2

Selbstmedikation mit Immunstimulanzien

Es ist immer wieder zu hören, häufige Erkältungskrankheiten und Ähnliches könnten mit einem „schwächlichen Immunsystem" zusammenhängen, und zur Stärkung des Immunsystems werden dann von den Patienten frohgemut rezeptfreie „Immunstimulanzien" angewandt. Dabei wäre eigentlich zu bedenken, dass eine somatisch wirksame „Immunstimulation" im Prinzip mit dem Risiko, unerwünschte Immunreaktionen (allergische Erkrankungen, autoimmunologische Prozesse) zu fördern, verbunden sein müsste. Bei psychologisch wirkenden „Immunstimulanzien" sind solche Überlegungen allerdings „kontraproduktiv".

Die selbst von ansonsten rational denkenden Ärzten im Selbstversuch recht häufig geübte Einnahme von **Echinacea-Präparaten** (aus dem Purpursonnenhut) zur „Immunstimulation" hat jetzt endlich zu einer großen, methodisch einwandfreien Interventionsstudie zur Prävention einer Rhinovirusinfektion geführt, die zusammen mit einer kritischen Würdigung der anderen, oft qualitativ fragwürdigen Studien nur einen Schluss zulässt: **somatisch nützt es nichts**.

Weitere Prinzipien

Die Anwendung von **Interleukin-2** (Aldesleukin), welches zytotoxische T-Lymphozyten stimuliert, zur Therapie metastasierender Nierenkarzinome wird auf S. 429 erwähnt.

Die Nutzung **monoklonaler Antikörper** (z. B. Trastuzumab) gegen maligne Neoplasmen ist auf S. 427 dargestellt.

Imiquimod ist ein Imidazochinolin-Derivat, das an der Haut zur Behandlung spitzer Kondylome angewandt wird. Es wird vermutet, dass dieser Effekt auf einer Förderung von Immunreaktionen beruht, die gegen die zugrunde liegende Papillomavirus-Infektion gerichtet sind.

Notwendige Wirkstoffe

(alphabetisch): Immunmodulatorische Substanzen

Wirkstoff	Handelsname	Alternative
Anakinra	*Kineret®*	–
Basiliximab	*Simulect®*	–
Cyclosporin A (Ciclosporin)	*Sandimmun®*	G
Daclizumab	*Zenapax®*	–
Efalizumab	*Raptiva®*	–
Everolimus	*Certican®*	–
Filgrastim	*Neupogen®*	–
Glatirameracetat	*Capoxone®*	–
Imiquimod	*Aldara®*-Creme	–
Infliximab	*Remicade®*	–
Lenograstim	*Granocyte®*	–
Levamisol	nicht im Handel	–
Molgramostim	nicht im Handel	–
Muromonab CD3	*Orthoclone®*	–
Mycophenolatmofetil	*Cellcept®*	–
Natalizumab	zur Zeit nicht verfügbar	
Omalizumab	*Xolair®*	–
Pegfilgrastim	*Neulasta®*	–
Pimecrolimus	*Douglan®*-, *Elidel®*-Creme	
Sirolimus	*Rapamune®*	
Tacrolimus	*Prograf®*, *Protopic®*-Salbe	–

21 Zentralnervensystem

21.1 Psychopharmaka ··· 310
21.2 Schlafstörungen ··· 335
21.3 Degenerative Hirnerkrankungen ··· 337
21.4 Nausea und Erbrechen ··· 341
21.5 Antikonvulsiva (Antiepileptika) ··· 344
21.6 Narkotika ··· 350

21.1 Psychopharmaka

Grundlagen

Die im folgenden besprochenen **Psychopharmaka** sind Substanzen, die auf die Psyche einwirken und einen therapeutischen Nutzen besitzen. Sie sind klar abzugrenzen von den **Psychotomimetika** (S. 528), die zwar auch die Psyche beeinflussen, aber keinerlei therapeutischen Wert aufweisen. Die Psychopharmaka sind ferner abzugrenzen von den Arzneimittelgruppen, die zentralnervöse Funktionen unselektiv hemmen (**Hypnotika, Narkotika**) oder erregen (**Analeptika**).

Der Vorteil der Psychopharmaka besteht in einer differenzierteren Beeinflussung psychischer Vorgänge. Ihre Wirkung kann sich zum Teil nur entfalten beim Vorliegen psychopathologischer Reaktionen; dies gilt zum Beispiel für die antipsychotische Wirkung der Neuroleptika und der Antidepressiva. Neben diesen spezifischen Wirkungen besitzen alle Psychopharmaka unspezifische hemmende oder auch erregende Effekte auf das Zentralnervensystem.

Akute und antipsychotische Wirkung

Bei der Therapie einer Schizophrenie mit Neuroleptika und von Depressionen mit Antidepressiva sind grundsätzlich zwei Wirkbilder zu unterscheiden:

- Die **akute Wirkung**, die bei psychisch Gesunden und bei psychisch Erkrankten auftritt. Im Vordergrund stehen folgende Veränderungen: psychomotorische Verlangsamung, emotionale Beruhigung, affektive Indifferenz, Distanzierung zur Umwelt, Gleichgültigkeit, Abnahme der Vigilanz. Daneben treten immer auch somatische Erscheinungen auf, die auf einer Interferenz mit zentralen oder peripheren Übertragungsmechanismen beruhen, z. B. an cholinergen, adrenergen, dopaminergen oder serotoninergen Synapsen (s.u.). Bei längerer Anwendung können einzelne dieser Symptome aufgrund einer Gewöhnung abklingen.
- Die eigentliche **antipsychotische Wirkung** tritt nur bei Psychotikern (Schizophrenen und Depressiven) auf und entwickelt sich langsam bei ständiger Zufuhr der Substanzen, also bei chronischer Gabe. Diese antipsychotische Wirkung besitzt **kein Äquivalent bei psychisch Gesunden**.

Interferenz mit Überträgerstoffen. Da das Grundgerüst der klassischen Neuroleptika und Antidepressiva aus einer Seitenkette mit protonierbarem Stickstoff und einem aromatischen Ringsystem besteht (Formeln s. S. 313, S. 321), besitzen diese Substanzen Affinität zu den Acetylcholin- und Aminrezeptoren. Der erste Schritt bei der Anlagerung der physiologischen Agonisten (Acetylcholin, Catecholamine, Serotonin, Histamin) besteht in der elektrostatischen Anziehung zwischen dem positiv geladenen Stickstoff und dem anionischen Zentrum des Rezeptormoleküls. Diese Reaktion spielt sich auch zwischen den Neuroleptika bzw. Antidepressiva und den Rezeptoren ab. Das große apolare Ringsystem wird durch hydrophobe Kräfte an das Rezeptor-Molekül gebunden. Im Gegensatz zu den genannten Agonisten besitzen die Psychopharmaka aber keine „intrinsic activity". Daraus resultiert eine **antagonistische Wirkung an den entsprechenden Rezeptoren**. Viele Neuroleptika und Antidepressiva wirken daher auch atropinartig und sind Histamin-, Serotonin- und Catecholamin-Antagonisten. Bei der Therapie mit Neuroleptika und Antidepressiva ist daher immer mit Nebenwirkungen vonseiten der vegetativen Organe und des ZNS zu rechnen. Diese Eigenschaften sind bei den einzelnen Pharmaka in unterschiedlichem Ausmaß vorhanden, aber direkt verknüpft mit der aktuell vorhandenen Wirkstoffkonzentration. Daher treten diese Wirkungen akut nach der Applikation auf. Neben diesen Rezeptor-Interaktionen ist auch die **Hemmung der zellulären Aufnahme von biogenen Aminen** eine akute Wirkung der trizyklischen Psychopharmaka, insbesondere der Antidepressiva.

Antipsychotische Wirkung. Da sich die antipsychotischen Wirkungen erst mit einer Latenz von 1–2 Wochen ausbilden, muss die Frage aufgeworfen werden, welcher Zusammenhang zwischen der akuten Interferenz mit Überträgerstoffen und der antipsychotischen Wirkung eigentlich besteht. Zur Zeit wird angenommen, dass der antipsychotischen Wirkung adaptive Prozesse zugrunde liegen, wie eine Veränderung der Rezeptorenzahl oder eine Beeinflussung der Transduktion einer Rezeptor-Besetzung in ein zelluläres Signal. Dies wird ausgelöst durch die längere Anwesenheit von Psychopharmaka und die damit verbundene Beeinflussung der Überträgerstoff-Homöostase an den entscheidenden Stellen des zentralen Nervensystems. Aber gesichertes Wissen über die Ursache der Latenz gibt es nicht.

Box 21.1

Nachdenkliches zum Funktionieren des Gehirns

Bevor die Wirkungen und Indikationen der Psychopharmaka besprochen werden, sollte man kurz innehalten, um an den Aufbau ihres Zielorgans, nämlich des Gehirns zu erinnern. Das Zentralnervensystem ist sicherlich das komplizierteste Organ des Menschen. Es besteht aus 50–100 Milliarden Nervenzellen, von denen jede wiederum auf ihren Dendriten und auch auf dem Zellkörper einige Hundert bis 200000 Synapsen aufweist. Zur Verdeutlichung dieses Aufbaus zeigt die Abb. **a** eine Purkinje-Zelle aus der Kleinhirnrinde mit Dendriten, die eben sichtbar mit synaptischen „Dornen" besetzt sind. Abb. **b** zeigt eine elektronenmikroskopische Vergrößerung (ca. 30000 ×) einer solchen einzelnen Synapse: Ein terminales Nervenende (Ax) hat synaptischen Kontakt zu einem Dorn, das Nervenende lässt einige Überträgerstoff-enthaltende Vesikel erkennen. Wenn jede Nervenzelle nur 1000 Dornen ausbildet, ist im menschlichen Hirn wenigstens mit einer Zahl von $1000 \times 50 \times 10^9 = 5 \times 10^{13}$ Synapsen zu rechnen – eine unvorstellbare Zahl! Diese quantitative Undurchschaubarkeit wird weiter vervielfacht durch die immer größer werdende Zahl der Überträgersubstanzen, denen im Hirn eine Bedeutung zukommt. Es seien genannt als „schnelle" Transmitter Acetylcholin, die Amine Noradrenalin, Dopamin, Serotonin, Histamin und die Aminosäuren γ-Aminobuttersäure, Glycin, Glutaminsäure und Asparaginsäure. Hinzu kommen die „langsamen" Überträgersubstanzen oder Modulatoren: Endorphine, Substanz P, Neurotensin, vasoaktives intestinales Peptid (VIP), Cholezystokinin, Gastrin, Angiotensin II, Bradykinin und Neuropeptid Y, um nur die wichtigsten zu nennen. Sie alle können über die entsprechenden Synapsen auf den Dendriten und dem Zellkörper (lediglich ca. 10% der Synapsen liegen auf dem Zellleib) das Membranpotenzial erhöhen oder vermindern und damit die Erregbarkeit der betreffenden Nervenzellen regulieren. Die Überträgersubstanzen besitzen ihre entsprechenden Rezeptoren, was den pharmazeutischen Chemikern die Möglichkeit bietet, Agonisten und Antagonisten zu entwickeln.

Wenn man sich diese kurz skizzierte, unglaubliche Komplexität des ZNS vor Augen hält, steht man sozusagen vor einem Wunder. Man kann nur staunen, dass das Hirn überhaupt „einigermaßen" funktioniert. Und man sollte auch den Optimismus bewundern, der sich darin ausdrückt, durch Fremdsubstanzen mehr oder minder schwere Störungen der Hirnfunktion bessern zu wollen. Und tatsächlich hat die Therapie mit Psychopharmaka ja Erfolge aufzuweisen.

Auf ein fundamentales Problem sollte an dieser Stelle noch hingewiesen werden, es ist das so genannte „Psychophysische Problem". Alles, was sich in unserem Bewusstsein abspielt – sei es eine Stimmung, sei es eine Erinnerung, ein Sinneseindruck oder ein Schmerz usw. – mag begleitet oder ausgelöst sein von elektrophysiologischen oder metabolischen Prozessen in den Hirnzellen; aber Aktions- und Membranpotenziale, ATP-/cAMP-Konzentrationen, G-Proteine oder was immer man an physiologischen Prozessen herbeizitieren kann, sind niemals der Bewusstseinsinhalt selbst oder mit ihm gleichzusetzen. Das psychophysische Problem ist bisher ungelöst und wird es wohl auch bleiben. Das Wissen um diese Problematik sollte bei der Beschäftigung mit geistig Kranken immer präsent sein.

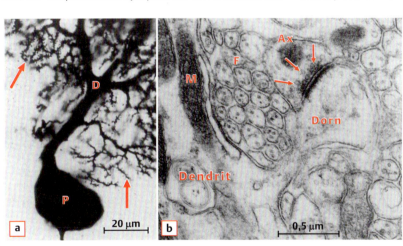

a Purkinje-Zelle aus dem Kleinhirn (Katze) mit Perikaryon (P) und Hauptdendrit (D). Die Endverzweigungen des Dendritenbaumes, von dem nur ein kleiner Teil gezeigt ist, tragen synaptische „Dornen" (Pfeile). Färbung: Silberimprägnation nach Golgi.
b Synapse am „Dorn" eines Dendriten von einer Purkinje-Zelle (EM-Bild). Im Axonende (Ax) sind synaptische Vesikel (Pfeile) zu erkennen. F: Querschnitte vorbeiziehender Nervenfasern; M: Mitochondrium. (Aufnahmen aus dem Anatomischen Institut der Universität Kiel.)

Box 21.2

Probleme der psychopharmakologischen Forschung

Es sei darauf hingewiesen, dass die Untersuchung von Psychopharmaka tierexperimentell außerordentlich schwierig ist: Erstens fehlen die psychopathologischen Zustandsbilder beim Tier, und zweitens gibt es keinen Zugang zur „Psyche des Tieres", der Untersucher ist auf Analogieschlüsse angewiesen. So können am Tier eigentlich nur die unspezifischen Wirkungen der Psychopharmaka und ihre somatischen Nebenwirkungen experimentell erfasst werden. Ungeachtet der zahlreichen praktischen Erfolge mit modernen Psychopharmaka wissen wir nur wenig über die Pathogenese der psychischen Erkrankungen und über den molekularen Wirkungsmechanismus der bei diesen Erkrankungen wirksamen Pharmaka. Allerdings spricht eine Reihe von Beobachtungen und Befunden dafür, dass zumindest ein Teil der Psychosen irgendwie mit Störungen im Stoffwechsel von Überträgersubstanzen verknüpft ist, in den die Psychopharmaka möglicherweise eingreifen. Für die Annahme, dass psychotische Zustandsbilder eine somatische (biologische) Ursache haben müssten, spricht folgende Erfahrung: Mit einer ganzen Reihe von Substanzen können akut psychische Veränderungen hervorgerufen werden (s. auch S. 528), wie sie bei endogenen Psychosen vorkommen. Man spricht daher auch – vielleicht zu oberflächlich – von Modellpsychosen.

Überblick

Neuroleptika

Die Wirkstoffe dieser Arzneimittelgruppe beeinflussen die Symptome der endogenen Psychose **Schizophrenie** im günstigen Sinne. Dieser Effekt setzt mit einer Latenz von Wochen ein. Die antipsychotische Wirkung ist weder im Tierversuch – es gibt kein Krankheitsäquivalent der Schizophrenie beim Tier – noch beim geistig gesunden Menschen nachzuweisen. Andererseits besitzen alle Neuroleptika akut einsetzende Wirkungen, die bei Tier und Mensch vorhanden und der aktuellen Blutspiegel-Konzentration korreliert sind. Beim Menschen steht eine Dämpfung des ZNS, mit Bewusstseinseinengung, affektiver Indifferenz und Anxiolyse im Vordergrund; Störungen im vegetativen System können mehr oder minder ausgeprägt sein. Typisch sind auch extrapyramidalmotorische Symptome nach längerer Behandlungsdauer. Auf Rezeptorebene zeigen viele der Substanzen eine antagonistische Wirkung gegenüber Dopamin. Bei einigen Pharmaka fällt eine Hemmung von Serotonin-Rezeptoren auf, andere beeinflussen zusätzliche Rezeptorsysteme. Die Neuroleptika lassen sich unterteilen in

- **Phenothiazine**, Leitsubstanz **Chlorpromazin** _Promethazin_
- **Butyrophenone**, Leitsubstanz **Haloperidol** und
- **Dibenzazepine**, Leitsubstanz **Clozapin** _Risperidon_
- und andere atypisch gebaute Wirkstoffe.

[Randnotiz: niedrigpotente, Hochpotente, Atypische]

Die Schizophrenie ist eine endogene Psychose, deren Ursache nicht bekannt ist. Sie verläuft in Schüben, eine vollständige Wiederherstellung erfolgt im Allgemeinen nicht, man spricht von Defektheilungen. Die Anzahl von Schüben, die Abstände zwischen ihnen und das Ausmaß des verbleibenden Defektes kann nicht vorausgesagt werden. Die Erkrankung läuft unter sehr verschiedenen Bildern ab, s. Box 21.4.

Die **Symptome** lassen sich unter zwei Gesichtspunkten gruppieren:

- **Positiv-Symptome**, im akuten Schub überwiegend, wie Wahnvorstellungen, Halluzinationen, Denkstörungen, und
- **Negativ-Symptome** wie Affekt-Abflachung, Antriebsverarmung, Verlust sozialer Kontakte, die im Intervall das Bild bestimmen.

Diese beiden Symptomenkomplexe lassen sich therapeutisch unterschiedlich beeinflussen.

Vorbemerkungen zur neuroleptischen Therapie

▶ **Wirkungsmechanismus der Neuroleptika.** Alle Neuroleptika haben Bindungsaffinitäten zu Rezeptoren für Dopamin, 5-Hydroxytryptamin und in wechselndem Ausmaß für Acetylcholin, Noradrenalin und Histamin, um nur die wichtigsten zu nennen. Auf welche Weise der antipsychotische Effekt zustande kommt, ist im einzelnen nicht geklärt. Er ist jedoch offenbar korreliert mit der „akuten" Affinität der neuroleptischen Wirkstoffe zu bestimmten Untertypen des Dopamin- und des 5-HT-Rezeptors. Die Dopamin-D_2- und D_4-Rezeptoren und die 5-HT_2-Rezeptoren scheinen wichtige Wirkorte für den gewünschten Effekt der Phenothiazine und Butyrophenone zu sein. Die neuen Neuroleptika wie Clozapin besitzen zusätzlich hohe Affinität zu den α_1-Adrenozeptoren. Die Bindung eines Neuroleptikums an einen der erwähnten Rezeptor-Typen hat immer einen antagonistischen Charakter, lediglich Ziprasidon löst am 5HT_{1A}-Rezeptor eine agonistische Wirkung aus.

Man gewinnt den Eindruck, dass es bei der antipsychotischen Therapie weniger auf eine hohe spezifische Affinität zu einem bestimmten Subtyp eines Rezeptors ankommt, sondern der Wirkstoff mit einer größeren Zahl von Rezeptoren in bestimmten Hirnabschnitten interferieren muss, um erfolgreich zu sein (Abb. 21.1, S. 318). Eine Substanz wie Clozapin wäre ein Musterbeispiel für das, was im englischen Sprachgebrauch als „dirty drug" bezeichnet wird. Aber Clozapin ist ein sehr gutes Neuroleptikum.

Die teilweise Blockade der genannten Rezeptor-Typen bei therapeutischer Dosierung kann zu mannigfaltigen Nebenwirkungen führen. Insbesondere ist an einen Zusammenhang zwischen Dopamin-D_2-Rezeptoren und dem Auftreten extrapyramidal-motorischer Nebenwirkungen zu denken.

Box 21.3

Symptomatische Therapie mit Neuroleptika – bisher die einzige Möglichkeit

Die Schizophrenie ist eine der schwersten Erkrankungen, die einen Menschen treffen kann. Ihre Ursache ist unbekannt, eine Heilung des zugrunde liegenden Prozesses ist bisher nicht möglich. Die Neuroleptika sind aber in der Lage, die psychotischen Symptome abzumildern und damit dem Kranken Erleichterung zu bringen. Dadurch kann häufig die Hospitalisierungszeit abgekürzt und die Eingliederung des Kranken in sein heimatliches Milieu erleichtert werden. Gleichzeitig kann die Dauer psychotischer Schübe bei schizophrenen Patienten verkürzt werden. Auch wenn die Neuroleptika keine kausalen Heilmittel darstellen, sollte ihr Wert daher nicht gering eingeschätzt werden.

▶ **Dosierung der Neuroleptika.** Die benötigten Dosen werden durch die Wirksamkeit der einzelnen Wirkstoffe und durch das therapeutische Ziel, das im Einzelfall verfolgt wird, bestimmt. Wie aus Tab. 21.1 (S. 316) zu entnehmen ist, variiert die Wirkungsstärke um den Faktor 50 zwischen den einzelnen Substanzen und die benötigte Dosierung für den Einzelfall ebenfalls um den Faktor 30, so dass eine enorme Dosierungsspanne in dieser Arzneimittelgruppe vorhanden ist. Die Dosierung muss also individuell bezüglich des jeweiligen Patienten und der jeweiligen Substanz erfolgen. Nach akuten Schüben kann durch niedrige Dosen eine Rückfallverhütung angestrebt werden, z. B. Fluphenazindecanoat um 10 mg/2 Wochen oder Haloperidoldecanoat um 50 mg/2 Wochen.

Box 21.4

Formen der Schizophrenie

Die Schizophrenie manifestiert sich in sehr unterschiedlichen Formen und Verläufen. Es werden im Allgemeinen unterschieden:

- Schizophrenia simplex,
- Hebephrenie,
- Katatonie,
- paranoid-halluzinatorische Schizophrenie sowie
- schizo-affektive Mischpsychose, die einen Übergang zum manisch-depressiven Irresein bildet.

Der augenblickliche Krankheitszustand kann jeweils gekennzeichnet sein durch eine aktiv-produktive Symptomatik oder durch eine passiv-gehemmte Grundtönung.

Wahl des Mittels. Die Wahl des im Einzelfall notwendigen Neuroleptikum richtet sich nach der Art der psychotischen Erkrankung. Zahlreiche Neuroleptika sind im Handel erhältlich, ohne dass ihre Notwendigkeit und ihr besonderer Wert nachgewiesen wurde. Es ist daher zweckmäßig, sich auf einige bekannte und wohluntersuchte Wirkstoffe zu beschränken.

Phenothiazine

Flupentixol (handschriftlich)

Chlorpromazin

Die Leitsubstanz Chlorpromazin war der erste neuroleptische Wirkstoff. Er wurde Anfang der 50er Jahre durch eine Verlängerung der Seitenkette um eine CH_2-Gruppe aus dem sedativ wirkenden Antihistaminikum Promethazin entwickelt.

Das Chlorpromazin-Molekül ist sowohl in seinem aromatischen Anteil wie auch in der Seitenkette vielfach abgewandelt worden. So ist eine große Anzahl von **Analogsubstanzen** entstanden, die sich in ihrer Wirkung kaum von der Ausgangssubstanz unterscheidet. Das Originalpräparat von Chlorpromazin, nämlich *Megaphen®*, ist in Deutschland nicht mehr im Handel, der Wirkstoff kann aber unter dem Handelsnamen *Propaphenin®* verschrieben werden. Dagegen wird in unserem Land das „Antihistaminikum" Promethazin zu den Neuroleptika gerechnet und aus dieser Arzneimittelgruppe am meisten verordnet. Die antipsychotische Wirkung ist aber schwach ausgeprägt, so dass angenommen werden muss, dass vorwiegend akute, unspezifisch dämpfende Effekte erwartet werden.

Antihistaminikum

Promethazin, mit Phenothiazin-Ring

Neuroleptikum

Chlorpromazin

▶ **Pharmakokinetik.** Die Phenothiazin-Derivate werden enteral gut resorbiert. Sie sind aufgrund des hydrophoben Ringsystems und der Seitenkette mit dem protonierbaren Stickstoff amphiphile Verbindungen, die sich als Antagonisten an viele Rezeptortypen binden und sich unspezifisch in Membranen einlagern. Der Metabolismus der Phenothiazine ist recht kompliziert. Jede der Substanzen hat ihr eigenes Metabolitenmuster, unter denen sich noch wirksame und dann unwirksame Verbindungen befinden, die unterschiedliche Eliminationshalbwertzeiten besitzen. Der Metabolismus von Chlorpromazin ist in Abb. 2.14 auf S. 32 ausführlich dargestellt. Genaue Kenntnisse über den Metabolismus und über den Beitrag der einzelnen Metaboliten zum gesamten Wirkungsbild sind im Allgemeinen nur bei Pharmaka vorhanden, die schon längere Jahre im Gebrauch sind. Diese Prozesse können verbindlich nur am Menschen selbst und nicht im Tierversuch geklärt werden.

▶ **Wirkungsweise.** Bei Gabe der Leitsubstanz Chlorpromazin und seinen vielen Analoga kommt es *akut* zu affektiver Indifferenz, starker Sedierung, psychomotorischer Verlangsamung, Abnahme der Vigilanz und Interessenverlust sowie zu einer Distanzierung gegenüber der Umwelt. Auch gegenüber Schmerzempfindungen tritt eine Distanzierung ein, die oberflächlich betrachtet als „analgetische Wirkung" imponiert. Höhere Dosen verursachen eine Apathie und Schlaf, aber keine Narkose; der Kranke bleibt erweckbar. In diesem Zustand bedarf der Behandelte einer pflegerischen Betreuung. Schon kleinere Dosen wirken anxiolytisch und psychovegetativ entkoppelnd. Im Gegensatz zu diesen akuten Effekten macht sich die *antipsychotische Wirkung* der Neuroleptika erst nach längerer Zufuhr bemerkbar. Schizophrene Reaktionen (wie z. B. Persönlichkeitsspaltung, halluzinatorische Phänomene, Wahnideen) bei endogenen und exogenen Psychosen und damit der Leidensdruck der Patienten werden im Laufe von Wochen oder Monaten abgemildert. Schizophrene Defektzustände lassen sich dagegen durch Neuroleptika nicht beeinflussen. Ebenfalls wird die Negativ-Symptomatik kaum gebessert.

▶ **Anwendung der Neuroleptika**

Aus diesen Wirkungen ergeben sich folgende Indikationen für Neuroleptika:

1. Psychosen:
- Unmittelbar nach Gabe wird erreicht, dass sich der Kranke mehr oder minder von seinen psychotischen Erlebnissen distanzieren kann und seine psychotischen Wahrnehmungen und Wahnideen an Aktualität verlieren, weil die Neuroleptika **sedierend**, **distanzierend** und **anxiolytisch** wirken.
- Nach länger dauernder Zufuhr können die **Grundbefindlichkeit** der von Wahnideen und Halluzinationen beeinträchtigten Patienten gebessert und die Produktivität der Psychose verringert werden (eigentlicher antipsychotischer Effekt).
- Zur Rückfallverhütung kann eine konsequente **Dauertherapie** mit kleinen Dosen von Neuroleptika dienen: für diesen Zweck sind Depotpräparate besonders geeignet.

Bei der Behandlung von Psychosen mit Neuroleptika ist zu bedenken, dass in erster Linie die Symptomatik gebessert, das Grundleiden aber nicht geheilt wird. Unter dem Einfluss von Neuroleptika wird der ärztliche Zugang zum Patienten und die pflegerische Betreuung erleichtert. Der Aufenthalt in der Klinik wird eventuell verkürzt und die Rückführung in das heimische Milieu unter ambulanter Betreuung früher ermöglicht.

2. Somatische Erkrankungen als Folge psychischer Vorgänge: Hier wird der **psychovegetativ entkoppelnde, distanzierende** und **anxiolytische** Effekt ausgenutzt. Unter dem Einfluss der Neuroleptika werden die als Ziele psychischer Alterationen dienenden Organe (Bronchialbaum, Magenschleimhaut, Gefäße, Herz etc.) „vegetativ dezentralisiert". Dementsprechend wirken diese Substanzen günstig bei psychisch überlagerten Fällen von Asthma bronchiale, Angina pectoris, Arrhythmien, Hypertonie und können eine Psychotherapie unterstützen. Eine solche Therapie sollte allerdings nur dann betrieben werden, wenn andere Arzneimittelgruppen mit geringeren Nebenwirkungen und Beeinträchtigungen des Patienten nicht zum Erfolg geführt haben.

▶ **Akute Nebenwirkungen** der Phenothiazine-Neuroleptika ergeben sich aus der Interferenz dieser Pharmaka mit den Übertragersubstanzen: Tachykardie, Blutdrucksenkung, Neigung zu orthostatischem Kollaps, Herzrhythmusstörungen, Mundtrockenheit und „verstopfte Nase", Obstipation und Miktionsstörungen. Das Muster dieser Nebenwirkungen hängt von der einzelnen Substanz und von dem einzelnen Patienten ab. Die starke Sedierung kann vor allem bei ambulanten Patienten nachteilig sein. Die genannten akuten Nebenwirkungen besitzen die Tendenz, sich bei länger dauernder Therapie zurückzubilden.

Die **akute Vergiftung** mit Neuroleptika, wie sie akzidentell oder aus suizidaler Absicht entstehen kann, ist gekennzeichnet durch ein vorübergehendes delirantes Stadium, dem ein tiefes Koma folgt. Der Blutdruck fällt ab, es besteht eine (evtl. arrhythmische) Tachykardie. Das Atemzentrum wird gehemmt. Der Tod tritt durch Kreislaufversagen und Atemlähmung ein. Die Therapie einer derartigen schweren Vergiftung ist schwierig, weil kein spezifisches Antidot bekannt ist, und muss sich auf symptomatische Maßnahmen beschränken.

Während der Behandlung mit Neuroleptika vom Phenothiazin-Typ sind bei einem Teil der Patienten **Leberfunktionsstörungen** beobachtet worden. Sie beruhen vermutlich darauf, dass Chlorpromazin den Kationen-Transport und den Na-abhängigen Cotransport von Substanzen in der Leberzelle hemmt. Auch diese Störungen gehen meistens trotz weiterer Zufuhr zurück. In sehr seltenen Fällen kommt es zu einer cholestatischen Hepatose, die sich aber meistens nach Absetzen des Medikamentes zurückbildet.

In seltenen Fällen sind **Agranulozytosen** oder **Thrombozytopenien** vorgekommen. An den Erythrozyten sind Membranschädigungen nachweisbar, die mit einer Beschleunigung der Blutkörperchensenkungsgeschwindigkeit einhergehen können. Ebenfalls sehr selten werden auch Ödeme, Lichtüberempfindlichkeit, Keratopathien, Hyperpigmentierung und Hypercholesterinämien beobachtet. Störungen der Sexualfunktion, Gynäkomastie, Menstruationsstörungen und Laktation bei Frauen können auf eine gesteigerte Prolactin-Freisetzung infolge Dopaminrezeptor-Blockade und eine Verminderung der Inkretion anderer Hypophysenvorderlappen-Hormone zurückgeführt werden. Sehr selten, aber schwerwiegend ist das **„maligne Neuroleptikum-Syndrom"**, welches durch Rigor, Myoglobinämie, Hyperthermie und Stupor gekennzeichnet ist. Es kann zu jedem Zeitpunkt der Behandlung auftreten und entwickelt sich in 24–72 Stunden zum vollen Bild. Bei früh einsetzender Therapie kann die Letalität bis unter 10% gedrückt werden. Die Therapie besteht im folgenden: Gabe eines Dopamin-Agonisten (Bromocriptin) und von Dantrolen; auf der Intensivstation Wärmeableitung und Thromboseprophylaxe, wenn nötig weitere symptomatische Maßnahmen.

Kontraindikationen. Bei **Leberschädigungen** verschiedener Ursache ebenso wie bei komatösen Zuständen sind die Mittel dieser Gruppe kontraindiziert. Wegen der Gefahr des orthostatischen Kollapses sollten bei ambulanten Patienten diese Substanzen nicht parenteral und auch nicht in großen Dosen per os gegeben werden. Bei **zerebralsklerotischen** Patienten können nach Gabe von Chlorpromazin und Analoga paradoxe Erregungszustände auftreten. Aus der Möglichkeit, eine Tachykardie auszulösen, ergeben sich entsprechende Kontraindikationen. Weitere Kontraindikationen sind das Vorliegen einer **Prostata-Hypertrophie** und eines **Engwinkel-Glaukom**.

Eine Kombination mit anderen zentral dämpfend wirkenden Pharmaka und mit Alkohol muss bei ambulanten Patienten streng vermieden werden, da unvorhersehbare additive Wirkungen auftreten können. Es sollte immer bedacht werden, dass auch bei **niedriger Dosierung von Neuroleptika** eine regelrechte **Berufsausübung beeinträchtigt** ist; dies betrifft sowohl mechanische als auch geistige Fähigkeiten.

Chlorpromazin-Analoga

Um bei der großen Zahl von Chlorpromazin-Verwandten eine Übersicht zu gewinnen, ist es zweckmäßig, die Wirkungen dieser Mittel jeweils denen des Chlorpromazin als Leitsubstanz gegenüberzustellen. Dabei ist auch hier wie in allen anderen Fällen zu beachten, dass eine Wirksamkeit in kleineren Dosen noch nicht eine bessere klinische Brauchbarkeit bedeuten muss. Die mehr apathischen und in sich gekehrten Patienten werden anscheinend erfolgreicher mit Piperazin-substituierten Chlorpromazin-Derivaten behandelt. Andererseits kann bei agitierten und besonders älteren psychotischen Kranken gerade die Dämpfung von Nutzen sein, die durch Chlorpromazin und seine nicht-Piperazin-substituierten Analoga hervorgerufen wird.

Phenothiazin-Derivate ohne Piperazin-Substitution

Levomepromazin und **Triflupromazin** (nicht mehr im Handel) unterscheiden sich vom Chlorpromazin vor allem durch den Ersatz des Chlor-Atoms in Position 2 durch die Methoxy-Gruppe oder die Trifluormethan-Gruppe. ▶ Hierdurch wird die Wirkqualität nicht wesentlich verändert, jedoch wirkt Triflupromazin etwas stärker als Chlorpromazin. (In mehreren Arzneimittelgruppen finden sich Beispiele dafür, dass ein Chlor-Atom an einem Aromaten durch eine CF_3-Gruppe ersetzt werden kann, ohne die Wirkqualität wesentlich zu verändern.)

Thioridazin, dessen Seitenkette Teil eines Piperidin-Ringes ist, und **Chlorprothixen**, das ein verändertes aromatisches Ringsystem aufweist (Thioxanthen), ▶ besitzen im Vergleich zu Chlorpromazin ein etwas verändertes Wirkungsspektrum bei etwa gleicher Wirkungsstärke (s. Tab. 21.1). Beide Substanzen haben eine thymoleptische Wirkungskomponente und sind weniger stark dämpfend wirksam.

▶ Neben der antipsychotischen Therapie finden diese beiden Pharmaka daher auch Anwendung bei der Behandlung psychosomatischer Erkrankungen.

Chlorprothixen

Box 21.5

Extrapyramidalmotorische Nebenwirkungen von Neuroleptika bei längerer Anwendung

Nebenwirkungen bei längerer Anwendung der stark wirksamen (Piperazin-substituierten) Phenothiazin- und Butyrophenon-Derivate resultieren aus einer sich langsam entwickelnden Störung der dopaminergen Innervation des Striatum von der Substantia nigra her. Diese (wahrscheinlich durch Dopamin-D$_2$-Rezeptoren vermittelte) Störung wird aufgrund ihrer Ähnlichkeit mit dem Morbus Parkinson, bei dem ein Untergang von dopaminergen Neuronen die auslösende Ursache ist (S. 338), als **„funktioneller Morbus Parkinson"** bezeichnet.

Dieses Krankheitsbild ist im Allgemeinen reversibel, es bildet sich nach Reduktion der Dosierung oder Absetzen des Neuroleptikum zurück. Nur wenn die hohe Dosierung trotz der motorischen Störung über längere Zeit aufrecht erhalten wird, kann insbesondere bei älteren Patienten eine Dauerschädigung bestehen bleiben (**iatrogener Morbus Parkinson**).

Die Symptome des funktionellen Morbus Parkinson lassen sich durch cholinolytische Antiparkinsonmittel unterdrücken. Ein solches Vorgehen ist jedoch nicht zu empfehlen, da sich die zugrundeliegende Schädigung unbemerkt weiter ausbilden kann. Vielmehr sollte die Dosierung der Neuroleptika so gewählt werden, dass parkinsonartige Störungen nicht auftreten, zumal die antipsychotische Wirkung, wenn überhaupt, auch ohne Beeinträchtigung der Funktion der motorischen Basalganglien erreicht werden kann.

Das **dyskinetische Syndrom** ist eine spezielle Form der Schädigung der extrapyramidalen Motorik. Es tritt vornehmlich in den ersten Behandlungstagen auf (Früh-Dyskinesie) und ist durch unfreiwillige abnorme Bewegungen im Kopf-, Hals- und Schultergebiet charakterisiert. Es treten Schwierigkeiten beim Sprechen und Schlucken, ferner periorale Spasmen mit Hervorstrecken der Zunge und okulogyrische Krisen auf (**Dystonie**). Auch diese Erscheinungen sind günstig durch cholinolytische Antiparkinsonmittel zu beeinflussen, wobei jedoch die gleichen Vorbehalte gelten wie beim funktionellen Morbus Parkinson.

Bei der **Akathisie**, einer anderen Form der extrapyramidalen Störung, stehen allgemeine Unruhe, Bewegungsdrang mit Trippelbewegung und die Unfähigkeit, stillzusitzen, im Vordergrund. Die Akathisie spricht nur manchmal auf cholinolytische Antiparkinson-Mittel an. Das Auftreten von Dystonie und Akathisie erfordert eine Reduktion der Neuroleptikum-Dosierung, besser noch einen Abbruch der Therapie mit Phenothiazinen.

Als Spätfolge der Therapie mit hoch dosierten Dopamin-antagonistischen Neuroleptika kann nach Beendigung der Therapie eine **persistierende Dyskinesie** (**Spät-Dyskinesie**) auftreten, die ein choreatisch-athetotisches Bild zeigt. Dieser Störung liegt ein vermehrter Einbau von Dopamin-Rezeptoren in die Membran striataler Nervenzellen zugrunde (s. auch S. 338). Sie ist häufig irreversibel und wird durch Antiparkinsonmittel nicht gebessert, sondern eher verschlechtert. Bemerkenswerterweise kann die Symptomatik der persistierenden Dyskinesie durch die Gabe von Neuroleptika mit ausgeprägter Dopamin-antagonistischer Wirkung (z.B. Haloperidol, S. 316) akut gebessert werden; es besteht aber die Gefahr, die zugrunde liegenden Schädigungen noch weiter zu verstärken.

Mögliche Dyskinesien bei der Behandlung mit Phenothiazinen und Butyrophenonen

Art der Störung	Früh-Dyskinesie	Funktioneller Morbus Parkinson	Akathisie	Spät-Dyskinesie
Latenz	Stunden bis Tage	Wochen bis Monate	Wochen bis Monate	Monate bis Jahre
Therapieerfolg mit Anticholinergika	++	+	(+) bis 0	−
Reversibilität	rasch	langsam	langsam	reversibel bei einem Teil der Patienten

+ = Verbesserung; − = Verschlechterung des Zustandes

Piperazin-substituierte Phenothiazin-Derivate

Gebräuchliche Piperazin-substituierte Neuroleptika sind **Perazin**, **Perphenazin** und **Fluphenazin**.

▶ Sie sind auf die Dosis bezogen neuroleptisch und auch antiemetisch wirksamer als Chlorpromazin. In der genannten Reihenfolge nimmt ihre absolute Wirksamkeit zu (s. Tab. 21.1); größere Unterschiede in der Wirkqualität bestehen zwischen diesen Substanzen nicht. Die antipsychotische Wirkung ist stark ausgeprägt. Die Kranken werden trotz allgemeiner Beruhigung weniger schläfrig als nach entsprechend wirksamen Dosen der nicht-Piperazin-substituierten Verbindungen. Die antiemetische Wirkung schließt im Gegensatz zu Chlorpromazin auch die Bewegungskrankheiten ein. ▶ Die Nebenwirkungen von seiten des vegetativen Systems sind schwächer, von seiten des extrapyramidalen Systems stärker ausgeprägt als bei Chlorpromazin.

Depot-Präparate. Durch geeignete galenische Zubereitung lässt sich eine langsame Abgabe aus einem intramuskulären Depot erreichen, so dass ein ausreichender therapeutischer Blutspiegel über einige Wochen gewährleistet ist. Perphenazin, Fluphenazin und Haloperidol liegen als derartige Präparate vor, nämlich Perphenazin-enantat und Fluphenazin- bzw. Haloperidoldecanoat. Die Wirkdauer beträgt zwischen 2 und 4 Wochen. Diese Zubereitungen sind für die Fortführung einer antipsychotischen Therapie unter ambulanten Bedingungen geeignet. Im Gegensatz zu der Langzeittherapie mit oralen „Langzeit-Neuroleptika" (wie Pimozid) hat die Therapie mit den Injektionspräparaten den Vorteil, dass die Zufuhr der Arzneimittel kontrollierbar ist. Der Nachteil der Therapie mit Depotpräparaten oder langwirksamen Pharmaka (wie Fluspirilen, s.u.), besteht darin, dass trotz Unterbrechung der Medikation auch die Nebenwirkungen nur sehr langsam abklingen.

Perazin, mit Piperazin-Ring

Tab. 21.1 „Klassische" Neuroleptika. Relative Wirksamkeit im Vergleich zu Chlorpromazin; Dosierung bei ambulanten und stationären Patienten

	Wirkstoff	Relative Wirksamkeit	Tagesdosis (in mg) ambulant	stationär
Chlorpromazin		1	25–100	200–800
Chlorpromazin-Verwandte	Levomepromazin	1	25–100	200–600
	Perazin	1	25–150	200–750
	Thioridazin	1	25–100	200–800
	Chlorprothixen	~2	15–60	100–300
	Perphenazin	4–10	8–24	12–64
	Flupentixol	~20	2–5	6–60
	Fluphenazin	~50	1–3	4–20
Butyrophenone	Haloperidol	~50	0,5–5	5–30
	Benperidol	~50	1,5–3	3–10
	Pimozid	~30	1–3 p.o.*	–
	Fluspirilen		2–6 i.m.* pro Woche	–
	Haloperidoldecanoat		50–150 i.m. pro Monat	

* für ambulante Dauertherapie

Butyrophenone

Haloperidol

Bestimmte **Butyrophenon-Derivate** (in der Formel blau) besitzen grundsätzlich ähnliche Wirkungen wie die Chlorpromazin-Verwandten. Die Leitsubstanz dieser Verbindungsklasse ist Haloperidol.

Haloperidol, ein Butyrophenon
(Bromperidol enthält statt des p-Chlorphenyl einen p-Bromphenyl-Substituenten)

▶ **Wirkungsweise.** Im Vergleich zu Chlorpromazin sind bei äquieffektivem antipsychotischem Effekt die vegetativen Nebenwirkungen zurückgedrängt, während die Tendenz zur Auslösung extrapyramidaler Störungen größer zu sein scheint. Dies ist darauf zurückzuführen, dass Haloperidol eine recht hohe Selektivität für Dopamin-Rezeptoren aufweist; muscarinische, adrenerge und andere Rezeptoren werden kaum blockiert (Abb. 21.1).

Haloperidol besitzt die zwei typischen Wirkungen der oben besprochenen Neuroleptika: Akut nach Zufuhr tritt ein **anxiolytisch-distanzierender, erregungsdämpfender** Effekt auf, die sedative Wirkkomponente ist vergleichsweise geringer ausgeprägt. ▶ Haloperidol eignet sich daher auch zur Behandlung cerebralsklerotischer Erregungszustände. Der **antipsychotische Effekt** stellt sich nach längerer Zufuhr ein und kann stärker sein als nach Chlorpromazin.

▶ **Nebenwirkungen.** Die Störungen der extrapyramidalen Motorik sind vornehmlich den **dyskinetischen Syndromen** zuzuordnen. Diese Beeinträchtigung kann auch schon nach kurzfristiger Zufuhr von Haloperidol vorkommen und ist im Allgemeinen abhängig von der Höhe der Dosis. Alte Patienten sind in dieser Hinsicht nicht stärker gefährdet als jüngere. Wie im Gefolge einer Therapie mit trizyklischen Neuroleptika kann auch in sehr seltenen Fällen bei einer Behandlung mit Haloperidol eine cholestatische Hepatose auftreten.

▶ **Pharmakokinetik.** Haloperidol wird enteral gut resorbiert und langsam eliminiert.

Haloperidol liegt in Form des Decanoates auch als **Depotpräparat** vor; dieses muss alle 4 Wochen intramuskulär injiziert werden. Wie immer bei Depot-Zubereitungen steht dem Vorteil der selteneren Arzneimittelzufuhr der Nachteil gegenüber, dass beim Auftreten von Nebenwirkungen die Arzneimittelwirkung nicht sofort, sondern nur mit sehr langer Latenz abklingt.

Weitere Butyrophenone

Wie bei den Phenothiazin-Derivaten liegt eine Reihe von Butyrophenon-Derivaten vor, die in der Wirkungsstärke und -qualität der Leitsubstanz ähnlich sind.

Pimozid und **Fluspirilen.** ▶ Wird im Butyrophenon das Sauerstoff-Atom ersetzt durch eine zweite p-Fluorphenyl-Gruppe, ergeben sich Neuroleptika (**Diphenylbutyl-piperidine**) mit besonders starker und lang dauernder Wirkung. Ihre Wirkqualität entspricht etwa der von Haloperidol, der Effekt tritt langsam ein.

▶ Diese Verbindungen werden nicht zur akuten Therapie verwendet, sondern zur **Langzeitbehandlung schizophrener Psychotiker.** Für die Dauertherapie müssen von Pimozid 1–3 mg per os pro Tag und von Fluspirilen eine wöchentliche intramuskuläre Injektion von 2–6 mg gegeben werden, um einen gleichmäßigen antipsychotischen Effekt zu unterhalten. Durch diese Substanzen ist die Dauerbehandlung ambulanter Patienten erleichtert worden.

Fluspirilen, ein Diphenyl-butyl-piperidin-Derivat

Eine schwach wirksame Verbindung ist **Melperon**, bei dem die Tagesdosierung im Bereich von 100–150 mg liegt. Ein antipsychotischer Effekt kann nicht ausgenutzt werden; die Substanz eignet sich für eine sedierende, anxiolytische, erregungsdämpfende Therapie. Ähnlich zu beurteilen ist **Pipamperon**.
Erst wenn der Substituent am Piperidin-Ring aromatischen und ausreichend hydrophoben Charakter besitzt, nimmt die Wirkungsstärke zu, und die antipsychotische Wirkung kann ausgenutzt werden. So sind **Bromperidol** (auch als Decanoat als Depotpräparat) und **Benperidol** in Wirkungsstärke und antipsychotischer Wirksamkeit etwa mit Haloperidol vergleichbar und besitzen dasselbe Indikationsgebiet sowie vergleichbare Nebenwirkungen. Die Tagesdosierung liegt zwischen 0,5 und 20 mg.
Droperidol ist dem Haloperidol chemisch und pharmakologisch nahe verwandt. Aufgrund der ungünstigen kinetischen Eigenschaften ist Droperidol vom Markt genommen.

Dibenzazepine und andere Strukturen („Atypische Neuroleptika")

Das Dibenzazepin **Clozapin** hat neue Gesichtspunkte in die Therapie der Schizophrenie gebracht.

Clozapin (Dibenzazepin-Derivat)

▶ Diese Verbindung besitzt in der Dopaminrezeptor-Gruppe die höchste Affinität zu den Dopamin-D_4-Rezeptoren und nicht zu den D_2-Rezeptoren; damit ist es auch **relativ frei von den extrapyramidalen Nebenwirkungen** und wird daher, wie die folgenden Substanzen, als atypisches Neuroleptikum bezeichnet. Es sei hier erwähnt, dass sich der Dopamin-D_4-Rezeptor vornehmlich im Frontalhirn und im Hippocampus befindet, während der D_2-Rezeptor in anderen Hirnregionen, z. B. im Striatum, angesiedelt ist. Clozapin ist jedoch kein spezifischer D_4-Rezeptor-Antagonist, es blockiert auch serotonerge, adrenerge und muscarinische Rezeptoren und den H_2-Rezeptor. Die Blockade des $5-HT_{2A}$-Rezeptors könnte für die antipsychotische Wirkung auch wichtig sein.
▶ Clozapin ist besonders wertvoll für die Behandlung von **Schizophrenen**, die nicht auf die Therapie mit Phenothiazinen oder Butyrophenonen angesprochen haben oder diese Neuroleptika nicht vertragen. Es mildert auch die Negativ-Symptomatik. Die Dosierung ist individuell anzupassen und schwankt in einem weiten Bereich (von 12,5 mg bis viele Hundert mg täglich). Das Fehlen extrapyramidaler Nebenwirkungen hat Clozapin und vor allem die besser verträglichen Folgesubstanzen in die erste Reihe der Therapeutika bei Psychosen gestellt. Erst durch sie konnten die an sich psychisch gebesserten Patienten wieder ambulant geführt werden, was vorher durch die „verkrüppelnden" extrapyramidalen Nebenwirkungen oft nicht möglich war („Anstaltsinsassen").
▶ Die Therapie mit Clozapin erfordert eine **engmaschige Blutbildkontrolle**, da sich in ca. 1,0 % der Patienten eine Leukopenie oder Agranulozytose entwickelt, die sich aber nach Absetzen des Medikamentes zurückbildet. In sehr seltenen Fällen ruft die Behandlung mit Clozapin eine Schädigung des Herzmuskels hervor.
Der therapeutische Erfolg, der mit Clozapin erzielt werden konnte, hat eine Suche nach gleichartig wirkenden Analoga ausgelöst, die frei sind von der knochenmarkdepressiven Wirkung.
In diesem Zusammenhang sind zwei Substanzen zu nennen, nämlich **Olanzapin** und **Quetiapin**.

Olanzapin

Quetiapin

Ziprasidon

Aripiprazol

Das Wirkmuster dieser Substanz ist ähnlich dem von Clozapin, extrapyramidale Störungen sind nicht ganz so selten, dafür sind Blutbildstörungen kaum zu befürchten. Ein atypisches Neuroleptikum ist auch **Risperidon**, dessen Wirkung auf die Positiv-Symptomatik etwa der von Haloperidol und Perphenazin entsprechen soll, daneben kann es die Negativ-Symptomatik günstig beeinflussen. Von Risperidon ist nachgewiesen worden, dass seine Penetration in das Gehirn durch einen ABC-Transporter (P-Glykoprotein) der Blut-Hirn-Schranke erschwert wird.

Risperidon

Auch **Amisulprid** gehört zu den atypischen Neuroleptika und zeichnet sich durch eine gute Verträglichkeit aus; Hyperprolaktinämien treten häufig auf.

Ein neues Wirkbild bringt der kürzlich zugelassene Wirkstoff **Ziprasidon**, der die Positiv-Symptome der akuten Schübe der Schizophrenie ebenso gut beeinflussen soll wie klassische Neuroleptika, zusätzlich aber die **Negativ-Symptomatik** besonders gut abmildert. ▶ Ziprasidon besitzt ein abweichendes Affinitätsmuster im Vergleich zu anderen Neuroleptika (s. Abb. 21.1): Bezogen auf seine Affinität zum D_2-Rezeptor beeinflusst es kaum die mACh-, die α_1- und die H_1-Rezeptoren, vergleichbar mit Haloperidol. Es hat aber hohe Affinität zu 5-HT_{2A}-Rezeptoren im Gegensatz zum Haloperidol, hinzu kommt eine sehr **ungewöhnliche Wirkkomponente**: Ziprasidon stimuliert den 5-HT_{1A}-Rezeptor, was sich günstig auf die Negativ-Symptomatik auswirkt und eine aktivierende Wirkung auf den Kranken ausübt. ▶ Die zentralen Nebenwirkungen, die über mACh-, α_1- und H_1-Rezeptoren ausgelöst werden, sind vergleichsweise schwach ausgeprägt. Der im Vordergrund stehende Nachteil von Ziprasidon ist eine **mögliche Verlängerung der QT-Zeit**. Es verbietet sich daher die gleichzeitige Gabe von Pharmaka mit derselben Nebenwirkung.

Ein neues atypisches Neuroleptikum ist **Aripiprazol**, ▶ das ebenso wie Ziprasidon am 5-HT_{1A}-Rezeptor, dazu auch am D_2-Rezeptor (partial-)agonistisch und am 5-HT_{2A}-Rezeptor antagonistisch wirkt. Es mildert die **depressive Verstimmungen** und beeinflusst die **Negativ-Symptomatik** positiv. ▶ Die extrapyramidal-motorischen Nebenwirkungen sind weniger ausgeprägt als nach einer Behandlung mit Haloperidol. Eine endgültige Beurteilung dieses Wirkstoffes muss durch klinische Langzeitbeobachtung erfolgen.

Notwendige Wirkstoffe

Neuroleptika

Wirkstoff	Handelsname	Alternative
Phenothiazine		
Chlorpromazin	Megaphen®	–
Promazin	Protactyl®	–
Levopromazin	Neurocil®	G
Thioridazin	Melleril®	G
Perazin	Taxilan®	G
Chlorprothixen	Truxal®	G
Perphenazin	Decentan®	G
Fluphenazin	Dapotum® Omca®, Lyogen®	G
Flupentixol	Fluanxol®	–
Butyrophenon- und Diphenylbutylpiperidine		
Haloperidol	Haldol®	G
Benperidol	Glianimon®	G
Pimozid	Orap®	–
Fluspirilen	Imap®	G
Melperon	Eunerpan®	G
Pipamperon	Dipiperon®	G
Dibenzazepine und andere Strukturen		
Clozapin	Leponex®	G
Amisulprid	Solian®	G
Olanzapin	Zyprexa®	–
Quetiapin	Seroquel®	–
Risperidon	Risperdal®	–
Ziprasidon	Zeldox®	–
Aripiprazol	Abilify®	–

Anmerkung: Bei der Komplexität der psychiatrischen Erkrankungen, die einer Behandlung mit Neuroleptika bedürfen, erscheint es uns nicht angebracht, die Auswahl an notwendigen Wirkstoffen zu eng zu gestalten. Es ist daher ein großer Teil der erhältlichen Wirkstoffe aufgelistet.

21.1.2 Antidepressiva, Thymoleptika

Überblick

Antidepressiva (Thymoleptika) heben die Stimmungslage bei **Depressionen** unterschiedlicher Ursache. Die Wirkung bildet sich mit einer Latenz aus und betrifft nur psychisch Kranke. Von dem antidepressiven Effekt sind akute Wirkungen zu trennen, die auch bei psychisch Gesunden auftreten (allgemeine Dämpfung und vegetative Nebenwirkungen).

Trizyklische Antidepressiva
Leitsubstanzen: **Imipramin** und **Amitriptylin**
▶ Gemeinsam ist den Substanzen im Prinzip eine Hemmung der neuronalen Rückaufnahme von biogenen Aminen (Serotonin und Noradrenalin) und eine Blockade von

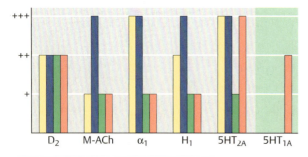

Chlorpromazin   Clozapin   Haloperidol   Ziprasidon
Grauer Bereich: Antagonistische, hemmende Wirkung
Grüner Bereich: Agonistische, stimulierende Wirkung

Abb. 21.1 Rezeptor-Affinitäten von repräsentativen Neuroleptika. Angegeben ist die relative Affinität der Wirkstoffe zu den entsprechenden Rezeptoren bezogen auf die jeweilige Hemmung des Dopamin-D_2-Rezeptors (+ schwache, ++ mittlere und +++ hohe Affinität).

Selektive Rückaufnahme-Inhibitoren (SSRI)
Leitsubstanzen: **Fluoxetin** und **Paroxetin**
▶ Hemmen im ZNS die zelluläre Rückspeicherung des freigesetzten Serotonin und lassen dessen Konzentration im Extrazellulärspalt ansteigen.

MAO-Hemmstoffe
Moclobemid, ein reversibler Hemmstoff der MAO vom Typ A.
▶ Wirken vorwiegend antriebssteigernd (**Thymeretika**).
▶ Ihr Indikationsgebiet ist beschränkt.

Lithium-Ionen
▶ Bei ständiger Gabe beugen sie depressiven oder manischen Schüben vor; erst nach Monaten macht sich der Effekt bemerkbar. In einer manischen Phase angewandt, bessern sie den Zustand in 1–2 Wochen. Die therapeutische Breite ist gering.

Vorbemerkungen zur antidepressiven Therapie

Depressionen können psychogen (z. B. reaktiv, neurotisch) und organisch (z. B. Involution, Infektionen, endokrine Störungen) bedingt sein. Vor allem sind sie jedoch ein Hauptsymptom der **Zyklothymie**, dann spricht man von **endogenen Depressionen**. Das Ausmaß und die Qualität einer depressiven Phase hängen von ihrer „Ursache" ab und erstrecken sich von einer überschießenden Reaktion, die vom Gesunden wenigstens noch nachempfunden werden kann, bis zur endogenen Melancholie, die nicht mehr nachempfindbar ist und für den Patienten eine Qual darstellt.

Therapeutische Prinzipien. Das Ziel einer Pharmakotherapie besteht in der Anhebung der mehr oder minder herabgesetzten Grundstimmung. Die betreffenden Arzneimittel finden daher nicht nur Anwendung in der Psychiatrie zur Behandlung endogener und neurotischer Depressionen, sondern auch in anderen Disziplinen, wenn depressive Verstimmungen im Rahmen anderer Erkrankungen auftreten oder ihre Ursache sind. Übrigens suchen Patienten, bei denen sich eine Depression entwickelt, meistens eine allgemeinärztliche oder internistische Praxis auf, weil somatische Störungen subjektiv im Vordergrund stehen.

Einteilung der Antidepressiva

Arzneimittel, die in der Lage sind, eine pathologisch gesenkte Stimmung anzuheben, werden als **Antidepressiva** oder **Thymoleptika** bezeichnet.
Da die Wirkstoffe aus ganz verschiedenen chemischen Klassen stammen, ist es zweckmäßig, Gruppen aus ähnlich strukturierten Verbindungen zu bilden. Man erhält dann folgende Unterteilung:

Trizyklische Antidepressiva. Sie besitzen ein hydrophobes dreigliedriges Ringsystem, bei dem der mittlere Ring aus 7 Atomen besteht. An den mittleren Ring ist eine C-Kette mit einer endständigen Amin-Gruppe angeheftet. Als Leitsubstanzen können **Imipramin** und **Amitriptylin** angesehen werden. In dieser Thymoleptika-Gruppe sind sehr viele Analogsubstanzen enthalten. Die Wirkstoffe dieser Gruppe interferieren zwar mit der Rückaufnahme von freigesetzten Transmittern, sie besitzen aber auch hemmende Effekte an einer Reihe von Rezeptoren (Histamin-, Serotonin- und Noradrenalin-Rezeptoren), so dass ein buntes Nebenwirkungsbild entsteht.

Selektive Rückaufnahme-Hemmstoffe (SSRI)[1]. Die Moleküle dieser Gruppe enthalten ein oder mehrere einzelne Benzol-Ringe und besitzen eine Amingruppe. Diese Wirkstoffe blockieren im ZNS die Wiederaufnahme der freigesetzten Transmitter Serotonin (5-Hydroxytryptamin = 5-HT) und/oder Noradrenalin durch eine Hemmung der **spezifischen Transporter**. Im Gegensatz zu den trizyklischen Antidepressiva sind diese Wirkstoffe keine Antagonisten an Histamin- und Muscarin-, noch an den Adrenorezeptoren. Nebenwirkungen, die durch Besetzung dieser Rezeptoren entstehen, entfallen bei den Rückaufnahme-Hemmstoffen. Als Leitsubstanzen können **Fluoxetin** und **Paroxetin** genannt werden.

Tetrazyklische Verbindungen. Diese Gruppe wird nur durch **Maprotilin** und **Mianserin** repräsentiert. Ihre antidepressive Wirkung kommt durch eine Blockade der zentralen α_2- und von 5-HT$_2$-Rezeptoren zustande.

Hemmstoffe der Monoaminoxidase. Dieses Enzym baut Noradrenalin und Serotonin ab, die Konzentrationen der Amine steigen dementsprechend im Extrazellulärraum des ZNS an und vermindern die Antriebshemmung, ohne die Verstimmung zu bessern. Die einzige empfehlenswerte Substanz aus dieser Gruppe ist **Moclobemid**, das spezifisch den MAO-Typ A, der vornehmlich im ZNS lokalisiert ist, hemmt. Die Indikation sind stark antriebsverarmte reaktive und Altersdepressionen.
Ob es sinnvoll ist, bei den **nicht-psychotischen Verstimmungszuständen primär Thymoleptika** anzuwenden, ist fraglich. Bei organisch bedingten Depressionen ist zuerst an eine kausale Therapie des somatischen Leidens zu denken, während bei psychogenen depressiven Verstimmungen (z. B. bei Neurosen) eine Psychotherapie kausal sein kann. Nach allgemeiner Erfahrung werden Antidepressiva bei nicht-psychotischen depressiven Verstimmungen zu häufig und unzureichend begründet gegeben.

Akute und antipsychotische Wirkung. Die trizyklischen Antidepressiva zeigen, ebenso wie die Neuroleptika, zwei unterscheidbare Wirkungen:
• Einen bei psychisch Gesunden und bei Depressiven **sofort eintretenden Effekt**, der durch Beruhigung, Schläfrigkeit, Verminderung der geistigen und körperlichen Aktivität charakterisiert ist (Hemmung zentraler Histaminrezeptoren). Außerdem treten Veränderungen vegetativer Funktionen ein, die vor-

---
[1] SSRI, Abkürzung der englischsprachigen Bezeichnung „Selective serotonin re-uptake inhibitors"

wiegend auf einer cholinolytischen Wirkung beruhen.
- Bei Zufuhr über längere Zeit bildet sich der **antipsychotische Effekt** aus, der nur bei pathologisch gesenkter Stimmungslage zu beobachten ist. Unter dieser Therapie können die Schwere und Dauer einer depressiven Phase günstig beeinflusst werden.

▶ **Wirkungsmechanismus der Thymoleptika.** Der Mechanismus der antidepressiven Wirkung kann nicht befriedigend erklärt werden. Alle Antidepressiva beeinflussen den Stoffwechsel der Übertragersubstanzen im Zentralnervensystem. So hemmen sie die Inaktivierung biogener Amine (Serotonin, Noradrenalin), indem sie mit der Wiederaufnahme der Übertragersubstanzen in die Nervenzelle interferieren, und wirken teilweise als Rezeptor-Antagonisten. Dies sind jedoch akute Effekte, die abhängig sind von der aktuellen Konzentration der Pharmaka. Die antidepressive Wirkung tritt dagegen **erst nach längerer Behandlungsdauer** ein. Sie hängt mit adaptiven Vorgängen im Gefolge der chronischen Erhöhung synaptischer Serotonin- und Noradrenalin-Konzentrationen zusammen. Es tritt wahrscheinlich eine Rezeptor-Desensibilisierung auf, die das gestörte Verhältnis zwischen den Konzentrationen von Transmittern und den Rezeptorempfindlichkeiten wieder in das normale Gleichgewicht verschiebt – so kann man jedenfalls spekulieren.

Die Zusammenhänge zwischen dem beeinflussten Transmittersystem und der akuten Wirkung sind nicht immer eindeutig: Diejenigen Substanzen, bei denen die Antriebssteigerung im Vordergrund steht, beeinträchtigen – so scheint es – besonders die Wiederaufnahme von Noradrenalin, so z. B. **Imipramin** und sein akkumulierender Metabolit Desipramin. Bei den **dämpfenden trizyklischen Thymoleptika** steht die Hemmung der Serotonin-Aufnahme im Vordergrund, z. B. beim **Amitriptylin**. Für die dämpfende Wirkung könnte eine Blockade von zentralen Histamin-Rezeptoren mitverantwortlich sein. **Fluoxetin** nämlich hemmt besonders die Serotonin-Rückaufnahme, wirkt aber *nicht* sedierend.

Den neuen Antidepressiva werden teilweise andere Wirkungsmechanismen zugeschrieben: **Venlafaxin** soll die neuronale Serotonin- und Noradrenalin-Wiederaufnahme ohne Blockade aminerger Rezeptoren hemmen, **Nefazodon** wirkt in dieser Hinsicht schwächer, aber es ist ein starker 5-HT$_2$-Rezeptor-Antagonist. Dagegen ist **Mirtazepin** prä- und postsynaptisch ein α_2-Antagonist; die präsynaptische α_2-Blockade enthemmt die neuronale Freisetzung von Noradrenalin. **Reboxetin** soll ein reiner Noradrenalin-Wiederaufnahme-Hemmstoff sein. Die Vielfalt der Mechanismen mag anzeigen, dass der endogenen Depression kein einheitlicher Pathomechanismus unterliegt.

Suizidgefahr. Jeder Patient, der an einer Melancholie leidet, ist geneigt, durch einen Selbstmord seiner schrecklichen Lage zu entkommen. Im ausgeprägten Stadium ist aber die Antriebshemmung so stark, dass der Kranke sein Vorhaben nicht ausführen kann. Die **Suizide von Depressiven** ereignen sich daher vorwiegend in der Anfangsphase und besonders **während des Abklingens der Psychose**, wenn die Gehemmtheit schon abgenommen hat, die Herabstimmung aber noch übermächtig ist. Der Patient bedarf in diesen Zeiträumen einer ständigen Betreuung.

Aus der Suizidtendenz der Depressionskranken ergibt sich für die Arzneimitteltherapie eine zwingende Schlussfolgerung: Es darf keine Aktivierung, keine Aufhebung der Gehemmtheit erfolgen, wenn die Verstimmung noch weiter besteht. Es ist ein Fehler, einem gehemmten Melancholiker ein Psychostimulans zu geben. Auch der unspezifische Monoaminoxydase-Hemmstoff Tranylcypramin erhöht die Katecholamin-Konzentration im ZNS und wirkt antriebssteigernd.

Die Indikation für einzelne Antidepressiva vom Typ der Wiederaufnahme-Hemmstoffe ist in der letzten Zeit erweitert worden auf die Therapie von Verhaltensstörungen Jugendlicher. Dabei hat sich dann ergeben, dass während der Zufuhr, aber besonders nach plötzlichem Absetzen der Medikation die betreffenden Patienten abnorme Reaktionen zeigten bis hin zu Suizidabsichten. In der Tat sind **Selbsttötungen** unter dem Einfluss von Fluoxetin, Paroxetin und Sertralin berichtet worden[2]. Die Herstellerfirmen weisen auf diese Nebenwirkungen (Suizidgefahr) und Entzugssymptomatik bei plötzlicher Unterbrechung hin. Bei Jugendlichen sollte diese Arzneimittelgruppe tunlichst nicht gegeben werden.

Es ist wohl notwendig, an dieser Stelle auf die besonderen Schwierigkeiten hinzuweisen, die mit der **Arzneimitteltherapie der Depression** verbunden sind:
- Unter dem **Terminus Depression** wird eine Reihe verschiedener Zustände subsumiert, die ganz unterschiedlich verlaufen.
- Die **Art und Schwere** einer depressiven Verstimmung sind sehr schwer zu objektivieren.
- Die **endogene Depression** verläuft **phasenhaft** und hat **freie Intervalle** völliger Wiederherstellung (beachte Gegensatz zu der Schizophrenie), jede Phase zeigt also eine „Spontanheilung".
- Daraus ergibt sich, dass in Gruppen, die mit **Scheinmedikamenten** (Placebo) behandelt wurden, je nach Auswahlkriterien und Beobachtungsdauer ein hoher Prozentsatz der Patienten gesundet (in der Literatur werden bis zu 50 % angegeben). Ein wirksames Medikament muss dann zu einem signifikant besseren Resultat führen. Es gibt daher Autoritäten, die eine medikamentöse Therapie der Depression bei leichter Ausprägung ablehnen, da dann eine über den Placeboeffekt hinausgehende Wirkung schwer nachweisbar und klinisch nicht relevant ist.
- Die Besserung einer depressiven Verstimmung kann ebenfalls durch psychische **Anteilnahme** und **Betreuung** durch den behandelnden Arzt oder eine geschulte Pflegekraft begünstigt werden.

Aus diesen Punkten ergibt sich, wie aufwändig eine wissenschaftlich einwandfreie Prüfung von Thymoleptika durchgeführt werden muss. Diesem Anspruch genügt nur ein kleiner Teil der klinischen Berichte.

Anmerkung: Die chronische Gabe von **Lithiumsalzen** wirkt antipsychotisch in manchen Fällen von manisch-depressiver Psychose. Diese Therapie wird auf S. 324 gesondert besprochen.

---

[2] BMJ 328, 303, 2004

Trizyklische Antidepressiva

Imipramin

Leitsubstanz dieser Arzneimittelgruppe ist Imipramin.

Imipramin
(Desipramin besitzt nur *eine* Methyl-Gruppe am Stickstoff der Seitenkette)

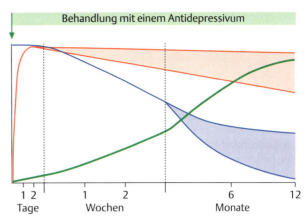

Abb. 21.**2** **Zeitverlauf der psychischen und somatischen Wirkungen** nach Beginn einer Antidepressivum-Therapie (schematisch) grün: Besserung der depressiven Verstimmung (spontan und/oder Medikamenten-bedingt) rot: somatische (Neben-)Wirkungen blau: Rezeptor-Desensibilisierung. Die Streubereiche sind durch farbige Flächen angedeutet.

▶ **Wirkungsweise.** Der unmittelbare Effekt nach Gabe von Imipramin (25 mg mehrmals täglich) ist charakterisiert durch eine Sedierung und Einschränkung der geistigen und körperlichen Aktivität als Ausdruck einer zentralnervösen Dämpfung. Diese Wirkung wird durch gleichzeitige Aufnahme von Alkohol verstärkt. Am Anfang der Therapie kann der dämpfende Effekt von den Patienten durchaus als unangenehm empfunden werden und eine ängstliche Stimmungslage verschlimmern. Dieser akute Effekt ist der Initialwirkung von Neuroleptika ähnlich, es fehlt jedoch weitgehend die distanzierend-anxiolytische Wirkkomponente.

Nach **längerer Zufuhr von Imipramin** bildet sich die eigentliche thymoleptische Wirkung aus (Abb. 21.**2**): Die pathologisch gesenkte Stimmungslage wird angehoben, es macht sich eine Antriebssteigerung bemerkbar. Bei Menschen mit normaler Stimmungslage ist eine entsprechende Wirkung nicht zu beobachten (kein euphorisierender Effekt beim Gesunden, allerdings ist bei Polytoxikomanen ein Missbrauch von Amitriptylin beschrieben worden).

Nach dem Abklingen einer depressiven Phase soll die Therapie mit Antidepressiva noch für längere Zeit fortgesetzt werden, weil damit ein möglicher Rückfall hinausgezögert oder vermieden wird. Bei chronischer Zufuhr von Imipramin treten die akut zu beobachtenden vegetativen Wirkungen (s.u.) in den Hintergrund, so dass bei entsprechenden Patienten die Aufhellung der Stimmung überwiegt.

▶ **Pharmakokinetik.** Nach oraler Gabe wird Imipramin gut resorbiert. Der metabolische Abbau erfolgt durch Demethylierung am Stickstoff (es entsteht das wirksame Desmethylimipramin = **Desipramin**). Der Metabolit Desipramin wird langsamer als Imipramin eliminiert, so dass im Laufe der Behandlung der Blutspiegel von Desmethylimipramin höhere Werte erreicht als der von Imipramin. Daher wird bereits nach wenigen Tagen die Therapie mit Imipramin zu einer Behandlung mit Desipramin. Daraus ergibt sich die Frage, ob zwischen den beiden Pharmaka bei antidepressiver Therapie ein Unterschied bestehen kann. Erst die Hydroxylierung am Ringsystem und Konjugation dieser Hydroxygruppe mit Glucuronsäure führt zur biologischen Inaktivierung. Die Substanzen werden mit dem Urin und den Fäzes ausgeschieden. Die Eliminationshalbwertzeit aus dem Plasma liegt zwischen 9 und 24 Stunden, was die individuell stark schwankenden Gleichgewichtsblutspiegel erklärt. Die **Dosierung** von Imipramin beträgt 100–150 mg täglich. Der therapeutische Effekt ist im Allgemeinen der Höhe des Blutspiegels gut korreliert, die Höhe des Blutspiegels schwankt aber bei gleichem Dosierungsschema interindividuell sehr stark. So konnte in einer Untersuchung gezeigt werden, dass der benötigte Plasmaspiegel zwischen 550 und 900 nmol/l lag; um diese Plasmakonzentrationen zu erreichen, waren Dosierungen zwischen 50 und 400 mg pro Tag notwendig. Die Dosierung der Substanzen sollte daher weniger an einem starren Schema als **am Effekt bzw. an den Nebenwirkungen orientiert** werden.

▶ **Akute Nebenwirkungen.** Wie bei den Neuroleptika sind **Störungen in der Funktion des vegetativen Systems** zu beobachten (Blockade von α-Rezeptoren und muskarinischer Acetylcholin-Rezeptoren): orthostatische Hypotension, Tachykardie, Änderung im Elektrokardiogramm (Abflachung der T-Welle), Trockenheit der Mund- und Nasenschleimhaut, Verschlechterung einer myokardialen Insuffizienz, Blasenentleerungsstörungen. Diese akuten Wirkungen treten unabängig vom psychischen Status der Patienten auf. Bei chronischer Zufuhr treten sie in den Hintergrund.

Nebenwirkungen bei Dauerbehandlung können Obstipation, Miktionsstörungen, Sehstörungen, Tremor, delirante Zustände sein. Die Neigung, einen funktionellen Morbus Parkinson hervorzurufen, ist wesentlich geringer als nach Zufuhr von Neuroleptika. Allergische Reaktionen sind selten, Fälle von cholestatischer Hepatose und Knochenmarkschädigungen sind beobachtet worden. Ein abruptes Absetzen einer langdauernden Therapie mit hohen Dosen ist zu vermeiden, da Entzugssymptome auftreten können.

Die **schweren akuten Vergiftungen**, die nach Suizidversuchen und akzidentiell bei Kindern beobachtet werden konnten, sind durch Bewusstlosigkeit, choreatisch-athetotische Zustände, Krämpfe, Tachykardie, Arrhythmien

und andere Zeichen eines überhöhten Sympathikotonus gekennzeichnet. Die schnelle Gabe des zentral gängigen **Cholinesterase-Hemmstoffes Physostigmin** kann sich als günstig erweisen. Die Injektionen müssen eventuell nach kurzer Zeit wiederholt werden, da Physostigmin in etwa 2 Stunden eliminiert ist. Die Dosierung (0,5 bis 2,0 mg i. v.) und die Injektionsintervalle müssen sich nach dem Effekt richten (Herzfrequenz beobachten!).
Kontraindikationen für Imipramin sind: agitiert ängstliche Depressionen mit Suizidgefahr, akute Vergiftungen mit Alkohol, Hypnotika und Opiaten, ferner Engwinkelglaukom, Prostataadenom, Herz-, Leber- und Nierenschädigung.

Weitere trizyklische Antidepressiva

Ausgehend vom Imipramin sind viele Analogsubstanzen in die Therapie eingeführt worden. Es ist vor allem **Amitriptylin** zu nennen, das im Stoffwechsel zur Nortriptylin demethyliert wird.

Amitriptylin

Amitriptylin wirkt im Vergleich zu Imipramin stärker dämpfend. Daraus ergibt sich seine Anwendung bei **unruhig-agitierten Melancholikern**. Die anderen im Handel befindlichen trizyklischen Antidepressiva wie **Clomipramin, Nortriptylin, Opipramol, Trimipramin, Dosulepin** und **Doxepin** bieten gegenüber den beiden Leitsubstanzen keine grundsätzlich neuen Aspekte.

Tetrazyklische Antidepressiva

Die so genannten tetrazyklischen Thymoleptika sind chemisch uneinheitlich. **Maprotilin** hat als Kern des Moleküls tatsächlich ein 4-Ring-System, dagegen besitzen **Mianserin** und **Mirtazapin** das typische 3-Ring-System der Antidepressiva, die Amin-Gruppe ist jedoch nicht am Ende einer aliphatischen Kette, sondern in einem Piperidin-Ring enthalten.
▶ Mianserin und Mirtazapin blockieren vornehmlich den zerebralen α_2-Adrenorezeptor und beeinflussen die Amin-Transporter kaum. Ihr stimmungsaufhellender Effekt wird von einer sedativen Wirkkomponente begleitet, die wohl auf einem Antagonismus am Histaminrezeptor beruht. ▶ Sie sind indiziert bei **„erregten" Melancholikern**, besitzen allerdings im Rahmen des großen Angebotes an Antidepressiva nur eine begrenzte Bedeutung.
▶ Von Mirtazepin wird eine unerwartete, seltene Nebenwirkung berichtet, nämlich die Entwicklung einer Arthralgie.

Maprotilin

Mianserin

Mirtazapin

Selektive Serotonin-Rückaufnahme-Inhibitoren (SSRI)

Leitsubstanz dieser neuentwickelten Antidepressiva ist **Fluoxetin**.
▶ Seine hemmende Wirkung auf die **neuronale Serotonin-Aufnahme** übersteigt deutlich die Beeinträchtigung des Umsatzes anderer Amine. In größeren vergleichenden Untersuchungen ließ sich zeigen, dass die stimmungsaufhellende Wirkung von Fluoxetin durchaus dem Effekt der trizyklischen Antidepressiva vergleichbar ist.
▶ Allerdings unterscheidet sich das **Nebenwirkungsspektrum** erheblich von dem der Imipramin-Analoga. Fluoxetin besitzt keine Affinität zu α-Rezeptoren und zu den Muscarin-Rezeptoren, so dass die typischen Nebenwirkungen der trizyklischen Antidepressiva fehlen. Jedoch treten Nausea und Appetitlosigkeit auf, es kann zu Schlafstörungen kommen, aggressives Verhalten scheint gesteigert zu werden. Fluoxetin darf nicht mit MAO-Hemmstoffen (z. B. Moclobemid) kombiniert werden, weil es zu übersteigerter Symptomatik kommt („**Serotonin-Syndrom**"). Insgesamt ist ein antriebssteigernder Effekt vorhanden, der differenzialtherapeutisch berücksichtigt werden sollte. Es wird berichtet, dass SSRI zu einer Blutungsneigung führen können. Dies wird auf eine Hemmung der Serotonin-Aufnahme in die Blutplättchen zurückgeführt mit nachfolgend herabgesetzter Fähigkeit zur Aggregation.
▶ Die **Dosierung von Fluoxetin** beträgt 20 bis maximal 60 mg/d. Die Substanz wird mit einer Halbwertszeit von 50–70 Stunden am Stickstoff demethyliert, es entsteht Desmethylfluoxetin, das pharmakologisch unverändert wirksam ist und noch langsamer eliminiert wird ($t_{1/2}$ etwa 7 Tage). Bei einem derartig langwierigen Abbau genügt natürlich eine Dosis pro Tag, was eine Kumulation nicht ausschließt.
Bei strenger Indikationsstellung scheinen insbesondere die älteren SSRI (z. B. Fluoxetin) in der Schwangerschaft ohne großes fetales Risiko anwendbar zu sein.

Weitere Rückaufnahme-Hemmstoffe und andere Wirkprinzipien. Das mit Fluoxetin entwickelte Wirkprinzip (Transmitter-Rückaufnahme-Hemmung und reduzierte Affinitäten zu den adrenergen und cholinergen Rezep-

21.1 Psychopharmaka

Tab. 21.2 Vorwiegender Angriffspunkt der Antidepressiva im ZNS

Angriffs-punkt	Wirkstoff	Indikation für welchen Depressionstyp
Trizyklische Antidepressiva		
T NA T 5-HT R H1	Amitriptylin	ängstlich, agitiert
T NA R H1	Nortriptylin	Antriebsverarmung Dysphorie
T NA T 5-HT R NA	Imipramin, Clomipramin	Antrieb normal
T NA	Desipramin	Antrieb gehemmt
Tetrazyklische Antidepressiva		
R α_2	Mirtazapin Mianserin	Depressive Störung
Wiederaufnahme-Hemmstoffe		
T 5-HT T NA	Venlafaxin	mittel- bis schwere Depressionen
T 5-HT	Paroxetin Fluoxetin Citalopram	leichte bis mittelschwere Depressionen
T NA	Reboxetin	dito, mit reduziertem Antrieb

T = Transporter für ...
R = Rezeptor für ...
NA = Noradrenalin
5-HT = 5-Hydroxytryptamin
H1 = Histamin-1-Rezeptor
α_2 = Adrenorezeptor

Fluoxetin

Venlafaxin

toren) hat zur Synthese, Untersuchung und schließlich Einführung einer Reihe neuer Substanzen geführt. Die Formeln einiger dieser Thymoleptika, die als Rückaufnahme-Hemmstoffe angesehen werden können, sind dargestellt, um zu demonstrieren, dass wohl kein unmittelbarer Zusammenhang zwischen chemischer Struktur und der biologischen Wirkung zu erkennen ist. Wie oben schon ausgeführt wurde (S. 319), sind die zellulären Angriffspunkte unterschiedlich (Tab. 21.2). Dennoch sollen die folgenden Wirkstoffe alle stimmungsaufhellend wirken.

Venlafaxin, das ▶ neben der Serotonin- auch die Noradrenalin-Wiederaufnahme hemmt, scheint in seiner thymoleptischen Wirkungsstärke vergleichbar zu sein mit den trizyklischen Antidepressiva.
▶ Die Nebenwirkungen entsprechen denen von Fluoxetin und unterscheiden sich von denen der „klassischen" Antidepressiva. ▶ Venlafaxin wird auch zur Behandlung schwerer Formen der Depression empfohlen.

Duloxetin. Ein neu in den Handel eingeführter Hemmstoff für Serotonin- und Noradrenalin-Rückaufnahme, namens **Duloxetin** ist für eine spezielle Indikation vorgesehen, nämlich der belastungsbedingten Harninkontinenz depressiver Frauen. Ob nur Duloxetin eine Besserung dieses Zustandes hervorruft und nicht auch andere Antidepressiva eine Harninkontinenz bessern würden, mag dahingestellt bleiben. Der Angriffspunkt für diesen Effekt soll im Sakralmark (Onus-Kern) liegen. Dieser Kern ist Ursprungsgebiet eines Teils der motorischen Fasern des N. pudendus, der u. a. den M. sphincter urethrae innerviert. Die Herstellerfirma von Duloxetin hat inzwischen die Indikation für diesen Wirkstoff erweitert: Duloxetin ist zum „allgemeinen Antidepressivum" aufgerückt.

Einige Wirkstoffe wie **Citolapram, Fluvoxamin, Paroxetin** und **Sertralin** gelten als ▶ selektive Serotonin-Rückaufnahme-Hemmer.
▶ Sie sind bei leichten bis mittelschweren Fällen indiziert.
▶ Die adrenergen und cholinergen Nebenwirkungen und ein sedativer Effekt sind nur schwach ausgeprägt, Nausea und Diarrhöen treten häufiger auf. Zentrale Nebenwirkungen (Nervosität, Schlaflosigkeit, Kopfschmerzen und andere) können vorkommen. Diese Wirkstoffe dürfen nicht zusammen mit MAO-Hemmstoffen gegeben werden (Auslösung eines toxischen **Serotonin-Syndroms**).

Reboxetin hemmt vorwiegend die Rückaufnahme von Noradrenalin.
Es wirkt thymoleptisch und ist für die ▶ Behandlung leichter und mittelschwerer Verstimmungen geeignet.

Damit steht ein ganzes Arsenal von Antidepressiva für die Therapie zur Verfügung. Ob wirklich wesentliche Unterschiede zwischen den einzelnen Wirkstoffen bestehen und überhaupt herausgearbeitet werden können, sei dahin gestellt. In diesem Zusammenhang ist die Feststellung aus dem British Medical Journal von Interesse, die in Box 21.7 wiedergegeben ist, und die sich an betreuende Ärzte richtet.

Paroxetin

Reboxetin

Thymeretika: MAO-Hemmstoffe

Bei endogenen Depressionen ist eine alleinige Therapie mit antriebssteigernden Mitteln kontraindiziert, da die Suizidgefahr gesteigert wird. Thymeretika sind in niedriger Dosierung nur geeignet, um antriebsarme Zustände bei reaktiven und Alters-Depressionen zu behandeln.

Moclobemid ▶ hemmt **nur die Monoaminoxidase vom Typ A**, die vorwiegend im ZNS Bedeutung besitzt und Noradrenalin und Serotonin abbaut. Die Folge ist ein Anstieg der Konzentration dieser biogenen Amine im Extrazellulärraum des ZNS. Ob dieser Anstieg wirklich einen antipsychotischen (stimmungsaufhellenden) Effekt nach sich zieht oder **nur antriebssteigernd** wirkt, wie es von zentral angreifenden Sympathomimetika bekannt ist, muss wohl im Augenblick offen bleiben.
▶ **Gehemmte Formen von Depressionen** verschiedener Genese scheinen die einzige Indikation für Moclobemid darzustellen (in einer **Kombinationstherapie**).

Moclobemid

Der irreversible und unspezifische $MAO_{A, B}$-Hemmstoff Tranylcypromin ist obsolet.

Box 21.6

Johanniskraut (Hypericum perforatum)
Im Zusammenhang mit der antidepressiven Therapie muss der Extrakt aus Johanniskraut Erwähnung finden. In der Volksmedizin gilt dieses heimische Kraut als Mittel gegen Angst und Verstimmung. Die pharmazeutische Industrie hat sich dieser Droge angenommen, in der „Roten Liste 2005" werden ca. 40 Präparate aus Hypericum perforatum angeboten, als Indikation wird angegeben: leichte vorübergehende depressive Störungen, Angst, nervöse Unruhe, aber auch Stottern und Enuresis. Ein Teil der Präparate ist auf den Inhaltsstoff Hypericin standardisiert. Welcher Inhaltsstoff antidepressiv oder anxiolytisch wirken soll, ist nicht geklärt. Von Hypericin ist bekannt, dass es beim Menschen eine Lichtüberempfindlichkeit der Haut auslöst. Die Johanniskraut-Extrakte sind nicht rezeptpflichtig.
Die thymoleptische Wirkung dieser Droge ist bisher nicht bewiesen, alle vorhandenen Veröffentlichungen halten den üblichen wissenschaftlichen Kriterien nicht stand. Wenn sie wissenschaftlich korrekt durchgeführt worden sind, hat sich keine Besserung ergeben. Dagegen liegen Berichte vor, dass nach Einnahme von Johanniskraut-Extrakten **Arzneimittel-Interferenzen** auftreten können. Durch eine Enzyminduktion wird die Konzentration wichtiger Pharmaka im Blut unvorhersehbar verändert. Beispiele für betroffene Wirkstoffe sind Digoxin, Warfarin, Cyclosporin. Da die Präparate frei erhältlich sind, können die Interferenzen ohne Wissen der behandelnden Ärzte auftreten mit z.T. tödlichen Folgen (Abstoßung von Herztransplantaten). Das Johanniskraut ist ein weiteres Beispiel dafür, dass das **verbreitete Vorurteil, reine Naturprodukte seien „gut und unschädlich", falsch ist**.

Lithium-Ionen

▶ **Wirkungsweise.** Lithium-Ionen haben bei gesunden Menschen in therapeutischen Dosen keine psychotrope Wirkung. Sie dringen wie Natrium-Ionen über Na^+-Kanalproteine leicht in die Zellen ein, können aber nur sehr langsam vermittels der Na^+/K^+-ATPase wieder herausgepumpt werden. Dadurch bildet sich mit der Zeit ein Lithium-Ionen-Gradient aus, der geringer ist als der von Natrium-Ionen. Lithium-Ionen beeinflussen das Verhalten von Überträgerstoffen in verschiedenen Abschnitten des Zentralnervensystems. Auch intrazelluläre Signaltransduktionsvorgänge sollen von Lithium-Ionen moduliert werden, so kann eine Beeinflussung des Inositolstoffwechsels sowie der G-Protein-abhängigen Adenylatcyclase in Hirnzellen durch Lithium-Ionen nachgewiesen werden. Eine Erklärung für die therapeutische Wirkung geben diese Befunde jedoch nicht.

▶ **Anwendung bei Psychosen.** Die Zufuhr von Lithium-Salzen hat sich zur **Prophylaxe rezidivierender manisch-depressiver Zustände** in vielen Fällen bewährt: Die Phasenfrequenz nimmt ab. Lithium ist ferner, am besten in Kombination mit einem Neuroleptikum, zur **Therapie akuter Manien** wirksam. Wenn bei endogenen Depressionen trizyklische Antidepressiva keine oder keine ausreichende Wirkung entfalten, kann die zusätzliche Gabe von Lithium-Salzen hilfreich sein. Schizophrene Krankheitsbilder lassen sich nicht beeinflussen. Die manischen Symptome werden ohne Beeinträchtigung der normalen psychischen Funktionen abgeschwächt. Der

Patient wird nicht schläfrig, bei einer manisch bedingten Insomnia bessert Lithium das Schlafvermögen. Die volle Wirksamkeit entwickelt sich nach 6- bis 10-tägiger Lithium-Zufuhr, die rezidivverhindernde Wirkung erst nach 6- bis 12-monatiger Zufuhr.

▶ **Pharmakokinetik.** Lithium-Ionen werden nach oraler Zufuhr gut resorbiert. Die maximale Plasmakonzentration ist nach 1–3 Stunden erreicht, gefolgt von einem steilen, 5–6 Stunden dauernden Abfall und einer langsameren Elimination in den nächsten 10–14 Tagen. Die Hälfte einer Lithium-Dosis wird in 24 Stunden ausgeschieden. Manches spricht dafür, dass der zweite Teil der Kurve die Elimination von intrazellulärem Lithium reflektiert. Die Hauptmenge des Lithium wird renal ausgeschieden.

Die **Dosierung** muss individuell angepasst werden. Die Prophylaxe und die Therapie erfordern eine Dosierung eines Lithium-Salzes, die zu einem Plasmaspiegel von 0,8–1,2 mmol/l führt. Dieser Plasmaspiegel muss während der gesamten Therapiedauer durch entsprechende Dosierung aufrechterhalten bleiben. Die Plasmaspiegel sind immer wieder zu kontrollieren, und zwar jeweils morgens vor der ersten Lithium-Gabe. Jede Beeinträchtigung der Nierenfunktion, auch medikamentös bedingt, kann zum Rückstau von Lithium Anlass geben.

▶ **Nebenwirkungen.** Da die **therapeutische Breite gering** ist, müssen die Nebenwirkungen besonders beachtet werden.
Leichte Nebenwirkungen, besonders am Anfang, sollten nicht zu einer Unterbrechung der Behandlung führen: Recht häufig ist ein feinschlägiger Tremor, der auch später weiter anhalten kann. Dieser **Tremor** lässt sich durch Gabe von Propranolol beseitigen, wenn keine Kontraindikation gegen diesen β-Rezeptoren-Blocker besteht. Als weitere, meist leichte Nebenwirkungen sind zu nennen: gastrointestinale Störungen, Polyurie, Durstgefühl, Müdigkeit, leichte Muskelschwäche, Leukozytose, vorübergehende EKG-Veränderungen, die eine Unterbrechung der Therapie nicht erfordern.
Ferner können auch eine Gewichtszunahme und in etwa 10% der Fälle eine **euthyreote Struma** auftreten, die am besten mit Gaben von Thyreoideahormon (S. 372) korrigiert werden kann. Bei einer akuten thyreotoxischen Krise kann die Gabe von Lithium-Salzen durch die sofort einsetzende „thyreostatische" Wirkung lebensrettend wirken (Hemmung der Thyroxinabgabe aus der Schilddrüse). Nicht selten kommt es zu einem **nephrogenen Diabetes insipidus**, weil Lithium-Ionen die Adiuretin-Wirkung im Sammelrohr hemmen können. Diese unerwünschte Wirkung, die dosisabhängig ist, lässt sich durch ein Kalium-sparendes Diuretikum bessern, Thiazid-Diuretika verschlechtern den Zustand (S. 207).

Kontraindikationen. Das Vorliegen einer Herz- oder Niereninsuffizienz erhöht das therapeutische Risiko erheblich. Bei jeder Störung des Natrium- und Kaliumhaushaltes, wie sie bei einer diätetischen Natrium-Restriktion oder bei chronischer Gabe von Saluretika oder anderen Pharmaka auftreten kann, verbietet sich die Anwendung von Lithium-Salzen. Eine bestehende Schwangerschaft ist ebenfalls als Kontraindikation anzusehen.

Toxische Nebenwirkungen treten auf bei Lithium-Plasma-Konzentrationen von mehr als 1,4 mmol/l, meistens aber erst ab 1,6 mmol/l; besonders bei Kalium- und Natrium-Mangel (nach starkem Schwitzen oder Erbrechen, nach Gebrauch von Saluretika) können schwere, eventuell tödliche Vergiftungen vorkommen: Verstärkung der oben geschilderten Symptome, vor allem grobschlägiger Tremor der Hände, Durchfälle, Krampfanfälle mit entsprechenden EEG-Veränderungen, Ataxie, Rigor, Hypothyreose.

Therapie der Lithium-Vergiftung. Das Ziel der Intoxikationsbehandlung muss darin bestehen, die Elimination von Lithium zu beschleunigen. Falls die Nieren ausreichend funktionstüchtig sind, ist eine forcierte Diurese durchzuführen; sonst kommt eine Dialysebehandlung infrage. Während dieser Zeitspanne muss versucht werden, durch symptomatische Maßnahmen die vital bedrohenden Vergiftungsfolgen zu kompensieren, Natrium- und Kaliumverlust sind unbedingt auszugleichen.

Box 21.7

Resümee zur Behandlung einer Depression

Aus den Leitlinien des National Institute of Clinical Excellence (NICE), veröffentlicht 2005 (BMJ 2005;330:267), kann entnommen werden: **Schwere bis mäßig schwere Depressionen** müssen mit Antidepressiva, möglichst mit **Hemmstoffen des Rückaufnahmetyps (SSRI)** behandelt werden. Bei gering ausgeprägten Verstimmungen (endogen oder reaktiv) gibt es kaum eine allgemein verbindliche Medikamentenempfehlung. Bei diesen Zuständen spielt das Vertrauensverhältnis zum Arzt und die menschliche Betreuung eine besondere Rolle.
Es sei nochmals darauf hingewiesen, dass eine **medikamentöse Behandlung über den Zeitpunkt der Genesung noch eine Weile fortgesetzt** werden soll (Verhinderung eines Rückfalls). Bei so genannten Therapieversagern ist immer an eine mangelhafte Compliance des Erkrankten bzw. seiner Betreuer zu denken.

Notwendige Wirkstoffe

Antidepressiva

Wirkstoff	Handelsname	Alternative
Imipramin	Tofranil®	G
Amitriptylin	Saroten®	G
Clomipramin	Anafranil®	G
Desipramin	Petylyl®	–
Doxepin	Aponal®	G
Dosulepin	Idom®	–
Duloxetin	Yentreve®, Cymbalta®	–
Nortriptylin	Nortrilen®	–
Opipramol	Insidon®	G
Trimipramin	Stangyl®	G
Maprotilin	Ludiomil®, Deprilept®	G
Mianserin	Tolvin®	G
Mirtazapin	Remergil®	G
Fluoxetin	Fluctin®	G
Citalopram	Cipramil®	G
Fluvoxamin	Fevarin®	G
Paroxetin	Seroxat®, Tagonis®	G
Sertralin	Gladem®, Zoloft®	–
Trazodon	Thromban®	G
Venlafaxin	Trevilor®	–

Reboxetin	*Edronax®*, *Solvex®*	–
Moclobemid	*Aurorix®*	**G**
		–
Lithium-carbonat	*Hypnorex®*, *Quilonum®*, *Li 450®*	–

Anmerkung: Bei der Komplexität der psychiatrischen Erkrankungen, die einer Behandlung mit Thymoleptika bedürfen, erscheint es uns nicht angebracht, die Auswahl an notwendigen Wirkstoffen zu eng zu gestalten. Es ist daher ein großer Teil der erhältlichen Wirkstoffe aufgelistet.

21.1.3 Anxiolytika

Anxiolytika, auch **Tranquillanzien** genannt (englisch: minor tranquilizer), sollen **Angst- und Spannungszustände** lösen und einen überstarken Einfluss von negativ getönten Emotionen auf die Befindlichkeit dämpfen. Die Wertigkeit exogener und endogener Stimuli, die das seelische Wohlbefinden beeinträchtigen, verringert sich unter dem Einfluss dieser Substanzgruppe. Dieser Effekt wird mit einer allgemeinen Dämpfung (Sedierung) und mit einer Abnahme der Initiative und Alertheit erkauft. Bei Dosierungen, die für diesen Zweck ausreichend sind, ist die hypnotische Wirkung schwächer ausgeprägt als bei Sedativa und Hypnotika. Wenn als Ursache einer Schlafstörung Angst- und Spannungszustände vorliegen, sind die Anxiolytika auch als Schlafmittel geeignet. Anxiolytika dämpfen die interneuronale Erregungsausbreitung, so dass weniger Impulse aus dem limbischen System und der Formatio reticularis zu höheren Hirnabschnitten gelangen. Auch die Erregungsausbreitung im motorischen System wird durch höhere Dosen der Anxiolytika beeinträchtigt. Die Folge ist eine Tonussenkung der Skelettmuskulatur: Myotonolytika (S. 259).

Überblick

Benzodiazepine
Wirkungen. Die Substanzen dieser Gruppe wirken relativ spezifisch gegen Zustände von ängstlicher Verstimmung (*anxiolytisch*), in höherer Dosierung allgemein *dämpfend*, *myotonolytisch*, *antikonvulsiv* und schließlich *narkotisch*. Die therapeutische Breite der Benzodiazepine ist groß, außerdem steht ein spezifisches Antidot (Flumazenil) zur Verfügung. Benzodiazepine können bei chronischer Gabe zu Abhängigkeit und Sucht führen.

Wirkungsmechanismus. Benzodiazepine verstärken allosterisch die Wirkung des inhibitorischen Überträgerstoffes GABA an GABA$_A$-Rezeptoren. Flumazenil ist ein Antagonist an der Benzodiazepin-Bindungsstelle.

Wirkstoffe und **Indikationen.** Die zahlreichen Vertreter der Gruppe unterscheiden sich nur in ihren pharmakokinetischen Eigenschaften. Sie eignen sich unterschiedlich gut für die verschiedenen Anwendungen:

Leitsubstanz Diazepam
▶ Langsame Umsetzung in ebenfalls wirksame Metaboliten, lange Wirkdauer
▶ Anwendungsbeispiele: bei Angstzuständen, zur Narkoseprämedikation, zur „psychovegetativen Entkopplung" z. B. bei Herzinfarkt und bei Krämpfen (z. B. Status epilepticus)

Clonazepam
▶ Direkte, relativ langsame Inaktivierung, mittlere Wirkdauer
▶ Anwendung insbesondere als Antikonvulsivum

Nitrazepam
▶ Direkte Inaktivierung, mittlere Wirkdauer
▶ Durchschlafmittel (s. S. 336).

Brotizolam (tetrazyklisches Thienodiazepin)
▶ Sehr rasche metabolische Inaktivierung
▶ Einschlafmittel (s. S. 336)

Midazolam (tetrazyklisches Benzodiazepin)
▶ schnelle Inaktivierung, intravenöses Narkotikum (s. S. 356)

„Benzodiazepin-Analoga" Zolpidem und Zopiclon (s. S. 336).
▶ Strukturell keine Benzodiazepine, wirken aber über „Benzodiazepin-Rezeptoren".
▶ Schlafmittel

Die heute gebräuchlichen Anxiolytika gehören zur Gruppe der 1,4- bzw. 1,5-Benzodiazepine, einige wenige auch zu den Thienodiazepinen (z. B. Clotiazepam und Brotizolam), bei denen der Benzol-Ring durch den Thiophen-Ring ersetzt ist, oder zu den tetrazyklischen Derivaten (Triazolam, Alprazolam, Midazolam, Brotizolam).

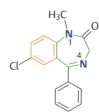

Diazepam
<u>1,4-</u>Benzodiazepin

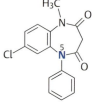

Clobazam
<u>1,5-</u>Benzodiazepin

Clotiazepam
<u>Thieno</u>diazepin

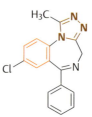

Alprazolam
<u>tetrazyklisches
Benzo</u>diazepin

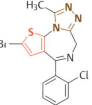

Brotizolam
<u>tetrazyklisches
Thieno</u>diazepin

▶ Wirkungsweise

Die **Wirkungsweise** scheint folgendermaßen zu sein: Bei niedriger Dosierung ist eine Beeinflussung vornehmlich der Formatio reticularis und des limbischen Systems nachweisbar, das vermutlich wesentlich für die Befindlichkeit eines Menschen mit verantwortlich ist. Die elektrische Aktivität in diesen Gebieten wird vermindert. Dadurch wird der Einfluss äußerer und innerer Stimuli auf höhere psychische „Zentren" und ihre Verarbeitung reduziert und so das Bewusstsein von äußeren und inneren Erlebnissen distanziert. Gleichzeitig wird das Überspringen psychischer Alterationen auf das vegetative Nervensystem erschwert (**„psychovegetative Entkopplung"**). Im Unterschied zu den Neuroleptika und Thymoleptika besitzen die Anxiolytika **keine antipsychotische Wirkung**.

Der **molekulare Wirkungsmechanismus** dieser Substanzgruppe ist weitgehend aufgeklärt (Abb. 21.3): Benzodiazepine werden mit hoher Affinität an einen Teil des **Rezeptorproteins für γ-Aminobuttersäure (GABA)** gebunden. Betroffen ist der Rezeptorsubtyp GABA$_A$; dementsprechend finden sich die Benzodiazepin-Bindungsstellen vornehmlich in jenen Hirnabschnitten, in denen GABA eine wichtige Rolle als hemmende Überträgersubstanz spielt. Die Besetzung durch Benzodiazepine erhöht **allosterisch die Wirksamkeit von GABA**. Diese fördert den transmembranalen Einstrom von Cl-Ionen durch den im Rezeptorprotein befindlichen Cl-Kanal und lässt damit das Membranpotenzial der betreffenden Nervenzelle ansteigen (Hyperpolarisation). Der vermehrte Einstrom von Cl-Ionen kommt durch eine Zunahme der Öffnungswahrscheinlichkeit des Cl-Kanals zustande. Es sei vermerkt, dass auch die Barbiturate den Cl-Kanal beeinflussen sollen (s. S. 354), diese bewirken jedoch eine Verlängerung der einzelnen Öffnungszeiten, nicht aber eine erhöhte Öffnungswahrscheinlichkeit.

Benzodiazepinartig wirkende Substanzen mit anderer Struktur sind **Zolpidem** und **Zopiclon**. Sie lagern sich ebenfalls an den GABA$_A$-Rezeptor an, benutzen im Rezeptorareal aber offenbar andere Haftpunkte. Sie werden als Schlafmittel verwendet (S. 336).

▶ Pharmakokinetik

Die Benzodiazepine sind ein Musterbeispiel für eine Arzneimittelgruppe, die durch eine übergroße Anzahl von Analogsubstanzen charakterisiert ist. Alle Pharmaka dieser Gruppe besitzen denselben Wirkungsmechanismus, eine Unterscheidung ist nur durch ihr Verhalten im Metabolismus und die sich daraus ergebenen kinetischen Eigenschaften möglich. Es lassen sich **unter therapeutischen Gesichtspunkten 3 Gruppen** aufstellen:

- **Gruppe 1:** Substanzen, die *als solche unwirksam* sind und erst im Organismus in pharmakologisch aktive Metabolite überführt werden, z. B. **Chlordiazepoxid**, das erste in die Therapie eingeführte Benzodiazepin.
- **Gruppe 2:** Substanzen, die *selbst wirksam* sind, aber über weitere wirksame Metabolite langsam abgebaut werden, z. B. **Diazepam**.
- **Gruppe 3:** Substanzen, die *selbst wirksam* sind, aber entweder in *einem* metabolischen Schritt *biologisch inaktiviert* werden (direkte Inaktivierung), z. B. **Oxazepam**, oder in *mehreren rasch aufeinander folgenden Schritten* ihre Wirksamkeit verlieren, z. B. **Midazolam**.

Diese Einteilung hat für die Therapie Bedeutung. So sind die Pharmaka der **Gruppe 1** nicht geeignet, eine akut benötigte Wirkung, wie z. B. eine Schlafinduktion oder unmittelbar einsetzende Anxiolyse, zu erzeugen. Diese Substanzen eignen sich für eine Dauertherapie. Die Pharmaka der **Gruppe 2** besitzen einen schnellen Wirkungseintritt, werden jedoch in wirksame Metabolite umgewandelt, die langsamer eliminiert werden als die Ausgangssubstanz. Bei länger dauernder Therapie kumulieren dementsprechend die Metaboliten und bestimmen das Wirkbild. Wie aus Abb. 21.4 hervorgeht, bildet eine ganze Reihe von Anxiolytika dieselben kumulierenden wirksamen Metaboliten, insbesondere die

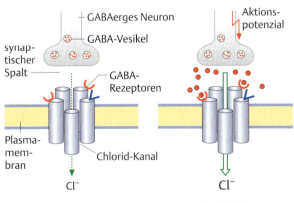
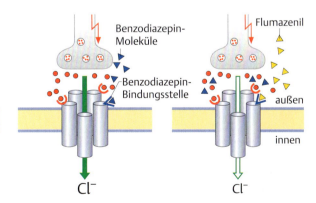

Abb. 21.3 Allosterische Förderung der GABA-Wirkung am GABA$_A$-Rezeptor.

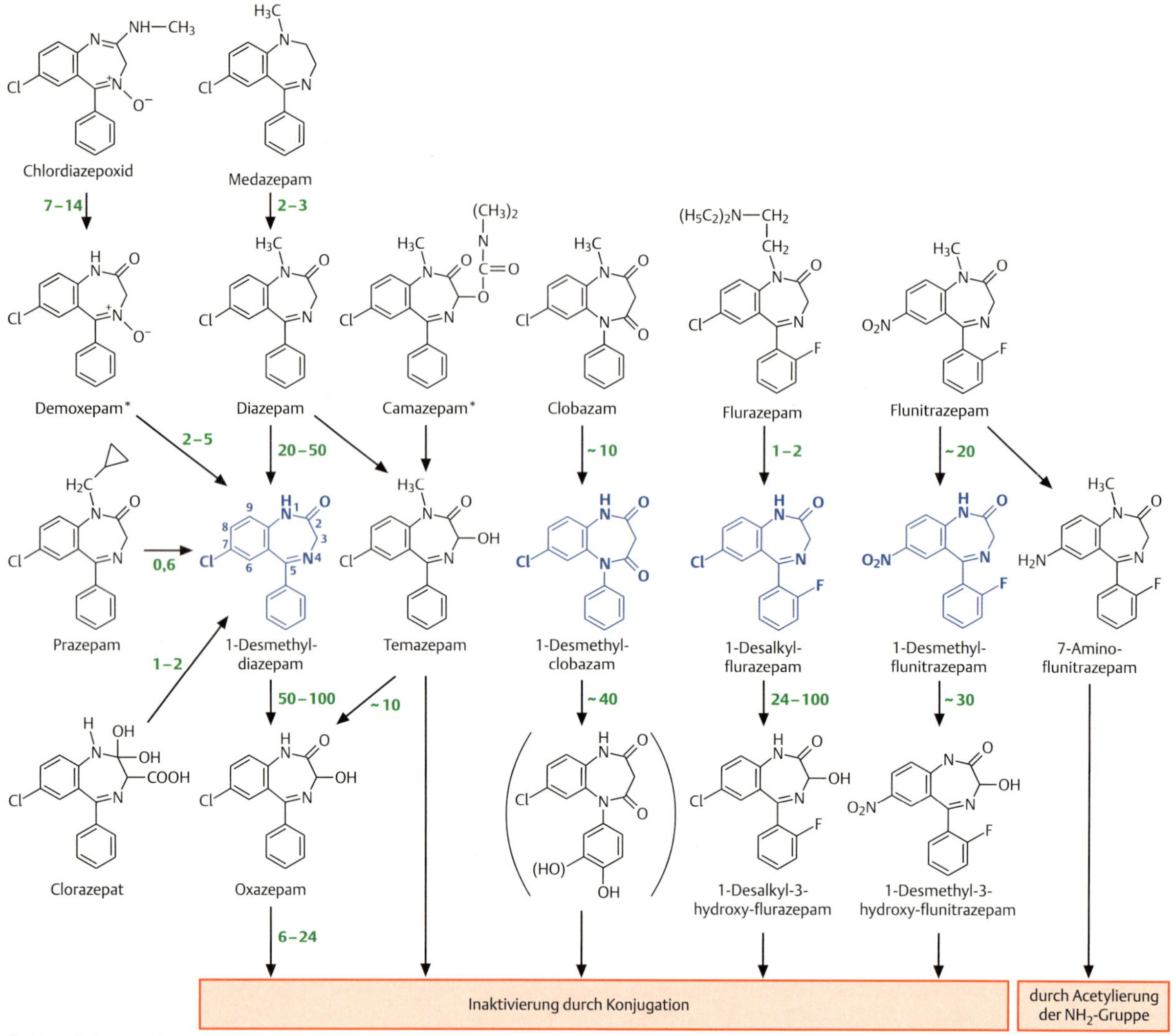

Abb. 21.4 Benzodiazepin-Derivate und ihre Biotransformation. Die Pfeile deuten den vorwiegenden metabolischen Umbau im Organismus an. Die Metabolite mit der langsamsten Eliminationshalbwertszeit sind farbig dargestellt. Die Halbwertzeit der jeweiligen Schritte, sofern gut dokumentiert, ist in Stunden angegeben.

*nicht mehr im Handel

Desalkylbenzodiazepine. Dies trägt mit dazu bei, dass die Anxiolytika bei Dauergabe identische Wirkprofile besitzen. In **Gruppe 3** bestimmt die Ausgangssubstanz direkt die Geschwindigkeit des Eintritts und die Dauer der Wirkung. Die Substanzen werden schneller abgebaut als die Pharmaka der anderen beiden Gruppen, damit ist die Kumulationsneigung geringer. Sie sind daher geeignet, akut benötigte und eher kurzfristige Effekte auszulösen, wie Schlafinduktion (z. B. Triazolam, Brotizolam) und bei parenteraler Applikation Einleitung einer Narkose (z. B. Midazolam).

Inaktivierung über mehrere Schritte. Der Metabolismus verläuft für eine Reihe von Substanzen nach einem bestimmten Schema, wie es am Beispiel der Leitsubstanz von Gruppe 2, Diazepam, gezeigt werden kann (Abb. 21.4). Diazepam wird vorwiegend am Stickstoff demethyliert, es entsteht 1-Desmethyldiazepam, das dann langsam in Position 3 hydroxyliert (Oxazepam), schließlich an dieser Hydroxy-Gruppe konjugiert und damit biologisch inaktiviert wird. In einem Nebenweg kann Diazepam auch gleich hydroxyliert werden, es entsteht Temazepam, das nun wiederum nach Demethylierung in Oxazepam übergehen kann oder direkt konjugiert wird. Ganz ähnlich werden Flurazepam und Flunitrazepam abgebaut. Das 1,5-Benzodiazepin Clobazam wird ebenfalls in einem ersten Schritt demethyliert, dann erfolgt aber eine Hydroxylierung am Phenylring, der in Position 5 steht. Einige weitere Substanzen können als Vorstufen von 1-Desmethyldiazepam aufgefasst werden: Medazepam, Demoxepam, Prazepam und Clorazepat. Chlordiazepoxid wird über mehrere chemische Schritte, die in Abb. 21.4 nicht alle dargestellt sind, schließlich ebenfalls in die Zentralsubstanz 1-Desmethyldiazepam überführt.

Direkte Inaktivierung. Von den bisher genannten Substanzen unterscheiden sich einige Pharmaka, die unmittelbar biologisch inaktiviert werden (Abb. 21.5): Lorazepam und sein N-Methyl-Derivat Lormetazepam werden sofort gekoppelt, da eine 3-Hydroxy-Gruppe bereits vor-

Konjugation:

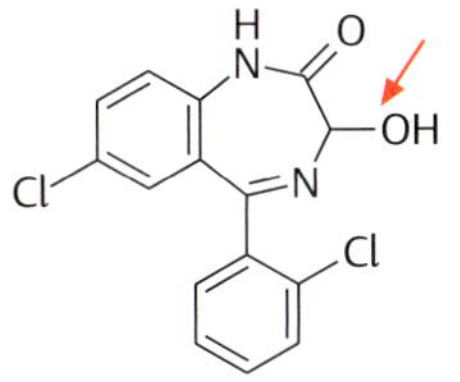

Lorazepam

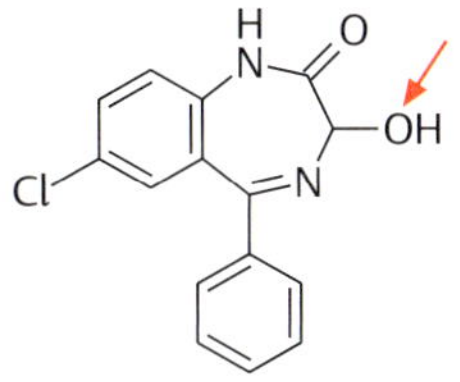

Oxazepam

Reduzierung zum Amin und sofortige Acetylierung:

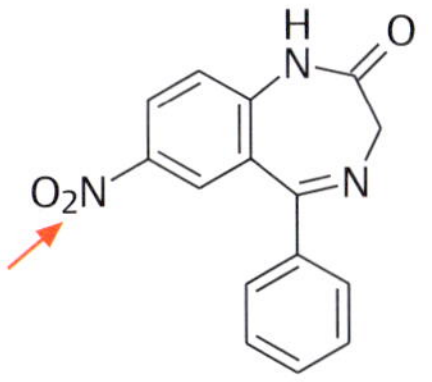

Nitrazepam

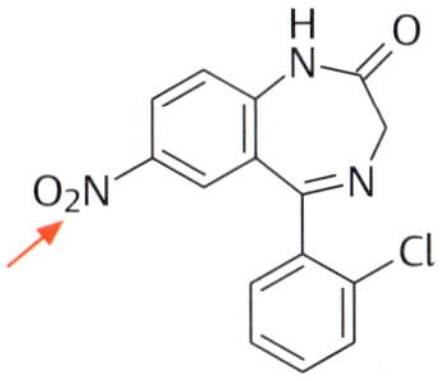

Clonazepam

Ringspaltung:

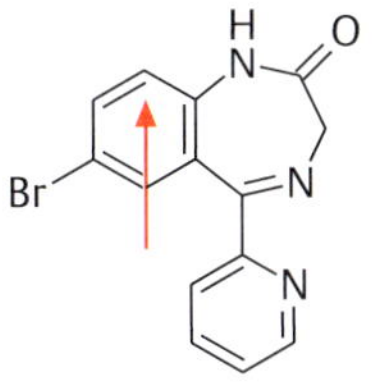

Bromazepam

Abb. 21.5 Benzodiazepin-Derivate mit direkter biologischer Inaktivierung. Die Pfeile markieren die Struktur, an der sich die Änderung abspielt.

handen ist, Bromazepam unterliegt einer Ringspaltung, und die 7-Nitro-Verbindungen Nitrazepam und Clonazepam werden durch Reduktion der Nitro-Gruppe zur Amino-Gruppe und anschließende Acetylierung unwirksam. Dasselbe gilt auch für einen Teil der Flunitrazepam-Moleküle, an denen zwei konkurrierende Prozesse ablaufen.

Schnelle Elimination. Durch eine schnellere Elimination als die üblichen Benzodiazepine sind die **tetrazyklischen Benzodiazepine** ausgezeichnet (Abb. 21.6). Der vierte Ring, der stickstoffhaltig ist und eine Methyl-Gruppe trägt, ermöglicht zwei rasch ablaufende Hydroxylierungsreaktionen an der α-Methyl-Gruppe und am C-Atom in Position 3 mit anschließender Glucuronidierung. Die Plasma-Eliminationshalbwertzeiten einiger Wirkstoffe dieser Gruppe sind:
Midazolam: 1,5–3 h,
Triazolam: 1,5–3 h,
Brotizolam: 3–5 h,
Alprazolam: 10 h.

Kinetische Wirkprofile einiger Benzodiazepine

Chlordiazepoxid ist die Leitsubstanz der **Gruppe 1**. ▶ Es ist ein Anxiolytikum, das selbst unwirksam ist und erst langsam in einen pharmakologisch wirksamen Metaboliten umgewandelt wird. Chlordiazepoxid kann keine akuten Effekte auslösen wie z. B. eine Schlafinduktion.
▶ Ein Vorteil besteht aber darin, dass bei längerdauernder Behandlung ein gleichmäßiger Blutspiegel an Wirkstoffen resultiert, wie er für eine chronische anxiolytische Therapie wünschenswert ist. Dies gilt im Prinzip auch für die anderen Pharmaka dieser Gruppe (z. B. **Clorazepat**, **Prazepam**, **Medazepam** und **Flurazepam**). Je schneller jedoch die Umwandlung in einen aktiven Metaboliten erfolgt, umso mehr treten akute Wirkungen auf.

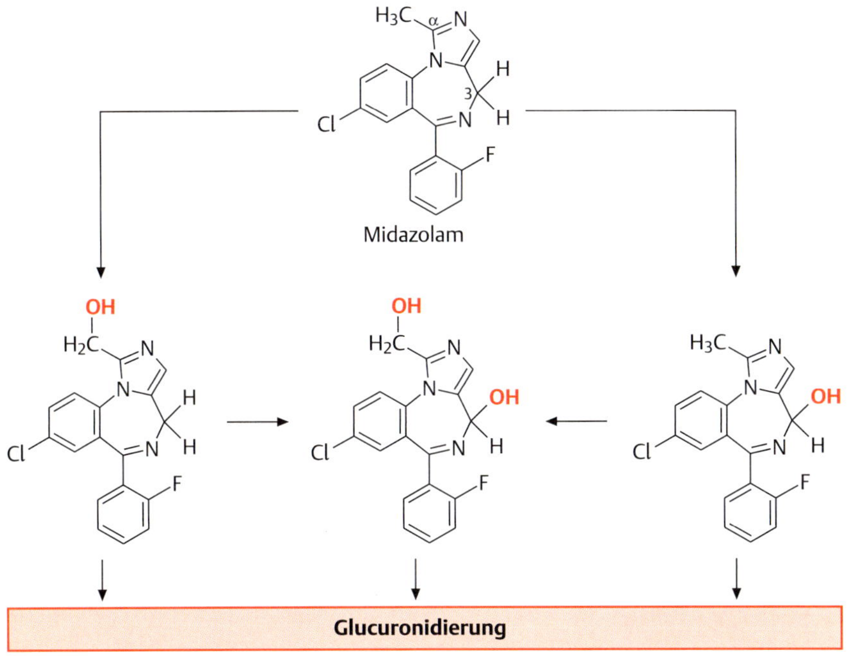

Midazolam

Glucuronidierung

Abb. 21.6 Abbau von tetrazyklischen Benzodiazepinen: Beispiel Midazolam. Die Hydroxylierung an der α-Methyl-Gruppe und am C_3-Atom mit anschließender Glucuronidierung verläuft verhältnismäßig rasch. Analog werden Triazolam und Alprazolam abgebaut.

Diazepam ist die Leitsubstanz der **Gruppe 2**. ▶ Die Substanz wirkt unmittelbar und wird in biologisch aktive Metabolite überführt. Nach intravenöser Applikation setzt der anxiolytische Effekt unmittelbar ein; nach oraler Gabe wird Diazepam schnell resorbiert, der Blutspiegel erreicht sein Maximum nach ca. 1 Stunde, die Metabolite treten langsam auf. Pharmakokinetisch ähnlich verhält sich **Flunitrazepam**, das bezogen auf die notwendigen Dosen stärker wirksam ist als Diazepam.

▶ Die Substanzen dieser Gruppe eignen sich zur Auslösung **akuter Wirkungen** (Narkoseprämedikation, Erregungsdämpfung), neigen aber bei wiederholter Gabe zur Kumulation, da die biologisch wirksamen Metabolite sehr langsam eliminiert werden. Flunitrazepam hat in der „Drogenszene" aufgrund der rasch und stark einsetzenden Wirkung, die auch ausgeprägt myotonolytisch ist, eine gewisse Bedeutung und sollte wegen seines relativ hohen Abhängigkeitspotenzials zurückhaltend verordnet werden.

Für die Pharmaka der **Gruppe 3** (▶ unmittelbar wirksam, direkte biologische Inaktivierung) lässt sich ▶ keine einheitliche Indikation angeben:
Oxazepam und **Bromazepam** besitzen kaum akute Wirkungen, da ihre enterale Resorption langsam verläuft. Sie sind für eine **lang dauernde anxiolytische** Therapie geeignet, da ihre Kumulationsneigung geringer ist als die der „Diazepam-Gruppe". Aufgrund seiner schnellen Resorption wirkt **Nitrazepam** akut schlafinduzierend, sollte aber wegen der langsamen Elimination nicht mehr verwendet werden. Auch **Triazolam** gilt, insbesondere wegen der schnellen Elimination, als Hypnotikum. Ebenso kann das tetrazyklische Thienodiazepin **Brotizolam** ($t_{1/2}$ 3–5 h, s. S. 336) als Hypnotikum Verwendung finden. Vom **Clonazepam** wird besonders der antikonvulsive Effekt ausgenutzt, speziell beim Status epilepticus. **Midazolam** versetzt nach intravenöser Gabe den Patienten sofort in einen schläfrigen Zustand, was zur Einleitung einer Narkose ausnutzbar ist. Jedoch muss bei einer Überdosierung mit einer Hemmung bzw. Lähmung des Atemzentrums gerechnet werden. Unter dem Einfluss dieser Substanz kann der Zustand einer anterograden Amnesie auftreten.

▶ Anwendungen und Wahl des Mittels

Über **Angst- und Spannungszustände** wird im Rahmen sehr unterschiedlicher Situationen geklagt. Das Spektrum reicht vom „unspezifischen" Missmut aufgrund der Lebensverhältnisse über die Angst, den täglichen Anforderungen nicht nachkommen zu können, bis hin zur Reaktion auf neurotischer oder psychotischer Basis. Diese „Angstzustände" lassen sich im Prinzip durch Benzodiazepine günstig beeinflussen; daraus ergibt sich aber noch keine Indikation für ihre Anwendung (s. Box 21.**8**). Sind die Angstzustände Folgen einer Neurose, können die Anxiolytika vorübergehend benutzt werden, um die Einleitung und die Durchführung einer Psychotherapie zu erleichtern. Ebenso können Benzodiazepine benutzt werden, um Angstzustände im Rahmen einer Psychose zu behandeln. Da sie selbst keine antipsychotische Wirksamkeit besitzen, muss dabei jedoch vor allem mit antipsychotisch wirksamen Arzneimitteln therapiert werden. Vor jeder längerfristigen Verschreibung von Benzodiazepinen muss allerdings der mögliche Nutzen gegen das Risiko der Abhängigkeitsentwicklung (s.u.) abgewogen werden.

Bei **Schlafstörungen** aufgrund von Angst- und Spannungszuständen sind Präparate mit schnellem Wirkungseintritt und relativ schneller Elimination zur Verminderung einer morgendlichen Beeinträchtigung indiziert, z.B. Brotizolam. Ist gleichzeitig eine anxiolytische Dauertherapie notwendig, kann auf Pharmaka mit akuter schlafinduzierender Wirkung verzichtet werden, da sich das Schlafvermögen unter der anxiolytischen Therapie von selbst einstellt. Für die eigentliche **anxiolytische Therapie** können Derivate verwendet werden, die eine längere Wirkdauer besitzen, z.B. die Leitsubstanz Diazepam. Dabei ist es gleichgültig, ob die Wirkung sofort oder mit einer Verzögerung einsetzt.

Die Benzodiazepine können ferner ein Hilfsmittel darstellen bei **psychosomatischen Erkrankungen**, um vorübergehend eine „**psychovegetative**" **Entkopplung** zu erreichen. Dies erklärt ihre Indikation in der Inneren Medizin und verwandten Gebieten.

Zur **Anxiolyse in der Notfallmedizin** (z.B. nach Herzinfarkt, bei Schwerverletzen während des Transportes), wo es auf schnell einsetzende und starke Wirksamkeit ankommt, ist die parenterale Gabe von Diazepam eine geeignete Maßnahme.

Im Rahmen der **Anästhesiologie** finden Benzodiazepine folgende Anwendungen:

- **sedativ-anxiolytische Vorbereitung** des Patienten auf den Operationstag, z.B. durch orale Zufuhr von Diazepam;
- **Einleitung der Narkose** durch die intravenöse Gabe eines sofort wirksamen und schnell eliminierbaren Benzodiazepin, z.B. Midazolam, das aufgrund dieser Eigenschaften gut steuerbar ist.

Box 21.8

Benzodiazepine lösen keine Probleme

Ängstliche Verstimmungen, die auf Missmut und Insuffizienz-Gefühlen beruhen, sind an sich keine Indikationen für die Gabe von Anxiolytika, da diese nicht die Probleme lösen, mit denen der Mensch nicht fertig zu werden glaubt. Aber „Patienten" mit derartigen Beschwerden stellen das große Kontingent der Menschen dar, denen die Benzodiazepine verordnet werden. In diesen Fällen werden Benzodiazepine als „Glückspillen" zur Überwindung von Alltagssorgen missbraucht und ersetzen gesellschaftliche Funktionen wie familiären Zusammenhalt und religiöse Bindungen. Da in diesen Fällen häufig eine länger dauernde Zufuhr nötig ist, bildet sich hier eine Abhängigkeit besonders leicht aus.
Gerade ältere Menschen haben an der oft reflektorischen Verordnung insbesondere länger wirksamer Präparate zu leiden, denn diese führen relativ schnell zur Abhängigkeit (es gibt kaum Medikationspausen) und dann werden die Patienten teilnahmslos, antriebslos, sozial isoliert und schließlich abhängig von der Hilfe anderer. Die Einweisung ins Alters- oder Pflegeheim ist dann oft die Einleitung des langsamen Sterbens. Leider gibt es keine guten Studien über diesen offensichtlichen Missstand und so werden viele ältere Patienten bis zu ihrem Ableben ruhiggestellt.

Zur Therapie des **Status epilepticus** (S. 344) und **akuter Entzugssyndrome** bei Alkohol- und Rauschmittelabhängigkeit, bei der eine intravenöse Zufuhr hoher Dosen notwendig ist, sind Substanzen mit unmittelbarer Wirksamkeit geeignet, z. B. Diazepam, Flunitrazepam und Clonazepam. Auch bei anderen **motorischen Erregungszuständen**, z. B. Krämpfe bei Vergiftungen, können diese Verbindungen als zentral wirksame Muskelrelaxanzien verwendet werden.

▶ Nebenwirkungen und Kontraindikationen

Bei Gabe von anxiolytischen Dosen sind **höhere geistige Funktionen in Mitleidenschaft gezogen**. Alertheit und Initiative nehmen ab, es bildet sich eine Gleichgültigkeit und „Wurstigkeit" aus. Die Persönlichkeit wird eingeengt, der Mensch ist geistig nicht voll leistungsfähig und verflacht. Das Reaktionsvermögen ist beeinträchtigt, was sich auch auf mechanische Tätigkeiten auswirken kann. Zusätzlich können Ataxien auftreten.
Bei chronischer Einnahme besteht die Gefahr, dass sich eine **Arzneimittelabhängigkeit** entwickelt, die mit einer Toleranzerhöhung einhergehen kann. Ob wesentliche Unterschiede zwischen den einzelnen Benzodiazepin-Derivaten hinsichtlich des Abhängigkeitspotenzials bestehen, ist bisher nicht eindeutig zu beantworten.
Bei plötzlichem Absetzen können mit einer durch die Pharmakokinetik bedingten Latenz Entzugssymptome auftreten, die umso ausgeprägter zu sein scheinen, je schneller das Pharmakon eliminiert wird. Es kommt zu Schlafstörungen, psychischer Labilität, selbst Krämpfe sind beobachtet worden. In der Entzugstherapie lässt sich manchmal ein vollständiges Absetzen der Benzodiazepine nicht erreichen; statt dessen muss man sich mit einer „Niedrig-Dosis-Abhängigkeit" zufrieden geben (z. B. Bromazepam 1 mg/d).
Bei alten **zerebralsklerotischen Patienten** können paradoxerweise durch Benzodiazepine **Erregungszustände** ausgelöst werden. Im Einzelfall ist bei Patienten über 70 Jahre die Reaktion nicht vorhersehbar. Daher sollten Benzodiazepine zurückhaltend verordnet und Alternativen bevorzugt werden.
Bei Gabe von Benzodiazepinen vor und während der **Geburt** treten die Substanzen auf den Fetus über und können aufgrund ihrer zentralen Wirkung eine **Muskelrelaxierung beim Neugeborenen** auslösen, die mit einer Apnoe verbunden ist („floppy child"); Flumazenil ist als Antidot wirksam.
Bei Patienten mit **Lebererkrankungen** ist der metabolische Abbau der Benzodiazepine verzögert, so dass mit einer stärkeren und längeren Wirkung zu rechnen ist. Im Gegensatz zu einigen Barbituraten lösen die Benzodiazepine kaum eine Enzyminduktion in der Leber aus. Bei gleichzeitiger Zufuhr von Anxiolytika und anderen sedativ-hypnotisch wirkenden Pharmaka sowie von Alkohol tritt eine **überadditive Wirkung** auf. Da der Genuss von Alkohol bei ängstlich verstimmten Patienten nicht selten vorkommt, ist dieser Kombinationseffekt besonders zu beachten, beispielsweise wenn es um die Fahrtüchtigkeit geht.
Bei größerer Empfindlichkeit und höherer Dosierung ist auch eine Reihe von z. T. **somatischen Nebenwirkungen** zu beobachten: Hautreaktionen, Schwindel, Obstipation, Libidoverlust, Menstruationsstörungen, Appetitsteigerung mit starker Gewichtszunahme. Nebenwirkungen an Herz und Kreislauf sind, jedenfalls nach oraler Zufuhr, unbedeutend. Die Atmung wird nach therapeutischen Dosen nicht beeinträchtigt, kann jedoch nach schneller intravenöser Gabe betroffen sein. Aber bei Patienten mit bronchopulmonalen Erkrankungen lässt sich eine Verminderung der Atmung und eine Kohlendioxid-Retention nachweisen. Alte Menschen können besonders empfindlich sein.

Kontraindikationen. Bei Myasthenia gravis und bei Leber- und Nierenerkrankungen sollten diese Mittel nur mit großer Vorsicht oder gar nicht gegeben werden. Die Benzodiazepine dürfen nicht mit Alkohol kombiniert werden, weil sich die Wirkungen unkontrolliert verstärken.
Eine Schädigung der Frucht durch Behandlung der Schwangeren mit Benzodiazepinen ist nicht belegt. Trotzdem sollten Substanzen dieser Gruppe nur bei strenger Indikationsstellung in der Gravidität angewendet werden.
Bei Behandlung mit Benzodiazepinen, aber auch nach Zufuhr aller anderen Psychopharmaka, kann es zur Beeinträchtigung der Fahrtüchtigkeit und des Arbeitens mit Maschinen kommen, von der Verminderung der Alertheit ganz abgesehen. Auf diese Folgen muss der Arzt den Patienten hinweisen, nicht zuletzt aus forensischen Gründen (Haftung, Strafrecht).

„Anxiolytika" mit unklarem Wirkungsbild

Eine Reihe von Substanzen besitzt Wirkungen, die eine Zuordnung zu einer der vorher besprochenen Gruppen schwierig machen. Zu diesen Pharmaka gehört Buspiron.

Buspiron ist als Anxiolytikum deklariert. Auf diese Substanz kann sehr gut verzichtet werden, da ihre Wirkung schwach ausgeprägt ist, die Wirkung erst mit längerer Latenz einsetzt, die präsystemische Elimination sehr hoch ist und die Eliminationshalbwertzeit nur 2–4 Stunden beträgt (mehrere Dosen pro Tag). Vom Hersteller werden in der „Roten Liste" 2005 über 100 Nebenwirkungen – zum Teil kurioser Art – angegeben.

Benzodiazepin-Antagonist Flumazenil

▶ **Flumazenil** konkurriert mit Benzodiazepinen um die spezifische Bindungsstelle und **hebt damit ihre Wirkung auf**. Es ist selbst frei von einer zentralnervösen Wirksamkeit, nur bei sehr hoher Dosierung machen sich „benzodiazepinartige" Effekte bemerkbar.
▶ Flumazenil wird mit einer Eliminationshalbwertszeit von ca. 1 Stunde ausgeschieden.
▶ Es ist in der Lage, die Wirkung von Benzodiazepinen abzuschwächen oder aufzuheben, je nach dem Dosen-Verhältnis von Benzodiazepin zu Antagonist. Um die Wirkung der Dosen von Diazepam oder Midazolam, wie sie in der Narkosetechnik gebraucht werden, abzuschwächen, genügen intravenös 0,3–0,6 mg Flumazenil, um die Wirkung aufzuheben, müssen 0,5–1,0 mg i. v. zugeführt werden.
Bei Patienten, die mit hohen Dosen eines Benzodiazepin vergiftet sind, können bis zu 5 mg Flumazenil i. v. not-

wendig sein, um die Bewusstlosigkeit zu beenden. Wenn eine Vergiftung mit langwirksamen Benzodiazepinen vorliegt, muss die Zufuhr des Antagonisten Flumazenil häufiger wiederholt werden, da Flumazenil recht schnell eliminiert wird.

Flumazenil

> **Box 21.9**
>
> **Indikationen zur Anwendung psychisch dämpfender Pharmaka**
> 1. *Ambulante Behandlung von nicht-psychotischen Angst- und Spannungszuständen:* Anxiolytika, Hypnotika niedrig dosiert, keine Neuroleptika, Dauer nicht länger als 4–6 Wochen.
> 2. *Schlafstörungen:* Anxiolytika. Wahl des Medikamentes nach gewünschter Wirkungsdauer (Einschlaf- bzw. Durchschlafmittel).
> 3. *Erregungszustände bei Psychosen* (endogen oder toxisch): Neuroleptika, Clomethiazol (vor allem Delirium tremens).
> 4. *Stationäre Behandlung:* wie 1 bis 3; bei Herzinfarkt: Diazepam hoch dosiert, keine Neuroleptika; bei Coma hepaticum: Scopolamin; bei psycho-vegetativ bedingten Fällen von Hypertonie, Bronchialasthma, Magen-Duodenal-Ulkus, Colitis ulcerosa etc.: Anxiolytika und kurzfristig, wenn nötig, Neuroleptika (cave!).
> 5. *Narkoseprämedikation:* Neuroleptika, Diazepam, Midazolam oder Flunitrazepam, zusätzlich Opiate.
> 6. *Erregungszustände zerebralsklerotischer Patienten:* Clomethiazol, Haloperidol, Scopolamin; Benzodiazepine oder Chlorpromazin-Analoga.

Notwendige Wirkstoffe

Anxiolytika

Wirkstoff	Handelsname	Alternative
Benzodiazepine		
Diazepam	*Valium®*	**G**
Clorazepat, Di-Kalium	*Tranxilium®*	–
Prazepam	*Demetrin®*	–
Lorazepam	*Tavor®*	**G**
Oxazepam	*Adumbran®*, *Praxiten®*	**G**
Bromazepam	*Lexotanil®*	**G**
Benzodiazepin-Antagonist		
Flumazenil	*Anexate®*	–

Die drei erstgenannten Wirkstoffe werden über denselben wirksamen Metaboliten Desmethyldiazepam abgebaut, im Gegensatz dazu verlieren Lorazepam, Oxazepam und Bromazepam ihre Wirksamkeit in einem metabolischen Schritt.

Weitere im Handel erhältliche Anxiolytika

Alprazolam	*Tafil®*, **G**
Chlordiazepoxid	*Librium®*, *Rachepur®*
Clobazam	*Frisium®*
Medazepam	*Rusedal®*
Flunitrazepam	*Rohypnol®*, **G**

21.1.4 Psychoanaleptika

> **Überblick**
>
> **Analeptika** sind Substanzen, die zentral erregend wirken, bei Überdosierung lösen sie Krämpfe aus. Wird bei Anwendung kleiner Dosen bestimmter Pharmaka eine „anregende" Wirkung verspürt, spricht man von **Psychoanaleptika.**
>
> **Methylxanthine**
> Als Arzneimittel kann nur **Coffein** zur Überwindung von Ermüdung empfohlen werden, als Genussmittel hat es – in vernünftigen Quantitäten genossen – keine schädlichen Folgen.
>
> **Amphetamine**
> Sie haben aufgrund ihres Suchtpotenzials keine Indikation. Lediglich Methylphenidat wird bei der Therapie hyperkinetischer Kinder verwendet, die Wirkungsweise hier ist ungeklärt.
> Die chemisch vom Amphetamin abgeleiteten **Appetitzügler** (s. S. 241) sollen keine Anwendung mehr finden, weil der Möglichkeit schwerer Nebenwirkungen eine geringe therapeutische Wirksamkeit gegenübersteht.
>
> **Unspezifische Analeptika**
> Die sog. unspezifischen Analeptika sind therapeutisch bedeutungslos. Strychnin besitzt toxikologisches Interesse. Es ist im Rückenmark ein Antagonist am Glycin-Rezeptor, der die hemmende Wirkung der Überträgersubstanz Glycin in den Interneuronen vermittelt.

Aus der Gruppe der unspezifisch wirkenden Analeptika lassen sich diejenigen Substanzen ausklammern, die vorwiegend die „Psyche" anregen. Man fasst sie unter dem Terminus **Psychoanaleptika** zusammen (Synonyma: Psychostimulanzien, Psychotonika). Im Gegensatz zu den Thymoleptika wirken sie nicht depressionslösend und stimmungsaufhellend.

Methylxanthine

Von den drei Methylxanthinen hat **Coffein** (1,3,7-Trimethyl-xanthin, Syn.: Theïn) die stärkste psychoanaleptische Wirkung. **Theophyllin** (1,3-Dimethyl-xanthin) ist etwas weniger wirksam, **Theobromin** (3,7-Dimethyl-xanthin) hat praktisch keinen zentral erregenden Effekt. Coffein kommt in einer Reihe von Pflanzen vor, die seit langen Zeiten als Genussmittel gebraucht werden: Coffea arabica, Thea sinensis, Cola vera, Ilex paraguayensis (Mate-Tee). Coffein wird heute großtechnisch synthetisiert. Es wird Erfrischungsgetränken zugesetzt.

Coffein
1,3,7-Trimethyl-xanthin

▶ **Wirkungsweise.** Coffein wirkt vornehmlich auf die **Hirnrinde.** Die Wirkung soll über eine Blockade von Adenosin-Rezeptoren zustande kommen. Im Tierversuch lassen sich mit (sub-)letalen Coffein-Mengen die für Analeptika typischen Krämpfe und auch eine Erregung des Rückenmarks demonstrieren. Der kortikale Effekt therapeutischer Coffein-Mengen (0,05 – 0,2 g p. o.) hängt von der Ausgangslage des Menschen ab: Die Ermüdung verschwindet, die geistige Aufnahmefähigkeit, das Merkvermögen und die Denkfähigkeit werden gesteigert. Ist eine Person dagegen schon hellwach, so ist eine Coffein-Wirkung im Sinne einer Verbesserung der geistigen und körperlichen Leistung kaum festzustellen. Theophyllin wirkt vergleichsweise weniger differenziert auf die Psyche.

Die genannten Coffein-Dosen, die in 1 – 3 Tassen Kaffee oder Tee enthalten sind, verhindern das Ein- bzw. Durchschlafen. Bei alten Menschen und manchmal bei Hypertonikern kann Coffein paradoxerweise das Einschlafen erleichtern. Eine sinnvolle Erklärung für diese Wirkung lässt sich bisher nicht geben. Höhere Dosen von Coffein erzeugen Ideenflucht, Ruhelosigkeit und Tremor, mitunter auch Herzrhythmus-Irregularitäten.

Coffein und Theophyllin erregen in großen Dosen **Kreislauf- und Atemzentrum** (Tab. 21.3). Trotzdem steigt der Blutdruck nicht an, weil aufgrund eines peripheren Angriffs die Gefäße von Haut, Niere und Herz erweitert werden. Beide Substanzen fördern die **Glykogenolyse** durch Hemmung der Phosphodiesterase, die den Abbau des 3',5'-cAMP aktiviert. Ebenso wie die Glykogenolyse wird auch die **Lipolyse** durch 3',5'-cAMP gefördert. Es kommt außerdem zu einer Freisetzung von Noradrenalin im Zentralnervensystem und von Adrenalin aus den Nebennieren. Dadurch werden die oben genannten Wirkungen teilweise verstärkt. Die kranialen Gefäße werden durch direkte Wirkung auf die glatte Gefäßmuskulatur verengt.

Wirkung von Kaffee auf den Magen. Kaffee „reizt" die Magenschleimhaut bei vielen Menschen und stimuliert die Magensekretion wesentlich stärker als reines Coffein. Bei Patienten mit Gastritis und Magenulkus ist dies zu beachten. Die Wirkung beruht auf den Röstprodukten des Kaffees, ist also auch bei Coffein-freiem Kaffee zu erwarten. Nach Kaffeegenuss steigt ferner der Tonus des unteren Ösophagussphinkters an, nach Coffein nicht. Dem schwarzen Tee fehlen die Magenwirkungen des Kaffees. Die in den Teeblättern enthaltenen Gerbstoffe verzögern die Resorption des Coffein.

▶ **Pharmakokinetik.** Coffein wird schnell und vollständig vom Magen-Darm-Kanal resorbiert. Nur ein kleiner Teil wird unverändert von der Niere ausgeschieden, der Abbau erfolgt teilweise durch Demethylierung und teilweise durch Oxidierung zu Harnsäure-Derivaten (z. B. 1-Methylharnsäure), nicht aber zu reiner Harnsäure. Der Harnsäure-Stoffwechsel des Gichtkranken wird somit nicht zusätzlich belastet. Ein Teil des Coffein wird bis zum Harnstoff abgebaut.

▶ **Anwendung.** Coffein wird als Arzneimittel zur Überwindung von Ermüdungszuständen eingesetzt. Theophyllin besitzt besondere Bedeutung in der Therapie des Asthma bronchiale und wird dort eingehender besprochen (S. 174).

▶ **Nebenwirkungen.** Bei chronischer Zufuhr von Coffein (Kaffee- oder Teetrinken) lässt sich keine Schädigung des Organismus nachweisen, nur bei übertriebenem Genuss oder bei besonders empfindlichen Menschen, die nicht ganz selten sind, treten „Nervosität", „Angstneurosen", Schlaflosigkeit und ähnliche Zeichen auf (cave: Kaffeegenuss in den späten Abendstunden).

Viele Kinder gewöhnen sich schon früh an eine regelmäßige Coffein-Zufuhr, denn in Coca-Cola-artigen Erfrischungsgetränken ist Coffein in wirksamen Mengen enthalten. Wenn Kinder an den eben aufgezählten Symptomen leiden, ist immer auch an einen inadäquaten Coffein-Genuss der Betreffenden zu denken.

Auch bei einer Alkoholvergiftung muss evtl. eine Beteiligung von Coffein berücksichtigt werden, da hochprozentige Alkoholika gelegentlich mit Cola-Getränken verdünnt genossen werden. Der resultierende Ethanol-Rausch wird dann durch das verdeckt eingenommene Coffein modifiziert.

Bei plötzlichem Entzug von Coffein können Kopfschmerzen einsetzen, die nach Zufuhr von Coffein verschwinden. Sonst treten keine Abstinenzsymptome auf. Epidemiologische Untersuchungen haben keinen Anhaltspunkt dafür gegeben, dass der Genuss von Kaffee oder schwarzem Tee in „vernünftigen" Mengen der Gesundheit abträglich ist.

Amphetamine

Amphetamin, Methamphetamin

Beide Substanzen sind Verwandte des Adrenalin und gehören in die Gruppe der Sympathomimetika. Sie sind nicht mehr im Handel.

▶ **Wirkungsweise.** Zwischen Amphetamin und Methamphetamin bestehen keine Wirkungsunterschiede. Neben einer deutlichen peripheren adrenergen Wirkung stimulieren beide „**Weckamine**" das Zentralnervensystem, in das sie im Gegensatz zu den Catecholaminen gut einzudringen vermögen. Sie setzen aus Speichern adrenerger Neurone Noradrenalin und Dopamin frei. d-Amphetamin wirkt bezogen auf den peripheren Effekt stärker erregend als l-Amphetamin.

Ebenso wie Coffein wirken die Amphetamine bei ermüdeten Personen deutlicher als im hellwachen Zustand. Nach Dosen von 3 – 9 mg verschwindet die Müdigkeit; die Stimmungslage wird gehoben (eventuell Euphorie!). Eine durch Ermüdung herabgesetzte Leistungsfähigkeit wird für einige Stunden wiederhergestellt.

Tab. 21.3 Relative Wirksamkeit von Coffein und Theophyllin

	Coffein	Theophyllin
Erregung		
Gehirn	+++	++
Medulla oblongata	+++	++
Kardiale Stimulierung	+	+++
Bronchodilatation	+	+++
Vasokonstriktion der Hirngefäße	+++	+++
Diurese	+	+++

▶ **Nebenwirkungen.** Der Organismus gerät bei wiederholter Gabe in einen Erschöpfungszustand (Mangel an Schlaf und Nahrung), es tritt eine Gewöhnung ein, die mit Dosissteigerung einhergeht. Eventuell kommt es zur Gewohnheitsbildung und Sucht. Es wird geschätzt, dass weltweit ca. 33 Mio. Menschen (Meth-)Amphetamin als Rauschmittel benutzen und eine Abhängigkeit entwickelt haben. Die Amphetamine sind daher der Betäubungsmittel-Verschreibungsverordnung unterstellt.

Bei der Sucht kann die täglich benötigte Menge 0,5–2,0 g Amphetamin erreichen; dabei treten dann vereinzelt toxische Psychosen auf, besonders nach exzessiver intravenöser Zufuhr dieser und verwandter Substanzen. Nach epidemiologischen Untersuchungen in den USA haben ca. 5% der Erwachsenen (= ca. 12,5 Mio.) Methamphetamin wenigstens ein Mal „ausprobiert". Etwa 600000 Einwohner „genießen" Methamphetamin wöchentlich.

▶ **Anwendung.** Für die Weckamine und ähnlich wirkende Verbindungen gibt es keine medizinisch berechtigten Indikationen.

Im Hochleistungssport werden sie als **Dopingmittel** verwendet (s. S. 530). Sie erhöhen wahrscheinlich aufgrund folgender Wirkung die Leistungsfähigkeit: Unter normalen Bedingungen tritt, ehe sich bei einer Daueranstrengung eine völlige Erschöpfung aller Energiereserven ausbilden kann, eine psychische Hemmung und Bremsung auf. Der überanstrengte Athlet (Läufer, Rennfahrer, Schwimmer, Ruderer etc.) würde aufgeben oder zurückfallen. Unter dem Einfluss der Amphetamine entfällt diese psychische Bremse, die vernünftigerweise eine totale körperliche Erschöpfung vermeidet. Kurzfristig wird also die „Leistungsfähigkeit" durch Ausschaltung eines schützenden Rückkopplungsmechanismus gesteigert.

Methylphenidat

▶ Das indirekte Sympathomimetikum **Methylphenidat** enthält in seinem Molekül die Struktur des Methylamphetamins (s. Formel) und ruft ähnliche Effekte hervor wie diese Standardsubstanz. Daher ist es auch dem Betäubungsmittel-Verschreibungsverordnung unterstellt.

▶ Bei hyperkinetischen Kindern über 6 Jahren wurde ein günstiger Effekt erzielt (Aufmerksamkeits-Defizit/Hyperaktivitäts-Syndrom, Erstbeschreiber H. Hoffmann, 1864, „Zappelphilipp" in „Der Struwwelpeter").

▶ Diese Medikation ist bei lang dauernder Durchführung jedoch nicht ohne Risiko für die psychische Entwicklung der Kinder. Daher sollte Methylphenidat, wenn überhaupt, nur im Rahmen einer streng geführten Psychotherapie gegeben werden. Eine kritiklose Anwendung dieses Mittels bei Problemkindern mit schlechten Schulleistungen und bei Legasthenie ist falsch. Es darf nicht übersehen werden, dass das Wachstum der behandelten Kinder retardiert werden kann und u.U. Halluzinationen ausgelöst werden.

Auch die akuten Nebenwirkungen müssen bedacht werden. Es kann Appetitlosigkeit auftreten, Kopfschmerzen werden beobachtet und ein Anstieg des Blutdruckes und der Herzschlagfrequenz ergeben sich aus der sympathomimetischen Wirkung dieses Wirkstoffes.

▶ Für die Indikation Aufmerksamkeitsdefizits-/Hyperaktivitätssyndrom sind inzwischen zwei Arzneimittel entwickelt worden: **Modafinil** (BtM unterstellt) und **Atomoxetin**. ▶ Beide wirken wahrscheinlich wie Amphetamin und Methylphenidat über einen zentralen indirekt sympathomimetischen Mechanismus. Warum ein gesteigerter sympathischer Tonus eine Besserung einer übersteigerten zentralen Erregung veranlasst, ist unklar und schwer verständlich. Eine Hypothese ist jedoch interessant: Wie Coffein bei älteren Menschen über eine zentrale Erregung die Koordinationsfähigkeit wieder herstellt und so zu einer Entspannung bis Schlafinduktion führt, scheint es auch bei manchen Kindern mit Aufmerksamkeitsstörung zu sein. Durch die gestärkte Alertheit können sie die sonst ihre Kapazität übersteigende Unordnung in ihrer Kognition und Wahrnehmung besser beherrschen und werden sicherer.

Methamphetamin

Methylphenidat

Im Handel erhältliche Analeptika

Coffein	*Percoffedrinol*® 0,05; *Coffeinum* 0,1 u. 0,2 g/Tab.
Methylphenidat	*Ritalin*® BtM-verschreibungspflichtig
Modafinil	*Vigil*® BtM-verschreibungspflichtig
Atomoxetin	*Strattera*®

Unspezifische Analeptika

Zu diesen Analeptika gehörten **Pentetrazol**, **Bemegrid** und **Doxapram** (ist noch im Handel). Sie spielen allerdings keine Rolle mehr.

▶ Es handelt sich um Pharmaka, die in geeignetem Dosenbereich die Aktivität bestimmter Abschnitte des Zentralnervensystems steigern, in höherer Dosierung wirken sie als Krampfgifte.

Strychnin. Dieses Alkaloid aus dem Samen der „Brechnuss" (Strychnos nux vomica) hat keine therapeutische Bedeutung, besitzt aber für die experimentelle Pharmakologie größeres Interesse. Außerdem treten Strychninvergiftungen (Rattengift) auf, die eine spezifische Therapie erfordern.

▶ Strychnin entfaltet seine Hauptwirkung am Rückenmark. Nach mäßigen Dosen steigert es den Muskeltonus (Steife der Nackenmuskeln) und die Reflexerregbarkeit, nach normalen sensiblen Reizen tritt eine überschießende Reaktion auf. Das nächststärkere Vergiftungssymptom ist eine vermehrte Ausbreitung der Erregungen im Rückenmark mit entsprechender Innervation großer Muskelgruppen. Das folgende Stadium ist durch tonische Krämpfe gekennzeichnet, die durch einen einzigen Stimulus ausgelöst werden. Bei Vergiftungen mit noch höheren Dosen (0,03–0,1 g) tritt ein Tetanus der gesamten Skelettmuskulatur auf, das Bewusstsein ist aber erhalten, der Tod ist Folge einer Anoxie.

Die aufgezählten Symptome haben ihre Ursache in einer extremen Steigerung des normalen Geschehens im Reflexbogen: Ein einfacher sensibler Reiz breitet sich im Rückenmark aus und aktiviert eine viel zu große Zahl von motorischen Neuronen. Der „verminderte synaptische Widerstand" scheint durch eine Enthemmung der Interneurone bedingt zu sein, die unter der inhibitorischen Kontrolle der Renshaw-Zellen stehen. An dieser Stelle ist die Aminosäure Glycin die inhibitorische Übertragersubstanz. Strychnin ist ein **Antagonist an den Glycin-Rezeptoren**, Tetanus-Toxin hemmt dagegen die Freisetzung von Glycin. Eine Einzeldosis Strychnin ist in etwa 12 Stunden vollständig eliminiert.

Therapie einer Strychnin-Vergiftung. Das Ziel muss darin bestehen, die Krämpfe zu unterdrücken. Geeignet hierfür ist ein Benzodiazepin, z. B. Diazepam oder Midazolam. Diese Substanzen hemmen die polysynaptischen Reflexe und verhindern so die gesteigerte Erregungsausbreitung im Rückenmark. Alle Manipulationen (z. B. Magenspülung) haben so lange zu unterbleiben, bis die gesteigerte Reflexerregbarkeit unterdrückt ist.

21.2 Schlafstörungen

Grundlagen

Ursachen von Schlafstörungen. Schlafstörungen sind ein weit verbreitetes Leiden, das sehr unterschiedliche Ursachen haben kann. So gehen eine Reihe internistischer, chirurgischer und neurologischer **Erkrankungen** mit einer Beeinträchtigung des Schlafes einher. Jede schmerzhafte Erkrankung wird die Nachtruhe stören. In solcher Lage ist zuerst an die Behandlung der Grundkrankheit zu denken. Die Ursache einer Schlafstörung kann aber auch in ungünstigen äußeren Bedingungen liegen, wie zu laute, zu helle, zu warme Umgebung; eine ungesunde **Lebensführung** mag verantwortlich sein, zuviel erregende Mittel in der zweiten Tageshälfte (der Mocca zum Abschied), zu wenig körperliche Tätigkeit, zu schwere Mahlzeiten am Abend. Hier hat der Arzt die Aufgabe, eine Änderung der Lebensführung zu erwirken, was sicher schwieriger ist als ein Schlafmittel zu verordnen. Von all diesen Schlafstörungen ist eine weitere Form zu trennen, die durch eine **geistige oder seelische Inanspruchnahme** eines Menschen bedingt ist und nicht einfach abgestellt werden kann. In diesen Bereich gehören der seelische Schmerz (Verlust naher Angehöriger) und die starke Anspannung, die manche Berufe im modernen Leben mit sich bringen.

Indikationen für Hypnotika. Der Mensch ist geistig und körperlich nur voll leistungsfähig, wenn er jeden Tag eine ausreichende Zeit (6–8 Std.) im Schlafzustand verbringt. Ein ständiges Schlafdefizit führt zum körperlichen und seelischen Verfall. Hieraus ergibt sich das Indikationsgebiet für die Hypnotika. Ehe jedoch Schlafmittel verordnet werden, muss eine Klärung der zugrunde liegenden Ursachen erfolgen (s.o.). Nur wenn eine Schlafstörung nicht durch kausale Maßnahmen gebessert werden kann, ist die vorübergehende Anwendung eines Schlafmittels ein notwendiger therapeutischer Eingriff, um einem Patienten zu helfen. Dabei gelten folgende Regeln:
- Abhängig von der Struktur des Patienten (und des Arztes) kann ein Versuch mit einem phytotherapeutischen Placebo unternommen werden, es bieten sich Baldrian- und Hopfenzubereitungen an.
- Versuch, eine „Schlafhygiene" mit dem Betroffenen zu erörtern und die Lebenshaltung zu verändern.
- Ist eine Schlafstörung durch seelische Inanspruchnahme ausgelöst, ist ein kurz wirksames Benzodiazepin wie Brotizolam angebracht.

Generell gilt, dass eine Dauertherapie der Schlafstörung über 4–6 Wochen hinaus möglichst vermieden werden sollte; $^2/_3$ aller Patienten kann mit nicht pharmakologischen Maßnahmen geholfen werden. Bei intermittierenden Schlafstörungen gilt allenfalls eine durchschnittliche Behandlung an 5–6 Nächten pro Monat als unbedenklich. Hiervon kann vielleicht bei älteren Patienten abgewichen werden, sofern keine Steigerung einer an sich niedrigen Dosis erfolgt.

Es muss noch darauf hingewiesen werden, dass Hypnotika die Qualität des Schlafes verändern. Der Anteil an REM-Phasen (rapid eye movements) wird bei Beginn der Behandlung vermindert, gleicht sich aber bei längerer Therapie wieder den Normwerten an. Nach Absetzen des Schlafmittels tritt eine vorübergehende Zunahme der REM-Phasen auf. Die Bedeutung dieser im EEG zu beobachtenden Veränderungen ist nicht klar.

Folgende **Anforderungen** sind an Schlafmittel zu stellen:
- die Wirkdauer muss im Bereich von 2–3 Stunden (Einschlafmittel) bis zu 6–8 Stunden (Durchschlafmittel) liegen;
- die Substanzen sollen **nur** schlafanstoßend oder -unterhaltend wirken, aber keine zusätzlichen psychischen Veränderungen auslösen;
- sie sollen – auch bei längerer Einnahme – **gut verträglich** sein;
- es soll sich **keine Abhängigkeit** ausbilden;
- die **akute therapeutische Breite** soll extrem hoch sein, damit Suizidgefährdete keinen „erfolgreichen Gebrauch" von dem Schlafmittel machen können.

Schlafmittelmissbrauch. Hier sind zwei verschiedene Zustände zu unterscheiden:
- **Gewohnheitsbildung:** Sie betrifft Patienten, die auf Hypnotika normal reagieren, aber die Gewohnheit angenommen haben, jede Nacht diese Mittel einzunehmen. Dieses Verhalten ist relativ harmlos, es sollte mit etwas psychologischem Aufwand wohl meistens gelingen, den Patienten von der schlechten Angewohnheit zu befreien.
- **Abhängigkeit:** Leider besitzen die Benzodiazepine durchaus die Potenz zur Abhängigkeitsbildung, insbesondere bei Menschen, die empfänglich für die anxiolytische Begleitwirkung von Hypnotika sind. Da diese Zusammenhänge bekannt sind, sollten psychisch labile Patienten vor der Therapie mit Benzodiazepinen bewahrt werden.

Box 21.10

Das körpereigene „Schlafmittel" Melatonin

Die Epiphyse ist an der Tag-/Nacht-Steuerung des Organismus beteiligt. So steigt die Abgabe ihres Botenstoffes, des Melatonin (s. Abb. 11.**5**, S. 116), abends an und trägt zur Schlafbereitschaft bei. Es wird versucht, diese Wirkung therapeutisch durch orale Gabe auszunutzen, um Schlafrhythmusstörungen nach Interkontinentalflügen zu überwinden oder anders bedingte Schlafstörungen zu beheben. Eine Wirksamkeit von Melatonin als Pharmakon ist bisher nicht nachgewiesen. In den USA hat Melatonin „Nahrungsmittel-Status" und ist damit frei verkäuflich. In den dortigen Supermärkten werden Dragees mit 0,3 μg und mit 30 μg verkauft. Um „Vergiftungen" auszuschließen, steht auf beiden Präparaten, dass maximal nur 2 Dragees täglich, also einmal 0,6 μg, beim zweiten Präparat 60 μg, eingenommen dürfen.

Aldehyd- und Bromharnstoff-Derivate

Da seit alters her ein Bedürfnis für Schlafmittel bestanden hat, sind auch mit dem Aufkommen der modernen Medizin früh synthetische Hypnotika hergestellt worden. Hierzu gehören Chloralhydrat, Bromisoval und Carbromal.

Chloralhydrat ist das Hydrat des Trichloracetaldehyds und seit über 100 Jahren als Schlafmittel in Gebrauch. Es wird im Körper zu Trichlorethanol umgewandelt, die Dosierung beträgt 0,5 – 1,5 g per os oder rektal. Da es die Schleimhaut reizt, muss Chloralhydrat möglichst mit einem Emulgens oder in Kapseln gegeben werden.
Die Substanz wird galenisch für eine schnelle (Einschlafmittel) oder verzögerte Freisetzung (Durchschlafmittel) zubereitet. Sie eignet sich besonders bei alten Menschen zur Schlaftherapie, die Benzodiazepine nicht mehr vertragen (paradoxe Reaktion).

Barbiturate

Barbiturate sind in Deutschland **nicht mehr als Schlafmittel zugelassen**.

Benzodiazepine

▶ **Wirkungsweise.** Alle Benzodiazepine wirken aufgrund ihrer anxiolytischen und sedierenden Eigenschaften schlaffördernd. Ihr Wirkungsmechanismus ist auf S. 327 dargestellt: Sie verstärken die hemmende Wirkung der inhibitorischen Überträgersubstanz γ-Aminobuttersäure an $GABA_A$-Rezeptoren. Im Gegensatz zu den Barbituraten greifen die Benzodiazepine tiefer in das psychische Geschehen ein: Das Bewusstsein wird von äußeren und inneren Erlebnissen und ihrer Verarbeitung distanziert, die Befindlichkeit des Menschen ändert sich, er kann sich erleichtert fühlen, aber auch gleichgültig und verflacht wirken. Manche schlafgestörte Patienten empfinden diese Verflachung als Nachwirkung am nächsten Tag und lehnen daher Benzodiazepine als Schlafmittel ab.
Die „klassischen" Benzodiazepine, die der Leitsubstanz Diazepam gleichen und bei den Psychopharmaka ausführlich besprochen werden (S. 326), besitzen alle eine zu lange Wirkdauer, um als Einschlaf- oder Durchschlafmittel benutzt werden zu können. Erst die Einführung eines vierten Ringes in das Grundgerüst der Benzodiazepine (Formel auf dieser Seite) hat die metabolische Labilität und damit die Eliminationsgeschwindigkeit so weit erhöht, dass brauchbare Schlafmittel entstanden sind.

Kurz wirksame Schlaf-induzierende Verbindungen

Als Leitsubstanz sei **Brotizolam** genannt.
▶ Die Eliminationshalbwertzeit beträgt 3 – 5 Stunden, was im Einzelfall auch noch eine Nachwirkung am nächsten Morgen bedeuten kann. Die Substanz ist sehr wirksam, denn die Einzeldosis beträgt nur 0,25 mg zur Nacht. Die therapeutische Breite ist recht groß, im Falle einer Vergiftung (Suizidversuch) kann diese spezifisch durch das **Antidot Flumazenil** aufgehoben werden.

▶ Die Nebenwirkungen ergeben sich aus der Hauptwirkung: bei Überdosierung **Gleichgültigkeit, Verflachung, Konzentrationsschwäche**.
Brotizolam besitzt nur ein geringes **Abhängigkeitspotenzial**. Wird Brotizolam aus sinnvollen Gründen vorübergehend als Schlafmittel eingenommen, so ist eine Abhängigkeitsentwicklung kaum zu befürchten. Werden dagegen länger wirksame Benzodiazepine über lange Zeit als Anxiolytika an „Problempatienten" verschrieben (s. S. 330), ist die Gefahr einer Abhängigkeitsentwicklung größer (*Anxiolytika lösen keine Probleme!*).
Da Brotizolam vorwiegend von Cytochrom CYP 3A4 abgebaut wird, verlängern alle Substanzen, die mit CYP 3A4 interferieren, die Wirkdauer dieses Schlafmittels.

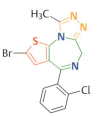

Brotizolam, ein tetrazyklisches Thienodiazepin

Triazolam ist ähnlich aufgebaut wie Brotizolam. ▶ Es besitzt eine kurze Halbwertzeit von 2 – 4 Stunden.
▶ Eine Reihe von Nebenwirkungen wurden beobachtet: **Erregungs-** und **depressive Zustände, Gedächtnislücken**. Triazolam kann dementsprechend weniger empfohlen werden.
Ebenfalls ein tetrazyklisches Benzodiazepin mit schneller Elimination ist **Midazolam**, das aber nur zur intravenösen Narkosetechnik zur Verfügung steht.

Länger wirksame Verbindungen

▶ Eine größere Anzahl von Benzodiazepinen weisen Eliminationshalbwertszeiten von 10 – 20 Stunden auf (s. S. 328). Hier gilt als Leitsubstanz **Nitrazepam**, ähnliche pharmakokinetische Eigenschaften haben **Temazepam, Lorazepam, Lormetazepam** und **Loprazolam**.
▶ Aufgrund einer möglichen **Überhangwirkung** am nächsten Tag sind diese Verbindungen als echte Schlafmittel **nicht zu empfehlen**, sondern nur bei bettlägerigen Patienten. Ihre Anwendung in der anxiolytischen Therapie sollte kritisch überdacht werden.

„Benzodiazepin-Analoga"

▶ Bei der Beschäftigung mit dem $GABA_A$-Rezeptor und der Benzodiazepin-Bindungsstelle wurden Substanzen entwickelt, die chemisch kein Benzodiazepin-Gerüst mehr enthalten, wohl aber an der spezifischen Bindungsstelle als Agonisten wirken und sich durch den Antagonisten **Flumazenil** (S. 331) verdrängen lassen.
▶ Die neuentwickelten Substanzen lassen sich pharmakologisch kaum von den Benzodiazepinen unterscheiden und können als Schlafmittel angewandt werden, da ihre Eliminationsgeschwindigkeit etwa passend ist. Es handelt sich um **Zopiclon** (Halbwertzeit 3 – 6 Std., Dosis 7,5 mg zur Nacht) und **Zolpidem** (Halbwertzeit um 2

Std., Dosis 8 mg zur Nacht). Ob diese beiden Analoga einen therapeutischen Fortschritt darstellen, lässt sich im Augenblick nicht entscheiden.

Zolpidem

Zaleplon

Box 21.11

Zerebralsklerotische Unruhe

Ein besonders undankbares Kapitel ist die Therapie von Schlaflosigkeit und Erregungszuständen alter, zerebralsklerotischer Menschen, denn bei diesen Patienten können die üblichen Schlaf- und Beruhigungsmittel paradoxe Wirkungen zeigen, also den Zustand verschlimmern. Hier bietet sich ein Versuch mit **Clomethiazol** an, das häufig günstig auf diese Zustände einwirkt. In höherer Dosierung ist Clomethiazol ein wirksames Mittel zur Behandlung des Delirium tremens (s. S. 524). Es sei nochmals auf Chloralhydrat hingewiesen (S. 336). Auch die „paradoxe" Wirkung von Coffein kann gelegentlich genutzt werden.

Box 21.12

Antihistaminika: Nebenwirkung wird zur Hauptwirkung

Manche H$_1$-Antihistaminika stehen chemisch psychotropen Pharmaka nahe, bekannt ist der Übergang von der Antihistamin-Wirkung in eine neuroleptische, sedierende Wirkkomponente bei der Substanz **Promethazin** (Formel S. 313). Einige einfacher gebaute Antihistaminika wirken stark dämpfend und werden als Schlafmittel oder Antiemetika eingesetzt. Die hypnotische Wirkung beruht wohl auf der Blockade zentraler H$_1$-Rezeptoren, über die Histamin „Wachheit" fördert.
Da diese Antihistaminika „rezeptfrei" erhältlich sind, ist die Verwendung von **Diphenhydramin** und **Doxylamin** weit verbreitet. In der Dosierung von 50 bzw. 25 mg zur Nacht sind sie schwach wirksam. Bei Vergiftungen (Suizidversuch) steht zur Behandlung kein spezifisches Antidot zur Verfügung. Nebenwirkungen resultieren aus Interaktionen der Substanzen mit vegetativen Rezeptoren; so kommen atropinartige Symptome vor.
Es sei angemerkt, dass Diphenhydramin in einem phytotherapeutischen Mischpräparat garniert mit Baldrian noch immer auf dem Markt ist (Rote Liste 2006: Valeriana comp.®) – eine phytotherapeutische Stillosigkeit.

▶ Es sind Fälle von Abhängigkeitsbildung beschrieben worden, insbesondere bei Patienten mit einer „Suchtkarriere".

Ein weiteres Einschlafmittel, das an der Bindungsstelle für Benzodiazepine ansetzt, ist **Zaleplon**. Es wird in einer Dosis von 5–10 mg vor dem Schlafengehen eingenommen und besitzt eine sehr kurze Halbwertzeit von nur 1–2 Stunden. Eine Nachwirkung am nächsten Morgen ist ebenso wenig wie nach Zolpidem zu erwarten.

Notwendige Wirkstoffe

Schlafmittel

Wirkstoff	Handelsname	Alternative
kurze Wirkdauer		
Brotizolam	Lendormin®	–
Zaleplon	Sonata®	–
mittlere Wirkdauer		
Zopiclon	Ximovan®	G
Zolpidem	Bicalm®, Stilnox®	G
Nitrazepam	Eatan N®, Radenorm®	G
Lormetazepam	Ergocalm®, Nocatmid®	G
Für spezielle Indikationen		
Clomethiazol	Distraneurin®	–
Chloralhydrat	Chloraldurat®	–

21.3 Degenerative Hirnerkrankungen

Die **Dementia** ist definiert als eine sich spontan ausbildende Verschlechterung der kognitiven Fähigkeiten, so dass die Verrichtung alltäglicher Obliegenheiten unmöglich wird. Die Störung beruht auf einem Untergang von Neuronen an spezifischen Stellen des ZNS und einer Verschlechterung neuronaler Verschaltungen.
Die Ursachen für die Ausbildung einer Demenz können sehr unterschiedlich sein. Am häufigsten ist sie Folge eines **Morbus Alzheimer**. Dann folgen chronischer **Alkoholismus, Morbus Parkinson, vaskuläre Durchblutungsstörungen** (Multi-Infarkt-Typ) und viele andere, seltene Ursachen.
Im Folgenden sollen drei der häufigeren degenerativen Hirnerkrankungen besprochen werden, weil eine Arzneimitteltherapie wenigstens einen Minimaleffekt auslösen kann.
Es sollte betont werden, dass eine Demenz eine schwer wiegende Erkrankung sowohl für den betroffenen Patienten wie auch für die betreuenden Personen (Angehörige, Pflegekräfte) darstellt. Mehr als alle Medikamente wird eine einsichtige und liebevolle Betreuung dem Demenzkranken sein Leiden erleichtern.

21.3.1 Morbus Alzheimer

Pathogenese. Für den Morbus Alzheimer sind pathognomonisch eine Hirnatrophie, Amyloid-Plaques und Neurofibrillen-Bündel. Der Grund für diese degenerative Hirnschädigung ist letztlich nicht klar. Die Häufigkeit dieser Erkrankung nimmt mit steigendem Lebensalter zu. Die wichtigsten Symptome sind der Verlust des Kurzzeitgedächtnisses und schwindende Aufmerksamkeit, Beeinträchtigung der kognitiven Fähigkeiten, Verwirrtheit, Apraxie, fortlaufende Zunahme der Demenz, völliger Verfall der Persönlichkeit.

Therapie des Morbus Alzheimer

Acetylcholinesterase-Hemmer. Zu den pathologischen Veränderungen im Hirn soll auch ein Mangel an Acetylcholin gehören. ▶ Aus diesem Grunde wird der Versuch unternommen, durch Gabe eines **Hemmstoffes der Acetylcholinesterase** die Situation auf Rezeptorebene durch einen Anstieg der Acetylcholinkonzentration zu verbessern.
▶ Für diesen Zweck werden folgende Hemmstoffe angeboten, die gut in das ZNS einzudringen vermögen: **Rivastigmin** 1 × tägl. beginnend mit 1,5 mg, **Donepezil** 1 × tägl. 5–10 mg, **Galantamin** 2 × tägl. 4–8 mg.
Das Ergebnis dieser Therapie ist nur als mäßig zu bezeichnen. In der Anfangsphase eines Morbus Alzheimer sollen nach einigen Berichten die kognitiven Fähigkeiten vorübergehend (6–12 Monate) verbessert werden oder sich wenigstens nicht verschlechtern, wie es ohne diese Behandlung geschehen würde. Bei ausgeprägtem Zustandsbild ist keine Besserung durch die Cholinesterase-Hemmstoffe nachweisbar. ▶ Zu bedenken sind die **parasympathomimetischen Nebenwirkungen** der genannten Verbindungen: Schwitzen, Nausea, Erbrechen, Diarrhöe, Störungen der Herztätigkeit.
In England hat das britische Institute for Clinical Excellence empfohlen Donepezil, Rivastigmin, Galantamin und Memantin wegen mangelnder Wirksamkeit nicht länger zu verordnen. Im Januar 2006 wird die Meinung vertreten, dass die genannten Cholinesterase-Hemmstoffe doch einen günstigen Effekt bei mäßig ausgeprägtem Morbus Alzheimer, jedenfalls bei manchen Patienten, auslösen.

NMDA-Rezeptor-Antagonisten. ▶ Neben dem zentralen cholinergen System wird auch versucht, durch Einflussnahme auf den **Glutamat-Rezeptor** (NMDA-Typ) eine Besserung des Zustandes eines Demenzkranken zu erreichen. ▶ Zu diesem Zweck wird der NMDA-Rezeptor-Antagonist **Memantin** gegeben. Auch auf diesem Wege lassen sich nur mäßige Erfolge erzielen.

Zusammengefasst kann nur gesagt werden, dass letztlich keine Arzneimitteltherapie den schicksalhaften Ablauf des Morbus Alzheimer aufhalten kann. Wichtig ist auch, nach einem erfolglosen Therapieversuch (also Fortschreiten der Demenz trotz Therapie) das Medikament abzusetzen!

Die Bezeichnung dieser Wirkstoff-Gruppe als „Antidementiva" ist ein unangebrachter Euphemismus. In der „Roten Liste 2005" sind unter diesem Schlagwort 18 Ginkgo biloba-Blätter-Präparate aufgereiht, weiterhin Piracetam (*Normabrain*® und 17 Medikamente desselben Inhaltes). Alle diese Präparate bessern – so bedauerlich es ist – eine Demenz und ihr Fortschreiten nicht.

Übliche Wirkstoffe

Rivastigmin	*Exelon*®
Donepezil	*Aricept*®
Galantamin	*Reminyl*®
Memantin	*Ebixa*®

Box 21.13

Amyotrophe Lateralsklerose und Riluzol
Bei der amyotrophen Lateralsklerose handelt es sich um eine degenerative neurologische Erkrankung, die selektiv das erste motorische Neuron (Pyramidenbahn) und das zweite motorische Neuron (α-Motoneuron) betrifft. Die Erkrankung geht einher mit einer rasch fortschreitenden Schwäche und Atrophie der Skelettmuskulatur; es kommt innerhalb weniger Jahre zum Tode, z. B. infolge der Lähmung der Atemmuskulatur. Eine pathogenetische Rolle wird der erregenden Übertragersubstanz Glutamat zugeschrieben, die bei Überstimulation toxisch auf Nervenzellen wirken kann. Unter einer Therapie mit der Substanz **Riluzol** (*Rilutex*®) wurde eine gewisse Verzögerung des Krankheitsverlaufes beobachtet, jedoch auch recht störende Nebenwirkungen wie eine Asthenie treten auf. Bis zu 20 % der behandelten Patienten müssen die Behandlung mit Riluzol aufgeben. Experimentell vermag Riluzol die Freisetzung von Glutamat aus glutamatergen Nervenendigungen zu hemmen. Die Substanz sollte nur von erfahrenen Neurologen angewandt werden.

Riluzol

21.3.2 Morbus Parkinson

Pathogenese

Motorische Phase. Der Morbus Parkinson beginnt mit motorischen Störungen, erst im Endzustand entwickelt sich eine Demenz. Die neuronale Degeneration trifft zuerst die Substantia nigra, die an der Steuerung der Bewegungsabläufe durch die Basalganglien beteiligt ist. Dopaminerge Neurone gehen zugrunde, so dass im Corpus striatum dann als Folge die cholinerge Komponente überwiegt (s. die vereinfachte Darstellung in Abb. 21.7). Dieser primäre Ausfall macht sich als Ruhetremor, Bradykinese, Rigidität und Haltungsstörungen bemerkbar (J. Parkinson, 1817). Mit dem Fortschreiten der Krankheit werden weitere Kerngebiete von der Degeneration betroffen, damit versagt die Steuerung der Motorik durch die Basalganglien immer stärker (s.u.).
Der Morbus Parkinson ist in den meisten Fällen „idiopathisch", d. h. die genaue Ursache bleibt unbekannt. Es ist aber wichtig daran zu denken, dass die Symptomatik der frühen Phase eines Morbus Parkinson auch durch **Arzneimittel** hervorgerufen werden kann (funktioneller Parkinsonismus). Solche Nebenwirkungen besitzen Neuroleptika, einige Antidepressiva, Valproinsäure und

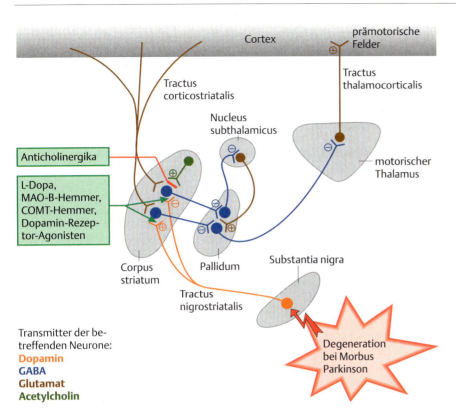

Abb. 21.7 **Bedeutung der Basalganglien für Bewegungsabläufe, Störung beim Morbus Parkinson.** Erläuterung s. Text.

weitere Substanzen. Ferner sei noch der Zustand des **Pseudo-Parkinsonismus** erwähnt, der im Gefolge degenerativer Hirnerkrankungen auftreten kann wie dem Morbus Alzheimer, der vaskulär bedingten Multi-Infarkt-Demenz und nach Vergiftungen z. B. mit Kohlenmonoxid. In diesen Fällen tritt die Demenz vor den motorischen Störungen auf, im Gegensatz zum Morbus Parkinson.

Progression der Erkrankung. Die motorischen Beeinträchtigungen verstärken sich mit der Zeit, so dass der Patient mehr und mehr behindert wird. Hinzu kommen vegetative und kognitive Störungen als Ausdruck des degenerativen Prozesses. Die Teilnahme am Alltagsleben wird zunehmend eingeschränkt. Die Abnahme der körperlichen und geistigen Tätigkeit registriert der Erkrankte und leidet entsprechend darunter. Eine reaktive Verstimmung ist nicht verwunderlich, aber auch eine endogene Komponente kann beteiligt sein. Der Patient bedarf einer guten Pflege und einer liebevollen Anteilnahme.
Die Degeneration des Gehirnes kann schließlich so weit fortschreiten, dass ein Stadium der **Demenz** erreicht wird, die einer Demenz vom Alzheimer-Typ gleicht. Schätzungsweise entwickelt etwa ein Viertel aller Parkinson-Kranken schließlich ein dementes Stadium. Da der Patient weiterhin mit Antiparkinson-Mitteln behandelt werden muss, ist die Symptomatik der Demenz überlagert von den psychischen Nebenwirkungen der betreffenden Mittel.

Behandlung des Morbus Parkinson

Therapie der motorischen Phase

Therapie mit L-DOPA. ▶ Das Ziel ist, die Konzentration des fehlenden Transmitters Dopamin in den Basalganglien zu erhöhen, um wieder ein Gleichgewicht zwischen den Mediatoren herzustellen. Dopamin, ein Katecholamin, kann die Blut-Hirn-Schranke nicht überwinden und fällt damit als Therapeutikum aus. Jedoch wird die physiologische Vorstufe **Dihydroxy-phenylalanin (DOPA)** durch einen Aminosäure-Transporter in das ZNS eingeschleust und dort durch die **DOPA-Decarboxylase** in Dopamin überführt. Diese Umwandlung läuft auch in der Peripherie ab, so dass durch die hohen Konzentrationen von Dopamin ausgeprägte Nebenwirkungen (Erbrechen, Hypotonie) auftreten.
Es war daher ein entscheidender Fortschritt, als **Hemmstoffe der DOPA-Decarboxylase** entwickelt wurden, die **nicht in das ZNS** eindringen konnten, aber in der Peripherie die Entstehung von Dopamin stark reduzierten.
▶ Während von L-DOPA täglich 4–8 g genommen werden mussten, um die motorische Situation zu verbessern – und das gelang nicht ohne Dopamin-Nebenwirkungen – genügten in Kombination mit einem DOPA-Decarboxylase-Hemmstoff zu Beginn 0,3–0,6 g täglich. Bewährt haben sich die **Kombinationen Levodopa + Benserazid** (*Madopar®*) und **Levodopa + Carbidopa** (*Nacom®*). Die Dosierung richtet sich nach den Effekt. Im Laufe der Zeit nimmt trotz Erhöhung der Dosierung die Wirksamkeit ab. Für L-DOPA wird heute aufgrund der Nebenwirkungen empfohlen, eine Tagesdosis von 1000 mg möglichst nicht zu überschreiten. Bei Tagesdosen über 500 mg wird eine Kombinationstherapie erforderlich. Die Arzneimittel-Therapie wird immer schwieriger, wichtig scheint zu sein, den Blutspiegel von L-DOPA konstant hoch zu halten. Aus diesem Grunde wird versucht, den Abbau von L-DOPA durch einen nur peripher wirkenden Inhibitor der **Catecholaminmethyltransferase (COMT)**, nämlich **Entacapon** zu hemmen, um dem ZNS länger höhere Konzentrationen von L-DOPA anzubieten. Zur Verfügung steht jetzt auch wieder **Tolcapon**, das we-

gen seiner Lebertoxizität zeitweilig nicht auf dem Markt war. Es ist ZNS-gängig. Ein anderer Versuch, die Behandlung eines Morbus Parkinson zu verbessern, besteht darin, einen zentral-gängigen Hemmstoff der Monoaminoxydase anzuwenden in der Hoffnung, das entstehende Dopamin in den Basalganglien vor dem Abbau zu schützen. **Selegilin** und **Rasagilin** sind Inhibitoren des Isoenzyms MAO_B, in den dopaminergen Neuronen kommt aber nur MAO_A vor, so dass der Wirkmechanismus von Selegilin unklar ist. Es wird spekuliert, dass ein Metabolit von Selegilin, das L-Methamphetamin, durch eine „Transportumkehr" Dopamin freisetzt.

Fazit: Die Therapie eines Morbus Parkinson mit L-DOPA bessert für mehr oder minder lange Zeit die motorischen Störungen, die Wirksamkeit lässt auf die Dauer nach, der Krankheitsprozess läuft weiter.

Therapie mit Dopamin-Agonisten. Statt die Therapie mit L-DOPA, das Dopamin ergibt, durchzuführen, ist es auch möglich, den Kranken mit artefiziellen Agonisten des Dopamin-Rezeptors zu behandeln.

Diese Dopamin-Agonisten bessern in wechselndem Ausmaß die motorischen Störungen und helfen damit dem Patienten. Die wichtigsten Agonisten sind die Lysergsäure-Derivate **Bromocripin**, **Cabergolin** und **Pergolid**. ▶ Sie rufen alle **ungewöhnliche Nebenwirkungen** hervor, die nach längerem Gebrauch auftreten können: **retroperitoneale und pleurale Fibrosen**, dazu auch **Verdickungen der Herzklappen**, so dass sich Stenosen ausbilden. Akut können typische Dopamin D_2-Aktivierungen als Nebenwirkung vorkommen: Hypotonie, Arrhythmien, Dyskinesien, Nausea, Schlafattacken, Halluzinationen, Konfusionen. Die genannten Wirkstoffe werden im allgemeinen schlechter als die L-DOPA-Therapie vertragen.

Nach einer Behandlung mit zwei neueren Substanzen **Ropinirol** und **Pramipexol**, die keine Lysergsäure-Derivate sind, kommen die fibrotischen Veränderungen nicht mehr vor. Die **akuten Nebenwirkungen** entsprechen denen der typischen Dopamin D_2-Agonisten.

▶ Die Dopamin-Agonisten werden bei zwei Gelegenheiten verwendet: bei Auftreten eines Morbus Parkinson in relativ jungen Lebensalter, um den Einsatz der L-DOPA-Therapie möglichst weit herauszuschieben, und bei schwer zu behandelnden Fällen, um durch eine Kombination Dopamin-Agonist plus L-DOPA-Zufuhr doch noch eine Milderung der Symptomatik zu erreichen.

Das lang bekannte Emetikum **Apomorphin** (s. S. 503) ist ein potenter D_1- und D_2-Rezeptor-Agonist und gilt heute als Reservemittel z. B. zur Überbrückung intermittierender akinetischer Krisen. Er kann ausschließlich subkutan oder intravenös appliziert werden, z. B. in Form einer Pen-Applikation (2–6 mg) oder als subkutane Dauerinfusion von 30–100 mg/Tag. Hauptproblem ist die Übelkeit, die meist die gleichzeitige Gabe von bis zu 6×20 mg Domperidon notwendig macht.

▶ **Therapie mit NMDA-Antagonisten.** Bei lang dauernder Behandlung mit dopaminergen Pharmaka scheint sich im Corpus striatum ein Überwiegen des Glutamin-Mechanismus auszubilden. Eine Blockade der Ionenpore des **Glutamat-Rezeptors vom NMDA-Typ** durch **Amantadin** oder **Memantin** bessert vor allem die Dyskinesien. Diese beiden Wirkstoffe sind nur für die Kombinationsbehandlung schwerer Fälle einzusetzen, ihre Wirksamkeit geht schnell verloren. ▶ Nebenwirkungen wie Ödeme, Hypotonie und psychotische Zustände treten häufig auf.

▶ **Therapie mit Cholinolytika.** ▶ Da sich bei der Degeneration der dopaminergen Neurone in der Substantia nigra ein Überwiegen des cholinergen Systems im Corpus striatum entwickelt, ist es naheliegend, diese Dominanz durch Gabe eines Acetylcholin-Antagonisten zu mildern. Die betreffenden ACh-Rezeptoren im Corpus striatum sind vom Muscarin-Typ, also durch klassische Cholinolytika wie **Atropin** zu blockieren. ▶ So war auch die erste Behandlungsmethode die Gabe von **Belladonna-Präparaten**. Die benötigte Dosis von Atropin war extrem hoch (bis 20 mg/Tag als Folge der schlechten Hirngängigkeit), damit war der Parasympathikus völlig paralysiert. Daher war es ein Fortschritt, als Cholinolytika entwickelt wurden, die gut in das ZNS einzudringen vermögen, dort die ACh-Rezeptoren blockieren, aber in der Peripherie nur tolerable Nebenwirkungen verursachen. Derartige Substanzen sind **Biperidin**, **Trihexyphenidyl** und **Bornaprin**, die besonders den Tremor bessern. Ihre Wirkung klingt auch mit der Zeit ab, sie sind nur zur **Kombination** mit **dopaminerger Therapie anwendbar**. ▶ Nebenwirkungen resultieren aus der Teilhemmung des Parasympathikus. Auf die Verschlechterung kognitiver Funktionen durch Cholinolytika sei hingewiesen.

Zusatztherapie. Je nach Zustand des individuellen Parkinson-Kranken sind Benzodiazepine bei ängstlich verstimmten, Antidepressiva der neueren Generation bei depressiv verstimmten Patienten zu versuchen. Hierbei sind Serotonin-Rückaufnahme-Hemmstoffe zu vermeiden; Citalopram scheint keine Verschlechterung der Motorik zu bewirken. Von den Benzodiazepinen sind kurz wirksame Substanzen oder Wirkanaloga wie Zolpidem zu bevorzugen; eine Langzeitbehandlung sollte vermieden werden (Sturzgefahr!). Bei stark ausgeprägtem Tremor scheint Clozapin günstig zu wirken (Blutbildkontrolle!). Der β-Blocker Propranolol wird insbesondere bei dem so genannten essenziellen Tremor eingesetzt.

Therapie im fortgeschrittenen Stadium

Es gibt keine Arznei, mit der der Abbau von Neuronen aufgehalten werden kann! Der Versuch, eine Impftherapie gegen das beim Morbus Parkinson auftretende β-Amyloid zu entwickeln, hat bisher zu keinem Erfolg geführt. Es bleibt also nichts anderes übrig, als mit gesundem Menschenverstand dem Patienten in der Endphase das Leiden mit symptomatischen Mitteln und menschlicher Anteilnahme so erträglich wie möglich zu machen.

Notwendige Wirkstoffe

Morbus Parkinson

Wirkstoff	Handelsname	Alternative
Levodopa + Carbidopa	Nacom®	G
Levodopa + Benserazid	Madopar®	Levopar®, Restex®
Bromocriptin	Pravidel®	G

Pergolid	*Parkotil®*	G
Ropinirol	*Requip®*	–
Pramipexol	*Sifrol®*	–
Biperiden	*Akineton®*	G
Trihexyphenidyl	*Artane®*	*Parcopan®*
Selegilin	*Movergan®*	G
Entacapon	*Comtess®*	–
Rasagilin	*Azilect*	–
Tolcapon	*Tasmar®*	–
Amantadin	*PK-Merz®*	G
Memantin	*Axura®, Ebixa®*	–

Weitere im Handel erhältliche Wirkstoffe

Bornaprin	*Sormodren®*
Cabergolin	*Cabaseril®*
Metixen	*Tremarit®*
Procyclidin	*Osnervan®*
Budipin	*Parkinsan®*

21.3.3 Vaskuläre Demenz

Die vaskuläre Demenz kann sich
- **kontinuierlich** entwickeln, wenn eine **zunehmende Artherosklerose** die Hirndurchblutung drosselt, oder
- **sprunghaft** ausbilden als Folge begrenzter Infarkte, die die Blutversorgung kleinerer Bezirke unterbricht (**Multi-Infarkt-Demenz**). Die Degeneration einzelner Hirnabschnitte kann bei diesem Demenz-Typ unterschiedlich verteilt sein, so dass kein einheitliches Symptombild resultiert. Dieser Demenz-Typ entwickelt sich häufig auf dem Boden prädestinierender Erkrankungen wie dem Altersdiabetes, dem chronischen Hochdruck, einer Koronarsklerose oder sie ist Ausdruck einer allgemeinen Arteriosklerose.

Eine Arzneimittel-Therapie kann zugrunde gegangene Hirnsubstanz nicht wiederbeleben. Jedoch ist eine konsequente Behandlung der auslösenden Erkrankungen möglich. Diabetes mellitus, Hypertonie und Hyperlipidämie können erfolgreich behandelt werden. Wenn der behandelnde Arzt die Familienangehörigen und Pflegekräfte entsprechend instruiert (und kontrolliert), die notwendigen Medikamente dem Erkrankten regelmäßig zu geben und eine vernünftige Diät anzubieten, kann eine Verschlimmerung der vaskulären Demenz vermieden oder zumindest verzögert werden.

21.4 Nausea und Erbrechen

Grundlagen: Übelkeit und Erbrechen

Physiologie des Brechakts. Der Brechakt ist ein komplizierter Vorgang, der eine gleichzeitige Koordination des Funktionszustandes der glatten Muskulatur des oberen Abschnittes des Gastrointestinaltraktes und großer Anteile der Skelettmuskulatur (Bauch- und Rumpfmuskulatur, Hals- und Gesichtsmuskulatur) benötigt. Der Vorgang wird im „**Brechzentrum**" abgestimmt, das in der Formatio reticularis der Medulla oblongata liegt. Das „Brechzentrum" ist keine anatomische Einheit, sondern ein funktioneller Begriff. Es koordiniert die Innervation der glatten Muskulatur und der Skelettmuskel-Gruppen, die für den Brechakt benötigt werden. Es erhält Informationen von der Hirnrinde, dem Kleinhirn, dem Nucleus tractus solitarii und der Area postrema. Viscerosensible Fasern aus Mund, Rachen, Speiseröhre und Magen führen im N. glossopharyngeus und im N. vagus zum Nucleus tractus solitarii. Diese Fasern gehören nicht zum parasympathischen System (Abb. 21.**8**).

Die **Area postrema** ist ein ins Blutmilieu (gefenstertes Kapillarendothel) vorgeschobenes Chemorezeptorenfeld, das auf „toxische", im Blut vorhandene Substanzen mittels verschiedener Rezeptoren-Typen anspricht und das Brechzentrum aktiviert. Die Art der synaptischen Verknüpfungen der afferenten Zuflüsse und der Verknüpfungen innerhalb des Brechzentrums sind nicht im einzelnen bekannt. Aus den Wirkungen verschiedener Substanzen, die Erbrechen hervorrufen oder verhindern, lässt sich ableiten, dass muscarinische Acetylcholinrezeptoren, Dopamin-D_2-Rezeptoren, Serotonin-5-HT_3-Rezeptoren sowie Histamin-Rezeptoren beteiligt sind. Die Verbindung vom Vestibular-Organ zum Brechzentrum benutzt histaminerge und muscarinerge Umschaltungen.

Ursachen. Nausea und Erbrechen können sehr verschiedene Ursachen haben. Auf der einen Seite ist das Erbrechen ein zweckmäßiger Schutzreflex, wenn schädliche Stoffe aus dem Magen entfernt werden sollen. Auf der anderen Seite können Nausea, Schwindel und Erbrechen nutzlose und quälende Symptome bei einer Reihe von Zuständen sein:
- Kinetosen (See- und Reisekrankheiten),
- Hyperemesis gravidarum (Schwangerschaftserbrechen),
- Erbrechen bei Zytostatikabehandlung,
- Erbrechen bei neurologischen Prozessen im Schädelkavum (Erhöhung des Hirndrucks),
- vestibuläre Störungen, z. B. Menière-Erkrankung.

Folgen. Bei länger anhaltendem Erbrechen treten Elektrolytstörungen auf (hypochlorämische Alkalose), die ihrerseits wiederum nachteilig für den Organismus sind (z. B. Schädigung des Embryo).

Wirkungsweise der Antiemetika. Die Substanzen, die antiemetisch wirken, gehören sehr unterschiedlichen Arzneimittelgruppen an, z. B. Scopolamin, ein Muscarin-Rezeptor-Antagonist, Metoclopramid, ein Antagonist an Dopamin-D_2-Rezeptoren und in hoher Dosierung auch an Serotonin-5-HT_3-Rezeptoren, sowie Ondansetron, ein 5-HT_3-Rezeptor-Antagonist. Diese Antiemetika können entsprechende, für den Brechreflex wichtige Synapsen blockieren. Unklar scheint der Wirkungsmechanismus bei den H_1-Antihistaminika und den Neuroleptika zu sein, die häufig Affinität zu mehreren Rezeptor-Typen aufweisen. Neben spezifisch antiemetischen Eigenschaften dieser Arzneimittelgruppen mögen auch unspezifisch hemmende Wirkungen (Sedierung, Bewusstseinseinengung) eine Rolle spielen, die unter anderen Bedingungen ja der gewünschten Hauptwirkung ent-

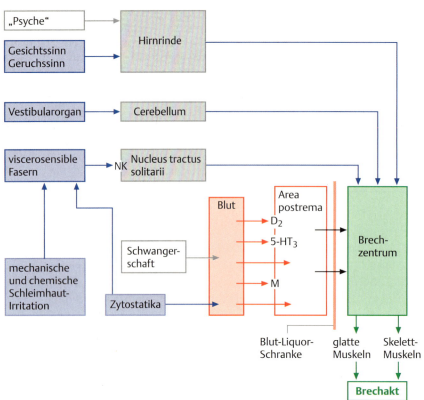

Abb. 21.8 **Wege** zum Auslösen von Erbrechen.
M = muscarinische Acetylcholin-Rezeptoren,
D_2 = Dopamin-D_2-Rezeptoren,
5-HT_3 = Serotonin-5-HT_3-Rezeptoren,
NK = Substanz-P-Rezeptoren (Neurokinin-Rezeptoren).

sprechen (Antihistaminika als „Schlafmittel", Neuroleptika als Narkoseprämedikation).

Box 21.14

Nausea und Psyche

Übelkeit und Erbrechen sind Zustände, die häufig auch durch die Gabe eines Placebo beeinflusst werden können. So steht in Deutschland in der Häufigkeitsliste der verordneten Antiemetika ein „pseudo-homöopathisches" Präparat an zweiter Stelle. Zusammensetzung: Cocculus D_4 (Kokkelskörner, Inhaltsstoff Picrotoxin, ein Krampfgift), Conium D_3 (Schierling, Inhaltsstoff Curare-artig wirkend, Sokrates wurde damit umgebracht), Ambra D_6 (Stoffwechselprodukt des Pottwals) und Petroleum D_8. Das Produkt hat den Suggestivnamen *Vertigoheel*®. Man hätte gerne gewusst, was das Rationale hinter dieser absurden Mischung ist.

Cholinolytikum: Scopolamin

▶ Neben seiner parasympatholytischen Eigenschaft ist **Scopolamin** wirksam gegen Nausea und Erbrechen, wie sie bei **Kinetosen** auftreten. Erbrechen anderer Genese wird nicht gut beeinflusst. Zur Prophylaxe wurden früher 0,5 – 1,0 mg Scopolamin per os ca. 1 Stunde vor Antritt der Reise gegeben, dann alle weiteren 4 Stunden dieselbe Dosis. Bevorzugt wird heute die **transdermale Zufuhr** von Scopolamin mittels eines Pflasters. Es wird etwa 6 Stunden vor Reiseantritt aufgebracht und setzt insgesamt ca. 1,0 mg Scopolamin über einen Zeitraum von 72 Stunden frei. Auch wenn das Pflaster hinter das Ohr geklebt wird, ist dies eine systemische Therapie!

▶ Die Nebenwirkungen beruhen auf der Hemmung des parasympathischen Systems (trockener Mund, Obstipation etc.) und einer Sedierung. Sie sind bei transdermaler Zufuhr geringer ausgeprägt als nach oraler Gabe (vergleiche die benötigte Dosierung).

Dopamin-Antagonisten

Aus dieser Gruppe ist besonders **Metoclopramid** zu nennen.

Metoclopramid

▶ Es blockiert Dopamin-D_2-Rezeptoren, die an der Impulsübertragung von der Area postrema auf das Brechzentrum beteiligt sind. Daher lösen Dopamin und Dopamin-artige Agonisten (z. B. Bromocriptin) auch leicht Erbrechen aus. Neben dieser Wirkung auf die Area postrema hebt Metoclopramid noch die Dopamin-bedingte Hemmung der Magenmotorik auf. In hoher Dosis blockiert Metoclopramid auch Serotonin-Rezeptoren vom 5-HT_3-Subtyp.

▶ Die Dosierung von Metoclopramid zur **antiemetischen Therapie** liegt bei 10–20 mg oral oder intramuskulär. Metoclopramid und verwandte Dopamin-Antagonisten scheinen dann mit Erfolg als Antiemetika angewendet werden zu können, wenn das Erbrechen über die Area postrema ausgelöst ist. Dies trifft wohl auch für eine Reihe von Zytostatika zu. In hoher Dosis wird Metoclopramid zur **Prophylaxe Zytostatika-induzierten Erbrechens** angewandt.

▶ Die Nebenwirkungen beruhen auf dem Dopamin-antagonistischen Wirkmechanismus: Es treten **extrapyramidale Störungen** (Dyskinesien, Akathisien) besonders leicht bei Kindern und Jugendlichen auf. Weiterhin ist eine Enthemmung der Prolaktin-Inkretion zu registrieren.

Chemisch und im Wirkungsmechanismus vergleichbar mit Metoclopramid sind die Substanzen **Alizaprid** und **Domperidon**. Alizaprid bietet kaum einen Vorteil. Domperidon überwindet nicht die Blut-Hirn-Schranke, so dass nicht mit extrapyramidalen Nebenwirkungen zu rechnen ist.

Serotonin-Antagonisten

Serotonin (5-Hydroxytryptamin, 5-HT) besitzt im Organismus verschiedene Rezeptortypen (S. 115). Ein spezifischer **5-HT$_3$-Rezeptor-Antagonist** ist **Ondansetron**.

Ondansetron

▶ Es wirkt sehr gut antiemetisch, vor allem bei **durch Zytostatika oder Strahlen induziertem Erbrechen**, also bei besonders quälenden Zuständen. Die Dosierung liegt bei 4–8 mg 3-mal täglich, die Wirkung kann durch gleichzeitige Gabe eines Corticosteroids (z. B. Dexamethason 8 mg 3-mal täglich) noch weiter gesteigert werden.
Cisplatin ist wohl das Zytostatikum mit der stärksten emetogenen Potenz. Nach der Gabe kann schnell ein Erbrechen einsetzen, das relativ leicht zu behandeln ist – es genügt oft die Zufuhr eines Neuroleptikum. Sehr viel größere Schwierigkeiten bereitet die mit einer Latenz (2–5 Tage) auftretende Hyperemesis. In diesem Fall ist die Therapie mit der Kombination eines Serotonin-Antagonisten (Ondansetron oder Analogsubstanz) mit einem Glucocorticoid (Dexamethason) durchzuführen und meistens erfolgreich. Ondansetron ist in dieser Indikation somit effektiver als Metoclopramid. Die **Nausea bei Migräne-Attacken** spricht dagegen auf die kombinierte Gabe von Acetylsalicylsäure und Metoclopramid ebenso gut an wie auf die Zufuhr von Ondansetron.

▶ Extrapyramidale Nebenwirkungen sind bisher nicht beobachtet worden und auch nicht zu erwarten, da Ondansetron kein Dopamin-Antagonist ist.

Tropisetron ist ähnlich zu bewerten. Da es eine längere Eliminationshalbwertszeit (~ 8 h) besitzt als Ondansetron (~ 3 h), genügen größere Abstände zwischen den einzelnen Dosen. Neu eingeführt sind **Dolasetron** und **Granisetron** (beide etwa $t_½$ ~ 9 h), das nur parenteral angewandt wird.

H$_1$-Antihistaminika

▶ H$_1$-Antihistaminika besitzen im wechselnden Ausmaß auch sedativ-hypnotische Eigenschaften, einige von ihnen werden daher als Schlafmittel verwendet (S. 337). Viele H$_1$-Antihistaminika blockieren auch muscarinische Acetylcholin-Rezeptoren. Manche Antihistaminika weisen eine **antiemetische Wirkkomponente** auf, so z. B. **Meclozin** und **Dimenhydrinat**. Da histaminerge und cholinerge Synapsen an der Weiterleitung emetogener Stimuli beteiligt sein können, ist schwerlich festzulegen, welchen Beitrag der antihistaminische, der anticholinerge und der sedierende Effekt zur antiemetischen Wirkung leisten.

▶ Die Substanzen eignen sich zur **Prophylaxe (und Therapie) von Kinetosen**. Bei manchen Fällen von **Hyperemesis gravidarum** sind diese Antihistaminika ausreichend wirksam, eine Schädigung der Frucht ist nicht zu erwarten. Es sei angemerkt, dass die Antihistaminika auch vorteilhaft bei **Schwindelzuständen** angewandt werden können, wie sie im Gefolge einer Menière-Erkrankung auftreten. Von Meclozin werden Dosierungen von 25–50 mg, von Dimenhydrinat 100–200 mg oral empfohlen, parenteral werden geringere Dosierungen benötigt.

▶ Als Nebenwirkung kann die zu **starke Sedierung** aufgefasst werden; eine aktive Teilnahme am Verkehr ist ausgeschlossen.

Neuroleptika

▶ Diese Substanzen hemmen viele Funktionen des Zentralnervensystems (s. S. 312). So wird auch Erbrechen durch **Neuroleptika** unterdrückt, aber immer nur unter Beeinträchtigung auch anderer Funktionen.

▶ Diese Substanzgruppe sollte **nur schweren Fällen von Erbrechen** vorbehalten bleiben. Bei unstillbaren Fällen von Hyperemesis gravidarum mit schwer oder nicht korrigierbaren Elektrolytstörungen ist die Anwendung der Neuroleptika gerechtfertigt, denn mit einer Schädigung der Frucht durch diese Medikamente ist nicht zu rechnen.

Substanz-P-Antagonisten

▶ Im **Nucleus tractus solitarii** werden Impulse, die das Brechzentrum erregen, durch **Substanz P** (oder Neurokinine) als Transmitter weiter vermittelt. Diese Übertragung läuft über **NK-Rezeptoren** und trifft insbesondere Impulse, die über viscerosensible Fasern angeliefert werden. Antagonisten an diesen speziellen NK-Rezeptoren besitzen antiemetische Wirkung. Eine derartige Substanz ist **Aprepitant**.
Seine Elimination geschieht über CYP-Isoenzyme und es sind mögliche Arzneimittelinterferenzen zu beachten. Angemerkt sei, dass Aprepitant nicht die nozizeptiven Effekte von Substanz P beeinflusst, Aprepitant wirkt also nicht analgetisch.

▶ Aprepitant wird gegen Zytostatika-induziertes Erbrechen eingesetzt in Kombination mit einem Glucocorticoid und einem 5-HT$_3$-Antagonisten. Aprepitant wird einmal täglich peroral zugeführt.

Notwendige Wirkstoffe

Antiemetika

Wirkstoff	Handelsname	Alternative
Scopolamin	*Scopoderm®* Pflaster	–
Metoclopramid	*Paspertin®* Tab., Tropfen, Amp.	G
Ondansetron	*Zofran®* Tab., Amp.	–
Tropisetron	*Navoban®* Kaps., Amp.	–
Dimenhydrinat	*Vomex A®* Drag., Supp., Amp.	*Vomacur®* Tab., Supp.
Meclozin	*Postadoxin®* Tab.	–
Aprepitant	*Emend®*	–

Weitere im Handel befindliche Antiemetika/Antivertiginosa

Dolasetron	*Anemet®*
Granisetron	*Kevatril®*
Diphenhydramin	*Emesan®*
Domperidon	G
Alizaprid	*Vergentan®*
Betahistin	G

21.5 Antikonvulsiva (Antiepileptika)

Überblick

Einem epileptischen Anfall liegt eine überstarke, synchronisierte Aktivität einer Neuronengruppe zugrunde. Das Ziel einer antiepileptischen Therapie besteht darin, derartigen Zuständen vorzubeugen. Die neuronale Aktivität kann **gesenkt werden durch:**

Blockade von spannungsabhängigen Na$^+$-Kanälen:
Carbamazepin, Valproat, Phenytoin, Lamotrigin u. a.
Die Hemmwirkung dieser Pharmaka ist umso stärker ausgeprägt, je höher die Entladungsfrequenz der Neurone und je niedriger deren Membranpotenzial ist.

Förderung einer GABAergen Hemmung:
Allosterischer Synergismus mit GABA durch Benzodiazepine (und Phenobarbital), Hemmung der GABA-Rückaufnahme durch Tiagabin,
Hemmung des GABA-Abbaus durch Vigabatrin, Förderung der GABA-Freisetzung durch Gabapentin.

Hemmung eines T-Typ-Ca^{2+}-Einwärtsstromes in thalamischen Neuronen durch Ethosuximid (und Valproat).

Grundlagen

Die Nervenzellen unterliegen einer ständigen Beeinflussung durch erregende und hemmende Neurone. In einem epileptischen **Fokus** liegt eine übersteigerte Aktivität synchronisierter Neuronengruppen vor.
Unter **Antiepileptika** werden Pharmaka verstanden, die zur symptomatischen Therapie der verschiedenen Epilepsieformen geeignet sind, da sie die **Krampfschwelle erhöhen**, ohne die sonstige motorische Erregbarkeit herabzusetzen. Durch Stärkung der inhibitorischen Komponenten und Abschwächung der exzitatorischen Einflüsse soll die Neigung zur elektrischen Übererregung unterbunden werden. Im günstigsten Fall verhindern die Antiepileptika das Auftreten von epileptischen Krämpfen vollständig. Sie sollen eine möglichst geringe sedativ-hypnotische Wirkung besitzen.

▶ **Wirkungsmechanismen.** Über den zellulären Wirkort der Antiepileptika gibt es heute folgende Vorstellungen (Abb. 21.9). Eine Reihe von Antiepileptika wirkt durch eine **Blockade der neuronalen Na$^+$-Kanäle**. Die Tatsache, dass überaktive Nervenzellen im Vergleich zu normal aktiven Zellen bevorzugt gehemmt werden, liegt an dem – man möchte fast sagen – glücklichen Umstand, dass das Ausmaß der Blockade der Na$^+$-Kanäle von dem Funktionszustand abhängig ist: Je häufiger Depolarisationen pro Zeiteinheit ablaufen, umso mehr Pharmaka-Moleküle werden an die Kanalproteine gebunden und umso stärker ist die Hemmung. Es ergibt sich daraus eine gewisse Selektivität für jene Nervenzellen, die der Hemmung bedürfen. Für dieses Verhalten von Pharmaka, das man auch von den Antiarrhythmika her kennt, gibt es den englischen Terminus technicus „**use dependence**". Andere Antiepileptika verstärken die **Hemmwirkung GABAerger Neurone**. Wie in Abb. 21.9 gezeigt, gibt es hierbei verschiedene Angriffspunkte. Ein weiteres Wirkprinzip ist die **Hemmung von Ca^{2+}-Fluxen** in thalamischen Neuronen.

Therapeutische Breite. Da die Epilepsie ein Leiden darstellt, das ständig und eventuell über Jahrzehnte behandelt werden muss, unterliegen Antiepileptika hinsichtlich der therapeutischen Breite besonders hohen Anforderungen. Daher konnte auch nur ein kleiner Teil der Substanzen, die im Tierversuch über eine krampfvermindernde Wirkung verfügen, in die Therapie übernommen werden. Aber selbst die besten heute gebräuchlichen Antiepileptika besitzen nur eine mäßige therapeutische Breite, so dass in vielen Fällen eine ausreichende antiepileptische Behandlung für den Therapeuten und den Patienten ein schwieriges Problem darstellt.
Es ist auffallend, dass die eigentlichen Antiepileptika in sehr hoher Dosierung eingenommen werden müssen, um den gewünschten Effekt zu erzielen. So liegen die Tagesdosen von Carbamazepin, Oxcarbazepin, Gabapentin und Valproinsäure – um nur einige Beispiele zu nennen – im Bereich von eben unter oder **erheblich über 1000 mg** (= 1,0 g!) täglich. Diese Substanzgruppe, deren enterale Resorption gut ist, hat also eine sehr geringe Affinität zu biologischen Bindungsstellen. Es ist verwunderlich, dass die tägliche, jahrelange Belastung des Körpers mit diesen Fremdsubstanzen im Allgemeinen ohne schwere Schäden toleriert wird. Zum Vergleich seien die Antikonvulsiva vom Benzodiazepin-Typ herangezogen: Clonazepam täglich peroral 0,5 mg bis **maximal 10 mg** (= 0,01 g), als Injektion im **Status epilepticus ist 1 mg intravenös** ausreichend!
Es gibt immer wieder Epilepsie-Patienten, die auf eine Arzneimittel-Therapie nicht ansprechen oder **im Laufe der Zeit refraktär** werden. Eine der möglichen Ursachen kann darin bestehen, dass die Wirkstoffe nicht im genügenden Maße in das Gehirn einzudringen vermögen. Die gängigen Antiepileptika sind eher lipophiler Natur und müssten Epithel- (und Endothel-)Schranken gut über-

21.5 Antikonvulsiva (Antiepileptika)

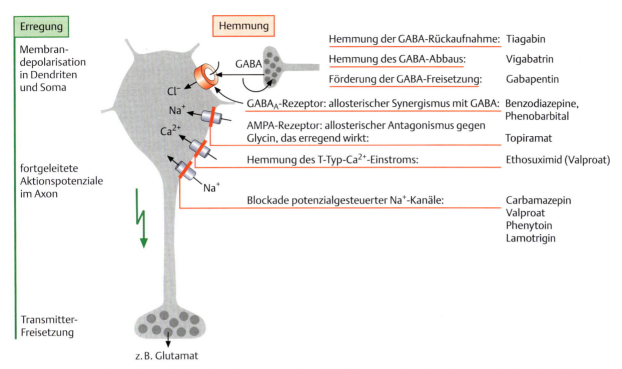

Abb. 21.9 Antiepileptische Wirkprinzipien. Zusammenstellung von Möglichkeiten, einer Übererregung von Nervenzellen entgegenzuwirken. Den aufgeführten Prinzipien sind Substanzbeispiele zugeordnet. Es sei angemerkt, dass der Wirkmechanismus von Antiepileptika vielfach nicht wirklich geklärt ist.

winden können. Es hat sich aber herausgestellt, dass „**multidrug transporter**", wie das **P-Glycoprotein** (s. S. 28) in den Kapillarendothelien der Hirngefäße und in den Astrozyten, die die Kapillaren umfassen, hoch aktiv sind. Dies wurde speziell bei Patienten gezeigt, deren epileptisches Leiden nicht erfolgreich behandelt werden konnte. Vielleicht ergibt sich ja in der Zukunft die therapeutische Möglichkeit, die „multidrug transporter" mit indifferenten Substanzen so sehr zu beschäftigen, dass die Antiepileptika dem „Herausschaufeln" entgehen.

Anwendung der Antikonvulsiva

Wahl des Mittels. Sie wird wesentlich von der Epilepsie-Form (fokal oder generalisiert) beeinflusst, da die Antiepileptika eine gewisse Spezifität aufweisen (Tab. 21.4).

▶ **Grundsätze der Therapie.** Die Therapie sollte mit langsam ansteigenden Dosen begonnen werden, bis eine Anfallsfreiheit erreicht ist. Der Austausch eines Medikamentes gegen ein anderes ist tunlichst *überlappend* vorzunehmen. Plötzliches Absetzen der Arzneimittelzufuhr kann zu einer akuten Verschlechterung führen.

Tab. 21.4 Zuordnung der Wirkstoffe zu den Epilepsie-Typen

Anfallscharakter	Pharmaka 1. Wahl	Zusatzmittel
I. Fokale Anfälle (ohne und mit sekundärer Generalisierung)	**Carbamazepin** Oxcarbazepin Valproat Lamotrigin	Phenobarbital Phenytoin Tiagabin Topiramat Gabapentin
II. Generalisierte Anfälle		
tonisch-klonische Anfälle	**Valproat** Lamotrigin	Phenobarbital
Absencen	**Valproat** Clonazepam Ethosuximid	Phenobarbital Lamotrigin
Myoklonische und astatische Anfälle (Lennox Gastaut)	**Valproat** Clonazepam	Lamotrigin Topiramat
Pyknoleptische Absencen	**Valproat** Ethosuximid	Lamotrigin

Es ist anzustreben, die epileptischen Anfälle durch die Therapie mit *einer* Substanz zu unterdrücken. Daher wird die Dosierung des Mittels der ersten Wahl so lange gesteigert, bis entweder Anfallsfreiheit eintritt oder die Nebenwirkungen zu ausgeprägt werden. Mehr als drei Viertel aller Epileptiker lassen sich so erfolgreich einstellen. Bei dem Rest muss das Mittel gewechselt oder eine Kombination von 2 oder sogar 3 Mitteln gewählt werden, um Anfallsfreiheit zu erreichen. Die Überwachung des Blutspiegels ist natürlich einfacher, wenn nur eine Substanz gegeben wird. Da die Plasmakonzentration in dieser Arzneimittelgruppe mit großer Unsicherheit von der Dosierung abhängt, sind Messungen der Konzentration sinnvoll. Das Dosenverhältnis zwischen den einzelnen Substanzen muss jeweils individuell eingestellt werden. Aufgrund der zum Teil ernsten Nebenwirkungen muss während der Therapie mit Antiepileptika eine ständige Kontrolle des Patienten erfolgen (Blutbildüberwachung, Urinuntersuchung, Leberfunktionsproben je nach den speziellen Nebenwirkungen der verwendeten Pharmaka). Während die schweren Nebenwirkungen (Blutbildungsschädigung, Leberfunktionsstörungen etc.) zum Abbruch der Therapie oder zum Wechsel des Medikamentes zwingen, können die leichteren oder vorübergehend auftretenden Nebenwirkungen durch symptomatische Maßnahmen abgemildert werden (z. B. zentral anregende Mittel bei Schläfrigkeit, dunkle Brille bei Photophobie etc).

Die Therapie des **Status epilepticus** erfordert andere, sofort wirksame Maßnahmen als die Behandlung des epileptischen Grundleidens (s.a. S. 349). Ein besonders schwieriges therapeutisches Problem ergibt sich bei der Behandlung von **schwangeren Epileptikerinnen**. Epileptische Anfälle als solche stellen eine Gefährdung nicht nur der Mutter, sondern auch des ungeborenen Kindes dar, daher muss eine medikamentöse Therapie zur Krampfunterdrückung durchgeführt werden. **Alle Antiepileptika besitzen teratogene Eigenschaften**. Valproinsäure ist am stärksten belastet mit dieser Nebenwirkung. Daher wird empfohlen, mit einer möglichst niedrig dosierten Monotherapie, die eben gerade Anfallsfreiheit bewirkt, auszukommen.

Dieser Typ von Fehlbildung ist charakterisiert als „Antiepileptika-Embryopathie". Ob diese Nebenwirkung allerdings die Gefährdung der Frucht durch die unbehandelte Grundkrankheit der Mutter übersteigt, ist nicht bekannt.

Für einige Antiepileptika, besonders **Phenytoin**, besteht noch eine zusätzliche Indikation, nämlich die prophylaktische krampfverhindernde Wirkung bei Patienten, die einem neurochirurgischen Eingriff unterworfen werden müssen. Je nach Schwere und Lokalisation muss eine Therapie für Wochen oder Monate durchgeführt werden.

Es muss daran gedacht werden, dass bei Kindern unter bestimmten Bedingungen Krämpfe auftreten können, die nicht einer Epilepsie zugeordnet werden müssen. So kommt es bei Fieberanstieg oder hohem Fieber zu Krämpfen, die als **„Fieberkrämpfe"** bezeichnet werden. In einem derartigen Fall wäre es unsinnig, ein Antiepileptikum zu geben. Hier sollte mittels eines wirksamen Antipyretikum, z. B. Paracetamol die Körpertemperatur gesenkt werden, um dann die Ursache des Fiebers zu diagnostizieren und zu kurieren.

Box 21.15

Arzneimittelinterferenzen von Antiepileptika

Ein weiteres Problem bei der Therapie der Epilepsie entsteht dadurch, dass die Antiepileptika häufig zum Auftreten von Arzneimittelinterferenzen Anlass geben. Dabei müssen folgende Zustände unterschieden werden:
- Eine Reihe von Substanzen, wie Phenytoin, Phenobarbital und Carbamazepin, ruft eine **Enzyminduktion in der Leber** hervor. Dadurch wird ihr eigener Abbau in der Einleitungsphase beschleunigt, vor allem aber auch der Abbau anderer Pharmaka wie kontrazeptive Steroide (Unwirksamwerden der Antibaby-Pillen) und Cumarin-Derivate.
- Wird der metabolische Abbau der Antiepileptika durch die Gabe weiterer Medikamente behindert, steigt der Wirkspiegel an, und Vergiftungssymptome können auftreten. Zu den Pharmaka, die **um den Abbau konkurrieren**, gehören z. B. Sulfonamide und Chloramphenicol, Carboanhydrase-Hemmstoff und Valproinsäure.
- Die **Bindung an Plasma-Eiweiße** und an andere körpereigene Proteine, die bei den antiepileptisch wirksamen Substanzen im Allgemeinen hoch ist, kann durch Gabe weiterer Medikamente vermindert werden. Hier sei an hydrophobe Pharmaka wie Cumarin-Derivate, orale Antidiabetika und Antiphlogistika erinnert. Besonders erwähnt werden muss in diesem Zusammenhang aber die Valproinsäure, welche die Eiweißbindung von Hydantoinen, Phenobarbital und Diazepam primär vermindert und die freien Konzentrationen ansteigen lässt. Dies und anderes mag jedoch letztlich hinsichtlich der Einstellung des Blutspiegels unterschiedliche Konsequenzen für die verschiedenen Substanzen haben. So sinkt, möglicherweise durch raschere Elimination, der Phenytoin-Plasmaspiegel ab, während der Plasmaspiegel und damit die Wirkung der Barbiturate zunehmen.

21.5.2 Antiepileptika der ersten Wahl

Aufgrund des vergleichsweise günstigen Verhältnisses zwischen Effektivität und Nebenwirkungen gehören in diese Gruppe die Substanzen **Carbamazepin, Oxcarbazepin** und **Valproinsäure**, ferner mit eingeschränkter Indikation **Ethosuximid** und **Clonazepam**.

Carbamazepin, ein Carboxamid eines dreigliedrigen Ringsystems, ist ein ▶ hydrophobes Molekül, es wird daher enteral gut resorbiert.

Carbamazepin   Oxcarbazepin

In der Leber wird es langsam entweder zu einem Epoxid oxidiert, das noch antiepileptisch wirksam ist, oder hydroxyliert und konjugiert, was mit einem Wirkverlust einhergeht. Da Carbamazepin die entsprechenden Leberenzym-Aktivitäten steigert (**Enzyminduktion**), nimmt die Eliminationsgeschwindigkeit im Laufe der Therapie bis zu einem Endwert zu. So sinkt die Eliminationshalbwertzeit von ca. 20 auf ca. 8 Stunden ab. Die Dosierung muss langsam ansteigend erfolgen, bis 600–1000 mg/d erreicht sind.

▶ Carbamazepin ist gut wirksam bei fokalen Epilepsien, nicht dagegen bei Absencen und myoklonischen Anfällen. Es sei angemerkt, dass Carbamazepin recht wirksam ist gegen Trigeminus-Neuralgien.

▶ Das Auftreten der Nebenwirkungen hängt von der benötigten Dosierung ab. Es können **zentralnervöse Störungen** (wie Ataxie, eingeschränkte Vigilanz, Schwindel) auftreten, die wohl auf die Hemmung neuronaler Aktivität zurückgehen. Hinzu kommen Wasserretention, Magen-Darm-Beschwerden, Leberschädigung und – besonders bedrohlich – Knochenmarkdepressionen. Die schweren Nebenwirkungen sind selten, trotzdem müssen die **Patienten engmaschig überwacht** werden.

Oxcarbazepin ist ein Derivat von Carbamazepin, das ▶ im Stoffwechsel nicht mehr die Stufe eines Epoxid durchlaufen kann, was die Häufigkeit von Nebenwirkungen vermindert und das Ausmaß der Enzyminduktion reduziert.

Es wirkt wie Carbamazepin, ist also ▶ indiziert bei fokalen Epilepsien. Die initiale Dosierung beträgt 2 × täglich 300 mg, die wöchentlich gesteigert wird bis 600–2400 mg täglich verteilt auf mehrere Gaben. Dieses Dosierungsschema ist ähnlich wie das für Carbamazepin.

Valproinsäure (Valproat) ▶ ist eine verzweigte Carbonsäure (Abb. 21.10), die hydrophobe Eigenschaften besitzt, dementsprechend enteral gut resorbiert wird und im Plasma zu etwa 95 % an Eiweiß gebunden vorliegt. In den Handelspräparaten liegt Valproat meistens als Natriumsalz vor, auch als Magnesiumsalz ist es wirksam. Valproat wird in der Leber an Glucuronsäure gekoppelt oder oxidiert. Die Eliminationshalbwertzeit liegt zwischen 8 und 15 Stunden. Das in der Literatur für Valproinsäure angegebene scheinbare Verteilungsvolumen von ca. 0,15 l/kg erweckt den falschen Eindruck einer eingeschränkten Verteilung. Es muss aber die hohe Eiweißbindung berücksichtigt werden, die Körper-Kompartimente stehen mit der freien Konzentration, in diesem Fall ca. 5 % der Gesamtkonzentration, im Gleichgewicht. Daraus würde sich ein Verteilungsvolumen von ca. 3 l/kg für den freien Substanzanteil errechnen. Die benötigten Tagesdosen betragen 750–1250 mg.

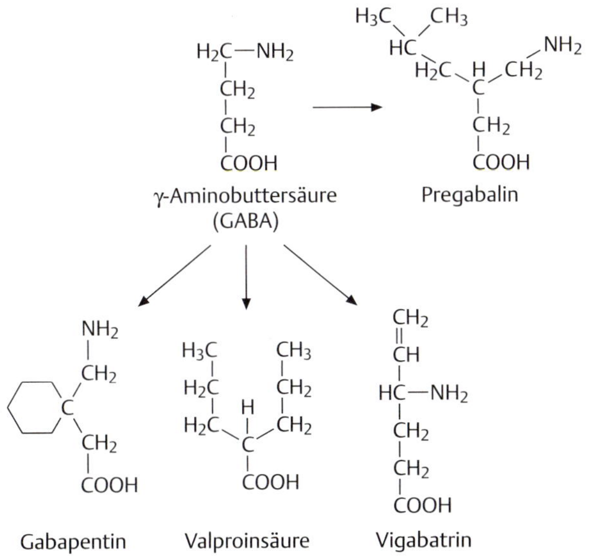

▶ Die Valproinsäure besitzt ein besonders **breites antiepileptisches Spektrum**. Dies mag darauf zurückzuführen sein, dass Valproat über die Blockade spannungsabhängiger Na^+-Kanäle hinaus auch einen aktivierenden T-Typ-Ca^{2+}-Einwärtsstrom in thalamischen Neuronen blockiert. Es ist das Mittel der ersten Wahl zur Anfallsprophylaxe bei **generalisierten Epilepsien**.

▶ Die Nebenwirkungen von Valproat sind verhältnismäßig schwach ausgeprägt, es kann ein Tremor auftreten und über Magen-Darm-Beschwerden wird geklagt. Im Vergleich zu anderen Antiepileptika ist der sedierende Effekt gering. Jedoch können gelegentlich eine Bewusstseinstrübung und psychomotorische Verlangsamung beobachtet werden. Ein teilweiser Verlust der Haare wird beobachtet. Eine sehr seltene, aber schwere Nebenwirkung macht sich als **Leberschädigung** bemerkbar. Aus diesem Grunde sollte Valproat nicht bei Patienten mit vorgeschädigter Leber angewandt werden. Es ist über **Fruchtschädigungen** (Neuralrohr-Defekte) unter der Therapie mit Valproinsäure berichtet worden. Valproinsäure durchdringt natürlich die Plazentaschranke und wird vom Neugeborenen erheblich langsamer eliminiert als vom Erwachsenen. Mit Nachwirkungen beim Neugeborenen während der ersten Stunden nach der Geburt muss gerechnet werden.

Ethosuximid bedarf einer besonderen Erwähnung, weil es eine spezielle Indikation besitzt und eine therapeutische Lücke füllt, die von den bisher genannten Antiepileptika mehr oder minder offen gelassen wird.

▶ Ethosuximid ist besonders gut wirksam gegen **pyknoleptische Absencen** vor allem im Kindesalter.

▶ Die Dosierung beträgt 20–40 mg/kg, die Eliminationshalbwertszeit liegt bei 20 Stunden. ▶ Als Nebenwirkungen sind Sedation, Ataxie, Magen-Darm-Beschwerden, Exantheme und auch Knochenmarkdepressionen zu nennen.

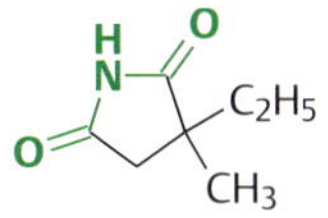

Abb. 21.10 Die hemmende Aminosäure γ-Aminobuttersäure (GABA) und drei Derivate mit antiepileptischer Wirkung, aber unterschiedlichen Wirkungsmechanismen.

Clonazepam ist ein Benzodiazepin-Derivat (Formel S. 329), für das eine spezielle Indikation im Bereich der antiepileptischen Therapie besteht.

▶ Es wirkt gegen **Absencen und myoklonische Anfälle**, hier wiederum besonders im **Kindesalter**. Bei dieser besonderen Form der Epilepsie kann Clonazepam (oder auch Diazepam) langzeitig gegeben werden.

▶ Der zelluläre Wirkort ist der $GABA_A$-Rezeptor, der für seinen Agonisten sensibilisiert wird, so dass die Hemmung durch das GABAerge System verstärkt wird.

21.5.3 Reservemittel

Diese Mittel sind von Bedeutung für jene Patienten, die nicht befriedigend mit den Mitteln der ersten Wahl behandelt werden können. Meistens werden die Reservemittel für eine Kombinationstherapie verwendet. Zu nennen sind die alten Pharmaka **Phenytoin**, **Phenobarbital** (und Desoxyphenobarbital = **Primidon**) und die neu entwickelten Substanzen **Vigabatrin, Lamotrigin** und einige weitere Wirkstoffe.

Phenytoin wurde bereits 1938 als wirksames Antiepileptikum in die Therapie eingeführt. Es ist chemisch nahe mit den Barbituraten verwandt, seine hypnotisch-sedative Wirkung ist aber geringer ausgeprägt. Es besitzt antiarrhythmische Eigenschaften (s. S. 147).

Phenytoin

▶ Da Phenytoin ein recht kompliziertes pharmakokinetisches Verhalten zeigt, ist die notwendige Dosis-Adjustierung schwierig. Der therapeutische Serumspiegel liegt bei 10–30 µg/ml, was im allgemeinen eine Tagesdosierung von 300–400 mg per os erfordert. Phenytoin wird in der Leber durch mischfunktionelle Oxidasen inaktiviert, dabei induziert Phenytoin diesen Enzymkomplex und fördert seinen eigenen Abbau. Zwischen der Serum-Konzentration von Phenytoin und seiner Abbaugeschwindigkeit besteht keine lineare Abhängigkeit, so dass eine Dosissteigerung zu einem überproportionalen Anstieg des Serumspiegels führen kann. Phenytoin ist außerdem noch zu ca. 90 % im Serum an Eiweiße gebunden, was wiederum zur Unzuverlässigkeit des Wirkspiegels beiträgt (Arzneimittelinterferenzen). Die Resorption von Phenytoin aus dem Magen-Darm-Kanal geht nur langsam vor sich, das Maximum des Blutspiegels ist erst ca. 10 Stunden nach der Einnahme erreicht. Die Eliminationshalbwertzeit schwankt in weiten Grenzen, sie liegt zwischen 12 und 36 Stunden.
▶ Phenytoin weist ein **breites antiepileptisches Spektrum** auf, gegen Absencen ist es aber nicht wirksam.
▶ Als **Nebenwirkungen** treten Dösigkeit und psychische Beeinträchtigung (konfuses Verhalten, depressive Verstimmung, paranoide Vorstellung) auf, daneben kommen verhältnismäßig häufig Arzneimittelexantheme vor, manchmal auch gastrointestinale Störungen, Lupus-erythematodes-Syndrom, endokrine Störungen (Hirsutismus, Gynäkomastie), eine Lymphadenopathie und Hyperkinesen sowie andere neurotoxische Symptome, die bei Fortsetzung der Therapie irreversibel sein können (Gangataxie, Diplopie). Eine spezifische Nebenwirkung, die wohl nur bei chronischer Zufuhr von Hydantoin-Derivaten (vor allem Phenytoin) beobachtet wird, besteht in einer Hyperplasie der Gingiva. Diese Gingiva-Veränderung kann durch eine konsequent durchgeführte Mundhygiene hintangehalten werden. Teratogene Wirkungen in Form von knöchernen Deformationen an den Händen von Neugeborenen wurden beobachtet. Durch Phenytoin und andere Antiepileptika werden der Vitamin-D-Stoffwechsel im Organismus und die enterale Calcium-Resorption beeinträchtigt, so dass bei Kindern und Erwachsenen Rachitis bzw. Osteomalazie entstehen können. Auf eine prophylaktische bzw. therapeutische Zufuhr von Vitamin D_3 ist daher zu achten. Es sei außerdem auf die Möglichkeit eines funktionellen Folsäure-Mangels hingewiesen (megaloblastäre Anämie), die einer Therapie mit Folsäure bedarf. Der Folsäure-Mangel hat besondere Bedeutung während einer Gravidität, da die Möglichkeit besteht, dass sich ein Defekt des Neuralrohres ausbildet. Es sollte prophylaktisch Folsäure eingenommen werden. Ferner können neonatale Blutungen aufgrund einer Interferenz mit dem Vitamin-K-Stoffwechsel auftreten, daher muss schon den Schwangeren und dann den Neugeborenen Vitamin K (Phytomenadion) gegeben werden. Die Phenytoin-Therapie ist also durch zahlreiche unerwünschte Wirkungen belastet und steht daher auf einem Reserveplatz.

Phenobarbital ▶ hat von allen Barbituraten, die ja in großem Ausmaß als Sedativa, Hypnotika und Narkotika Anwendung gefunden haben, das günstigste Verhältnis zwischen antiepileptischer und sedativer Wirkung. Die antiepileptische Therapie mit Phenobarbital ist

Phenobarbital

meistens aber doch belastet durch die zu starke Sedierung des Patienten.
▶ Daher wird Phenobarbital nur noch als **Zusatzmittel** angewandt, wenn die Therapie mit Mitteln der ersten Wahl nicht ausreichend wirksam ist.
▶ Außer der starken Sedierung (Benommenheit, Antriebsverarmung, Denkerschwerung) sind andere Nebenwirkungen selten.

Primidon wird im Organismus zum Teil in Phenobarbital umgewandelt und ist pharmakologisch wie dieses zu beurteilen.

Vigabatrin (Formel s. Abb. 21.10) ▶ hemmt die **GABA-Transaminase**, also das Enzym, das die hemmende Aminosäure γ-Aminobuttersäure abbaut. Daher steigt nach Vigabatrin-Zufuhr die Konzentration von GABA im Extrazellulärraum an und die hemmende Wirkung ist gesteigert. ▶ Die Elimination verläuft mit einer Halbwertzeit von 4–5 Stunden, so dass 3 Dosen täglich gegeben werden müssen. Die Tagesdosen für den Erwachsenen liegen bei 1,0–2,0 g.
▶ Die Indikation für Vigabatrin ist die **Zusatztherapie** bei schweren speziellen Epilepsieformen, die auf Mittel der ersten Wahl nicht ausreichend reagieren.
▶ Als Nebenwirkungen treten starke Sedierung, Ataxie, Gesichtsfeldstörungen und auch psychotische Reaktionen auf. Eine besondere Nebenwirkung besteht in der **Einengung des Gesichtsfeldes** bei länger dauernder Einnahme von Vigabatrin. Diese Störung trifft ca. 30 % aller behandelten Patienten und scheint in den meisten Fällen irreversibel zu sein. Jedenfalls sollte, wenn eine Vigabatrin-Therapie notwendig ist, das Gesichtsfeld routinemäßig überwacht und der Patient auf die mögliche Sehstörung aufmerksam gemacht werden.

Lamotrigin hat chemisch keine Ähnlichkeit mit anderen Antiepileptika.

Lamotrigin

▶ Es **hemmt spannungsabhängige Na$^+$-Kanäle** und soll besonders präsynaptische Na$^+$-Kanäle auf glutamatergen Neuronen betreffen und dadurch die Freisetzung des erregenden Neurotransmitters Glutamat reduzieren.
▶ Das antikonvulsive Spektrum von Lamotrigin ist breit mit einer Wirksamkeit bei fokalen und bei generalisierten Epilepsien. Aufgrund der Nebenwirkungen sollte Lamotrigin nur bei schweren, Therapie-resistenten Fällen verwandt werden. So wird es zur Behandlung des **Lennox-Gastaut-Syndroms** empfohlen. Die Dosierung ist recht schwierig, weil sie von der Gabe und Art der anderen Antiepileptika abhängig ist (Enzyminduktion oder -hemmung in der Leber, Verdrängung aus Eiweiß-Bindungsstellen).
▶ Die Nebenwirkungen sind recht ausgeprägt, wiederum sind es Symptome, die durch die unspezifische Hemmung verschiedener Hirnabschnitte zustande kommen. Aber es treten auch Nebenwirkungen auf, die nicht auf die Hauptwirkung der Substanz bezogen werden können, wie abdominelle Schmerzen, Exantheme und vereinzelte Fälle von Stevens-Johnson- und Lyell-Syndrom. Die Häufigkeit der schweren Hautschädigungen, die in einzelnen Fällen tödlich endeten, liegt bei 1 Fall auf 1000 Erwachsene und bei 1 Fall auf 300 kindliche Patienten. Es ist fraglich, ob Lamotrigin einen Vorteil gegenüber anderen Antiepileptika besitzt.

Gabapentin ist ein GABA-Derivat. Der Substanz wird eine Förderung der neuronalen Freisetzung von GABA zugeschrieben. **Tiagabin** erhöht die synaptische Konzentration von GABA, indem es deren Rückaufnahme hemmt.
▶ Beide Substanzen werden nur zur **Kombination** mit einem anderen Antiepileptikum der 1. Wahl eingesetzt, wenn mit der Monotherapie kein genügender Effekt erzielt wird.

Felbamat wird als Kombinationspartner in der Therapie des Lennox-Gastaut-Syndroms angewandt, wenn andere Therapeutika nicht zum Erfolg führen. Die Substanz ist belastet durch eine schwere Nebenwirkung, nämlich das Auftreten einer **aplastischen Anämie**.

Felbamat

Topiramat besitzt wahrscheinlich einen ▶ ähnlichen Wirkungsmechanismus wie Felbamat, der sie von den klassischen Antiepileptika unterscheidet. Topiramat hat eine **Affinität zu der Bindungsstelle für Glycin**, die auf dem Glutamat-Rezeptor vom AMPA-Typ lokalisiert ist. Glutamin löst eine postsynaptische Erregung aus, die durch Glycin auf allosterischem Wege verstärkt wird. Wird diese Glycin-Bindungsstelle durch Topiramat besetzt, entfällt diese Verstärkung. ▶ Es wird als Zusatzmedikament verwendet.

Pregabalin. Ein weiterer Wirkstoff, der sich zur Kombination mit einem Antiepileptikum erster Wahl eignet, ist Pregabalin, ebenfalls ein Derivat der γ-Aminobuttersäure. Diese Substanz hat sich zur Behandlung neuropathischer Schmerzen bewährt (s. S. 282).
Eine Neueinführung als Kombinationsmittel ist **Zonisamid** zu nennen, das chemisch keine Ähnlichkeit mit anderen Antiepileptika aufweist.

Levetiracetam, ein Derivat von Piracetam, ist indiziert als Zusatzsubstanz bei sonst nicht ausreichend behandelbaren partiellen Anfällen des Erwachsenen. Der Wirkungsmechanismus ist nicht aufgeklärt.

21.5.4 Therapie des Status epilepticus

Da der Status epilepticus unmittelbar lebensbedrohend ist, erfordert er eine sofortige Durchbrechung mittels einer „relaxierenden Narkose". Als Methode der Wahl kommt die intravenöse Zufuhr eines Benzodiazepin infrage. So müssen von **Diazepam** 0,15 – 0,25(–0,5) mg/kg oder **Lorazepam** 0,05 – 0,15 mg/kg langsam injiziert werden. Die *intravenöse Gabe* von Diazepam hat den schnellsten Wirkungseintritt, schon nach 1 – 3 Minuten sollte der Status epilepticus unterbrochen sein. Auch die rektale Zufuhr ist günstig. In Notfallsituationen, in denen kein intravenöser Zugang gelegt werden kann, ist die rektale Applikation (**Diazepam-Rektiolen**) sicher und in der Wirkung zuverlässig.
Etwas später ist der Wirkungseintritt nach der langsamen i.v. Injektion von **Clonazepam** (1 mg, evtl. wiederholen). Auch die i.v. Infusion von **Clomethiazol** (40 – 120 mg/min bis maximal 800 mg, dann Erhaltung mit einer Infusionsgeschwindigkeit von 4 – 8 mg/min) hat sich als brauchbare Methode zur Beendigung eines Status epilepticus erwiesen.
Bei Versagen dieser Therapiemöglichkeiten muss die intravenöse Zufuhr eines schnell wirksamen Barbiturates wie **Methohexital** eine Narkose des krampfenden Patienten auslösen und damit den Status epilepticus durchbrechen. Bei all diesen Maßnahmen ist stets an die mögliche Beeinträchtigung der Atmung und der Kreislauffunktionen zu denken.

Notwendige Wirkstoffe

Antiepileptika

Wirkstoff	Handelsname	Alternative
Dauertherapie		
Carbamazepin	Tegretal®	G
Oxcarbazin	Trileptal®	Timox®
Valproinsäure	Ergenyl®, Orfiril®, Convulex®	G
Phenytoin	Phenhydan®	G
Phenobarbital	Luminal®	–
Primidon	Liskantin®, Mylepsin®	G
Ethosuximid	Suxilep®, Petnidan®	
Vigabatrin	Sabril®	–
Lamotrigen	Lamictal®	G
Gabapentin	Neurontin®	G
Tiagabin	Gabitril®	–
Felbamat	Taloxa®	–
Clonazepam	Rivotril®	Antilepsin®
Topiramat	Topamax®	–
Levetiracetam	Keppra®	–
Pregabalin	Lyrica®	–
Zonisamid	Zonegran®	–
Therapie des Status epilepticus		
Diazepam	Valium® Amp.	G, auch rektal
Clonazepam	Rivotril®, Amp.	–
Methohexital	Brevimytal®, Amp.	–
Clomethiazol	Distraneurin®, Inf.-Lösg.	–

21.6 Narkotika

Überblick

Es ist nicht die Absicht dieses Abschnittes, dem Leser das Fachgebiet „Anästhesiologie" darzustellen. Das muss Aufgabe der Lehre und der speziellen Literatur sein, die sich mit dem Gesamtgebiet der Narkose befassen. Wir Pharmakologen können lediglich die Wirkstoffe beschreiben und ihre Wirkungen charakterisieren.

Das Ziel einer Narkose besteht darin, durch Zufuhr von Substanzen mit möglichst geringer Toxizität bestmögliche Operationsbedingungen und eine optimale Stabilisierung des Patienten zu erreichen. Dies kann nur durch die Kombination mehrerer Narkotika mit einem Muskelrelaxans erfüllt werden: **Kombinationsnarkose.**

Inhalationsnarkotika

Ihre narkotische Wirksamkeit wird nicht von der chemischen Struktur, sondern von physikochemischen Eigenschaften (z. B. Lipophilie) bestimmt. Als zellulärer Wirkort von Narkotika gelten Rezeptoren in neuronalen Biomembranen, deren Eigenschaften durch die Einlagerung dieser Substanzen so verändert werden, dass eine Hemmung ihrer Funktion (Erregbarkeit) resultiert.

Die jetzt gebräuchlichen **Dampfnarkotika** sind einfache **halogenhaltige Ether**: *Isofluran*, *Desfluran* und *Sevofluran*. Daneben wird das **Gasnarkotikum** *Stickoxydul* (Lachgas, N_2O) zur Kombinationsnarkose genutzt; es ist schwach narkotisch, aber deutlich analgetisch wirksam, chemisch innert und gut verträglich. Auch das Edelgas *Xenon* kann als Narkotikum verwendet werden.

Injektionsnarkotika

Die meisten Substanzen dieser Gruppe werden wegen ihrer vergleichsweise schlechten Steuerbarkeit nur zur Einleitung einer Narkose benutzt. Die länger dauernde Unterhaltung einer Narkose ist mit diesen Narkotika nicht üblich (Ausnahme: Propofol). Von den **Barbituraten** werden zur i. v. Einleitung einer Narkose Thiopental und Methohexital verwendet.
Propofol, ein wasserunlösliches Phenolderivat, ist – über kürzere Zeit gegeben – gut verträglich und recht gut steuerbar.
Ketamin wirkt auch analgetisch, es weist Besonderheiten auf: Adrenalin-Freisetzung, postnarkotische „dissoziative Anästhesie".
Etomidat wirkt nur hypnotisch, es wird zur Einleitung von Narkosen bei kardialen Risikopatienten benutzt.
Midazolam, ein Benzodiazepin-Derivat, wirkt sofort nach intravenöser Gabe und wird schnell eliminiert.
Auch **Opioide** (Fentanyl oder Remifentanyl) werden z. B. mit Midazolam oder Propofol zur Kombinationsnarkose genutzt: **Totale intravenöse Anästhesie**.

Grundlagen

Eine Narkose lässt sich beschreiben als ein medikamentös ausgelöster, reversibler Zustand eines Menschen oder eines Tieres, in dem operative Stimuli bei Bewusstseinsverlust ohne Schmerzempfindung und ohne vegetative oder muskuläre Abwehrreaktionen ertragen werden.

Stadien der Narkose. Die vier Stadien der Narkose gehen dynamisch ineinander über:
1. **Analgesie-Stadium**
2. **Exzitations-Stadium**,
3. **Toleranz-Stadium** und schließlich
4. **Asphyxie-Stadium**.

Ehe das Toleranz-Stadium erreicht wird, müssen die beiden vorgeschalteten Zustände, also auch das Erregungs-Stadium durchlaufen werden. Bei Beendigung der Narkotikum-Zufuhr gerät der Patient wiederum für eine bestimmte Zeit in das Exzitations-Stadium. Im Gegensatz zur Einleitung der Narkose kann dieses jedoch nicht durch Manipulation der Dosierung beeinflusst werden, sondern hängt ausschließlich von den pharmakokinetischen Eigenschaften des Narkotikum ab.

Spezifität der Wirkung von Narkotika. Die Wirkung der Narkotika ist nicht auf die Nervenzellen des Zentralnervensystems beschränkt, sondern alle Körperzellen werden in ihrer Funktion betroffen. Die Entscheidung darüber, ob eine Substanz als Narkotikum angewendet werden kann, wird nur durch den Grad der höheren Empfindlichkeit der Hirnzellen im Vergleich zu anderen Zellen bestimmt. Außerdem müssen die Regionen des Zentralnervensystems in einer bestimmten Reihenfolge ansprechen: zunächst das Großhirn und das Rückenmark und erst bei höheren Dosierungen die vegetativen

Zentren im Hirnstamm. Dadurch bleibt die wichtige Regulationsfähigkeit der vegetativen Zentren auch während der Narkose erhalten. Bei modernen Narkoseverfahren wird durch eine **Prämedikation** (s. S. 356) und durch die Kombination verschiedener Substanzen die von jedem Narkotikum benötigte Menge bzw. Konzentration so niedrig wie möglich gehalten. Durch dieses Vorgehen ist es gelungen, das Narkoserisiko wesentlich herabzusetzen.

An eine gute Narkose werden vier Forderungen gestellt:
1. **Bewusstlosigkeit des Patienten**,
2. **ausreichende Dämpfung des nozizeptiven Systems**, um vegetative und motorische Reflexe zu unterdrücken (die im Zustand der Bewusstlosigkeit durchaus auftreten können),
3. **Muskelerschlaffung** (s. S. 255),
4. „**vegetative Stabilisierung**".

Die moderne **Kombinationsnarkose** (Prämedikation, Einleitung durch Injektionsnarkotikum, Gabe eines Muskelrelaxans und eines Opioids, Aufrechterhaltung durch Inhalationsnarkotika, künstliche Beatmung) stellt einen wesentlichen Fortschritt dar, indem die vier obengenannten Forderungen gezielt erfüllt werden.

21.6.2 Inhalationsnarkotika

> **Box 21.16**
>
> **Die ersten Narkotika**
>
> Die Dampfnarkotika Diethylether (Äther) und Chloroform waren lange Zeit die einzigen zur Verfügung stehenden Narkotika. Ihre Einführung in der Mitte des 19. Jahrhunderts hat die moderne Chirurgie erst möglich gemacht. Später wurden diese Narkotika abgelöst von Verbindungen, die besser verträglich oder handhabbar sind. Der Nachteil von Chloroform war seine Toxizität (u. a. akute gelbe Leberatrophie), die zu einer frühen Ablösung durch Äther Anlass gab. Dem Äther muss seinerseits angelastet werden, dass die Aufwachphase durch ein lang anhaltendes Exzitations-Stadium geprägt ist und dass Äther-Luft-Gemische explosiv sind, was erst in „moderner Zeit" Bedeutung gewonnen hat (Thermokauter, elektrostatische Entladungen).
>
> Äther (Diethylether)
>
> Chloroform (Trichlormethan)

Wirkungsweise und Pharmakokinetik. Narkosen können durch eine größere Anzahl von Substanzen sehr verschiedener chemischer Struktur ausgelöst werden, so unter anderem auch durch die völlig inerten Edelgase Argon, Xenon und Krypton. Auf der Suche nach einem möglichen Wirkungsmechanismus haben schon Anfang des 20. Jahrhunderts Overton und Meyer erkannt, dass zwischen der **Lipidlöslichkeit** von Inhalationsnarkotika und ihrer Wirksamkeit eine sehr gute Korrelation besteht.

Die Lipidlöslichkeit der Narkotika ist sehr unterschiedlich (Tab. 21.**5**). Die für die Narkose benötigte Konzentration verhält sich dazu umgekehrt: Je höher die Lipidlöslichkeit, umso geringer ist der **MAC-Wert** (minimale alveoläre Konzentration eines Narkotikum), bei dem ein definierter Reiz bei 50% der Patienten ohne Reaktion toleriert wird. Das Produkt aus den beiden Größen ist nahezu konstant. Das bedeutet, eine Narkose tritt dann ein, wenn eine bestimmte Anzahl von Molekülen im Zentralnervensystem gelöst ist. Lange Zeit wurde daher vermutet, dass die Wirkung von Inhalationsnarkotika auf einer unspezifischen Einlagerung in das hydrophobe Innere der Phospholipid-Doppelschicht der Zellmembran beruhe. Manche Phänomene ließen sich jedoch durch diese Hypothese nicht erklären. Viele neue Experimentalbefunde sprechen heute dafür, dass Inhalationsnarkotika direkt mit hydrophoben Domänen von Ionenkanalproteinen interagieren können.

Ein Argument, was dafür spricht, dass die hemmende Wirkung der Narkotika doch nicht *nur* durch ihre physikochemischen Eigenschaften bedingt sein kann, lässt sich aus folgenden Befunden ableiten: Bei Narkotika, die ein optisches Zentrum besitzen, also Enantiomere bilden, können die Enantiomere unterschiedliche narkotische Potenz aufweisen, obwohl die einfachen physikochemischen Charakteristika beider Enantiomeren identisch sind. Der Unterschied in der narkotischen Wirkung ist in den meisten Fällen nicht besonders groß. In der Gruppe der Barbiturate gibt es jedoch extreme Beispiele, so wirkt das eine Enantiomer von der N-Methyl-5-phenyl-5-propylbarbitursäure narkotisch, das andere Enantiomer erregend und krampfauslösend. Die Beeinträchtigung der Ionen-Kanal-Funktionen in den Membranen der Nervenzellen scheint also über die physikochemischen Eigenschaften hinausgehende Anforderungen an die Wirkstoffe zu stellen.

Eine Beeinflussung von spannungsabhängigen Na^+-, K^+- oder Ca^{2+}-Kanälen scheint ursächlich nicht am narkotischen Effekt beteiligt zu sein. Es ist dagegen wahrscheinlich, dass der **$GABA_A$-Rezeptor** für seinen Agonisten γ-Aminobuttersäure sensibilisiert wird und die entsprechende Zunahme der Chlorid-Permeabilität zu einer Membranstabilisierung führt. Dies kann für so unterschiedliche Wirkstoffe wie Gasnarkotika und Injektionsnarkotika als Wirkungsmechanismus angenommen werden. Der Narkose würde dementsprechend eine Wirkungs-Verstärkung des hemmenden Transmitters GABA zugrunde liegen, deren Ursache ein allosterischer Mechanismus ist. Andererseits kann eine Narkose auch durch einen entgegengesetzten Prozess ausgelöst sein: Hemmung des erregenden Transmitters **Glutamat** durch **Blockade seines Rezeptors**. Dies ist wahrscheinlich der Wirkungsmechanismus von Ketamin und Stickoxydul.

Narkosebreite. Wie jedes Pharmakon durch eine therapeutische Breite charakterisiert ist, so kann auch jedem Inhalationsnarkotikum eine Narkosebreite zugeordnet werden. Sie ist definiert als der Abstand zwischen der letalen Konzentration und der Konzentration, die zur Unterhaltung eines Toleranz-Stadiums notwendig ist (MAC-Wert in Tab. 21.5). Als Maß eignet sich der Quotient aus diesen beiden Konzentrationen. Man sollte sich ständig darüber im klaren sein, dass die Narkosebreite der verwendeten Narkotika sehr klein ist. Der Quotient liegt in der Größenordnung 1,5–2,0; d.h., wenn die notwendigen Konzentrationen um 50% bis 100% erhöht sind, so ist bereits die letale Konzentration erreicht. Zum Vergleich die entsprechenden Quotienten für die therapeutische Breite einiger stark wirksamer Pharmaka: Morphin ca. 10, Atropin ca. 200.

Tab. 21.5 **Biophysikalische Daten von Inhalationsnarkotika.**
Beachte: Die Lipidlöslichkeit der Narkotika variiert ebenso wie die notwendigen MAC-Werte bis zum Faktor 1000, das Produkt der beiden Größen ergibt jedoch für alle Narkotika einen fast gleichen Wert.

Narkotikum	I Öl/Gas Verteilungs-koeffiz. 37°	II MAC-Wert bei Menschen Vol. %	III MAC × Öl/Gas Koeffiz.
Methoxyfluran	970	0,2	1,9
Halothan	224	0,75	1,7
Enfluran	96	1,7	1,6
Isofluran	90	1,2	1,1
Diethylether	65	1,9	1,2
Cyclopropan	12	9,2	1,1
Xenon	1,9	70	1,3
Stickoxydul	1,4	105	1,5

Spalte I: Lipidlöslichkeit der Narkotika, angegeben in Form des Verteilungskoeffizienten zwischen Olivenöl und der Gasphase.
Spalte II: Notwendige Narkotikum-Konzentration in der Lunge als MAC-Wert beim Menschen.
Spalte III: Produkt aus dem Verteilungskoeffizienten (I) und dem MAC-Wert (II) × 0,01.
MAC = Minimale alveoläre Konzentration, die bei 50% der Patienten ein Toleranzstadium hervorruft (entspricht ED_{50}).

Physikochemische Eigenschaften und Applikation. Die Inhalationsnarkotika sind entweder Flüssigkeiten mit niedrigem Siedepunkt (Dampfnarkotika wie **Äther**, **Chloroform**, **Halothan**, **Methoxyfluran**, **Enfluran**, **Isofluran**) oder Gase wie **Stickoxydul**, **Cyclopropan** und **Edelgase**. Prinzipielle Wirkungsunterschiede scheinen zwischen diesen beiden Gruppen nicht zu bestehen. Da die Narkotika aber sehr unterschiedlich wasser-, blut- und lipidlöslich sind, bedarf es sehr verschiedener Konzentrationen in der Atemluft und im Blut, um die notwendige Konzentration im Zentralnervensystem zu erzielen.
Wie Tab. 21.5 zu entnehmen ist, müssen Narkotika mit schlechter Lipidlöslichkeit unter einem hohen Partialdruck, Narkotika mit guter Löslichkeit dagegen nur unter geringem Partialdruck appliziert werden. Von der **Größe des Partialdruckes** und dem sich daraus ergebenden Gradienten hängt die Geschwindigkeit ab, mit der sich das Gleichgewicht zwischen Konzentration in der Atemluft und im Blut einstellt: Je höher dieser Gradient, umso schneller ist das Gleichgewicht erreicht und umgekehrt. Das Gleichgewicht stellt sich bei den Gasnarkotika, die schlecht blutlöslich sind, innerhalb weniger Minuten ein; für die gut löslichen Dampfnarkotika liegt dieser Wert im Bereich von Stunden. Daraus ergibt sich, dass für die Gasnarkotika die zur Einleitung und zur Erhaltung einer Narkose benötigten Konzentrationen in der Atemluft identisch sind, während für die Dampfnarkotika zur Einleitung eine höhere Konzentration benötigt wird, um die Zeit bis zum Erreichen der benötigten Blutkonzentration zu verkürzen. Erst dann kann der Partialdruck in der Atemluft auf den Wert gesenkt werden, der zur Erhaltung des narkotischen Gleichgewichts notwendig ist.
Für das Abklingen einer Narkose ist ebenfalls wieder der Gradient entscheidend: Die Gasnarkotika sind im Zeitraum von Minuten aus dem Blut verschwunden; für die Dampfnarkotika dauert dieser Prozess Stunden (und kann nicht, wie bei der Einleitung, durch Manipulation des Gradienten abgekürzt werden).
Das Gasnarkotikum Stickoxydul und auch die neuen Dampfnarkotika können im Gegensatz zu dem früher üblichen Diethylether schnell abgeatmet werden. Nach Absetzen der Äther-Zufuhr war eine stundenlange Sitzwache notwendig, um den Patienten unbeschadet über das Exzitations-Stadium zu bringen.

Dampfnarkotika vom Isofluran-Typ

Bei den Substanzen dieser Gruppe handelt es sich um halogenierte Kohlenwasserstoffe. Sie sind bei atmosphärischem Druck Flüssigkeiten, deren Siedepunkte um 50°C liegen, und nicht brennbar. Sie bedürfen bei ihrer Anwendung spezieller Verdampfer. Wichtig für ihre Verträglichkeit ist das Ausmaß ihres metabolischen Abbaus. Je widerstandsfähiger das betreffende Molekül gegenüber einer Veränderung ist, umso weniger (reaktive) Metaboliten können gebildet werden und umso ungiftiger ist das Narkotikum. Der Tab. 21.6 ist zu entnehmen, dass die neueren Narkotika zu einem geringeren Anteil abgebaut werden als Halothan und das zu recht obsolete Methoxyfluran. Beide Substanzen sind nicht mehr verfügbar.

Isofluran und die beiden Nachfolgesubstanzen **Desfluran** und **Sevofluran** werden ausgiebig zur Einleitung wie zur Narkose-Unterhaltung angewandt. Sie sind eine Grundstein der modernen Kombinationsnarkose.

▶ **Isofluran** ist reizlos und besitzt einen schnellen Wirkungseintritt, auch das Erwachen erfolgt so schnell, dass das Exzitations-Stadium fast unbemerkt durchlaufen wird. Die analgetische Wirkung von Isofluran ist relativ schwach ausgeprägt. Ebenso wie bei der Anwendung von Enfluran muss beachtet werden, dass es die Wirkung von Muskelrelaxanzien verstärkt. ▶ Nur ein kleiner Teil wird abgebaut (s. Tab. 21.6). Isofluran bildet kaum noch Metabolite, der prozentuale Anteil, der dem Abbau unterliegt, ist im Vergleich zu Enfluran nochmals um das Zehnfache reduziert (Tab. 21.6). Da auch die narkotischen Eigenschaften sehr günstig sind, besitzt Isofluran nur die Vorteile der Gruppe halogenhaltiger Narkotika. ▶ Bei einer „Maskeneinleitung" einer Narkose stört der **stechende Geruch** von Isofluran, ein wichtiger Gesichtspunkt für die Kinderchirurgie.

21.6 Narkotika

Tab. 21.6 Klinisch wichtige Eigenschaften der halogenierten Inhalationsnarkotika

Inhalations-narkotikum	Löslich-keitsko-effizient*	MAC** (Vol.-%)	Umsatz zu Metaboliten (%)
Methoxyfluran	13	0,2	50
Halothan	2,3	0,75	15–20
Enfluran	1,9	1,7	2,4
Isofluran	1,4	1,2	0,2
Desfluran	0,4	6	0,2
Sevofluran	0,7	1,7	3

* Konzentration im Blut/Konzentration in Luft
** Definition von MAC s. Tab. 21.5

Desfluran und **Sevofluran** sind zwei neuentwickelte Narkotika aus der Gruppe halogenierter Kohlenwasserstoffe. ▶ Beide zeichnen sich durch ein sehr schnelles An- und Abfluten aus, d. h. die Wirkung tritt innerhalb weniger Atemzüge ein und klingt in Minuten ab. Desfluran wird nur zu 0,2% biotransformiert, Sevofluran zu etwa 3%.

Methoxyfluran ▶ unterliegt im Organismus einem starken Abbau. Es entstehen freie Fluorid-Ionen, Oxalsäure, Dichloressigsäure und weitere Metaboliten, ▶ eine **Nierenschädigung** kann die Folge sein (Ca-oxalat-Kristalle im Tubulus und eine Vasopressin-resistente Polyurie). Die Fluorid-Konzentration im Blut ist nach Anwendung von Methoxyfluran noch lange Zeit erhöht, da dieses gut lipidlösliche Narkotikum aus dem Fettgewebe immer noch nachgeliefert wird. Es ist obsolet.

Enfluran ▶ ist wesentlich Stoffwechsel-stabiler als Halothan (Tab. 21.6), die Narkose tritt rasch ein und klingt ebenfalls schnell wieder ab. Ein Nachteil von Enfluran besteht darin, dass es bei disponierten Patienten die **Krampfneigung** erhöht.

Halothan

Isofluran

Desfluran

Sevofluran

Gasnarkotika

Stickoxydul (Distickstoffmonoxid, Lachgas, N$_2$O) ist unter Normalbedingungen ein Gas; es wird für die Narkose hochgereinigt in Stahlflaschen flüssig unter hohem Druck zur Verfügung gestellt. Es ist ein träge reagierendes Gas, daher besteht keine Explosionsgefahr.
▶ Die **narkotische Kraft** des Stickoxydul ist **gering**, da selbst ein Anteil von 80 Vol.-% in der Atemluft noch keine tiefe Narkose auslöst; die **analgetische Wirkung** ist dagegen relativ stark (20 Vol.-% sollen ca. 15 mg Morphin entsprechen).
Ein tiefes Toleranz-Stadium lässt sich also ohne eine zusätzliche Maßnahme nicht erreichen, Stickoxydul muss daher mit anderen Narkotika und Muskelrelaxanzien **kombiniert** werden.
Der Bewusstseinsverlust tritt mit Stickoxydul außerordentlich rasch ein und klingt nach Absetzen ebenso schnell wieder ab. Solange eine genügende Sauerstoff-Zufuhr gewährleistet ist, wird die Atmung durch Stickoxydul kaum beeinflusst. Auf physiologische Reize vermag das Atemzentrum weiterhin zu reagieren. Der Blutdruck bleibt bei ausreichender Sauerstoff-Zufuhr unverändert. Der narkotische Effekt wird auf die Hemmung eines Glutamat-Rezeptors vom NMDA-Typ zurückgeführt.
▶ Stickoxydul ist ein recht ungiftiges Narkotikum, eine Schädigung des Patienten kann nur durch Unterschreiten der Sauerstoff-Konzentration von 20% bei zu hoher Lachgas-Dosierung auftreten. Besondere Vorsicht ist bei alten, cerebralsklerotischen Patienten aufzuwenden, weil ein kurz dauernder, geringer Sauerstoff-Mangel hier bereits zu zentralen Schäden führen kann.
Da Stickoxydul seine narkotische Wirkung durch einen antagonistischen Effekt am Glutamat-Rezeptor (NMDA-Rezeptor) auslöst, kann eine Kombination mit Ketamin, das ebenfalls über die Hemmung des NMDA-Rezeptors wirkt (S. 355), eine überadditive Narkosetiefe auslösen und damit zu Schwierigkeiten führen.
Am Herzen können **supraventrikuläre Rhythmusstörungen** auftreten. Andere Organsysteme werden von Stickoxydul nicht beeinflusst. Während des Exzitations-Stadiums können **lebhafte Halluzinationen** und Träume auftreten, die nach dem Erwachen vom Patienten als wirkliche Erlebnisse angesehen werden.
▶ Die narkotische Kraft des Stickoxydul reicht für eine chirurgische Narkose allein nicht aus. Es ist aber aufgrund seiner analgetischen Wirkung ein **ideales Kombinationsnarkotikum**. Für die Analgesie während der Geburt ist häufig ein Gemisch von je 50% N$_2$O und Sauerstoff ausreichend, dieses Verfahren gilt aber als unsicher und überholt.

21.6.3 Injektionsnarkotika

Eine Narkose wird üblicherweise durch die **intravenöse Gabe** eines **Injektionsnarkotikum eingeleitet**, anschließend erhält der Patient ein Inhalationsnarkotikum. Das dynamische Gleichgewicht, das nach der Prämedikation zwischen den Narkotika herrscht und vom Anästhesisten mit einem Minimum an Substanzgabe einschließlich des Muskelrelaxans so aufrecht erhalten wird, dass ein eben genügend tiefes Narkosestadium resultiert, kann als **balancierte Narkose** bezeichnet werden.

(Thio-)Barbiturate zur Injektion

Pharmakokinetik. Die Barbiturate sind nur kurz wirksam. Dies wird durch zwei Prozesse bedingt:
- **schneller Abbau** der Substanzen (besonders bei den N-methylierten Barbituraten) und
- besondere **Umverteilungsphänomene** im Organismus (aufgrund ihrer sehr guten Fettlöslichkeit v.a. bei den Thiobarbituraten, s.u.)

Da die Barbiturate und Thiobarbiturate letztlich in der Leber abgebaut werden, ist die Entgiftungsgeschwindigkeit auch von der Leberfunktion abhängig. Eine schon vorhandene Leberschädigung oder ein während der Narkose auftretender Sauerstoff-Mangel schränken die Abbaufähigkeit der Leber ein und erhöhen die Wirksamkeit und Wirkdauer der Narkotika. Die Narkose ist bei gegebener Dosis tiefer und dauert länger als bei ungestörter Leberfunktion. Wenn bekannt ist, dass bei einem Patienten ein Leberschaden vorliegt, müssen Barbiturate und Thiobarbiturate möglichst vermieden werden. Beim Vorliegen einer Porphyrie sind die Barbiturate absolut kontraindiziert.

Umverteilung im Organismus. Nach der Injektion eines Thiobarbiturates wird aufgrund der sehr starken Hirndurchblutung ein relativ zu großer Teil ins Hirn und wegen der schlechten Durchblutung von Muskel- und Fettgewebe ein relativ zu kleiner Teil in diese Gewebe aufgenommen. Je mehr Zeit verstreicht, umso mehr gleicht sich dieses Ungleichgewicht aus, d. h. es findet eine Umverteilung vom Zentralnervensystem vornehmlich zum Muskel- und Fettgewebe hin statt. Im Hirn wird damit die narkotische Konzentration unterschritten, ohne dass die im Organismus vorhandene Gesamtmenge an Thiobarbiturat wesentlich abgenommen hat.

▶ **Wirkungsmechanismus.** Trotz zahlreicher Untersuchungen ist es bisher nicht gelungen, den eigentlichen Wirkungsmechanismus der Barbiturate aufzuklären. Sie scheinen das Membranpotenzial von Nervenzellen zu stabilisieren – möglicherweise unter anderem durch allosterische Förderung der Funktion der inhibitorischen $GABA_A$-Rezeptoren (s. S. 327) – und so die Erregbarkeit der Neurone durch Übertragersubstanzen zu vermindern. Daher wurden Barbiturate auch als Antiepileptika und als Schlafmittel angewandt.

Thiopental-Natrium liegt in Trockenampullen zur Herstellung von 2,5%iger (bzw. 5%iger) Lösung vor.
▶ Dieses Mittel ist nur für die **Einleitung einer Narkose**, nicht dagegen zur Unterhaltung einer länger dauernden Narkose geeignet. ▶ Um eine Narkose einzuleiten, müssen 0,05–0,1 g (2–4 ml der 2,5%igen Lösung) injiziert werden. Die Injektion darf nicht zu schnell erfolgen, weil sonst die Konzentration in der Herzmuskulatur trotz der zwischengeschalteten Lunge so hoch wird, dass sich der **negativ inotrope Effekt** der (Thio-)Barbiturate abträglich bemerkbar macht (Abb. 21.11). Das Erwachen nach einer intravenösen Thiopental-Injektion erfolgt nach wenigen Minuten, da eine ausgeprägte Umverteilung die Konzentration im Zentralnervensystem schnell absinken lässt. Die eigentliche Elimination erfolgt dagegen wesentlich langsamer (ca. 15%/h).

Methohexital-Na ist ein Derivat mit höherer Wirksamkeit und kürzerer Wirkungsdauer als das lange Zeit favorisierte Hexobarbital[3].
▶ Zur **Einleitung einer Narkose** genügen von dieser Verbindung 0,05–0,1 g für den Erwachsenen. Es handelt sich um ein N-methyliertes Barbiturat, das ebenfalls der Umverteilung unterliegt, aber auch schnell abgebaut wird.

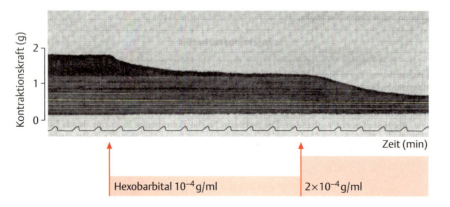

Thiopental-Natrium

Methohexital-Natrium

---

[3] Hexobarbital (*Evipan-Na®*) war für lange Zeit das gängige N-Methyl-barbiturat für die „intravenöse Narkose"

Abb. 21.11 Einfluss von Hexobarbital auf die Kontraktionskraft der Herzmuskulatur. Die Kontraktion des isolierten Vorhofs vom Meerschweinchen wird mittels eines Dehnungsmessstreifens auf einem Direktschreiber registriert. Bei den Pfeilen Zusatz von 10^{-4} bzw. 2×10^{-4} g/ml Hexobarbital-Natrium, das die Kontraktionsstärke konzentrationsabhängig reduziert

Propofol

Die chemische Struktur dieser simplen Substanz erinnert an Desinfektionsmittel vom Phenol-Typ (Thymol, s. S. 492 f.).

Propofol
2,6-Di-isopropyl-phenol

▶ Es besitzt eine kurze Wirkungsdauer und wahrscheinlich einen physikochemischen Wirkungsmechanismus.... was kann man sonst von dieser Substanz erwarten?
▶ Zur **Einleitung einer Narkose** werden 1,0 – 2,5 mg/kg als wässrige Emulsion benötigt (Hilfsstoffe: Sojaöl, Ei-Phosphatid, Glycerin!).
▶ Aufgrund der schnellen Verteilung tritt der Effekt in ca. 1 Minute ein. Die Narkose klingt nach 5 – 10 Minuten ab. Propofol wird in der Leber unwirksam gemacht:
- **Kopplung** der vorhandenen phenolischen OH-Gruppe mit Glucuron- oder Schwefelsäure und
- Einfügen einer neuen OH-Gruppe durch **Hydroxylierung** in 4-Position mit anschließender Kopplung.

Die Kopplungsprodukte werden renal ausgeschieden. Das scheinbare Verteilungsvolumen liegt bei ca. 20 l/kg, was eine starke Aufnahme in die Gewebe andeutet. So ist dann auch die Eliminationshalbwertzeit wesentlich länger, als es aus der Narkosedauer geschlossen werden kann. So kann die β-Eliminationsphase bis zu 7 Stunden betragen. Die Narkose mit Propofol kann durch Nachinjektion längere Zeit unterhalten werden.
Nach länger dauernder Propofol-Infusion und hoher Dosierung (nicht mehr als 4 mg/kg pro Stunde) zur **Sedierung erregter Kranker** auf Intensivstationen sind schwere Nebenwirkungen durch die Kumulation aufgetreten, die als **Propofol-Infusions-Syndrom** bezeichnet werden: Nierenversagen, Rhabdomyolyse, Azidose. Besonders Kinder scheinen betroffen zu sein. Propofol sollte daher nur für die Dauer einer Operation und mit der Normaldosierung verwendet werden.
▶ An Nebenwirkungen werden beobachtet: Venenreizung an der Injektionsstelle, Blutdruckabfall, kurzfristige Apnoe bei der Bolusinjektion, Bradykardie, ferner eine euphorische Stimmungslage.

Ketamin

Ketamin wird eingeordnet in die Gruppe der **Kurznarkotika**, sein Wirkbild unterscheidet sich jedoch erheblich von dem anderer Injektionsnarkotika:
▶ Ketamin hemmt einen Rezeptorsubtyp des erregenden Transmitters Glutamat (Abb. 21.**12**). Da die Modellsubstanz N-Methyl-D-aspartat (NMDA) einen spezifischen Agonisten dieses Rezeptors darstellt, wird er als NMDA-Rezeptor bezeichnet. Das Rezeptorprotein umfasst einen **unspezifischen Ionenkanal** (Ca^{2+}, Na^+, K^+). Dieser Ionenkanal wird von Ketamin blockiert, es han-

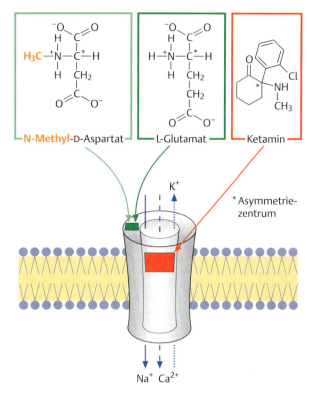

Abb. 21.12 Ketaminwirkung am Glutamat-Rezeptor vom NMDA-Typ. Ketamin blockiert die unspezifische Kationen-Pore dieses Glutamat-Rezeptors. NMDA (N-Methyl-D-aspartat) ist eine Experimentalsubstanz mit agonistischer Wirkung

delt sich also um einen nicht-kompetitiven Antagonismus. Nach intravenöser Injektion von 2 mg Ketamin/kg tritt innerhalb von einer Minute Bewusstlosigkeit ein, die bis zu 15 Minuten anhält. Es schließt sich eine Phase der Analgesie an, die 1/2 – 1 Stunde andauert. Viele Patienten, vor allem Erwachsene, empfinden eine Trennung zwischen der Wirklichkeit und ihrem Erleben, daher auch der Begriff **dissoziative Anästhesie** für die Ketamin-Narkose. Die Atmung wird meistens nur wenig beeinflusst. Vor allem zu Beginn der Narkose steigen die Herzfrequenz und der Blutdruck an. Die kardiovaskulären Wirkungen beruhen nicht auf einer eigenen adrenergen Wirkung, sondern sind durch Catecholamine vermittelt. Dementsprechend können überschießende Kreislaufreaktionen durch α-Blocker (Gefäße) und β-Blocker (Herz) vermindert werden. Die Skelett-Muskulatur erschlafft nicht.
▶ Ketamin kann zur Durchführung **kurzfristiger Eingriffe** oder zur **Einleitung länger dauernder Narkosen** benutzt werden, seine Anwendung sollte jedoch kritisch bedacht werden. ▶ Die Aufwachphase kann sich über viele Stunden erstrecken, in dieser Zeit werden von zahlreichen Patienten Angstträume und bedrückende Halluzinationen erlebt, daher ist eine Kombination mit einem Benzodiazepin zweckmäßig. Für die ersten Abschnitte des postnarkotischen Zeitraumes kann eine Amnesie vorliegen. Absolute Kontraindikationen sind Hypertonie, Herzinsuffizienz, Arteriosklerose und psychiatrische Erkrankungen.

Das handelsübliche Ketamin-Präparat ist ein Racemat. Das S(+)-Enantiomer ist etwa dreimal stärker wirksam als das L(−)-Enantiomer. Die S(+)-Form ist jetzt als Präparat unter dem Namen **Esketamin** im Handel erhältlich.

Box 21.17

Ketamin- und Phencyclidin-Missbrauch

Wie nicht anders zu erwarten war, hat sich die „Drogenszene" des Ketamin angenommen. Die Benutzer von Ketamin („Super K") – es wird auf wilden Partys in Schweden und England angeboten – erleben die dissoziativen Phänomene, wie Halluzinationen, das „Außerhalb-seines-Körpers-sein", Stereotypien usw. teils als beängstigend, teils als erfreulich. Die für den Missbrauch benötigten Dosen sind niedriger (50 mg i.v.) als die zur Einleitung einer Narkose notwendigen Mengen.

Das Psychotomimetikum Phencyclidin (Formel S. 529) ist strukturell mit Ketamin verwandt, soll den gleichen Wirkungsmechanismus besitzen und ruft ebenfalls psychische Veränderungen im Sinne der dissoziativen Anästhesie hervor. Es wurde als Narkotikum entwickelt, wird aber nur missbräuchlich als Rauschmittel benutzt.

Etomidat

Etomidat ist ein Imidazol-Derivat, das chemisch keine Ähnlichkeit mit anderen Narkotika besitzt.

Etomidat
*optisches Asymmetriezentrum

▶ **Das (+)-Enantiomer** zeichnet sich durch eine gute narkotische Wirkung aus, besitzt aber keinen analgetischen Effekt; deshalb kann es auch **nur in Kombination** mit analgetisch wirkenden Stoffen verwendet werden.

▶ Die Wirkung von Etomidat setzt nach intravenöser Gabe sehr schnell ein (eine Kreislaufzeit) und klingt nach wenigen Minuten wieder ab. Die kurze Wirkungsdauer scheint ebenso wie bei den Thiobarbituraten auf einem Umverteilungsphänomen zu beruhen, wie aus den pharmakokinetischen Daten hervorgeht: Halbwertzeit der Verteilungsphase ca. 3 Minuten, der β-Phase über 3 Stunden, das scheinbare Verteilungsvolumen beträgt fast 41 l/kg Körpergewicht, was Ausdruck einer Akkumulation in den Geweben ist. Metabolisch wird Etomidat durch unspezifische Esterasen inaktiviert. Die therapeutische Breite von Etomidat ist im Vergleich zu den Barbituraten groß, was hauptsächlich auf die geringe Beeinflussung der Atmungs- und Kreislauffunktionen zurückzuführen ist.

▶ Bei alleiniger Verwendung dieser Substanz zur Narkoseeinleitung können ganze Muskelgruppen, besonders auf Schmerzreize hin, mit einem **Myoklonus** antworten. Daneben wurden **Tremor** und **Blutdrucksteigerungen** beobachtet.

▶ Bei geeigneter Kombination mit z.B. Benzodiazepinen oder Opiaten werden diese Nebenwirkungen unterdrückt, so dass Etomidat gut für die **Narkoseeinleitung** verwendet werden kann. Die benötigte Dosierung beträgt 0,15–0,30 mg/kg.

Midazolam

Midazolam ist ein tetrazyklisches Benzodiazepin (Formel S. 329), das entsprechend schnell abgebaut wird.

▶ Es eignet sich – intravenös appliziert – zur **Einleitung einer Narkose**. Die für den Erwachsenen empfohlene Dosierung liegt im Bereich von 5–15 mg. Zur **Prämedikation** genügen geringere Dosen.

▶ Die „narkotische" Wirkung eines Benzodiazepin kommt nicht über einen physikochemischen Weg, sondern über die allosterische Beeinflussung des Rezeptorproteins für γ-Aminobuttersäure zustande. Das **Chlorid-Kanal-Protein**, von dem die **GABA-Haftstelle** ein Teil ist, wird durch die Bindung von Benzodiazepinen für die hemmende Wirkung der γ-Aminobuttersäure sensibilisiert (s.a. S. 327). Die Wirkung von Midazolam kann – wenn nötig – durch die Gabe des spezifischen **Antagonisten Flumazenil** (S. 331) jederzeit unterbrochen werden.

▶ Die **atemdepressive Wirkung** von Midazolam ist ausgeprägt, daher Vorsicht bei Kombination mit Opioiden. Selten treten protrahierte Effekte auf (der Patient erwacht nicht), deren Ursache in metabolischen Besonderheiten gesucht wird, aber letztlich ist die abnorme Reaktion nicht geklärt.

21.6.4 Prämedikation und Narkose-Sonderformen

Eine **adäquate Prämedikation** gehört zur modernen Narkose. Sie setzt die Gefährdung des Patienten herab und erleichtert dem Kranken die präoperative Phase:

- Die psychische Situation des Kranken, dem eine Operation bevorsteht, wird durch die Gabe von sedativ-anxiolytisch und, falls Schmerzen vorhanden sind, analgetisch wirkenden Pharmaka erträglicher.
- Die Einleitung der Narkose ist einfacher, es wird weniger Narkotikum verbraucht als ohne Vorbehandlung.
- Durch geeignete Vorbehandlung lassen sich Nebenwirkungen der Narkotika unterdrücken.

Aus der großen Anzahl von Medikamenten, die für diese Zwecke verwendet werden, seien folgende genannt: Anxiolytika wie Diazepam oder Midazolam, Neuroleptika und Hypnotika; Analgetika der Opiat-Gruppe; zur Verhinderung gefährlicher vagaler Reflexe bei Operationen im Halsbereich Atropin oder auch Scopolamin, das gleichzeitig sedierend wirkt.

Narkose-Sonderformen. Die Verfahren der Neuroleptanästhesie und der Neuroleptanalgesie sind verlassen worden, da sie nicht vorteilhaft sind.

Unter dem Begriff **„Bilanzierte Anästhesie"** wird eine Narkose verstanden, bei der gleichzeitig mehrere steuerbare Wirkstoffe gegeben werden. Die Dosierung richtet sich nach dem „Erfolg". Eine derartige Narkose kann auch ausschließlich durch Injektionsnarkotika erzeugt werden (totale i.v.-Narkose, „TIVA"), z.B. mit **Propofol plus Remifentanil**, einem synthetischen Opioid, das besonders gut steuerbar ist.

Notwendige Wirkstoffe

Narkotika

Wirkstoff	Handelsname	Alternative
(Halothan	nicht mehr im Handel)	–
Isofluran	Forene®	G
Desfluran	Suprane®	–
Sevofluran	Sevorane®	–
Thiopental-Na	Trapanal®	G
Methohexital	Brevimytal®	–
Ketamin		G
Esketamin®	Ketanest S®	
Propofol	Disoprivan®	G
Etomidat	Hypnomidate®	G
Midazolam	Dormicum®	G
Fentanyl	–	G
Alfentanyl	Rapifen®	–
Remifentanyl	Ultiva®	–

22 Haut

22.1 Vorbemerkungen ··· 358
22.2 Glucocorticoide ··· 359
22.3 Therapie der Psoriasis ··· 360
22.4 Therapie der Acne vulgaris ··· 361

22.1 Vorbemerkungen

Im Folgenden soll nur über Medikamente gesprochen werden, die typisch für die dermatologische Therapie sind: Zubereitungsformen für Dermatika (sog. Salbengrundlagen) und ausgewählte differente Mittel.

Es sei darauf hingewiesen, dass eine gezielte therapeutische Beeinflussung tiefer gelegener Gewebe durch Auftragung eines Pharmakons auf die Haut nicht möglich ist, denn auf seinem Diffusionsweg trifft das Pharmakon, nachdem es die Epithelbarriere überwunden hat, sogleich auf vaskularisierte Regionen, so dass es mit dem Blutstrom fortgeschwemmt wird.
Um eine systemische Wirkung zu erzielen, ist die perkutane Darreichung für verschiedene Substanzen ein günstiger Weg, so für Estradiol (S. 395), Glyceryltrinitrat (S. 165) und Scopolamin (S. 342).

Zubereitungsformen. Es lassen sich im Prinzip 6 Zubereitungsformen für Dermatika unterscheiden:
- Lösung (wässrig, alkoholisch oder ölig),
- Creme (Öl-in-Wasser-Emulsion),
- Salbe (Wasser-in-Öl-Emulsion, „Fettsalbe": ohne Wasser),
- Schüttelmixtur (Pulver in Lösung, d. h. Suspension),
- Paste (Pulver in Salbe),
- Puder.

Differente und indifferente Substanzen. Die *indifferenten Substanzen*, aus denen diese Zubereitungsformen hergestellt sind, können zwei Aufgaben haben:
- Sie können den Hautbezirk, auf dem sie aufgetragen sind, kühlen, fetten, abdecken oder trocknen.
- Sie dienen als Vehikel für *differente* Medikamente.

Das Ziel, das verfolgt wird, und die individuellen Gegebenheiten (Hauttyp, Art der Erkrankung) bestimmen die Wahl des indifferenten Mittels (das trotz des Terminus nicht „indifferent" zu sein braucht).

Wasserlöslichkeit der Salbengrundlagen. Salbengrundlagen können weiter unter folgenden Gesichtspunkten eingeteilt werden:
- *Wasserabstoßende* Salbengrundlagen: Zur Herstellung eignen sich Paraffine und Vaseline. Sie vermindern die natürliche Wasserabgabe der Haut. Dadurch reichert sich Wasser in der Hornschicht an. Die Hornschicht wird weich, flexibel und besitzt eine höhere Permeabilität für aufgebrachte Substanzen.
- *Wasserfreie*, aber *wasseraufnehmende* Salbengrundlagen: Sie bestehen aus Adeps lanae anhydricus oder Eucerinum anhydricum. Der Zusatz von Emulgatoren verleiht den an sich wasserabweisenden Grundstoffen die Fähigkeit zur Wasseraufnahme.
- *Wasser-Öl-Emulsionen* werden entweder als Wasser-in-Öl-Emulsion oder umgekehrt als Öl-in-Wasser-Emulsion bezeichnet. Zum ersten Typ gehören Lanolin und Eucerin cum aqua, zum letzteren das Unguentum lanetti. Die Salbengrundlagen vom Emulsionstyp wirken kühlend (durch Wasserverdunstung) und sind (bei Öl-in-Wasser-Emulsionen) leicht abwaschbar, die in ihnen enthaltenen Pharmaka werden gut in die Haut aufgenommen.
- *Wasserlösliche* Salbengrundlagen bestehen entweder aus Polyethylenglykolen oder quellenden Kolloiden in Glycerinwasser, die dann eine geleeartige Konsistenz haben. Als fettfreie Salbe spielt dieser Typ auch in der Kosmetik eine Rolle.
- *Pasten* sind Salben, die bis zur Hälfte ihre Gewichtes anorganisches Pulver enthalten, z. B. Zincum oxydatum oder Bolus alba (weiße Tonerde). Sie dienen zur Abdeckung von Hautarealen.

Hyperämisierende Pharmaka

Hyperämisierende Pharmaka werden, insbesondere vom Laienpublikum, gerne angewendet, um tiefer gelegene Krankheitsherde (Arthritis, Neuritis etc.) zu beeinflussen. Wenn dieses Vorgehen auch von zweifelhaftem Wert ist, sind „Einreibemittel" andererseits sicher nicht ohne psychotherapeutischen Erfolg: Hautrötung und Wärmegefühl. Drastische Mittel aus der Medizingeschichte, wie Kantharidin (aus dem Käfer Lytta vesicatoria und verwandten Arten), Senföl oder Capsaicin (aus Paprika = Capsicum anuum) sind heute obsolet. Ätherische Öle oder deren Bestandteile, wie zum Beispiel Kampfer und Eucalyptol, können angewendet werden; besser dagegen sind Nicotinsäure-Derivate, wie der Benzylester oder 2-Butyl-oxyethylester.

Lichtschutzmittel

▶ Sie dienen – vordergründig betrachtet – dazu, einen „Sonnenbrand" zu vermeiden. Der Sonnenbrand ist Symptom einer lichtbedingten Schädigung der Haut mit reaktiver Entzündung („Dermatitis solaris" mit Rötung, Überwärmung, Schwellung, Schmerz). Die Schädigung betrifft auch die DNA der Hautzellen und erhöht so das Risiko einer späteren **malignen Entartung** (z. B. malignes Melanom). Die eigentliche Aufgabe der Lichtschutzmittel ist also, eine Licht-bedingte Schädigung der Haut, insbesondere der DNA, zu verhüten.

▶ Es gibt zwei Wirkprinzipien:
- Zur *Absorption* von schädigendem UV-Licht dienen verschiedene Gruppen von Lichtschutzmitteln:
  - p-Aminobenzoesäure und Derivate absorbieren nur ultraviolettes Licht im Bereich 280–320nm (UV-B). Photoallergische Erkrankungen wie auch Erkrankungen, die durch Licht mit längerer Wellenlänge (UV-A, sichtbares Licht) ausgelöst werden, sind damit nicht zu verhindern.
  - Benzophenon-Derivate und Zimtsäure-Abkömmlinge (Zinnamate) schützen sowohl vor UV-B- als auch vor UV-A-Einstrahlung.
  - Dibenzoylmethan-Derivate absorbieren besonders UV-A-Strahlung.
- Lichtabdeckende Salben, vor allem Zinkoxid, Titandioxid (Lotio Cordes) bieten hervorragenden Lichtschutz, indem sie die auftreffende *Strahlung reflektieren und streuen*.

Zur Einstufung der Stärke des Lichtschutzes dient der **Lichtschutzfaktor**. Er gibt an, um das Wievielfache eine Lichtdosis erhöht oder die Expositionszeit verlängert werden muss, um unter Verwendung des Lichtschutzmittels eine minimale Erythemreaktion auszulösen. Der Lichtschutzfaktor einer üblichen Sonnenschutzcreme sollte mindestens 20 betragen.

Weitere Wirkstoffe

Zur lokalen Therapie von **Juckreiz** eignet sich **Menthol** in alkoholischer Lösung, die ihrerseits noch kühlend wirkt. Bei allergischer Grundlage des Juckreizes können Antihistaminika topisch angewandt werden (H_1-Antihistaminika auf S. 112).
Spitze Kondylome können durch lokale Auftragung des Zytostatikums **Podophyllin** beseitigt werden. Allerdings ist bei Podophyllin mit resorptiv bedingten Neuropathien zu rechnen.
Zur **Ätzung überschießender Granulationen**, von Rhagaden und ähnlichem eignen sich **Metallsalze** (Argentum nitricum = Höllenstein) und **starke Säuren** wie Chromsäure, Milchsäure, Trichloressigsäure, konzentrierte Essigsäure. Eine Mischung aus Milchsäure (10%) und Salicylsäure (10%) in Collodium[1] eignet sich gut zur medikamentösen Lokaltherapie von **Hühneraugen**.
Becaplermin ist ein rekombinanter humaner thrombozytärer Wachstumsfaktor (rhPDGF), der als Gel im Rahmen einer Behandlung von neuropathischen diabetischen Fußulzera angewandt werden kann.
Zur Hemmung überschüssigen Haarwuchses im Gesicht von Frauen (Hirsutismus) dient die lokale Behandlung mit **Eflornithin**.

Antiinfektiöse Wirkstoffe zur topischen Anwendung

Bakterielle Erreger und Pilze. Bei Infektionen der Haut mit bakteriellen Erregern oder pathogenen Pilzen steht prinzipiell die gesamte Reihe antiinfektiöser Wirkstoffe und Antimykotika zur Verfügung (S. 474 ff.). Die Wahl des Wirkstoffs wird von zwei Gesichtspunkten bestimmt:
- der **Effektivität** gegenüber dem betroffenen Keim und
- einer guten **Verträglichkeit** auf der Haut (keine Sensibilisierung).

Die vielen sinnvollen Zubereitungen aufzuführen, die sich im Laufe der Zeit ergeben haben, würde den Rahmen dieses Buches sprengen.

Ektoparasiten. Bei Befall der Haare und der Haut mit Ektoparasiten wie Kopf- und Filzläusen oder mit Krätzmilben sind **Permethrin**, **Lindan** (bis Ende 2007 auf dem Markt), **Allethrin I** oder **Benzylbenzoat** indiziert (s. S. 497 f.).

22.2 Glucocorticoide

▶ Bei vielen, vor allem entzündlichen, nicht infektiösen Hauterkrankungen (u.a. Ekzemen) ist die topische Anwendung von Glucocorticoiden eine wichtige therapeutische Maßnahme. Bei der Wahl des Glucocorticoid muss die Wirksamkeit der einzelnen Derivate berücksichtigt werden, die natürlich auch von der Konzentration in der Zubereitung und der Penetrationsfähigkeit unter den gegebenen Bedingungen (z. B. Zusatz von Harnstoff) abhängig ist. In der grünen Tabelle (s.u.) sind die Glucocorticoid-Derivate nach ihrer Wirksamkeit zusammengestellt, die Übergänge von einer Gruppe zur anderen sind fließend. Es sollte in der jeweiligen Situation dasjenige Derivat ausgewählt werden, das aufgrund seiner Wirkstärke eben gerade den erwarteten Effekt auslöst.

Notwendige Wirkstoffe

Glucocorticoide zur topischen Anwendung

Wirkstärke	Wirkstoff und Konzentration	Handelspräparate
mild	Hydrocortisonacetat 1% Cortisolacetat	G, Ebenol®, Fenistil®-Hydrocort
mäßig stark	Clobetason-butyrat	Emovate®
	Dexamethason	G
	Methylprednisolon	G, Advantan®
	Prednicarbat	Dermatop®, Prednitop®
stark	Betamethason-valerat	Betnesol®, Celestan®, Diprosone®
	Fluticason	Flutivate®
	Hydrocortison-butyrat	Alfason®, Laticort®
	Triamcinolon-acetonid	Volon®, Triam®, Triamgalen®, Volonimat®
sehr stark	Clobetasol-propionat	Dermoxin®, Karison®
	Diflucortolon	Nerisona®

---
[1] Zähflüssige Lösung von Nitrozellulose in Alkohol und Äther

▶ Als Nebenwirkungen können im behandelten Hautareal **Atrophie** der Haut, **Striae** und **Teleangiektasien** auftreten. Diese unerwünschten Wirkungen sind von der Potenz des Glucocorticoids und der Behandlungsdauer abhängig. Bei Anwendung der stärker wirksamen Derivate können nach längerer Behandlung und großflächiger Applikation systemische Nebenwirkungen im Sinne eines **Cushing-Syndroms** ausgelöst werden.

22.3 Therapie der Psoriasis

Die Therapie einer Psoriasis, die einem Facharzt überlassen werden sollte, kann nach Schwere des einzelnen Falles lokal oder systemisch erfolgen.

Lokale Therapie

Salicylsäure ▶ wirkt keratolytisch; in 2- bis 10%iger Verdünnung erweicht sie Hornmaterial und löst Schuppen ab.
▶ Sie wird zur Beseitigung der Schuppen in Salbenform in steigender Konzentration benutzt. Teerpräparate für diesen Zweck zu verwenden ist obsolet.

Dithranol ist 1,8,9-Trihydroxyanthracen; es penetriert gut durch die Haut und oxidiert an der Luft unter Lichteinwirkung zum Cignolin-Braun (Braunfärbung der Wäsche).
▶ Dithranol senkt die erhöhte Mitoserate der Keratinozyten. Der Wirkungsmechanismus ist nicht bekannt, verschiedene Angriffspunkte werden erörtert.
▶ Dithranol wird in Salbenzubereitung ganztätig in steigender Konzentration oder in 1–3%iger Vaseline-Zubereitung zur Kurzzeittherapie (20–40 Minuten) angewendet.
▶ Es löst konzentrationsabhängig eine Reizung der Haut aus, die mit Verzögerung auftritt.

Dithranol (Cignolin)
1,8,9-Trihydroxyanthracen

Vitamin-D-Derivate. Die Wirkstoffe Calcipotriol und Tacalcitol ▶ hemmen die Zelldifferenzierung und -proliferation. In Bezug auf den systemischen Ca-Stoffwechsel sind sie erheblich weniger wirksam als Vitamin D$_3$, da sie nach der kutanen Resorption sehr schnell abgebaut werden.
▶ Sie werden zur lokalen Behandlung von umschriebenen Psoriasis-Herden angewendet.

Tazaroten. Dieses topisch anwendbare Retinoid-Analogon steht erst seit kurzer Zeit zur Therapie der Psoriasis zur Verfügung. Es handelt sich um einen Ester, nach dessen Spaltung der eigentliche Wirkstoff, die Tazarotensäure, entsteht. Diese bindet sich an die Retinoid-Rezeptoren und hemmt den Krankheitsprozess. Die Substanz muss einige Wochen lang auf die psoriatischen Herde aufgetragen werden.

Systemische Therapie

Bei **schweren Formen** der Psoriasis muss eine systemische Behandlung der Patienten durchgeführt werden.

Die **Photochemotherapie** (PUVA) ist als Kombination von systemischer und lokaler Therapie aufzufassen:

8-Methoxypsoralen
(Methoxsalen, Ammoidin)

▶ Der Wirkstoff **8-Methoxypsoralen** (Ammoidin) wird per os zugeführt und verteilt sich im Organismus. Durch anschließende Bestrahlung mit langwelligem ultravioletten Licht (UVA, 320–400nm) werden aufgrund der geringen Eindringtiefe nur die in der Haut befindlichen **Wirkstoffmoleküle aktiviert**. Diese binden sich an DNS-Stränge und schädigen die Zelle im Sinne eines **zytostatischen Effektes**.
▶ Mit einer Besserung der Psoriasis ist im Laufe einiger Wochen zu rechnen. Diese Therapie kann auch bei anderen Hauterkrankungen angewandt werden, z.B. Lichen ruber und Mycosis fungoides.
▶ 8-Methoxypsoralen wird als Substanz im Allgemeinen gut vertragen, schwierig dagegen ist die Wahl der Lichtdosierung, die das Ausmaß der **Giftung der Substanz** bestimmt. Bei Überdosierung tritt eine blasige Dermatitis auf.

Acitretin. Dieses Vitamin-A-Derivat entsteht als freie Säure durch Esterspaltung aus Etretinat. ▶ Es hemmt verhornendes Epithel, beseitigt aber nicht die Ursache der Erkrankung und ist durch ▶ Nebenwirkungen belastet. Besonders hervorgehoben werden muss die teratogene Wirkung, weitere Nebenwirkungen s. S. 246f.

Fumarsäureester. ▶ Zur oralen Therapie einer schweren Psoriasis wird ein Gemisch von Fumarsäure-Estern gegeben (Mono-Methyl-, Di-Methyl- und Mono-Ethyl-Fumarat). Dieses Präparat ist nur in Deutschland zugelassen. Die Dosierung muss einschleichend beginnen, kann dann bei guter Verträglichkeit gesteigert werden. Der Wirkungsmechanismus der Fumarsäure-Ester ist nicht völlig geklärt. ▶ Die Nebenwirkungen gehen meistens vom Magen-Darm-Kanal aus, daneben kommen Leukozytopenien vor.

Efalizumab ▶ ist ein monoklonaler Antikörper gegen das **Lymphozyten-Funktions-Antigen-1**. Nach Bindung des Antikörpers wird eine Anlagerung der T-Lymphozyten an das „Intercellular adhesion molecule" (ICAM), den Bindungspartner am Endothel, unmöglich gemacht. Die T-Lymphozyten können dann das Endothel nicht mehr durchdringen und sind vom Entzündungsprozess ausgeschaltet. Bei der Psoriasis unterhalten die T-Lymphozyten die Entzündung auf Grund ihrer Abwehr gegen die Keratozyten der Oberhaut. Ferner verhindert die Besetzung von Oberflächenstrukturen der Lymphozyten die Ausschüttung von Zytokinen.

▶ **Efalizumab** wird in Dosen von 1 mg/kg Körpergewicht einmal wöchentlich subkutan injiziert. Eine Besserung des Krankheitsbildes kann nach 3–4 Wochen erwartet werden. Die Nebenwirkungen sind grippeartige Symptome, die bei Fortsetzung der Therapie wieder verschwinden.

Etanercept ist ein Fusionsprotein, das in der „Rheumatherapie" eine Rolle spielt. Es wird jetzt auch bei schweren Psoriasisformen angewandt.

Glucocorticoide. Abschließend muss erwähnt werden, dass bei der Therapie der Psoriasis je nach den Umständen die Glucocorticoide, topisch oder systemisch, von Nutzen sein können.
In verzweifelten Fällen wird auch eine Therapie mit **Methotrexat** oder **Ciclosporin** versucht.

22.4 Therapie der Acne vulgaris

Die Acne vulgaris und einige Sonderformen sind Erkrankungen der Talgdrüsen-Haarbalg-Einheit, die meistens bei juvenilen Menschen auftritt und vorwiegend das Gesicht, den Rücken und die Brust befällt. Wahrscheinlich ist das Zusammenwirken mehrerer Bedingungen als auslösende Ursache anzusehen. Aber auch Medikamente (Steroid-Akne) und polychlorierte Kohlenwasserstoffe (z. B. Dioxine) können Akneleiden auslösen. Die Therapie einer Acne vulgaris (juvenilis) richtet sich nach der Schwere des Krankheitsfalles.
▶ Lokal werden angewandt: **Benzoylperoxid** (Gel 2–10%), wirkt keratolytisch und desinfizierend. **Retinoide** wie Tretinoin und Adapalen sind Vitamin-A-Analoga und wirken hemmend auf Hyperkeratosen. **Antibiotika** wie Clindamycin und Erythromycin haben sich für die lokale Behandlung bewährt, da gleichzeitig immer eine bakterielle Infektion an der Akne beteiligt ist. Die topische Behandlung muss konsequent und über längere Zeit durchgeführt werden.
Bei schweren Akneerkrankungen, bei denen die lokale Therapie nicht zur Heilung führt, muss eine **systematische Behandlung** aufgenommen werden. Es werden **Tetracycline** speziell Minocyclin oder auch **Erythromycin** peroral verabreicht. Bei Frauen kann die Behandlung mit weiblichen Geschlechtshormonen (in Form oraler Kontrazeptiva mit einer antiandrogen wirkenden Gestagenkomponente) zur Besserung beitragen.
Als letzte Möglichkeit zur Therapie eines schweren Aknefalles steht **Isotretinoin** zur Verfügung (Formel s. S. 246). Die Dosierung beträgt 0,5–2,0 mg/kg, die Einnahme muss über Monate durchgeführt werden. Die Nebenwirkungen sind ausgeprägt: Störungen des Lipidstoffwechsels und der Leberfunktion, Irritationen der nicht erkrankten Haut, depressive Verstimmung und weiteres. Besonders beachtet werden muss die **teratogene** Wirkung von Isotretinoin.

Notwendige Wirkstoffe

Dermatika, Mittel zur lokalen Applikation

Wirkstoff	Handelsname	Alternative
Mittel bei Psoriasis-Erkrankung		
Salicylsäure		
Dithranol	*Micanol®*	–
Calcipotriol	*Dalvonex®, Psorcutan®*	–
Tacalcitol	*Curatoderm®*	–
Tazaroten	*Zorac®*	–
8-Methoxypsoralen	*Meladinine®*	–
Acitretin	*Neotigason®*	–
Efalizumab	*Raptiva®*	–
Etanerzept	*Enbrel®*	–
Fumarsäure-Ester	*Fumaderm®*	–
Mittel gegen Ektoparasiten		
Lindan	*Jacutin®, Delitex®*	–
Permethrin	*Infectoscab®, Infectopedicul®*	–
Allethrin	*Jacutin N®*	–
Benzylbenzoat	*Antiscabiosum®*	–
Dimeticon	*Symodal®*	–
Mittel zur Aknebehandlung		
Benzoylperoxid	*Acneoxid®, Klinoxid®, PanOxyl®*	–
Azelainsäure	*Skinoren®*	–
Tretinoin	*Cordes Vas®, Airol®*	–
Isotretinoin	*Isotrex®*	G
Adapalen	*Differin®*	–
Mittel zur Förderung der Wundheilung		
Becaplermin	*Regranex®*	–
Hemmung von Hirsutismus-Haarwuchs		
Eflornithin	*Vaniqa®*	–

23 Hormonsystem

23.1 Hypothalamus und Hypophyse ··· 362
23.2 Schilddrüse ··· 371
23.3 Nebenschilddrüse ··· 378
23.4 Nebennierenrinde und Gonaden ··· 380
23.5 Inselzellen des Pankreas ··· 404

Hormone sind Signalstoffe, die ihre Zielzellen über die Blutbahn erreichen (Abb. 23.1). Sie stammen aus endokrinen Drüsen (*glanduläre Hormone* wie Cortisol und Thyroxin) oder aus Nervenzellen (*neurosekretorische Hormone* wie Adiuretin und die hypothalamischen Freisetzungshormone). Im weiteren Sinne zählen zu den Hormonen auch Botenstoffe, die Zellen in der Nachbarschaft des Freisetzungsortes beeinflussen (parakrine Wirkung) und über die extrazelluläre Flüssigkeit zum Wirkort gelangen (*Gewebshormone* und *Mediatorstoffe*, z. B. Prostaglandine, Leukotriene).

Regulation der Hormonkonzentration. Die Konzentration der Hormone im Blut unterliegt bei den Hormonen, deren Inkretion unter Kontrolle von Hypothalamus und Hypophyse steht, einer Regelkreissteuerung mit negativer Rückkopplung: Überschreitet der „Istwert" der Hormonkonzentration im Plasma den „Sollwert", wie er in den übergeordneten Zentren eingestellt ist, wird die Freisetzung der übergeordneten Hormone gehemmt. Umgekehrt wird die Stimulation der Hormondrüse enthemmt, wenn der Istwert kleiner als der Sollwert ist.

Hormone in der Pharmakotherapie. In diesem Kapitel werden die „klassischen", sich über die Blutbahn verteilenden Hormone besprochen. Pharmakotherapeutisch ergeben sich vier Gesichtspunkte:
- Zufuhr bei Ausfallerscheinungen (Substitutionstherapie);
- Zufuhr zum Zwecke der Hemmung der entsprechenden endokrinen Drüse (Regelkreis!), z. B. Thyroxin-Gabe bei euthyreoter Struma zur Verkleinerung der Schilddrüse;
- Ausnutzung von Hormonwirkungen, die bei unphysiologisch hoher Konzentration auftreten, z. B. Glucocorticoide als antiphlogistische Substanzen;
- Beeinflussung der Hormon-Inkretion oder -Wirkung durch Pharmaka, z. B. Förderung der Insulin-Inkretion durch orale Antidiabetika oder Hemmung der Testosteron-Wirkung durch Androgenrezeptor-Antagonisten.

23.1 Hypothalamus und Hypophyse

Das Hypothalamus-Hypophysen-System ist eine Schnittstelle zwischen Zentralnervensystem und Endokrinium. Nervenzellen des Hypothalamus entsenden ihre Axone in die Hypophyse, um dort ihren Botenstoff als Hormon in die Blutbahn abzugeben (**neurosekretorische Neurone**). Nervenzellen, die in den *Hypophysenhinterlappen* einstrahlen, setzen Adiuretin (= Vasopressin) bzw. Oxytocin in die systemische Zirkulation frei. Nervenzellen, deren Axone zum *Hypophysenstiel* ziehen, kontrollieren die Inkretion der Hypophysenvorderlappen-Hormone mittels **Steuerhormonen** (Freisetzungshormone [releasing hormones] bzw. Freisetzung-Hemmungs-Hormone [release inhibiting hormones]).

Die hypothalamischen und hypophysären Hormone sind recht große und polare Moleküle (Peptide, [Glyko]-Proteine) und so leuchtet es ein, dass das Kapillarendothel in der Hypophyse gefenstert ist, hier also keine Blut-Hirn-Schranke vorliegt.

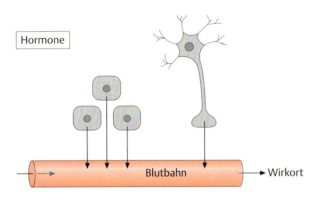
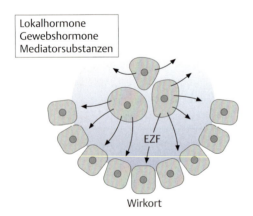

EZF = Extrazellulärflüssigkeit

Abb. 23.**1** Schematische Darstellung der Begriffe Hormon und Lokalhormon (Gewebshormon, Mediatorsubstanz).

23.1.1 Hypophysen-vorderlappen-Hormone

Die Verbindung zwischen Freisetzungs- und Wirkort der hypothalamischen Steuerhormone wird durch den hypophysären Pfortaderkreislauf geschaffen (Abb. 23.2). Die hypophyseotropen Hypothalamus-Hormone sind Peptide, wie es für Protirelin (TRH, Thyroliberin) und für Gonadorelin (GnRH, Gonadoliberin, S. 365) in den Formeln gezeigt ist. Die einzelnen Freisetzungshormone und ihre Funktionen sind in Tab. 23.1 zusammengestellt. Die zugehörigen Hypophysenvorderlappen-Hormone werden in unterschiedlichen Zelltypen gebildet (außer follikelstimulierendem Hormon und luteinisierendem Hormon, die aus einem Zelltyp stammen). Stofflich handelt es sich bei den Hypophysenvorderlappen-Hormonen um Proteine. Thyrotropin (TSH) und die Gonadotropine (FSH, LH sowie auch HCG) sind Glykoproteine und bestehen aus jeweils einer α- und einer β-Kette. Die α-Kette ist immer gleich, die β-Ketten sind unterschiedlich und geben dem jeweiligen Hormon seine Spezifität.

Im Folgenden werden die hypothalamisch-hypophysären Steuerungswege für die Schilddrüsenhormon-Freisetzung, für die Inkretion des Nebennierenrinden-Hormons Cortisol, für die Gonadenfunktion, für die Wachstumsstimulation, und für die Laktation besprochen, und zwar jeweils unter anwendungsorientiertem Blickwinkel.

Thyroliberin und Thyrotropin

Thyroliberin (Protirelin, **TRH**, Thyreotropin-Freisetzungshormon) ist ein Tripeptid. ▶ Es dient nur zu diagnostischen Zwecken.

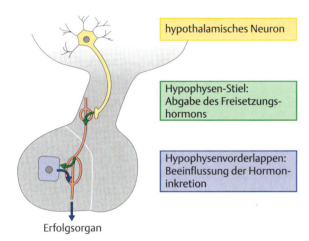

Abb. 23.2 **Steuerung der Freisetzung von Hypophysenvorderlappen-Hormonen.** Hypothalamische Steuerhormone gelangen über den hypophysären Pfortaderkreislauf zum Hypophysenvorderlappen und beeinflussen dort die Hormonausschüttung.

Thyreotropin (**TSH**) ist ein von basophilen Zellen des Vorderlappens produziertes und abgegebenes Glykoprotein (Molekulargewicht etwa 30000), ▶ das die Tätigkeit der Schilddrüse anregt: Die Aufnahme von Iodid und das Konzentrationsvermögen für Iodid werden gesteigert, die Schilddrüsenhormone werden schneller synthetisiert und vermehrt abgegeben, wobei das Schild-

Tab. 23.1 **Hypothalamische Steuerhormone**

internationale Abkürzung	Name	Funktion	klinische Bedeutung
TRH	Thyrotropin-Freisetzungshormon, Protirelin, Thyroliberin	Freisetzung von Thyrotropin (TSH)	Diagnostikum; setzt auch Prolactin frei
CRH	Corticotropin-Freisetzungshormon, Corticorelin, Corticoliberin	Freisetzung von ACTH	Diagnostikum
GnRH	Gonadotropin-Freisetzungshormon, Gonadorelin, Gonadoliberin	Freisetzung von Gonadotropinen (FSH)	Diagnostikum; Therapeutikum
GHRH	Somatotropin-Freisetzungshormon, Somatorelin	Freisetzung von Wachstumshormon (GH, Somatotropin)	Diagnostikum
GHRIH	Somatostatin	Hemmung der Freisetzung von Wachstumshormon	wird auch in anderen Geweben gebildet und beeinflusst dort die Peptidhormonfreisetzung, z. B. im Pankreas; Therapeutikum; Analogon Octreotid; auch Dopamin hemmt die GH-Freisetzung
PRIH	Dopamin	Hemmung der Freisetzung von Prolactin	

RH = releasing hormone, RIH = release inhibiting hormone

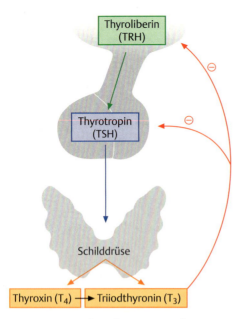

Abb. 23.**3 Steuerung der Inkretion von Thyroxin.** Die Freisetzung von TSH wird über eine negative Rückkopplung durch Thyroxin (genauer durch den aktiven Metaboliten Triiodthyronin) gehemmt.

drüsenepithel auch morphologisch das Bild erhöhter Aktivität zeigt (lebhafte Zellteilung, hohes Epithel, Hyperplasie). Die pro Zeiteinheit aus dem Hypophysenvorderlappen abgegebene TSH-Menge ist vor allem eine Funktion der Konzentration, in der die Schilddrüsenhormone im Blut vorliegen (Funktionsprinzip eines **Regelkreises mit negativer Rückkopplung**, Abb. 23.3). Daher wird nach Zufuhr von Schilddrüsenhormonen die Produktion und Abgabe des thyrotropen Hormons durch den Vorderlappen vermindert oder eingestellt und damit die Glandula thyreoidea morphologisch und funktionell ruhiggestellt. Umgekehrt kommt es bei einer Verminderung der Schilddrüsenhormon-Inkretion unter den physiologischen Sollwert durch Teilresektion oder durch Pharmakotherapie zu einer vermehrten Inkretion von thyrotropem Hormon und infolgedessen zu einer Hyperplasie der Schilddrüse.

Box 23.1

Entgleisung der TSH-Kontrolle mit Hyperthyreose

Bei Patienten mit **Morbus Basedow** werden IgG-*Antikörper* gebildet, die sich an den TSH-Rezeptor der Schilddrüsenepithelzellen binden und diesen aktivieren. Die Antikörper wirken also wie TSH. Die Antikörperbildung gehorcht jedoch nicht dem Regelkreis, so entsteht die **hyperthyreote Stoffwechsellage** des Morbus Basedow.
Eine Schilddrüsenüberfunktion kann auch auf einer Störung des TSH-Rezeptors beruhen: Es gibt Mutanten des Rezeptors, die spontan – also in Abwesenheit des Agonisten TSH – aktiv sind. Solche **TSH-Rezeptormutanten** können in einer Iodmangelstruma auftreten. Wird das Iodangebot erhöht, setzen die betroffenen Zellen unabhängig vom Regelkreis Thyroxin frei, also auch bei niedriger TSH-Konzentration – daher die Begriffe „**autonomes Gewebe**" und „**autonomes Adenom**".

Corticoliberin und Corticotropin

Corticoliberin (Corticorelin, **CRH**, Corticotropin-Freisetzungshormon) ist ein Peptid, das ▶ als Diagnostikum verwendet wird, um die Fähigkeit des Hypophysenvorderlappens zur Corticotropin-Freisetzung zu überprüfen. Die notwendige Dosis liegt bei nur 100 µg.

Man bedenke, dass diese Dosis systemisch eine Konzentration erzeugt, wie sie an sich nur im Hypophysenvorderlappen benötigt wird. Bei endogener Freisetzung in das hypophysäre Pfortaderbett ist die notwendige Menge dementsprechend viel geringer, denn sie braucht nur in dem kleinen Verteilungsraum des Hypophysenvorderlappens eine Wirkkonzentration zu erzeugen.

Corticotropin (**ACTH**) ist ein Polypeptid aus 39 Aminosäuren mit einem Molekulargewicht von etwa 4500. Es entsteht in basophilen Zellen des Vorderlappens aus einer höhermolekularen Vorstufe (Pro-opiomelanocortin), einem Glykoprotein, das in seiner Aminosäuresequenz noch andere Wirkstoffe mit Polypeptid-Charakter enthält, z. B. Melanozyten-stimulierendes Hormon und das endogene Opioid β-Lipotropin.

▶ **ACTH** und die analoge Substanz **Tetracosactid** stimulieren die Glucocorticoid-Synthese und -Abgabegeschwindigkeit, nachdem sie an spezifische Rezeptoren im Plasmalemm der Nebennierenrindenzelle gebunden sind. Der Umfang der Corticotropin-Inkretion hängt wie bei den anderen glandotropen Hormonen vom Blutspiegel der Hormone des endokrinen Erfolgsorgans ab (Rückkopplungsmechanismus, Abb. 23.4); zusätzlich wird die Corticotropin-Abgabe aber noch stark von der physischen und psychischen Belastung geprägt (Catecholamine, Bakterien-Pyrogene, Stress!). Die Übertragung dieser Stimulation vom Zentralnervensystem auf den Vorderlappen erfolgt durch das Corticoliberin. Corticoliberin und Corticotropin werden in einem zirkadianen Rhythmus diskontinuierlich pulsatil abgegeben,

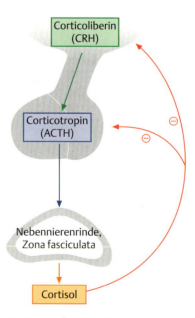

Abb. 23.**4 Steuerung der Freisetzung von Cortisol.** Die Kontrolle der Cortisol-Inkretion durch die übergeordneten Hormone ist in einen Regelkreis mit negativer Rückkopplung eingebunden.

was die zirkadianen Konzentrationsänderungen des Glucocorticoid-Blutspiegels herbeiführt: In den frühen Morgenstunden ist die Cortisol-Konzentration im Plasma hoch und sinkt im Laufe des Tages auf einen nächtlichen Minimalwert.

▶ Corticotropin verschwindet aus dem Blut mit einer Halbwertszeit von ca. 15 Minuten; so schnell geht auch die Wirkung verloren. Die Inkretion von Corticosteroiden unterliegt damit einer schnell wirksamen Steuerung und ist stets von der aktuellen Konzentration an Corticotropin abhängig. Dies erlaubt eine unmittelbare Anpassung an die augenblicklichen Bedürfnisse. Das freigesetzte Cortisol hat eine Plasmaeliminationshalbwertszeit von 90 Minuten, die biologischen Wirkungen klingen noch langsamer ab.

▶ Die klinische Bedeutung von Corticotropin liegt eher in der Anwendung als Diagnostikum zur Prüfung der Nebennierenrinden-Funktionsfähigkeit als im therapeutischen Bereich (z. B. Testung der Erholung der Nebennierenrinde nach längerer Glucocorticoid-Anwendung).

Notwendige Wirkstoffe

Hypothalamische und hypophysäre Wirkstoffe, die zur Diagnostik benutzt werden

Wirkstoff	Handelsname	Alternative
Thyroliberin (TRH) Protirelin	*Antepan®*	G Inj., Tab.
Corticoliberin (CRH)	–	G Ferring Inj.
Tetracosactid	*Synacthen®* Inj.	–

Gonadoliberin und Gonadotropine

Gonadoliberin (Gonadorelin, GnRH, Gonadotropin-Freisetzungshormon)

▶ Die physiologische Gonadotropin-Inkretion ist kritisch abhängig von einer **rhythmischen Freisetzung des Gonadorelin** in das hypophysäre Pfortaderstromgebiet. Wenn ein unphysiologisch hoher Blutspiegel von Gonadorelin künstlich aufrechterhalten wird, erlischt nach einer initialen Phase vermehrter Ausschüttung die Freisetzung von Gonadotropinen innerhalb von einigen Tagen, weil das Rezeptorsystem unempfindlich wird (Abb. 23.5). Dieselbe „Desensibilisierung" wird erreicht durch die Zufuhr von **Gonadoliberin-Analoga**, die nur langsam abgebaut werden können, eine hohe Haftfestigkeit an den Rezeptoren der Vorderlappenzellen besitzen und diese stimulieren (sog. **„Super-Agonisten"**): Als Folge einer längerfristigen Gabe der Super-Agonisten schließt sich an eine vorübergehende Freisetzung von Gonadotropinen eine völlige Hemmung der Gonadotropin-Inkretion an. Damit sistiert die Produktion von Geschlechtshormonen (**funktionelle Kastration**). Die Agonisten **Buserelin** und **Leuprorelin** unterscheiden sich von dem nativen Gonadoliberin im Ersatz des mittelständigen Glycin durch eine D-Aminosäure und in der Substitution des endständigen Glycin-Restes durch eine Ethylamid-Gruppe (Abb. 23.6). Weitere Substanzen dieser Gruppe sind **Goserelin**, **Nafarelin** und **Triptorelin**.

▶ Aus dem Vorhergesagten ergeben sich folgende therapeutische Möglichkeiten:

- **Stimulation der Geschlechtshormon-Inkretion:**
  - Beim Vorliegen einer **hypothalamisch bedingten Sterilität** oder beim Nichteintreten der Pubertät kann die fehlende GnRH-Produktion durch eine *pulsatile Gabe von GnRH* ersetzt werden. Dies geschieht mittels spezieller Pumpen, die rhythmisch im Abstand von 90–120 Minuten über einen subkutan liegenden Katheter das Freisetzungshormon zuführen. Die Behandlung muss wochenlang unterhalten werden, dann können Ovulationen und Schwangerschaften auftreten.
  - Beim **Kryptorchismus** kann die intranasale Zufuhr von Gonadoliberin die Freisetzung von luteinisierendem Hormon und damit einen Descensus der Hoden bewirken.
- **Verminderung der Geschlechtshormon-Inkretion:**
  - Wird die Aufhebung der Testosteron-Inkretion gewünscht, wie z. B. beim Vorliegen eines **Prostata-**

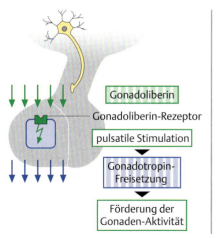
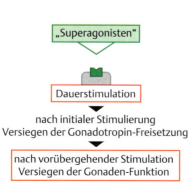
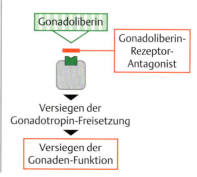

Abb. 23.5 Steuerung der Gonaden auf hypophysärer Ebene. a Physiologische Situation: pulsatile Stimulierung und pulsatile Freisetzung von Gonadotropinen. **b** Dauererregung des Gonadoliberin-Rezeptors: vorübergehende Stimulierung, dann Versiegen der Gonadotropin-Freisetzung und der Gonaden-Funktion („hormonelle Kastration"). **c** Besetzung des Gonadoliberin-Rezeptors durch Gonadoliberin-Antagonisten: Versiegen der Gonadotropin-Freisetzung und der Gonaden-Funktion.

karzinoms, kann durch die Zufuhr von Super-Agonisten die Gonadotropin-Freisetzung zum Erlöschen gebracht und damit der Testosteron-Spiegel auf so niedrige Werte gesenkt werden, wie sie nach einer Kastration zu finden sind.

- In Analogie zum Vorgehen beim Mann kann auch bei der Frau durch Zufuhr der Super-Agonisten eine funktionelle Kastration ausgelöst werden. Dieses Verfahren kann eventuell beim **Mammakarzinom**, bei der **Endometriose** und bei anderen hormonabhängigen gynäkologischen Erkrankungen in Frage kommen. Bei Anwendung vor der natürlichen Menopause ruft diese Therapie Beschwerden hervor, die sonst erst beim physiologischen Sistieren der Ovarialfunktion auftreten: klimakterische Symptome wie z. B. Hitzewallungen. Außerdem erhöht sich das Risiko einer Osteoporose.
- Bei Kindern mit **Pubertas praecox** infolge vermehrter Gonadotropin-Inkretion haben sich die Super-Agonisten ebenfalls bewährt.

Gonadoliberin-Rezeptorantagonisten

Nachdem die Gonadoliberin-Analoga eingeführt worden waren, folgten Substanzen mit Affinität zum Gonadoliberin-Rezeptor, aber ohne intrinsische Aktivität. Solche Antagonisten sind **Cetrorelix** und **Ganirelix.** Diese unterscheiden sich an fünf bzw. sechs der zehn Aminosäure-Positionen von Gonadoliberin (Abb. 23.**6**). Es wird berichtet, dass die Entwicklung von antagonistischen Substanzen durch deren Neigung zur Induktion einer Histamin-Freisetzung behindert worden sei.

▶ Die Antagonisten bieten gegenüber den Gonadoliberin-Analoga den Vorteil, dass das Versiegen der Gonadotropin-Inkretion direkt, also ohne eine anfänglich gesteigerte Inkretion, erreicht wird (Abb. 23.**5**).

▶ Cetrorelix und Ganirelix werden bei unerfülltem Kinderwunsch angewandt, wenn eine kontrollierte ovarielle Stimulation vorgenommen wird, um Eizellen für eine In-vitro-Fertilisation zu gewinnen: Zur ovariellen Stimulation werden Gonadotropine zugeführt, und um die volle Kontrolle über den Fortgang der Follikelreifung zu erlangen, muss die endogene Gonadotropin-Inkretion (insbesondere der LH-Anstieg zur Ovulationsauslösung) medikamentös ausgeschaltet werden.

Box 23.2

Gewinnung von Eizellen

Die **kontrollierte ovarielle Stimulation** dient zur Gewinnung von Eizellen für eine In-vitro-Fertilisation. Mithilfe eines FSH-artig wirkenden Gonadotropinpräparates wird die Eizell-Reifung so stimuliert, dass mehrere Tertiärfollikel heranreifen. Durch zeitgerechte Zufuhr eines luteinisierenden Hormon-Präparates wird die Vollendung der ersten Reifeteilung induziert und (vor der Spontanovulation) unter sonographischer Kontrolle die Follikelpunktion zur Entnahme der Eizellen vorgenommen.

Um ärztlicherseits die Kontrolle über das hormonelle Geschehen zu behalten, muss die körpereigene Inkretion von Gonadotropinen unterdrückt werden. Dies gelingt mittels eines Gonadoliberin-Superagonisten, aber wegen der vorübergehenden Stimulation der Gonadotropin-Freisetzung stellt sich der gewünschte Zustand erst nach etwa zweiwöchiger Zufuhr ein. Gonadoliberin-Rezeptorantagonisten wirken rascher. Angemerkt sei, dass die kontrollierte ovarielle Stimulation zu einem sog. **ovariellen Hyperstimulationssyndrom** führen kann, welches gekennzeichnet ist durch eine Verschiebung von Flüssigkeit aus dem Gefäßbett (Gefahr von Bluteindickung und Thromboembolie) in den interstitiellen Raum (z. B. Aszites-Bildung).

Gonadoliberin (GnRH)

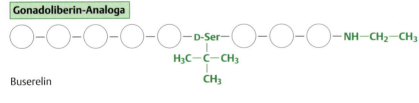

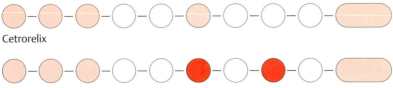

Abb. 23.**6** Gonadoliberin und seine agonistischen und antagonistischen Derivate.

○ Veränderungen gegenüber Gonadoliberin
● Veränderungen auch gegenüber Cetrorelix

Gonadotropine

Zwei Gonadotropine (**FSH** und **LH**) werden vom Hypophysenvorderlappen und ein weiteres (**HCG**) vom Chorion-Anteil der Plazenta gebildet (Abb. 23.7). Es handelt sich um Glykoproteine aus einer gleichartigen α-Kette und einer jeweils speziellen β-Kette (Molekulargewicht um 30000). Sie werden im Blut inaktiviert oder im Harn ausgeschieden.

Follikelstimulierendes Hormon (**FSH**, Follikelreifungshormon, Follitropin). ▶ Es regt bei der Frau das Wachstum und die Reifung des Ovarialfollikels und die damit verbundene Estrogen-Inkretion an. Beim Mann fördert es die Spermatogenese.
▶ FSH wird zur **Infertilitätsbehandlung** angewandt. Es stehen folgende Präparationen zur Verfügung:
- Humanes Menopausen-Gonadotropin (Urogonadotropin, Menotropin) wird aus dem Harn von Frauen in der Postmenopause gewonnen und enthält zu gleichen Teilen FSH und LH.
- Urofollitropin stammt ebenfalls aus Postmenopausen-Harn, enthält aber nur FSH.
- Neuerdings kann humanes Follitropin auch gentechnisch hergestellt werden.

Luteinisierendes Hormon (**LH**, Lutropin, interstitielle Zellen stimulierendes Hormon, ICSH). ▶ Es induziert bei der Frau die Ovulation, die Bildung des Corpus luteum und stimuliert dessen Progesteron-Inkretion. Beim Mann regt es die interstitiellen (Leydig-)Zellen des Testes zur Testosteron-Abgabe an. Es stehen folgende Präparationen zur Verfügung:
- das strukturell sehr ähnliche humane Chorion-Gonadotropin (HCG; s.u.),
- gentechnisch hergestelltes humanes Lutropin; dieses wird im Rahmen der Behandlung einer weiblichen Sterilität zur Ovulationsförderung angewandt.

Humanes Chorion-Gonadotropin (**HCG**) wird gentechnisch oder aus Schwangerenharn gewonnen, in dem besonders große Mengen während der ersten Graviditätsmonate vorkommen. Es wird in Zellen des Trophoblasten gebildet und ist schon 8–10 Tage nach der Befruchtung im mütterlichen Blut oder Urin nachweisbar (**Schwangerschaftstest**!). ▶ HCG ist mit LH strukturell sehr nah verwandt und wirkt über den LH-Rezeptor.
▶ HCG ist zu therapeutischen Zwecken als LH-Substitut geeignet. Bei Kryptorchismus kann, wenn keine mechanische Behinderung vorliegt, menschliches Chorion-Gonadotropin gut wirksam sein. Außerdem wird Chorion-Gonadotropin bei beiden Geschlechtern in Fällen von Gonaden-Unterfunktion angewendet.

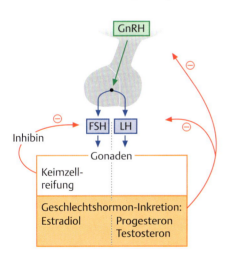

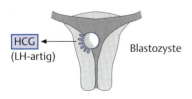

Abb. 23.7 **Hormonelle Steuerung der Gonadenfunktion.** Die Steuerung durch Hormone aus Hypothalamus und Hypophyse ist in einen Regelkreis eingebunden. Die Geschlechtshormone Testosteron bzw. Estradiol und Progesteron haben hauptsächlich einen Hemmeffekt auf die übergeordneten Zentren (aber positive Rückkopplung durch Estradiol unmittelbar vor der Ovulation). Daneben wird in den Gonaden im Zuge der Keimzellbildung bzw. -reifung das Peptid Inhibin abgesondert, welches die Freisetzung von FSH hemmt. Das humane Choriongonadotropin HCG stammt aus dem Trophoblasten des Keimlings; es wirkt wie LH.

Notwendige Wirkstoffe

Das Gonadotropin-System

Wirkstoff	Handelsname	Alternative
Gonadotropin-Freisetzungshormon		
Gonadoliberin, Gonadorelin	Lutrelef®, Relefact® Inj. Kryptocur® Nasenspray	LHRH, Inj.
Gonadoliberin-Analoga		
Buserelin	Profact® Inj., Nasenspray Suprecur® Nasenspray	–
Goserelin	Zoladex® Inj.	–
Leuprorelin	Enantone®, Trenantone® Kaps.	–
Nafarelin	Synarela® Nasenspray	–
Triptorelin	Decapeptyl®, Pamorelin®	
Gonadorelin-Rezeptorantagonisten		
Cetrorelix	Cetrotide® Inj.	–
Ganirelix	Orgalutran® Inj.	–
Gonadotropine		
Follitropin α (rekombinantes FSH)	Gonal-f® Inj.	–
Follitropin β (rekombinantes FSH)	Puregon® Inj.	–
Menotropin (FSH + LH)	Menogon® HP Inj.	–
Lutropin alfa, (LH, rekombinant)	Luveris® Inj.	–
Chorion-Gonadotropin (HCG)	Predalon® Inj. Choragon® Inj.	Choragon® Inj.
HCG α, rekombinant	Ovitrelle® Inj.	–

Somatoliberin, Somatostatin und Somatotropin

Die Inkretion des Wachstumshormons (Somatotropin) aus dem Hypophysenvorderlappen wird von zwei hypothalamischen Hormonen gesteuert, dem Freisetzungsfördernden Somatoliberin und dem hemmenden Somatostatin (Abb. 23.8 a).

Somatoliberin (Somatorelin, GHRH, growth hormone releasing hormone) ist ein Peptid aus 44 Aminosäuren. ▶ Es wird diagnostisch angewandt, um zu prüfen, ob der Hypophysenvorderlappen zur Somatotropin-Abgabe befähigt ist.

Somatostatin besteht aus 14 Aminosäuren (Tetradekapeptid) und hemmt im Hypophysenvorderlappen die Freisetzung des Wachstumshormons (Somatotropin). Somatostatin lässt sich auch in anderen Geweben als dem Hypothalamus nachweisen, so in anderen Hirnabschnitten, der Bauchspeicheldrüse und der Magen- und Dünndarmwand.
▶ Es hemmt ganz allgemein die zelluläre Sekretion einer Reihe von Peptidhormonen, so im Hypophysenvorderlappen die Abgabe von Somatotropin, von Thyrotropin und Corticotropin, im Pankreas die von Insulin und Glucagon und im Intestinaltrakt die Sekretion von Gastrin, Cholezystokinin und anderen „Darmhormonen" und anscheinend auch die Freisetzung von Renin in der Niere (Abb. 23.8 b). ▶ Da Somatostatin im Blut sehr schnell inaktiviert wird ($t_½$ 1–3 min), kann es klinisch nicht eingesetzt werden.
▶ Eine Ausnahme scheint die Gabe bei akuten gastrointestinalen Blutungen (z. B. aus gastroduodenalen Ulzera) zu sein; allerdings ist die Studienlage nicht überzeugend.

Octreotid ist ein ▶ Analogon des Somatostatin, das aus 8 Aminosäuren besteht (Abb. 23.8 b), gleichartig wirkt, aber ▶ länger im Plasma verweilt ($t_½$ 90–120 min). Es wird 2- bis 4-mal täglich durch subkutane Injektion zugeführt. ▶ Indikationen sind Akromegalie (Senkung der Somatotropin-Inkretion), symptomatische Behandlung bei gastroenteropankreatischen Tumoren (Karzinoid, VIPom, Glucagonom) und die Prophylaxe von Komplikationen nach operativen Eingriffen am Pankreas.
▶ Unerwünschte Wirkungen sind Schmerzen am Injektionsort; gelegentlich gastrointestinale Störungen mit Übelkeit, Erbrechen, krampfartigen Schmerzen, Diarrhoe, Steatorrhoe. Selten kommt es zu Gallenstein-Bildung, möglicherweise infolge einer mangelnden Motilität der Gallenblase wegen gehemmter Cholecystokinin-Freisetzung, und zu Diabetes mellitus.

Lanreotid, ebenfalls ein Analogon des Somatostatin, gibt es in lang wirksamen Depotformen zur Injektion, die ein Applikationsintervall von bis zu vier Wochen erlauben.

Somatotropin (Wachstumshormon, GH, growth hormone) ist ein Polypeptid aus 191 Aminosäuren.
▶ Es löst seine wachstumsfördernde Wirkung nicht direkt aus, sondern bedarf der Vermittlung von Botenstoffen, die als **Somatomedine** bezeichnet werden; unter dem Einfluss von Somatotropin werden diese hauptsächlich in der Leber gebildet (Abb. 23.8 a). Es handelt sich um Polypeptide (Molekulargewicht um 6000). Das wichtigste ist Somatomedin C, was synonym ist mit dem „insulin-like growth factor 1" (IGF-1). Es bindet sich an den IGF-Rezeptor Typ 1, der in die Gruppe der ligandgesteuerten Enzyme mit Tyrosinkinase-Aktivität gehört. Dieser IGF-Rezeptor ist mit dem Insulinrezeptor strukturell verwandt und kann durch Insulin stimuliert werden, jedoch besitzt natürliches Insulin zu dem IGF-Re-

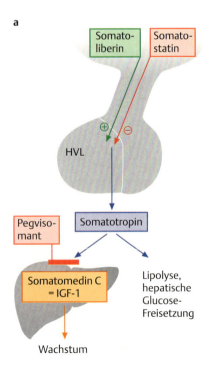

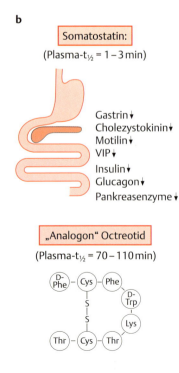

Abb. 23.**8 Somatoliberin, Somatostatin und Somatotropin.**
a Steuerung der Inkretion von Wachstumshormon (Somatotropin) und seine Wirkungen, Antagonist Pegvisomant. **b** Somatostatin wird u. a. in der Magen-Darm-Wand und im Pankreas gebildet. Es hemmt die Sekretion einer Reihe von Peptidhormonen. Das Somatostatin-Analogon Octreotid hat eine längere Verweildauer im Plasma.

zeptor eine 100fach niedrigere Affinität als zum Insulinrezeptor.

Somatomedine steigern in den Erfolgszellen die DNA- und RNA-Synthese, damit die Proteinneubildung, und führen zu einer positiven Stickstoff-Bilanz der Zellen. Der Einfluss von Somatotropin auf den Fettstoffwechsel ist durch eine gesteigerte Lipolyse mit Anstieg der Konzentration von freien Fettsäuren im Plasma gekennzeichnet. Auf den Kohlenhydrat-Stoffwechsel wirkt es „diabetogen". Diese Stoffwechselwirkungen vermag Somatotropin direkt auszulösen.

Ein **Mangel an Somatotropin** im kindlichen Alter vermindert das Wachstum. Es entsteht ein **hypophysärer Zwergwuchs**, der durch ein proportioniertes Körper-Extremitäten-Verhältnis gekennzeichnet ist. Bei überschießender Freisetzung von Wachstumshormonen tritt ein Riesenwuchs auf, bei Erwachsenen kommt es zur **Akromegalie**.

▶ Eine Therapie mit menschlichem, gentechnisch hergestelltem Somatotropin erscheint immer dann angezeigt, wenn einer Wachstumsretardierung eine hypophysäre Insuffizienz zugrunde liegt. Zusätzlich wird die Substanz bei Patienten mit Ullrich-Turner-Syndrom sowie Kindern mit niereninsuffizienzbedingter Wachstumsverzögerung erfolgreich angewandt. Wöchentliche Injektionen von 2,5–5,0 mg (bis 10 mg) rufen ein schnelles Längenwachstum hervor. Die Behandlung muss evtl. jahrelang erfolgen, bis die Normalgröße erreicht und das Wachstumsalter abgeschlossen ist.

Somatotropin musste früher aus menschlichen Hypophysen gewonnen werden. Die Beobachtung, dass bei einigen Patienten, die mit Somatotropin behandelt worden sind, die Creutzfeld-Jakob-Erkrankung auftrat, führte zu der Vermutung, die Ursache dieser degenerativen ZNS-Erkrankung liege in dem Hypophysenmaterial begründet. Das verdächtige infektiöse Agens, ein Prion, hat ein Molekulargewicht, das dem des Somatotropin gleicht. Aus diesem Grunde lässt es sich sehr schwer abtrennen. Es ist daher ein wichtiger Fortschritt, dass Somatotropin gentechnisch hergestellt werden kann.

Die **Überproduktion von Somatotropin** ist im Allgemeinen Folge eines Hypophysenvorderlappen-Tumors, der einer operativen oder Strahlentherapie zugeführt werden muss. In manchen Fällen kann auch versucht werden, die Freisetzung von Wachstumshormonen durch Gabe von Octreotid zu bremsen. Auch Dopaminrezeptor-Agonisten wie Bromocriptin können bei Somatotropin freisetzenden Adenomen wirksam sein (während sie normalerweise die Wachstumshormon-Inkretion eher fördern).

> **Box 23.3**
>
> **Somatotropin und „Fitness"**
>
> Es gibt heute eine lebhafte Debatte über die Anwendung von Somatotropin im Erwachsenenalter aus „anabolen" Gründen, also der Bekämpfung der altersbedingten Herabsetzung der „Fitness" einschließlich des Ersatzes von Muskulatur durch Fett. Man spricht sogar von einer Somatopause, und der Traum vom Jungbrunnen wird suggeriert. Abgesehen von den immensen Kosten dieser Therapie gibt es auch keine unterstützenden Daten für ihren Nutzen; sicher ist jedoch die Möglichkeit, ein Karpaltunnelsyndrom auszulösen oder zu verschlimmern.

▶ Ein **Somatotropin-Rezeptorantagonist** zur Behandlung der Akromegalie ist **Pegvisomant**. ▶ Das verfremdete GH-Protein ist mit Polyethylenglykol(PEG)-Resten versehen. Dadurch soll die Antigenität herabgesetzt und die Wirkdauer erhöht werden ($t_{1/2}$ von nativem GH 16 min, von Pegvisomant fast 100 Stunden). Dennoch zeigen klinische Studien, dass ein Injektionsintervall von einem Tag bessere Resultate ergibt als ein Intervall von einer Woche.

> **Box 23.4**
>
> **Hemmung einer Rezeptordimerisierung als antagonistisches Prinzip**
>
> Normalerweise findet unter der Einwirkung des Wachstumshormons eine **Paarbildung der GH-Rezeptoren** statt. Diese Rezeptordimerisierung ist die Voraussetzung für eine Erregung der Zielzelle. An den intrazellulären Domänen des Rezeptorpaares lagerns sich zwei Tyrosinkinasen (Januskinase-Typ) an, die zunächst sich selbst und dann zytosolische Signalproteine durch Phosphorylierung aktivieren. Pegvisomant ist ein gentechnisch und chemisch verändertes Derivat des Wachstumshormons. Die gentechnische Veränderung betrifft die beiden Areale des Wachstumshormons, die zur Anlagerung an die zwei Rezeptoren dienen: Eines dieser Areale ist so verändert, dass seine Bindungsaffinität steigt, das zweite ist dagegen so modifiziert, dass die für die Rezeptordimerisierung notwendige Proteinkonformation aufgehoben ist. So besetzt Pegvisomant Rezeptormonomere, ohne eine Signaltransduktion auszulösen. Dementsprechend handelt es sich um ein antagonistisches Wirkprinzip.
>
>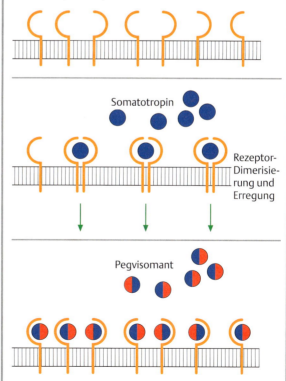

Notwendige Wirkstoffe

Das Somatotropin-System

Wirkstoff	Handelsname	Alternative
Somatoliberin (GHRH), Somatorelin	–	GHRH Ferring® Inj. (Diagnostikum)
Octreotid	Sandostatin® Inj.	–
Lanreotid	Somatuline Autogel®	
Somatotropin (gentechnisch hergestellt)	Genotropin®, Humatrope®, Norditropin®, Saizen®, Zomacton® Inj.	–

Prolactin

Ebenso wie Somatotropin wird Prolactin in **acidophilen Zellen** des Vorderlappens gebildet. Es ist ein Polypeptid mit ähnlichem Aufbau wie das Wachstumshormon. Es scheint, als werde die Freisetzung von Prolactin hauptsächlich über einen hemmenden Weg gesteuert, nämlich über Dopamin und den D_2-Rezeptor (Abb. 23.9).

▶ Das Zielorgan für Prolactin ist beim Menschen die **Milchdrüse**. Es bremst auch die Funktion der Hypothalamus/Hypophysen/Gonaden-Achse. Der Plasmaspiegel von Prolactin liegt beim Mann und bei der nicht graviden, nicht stillenden Frau bei 5 ng/ml, also außerordentlich niedrig. Während der Schwangerschaft steigt die Prolactin-Konzentration auf ca. 200 ng/ml und während der Stillperiode auf Werte um 300 ng/ml Plasma an.

Die Wirkung auf die Mamma ist aber nur möglich, wenn zusätzlich andere hormonale Voraussetzungen gegeben sind: Progesteron, Corticosteroide, Somatotropin und Insulin sind notwendig. Prolactin steigert dann das Wachstum des Milchgangsystems und die Synthese der Milchproteine. Während der Stillperiode unterhält es die Milchproduktion. Das Stillen selbst ist ein starker Reiz für die Prolactin-Inkretion, wahrscheinlich kommt dieser Effekt durch Unterdrückung des hemmenden Faktors Dopamin zustande.

▶ Prolactin hat als Substanz bisher keine therapeutische Bedeutung gewonnen, dagegen besitzt die Beeinflussung seiner Freisetzung pharmakologisches Interesse. In der Nachgeburtsperiode liegt ein Zustand vor, in dem die Prolactin-Inkretion ungebremst ablaufen soll, um eine reichliche Milchproduktion zu erhalten. Wird in diesem Zustand der Stillenden ein **Dopamin-Rezeptor-Agonist** mit zentraler Wirkung appliziert, so versiegt die Milchbildung. So kann ein **Abstillen** in kurzer Zeit ausgelöst werden. Dopamin-Agonisten werden auch bei Hyperprolaktinämie mit Amenorrhöe und Anovulation angewandt sowie bei Prolactin-bildenden Hypophysentumoren. Dopamin-Agonisten zur Hemmung der Prolactin-Inkretion mit verschiedener Wirkdauer und unterschiedlichem Applikationsintervall sind **Bromocriptin** (3-mal tgl.), **Quinagolid** (1-mal tgl.) und **Cabergolin** (1- bis 2-mal wöchentlich).

Der häufigste Hypophysentumor, das Prolaktinom, wird zunächst medikamentös behandelt. Hierdurch lässt sich das Leiden lange unter Kontrolle halten oder sogar heilen. Nur bei schweren Gesichtsfeldausfällen (durch Kompression im Chiasma opticum) oder Nichtansprechen auf die Medikation ist eine Operation indiziert.

▶ Es ist verständlich, dass die chronische Behandlung mit Pharmaka, die den Dopamin-Stoffwechsel im Zentralnervensystem beeinträchtigen, wie z.B. Neuroleptika und andere Dopamin-antagonistisch wirkende Substanzen, die Prolactin-Freisetzung enthemmt. Als Folge entwickeln sich **Gynäkomastie** bei Männern und **Spontan-Lactation** bei Frauen (S. 314).

Notwendige Wirkstoffe

Hemmstoffe der Prolactin-Inkretion

Wirkstoff	Handelsname	Alternative
Bromocriptin	Pravidel® Tab.	G
Quinagolid	Norprolac® Tab.	–
Cabergolin	Dostinex®, Cabaseril® Tab.	–

23.1.2 Hypophysenhinterlappen-Hormone

Die beiden Hormone **Adiuretin** und **Oxytocin** sind Nonapeptide, die aus neurosekretorischen hypothalamischen Nervenzellen stammen.

Nach der Synthese in den Perikaryen des Nucleus paraventricularis bzw. Nucleus supraopticus und dem Transport über den Tractus supraopticohypophyseus werden sie im Hinterlappen vesikulär gespeichert. Elektrische Erregung der Nervenzellen führt zur Exozytose der Hormone.

Adiuretin (Vasopressin, 8-Argininvasopressin, Argipressin). Eine wichtige Steuergröße für die Freisetzung von Adiuretin, das die renale Wasserrückresorption fördert (S. 213), ist die Plasmaosmolalität. Diese kann in verschiedenen Hirnregionen, dem so genannten „osmorezeptiven Komplex", gemessen werden. Ein Anstieg der Osmolalität ruft eine Erregung der Adiuretin produzierenden Neurone hervor, welche das Adiuretin dann im Hypophysenhinterlappen in die Blutbahn abgeben. Auch einige Pharmaka beeinflussen die Adiuretin-Sekretion,

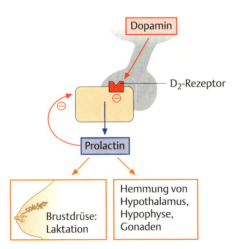

Abb. 23.9 **Prolactin: Regulation und Wirkungen.** Die Inkretion von Prolactin wird durch Dopamin gehemmt.

z. B. stimulieren Morphin, Barbiturate und kurzfristig auch Nicotin die Abgabe von Adiuretin aus dem Hinterlappen und hemmen damit die Wasserdiurese. Dagegen bremst Alkohol während des Anstiegs der Blutspiegelwerte die Adiuretin-Abgabe, so dass die Harnmenge vermehrt wird.

Oxytocin fördert am Ende der Schwangerschaft die Wehentätigkeit und während der Stillzeit die Milchejektion. Sensorische Stimuli in Zervix und Vagina, hervorgerufen durch den kindlichen Kopf bei der Geburt, bzw. die Erregung von sensiblen Rezeptoren in der Mamille beim Stillen fördern die Freisetzung von Oxytocin.

Adiuretin und Oxytocin sind synthetisch herstellbar. Darüber hinaus stehen verschiedene Adiuretin-Derivate (Variation der Aminosäure in 8-Position) zur Verfügung. Die pharmakologischen Wirkungen von Adiuretin und seinen Derivaten werden im Kapitel „Niere" (S. 213) ausführlicher besprochen.

Oxytocin-Antagonist Atosiban. ▶ Dieses Oxytocin-Derivat ist an vier Aminosäure-Positionen so verändert, dass es Rezeptoraffinität, aber keine intrinsische Aktivität besitzt.

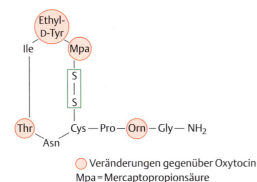

▶ Dieser kompetitive Antagonist wird intravenös zur Wehenhemmung angewandt. Anders als bei den Tokolytika vom $β_2$-agonistischen Typ (S. 94) stehen kardiovaskuläre Nebenwirkungen nicht im Vordergrund, häufig sind aber Übelkeit und Erbrechen ein Problem. Handelspräparat: Tractocile® zur i. v.-Gabe.

23.2 Schilddrüse

Überblick

Iodid
▶ dient zur Prophylaxe einer euthyreoten Iodmangel-Struma und therapeutisch zur Verkleinerung der Struma
▶ kann beim autonomen Adenom eine Hyperthyreose auslösen.

Schilddrüsenhormone
Thyroxin und Triiodthyronin
▶ Bei Unterfunktion oder Fehlen der Schilddrüse kann durch Thyroxinzufuhr eine normale Stoffwechsellage erzielt werden (Substitutionstherapie). Bei euthyreoter Struma und funktionierendem Regelkreis vermindert Thyroxin die Schilddrüsengröße (Suppressionstherapie).

Thyreostatika
Thiamide, z. B. Thiamazol und seine inaktive Vorstufe Carbimazol
▶ hemmen reversibel die Synthese des Schilddrüsenhormons
▶ dienen zur Behandlung einer Hyperthyreose
▶ können eine Agranulozytose auslösen.

^{131}Iod
▶ wird in der Schilddrüse angereichert und ist aufgrund der weichen β-Strahlung lokal zytotoxisch
▶ bietet eine Therapiemöglichkeit der Hyperthyreose bei älteren Patienten.

Die Schilddrüse ist der Sitz der Synthese, Speicherung und Freigabe von **Thyroxin** und **Triiodthyronin**. Diese Funktionen stehen unter dem ständigen Einfluss des glandotropen Hypophysenvorderlappen-Hormons Thyreotropin (TSH), das sowohl die Synthese- als auch die Abgabegeschwindigkeit der Schilddrüsenhormone reguliert.
Voraussetzung für die Synthese von Thyroxin und Triiodthyronin ist die zelluläre Anreicherung von Iod-Ionen mittels eines in der basolateralen Membran liegenden **Iodid-(Na$^+$)-Cotransporters** und ihre **Oxidation** durch eine Peroxidase zu elementarem Iod (Abb. 23.**10**).

23.2.1 Iod-Ionen

Iodbedarf und Folgen eines Iodmangels. Der tägliche Iodbedarf eines Erwachsenen liegt bei etwa 200 µg und ist während der Schwangerschaft und Stillzeit erhöht (ca. 250 µg/Tag). Säuglinge und Kinder benötigen je nach Alter 50–150 µg/Tag. Bei vermindertem Iodid-Spiegel im Blut und beginnendem Absinken der Schilddrüsenhormon-Konzentration unter den Sollwert nimmt – infolge der verminderten negativen Rückkopplung – die TSH-Abgabe aus der Hypophyse zu. Die erhöhte TSH-Konzentration zusammen mit dem intrathyreoidalen Iodmangel bilden den Stimulus für die Schilddrüse zu gesteigerter Aktivität und Zellvermehrung. Diese erlaubt eine bessere Verwertung des Iodangebots im Blut und eine ausreichende hormonelle Versorgung des Organismus, allerdings unter Ausbildung eines Kropfes: **Iodmangelstruma mit Euthyreose**. Die Struma kann eine operationsbedürftige Größe erreichen. Eine andere Komplikation ist die Bildung autonomer Adenome (s.u.). Iodmangel während der Schwangerschaft birgt das Risiko bleibender Schäden beim Kind.

▶ **Anwendung von Iodid.** Die häusliche Anwendung von Iodsalzen (s. Box 23.5), eignet sich zur **Prophylaxe einer Iodmangelstruma** infolge eines unzureichenden Iodgehalts der Nahrung. Eine **bestehende Iodmangelstruma** insbesondere bei Kindern und jüngeren Erwachsenen lässt sich durch Zufuhr von Iodsalzen verkleinern. Die Dosis beträgt bei Kindern 100 µg/d, bei Erwachsenen 200 µg/d, ggf. mit Verdoppelung der Dosis bei unzureichendem Therapieerfolg. Die Therapiedauer umfasst ein bis zwei Jahre. Anschließend wird Iod zur **Rezidivprophylaxe** zugeführt.

Eine Alternative zur Iodgabe ist die Ruhigstellung der Schilddrüse durch Gabe von Thyroxin, 75–150 µg/d (s.u.). Auch die Kombination von Iodid und Thyroxin wird angewandt. Die genannten Verfahren reduzieren das Strumavolumen um etwa 30 %, eine Normalisierung der Schilddrüsengröße wird jedoch nicht erreicht.

Box 23.5

Iodiertes Speisesalz zur Iodmangelprophylaxe

Da Nahrung in Deutschland häufig nur 30–70 µg/Tag Iod enthält, ist das gelegentliche Auftreten von blanden Strumen bei sonst gesunden Menschen zu verstehen. In einigen Staaten werden dem Kochsalz oder dem Brot Iodsalze zugesetzt, um den täglichen Iodbedarf der Bevölkerung zu decken. Auch in Deutschland sollten die Ärzte dafür Sorge tragen, dass die Bevölkerung wenigstens freiwillig iodiertes Speisesalz gebrauchet. In diesen Speisesalzen liegt das Iod in einer Menge von ca. 20 mg/kg in Form von Kalium- oder Natriumiodid vor; bei einem täglichen Salzverbrauch von 5 g würden dem Körper also 100 µg Iod zugeführt. Durchaus schmackhafte Iodquellen sind Seefische; Süßwasserfische hingegen enthalten nicht viel Iod. Eine Iodmangelstruma infolge eines unzureichenden Iodgehaltes der Nahrung kann mit einem Iodsalz, z.B. Kaliumiodid (KI) verhindert werden.

In Verbreitungsgebieten des endemischen **Kretinismus** ist eine **Prophylaxe** der Erkrankung möglich, wenn Graviden ausreichend Iod in den ersten Monaten der Schwangerschaft gegeben wird. Es wird empfohlen, generell während der Schwangerschaft 200 µg Iodid pro Tag zu applizieren.

Bei einem schon bestehenden **Morbus Basedow** bewirkt die Zufuhr größerer Dosen von Iodsalzen (50000–100000 µg Iod/Tag) innerhalb einiger Tage eine nur wenige Wochen anhaltende Besserung des klinischen Bildes, dann verschlechtert sich der Zustand. Iodid bremst sowohl den Freisetzungsweg von Thyroxin aus dem Kolloid als auch dessen Syntheseweg. Die hoch dosierte Iodgabe (mittels Lugol-Lösung nach Plummer) wurde früher vor einer Thyreoidektomie bei Basedow-Patienten zur präoperativen Normalisierung des Stoffwechsels angewandt. Das Verfahren ist heute abgelöst worden durch die Anwendung von Thyreostatika vom Thiamid-Typ.

▶ **Pharmakokinetik von Iodid.** Iod-Ionen werden nach oraler Zufuhr schnell und vollständig vom Dünndarm resorbiert und zum größten Teil innerhalb von 12 Stunden im Harn ausgeschieden. Nur ein kleiner Teil wird, vor allem in der Schilddrüse, retiniert.

▶ **Nebenwirkungen.** Nach größeren, im Milligrammbereich liegenden Dosen von Iodid treten Reizwirkungen an Haut und Schleimhäuten auf. Im einzelnen sind die Symptome des „Iodismus" in individuell wechselndem Ausmaß zu beobachten: Schnupfen („Iodschnupfen"), Konjunktivitis, Bronchitis und Exantheme. Die Wirkung auf die Bronchialschleimhaut hat dazu geführt, dass früher Iodsalze als Expektorantien zur Vermehrung bzw. Verflüssigung des Sekrets benutzt wurden.

Die **Schilddrüsenfunktion** wird beim **Gesunden** in den weitaus meisten Fällen durch Iodide nicht verändert. So wurden nur in ganz seltenen Fällen nach monate- und jahrelanger Zufuhr von mehr als 5000 µg Iod pro Tag Kropf und Myxödem, bei Kindern auch eine Wachstumshemmung beobachtet.

Bei Menschen mit **Iodmangelstruma** kann jedoch eine **Iod-induzierte Hyperthyreose** (Iod-Thyreotoxikose) ausgelöst werden. (Beachte: Iodsalze als obsoletes Bronchotherapeutikum, Iodzufuhr mit Röntgenkontrastmitteln und Arzneimitteln wie z.B. Amiodaron). Die Ursache für den hyperthyreoten Zustand besteht darin, dass sich bei diesen Patienten im Gefolge eines jahrelang bestehenden Iodmangels so genanntes „**autonomes Schilddrüsengewebe**" entwickelt hat, welches bei Anstieg der Iodzufuhr – unabhängig von der Regulation durch TSH – vermehrt Schilddrüsenhormone ausschüttet. Dies liegt womöglich im Auftreten von TSH-Rezeptormutanten begründet, die eigenständig (konstitutiv) aktiv sind. Zur Auslösung der Hyperthyreose muss die tägliche Iodzufuhr allerdings meist 300 µg überschreiten. Dieser Mechanismus spielt deshalb bei einer Einführung von Iodsalz in die allgemeine Ernährung keine Rolle – anders als von Iodsalzgegnern befürchtet und jahrelang mit fragwürdigem Erfolg als Argument ins Feld geführt; die Umstellung auf Iodsalz konnte in mehreren Ländern (z.B. Schweiz) ohne nennenswerte Hyperthyreose-Häufungen durchgeführt werden.

23.2.2 Schilddrüsenhormone

Die **Schilddrüsenhormone** liegen immer in der L-Form vor, entsprechend ihrer Synthese aus der natürlich vorkommenden Aminosäure L-Tyrosin (Abb. 23.**10**). Die D-Formen sind biologisch weniger wirksam (S. 14). Die Tagesproduktion an Schilddrüsenhormonen beträgt beim Erwachsenen im euthyreoten Zustand um 100 µg. Thyroxin ist im Plasma in weit höherem Maße als Triiodthyronin an ein spezifisches Bindungsglobulin, ein saures α-**Glykoprotein** (**thyroxinbindendes Globulin**, TBG), gebunden; weniger als 0,1 % liegen frei vor. Dieser Unterschied

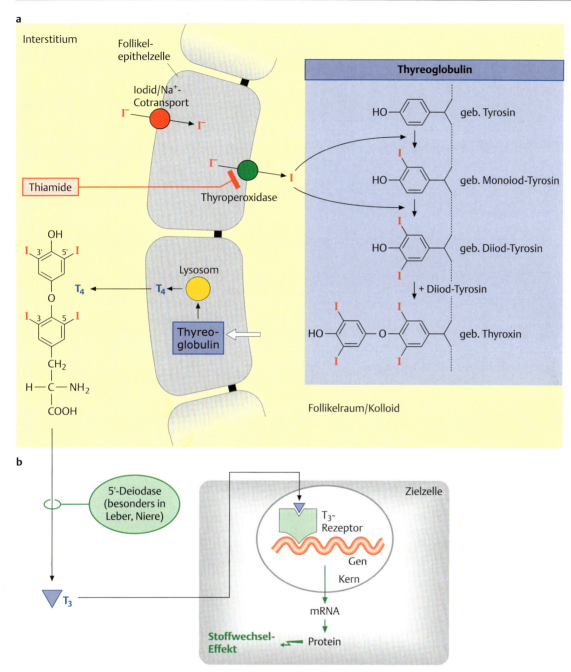

Abb. 23.10 Synthese und Wirkungsweise der Schilddrüsenhormone. a Iodid wird mittels eines membranständigen Na⁺/Iodid-Cotransportmechanismus in die Follikelepithelzelle gepumpt. Unter dem Einfluss des Enzymkomplexes Peroxidase, welches in der follikelseitigen Zellmembran lokalisiert ist, wird Iodid zu Iod oxidiert, das Iod in Tyrosinreste des Thyreoglobulin eingebaut, und die Synthese von Thyroxin (T_4) ausgeführt. Das Thyroxin-haltige Thyreoglobulin wird als Kolloid im Follikellumen gespeichert. Durch Endozytose von Kolloid und proteolytische Spaltung mittels lysosomaler Proteasen kann Thyroxin freigesetzt werden. Die Schilddrüse gibt hauptsächlich Thyroxin ab, daneben bildet sie – zu etwa 1/10 der Thyroxinmenge – auch Triiodthyronin (T_3). **b** In den Körpergeweben spalten 5'-Deiodasen Iod aus der 5'-Position des Thyroxin ab, es entsteht die Wirkform Triiodthyronin. Dieses bindet sich in den Zielzellen an nukleäre Rezeptoren. Die Hormon-Rezeptor-Komplexe beeinflussen die Expression bestimmter Gene.

trägt zu der sehr verschiedenen Pharmakokinetik der beiden Substanzen bei (s.u.). In den Körpergeweben wird Thyroxin durch Deiodierung in Triiodthyronin umgewandelt, das etwa viermal so wirksam ist wie Thyroxin und die Wirkform darstellt. Es besitzt eine 10fach höhere Bindungsaffinität als Thyroxin.

Die **Bildungsgeschwindigkeit** von Triiodthyronin kann bei körperlichen Belastungen wie schweren Erkrankungen, Operation, Hungerzustand verzögert sein; auch manche Pharmaka hemmen die Umwandlung, so z.B. Dexamethason, Propranolol und Röntgenkontrastmittel. Die Hormone werden biologisch inaktiviert durch weitere Deiodierung und Kopplung mit Glucuron- oder Schwefelsäure. Bei der Deiodierung von Thyroxin entsteht auch in gewisser Menge ein **„verkehrtes" Triiodthyronin**, nämlich 3,3',5'-Triiodthyronin (Iodabspaltung am „falschen" Ring), das nicht mehr als Hormon wirksam ist.

Thyroxin, Levothyroxin, T_4
3,5,3',5'-Tetraiodthyronin

Liothyronin, T_3
3,5,3'-Triiodthyronin

▶ Wirkungsmechanismus und Wirkungen

Wirkungsmechanismus. Auf zellulärer Ebene beruht die Wirkung der Schilddrüsenhormone auf ihrer Bindung an Rezeptoren, die sich im Zellkern befinden (s. Abb. 23.**10b**). Der T_3-Rezeptor-Komplex bildet ein Heterodimer mit einem Retinoinsäure/Retinoid-X-Rezeptor-Komplex. Es sind verschiedene Varianten des T_3-Rezeptors bekannt, was aber bisher keine pharmakotherapeutische Bedeutung hat. Es sei angemerkt, dass berichtet wird, das Antiarrhythmikum Amiodaron hemme die Bindung von Triiodthyronin an einen Rezeptorsubtyp. Die Hormon-Rezeptor-Komplexe stimulieren oder hemmen, je nach Gen, die Transkription von DNA-Abschnitten und damit die Proteinsynthese.
Aus den pathophysiologischen Vorgängen bei Hypo- und Hyperthyreosen lassen sich die Effekte der Schilddrüsenhormone ableiten.

Folgen einer Überproduktion oder exogenen Zufuhr. Thyroxin bzw. Triiodthyronin erhöhen den Grundumsatz und den Gesamtstoffwechsel. Damit sind ein Gewichtsabfall sowie eine Steigerung des Sauerstoffverbrauchs verbunden. Die Hormone haben einen **katabolen Effekt** im Eiweiß-, Kohlenhydrat- und Fettstoffwechsel. Die Blutlipidwerte sinken ab. Die Herzfrequenz steigt; Vorhofflimmern kann auftreten. Muskelschwäche, Nervosität, Überaktivität, Tremor, Kopfschmerzen, vasomotorische Störungen und Schwitzen sind übliche Symptome. Teilweise liegt diesen Wirkungen eine Förderung β-adrenerg vermittelter Sympathikuseffekte zugrunde. Nausea, Leibschmerzen und Durchfälle kommen des öfteren vor. Infolge der dauernden Belastung des Herzens ist stets mit der Ausbildung einer Herzinsuffizienz zu rechnen, bei Koronarsklerose auch mit pektanginösen Erscheinungen. Herzzeitvolumen und Harnmenge sind vermehrt. Die Zuckertoleranz ist erniedrigt, die Empfindlichkeit gegen adrenerge Substanzen erhöht. Es kann zu Oligo- oder Amenorrhöe kommen. Bei alten Menschen sind monosymptomatische Formen der Hyperthyreose möglich.

Folgen eines Mangels. Ein Mangel oder das völlige Fehlen von Schilddrüsenhormonen hat weit reichende Folgen. Je nach Lebensalter entwickelt sich ein Kretinismus oder, wenn der hormonelle Defekt erst im Erwachsenenalter eintritt, der Zustand eines Myxödems.

▶ Pharmakokinetik

Thyroxin hat im Vergleich zu Triiodthyronin (T_3) einen langsamen Wirkungseintritt und eine längere Wirkdauer. Bei einmal täglicher Zufuhr erreicht es im Gegensatz zu T_3 sehr gleichmäßige Plasmaspiegel. Daher wird es für die Therapie bevorzugt, obwohl es nicht so gut wie T_3 aus dem Magen-Darm-Trakt aufgenommen werden kann. Wenn Thyroxin jedoch eine halbe Stunde vor dem Frühstück auf nüchternen Magen eingenommen wird, lässt sich dieser Nachteil vermeiden.
Eine Zusammenstellung pharmakokinetischer Daten für die beiden Schilddrüsenhormone gibt Tab. 23.**2**.

▶ Anwendung von Schilddrüsenhormonen

Die Schilddrüsenhormone sind indiziert zur **Substitutionstherapie** bei allen Formen von verminderter oder fehlender Thyreoidea-Funktion. Zur Behandlung einer **Hypothyreose** wird Thyroxin angewandt, aus dem im Organismus die Wirkform Triiodthyronin entsteht. Die Gabe von Triiodthyronin wäre mit dem Nachteil schwankender Blutspiegel verbunden. Außerdem würde dem Organismus die Möglichkeit genommen, die Aktivierung von Thyroxin in Triiodthyronin situationsgerecht zu modulieren. Die initiale Thyroxindosis bei völligem Ausfall der Schilddrüse beträgt 50 μg/d, in Abständen von 3–4 Wochen wird die Dosis auf 100–150 μg/d erhöht. Bei primärer Hypothyreose kann sich die Einstellung am TSH-Spiegel orientieren, bei sekundärer Hypothyreose am Thyroxin-Spiegel und am klinischen Bild. Thyroxin wird einmal täglich zugeführt. Bei einer nur verminderten Schilddrüsenfunktion sind die Dosen geringer. Triiodthyronin zeigt einen schnelleren Wir-

Tab. 23.**2** Pharmakokinetische Daten von Thyroxin und Triiodthyronin

	Thyroxin	Triiodthyronin
Dosisäquivalenz bei täglicher Zufuhr	4	1
Bioverfügbarkeit bei oraler Zufuhr	40–70%	85%
klinischer Wirkungseintritt nach	Tagen	Stunden
Wirkungsmaximum nach	~ 9 Tagen	~ 2 Tagen
Halbwertszeit* Plasmaspiegel	~ 6,5 Tage	1–2 Tagen
Halbwertszeit* des Wirkungsverlustes	11–15 Tage	~ 8 Tage

* Diese Werte gelten für Euthyreote, die Halbwertszeiten sind bei Hypothyreosen verlängert, bei Hyperthyreosen verkürzt.

kungseintritt, der bei schweren Fällen (hypothyreotes Koma, Triiodthyronin i. v.) ausgenutzt werden kann.
Ein besonderes Problem ergibt sich bei der **angeborenen Schilddrüsenunterfunktion**. Dieser Zustand muss frühzeitig erkannt werden, damit rechtzeitig mit der Substitutionstherapie begonnen werden kann. Nach bisherigen Erkenntnissen kann eine normale körperliche und geistige Entwicklung des Kindes erreichbar sein, wenn die Zufuhr von Schilddrüsenhormon innerhalb der ersten 4 Lebenswochen aufgenommen wird. Dies entspricht etwa dem Zeitraum, in dem das Neugeborene von der mütterlichen Thyroxin-Mitgift zehrt.
Eine weitere wichtige Indikation für L-Thyroxin ist eine **euthyreote Struma**. Durch die Zufuhr des Schilddrüsenhormons wird erreicht, dass die Thyreotropin-Inkretion reduziert und damit der Stimulus für das Wachstum der Schilddrüsen und für die Synthese von Thyroxin vermindert wird: Ersatz der endogenen Hormonsynthese durch exogene Zufuhr, die Schilddrüse verkleinert sich. Wie bei der Substitutionstherapie sind Tagesdosen um 150 µg L-Thyroxin notwendig. Bei jüngeren Erwachsenen kann eine Verkleinerung einer Struma auch durch die Gabe von Iod-Salzen erreicht werden (s.o.).

Wird eine blande Iodmangelstruma mit L-Thyroxin in stark supprimierender Dosierung behandelt, erscheint eine zusätzliche Iodzufuhr aus zwei Gründen nicht erforderlich; erstens synthetisiert die Schilddrüse selbst kaum noch Schilddrüsenhormon, und zweitens sind in 150 µg L-Thyroxin 100 µg Iod enthalten, das beim Abbau von Thyroxin zu einem großen Anteil als Iodid frei wird.

▶ Nebenwirkungen

Es ist eine wichtige klinische Erfahrung, dass bei Patienten mit einer Hypothyreose oder gar einem Myxödem eine **zu schnelle „Ansteuerung" des euthyreoten Zustandes** aufgrund des Missverhältnisses von angestiegenem Sauerstoff-Verbrauch und der langsamer zunehmenden Durchblutung des Herzens schwerwiegende **kardiale Nebenwirkungen** (z. B. Stenokardien, Herzinfarkt, Rhythmusstörungen) nach sich ziehen kann.

23.2.3 Thyreostatika

Thyreostatika hemmen die Hormonbildung in der Schilddrüse und sind daher für die Therapie einer Überfunktion geeignet. Die Thiamide spielen die wichtigste Rolle. In entsprechenden Fällen sollte auch an die operative Therapie und die nuklearmedizinische Behandlung einer Hyperthyreose gedacht werden.

Schwefelhaltige Thyreostatika (Thiamide)

Im Anschluss an die Beobachtung, dass verschiedene Kohlarten infolge ihres Gehalts an schwefelhaltigen Verbindungen bei Kaninchen einen Kropf erzeugten, wurde systematisch nach schwefelhaltigen Thyreostatika gesucht. Ausgehend von Thioharnstoff wurde eine Reihe wirksamer Thiamide gefunden: **Methylthiouracil**, **Propylthiouracil**, **Methimazol** (Thiamazol) und **Carbimazol**.

Letzteres wird schon bei der Resorption und im Blut unter Abspaltung der labilen Ethoxycarbonyl-Gruppe in den eigentlichen Wirkstoff Methimazol umgewandelt.

▶ Wirkungsweise.
Die Thiamide dieser Gruppe verhindern in den Schilddrüsenepithelzellen die Oxidation des aufgenommenen Iodid zu Iod, den Einbau von Iod in Tyrosinreste des Thyreoglobulin und die Bildung von Thyroxin- bzw. Triiodthyronin-Vorstufen im Thyreoglobulin. Ursache dieser Wirkungen ist die **Hemmung der Peroxidase** (s. Abb. 23.**10 a**, S. 373). Propylthiouracil soll darüber hinaus die Umwandlung von L-Thyroxin in Triiodthyronin in der Peripherie erschweren. Daher die Anwendung dieses Thyreostatikum in hoher Dosierung bei der **thyreotoxischen Krise**.
Die Reduktion der Thyroxin-Sekretion unter Gabe dieser Thyreostatika zeigt sich, gemessen an Grundumsatz und klinischen Erscheinungen, je nach Umständen und Dosierung erst nach einiger Zeit, weil die in Schilddrüse und Körpergeweben vorhandenen Schilddrüsenhormone langsam aufgebraucht werden müssen.

▶ Anwendung.
Mittels eines Thiamids kann bei einer Hyperthyreose die Schilddrüsenhormon-Produktion normalisiert werden. Bei der Hyperthyreose vom Typ des **Morbus Basedow** sind IgG-Antikörper, die eine TSH-artige Wirkung besitzen, für die gesteigerte Schilddrüsenhormon-Inkretion verantwortlich. Die Hypophyse setzt kein TSH mehr frei, weil die Thyroxin- bzw. Triiodthyronin-Spiegel überhöht sind. Unter einer optimal dosierten thyreostatischen Therapie wird die Hormon-Inkretion gerade so weit zurückgedrängt, dass normale Thyroxin-/Triiodthyronin-Konzentrationen vorliegen. Ist die Suppression der Schilddrüse jedoch zu stark, nimmt die Hypophyse wieder die TSH-Abgabe auf, um einen Anstieg der Hormon-Inkretion zu erreichen. Infolge der vermehrten TSH-Sekretion wird die Schilddrüse dann hyperplastisch, es entwickelt sich ein stark durchbluteter Kropf. Bei zu hoher Dosierung über längere Zeit treten alle klinischen Erscheinungen eines Myxödems auf. Leichte Fälle sollten daher von dieser Therapie aus-

geschlossen werden, zumal bei ihnen die Ergebnisse nicht befriedigen. Die gleichzeitige Gabe eines Thiamids in voll supprimierender Dosis zusammen mit Thyroxin in einer Substitutionsdosis wird heute nicht mehr befürwortet. Besser ist es, die Thyreostatika so vorsichtig zu dosieren, dass eine ausreichende Konzentration von endogenen Schilddrüsenhormonen erhalten bleibt.

Dosierung. Es wird mit einer erhöhten Initialdosis begonnen, bis nach 4–6 Wochen eine euthyreote Stoffwechsellage erreicht ist. Dann wird schrittweise auf die Erhaltungsdosis zurückgegangen. Für Carbimazol beträgt die Anfangsdosis 15–40 mg/d und die Erhaltungsdosis 5–15 mg. Die Plasmaspiegel der Schilddrüsenhormone sollen im Normbereich liegen; der TSH-Spiegel wird kontrolliert, denn ein Ansteigen würde auf eine Überdosierung des Thyreostatikum mit Strumagefahr hinweisen.

Die Schwere eines Morbus Basedow pflegt in 1 bis 2 Jahren zurückzugehen, daher muss die Dosierung des Thyreostatikum dementsprechend reduziert werden, bis die Behandlung sogar beendet werden kann.

▶ **Nebenwirkungen.** Das Nebenwirkungsrisiko ist dosisabhängig und bei niedriger Dosierung geringer. Mit **allergischen Reaktionen** ist in einem recht hohen Prozentsatz (5–10%) zu rechnen. Es handelt sich vornehmlich um Arzneimittelexantheme. Gelegentlich treten Gelenkschmerzen auf. **Agranulozytosen,** die eventuell lebensbedrohlich sind, kommen sehr viel seltener vor; ihre Häufigkeit wird mit 0,1–0,5% angegeben. Bei Unverträglichkeit von Carbimazol bzw. Thiamazol kann sich Propylthiouracil durchaus als verträglich erweisen, da eine Kreuzsensitivität nicht bestehen muss. Eine ständige Überwachung der Patienten bezüglich der Schilddrüsenfunktion und der möglichen Nebenwirkungen (Kropfbildung, Verstärkung des Exophthalmus, allergisch bedingte Agranulozytose, Ikterus) ist notwendig.

Ein **Thiamid-induzierter Leukozytensturz** (Agranulozytose) kann sich sehr plötzlich einstellen, so dass regelmäßige Blutbildkontrollen (anfangs alle 2 Wochen, danach etwa alle 2 Monate) keinen sicheren Schutz bieten. Der Behandelte muss deshalb darüber informiert sein, dass Symptome einer Infektionskrankheit, insbesondere Fieber und Halsschmerzen, Ausdruck einer Abwehrschwäche sein können (nekrotisierende Tonsillitis bei Agranulozytose) und der Arzt zu verständigen ist. Der Arzt sollte bei jedem Hinweis auf eine Infektionskrankheit ein weißes Blutbild erstellen. Bei Zeichen einer Neutropenie muss die Thiamid-Anwendung sofort abgebrochen werden.

Die Thyreostatika gehören zu den Pharmaka, die bei Gabe in der Schwangerschaft mit einem erhöhten **Risiko der Fruchtschädigung** belastet sind. Die Thyreostatika gehen transplazentar auf den Fetus über und können dessen Schilddrüse supprimieren. Bei exakter Dosierung ist jedoch die Gefahr einer Schädigung des Fetus offenbar sehr gering. Sie soll ansteigen, wenn die Thyreostatika überdosiert und deshalb zusammen mit Schilddrüsenhormon gegeben werden, weil das Schilddrüsenhormon im Gegensatz zu den Thyreostatika die Plazentaschranke angeblich nur schlecht überwindet.

Da die Thyreostatika in die Muttermilch übergehen, ist eine **Hemmung der kindlichen Schilddrüsenfunktion** zu befürchten. Wird jedoch die Mutter mit so niedrigen Dosen von Propylthiouracil behandelt, dass sie in einer Euthyreose bleibt (also keine zusätzlichen Schilddrüsenhormone benötigt), tritt so wenig Thyreostatikum mit der Muttermilch auf das Kind über, dass eine Hypothyreose nicht erwartet werden muss.

Kontraindikationen. Kontraindiziert sind diese Mittel bei retrosternaler Struma wegen der Gefahr der Kompression der Trachea durch Zunahme des Drüsenvolumens.

Perchlorat

▶ Durch Perchlorat, z. B. als **Natriumperchlorat** ($NaClO_4$) gegeben, wird die Iodid-Aufnahme in die Schilddrüsen blockiert (s. Abb. 23.**10 a**, S. 373). Diese wird bei bekannter Autonomie vor Kontrastmittelgabe (iodhaltig!) zur Verhinderung einer Hyperthyreose kurzfristig genutzt.

▶ Bei der Therapie von Hyperthyreosen mit Perchlorat sind **aplastische Anämien** aufgetreten. Perchlorat sollte deshalb nur angewendet werden, wenn andere Mittel nicht vertragen werden. Eine Perchlorat-Gabe verschließt die Möglichkeit einer Anwendung von Radioiod.

Radioaktives Iod (^{131}I)

▶ **Wirkungsweise.** Radioiod verhält sich chemisch wie gewöhnliches Iod und wird zum größten Teil in 1–2 Tagen durch die Nieren ausgeschieden; ein Rest aber wird für längere Zeit in der Schilddrüse gespeichert. ^{131}I **zerstört** dort das Schilddrüsengewebe durch seine β-Strahlung, während sich seine härtere γ-Strahlung für die transkutane Mengenbestimmung des in der Schilddrüse befindlichen strahlenden Materials ausnutzen lässt. Die physikalische Halbwertszeit von ^{131}I beträgt 8 Tage. Obgleich grundsätzlich eine Röntgenbestrahlung dasselbe leistet, kann durch Radioiodid eine größere Strahlendosis ohne die Gefahr einer Hautschädigung zugeführt werden. Der Endzustand nach einer einmaligen Gabe wird bei der Thyreotoxikose erst nach vielen Wochen erreicht. Da das Epithel weitgehend zerstört wird, verkleinert sich die Schilddrüse. Zwischen fibrösen Partien sind die übriggebliebenen Epithelien nicht normalisiert, sondern weiterhin hyperplastisch.

▶ **Anwendung.** Zur Behandlung der **Hyperthyreose** ist ^{131}I nur in Ausnahmefällen und bei älteren Menschen zu empfehlen. Der Vorteil einer radiologischen Therapie im Vergleich zur chirurgischen Verkleinerung der Schilddrüse liegt im Fortfall des Operationsrisikos.

Bei **inoperablen Tumoren** der Schilddrüse ist ^{131}I indiziert. Die bei Tumoren erheblich herabgesetzte Iod-Aufnahmefähigkeit kann durch Behandlung mit Thyreotropin oder Thyreostatika erhöht werden. Metastasen nehmen Radioiod besser auf, wenn die Schilddrüse operativ oder durch Bestrahlung ausgeschaltet wurde. Zur Schilddrüsendiagnostik reichen sehr kleine Mengen aus, z. B. 30 µCi (1,1 MBq), was ungefähr einem Tausendstel einer kurativen Dosis entspricht.

▶ **Nebenwirkungen.** Akute Nebenwirkungen sind ähnlich wie nach Röntgenbestrahlung. Vorübergehende Entzündungen im Gebiet der Schilddrüse und der Umgebung kommen vor. In einer beträchtlichen Zahl von Fällen kommt es nach Monaten oder Jahren zu der Entwicklung einer Hypothyreose, die nur bei frühzeitiger Erkennung durch Substitution aufgefangen werden kann. Hinsichtlich des Risikos neoplastischer Entartungen nach Radioiodtherapie haben Langzeitbeobachtungen ergeben, dass die Mortalität durch maligne Erkrankungen insgesamt nicht steigt, allerdings gab es in der Subgruppe der Schilddrüsenkarzinome eine etwa vierfache Risikozunahme.

Kontraindikationen. Eine Radioiodbehandlung ist in der Schwangerschaft kontraindiziert.

β-Blocker und Lithium-Ionen

β-Blocker. Die Ursache der bei Hyperthyreosen auftretenden Zeichen von Sympathikus-Erregung ist nicht geklärt. Immerhin lassen sich derartige Symptome durch β-Blocker mildern, besonders auch bei thyreotoxischen Krisen. Diese **symptomatische Behandlung** darf die eigentliche thyreostatische Therapie nicht ersetzen, sondern nur ergänzen.

Lithium-Ionen. Als eine Notmaßnahme bei Iod-induzierter **Thyreotoxikose** kann der Versuch gemacht werden, mit Lithium-Salzen (Li-carbonat 600–1200 mg/d) die Freisetzung von Thyroxin aus Thyreoglobulin zu hemmen.

Die **thyreotoxische Krise** stellt einen Notfall dar. Medikamentöse Maßnahmen umfassen:
- **intravenös:**
  - **β-Blocker** (Unterdrückung der kardialen Folgen der Sympathikusübererregung, z. B. Propranolol 5 mg),
  - **Glucocorticoid** in hoher Dosis (Entzündungshemmung und Immunsuppression, z. B. Cortisolhemisuccinat 100 mg alle 6 h),
  - **Flüssigkeitszufuhr**.
- **peroral** (oder mittels Magensonde) zur Schilddrüsensuppression: hoch dosierte Iodlösung (nicht bei Iod-induzierter Hyperthyreose), Thiamid.

Notwendige Wirkstoffe

Schilddrüse

Wirkstoff	Handelsname	Alternative
L-Thyroxin = Levo-Thyroxin	Euthyrox® 25–300 µg/Tab. Thevier® 50–100 µg/Tab.	G
Liothyronin = L-Triiodthyronin	Thybon® 20–100 µg/Tab.	Thyrotardin®
Iodid*	Jodetten®, 0,1 u. 0,2 mg KI/Tab.	G
Thiamazol	Favistan® 20 mg/Tab., 40 mg/Amp. Thyrozol® 5; 10 u. 20 mg/Tab.	G
Carbimazol		G
Propylthiouracil	Propycil® 50 mg/Tab.	–
Na-perchlorat	Irenat® Tropfen	–
Lithiumcarbonat	Quilonum® 295 mg/Tab.	G

* KI = Kaliumiodid (chemische Nomenklatur)= Kalium jodatum (pharmazeutische Nomenklatur)

Im Handel befindliche Mischpräparate sind nicht zu empfehlen.

23.2.4 Calcitonin

▶ **Wirkungsweise.** Calcitonin ist ein aus 32 Aminosäuren aufgebautes Polypeptid. Es wird aus den **C-Zellen der Schilddrüse** ausgeschüttet, wenn die Calciumionen-Konzentration über die obere Grenze der Norm anzusteigen droht. Calcitonin hemmt die **Osteoklastentätigkeit** und damit die Abgabe von Calcium aus dem Knochen in das Blut. Außerdem fördert es in der **Niere die Ausscheidung** von Ca^{2+}, Phosphat, Mg^{2+}, K^+ und Na^+, was aber wohl von untergeordneter Bedeutung ist. Bemerkenswerterweise hat die Gabe von Calcitonin bei Normokalzämie keinen Effekt auf die Calcium-Konzentration, und auch ein Calcitonin bildender C-Zellen-Tumor geht nur selten mit einer Hypokalzämie einher. Bei Hyperkalzämie dagegen führt Calcitonin zur Senkung der Calcium-Konzentration.

▶ **Pharmakokinetik.** Zur therapeutischen Verwendung stehen synthetisches Human-Calcitonin und synthetisches Lachs(Salm)-Calcitonin zur Verfügung. Als Polypeptid muss Calcitonin parenteral verabreicht werden. Lachs-Calcitonin wird aus dem Blut weniger rasch eliminiert ($t_{½}$ ~ 80 min) und ist stärker wirksam als Human-Calcitonin ($t_{½}$ ~ 40 min). Calcitonin verschwindet also relativ rasch aus dem Blut, der Effekt auf den Calcium-Stoffwechsel hält dagegen ca. 8 Stunden an.

▶ **Indikationen** sind: Morbus Paget (z. B. 50–100 IE/d s.c. oder i.m.), Hyperkalzämie (ca. 300–600 IE s.c., i.m. oder per infusionem), Knochenschmerzen bei malignen Erkrankungen, daneben Morbus Sudeck und Osteoporose (für diese Indikation Zufuhr mittels Nasenspray). Der analgetische Effekt ist unabhängig von der Wirkung auf den Knochenstoffwechsel, tritt auch bei anderen Schmerzformen in Erscheinung und kann eventuell für längere Zeit bestehen bleiben.

▶ An **Nebenwirkungen** treten am häufigsten (20–30%) Gesichtsrötung („flush") und ein prickelndes oder Wärmegefühl in den Extremitäten auf; den therapeutischen Einsatz können Übelkeit, Erbrechen und Diarrhöe behindern. Urtikaria wird beobachtet. Bei längerer, fortwährender Anwendung von Calcitonin nimmt seine Wirksamkeit ab. Antikörper finden sich bei der Mehrzahl der Behandelten, jedoch begründet die Antikörperbildung nicht die Abnahme der Wirksamkeit.

Notwendige Wirkstoffe

Calcitonin

Wirkstoff	Handelsname	Alternative
Calcitonin	Karil® Amp., Nasenspray	G

23.3 Nebenschilddrüse

In der Nebenschilddrüse (Glandula parathyreoidea) wird das **Parathormon** produziert, ein Polypeptid mit einem Molekulargewicht von 8600. Die Freisetzung von Parathormon wird durch ein Absinken der Konzentration an Calcium-Ionen im Blut stimuliert (s. Box 23.**6**).

▶ **Wirkungsweise.** Parathormon bewirkt eine Erhöhung der Calcium-Konzentration und eine Erniedrigung der Phosphat-Konzentration im Blut (Abb. 23.**11**):
- Im Knochen werden unter dauerhaft erhöhten Parathormonspiegeln die **Osteoklasten aktiviert** mit der Folge einer verstärkten Knochenresorption. Aus dem abgebauten Hydroxylapatit werden Calcium und Phosphat freigesetzt. Dieser Effekt des Parathormon kommt nicht durch eine direkte Einwirkung auf die Osteoklasten zustande, sondern wird **über Osteoblasten vermittelt.**
- In den **Nierentubuli** fördert Parathormon die **Rückresorption von Calcium** und hemmt die Rückresorption von Phosphat.
- Ebenfalls in der Niere regt Parathormon die **Bildung des Vitamin-D-Hormons** an (S. 248).

Die Verminderung der Phosphat-Konzentration erscheint physiologisch „vernünftig": Wie auf S. 217 dargestellt, gehört Phosphat zu den Komplexbildnern, die durch Bindung von Calcium-Ionen dessen freie Konzentration senken; eine Verminderung der Konzentration dieses Komplexbildners kann also einen Beitrag zur Anhebung der freien Calcium-Konzentration leisten.

Angemerkt sei, dass aufgrund des parathormonbedingten Anstiegs der freien Calcium-Konzentration die glomerulär filtrierte Menge an Calcium-Ionen zunimmt. Obgleich Parathormon bewirkt, dass ein größerer Anteil wieder rückresorbiert wird (s.o.), nimmt doch die im Urin insgesamt ausgeschiedene Calcium-Menge zu.

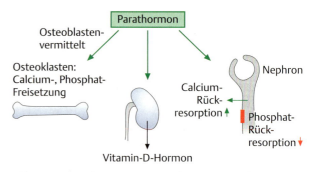

Abb. 23.**11 Wirkungen von Parathormon.** Durch seine Wirkung an Knochen und Niere erhöht Parathormon die Calcium-Konzentration im Blut.

Im Blut von Patienten mit bösartigen Tumoren und Hyperkalzämie ist ein dem Parathormon verwandtes Protein gefunden worden, das den Parathormon-Rezeptor ebenfalls zu stimulieren vermag und eine Symptomatik wie bei Hyperparathyreoidismus hervorrufen kann.

▶ **Anwendung.** Obgleich Parathormon, parenteral gegeben, bei parathyreopriver Tetanie wirksam ist, kann es in der Therapie entbehrt werden. Um akute Wirkungen zu erzielen, ist die intravenöse Zufuhr von Calciumsalzen vorzuziehen, für die Dauerbehandlung die orale Verabreichung von Vitamin D$_3$ oder seiner Derivate (S. 248).
Osteoporose: Unter einer intermittierenden, „gepulsten" Zufuhr von Parathormon wird der Knochenaufbau, besonders des Trabekelwerks, gefördert. Zur Behandlung der Osteoporose wurde **Teriparatid** eingeführt. Es ist ein auf 34 Aminosäuren verkürztes Fragment von Parathormon (84 Aminosäuren), das zur Stimulation der Parathormon-Rezeptoren ausreicht.

Box 23.6

Der „Calcium-Sensor"

Die Nebenschilddrüsenzellen erfassen die extrazelluläre Ca^{2+}-Konzentration mittels eines membranständigen Proteins, das zu den G-Protein-gekoppelten Rezeptoren zählt. Das aminoterminale Ende des Proteins scheint Ca^{2+} in pinzettenartiger Weise umfassen zu können, um sich dann in dieser Form in die Bindungstasche des Rezeptorproteins einzulagern und den Rezeptor zu erregen (s. Abb.). Dies hat eine Hemmung der Parathormon-Inkretion zur Folge. Ein Absinken der extrazellulären Ca^{2+}-Konzentration geht dementsprechend mit einer Enthemmung der Parathormon-Freisetzung einher. In der Niere ist dieser Rezeptortyp an der Steuerung der tubulären Ca^{2+}-Rückresorption in Abhängigkeit von der Ca^{2+}-Serumkonzentration beteiligt.
Mutationen dieses Rezeptorproteins, die mit einer Funktionseinbuße einhergehen, führen zur familiären hypokalziurischen Hyperkalzämie. Auch das Gegenteil ist beobachtet worden: Mutationen im Sinne der Überfunktion mit hyperkalziurischer Hypokalzämie.

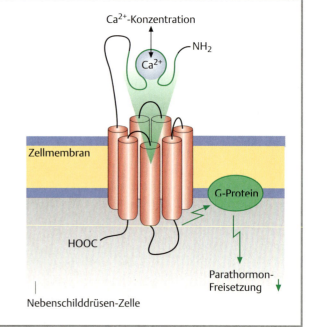

Teriparatid wird einmal täglich subkutan injiziert. Seine Plasmaelimination ist rasch ($t_{1/2}$ ca. 1 Stunde), so dass tägliche **„Konzentrationspulse"** auftreten (und nicht dauerhaft erhöhte Konzentrationen wie beim Hyperparathyreoidismus). Unter diesem Therapieschema überwiegt die Stimulation der Osteoblasten und die Knochenmasse nimmt zu. Besonders der trabekuläre Knochen wird günstig beeinflusst. Teriparatid ist zur Behandlung einer manifesten Osteoporose bei Frauen in der Postmenopause indiziert. Die maximale Therapiedauer beträgt 18 Monate. Auf eine ausreichende Zufuhr von Vitamin D und Calcium ist zu achten. Klinischen Studien zufolge nimmt die Häufigkeit von Wirbelkörper-, aber nicht von Hüftfrakturen ab.

Hemmung der Parathormon-Inkretion

Cinacalcet ▶ verstärkt die Wirkung von Ca^{2+} am „Calcium-Sensor-Rezeptor" (Box 23.7), indem es sich außerhalb der Haftstelle von Ca^{2+} an das Rezeptorprotein anlagert. Cinacalcet stellt den ersten therapeutisch genutzten allosterischen Modulator eines G-Protein-gekoppelten Rezeptors dar.

Cinacalcet

▶ Indikationen sind der primäre Hyperparathyreoidismus bei einem Hormon-bildenden Nebenschilddrüsenkarzinom und der sekundäre Hyperparathyreoidismus bei einer dialysepflichtigen chronischen Niereninsuffizienz. Cinacalcet wird peroral verabreicht. Kontrollen der Serumkonzentrationen der freien Ca^{2+}-Ionen (cave: Hypokalzämie) sowie des intakten Parathormon (cave: adynamische Knochenerkrankung bei zu stark abgesenktem Parathormon) sind notwendig.

▶ Die häufigste Nebenwirkung besteht in Übelkeit und Erbrechen.

Box 23.7

Sekundärer Hyperparathyreoidismus bei chronischer Niereninsuffizienz (Abb. 23.12)

Bei einer chronischen Niereninsuffizienz kann von den Nieren nicht mehr ausreichend Vitamin-D-Hormon gebildet werden. Deshalb nimmt die enterale Aufnahme von Calcium ab. Ein Absinken des Ca^{2+}-Blutspiegels stimuliert die Freisetzung von Parathormon, so dass durch Knochenabbau Calcium und Phosphat freigesetzt werden. Es droht eine **renale Osteodystrophie**. Ein nahe liegender Ansatz wäre die Substitution von Vitamin-D-Hormon, um die enterale Aufnahme von Calcium zu fördern, den Ca^{2+}-Spiegel ausreichend hoch zu halten und so indirekt die Parathormon-Inkretion zurückzudrängen und den Knochen zu schützen. Aus der Gabe von Vitamin-D-Hormon kann jedoch eine Schwierigkeit erwachsen: Vitamin-D-Hormon fördert neben der Calciumresorption auch die enterale Phosphataufnahme, aber wegen der Niereninsuffizienz besteht eine *Phosphat-Retention*. Dementsprechend kann das „Calcium-Phosphat-Produkt" ansteigen, und eine *Ausfällung von Calciumsalzen* im Gewebe droht (Kontrolle der Serumkonzentrationen von freiem Ca^{2+}, von Phosphat und von intaktem Parathormon!). Wenn der sekundäre Hyperparathyreoidismus also mit einem weniger stark verminderten Calciumspiegel einhergeht, ist die Anwendung von Vitamin-D-Hormon problematisch. Besonders in dieser Situation ist **Cinacalcet** nützlich, weil es direkt die Parathormon-Freisetzung senkt und so den Knochen schützt ohne die Gefahr einer Ausfällung von Calciumphosphat in den Geweben. Dann ist es aber wichtig darauf zu achten, dass der Calciumspiegel nicht zu stark absinkt. Es kann unter einer Cinacalcet-Therapie nötig sein, Vitamin-D-Hormon und Phosphatbinder einzusetzen.

Notwendige Wirkstoffe

Nebenschilddrüse

Wirkstoff	Handelsname	Alternative
Teriparatid	*Forsteo*® Injektor	–
Cinacalcet	*Mimpara*® Tab.	–

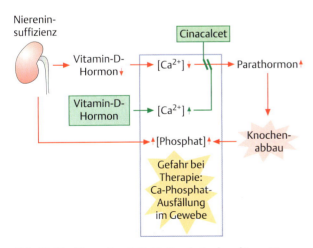

Abb. 23.12 Therapiemöglichkeiten bei sekundärem Hyperparathyreoidismus infolge chronischer Niereninsuffizienz. Vitamin-D-Hormon und Cinacalcet senken die Parathormon-Ausschüttung und hemmen den Parathormon-vermittelten Knochenabbau. Bei Vitamin-D-Hormon geht dies einher mit einer Steigerung der Ca^{2+}-Konzentration, unter Cinacalcet sinkt diese ab.

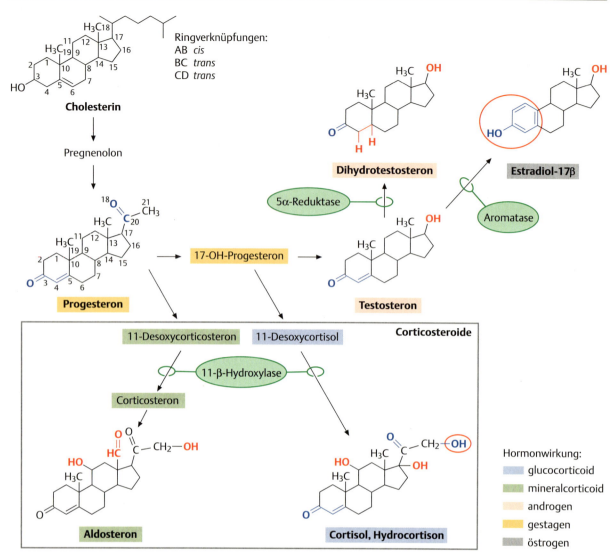

Abb. 23.13 Synthesewege der Steroidhormone.

23.4 Nebennierenrinde und Gonaden

Die Hormone aus der Nebennierenrinde und aus den Gonaden bilden die Gruppe der **Steroidhormone**.

Struktur und Synthese der Steroidhormone. Die Steroidhormone lassen sich in vier funktionelle Gruppen einteilen: Gestagene, Estrogene, Androgene und Corticosteroide. Jede dieser Gruppen hat bestimmte Struktureigentümlichkeiten im Molekül. Die Synthese der Steroidhormone geht von Cholesterin aus. Als Zwischenstufe wird immer Progesteron durchlaufen. In Abb. 23.13 sind die Synthesewege für die verschiedenen Steroidhormone dargestellt. In den Formeln sind die strukturellen Unterschiede zu Progesteron markiert.

▶ **Wirkungsweise.** Die Steroidhormone wirken auf zellulärer Ebene in prinzipiell gleicher Weise, nämlich indem sie mit transkriptionsregulierenden Rezeptoren interagieren und so die Proteinsynthese beeinflussen. Die Hormone gelangen in das Zellinnere, reagieren in dem „Zielorgan" mit Rezeptorproteinen und bilden einen Steroid-Rezeptor-Komplex. Infolge der Steroid-Bindung ändert sich die Konformation des Rezeptorproteins. Der Steroid-Rezeptor-Komplex lagert sich paarweise, d. h. in Form homodimerer Komplexe an DNA-Abschnitte an, welche die Transkription bestimmter Gene in mRNA regeln (s. Abb. 1.8, S. 10). Die Transkription und dementsprechend die Proteinsynthese kann – je nach Gen – verstärkt oder vermindert werden. Steroidhormon-/Rezeptorkomplexe fungieren also als Transkriptionsfaktoren. Darüber hinaus können sich Steroidhormon-/Rezeptorkomplexe an andere Transkriptionsfaktoren binden und deren Funktion verändern. Auf diese Weise wird die Expression solcher Gene beeinflusst, die in ihrer Promotorregion selbst keine Bindungsorte („response elements") für die entsprechenden Steroidhormon-/Rezeptorkomplexe aufweisen. Für die verschiedenen Steroidhormon-Arten gibt es jeweils spezielle Rezeptoren. Da die Steroidhormone eine Änderung der Proteinsynthese auslösen, setzt die genomische Wirkung mit Latenz ein.

Box 23.8

Nicht-genomische Effekte von Steroidhormonen

Nach der klassischen Vorstellung wirken die Steroidhormone über eine Beeinflussung der DNA im Zellkern: genomischer Effekt. Die Wirkung tritt mit einer Latenz im Bereich von Stunden auf, weil die Veränderung der Eiweißsynthese Zeit gebraucht, um offenbar zu werden. Allerdings ist für eine Reihe von Steroiden schon seit Jahren bekannt, dass schnell einsetzende Wirkungen ausgelöst werden können, die auch klinisch von Bedeutung sind, wie z. B. durch Glucocorticoid-Injektionen beim Status asthmaticus. Diese schnellen Effekte sind nicht durch einen genomischen Wirkungsmechanismus zu erklären.

In der Abbildung wird ein **experimentelles Beispiel** für einen sofort einsetzenden Steroid-Effekt demonstriert. An kultivierten Endothelzellen des Schweins wird die freie intrazelluläre Ca^{2+}-Konzentration fortlaufend gemessen. In Abhängigkeit von der intrazellulären Lokalisation liegt die Konzentration von Ca^{2+} bei 50–90 nM. Die Zugabe von Aldosteron zum Nährmedium ruft eine sofortige Steigerung hervor, in Minuten sind die Konzentrationen auf das 2–3fache erhöht, zugrunde liegt eine Zunahme des Ca^{2+}-Einstroms durch die Zellmembran. Die genaue Analyse der nicht genomischen Wirkungen von Steroidhormonen hat folgende Möglichkeiten ergeben:

1. Die Steroide binden sich auf der Zelloberfläche an **spezifische Steroid-Rezeptoren**, die Anlagerung wird über übliche Transduktionswege (IP_3, cAMP) in schnelle Effekte umgesetzt: **direkte**, spezifische, **nicht genomische Steroidwirkung**.
2. Die Steroide *modulieren* die Empfindlichkeit anderer spezifischer Rezeptoren für ihre Agonisten. Das markanteste Beispiel für diese Art der Interaktion ist der Einfluss von „Neurosteroiden" wie Pregnenolon auf die GABA-Wirkung am $GABA_A$-Rezeptor; in Sekunden nach der Injektion treten Sedation und antikonvulsive Effekte auf: **indirekte**, spezifische, **nicht genomische Wirkung**.
3. In sehr hohen Konzentrationen beeinflussen Steroide eventuell die *Fluidität von Plasmamembranen* und sekundär die in die Membran eingebetteten Proteine (Kanalproteine, Rezeptoren). Diese Wirkungen werden als unspezifische Effekte aufgefasst, die u. a. der schnellen antiallergischen Wirkung hochdosierter Glucocorticoide zugrunde liegen: **unspezifische, nicht genomische Wirkung**.

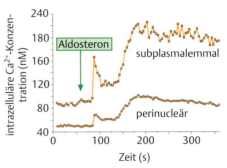

Zeitverlauf der freien intrazellulären Ca^{2+}-Konzentration in zwei verschiedenen Zellbereichen nach Zusatz von Aldosteron (Experimentalbefund).

23.4.1 Glucocorticoide

Überblick

Die Glucocorticoide sind unter zwei Gesichtspunkten zu betrachten:

Substitutionstherapie:
- Bei einer primären Nebennierenrinden-Insuffizienz müssen *Cortisol* und ein Mineralcorticoid (z. B. das peroral wirksame Fludrocortison) gegeben werden.
- Bei einer sekundären Nebennierenrinden-Insuffizienz (ACTH-Mangel) genügt die Cortisol-Gabe.

Entzündungshemmende Therapie:

Glucocorticoide
- Glucocorticoide in höherer Dosierung wirken antirheumatisch, antiallergisch, immunsuppressiv, hemmen die Transplantat-Abstoßung usw.
- Je nach Dosis und Therapiedauer ergeben sich Nebenwirkungen im Sinne eines „medikamentösen Cushing-Syndroms". Hinzu kommt eine Suppression der Nebennierenrinde.

Cortisol-Derivate
(z. B. *Prednisolon*, *Triamcinolon* oder *Dexamethason*)
- Sie besitzen eine geringere oder keine mineralcorticoide Wirkkomponente mehr. Glucocorticoidwirkung, entzündungshemmender Effekt und Suppressionswirkung auf die endogene Cortisolproduktion gehen jedoch immer parallel.
- Wenn möglich werden Glucocorticoide lokal angewandt, um ihren entzündungshemmenden Effekt unter Vermeidung systemischer Nebenwirkungen nutzen zu können: z. B. Applikation auf der Haut oder an der Schleimhaut von Nase, Bronchien, Dickdarm.

Synthese. Das endogene Glucocorticoid **Cortisol** (Hydrocortison) wird in der Zona fasciculata der Nebennierenrinde gebildet. Die Nebennierenrinde kann ihre Hormone nicht in nennenswerter Weise speichern, sondern muss sie stets neu synthetisieren, sobald **Inkretionsreize** (vor allem Corticotropin) einwirken. Die Biosynthese geht von Cholesterin aus (Abb. 23.**13**), das den NNR-Zellen vorwiegend über „low-density-lipoproteins" (LDL) durch rezeptorvermittelte Endozytose zugeführt wird.

11β-Hydroxylase-Hemmung. In der Nebennierenrinde wird als letzter Syntheseschritt eine Hydroxy-Gruppe am Kohlenstoff-Atom 11 eingeführt, dadurch entstehen vor allem Cortisol und Aldosteron. Dieser Schritt wird von dem Enzym 11β-Hydroxylase katalysiert (Abb. 23.**13**). Durch einige Substanzen, u. a. auch das Narkotikum Etomidat, kann dieses Enzym selektiv gehemmt werden. Besonders wirksam ist Metyrapon, das beim Menschen die Entstehung von 11-Hydroxysteroiden verhindert und zu Testzwecken verwendet wird.

Inkretionsrhythmus. Die Cortisol-Inkretion wird durch Corticotropin (ACTH) aus dem Hypophysenvorderlappen angeregt (S. 364). Die physiologische Inkretion erfolgt im zirkadianen Rhythmus. Die gesamte Tagesproduktion an Cortisol beträgt beim Menschen 20–25 mg; davon werden ca. 80% in der Zeit von 4–8 Uhr morgens sezerniert. Neben der Ruhesekretion spielt die Steigerung der Corticotropin-Ausschüttung mit entsprechendem Anstieg der Cortisol-Abgabe eine besondere Rolle bei physischen und psychischen Belastungen (Stress-Situationen). Die Cortisol-Inkretion kann dabei um das 10fache zunehmen.

Elimination und Abbau. Unter normalen Bedingungen ist ein Anteil von ca. 95 % der Plasma-Glucocorticoide an Transcortin, einen α-Globulin, und andere Plasmaeiweiße gebunden. Nur jeweils der freie Teil ist augenblicklich biologisch wirksam. Das nicht gebundene Cortisol wird schnell abgebaut, die Halbwertzeit der Elimination aus dem Plasma beträgt bei Gesunden konzentrationsabhängig 80–150 Minuten. Es sei angemerkt, dass die Halbwertzeit für das Abklingen des biologischen Effektes wesentlich länger ist als die Halbwertzeit für die Elimination aus dem Plasma. Dies erklärt sich aus der Proteinsynthese-regulierenden Wirkung des Cortisol, denn der Effekt klingt mit dem Zeitverlauf ab, mit dem Cortisol-induzierte Proteine ihre Funktion verlieren bzw. Cortisol-supprimierte Proteine wieder gebildet werden. Der Abbau von Cortisol erfolgt in der Leber und in anderen Geweben durch Überführung des Keto-Sauerstoffs in C3-Position in eine OH-Gruppe, ferner wird die Doppelbindung im A-Ring hydriert. Die C3-OH-Gruppe wird dann an Glucuronsäure oder Schwefelsäure gekoppelt, damit wird das Molekül hydrophil und kann renal ausgeschieden werden.

Box 23.9

Molekularer Wirkungsmechanismus der Glucocorticoide

An den entzündungshemmenden Wirkungen der Glucocorticoide ist die Unterdrückung der **Bildung von Cytokinen** beteiligt (z. B. Interleukine 1, 3, 4, 5, 6, 8; Tumornekrosefaktor α, Granulozyten/Makrophagen-Kolonie-stimulierender Faktor). Auch die Synthese von bestimmten **Cytokin-Rezeptoren wird gedrosselt**. Entzündungsmediatoren mit Lipidnatur (Prostaglandine, Leukotriene, Plättchen-aktivierender Faktor [PAF]) werden unter dem Einfluss von Glucocorticoiden ebenfalls weniger gebildet. Dies ist Folge einer Reduktion der Synthese bzw. Aktivitäten von Enzymen (Phospholipase A_2, Cyclooxygenase 2), welche die Bildung dieser Mediatoren katalysieren. Glucocorticoide können daneben die Synthese von **Lipocortin-1 stimulieren**; dieses interagiert mit den Phospholipiden, welche Substrat der Phospholipase A_2 sind, und behindert auf diese Weise die Freisetzung von Arachidonsäure (vgl. S. 286). Die **molekularen Vorgänge**, die den entzündungshemmenden Wirkungen von Cortisol und anderen Glucocorticoiden zugrunde liegen, sind komplex. In Abb. 23.**14** ist das Geschehen am Beispiel des Transkriptionsfaktors NF-κB illustriert. Glucocorticoide lagern sich an zytosolische **Glucocorticoid-Rezeptoren** an, die Ligand-Rezeptor-Komplexe gelangen in den Zellkern und binden sich in Paarform (als homodimere Komplexe) an spezifische Bindungsstellen (glucocorticoid response elements) in transkriptionsregulierenden Bereich bestimmter Gene. Auf diese Weise können **Glucocorticoide die Genexpression** und damit die Synthese der entsprechenden Proteine, z. B. von Lipocortin 1, fördern.
Die Expression zahlreicher Gene, die für Entzündungsvorgänge wichtig sind, wird durch **Glucocorticoide vermindert**, obwohl diese Gene in ihrem Promotorbereich nicht über „glucocorticoid response elements" verfügen. Dies kommt wahrscheinlich dadurch zustande, dass die Glucocorticoide mit Transkriptionsfaktoren, wie dem Aktivierungsprotein-1 (AP-1) oder dem Protein NF-κB interferieren, welche die Expression proinflammatorischer Proteine stimulieren (Abb. 23.**14**). Offenbar lagern sich die Glucocorticoid-Rezeptor-Komplexe an die Transkriptionsfaktoren an, um diese – gewissermaßen im Vorfeld der Transkription – zu inaktivieren.

▶ Wirkungen der Glucocorticoide

Cortisol ist ein lebenswichtiges Hormon. Sein Fehlen infolge von Erkrankung (Addison-Krankheit) oder Entfernung der Nebennieren kann zum Tode führen.

Glucocorticoide Wirkung. Ein wesentlicher Teil der Cortisolwirkung besteht darin, dass es in der Leber die Neusynthese von Glucose aus Aminosäuren (Gluconeogenese) anregt. In der Peripherie fördert Cortisol die Bereitstellung von Aminosäuren für die Gluconeogenese. Auf diese Weise hält es einen ausreichenden Glucosespiegel im Blut aufrecht, wenn die Nahrungszufuhr unzureichend ist.

Antiinflammatorische Wirkung. In höherer Konzentration als für die gluconeogenetische Wirkung notwendig entfalten Cortisol und andere Glucocorticoide entzündungshemmende Wirkungen, die therapeutisch in vielfältiger Weise genutzt werden können. Diese **pharmakodynamische Wirkung** betrifft alle Phasen der Entzündungsreaktion, also die exsudative Phase mit Vasodilatation, Ödembildung und Leukozyten-Extravasation, die proliferative Phase mit Fibroblasten-Vermehrung und Bindegewebsbildung sowie schließlich die Narbenbildung. Auch die Aktivierung des Immunsystems wird unterdrückt.

Wirkungsunterschiede zwischen den Glucocorticoiden

Cortisol hat zwar auch Affinität zu **Mineralocorticoid-Rezeptoren**, wird aber normalerweise nach seinem Eindringen in die Aldosteron-empfindlichen Tubulusepithelzellen der Niere sofort inaktiviert, indem das Enzym 11β-Hydroxysteroiddehydrogenase (Typ II) **Cortisol in das inaktive Cortison überführt**. In hohen, entzündungshemmend wirksamen Konzentrationen vermag Cortisol aber doch eine mineralocorticoide Wirkung auszulösen. Bei den synthetischen Glucocorticoiden ist die mineralcorticoide Wirkkomponente geringer oder ganz aufgehoben (Tab. 23.3). Die Natrium-Retention und Kalium-Ausschwemmung sind nach Gabe von **Prednison** und **Prednisolon** zwar geringer als nach Cortisol, aber besonders bei längerer Zufuhr doch noch beachtlich. Nach **Triamcinolon** und **Dexamethason** wird der Natrium- und Kalium-Stoffwechsel meist nur wenig beeinflusst.
Die antiphlogistische, antiallergische und immunsuppressive Wirkung und die glucocorticoide Stoffwechselwirkung sowie der Hemmeffekt auf die körpereigene Cortisol-Inkretion gehen parallel. Es sind bisher keine Substanzen verfügbar, bei denen die **gewünschte entzündungshemmende Wirkung** gegenüber den unerwünschten Begleitwirkungen im Vordergrund steht.
In Nuancen scheint das **Wirkprofil der Glucocorticoide** allerdings nicht identisch zu sein. So können Triamcinolon und Dexamethason unter Umständen eine zunehmende Muskelschwäche bei normalem Kalium-Blutspiegel erzeugen. Dies ist ein beunruhigendes Symptom, das vielleicht auf einer Schädigung der Muskelfasern beruht. Dexamethason soll wenig, Triamcinolon nicht euphorisierend wirken. Letzteres vermindert im Gegensatz zu den anderen Glucocorticoiden den Appetit.

Tab. 23.3 Relative Wirkungsstärke einiger Corticoide

	relative antiphlogistische Wirkung	relative Natrium-retinierende Wirkung
Cortisol	1	1
Cortison*	0,8	0,8
Prednisolon und Prednison	4	0,8
Triamcinolon	5–10	0
Betamethason	25	0
Dexamethason	25	0
Aldosteron	0	3000

Bezugssubstanz für die beiden Spalten ist Cortisol; dessen antiphlogistische Wirkstärke ist bei absoluter Betrachtung vielfach größer als die Na-retinierende Wirkstärke, aber hier wurde die Wirkstärke getrennt für jede Spalte jeweils gleich 1 gesetzt. Die genannten Faktoren sind klinisch empirisch gewonnen worden. Sie beruhen auf den Dosierungen der Substanzen, die nach klinischer Erfahrung gleiche therapeutische Wirkungen hervorrufen. Die Faktoren eignen sich im Einzelfall nur dazu, eine gewisse Orientierung zu bieten. Die unterschiedliche Wirksamkeit und damit auch die so genannte Cushing-Schwellendosis resultiert aus Unterschieden in der Rezeptor-Affinität und in der Verweildauer im Organismus.

* Cortison ist eine Vorstufe und wird nach peroraler Gabe in der Leber erst in die Wirkform Cortisol umgewandelt (Hydroxysteroid-Dehydrogenase HSD Typ I). In der Aldosteron-empfindlichen renalen Tubulusepithelzelle erfolgt der umgekehrte Vorgang: die Dehydrogenase HSD II macht Cortisol durch Überführung in Cortison unwirksam.

▶ **Nebenwirkungen von Glucocorticoiden**

Einmalige Zufuhr auch großer Dosen von Glucocorticoiden ruft geringe oder keine Nebenwirkungen hervor. Je länger diese Hormone gegeben werden müssen, umso stärker machen sich jedoch die Nebenwirkungen bemerkbar. Viele der Nebenwirkungen entsprechen den Symptomen bei der endogenen Cortisol-Überproduktion, man spricht daher auch vom **iatrogenen Cushing-Syndrom**.

Nebenwirkungen infolge der Unterdrückung der Entzündungsreaktion, z.B. Infektionsgefahr, Wundheilungsstörung. Die Hemmung der mesenchymalen Reaktionen durch Glucocorticoide verschlimmert manchen Krankheitsablauf. Die Granulations- und Narbenbildung kann wesentlich verzögert sein. Geschwüre im Magen-Darm-Kanal können aktiviert werden; direkt ulzerogen sind Glucocorticoide hingegen nicht. Wegen der Immunsuppression breiten sich Infektionen leichter aus oder werden erst klinisch manifest (z.B. Tuberkulose). Dies gilt auch für die lokale Therapie. So kann die inhalative Gabe von Glucocorticoiden bei Asthma bronchiale eine Soormykose im Mund-Rachen-Raum auslösen, weil sich an diesen Schleimhautbezirken erhebliche Glucocorticoidmengen niederschlagen können.

Nebenwirkungen infolge verstärkter glucocorticoider Stoffwechselwirkungen. Da die Gluconeogenese die Bereitstellung von Aminosäuren benötigt, kommt es zu einer „Eiweißkatabolie": Abnahme der Skelettmuskel-Masse mit Muskelschwäche; Osteoporose mit Frakturneigung wegen verminderter Synthese von Knochengrundsubstanz (sowie vermehrter Calcium-Mobilisation aus dem Knochen zur Kompensation renaler Calciumverluste und enteraler Minderresorption von Calcium); Wachstumshemmung bei Kindern (ein Wachstumsrückstand kann aber nach Beendigung der Therapie aufgeholt werden, solange die Epiphysenfugen nicht geschlossen sind), Striae und Hautatrophie.
Die vermehrt anfallende Glucose führt bei intakter Insulin-Inkretion nicht zu einer diabetischen Stoffwechsellage. Die Glucose wird in die **Triglyceridsynthese** eingeschleust: Hypertriglyzeridämie, Vollmondgesicht, Büffelnacken, „Stammfettsucht". Bei unzureichender Insulin-Inkretion kommt es zum „Steroiddiabetes".

Nebenwirkungen infolge mineralocorticoider Effekte, wie Retention von Natrium-Ionen und Wasser, evtl. mit Blutdruckanstieg und Ödemen, sowie vermehrte renale Elimination von Kalium-Ionen mit Hypokaliämie. Diese Effekte gelten für eine Therapie mit Cortisol, spielen jedoch bei anderen Glucocorticoiden kaum eine Rolle.

Zentralnervöse Effekte. Während einer Glucocorticoidtherapie ist die Stimmungslage meistens erhöht, oder es kommt zu einer Euphorie, die mitunter zu Gewohnheitsbildung und Sucht führen kann. Auch sind Psychosen und bei Kindern Krampfanfälle beschrieben worden. Diese zentralnervösen Störungen sollen besonders dann auftreten, wenn eine hohe Tagesdosis nicht über den Tag verteilt, sondern einmalig zugeführt wird. Daher wird empfohlen, ab 40mg Prednisolon (und Äquivalenten) pro Tag die Dosis auf mehrere Einzelgaben zu verteilen.

Nebenwirkungen durch Beeinflussung des Regelkreises. Im Rahmen des Regelmechanismus hemmen die Glucocorticoide die Freisetzung von ACTH, wenn ihre Konzentration im Plasma den augenblicklichen „Sollwert" überschreitet (s. Box 23.10). Wird durch ständige Zufuhr von Glucocorticoiden der „Sollwert" für längere Zeit überschritten, entwickelt sich aufgrund einer Hemmung der ACTH-Freisetzung eine **Nebennierenrinden-Atrophie**. Es sei angemerkt, dass die Aldosteron-Inkretion nicht betroffen ist, weil diese nicht durch ACTH, sondern vorwiegend durch Angiotensin II gesteuert wird (S. 119). Die Wahrscheinlichkeit, eine Nebennierenrinden-Atrophie auszulösen, wächst mit steigender Dosis und zunehmender Behandlungsdauer. In diesem Zustand können bei plötzlichem Absetzen der Glucocorticoidzufuhr bedrohliche Schockzustände auftreten, wenn der Patient einer Belastung unterworfen ist. Um dies zu vermeiden, sollten Glucocorticoide schrittweise abgesetzt werden. Die Rindenatrophie geht nach Absetzen der

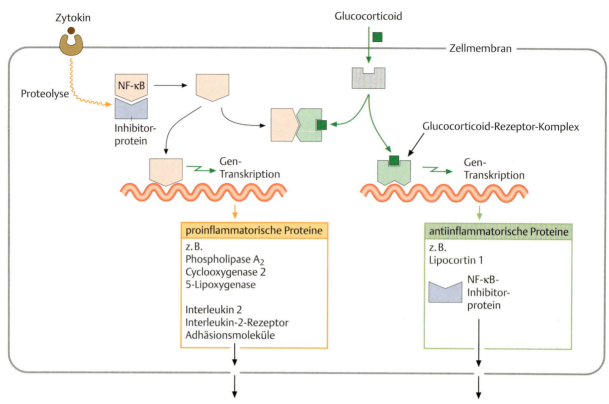

Abb. 23.14 Antiinflammatorische Wirkungsweise von Glucocorticoiden. Die entzündungshemmende Wirkungsweise der Glucocorticoide ist vielschichtig, wie hier am Beispiel des Transkriptionsfaktors NF-κB gezeigt. Dieses Protein befindet sich im Zytosol von Lymphozyten und anderen Zellen, gebunden an ein inhibitorisches Protein. Eine Stimulation beispielsweise durch ein Zytokin führt vermittelt durch Proteinkinasen und Phosphorylierung des Inhibitorproteins zu dessen Abbau. Daraufhin kann NF-κB in den Zellkern gelangen und die Transkription proinflammatorischer Proteine stimulieren. Enzyme werden gebildet, z. B. Phospholipase A₂, Cyclooxygenase 2 und Lipoxygenase, welche für die Eicosanoid-Synthese wichtig sind; Zytokine und ihre Rezeptoren werden synthetisiert, z. B. Interleukin 2 und dessen Rezeptorprotein; Adhäsionsmoleküle werden gebildet, die den Austritt von Entzündungszellen aus der Gefäßbahn vermitteln. Glucocorticoide binden sich an zytosolische Glucocorticoid-Rezeptoren. Die Glucocorticoid/Rezeptor-Komplexe können freies, aktives NF-κB abfangen, indem sie sich an dieses Protein anlagern, und so die Expression proinflammatorischer Proteine vermindern. Gleichzeitig können sie die Transkription antiinflammatorischer Proteine fördern, so z. B. des Lipocortin 1, das mit der Phospholipase-A₂-Wirkung interferiert, und des Inhibitorproteins für NF-κB.

Glucocorticoidzufuhr nämlich wieder zurück, jedoch kann es Wochen bis Monate dauern, bis die normale Funktionsfähigkeit wiederkehrt.

In der Phase nach dem Absetzen, aber auch schon während einer dauernden Therapie mit Glucocorticoiden, können Corticoid-Mangelzustände dann auftreten, wenn der Patient bei einer schweren körperlichen Belastungssituation, wie z. B. einer Infektion, einen gesteigerten Bedarf an Glucocorticoiden aufweist. Dem ist durch eine Erhöhung der Dosis Rechnung zu tragen (bis zu 100 mg Prednisolon-Äquivalenten pro Tag).

Bemerkenswerterweise beeinträchtigt die Verabreichung der gesamten Tagesdosis bis etwa 20 mg Prednisolon-Äquivalenten in den frühen Morgenstunden nicht den zirkadianen Rhythmus der Corticotropin- und Cortisolsekretion. Bei manchen Erkrankungen genügt auch die Zufuhr einer doppelten Dosis jeden zweiten Tag („alternierende Therapie").

Nebenwirkungen bei lokaler Applikation. Bei inhalativer Gabe kommen Mundsoor und Heiserkeit vor. Die Anwendung an der Haut kann zu Hautatrophie, Teleangiektasie, Steroidakne führen. Am Auge sind Glaukom und Katarakt möglich. Je höher die applizierte Dosis, desto höher ist die Gefahr von systemischen Nebenwirkungen.

Ein empfindlicher Indikator für eine systemische Belastung bei lokaler Applikation besteht im Absinken der Cortisolausscheidung im 24-h-Sammelurin, denn dies zeigt eine Regelkreis-Reaktion mit Senkung der Cortisol-Inkretion an.

Kontraindikationen. Eine längere Behandlung kann unter anderem gefährlich werden bei Hypertonie, Herzinsuffizienz, chronischer Niereninsuffizienz, Diabetes mellitus, Myasthenia gravis, Ulzerationen im Magen-Darm-Kanal, Osteoporose, bei thromboembolischen Prozessen, Psychosen, Glaukom, bei bakteriellen Infektionen ohne gleichzeitige wirksame antibakterielle Behandlung und bei Herpes corneae. Die Glucocorticoide sollten im ersten Trimenon der Schwangerschaft vermieden werden, obwohl das teratogene Risiko, wenn überhaupt vorhanden, äußerst gering ist.

Box 23.10

Suppression der Cortisol-Inkretion durch Glucocorticoidgabe

Die Abbildung zeigt den tageszeitlichen Verlauf der Cortisolkonzentration im Serum, gemessen an 8 Probanden, und zwar einmal unter Kontrollbedingungen (Placebo-Gabe), das andere Mal nach intravenöser Zufuhr des Cortisol-Derivats Dexamethason (0,5 mg um 8 Uhr morgens in Form von Dexamethasonphosphat). Die Cortisolbestimmung erfolgte radioimmunologisch. Der Antikörper erfasst nicht die Konzentration von Dexamethason, das sich im Serum befindet. Darin unterscheidet sich der Antikörper von den Glucocorticoidrezeptoren, die Dexamethason mit hoher Affinität binden. Das Absinken des Cortisolspiegels nach Dexamethasongabe zeigt also keineswegs einen Mangel an Gesamt-Glucocorticoid-Aktivität im Organismus an; vielmehr wird die Cortisolsynthese kompensatorisch gedrosselt, um die Überhöhung der glucocorticoiden Aktivität infolge der Dexamethasonzufuhr soweit wie möglich „abzupuffern". In dem Maße, in dem Dexamethason eliminiert wird und sein Effekt abklingt, geht die Hemmwirkung auf die Cortisol-Inkretion zurück. Am Morgen des nächsten Tages dürfte die Cortisol-Inkretion wieder ihren morgendlichen Anstieg aufweisen. Chronische Glucocorticoidmedikation, die die morgendliche Cortisol-Inkretion ständig unterdrückt, lässt die Nebennieren-Rinde atrophieren.

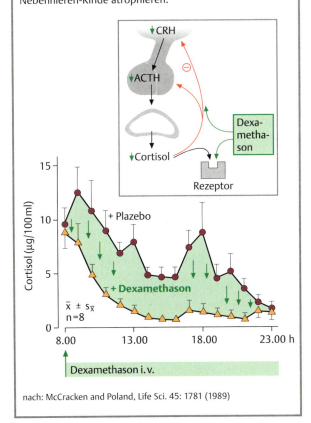

nach: McCracken and Poland, Life Sci. 45: 1781 (1989)

▶ Pharmakokinetik der Glucocorticoide

Im pharmakokinetischen Verhalten bestehen zwischen den Glucocorticoiden teilweise deutliche Unterschiede (s. a. Box 23.11).

Biotransformation und Elimination. Für die Inaktivierung der Glucocorticoide gibt es keinen einheitlichen Weg. Prednisolon beispielsweise wird glucuronidiert oder sulfatiert und danach renal eliminiert. Dexamethason wird in der Leber an Position 6 hydroxyliert und renal vorwiegend in unkonjugierter Form ausgeschieden. Der Abbau von Glucocorticoiden kann beschleunigt werden, wenn durch andere Pharmaka eine Enzyminduktion in der Leber hervorgerufen wird. Auch bei einer allgemeinen Stoffwechselsteigerung im Gefolge einer Hyperthyreose werden die Glucocorticoide schneller eliminiert.

Einige Glucocorticoide (Beclomethason-dipropionat, Flunisolid-acetonid, Budesonid, Fluticason-propionat, Ciclesonid), unterliegen einer hohen präsystemischen Elimination von mehr als 80%, wenn sie aus dem Magen-Darm-Trakt aufgenommen werden. Diese eignen sich für die **inhalative Gabe**, denn so trägt der Anteil der applizierten Menge, der nicht die Bronchien erreicht, sondern in den Magen-Darm-Trakt gelangt (je nach Applikationstechnik etwa 50–90% der inhalierten Dosis) weniger zur systemischen Belastung bei. Gleiches gilt für die Anwendung bei **entzündlichen Darmerkrankungen** von Budesonid peroral mittels verzögert freigesetzter Darreichungsformen oder mittels hohem Einlauf, wo am Applikationsort eine hohe Konzentration bei geringer systemischer Belastung erreicht werden kann.

Auch bei anderen Formen der Lokaltherapie lässt sich das Prinzip nutzen. Loteprednol-etabonat beispielsweise stellt einen Ester dar, der **am Auge** angewandt wird, und den ubiquitär vorhandene Esterasen rasch zu inaktivieren vermögen. Am Applikationsort, wo die gewählte Dosierung zu ausreichenden Wirkstoffkonzentrationen führt, können neben der gewünschten Entzündungshemmung selbstverständlich auch unerwünschte Nebenwirkungen auftreten, z. B. am Auge eine hintere subkapsuläre Katarakt oder ein Anstieg des Augeninnendrucks.

Es ist darauf zu achten, dass das Prinzip der präsystemischen Elimination eines unerwünscht aus dem Darm anflutenden Glucocorticoids nur ausnutzbar ist, wenn die notwendigen Eliminationsmechanismen funktionieren. Hängt der Abbau beispielsweise von Cytochromoxidasen des Typs CYP 3A ab wie im Falle von Budesonid, so erhöhen CYP 3A-Inhibitoren (z. B. Ketoconazol oder Grapefruitsaft) die Gefahr systemischer Nebenwirkungen des Glucocorticoids.

▶ Anwendung und Dosierung von Glucocorticoiden

Substitutionstherapie. Für die Substitutionstherapie bei sekundärer Nebennierenrinden-Insuffizienz sind im Regelfall 20–35 mg Cortisol pro Tag ausreichend, davon 10–20 mg morgens und 5–10 mg nachmittags. Bei einer primären NNR-Insuffizienz ist die zusätzliche Gabe eines Mineralocorticoids (Fludrocortison (0,05–0,2 mg/d per os) notwendig. Bei Belastungen (Unfall, Infekte etc.) muss die Cortisoldosierung 5–10fach höher gewählt werden.

Pharmakodynamische Anwendung. An sich ist die Entzündung eine Abwehrmaßnahme des Körpers gegen

Box 23.11

Präparate für die perorale Gabe und zur Injektion

Per os wirksame Präparate. Glucocorticoide für die perorale Gabe wie Cortisol (Hydrocortison), Prednisolon, Triamcinolon und Dexamethason werden aus dem Gastrointestinal-Trakt gut resorbiert. Wären sie nicht gut membrangängig, würden sie ja auch nicht ihre intrazellulären Rezeptoren erreichen. Bei den peroral angewandten Substanzen Prednison und Cortison handelt es sich um Vorstufen, die hepatisch unter dem Einfluss der 11β-Hydroxysteroid-Dehydrogenase Typ I in die Wirkformen Prednisolon bzw. Cortisol überführt werden.

Vorstufe

Cortison

Prednison

Wirkform

Cortisol (Hydrocortison)
Das Mineralocorticoid Fludrocortison ist 9α-Fluor-hydrocortison

Prednisolon

9-fluorierte Derivate

Triamcinolon

Dexamethason = 9α-Fluor-16α-methyl-prednisolon
Betamethason = 9α-Fluor-16β-methyl-prednisolon

Präparate zur Injektion. Um Glucocorticoide mit besserer Wasserlöslichkeit zur *intravenösen Zufuhr* zu erhalten, eignet sich eine Veresterung mit einer hydrophilen Säure, beispielsweise der Dicarbonsäure Bernsteinsäure an der Hydroxygruppe von Position 21. So entstehen Prednisolon-21-hydrogensuccinat, Hydrocortison-21-hydrogensuccinat oder 6α-Methylprednisolon-21-hydrogensuccinat. Nach der Zufuhr wird der Säurerest durch Esterasen abgespalten und so der eigentliche Wirkstoff freigesetzt.
Die Polarität der Glucocorticoidmoleküle wird durch eine Maskierung von OH-Gruppen vermindert, insbesondere dann, wenn der für diesen Zweck verwendete Substituent noch apolare Kohlenstoff-Ketten mitbringt. Hydrophobe Ester penetrieren schneller durch Haut und Schleimhaut. Ester werden auch für die Herstellung von Kristallsuspensionen in wässriger Lösung verwandt, die zur **intraartikulären** oder **intramuskulären Injektion mit Depotwirkung** dienen, z. B. Prednisolon-21-acetat. Das für die hydrophobe Veresterung Gesagte gilt auch für die Abschirmung der 16- und 17-Hydroxy-Gruppen, wie sie in Triamcinolon-acetonid und Budesonid vorkommt (s. a. Box 23.12).

Prednisolon

-Bernsteinsäure-ester in dissoziierter Form

-acetat

Triamcinolon-16α-17α-acetonid

Budesonid

···· Bindung in α-Stellung

Box 23.12

Glucocorticoid-Ester – auf die Position kommt es an

Am Beispiel der Substanz Beclomethason wird deutlich, dass eine Veresterung von Hydroxygruppen die Rezeptoraffinität in unterschiedlicher Weise beeinflussen kann. Die Rezeptoraffinität der aufgeführten Substanzen wurde in Lungengewebe im Vergleich zu der Affinität von Dexamethason (= 100 gesetzt) bestimmt (Rodewald et al., 1993).

Beclomethason-17,21-dipropionat

Beclomethason und -derivate	rel. Rezeptoraffinität
Beclomethason-17,21-dipropionat	43
Beclomethason-17-monopropionat	1345
Beclomethason-21-monopropionat	0,9
Beclomethason	76

Prinzipiell gilt, dass eine Veresterung der Hydroxygruppe in Position 21 die Rezeptoraffinität vermindert, so dass diese Ester als Vorstufen betrachtet werden können, die nach Penetration zum Zielort erst durch Hydrolyse aktiviert werden. Eine Veresterung an Position 17 hingegen ist mit einer Steigerung der Rezeptoraffinität verbunden. Triamcinolonacetonid und Budesonid (s.o.) sind keine Ester, aber es gilt Gleiches: Die 21-Hydroxygruppe ist frei, bei diesen Substanzen handelt es sich nicht um Vorstufen, sondern jeweils um Wirkformen mit hoher Rezeptoraffinität.

---

schädliche Einflüsse, sie kann jedoch zum Nachteil des Organismus sein. Glucocorticoide sind aufgrund ihrer antiinflammatorischen Wirkungen bei vielen Erkrankungen von großem therapeutischen Wert, beispielsweise werden sie angewandt bei allergischen Erkrankungen, bei Autoimmunkrankheiten, bei entzündlichen Erkrankungen des rheumatischen Formenkreises, bei den entzündlichen Darmerkrankungen Colitis ulcerosa und Morbus Crohn, zur Hemmung einer Transplantatabstoßung, bei Leukämien, zur Ödemprophylaxe und -therapie bei traumatischen Schädigungen von Hirn und Rückenmark. In der Geburtshilfe werden Glucocorticoide genutzt, um bei drohenden Frühgeburten die Bildung von Surfactant in der fetalen Lunge zu beschleunigen.

Für eine **systemische pharmakodynamische Therapie** sind höhere Dosierungen notwendig als für eine Substitutionstherapie, z. B. Prednison oder Prednisolon, beginnend mit 30 mg/d per os, später 5–20 mg; die Erhaltungsdosen betragen bei monatelanger Zufuhr 5–8 mg/d. Zur Vermeidung der Nebennierenrinden-Atrophie sollen die Tagesdosen bei chronischer Zufuhr morgens zwischen 6.00 und 8.00 Uhr gegeben werden, wenn die Dosis 20 mg Prednisolon (oder Äquivalente) nicht überschreitet und wenn der therapeutische Effekt auch noch nachts genügend ausgeprägt ist. Immer dann, wenn sehr hohe Tagesdosen erforderlich sind, können diese auch über den Tag verteilt werden, weil in jedem Fall mit einer Nebennieren-Suppression zu rechnen ist. Bei bedrohlichen Zuständen ist die **intravenöse Zufuhr** notwendig, z. B. Infusion von Cortisol 10–12 mg/Stunde für 8 Stunden oder Prednisolon-Natriumsuccinat um 2,5 mg/Stunde. Bei Hirnödem wurden Erfolge nach intravenöser Zufuhr von 50 mg Dexamethason gesehen. Auch bei Schockzuständen werden sehr hohe Dosen von Prednisolon (1,0–2,0 g i.v.) gegeben.

Zur **intraartikulären Injektion** mögen Kristallsuspensionen von Hydrocortison, Prednisolon oder Triamcinolon unter den oben genannten Vorbehalten verwandt werden (S. 298).

Zur lokalen **Behandlung von Hauterkrankungen** steht eine Vielzahl von Präparaten zur Verfügung (s. Tab. auf S. 359). Sie lassen sich nach ihrer Wirkstärke klassifizieren; diese hängt von der Art des enthaltenen Corticosteroids ab, von seiner Konzentration und von den galenischen Eigenschaften der Darreichungsform. Die systemische Belastung durch perkutan aufgenommenen Wirkstoff ist geringer, wenn die Substanz rasch durch Biotransformation inaktiviert wird. Als Vertreter sei hier Prednicarbat genannt, das als inaktives C21-propionat in die Epidermis eindringt, dort nach Esterspaltung in die Wirkform übergeht und aus dem Kreislauf rasch eliminiert wird.

Zur **Inhalation beim Asthma bronchiale** werden Substanzen mit hohem „first pass"-Effekt verwendet.

Während einer Schwangerschaft kann die Behandlung eines Asthma bronchiale mit Glucocorticoid-Inhalationen fortgesetzt werden ohne dass eine Gefährdung durch eine Blutdrucksteigerung oder Auslösung einer Eklampsie gefürchtet werden muss.

Box 23.13

Systemische Glucocorticoid-Gabe: breites Einsatzfeld, aber vorsichtige Anwendung

Glucocorticoide gehören zu den **erfolgreichsten und vielseitigsten Arzneimitteln** überhaupt. Es wurde aus pragmatischen Gründen (vielleicht nicht ganz ernst zu nehmen) vorgeschlagen, die Erkrankungen der Inneren Medizin in Glucocorticoid-empfindliche und -unempfindliche Erkrankungen zu unterteilen. Da die kurzfristige Anwendung fast gefahrlos ist, stellen sich die Anforderungen an den Therapeuten oft erst später ein, wenn eine Dosisreduktion bzw. ein Absetzen zur Vermeidung der oft bedenklichen Langzeitwirkungen unbedingt notwendig ist und durchgesetzt werden muss. In dieser Phase sind die Patienten aber oft nicht mehr in der Hand der Spezialisten und vermeidbare Spätschäden durch fehlerhafte Medikationen treten nicht selten auf. Das Erreichen der unbedenklichen Cushing-Schwellendosis von 7,5 mg/Tag Prednisonäquivalent sollte fast unabhängig von der Diagnose nach spätestens 3–6 Monaten möglich sein und praktisch alle Kombinationstherapien bei chronischen Erkrankungen oder in der Transplantationstherapie zielen ganz wesentlich auf die Einsparung von Glucocorticoiden. In diesem Zusammenhang sind z. B. die modernen Immunsuppressiva wie Mycophenolatmofetil oder die „Basis"-Therapie der rheumatoiden Arthritis zu nennen.

Notwendige Wirkstoffe

Glucocorticoide

Wirkstoff	Handelsname	Alternative
Cortison-acetat	–	G
Prednison	Decortin® Tab.	G
Prednisolon	Decortin H® Tab.	G
Prednisolon-acetat	Duraprednisolon® Krist., Amp.	G
Prednisolonhydrogensuccinat	Solu-Decortin® Amp., i. v. Inj.	Predni H-inject® Amp. iv.
Methylprednisolon	Urbason® Tab.	G
Methylprednisolon-hydrogensuccinat	Urbason® solubile 16, 32, 250 u. 1000 mg/Amp.	Metypred® 125, 250 u. 1000 mg/Amp.
Dexamethason	Fortecortin® Tab.	G
Dexamethasondihydrogenphosphat	Fortecortin Mono® Amp.	G
Betamethason	Celestamine® Tab., Tropfen	Betnesol® u. a.
Cloprednol	Syntestan® Tab.	–
Fluocortolon	Ultralan® Tab.	–
Triamcinolon	Delphicor® Tab., Volon® Tab.	–
Triamcinolon-acetonid (Depot-Präp.)	Volon A® Krist., Amp. 10, 40 u. 80 mg	Berlicort® Inj.
Triamcinololdiacetat (Depot-Präp.)	Delphicor® Krist., Amp.	–

Glucocorticoide zur inhalativen Therapie

Beclomethasondipropionat	Sanasthmyl®	G
Budesonid	Pulmicort®	G
Fluticasonpropionat	Atermur®, Flutide®	–
Ciclesonid	Alvesco®	–

Glucocorticoid zur Anwendung am Auge

Loteprednol-etabonat	Lotemax® Augentropfen	–

Glucocorticoide zur kutanen Therapie s. S. 359

23.4.2 Mineralocorticoide

Aldosteron wird im Gefolge einer Aktivierung des Renin-Angiotensin-Systems (S. 119) von den Zellen der Zona glomerulosa der Nebennierenrinde freigesetzt.

▶ Es fördert die Synthese von Proteinen, die für den transepithelialen Na^+-Transport wichtig sind. So steigert Aldosteron die aktive Rückresorption von Natrium im Verbindungstubulus und im Sammelrohr der Niere. Die dabei entstehende transtubuläre Potenzialdifferenz wird durch einen Kalium- (oder auch Protonen-) Einstrom ins Tubuluslumen ausgeglichen. Infolge der Natrium-Rückresorption wird durch den entstehenden osmotischen Sog auch Wasser retiniert. Damit steigt das extrazelluläre Volumen.

Aldosteron:

Hemiacetal-Form

⇅

Aldehyd-Form

Box 23.14

Extrarenale Aldosteron-Wirkung

Aldosteron wirkt nicht nur im tubulären System der Niere auf den transepithelialen Na^+-Transport, sondern beeinflusst auch über Mineralocorticoid-Rezeptoren die Funktion anderer Organe. Diese nicht renalen Effekte treten vor allem bei Herz- und Kreislauferkrankungen in Erscheinung und verschlimmern die Erkrankung. Aufgrund einer Gefäßschädigung bilden sich myokardiale Fibrosen, ein prothrombotischer Effekt macht sich bemerkbar und ventrikuläre Arrhythmien entstehen.

Die Aldosteron-Inkretion aus der Nebennierenrinde kann durch Ausschaltung des Renin-Angiotensin-Mechanismus unterdrückt werden. Bei herzinsuffizienten Patienten fällt der Aldosteron-Spiegel nach Gabe von ACE-Hemmstoffen plus Angiotensin-II-Antagonisten aber nur vorübergehend ab und erreicht dann wieder Werte wie vor der Behandlung. In diesem Zusammenhang ist es wichtig zu wissen, dass Aldosteron auch in anderen Organen synthetisiert werden kann: Herz, Gefäße, Hirn besitzen die notwendige Enzymausstattung. Der Gedanke, bei Patienten mit Herz-Kreislauf-Leiden den Einfluss von Aldosteron durch einen Antagonisten auszuschalten, lag daher nahe. Bei der klinischen Prüfung der Aldosteron-Antagonisten Spironolacton und Eplerenon (s. S. 211) ließ sich eine wesentliche Verbesserung der Überlebensrate nachweisen.

▶ Mineralocorticoide müssen bei **primärer Nebennierenrinden-Insuffizienz** (zusätzlich zu Cortisol) substituiert werden. Da Aldosteron nach oraler Gabe schlecht wirksam ist, müsste es injiziert werden. Ein enteral gut wirksames Steroid mit mineralocorticoider Wirkung ist **Fludrocortison** (9α-Fluor-hydrocortison; Formel s. Box 23.11). Im Unterschied zu Cortisol wird es in den Nierentubuluszellen nicht durch die 11β-Hydroxysteroid-Dehydrogenase inaktiviert und hat somit Zugang zu den Mineralocorticoid-Rezeptoren. Die Dosen liegen meist bei 0,05 – 0,2 mg/d.

Als weitere Indikationen werden Hypotonieformen genannt, z. T. genetischen Ursprungs; die therapeutischen Erfolge des iatrogenen „Hyperaldosteronismus" sind in diesen Fällen jedoch oft bescheiden, und die Elektrolytstörungen begrenzen die Therapie.

Aldosteronrezeptor-Antagonisten sind Spironolacton und Eplerenon, die als Kalium sparende Diuretika an anderer Stelle besprochen werden (S. 211). *Spironolacton* vermag auch Androgen- und Progesteron-Rezeptoren zu besetzen und Gynäkomastie ist eine typische Nebenwirkung bei männlichen Patienten. *Eplerenon* besitzt eine höhere Selektivität für Mineralocorticoid-Rezeptoren und führt offenbar nicht zur Gynäkomastie.

Bei **sekundärer Nebennierenrinden-Insuffizienz**, wo die Störung auf einer verminderten hypophysären ACTH-Abgabe beruht, bleibt die Aldosteron-Inkretion erhalten und eine Mineralocorticoidgabe ist überflüssig; es reicht die alleinige Glucocorticoid-Substitution.

Angemerkt sei, dass auch Cortisol die Mineralocorticoid-Rezeptoren in der Niere stimulieren könnte. Die Nierentubuluszellen inaktivieren eingedrungenes Cortisol jedoch sofort mittels einer 11β-Hydroxysteroid-Dehydrogenase (Typ II).

Das früher als Ulkustherapeutikum verwandte Carbenoxolon spielt heute wegen seiner Mineralocorticoid-artigen Nebenwirkungen keine Rolle mehr. Der unerwünschte Effekt beruht darauf, dass Carbenoxolon die 11β-Dehydrogenase hemmt und Cortisol unter dieser Abschirmung in den Tubuluszellen zur Wirkung gelangen kann. Aus dem gleichen Grund kann Lakritze mit seinem Inhaltsstoff Glycyrrhetinsäure zu Flüssigkeitsretention und Blutdruckanstieg führen.

Notwendige Wirkstoffe

Mineralocorticoide

Wirkstoff	Handelsname	Alternative
Fludrocortison	*Astonin H*® Tab. 0,1 mg	G

23.4.3 Androgene

Überblick

Androgene
- Zur Substitution bei Mangel des männlichen Geschlechtshormons Testosteron bzw. Dihydrotestosteron, das in einigen Geweben die Wirkform darstellt

Testosteron
- nicht für die orale Zufuhr geeignet, da es in der Leber präsystemisch eliminiert wird; transdermale Anwendung

Testosteronundecanoat (an der C17-ständigen Hydroxygruppe mit Undecansäure verestert)
- wird nach der Resorption als lipophile Substanz mit der Lymphe abtransportiert und umgeht damit die Leber, im Blut entsteht durch Esterspaltung Testosteron

Testosteronenantat (an der C17-ständigen Hydroxygruppe mit Heptansäure verestert)
- dient als intramuskuläres Depotpräparat

Inhibitorische Wirkprinzipien
5α-Reduktase-Hemmstoffe
Finasterid
- hemmt die intrazelluläre 5α-Reduktase, die z. B. in der Prostata die Bildung von Dihydrotestosteron katalysiert
- führt bei benigner Prostatahyperplasie zur Verkleinerung der Drüse

Antiandrogene
- sind Antagonisten an Androgen-Rezeptoren
- werden häufig zu Beginn einer Therapie des fortgeschrittenen Prostatakarzinoms mit Gonadoliberin-Superagonisten angewandt, weil letztere anfangs eine Mehrproduktion von Testosteron herbeiführen, bevor sich schließlich der Zustand der „medikamentösen Kastration" entwickelt

Cyproteronacetat
- ist ein Steroid, das zusätzlich gestagen wirkt

Flutamid
- ist ein reiner Androgenrezeptor-Antagonist

Testosteron

Diese Substanz ist das von den Leydig-Zwischenzellen gebildete Hormon des Hodens. Die Produktion wird von dem luteinisierenden Hormon (LH) des Hypophysenvorderlappens angeregt. Beim geschlechtsreifen Mann beträgt die tägliche Testosteron-Produktion zwischen 5 und 10 mg.

▶ **Wirkungsweise.** Die verschiedenen Wirkungen von Testosteron werden nicht auf einheitliche Weise vermittelt (Abb. 23.15):

- **Direkte Testosteron-Wirkung an Androgenrezeptoren:** In vielen Geweben, wie beispielsweise der Skelettmuskulatur, stellt Testosteron selbst die Wirkform dar. Es reguliert über Androgenrezeptoren die Expression bestimmter Gene.
- **Wirkung in Form von Dihydrotestosteron an Androgenrezeptoren:** In anderen Geweben wie der Prostata wird Testosteron intrazellulär zunächst durch das Enzym 5α-Reduktase in Dihydrotestosteron überführt. Dieses hat eine höhere Affinität zu den Androgenrezeptoren und ist daher in diesen Zellen für die Wirkung verantwortlich.
- **Wirkung in Form von Estradiol an Estrogenrezeptoren:** Testosteron kann beim Mann unter Katalyse durch Aromatase in Estradiol umgesetzt werden (in Analogie zur Frau, wo Testosteron im Estradiol-Syntheseweg die Vorstufe darstellt). Hohe Aromatase-Aktivität findet sich in Leber und subkutanem Fettgewebe. Der größte Teil des beim Manne gebildeten Estradiol hängt von Aromatasen ab. Über diesen Weg wird offenbar das Schließen der Epiphysenfugen vermittelt und damit das Längenwachstum des Knochen beendet. Über den „Estradiol-Weg" schützt Testosteron vermutlich auch vor einer Osteoporose. Die Osteoblasten besitzen Estrogen-Rezeptoren.

Bereits in der **fetalen Entwicklung** ist Testosteron von entscheidender Bedeutung, denn nur wenn eine entsprechende Testosteron-Inkretion stattfindet, werden die inneren und äußeren Genitalien charakteristisch ausgebildet. Fehlt während der Fetalentwicklung bei genetisch männlichen Feten Testosteron, entsteht ein weibliches Genitale. Von der Geburt bis zum Beginn der Pubertät ist die Testosteron-Produktion extrem niedrig und wird dann plötzlich durch die Ausschüttung von Go-

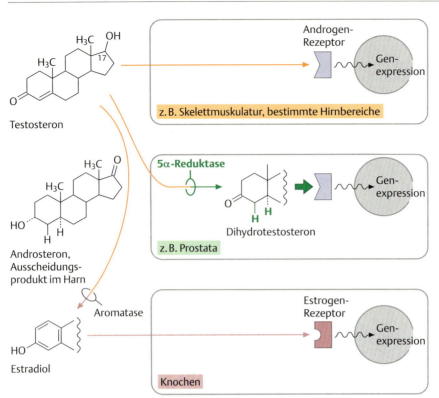

Abb. 23.15 **Testosteron, Dihydrotestosteron und Estradiol.** Dihydrotestosteron stellt in einigen Geweben die Wirkform dar, in anderen wirkt direkt Testosteron, am Knochen Estradiol. Das schwach androgen wirksame Androsteron erscheint als Ausscheidungsprodukt im Harn.

nadotropinen stimuliert. Damit bilden sich die **sekundären Geschlechtsmerkmale** aus. Unter Testosteron-Einwirkung zeigt sich eine Vermehrung der Skelettmuskelmasse, die mit einer positiven Bilanz für Stickstoff, Kalium, Calcium, Phosphat, Sulfat und Chlorid einhergeht („**anaboler Effekt**"). Testosteron fördert das Skelettwachstum des wachsenden Organismus, führt aber dann zu einem Verschluss der Epiphysen, so dass bei Testosterongabe die sonst zu erwartende Körperlänge zwar schneller erreicht, aber nicht überschritten wird.

Bei erhöhtem Testosteronspiegel kann es infolge vorzeitigen Schlusses der Epiphysen auch zu vorzeitigem Wachstumsstillstand kommen (z. B. beim adrenogenitalen Syndrom). Wie auf S. 389 ausgeführt wird, entsteht im männlichen Organismus ständig Estradiol aus Testosteron durch die Aktivität der Aromatase. Das Estrogen ist für die Funktion der Osteoblasten und Osteoklasten notwendig. So muss es sicher offen bleiben, ob im Einzelfall Testosteron oder Estradiol die entscheidende Wirkung gehabt hat. Testosteron ist zusammen mit dem Follikel-stimulierenden Hormon notwendig für die Spermatogenese. Außerdem hat Testosteron Einfluss auf die Psyche und das Verhalten.

Im **weiblichen Organismus** kann Testosteron eine **Virilisierung** (Hirsutismus, Klitoriswachstum, tiefe Stimme) erzeugen, die mit Persönlichkeitsveränderungen einhergehen kann. Oft wird über eine Vermehrung der Libido berichtet. Diese Veränderungen sind dosisabhängig.

Hemmung der Gonadotropin-Inkretion. Durch Testosteron und andere Androgene kann über einen hypothalamischen Angriffspunkt die Bildung und Sekretion von Gonadotropin durch die Adenohypophyse gehemmt und dadurch die Spermatogenese in Mitleidenschaft gezogen werden. Falls primär eine herabgesetzte Spermatogenese besteht, kann diese nach Beendigung einer vorübergehenden Testosteron-Zufuhr verstärkt in Gang kommen. Da die Bremsung der Gonadotropin-Sekretion geschlechtsunspezifisch ist, lässt sich der entsprechende Effekt auch am weiblichen Organismus beobachten: Die Estrogen-Produktion wird gehemmt, die Ovulation unterdrückt, der Zyklus unterbrochen, und die oben erwähnte Virilisierung tritt auf. Diese Veränderungen sind dosisabhängig und nur teilweise reversibel.

▶ **Pharmakokinetik.** Testosteron ist im Plasma zu 98 % an Eiweiße gebunden. Es wird in der Leber schnell metabolisiert, u. a. zu dem nicht mehr wirkenden 17-Ketosteroid **Androsteron**, das im Harn erscheint. Trotz guter enteraler Resorption ist Testosteron aufgrund der hohen hepatischen Extraktion **per os unwirksam**. Testosteron kann substituiert werden intramuskulär in Form von Depotpräparaten, peroral in Form von Testosteronderivaten und transdermal in Form des nativen Testosteron (Box 23.15).

▶ **Anwendung.** Bei jedem Mangel an Androgen ist die Substitutionstherapie erfolgreich. Dies betrifft sowohl den primären (testikulär bedingten) als auch den sekundären (hypothalamisch-hypophysären) Hypogonadismus. Bei Infertilität wegen unzureichender Spermatogenese stellen Testosteronpräparate kein geeignetes Wirkprinzip dar, weil sie über den Regelkreis die hypophysäre Gonadotropin-Freisetzung drosseln. Bei einer Impotentia coeundi, die nicht auf einem Mangel an Testosteron beruht sondern psychisch bedingt ist, hilft die Zufuhr von Androgenen ebenfalls nicht.

Box 23.15

Lang wirksame und oral wirksame Testosteron-Derivate

Depot-Präparate. Bei hydrophoben Substanzen, die in öliger Lösung intramuskulär zugeführt werden, hängt die Wirkungsdauer von der Freisetzungsgeschwindigkeit aus dem Depot ab. Je hydrophober (lipophiler) eine Substanz ist, umso langsamer verlässt sie das ölige Depot. Dieser Zusammenhang wird ausgenutzt, um längerwirksame Testosteron-Präparate zu gewinnen. Die Hydrophobie von Testosteron lässt sich steigern durch Veresterung der 17-OH-Gruppe mit Heptansäure. Wenn die **Testosteron-Ester** aus dem Depot in den Organismus gelangt sind, erfolgt ihre Spaltung, so dass Testosteron frei wird. Die Wirkungsdauer beträgt bei Injektion von Testosteronheptanoat(-enantat) ca. 2 Wochen.

Testosteron-ester

R = —CH$_2$—CH$_2$—(CH$_2$)$_3$—CH$_3$
Testosteron-heptanoat
Testosteron-enantat

R = —CH$_2$—CH$_2$—(CH$_2$)$_7$—CH$_3$
Testosteron-undecanoat

Per os wirksame Präparate. Für die orale Wirksamkeit ist Voraussetzung, dass die Substanzen enteral resorbiert werden und die Leber weitgehend unverändert passieren können. Eine Möglichkeit, eine hohe präsystemische Elimination zu vermeiden, ist die Veresterung der 17-OH-Gruppe mit einer langen Fettsäure, wie z. B. beim **Testosteronundecanoat**. Dadurch gewinnt das gesamte Molekül so ausgeprägte lipophile Eigenschaften, dass es von der Darmschleimhaut in die Lymphbahnen abgegeben wird. Damit gelangt es über den Ductus thoracicus unter Umgehung der Leber in den systemischen Kreislauf, was es für die perorale Zufuhr geeignet macht. Der Ester wird wiederum gespalten und somit Testosteron freigesetzt. Diese Zubereitung hat eine Wirkungsdauer, die eine ein- bis zweimalige Zufuhr pro Tag notwendig macht.

Transdermal wirksame Präparate. Dank seiner Hydrophobie durchdringt Testosteron (wie andere Steroidhormone auch) gut die Epidermis. Daher kann es in chemisch unveränderter Form auf dem transdermalen Weg leicht in die systemische Zirkulation gebracht werden. Hierzu stehen Testosteron-Gele sowie transdermale therapeutische Systeme zur Verfügung.

▶ **Nebenwirkungen.** Ein bestehendes Prostatakarzinom kann durch Androgenzufuhr im Wachstum angeregt werden. Mit der Retention von Natrium und dem Auftreten von Ödemen ist zu rechnen. Die Suppression der Spermatogenese kann zur Infertilität führen.

Inhibitorische Wirkprinzipien

5α-Reduktase-Hemmstoffe

Der Wirkstoff **Finasterid** ▶ hemmt das Enzym „5α-Reduktase", welches in bestimmten Geweben Testosteron in Dihydrotestosteron umwandelt (s. Abb. 23.15). Dementsprechend fällt in Dihydrotestosteron-abhängigen Geweben der androgene Stimulus fort. Dies betrifft auch die Prostata.

Finasterid
orange: Unterschied zu Testosteron

▶ In klinischen Studien konnte gezeigt werden, dass bei Patienten mit **benigner Prostatahyperplasie** nach einer monatelangen Zufuhr von Finasterid 5 mg/d das Drüsenvolumen abnimmt. Bei Patienten mit mäßiger Prostatavergrößerung und vorwiegend irritativer Symptomatik ist der damit verbundene klinische Nutzen jedoch gering, und **α$_1$-Adrenorezeptor-Antagonisten** wie Terazosin oder Tamsulosin (S. 97) beeinflussen die Krankheitssymptomatik besser. Bei Patienten mit deutlich vergrößerter Prostata hingegen führt Finasterid eine klinische Besserung herbei. Die Wirkung von Testosteron auf Muskulatur und Knochen bleibt unbeeinflusst. Die negative Rückkopplung funktioniert weiterhin und die LH-Inkretion sowie die Testosteron-Blutspiegel steigen nicht wesentlich an. Auch Libido und Potenz scheinen wenig von Dihydrotestosteron abzuhängen, denn unter Finasterid-Therapie treten Libidostörungen nur wenig häufiger auf als unter Placebo-Gabe.

So ist Finasterid insgesamt gut verträglich, aber sein klinischer Nutzen bei benigner Prostatahyperplasie ist nicht so groß wie erhofft. Jetzt gibt es Finasterid auch als Haarwuchsmittel. Unter der Einnahme von 1 mg/d Finasterid erhöht sich bei 20- bis 40-jährigen Männern mit beginnender androgenetischer Alopezie die Haardichte. Diese Anwendung ist kritisch zu beurteilen, da es sich um eine systemische Beeinflussung des Hormonhaushaltes zu kosmetischen Zwecken handelt.

Dutasterid ist eine dem Finasterid strukturell ähnliche Nachfolgesubstanz zur Behandlung der benignen Prostatahyperplasie ohne erkennbare Vorteile in Bezug auf den klinischen Nutzen.

5α-Reduktase-Hemmstoffe senken die Konzentration des prostataspezifischen Antigens und beeinflussen so die Aussagekraft des **PSA-Wertes** als „Marker" für ein Prostatakarzinom; der PSA-Wert ist deshalb mit einem Korrekturfaktor zu versehen.

„Antiandrogene"

Cyproteronacetat (kurz: „Cyproteron") ist ein ▶ Steroid mit gewissen gestagenen, aber vor allem antiandrogenen Eigenschaften. Die Substanz bindet sich als Antagonist an das intrazelluläre Rezeptorprotein in den Androgen-abhängigen Geweben: Veränderung der Behaarung, Hemmung der Talgdrüsen-Sekretion sowie Hemmung der Spermatogenese. Cyproteron blockiert ferner im Hypothalamus Rezeptoren, deren Stimulierung Libido und sexuelle Reaktion auslösen. Die gestagene Wirkkomponente von Cyproteron ist für die Hemmung der Gonadotropin-Ausschüttung verantwortlich (Abb. 23.**16**).

▶ Bei Menschen mit **sexuellen Deviationen** und Perversionen, besonders auch bei Triebverbrechern, wurden durch die Gabe von Cyproteron Erfolge erzielt. Bei fortgeschrittenem **Prostatakarzinom** kann Cyproteronacetat angewandt werden, um den wachstumsfördernden Effekt von Testosteron zu unterbinden. Am Beginn einer Therapie mit einem Gonadoliberin-Superagonisten (S. 365) kommt es vorübergehend zu einer Stimulation der Ausschüttung von LH und demzufolge von Testosteron, was mit einer Verstärkung von Beschwerden einhergeht, wie beispielsweise Knochenschmerzen bei Knochenmetastasen. In dieser Anfangsphase der Therapie ist die Kombination mit einem Androgenrezeptor-Antagonisten sinnvoll, um den Testosteron-Effekt abzublocken.

▶ Cyproteronacetat ist potenziell hepatotoxisch und soll, wenn möglich, bei Anzeichen einer Leberfunktionsstörung abgesetzt werden. Eine Interferenz mit der DNA von Hepatozyten und die Gefahr eines Leberzellkarzinoms wird diskutiert. Jedenfalls sollte Cyproteronacetat nicht mehr zur Behandlung einer Pubertas praecox angewandt werden.

Flutamid ist ein ▶ Antiandrogen **ohne Steroidstruktur**. Für die antagonistische Wirkung an Testosteron-Rezeptoren ist im Wesentlichen sein Hauptmetabolit, das 2-Hydroxyflutamid, verantwortlich.

▶ Flutamid wird bei Patienten mit **Prostatakarzinom** angewandt. Da es die negative Rückkopplung durch Testosteron auf die hypophysäre LH-Freisetzung hemmt, steigen LH- und Testosteron-Inkretion unter Flutamid-Zufuhr an. Dies ist jedoch therapeutisch unbedeutend. Die Enthemmung der Rückkopplung spielt keine Rolle, wenn Flutamid bei Patienten mit Orchidektomie gegeben wird oder bei Patienten mit „medikamentöser Kastration", die durch Gonadoliberin-Superagonisten induziert wurde. Außerdem ist die Dosis ausreichend, um die am Anfang einer Superagonist-Zufuhr auftretenden Wirkungen einer hohen Testosteron-Konzentration zu blockieren.

Bicalutamid ist mit Flutamid strukturell verwandt. Während Flutamid 3-mal täglich appliziert wird, braucht Bicalutamid wegen seiner langen Verweildauer im Organismus nur einmal pro Tag eingenommen werden.

Nicht-steroidale Androgenrezeptor-Antagonisten

Flutamid

Bicalutamid

Bei Patienten mit einem **Prostatakarzinom** ist eine lange andauernde „antiandrogene" Therapie notwendig. Die Behandlung geht mit einer Abnahme der Knochendichte einher. In einer umfassenden Untersuchung (über 50000 Fälle) konnte aufgezeigt werden, dass die Häufigkeit an Knochenbrüchen in der „Therapiegruppe" zugenommen hat.

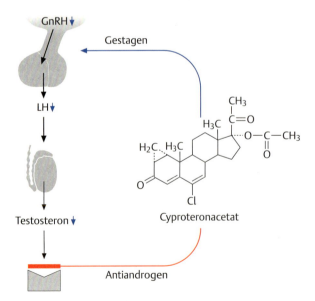

Abb. 23.**16** Duale Wirkung von Cyproteronacetat.

Notwendige Wirkstoffe

Androgene und Antiandrogene

Wirkstoff	Handelsname	Alternative
Androgene		
Testosteron	*Androtop*® Gel *Testogel*®	G
Testosteron-enantat		*Testosteron-Depot*
Testosteron-undecanoat	*Andriol*® Kaps. 40 mg	–
Antiandrogene		
Finasterid	*Propecia*® Tab.	–
Dutasterid	*Avodart*® Kaps.	–
Cyproteron-acetat	*Androcur*® Tab., Amp.	G
Flutamid	*Fugerel*® Tab.	G
Bicalutamid	*Casodex*®	–

23.4.4 Anabolika

Um das Verhältnis zwischen virilisiernder und anaboler Wirkung zugunsten des Stoffwechseleffektes zu verschieben, wurde im Molekül die für Testosteron typische Konfiguration des Ringes A (Δ^4,3-on,10-methyl) verändert, so bei Clostebol, Metenolon und Nandrolon. Nach größeren Dosen ist die virilisierende Wirkung allerdings auch hier nicht zu vermeiden.

Aufgrund des schlechten Nutzen-/Nebenwirkungs-Quotienten sind bis auf **Nandrolol** die anderen genannten Wirkstoffe zurückgezogen worden. Die Anabolika spielten oder spielen noch immer eine Rolle als Dopingmittel bei Kraftsportlern (s. S. 530). Anabolika sollen mitunter auch zur Förderung des Fleischansatzes bei der Viehmast verwendet werden.

▶ **Anwendung.** Zur Förderung des Eiweiß-Aufbaus bei oder nach schweren Erkrankungen sind diese Stoffe nur indiziert, wenn die Diät allein nicht zum Erfolg führt. Es ist stets daran zu denken, dass der anabole Effekt nur so lange währt, wie die Substanzen gegeben werden. Einzelne Indikationen sind Anorexia nervosa, iatrogener Hyperkortizismus, kachektische Zustände bei chronischen Infektionskrankheiten und Tumoren, Osteoporose, Röntgenkater, schlecht heilende Knochenbrüche.

▶ **Nebenwirkungen.** Bei Frauen kann die Stimme tiefer werden und einen männlichen Charakter annehmen. Dieser Veränderung liegt ein Wachstum des Kehlkopfes zugrunde, so dass sie auch nach Absetzen des Anabolikums bestehen bleibt. Nach oraler Applikation von C17-alkylierten Verbindungen können selten cholestatische Hepatosen und Änderungen der Leberfunktion beobachtet werden. Es besteht der Verdacht, dass in einzelnen Fällen ein hepatozelluläres Karzinom entstehen kann. Bei Kindern sind während langdauernder Zufuhr von Anabolika Verzögerungen des Knochenwachstums und vorzeitiger Verschluss der Epiphysen vorgekommen. Die Anabolika sind bei Prostatakarzinom und wegen der möglichen Virilisierung der Frucht während der Gravidität kontraindiziert. Anabolika können infolge einer Hemmung der Gonadotropin-Inkretion eine Reduktion der Spermatogenese herbeiführen.

Danazol. ▶ Diese Substanz zeichnet sich durch ein komplexes Wirkbild aus. Neben einer gewissen anabolen und androgenen Wirkung und einem gestagenen Effekt soll sie besonders die Gonadotropin-Freisetzung aus der Hypophyse hemmen. Wegen ihres zweifelhaften Nutzens ist sie vom Markt genommen worden.

Notwendige Wirkstoffe

Anabolika

Wirkstoff	Handelsname	Alternative
Nandrolon-decanoat	*Deca-Durabolin*® Amp.	–

23.4.5 Estrogene

Überblick

Estrogene
▶ Substitution bei einem entsprechenden Mangel
▶ Suppression der FSH-Inkretion zum Zwecke der Inaktivierung des Ovars (medikamentöse Kontrazeption)

Estradiol
▶ Bei *peroraler Zufuhr* wird Estradiol präsystemisch zum größten Teil eliminiert. Um dennoch ausreichende Wirkungen zu erzielen, wird peroral mehr als das 10fache der Menge zugeführt, die normalerweise im Körper gebildet wird.
Bei *transdermaler Zufuhr* lässt sich der „first-pass-Effekt" vermeiden, hier entspricht die Substitutionsdosis der während der fertilen Phase produzierten Hormonmenge (25–100 µg/Tag). Im Klimakterium geht die Estrogenproduktion auf 5–10 µg/Tag zurück.
Zur *intramuskulären Zufuhr* mit Depotwirkung dienen veresterte Derivate.

Konjugierte Estrogene
▶ Es handelt sich um sulfatierte Estrogene, die z. T. aus dem Harn trächtiger Stuten gewonnen werden. Sie müssen in hoher Dosis peroral gegeben werden.

17α-Ethinylestradiol und dessen Vorstufe Mestranol (3-Methylether)
▶ beide Substanzen weisen eine erheblich bessere Bioverfügbarkeit nach peroraler Zufuhr auf
▶ Ethinylestradiol als Estrogenkomponente in oralen Kontrazeptiva

Selektive Estrogenrezeptor-Modulatoren (SERM)
▶ wirken gewebeabhängig als Estrogen-Agonisten oder -Antagonisten

Clomifen
▶ zur Anregung der Ovulation (antagonistisch gegenüber der Estradiolwirkung auf die Gonadotropin-Inkretion)

Tamoxifen
▶ zur Therapie estrogenabhängiger Mammakarzinome (antagonistische Wirkung)

Raloxifen
▶ zur Osteoporose-Prophylaxe in der Postmenopause (estrogenagonistische Wirkung)

Aromatase-Hemmstoffe
▶ hemmen die Entstehung von Estrogenen
▶ zur Therapie hormonabhängiger Mammakarzinome

Von den Ovarien werden unter der Einwirkung von Gonadotropinen des Hypophysenvorderlappens zwei in verschiedener Weise wirksame Substanzen produziert: **Estradiol** und **Progesteron**. Estradiol wird von Tertiärfollikeln gebildet, die unter dem Einfluss des follikelstimulierenden Hormons (FSH) heranreifen. Progesteron wird vom Corpus luteum unter dem Einfluss des luteinisierenden Hormons (LH) abgegeben. Estradiol und pharmakologisch ähnlich wirkende Substanzen werden **Estrogene**, Progesteron und entsprechend wirkende Stoffe **Gestagene** genannt.

▶ **Wirkungsweise.** Estradiol bewirkt die für das weibliche Geschlecht charakteristische körperliche Entwicklung und das psychische Verhalten. Das Steroid hat eine direkte zentrale Wirkung; entsprechende Befunde sind auch mit Androgenen erhoben worden.
Estradiol regt das Wachstum der Uterusmuskulatur an. Bei der geschlechtsreifen Frau induziert es die Proliferationsphase des Zyklus. Gleichzeitig laufen charakteristische Veränderungen im Zervixschleim und im Vaginalepithel ab. Die Entwicklung der Milchgänge der Mamma wird gefördert. Wird nach einer etwa 2 Wochen langen Estradiol-Behandlung bei einer amenorrhoischen, nichtschwangeren Frau die Zufuhr des Estrogens plötzlich unterbrochen, so kommt es zu einer Entzugsblutung mit Abstoßung der proliferierten Schleimhaut. Fortgesetzte Zufuhr höherer Dosen von Estrogenen führt zu einer glandulär-zystischen Hyperplasie des Endometriums.
Estrogene können – im Sinne einer negativen Rückkopplung – die Sekretion der Gonadotropine des Vorderlappens hemmen. Infolgedessen wird die Follikelreifung unterdrückt und die Ovulation unmöglich gemacht. Dies ist die Grundlage der Wirkung **oraler Kontrazeptiva**. Der Vorgang ist reversibel.
Die Estrogenrezeptoren befinden sich im Zellkern estrogenempfindlicher Zellen. Estradiol/Rezeptor-Komplexe lagern sich in Paarform an den Promotorbereich solcher Gene an, die über ein Estrogen-Reaktions-Areal („Response Element") verfügen, und beeinflussen so die Genexpression. Für das Verständnis der pharmakologischen Eigenschaften von Wirkstoffen mit Affinität zu Estrogenrezeptoren ist es wichtig zu wissen, dass in den Zellen verschiedene Co-Regulator-Proteine bereitstehen, die in das Geschehen lenkend eingreifen können, indem sie sich an den Wirkstoff/Estrogenrezeptor-Komplex anlagern. Co-Aktivatoren fördern die Transkription des betreffenden Gens, Co-Repressoren unterdrücken dies. Welche der Co-Regulator-Proteine sich anlagern, hängt von der Konformation des Wirkstoff/Estrogenrezeptor-Komplexes ab und diese wird von der Art des Wirkstoffes bestimmt. Außerdem spielt es eine Rolle, welche Co-Regulatoren in einem bestimmten Zelltyp überhaupt zur Verfügung stehen.
Angemerkt sei schließlich, dass Estradiol/Rezeptor-Komplexe sich an bestimmte andere Transkriptionsfaktoren binden können und auf diese Weise die Expression von solchen Genen zu beeinflussen vermögen, die selbst kein Estrogen-„Response Element" tragen.

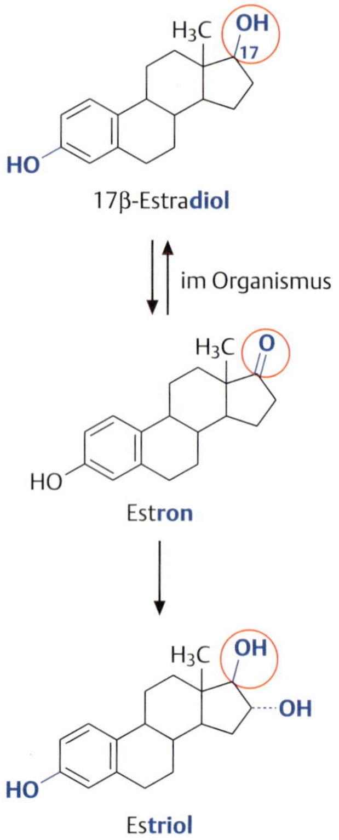

Abb. 23.**17** **Metabolischer Abbau von Estradiol.**

▶ **Pharmakokinetik.** Estradiol wird im Körper, vorwiegend in der Leber, schnell inaktiviert. Die **Metabolite** sind vor allem Estron und Estriol (Abb. 23.17). Durch Kopplung mit Schwefelsäure oder Glucuronsäure werden die Substanzen besser wasserlöslich und in Form dieser Konjugate renal eliminiert. Bei Frauen mit einer Leberschädigung werden unter Umständen größere Mengen von Estradiol im Harn gefunden als bei Gesunden. Der Abbau von Estradiol erfolgt schneller, wenn in der Leber durch Medikamente oder Biocide eine Enzyminduktion erfolgt ist.
Durch die Herstellung von **Estradiol-Derivaten** (s. Box 23.16) ist es gelungen,
- die Wirkungsdauer der injizierten Substanz zu verlängern und
- oral wirksame Substanzen zu gewinnen.

▶ **Anwendung.** In der fertilen Lebensphase werden Estrogene hauptsächlich in Form **oraler Kontrazeptiva** angewandt. Bei bestimmten Formen von **ovarieller Insuffizienz** werden Estrogene zur Substitution zugeführt. Sie müssen zyklusgerecht, d.h. etwa vom 8.– 19. Tag des Zyklus gegeben werden, um Zyklusstörungen zu vermeiden.

▶ **Nebenwirkungen.** Estrogene können zu Retention von Natrium und eventuell **Ödembildung** führen. Diese Erscheinungen lassen sich durch kochsalzarme Kost bzw. Saluretika ausgleichen.
Die längere Zufuhr von Estrogenen ist mit einem erhöhten Risiko für ein **Endometrium-Karzinom** assoziiert. Wird ein Gestagen in die Therapie einbezogen, lässt sich

Box 23.16

Lang wirksame und oral wirksame Estrogen-Derivate

Depot-Präparate. Estradiol-Ester (s. Formel) zeigen nach *intramuskulärer Injektion* in öliger Lösung eine verlängerte Wirkungsdauer. So hat Estradiol-n-valerat eine Wirkungsdauer von 3 Wochen. Wie schon beim Testosteron ausgeführt wurde, werden die Ester im Organismus gespalten und Estradiol wird frei.

Ein anderer Weg besteht in der **transdermalen Zufuhr** mittels eines „Pflasters", denn Estradiol ist apolar und wird nur in geringer Menge benötigt. Die Tagesdosis von 25–100 µg entspricht etwa der Estrogenmenge, die während der fertilen Phase zur Mitte des Zyklus produziert wird.

Estradiolvalerat

Per os wirksame Präparate. Zur oralen Therapie mit Estrogenen kann die Einführung eines zusätzlichen Substituenten in 17α-Stellung die metabolische Stabilität so weit erhöhen, dass ausreichend Wirkstoff die Leber passiert. So ist **Ethinylestradiol** sehr resistent gegen Inaktivierung in Magen-Darm-Kanal und Leber und daher per os und in sehr kleinen Dosen gut wirksam. Dasselbe gilt für **Mestranol**, bei dem im Organismus die Methyl-Gruppe am Sauerstoff in C3-Position abgespalten wird, so dass wieder als Wirkstoff Ethinylestradiol entsteht.

Per os angewandte Präparate mit schlechter Bioverfügbarkeit. Zur *peroralen Substitutionstherapie*, besonders in der Menopause, werden **Estradiol, Estradiol-Ester** sowie **Estron** angewandt. Wegen der ausgeprägten präsystemischen Elimination müssen aber sehr hohe Dosen verabreicht werden, um eine ausreichende Wirkung zu erzielen (s. Tabelle).

Peroral werden auch die so genannten **konjugierten Estrogene** verwendet, und zwar zur Hormonsubstitution in der Menopause. Zur Ovulationshemmung ist ihre Wirkung zu unsicher, was Ausdruck einer relativ geringen Hemmwirkung auf die Gonadotropin-Freisetzung ist. Die konjugierten Estrogene sind z.T. Ausscheidungsprodukte und stammen aus dem Harn trächtiger Stuten. Es handelt sich um Schwefelsäure-Konjugate von Estron und equinen* Estrogenen wie Equilin und Equilenin. Nach peroraler Gabe werden die Konjugate im Darm offenbar z.T. zunächst dekonjugiert, dann resorbiert und anschließend sogleich in der Leber wieder mit Schwefelsäure verestert. Dieses Organ ist damit einer hohen Wirkkonzentration ausgesetzt. In konjugierter Form haben diese polaren Substanzen keine nennenswerte „Rezeptoraffinität". Allerdings sind konjugierte Estrogene dennoch in entsprechender Dosis wirksam – sei es, dass ein gewisser Bruchteil die Leber in unkonjugierter Form passiert, oder dass im Organismus durch gewebsständige Sulfatasen die Wirkform freigelegt wird.

Wirksamkeitsvergleich von Estrogenen zur Substitutionsbehandlung

Wirkstoff	Dosierung	Vielfaches der Dosis von Ethinylestradiol
Ethinylestradiol per os	0,01–0,02 mg/d	–
Estradiol transdermal	0,025–0,1 mg/d	2,5–5
Estradiol mikronisiert per os	1–2 mg/d	100
Estradiol-valerat per os	1–2 mg/d	100
Estriol per os	2–8 mg/d	200–400
Konjugierte equine* Estrogene	0,6–1,25 mg/d	60

* Equus = lat.: das Pferd

---

dieses Risiko vermeiden. Daher ist die alleinige Gabe von Estrogenen nur bei hysterektomierten Patientinnen zulässig.

Inzwischen steht auch für die transdermale Therapie eine Estrogen/Gestagen-Kombination zur Verfügung, mit 50 µg/d Estradiol für die ersten zwei Wochen und 50 µg/d Estradiol plus 250 µg/d Norethisteronacetat (im brillenförmigen Pflaster) für die beiden folgenden Wochen.

Eine Estrogengabe zur Ovulationshemmung oder zur Hormontherapie in der Postmenopause ist mit einer Zunahme des **Thromboembolie**-Risikos verbunden.

Die Estrogengabe zur Kontrazeption erhöht das **Myokardinfarkt**-Risiko bei Frauen, die einen Bluthochdruck haben oder/und Zigaretten rauchen. Eine kombinierte Estrogen/Gestagen-Anwendung in der Postmenopause steigert das Risiko für Schlaganfälle.

Das Risiko für das Auftreten eines **Mammakarzinoms** scheint bei chronischer Estrogengabe zu steigen, und zwar unabhängig von einer familiären „Vorbelastung" und auch bei gleichzeitiger Gestagenzufuhr. Hauptsächlich wegen der erhöhten Häufigkeit von Mammakarzinomen wurde im Jahr 2002 eine Placebo-kontrollierte Studie zum Nutzen der Hormongabe in der Postmenopause vorzeitig beendet.

> **Box 23.17**
>
> **Prophylaktische Hormontherapie in der Postmenopause**
>
> „Man sollte keiner Frau in der Postmenopause die Gabe von Hormonen vorenthalten", ließen manche Stimmen früher verlauten, nicht zuletzt weil man erwartete, dass eine langjährige Anwendung von Hormonen das Risiko für osteoporotische Frakturen, für eine koronare Herzerkrankung und für eine Demenz senken würde. Inzwischen hat sich angesichts der Ergebnisse aus großen klinischen Studien ein neues Bild ergeben. In den USA wurde eine prospektive, placebokontrollierte Studie (Women's Health Initiative) durchgeführt, an der mehr als 20000 Frauen teilnahmen, die über mehrere Jahre entweder eine Kombination aus konjugierten Estrogenen und dem Gestagen Medroxyprogesteronacetat einnahmen oder (bei einem Zustand nach Hysterektomie) das konjugierte Estrogen allein oder Placebo. Zuerst wurde der Studienteil mit der Kombinationstherapie abgebrochen, weil die Häufigkeit des Mammakarzinoms im Vergleich zur Placebogruppe signifikant zunahm. Außerdem zeigte sich ein erhöhtes Risiko im Hinblick auf Schlaganfall, venöse Thromboembolie und Demenz. Das Risiko für Frakturen der Wirbelsäule oder des Hüftgelenkbereichs wurde zwar signifikant gesenkt, auch das Risiko für kolorektale Karzinome nahm ab. Aber insgesamt überwog der Schaden dem Nutzen. Der Studienarm mit dem Estrogen allein ergab ein signifikant erhöhtes Risiko für venöse Thromboembolie und Schlaganfall. Das Risiko für koronare Herzerkrankungen wurde in keiner der beiden Studien gesenkt. Zusammenfassend ergibt sich, dass **Estrogen/Gestagen-Kombinationen** oder eine alleinige Estrogen-Gaben **zur Prophylaxe osteoporotischer Frakturen nicht empfohlen** werden können.
>
> In Bezug auf eine kurzfristige therapeutische Gabe zur Linderung ausgeprägter klimakterischer Beschwerden fallen die Risiken einer langfristigen Dauermedikation weniger ins Gewicht. Sie sollten aber in der Beratung betroffener Patientinnen angesprochen werden.

> **Box 23.18**
>
> **Natives Estradiol im männlichen Körper**
>
> Wie auf S. 390 in der Abb. 23.**13** dargestellt ist, wird Estradiol durch den Enzymkomplex **Aromatase** aus Testosteron gebildet. Dieses Enzym ist nicht auf den weiblichen Organismus beschränkt, auch der männliche Körper enthält Aromatase. Dieser Enzymkomplex findet sich z. B. im Hoden, in der Prostata, dem Fettgewebe, im Knochen und im Gehirn und bildet **lokal Estradiol**. Auch sind typische Estrogen-Rezeptoren im männlichen Gewebe nachgewiesen. Die Estradiol-Konzentration im Plasma von jungen Männern ist vergleichbar mit dem Blutspiegel junger Frauen in der frühen Follikelphase. Besondere Bedeutung hat Estradiol beim Wachstumsschub in der Pubertät. Der Stoffwechsel des Knochens ist abhängig vom Vorhandensein von lokal entstandenem Estradiol. **Osteoblasten** und **Osteoklasten** besitzen **Aromatase-Aktivität**. Bei Mangel an Aromatase oder Hemmung des Enzyms entwickelt sich eine Osteoporose. Das lokal gebildete Estrogen beeinträchtigt weiterhin die männliche Fertilität und Kreislaufregulationen. Der Versuch einer Estradiol-Behandlung älterer Männer mit „Hormonmangel" hat nur negative Folgen gehabt. Eine Estradiol-Therapie bei Männern kann nicht empfohlen werden.

Die Hormontherapie in der Postmenopause zu prophylaktischen Zwecken kann wegen eines ungünstigen Nutzen-/Risiko-Verhältnisses nicht mehr befürwortet werden (Box 23.17). Eine Anwendung von Hormonen zur Behandlung klimakterischer Beschwerden mag im Einzelfall unvermeidbar sein, sie sollte aber so kurz dauernd wie möglich gehalten werden.

In diese Bewertung schließen wir **Tibolon** ein, das estrogene, gestagene und schwache androgene Wirkungen besitzt. Auch seine Anwendung geht mit einem erhöhten Mammakarzinomrisiko einher.

Inhibitorische Wirkprinzipien

Es lassen sich drei Formen inhibitorischer Wirkprinzipien unterscheiden:
- Estrogen-agonistisch/antagonistische Wirkstoffe
- reine Estrogen-Antagonisten
- Aromatase-Hemmstoffe.

Estrogen-agonistisch/antagonistische Wirkstoffe

▶ Die Substanzen dieser Gruppe wirken in gewebsspezifischer Weise agonistisch oder antagonistisch. Sie werden auch **selektive Estrogenrezeptor-Modulatoren (SERM)** genannt. Gemeinsam ist den Substanzen, dass ihre Wirkung über Estrogenrezeptoren vermittelt wird. Die Wirkstoff/Estrogenrezeptor-Komplexe lagern sich an die DNA an. Die individuelle Struktur eines Wirkstoffes gibt dem Rezeptorprotein eine bestimmte Konformation. Abhängig von der Rezeptorkonformation und von der Ausstattung der Erfolgszellen mit Co-Regulatoren der Genexpression (s. S. 9f), von denen über 20 verschiedene bekannt sind, lagern sich bestimmte Co-Regulatoren an den Wirkstoff/Rezeptorkomplex an. Wahrscheinlich bestimmt das Muster der rekrutierten Co-Regulatoren, welches Gewebe agonistisch bzw. antagonistisch beeinflusst wird. Aus dem Wirkbild leitet sich das Anwendungsgebiet ab.

Clomifen ist chemisch den früher angewandten estrogenen Stilben-Derivaten verwandt, ▶ zeigt jedoch im Tierversuch eine antiestrogene Wirkung. Dieser „periphere" Effekt wird aber beim Menschen überlagert von einer Anregung des Zwischenhirn-Hypophysenvorderlappen-Systems, die sich durch eine vermehrte Gonadotropin-Ausschüttung bemerkbar macht. Es handelt sich wahrscheinlich um eine Aufhebung der vorher vorhandenen Bremswirkung des natürlichen Estrogens, auch dieser Effekt wäre demnach durch die antiestrogene Eigenschaft des Clomifen zu erklären.
▶ Die Substanz wird mit Erfolg zur Anregung der Ovulation bei bestimmten Formen der **Sterilität** verwendet.

Tamoxifen ist eine chemisch nahe verwandte Substanz mit ähnlichen Wirkungen.
▶ Tamoxifen wirkt an der Brustdrüse antagonistisch. Es wird bei estrogenabhängigen **Mammakarzinomen** angewandt. Bei einem frühzeitig entdeckten Karzinom ohne erkennbare Metastasen wird Tamoxifen als adjuvante Maßnahme eingesetzt, um nach operativer Entfernung

Tab. 23.4 Effekte von Estradiol und von selektiven Estrogenrezeptor-Modulatoren.

	Mammakarzinom-Risiko	Endometriumkarzinom-Risiko	Thromboembolie-Risiko	Linderung klimakterischer Beschwerden	Schutz vor Osteoporose
Estradiol	++	(++)*	++	+++	+++
Tamoxifen	–	+	++	–	+
Raloxifen	–	∅	++	–	++

* Risiko aufhebbar durch Gestagen-Gabe
grün: günstiger Effekt; rot: unerwünschter Effekt

des Malignoms das Wachstum eventueller Mikrometastasen zu unterdrücken. Empfohlen wird eine Anwendungsdauer von 5 Jahren. Tamoxifen kann auch präoperativ vor einer Malignomentfernung gegeben werden, um das Volumen des Malignoms zu vermindern. Bei einem fortgeschrittenen metastasierenden Mammakarzinom kann es im Rahmen einer palliativen Therapie verwendet werden. Eine Alternative in diesen Indikationsfeldern, die zunehmend an Bedeutung gewinnt, stellen Aromatase-Hemmstoffe (s.u.) dar. Bei Patientinnen mit einem erhöhten Risiko für ein Mammakarzinom konnte durch Gabe von Tamoxifen ein prophylaktischer Effekt erzielt werden. Offen ist jedoch, ob dieser Effekt mit einer Verlängerung der Lebenserwartung verbunden ist. In diesem Zusammenhang sind auch die möglichen Nebenwirkungen zu beachten.
▶ Am Endometrium hat Tamoxifen eine **proliferationsfördernde Wirkung**, so dass mit einem erhöhten Risiko für ein **Endometriumkarzinom** gerechnet werden muss. Dies ist Ausdruck einer *estrogenen Wirkkomponente*. Gleiches gilt für die **erhöhte Thromboembolie-Gefahr** unter Tamoxifen-Medikation. Klimakterische Beschwerden wie Hitzewallungen erklären sich aus der antagonistischen Wirkung an Estrogen-Rezeptoren.
Tamoxifen ist ausgeprägt amphiphil und reichert sich in den Zellen an (besonders in den Lysosomen). Es wird nach Beendigung der Zufuhr nur sehr langsam wieder aus den Zellen abgegeben. Während der Therapie können **Sehstörungen** auftreten, die für Tamoxifen auch tierexperimentell nachgewiesen sind.

grün: Stilben-Gerüst

Toremifen. Diese strukturell dem Tamoxifen nahe verwandte Substanz scheint wie die Muttersubstanz zu wirken.

Raloxifen ist ein Modulator, bei dem die *estrogene Partialwirkung* zur ▶ Prophylaxe und Therapie der **Osteoporose** in der Postmenopause genutzt werden kann.

Raloxifen

▶ Die Substanz hemmt estrogentypisch den Knochenabbau in der Postmenopause.
Es konnte gezeigt werden, dass Raloxifen die Häufigkeit von Wirbelkörperfrakturen reduziert, während Schenkelhalsfrakturen offenbar nicht verhindert werden. Weitere günstige Wirkungen sind eine antiestrogene Wirkung an der Brustdrüse sowie ein fehlender stimulierender Effekt auf das Endometrium, so dass – anders als bei einer Estrogengabe – die Raloxifengabe ohne begleitende Zufuhr eines Gestagen möglich ist.
▶ Raloxifen erhöht in estrogenartiger Weise das Risiko für venöse Thromboembolien. Ausdruck einer antiestrogenen Wirkung sind Hitzewallungen und andere klimakterische Beschwerden.

Reine Estrogenantagonisten

Fulvestrant ist der einzige Vertreter dieser Gruppe. ▶ Es lagert sich an die Estrogenrezeptoren an und hemmt deren Funktion völlig. ▶ Fulvestrant dient bei fortgeschrittenem estrogenabhängigem **Mammakarzinom** als **Reservemittel**. Zu diesem Zweck wird es intramuskulär injiziert, die Abgabe vom Injektionsort erstreckt sich über einen Monat. ▶ Hitzewallungen treten, wie zu erwarten, häufig auf.

Fulvestrant

Aromatase-Hemmstoffe

▶ **Wirkungsweise.** Das Enzym *Aromatase* ist essenziell für die Synthese von Estrogenen, indem es die Umwandlung von Testosteron in Estradiol und Androstendion in

Estron katalysiert. Während der fertilen Phase der Frau sind die Ovarien die wichtigste Estrogenquelle. Hier wird die Expression der Aromatase in den Epithelzellen reifender Follikel durch FSH stimuliert. Nach dem Erlöschen der Ovarialfunktion in der Menopause werden weiterhin Estrogene – allerdings in geringerer Menge – gebildet, besonders im subkutanen Fettgewebe. *Hemmstoffe der Aromatase* können in der Postmenopause die Estrogenbildung wirksam unterdrücken, während sie bei intakter Ovarialfunktion schlechter wirksam sind. Denn während der fertilen Phase wird die Drosselung der Estrogenbildung regelkreisgesteuert mit einer vermehrten Inkretion von FSH beantwortet, was die Synthese von Aromatasen kompensatorisch erhöht.

Aminoglutethimid war der erste Vertreter dieser Arzneistoffgruppe und besitzt keine Spezifität der Wirkung. Die Substanz greift an drei Stellen in den Steroidstoffwechsel ein:
- Hemmung der Aromatase,
- Hemmung der Synthese von Pregnenolon, der Ausgangssubstanz für alle Steroidhormone,
- Beschleunigung des Abbaus von Steroiden in der Leber durch Enzyminduktion.

Da also auch die Adrenocorticoide betroffen sind, müssen zusätzlich Glucocorticoide gegeben werden. Die Hemmung der Glucocorticoid-Synthese kann evtl. therapeutisch ausgenutzt werden, wenn ein Cushing-Syndrom auf andere Art und Weise nicht beherrschbar ist. Ansonsten kann Aminoglutethimid heute als obsolet angesehen werden, es ist nicht mehr verfügbar.

Formestan besitzt Steroidstruktur, hemmt vermittels eines reaktiven Intermediärproduktes die Aromatase irreversibel und wird in Form einer Depotinjektion alle 2 Wochen intramuskulär verabreicht, es ist ebenfalls nicht mehr auf dem Markt. Das Steroid **Exemestan** ist dem Formestan strukturell nah verwandt, es steht in peroraler Darreichungsform zur Verfügung. **Anastrozol** und **Letrozol** sind keine Steroide mehr; sie hemmen das Enzym kompetitiv und können peroral appliziert werden.

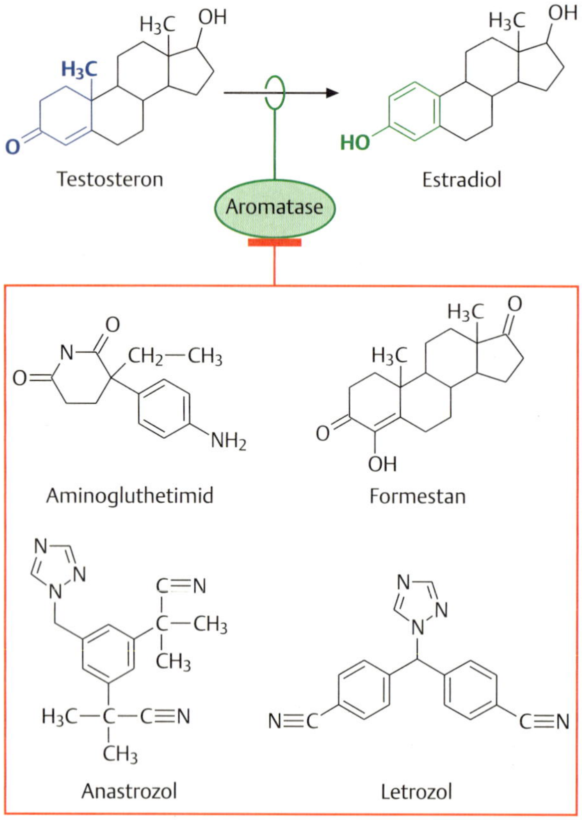

▶ **Anwendung.** Aromatase-Hemmstoffe dienen zur Behandlung des **estrogenempfindlichen fortgeschrittenen Mammakarzinoms** in der Postmenopause oder nach Ausschaltung der Ovarien. Klinische Studien deuten darauf hin, dass Aromatase-Hemmstoffe auch bei **frühem, operativ entfernten Mammakarzinom** gut wirksam sind und besser Rezidive unterdrücken als Tamoxifen. Aromatase-Hemmstoffe haben anders als Tamoxifen keine estrogenartigen Effekte, so dass venöse Thromboembolien oder Endometriumproliferation nicht auftreten. Inwieweit das völlige Unterdrücken estrogener Wirkungen einer Osteoporose Vorschub leistet, muss noch geklärt werden.

▶ **Klimakterische Beschwerden** sind zu erwarten. Abschließend sei nochmals darauf hingewiesen, dass antiestrogene Wirkprinzipien bei Mammakarzinom nur solange wirksam sind, wie das entartete Gewebe Estrogenrezeptoren aufweist und Estrogene als Stimulus zum Wachstum benötigt.

Notwendige Wirkstoffe

Wirkstoff	Handelsname	Alternative
Estrogene		
Ethinylestradiol	u. a.	G
Estradiol	*Estrifam®* Tab. 2 u. 4 mg u. a.	–
Estradiol-Pflaster	*Estraderm®* 0,025, 0,5 u. 0,1 mg Freisetzung/Tag	mehrere Pflaster-Präparate mit vergleichbarer Freisetzung
Estradiol/Norethisteronacetat-Pflaster	*Estracomb TTS®*	–
Estradiol-Vaginalring	*Estring®*	–
Estradiol-valerat	*Progynova®* Drag. 1 u. 2 mg, Tropf. 4 mg/ml	*Gynokadin®* Tab. 2 mg
Estriol	*Ovestin®* Tab. 1 mg	G
Selektive Estrogenrezeptor-Modulatoren		
Clomiphen	–	G
Tamoxifen	*Novaldex®* Tab.	G
Raloxifen	*Evista®*, *Optruma®* Tab.	–
Toremifen	*Fareston®* Tab.	
Reiner Estrogenrezeptor-Antagonist		
Fulvestrant	*Faslodex®* i. m. Inj.	
Aromatase-Hemmstoffe		
Anastrozol	*Arimidex®* Tab.	–
Letrozol	*Femara®* Tab.	–
Exemestan	*Aromasin®* Tab.	–

Konjugierte Estrogene

| *Presomen®* | Herkunft: aus dem Harn trächtiger Stuten |

Abb. 23.**18** **Aromatase-Hemmstoffe.**

23.4.6 Gestagene

> **Überblick**
>
> **Gestagene**
> - Substitutionstherapie bei einem Progesteron-Mangel und im Rahmen der medikamentösen Kontrazeption zur Suppression der Gonadotropin-Inkretion.
> - Kurzfristige oder intermittierende Gabe bei der Estrogentherapie von klimakterischen Beschwerden.
> - Progesteron wird präsystemisch eliminiert. Es gibt aber zahlreiche stabile, peroral wirksame Verbindungen (z. B. Derivate von 17α-Hydroxyprogesteronacetat oder von 17α-Ethinyltestosteron) sowie verschiedene 17-Hydroxyprogesteron-Ester als i. m.-Depotpräparate.
>
> **Antigestagen:** Mifepriston
> - Kann einen Schwangerschaftsabbruch herbeiführen.

Progesteron

Progesteron wird vom **Corpus luteum** gebildet, das nach der Ovulation entsteht. Dementsprechend ist die tägliche Bildung von Progesteron zyklusabhängig: wenige Milligramm pro Tag in der Proliferationsphase, 10–20 mg/d in der Sekretionsphase. In der Schwangerschaft steigt die tägliche Produktion auf mehrere Hundert Milligramm an.

Progesteron

▶ **Wirkungsweise.** Progesteron erzeugt am Endometrium die Sekretionsphase erst, nachdem die Proliferationsphase durch ein Estrogen vorbereitet wurde. Gleichzeitig wird die Basaltemperatur der Frau etwas erhöht. Nach plötzlichem Abfall des Progesteron-Spiegels im Blut am Ende des normalen Zyklus oder bei einer den Zyklus nachahmenden Behandlung mit Estrogen und Progesteron kommt es zur **Abbruchblutung**. Die Progesteron-Effekte am Endometrium sind für die Einbettung des befruchteten Eies notwendig. Nur in den ersten beiden Monaten der Gravidität stammt das für die Erhaltung der Schwangerschaft verantwortliche Progesteron aus dem Corpus luteum, später aus der Plazenta. In der Milchdrüse fördert Progesteron die Ausbildung der Alveolen.

Progesteron reduziert in hohen Dosen ebenso wie Androgene und Estrogene die Gonadotropin-Inkretion. Damit hemmt es die Entwicklung bzw. Funktion der Gonaden. Von praktischer Bedeutung ist die Hemmung der Ovulation und des Zyklus. Progesteron verändert die Beschaffenheit des Zervikalschleims, dadurch wird die Passage der Spermien verhindert.

▶ **Pharmakokinetik.** Progesteron wird nach oraler Gabe zwar enteral resorbiert, aber sehr effektiv hepatisch eliminiert. Es ensteht Pregnan-3,20-diol, das als Glucuronid renal ausgeschieden wird. Depotpräparate und per os applizierbare Derivate s. Box 23.**19**.

▶ **Anwendung.** Hauptsächlich werden Gestagene in Kombination mit einem Estrogen als **orale Kontrazeptiva** verwendet. Auch bei einer Estrogen-Gabe in der Postmenopause werden sie einbezogen, um der Estrogenbedingten Zunahme des Risikos für eine Endometrium-Hyperplasie und -Entartung entgegenzuwirken. Bei Zyklusanomalien und Blutungsstörungen kann versucht werden, durch eine „zyklusgerechte" Zufuhr von Gestagenen, eventuell kombiniert mit Estrogenen, stabile Zyklen zu induzieren. Umgekehrt kann die fortgesetzte alleinige Gabe eines Gestagen dazu dienen, die menstruelle Blutung bei Frauen, die sich einer Cumarin-Behandlung unterziehen müssen, zu unterdrücken. Als weitere mögliche Indikationen seien Endometriose, Dysmenorrhöe, Mastopathie, hormonabhängige Neoplasien des Endometrium genannt.

▶ **Nebenwirkungen.** Bei zyklusgerechter Anwendung und Verwendung normaler Dosen sind Nebenwirkungen selten. Bei längerer Zufuhr von Gestagenen zur Unterdrückung der Ovulation und Menstruation ist in etwa 25 % der Fälle mit Störungen des Wohlbefindens zu rechnen. Es treten Spannungsschmerzen in den Milchdrüsen, Kopfschmerzen, Nausea, Erbrechen und Durchfälle auf, die Libido ist vermindert, eine Natrium- und Wasser-Retention kann auftreten, die zur Gewichtszunahme führt. In weniger als 10 % der Fälle kommen bei den für die Unterdrückung der Ovulation üblichen Dosen und mit Estrogen kombinierten Präparaten Durchbruchsblutungen vor. Nach großen Dosen kann sich bei disponierten Personen ein Asthma bronchiale, eine Epilepsie oder eine Migräne verschlimmern, mit einer reversiblen Beeinträchtigung der Leberfunktion ist zu rechnen. Bei der Verwendung oral wirksamer Gestagene in der Schwangerschaft zwischen der 8. und 13. Woche besteht die Gefahr der Maskulinisierung. Bei jungen Frauen mit instabilem Zyklus, ferner bei Neigung zu Thrombosen und bei kürzlich überstandenem Ikterus sind Gestagene kontraindiziert.

Box 23.19

Lang wirksame und oral wirksame Progesteron-Derivate

Depot-Präparate. Wenn eine Therapie mit Progesteron gewünscht wird, ist dies nur möglich durch Zufuhr von **Estern des 17α-Hydroxyprogesteron**, z.B. in Form des **Caproat**. Wie bei den Androgenen und Estrogenen ausgeführt, ist dieser Ester lipidlöslich und wird in Öl gelöst *intramuskulär* als Depot appliziert. Die handelsübliche Ampulle enthält 250 mg und soll aus dem Depot Wirkstoff für ca. eine Woche freisetzen.

17α-Hydroxy-progesteron-caproat

Per os wirksame Präparate. Für die *orale Zufuhr* eignen sich Derivate von **17α-Hydroxyprogesteron-acetat**, die am Ring B in Position 6 verändert sind: Medroxyprogesteron-acetat, Megestrol-acetat, Chlormadinon-acetat. Eine Modifikation im Ring B, aber keine Hydroxyacetat-Gruppe, weisen Dydrogesteron und Medrogeston auf. Drospirenon ist strukturell stärker abgewandelt. Es soll gewisse antiandrogene und antimineralocorticoide Eigenschaften besitzen (Spirogruppe wie bei Spironolacton, S. 402).

Medroxy-progesteron-acetat   Megestrol-acetat   Chlormadinon-acetat   Drospirenon

Die Einführung eines Ethinyl-Restes in 17α-Position von Testosteron führt zu einer Verbindung (**Ethinyl-testosteron = Ethisteron**) mit überwiegend gestagener Wirkung, die außerdem metabolisch stabiler als Progesteron und daher oral wirksam ist. Der Ethinyl-Rest liefert nämlich die Kohlenstoffe 20 und 21, der Oxo-Sauerstoff an C20 vom Progesteron wird jetzt ersetzt durch eine Dreifachbindung: Dies ist ein weiteres Beispiel dafür, dass sich die Elektronenkonfiguration von Carbonyl-Sauerstoff-Atomen und Doppel- bzw. Dreifachbindungen ungefähr entsprechen und ähnliche biologische Effekte haben.

Nahe verwandt und analog aktiv ist das entsprechende Derivat des 19-Nortestosteron: **Norethisteron**. Weitere Verbindungen mit qualitativ etwa denselben Wirkungen sind hergestellt worden, Norethisteronacetat, Lynestrenol, Norgestrel, Levonorgestrel (das linksdrehende Enantiomer des Racemates Norgestrel), Drospirenon, Norgestimat und sein aktiver Metabolit Norelgestromin sowie Gestoden, Desogestrel. Die beiden letztgenannten Gestagene stehen im Verdacht, bei Verwendung in Antikonzeptiva zu einem erhöhten Thromboembolierisiko beizutragen (s. dazu S. 402).

Norgestrel

Norethisteron

Ethisteron

Lynestrenol

Gestoden   Desogestrel

23.4.7 Orale Kontrazeptiva

Box 23.20

Die Wirkung des Antigestagens Mifepriston (RU-486)

Mifepriston ist ein oral wirksamer Antagonist an Gestagen-Rezeptoren. Auch an Glucocorticoid-Rezeptoren hat es einen antagonistischen Effekt. Dieser wird jedoch – regelkreisgesteuert – durch einen Anstieg der ACTH- und Cortisol-Inkretion kompensiert. Hinsichtlich einer möglichen Anwendung steht die antigestagene, **schwangerschaftsabbrechende Wirkung** im Vordergrund des Interesses.
In der zweiten Hälfte des Zyklus macht Progesteron die Uterusschleimhaut bereit für die Einnistung eines befruchteten Eies. Die angesiedelte Blastozyste produziert Choriongonadotropin, das die Progesteron-Produktion über das Ende des Zyklus hinaus aufrechterhält und die Ablösung von Uterusschleimhaut und Keimling verhindert. Zwei Tage nach der Konzeption zugeführt, verhindert ein Antigestagen die Nidation. In der Frühschwangerschaft (vielfach in Kombination mit einem niedrig dosierten Prostaglandin) gegeben, **induziert es einen Abort**. Dabei erweicht es auch die Zervix.
Jährlich werden auf der Welt ca. 19 Millionen **nicht** kunstgerechte Interruptionen durchgeführt, davon ca. 18,5 Mill. in den Entwicklungsländern. An diesen nicht sachgerecht durchgeführten Eingriffen sterben jährlich 68 000 Frauen. Daher empfiehlt die **WHO folgendes Vorgehen**: Innerhalb der ersten 9 Wochen nach der Konzeption erhält die Frau Mifepriston und zusätzlich nach 36–48 Stunden Misoprostol. Dieses Vorgehen bietet eine risikoarme Alternative, besonders zu den nicht sachgerechten Methoden.

Mifepriston (RU-486)

Überblick

▶ Durch Gabe weiblicher Geschlechtshormone wird unter Ausnutzung des Regelkreises die Gonadotropin-Inkretion gedrosselt; dadurch wird die ovarielle Tätigkeit gebremst und der Eisprung verhindert. Ein Hormonmangel besteht wegen der exogenen Hormonzufuhr nicht. Neben der Ovulationshemmung soll eine regelmäßige Menstruationsblutung erreicht werden: Zykluskontrolle.

▶ Als wichtige, wenngleich seltene Nebenwirkung sind thromboembolische Erkrankungen zu nennen. Daraus ergeben sich Kontraindikationen, die beachtet werden müssen.

▶ **Wirkungsweise.** Eine hormonelle Konzeptionsverhütung ist durch die Einnahme eines Estrogens möglich. Wegen der negativen Rückkopplung unterdrückt die Estrogen-Zufuhr die FSH-Inkretion, so dass keine Eireifung und keine Ovulation eintreten, denn dies ist Gonadotropin-abhängig (Abb. 23.19).
Um nach zyklusgerechtem Absetzen des Estrogens eine regelrechte Blutung zu erzeugen, ist die zusätzliche Gabe eines Gestagen mit nachfolgender Unterbrechung der Zufuhr notwendig. Ein weiterer Grund für die Einbezie-

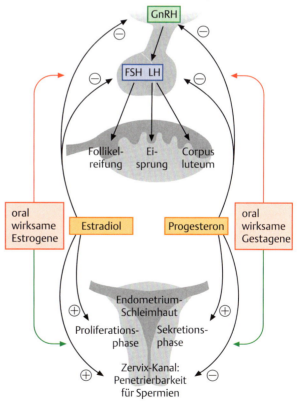

Abb. 23.**19 Wirkung oral zugeführter Estrogene und Gestagene.** Die Gonadotropin-Freisetzung aus der Hypophyse hängt weitgehend nach dem Prinzip der negativen Rückkopplung von der Estrogen- und Gestagen-Konzentration im Blut ab. Bei ausreichender Zufuhr der Hormone von außen ist die körpereigene Produktion nicht mehr notwendig, und die Gonadotropin-Ausschüttung sinkt so weit ab, dass Follikelreifung und Eisprung ausbleiben.

Notwendige Wirkstoffe

Gestagene

Wirkstoff	Handelsname	Alternative
Hydroxyprogesteron-caproat	*Proluton*®-Depot	*Progesteron*®-Depot
Medroxyprogesteron-acetat	*Clinofem*®, *Clinovir*®	MPA®
Megestrol-acetat	*Megestat*®	–
Chlormadinon-acetat	–	G
Norethisteron-acetat	*Primolut-NOR*®	G
Norethisteron-enantat	*Noristerat*® Amp. 200 mg	G
Lynestrenol	*Orgametril*® Tab. 5 mg	–
Medrogeston	*Prothil*® Tab. 5 u. 25 mg	–
Dydrogesteron	*Duphaston*® Tab. 10 mg	–
Desogestrel	*Cerazette*® Tab.	–
Drospirenon	*Petibelle*®, *Yasmin*® Tab.	–
Mifepriston	*Mifegyne*®	–

Gestagene der sog. 3. Generation (nur in Kontrazeptiva enthalten)
Gestoden   in *Femoven*®, *Minulet*®
Desogestrel   in *Biviol*®, *Cyclosa*®, *Lovelle*®, *Marvelon*®, *Oviol*®

hung eines Gestagens in die kontrazeptive Behandlung ist, dass eine reine, länger dauernde und höher dosierte Estrogen-Therapie mit einem gesteigerten Risiko für Endometrium-Karzinome einhergeht und diese Gefahr durch Gestagene aufgehoben werden kann.

Kombinationspräparate. Es gibt verschiedene Möglichkeiten, Estrogene und Gestagene zur Konzeptionsverhütung zu kombinieren: Man unterscheidet Einphasen-(Simultan-) und Zweiphasen-(Sequenz-)Präparate.

Die **Einphasen- oder Simultan-Präparate** zeichnen sich dadurch aus, dass während des gesamten Behandlungszyklus (1.–21./22. Tag) sowohl ein Estrogen als auch ein Gestagen gleichzeitig eingenommen werden. Dabei kann das Dosierungsverhältnis während des ganzen Zeitraumes konstant sein („*Einstufen-Präparat*", hier gibt es auch Pflaster und Vaginalring als Darreichungsform), oder die Dosierung des Gestagens kann einmalig in der Mitte des Zyklus angehoben werden („*Zweistufen-Präparat*„), oder die Gestagen-Dosierung wird in zwei Schritten gesteigert („*Dreistufen-Präparat*"). Diese Verhältnisse sind in Abb. 23.**20** veranschaulicht.

Die **Zweiphasen- oder Sequenz-Präparate** beginnen mit einer reinen Estrogen-Zufuhr, zu der in der Mitte des Zyklus oder früher ein Gestagen hinzugefügt wird. Sequenzpräparate sind kaum noch gebräuchlich.

Bei all diesen Präparaten ist die Unterbrechung der Zufuhr zyklusgerecht (21./22. Einnahmetag) notwendig, um eine Abbruchblutung zu erhalten.

In den üblichen Fertigarzneimitteln besteht die Estrogen-Komponente aus Ethinylestradiol. Die Gestagen-Komponente wird stärker variiert, die für die orale Kontrazeption verwendeten Verbindungen sind meist Ethinyltestosteron-Derivate.

Monopräparate. Die alleinige Zufuhr eines Gestagens kontinuierlich und in niedriger täglicher Dosierung wirkt ebenfalls kontrazeptiv. Die wahrscheinliche Ursache hierfür liegt aber in einer Veränderung lokaler Gegebenheiten: der Zervikalschleim wird modifiziert und die Implantationsbereitschaft der Uterusschleimhaut vermindert. Eine Unterdrückung der Ovulation kann im Einzelfall nicht ausgeschlossen werden. Die Durchführung einer kontrazeptiven Behandlung mit alleiniger Zufuhr eines Gestagens („**Minipille**") stößt allerdings auf Schwierigkeiten. Da die „Minipille" kontinuierlich und ohne zyklische Unterbrechung eingenommen werden muss, treten Blutungen in unterschiedlichen Intervallen auf und können sich längere Zeit hinziehen: schlechte Zykluskontrolle. Diese „Pille" muss geradezu pedantisch stets zur selben Tageszeit eingenommen werden, weil sonst die Wahrscheinlichkeit, dass eine Schwangerschaft eintritt, beträchtlich erhöht wird. Insgesamt ist der kontrazeptive Schutz geringer als bei kombinierter Behandlung.

Um einen gleichmäßigen Gestagen-Spiegel zu gewährleisten, kann auch ein **intramuskuläres Depot** angelegt werden. Für diesen Zweck liegen zwei Fertigarzneimittel vor: **Medroxyprogesteron-acetat** und **Norethisteron-enantat**, die im Abstand von 2–3 Monaten injiziert werden müssen („3-Monats-Spritze"). Neben möglicherweise auftretenden Schmierblutungen kann es nach Absetzen der Behandlung zu einer anovulatorischen Phase kommen. Eine noch längere Wirkdauer, nämlich 3 Jahre, besitzt ein **subkutanes Implantat**. Ein streichholzförmiger Kunststoffkörper dient als Reservoir für das Gestagen Etonogestrel, den aktiven Metaboliten von Desogestrel (S. 400).

Die „Pille danach". Eine Möglichkeit, nach einer ungeschützten Kohabitation eine Schwangerschaft zu verhindern, besteht darin, ein Gestagen wie Levonorgestrel einzunehmen („Pille danach", „morning after pill"). Der Mechanismus der schwangerschaftsverhütenden Wirkung ist unklar. Je früher das Hormon nach dem Ereignis gegeben wird, umso größer ist die Sicherheit der gewünschten Wirkung.

1. Gabe 750 µg Levonorgestrel, 2. Dosis 750 µg 12 h später. Die gleiche Wirkung lässt sich erzielen, wenn einmalig 1500 µg Levonorgestrel innerhalb von 5 Tagen nach ungeschütztem Geschlechtsverkehr eingenommen werden. Übelkeit und Erbrechen sind eine häufige Nebenwirkung.

▶ **Nebenwirkungen.** Langjährige Beobachtungen haben gezeigt, dass wesentliche Gesundheitsschäden durch orale Kontrazeptiva bei summarischer Betrachtung selten entstehen. Dies ist an sich nicht verwunderlich, da das Prinzip der medikamentösen Kontrazeption darin besteht, die körpereigene Hormonproduktion durch eine exogene Zufuhr zu ersetzen. Für dennoch auftretende Nebenwirkungen mögen zwei grundsätzliche Unzulänglichkeiten verantwortlich sein: Erstens kann die individuelle Hormonproduktion hinsichtlich Menge und zyklusabhängigem Zeitverlauf nicht genügend imitiert werden; eine Hormondosierung, die auch bei „unempfindlichen" Frauen ausreichend sicher wirkt, stellt für die Mehrzahl der Frauen eine Überdosierung dar. Zweitens sind die verwendeten, oral wirksamen Hormon-Derivate nicht mit den nativen Hormonen identisch, und es ist nicht auszuschließen, dass geringe Wirkunterschiede bestehen können.

Im Zusammenhang mit der Anwendung oraler Kontrazeptiva von Kombinationstyp müssen folgende Risiken betrachtet werden:

Thromboembolie. Das Risiko für tiefe Venenthrombosen und Embolien ist erhöht. Orale Kontrazeptiva können zu einer Resistenz gegen die gerinnungshemmende Wirkung des aktivierten Protein C führen. Dies ist ein Enzym, welches im Zusammenspiel mit dem Cofaktor Protein S die aktivierten Gerinnungsfaktoren Va und VIIIa proteolytisch spaltet. Frauen, bei denen infolge einer Mutation des Faktor V die Spaltbarkeit durch Protein C ohnehin herabgesetzt ist, sind durch orale Kontrazeptiva besonders gefährdet.

Das Thromboembolie-Risiko ist nicht nur auf die Estrogenkomponente zurückzuführen, auch das Gestagen spielt eine Rolle. So ist das Thromboembolie-Risiko bei den sog. Pillen der 3. Generation, welche die Gestagene Gestoden und Desogestrel enthalten, gegenüber den Pillen der 2. Generation offenbar etwa verdoppelt, aber auch diese können Thrombosen auslösen.

Obgleich die Neigung zu thrombotischen Erkrankungen durch Estrogene erhöht wird, kann bei einer Behandlung mit Antikoagulanzien durch gleichzeitige Gabe von Estrogenen die Blutungsneigung zunehmen.

a Kombinationspräparate

Einphasen-(Simultan-)Präparate

Einstufen-Präparat

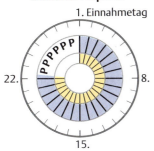

Lynestrenol	1	mg/d
Ethinylestradiol	0,05	mg/d

Zweistufen-Präparat

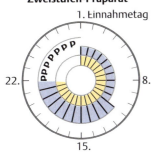

Levonorgestrel	0,05	0,125	mg/d
Ethinylestradiol	0,05	0,05	mg/d

Dreistufen-Präparat

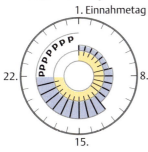

Levonorgestrel	0,05	0,075	0,125	mg/d
Ethinylestradiol	0,03	0,04	0,03	mg/d

P: Einnahmepause oder Placebo

Abb. 23.20 Zusammensetzung oraler Kontrazeptiva.

Zweiphasen-(Sequenz-)Präparate

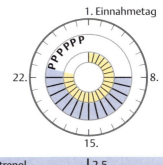

Lynestrenol	2,5		mg/d
Ethinylestradiol	0,05	0,05	mg/d

b Monopräparate

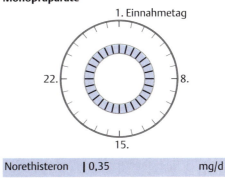

Norethisteron	0,35	mg/d

Neoplastische Erkrankungen. Es gibt widersprüchliche Aussagen darüber, ob das Risiko für Mammakarzinom erhöht ist oder nicht. Das Risiko für ein Endometriumkarzinom und für ein Ovarialkarzinom wird durch orale Kontrazeptiva vermindert. Das häufigere Auftreten eines Zervixkarzinoms bei Anwenderinnen von oralen Kontrazeptiva könnte mit der erhöhten Gefahr der Übertragung eines Papilloma-Virus durch häufigeren Geschlechtsverkehr zusammenhängen.

Gallenblasenerkrankungen sind häufiger, was auf die erhöhte Neigung zur Bildung von Cholesterinsteinen zurückzuführen ist.
Eine gewisse Beeinträchtigung der Leberfunktion und eine Steigerung des Blutdrucks, besonders wenn schon zuvor ein erhöhter Druck vorlag, und ein Anstieg des Plasma-Lipid-Spiegels lassen sich gelegentlich diagnostizieren, extrem selten wurde über cholestatische Hepatosen, Candida-albicans-Vaginitis, Chloasma und Zahnfleischentzündung berichtet.

Wechselwirkungen mit anderen Mitteln. Die Zuverlässigkeit aller oralen Kontrazeptiva wird in Frage gestellt, wenn gleichzeitig Medikamente (wie Rifampicin, Rifabutin, Hydantoine) eingenommen werden, die eine Enzyminduktion in der Leber auslösen (s. unter Arzneimittelinterferenzen), auch bei Diarrhöen (z. B. Reisediarrhöen) ist mit einem Versagen der Medikation infolge der Resorptionsstörungen zu rechnen. Antibakterielle Wirkstoffe können die Wirkung von Ethinylestradiol abschwächen. Dieses unterliegt einem enterohepatischen Kreislauf. Eine Schädigung der Darmflora vermindert die bakterielle Spaltung des biliär ausgeschiedenen Ethinylestradiol-Konjugats und damit die Wiederaufnahme von Ethinylestradiol. Wird die Zufuhr oraler Kontrazeptiva unterbrochen, tritt eine Abbruchsblutung auf, der eine Amenorrhöe folgen kann, die eine unzureichende zentrale Hormon-Inkretion mit fehlender Ovulation widerspiegelt. Nur 2–3% der Amenorrhöen dauern länger als 3 Monate.

Notwendige Wirkstoffe

Hormonelle Kontrazeptiva (Auswahl)

Wirkstoff	Handelsname

Kombination von Estrogen mit einem Gestagen
Die Fülle der angebotenen Präparate kann unter zwei Aspekten eingeteilt werden:
- Höhe der täglichen Estrogen-Dosis und
- festes oder während des Zyklus variierendes Verhältnis zwischen den beiden Komponenten.

Einphasen-Präparate:

a) Einstufen-Präparate

mit 30 µg oder weniger Ethinylestradiol/Tab.	*Conceplan®, Eve®, Femigoa®, Leios®, Microgynon®, Minisiston®, Miranova®, Monostep®, Valette®*
mit 30–50 µg Ethinylestradiol/Tab.	*Cilest®, Gravistat®, Lyn®, Ovoresta®*

b) Zweistufen-Präparate — *Neo-Eunomin®, Biviol®, Lyn-Sequenz®, Oviol®*

c) Dreistufen-Präparate — *Novastep®, Novial®, Pramino®, Synphasec®, Trigoa®, Trinovum®, Triquilar®, Trisiston®*

Niedrig dosierte Gestagene („Minipille")

Levonorgestrel	*Microlut®, 28 mini®*
Lynestrenol	*Orgametril®*
Desogestrel	*Cerazette®*

Hoch dosiertes Gestagen

Levonorgestrel	*Duofem®* Tab. 0,75 mg

Depot-Gestagene

Medroxyprogesteron-acetat	*Depot-Clinovir®*
Norethisteron-enantat	*Noristerat®*

23.5 Inselzellen des Pankreas

Überblick

Formen des Diabetes mellitus:
Diabetes mellitus Typ I: Untergang von B-Zellen, absoluter Insulin-Mangel.
Therapie: Insulin-Substitution erforderlich.
Diabetes mellitus Typ II: Funktionsschwäche von B-Zellen bei (meistens) erhöhtem Insulin-Bedarf wegen Insulin-Resistenz: relativer Insulin-Mangel.
Behandlungsmöglichkeiten: Verminderung des Insulin-Bedarfs durch Gewichtsreduktion bei Übergewicht, durch Förderung der peripheren Glucoseverwertung (körperliche Betätigung), Senkung der hepatischen Glucoseabgabe mittels des Biguanids Metformin oder Steigerung der Insulin-Inkretion durch Sulfonylharnstoffe, Insulin-Substitution.

Insulin-Substitution
Insuline vom Schwein oder menschliches Insulin (biosynthetisch oder gentechnisch) stehen zur Verfügung.
- Die Wirkkinetik hängt von der Art des Präparates ab: schnelle bis sehr langsame Resorption aus dem subkutanen Depot. Die Freisetzung vom Injektionsort lässt sich auch durch gentechnische Veränderung des Insulin-Moleküls steuern.
- **Therapieziele:** Verhinderung eines diabetischen Koma, Verhinderung diabetischer Nerven- und Gefäßschäden (diabetische Mikro- und Makroangiopathie) und der daraus folgenden Komplikationen. Hyperglykämie verhindern ohne Hypoglykämie auszulösen. Erschwert wird dies durch die wechselnde Belastung mit Kohlenhydraten (Mahlzeiten) und den schwankenden Verbrauch in Abhängigkeit von der körperlichen Tätigkeit. Nahrungsaufnahme (Diät), Lebensgewohnheiten und die Insulinzufuhr müssen aufeinander abgestimmt werden.

Orale Antidiabetika:

Metformin
- hemmt die hepatische Glucose-Abgabe und steigert den peripheren Glucose-Verbrauch
- Typ-II-Diabetes mit Übergewicht
- Laktatazidose

Sulfonylharnstoffe z. B. Glibenclamid
- Blockade eines Kaliumkanals der B-Zelle mit Verminderung des Membranpotenzials und zunehmender Insulin-Inkretion.
- Typ-II-Diabetes. Die Schwierigkeit dieser Therapie liegt ebenfalls in der Anpassung von Dosis bzw. Insulin-Inkretion an den aktuellen Bedarf,
- Hypoglykämien.

Glinide z. B. Repaglinid
- Wirkungsmechanismus wie bei den Sulfonylharnstoffen trotz andersartiger Struktur
- sehr rasches Einsetzen und Abklingen der Wirkung nach peroraler Zufuhr, daher
- bei Typ-II-Diabetes Gabe direkt vor den Mahlzeiten möglich

Glitazone z. B. Pioglitazon
- Verminderung einer Insulinresistenz bei Typ-II-Diabetes durch einen genomischen Effekt (Aktivierung des PPARγ-Rezeptors), therapeutischer Wert noch nicht klar beurteilbar.
- Typ-II-Diabetes in Kombination mit Metformin oder einem Sulfonylharnstoff-Derivat
- Zunahme des Fettgewebes, Kontraindikation bei allen NYHA-Stadien der Herzinsuffizienz, Leberfunktionskontrollen erforderlich.

α-Glucosidase-Hemmstoffe z. B. Acarbose
- Verzögerung der enteralen Glucose-Aufnahme durch Hemmung der Disaccharid-Spaltung am Bürstensaum der Darmepithelzellen.
- Typ-II-Diabetes.
- Vermehrte Bildung von Darmgasen infolge bakterieller Kohlenhydratverwertung mit entsprechender Symptomatik.

Der endokrine Anteil des Pankreas gibt drei Hormone ab: **Insulin** (aus B-Zellen), **Glucagon** (aus A-Zellen) und **Somatostatin** (aus D-Zellen). Die klinisch bedeutsamste Störung ergibt sich aus einem absoluten oder relativen Insulin-Mangel, der zum Krankheitsbild des Diabetes mellitus führt.

Formen des Diabetes mellitus. Für die praktische Therapie dieses Zustandes ist die Unterteilung in einen **Insulin-Mangel-Diabetes (Typ I)** und in einen **Diabetes mit bestehender Insulin-Produktion (Typ II)** zweckmäßig. Zur ersten Gruppe gehören die Diabetes-mellitus-Fälle, die bereits im kindlichen oder jugendlichen Alter und z. T. im Erwachsenenalter auftreten und die auf einer autoimmunologisch bedingten Entzündung der Inseln mit Untergang der B-Zellen beruhen. Zum Typ I gehört auch ein sekundärer Diabetes wie nach Pankreatektomie.

Die im Alter sich entwickelnden und ein Teil der im Erwachsenenalter auftretenden Diabetes-Fälle gehören dem Typ II mit erhaltener Insulin-Produktion an. Neuerdings werden Fälle von Diabetes Typ II auch schon bei übergewichtigen Jugendlichen beobachtet. Der Typ-II-Diabetes entwickelt sich auf der Basis einer Insulin-Resistenz der Wirkorte bei relativ unzureichender Insulin-Inkretion.

23.5.1 Insulin

Produktion und Freisetzung

Am rauen endoplasmatischen Retikulum der B-Zelle (Abb. 23.21) wird **Proinsulin** gebildet. Im Golgi-Apparat erfolgt die Konzentrierung und Kompartimentierung in große Vesikel (B-Granula). Aus der Vorstufe Proinsulin wird die so genannte C-Kette durch eine membrangebundene Protease abgespalten. Damit ist das eigentliche Insulin-Molekül entstanden, das aus zwei **Aminosäure-Ketten (A- und B-Kette)** besteht, welche durch zwei Disulfid-Brücken miteinander verknüpft sind. Zusätzlich sind zwei Aminosäuren der A-Kette ebenfalls durch eine Disulfid-Brücke verbunden. Das Insulin-Molekül besitzt ein Molekulargewicht von ca. 5700 und liegt hexamer in kristalliner Form koordinativ an Zink gebunden in den Vesikeln vor. Die nahe der Zellmembran befindlichen Vesikel können bei adäquatem Reiz unmittelbar mit der Membran verschmelzen und ihren Inhalt in den Extrazellulärraum freigeben. Von dort gelangt Insulin schnell

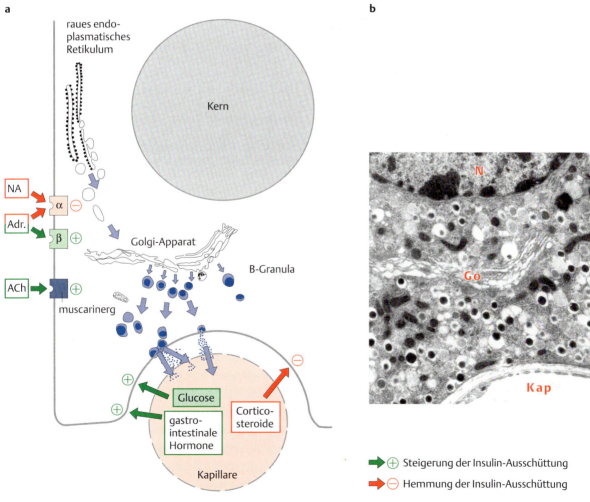

Abb. 23.**21 B-Zelle des Pankreas: Bildung und Exozytose von Insulin. a** Der Haupteinfluss auf die Insulin-Inkretion geht von der Glucose-Konzentration im Blut aus. Daneben gibt es eine Reihe weiterer Mechanismen zur Feinregulation der Insulin-Freisetzung (s. Box 23.21). **b** B-Zelle aus dem Pankreas der Ratte. Das Zytoplasma enthält zahlreiche Hormon-Speichergranula. Go = Golgi-Apparat, N = Nucleus, Kap = Kapillarlumen, ausgekleidet von einem gefensterten Endothel. Vergr. 10000×(Aufnahme aus dem Anatomischen Institut der Universität Kiel)

durch die gefensterten Kapillarwände ins Blut. Die der Membran fernerliegenden und frischen Vesikel bedürfen eines längeren Zeitraumes, um zur Exozytose zu kommen. Dies mag die Zweiphasigkeit der Insulin-Freisetzung nach starker Reizung erklären.

Das Ausmaß der Insulin-Inkretion hängt von verschiedenen Faktoren ab (Abb. 23.**21a**). Der Reiz für die Insulin-Ausschüttung ist ein Ansteigen des Glucose-Spiegels im Blut und damit im Extrazellulärraum. Über ein Insulin-unabhängiges Glucose-Transportprotein gelangt Glucose in die B-Zelle, wird durch eine Insulin-unabhängige Hexokinase phosphoryliert und weiter umgesetzt. Ein Anstieg der Konzentration von ATP ruft an ATP-gesteuerten Kalium-Kanalproteinen eine Abnahme ihrer K^+-Permeabilität hervor, was mit einem Absinken des Membranpotenzials verbunden ist (s. Abb. 23.**23**, S. 411). Infolge der Membrandepolarisation treten Calcium-Ionen über spannungsabhängige Calcium-Kanäle ein und bewirken eine Exozytose der Insulin-Speichervesikel.

Es ist möglich, die B-Zellen des Pankreas spezifisch zu schädigen. So gelingt es, durch Alloxan oder Streptozotocin tierexperimentell einen Diabetes mellitus zu erzeugen. Die Insulin-Freisetzung kann durch Diazoxid gehemmt werden (s. S. 154), daraus ergibt sich die Indikation für dieses Pharmakon beim Hyperinsulinismus (Insulinom).

Box 23.21

Feinregulation der Insulin-Inkretion

Neben dem essenziellen Einfluss von Glucose steht die B-Zelle auch unter der Kontrolle des vegetativen Nervensystems (Abb. 23.**21a**). Die parasympathische Erregung steigert über den üblichen cholinergen Mechanismus die Freigabe von Insulin. Eine sympathische Stimulation hemmt den Prozess durch die Wirkung von Noradrenalin auf α-Rezeptoren. Die Erregung von α- und β-Rezeptoren durch zirkulierendes Adrenalin wirkt eher hemmend auf die Insulin-Inkretion, da die α-Erregung überwiegt. Daher resultiert als Folge einer Sympathikus-Erregung eine verminderte Insulin-Abgabe und somit ein erhöhter Glucose-Spiegel im Blut. Diese Wirkung addiert sich zur direkten Glucose-Mobilisierung durch Adrenalin.

Wenn der Anstieg der Glucose-Konzentration im Blut durch eine orale Aufnahme von Kohlenhydraten ausgelöst wird, ist er wirksamer, als wenn derselbe durch eine intravenöse Gabe von Glucose verursacht ist. Der Grund hierfür liegt in einer Mitbeteiligung gastrointestinaler Peptid-Hormone (z. B. „Darm-Glucagon", Sekretin, Gastrin, Pankreozymin), die bei der enteralen Resorption von Glucose freigesetzt werden und ihrerseits auf dem Blutweg die Insulin-Abgabe stimulieren. Neben der Glucose stellen auch Konzentrationsanstiege von Fettsäuren und Aminosäuren einen Sekretionsreiz dar. Corticosteroide wirken hemmend auf den Exozytosemechanismus.

▶ **Wirkungsweise**

Insulin hat seinen primären Angriffspunkt an Insulinrezeptoren im Plasmalemm der Erfolgszellen. Sie gehören in die Gruppe der Tyrosinkinase-gekoppelten Rezeptoren (S. 9). Insulin aktiviert die Tyrosinkinase. Diese überträgt Phosphatgruppen auf intrazelluläre Proteine, insbesondere solche vom Typ des „Insulinrezeptor-Substrats IRS" (Abb. 23.**22**). Diese phosphorylierten Proteine leiten das Insulinsignal auf nachgeschaltete Prozesse weiter, die zu einer gesteigerten Aufnahme und Verwertung von Glucose aus dem Blut führen.

Aktivierung von Glucosetransportern. Das polare Glucosemolekül kann Zellmembranen nur mit Hilfe von Transportproteinen überwinden. Einige der Glucosetransporter (GLUT) sind *insulinabhängig*, so GLUT 4 in Skelettmuskulatur, Herzmuskulatur und Fettgewebe. Phosphoryliertes IRS bewirkt, dass zytosolische Vesikel, in deren Membran der Glucosetransporter GLUT 4 enthalten ist, mit dem Plasmalemm verschmelzen. Auf diese Weise fördert Insulin die zelluläre Glucose-Aufnahme.

Nach Bindung von Insulin an die Rezeptoren wird auch die Aufnahme von Aminosäuren und Fettsäuren sowie von Kalium- und Magnesium-Ionen erhöht. Das Ausmaß dieser Permeabilitätssteigerung differiert zwischen den einzelnen Zelltypen. So ist der Effekt sehr ausgeprägt an der Skelettmuskelzelle und Fettzelle, geringer ausgebildet an der Leberzelle, dagegen unter In-vivo-Bedingungen nicht nachweisbar an den Endothelzellen der Blut-Liquor-Schranke und an den Hirnzellen. In **Hepatozyten** führt die vermehrte Aufnahme von Glucose, Kalium (und Magnesium) zu folgenden Veränderungen:
- Der Glykogen-Aufbau wird gefördert,
- die Protein-Synthese gesteigert (anabole Wirkung) und
- die Triglycerid-Bildung vermehrt.

Damit wird Energie in Form von Glykogen, Proteinen und Triglyceriden gespeichert. In **Skelettmuskelzellen** fördert Insulin vor allem die für diese Zellart typische Glucose-Speicherung in Form von Glykogen (und Proteinen), die Triglycerid-Synthese spielt hier nur eine untergeordnete Rolle. In **Adipozyten** wird neben der Glykogen-Bildung besonders die Triglycerid-Synthese begünstigt.

Als Folge der Insulin-Wirkung werden also in den Zellen Energiedepots angelegt. Die physiologisch notwendige Aktivierung dieser Depots erfolgt durch andere Regulationsmechanismen (Adrenalin, Glucagon).

Andere Glucosetransporter sind *insulinunabhängig*, so GLUT 2 in den B-Zellen des Pankreas und in den Hepatozyten. Dennoch kann die Leber unter Einwirkung von Insulin aus dem Blut vermehrt Glucose aufnehmen, denn die nachfolgend genannten Stoffwechseleffekte von Insulin senken die intrazelluläre Glucosekonzentration und steigern so den Gradienten zum Glucose-Influx in die Hepatozyten.

Beeinflussung der Aktivität von Enzymen des zellulären Glucosestoffwechsels. Über IRS nachgeschaltete Schritte kann die Aktivität von Enzymen durch Phosphorylierung oder Dephosphorylierung moduliert werden. Auf diese Weise wird beispielsweise die Glykogensynthese stimuliert und die Glykogenolyse gehemmt.

Beeinflussung der Genexpression. Über IRS nachgeschaltete Schritte kann die Gen-Transkription gesteuert werden. So wird in der Leber beispielsweise die Gluconeogenese gehemmt.

Regulation der Rezeptordichte. Nach Bindung von Insulin an die Rezeptoren wird der Insulin-Rezeptor-Kom-

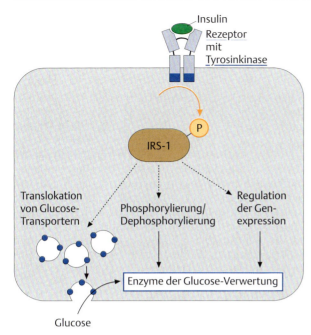

Abb. 23.22 **Förderung der zellulären Glucoseaufnahme und -verwertung durch Insulin.** IRS = „Insulinrezeptor-Substrat".

plex endozytotisch aufgenommen. Das intrazelluläre Schicksal von Insulin ist nicht genau bekannt. Der Verlust von Rezeptoren aus der Zellmembran infolge der Internalisierung wird durch Nachlieferung von Rezeptoren ausgeglichen.

Beim Stoffwechsel-gesunden Menschen sind die Insulin-Rezeptoren im Überschuss angelegt; die Besetzung eines Teils der Rezeptoren durch Insulin ruft bereits einen maximalen Effekt hervor. Die Zahl der Insulin-Rezeptoren pro Zelle ist variabel und kann wesentlich reduziert sein, was sich als verminderte Empfindlichkeit gegenüber Insulin bemerkbar macht (eine Ursache des Typ-II-Diabetes). Als Anpassung an erhöhte Insulin-Spiegel wird ebenfalls eine Verminderung der Zahl an Insulin-Rezeptoren gefunden. Übergewichtigkeit geht mit einer Reduktion der Zahl an Rezeptoren einher. Bei strenger Diät zur Abnahme steigt die Zahl der Rezeptoren wieder an, damit ist dann auch die Insulin-Ansprechbarkeit normalisiert.

Pharmakokinetik und Präparate

Bindung an Plasmaproteine und Elimination. Bei Stoffwechsel-gesunden Menschen werden täglich zwischen 30 und 50 internationale Einheiten (IE) Insulin von den B-Zellen abgegeben. Die pro Zeiteinheit freigesetzte Menge ist jedoch sehr wechselnd und richtet sich nach dem aktuellen Bedarf. Das vom Pankreas abgegebene Insulin liegt im Plasma zum größten Teil in freier Form vor, ein kleiner Teil ist an Globulin gebunden. Das freie Insulin wird aus dem Plasma mit einer Halbwertszeit von unter 10 Minuten, der plasmalemmal gebundene Anteil dagegen verzögert eliminiert (Halbwertszeit ca. 40 Minuten). Daher überdauert die Wirkung des Insulins seine Anwesenheit im Plasma. Der biologische Abbau nicht gebundener Insulin-Moleküle findet in der Leber und in den Nieren statt.

Box 23.22

Organverteilung von Insulin nach Freisetzung und nach parenteraler Zufuhr

Es besteht ein pharmakokinetischer Unterschied zwischen parenteral zugeführtem und endogen freigesetztem Insulin. Körpereigenes Insulin wird über den Pfortaderkreislauf zuerst der Leber angeboten. Diese entnimmt einen überproportionalen Anteil des Insulins im Vergleich zu anderen Geweben, die erst nach Verteilung von Insulin im großen Kreislauf das Hormon binden können. Nach parenteraler Zufuhr von Insulin erhält die Leber einen relativ zu geringen Anteil. Diese unphysiologische Benachteiligung der Leber wirkt sich auf den Glucose-Stoffwechsel des Organismus nicht günstig aus. Die Insulin-Substitutionstherapie ist keine identische Imitation der Insulin-Inkretion.

Insulin-Präparate. Insuline, die aus den Bauchspeicheldrüsen von Schweinen oder Rindern stammen, werden immer seltener angewandt; denn es ist möglich, **menschliches Insulin** auf zwei verschiedenen Wegen in großtechnischen Maßen herzustellen.

- Das Insulin des Schweines unterscheidet sich vom menschlichen Insulin in den insgesamt aus 51 Aminosäuren bestehenden A- und B-Ketten lediglich durch eine einzige Aminosäure. Das in der B-Kette endständige Alanin muss durch Threonin ersetzt werden. Wird dieser Austausch biochemisch durchgeführt und das Produkt hochgereinigt, liegt „menschliches Insulin" vor.
- Durch gentechnische Maßnahmen können Bakterien veranlasst werden, A- und B-Ketten mit einer Aminosäure-Sequenz herzustellen, die dem Aufbau des menschlichen Insulins entspricht. Nach Verknüpfung der A- und B-Ketten entsteht dann „menschliches Insulin". Die **gentechnische Gewinnung** von Insulin ist ein wichtiger Fortschritt, da die Insulin-Herstellung aus Bauchspeicheldrüsen von Schlachttieren den Weltbedarf an Insulin nicht mehr zu decken vermag.

Durch entsprechende Veränderungen der kodierenden DNA lassen sich auch **gentechnisch modifizierte Insuline** mit veränderten pharmakologischen Eigenschaften herstellen.

Normalerweise wird Insulin subkutan injiziert. Der Zeitverlauf der Freisetzung des Insulins aus dem subkutanen Depot kann auf zwei Arten gesteuert werden:
- Modifikation der Darreichungsform des Insulins oder
- Veränderung der Aminosäuresequenz des Insulins.

Modifikation der Darreichungsform. Im Fall von Insulin-Lösungen (**Normal-Insulin, Alt-Insulin**) tritt eine mäßig schnelle Resorption aus dem injizierten Depot auf: maximaler Plasmaspiegel etwa 100 min nach der Injektion, Wirkungsdauer etwa 5 Stunden.

Die Resorptionsgeschwindigkeit von Insulin kann durch Zusätze wie Zink oder Eiweiße oder durch grob-kristalline Zubereitung des Insulins verzögert werden, so dass Suspensionen entstehen. Die Geschwindigkeit, mit der die Partikel in Lösung gehen, bestimmt den Zeitverlauf der Wirkung (**Depot-Insulin**). Es stehen zur Therapie mittellangwirksame Depot-Insuline mit einer Wirkdauer von 12 bis 24 Stunden (Zink-, Protamin-, Globin-Insuline, **Intermediär-Insuline**) und langwirksame Präparate (grob-kristallin), die 24 Stunden und länger wirken (**Langzeit-Insuline**) zur Verfügung.

Eine Reihe von Präparaten enthält Normal-Insulin und Depot-Insulin: **Kombinations-Insuline**.

Veränderung der Aminosäuresequenz. Mithilfe gentechnischer Verfahren ist es möglich, die *Aminosäuresequenz* im Humaninsulin an bestimmten Positionen gezielt zu verändern und so die Freisetzungscharakteristik vom Injektionsort zu beeinflussen. Bei **lispro-Insulin** geht die Freisetzung aus dem subkutanen Depot rascher vonstatten als nach s.c. Injektion einer Humaninsulin-Lösung: maximaler Plasmaspiegel nach etwa 40 min, maximale Konzentration ca. dreifach höher als bei Normalinsulin in gleicher Dosis, Wirkungsdauer etwa 3 Stunden. Die veränderte Freisetzungs-Charakteristik beruht auf einem Positionswechsel zweier benachbarter Aminosäuren des Humaninsulins, nämlich Prolin (normalerweise in Position 28 der B-Kette) und Lysin (Position B29) in „Lys-Pro". Dies bewirkt eine geringere Neigung der Insulinmoleküle in Form von Hexameren zu aggregieren, wie es beim Normalinsulin der Fall ist. Während die Hexamere zunächst in Dimere und dann Monomere zerfallen, liegt Insulin lispro im Gewebe gleich in Monomer-Form vor und kann schneller abdiffundieren. Nachfolge-Insuline mit ähnlicher Freisetzungscharakteristik sind **Insulin aspart** (Ersatz von Prolin an Position 28 der B-Kette durch Asparaginsäure) und **Insulin glulisin** (Ersatz von Lysin an Position 29 der B-Kette durch Glutamat und von Asparagin an Position 3 der B-Ketten durch Lysin).

Durch eine stark verzögerte Abdiffusion aus dem subkutanen Depot ist **Insulin glargin** gekennzeichnet. Die hier vorgenommene Variation der Aminosäuren verändert die pH-Wert abhängige Ladung des Moleküls. In der Injektionslösung herrscht ein pH-Wert von 4, was die Substanz löslich macht. Nach der Injektion, im neutralen pH-Milieu des Gewebes kristallisiert Insulin glargin aus. Die Wirkdauer einer Injektion erstreckt sich über 24 Stunden. **Insulin detemir** stellt ein Konjugat dar aus einem gentechnisch veränderten Insulin und der C-14 Fettsäure Myristinsäure (Threonin an Position 30 der B-Kette ist entfernt, an das Lysin in Position 29 der B-Kette ist die Fettsäure angeknüpft). In der pH-neutralen Injektionslösung liegt das Insulin als Hexamer vor. Der hydrophobe Fettsäurerest leitet das Insulin in eine ausgeprägte Plasmaalbumin-Bindung und verzögert die Freisetzung aus dem subkutanen Depot. Insulin detemir wird 1- bis 2-mal pro Tag angewandt, ist also kürzer wirksam als Insulin glargin.

Mit der gentechnischen Manipulation des Humaninsulins ist ein potenzielles Problem verbunden: die Abnahme der Bindungsselektivität für den Insulinrezeptor. Der Abstand zwischen der Konzentration zur Besetzung des Insulinrezeptors und der Konzentration zur Besetzung des Rezeptors für den Wachstumsfaktor IGF-1 (insulin like growth factor, S. 368) kann verringert sein. Eine Aktivierung des IGF-1-Rezeptors könnte an der Ausbildung einer diabetischen Retinopathie beteiligt sein und eventuell auch neoplastisches Wachstum fördern. Auf diesen Aspekt der gentechnischen „Enthumanisierung" des Insulins wird schon in der Wirkstoffentwicklung geachtet, ihm ist aber auch nach der Markteinführung Aufmerksamkeit zu widmen.

Die Resorption eines subkutan injizierten Insulins kann vom Injektionsort abhängen und vom Oberarm oder von der Bauchdecke aus schneller erfolgen als vom Oberschenkel. Daher ist es ratsam, den Injektionsort nur innerhalb der einmal ausgewählten Region zu wechseln.

Inhalierbares Insulin in Pulverform ist seit 2006 verfügbar. Seine Bioverfügbarkeit aus den Atemwegen ist gering (etwa 10%), was durch eine entsprechend erhöhte Dosis kompensiert werden muss. Erkrankungen des Respirationstraktes können die Bioverfügbarkeit verändern (Kontraindikationen Rauchen, obstruktive Bronchialerkrankungen). Der Wirkungseintritt gleicht dem von subkutan injiziertem Insulin lispro, die Wirkdauer der von Normalinsulin. Husten ist eine häufige Nebenwirkung. Die langfristige Verträglichkeit des Insulinpulvers für die Atemwege ist ungeklärt. Es ist unter bestimmten Voraussetzungen zur Therapie des Typ-II- und des Typ-I- Diabetes mellitus zugelassen.

▶ Anwendung von Insulin

Insulin dient zur **Substitution bei Diabetes mellitus**. Therapieziele sind
- das unmittelbar lebensbedrohliche Coma diabeticum zu verhindern und
- die Entwicklung der diabetischen Mikro- und Makroangiopathie hintanzuhalten (Folgeschäden z. B. Herzinfarkt, Niereninsuffizienz, Erblindung, diabetische Gangrän der unteren Extremität).

Die grobe Stoffwechselentgleisung im Sinne des **diabetischen Koma** ist seit Einführung von Insulin in die Therapie selten geworden. Die therapeutische Problematik besteht heute darin, auch geringer ausgeprägte, vorübergehende und unmittelbar nicht gefährliche Überhöhungen der Glucosekonzentration im Blut zu vermeiden, da diese maßgeblich zur Entwicklung einer **Angiopathie** beitragen (s. Box 23.**23**). Dies erfordert eine möglichst feine Abstimmung zwischen Insulin-Zufuhr einerseits sowie Diät und Lebensweise andererseits. Je mehr ein Patient von seiner Erkrankung und von der Therapie versteht, desto besser wird die Einstellung des Diabetes gelingen.

Box 23.23

Glykierung von Proteinen und diabetische Angiopathie
Bei jedem länger bestehenden Diabetes mellitus besteht die Gefahr, dass sich eine Angiopathie mit Durchblutungsstörungen entwickelt. Die Angiopathie ist morphologisch u. a. durch eine Verdickung der Basalmembranen gekennzeichnet. Möglicherweise ist für die morphologische Veränderung die Bildung pathologischer Glucoproteine verantwortlich, die durch eine kovalente Bindung von Glucose an endständige Aminosäuren entstehen.
Eine entsprechende Glykierung kann auch am Hämoglobin beobachtet werden: Die Aminogruppe des endständigen Valin vom Hämoglobin A_{1C} bindet den Aldehyd Glucose irreversibel (Schiff-Base). Das Ausmaß dieser Reaktion ist stark von der herrschenden **Glucose-Konzentration** abhängig. Sie spielt bei Stoffwechselgesunden keine Rolle, ist aber bei schlecht eingestellten und „verwilderten" Diabetikern leicht nachweisbar. So kann die Bestimmung von glykiertem Hämoglobin A_{1C} zur Überwachung von Diabetikern ausgenutzt werden, da sich im Ausmaß der Glykierung der Blutspiegel der vergangenen Wochen widerspiegelt (die Lebensdauer des Hämoglobin entspricht der Lebensdauer der Erythrozyten).

Typ-I-Diabetes. Er beruht auf einem absoluten Insulin-Mangel und erfordert immer eine Substitutionstherapie. Es werden im Allgemeinen Dosen von 20–80 IE/d benötigt. In seltenen Fällen, z. B. beim Vorliegen von Insulin-Antikörpern, müssen höhere Dosen appliziert werden, um den Stoffwechsel zu normalisieren. In verschiedenen Untersuchungen ist gezeigt worden, dass durch eine straffe Therapiegestaltung die diabetischen Komplikationen wie Nephropathie, Retinopathie und periphere Neuropathie hinausgezögert werden können. Man kann zwei Prinzipien der Therapie unterscheiden:

- Die heute eher selten angewandte **konventionelle Insulin-Therapie** ist durch ein starres Therapieschema gekennzeichnet, vielfach wird morgens ($2/3$ der Tagesdosis) und abends ($1/3$ der Tagesdosis) ein Kombinations-Insulin etwa 30 min vor der Mahlzeit injiziert. Während unter physiologischen Bedingungen Insulin nur freigesetzt wird, wenn ein aktueller Bedarf besteht, wird aus einem injizierten Depot das Hormon kontinuierlich und bedarfsunabhängig abgegeben. Aus diesem Grund muss die Nahrungszufuhr dem Insulin-Blutspiegel so angepasst werden, dass zu jedem Zeitpunkt eine möglichst gute Übereinstimmung zwischen Glucose-Belastung und Insulin-Spiegel erreicht wird (Zwischenmahlzeiten!). Somit ist ein starres Ernährungsschema einzuhalten.
- Die erstrebenswerte **intensivierte Insulin-Therapie** ist durch ein flexibles Therapieschema gekennzeichnet („Basis-Bolus-Konzept"). Ein Insulin-Basisspiegel wird beispielsweise durch 2-mal tägliche Zufuhr eines Intermediär-Insulins erzeugt (etwa 50 % der Tagesdosis). Normal-Insulin wird etwa 15–30 min vor den Hauptmahlzeiten subkutan injiziert. $2^{1}/_{2}$–3 h später kann eine kleine Zwischenmahlzeit erforderlich sein. Bei Anwendung von rasch verfügbaren Insulinen wie Lispro-Insulin können der Abstand zwischen Injektion und Nahrungsaufnahme sowie die Zwischenmahlzeiten entfallen. Die intensivierte Insulin-Therapie gibt dem Patienten also eine größere Freiheit, den Zeitpunkt der Nahrungsaufnahme zu wählen. Auch die Menge der Nahrung ist variabel, entsprechend muss der Patient die Dosis anpassen. Hier wird deutlich, dass diese freiere Form der Therapie dem Patienten mehr abverlangt – er muss das Prinzip der Therapie verstanden haben, um diese selbst gestalten zu können. Dazu gehören drei- oder mehrmalige tägliche Selbstbestimmungen der Blutglucose-Konzentration zur Information über die notwendige Insulin-Dosis.

Coma hyperglycaemicum. Bei der Therapie des Coma hyperglycaemicum ist zu beachten, dass es sich nicht nur um den Zustand einer Hyperglykämie handelt, sondern eine tiefgreifende Stoffwechselstörung vorliegt, die sich u. a. in einer Ketoazidose oder einer Hypovolämie (Dehydratation des Gehirns, Oligurie: hyperosmolares Koma) bemerkbar macht. Dem entsprechend ist eine intensivmedizinische Behandlung erforderlich mit Insulinzufuhr, Gabe von physiologischer Kochsalzlösung und weiteren Maßnahmen zur Korrektur des Flüssigkeits- und des Säure-Basen-Haushaltes.

▶ Nebenwirkungen

Es ist zu unterscheiden zwischen jenen Nebenwirkungen, die auf der eigentlichen physiologischen Funktion des Insulins beruhen, und allergischen Reaktionen.

Bei absoluter oder relativer Überdosierung tritt eine **Hypoglykämie** auf. Als Folge der Hypoglykämie werden die Hirnzellen nicht mehr ausreichend mit ihrem physiologischen Substrat, der Glucose, versorgt, da der aktive Transport von Glucose durch die Blut-Liquor-Schranke konzentrationsabhängig verläuft und nicht mehr effektiv ist, wenn eine kritische Grenze von etwa 50 mg/dl unterschritten wird. Ein Glucose-Mangel zieht ein **Ödem der Nervenzellen** nach sich. Je nach Schwere des Zustandes und Güte der Hirndurchblutung (Arteriosklerose) bilden sich folgende Symptome aus: Verwirrtheit, Bewusstlosigkeit, Krämpfe. Gleichzeitig findet sich häufig ein erhöhter Sympathikotonus (Unruhe, Schwitzen, Tachykardie, Heißhunger). Die Therapie besteht grundsätzlich in der Zufuhr von Glucose. Bei leichten Fällen, wie sie jedem Diabetiker bekannt sind, genügt die orale Einnahme von Glucose. Bei schweren Fällen muss die Glucose intravenös zugeführt werden.

Gleichzeitig ist darauf zu achten, dass eine eventuell bestehende **Hypokaliämie** ausgeglichen wird. Falls sich bei schweren Fällen eines hypoglykämischen Schocks etwa 30 Minuten nach ausreichender Gabe von Glucose (25–50 g) keine Besserung zeigt, ist mit dem Vorliegen eines Hirnödems zu rechnen. Dann muss eine Osmotherapie sowie eine Behandlung mit hohen Dosen eines Corticosteroids durchgeführt werden.

Bei arteriosklerotischen Patienten können nächtlich auftretende hypoglykämische Episoden als Folge einer relativen Überdosierung von Langzeit-Insulinen und auch von oralen Antidiabetika zu einem beschleunigten Abbau zerebraler Funktionen Anlass geben.

Die häufigste **allergische Nebenwirkung** ist eine **lokale Reaktion** vom Sofort-Typ oder vom verzögerten Typ (4–6 Stunden p.inj.). Es treten Zeichen der Entzündung auf. Die Reaktion vom Sofort-Typ wird bei ca. 1 % aller Patienten beobachtet und kann durch Wechsel des Präparates meistens vermindert werden. Die Reaktion vom verzögerten Typ ist wesentlich häufiger und verschwindet im allgemeinen bei Fortsetzung der Therapie im Laufe einiger Monate. Eine weitere lokale Nebenwirkung von Insulin-Zubereitungen besteht in einer **Lipodystrophie** an häufig benutzten Injektionsstellen. Ebenso kann sich dort eine Induration ausbilden, die die Insulin-Resorption vom Injektionsort verzögert.

Systemische allergische Reaktionen sind extrem selten und entsprechen dem üblichen allergischen Erscheinungsmuster. Patienten können unter der Insulin-Therapie Insulin-Antikörper ausbilden, nur solche mit einer hohen Affinität zum zugeführten Insulin interferieren jedoch mit der Therapie. Bei diesen Patienten sind unter Umständen extrem hohe Dosen von Insulin für eine ausreichende Therapie erforderlich (mehr als 200 IE/d); ein Übergang zu anderen Insulin-Präparaten kann von Vorteil sein. Die Insulin-Antikörper können die **Plazenta-Schranke überwinden** und geben damit Anlass zu einer vorübergehenden Insulin-Resistenz des Neugeborenen.

Notwendige Wirkstoffe

Insuline

Wirkstoff	Handelsname
Kurz wirksame Insuline	
Tierische Insuline	*Insulin*
Human-Insulin	G (zahlreich)
Insulin lispro	*Humalog®*
Insulin aspart	*Novo Rapid®*
Insulin glulisin	*Apidra®*
Intermediär wirksame Insuline	
Tierische Insuline	G (zahlreich)
Human-Insulin	G (zahlreich)
Insulin detemir	*Levemir®*
Lang wirksame Insuline	
Tierische Insuline	*Insulin Lente®*
Human-Insulin	*Ultratard®*
Insulin glargin	*Lantus®*
Inhalierbares Insulin	
Humaninsulin-Pulver	*Exubera®*

23.5.2 Orale Antidiabetika

> **Box 23.24**
>
> **Pathophysiologie des Typ-II-Diabetes**
>
> Der häufig zwischen dem 50. und 65. Lebensjahr auftretende Typ-II-Diabetes ist Folge eines relativen Insulinmangels. Meist liegt dieser Erkrankung ein **Übergewicht** zugrunde. Da Übergewicht in unserer „Überflussgesellschaft" ein zunehmendes Problem schon bei Kindern und Jugendlichen darstellt, wird der Typ-II-Diabetes in Zukunft vermehrt schon bei jungen Menschen auftreten. Der Begriff „Altersdiabetes" ist überholt. Von den ca. 5 Millionen Diabetikern in Deutschland leiden etwa 90 % an Typ-II-Diabetes. Übergewicht geht mit einer **Abnahme der Insulinempfindlichkeit** in den Geweben und Organen einher.
>
> Um trotz der verminderten Empfindlichkeit der Erfolgsorgane eine normale Verstoffwechselung von Nahrungskohlenhydraten zu gewährleisten, sind höhere Insulinkonzentrationen notwendig. Solange die B-Zellen die Mehrproduktion zu leisten imstande sind, bleibt die Stoffwechsellage normal. Bei einigen Betroffenen nimmt jedoch im Laufe der Zeit die Empfindlichkeit der B-Zellen gegenüber dem Sekretionsstimulus Glucose ab. Der Grund hierfür ist unbekannt. Infolge der Abnahme der **Glucose-Empfindlichkeit** versiegt die Fähigkeit, adäquat erhöhte Insulin-Konzentrationen aufrechtzuerhalten, und es entwickelt sich eine diabetische Stoffwechsellage. Es herrscht ein relativer Insulinmangel; eine Inkretionsmenge, die normalerweise ausreichend wäre, ist im Zustand der herabgesetzten Insulin-Empfindlichkeit unzureichend.
>
> Wie beim Typ-I-Diabetes drohen die **Komplikationen** Mikroangiopathie (Nephropathie, Retinopathie), Neuropathie und Makroangiopathie (Myokardinfarkt, Schlaganfall) mit entsprechenden Schäden.

Therapeutische Ansätze bei Typ-II-Diabetes

Oberstes Ziel ist es, eine diabetische Mikro- und Makroangiopathie und die daraus folgenden Organschäden zu verhindern. Der nahe liegende Weg besteht darin, die Insulin-Empfindlichkeit der Gewebe und Organe zu normalisieren, also zu erhöhen. Allein durch eine Änderung des Lebensstils können auf diesem Weg große Schritte getan werden und nicht selten lässt sich so eine medikamentöse Behandlungsbedürftigkeit vermeiden. **Reduktionskost zur Gewichtsabnahme** ist vielfach allein ausreichend, eine Zunahme der Insulinrezeptorempfindlichkeit und -zahl und eine Normalisierung der Stoffwechsellage herbeizuführen. **Körperliche Betätigung** ist anzuraten, da so die periphere Glucose-Verwertung gefördert wird. Wenn diese beiden Maßnahmen zur Änderung der Lebensführung vom Patienten nicht konsequent durchgeführt werden oder nicht ausreichen, die Stoffwechsellage zu normalisieren, kommt eine medikamentöse Therapie hinzu.

Auch beim Typ-II-Diabetes sollte die Behandlung vom Patienten durch selbständige Blutzuckermessungen begleitet werden!

Beginn der Behandlung.
- Bei übergewichtigen Patienten kommt in erster Linie das **Biguanid Metformin** infrage. Aus großen klinischen Studien ist bekannt, dass Metformin nicht nur mikroangiopathische Komplikationen, sondern auch makroangiopathische Komplikationen verhindert und die Letalität reduziert.
- Bei normalgewichtigen Patienten ist zunächst eher an eine **Sulfonylharnstoff-Verbindung** zu denken. Für **Glibenclamid** ist, ebenso wie für Insulin, nachgewiesen, dass mikroangiopathische Komplikationen zurückgedrängt werden; ein Nutzen in Bezug auf makroangiopathische Komplikationen konnte jedoch nicht gezeigt werden, die Mortalität wird nicht signifikant gesenkt.

Der Beginn der Therapie ist auch mit Insulin möglich, führt jedoch nicht zu besseren Erfolgen als der Beginn einer Therapie mit einem oralen Antidiabetikum. Im Laufe der Zeit kann die **Wirkung der Monotherapie** mit einem oralen Antidiabetikum **zurückgehen,** weil die Fähigkeit zur Insulin-Inkretion nachlässt. Dann kann **ein zweites orales Antidiabetikum (oder auch Insulin) in die Therapie aufgenommen** werden: zum Metformin dazu ein Glitazon (S. 413), ein Glinid (S. 412) oder ein alpha-Glucosidase-Hemmstoff (S. 414); zum Sulfonylharnstoff ein Glitazon oder ein alpha-Glucosidase-Hemmstoff. Die Kombination von Metformin plus Sulfonylharnstoff wird nicht empfohlen, da sie die Prognose eventuell ungünstig zu beeinflussen scheint.

Wenn auch die Kombination oraler Antidiabetika nicht mehr ausreicht. In eine Therapie mit oralen Antidiabetika können Insuline hinzugenommen werden. Ein Verzögerungsinsulin kann den basalen Insulinspiegel stützen, oder ein kurz wirksames Insulin kann helfen, den nahrungsabhängigen Mehrbedarf von Insulin zu decken.

Metformin

Das lange bekannte **Biguanid-Derivat Metformin** findet in der Therapie des Typ-II-Diabetes mellitus jetzt wieder zunehmende Beachtung. Metformin ist das Medikament der ersten Wahl für **übergewichtige Typ-II-Diabetiker**.

Metformin

▶ **Wirkungsweise.** Metformin fördert nicht die Freisetzung von Insulin, sondern vermag (bei Anwesenheit von Insulin) die hepatische Glucose-Abgabe zu reduzieren. Dadurch wird der Insulin-Bedarf vermindert, der Organismus kommt mit weniger Insulin aus, die Entwicklung einer Insulin-Resistenz wird verlangsamt. Der molekulare Wirkungsmechanismus ist ungeklärt.

▶ **Pharmakokinetik.** Metformin wird enteral gut aufgenommen, ausgeschieden wird es in unveränderter Form über die Niere, die Plasma-Eliminationshalbwertszeit beträgt 2–5 Stunden.

▶ **Nebenwirkungen.** Die häufigste Nebenwirkung besteht in **gastrointestinalen Störungen** (Appetitlosigkeit, Übelkeit, Diarrhöe). Falls diese bei einem übergewichtigen Diabetiker zur Gewichtsabnahme beitragen, sind sie nicht einmal unwillkommen. Es sei hier bemerkt, dass Metformin nicht das Hypoglykämie-Risiko erhöht. Eine schwer wiegende, vital bedrohliche, aber offenbar sehr seltene Nebenwirkung ist ein Anstieg des **Milchsäurespiegels im Gewebe** und damit auch im Blut (**Laktatazidose**). Einer Laktatazidose muss durch sorgfältige Beachtung der Kontraindikationen vorgebeugt werden.

Kontraindikationen sind: Nierenfunktionseinschränkung, weil diese die Metformin-Elimination beeinträchtigt; Leberinsuffizienz, weil diese die hepatische Verwertung von Lactat reduziert; Erkrankungen, die zur Gewebshypoxie führen, wie kardiale und respiratorische Insuffizienz; konsumierende Erkrankungen; alle akuten, schweren Erkrankungen; Reduktionsdiät mit einer Zufuhr von weniger als 1000 kcal pro Tag; Ketoazidose; Schwangerschaft und Stillzeit. Vorsicht bei sehr hohem Lebensalter. **Arzneimittelinterferenzen** sind möglich: Verstärkung der Wirkung z.B. durch nicht steroidale Antiphlogistika und ACE-Hemmer, Abschwächung der Wirkung z.B. durch Glucocorticoide, Sympathomimetika, Thiazid- und Schleifendiuretika.

▶ **Anwendung.** Da zum jetzigen Zeitpunkt ausschließlich für Metformin eine Überlebensverlängerung (allerdings nur bei Übergewichtigen) bewiesen ist, wird diese Substanz heute zu Recht immer häufiger gegenüber den Sulfonylharnstoffen bevorzugt. Eine Einzeldosis beträgt 500 mg oder 850 mg, 1- bis 3-mal tägliche Einnahme, maximale Tagesdosis 2550–3000 mg.

Angemerkt sei, dass Metformin bei Patientinnen mit polyzystischem Ovarialsyndrom eine ovulationsfördernde Wirkung besitzt. Bei dem Syndrom finden sich häufig Übergewicht und Insulinresistenz; Metformin vermag den Nüchtern-Insulinspiegel zu senken, was eine Besserung der Insulinresistenz bedeutet.

Sulfonylharnstoff-Verbindungen

Nach der Entdeckung der blutzuckersenkenden Wirkung von Sulfonamiden, wie z.B. Tolbutamid, die chemotherapeutisch angewendet werden sollten, ergab die systematische Suche weitere Verbindungen dieser Gruppe, die zur therapeutischen Blutzuckersenkung brauchbar sind.

▶ **Wirkungsweise.** Der Wirkungsmechanismus der Sulfonylharnstoff-Derivate besteht im Wesentlichen aus einer **Sensibilisierung der B-Zellen** gegenüber **physiologischen Inkretionsreizen**. Die Sulfonylharnstoff-Derivate vermindern die Leitfähigkeit der ATP-gesteuerten Kalium-Kanalproteine der B-Zellen, so dass deren Membranpotenzial sinkt und die Insulin-Freisetzung erleichtert wird (Abb. 23.**23**). Somit beeinflussen sie die gleiche Struktur, über die letztlich auch Glucose die Insulin-Inkretion anregt. Dies macht verständlich, dass Glucose in Gegenwart der Sulfonylharnstoffe zu einer verstärkten Insulin-Freisetzung führt.

Da die Sulfonylharnstoffe nicht auf die Bildung, sondern nur auf die Freisetzung von Insulin einwirken, sind sie bei **fehlender Insulin-Produktion** (schwerer juveniler Diabetes mellitus, nach Pankreatektomie etc.) **unwirksam**. Die Wirkung hat also zur Voraussetzung, dass
- eine Insulin-Produktion abläuft und
- Glucose (und damit ATP) als natürlicher Stimulus vorhanden ist.

Der Nutzen der Sulfonylharnstoffe in Bezug auf mikroangiopathische Komplikationen des Typ II-Diabetes wurde in klinischen Studien mit **Glibenclamid** gezeigt. Andere Vertreter dieser Gruppe (Glibornurid, Gliclazid, Glimepirid, Gliquidon, Glisoxepid, Tolbutamid) haben möglicherweise den gleichen Nutzen. Sie unterscheiden

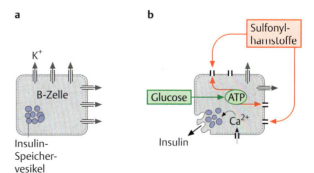

Abb. 23.**23** **Förderung der Insulin-Inkretion durch Glucose und Sulfonylharnstoff-Derivate. a** Im Ruhezustand sind die ATP-gesteuerten K^+-Kanäle geöffnet und damit ist das Membranpotenzial hoch. Es findet keine Insulin-Inkretion statt. **b** Ist viel Glucose vorhanden, steigt in der Zelle die Konzentration von ATP. Dieses bewirkt eine Abnahme der K^+-Permeabilität und damit eine Depolarisation der Zellmembran. Über spannungsabhängige Calcium-Kanäle strömt Ca^{2+} ein, und es kommt zur Exozytose der Insulin-Speichervesikel.

Tab. 23.5 Pharmakokinetische Daten einiger Sulfonylharnstoff-Derivate

Substanz	Dosisbereich (mg)	Wirksamkeit	Eiweiß-Bindung (%)	Plasmahalbwertszeit (h)	Ausscheidungsmodus
Tolbutamid	500–2000 mg/d in 2–3 ED	schwach, selten Hypoglykämie	40–50	~6	vorwiegend renal
Glibornurid	12,5–75 mg/d in 1–3 ED	mittelstark	96	~8	renal u. mit den Faeces
Glibenclamid	0,87–10,5 mg/d in 1–2 ED	stark	>99	6–16	renal

sich in Bezug auf die notwendige Dosierung und die pharmakokinetischen Eigenschaften. Dies ist anhand von Beispielen in Tab. 23.5 dargelegt.

Tolbutamid

Glibenclamid

▶ **Nebenwirkungen.** Wegen der Neigung zur Gewichtszunahme wird eine Langzeit-Monotherapie mit Sulfonylharnstoffen bei übergewichtigen Typ-II-Diabetikern nicht für sinnvoll gehalten. **Hypoglykämie** und **Gewichtszunahme** sind die häufigsten unerwünschten Wirkungen. Eine Hypoglykämie kann sich bei korrekter Einnahme durch den Patienten ergeben, wenn entweder ein plötzlicher vermehrter Glucose-Verbrauch eintritt (ungewohnte körperliche Arbeit) oder die Kohlenhydrat-Aufnahme vermindert wird (z.B. Nahrungskarenz bei Infektionen).

Lang wirksame Präparate bringen ein erhöhtes Risiko von Hypoglykämie und Übergewicht mit sich, dürften aber die Therapietreue des Patienten fördern. Als weitere Nebenwirkungen können Hauterscheinungen und gastrointestinale Störungen vorkommen.

Arzneistoffinterferenzen. Ein Nachteil besonders der stark wirksamen Antidiabetika besteht in der Möglichkeit des Auftretens von Arzneistoffinterferenzen. Besonders gefährlich ist die zusätzliche Einnahme von Sulfonamiden und von Analgetika-Antiphlogistika, die stark an Eiweiße gebunden werden. Diese Interferenzen können auf verschiedenen Mechanismen beruhen: Verdrängung aus der Eiweißbindung, Enzymhemmung und Konkurrenz um tubuläre Sekretionsmechanismen. Eine weitere Arzneistoffinterferenz ergibt sich aus der gleichzeitigen Anwendung von β-Sympatholytika, die die Glucose mobilisierende Wirkung des Adrenalins unterbinden. **Protrahierte Hypoglykämien** mit eventuell tödlichem Ausgang sind bei allen derartigen Kombinationen besonders zu fürchten. Da es sich bei der Diabetes-Therapie um eine Dauermedikation handelt und die Diabetiker zu Infektionen (abführende Harnwege) oder Hypertonie neigen, ist die Gefahr einer Interferenz durch zusätzliche Gabe von Chemotherapeutika, Analgetika oder β-Blockern immer gegeben. Der durch die stark wirksamen Antidiabetika ausgelöste **hypoglykämische Schock**, wie er nach Überdosierung oder durch Arzneistoffinterferenzen hervorgerufen werden kann, zeichnet sich durch besonders lange Dauer und schlechtes Ansprechen auf therapeutische Maßnahmen aus. Bei alten Menschen kann der Schock ohne die sonst bekannten Prodromalsymptome mit Verwirrtheitszuständen beginnen. Im Prinzip besteht die Behandlung in der Zufuhr von Glucose, eventuell in der Gabe von Glucagon und zusätzlich symptomatischen Maßnahmen (cave: Hypokaliämie).

Glinide

Die Substanzen dieser Gruppe unterscheiden sich strukturell von den Sulfonylharnstoffen, besitzen aber den gleichen Wirkungsmechanismus. Das besondere Merkmal ist ihr rasches An- und Abfluten nach peroraler Zufuhr. Zuerst wurde **Repaglinid** eingeführt: nach peroraler Zufuhr wird der maximale Plasmaspiegel nach etwa $^1/_2$ Stunde erreicht, die Plasma-Eliminationshalbwertszeit beträgt 1 Stunde. Dies erlaubt eine Einnahme unmittelbar vor den Hauptmahlzeiten (Einzeldosis 1–4 mg, zulässige Tagesdosis 16 mg). Die wesentliche Nebenwirkung ist eine Hypoglykämie. Da Repaglinid hauptsächlich vermittels CYP 3A4 biotransformiert wird, müssen entsprechende Arzneistoffinteraktionen bedacht werden.

Repaglinid

Später kam **Nateglinid**. Es gleicht Repaglinid in seiner Wirkkinetik. Nateglinid ist jedoch nur für eine Anwendung in Kombination mit Metformin zugelassen.

Die Glinide stellen hohe Anforderungen an die Therapietreue des Patienten (4-malige Anwendung am Tag); ein echter Vorteil gegenüber den länger wirkenden Sulfonylharnstoffen konnte noch nicht gezeigt werden.

Glitazone

Glitazone ist die Kurzbezeichnung für die Gruppe der Thiazolidindione, die ein **neues Wirkprinzip** verkörpern.

Thiazolidindione

Pioglitazon

Rosiglitazon

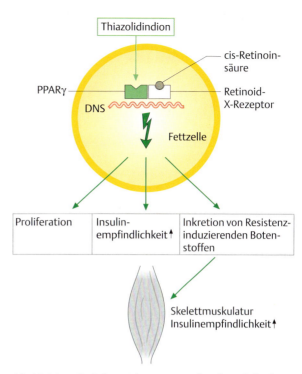

Abb. 23.**24** Mögliche Wirkungsweise der Thiazolidindione.

▶ **Wirkungsweise.** Die Substanzen **steigern die Insulinempfindlichkeit** verschiedener Gewebe, so des Fettgewebes und der Skelettmuskulatur. Bei Patienten mit Typ-II-Diabetes, bei denen die Insulinresistenz ja im Zentrum des pathophysiologischen Geschehens steht, kann die Verbesserung der Insulinwirkung zu einer Normalisierung der Glucosekonzentration im Blut führen. Dieser Effekt tritt auch bei nicht-diabetischen Zuständen mit Insulinresistenz auf, so bei Adipositas und bei polyzystischem Ovarialsyndrom. Thiazolidindione wirken als Agonisten am **Transkriptions-regulierenden Rezeptor vom PPARγ-Typ** („peroxisome proliferator-activated receptor", Subtyp γ), der als Heterodimer zusammen mit dem cis-Retinoinsäure/Retinoid-X-Rezeptor-Komplex die Expression verschiedener Gene beeinflusst (Abb. 23.**24**). Dies führt unter anderem zur **Ausreifung von Präadipozyten zu Adipozyten** und zur vermehrten **Expression des Glucose-Transportproteins GLUT-4**. Aber die verbesserte Insulinwirkung kommt nicht allein dadurch zustande, dass die Kapazität des Fettgewebes zur Verstoffwechselung von Glucose zunimmt. Quantitativ wichtiger sind die Effekte an der Skelettmuskulatur. Diese besitzt im Gegensatz zum Fettgewebe kaum PPARγ-Rezeptoren, dennoch nimmt ihre Insulin-Empfindlichkeit unter Glitazon-Gabe zu. Unter einer Glitazon-Gabe könnte das Fettgewebe seine Freisetzung von bestimmten Botenstoffen mit Hormonwirkung verändern, die Einfluss auf die Insulinempfindlichkeit anderer Gewebe und Organe nehmen. Möglich wäre auch, dass die Glitazone den Mangel eines Coaktivators der PPARγ-gesteuerten Transkription ausgleichen.

Troglitazon war der erste in die Therapie eingeführte Vertreter der Gruppe; die Substanz wurde wegen ihrer Hepatotoxizität bei uns **nicht zugelassen**. Später kamen **Pioglitazon** und **Rosiglitazon** auf den Markt. Das Wirkbild der Glitazone scheint nicht einheitlich zu sein. Es liegen Berichte vor, dass der Triglycerid-Serumspiegel unter Pioglitazon abfällt, während er unter Rosiglitazon gleich bleibt.

▶ **Pharmakokinetik.** Pioglitazon und Rosiglitazon sind nach peroraler Zufuhr gut bioverfügbar. Sie werden durch Biotransformation inaktiviert, die Plasma-Eliminationshalbwertszeiten liegen im Bereich von 3–6 Stunden.

▶ **Nebenwirkungen.** Die Leberverträglichkeit von Pioglitazon und Rosiglitazon scheint besser als die von Troglitazon zu sein. Die Leberfunktion sollte aber regelmäßig kontrolliert werden. Die Masse subkutanen Fettgewebes steigt an, das Körpergewicht nimmt zu; dies erscheint angesichts der Pathogenese des Typ-II-Diabetes problematisch. Periphere Ödeme können auftreten, auch eine Abnahme des Hämatokrit wird beobachtet, was für eine Flüssigkeitsretention spricht. Bei Herzmuskelinsuffizienz *eines jeden Schweregrades* sind Glitazone deshalb **kontraindiziert.** Somit ist vor Therapiebeginn auszuschließen, dass eine latente Herzinsuffizienz vom Stadium NYHA 1 vorliegt, was beim metabolischen Syndrom (Box 23.**25**) mit Adipositas, Hypertonie und Hyperlipidämie durchaus wahrscheinlich ist.

Der Rezeptor vom PPAPγ-Typ kommt in vielen Zellen vor und reguliert Vorgänge, die nichts mit dem Diabetes zu tun haben. So wird die Bildung von Ödemen und die Gewichtszunahme bei der Therapie mit Glitazonen auf eine Steigerung der Natrium-Resorption im Verbindungstubulus und Sammelrohr zurückgeführt. Die Dichte der Na-Kanal-Proteine in diesem Abschnitt des Nephrons wird nämlich über das PPAPγ-System gesteigert. Mit Amilorid (einem spezifischen Hemmstoff des Na/K-Austausches) kann diese Glitazon-Nebenwirkung unterdrückt werden, jedenfalls im Tierversuch (Guan YF et al. Nature Med. 2005;11:861).

▶ **Anwendung.** Die Substanzen sind nur dann bei Typ-II-Diabetes anzuwenden, wenn ein ausreichender Effekt mit Metformin oder einem Sulfonylharnstoff allein nicht zu erreichen ist und weitere Bedingungen erfüllt sind. Pioglitazon wird einmal pro Tag in einer Dosis von 15 oder 30 mg gegeben, bei Rosiglitazon beträgt die Tagesdosis 4 oder 8 mg, verteilt auf eine oder zwei Gaben. Abschließend sei bemerkt, dass für das neue Wirkprinzip der Glitazone noch keine überzeugenden Studienergebnisse dafür vorliegen, dass die Substanzen langfristig einen günstigen Einfluss auf die Prognose des Typ-II-Diabetes besitzen. **Der augenblickliche Wissensstand reicht nicht aus, um den Glitazonen eine größere therapeutische Bedeutung zukommen zu lassen,** zumal die Indikationen sehr stark eingeschränkt sind.

α-Glucosidase-Hemmstoffe

Von Hemmstoffen der α-Glucosidase im Darmepithel verspricht man sich eine unterstützende Therapie bei der Behandlung eines Typ-II-Diabetes mellitus. Ein solcher Hemmstoff ist das **abnorme Tetrasaccharid Acarbose**. Ein weiterer α-Glucosidase-Hemmstoff ist **Miglitol**, das wie Acarbose wirkt. Es wird jedoch vollständig aufgenommen, während Acarbose eine Resorptionsquote von < 2 % aufweist.

▶ **Wirkungsweise.** Das Enzym α-Glucosidase befindet sich im Bürstensaum des Darmepithels und spaltet die aus den Kohlenhydraten entstehenden Disaccharide in Glucose-Moleküle, welche dann resorbiert werden können (Abb. 23.25). Die Hemmstoffe beeinträchtigen diesen letzten Abbauschritt, so dass eine verzögerte und eventuell verminderte Glucose-Resorption resultiert. Eine solche Retardierung der Glucose-Aufnahme nach einer Mahlzeit **beugt postprandialen „Blutzuckerspitzen" vor**.

▶ **Nebenwirkungen.** Die bisher beobachteten Nebenwirkungen (Meteorismus, Borborygmus, Diarrhöe) entstehen durch das Verbleiben von Oligosaccharide im Darm und deren Vergärung durch die Darmbakterien. Auch Darmverschluss und erhöhte Leberenzymwerte im Plasma sind beobachtet worden.

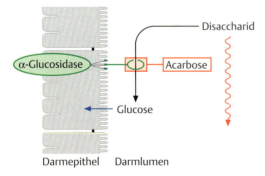

Abb. 23.25 α-**Glucosidase-Hemmung durch Acarbose.**

Box 23.25

Substanzen gegen Hyperinsulinämie

Häufig treten Übergewicht, Hypertonie und Typ-II-Diabetes mellitus gemeinsam auf. Pathophysiologisch scheint die Insulin-Resistenz eine Schlüsselrolle zu spielen. Die Abnahme der Empfindlichkeit der Wirkorte für Insulin führt reaktiv zur Hyperinsulinämie. Diese kann auf eine im einzelnen noch nicht verstandene Weise eine Steigerung des systolischen und diastolischen Blutdruckes auslösen. Außerdem führt die Hyperinsulinämie zur Hypertriglyzeridämie und zur Zunahme des LDL-Cholesterins mit Abnahme des HDL-Cholesterins. Ein „**metabolisches Syndrom**" liegt vor, wenn bei einem Patienten von folgenden fünf Risikofaktoren wenigstens drei zutreffen:
1. **erhöhte Blutzuckerwerte**,
2. **erhöhte Blutfettwerte**,
3. **Übergewicht**,
4. **zu niedrige HDL-Werte**,
5. **Hypertonie**.

Ein derartiges metabolisches Syndrom ist prognostisch sehr ungünstig (z. B. Entwicklung einer koronaren Herzerkrankung) und muss konsequent behandelt werden. Reicht die Insulinproduktion nicht mehr aus, tritt ein Diabetes mellitus hinzu. Angesichts der Bedeutung der Insulin-Resistenz für das Krankheitsgeschehen sollten Antidiabetika, die nicht die Insulin-Konzentration erhöhen, therapeutisch günstig sein. Derzeit ist **Metformin** der einzige etablierte Vertreter dieses Wirkprinzips. Die Glitazone **Pioglitazon** und **Rosiglitazon** sind neu. Ihre Indikation ist sehr begrenzt, ihr langfristiger Nutzen ungesichert.

Notwendige Wirkstoffe

Orale Antidiabetika

Wirkstoff	Handelsname	Alternative
Sulfonylharnstoff-Derivate		
Tolbutamid	*Orabet*®	–
Glibenclamid	*Euglucon*®	G
Glinide		
Nateglinid	*Starlix*® Tab.	–
Repaglinid	*NovoNorm*® Tab.	–
Biguanid-Derivate		
Metformin	*Glucophage*® Tab. 500 u. 850 mg	G
Glitazone		
Pioglitazon	*Actos*® Tab.	–
Rosiglitazon	*Avandia*® Tab.	–
α-Glucosidase-Hemmstoff		
Acarbose	*Glucobay*® Tab.	–

Weitere im Handel erhältliche Antidiabetika

Sulfonylharnstoff-Derivate
Gliclazid   *Diamicron*®
Gliquidon   *Glurenorm*®
Glimepirid   *Amaryl*®, G
α-Glucosidase-Hemmstoff
Miglitol   *Diastabol*®

23.5.3 Glucagon

Freisetzung und Wirkungsweise. ▶ Glucagon ist ein Polypeptid aus 29 Aminosäuren mit einem Molekulargewicht von 3485, das von den A-Zellen des Pankreas gebildet wird. Es ist bezüglich des Glucose-Stoffwechsels ein funktioneller Antagonist des Insulins. Bei Hunger und plötzlichem Energiebedarf der Muskulatur oder im Fieber steigt die Glucagon-Inkretion an. Der **adäquate Reiz** für eine gesteigerte Inkretion von Glucagon ist ein **extremes Absinken des Blutspiegels** von **Glucose** und **Fettsäuren**. Daher spielt die Gegenregulation durch Glucagon keine Rolle, solange der Blutglucose-Spiegel sich im Normbereich bewegt. Erst wenn sich eine **Hypoglykämie** ausbildet, wird **Glucagon freigesetzt** und induziert einen Anstieg der Glucose-Konzentration im Blut, indem es in der Leber Glykogenolyse und Gluconeogenese fördert.

Beim Glucagon-Rezeptor handelt es sich um einen G-Protein-gekoppelten Rezeptor, welcher die Bildung von cAMP fördert. Die Mobilisierung der zellulären Energiedepots scheint wie beim Adrenalin über eine Aktivierung der Adenylatcyclase (Abb. 10.**13**, S. 87) zustande zu kommen. Quantitativ spielt die Wirkung auf die Leberzellen die wichtigste Rolle.

Ein Diabetes mellitus kann nicht nur durch einen absoluten Insulin-Mangel bedingt sein, sondern auch durch ein Missverhältnis zwischen Insulin- und Glucagon-Inkretion. Aus der Darmschleimhaut wird nach Nahrungsaufnahme eine glucagonähnliche Substanz, **Enteroglucagon**, freigesetzt, die jedoch die Insulin-Inkretion stimuliert.

▶ **Anwendung.** Der Stoffwechseleffekt von Glucagon lässt sich therapeutisch kaum ausnutzen. Jedoch kann ein **hypoglykämischer Schock** durch Glucagonzufuhr unterbrochen werden. Am Herzen kann experimentell ein schwach ausgeprägter positiv inotroper Effekt nachgewiesen werden, dieser hat für die Therapie keine Bedeutung. Die glatte Muskulatur des oberen Anteils des Magen-Darm-Kanals erschlafft nach Gabe von Glucagon; diese Wirkung kann zu diagnostischen Zwecken ausgenutzt werden. Aus Tierversuchen ist bekannt, dass Glucagon autophagische Prozesse in den Hepatozyten stark stimuliert.

Notwendige Wirkstoffe
Glucagon

Wirkstoff	Handelsname	Alternative
Glucagon	GlucaGen®	–

Teil 3
Wirkstoffgruppen ohne Organbezug

Kapitel 24 Maligne Neoplasien, Zytostatika ... *418*

Kapitel 25 Infektionskrankheiten ... *433*

24 Maligne Neoplasien, Zytostatika

24.1 Schädigung der DNA ··· 419
24.2 Interferenz mit der DNA-Synthese ··· 423
24.3 Interferenz mit Mikrotubuli der Mitosespindel ··· 425
24.4 Gezieltere antineoplastische Wirkprinzipien ··· 426
24.5 Weitere Prinzipien ··· 429
24.6 Photodynamische Therapie ··· 430
24.7 Beurteilung der Pharmakotherapie neoplastischer Erkrankungen ··· 430

Überblick

Antineoplastische Substanzen (Zytostatika) hemmen besonders das Wachstum von Geweben mit hoher Proliferationsgeschwindigkeit. Da neoplastisch entartetes Gewebe sich meistens besonders schnell teilt, ist es bevorzugt betroffen. Durch Apoptose-Induktion können neoplastische Zellen eliminiert werden. Aber auch gesundes Gewebe mit hoher Zellteilungshäufigkeit wird in Mitleidenschaft gezogen (Nebenwirkungen wie Knochenmarkdepression, intestinale Schleimhautschädigung, Haarausfall); dies begrenzt die Dosierung. Bei einigen Tumorarten ist eine Heilung möglich (z. B. Leukämien, Lymphome), bei Karzinomen und Sarkomen wird meistens nur das Fortschreiten des malignen Prozesses verzögert. Im Laufe der Therapie kann sich eine Resistenz des Neoplasma gegenüber den verwendeten Zytostatika entwickeln.
Nach dem Wirkungsmechanismus lassen sich Zytostatika wie folgt unterscheiden:

▶ **Schädigung der DNA**
- Kovalente Bindung an die DNA (Alkylanzien, z. B. Cyclophosphamid; reaktives Platin freisetzende Verbindungen, z. B. Cisplatin),
- Interkalierung (z. B. Antibiotikum Doxorubicin),
- Topoisomerase-Hemmung (Topoisomerase-II-Hemmstoffe: Epipodophyllotoxine, z. B. Etoposid; Topoisomerase-I-Hemmstoffe, z. B. Topotecan).

▶ **Interferenz mit der DNA-Synthese**
Hemmung der Synthese von DNA-Bausteinen
- Hemmung der Dihydrofolsäure-Reduktase (Methotrexat),
- Hemmung der Ribonukleotid-Reduktase (z. B. Hydroxycarbamid);

Einschleusung falscher DNA-Bausteine
- Purin-Antimetabolite (z. B. Azathioprin),
- Pyrimidin-Antimetabolite (z. B. 5-Fluorouracil).

▶ **Interferenz mit Mikrotubuli (Mitosespindel)**
- Hemmung der Tubulin-Polymerisation (z. B. Vinblastin),
- Bildung anomaler Mikrotubuli und Hemmung der Depolymerisation (Taxoide: z. B. Paclitaxel).

Gezielter wirkende antineoplastische Wirkstoffe richten sich gegen neoplasiebezogene Besonderheiten.

▶ **Ausnutzung abnormer Zellfunktionen**, z. B. hemmt Imatinib eine durch Chromosomen-Translokation entstandene konstitutiv aktive Tyrosinkinase.

▶ **Antikörper gegen Neoplasie-charakteristische Proteine**, z. B. richtet sich Trastuzumab geben einen bei vielen Mammakarzinomen überexprimierten Rezeptor für einen Wachstumsfaktor (HER2).

▶ **Beeinflussung körpereigener Steuerungswege**, z. B. durch eine antihormonelle Therapie bei hormonabhängigen Neoplasien (z. B. Tamoxifen bei Mammakarzinom).

Maligne Neoplasien sind durch infiltratives und destruierendes Wachstum sowie die Gefahr der Metastasierung gekennzeichnet. Die Ursache für das Versagen der Wachstumssteuerung lässt sich vielleicht schlagwortartig fassen als „Akkumulation multipler genetischer Läsionen". Dabei kann es sich um genetische Defekte handeln, die eine gesteigerte Proliferation induzieren, und/oder um genetische Störungen, die eine unzureichende Elimination von Zellen mit fehlerhafter DNA-Replikation nach sich ziehen.

Als **antineoplastische Substanzen** standen zunächst nur Wirkstoffe zur Verfügung, die recht unspezifisch sich teilende Zellen schädigen: Zytostatika (Abb. 24.1). Da neoplastisch entartetes Gewebe häufig eine rasche Zellproliferation aufweist, wird es von Zytostatika besonders betroffen. Das gilt beispielsweise für Neoplasien des hämatopoetischen Systems. Der Begriff Zytostatika beschreibt die Wirkung nicht ganz korrekt, denn die Substanzen haben auch zytozide Effekte. Dies ist darauf zurückzuführen, dass Störungen eines regulären Ablaufs der Mitose den programmierten Zelltod, die Apoptose, einleiten können. Auf diese Weise vermögen Zytostatika eine deutliche Abnahme der Tumorzellzahl herbeizuführen.

Zytostatika wirken aber nicht selektiv auf maligne entartete Zellen, sondern können im Prinzip auch normale Gewebe mit schneller Zellteilung beeinträchtigen. So muss bei allen bisher verwendeten Mitteln dieser Gruppe bereits in therapeutischen Dosen gleichzeitig mit der Hemmung des neoplastischen Gewebes auch mit einer Störung der Funktion der „Wechselgewebe" gerechnet werden. Zu den schnell wechselnden Geweben sind das Knochenmark, die Keimdrüsen, die Darmschleimhaut und die Haarwurzeln zu rechnen. Eine Schädigung des Fetus ist bei Behandlung der Graviden mit Zytostatika zu erwarten.

Bei vorsichtiger Auswahl und Handhabung der geeigneten Mittel und ihrer zeitlichen Koordination lässt sich bei einigen malignen Erkrankungen der neoplastische Prozess in beachtlichem Ausmaß vorübergehend zurückdrängen und bei Entartungen des lymphatischen und des blutbildenden Systems sogar heilen. Die besten Erfolge sind durch eine geeignete Kombination mehrerer Zytostatika zu erzielen (S. 430).

Die wissenschaftlichen Erkenntnisse über die molekularen Grundlagen des malignen Geschehens nehmen ständig zu und es ergeben sich daraus Ansatzpunkte für eine gezieltere Therapie. Nicht zuletzt wegen der heutigen

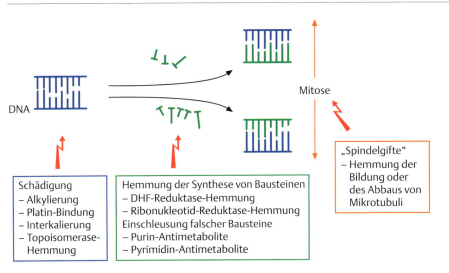

Abb. 24.1 Wirkungsmechanismen von Zytostatika.

gen- und biotechnischen Möglichkeiten lassen sich diese Ansätze auch in neue antineoplastische Therapeutika umsetzen. Hier seien monoklonale Antikörper genannt, die sich gegen solche Proteine der Zelloberfläche richten, die für bestimmte neoplastische Zellen kennzeichnend sind.

Allgemeine Indikationen. Antineoplastische Substanzen können eingesetzt werden
- zur Heilung: **kurative Therapie**,
- zur Unterstützung einer operativen oder Strahlen-Therapie: **adjuvante Therapie** zur Unterdrückung eines Rezidivs, **neoadjuvante Therapie** zur Verkleinerung der Tumormasse vor Malignomentfernung,
- um bei infauster Prognose die verbleibende Lebensspanne zu verlängern oder lebenswerter zu machen: **palliative Therapie**.

Antineoplastische Substanzen zeigen bei längerer Zufuhr einen Wirkungsverlust, weil das neoplastische Gewebe resistent wird (S. 431). Eine erfolgreiche zytostatische Therapie, beispielsweise einer Leukämie im Kindesalter, kann das Risiko, an einer sekundären malignen Neoplasie zu erkranken, erhöhen: **kanzerogene Wirkung** von Zytostatika.
Viele Tumorleiden sind durch keine Therapieform heilbar. In dieser für den Patienten hoffnungslosen Situation sind die Betroffenen und zum Teil auch die behandelnden Ärzte bereit, nach Ausschöpfen der rationalen Therapie („Schulmedizin") irrationale Therapieformen (Paramedizin) zu versuchen. Solange der Patient durch derartige **Alternativmethoden** (Mistelextrakte, Mittel zur Stärkung der Abwehrkraft, Überwärmung, Anthroposophika) keinen zusätzlichen gesundheitlichen Schaden erleidet, mögen diese Maßnahmen hingenommen werden können, der behandelnde Arzt sollte aber wissen, was er tut.
Die **therapeutisch gebräuchlichen antineoplastischen Substanzen** gehören recht unterschiedlichen chemischen Gruppen an. Die ihnen allen zukommende Hemmung des Zellwachstums beruht auf sehr verschiedenen Interferenzen mit dem Zellstoffwechsel.

Wir besprechen zunächst die verschiedenen Wirkprinzipien zytostatischer Substanzen und danach Wirkstoffe, die gezielter wirken und eventuell sogar malignomspezifische Besonderheiten ausnutzen.

24.1 Schädigung der DNA

24.1.1 Kovalente Bindung an die DNA

Alkylierende Substanzen

▶ **Wirkungsweise.** Die Verbindungen sind chemisch labil und übertragen Alkyl-Reste auf körpereigene Strukturen. Dabei hat die Alkylierung der DNA für den Zellstoffwechsel die schwerwiegendsten Auswirkungen, so dass die Zellteilungsvorgänge gehemmt werden (Abb. 24.2). Das ist der therapeutisch gewünschte Effekt auf maligne Neoplasmen. Aus dieser Veränderung der DNA ergeben sich aber auch die kanzerogenen und teratogenen Wirkungen. Die alkylierenden Molekülteile sind Chlorethyl-Reste (in den sog. Lost-Verbindungen, Abb. 24.2a), labile Methylreste oder unter Spannung stehende Azaridin-Dreiringe (s. Formeln).
Alkylanzien sind
- **Chlorambucil** und das nahe verwandte **Melphalan**,
- **Cyclophosphamid** und seine Analoga **Ifosfamid** und **Trofosfamid**,
- die Harnstoff-Lost-Verbindungen **Lomustin**, **Carmustin** und **Nimustin**,
- **Busulfan**, eine Verbindung mit labilen Methylgruppen,
- das Aziridinring-haltige **Thio-TEPA**,
- **Temozolomid** und
- das Antibiotikum **Mitomycin**.

Zum Teil werden diese Stoffe erst im Körper zu den wirksamen Substanzen umgewandelt, so wird zum Beispiel im Falle des Cyclophosphamid die zyklische P-NH-Bindung gesprengt (s. Formel).

24 Maligne Neoplasien, Zytostatika

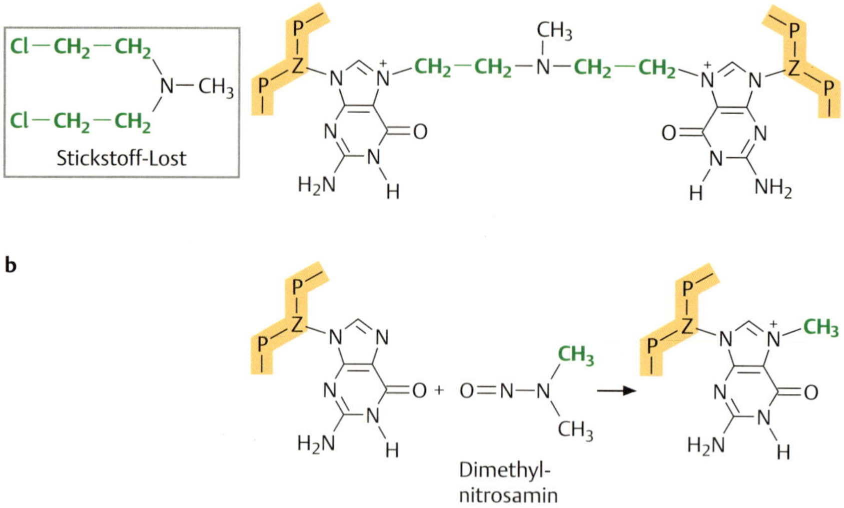

Abb. 24.2 Beispiele für Alkylierungen von Nucleinsäure-Untereinheiten, die durch die Verknüpfung oder einfache Alkylierung (damit Quaternisierung) funktionell beeinträchtigt werden (P = Phosphorsäure-Rest, Z = Zucker).
a Verknüpfung durch Stickstofflost. Dabei können zwei natürliche Basenpaare verknüpft werden, aber auch anomale Paarungen entstehen, wie im abgebildeten Beispiel.
b Methylierung durch Dimethylnitrosamin.

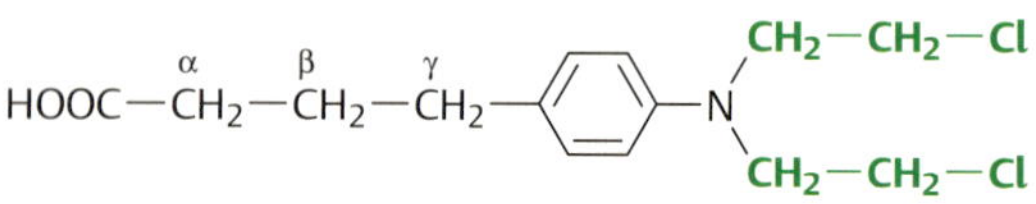

Chlorambucil

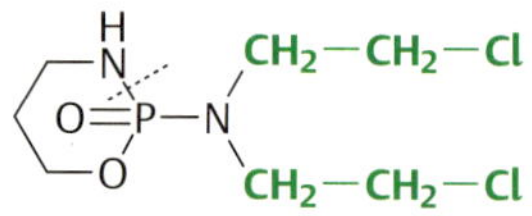

Cyclophosphamid

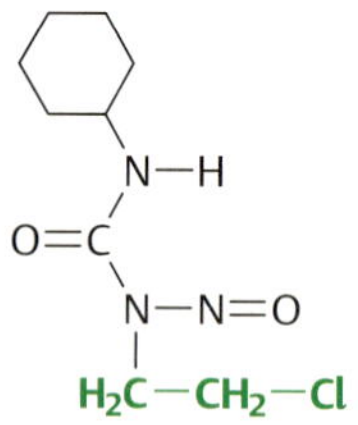

Lomustin

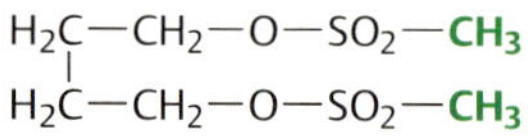

Busulfan

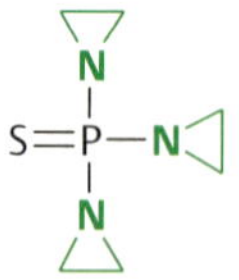

Thio-TEPA

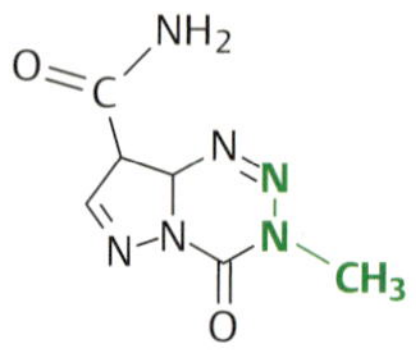

Temozolomid
grün: labile, alkylierende Reste

▶ **Nebenwirkungen.** Appetitlosigkeit, Nausea und Durchfälle treten häufig auf. Ferner wurden Nekrosen im Bereich der Nieren und der Harnwege beobachtet. 1–2 Wochen nach Beginn der Therapie sinken die Lymphozyten- und Granulozytenzahlen ab, später auch die Thrombozyten- und Erythrozytenzahlen. Bei etwa 50% der Patienten fallen die Kopfhaare, seltener auch die Körperhaare aus. Dieser Haarausfall bildet sich meist nach 2–3 Monaten trotz weiterer Behandlung zurück.

Auch mit aus der Zytostase nicht unmittelbar vorhersagbaren Nebenwirkungen muss gerechnet werden, z. B. mit schwerer Schädigung der Blasenschleimhaut bei Cyclophosphamid-Therapie und dem Auftreten von fibrosierender Alveolitis bei der Busulfan-Therapie.

Die Schädigung der Schleimhäute der ableitenden Harnwege nach Gabe von Cyclophosphamid lässt sich abschwächen durch die gleichzeitige Zufuhr der SH-Gruppen-haltigen Verbindung **Mesna** (2-**M**ercapto-**e**than**s**ulfonsäure **Na**-Salz), weil diese mit dem schleimhauttoxischen Metaboliten Acrolein reagiert. Mesna ist biologisch nicht inert und kann seinerseits zu Überempfindlichkeitsreaktionen Anlass geben.

Im Folgenden seien einige Alkylanzien genannt, die weniger gebräuchlich sind.

Mitomycin ist ein zytostatisches Antibiotikum aus einer Streptomyces-Art. ▶ Es wird durch eine intrazelluläre Biotransformation in eine alkylierende Substanz umgewandelt, was den zytostatischen Effekt und die entsprechenden Nebenwirkungen nach sich zieht.
▶ Mitomycin wird intravenös bei verschiedenen Neoplasien angewandt und bei oberflächlich wachsenden Karzinomen der Harnblasenschleimhaut in die Blase instilliert.
▶ Als besondere Nebenwirkung ist ein hämolytisch-urämisches Syndrom, vermutlich im Gefolge einer Endothelschädigung, zu nennen.

Procarbazin, ein Methylhydrazin-Derivat, ▶ muss im Organismus erst in die eigentliche Wirksubstanz umgewandelt werden, welche die DNA methylieren soll. ▶ Die Anwendung der Substanz ist auch bei Resistenz gegen andere Mittel evtl. noch Erfolg versprechend. ▶ Procarbazin ist besonders geeignet für eine Kombinationstherapie der Lymphogranulomatosen. Procarbazin hemmt die Monoaminoxidase, so dass nach Zufuhr von Sympathomimetika, trizyklischen Antidepressiva und tyraminhaltigen Nahrungsmitteln Blutdruckkrisen auftreten können.

Dacarbazin. ▶ Es wird in der Leber biotransformiert, aus dem Metaboliten entsteht dann in den Zielzellen das alkylierende Agens. ▶ Dacarbazin wird u. a. bei Morbus Hodgkin angewandt.

Temozolomid ▶ ist mit Dacarbazin strukturverwandt und setzt im Organismus ein reaktives Methyldiazonium-Ion frei, das DNA zu methylieren vermag. Die Substanz kann angewendet werden bei malignen Gliomen, die auf andere Zytostatika nicht angesprochen haben.

Box 24.1

Amifostin – ein Versuch, gesundes Gewebe zu schützen

Amifostin soll gesundes Gewebe gegen die Wirkung von Alkylanzien und Platinverbindungen schützen. Es handelt sich um eine Vorstufe, die unter Einwirkung alkalischer Phosphatasen besonders bei neutralem pH in die aktive Form überführt wird (im Gegensatz zum gesunden Gewebe mit neutralem pH herrscht im Inneren solider maligner Neoplasien ein saures Milieu). Die aktive Form vermag offenbar reaktive Metabolite, die aus Alkylanzien und aus platinhaltigen Verbindungen hervorgehen, abzufangen und so von einer Reaktion mit der DNA abzuhalten. Amifostin kann prophylaktisch infundiert werden zum Schutz vor einer Neutropenie unter kombinierter Cyclophosphamid-Cisplatin-Gabe bei fortgeschrittenem Ovarialkarzinom sowie zum Schutz vor der Nephrotoxizität von Cisplatin in der Therapie solider Tumoren. Nebenwirkungen sind Hypotonie und Hypokalzämie.

Abspaltung durch alkalische Phosphatasen

$$HO-\underset{HO}{\overset{O}{\underset{\|}{P}}}-S-CH_2-CH_2-\underset{H}{N}-CH_2-CH_2-CH_2-NH_2$$

Amifostin

Platin freisetzende Verbindungen

Cisplatin ist ein planares Molekül, in dem zweiwertiges Platin koordinativ zwei Amino-Gruppen und zwei Chlor-Atome gebunden hat.
▶ Ähnlich wie die alkylierenden Zytostatika bildet Cisplatin Brücken zwischen oder innerhalb von DNA-Molekülen aus. Erst werden die beiden Chloratome als Cl^- durch H_2O-Moleküle ersetzt. Dies geschieht besonders intrazellulär, weil hier die Cl^--Konzentration niedriger ist als extrazellulär. Im nun 2fach positiv geladenen Komplex bindet sich das reaktive Platin unter Mitnahme der beiden NH_3-Gruppen an Nucleinsäure-Untereinheiten und beeinträchtigt so den DNA-Stoffwechsel, was schließlich zum zytotoxischen Effekt führt.
▶ Cisplatin ist zu ca. 90% an Plasmaeiweiße gebunden. Die Zufuhr ist als Kurzinfusion notwendig. Cisplatin wird im Abstand von 4 Wochen gegeben. Es reichert sich in einigen parenchymatösen Organen an, vor allem in der Niere.
▶ Cisplatin besitzt dieselben typischen Nebenwirkungen wie alle wirksamen Zytostatika. Im Vordergrund steht aber das **zentral ausgelöste Erbrechen**, das fast alle Patienten trifft. Das Cisplatin-induzierte Erbrechen ist mit den üblichen Antiemetika nur unzureichend zu behandeln. Erst die Einführung des 5-HT$_3$-Antagonisten Ondansetron (S. 343) hat eine erhebliche Verbesserung der therapeutischen Möglichkeit mit sich gebracht. Zusätzlich treten schwere **Nierenschäden** im Bereich des proximalen Tubulus auf, deren Häufigkeit und Schwere durch hohe Flüssigkeits- und Salzzufuhr sowie eine entsprechende Diurese gemindert werden können. Ebenfalls kann das **Hörvermögen beeinträchtigt** werden.
▶ Eine wichtige Indikation für Cisplatin sind **Hoden- und Ovarialtumoren**.

Carboplatin stellt eine Fortentwicklung von Cisplatin dar, die in den gleichen Bioaktivierungsweg eintritt wie Cisplatin.
▶ Sein Wirkungsmechanismus ist derselbe wie von Cisplatin, allerdings scheint die Aktivierung der Moleküle langsamer vonstatten zu gehen.
▶ Carboplatin wird ebenfalls als Kurzinfusion alle 4 Wochen zugeführt.
▶ Die Art der Nebenwirkungen unterscheidet sich von denen, die nach Gabe von Cisplatin auftreten. Schwächer ausgeprägt sind der emetogene Effekt, die Nierenschädigung und die Ototoxizität. **Therapie-begrenzend ist die Knochenmarkschädigung**, insbesondere **Thrombozytopenie**.

Oxaliplatin ▶ wird wie Cisplatin und Carboplatin durch Ersatz von Molekülteilen durch H_2O bioaktiviert. Im Unterschied zu Cisplatin bringt Oxaliplatin anstelle von NH_3-Gruppen eine Diaminocyclohexan-Gruppe (sog. DACH-Gruppe) mit.
▶ Oxaliplatin kann bei metastasierendem **Kolorektalkarzinom** in Kombination mit Fluorouracil plus Folinsäure angewandt werden. Es wird alle zwei Wochen infundiert.
▶ Im Vordergrund der Nebenwirkungen stehen Übelkeit, Erbrechen und Diarrhöe. Bei fast allen Patienten kommt es zu einer **peripheren sensorischen Neuropathie**; diese Nervenschädigung ist **dosislimitierend**.

Cisplatin

Carboplatin

Oxaliplatin

24.1.2 Interkalierende Substanzen

Viele dieser Substanzen werden von Streptomyces- oder Actinomyces-Arten gebildet. Beispiele sind die **Actinomycine** und die **Anthracyclin-Derivate**.

▶ **Wirkungsweise.** Der Wirkungsmechanismus besteht darin, dass das typische 3- bis 4-gliedrige, planare Ringsystem sich in die DNA-Stränge einlagert und dadurch zu Strangbrüchen Anlass gibt. Möglicherweise spielt dabei auch eine Beeinflussung der Topoisomerase II eine Rolle (s.u.).

Actinomycine. Aus dieser Gruppe wird **Dactinomycin** (Actinomycin D) therapeutisch verwendet.

Anthracyclin-Derivate. Zu den Antibiotika mit der Anthracyclin-Grundstruktur gehören **Daunorubicin** und **Doxorubicin** (Adriamycin). ▶ Sie erwiesen sich als kardiotoxisch: akut können Rhythmusstörungen auftreten, später dann eine Digitalis-resistente Myokard-Insuffizienz. Versuche, zu weniger kardiotoxischen Verbindungen zu gelangen, führten zu **Epirubicin**, **Idarubicin** sowie zu **Mitoxantron**.

Doxorubicin (= Adriamycin): R = –OH
Daunorubicin: R = –H

Idarubicin = 4-Demethoxy-daunorubicin
Epirubicin = 4'-epi-Doxorubicin

Bleomycin, ein Gemisch von Glykopeptiden aus einer Streptomyces-Art, ▶ interagiert mit den N-terminalen Enden seiner Glykopeptide mit DNA-Strängen und induziert Strangbrüche. Bei diesem Prozess spielen möglicherweise eine Komplexierung von Fe^{2+}-Ionen und die Induktion von Sauerstoff-Radikalen eine Rolle. ▶ Neben den üblichen, bei allen Zytostatika auftretenden Nebenwirkungen löst es eine **Lungenfibrose** bei ca. 10% aller behandelten Patienten aus.

Amsacrin, ein planares Anilino-acridin-Derviat, ▶ lagert sich in DNA-Stränge ein und ruft Strangbrüche hervor. Damit wirkt es ähnlich wie die planaren Anthracyclin-Antibiotika.

24.1.3 Topoisomerase-Hemmung

Hemmstoffe der Topoisomerase II

Etoposid und **Teniposid** sind mit glykosidisch angeknüpften Substituenten versehene Derivate von Podophyllotoxin. Dieses stammt aus der Alraune (Podophyllanes peltatum) und ist ein Mitosehemmstoff. Angemerkt sei, dass Podophyllotoxin lokal aufgebracht gegen Condylomata acuminata wirksam ist.
▶ Die zytostatische Wirkung der beiden Derivate beruht jedoch nicht auf der Schädigung der Mitose-Spindel, sondern einer Hemmung der Topoisomerase II, welche beide DNA-Stränge spaltet, umlagert und wieder verschließt. Die Wiederverknüpfung wird gehemmt, so dass Strangbrüche zurückbleiben.
▶ Die beiden Derivate werden als Monotherapeutika sowie im Rahmen der Kombinationstherapie verschiedener Neoplasien benutzt.

Etoposid, ein Epipodophyllotoxin
blau: glykosidischer Teil
schwarz: Podophyllotoxin-artiger Teil

Hemmstoffe der Topoisomerase I

Topotecan ist ein semisynthetisches Derivat des Alkaloids Camptothecin aus den Früchten des chinesischen Baumes Campthoteca acuminata. Topotecan ist weniger toxisch und besser wasserlöslich als die Muttersubstanz.

Camptothecin: R^1 = H ; R^2 = H

Topotecan: R^1 = OH ; R^2 = $CH_2-N(CH_3)_2$

▶ Es hemmt die Topoisomerase I, welche einen der beiden Stränge der DNA-Doppelhelix spaltet (nicht beide wie bei der Topoisomerase II) und nach einer Umlage-

rung wieder zusammenfügt. Topotecan lässt die Spaltung zu, unterbindet aber das Zusammenfügen, so dass Strangbrüche entstehen.
▶ Es kann als Kurzinfusion bei **fortgeschrittenen Ovarialkarzinomen** angewandt werden, wenn andere Therapieverfahren (Platinverbindungen, Paclitaxel) nicht oder nicht mehr wirken.

Irinotecan ist ein weiteres Camptothecin-Derivat und ▶ wirkt wie Topotecan. ▶ Es ist bei **metastasierendem Dickdarm** oder **Enddarmkarzinom** indiziert und zwar in Kombination mit Fluorouracil und Folinsäure bei Patienten ohne vorausgehende Chemotherapie oder als Monotherapie, wenn eine Therapie mit Fluorouracil erfolglos blieb.

24.2 Interferenz mit der DNA-Synthese

24.2.1 Hemmung der Synthese von DNA-Bausteinen

Hemmstoffe der Dihydrofolsäure-Reduktase

Methotrexat ▶ ist ein falsches Substrat für das Enzym Dihydrofolsäure-Reduktase. Dieses Enzym ist an der Bildung der Tetrahydrofolsäure beteiligt (S. 195, 447), die wiederum für die Bildung von Purinkörpern und Thymidin notwendig ist. Anstelle der 4-OH-Gruppe in der Folsäure trägt Methotrexat eine 4-NH₂-Gruppe (Abb. 24.3). Es lagert sich an die Dihydrofolsäure-Reduktase an und hemmt damit die Proliferation von Zellen. Außerdem hemmt Methotrexat direkt Enzyme für die Synthese von Purinen (Glycinamid-ribonukleotid-formyltransferase) und Tymidin (Thymidilat-Synthase).
▶ Methotrexat wird als Zytostatikum bei einer **Vielzahl von Neoplasmen** angewandt, ferner wirkt es als **Immunsuppressivum** und wird entsprechend eingesetzt.
▶ Methotrexat wird zu einem großen Teil renal unverändert ausgeschieden, dabei spielt die tubuläre Sekretion eine Rolle. Verschiedene anionische Pharmaka, die ebenfalls sezerniert werden (Säure-Antiphlogistika, Penicilline), interferieren mit der Ausscheidung, so dass ein Rückstau von Methotrexat resultiert, was mit einer verstärkten Wirkung einhergeht.
▶ Bei der Anti-Tumor-Therapie kann es auch unter Methotrexat zu einer Mitbeteiligung von gesundem, rasch proliferierendem Gewebe kommen. Falls eine bedrohliche Leukopenie auftritt, kann die Gabe von Folinsäure (Formyl-Tetrahydrofolsäure) den Mangel ausgleichen. Folsäure ist dagegen verständlicherweise unwirksam. Im Tierversuch und auch bei Menschen können Substanzen wie Methotrexat bei Zufuhr in der Schwangerschaft zum Absterben und zur Resorption des Fetus führen, weil das Chorion einen besonders hohen Bedarf an Tetrahydrofolsäure hat. Beim Menschen kam es in Fällen, in denen die Leibesfrucht nicht abgestorben war, zur Geburt von fehlgebildeten Kindern.

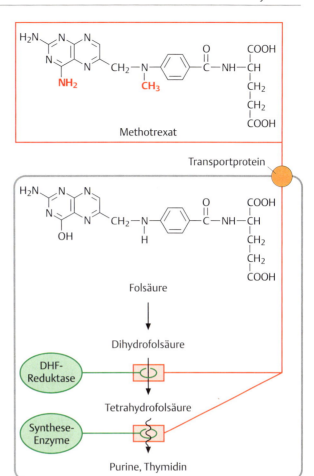

Abb. 24.3 **Wirkung von Methotrexat.** Der Hemmstoff der Dihydrofolsäure-(DHF)-Reduktase führt zum Mangel an Tetrahydrofolsäure (THF). Das polare Methotrexat-Molekül (Carbonsäure-Gruppen!) benötigt ein Transportsystem, um in das Zellinnere zu gelangen.

Pemetrexed ist strukturell mit Methotrexat verwandt und ähnelt diesem auch in den Wirkungen.
▶ Es ist indiziert zur Rezidivtherapie des **nicht kleinzelligen Bronchialkarzinoms** sowie zur Behandlung des **Pleuramesothelioms** in Kombination mit Cisplatin.

Hemmung der Ribonukleotid-Reduktase

Hydroxycarbamid (Hydroxyharnstoff) ▶ ist eine schon lange bekannte zytostatische Verbindung, die die Umwandlung der Ribonukleotide in Desoxyribonukleotide hemmt.

▶ Hydroxycarbamid wird peroral bei **chronischer myeloischer Leukämie**, **Polyzythämie** und **Thrombozythämie** eingesetzt. Zur Behandlung einer primären Thrombozythämie steht jetzt auch eine zweite Substanz mit anderem Wirkungsmechanismus zur Verfügung (Anagrelid s. S. 430).

24.2.2 Einschleusung falscher DNA-Bausteine

Purin-Antimetabolite

6-Mercaptopurin und **Thioguanin** ▶ sind Vorstufen, die erst durch Verknüpfung mit (Desoxy-)Ribose und Phosphorylierung zu eigentlichen Wirkstoffen aktiviert werden; sie sind damit abartige Nukleoside, die mit der DNA- und RNA-Synthese interferieren. **Azathioprin** ist eine Vorstufe, aus der in der Leber 6-Mercaptopurin entsteht.

▶ 6-Mercaptopurin und Thioguanin werden vornehmlich bei **Leukämien** angewandt, Azathioprin wird vor allem zur **Immunsuppression** benutzt.

▶ 6-Mercaptopurin und damit auch Azathioprin werden durch die Xanthinoxidase zu Thioharnsäure abgebaut, die nicht mehr zytostatisch wirksam ist.

Bei gleichzeitiger Zufuhr des Xanthinoxidase-Hemmstoffes Allopurinol wird die Elimination von Mercaptopurin verzögert. Um Vergiftungen durch 6-Mercaptopurin zu vermeiden, muss dessen Dosierung bis auf ein Viertel reduziert werden. Bei Thioguanin hingegen spielt der Abbau durch die Xanthinoxidase kaum eine Rolle, so dass keine Interferenz mit Allopurinol auftritt.

Fludarabin ist ein abnormes Nukleosid mit Fluor-substituiertem Adenin und dem Zucker Arabinose (entsprechend der fluoridierten Form des Virustatikums Vidarabin).
▶ Es wird bei **chronischer lymphatischer Leukämie** angewandt.

Cladribin enthält ein Chlor-substituiertes Adenin.
▶ Seine Indikation ist die **Haarzell-Leukämie**.

Pentostatin ▶ ist ein Antimetabolit mit „falscher Purinbase", der von Streptomyces antibioticus stammt. Es hemmt die Adenosindesaminase, welche Adenosin (enthält Ribose) und Desoxy-Adenosin (enthält Desoxyribose) in die entsprechenden Inosin-Nukleoside umwandelt (Abb. 24.4). Es kommt zur Hemmung der Synthese von DNA (u.a. durch Hemmung der Ribonukleotid-Reduktase) sowie von RNA und außerdem zum Einbau von Pentostatin-Triphosphat in die DNA. Die Aktivität der Adenosindesaminase soll im lymphatischen Gewebe besonders hoch sein.
▶ Pentostatin wird intravenös zur Monotherapie der **Haarzell-Leukämie** (B-lymphozytäre Neoplasie) von Erwachsenen angewandt.
▶ Nebenwirkungen sind Knochenmarksuppression, Magen-Darm-Störungen, Exantheme, Leberschädigung.

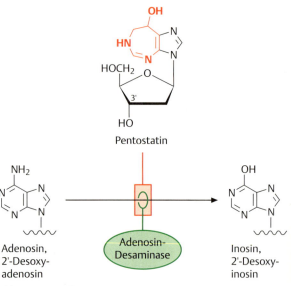

Abb. 24.4 **Wirkung von Pentostatin.**

Pyrimidin-Antimetabolite

Cytarabin ist Cytosin mit einem abnormen Zucker verknüpft: statt mit Ribose mit Arabinose.
▶ Diese Substanz wird parenteral, eventuell auch intrathekal bei neoplastischen Entartungen des **lymphatischen** und **Blut bildenden Systems** gebraucht. Sie wirkt ferner immunsuppressiv und virustatisch.

Das später eingeführte **Gemcitabin** enthält als Base ebenfalls Cytosin, als abnormen Zucker aber eine Fluorsubstituierte Desoxyribose. Es wird durch Phosphorylierung aktiviert.

Gemcitabin

▶ Das Diphosphat hemmt die Ribonukleotid-Reduktase, besonders betroffen ist die Bildung von Desoxycytidin. Das Triphosphat von Gemcitabin kann in die DNA eingebaut werden, danach wird der DNA-Strang noch um ein weiteres Nukleotid verlängert, anschließend bricht die DNA-Synthese ab. Diese Form des Kettenabbruchs verhindert die Reparatur des Schadens durch Exonukleasen.
▶ Gemcitabin wird mittels Infusion angewandt bei fortgeschrittenem **Pankreaskarzinom** bei Patienten mit gutem Allgemeinzustand und ausreichender Knochenmarkreserve.
▶ Es können verschiedene Nebenwirkungen auftreten, unter anderem Knochenmark-, Nieren- und Leberschädigung.

Fluorouracil muss mit Ribose bzw. Desoxyribose versehen und phosphoryliert werden, um Wirksamkeit zu erlangen. ▶ Es interferiert an unterschiedlichen Stellen mit dem Nukleinsäure-Stoffwechsel, so hemmt es die Bildung von Thymidin-Phosphat und kann in RNA und DNA eingebaut werden.
▶ Es wird intravenös bei **kolorektalen Tumoren** eingesetzt (in Kombination mit Folinsäure oder mit Levamisol s. S. 308), auch bei Mammakarzinom und anderen Neoplasien wird es angewandt sowie lokal auf der Haut, z. B. bei seniler Keratose oder unter bestimmten Bedingungen bei Basaliom.

Capecitabin enthält ein abgewandeltes Cytosin und einen abnormen Zucker. ▶ Es wird als peroral wirksame Fluorouracil-Vorstufe bezeichnet, unter deren Zufuhr im neoplastischen Gewebe höhere Konzentrationen von Fluorouracil auftreten als im gesunden Gewebe.
▶ Bei Patienten mit kolorektalem Karzinom führte es verglichen mit Fluorouracil plus Folinsäure häufiger zur Remission, verlängerte aber weder die Zeit bis zum erneuten Tumorwachstum noch die Überlebenszeit. Krankenhauseinweisungen wegen schwerer Nebenwirkungen waren unter Capecitabin seltener. Zugelassen ist es zur Initialtherapie des **metastasierenden Kolorektalkarzinoms**.

Tegafur und **Capecitabin** sind peroral wirksame Analoga von Fluorouracil.

Fluorouracil   Capecitabin

Tegafur ▶ wird nach peroraler Zufuhr in der Leber zu Fluorouracil umgewandelt. Es wird in fixer Kombination mit Uracil angewandt, das die enzymatische Inaktivierung von Fluorouracil in der Leber hemmt und länger anhaltende Wirkspiegel gewährleistet.
▶ Die fixe Kombination wird zusammen mit Calciumfolinat zur Primärbehandlung des **metastasierenden kolorektalen Karzinoms** angewandt. Verglichen mit Fluorouracil/Calciumfolinat scheint die Verträglichkeit besser bei gleicher antineoplastischer Wirksamkeit.

Tegafur

24.3 Interferenz mit Mikrotubuli der Mitosespindel

Mikrotubuli bestehen aus röhrenförmig aggregierten Proteinmolekülen, nämlich α-Tubulin und β-Tubulin. Von den Polen der Mitosespindel und von den Chromosomen ausgehend wachsen Mikrotubuli durch Anlagerung von Tubulin-Untereinheiten ungerichtet in die Umgebung. Diejenigen Mikrotubuli, die Kontakt mit einer Zielstruktur erlangen, bleiben erhalten. Die anderen zerfallen, wobei die freiwerdenden Tubulin-Untereinheiten für die Synthese neuer Mikrotubuli wiederverwertet werden. Aus diesem Grunde kann auch durch eine Hemmung der Desintegration von Mikrotubuli eine Störung des Aufbaus der Mitosespindel zustande kommen (Abb. 24.**5**).

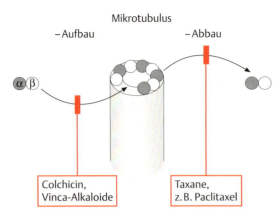

Abb. 24.5 Hemmstoffe des Aufbaus und des Abbaus von Mikrotubuli. Beides interferiert mit der Bildung der Mitosespindel.

Hemmung der Tubulin-Polymerisation

Colchicin ist ein Alkaloid der Herbstzeitlosen, Colchicum autumnale, das seit langem gegen die akuten Anfälle von Gicht mit Erfolg verwendet wird (S. 242). ▶ Darüber hinaus beeinflusst Colchicin die Zellteilungsvorgänge. Es arretiert die Mitosen in der Metaphase, so dass besonders in Geweben mit schneller Zellteilung histologisch zahlreiche Spindeln in diesem Stadium sichtbar gemacht werden können. Die Hoffnung, mit diesem Mitosegift ein **selektives Antitumormittel** in die Hand zu bekommen, hat sich **nicht erfüllt**.

Vinca-Alkaloide. Aus Vinca rosea, einer Immergrün-Art, werden zwei untereinander verwandte Alkaloide gewonnen: **Vinblastin (Vincaleucoblastin)** und **Vincristin**. **Vindesin** und **Vinorelbin** sind semisynthetisch hergestellte Vincaalkaloide.
- ▶ **Vinblastin** ist indiziert bei **Lymphogranulomatosis** und **Chorionepitheliom**,
- **Vincristin** wird bei **akuter Leukämie** in Kombination mit anderen Zytostatika angewendet.
- **Vindesin** dient zur Behandlung von **Leukämien, Lymphomen** und **Bronchialkarzinomen**,
- **Vinorelbin** kann beim **nicht kleinzelligen Bronchialkarzinom** eingesetzt werden.

▶ Die Nebenwirkungen entsprechen denen anderer Zytostatika, darüber hinaus können Störungen der Funktion peripherer Nerven auftreten. Letztere beruhen auf einer **Schädigung axonaler Mikrotubuli**, welche für den Stofftransport in Neuriten wichtig sind. Diese Nebenwirkung soll bei Vincristin am stärksten, bei Vinblastin am schwächsten ausgeprägt sein.

Hemmung der Mikrotubulus-Depolymerisation

Paclitaxel ist ein komplex aufgebauter Inhaltsstoff der Rinde der pazifischen Eibe. Es lässt sich heute auch partialsynthetisch aus Inhaltsstoffen anderer Eibenarten herstellen.

▶ Paclitaxel lagert sich an die β-Tubulin-Untereinheiten der Mikrotubuli an; auf diese Weise **hemmt es die Depolymerisation** von Mikrotubuli und führt zur Bildung atypischer Mikrotubuli. Daraus resultiert eine Mitosehemmung.
▶ Paclitaxel wird bei **metastasierenden Ovarial-** und **Mammakarzinomen** angewandt.
▶ Eine typische Nebenwirkung ist eine Neutropenie, die sich jedoch durch Kolonie-stimulierende Faktoren abmildern lässt; dann wird eine periphere Neuropathie Therapie-limitierend.

Paclitaxel

Docetaxel gehört ebenfalls in die Gruppe der Taxane und ist strukturell sowie hinsichtlich seiner Wirkungsweise analog zu Paclitaxel.

> **Box 24.2**
>
> **Estramustinphosphat**
>
> In der Substanz ist ein lostartiger Rest mit Estradiol verbunden. Estramustinphosphat ist indiziert zur Behandlung des fortgeschrittenen Prostatakarzinoms, wenn dieses gegenüber einer antiandrogenen Therapie unempfindlich geworden ist. Die Substanz wirkt jedoch nicht als Alkylans, sondern hemmt die Funktion von Mikrotubuli, indem sie mit Mikrotubulus assoziierten Proteinen interagiert. Sie hat estrogenartige Nebenwirkungen, z. B. Übelkeit und erhöhtes Thromboembolierisiko. Die bessere Alternative ist das Taxan Docetaxel.

24.4 Gezieltere antineoplastische Wirkprinzipien

Maligne entartete Zellen können gegenüber normalen Zellen Besonderheiten aufweisen, die Ansätze für eine gezieltere antineoplastische Therapie bieten: Chromosomale Veränderungen können zu abnormen Enzymen führen, Rezeptoren für einen Wachstumsfaktor können überexprimiert sein, das Tumorwachstum kann durch ein Hormon besonders stimuliert sein, solide Tumoren benötigen das Einwachsen neuer Blutgefäße, der Verlust einer Stoffwechselleistung zieht eine besondere Abhängigkeit vom extrazellulären Nährstoff-Angebot nach sich.

24.4.1 Nutzung Neoplasie-spezifischer abnormer Zellfunktionen

Imatinib ▶ hemmt eine intrazelluläre Tyrosinkinase, die spezifisch bei Patienten mit chronischer myeloischer Leukämie vorkommt.

Imatinib

Tyrosinkinasen spielen eine wichtige Rolle für Zellwachstum und Zellteilung. Die Patienten weisen ein abnormes Chromosom auf, das Philadelphia-Chromosom, welches durch eine Translokation zwischen den Chromosomen 9 und 22 entsteht. Daraus ergibt sich auf dem Chromosom 22 ein Gen (bcr-abl), das für eine Tyrosinkinase kodiert, welche spontan (konstitutiv) aktiv ist. Die das Philadephia-Chromosom tragenden hämatopoetischen Stammzellen werden so zu einer übersteigerten Proliferation getrieben und es wird die Apoptose der Zellen unterdrückt.

Imatinib ist ein **Tyrosinkinase-Inhibitor** mit Präferenz für diese intrazellulär lokalisierte bcr-abl-Kinase. Daneben hemmt es die plasmalemmale c-kit-Tyrosinkinase, welche für das Wachstum der seltenen gastrointestinalen Stromazell-Tumoren (GIST) wichtig ist. Außerdem wirkt Imatinib auf den „platelet-derived growth factor receptor" (PDGFR), ebenfalls ein plasmalemmständiger Tyrosinkinase-Rezeptor, der beim Hypereosinophilie-Syndrom eine Rolle spielt.

▶ Imatinib hat sich bei der (bcr-abl)-positiven **chronischen myeloischen Leukämie** als nützlich erwiesen. Es fördert die Remissionshäufigkeit und -dauer. Imatinib wirkt in allen Phasen der Erkrankung (chronische Phase, Phase der Akzeleration, Blastenkrise). Es wird eingesetzt, wenn Patienten auf eine Interferonbehandlung nicht mehr ansprechen. Außerdem ist es zur Behandlung c-kit-positiver fortgeschrittener **gastrointestinaler Stromazelltumoren** indiziert.

▶ Nach peroraler Zufuhr ist Imatinib fast vollständig bioverfügbar. Es wird mittels CYP 3A4 biotransformiert und mit einer Halbwertszeit von ca. 18 Stunden renal und biliär eliminiert.

▶ Unter Imatinibgabe wurden folgende Nebenwirkungen beobachtet: Flüssigkeitsretention (periorbitales Ödem, Pleuraerguss, Lungenödem, Aszites; Gewichtskontrolle empfohlen), Neutropenie, Thrombozytopenie, Anämie (Blutbildkontrolle), Lebertransaminasen- und Bilirubinanstieg (Kontrolle der Leberfunktion), Magen-Darm-Störungen, Exantheme, Skelettmuskelspasmen. Über Milzrupturen ist berichtet worden. Auf CYP 3A4-Interaktionsmöglichkeiten ist zu achten.

Erlotinib. Die nach extrazellulär gerichtete Ligand-Bindungsstelle des Rezeptors für den epidermalen Wachstumsfaktor (EGFR1, HER1) kann durch den Antikörper Cetuximab (s. dort) besetzt und blockiert werden. Die in das Zellinnere gerichtete **Tyrosinkinase-Domäne** ist ein zweiter potenzieller Wirkort für Pharmaka. ▶ **Erlotinib** blockiert reversibel deren ATP-Bindungsstelle und hemmt so die Phosphorylierung intrazellulärer Tyrosinreste. Das Molekül eignet sich, im Gegensatz zum Antikörper, für die perorale Gabe. ▶ Es ist zugelassen zur Behandlung eines **nicht kleinzelligen Bronchialkarzinoms** im fortgeschrittenen Stadium nach Versagen einer andersartigen Primär-Zytostatikatherapie. In einer klinischen Studie verlängerte sich die mittlere Überlebenszeit um 2 Monate von ca. 5 Monaten unter Placebo auf 7 Monate unter Erlotinib. Nach einem Jahr lebten in der Verumgruppe noch ca. 30% der Patienten, in der Placebogruppe ca. 20%. Die Wirksamkeit von Erlotinib bei anderen Karzinomen, u. a. beim Dickdarmkarzinom ist Gegenstand klinischer Studien. ▶ Hautausschlag, Diarrhöe, gastrointestinale Blutungen, Keratitis gehören zu den häufigen Nebenwirkungen.

Asparaginase ▶ ist ein Enzym, das Asparagin in Aspartat und Ammoniak spaltet. Es kann dann eine antineoplastische Wirkung entfalten, wenn Tumorzellen – anders als die meisten normalen Zellen – nicht in der Lage sind, Asparagin selbst zu synthetisieren. Die Tumorzellen benötigen dann Asparagin aus der Interstitialflüssigkeit. Die intravenöse Zufuhr des Enzyms bringt diese Quelle zum Versiegen.
▶ Das Therapieprinzip wird bei **akuter lymphatischer Leukämie** im Rahmen einer Kombinationstherapie angewandt.
▶ Nebenwirkungen können durch Störung der Synthese körpereigener Proteine zustande kommen: Insulinmangel mit Hyperglykämie; Thrombosen oder, seltener, Blutungen infolge eines Mangels an Blutgerinnungs-hemmenden bzw. -fördernden Faktoren. Die Freisetzung von Ammoniak mag Ursache für komatöse Zustände sein, die beobachtet wurden. Das Enzym ist körperfremd, so dass allergische Reaktionen auftreten können. Patienten, die Asparaginase von E. coli nicht vertragen, können Asparaginase aus Erwinia chrysanthemi bekommen, oder es kann ein modifiziertes E.-coli-Enzym angewandt werden, das mit Polyethylenglykol konjugiert ist: PEG-Asparaginase.

24.4.2 Antikörper gegen neoplasiebezogene Proteine

Trastuzumab ist ein humanisierter monoklonaler IgG-Antikörper ▶ gegen das HER2-Protein. Die Abkürzung steht für „humaner epidermaler Wachstumsfaktor Rezeptor". Der Rezeptor ist bei etwa 30% der Fälle von metastasierendem Mammakarzinom in erhöhter Dichte vorhanden. Auf die Besetzung mit Trastuzumab hin können die Karzinomzellen durch zytotoxische T-Lymphozyten abgetötet werden.
▶ Der Antikörper kann per infusionem zur Behandlung eines **metastasierenden Mammakarzinoms** angewandt werden, wenn dieses HER2 vermehrt aufweist und wenn bestimmte Vortherapie-Gegebenheiten bestehen.
▶ Trastuzumab ist kardiotoxisch. Es darf nicht zusammen mit Anthracyclinen angewandt werden. Nach der ersten Infusion können Überempfindlichkeitsreaktionen auftreten, auch in vital bedrohlicher Form (cave: vorbestehende Lungenschädigung).

Edrecolomab (nicht im Handel) ist ein muriner monoklonaler Antikörper, der ▶ gegen das Zelloberflächenprotein „17–1 A" von epithelialen Zellen gerichtet ist. Adenokarzinom-Zellen können eine hohe Antigendichte aufweisen. Der gebundene Antikörper könnte zur Zellschädigung führen, indem er den Ausgangspunkt für eine Komplement-Aktivierung bildet oder die Zielstruktur für eine zelluläre Immunreaktion darstellt.
▶ Der Antikörper dient per infusionem zur postoperativen adjuvanten Therapie des **kolorektalen Karzinoms** mit Metastasen in den regionalen Lymphknoten (Stadium Dukes C).
▶ Gastrointestinale Nebenwirkungen (Übelkeit, Erbrechen, Diarrhöe) sind häufig.

Cetuximab ▶ ist ein chimärer human/muriner IgG-Antikörper gegen den Rezeptor für den epidermalen Wachstumsfaktor (epidermal growth factor receptor, EGFR). Dieser Rezeptor gehört in die Gruppe der ligandgesteuerten Tyrosinkinasen. Er unterscheidet sich von dem o.g. HER2-Protein, das aber ebenfalls eine ligandgesteuerte Tyrosinkinase darstellt.
▶ Cetuximab kann in Kombination mit Irinotecan zur Behandlung eines metastasierenden **Dickdarm-** oder **Rektumkarzinoms** verwendet werden, wenn Irinotecan allein nicht mehr wirkt. Die Therapieerfolge scheinen eher mäßig zu sein.
▶ Schwere Überempfindlichkeitsreaktionen, unter anderem mit Atemnot, sind häufig.

Bevacicumab ▶ ist ein humanisierter IgG-Antikörper, der den „vascular endothelial growth factor" (VEGF) besetzt und inaktiviert. Dieser Wachstumsfaktor wird in soliden Tumoren freigesetzt und fördert die Gefäßeinsprossung in das Malignom. Wird dieser Vorgang gehemmt, wächst das Malignom langsamer.
▶ Der Antikörper kann beim metastasierenden **Kolon-** oder **Rektumkarzinom** in eine Kombinationstherapie mit Fluoruracil/Folinsäure und ggf. Irinotecan einbezogen werden. Die Gesamtüberlebenszeit verlängert sich im Mittel von 15,6 auf 20,3 Monate.
▶ Blutdrucksteigerungen traten bei 10–15% der Behandelten auf, Magen-Darm-Perforationen und Tumor-assoziierte Blutungen wurden beobachtet.

Alemtuzumab ist ein humanisierter monoklonaler IgG-Antikörper mit Sequenzen eines IgG-Antikörpers der Ratte ▶ gegen das Glykoprotein CD52. Dieses wird unter anderem von lymphozytären und monozytären Zellen exprimiert. Nach Bindung der Antikörper an den Zielzellen und Komplementaktivierung kommt es zum Zelltod.
▶ Alemtuzumab kann bei Patienten mit **chronischer lymphatischer Leukämie** mittels Infusion gegeben werden.
▶ Im Zusammenhang mit der Infusion können Fieber, Blutdruckabfall, Exantheme und andere Unverträglichkeitserscheinungen auftreten; eine Prämedikation mit einem H_1-Antihistaminikum und Paracetamol oder eventuell auch mit einem Glucocorticoid kann notwendig sein. Wegen der Ausschaltung der lymphozytären Abwehr besteht eine erhöhte Infektionsneigung; deshalb wird eine begleitende Medikation zur Prophylaxe einer Pneumocystis-carinii-Pneumonie und von Herpesvirus-Infektionen angeraten.

Rituximab ist ein chimärer, human/muriner Antikörper ▶ gegen das CD20-Antigen von B-Zellen, welches sich bei fast allen B-Zell-Lymphomen vom niedrigmalignen non-Hodgkin-Typ findet.
▶ Der Antikörper dient zur Behandlung bei **follikulärem Lymphom** der Stadien III–IV, wenn eine Chemotherapie nicht oder nicht mehr wirkt.
▶ Nebenwirkungen sind unter anderem Fieber mit Schüttelfrost, Bronchospasmus, Hautausschlag, Hypotonie und Arrhythmie.

^{90}Y-Ibritumomab-Tiuxetan, ▶ ist ein pharmakologisch-strahlentherapeutisches Hybrid (Abb. 24.6). Ein muriner Antikörper gegen das CD20-Antigen ist kovalent verbunden mit dem Chelatbildner Tiuxetan, welcher seinerseits das ^{90}Yttrium-Isotop trägt. Dieses Isotop sendet β-(Elektronen-)Strahlung mit einer Reichweite von nur 5 mm aus (physikalische Halbwertszeit ~ 64 Stunden). Gleich der Adresse eines Briefes führt der Antikörper das Konstrukt zum gewünschten Ziel, wo der Inhalt des Briefes in Form des Radioisotops lokal begrenzt den gewünschten Effekt setzen soll.
▶ Das Radioimmun-Therapeutikum dient in Form einer Einmalgabe zur Behandlung CD20-positiver **follikulärer Non-Hodgkin-Lymphome**. Vorab wird Rituximab gegeben (s.o.), um B-Zellen in der Blutbahn auszuschalten, die die Strahlenquelle im ganzen Körper zirkulieren lassen würden.
▶ Allergische Reaktionen gegen das murine Protein sind möglich (Kontrolle auf Antimaus-Antikörper), eine reversible Knochenmarksuppression mit Neutropenie und Thrombozytopenie kommt in mehr als der Hälfte der Patienten vor (die Infiltration des Knochenmarks mit Lymphomzellen darf nicht zu hoch sein).

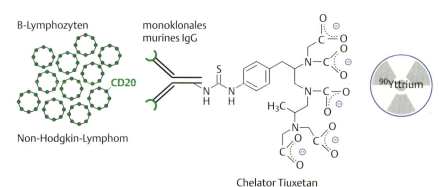

Abb. 24.6 **Radioimmunotherapeutikum ^{90}Y-Ibritumomab-Tiuxetan.**

Gemtuzumab ozogamicin repräsentiert ein antineoplastisches Wirkprinzip, bei dem ein Antikörper als „Lotse" für ein Zellgift dient. Es handelt sich um einen humanisierten monoklonalen IgG-Antikörper, der mit einem zytotoxischen Calicheamicin-Derivat verknüpft ist. Der Antikörper ist gegen das CD33-Antigen gerichtet, welches bei **akuter myeloischer Leukämie** häufig an der Oberfläche der leukämischen Zellblasten exprimiert wird. Die Substanz ist in den USA zugelassen.

24.4.3 Beeinflussung körpereigener Steuerungswege

Hormone

Glucocorticoide hemmen die Proliferation von Lymphozyten. Diese Hormone sind ein Bestandteil der zytostatischen Kombinationstherapie. An anderer Stelle wird über **androgensuppressive Wirkprinzipien** bei fortgeschrittenem Prostatakarzinom (Gonadorelin-Superagonisten, S. 365; Androgenrezeptor-Antagonisten, S. 392) und **estrogensuppressive Maßnahmen** zur Behandlung des Mammakarzinoms berichtet (Estrogenrezeptor-Antagonisten, S. 396; Aromatase-Hemmer, S. 397). Wenn das neoplastische Gewebe bei weiterer Entdifferenzierung seine Hormonabhängigkeit verliert, sind diese Wirkprinzipien allerdings nicht mehr wirksam.

Retinoide

Retinoinsäure und ihre Derviate können über translationsregulierende Rezeptoren vom Retinoid-Typ steuernd auf Vorgänge der Zellteilung und -differenzierung einwirken. Über die Ausnutzung dieser Signalwege durch **all-trans-Retinoinsäure (Tretinoin)** bei der Promyelozyten-Leukämie und durch **Bexaroten** zur Behandlung des seltenen kutanen T-Zell-Lymphoms wird an anderer Stelle ausführlicher berichtet (S. 246 f).

Interferone

▶ Wie auf S. 307 ausgeführt wurde, besitzen die Interferone neben ihrer antiviralen Wirkung auch proliferationshemmende und immunmodulierende Effekte.
▶ Daraus ergibt sich die Anwendung von Interferonen bei bestimmten neoplastischen Erkrankungen (s. Box 24.3). Besonders beeindruckend ist die günstige Wirkung von Interferon-α bei der **Haarzellen-Leukämie**. Es lassen sich völlige, lang dauernde Remissionen wiederholt auslösen. Da die Mehrzahl der Neoplasmen sich jedoch nicht beeinflussen lässt, sind die Hoffnungen, die man ursprünglich an die zytostatische Wirksamkeit der Interferone knüpfte, insgesamt doch enttäuscht worden.

Interleukine

Aldesleukin ist ein gentechnisch hergestelltes Interleukin-2. ▶ Dieses stimuliert zytotoxische T-Lymphozyten. ▶ Es wird bei metastasierendem **Nierenzellkarzinom** angewandt.

▶ Die Liste möglicher Nebenwirkungen ist vielfältig, z. B. kardiovaskuläre, neurologisch-psychiatrische, pulmonale, hepatische, renale Störungen.

Box 24.3

Übersicht über die Anwendung von Interferonen

Interferone sind **Glykoproteine**. α-Interferon und β-Interferon können von nahezu allen Zellen gebildet werden, γ-Interferon stammt aus T-Lymphozyten. Innerhalb der drei Hauptgruppen INF-α, -β, und -γ lassen sich insgesamt über 30 Interferon-Untertypen abgrenzen. Interferone wirken antiviral, antiproliferativ (S. 307, 491) und immunmodulatorisch. Humane Interferone können heute in ausreichender Menge hergestellt werden. Ihre Indikationen sind hier zusammengestellt. Alle Interferone müssen parenteral appliziert werden, in der Regel subkutan. Die Halbwertzeit ist kurz (0,5 bis 4 Stunden), im Gewebe jedoch eventuell länger. Durch Pegylierung hat sich eine Verlängerung der Wirkdauer erreichen lassen.

Interferon	Indikation
α-2a	chron. Hepatitis B oder C; Haarzellenleukämie, chron. myeloische Leukämie, kutanes T-Zell-Lymphom, folliküläres Non-Hodgkin-Lymphom, Kaposi-Sarkom bei AIDS, malignes Melanom, Nierenzellkarzinom
α-2b	Haarzellenleukämie, chron. Hepatitis B oder C; chron. myeloische Leukämie, multiples Myelom, folliküläre Lymphome, Karzinoid, Kaposi-Sarkom bei AIDS, malignes Melanom
β	Virusenzephalitis, Herpes zoster generalisatus und Varizellen unter Immunsuppression; virale Innenohrdefekte mit Gehörverlust; lokal: als Adjuvans bei Feigwarzen; undifferenziertes Nasopharynxkarzinom
β-1a	multiple Sklerose
β-1b	multiple Sklerose
γ-1b	septische Infektionen bei Granulomatose

Tumornekrosefaktor

Tansonermin (nicht im Handel) ist gentechnisch hergestellter Tumornekrosefaktor, TNFα-1a. ▶ Tansonermin kann bei einem nicht resezierbaren Weichteilsarkom der Extremitäten in Kombination mit Melphalan angewandt werden. ▶ Die notwendigen Konzentrationen von Tansonermin sind systemisch nicht verträglich, so dass die Substanz unter Narkose mittels isolierter Extremitätenperfusion appliziert wird.

24.5 Weitere Prinzipien

Bortezomib ▶ ist ein Proteasomen-Inhibitor. Proteasomen sind für den Abbau zytosolischer Proteine zuständig, wie es in Abb. 24.7 illustriert ist. Bortezomib lagert sich an die **proteolytische Region des Proteasoms** an und blockiert diese reversibel. Die Hemmung des Abbaus intrazellulärer Steuer- und Signal-Moleküle führt zum Zelltod.
▶ Bortezomib dient als Reservetherapeutikum zur Behandlung des **multiplen Myeloms** (**Plasmozytom**).

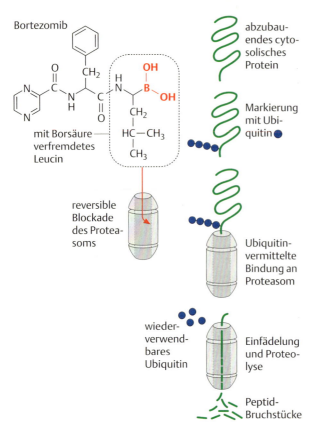

Abb. 24.7 **Proteasomen-Inhibitor Bortezomib.** Die Hemmung des Abbaus intrazellulärer Signalproteine führt zum Zelluntergang.

▶ Es überwindet nicht die intakte Blut-Hirn-, Blut-Retina-, oder Blut-Testes-Schranke. Bortezomib wird durch CYP-abhängige hepatische Biotransformation mit renaler und biliärer Ausscheidung der Metabolite inaktiviert.
▶ Dosislimitierende Effekte sind Magen-Darm-Störungen, Blutbildveränderungen (Thrombozytopenie, Leukopenie), Schwächegefühl, periphere Neuropathie.
Anagrelid ▶ verringert bei der seltenen essentiellen Thrombozythämie die Thrombozytenzahl im Blut und ist ein Medikament der zweiten Wahl (erste Wahl: Hydroxyharnstoff in Kombination mit einem Thrombozytenaggregationshemmstoff). Es wird peroral zugeführt.
▶ Die Substanz hemmt die Phosphdiesterase 3, jedoch ist unklar, wie dies den therapeutischen Effekt erklären kann. ▶ Kopfschmerzen, Herzklopfen, Flüssigkeitsretention, Magen-Darm-Störungen kommen vor.

Anagrelid

Miltefosin ist ein Alkylphosphocholin, das als ein abnormes Phosphatidylcholin (Lecithin)-Rudiment aufgefasst werden kann.
▶ Es lagert sich in Zellmembranen ein und schädigt Membranfunktionen; so hemmt es membranständige Enzyme wie die Proteinkinase C.

▶ Es wird **lokal angewandt**, wenn ein **Mammakarzinom** auf die Haut übergegriffen hat und andere Therapiemaßnahmen erfolglos sind.
▶ Hautreizungen am Ort der Applikation können einen Therapieabbruch notwendig machen.

24.6 Photodynamische Therapie

Es werden Wirkstoffe eingesetzt, die unter Lichteinwirkung gewebstoxische Effekte hervorrufen. Durch eine gezielte Lichteinwirkung gelingt es, den toxischen Effekt regional zu begrenzen.

Porfimer ▶ wird zur kurativen Laserlicht-Behandlung von **nicht kleinzelligen Bronchialkarzinomen** im Frühstadium eingesetzt. ▶ Es wirkt als „Photosensibilisierer". Porfimer ist ein Hämatoporphyrin-Derivat, das intravenös zugeführt wird und sich besonders im Tumorgewebe anreichert. Daran schließt sich eine endoskopische Rotlichtlaser-Bestrahlung an, welche die Bildung reaktiver Sauerstoff-Spezies induziert, die das Gewebe schädigen. ▶ Für etwa einen Monat müssen Haut und Augen vor Sonnenlicht und heller künstlicher Beleuchtung geschützt werden.

Temoporfin ▶ ist ebenfalls ein Porphyrin und wird im Prinzip angewendet wie oben für Porfimer geschildert.
▶ Temoporfin dient zur palliativen Behandlung von Patienten mit fortgeschrittenem **Plattenepithelkarzinom** im Kopf- und Halsbereich.

Methyl-5-amino-4-oxopentanoat ist ein Methylester von Aminolävulinsäure, der Vorstufe von Protoporphyrin.
▶ Die Substanz wird bei bestimmten Fällen von **Basaliomen** und **aktinischen Keratosen** lokal aufgetragen, mit Latenz erfolgt eine Rotlichtbestrahlung.

24.7 Beurteilung der Pharmakotherapie neoplastischer Erkrankungen

Wie oben bereits ausgeführt wurde, ist eine **Kombination mehrerer Antineoplastika** erfolgreicher als eine **Monotherapie**. In Tab. 24.1 sollen nur einige Beispiele für die üblichen Kombinationen gegeben werden. Die Dosierung ist anfangs während der „Induktionstherapie" sehr hoch. Während der dann folgenden „Konsolidations-" bzw. „Erhaltungstherapie" sind die Dosen wesentlich niedriger, oder die Präparate werden gewechselt.

Therapeutische Erfolge sind seit Einführung der Kombinationen besser geworden. Heilungen werden bei malignen hämatologischen Erkrankungen (Leukämien,

Tab. 24.1 **Beispiele für Kombinationen von Zytostatika, besonders bei hämatologischen Erkrankungen.** Die Abkürzungen entstammen dem klinischen Gebrauch, sie leiten sich zum Teil von Fertigarzneimittel-Namen ab.

CMF	Cyclophosphamid + Methotrexat + Fluoruracil
CHOP	Cyclophosphamid + Doxorubicin + Vincristin + Prednison
COPP	Cyclophosphamid + Vincristin + Procarbazin + Prednison
ABDV	Adriamycin + Bleomycin + Dacarbazin + Vinblastin

Lymphome) erreicht; solide Tumoren sprechen nur wenig an, vor allem die Karzinome des Bronchialbaumes, des Magen-Darm-Kanals, der Niere und der Harnblase, des Endometriums sowie das Melanom. Bei diesen Tumoren kann evtl. eine vorübergehende Verkleinerung der Geschwulst erzielt werden. Die Überlebensdauer kann verlängert sein, häufig geht die gewonnene Zeit für die Patienten aber mit schweren Nebenwirkungen der Zytostatika-Behandlung einher.

> **Box 24.4**
>
> **Fortentwicklung antineoplastischer Therapien**
>
> Die Tumortherapie ist durch die rasch zunehmende Zahl an verfügbaren medikamentösen Wirkprinzipien, nicht medikamentösen Therapieformen und deren Kombinationsmöglichkeiten außerordentlich kompliziert geworden. Um die Therapie in strukturierter Weise fortzuentwickeln, werden Malignompatienten immer häufiger im Rahmen kontrollierter klinischer Studien behandelt. Die zugrunde liegenden Therapieprotokolle sind zuvor „konsortial" entwickelt worden, enthalten also die Erfahrungen zahlreicher Therapeuten, sind evidenzbasiert und bieten daher eine größere Therapiesicherheit als durch den einzelnen Therapeuten „frei" gestaltete Interventionen. Die Studien dienen der Erprobung neuer Präparate im Sinne von Zulassungsstudien, häufiger aber der Optimierung von Kombinationstherapien. Hierbei werden komplexen Algorithmen folgend in unterschiedlichen „Zyklen" Zytostatika-Cocktails verabreicht. Um Nebenwirkungen, insbesondere hämatotoxische Effekte abklingen zu lassen, werden die Zyklen nach Pausen, ggf. in vorgeschriebenen Modifikationen, wiederholt. Eine weitere Möglichkeit bei hämatologischen Neoplasien, die ja praktisch immer generalisiert sind, ist die Kombination einer Chemotherapie mit einer Stammzelltransplantation. Hier erfolgt durch Bestrahlung eine vollständige Vernichtung der weißen Blutzellen, und dann durch die autologe (seltener heterologe) Transplantation pluripotenter Stammzellen eine Rettung, also die Erneuerung der lebenswichtigen Blutzellen. Auch eine protokollgestützte Kombination von Chemotherapie mit strahlentherapeutischen und chirurgischen Maßnahmen ist gängige und empfehlenswerte Praxis. Die Frage nach der Finanzierung der Patientenbehandlung im Rahmen solcher Therapiestudien (Firmen versus Kassen) soll hier nicht erörtert werden.

Resistenzentwicklung. Im Laufe der Behandlung mit Zytostatika entwickelt sich regelmäßig eine zunehmende Resistenz gegenüber der betreffenden Substanz bzw. Kombination von Substanzen. Damit wird die Therapie immer weniger wirksam oder verliert jeden Wert. Eine **Resistenzentwicklung** tritt bei Zytostatika mit unterschiedlichem Wirkungsmechanismus auf. Es gibt keinen einheitlichen Grund für die Abnahme der Empfindlichkeit.

So gilt z. B. für die Purin- und Pyrimidin-Antimetabolite, die ja in der Zelle erst durch die Phosphoribosyl-Transferase in den eigentlichen Wirkstoff umgewandelt werden müssen, dass Mutanten ohne dieses Enzym übrig bleiben und dann wieder ungehemmt proliferieren. Für Dihydrofolsäure-Reduktase-Hemmstoffe wie das Methotrexat kann die zelluläre Aufnahme herabgesetzt sein, oder die Ausstattung mit der Reduktase nimmt wesentlich zu. Für alkylierende Substanzen gilt, dass die entarteten Zellen es „lernen", den gesetzten Defekt schneller zu reparieren. Bei einer Therapie mit Podophyllotoxin-Derivaten, die über eine Beeinflussung der Topoisomerase II wirksam werden, ändern sich die Eigenschaften dieses Enzyms und damit die Empfindlichkeit für diese Zytostatika.

Besonders interessant ist das Phänomen der Resistenzentwicklung gegen gleich mehrere Zytostatika (**Mehrfachresistenz**, „Multiple drug resistance"). Grundlage dieser unspezifischen Resistenz ist ein vermehrter Auswärtstransport, so dass die intrazelluläre Konzentration der Pharmaka unterschwellig bleibt. Verantwortlich für den Transport ist insbesondere das P-Glykoprotein, welches infolge von Mutationen mit Genvermehrung („Genamplifikation") in erhöhter Menge gebildet wird.

Ein Ansprechen auf die Pharmakotherapie bedeutet in den meisten Fällen nur eine **zeitlich begrenzte Remission**, denn die Tumorzellen vermögen ja gegen die anfangs wirksamen Mittel resistent zu werden. Die Remission kann meist in Monaten gezählt werden, nur bei wenigen Erkrankungen ist mit Remissionen von Jahren oder mit Dauerheilung zu rechnen. Es ist zu bedenken, dass mit einer Remission die Vitalität des Patienten unter Umständen wesentlich gebessert werden kann, selbst wenn die Lebensdauer nur wenig verlängert wird. Bei vorliegender Resistenz kann auch eine völlig neue Kombination versucht werden. Auf der anderen Seite muss bedacht werden, dass die zytostatische Therapie mit **schweren Nebenwirkungen** einhergehen kann, die eine starke Belastung des Patienten darstellen. Mit geeigneten Pharmaka ist die Verträglichkeit der zytostatischen Therapie eventuell zu verbessern. Zwei wichtige Fortschritte auf diesem Gebiet der **Supportivtherapie** sind die stark wirksamen Antiemetika vom Typ des Ondansetron und die **Kolonie stimulierenden Faktoren** (s. S. 308).

Es muss in jedem individuellen Fall geklärt werden, ob eine zytostatische Therapie dem Wohl des Patienten dient. Wenn eine zytostatische Behandlung des Überlebenszeit nur unwesentlich verlängert, ist immer abzuwägen, ob einem Patienten diese Therapie, die ja fast immer mit starken Nebenwirkungen einhergeht, zugemutet werden soll. Ein vertrauensvolles Gespräch mit dem schwer kranken Menschen kann die Entscheidung erleichtern.

In der folgenden Tabelle sind alle Wirkstoffe enthalten, die zurzeit im Handel sind. Es kann nicht Aufgabe des Pharmakologen sein, antineoplastische Wirkstoffe auszuwählen. Diese Wahl und die Zusammenstellung von Kombinationen muss dem onkologisch versierten Spezialisten vorbehalten bleiben.

Notwendige Wirkstoffe

Antineoplastische Substanzen

Wirkstoff	Handelsname	Alternative
Alkylierende Wirkstoffe		
Chlorambucil	Leukeran® Tab.	–
Melphalan	Alkeran® Tab., Inj.	–
Cyclophosphamid	Endoxan® Drag., Inj.	–
Ifosfamid	Holoxan® Inj.	Ifo-cell® Inj.
Trofosfamid	Ixoten® Tab.	–
Lomustin	Cecenu® Kap.	–
Carmustin	Carmubris® Inj.	–
Nimustin	ACNU® Inj.	–
Busulfan	Myleran® Tab.	Busilvex®
Thiotepa	–	G
Mitomycin	–	G
Procarbazin	Natulan® Kaps.	–
Temozolomid	Temodal® Kaps.	–
Dacarbazin	Detimedac® Inj.	–
Platin freisetzende Wirkstoffe		
Cisplatin	Platinex® Inj.	G
Carboplatin	Carboplat® Inj.	G
Oxaliplatin	Eloxantin® Inf.	–
Interkalierende Wirkstoffe		
Dactinomycin	Lyovac-Cosmogen® Inj.	–
Daunorubicin	Daunoblastin® Inj.	G
Doxorubicin	–	Daunoblastin®
Epirubicin	Farmorubicin® Inj.	G
Idarubicin	Zavedos® Kaps., Inj.	–
Mitoxantron	Noventron® Inj.	G
Bleomycin	–	G
Amsacrin	Amsidyl® Inj.	–
Topoisomerase-Hemmstoffe		
Etoposid	Etopophos® Inj. Vespesid® Kaps., Inj.	G
Teniposid	VM-26® Inj.	–
Topotecan	Hycamtin® Inj.	–
Irinotecan	Campto® Inj.	–
Hemmstoffe der Synthese von DNA-Bausteinen		
Methotrexat	–	G
Pemetrexed	Alimza®	–
Hydroxycarbamid	Litalir® Kaps.	Syrea® Kaps.
Anagrelid	Xagrid®	–
Antimetabolite		
Mercaptopurin	Puri-Nethol® Tab.	–
Tioguanin	Thioguanin Tab.	
Azathioprin	Imurek® Tab., Inj.	G
Fludarabin	Fludara® Inj.	–
Cladribin	Leustatin® Inj.	Litak®
Pentostatin	Nipent® Inj.	–
Cytarabin	Alexan®, Udicil® Inj.	Ara-cell® Inj.
Gemcitabin	Gemzar® Inj.	–
Fluorouracil	5-FU® Inj.	G
Tegafur	UFT®	–
Mitose-Hemmstoffe		
Vinblastin	nicht mehr im Handel	G
Vincristin	Farmistin® Inj..	G
Vindesin	Eldisine® Inj.	–
Vinorelbin	Navelbine® Inj.	–
Paclitaxel	Taxol® Inj.	–
Docetaxel	Taxotere® Inj.	–
Capecitabin	Xeloda®	–
Substanzen mit anderem Wirkmechanismus		
Asparaginase		G
Miltefosin	Miltex® Inj.	–
Imatinib	Glivec® Tab.	–
Substanzen mit Einfluss auf die körpereigene Steuerung		
Interferon α-2a	Roferon® Inj.	–
Interferon α-2b	IntronA® Inj.	–
Interferon β	Fiblaferon® Gel, Inj.	–
Interferon β-1a	Avonex®, Rebif® Inj.	–
Interferon β-1b	Betaferon® Inj.	–
Interferon γ-1b	Imukin® Inj.	–
Aldesleukin	Proleukin® Inj.	–
Rituximab	Mabthera® Inj.	–
Trastuzumab	Herceptin® Inj.	–
Alemtuzumab	Mabcampath® Inj.	–
Bevacicomib	Avastin®	–
Bortezomib	Velcade®	–
Cetuximab	Erbitux®	–
90Y-Ibritumonab	Zavatin®	–
Photodynamische Therapie		
Porfimer	Photofrin®	–
Temoporfin	Foscan®	–

25 Infektionskrankheiten

25.1 Bakterielle Erkrankungen ··· 433
25.2 Weltweit verbreitete Protozoen-Infektionen ··· 464
25.3 Tropenkrankheiten ··· 465
25.4 Wurmerkrankungen ··· 473
25.5 Pilzinfektionen ··· 474
25.6 Viruserkrankungen ··· 481
25.7 Desinfektionsmittel ··· 492
25.8 Insektizide ··· 496

25.1 Bakterielle Erkrankungen

Überblick

Antibakterielle Substanzen haben zum Ziel, die Erreger abzutöten oder zumindest in ihrem Wachstum zu hemmen, möglichst ohne den Wirtsorganismus zu schädigen.
Wirkungsmechanismen. Nach ihrem Wirkort und -modus lassen sich Chemotherapeutika und Antibiotika in verschiedene Gruppen einteilen (Abb. 25.**1**).

▶ **Hemmung der Zellwandsynthese**
(Penicilline, Cephalosporine, Bacitracin, Vancomycin, Fosfomycin)
▶ **Schädigung der Zellmembran**
(Polymyxine, Tyrothricin)
▶ **Hemmung der Tetrahydrofolsäure-Synthese**
(Sulfonamide, 2,4-Diaminopyrimidine)
▶ **Interferenz mit der bakteriellen DNA**
- Hemmung der bakteriellen Gyrase (Derivate der 4-Chinolon-3-carbonsäure)
- Verbindung mit der DNA (Nitroimidazole)
- Hemmung der mRNA-Synthese (Rifampicin und Rifabutin);
▶ **Hemmung der Protein-Synthese**
- Hemmung der Bildung des Startkomplexes der Translation (Linezolid, ein Oxazolidinon)
- Hemmung der Aminoacyl-tRNA-Anlagerung an die Ribosomen (Tetracycline);
- Anlagerung falscher Aminoacyl-tRNA-Moleküle (Aminoglykoside): Synthese von Proteinen mit falscher Aminosäuresequenz;
- Hemmung der Peptidyltransferase-Aktivität der Ribosomen (Chloramphenicol);
- Hemmung der Translokation der Peptidkette am Ribosom (Makrolide).

Die Mittel gegen Infektionen werden unter dem Gesichtspunkt der Wirkungsmechanismen der einzelnen Substanzgruppen besprochen (S. 436 bis S. 459). Die Keime und Erkrankungen sowie die Indikationen der Mittel können nicht ausführlich aufgezählt werden, da dies aus quantitativen Gründen unmöglich ist und außerdem die Empfindlichkeit der Krankheitserreger ständig wechselt und örtlich verschieden sein kann (Resistenzentwicklung, „Hospitalkeime"). Ab S. 460 wechseln wir das Vorgehen, den Wirkungsmechanismus als Einteilungsprinzip zu benutzen. In den dann folgenden Abschnitten wird die Therapie bestimmter Krankheiten mit erprobten Medikamenten im Vordergrund stehen.

25.1.1 Grundlagen

Für das Verständnis einer bakteriellen Infektionserkrankung ist es wichtig, sich das Verhältnis zwischen Makroorganismus (Wirt) und Mikroorganismus klarzumachen. Das einfache Vorhandensein von Bakterien auf Haut oder Schleimhäuten ist so lange für die Gesundheit ohne Bedeutung, wie ein Gleichgewicht in den Wechselbeziehungen besteht. Dieses Gleichgewicht kann gestört werden vonseiten der Mikroorganismen, wie z. B. durch Zunahme ihrer Virulenz oder Translokation in ein anderes Kompartiment (Dickdarmbakterien im Urogenitaltrakt, Darmbakterien im Peritonealraum, Clostridium tetani von der äußeren Haut in tiefere Gewebeschichten) und vonseiten des Wirtes durch Verminderung der körpereigenen Abwehr (z. B. auch pharmakonbedingt: Zytostatika, Glucocorticoide). Vorhandene fakultativ pathogene Keime werden unter derartigen Bedingungen eine Infektionskrankheit auslösen.

Die Pharmakotherapie einer bakteriellen Infektion, sei es durch fakultativ oder obligat pathogene Bakterien, unterstützt den Makroorganismus, mit den Erregern fertig zu werden, indem die Erreger abgetötet werden oder zumindest ihre Vermehrung unterdrückt wird. Im Idealfall sollte eine antibakterielle Substanz solche Stoffwechselprozesse hemmen, die für das Bakterium spezifisch sind, aber für die menschliche Zelle keine Bedeutung haben.

Schon bald nach der Entdeckung der Bakterien setzten die Versuche ein, solche Mittel zu finden. Die ersten Desinfizienzien bzw. Antiseptika, wie Phenole oder Sublimat, hemmten zwar die Erreger, waren aber nur außerhalb des lebenden Körpers brauchbar; denn nach enteraler oder parenteraler Zufuhr wurde gleichzeitig mit den Mikroorganismen auch der Wirtsorganismus geschädigt. Erst die Berücksichtigung des für bestimmte Erreger spezifischen Stoffwechsels konnte weiterführen. Dabei darf im Idealfall der Stoffwechsel der Zellen des Wirtsorganismus nicht gestört werden. Es gibt heute eine große Zahl von Wirkstoffen mit den gewünschten Eigenschaften, die diesem Ziel mehr oder weniger nahe kommen.

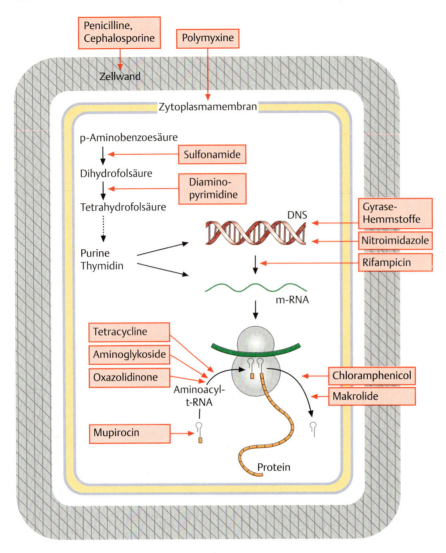

Abb. 25.1 **Zelluläre Wirkorte antibakterieller Pharmaka.**

Box 25.1

„Antibiotika" und „Chemotherapeutika" – zur Nomenklatur

Der Begriff **„Antibiotikum"** bezeichnet im engeren Sinne einen von Mikroorganismen gebildeten Wirkstoff, der gegen Lebendes gerichtet ist (biotikos: zum Leben gehörig). Im Arzneimittelschatz finden sich Antibiotika in verschiedenen Wirkstoffgruppen: den antibakteriellen Substanzen, den Mitteln gegen Pilze und den Zytostatika.

Der Begriff **„Chemotherapeutikum"** bezeichnet Substanzen mit zellschädigender Wirkung, die aus der Retorte des Chemikers stammen. Heute wird zwischen den Begriffen allerdings kaum noch unterschieden und sie werden vielfach gleichbedeutend benutzt. Das Gemeinte erschließt sich ohnehin aus dem Sinnzusammenhang.

Bakteriostase, Bakterizidie. Wenn durch das Pharmakon die weitere Vermehrung der Erreger gehemmt wird, so spricht man von *bakteriostatischer Wirkung*, bei einer Abtötung von *bakterizider Wirkung*. Verständlicherweise wirken die Substanzen, welche Zellwand oder Zellmembran schädigen, bakterizid. Im Gegensatz dazu sind Antibiotika, die die Proteinsynthese stören, in der Regel bakteriostatisch wirksam. Antibakterielle Substanzen, die in die Proteinsynthese eingreifen und die Bildung defekter Membranproteine veranlassen (z. B. Aminoglykosid-Antibiotika) oder die den Erhaltungsstoffwechsel beinträchtigen (z. B. Rifampicin), können aber ebenfalls bakterizid wirken. Eine Zusammenstellung unter dem Gesichtspunkt Bakterizidie und Bakteriostase ist in Tab. 25.1 gegeben.

Meistens spielt es keine Rolle, ob ein Mittel in höheren Konzentrationen auch bakterizid wirken kann, weil eine Hemmung der Vermehrung der Erreger im Allgemeinen für den therapeutischen Effekt ausreicht. Die Infektion wird dann durch die „Abwehrkräfte" des Organismus überwunden. Immer wenn die Abwehrkräfte des Erkrankten geschwächt sind (z. B. bei immunsuppressiver Behandlung oder erworbener Immunschwäche-Krankheit), sind bakterizide Mittel indiziert.

Es leuchtet ein, dass die mit der Synthese der Zellwand interferierenden Antibiotika hauptsächlich auf wachsende Zellen einwirken. Eine gleichzeitige bakteriostatische Behandlung (z. B. mit Tetracyclinen) kann dann die bakterizide Wirkung eines Zellwandsynthese-Hemmstoffes (z. B. Penicillin) behindern. Auf der anderen Seite

Tab. 25.1 Wirkungsweise wichtiger antimikrobieller Wirkstoffe

Bakterizid	Bakteriostatisch
Penicilline	Tetracycline
Cephalosporine	Makrolide
Cotrimoxazol (Sulfonamid + Diaminopyrimidin)	Sulfonamide
	Trimethoprim (ein Diaminopyrimidin)
Gyrase-Hemmstoffe	
Aminoglykoside	
Rifampicin	

können sich die Effekte von Substanzen mit gleichartigem Wirkungsmechanismus gegenseitig verstärken (Synergismus).

Wirkungsspektrum. Die verschiedenen Krankheitserreger sind unterschiedlich empfindlich gegen die zur Verfügung stehenden antimikrobiellen Mittel. Es ist anzustreben, das für jeden Keim besonders geeignete antibakterielle Mittel zu verwenden. So wirkt z.B. Penicillin G vorwiegend auf grampositive Bakterien (ferner auf die gramnegativen Gonokokken und Meningokokken sowie auf Spirochäten), dagegen wirkt Isoniazid nur auf Tuberkelbakterien. Im Gegensatz zu Penicillin, das nur wenige Erregergruppen, und Isoniazid, das nur einen Erreger beeinflussen kann, gibt es Wirkstoffe, die eine größere Zahl von Erregergruppen hemmen können, z.B. die Tetracycline. Sie werden deshalb **„Breitspektrum-Antibiotika"** genannt. Bei Anwendung von Antibiotika mit breitem Wirkspektrum besteht die Gefahr eines *„Infektionswandels"*, weil nach Vernichtung der physiologischen Keimflora eine Besiedelung der Schleimhäute mit pathogenen Keimen erleichtert werden kann. Auch wird eine Resistenzentwicklung gefördert.

Wirkungsstärke, Toxizität. Die antibakterielle Wirkung und auch der spezifische Effekt gegen bestimmte Erregerarten werden *in vitro* bestimmt. Hierzu wird die zur Hemmwirkung oder Abtötung eben ausreichende Konzentration des Wirkstoffes ermittelt. Es handelt sich dabei um die **„minimale Hemmkonzentration"**. Diese Größe wird in Beziehung gesetzt zur notwendigen „Wirkstoff-Konzentration *in vivo*". Um sie zu erreichen, ist das Verhalten des Wirkstoffes bei Aufnahme, Resorption, Ausscheidung, ferner der Grad der Inaktivierung, das Eindringen in bestimmte erkrankte Gewebe zu berücksichtigen.

Da die freie Wirkstoffkonzentration am eigentlichen Wirkort (extrazellulär oder zellulär) meist weder bestimmt noch vorausgesagt werden kann, ist allein der klinische Erfolg entscheidend für die Beurteilung eines bestimmten Antibiotikums. Die In-vitro-Bestimmung der Keimempfindlichkeit hat den Aussagewert eines Laborbefundes und ist selten therapieentscheidend.

Ein weiterer begrenzender Faktor ist die **Toxizität** der Substanz für den Patienten. Wie bei jeder Arzneimittelgruppe ist eine möglichst große therapeutische Breite erwünscht, also ein großer Abstand zwischen der antibakteriellen Dosis und einer toxisch wirkenden Dosis.

Bakterielle Resistenz

Innerhalb der letzten Jahrzehnte sind so viele verschiedene Substanzen gewonnen worden, dass es jetzt möglich ist, nahezu alle klassischen bakteriellen Infektionskrankheiten erfolgreich zu bekämpfen. Leider sind aber unter dieser Behandlung resistente Erreger aufgetreten, die früher nicht vorhanden waren. Dabei handelt es sich um Erreger, deren Stoffwechsel durch die Therapeutika nicht oder nicht mehr beeinträchtigt wird. Es wird also auch in Zukunft immer wieder nötig sein, neue wirksame Stoffe aufzufinden.

Auf dem Kongress der Deutschen Mikrobiologie (September 2005) wurde ernste Besorgnis über die zunehmende Resistenz von Krankheitserregern gegenüber antiinfektiösen Wirkstoffen geäußert. Als Gründe für diese bedenkliche Entwicklung wurden genannt:
- Verordnung von Antibiotika ohne Erregernachweis,
- Verschreibung zu geringer Dosierung,
- statt Anwendung des wirksamsten Antibiotikum Wahl eines unzureichenden Wirkstoffes (Kostengründe).

Resümee der Ausführungen: **Etwa 50% aller Antibiotika-Verschreibungen sind unnötig.** Die Resistenzentwicklung ist besonders bei der Tuberkulose ausgeprägt.

Resistenzmechanismen. Die Unempfindlichkeit gegenüber einem antibakteriellen Wirkstoff kann auf verschiedene Weise erreicht werden:
- Enzymatische Inaktivierung des Wirkstoffs außerhalb oder innerhalb des Bakteriums,
- verminderte Aufnahme des Wirkstoffs in das Bakterium oder gesteigerter Auswärtstransport,
- Unempfindlichwerden des bakteriellen Wirkortes oder Kompensation eines wirkstoffinduzierten Stoffwechseldefektes.

Resistenzentwicklung. Eine Population von Mikroorganismen kann aus verschiedenen Gründen gegen Wirkstoffe resistent sein bzw. werden:
- Bei *natürlicher Keimspeziesresistenz*, wenn ein bestimmtes Antibiotikum entweder bei einer gegebenen Spezies nicht den biologischen Mechanismus findet, den es beeinträchtigen kann, oder nicht an den intrazellulären Wirkort gelangt: Lücken im Wirkungsspektrum.
- Durch *Adaptation*, wenn Keime es ohne Änderung des genetischen Materials „lernen", mit dem Antibiotikum zu leben, z.B. durch Enzyminduktion (Penicillin: Penicillinase).
- Durch *Selektion*, wenn in einer Population primär einige resistente Keime vorhanden waren, die sich in Anwesenheit des Antibiotikums unbeeinträchtigt vermehren können: primär erworbene chromosomale Resistenz.
- Durch zufällige Änderung des genetischen Materials unter der Therapie. *Mutation* mit anschließender Selektion unter dem Einfluss des Antibiotikums. Dieser Prozess kann langsam ablaufen, aber auch sehr schnell: sekundär erworbene chromosomale Resistenz.

- Durch *parasexuelle Mechanismen* kann genetisches Material von resistenten Keimen (anderer Spezies) durch ein spezifisches Plasmid auf nichtresistente Keime übertragen werden: „infektiöse" extrachromosomale Resistenzentwicklung.

Arten der Resistenz. Wenn sich eine bakterielle Resistenz entwickelt hat, gilt diese im Allgemeinen nicht nur gegen ein bestimmtes Antibiotikum, sondern häufig auch gegen die gesamte Gruppe mit gleichem Wirkmechanismus: **Kreuzresistenz.**

Resistenzen können von den Bakterien erworben werden, aber auch wieder verloren gehen, wenn ein bestimmtes Chemotherapeutikum über längere Zeit nicht verwendet wird: **transitorische Resistenz.** Diese für die Therapie günstige Entwicklung kann jedoch nur eintreten, wenn die Anwendung von Antibiotika, gegen die sich Resistenzen entwickelt haben, für längere Zeit völlig vermieden wird.

Konsequenzen für die Therapie. Die generelle Resistenzlage der pathogenen Keime ist einem dauernden Wechsel unterworfen und zeigt große örtliche Unterschiede. Selbst einzelne Krankenanstalten weisen eine für sie im Augenblick typische Resistenzlage auf, die im Extremfall für die Patienten die Gefahr einer krankenhauserworbenen Infektion (nosokomiale Infektion, infektiöser Hospitalismus) mit sich bringen kann. Nur eine kontinuierliche mikrobiologische Überwachung informiert über den augenblicklichen Stand und seine Entwicklung. Aus der Kenntnis der augenblicklichen Resistenzlage ergeben sich zwingende Konsequenzen für die Wahl des Chemotherapeutikums. *Aus diesem Grunde ist die Therapie spezieller bakterieller Infektionskrankheiten hier nicht Gegenstand der Besprechung; vielmehr wollen wir in diesem Kapitel die verschiedenen antibakteriellen Wirkprinzipien vorstellen.*

25.1.2 Hemmung der Zellwandsynthese

Überblick

Penicilline

Penicillin G
Diese Muttersubstanz der Penicilline stammt aus dem Schimmelpilz Penicillium notatum und ist strukturell ein β-Lactam-Antibiotikum.
▶ Es hemmt die Zellwandsynthese von Bakterien. Nachteilig ist seine orale Unwirksamkeit (Spaltung durch Magensäure), sein begrenztes Wirkspektrum (vorwiegend grampositive Keime) und die Empfindlichkeit gegenüber dem bakteriellen Enzym Penicillinase.
▶ Es wird sehr gut vertragen, einzige Nebenwirkung sind allergische Reaktionen.

Penicillin-Derivate mit „verbesserten" Eigenschaften, z.B
- Penicillin V: Säurestabilität und orale Wirksamkeit,
- Ampicillin: erweitertes Wirkspektrum,
- Amoxicillin: zusätzlich gut oral wirksam,
- Oxacillin: Penicillinase-resistent und oral wirksam,
- Piperacillin, ein Reserveantibiotikum gegen „Problemkeime", die gegen andere Antibiotika resistent sind.

Penicillinase-Hemmstoffe (z.B. Clavulansäure)
▶ Können bei gleichzeitiger Gabe ein empfindliches Penicillin vor der enzymatischen Spaltung schützen.

Cephalosporine
sind strukturell ebenfalls β-Lactam-Antibiotika: ▶ Gleicher Wirkungsmechanismus wie die Penicilline. Verglichen mit Penicillin G ist ihr Wirkspektrum recht breit. Für die Charakterisierung eines Cephalosporins sind folgende Eigenschaften wichtig: Cephalosporinase-Empfindlichkeit, Resorbierbarkeit nach oraler Zufuhr, Wirkung gegen spezielle Erreger.

Atypische β-Lactame
Carbapeneme wie Imipenem haben ein sehr breites Wirkspektrum; sie sind Reservemittel.

Penicilline

Das erste Penicillin, Benzylpenicillin, ist ein Antibiotikum, das sich aus dem Nährboden geeigneter Stämme von Schimmelpilzen, z.B. Penicillium notatum, gewinnen ließ. Die anfangs hergestellten verschiedenen Formen des Penicillins wurden mit Buchstaben unterschieden, z.B. Penicillin G (= Benzylpenicillin) und Penicillin V (= Phenoxymethylpenicillin). Obgleich die Synthese des Penicillins gelungen ist, wird aus wirtschaftlichen Gründen auf das ursprüngliche Verfahren der Herstellung nicht verzichtet. Aus Kulturen von Penicillium chrysogenum lässt sich **6-Aminopenicillansäure** gewinnen, die die Ausgangssubstanz für die Synthese zahlreicher Penicilline mit besonderen Eigenschaften geworden ist.

6-Aminopenicillansäure

▶ **Wirkungsweise.** Penicilline beeinflussen den Stoffwechsel ruhender Keime kaum, ihre Proliferation wird aber unterdrückt (bakteriostatischer Effekt). Auf proliferierende Keime wirken Penicilline bakterizid.
Die Basalstruktur der Zellwand grampositiver Bakterien besteht fast zur Hälfte aus Mucopeptiden (Mureinschicht), die wiederum als wichtigen Bestandteil N-Acetylmuraminsäure-Dekapeptid enthalten (Abb. 25.**2**). Penicillin interferiert mit der Synthese der Zellwand auf der letzten Stufe, die darin besteht, dass zwei Glykopeptide nach Abspaltung eines endständigen D-Alanin-Restes verknüpft werden. Aufgrund seiner chemischen Ähnlichkeit mit D-Alanyl-D-Alanin reagiert Penicillin mit der entsprechenden **Transpeptidase**, so dass diese für die notwendige Verknüpfung nicht zur Verfügung steht. Als Folge der Zellwandstörung lassen sich morphologische Veränderungen wie Deformierung und Lyse der Bakterien beobachten. Dies hängt damit zusammen, dass Bakterien eine relativ hohe osmotische Teilchenkonzentration enthalten, so dass sie unter Wassereinstrom aus der Umgebung schwellen würden. Solange die formstabilisierende Zellwand intakt ist, geschieht dies jedoch nicht. Kann aber Wasser einströmen und schwillt

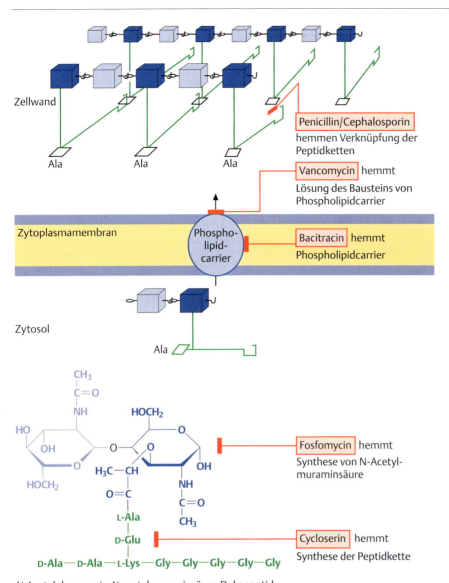

Abb. 25.2 **Synthese der bakteriellen Zellwand und Angriffspunkte einiger Antibiotika.** Unten ist die Formel des Grundbausteines der Zellwand dargestellt, N-Acetylglucosamin-N-acetylmuraminsäure-Dekapeptid. Dieses Molekül ist darüber vereinfacht symbolisiert. Mittels eines sog. Phospholipid-„Carriers" wird der Grundbaustein aus der Zelle heraus zur Zellwand transportiert und dort eingebaut. Aufgrund der mehrfachen Verknüpfung der Bausteine untereinander stellt die bakterielle Zellwand gewissermaßen ein Makromolekül dar.

die Bakterienzelle, reißt das Plasmalemm, denn es ist nicht elastisch. Da im Warmblüterorganismus eine Zellwand nicht existiert, ist die Ungiftigkeit der Penicilline ohne Weiteres zu verstehen. Ebenso leuchtet es ein, dass zellwandlose Bakterien, wie beispielsweise Mykoplasmen, durch Penicilline nicht getroffen werden.
Neben der Transpeptidase gibt es weitere **„Penicillin bindende Proteine"**, deren Besetzung durch das Antibiotikum ebenfalls zum therapeutischen Effekt beitragen kann. Für die Zelllyse sind schließlich offenbar bakterieneigene Enzyme wichtig, welche die Zellwand abzubauen vermögen, sog. „Autolysine". Diese könnten im normalen Bakterienwachstum an Umbauvorgängen in der Zellwand beteiligt sein. Unter dem Einfluss von Penicillinen scheint die Autolysin-Aktivität auf nicht näher bekannte Weise enthemmt zu werden.
Die **gramnegativen Bakterien** enthalten in der Zellwand nur sehr geringe Mengen an muraminsäurehaltigen Mucopeptiden. Diese Mureinschicht ist – anders als bei den grampositiven Keimen – außen von einer Membran umhüllt, deren Matrix aus einer Phospholipid-Doppelschicht besteht. Diese zusätzliche Diffusionsbarriere erklärt die hohe Resistenz dieser Bakterien gegenüber vielen Penicillinen.
Dementsprechend ist auch nachvollziehbar, dass im Inneren von Wirtzellen siedelnde Bakterien wie Chlamydien, Rickettsien und Brucellen von Penicillinen nicht erreicht werden, denn Penicilline können das Plasmalemm der Wirtzellen nicht überwinden (es sei denn, diese hätten einen entsprechenden Transportmechanismus).
Eine Reihe von Keimen ist in der Lage, eine β-**Lactamase (Penicillinase)** zu bilden, die den β-Lactam-Ring von Antibiotika aufspaltet und den Wirkstoff inaktiviert. Die Anwesenheit von β-Lactam-Antibiotika induziert die vermehrte Bildung von Penicillinase, so dass die Antibiotika ihre Wirksamkeit verlieren, wenn sie Penicillinase-empfindlich sind. Es sind Hemmstoffe der β-Lactamasen entwickelt worden (s. Box 25.4, S. 441), die bei gleichzeitiger Gabe mit Penicillinen diese vor dem Abbau schützen.

Box 25.2

Lysozym

Es handelt sich um ein Enzym, welches sich in verschiedenen Sekreten findet, so auch im Speichel. Lysozym spaltet in bakteriellen Zellwänden die glykosidische Verknüpfung zwischen N-Acetylmuraminsäure und N-Acetylglucosamin. Auf diese Weise wirkt es bakterizid auf grampositive Bakterien.

Lysozym ist in bestimmten Lutschtabletten zur Anwendung bei Halsschmerz enthalten. Ob es zur subjektiv empfundenen Linderung der Beschwerden beiträgt, ist zweifelhaft, besonders wenn es sich um einen grippalen (Virus-bedingten!) Infekt handelt. Es sollte nicht übersehen werden, dass dieses Lysozym aus Hühnereiweiß gewonnen wird und als körperfremdes Protein Unverträglichkeitsreaktionen hervorrufen kann.

Penicillin-G-Natriumsalz, Benzylpenicillin, nur parenteral appliziert wirksam

Penicillin-V-Kaliumsalz, Phenoxymethylpenicillin, oral wirksam, da säurestabil und resorbierbar

▶ **Nebenwirkungen.** Die weitaus häufigste Nebenwirkung der Penicilline ist die **allergische Reaktion**, sie tritt bei ca. 3% aller Patienten auf. Bei Kranken mit allergischer Reaktionsbereitschaft steigt die Häufigkeit einer Penicillinallergie auf höhere Werte an. Die allergischen Reaktionen umfassen alle möglichen Erscheinungsformen von leichten Hautirritationen bis zum anaphylaktischen Schock. Allergische Reaktionen auch bei Erstkontakt mit Penicillin sind nicht ausgeschlossen, weil eine Sensibilisierung durch Schimmelpilze bereits erfolgt sein kann. Es muss betont werden, dass die allergischen Reaktionen Dosis-unabhängig sind, also auch nach Zufuhr kleiner Mengen schwere Zwischenfälle auftreten können.

Eine lokale Applikation von Penicillin auf Wunden, bei Hautinfektionen und an den Schleimhäuten des Mundes ist nicht zweckmäßig, denn es besteht bei jeder Anwendung auf Haut oder Schleimhäuten die erhöhte Gefahr der Sensibilisierung.

Die Organtoxizität der Penicilline ist außerordentlich niedrig. Als direkte Nebenwirkung der Penicilline können nach extrem hohen Dosen **neurotoxische Symptome** wie Krämpfe und sensible oder motorische Störungen auftreten. Diese toxische Symptomatik ist besonders nach intravenöser Gabe zu fürchten. Aufgrund der antibiotischen Wirksamkeit kann die natürliche Keimbesiedelung verändert werden, was zu Störungen der Magen-Darm-Funktion, z. B. Diarrhöe, Anlass gibt.

Die Depotpräparate des Penicillins besitzen dasselbe Nebenwirkungsspektrum. Nur zusätzlich ist folgende fatale Reaktion berichtet, die bei akzidenteller Injektion in ein Blutgefäß auftritt: Die schwer wasserlöslichen Komplexe verursachen multiple Embolien, die eine Schocksymptomatik wie nach einer Fettembolie auslösen können (Hoigné-Syndrom).

Bei Applikation hoher Dosen von Penicillin G oder V ist an die Belastung des Körpers durch die äquimolaren Mengen an Natrium- oder Kalium-Ionen zu denken. Beim Vorliegen einer Elektrolytstörung kann sich dieses zusätzlich nachteilig bemerkbar machen.

Penicillin G und Penicillin V

Penicillin G ▶ muss parenteral zugeführt werden, da es nicht säurestabil ist und damit nach oraler Zufuhr unwirksam wird. Es durchdringt Zellbarrieren verhältnismäßig schlecht, so liegt im Liquor cerebrospinalis und in Flüssigkeiten anderer abgeschlossener Kompartimente eine geringere Konzentration vor als im Serum. Falls sich an den Zellbarrieren entzündliche Prozesse abspielen, wie z. B. bei einer Meningitis, kann Penicillin das Diffusionshindernis erheblich leichter überwinden als unter normalen Bedingungen. Es wird renal filtriert und vor allem aktiv über den Säuretransport-Mechanismus sezerniert. Der Serumspiegel von Penicillin G fällt sehr schnell ab, seine biologische Halbwertszeit liegt bei 30 Minuten. Die Ausscheidungsgeschwindigkeit nimmt bei eingeschränkter Nierenfunktion drastisch ab: Bei Reduktion der Kreatinin-Clearance auf 30 ml/min verlängert sich die Halbwertszeit auf ca. 90 Minuten und bei Dialyse-Patienten auf 24 Stunden.

Wird der Säuretransport-Mechanismus des tubulären Systems durch eine andere Substanz in Anspruch genommen, verzögert sich die Penicillin-Ausscheidung ebenfalls. Dieser Mechanismus kann durch die Gabe von Probenecid ausgenutzt werden, um bis zu 10fach höhere Penicillin-Serumspiegel bei gleicher Penicillin-Dosierung zu erreichen. Wegen der reichlichen Verfügbarkeit von Penicillin ist die Probenecid-Gabe heute jedoch nicht mehr gebräuchlich.

▶ **Das Wirkspektrum** hat seinen Schwerpunkt im grampositiven Bereich (Streptokokken, Pneumokokken, nicht-Penicillinase-bildende Staphylokokken). Es werden aber auch einige gramnegative Keime wie Meningokokken und Gonokokken erreicht, sowie Anaerobier, Treponema pallidum und andere mehr. Hoch dosierte, intravenöse Gaben von Penicillin G sind in einer Kombinationstherapie immer noch die Grundlage der Initialtherapie einer infektiösen Endokarditis.

Penicillin V ist sehr ähnlich wie Penicillin G zu beurteilen. Seine antibakterielle Wirkung ist etwas geringer ausgeprägt. ▶ Es ist jedoch säurestabil und wird gut resorbiert. Somit kann es per os zugeführt werden. Aufgrund der gleich schnellen Eliminationsgeschwindigkeit ist es verständlich, dass Penicillin V nach oraler Gabe nur geringere Serumspiegelwerte erreicht als Penicillin G nach parenteraler Zufuhr (Einfluss der Invasionsgeschwindigkeit nach oraler Gabe, S. 37).

▶ Das Wirkspektrum von Penicillin V entspricht dem des Penicillin G. Es eignet sich zur oralen Therapie unkomplizierter Infektionen mit empfindlichen Keimen wie in der Regel bei unkomplizierter Angina tonsillaris.

Propicillin. Während Penicillin V ein Phenoxymethylpenicillin ist, handelt es sich bei Propicillin um ein Phenoxypropylpenicillin. Das antibakterielle Wirkungsspektrum ist identisch mit dem des Penicillin V.

Depotpräparate von Penicillin G

Aufgrund der schnellen Ausscheidungsgeschwindigkeit des Penicillins bestand ein Bedürfnis nach Zubereitungen für die intramuskuläre Zufuhr, aus denen der Wirkstoff verzögert freigesetzt wird, um einen ausreichenden Serumspiegel über längere Zeit zu gewährleisten. Es handelt sich um schwer wasserlösliche Salze aus dem Penicillin-Anion mit einem organischen Kation:
- mit einem Lokalanästhetikum: **Procain-Penicillin G**, Wirkdauer 12–24 Stunden,
- mit einer an sich H_1-antihistaminischen Substanz: **Clemizol-Penicillin G**, Wirkdauer 24–48 Stunden, (nicht mehr im Handel).
- mit einer dikationischen Verbindung: **Benzathin-Penicillin G**, Wirkdauer je nach Dosis 7–28 Tage.

▶ Für die reinen Depotpräparate gibt es angesichts der heute verfügbaren oral wirksamen Penicilline kaum noch Indikationen, es sei jedoch auf die Bedeutung des Benzathin-Penicillin G für die Rezidivprophylaxe nach rheumatischem Fieber hingewiesen.
▶ Es muss bedacht werden, dass Allergien gegen Procain (sog. para-Gruppen-Allergie) vorkommen.

Isoxazolyl-Penicilline

Bei dieser Gruppe von halbsynthetischen Penicillinen ist der Benzyl-Rest von Penicillin G durch einen 3-Phenyl-5-methyl-isoxazolyl-Rest ersetzt (s. Formel von Oxacillin). ▶ Diese chemische Modifikation hat folgende biologische Konsequenzen: Die Verbindungen können nicht von der Penicillinase abgebaut werden (**penicillinasefest**) und sie sind **säurestabil**. Sie sind bei Penicillinase-bildenden Keimen den biosynthetischen Penicillinen weit überlegen, obwohl ihre antibakterielle Wirkung gegenüber nicht-Penicillinase-bildenden Keimen im Vergleich zu den ursprünglichen Penicillinen um das 25- bis 100 fache abgeschwächt ist. Die Isoxazolyl-Penicilline sind starke Induktoren der bakteriellen β-Lactamase-Bildung, so dass sehr schnelle Resistenzentwicklungen gegenüber den „normalen", penicillinaselabilen Penicillinen zu beobachten sind. Diese Penicilline sollen daher nur gezielt bei strenger Indikationsstellung und in ausreichender Dosierung gegeben werden.

Oxacillin ist der Prototyp der Isoxazolyl-Penicilline. ▶ Es kann oral und parenteral verabreicht werden. Die Dosierung liegt vergleichsweise höher als bei den biosynthetischen Penicillinen. Die Substanz ist stark an Plasmaeiweiße gebunden (93%).
Oxacillin wird mit einer Halbwertszeit von 30 Minuten eliminiert, ein Teil wird unverändert renal, ein Teil nach Metabolisierung in der Leber biliär ausgeschieden. Beim Vorliegen einer schweren Niereninsuffizienz wird daher die Elimination nicht so stark verzögert wie bei den vorgenannten Penicillinen.

▶ Eine Leberinsuffizienz oder die funktionelle Unreife der Leber bei Neugeborenen erfordert eine entsprechende Reduktion der Dosis. Leberfunktionsstörungen nach Behandlung mit Oxacillin sind beobachtet worden.

Oxacillin-Natriumsalz,
3-Phenyl-5-methyl-1,2-oxazol-4-penicillin,
oral wirksam, Penicillinase-fest

Dicloxacillin und **Flucloxacillin.** Durch die Einführung von zwei Chlor-Atomen bzw. einem Fluor- und einem Chlor-Atom in den Benzol-Ring des Oxacillin entstehen Verbindungen, die sich vom Oxacillin durch ihre physikochemischen Eigenschaften unterscheiden, jedoch in ihrem Wirkungsspektrum und ihrer Wirkstärke unverändert bleiben.
▶ Die halogenierten Derivate werden nach peroraler Zufuhr besser resorbiert, sind stärker an Plasmaeiweiß gebunden und werden etwas langsamer eliminiert ($t_{1/2}$ ~ 45 min) als Oxacillin. ▶ Für Flucloxacillin sind Fälle von Cholestase, Hepatitis und Leberversagen beschrieben worden, das Risiko ist offenbar bei älteren Patienten und bei einer Therapiedauer von über 2 Wochen erhöht.
▶ Sie dienen zur Behandlung von Infektionen mit Staphylokokken, die Penicillinase bilden und primär Penicillin-empfindlich waren. Dies ist typischer Weise bei Hautinfektionen (Furunkeln) der Fall, aber auch bei der Infektion des „Shunt" eines Dialysepatienten, wenn auf der Haut siedelnde Staphylokokken (die Penicillinase-positiv sind) mit der Punktionsnadel in den Shunt verschleppt werden.

Box 25.3

Methicillin, ein überholtes, aber namensgebendes penicillinasefestes Penicillin

Staphylokokken können gegen penicillinasefeste Penicilline resistent sein, wenn die Keime über eine Transpeptidase verfügen, die sich durch Isoxazolyl-Penicilline nicht hemmen lässt. Diese Staphylokokkenstämme stellen ein zunehmendes klinisches Problem dar. Man bezeichnet sie meist mit der Abkürzung **MRSA**: **M**ethicillin**r**esistenter **S**taphylococcus **a**ureus. Methicillin ist der Name eines heute nicht mehr gebräuchlichen penicillinasefesten Penicillins. MRSA sind gefürchtete Erreger von Hospitalismus-Infektionen, denn sie sind nicht selten auch gegen andere antibakterielle Wirkstoffe resistent – selbst gegen die Glykopeptide Vancomycin und Teicoplanin, die früher als gute Therapeutika gegen MRSA galten. MRSA können beim Krankenhauspersonal symptomlos in der Nasenhöhle vorkommen; dann ist eine Sanierung, beispielsweise mit Mupirocin (S. 459), notwendig.

Aminopenicilline

Ampicillin. Eine Substitution der Benzylpenicilline mit einer Aminogruppe in α-Position führt zu Ampicillin (α-Aminobenzylpenicillin).

▶ Diese chemischen Veränderungen erweitern das Wirkspektrum insbesondere auf gramnegative Keime, wobei jedoch ein Verlust an absoluter Wirksamkeit gegen Penicillin-G-empfindliche Keime in Kauf genommen werden muss. Typische Indikationen sind unkomplizierte Harnwegsinfekte, biliäre und gastrointestinale Infekte, sowie Hämophilus-Infekte einschließlich der Meningitiden bei Kindern.

▶ Ampicillin ist nicht β-Lactamase-fest. Es ist zwar säurestabil, wird jedoch langsam und unsicher resorbiert (20–40%). Es eignet sich für die parenterale Zufuhr. Die Eliminationshalbwertszeit liegt zwischen 1 und 2 Stunden. Eine ausgeprägte Niereninsuffizienz erfordert die Anpassung der Dosierung.

α-Aminobenzylpenicilline,
breites Spektrum, Amoxicillin peroral wirksam

Derivate mit verbesserter oraler Wirksamkeit. Wegen der nur mäßigen enteralen Resorbierbarkeit von Ampicillin sind Derivate mit der Absicht hergestellt worden, die orale Wirksamkeit zu verbessern. Durch Einführung einer Hydroxygruppe in *para*-Stellung des Phenyl-Ringes entstand das **Amoxicillin**, welches wegen der Ausnutzung eines Dipeptidtransporters ▶ eine doppelt so hohe Resorptionsquote wie Ampicillin aufweist (60–80%). ▶ Gastrointestinale Nebenwirkungen (Schädigung der Darmflora durch im Lumen verbleibende Substanz) sind durch die gute Resorption vermindert. Sonst unterscheidet sich dieses Derivat in keiner Hinsicht von Ampicillin. ▶ Deshalb ist Ampicillin für die orale Zufuhr obsolet, man wendet Amoxicillin an.

▶ Die Bioverfügbarkeit von Ampicillin nach oraler Gabe lässt sich durch Veresterung an der Carboxylgruppe erheblich steigern. Nach der Passage der Darmwand setzen Esterasen aus der Ester-Vorstufe dann die Wirkform Ampicillin frei. Das Prinzip ist in Sultamicillin genutzt (Box 25.4).

▶ **Nebenwirkungen.** Die Nebenwirkungen der Aminopenicilline gleichen denen von Penicillin G, jedoch kommen häufiger Hautreaktionen in Form von Exanthemen vor, welche vielfach auf den Körperstamm begrenzt sind. Der Begriff „Ampicillin-Exanthem" ist nicht präzise, da das Exanthem ebenso unter Amoxicillin auftritt. Die Reaktion ist nicht allergisch bedingt, sondern scheint eher toxischer Natur zu sein. Die Häufigkeit liegt bei etwa 10%, im Rahmen viraler Infekte führt eine Aminopenicillin-Anwendung häufiger zum Exanthem, Patienten mit infektiöser Mononukleose (Pfeiffer-Drüsenfieber) sind offenbar regelmäßig betroffen, wenn sie diese Substanzen erhalten. Es sollte in diesen Fällen nicht leichtfertig von einer „Penicillin-Allergie" gesprochen werden, denn ein „Ampicillin-Exanthem" stellt keine Gegenanzeige gegen eine spätere Penicillin-Anwendung dar.

Acylaminopenicilline

Strukturell unterscheiden sich diese Substanzen von den Aminopenicillinen durch den Acylsubstituenten an der Aminogruppe. Es handelt sich um **Mezlocillin** und **Piperacillin**.

▶ Im Vergleich mit den Aminopenicillinen haben die Acylaminopenicilline im gramnegativen Bereich ein weiteres Wirkspektrum und erfassen Problemkeime wie Pseudomonas aeruginosa. Die Substanzen sind Penicillinase-empfindlich. Sie werden teilweise mit β-Lactamase Hemmstoffen kombiniert.

▶ Acylaminopenicilline werden bei Hospitalismus-Fällen nach Antibiogramm angewandt. ▶ Die Substanzen sind nicht säurestabil. Die damit notwendige parenterale Therapie erfordert Mengen von 6–16 g/d als Infusion. Die Eliminationshalbwertszeiten betragen nur 1 Stunde. Die Ausscheidung erfolgt fast ausschließlich über die Nieren, damit ist der aktuelle Serumspiegel von der Funktion der Nieren abhängig.

Notwendige Wirkstoffe

Penicilline

Wirkstoff	Handelsname	Alternative
Penicillin G (Benyzylpenicilllin)		G
Procain-Penicillin G		Dipensaar®
Benzathin-Penicillin G	Tardocillin®	Pendysin®
Penicillin V	Isocillin®	G
Oxacillin	Infectostaph® Amp.	
Dicloxacillin	Infectostaph® Kaps.	
Flucloxacillin	Staphylex®	G
Ampicillin	Binotal®	G
Amoxicillin		G
Mezlocillin	Baypen®	G
Piperacillin		G
Amoxicillin + Clavulansäure	Augmentan®	G
Piperacillin + Tazobactam	Tazobac®	
Sultamicillin	Unacid®	

Weitere Handelsnamen für Penicillin-Wirkstoffe

Phenoxymethyl-penicillin	*Arcasin®, Infectocillin®, Isocillin®, Ispenoral®, Megacillin®, Penbeta®, Penhexal®, P-mega®*
Amoxicillin	*Amagesan®, Amoxi®, Amoxypen®, Infectomox®, Jutamox®*

Box 25.4

β-Lactamase-Hemmstoffe

Die Hemmstoffe der β-Lactamase enthalten wie die Penicilline den β-Lactam-Ring. Beim Kontakt mit dem bakteriellen Enzym wird der β-Lactam-Ring der Hemmstoffe geöffnet und praktisch irreversibel an das Enzym gebunden, das damit inaktiviert ist. Bei der gleichzeitigen Gabe von Antibiotikum und Hemmstoff, wie es therapeutisch notwendig ist, konkurrieren die beiden β-Lactam-Ring haltigen Komponenten zuerst um die Bindung an die β-Lactamase. Da die Bindung des Hemmstoffes irreversibel ist, setzt sich die Hemmung mehr und mehr durch.

Die Kombination von **Clavulansäure**, einem solchen Hemmstoff der Penicillinase, mit Amoxicillin, erweitert dessen Spektrum auf β-Lactamase produzierende Keime wie Staphylococcus aureus, viele Enterobacteriaceae, Neisseria gonorrhoeae und resistente Formen von Haemophilus influenzae. Die Kombination hat sich bewährt bei Harn- und Atemwegsinfekten mit den entsprechenden Keimen, wenn Amoxicillin allein unwirksam war. Nebenwirkungen treten bei etwa 10% der Patienten in Form von Übelkeit, Erbrechen und Durchfall auf. Leberschädigungen wurden unter der Amoxicillin/Clavulansäure-Kombination häufiger beobachtet als unter Gabe von Amoxicillin allein. Das Risiko scheint bei Patienten mit umfangreicher Begleitmedikation erhöht zu sein. Kontrollen der „Leberwerte" während der ersten beiden Anwendungswochen sowie 4 Wochen nach Therapiebeginn werden empfohlen.

Eine Kombination aus Ampicillin und dem β-Lactamase-Hemmstoff **Sulbactam** liegt ebenfalls vor. Sulbactam wird (wie Ampicillin auch) aus dem Darm schlecht resorbiert. Diese Kombination eignet sich im Gegensatz zu Amoxicillin/Clavulansäure also nur für die intravenöse Gabe.

Ein weiterer β-Lactamase-Hemmstoff ist **Tazobactam**, das in fixer Kombination mit Piperacillin vorliegt. Die Kombinationen aus Amoxicillin und Clavulansäure sowie aus Piperacillin und Tazobactam haben ein stark erweitertes Erregerspektrum und sollten schwer therapierbaren Infekten vorbehalten bleiben. Leider werden sie auch bei banalen Infekten gegeben, was vermeidbare Resistenzentwicklungen fördert!

Ein interessanter Ansatz, die beiden schlecht resorbierbaren Substanzen für die orale Gabe geeignet zu machen, ist in **Sultamicillin** verwirklicht: Ampicillin und Sulbactam sind esterartig über eine Methylengruppe miteinander verbunden (Verschwinden der hydrophilen Carboxylgruppen). Diese Verbindung wird gut resorbiert und noch in der Darmschleimhaut gespalten.

Clavulansäure

Sulbactam

Tazobactam

Sultamicillin
(rot markiert sind die Bruchstellen)

Mezlocillin: R =

Piperacillin: R =

Acylaminopenicilline
nur parenteral wirksam, breites Spektrum,
Penicillinase-empfindlich, Spezialindikationen

Cephalosporine

Aus dem Pilz Cephalosporium acremonium konnten Substanzen mit antibiotischer Wirksamkeit gewonnen werden, die wie die Penicilline zu den β-Lactam-Antibiotika zu zählen sind, die aber anstelle des schwefelhaltigen fünfgliedrigen Ringes einen sechsgliedrigen Ring aufweisen. Das Grundgerüst ist die **7-Aminocephalosporansäure**, die als Ausgangssubstanz für halbsynthetische Cephalosporine dient.

▶ **Wirkungsweise.** Der Wirkungsmechanismus der Cephalosporine gleicht dem der Penicilline. Es handelt sich um eine Beeinträchtigung von Transpeptidaseaktivitäten beim Aufbau der Bakterienwand. In ausreichenden Konzentrationen wirken diese Antibiotika daher bakterizid.

Der β-Lactam-Ring kann von bakteriellen Enzymen, β-Lactamasen, gespalten werden. Von diesem Enzym gibt es eine Vielzahl von Isoenzymen, von denen zwei in diesem Zusammenhang von Bedeutung sind: die **Penicilli-**

nase (vorwiegend bei Staphylokokken) und die **Cephalosporinase** (vorwiegend bei gramnegativen Keimen). Dies erklärt, warum Cephalosporine bei Penicillinase bildenden grampositiven Keimen durchaus wirksam sein können, wenn Penicilline ihre Wirksamkeit verloren haben. Es muss aber bedacht werden, dass Cephalosporine Induktoren der Penicillinase darstellen. Hierauf beruht die Resistenzbildung grampositiver Keime gegenüber Penicillinen bei Behandlung mit Cephalosporinen. Gramnegative Keime können eine Cephalosporinase bilden, die zum Wirkungsverlust der Cephalosporine führt. Durch geeignete chemische Modifikation ist es aber gelungen, cephalosporinasefeste Substanzen zu gewinnen.

7-Aminocephalosporansäure

Cefalexin, vgl. Formel Ampicillin, S. 418

Cefuroxim-axetil

Aufgrund ihrer Eigenschaften können die Cephalosporine etwa folgendermaßen charakterisiert werden:
- Im grampositiven Bereich besitzen sie ein Wirkspektrum, das dem der penicillinasefesten Penicilline (wie Oxacillin) entspricht, die benötigten Konzentrationen liegen aber wesentlich höher.
- Im gramnegativen Bereich sind sie dem Ampicillin vergleichbar, bestimmte Cephalosporine erfassen zusätzliche Keime. Je mehr das Spektrum erweitert wird, umso schwächer wird die Wirksamkeit gegenüber grampositiven Keimen (Tab. 25.**2**). Dies ist eine Entwicklung, wie sie von den Penicillinen her schon bekannt ist.

Aus praktischen Erwägungen heraus erscheint es uns sinnvoll, die Cephalosporine in zwei Gruppen zu unterteilen: oral applizierbare und nur parenteral verwendbare Cephalosporine. Zwar sind alle Cephalosporine recht säurestabil, aber nur wenige werden genügend enteral resorbiert.

In der ambulanten Therapie wird der Arzt vorwiegend die **per os applizierbaren** Verbindungen einsetzen (Tab. 25.**2**). Diese Cephalosporine besitzen recht ähnliche Eigenschaften, viele z. B. sind empfindlich gegen die Cephalosporinase und weisen ein vergleichbar breites Wirkungsspektrum wie Ampicillin auf.

Die Gruppe der cephalosporinaseresistenten Substanzen wird von Cefuroxim-axetil eröffnet, das durch die Veresterung mit Acetoxyethanol relativ gut resorbierbar gemacht ist (Resorptionsquote ca. 50 %); das nach der Resorption freiwerdende Cefuroxim ist cephalosporinaseresistent.

Die **parenteral zu applizierenden** Cephalosprine werden vorwiegend in der Klinik zum Einsatz kommen. Eine gemeinsame Eigenschaft dieser Verbindungen (außer Cefazolin) ist ihre mehr oder minder große Resistenz gegenüber einem Abbau durch β-Lactamase. Mit der Erweiterung des Spektrums in den gramnegativen Bereich können manche Problemkeime erreicht werden, allerdings wird dieser Vorteil erkauft durch einen Wirkungsverlust gegenüber grampositiven Erregern.

▶ **Nebenwirkungen.** Für alle Cephalosporine gilt, dass sie **allergische Reaktionen** auslösen können, die sich primär vorwiegend an der Haut abspielen (in 1–4 % der Fälle). Gelegentlich werden reversible Leuko- und Thrombozytopenien beobachtet. Selten tritt ein anaphylaktischer Schock auf. Kreuzallergien mit Penicillinen finden sich in 5–10 % der Fälle. Die lokale Verträglichkeit der Cephalosporine ist nicht gut. Dies macht sich bei oraler Gabe in Form gastrointestinaler Störungen und nach intramuskulärer Injektion durch Schmerzen und Gewebeschädigung bemerkbar. Bei intravenöser Zufuhr können Thrombophlebitiden auftreten. Bei hoher Dosierung werden Nierenschädigungen beobachtet (Tubulusnekrosen).

Die kombinierte Zufuhr von Cephalosporinen mit Aminoglykosid-Antibiotika oder mit Schleifendiuretika sollte wegen einer erhöhten Nephrotoxizität vermieden werden. Bei Patienten mit vorgeschädigter Niere ist Vorsicht bei der Anwendung von Cephalosporinen geboten. Außerdem muss die Dosierung der meisten Cephalosporine reduziert werden, da die Eliminationsgeschwindigkeit vermindert ist (Kumulationsgefahr). Es sei darauf hingewiesen, dass durch Pharmaka mit Säurecharakter wie Probenecid die renale Sekretion mancher Cephalosporine reduziert wird und damit ein erhöhter Blutspiegel resultiert. Cephalosporine interferieren übrigens mit zwei laborchemischen Bestimmungen: Sie ergeben einen falsch positiven Coombs-Test und eine Fehlbestimmung der Glucose im Urin (bei der Benedict-Probe).

▶ Die **Pharmakokinetik** der meisten Cephalosporine ist durch eine schnelle Eliminationsgeschwindigkeit ausgezeichnet. Je nach Struktur werden die einzelnen Substanzen vorwiegend renal oder biliär ausgeschieden. Ein metabolischer Abbau der Cephalosporine findet durch Warmblüterorgane nicht statt. Lediglich bei denjenigen Verbindungen, die eine leicht spaltbare Estergruppe besitzen, wird die Esterbindung gespalten. Beispiele sind Cefotaxim und der „Resorptionsester" Cefuroxim-axetil.

25.1 Bakterielle Erkrankungen

Tab. 25.2 Parenteral und per os zu applizierende Cephalosporine

Parenteral zu applizieren				per os applizierbar
	Wirksamkeit			
	gram⊕	gram⊖	Cephalosporinase-Bildner (β-Lactamase aus gram⊖ Bakterien)	
Generation 1 Cefazolin	++	(+)		**Generation-1-ähnlich** Cefalexin Cefaclor Cefadroxil *mit verstärkter Wirksamkeit gegen gram⊖ Bakterien:* Loracarbef
Generation 2 Cefoxitin Cefuroxim Cefotiam	+	+	(+)	**Generation-2-ähnlich** Cefuroxim-axetil
Generation 3a Cefmenoxim Cefotaxim Ceftriaxon	(+) Aktivität gegen Staphylokokken nicht ausreichend	++	+	**Generation-2/3-ähnlich** Cefixim Ceftibuten Cefpodoxim-proxetil
Generation 3b Ceftazidim Cefepim	(+) Aktivität gegen Staphylokokken nicht ausreichend	++ auch gegen Pseudomonas wirksam	+	

▶ **Anwendung.**
- *Cephalosporinaseempfindliche Cephalosporine:* Bei Versagen von Penicillinase-resistenten Penicillinen im grampositiven Bereich und von „Breitspektrum-Penicillinen" (Amoxicillin) im gramnegativen Bereich, ferner bei bestehender Penicillin-Allergie nach Testung.
- *Cephalosporinasefeste Cephalosporine:* Im gramnegativen Bereich, wenn Keime amoxicillinresistent, aber nach Antibiogramm cephalosporinempfindlich sind. Hieraus ergeben sich für die neueren Cephalosporine einige Sonderindikationen, wie Infektionen mit Klebsiellen, Providentia, Serratia, Citrobacter, Anaerobier. Cephalosporine sind keine Routineantibiotika, sondern nur bei Versagen von Penicillinen und nach Empfindlichkeitstestung indiziert.

Leider werden die oralen Cephalosporine oft unberechtigt bei Anginen, Bronchitiden oder simplen Sinusitiden angewandt, die auch mit Penicillin V oder Tetracyclinen ausreichend behandelbar wären. Neben höheren Kosten und der Gefahr der Resistenzentwicklung gibt es auch häufigere Nebenwirkungen, vor allem gastrointestinale. Dazu gehören fast obligat Diarrhöen aufgrund der Vernichtung der Darmflora durch die schlecht resorbierten Oralcephalosporine (bis zu 80 % verbleiben im Darm und töten die gramnegativen Symbionten), aber es können auch gravierende Erkrankungen ausgelöst werden, wie z. B. die pseudomembranöse Colitis: Die Beseitigung der normalen Darmflora begünstigt das Wachstum von Clostridium difficile, das Toxine produziert, die den Dickdarm bis hin zur Perforation beschädigen. Erst ein weiteres Antibiotikum, oral gegebenes Vancomycin (wird kaum resorbiert; S. 444), kann hier helfen.

Notwendige Wirkstoffe

Cephalosporine

Wirkstoff	Handelsname	Alternative
Oral applizierbare Präparate		
Cefalexin		G
Cefaclor	Panoral®	G
Cefadroxil	Grüncef®	G
Loracarbef	Lorafem®	–
Cefuroxim-axetil	Elobact®, Zinnat®	G
Cefixim	Cephoral®	G
Ceftibuten	Keimax®	–
Cefpodoxim-proxetil	Orelox®, Podomexef®	G
Parenteral zu applizierende Cephalosporine		
Cefazolin		G
Cefoxitin	Mefoxitin®	–
Cefuroxim	Elobact®, Zinacef®	G
Cefotiam	Spizef®	–
Cefotaxim	Claforan®	G
Ceftriaxon	Rocephin®	G
Ceftazidin	Fortum®	G
Cefepim	Maxipime®	–

Atypische β-Lactame

In dieser Gruppe sind einige Antibiotika zusammengefasst, die verwendet werden können, wenn eine Penicillin-/Cephalosporinresistenz der Keime besteht oder eine Allergie vorliegt. Diese Antibiotika gehören in verschiedene chemische Gruppen.

Carbapeneme

Imipenem. Das Grundgerüst von Imipenem ist dem der Penicilline ähnlich, jedoch ist das Schwefel-Atom im Thiazol-Ring ersetzt durch ein Kohlenstoffatom. ▶ Imipenem gehört aber auch zu den β-Lactam-Antibiotika und wirkt wie diese bakterizid. Es ist β-lactamasefest und besitzt ein außerordentlich breites Spektrum, welches das der Gruppe-3-Cephalosporine noch übertrifft.

Imipenem

▶ Enteral wird Imipenem nicht resorbiert, seine Zufuhr erfolgt intravenös (0,5–1,0 g bis zu 4 × täglich). In den Harnkanälchen wird Imipenem durch eine im Bürstensaum lokalisierte Dehydropeptidase schnell gespalten und damit inaktiviert. Dieser enzymatische Abbau kann durch einen Hemmstoff der Dehydropeptidase, nämlich **Cilastatin**, verhindert werden; damit steigt die Wirksamkeit von Imipenem bei Harnwegsinfektionen.
Eine Kreuzallergie mit den üblichen Penicillinen ist selten. Resistenzentwicklungen kommen vor; ▶ daher soll Imipenem nur, wenn es nötig ist, angewandt werden, andernfalls droht ein wertvolles, auch in der Sepsis anwendbares Reserveantibiotikum verloren zu gehen.

Ertapenem hat ähnliche Eigenschaften wie Imipenem.

Meropenem wird durch die Dehydropeptidase nicht abgebaut und deshalb nicht mit einem Hemmstoff des Enzyms kombiniert. Es weist eine geringere Neurotoxizität auf als Imipenem und ist daher auch zur Therapie einer bakteriellen Meningitis zugelassen.

Monobactame

Aztreonam. Dieses Antibiotikum enthält nur noch den β-Lactam-Ring, der in den Penicillinen und Cephalosporinen Teil des Molekül-Kernes ist. Aztreonam ist wirksam gegen gramnegative Keime, stabil gegenüber der β-Lactamase und muss parenteral zugeführt werden. Es ist unwirksam gegen grampositive Keime und Anaerobier.

Aztreonam

Weitere Hemmstoffe der Zellwandsynthese

Vancomycin ist ein Glykopeptid (Molekulargewicht ca. 1500), das aus Streptomyces-Arten gewonnen wird. ▶ Es hemmt den Aufbau der Bakterien-Zellwand, indem es mit dem transmembranalen Auswärtstransport der Zellwandbausteine inferieriert (Abb. 25.**2**, S. 437). Vancomycin wirkt nur auf grampositive Kokken.
▶ Vancomycin wird rasch renal eliminiert. Während normalerweise pro Tag 2 × 1 g langsam intravenös zugeführt werden, hält die Wirkung von 1 g bei Dialysepatienten für eine Woche an. Nach oraler Gabe wird Vancomycin enteral nicht resorbiert, so dass dieses Antibiotikum ▶ zur lokalen Therapie von Darmerkrankungen benutzt werden kann. Es wird mit Erfolg bei einer Infektion mit Clostridium difficile, die sich als pseudomembranöse Enterokolitis äußert, eingesetzt. Eine parenterale Zufuhr von Vancomycin kommt nur für Notfälle infrage: schwere Erkrankungen durch Staphylokokken und Streptokokken bei Penicillin- und Oxacillin-Resistenz oder bei Penicillin-Allergie.
▶ Mögliche Nebenwirkungen sind Ototoxizität bis hin zur Ertaubung (cave: eingeschränkte Nierenfunktion mit Kumulationsgefahr), allergische Reaktionen und Reizung der Venenwand am Infusionsort (keine i. m.-Gabe wegen Nekrosegefahr).

Teicoplanin ist ein Glykopeptid, das aus Actinoplanes-teichomyceticus-Kulturen gewonnen wird. ▶ Wirkungsweise und Wirkungsspektrum sind Vancomycin entsprechend. ▶ Teicoplanin wird ebenfalls nicht enteral resorbiert, kann intravenös zugeführt werden, wird aber sehr langsam eliminiert. Es braucht daher nur einmal am Tag gegeben zu werden. Die Initialdosis liegt bei 400 mg/d, die Erhaltungsdosis in der Regel bei 200 mg/d. ▶ Die Hauptindikation für Teicoplanin sind schwere Infektionen mit grampositiven Keimen, die mit β-Lactam-Antibiotika nicht beherrschbar sind. Es scheint besser verträglich zu sein als Vancomycin.

Fosfomycin. Dieses von Streptomyces-Arten produzierte Antibiotikum ist chemisch sehr einfach aufgebaut.

Fosfomycin, Na-Salz

▶ Es soll mit dem Einbau von Phosphoenolpyruvat in die *N*-Acetylmuraminsäure interferieren, die zum Aufbau der Bakterienwand notwendig ist (vgl. den Wirkungsmechanismus von Penicillin, S. 436). Das Wirkspektrum von Fosfomycin ist ähnlich dem von Ampicillin (S. 440).
▶ Es gibt Darreichungsformen für die orale und intravenöse Anwendung. Die zur Therapie benötigten Tagesdosen werden mit 10 bis maximal 20 g zur intravenösen Infusion angegeben. Es wird als Einmalgabe zur Behandlung des unkomplizierten Harnwegsinfektes der Frau angeboten; hier wirkt Cotrimoxazol ebenfalls, und Fosfomycin sollte als Reservemittel gespart werden.

▶ Nebenwirkungen sind selten. Da der Natrium-Gehalt von Fosfomycin besonders hoch ist (14,5 mmol/g), kann die Substanz insbesondere bei Intensivpatienten und bei Patienten mit eingeschränkter Nierenfunktion Hypernatriämien auslösen.

Bacitracin ist ein aus Bacillus subtilis gewonnenes bakterizides Polypeptid. ▶ Es wirkt gegen zahlreiche grampositive Erreger, ist hingegen unwirksam gegen die meisten aeroben gramnegativen Bakterien. Es hemmt die Ausschleusung der Zellwandbausteine und somit die Zellwandsynthese (s. Abb. 25.**2**). ▶ Bacitracin wird weder aus dem Magen-Darm-Kanal noch nach lokaler Applikation resorbiert. Wegen des Gehaltes von atypischen Aminosäuren bleibt das Peptid im Magen-Darm-Trakt intakt.
▶ Es findet häufig kombiniert mit Neomycin Verwendung zur lokalen Behandlung von Infektionen der Haut und der Schleimhäute. Äußerlich werden Salben und Lösungen mit etwa 500 IE/g angewendet. ▶ Aufgrund seiner starken Nephrotoxizität ist es nicht für die systemische Anwendung geeignet.

— **Notwendige Wirkstoffe** —

Atypische Lactame und weitere Hemmstoffe der Zellwandsynthese

Wirkstoff	Handelsname	Alternative
Atypische Lactame		
Imipenem + Cilastatin	*Zienam*® Inj.	
Meropenem	*Meronem*® Inj.	
Aztreonam	*Azactam*® Inj.	
Ertapenem	*Invanz*®	
Weitere Hemmstoffe		
Vancomycin	–	G
Teicoplanin	*Targocid*® Inj.	
Fosfomycin	*Monuril*® Granulat	*Infectofos*® Inj.
Bacitracin	*Nebacetin*® [1]	–

[1] Kombination mit Neomycin zur lokalen Behandlung

25.1.3 Schädigung der Zellmembran

Polymyxin B. Aus dem sporenbildenden Erdbazillus Bacillus polymyxa wurden einige bakterizide Polymyxine gewonnen, von denen Polymyxin B am wenigsten giftig ist. Es handelt sich um ein basisches Polypeptid mit einem Molekulargewicht von ca. 1000. ▶ Es erhöht die Permeabilität der bakteriellen Zytoplasmamembran, so dass niedermolekulare Stoffe verloren gehen. Polymyxin ist nur gegen gramnegative Erreger wirksam, u. a. Pseudomonas aeruginosa. Eine Entwicklung von resistenten Keimen scheint nicht vorzukommen. ▶ Polymyxin B ist nephro- und neurotoxisch, was seine Anwendung begrenzt. ▶ Mit einer Resorption aus dem Magen-Darm-Kanal ist nicht zu rechnen. ▶ So kann es zur „Darmsterilisierung" verwendet werden.

Polymyxin E (Colistin) ist ein aus dem Sporen bildenden Bacillus colistinus gewonnenes, zyklisch gebautes Polypeptid mit Eigenschaften, die weitgehend mit denen von Polymyxin B übereinstimmen.

Tyrothricin wird aus dem Sporen bildenden Bodenbakterium Bacillus brevis gewonnen. ▶ Es besteht aus den beiden Polypeptiden Gramicidin und Tyrocidin, welche die bakterielle Zellmembran als „Porenbildner" schädigen. Die Wirksamkeit erstreckt sich auf grampositive Mikroorganismen und auf Pilze. Bei systemischer Anwendung würde es zur Hämolyse kommen. ▶ Die Substanz ist deshalb nur für lokale Applikationen auf Wunden oder zur Spülung von Körperhöhlen verwendbar, nicht zur oralen oder parenteralen Zufuhr.

— **Notwendige Wirkstoffe** —

Wirkstoffe zur Schädigung der bakteriellen Zellmembran

Wirkstoff	Handelsname	Alternative
Colistin, Polymyxin E	*Diarönt*® Tab., Inj.	G
Tyrothricin	–	*Tyrosur*® Puder, Gel

25.1.4 Interferenz mit der Tetrahydrofolsäure-Synthese

— **Überblick** —

Tetrahydrofolsäure wird zur Synthese von Purinkörpern und Thymidin benötigt, die als Bausteine in die Synthese von DNA und RNA eingehen. Während die menschlichen Zellen Folsäure als Vitamin benötigen, können Bakterien Dihydrofolsäure synthetisieren. Diese wird dann zu Tetrahydrofolsäure reduziert.

Sulfonamide
▶ Hemmen die Synthese von Dihydrofolsäure. Sie wirken bakteriostatisch auf grampositive und gramnegative Erreger.
▶ Die Zufuhr erfolgt meist peroral.
▶ Allergische Reaktionen mit Exanthemen bis hin zum Lyell- und Stevens-Johnson-Syndrom sind möglich.

Diaminopyrimidine (z. B. Trimethoprim)
▶ Hemmen die bakterielle Dihydrofolsäure-Reduktase und haben ebenfalls ein breites Wirkspektrum.

Kombinationen
Cotrimoxazol: aus Sulfamethoxazol und Trimethoprim
▶ Die Kombination erhöht die antibakterielle Wirksamkeit und vermindert die Gefahr der Resistenzbildung.
▶ z. B. Harnwegs- und Atemwegsinfektionen.

Sulfasalazin: chemische Verbindung eines Sulfonamid mit 5-Aminosalicylsäure. Das Sulfonamid hat „Schlepperfunktion", da die Verbindung kaum resorbiert wird und erst unter dem Einfluss bakterieller Enzyme im unteren Darmabschnitt in die beiden Bestandteile zerfällt. Wirkform ist die 5-Aminosalicylsäure (Mesalazin).
▶ Colitis ulcerosa und Ileitis terminalis.

Hemmung der Dihydrofolsäure-Synthese: Sulfonamide

Die Sulfonamide, die Mitte der dreißiger Jahre in die Therapie eingeführt wurden, waren die ersten wirksamen antibakteriellen Chemotherapeutika. Ihre Bedeutung ist in den letzten Jahrzehnten stark zurückgegangen, weil noch besser wirksame und verträgliche antibiotische Wirkstoffe gefunden wurden. Zur Zeit werden Sulfonamide meist in Kombination mit Diaminopyrimidin-Derivaten verwendet.

▶ **Wirkungsweise.** p-Aminobenzoesäure wird von vielen Bakterien als Wuchsstoff benötigt, den sie in das Molekül der Dihydrofolsäure einbauen. Sulfonamide besetzen aufgrund ihrer chemischen Verwandtschaft mit p-Aminobenzoesäure deren Reaktionsorte, so dass die Synthese der für die Vermehrung der Bakterien notwendigen Dihydrofolsäure unterbleibt (Abb. 25.**3**). Es kommt zu einem Mangel an Tetrahydrofolsäure. Demzufolge wird die Bildung von Purinen und Thymidin vermindert, welche als Bausteine für die Synthese der Nukleinsäuren DNA und RNA benötigt werden. Dies hat einen bakteriostatischen Effekt zur Folge, der ein breites Spektrum von Erregern betrifft. Wenn Bakterien keinen Bedarf an Folsäure haben oder die Folsäure-Synthese nicht durchführen, sind sie resistent gegen Sulfonamide. Folsäure wird von tierischen und menschlichen Zellen nicht synthetisiert, daher muss Folsäure als Vitamin von außen zugeführt werden. Eine Störung der Grundfunktion dieser Zellen ist nach Sulfonamid-Zufuhr deshalb nicht zu erwarten.

Die einfachste aktive Sulfonamid-Struktur ist **Sulfanilamid**. Die antagonistische Wirkung gegenüber der p-Aminobenzoesäure ist an die Sulfanilamidstruktur gebunden, die sich unschwer in Sulfamethoxazol wiedererkennen lässt. Durch Einführung von Substituenten an den Stickstoff der Sulfonamid-Gruppe werden pharmakokinetische Eigenschaften verändert, das Wirkungsspektrum bleibt weitgehend gleich.

H_2N—⟨⟩—COOH

p-Aminobenzoesäure

H_2N—⟨⟩—SO_2—NH_2

Sulfanilamid

H_2N—⟨⟩—SO_2—NH—⟨⟩—CH_3

Sulfamethoxazol: ein mittellang wirksames Sulfonamid

Pharmakokinetik und **Dosierung.** Die verbliebenen Sulfonamide Sulfamethoxazol, Sulfamerazin und Sulfadiazin werden rasch und vollständig aus dem Magen-Darm-Kanal resorbiert.

Die Sulfonamide werden vollständig durch die Nieren eliminiert, teils unverändert, teils als Metabolite (z.B. acetyliert). Sie werden dabei nicht nur filtriert, sondern auch zum Teil durch aktive tubuläre Sekretion ausgeschieden. Das Dosisintervall gebräuchlicher Sulfonamide liegt bei 8 Stunden (Sulfadoxin) bzw. 12 Stunden (Sulfamethoxazol, Sulfamerazin).

▶ **Nebenwirkungen.** Meistens sind die Nebenwirkungen gering und zwingen nicht zur Unterbrechung der Behandlung. Da aber einige gefährliche und eventuell lebensbedrohliche Nebenwirkungen vorkommen können, ist jeder Kranke während der Therapie genau zu überwachen.

- **Nierenschädigung.** Die älteren Wirkstoffe mussten in hoher Tagesdosierung gegeben werden und waren – einschließlich ihrer Metabolite – schlecht wasserlöslich, so dass sie in den Harnkanälchen auskristallisieren konnten. Bei den heute gebräuchlichen Sulfonamiden ist diese Nebenwirkung nicht mehr zu fürchten.
- **Kernikterus,** der durch Verdrängung von Plasmaeiweiß gebundenem Bilirubin (unkonjugiertes „indirektes" Bilirubin) durch die Sulfonamide entsteht (S. 43). Daher ist die Anwendung von Sulfonamiden bei Graviden in den letzten Schwangerschaftswochen und bei Neugeborenen kontraindiziert.
- **Überempfindlichkeitsreaktionen.** Nach Gabe von Sulfonamiden kann das vollständige Spektrum allergischer Reaktionen ausgelöst werden: Leukopenie, Thrombozytopenie, Anämie, Serumkrankheit, Fieber, verschiedene Hautreaktionen wie Arzneimittelexantheme bis hin zur lebensbedrohlichen Dermatitis exfoliativa. Langzeit-Sulfonamide sind in dieser Hinsicht besonders bedenklich.
- **Arzneimittelinterferenzen** als Folge der Konkurrenz um Plasmaeiweißbindungsstellen; die Wirksamkeit von oralen Antidiabetika vom Sulfonylharnstoff-Typ und Cumarin-Derivaten kann verstärkt werden. Zu beachten ist, dass auch in Mischpräparaten (z.B. Urologica) Sulfonamide enthalten sein können.

▶ **Anwendung.** Sulfonamide werden bei bakteriellen Infekten überwiegend in fixer Kombination mit Hemmstoffen der bakteriellen Dihydrofolat-Reduktase (z.B. Sulfamethoxazol mit Trimethoprim in Cotrimoxazol, s.u.) angewandt. Ansonsten sind heute nur noch wenige Wirkstoffe und Anwendungen übrig geblieben. Sulfadiazin kann in freier Kombination mit Pyrimethamin zur Toxoplasmose-Behandlung dienen. Daneben gibt es noch ein paar Sulfonamid-Präparate zur lokalen Anwendung und zur Behandlung von Harnwegsinfekten.

Hemmung der bakteriellen Dihydrofolsäure-Reduktase: Diaminopyrimidine

Das 2,4-Diaminopyrimidin-Derviat **Trimethoprim** ▶ ist ein **Hemmstoff der Dihydrofolsäure-Reduktase**, welche die Dihydrofolsäure zur Tetrahydrofolsäure reduziert. Die Verarmung an Tetrahydrofolsäure führt im Prinzip zu den gleichen antibakteriellen Wirkungen wie oben für die Sulfonamide beschrieben: bakteriostatischer Effekt auf ein breites Spektrum von Keimen. Die Dihydrofolsäure-Reduktase ist auch im menschlichen Organismus lebensnotwendig, allerdings besitzen die bakteriel-

2,4-Diaminopyrimidin-Derivat Trimethoprim

len Dihydrofolsäure-Reduktasen eine erheblich höhere Empfindlichkeit gegen diese Hemmstoffe im Vergleich zum Warmblüterenzym.
▶ Daraus ergibt sich die doch recht gute Verträglichkeit (gelegentlich Magen-Darm-Störungen und juckende Exantheme), aber selten einmal auch die typische Nebenwirkung, nämlich eine durch Mangel an Tetrahydrofolsäure bedingte Störung der Bildung von Blutzellen im Knochenmark.
▶ Trimethoprim wird nach peroraler Gabe gut resorbiert, das Plasmakonzentrationsmaximum tritt nach 2 Stunden auf. Der Wirkstoff verteilt sich gut, die Ausscheidung erfolgt überwiegend renal, teilweise in Form von Metaboliten (Kumulationsgefahr bei Niereninsuffizienz), die Eliminationshalbwertzeit beträgt 10–12 Stunden.
▶ Trimethoprim wird üblicherweise in fixer Kombination mit Sulfonamiden peroral angewandt. Zweck einer solchen Kombination ist eine hintereinandergeschaltete Hemmung der Tetrahydrofolsäure-Synthese (Sequenzialeffekt), wie sie in der Abb. 25.3 schematisch dargestellt ist. Diese sequenziale Hemmung ist wirksamer als die isolierte Hemmung eines einzelnen Schrittes. Während die Einzelkomponenten bakteriostatisch wirken, besitzt die Kombination bakterizide Eigenschaften. Zusätzlich erschwert die Kombination die Resistenzentwicklung.
Trimethoprim steht auch zur Verfügung als Monotherapeutikum zur Behandlung unkomplizierter Harnwegsinfektionen („Cystitis" ohne Beteiligung des Nierenparenchyms) und zur Prophylaxe von rezidivierenden Erkrankungen dieser Art. Die alleinige Anwendung von Trimethoprim ohne Sulfonamid-Zusatz wird aber kritisch beurteilt, da sehr schnell mit einer Resistenzentwicklung der Erreger gerechnet werden muss. Dies gilt nicht für die Anwendung der Kombination.

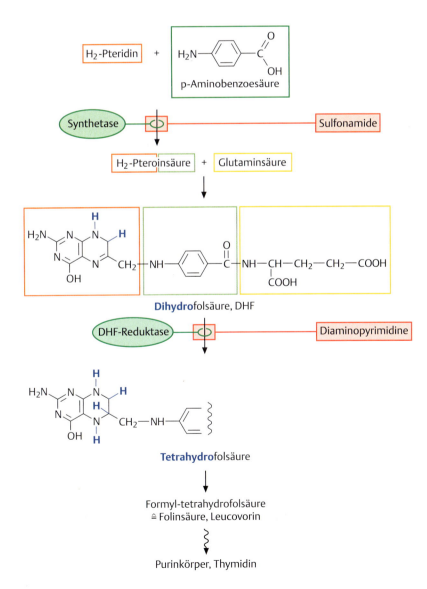

Abb. 25.3 **Synthese von Dihydrofolsäure und deren Reduktion zu Tetrahydrofolsäure.** Tetrahydrofolsäure ist auch für den Warmblüterorganismus essenziell. Die Angriffspunkte von Sulfonamiden und 2,4-Diaminopyrimidin-Derivaten sind eingezeichnet.

Cotrimoxazol und ähnliche Kombinationen

Cotrimoxazol ist die älteste Kombination eines Sulfonamid mit einem 2,4-Diaminopyrimidin-Derivat: **Sulfamethoxazol** plus **Trimethoprim**. Auf dem Markt gibt es heute daneben nur noch die Kombination aus Sulfamerazin mit Trimethoprim (*Berlocid*®).

▶ Indikationen sind bakterielle Bronchitis, besonders durch Haemophilus influenzae, akute Harnwegsinfekte, Sanierung von Salmonella-typhi-Dauerausscheidern sowie Pneumocystistis-carinii-Infektionen bei Immunschwäche-Patienten zur Prophylaxe und – in sehr hoher Dosis – auch zur Therapie.

Cotrimoxazol ist nach wie vor eine gut wirksame und kostengünstige Möglichkeit der Therapie einfacher Infektionen mit gramnegativen Keimen, wie z.B. dem unkomplizierten Harnwegsinfekt der Frau, der oft schon mit 1–2 Einzeldosen ausreichend behandelt ist. Die häufige Verordnung von Fluorchinolonen in dieser Indikation (s.u.) führt zur Resistenzentwicklung und ist viel teurer!

▶ Nebenwirkungen werden bei ca. 5–10% der behandelten Patienten beobachtet. Es sind gastrointestinale Störungen, Hautreaktionen bis hin zum Lyell-Syndrom und Stevens-Johnson-Syndrom, Blutbildveränderungen, z. B. Thrombozyto- und Leukopenien. Bei längerer Therapie müssen regelmäßig Blutbildkontrollen durchgeführt werden. Über Fälle von Hyperkaliämie bei stationären Patienten ist berichtet worden.

Cotrimoxazol und ähnliche Kombinationen sollten aufgrund der Hemmung der Tetrahydrofolsäure-Synthese nicht in der Schwangerschaft und bei Neugeborenen angewendet werden. Auch darf diese Kombination nicht mit Hemmstoffen der Dihydrofolsäure-Reduktase, wie z.B. dem Immunsuppressivum Methotrexat, gemeinsam gegeben werden. Bei eingeschränkter Nierenfunktion muss das Dosierungsschema von Cotrimoxazol und den anderen Kombinationen den Gegebenheiten angepasst werden.

Notwendige Wirkstoffe

Interferenz mit der Tetrahydrofolsäure-Synthese

Wirkstoff	Handelsname	Alternative
Sulfadiazin	–	G
Trimethoprim	*Infectotrimet*® Saft	TMP® Tab.
Cotrimoxazol[1]	*Eusaprim*® Tab., Susp., Amp.	G

[1] Trimethoprim + Sulfamethoxazol

Sulfasalazin

Das Sulfonamid-Derivat **Sulfasalazin** (Salazosulfapyridin) nimmt eine interessante Sonderstellung ein. ▶ Ursprünglich wurde Salazosulfapyridin als ein Wirkstoff zur Behandlung der chronischen Polyarthritis entwickelt und wird heute auch wieder zu diesem Zweck verwendet (S. 297). Es kommt auch in Frage für die Langzeittherapie der entzündlichen Darmerkrankungen Colitis ulcerosa und des Morbus Crohn (S. 230).

25.1.5 Interferenz mit der bakteriellen DNA

Überblick

Gyrase-Hemmstoffe
- verhindern, dass die bakterielle Topoisomerase 2 den durchtrennten DNA-Doppelstrang wieder verschließt: bakterizide Wirkung;
- vom Typ der Fluorchinolone lassen sich entsprechend ihres Wirkspektrums und daraus folgenden Anwendungsgebietes gruppieren;
- sind peroral wirksam, werden teilweise unverändert renal ausgeschieden (vorteilhaft bei Harnwegsinfekten);
- können u. a. zentralnervöse Störungen und Sehnenrupturen hervorrufen, sind während Schwangerschaft, Stillzeit und bei Kindern vor Abschluss des Wachstums kontraindiziert.

Nitroimidazole
- Metronidazol wird in anaeroben Mikroorganismen zu einem reaktiven Hydroxylamin umgewandelt, das sich kovalent an die DNA bindet und so Strangbrüche auslöst;
- wird angewandt bei Infektionen mit anaeroben Bakterien sowie mit den Protozoen Trichomonas vaginalis und Entamoeba histolytica;
- eignet sich gut für die perorale Zufuhr;
- hemmt den Ethanol-Abbau („Disulfiram-Effekt"), wird im Lichte einer theoretisch nicht ausschließbaren DNA-Schädigung des Patienten vorsichtig angewandt.

Rifampicin
- hemmt die DNA-abhängige RNA-Polymerase, wirkt bakterizid;
- spielt eine wichtige Rolle in der Tuberkulose- und Leprabehandlung;
- ist peroral wirksam;
- kann infolge einer Enzyminduktion die Wirkung anderer Arzneistoffe beeinträchtigen.

Gyrase-Hemmstoffe

▶ **Wirkungsweise** und ▶ **Anwendung**. Die Chemotherapeutika dieser Gruppe besitzen als gemeinsamen Wirkungsmechanismus eine Hemmwirkung auf die Gyrase der bakteriellen Keime. Die Gyrase, wissenschaftlich als Topoisomerase II bezeichnet, hat die Aufgabe, den langen DNA-Faden „wohlgeordnet zu verknäueln", damit er im Bakterium Platz findet. Um dies zu erreichen, sind gezielt induzierte Brüche und Wiederverknüpfungen im DNA-Strang notwendig. Die Gyrase-Hemmstoffe scheinen diese Verknüpfung zu verhindern, was zum schnellen Zelltod führt. Die Gyrase menschlicher Zellen wird von den zu besprechenden Substanzen nicht beeinträchtigt. Die Gyrase-Hemmstoffe leiten sich chemisch von der 4-Chinolon-3-carbonsäure ab. Die Ausgangssubstanz dieser Gruppe ist die **Nalidixinsäure**, welche schon seit längerer Zeit als Therapeutikum bei Harnwegsinfektionen mit gramnegativen Keimen verfügbar ist. Sie wird enteral gut resorbiert, aber renal schnell eliminiert, so dass nur im Harn ausreichend antibakteriell wirksame Konzentrationen auftreten. Sie gilt als obsolet. Die Weiterentwicklung der Nalidixinsäure hat Verbindungen ergeben, die wirksamer sind und ein breiteres antibakterielles Spektrum aufweisen (Tab. 25.**3**). Mit

Einführung eines Fluor-Atoms in 6-Position wird ein breiteres Wirkspektrum erreicht, z. B. **Norfloxacin**. Nalidixinsäureresistente Keime sind gegenüber den neuen Fluorchinolonen wieder empfindlich. Die Anwendung von Norfloxacin ist ebenfalls noch auf Infektionen der ableitenden Harnwege beschränkt. Die folgende Entwicklung ergibt stärker wirksame Substanzen. **Ofloxacin** erreicht nicht nur lokal in den Harnwegen, sondern systemisch wirksame Blutspiegel.

4-Chinolon-3-carbonsäure

Norfloxacin
Tagesdosis 0,8 g/d

Ofloxacin (Racemat)
Tagesdosis 0,2 – 0,4 g/d

*asymmetrisches Zentrum

Bald darauf kamen **Ciprofloxacin** und **Enoxacin** in den Handel. Es folgten Substanzen, deren Wirksamkeit sich im grampositiven Bereich auch auf Pneumokokken erstreckt und die bei Atemwegsinfektionen anwendbar sind: **Levofloxacin**, das wirksame linksdrehende Enantiomer von Ofloxacin. Zusätzlich gegen Anaerobier wirksam und bei akuten Exazerbationen sowie intraabdominellen Infektionen einsetzbar ist **Moxifloxacin**. Eine Resistenzentwicklung gegen die Gyrase-Hemmstoffe kann auftreten.

Das breite Anwendungsspektrum der Gyrasehemmer, insbesondere der Gruppen 2 und evtl. auch 3, hat ihre übermäßige Anwendung induziert (man braucht sich über den verursachenden Erreger keine Gedanken zu machen, der richtige wird schon dabei sein!). Aber es wird jetzt vermehrt über Resistenzen gegen Gyrase-Hemmstoffe berichtet (E. coli in Asien bis zu 40%!) und es ist zu fürchten, dass diese wichtigen Wirkstoffe gegen Infektionen an Wert verlieren.

▶ **Pharmakokinetik.** Die Substanzen sind alle peroral wirksam, aber unterscheiden sich teilweise in ihren sonstigen pharmakokinetischen Eigenschaften. Die Ausscheidung erfolgt beispielsweise bei Ofloxacin hauptsächlich renal in unveränderter Form mit einer Eliminationshalbwertzeit von 3 – 6 Stunden. Zu beachten ist die Neigung zur Komplexbildung mit mehrwertigen Kationen; deshalb können gleichzeitig eingenommene magnesium-, aluminium- oder eisenhaltige Präparate die Resorption und Wirkung von Gyrase-Hemmstoffen vermindern.

▶ **Nebenwirkungen.** Unerwünschte Wirkungen umfassen neben Magen-Darm-Störungen besonders Störungen der ZNS-Funktion (u. a. Unruhe, Verwirrtheit, Halluzinationen, Krämpfe, Depression, Suizidgefahr), periphere Neuropathien. Zentralnervöse Veränderungen dürfen also nicht leichtfertig auf die Infektionskrankheit zurückgeführt werden, deretwegen das Fluorchinolon gegeben wird. Bei Patienten mit vorbestehenden ZNS-Störungen sollten Gyrase-Hemmstoffe vermieden werden. Zu beachten sind weiterhin die Möglichkeit einer Leberschädigung und einer Verlängerung der QT-Zeit als Ausdruck einer Störung der Erregungsausbreitung. Aus Tierversuchen ist bekannt, dass Gyrase-Hemmstoffe eine Knorpelzellschädigung in Epiphysenfugen und Gelenken junger Tiere mit der Folge einer Wachstumsstörung auslösen können. Aus diesem Grund ist die Anwendung von Gyrase-Hemmstoffen in der Schwangerschaft und während der Stillzeit sowie bei Kindern und Jugendlichen vor Abschluss des Längenwachstums kontraindiziert. Unter einer Therapie mit Fluorchinolonen können Sehnenreizungen und (Achilles-)Sehnenrupturen auftreten. Risikofaktoren sind ein Alter über 60 Jahre und eine gleichzeitige systemische Glucocorticoid-Gabe. Die Ursache dieser Nebenwirkung ist unklar.

Tab. 25.3 **Einteilung der Fluorchinolone**

		▶ **Wirksamkeit und** ▶ **Anwendungsschwerpunkt**
Gruppe 1	Norfloxacin	▶ gramnegative Bakterien ▶ nur Harnwegsinfektionen
Gruppe 2	Ofloxacin Ciprofloxacin Enoxacin	▶ gramnegative und auch einige grampositive Bakterien ▶ viele Infektionskrankheiten, speziell Harnwegsinfektionen, Milzbrand
Gruppe 3	Levofloxacin	▶ verbreitertes Spektrum im grampositiven Bereich
Gruppe 4	Moxifloxacin	▶ wirksam gegen Pneumokokken, atypische Erreger wie Chlamydien, Legionellen, Mykoplasmen, Anaerobier ▶ Atemwegsinfektionen, intraabdominelle Infektionen
	Nadifloxacin	▶ lokal bei Acne vulgaris

Bemerkenswert ist der erstaunlich große Anteil der Fluorchinolone, der vom Markt genommen wurde: *Temafloxacin* (Hämolyse), *Trovafloxacin* (Hepatotoxizität), *Grepafloxacin* (QT-Verlängerung mit Gefahr von Torsades de pointes-Arrhythmie), *Sparfloxacin* (QT-Verlängerung, Phototoxizität), *Gatifloxacin* (Hyper- und Hypoglykämie; 2006 in den USA noch auf dem Markt), *Fleroxacin*. Mit anderen Worten: fast die Hälfte der eingeführten Substanzen dieser Gruppe wurde wieder zurückgezogen. Merke: nach seiner Zulassung geht die Erprobung eines neuen Arzneimittels weiter, was der verordnende Arzt im Interesse seines Patienten berücksichtigen sollte.

Nadifloxacin ist ein Fluorchinolon zur lokalen Anwendung bei **Akne vulgaris**.

Bindung an die bakterielle DNA

Nitroimidazole

Metronidazol ▶ hat einen bakteriziden Effekt auf anaerobe Bakterien. Es wird in empfindlichen Keimen angereichert und wirkt im Bakterien-Stoffwechsel als Elektronen-Akzeptor. Dadurch wird die Nitrogruppe reduziert zu einer Hydroxylamingruppe, die durch Komplexbildung oder Induktion von Strangbrüchen die DNA schädigt (Abb. 25.4).
▶ Metronidazol wird nach peroraler Zufuhr resorbiert. Bei schweren Fällen ist eine intravenöse Zufuhr angezeigt, zumal die enterale Resorption durch einen bakteriellen Abbau von Metronidazol im Darminhalt in manchen Fällen unsicher wird. Es verteilt sich gut in den Geweben und wird hauptsächlich renal in biotransformierter Form ausgeschieden. Die Eliminationshalbwertzeit liegt bei ca. 7 Stunden.
▶ Die therapeutische Breite von Metronidazol ist bei kurzfristiger Anwendung verhältnismäßig groß. Gastrointestinale Störungen und Fälle von Stomatitis mit geschmacklichen Missempfindungen werden berichtet. Metronidazol führt zu Alkoholunverträglichkeit, weil – ähnlich wie nach Disulfiram-Gabe (S. 524) – Acetaldehyd kumuliert. Nach längerer Zufuhr hoher Dosen werden neurologische Symptome beobachtet. Bei der Behandlung mit Metronidazol sind DNA-Einzelstrangbrüche in Lymphozyten beobachtet worden, die nach Beendigung der Therapie „repariert" wurden. Jedoch ist die Möglichkeit krebsauslösender und erbgutschädigender Wirkungen von Metronidazol nicht auszuschließen. Es sollte nur bei besonders strenger Indikationsstellung länger als 10 Tage eingenommen werden. Während der Schwangerschaft und der Stillzeit sollte auf eine Anwendung verzichtet werden. Auf eine Teratogenität bei Einnahme im ersten Trimester fand sich allerdings kein Hinweis. Metronidazol interferiert gelegentlich mit anderen, stark plasmaeiweißgebundenen Substanzen wie den Cumarin-Derivaten. Metronidazol-Metabolite können den Urin rötlich-braun verfärben.
▶ Die Dosierung bei Anaerobierinfektionen beträgt 1,0 – 2,0 g täglich, aufgeteilt auf drei Einzeldosen. Eine prophylaktische Anwendung von Metronidazol ist in Situationen sinnvoll, in denen mit einer Anaerobierinfektion gerechnet werden muss, z. B. bei großen Bauchoperationen unter Antibiotikaschutz. Zur Anwendung gegen Protozoeninfektionen (Trichomoniasis, Amoebiasis) siehe S. 464, 470.

Nitrofurantoin ▶ wird offenbar in Bakterien zu reaktiven Metaboliten reduziert, welche die bakterielle DNA schädigen.
▶ Nach peroraler Gabe wird es gut resorbiert und rasch mittels tubulärer Sekretion zu einem großen Teil unverändert renal eliminiert. So kommt es systemisch nicht zu wirksamen Konzentrationen, wohl aber im Harn.
▶ Nitrofurantoin kann niedrig dosiert zur Rezidivprophylaxe bei unkomplizierten Harnwegsinfektionen dienen, die meistens durch E.-coli-Stämme verursacht werden und bei denen das Nierenparenchym nicht einbezogen ist.
▶ Mit einer Reihe von Nebenwirkungen, u. a. peripherer Neuropathie, muss gerechnet werden, vor allen Dingen dann, wenn die Ausscheidung infolge Nierenschädigung verzögert ist. Allergische Reaktionen mit Fieber und schweren pulmonalen Erscheinungen kommen vor.

Nitrofurantoin

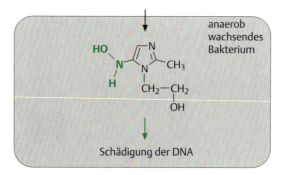

Abb. 25.4 Metronidazol wirkt als Elektronen-Akzeptor und schädigt in reduzierter Form die Bakterien-DNA.

Notwendige Wirkstoffe

Interferenz mit der bakteriellen DNA

Wirkstoff	Handelsname	Alternative
Norfloxacin	*Barazan®*	G
Ofloxacin	*Tarivid®*	G
Ciprofloxacin	*Ciprobay®*	G
Enoxacin	*Enoxor®*	–
Levofloxacin	*Tavanic®*	*Aftaquix®*
Moxifloxazin	*Avalux®*	*Actimax®*
Nadifloxacin	*Nadixa®*-Creme	–

Bindung an die DNA

Metronidazol	*Clont®*	G
Nitrofurantoin	*Furadantin®*	G

25.1.6 Hemmung der RNA-Synthese

Rifampicin ist ein makrozyklisches Antibiotikum aus Streptomyces mediterranei.

Rifampicin

▶ Rifampicin behindert die bakterielle Synthese von RNA, indem es das Enzym „DNA-abhängige RNA-Polymerase" hemmt. Rifampicin wirkt bakterizid auf proliferierende Keime. Das Wirkspektrum umfasst grampositive und gramnegative Erreger sowie Mykobakterien. Die meisten Rifampicin-empfindlichen Keime werden aber rasch resistent gegenüber der Substanz (Einschritt-Mutation). Dagegen entwickelt sich die Resistenz von Mycobacterium tuberculosis gegen Rifampicin selbst bei Monotherapie erst im Verlauf mehrerer Wochen.

▶ Indikationen für Rifampicin sind vor allem die Tuberkulose und die Lepra im Rahmen der Kombinationstherapie (S. 461 ff.), neuerdings aber auch Infektionen mit ansonsten resistenten Staphylokokken. Das verwandte **Rifabutin** wird bei Infektionen mit Mykobakterien angewandt.

25.1.7 Hemmung der bakteriellen Proteinsynthese

Überblick

Makrolide

Leitsubstanz: **Erythromycin**
▶ wahrscheinlich Blockade des Weiterrückens des Ribosom an der mRNA;
wirkt bakteriostatisch vorwiegend auf grampositive Keime; ähnliches Wirkspektrum wie Penicillin G.
▶ z. B. Atemwegsinfektionen.
▶ gut verträglich, Magen-Darm-Störungen können mit einer erregenden Wirkung an Motilin-Rezeptoren zusammenhängen.
▶ perorale Zufuhr.

Erythromycin-Analoga: Clarithromycin, Roxithromycin, Azithromycin und Struktur-verwandtes Ketolid Telithromycin
▶ unterscheiden sich hauptsächlich in ihren pharmakokinetischen Eigenschaften von Erythromycin; langsamere Elimination, daher größere Dosierungsintervalle.

Clindamycin
▶ zwar strukturell mit den Makroliden nicht verwandt, aber analog antibakteriell wirksam.
▶ gute Gewebegängigkeit, daher
▶ besonders geeignet zur Behandlung von abgekapselten Staphylokokken-Infektionen, z. B. bei Osteomyelitis.

Tetracycline,

z. B. **Doxycyclin**, **Minocyclin**
▶ hemmen die Anlagerung von Aminoacyl-tRNA-Komplexen an die mRNA;
wirken bakteriostatisch auf ein weites Erregerspektrum; infolge der breiten Anwendung sind resistente Bakterienstämme nicht selten.
▶ für die orale Zufuhr geeignet und im Allgemeinen gut verträglich.
▶ Schleimhautreizung, „Infektionswandel", Photosensibilisierung, Einlagerung wegen hoher Affinität zu Ca^{2+} in wachsende Knochen (temporäre Wachstumshemmung) und Zähne (Zahnverfärbung).

Aminoglykoside,
z. B. Gentamicin (systemisch), Neomycin (lokal)
▶ ermöglichen die Anlagerung falscher Aminosäure-tRNA-Komplexe an die mRNA, damit induzieren sie die Bildung falscher Proteine,
wirken bakterizid v. a. gegen gramnegative Bakterien,
▶ werden wegen ihrer hohen Polarität aus dem Magen-Darm-Trakt nicht resorbiert,
▶ Gefahr einer Nieren- und Innenohrschädigung, daher begrenzte Anwendung.
▶ Standardsubstanz für eine systemische Anwendung ist Gentamicin. Die Anwendung erfolgt meist in Kombination mit β-Lactam-Antibiotika, um ein breites antibakterielles Wirkspektrum zu erzielen. Oral gegebenes Neomycin „sterilisiert" den Darm.

Chloramphenicol
▶ hemmt die bakterielle Peptidyltransferase und wirkt dadurch bakteriostatisch; breites Wirkspektrum.
▶ verteilt sich gut im Organismus einschließlich des Liquorraumes.
▶ Risiko einer Knochenmarkschädigung, daher
▶ Reserve-Antibiotikum.

Linezolid
▶ dieses Oxazolidinon hemmt die Zusammenlagerung von mRNA, Ribosom und Start-Aminoacyl-tRNA am Beginn der Proteinsynthese; es wirkt bakteriostatisch auf grampositive Keime;
▶ dient als peroral anwendbares Reserveantibiotikum;
▶ kann Blutbildungsstörungen hervorrufen, hemmt Monoaminoxidasen.

Fast alle Hemmstoffe der bakteriellen Proteinsynthese interferieren mit Vorgängen am Ribosom. Dies ist in Abb. 25.**5** für Tetrazykline, Aminoglykoside, Chloramphenicol, Makrolide und Linezolid dargestellt. Mupirocin interferiert mit der Bereitstellung von Aminoacyl-tRNA-Komplexen.

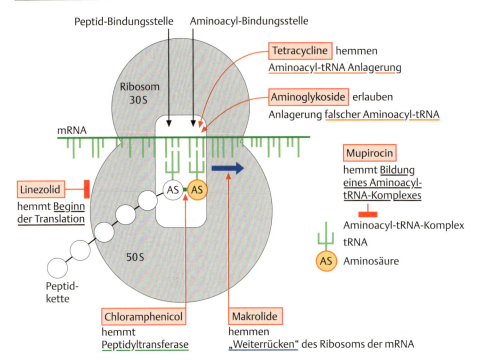

Abb. 25.5 Wirkungsweisen von Hemmstoffen der bakteriellen Proteinsynthese. Am bakteriellen Ribosom wird anhand der mRNA als Matrize eine Peptidkette synthetisiert. Aminosäuren werden in Form von Aminoacyl-tRNA-Komplexen herangeführt und binden sich im Bereich der Aminoacyl-Bindungsstelle des Ribosoms an das jeweilige Basentriplett der mRNA. Die wachsende Peptidkette ist über den Aminoacyl-tRNA-Komplex der zuvor angeknüpften Aminosäure mit der mRNA im Bereich der Peptid-Bindungsstelle verbunden. Die an der Aminoacyl-Bindungsstelle sitzende Aminosäure wird vermittels der Peptidyltransferase mit der Peptidkette verbunden. Dabei löst sich die tRNA der nunmehr vorletzten Aminosäure ab. Der neuangebundene Aminosäure-tRNA-Komplex rückt in die Peptid-Bindungsstelle, indem sich das Ribosom relativ zur mRNA um ein Basentriplett verschiebt. Damit ist die Aminoacyl-Bindungsstelle frei für einen nächsten Syntheseschritt.

Box 25.5

Komplexierung von Antibiotika mit Ribosomen-Untereinheiten

Ribosomen enthalten zwei Untereinheiten, die jeweils aus einem Komplex von RNA und verschiedenen Proteinen bestehen. Nur während der Phase der Polypeptidsynthese bilden beide Untereinheiten eine Einheit, bei Inaktivität existieren sie getrennt. Durch Ultrazentrifugation lassen sich die ribosomalen Untereinheiten wegen ihrer unterschiedlichen Sedimentationskoeffizienten auftrennen. Bakterielle Ribosomen bestehen aus einer 30 S- und einer 50 S-Untereinheit (S = Svedberg-Einheit), die zusammen das 70 S-Ribosom bilden. Die 30 S-Untereinheit ist wichtig für die Selektion des korrekten t-RNA-Aminosäurekomplexes an das jeweilige Codon der m-RNA. Die 30 S-Untereinheit ist außerdem in Kooperation mit der 50 S-Untereinheit beteiligt an dem Weiterrücken des Ribosoms an der m-RNA. Die Bindung von Antibiotika an 30 S- und 50 S-Untereinheiten lässt sich bestimmen und erlaubt eine Differenzierung ihrer molekularen Wirkungsmechanismen. So interferieren Aminoglykoside und Tetracycline durch Bindung an die 30 S-Untereinheit mit der Anlagerung von t-RNA-Aminosäure-Komplexen, während z. B. Erythromycin und Chloramphenicol ihre Synthesehemmung über eine Interaktion mit 50 S-Untereinheiten bewirken.

Interessant ist in diesem Zusammenhang, dass Ribosomen höherer Spezies andere Untereinheiten aufweisen, was die relativ hohe Selektivität der Wirkung der obengenannten Antibiotika auf den Proteinstoffwechsel der Mikroorganismen erklärt.

Makrolid-Antibiotika und wirkungsähnliche Substanzen

Erythromycin und verwandte Makrolide

Erythromycin (gewonnen aus Streptomyces erythreus) besteht aus einem mehrgliedrigen Lacton-Ring, an den zwei Desoxyzucker gebunden sind. Das Grundgerüst wird als **Makrolid** bezeichnet. Für die antibiotische Wirkung, die auf einer Hemmung der Proteinsynthese beruht, sind die Desoxyzucker verantwortlich.

Erythromycin
Orte der Ester(**E**)- und Salz(**S**)-Bildung

▶ **Wirkungsweise.** Erythromycin hemmt die Proteinsynthese. Wahrscheinlich verhindert es das Weiterrücken des Ribosoms an der mRNA, welches nach der Peptidsynthetase-Reaktion erfolgen muss, damit am nachfolgenden Basentriplett ein tRNA-Aminosäure-Komplex angelagert werden kann. So wirkt Erythromycin auf wachsende Keime bakteriostatisch. Das Wirkungsspektrum hat seinen Schwerpunkt im grampositiven Bereich – vergleichbar mit dem Spektrum von Penicillin G. Eine Resistenzentwicklung erfolgt im Allgemeinen rasch.

▶ **Nebenwirkungen.** Die Verträglichkeit ist vergleichsweise gut. An Nebenwirkungen treten auf: gastrointestinale Störungen, Übelkeit und Durchfälle, die darauf beruhen können, dass Erythromycin an Motilin-Rezeptoren agonistisch wirkt. Es kann zu einer cholestatischen Hepatose oder einer Leberschädigung kommen, vor allem nach länger dauernder Therapie. Nach hoher Dosierung kann ein reversibler Hörverlust auftreten. Erythromycin kann den Abbau anderer Arzneistoffe hemmen, indem es mit Cytochrom-P450-Monooxygenasen interferiert. So kann beispielsweise die Wirkung von Carbamazepin, Cyclosporin A, Digoxin und Theophyllin verstärkt werden.

Verlängerung des QT-Intervalls: Erythromycin und andere Makrolide können am Herzen die Repolarisation des Aktionspotenzials verzögern (Gefahr ventrikulärer Tachyarrhythmien, Torsade de pointes). Daher ist Vorsicht geboten bei Patienten mit vorbestehender QT-Verlängerung oder anderen Risikofaktoren für Herzarrhythmien (z. B. Elektrolytstörungen). Eine Co-Medikation von weiteren QT-verlängernden Pharmaka wie beispielsweise dem Antihistamin Terfenadin ist zu vermeiden. Im Falle von Terfenadin kommt hinzu, dass Makrolide dessen Abbau über CYP3A-haltige Monooxygenasen hemmen (S. 113) und so die Terfenadinspiegel erhöhen können.

▶ **Pharmakokinetik.** Erythromycin wird mit einer Halbwertszeit von 1,5–2,5 Stunden vorwiegend biliär eliminiert; ein Dosierungsintervall von 6 Stunden ist im Allgemeinen ausreichend.

Erythromycin als freie Base ist säureempfindlich. Dies ist darauf zurückzuführen, dass im sauren Milieu zwischen den Kohlenstoffatomen 6 und 9 ein Enolether entsteht (intramolekulare Ketalbildung), womit die antibakterielle Wirksamkeit erlischt. Für die orale Zufuhr liegt die Base in magensaftresistenten Darreichungsformen vor. Auch durch Ester- (Erythromycin-„Ethylsuccinat") oder Salzbildung (Erythromycin-stearat) oder beidem (Erythromycin-estolat, Erythromycin-stinoprat[1] ist ein Schutz vor der Inaktivierung im Magensaft möglich.

Nur wenn eine orale Zufuhr nicht möglich ist oder ein akut lebensbedrohlicher Zustand vorliegt, kann Erythromycin (als Erythromycin-lactobionat) auch intravenös verabreicht werden.

Erythromycin-Analoga. Die synthetischen Verbindungen **Clarithromycin**, **Roxithromycin** und **Azithromycin** sind im Bereich der Kohlenstoffe 6 und 9 verändert, so dass die säurekatalysierte Umlagerung nicht mehr möglich ist (Abb. 25.6). Die Bioverfügbarkeit nach peroraler Zufuhr scheint jedoch ähnlich wie bei Erythromycin in der Größenordnung von 50 % zu liegen. Hinsichtlich der pharmakologischen Eigenschaften sind die Substanzen dem Erythromycin sehr ähnlich, jedoch werden sie langsamer eliminiert. Dies ermöglicht niedrigere Dosierungen und größere Dosierungsintervalle. Azithromycin besitzt eine ausgeprägte Fähigkeit, sich im Gewebe abzulagern (sehr großes scheinbares Verteilungsvolumen), was zu einer sehr langsamen Ausscheidung führt. Daher reicht die kurzfristige Gabe (3 Tage) aus, um lang anhaltende antibakterielle Wirkkonzentrationen (14 Tage) zu erzielen. Die Hemmwirkung auf CYP 450-Enzyme ist bei den Analoga geringer als bei Erythromycin, bei Azithromycin sogar wohl gar nicht vorhanden.

▶ **Anwendung der Makrolide.** Die Makrolide können als Alternative zu Penicillin G bei Infektionen mit grampositiven Kokken (Staphylo-, Strepto-, Pneumokokken) verwendet werden, wenn eine Penicillin-Resistenz der Keime vorliegt oder eine Penicillin-Allergie vorhanden ist. Bei Affektionen des Respirationstraktes durch Haemophilus influenzae sowie durch intrazelluläre Keime (Legionella pneumoniae, Chlamydia psittaci, Mycoplasma pneumoniae) sind Makrolide wirksam; sie werden als Mittel der Wahl bei nichtnosokomialer Pneumonie bezeichnet. Insofern geht ihre Wirksamkeit über die der Penicilline hinaus, weil diese intrazelluläre Erreger nicht treffen, die aber bei bis zu 30 % dieser Infektionen zu-

---

[1] Stinoprat = Propionat-N-acetyl-L-cysteinat

	Erythromycin	Clarithromycin	Roxithromycin	Azithromycin
Plasma-$t_{1/2}$	1,5–2,5 h	3–7 h	10–12 h	70 h
Dosierung pro Tag	4×250–500 mg	2×250–500 mg	2×150 mg	1×500 mg für 3 Tage

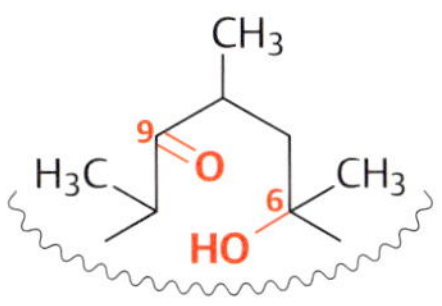

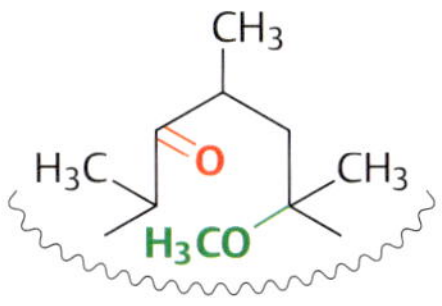

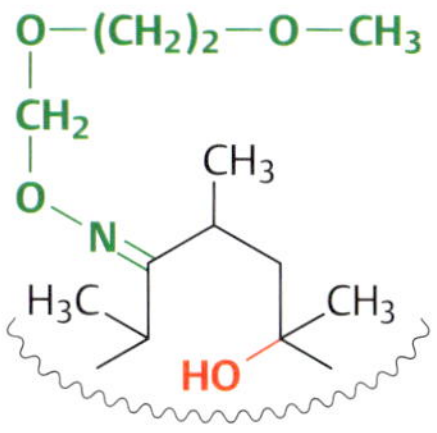

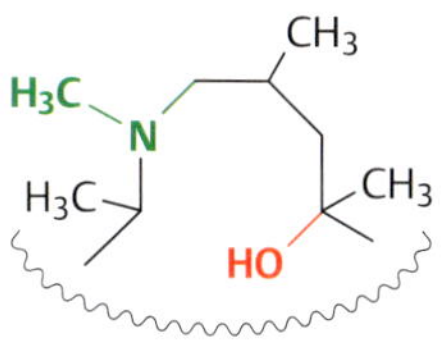

Abb. 25.**6** **Erythromycin und seine Analoga.** Die an der intramolekularen Ketalbildung beteiligten Gruppen in den Erythromycinen sind farbig markiert.

grunde liegen. Mit Azithromycin wurden in Tansania sehr gute Erfolge in der Bekämpfung des Trachoms erzielt.

Clarithromycin und Azithromycin wirken gegen Infektionen durch atypische Mykobakterien wie Mycobacterium avium. In einer klinischen Studie erwies sich Azithromycin als geeignet zur Prophylaxe gegen Plasmodium falciparum.

Ketolide

Telithromycin ist ein chemisch abgewandeltes Erythromycin. Die an C3 eingeführte Ketogruppe ist namensgebend für die Ketolide. Telithromycin ist wie die Erythromycin-Analoga gegen Magensäure unempfindlich und wird nach oraler Gabe aus dem Magen-Darm-Trakt gut resorbiert. ▶ Der Wirkungsmechanismus ähnelt dem von Makroliden, jedoch soll Telithromycin einen zusätzlichen Haftpunkt am Ribosom nutzen können.

▶ Dieses Ketolid ist zur Behandlung von Atemwegserkrankungen sowie einer Angina tonsillaris geeignet, wenn die Entzündung durch Penicillin-resistente Streptokokken ausgelöst ist.

▶ **Makrolidartige Risiken:** Den Makroliden gleich kann Telithromycin den Abbau anderer CYP3A-abhängiger Pharmaka hemmen, und das Risiko einer QT-Verlängerung mit kardialen Rhythmusstörungen ist auch vorhanden. Auf entsprechende Interaktionsmöglichkeiten muss geachtet werden.

Lincosamide

Clindamycin, das Chlor-Analogon von Lincomycin, weist eine chemische Struktur auf, die sonst bei Antibiotika nicht vorkommt. Lincomycin wird aus einer Streptomyces-Art gewonnen, Clindamycin ist ein halbsynthetisches Derivat.

Clindamycin
Lincomycin enthält statt des Chlor-Atoms (Pfeil) eine Hydroxy-Gruppe

▶ **Wirkungsweise.** Trotz des andersartigen chemischen Aufbaus wirken diese beiden Antibiotika in gleicher Weise wie Erythromycin auf die bakterielle Proteinsynthese ein, besitzen das gleiche Wirkspektrum und sind unter Umständen unwirksam bei Erythromycin-resistenten Keimen.

▶ **Pharmakokinetik.** Nach oraler Gabe ist die Resorption von Lincomycin unsicher, während Clindamycin enteral gut resorbiert wird. Clindamycin ist aufgrund seiner besseren Resorptionsfähigkeit und seiner stärkeren Wirksamkeit dem Lincomycin vorzuziehen. Neben der oralen Zufuhr ist für beide Substanzen eine parenterale Gabe möglich. Die Plasmaalbuminbindung beträgt bei dem weniger hydrophilen Clindamycin etwa 80%, bei Lincomycin etwa 25%. Clindamycin besitzt auch die bessere Gewebegängigkeit. Die Eliminationshalbwertszeit beträgt bei Clindamycin etwa 2,5 Stunden, bei Lincomycin 5 Stunden.

▶ **Anwendung.** Clindamycin kann bei Staphylokokkeninfektionen bei Patienten mit Penicillinallergie gegeben werden. Wegen seiner guten Gewebegängigkeit wirkt es besonders günstig bei Osteomyelitiden, wenn als Erreger Staphylokokken nachgewiesen sind. Auch gegen Anaerobier ist es gut wirksam.

▶ **Die Nebenwirkungen** von Clindamycin entsprechen denen von Erythromycin.

Pseudomembranöse Colitis: Verglichen mit anderen antibakteriellen Pharmaka scheint die Gefahr dieser Nebenwirkung bei Clindamycin besonders hoch zu sein. Falls unter Clindamycin-Anwendung eine Diarrhöe auftritt, sollte die Einnahme von Clindamycin sofort abgebrochen werden.

Fusidinsäure

Dieses Antibiotikum, gewonnen aus Fusidium coccineum, enthält ein Steroidgerüst und unterscheidet sich damit von allen anderen Antibiotika.

▶ Es hemmt die Proteinsynthese und wirkt bakteriostatisch vor allem gegen Staphylokokken, möglicherweise indem es mit dem Weiterrücken des Ribosoms an der mRNA nach der Peptidyltransferase-Reaktion interferiert. Gramnegative Erreger sind völlig resistent.

▶ Fusidinsäure kann als Reservesubstanz zur systemischen Therapie von Staphylokokkeninfektionen benutzt werden, wenn Penicilline und die oben genannten Alternativsubstanzen nicht wirksam sind, z. B. bei chronischer staphylokokkenbedingter Osteomyelitis.

Tetracycline

Aus Streptomyces-Arten werden untereinander chemisch nahe verwandte Antibiotika gewonnen, deren Wirkungen im wesentlichen übereinstimmen: **Tetracyclin**, **Oxytetracyclin**, **Doxycyclin** (Desoxy-hydroxytetracyclin), und **Minocyclin**.

Tetracyclin

▶ **Wirkungsweise.** Der Wirkungsmechanismus der Tetracycline besteht in einer Beeinträchtigung der Proteinsynthese, indem in den Erregern die Bindung der Transfer-RNA an den Messenger-RNA-Ribosomen-Komplex verhindert wird. Die Tetracycline wirken bakteriostatisch. Sie bilden leicht Komplexe mit zweiwertigen Kationen, diese Komplexe sind antibiotisch unwirksam. Aufgrund dieser komplexierenden Eigenschaften reichern sich Tetracycline in calciumreichen Geweben wie den Knochen an, die Komplexbildung mit Calcium- oder Eisenionen im Magen-Darm-Kanal reduziert die Resorption der Tetracycline. Die bakteriostatische Wirksamkeit der Tetracycline erstreckt sich auf alle Erreger, die durch Penicillin gehemmt werden, darüber hinaus aber auch auf viele gramnegative Keime. Seit Einführung der ersten Tetracycline sind aber mehr und mehr Keime gegen diese Antibiotikagruppe resistent geworden, so z. B. Staphylokokken, Enterokokken und E. coli zu ca. 50 %; bei Pseudomonas aeruginosa, Klebsiellen und Aerobacter sind die Verhältnisse noch ungünstiger. Eine bestehende Resistenz gilt für alle Tetracycline (komplette Parallelresistenz).

▶ **Anwendung.** Tetracycline sind Mittel der ersten Wahl bei Infektionen mit Mycoplasma pneumoniae (akute Schübe einer Bronchitis, Mykoplasmen-Pneumonien), Chlamydien (Einschlusskörper-Konjunktivitis und Trachom, unspezifische Urethritis), Lymphogranuloma inguinale, Ornithosen, Brucellosen (wie Bang-Erkrankung) und Rickettsiosen (Fleckfieber-Arten) sowie Yersinien (Yersinia-Arthritis) und Borreliosen (Lyme-Borrelliose). Gegen die bei Acne vulgaris beteiligten Bakterien wie Propionibacterium acnes sind sie gut wirksam. Sogar bei Amöben-Infektionen und zur Malariaprophylaxe können sie nützlich sein.

Bei Vorliegen eines Antibiogramms, das eine Empfindlichkeit der betreffenden Erreger gegenüber Tetracyclinen nachweist, weitet sich das Anwendungsgebiet aufgrund der guten Verträglichkeit dieser Antibiotika erheblich aus. So ist z. B. bei Entzündungen der ableitenden Gallenwege an die Tetracycline zu denken, da sie in wirksamer Form biliär ausgeschieden werden.

Im ambulanten Bereich finden die Tetracycline wegen ihres breiten Spektrums und ihrer guten Verträglichkeit vielfach Verwendung, außerdem sind sie preiswert.

Interessanterweise scheinen Tetrazykline die ersten Antibiotika zu sein, für die sich die Resistenzlage wieder gebessert hat: sie waren lange unpopulär und die Bakterien haben sie „vergessen".

▶ **Pharmakokinetik.** Die Tetracycline unterscheiden sich in ihrer enteralen Resorbierbarkeit, ihrer Plasmaeiweißbindung, der Eliminationsgeschwindigkeit, dem Ausscheidungsweg und ihrer Neigung zur Komplexbildung (Tab. 25.4).

Die Verbindungen passieren die Plazenta. Im Liquor cerebrospinalis liegen geringere Konzentrationen vor als im Plasma. Bei längerer Zufuhr werden im Liquor ausreichende Konzentrationen erreicht. Die Substanzen werden in Galle, Stuhl und Harn in bakteriostatisch wirksamen Konzentrationen ausgeschieden. Bei niereninsuffizienten Patienten wird die Elimination der Tetracycline verzögert, dies umso mehr, je stärker der renale Ausscheidungsweg im Vordergrund steht.

Doxycyclin und Minocyclin sind hydrophobere Moleküle als die ursprünglichen Tetracycline. Daraus ergibt sich ihre bessere enterale Resorption, die höhere Eiweißbindung, die bessere Diffusion in die Gewebe und die längere Wirkungsdauer.

▶ **Nebenwirkungen.** Tetracycline reizen die Schleimhäute des Magen-Darm-Kanals. Außerdem hemmen sie die Wirkung der Enzyme des Darmes und des Pankreas. Hinzu kommt die Beeinträchtigung der Darmflora durch die bakteriostatische Wirkung der Substanzen. Verschiedene gastrointestinale Störungen können die Folge sein. Die gleichzeitige Gabe von Milch (Ca^{2+}), Antazida (Al^{3+}, Mg^{2+}) oder Salzen anderer mehrwertiger Kationen kann durch Ausfällung von Komplexen die Resorption behindern. Da auch in Mund und Vagina die normale Flora beeinträchtigt wird, können sich dort ebenso wie im Darm pathogene Bakterien, Pilze und Hefen ansiedeln, die sonst durch die autochthonen Bakterien gehemmt werden („Infektionswandel"). Dadurch treten gelegentlich seltene Infektionen auf, die bei schlechtem Allgemeinzustand als septische Erkrankungen zum Tode führen können.

Unter Tetracyclinen kommen Photosensibilisierungen der Haut (Pigmentierung) und Schädigung der Nägel (Onycholysen) vor. Die Patienten sind vor Sonneneinwirkung zu schützen.

Eine leberschädigende Wirkung (bis zur fettigen Degeneration und Nekrose) wurde beim Menschen vorwiegend nach intravenösen Injektionen hoher Dosen beobachtet. Allergische Reaktionen kommen vor, sind aber sehr selten. Es gibt Berichte über eine Lupus-erythematodes-artige Symptomatik nach Gabe von Minocyclin zur Aknetherapie. Tetracycline können eine intrakranielle Drucksteigerung auslösen.

Tetracycline werden im Skelett, vor allem dem fetalen und wachsenden Skelett, abgelagert und führen dort zu Wachstumsstörungen, wahrscheinlich durch Chelatbildung mit Calcium. Ebenfalls werden die wachsenden Zähne geschädigt und durch Einlagerung der Tetracycline gelb bis braun verfärbt. Diese Antibiotika sollen daher nach dem 3. Schwangerschaftsmonat und im Kindesalter (bis zum 12. Lebensjahr) nur aus vitaler Indikation gegeben werden.

Tab. 25.4 **Pharmakokinetische Daten der Tetracycline.** G: Ausscheidung mit der Galle; N: Ausscheidung über die Niere.

Substanzen	Präparate erschienen	enterale Resorption (%)	Eliminations-$t_{1/2}$ (h)	Ausscheidungs-Weg	Eiweißbindung (%)	Neigung zu Komplexbildung
Oxytetracyclin	1949	~ 60	~ 9	G – N	~ 30	++
Tetracyclin	1953	~ 80	~ 9	N > G	~ 35	++
Doxycyclin	1967	> 90	~ 20	G > N	~ 90	+
Minocyclin	1967	> 90	~ 16	G – N	~ 75	+

Doxycyclin in *Kapsel*form kann die Speiseröhrenschleimhaut schädigen, wenn die Kapsel in der Speiseröhre anhaftet und stecken bleibt. Lokal wirken dann sehr hohe Doxycyclinkonzentrationen auf die Schleimhaut ein und können diese tief greifend schädigen. Um dies zu vermeiden, sollen Doxycyclin-Kapseln während einer Mahlzeit bei aufrechter Oberkörperhaltung mit viel Flüssigkeit eingenommen werden.

Wahl des Präparates. Aufgrund der günstigeren pharmakokinetischen Eigenschaften bei gleichwertiger antibiotischer Wirksamkeit sollte im allgemeinen Doxycyclin oder Minocyclin der Vorzug gegeben werden. Es sei darauf hingewiesen, dass die Häufigkeit von Leberschädigungen bei parenteraler Zufuhr höher ist als nach oraler Gabe, dagegen gastrointestinale Störungen seltener auftreten. Eine i. m. Gabe ist wegen drohender Gewebsschädigung kontraindiziert.

Aminoglykoside

In dieser Antibiotikum-Gruppe werden ähnlich gebaute Substanzen zusammengefasst, die aus glykosidisch verknüpften Aminozuckern bestehen (meistens Trisaccharide). Lediglich Streptomycin (Formel S. 462) und Neomycin B (Framycetin) enthalten einen „Nicht-Aminozucker". Sie werden aus Kulturfiltraten bestimmter Streptomyces- und Micromonospora-Arten gewonnen.

Die aus Micromonospora-Arten gewonnenen Antibiotika werden mit „i" geschrieben, die aus Streptomyces-Arten isolierten Verbindungen mit „y": Gentamicin, aber Tobramycin.

Die antibakterielle Wirksamkeit der Aminoglykoside scheint primär an den zentralen Ring des Desoxystreptamin gebunden zu sein.

▶ **Wirkungsweise.** Die Aufnahme der Aminoglykoside in Bakterien geschieht durch aktiven Transport für basische Oligopeptide. Der antibakterielle Wirkungsmechanismus beruht auf einer Störung der Protein-Synthese (Ablesefehler an der Messenger-RNA), was sich bei niedrigen Konzentrationen nur bei proliferierenden Keimen bemerkbar macht. Im höheren Konzentrationsbereich tritt ein bakterizider Effekt auf, der durch die Synthese falscher Eiweiße zustande kommt, die unter anderem in die Zytoplasmamembran eingelagert werden und zu funktionellen Störungen führen. Die **Membran wird permeabel**, und das Bakterium verliert essenzielle Bestandteile. Diese Schädigung ist irreversibel. Das antibakterielle Wirkspektrum ist recht breit mit einem Schwerpunkt im gramnegativen Bereich. Alle Substanzen besitzen eine Reihe von Aminogruppen, die bei physiologischem pH-Wert größtenteils protoniert vorliegen, daher Verwechselung mit basischen Oligopeptiden durch das bakterielle Transportsystem.

▶ **Pharmakokinetik.** Die Moleküle sind hydrophil, werden enteral schlecht resorbiert, kaum an Plasmaeiweiße gebunden, dringen schlecht in Zellen ein (auf Ausnahmen wird später eingegangen), werden daher auch wenig metabolisch abgebaut und ganz überwiegend durch glomeruläre Filtration ausgeschieden. Bei Patienten mit eingeschränkter glomerulärer Filtrationsrate wird die Ausscheidung verzögert.

Aminoglykoside können die Placentaschranke überwinden, die Blut-Liquor-Schranke hingegen nicht.

▶ **Nebenwirkungen.** Die Nebenwirkungen der Aminoglykoside werden durch die Nephro- und Ototoxizität beherrscht. Die **Nierenschädigung** kommt auf folgendem Wege zustande: Ein Teil des glomerulär filtrierten Gentamicin wird im oberen Abschnitt des proximalen Tubulus von einem endozytotischen Polybasen-Transport-Mechanismus, dessen physiologische Funktion die Rückresorption basischer Oligopeptide ist, in die Zelle und dann in die Lysosomen aufgenommen. Dieser Transportmechanismus bedient sich eines membranständigen Proteins, des Megalins, das an verschiedenen Stellen des Organismus vorkommt. Im Gegensatz zu den physiologischen Substanzen werden die Aminoglykosid-Antibiotika nicht abgebaut und reichern sich intralysosomal an, weil sie auf Grund ihres hydrophilen Charakters (mehrere Hydroxyl-Gruppen und Protonisierung der Aminogruppen) das Lysosom nicht wieder verlassen können. Außerdem interferieren die Aminoglykoside mit dem Abbau von Phospholipiden. Dieser Kumulationsprozess kann so starke Ausmaße annehmen, dass der lysosomale Apparat zerstört wird und die Tubuluszelle abstirbt. Die Nierenschädigung kann durch andere Substanzen, wie einige Cephalosporine und stark wirksame Diuretika, verstärkt werden und macht sich besonders leicht bei schon vorgeschädigter Niere bemerkbar.

Die gentamicinbedingte Nierenschädigung äußert sich in einer Proteinurie nebst Auftreten von Harnsedimenten. In leichten Fällen ist die Schädigung reversibel, kann aber in schweren Fällen zum Nierenversagen führen. Die Gesamthäufigkeit einer Nierenschädigung wird mit 1–3 %, der funktionellen Einschränkung mit 10–15 % aller behandelten Fälle angegeben. Die Gefahr lässt sich bei 1 × täglicher Zufuhr der Tagesdosis reduzieren im Vergleich zur Verteilung der Tagesdosis auf 3 Einzelgaben.

Die **Ototoxizität** spielt sich am Vestibularapparat und der Cochlea meist symmetrisch ab. Auch das Innenohr verfügt über den Megalin-Aufnahmemechanismus. Im Vergleich zur systemischen Elimination ist die Elimination aus den Flüssigkeiten des Innenohres erheblich verzögert, so dass mit hohen Konzentrationen an dieser Stelle gerechnet werden muss. Dies führt zur eventuell irreversiblen Schädigung der sensorischen Zellen. Die langsame Elimination aus dem Innenohr erklärt auch, dass die Schädigung noch nach Absetzen der Aminoglykosid-Therapie auftreten kann. Die Häufigkeit wird auf ca. 2 % aller Behandelten geschätzt und äußert sich als Schwindel, Ohrensausen, Nystagmus, Menière-Syndrom. Hörschädigungen treten bei etwa 1 % aller Fälle auf, sie machen sich zuerst im hochfrequenten Bereich bemerkbar, in Einzelfällen kommt es zur Ertaubung. Die Innenohrschädigung durch Aminoglykosid-Antibiotika kann durch andere Pharmaka wie Schleifendiuretika verstärkt werden, die selbst die Funktionsfähigkeit stören können.

Nach systemischer Applikation treten sehr selten allergische Reaktionen auf, jedoch ist bei lokaler Anwendung mit einer Sensibilisierung häufiger zu rechnen. In hohen Konzentrationen (z. B. bei zu schneller i. v. Injektion) können Aminoglykosid-Antibiotika die neuromuskuläre

Übertragung beeinträchtigen. Bei Zufuhr von Aminoglykosiden in Infusionslösungen muss die gleichzeitige Anwesenheit von Penicillinen und Cephalosporinen vermieden werden, da eine chemische Interaktion zwischen den Basen und Säuren stattfindet.
Kontraindikationen sind Gravidität, Vorschäden des Innenohres, Myasthenia gravis (Hemmung der neuromuskulären Übertragung durch Aminoglykoside).
Bei systemischer Anwendung von Aminoglykosiden sollte deren **Serumspiegel** kontrolliert werden, um eine optimale Dosierung und Wirkung bei möglichst geringen Nebenwirkungen sicherzustellen. Dies gilt besonders für Patienten mit eingeschränkter Nierenfunktion, Adipositas oder Mukoviszidose sowie bei Kindern und bei alten Patienten.

▶ **Anwendung.** Infektionen mit Problemkeimen nach Antibiogramm. Empfindlich sind Pseudomonas aeruginosa, Klebsiellen, E. coli und Indol-positive Proteus-Arten, Staphylokokken; daher besonders bei Versagen anderer, weniger toxischer Antibiotika in Fällen von Sepsis, Pyelonephritis, Peritonitis, Endokarditis, Pneumonie, Meningitis, Osteomyelitis, Verbrennungen, kompliziert durch Infektionen mit genannten Keimen. Die Anwendung erfolgt häufig in Kombination mit β-Lactam Antibiotika, um das Wirkspektrum im grampositiven Bereich auszudehnen. Auf die Bedeutung von Streptomycin für die Therapie der Tuberkulose sei hier hingewiesen (s. S. 462).

Aminoglykosid-Antibiotika zur systemischen Anwendung

Gentamicin ist eine Mischung aus den drei Substanzen Gentamicin C_1 (ca. 30%), C_{1a} (ca. 30%) und C_2 (ca. 40%), die sich lediglich durch die Anzahl von Methyl-Gruppen unterscheiden, aber wirkungsgleich sind. Es kann als die Leitsubstanz der Aminoglykoside betrachtet werden.

Tobramycin verhält sich antibakteriell, pharmakokinetisch und toxikologisch wie Gentamicin. Seine Wirksamkeit gegenüber Pseudomonas aeruginosa soll etwas besser sein.

Netilmicin ist gegenüber den meisten Aminoglykosid abbauenden Enzymen unempfindlich und kann bei Infektionen mit gentamicinresistenten Erregern noch wirksam sein.

Amikacin entspricht ebenfalls den obengenannten Aminoglykosiden. Da seine antibakterielle Wirksamkeit absolut gesehen schwächer ist, muss Amikacin höher dosiert werden als die Vergleichssubstanzen. Amikacin besitzt aber ein breiteres Spektrum als andere Aminoglykosid-Antibiotika. Es ist sehr unempfindlich gegenüber bakteriellen Enzymen, die andere Aminoglykosid-Antibiotika, z. B. Gentamcin, inaktivieren. Amikacin sollte nur verwendet werden, wenn eine Resistenz gegen Gentamicin oder die anderen Aminoglykosid-Antibiotika vorliegt.

Gentamicin C_{1a}

Tobramycin

Netilmicin

Amikacin, ohne die α-Hydroxy-γ-aminobutyramid-Seitenkette liegt Kanamycin vor

Aminoglykosid-Antibiotika zur lokalen Applikation

Neomycin. Dieses aus Streptomyces fradiae gewonnene Antibiotikum hemmt zahlreiche grampositive und gramnegative Bakterien und ist außerordentlich widerstandsfähig gegen Lagerung, Hitze und Verdauungsfermente. Als Neomycinsulfat wird es für die lokale Applikation bei infektiösen Hauterkrankungen, wie pyogenen oder sekundär infizierten Dermatosen, Ulzerationen, sekundär infizierten Brandwunden, ferner auch bei Konjunktivitis und Hordeolum verwendet. Da Neomycin vom Magen-Darm-Kanal kaum resorbiert wird, hemmt es bei oraler Zufuhr nur das Bakterienwachstum im Darm. Auf diese Weise lässt sich der Darm vor Operationen durch Dosen von insgesamt etwa 9 g per os in 24 Stunden ziemlich weitgehend von Bakterien befreien. Die danach folgenden infektiösen Komplikationen durch andere ungewöhnliche Keime können aber zu bedenklichen Erkrankungen führen. Andererseits kann durch die Hemmung des Wachstums der Darmbakterien die Ammoniak-Bildung beim Coma hepaticum stark gesenkt werden, so dass die Eiweißtoleranz beträchtlich ansteigt. Aufgrund seiner hohen systemischen Toxizität kommt eine parenterale Therapie mit Neomycin nicht mehr infrage.

Paromomycin. Dieses aus Streptomyces rimosus gewonnene Antibiotikum hat eine ähnliche Indikation wie Neomycin. Außer seiner Wirkung gegen bakterielle Infektionen des Darmes hat es auch amöbizide und vermizide Eigenschaften.

Kanamycin. Dieses Antibiotikum findet, aufgrund seiner geringen therapeutischen Breite, nur noch Anwendung als Augensalbe bzw. -tropfen.

Spectinomycin

Spectinomycin ist kein eigentliches Aminoglykosid, wird aber häufig in diese Gruppe mit einbezogen. Es wird aus Streptomyces spectabilis gewonnen.

Spectinomycin

▶ Ähnlich wie die Aminoglykosid-Antibiotika hemmt es die bakterielle Proteinsynthese, es wirkt aber im Gegensatz zu den Aminoglykosiden nicht bakterizid.

▶ Bei Gonorrhöe ist eine einmalige Injektion von Spectinomycin in 90–95% der Fälle wirksam. Das Mittel sollte nur bei Penicillinresistenz oder -allergie verwendet werden, um eine Resistenzbildung zu vermeiden. Es sei erwähnt, dass Spectinomycin bei Lues keine Wirkung hat.

▶ Bei Einmalgabe ist die Substanz gut verträglich. Anders als bei den Aminoglykosid-Antibiotika sind oto- und nephrotoxische Wirkungen offenbar nicht vorhanden.

Chloramphenicol

Chloramphenicol wurde ursprünglich aus Streptomyces venezuelae gewonnen und wird jetzt synthetisch hergestellt.

Chloramphenicol

▶ **Wirkungsweise.** Chloramphenicol hemmt die bakterielle Proteinsynthese, indem es am Ribosom nach Anlagerung eines tRNA-Aminosäure-Komplexes die Anknüpfung der herangeführten Aminosäure an die wachsende Peptidkette verhindert (Hemmung des Enzyms Peptidyltransferase = Peptidsynthetase). Chloramphenicol besitzt mit geringen Ausnahmen dasselbe Wirkungsspektrum wie die Tetracycline.

▶ **Pharmakokinetik.** Es wird nach oraler Zufuhr schnell resorbiert. Die Substanz verteilt sich gleichmäßig im Körper, dringt gut in den Liquor- und Pleuraraum ein und passiert die Plazenta. Chloramphenicol kann auch parenteral verabreicht werden.

▶ **Nebenwirkungen.** Nach längerer Zufuhr von Chloramphenicol (10 Tage und mehr), mitunter auch schon früher, kann es unter Umständen zu schweren toxischen Schädigungen des blutbildenden Apparates kommen (Agranulozytose, thrombozytopenische Purpura), die meistens reversibel sind. Davon ist eine zweite seltenere, aber häufig tödlich verlaufende Form der Knochenmarkschädigung mit Aplasie und Panzytopenie zu unterscheiden. Sie ist nicht dosisabhängig und tritt oft erst Wochen oder Monate nach der letzten Gabe auf. Auch bei lokaler Anwendung, z. B. in Form von Augentropfen, kann das Risiko einer Knochenmarkschädigung nicht ausgeschlossen werden. Das Vorkommen von Leukämien unmittelbar oder mit einer Latenz von Monaten oder Jahren nach einer Chloramphenicol-Behandlung ist beobachtet worden.

Die Häufigkeit ernsthafter Knochenmarkschädigungen bei einer Chloramphenicol-Therapie wird auf etwa 1:40000 Fälle geschätzt. Dieses Therapierisiko ist vor dem Hintergrund des Krankheitsrisikos, nämlich einer lebensbedrohlichen Infektion, zu sehen. Zur Verringerung des Risikos sollten nicht mehr als 3 g Chloramphenicol pro Tag und nicht mehr als insgesamt 25 g zugeführt werden.

Chloramphenicol darf nicht mit anderen Medikamenten gleichzeitig gegeben werden, die ebenfalls eine Tendenz zur Hemmung der Blutbildung besitzen, wie Sulfonamide, Phenylbutazon, Phenothiazin-Derivate, Gold-Präparate, Hydantoin-Derivate.

Bei Typhus muss die Therapie mit kleinen Dosen begonnen werden. Sonst besteht die Gefahr der Herxheimer-Reaktion (s. S. 42); d. h., durch den zu schnellen Zerfall der Bakterien wird der Körper mit freiwerdendem Endotoxin überschwemmt. Es kann ein schwerer, eventuell tödlicher Kreislaufschock entstehen.

Bei Frühgeborenen und bei reifen Neugeborenen im 1. Lebensmonat (Ausscheidungsschwäche) kann bei unvorsichtiger Dosierung das sog. „Grau-Syndrom" entstehen (aufgetriebener Leib, blasse Zyanose, peripherer Kreislaufkollaps), das manchmal zum Tode führt (S. 43). Auch bei Gabe von Chloramphenicol an eine Schwangere kurz vor der Geburt ist mit einer entsprechenden Schädigung des Neugeborenen zu rechnen.

Chloramphenicol hemmt mikrosomale Leberenzyme. Dies macht es verständlich, dass auch die Biotransformation von Arzneimitteln verzögert werden kann, z. B. von Tolbutamid, Phenytoin und Cumarinen.

▶ **Anwendung.** Chloramphenicol ist eine Reservesubstanz, z. B. für Fälle von septischer Salmonelleninfektion, Meningitis oder gramnegativer Sepsis, wenn andere Therapeutika nicht zum Erfolg führen.

Oxazolidinone

Linezolid ist der erste Vertreter einer neuartigen Substanzgruppe.

Linezolid

▶ Linezolid hemmt die Initiation der Proteinsynthese, d. h. die Bildung des ternären Komplexes aus Ribosom, mRNA und der Start t-RNA. Es wirkt bakteriostatisch ge-

gen grampositive Bakterien. Linezolid hemmt Methicillin-resistente Staphylokokken (MRSA), Enterokokken, die unempfindlich gegen Vancomycin sind, und Pneumokokken, die gegen Penicilline und Cefalosporine resistent sind.
▶ Es wird peroral angewandt.
▶ Linezolid ist eine Reservesubstanz – auch angesichts der möglichen Risiken.
▶ Unter der Therapie mit Linezolid wurden Neutropenien, Thrombozytopenien, Anämien und Panzytopenien beobachtet; daher werden wöchentliche Blutbildkontrollen empfohlen. Linezolid hemmt beide Isoformen der Monoaminoxidase, was den Abbau exogener und endogener biogener Amine einschränkt. Daher ist Vorsicht geboten im Hinblick auf Nahrungsmittel mit hohem Tyramingehalt (z. B. Käse, Chianti-Wein). Bei bestehender Anwendung von Pharmaka mit direkter oder indirekter adrenerger, dopaminerger oder serotoninerger Wirkung (u. a. MAO-Hemmer, trizyklische Antidepressiva, selektive Serotoninrückaufnahme-Inhibitoren): Blutdruck kontrollieren oder Linezolid nicht anwenden.

Mupirocin

Mupirocin ist eine von Pseudomonas fluorescens gebildete Säure (Pseudomoninsäure A).
▶ Mupirocin wirkt antibakteriell vorwiegend gegen Staphylokokken und Streptokokken. Es hemmt die Proteinsynthese, indem es die Bindung von Isoleucin an tRNA und somit die Verwertbarkeit der Aminosäure für die ribosomale Proteinsynthese verhindert.
▶ Wegen eines raschen Abbaus (Esterspaltung) ist Mupirocin nicht für die systemische Anwendung geeignet, sondern wird ▶ nur lokal zur Behandlung von Haut- und Nasenschleimhautinfektionen mit den genannten Keimen verwendet. Es trifft auch Methicillin-resistente Staphylokokken.
▶ Die lokale Verträglichkeit ist offenbar gut.

Allgemeine Hinweise zur rationalen Therapie mit Antibiotika

Um die großen Möglichkeiten auszunutzen, welche die Therapie mit Antibiotika bietet und um Schäden zu vermeiden, sind einige Leitsätze zu beachten:
- Ein häufiger Fehler ist die Behandlung von Virusinfektionen oder anderen nichtbakteriell ausgelösten Fieberzuständen (es gibt viele Ursachen für Fieber!) mit den dann unwirksamen, aber potenziell nebenwirkungsträchtigen Antibiotika. In der kalten Jahreszeit findet dieser Irrtum vieltausendfach in unseren Praxen und Krankenhäusern statt, wenn virale respiratorische Infekte den Arzt vor die Wahl der rein symptomatischen Therapie (Acetylsalicylsäure, heiße Flüssigkeit, Dekongestiva, allenfalls sparsame Anwendung von Hustenmitteln) oder der Anwendung eines fehlindizierten Antibiotikum stellen.
- Zu breit wirksame Antibiotika sollen nicht ungezielt eingesetzt werden, da sie hohe Kosten bedingen und unnötige Nebenwirkungen auslösen (z. B. nachhaltige Schädigung der Darmflora mit entsprechender Symptomatik). Es ist auch heute noch sehr gut möglich, eine Angina lacunaris mit Penicillin V, einen unkomplizierten Harnwegsinfekt der Frau mit Cotrimoxazol und einen bakteriell superinfizierten Atemwegsinfekt mit Doxycyclin zu behandeln. Die häufig zu beobachtende Anwendung der Oralcephalosporine, deren neuere Vertreter nur zu 20–30% resorbiert werden (die Hauptmenge verbleibt im Darm und macht den Patienten erst richtig krank), in dieser Indikation ist unsinnig.
- Bei einfachen, harmlosen Infekten kann eine enge, gezielte Antibiose immer noch beim Versagen eskaliert werden. Bei schweren, lebensbedrohlichen Erkrankungen liegt der Fall gerade umgekehrt: Hier muss zur Vermeidung von Zeitverlusten, die tödlich sein können (eine Sepsis kann in wenigen Stunden zum Tode führen), eine breite intravenöse Mehrfachantibiose mit hochwirksamen Pharmaka eingeleitet werden. Zuvor muss allerdings noch die mikrobiologische Diagnostik eingeleitet werden, nach deren Ergebnis dann auf das wirksamste Antibiotikum umgeschaltet werden kann (Deeskalation). Es gibt aber Ausnahmen von einer Deeskalation. So sind bei einer bakteriellen Endokarditis mindestens 6 Wochen und bei einer bakteriellen Meningitis wenigstens 4 Wochen intensive Antibiose notwendig.
- Primär vermutete Keime sollten von vorneherein mit dem „zuständigen" Antibiotikum behandelt werden, wobei eine Verdachtsdiagnose zum Erreger gestellt werden kann aufgrund der klinischen und z. B. radiologischen Diagnose, des Alters der Patienten, anderer Erkrankungen einschl. Sucht und der vermutlichen Herkunft der Bakterien (ambulant oder stationär). Die Verdachtsdiagnose muss dann evtl. auf der Basis der mikrobiologischen Ergebnisse und des klinischen Verlaufs angepasst und die antibiotische Therapie dementsprechend modifiziert werden.
- Bei Infektionen mit multiresistenten Keimen kann es notwendig sein, schlecht verträgliche aber noch wirksame Antibiotika zu benutzen. Dazu zählen Streptogramine (Quinupristin und Dalfopristin). Es handelt sich um große ringförmige Moleküle, die unter klinischen Bedingungen durch zentrale Venenkatheter zugeführt werden müssen.
- Kostenüberlegungen sollten nicht am Beginn eine Rolle spielen, sondern erst später. So sind intravenöse Gaben fast immer um den Faktor 10 teurer als orale Therapien, so dass ein Umsetzen auf orale Vergleichspräparate günstig ist.

Notwendige Wirkstoffe

Hemmung der bakteriellen Proteinsynthese

Wirkstoff	Handelsname	Alternative
Makrolide und Ähnliches		
Erythromycin	*Erythrocin®*	G
Clarithromycin	*Klacid®*	G
Roxithromycin	*Rulid®*	G
Azithromycin	*Zithromax®, Ultreon®*	–
Clindamycin	*Sobelin®*	G
Telithromycin	*Ketek®*	–
Fusidinsäure	*Fusidine®* Tab., lokal	–

Tetracycline

Oxytetracyclin		G Augensalbe
Tetracyclin	*Achromycin®*	G
Doxycyclin		G
Minocyclin	*Skiol®*	G

Aminoglykoside

Gentamicin	*Refobacin®*	G
Tobramycin	*Gernebcin®*	G
Netilmicin	*Certomycin®*	
Amikacin	*Biklin®*	G
Kanamycin		G Augentropfen/-salbe
Neomycin		nur lokale Zubereitung

Andere Verbindungen

Chloramphenicol	*Paraxin®* Inj.	G Augensalbe
Linezolid	*Zyvoxid®*	
Mupirocin	*Turixin®* Salbe	–
Quinupristin + Dalfopristin (= Streptogramin)	*Synercid®**	

* nicht im Handel

25.1.8 Tuberkulose

> **Überblick**
>
> Durch eine kombinierte Chemotherapie ist die Tuberkulose in den meisten Fällen gut beherrschbar. Kombiniert werden in den ersten Monaten der Therapie vielfach
> - Isoniazid,
> - Rifampicin,
> - Pyrazinamid, dazu ggf.
> - Streptomycin (i. m.) oder Ethambutol.
>
> Neben diesen Standardmitteln gibt es einige Reservemittel. Eine ständige Überwachung der Patienten hinsichtlich möglicher Nebenwirkungen ist bei der notwendig langdauernden Therapie wesentlich.

Das Mycobacterium tuberculosis verhält sich im Wirtsorganismus sehr ungewöhnlich. Nach regelrechter Phagozytose durch Makrophagen verhindern die Erreger eine Verschmelzung der befallenen Phagosomen mit den Lysosomen, so dass die Bakterien nicht vernichtet werden können. Im Gegenteil, in dem „Kompartiment" Phagosom vermehren sich die Erreger ungestört, da in diese Vacuole Nährstoffe eindringen können. Schließlich geht die Zelle zugrunde und dasselbe Versteckspiel beginnt erneut. Diese **raffinierte Strategie**, die auch einige andere Krankheitserreger anwenden (Chlamydien, Toxoplasma gondii, Leishmanien) erschwert die medikamentöse Therapie erheblich, denn das Vordringen des Wirkstoffes zum Krankheitskeim ist durch eine weitere Barriere behindert. Nach der Plasmamembran muss die Membran der Phagosomen zusätzlich überwunden werden.

Die Bedeutung der tuberkulösen Erkrankungen nimmt in den letzten Jahren ständig zu. Es sind vor allem Menschen betroffen, die unter sehr schlechten Bedingungen leben müssen (Unterernährung, mangelhafte hygienische Zustände, dann Immunschwäche-Erkrankungen). Zusätzlich wird die Therapie durch eine zunehmende Resistenz der Tuberkel-Bakterien gegenüber den Routine-Medikamenten erschwert. Außerdem erfordert eine erfolgreiche Therapie, die bekanntlich sehr lange dauert und eine tägliche Einnahme der Präparate voraussetzt, eine medizinische Infrastruktur, die in vielen Gebieten der Welt nicht gegeben ist.

Isoniazid

▶ **Wirkungsweise.** Isoniazid wirkt auf proliferierende Keime bakterizid. Es dringt leicht in das Mycobacterium tuberculosis ein und wird dort von den im Zytoplasma vorhandenen Enzymen Katalase und Peroxidase zur Isonicotinsäure oxidiert (Abb. 25.7), die wegen ihrer negativen Ladung die Zelle sehr schlecht verlassen kann und daher angereichert wird. Die Isonicotinsäure interferiert dann möglicherweise mit der lebensnotwendigen Nicotinsäure im Bakterien-Stoffwechsel, die als Nicotinsäureamid in NAD enthalten ist. Dies mag die Beeinträchtigung mancher Stoffwechselprozesse wie die Mycolsäure-Synthese erklären. Diese Säure ist ein für Mykobakterien spezifischer Zellwandbestandteil.

▶ **Pharmakokinetik.** Isoniazid wird vom Magen-Darm-Kanal gut und schnell resorbiert. Da Isoniazid aber sowohl mit Antazida als auch mit verschiedenen Nahrungsinhaltsstoffen reagiert, ist für die Einnahme auf nüchternen Magen zu sorgen, um eine hohe und gleichmäßige Bioverfügbarkeit zu gewährleisten. Die Substanz verteilt sich gleichmäßig im gesamten Körperwasser. Sie passiert die Plazenta und dringt in alle Körperflüssigkeiten einschließlich der Muttermilch und des Liquor cerebrospinalis ein. Dies ist für die Behandlung und Prophylaxe der tuberkulösen Meningitis ausschlaggebend. Nach intramuskulärer Injektion ist der Verlauf der Blutspiegel-Kurve ähnlich wie nach oraler Zufuhr. Während im Harn ca. 10 % unverändert ausgeschieden werden, erscheint der größte Teil in bakteriostatisch unwirksamer Form als Acetylierungsprodukt im Harn (über „Schnell- und Langsam-Acetylierer" s. S. 53). Einer der gebildeten Metabolite, N-Acetylhydrazin, ist verantwortlich für hepatotoxische Wirkungen. Zusätzlich entsteht auch Isonicotinsäure.

▶ **Nebenwirkungen.** Sie sind bei der stets notwendigen längeren Zufuhr von Isoniazid vorwiegend von Seiten des Zentralnervensystems zu beobachten. Dabei kann es zu Schwindel, Kopfschmerzen, Benommenheit, Hyperreflexie, Muskelzuckungen, Parästhesien und sehr selten zu Enzephalopathien kommen. Den Störungen des Nervensystems lässt sich durch gleichzeitige Gabe von Pyridoxin (15 – 50 mg/Tag) vorbeugen, ohne bei der üblichen Dosierung den chemotherapeutischen Effekt abzuschwächen. Häufiger werden Erhöhungen der Leber-Transaminasen-Werte im Serum beobachtet, selten sind auch Leberschädigungen beschrieben worden. Die Gefahr der Lebertoxizität scheint mit zunehmendem Alter zu steigen. Bei Langsam-Acetylierern mit Niereninsuffi-

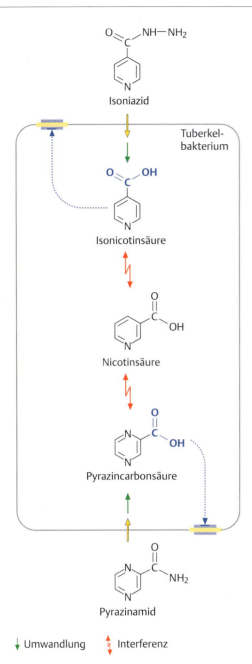

Abb. 25.7 **Tuberkulosemittel, die mit dem Nicotinsäure-amid-Stoffwechsel des Bakterium interferieren können.**

▶ **Anwendung.** Isoniazid (INH) ist das wohl wichtigste Tuberkulostatikum. Es dient zur Tuberkulose-Behandlung in Kombination mit anderen Mitteln und zur Prophylaxe einer Tuberkulose-Erkrankung.

Unter **Chemoprävention** wird die Gabe von Tuberkulosemitteln an Personen verstanden, die mit Tuberkulose-Erregern infiziert sind (positive Tuberkulinreaktion), keine Erkrankung bekommen haben, jedoch vermehrt gefährdet sind (z.B. engerer Kontakt mit an offener Tuberkulose Erkrankten). Von der Chemoprävention wird unterschieden die **Chemoprophylaxe**: Gabe von „Tuberkulostatika" an Personen, die Tuberkulin-negativ sind und in Kontakt mit Erkrankten gekommen sind. In beiden Fällen wird Isoniazid als Monotherapeutikum angewandt, 300 mg pro Tag in einer Dosis über mindestens 6 Monate.

Pyrazinamid

▶ Pyrazinamid wirkt bakterizid auf Mycobacterium tuberculosis, während Mycobacterium bovis und andere Erreger meist resistent sind. Der Wirkungsmechanismus von Pyrazinamid ist nicht sicher bekannt. Es reichert sich in Form der Pyrazincarbonsäure in den Erregern an, wo Pyrazinamid durch eine Amidase gespalten wird und in Form der Carbonsäure das Bakterium nicht mehr verlassen kann (Abb. 25.7).

▶ Die Substanz wird nach oraler Gabe gut resorbiert und verteilt sich auf alle Gewebe sowie auf den Liquor. Es wird über die Nieren eliminiert.

▶ Die Lebertoxizität begrenzt den Einsatz von Pyrazinamid, eine Überwachung der Leberfunktion ist erforderlich. Das Risiko einer Leberschädigung hängt von der Dosis und der Therapiedauer ab. Außerdem vermindert es die renale Harnsäure-Ausscheidung.

▶ Die Bedeutung von Pyrazinamid besteht darin, dass es durch Einsatz in der Initialphase der Behandlung (also für 2–3 Monate) die notwendige Therapiedauer abkürzt und die Rezidivhäufigkeit vermindert.

Rifampicin und Rifabutin

▶ **Wirkungsweise.** Rifampicin beeinträchtigt die bakterielle RNA-Synthese durch Hemmung der DNA-abhängigen RNA-Polymerase und wirkt bakterizid auf proliferierende Keime. Tuberkelbakterien sind selten primär resistent gegen Rifampicin (unter 1 %), und eine Kreuzresistenz mit anderen Tuberkulostatika besteht nicht.

▶ **Pharmakokinetik.** Rifampicin ist per os gut wirksam und verteilt sich gleichmäßig im Körper, einschließlich des Liquor cerebrospinalis. Die höchste Konzentration findet sich in Leber und Galle. Die Eliminationshalbwertszeit liegt bei 2–5 Stunden, bei längerer Therapiedauer induziert die Substanz ihren eigenen Abbau, so dass sich die Halbwertszeit verkürzt. Rifampicin wird zu etwa 80 % an Plasmaeiweiße gebunden. In der Leber wird Rifampicin deacetyliert. Der entstehende hydrophile Metabolit wird biliär ausgeschieden und ist antibakteriell wirksam.

▶ **Nebenwirkungen.** Leichte Leberfunktionsstörungen sind relativ häufig, selten treten schwere toxische Leberschäden auf. Vor Beginn einer Therapie mit Rifampicin ist eine einwandfreie Leberfunktion sicherzustellen, da

zienz ist das Risiko erhöht, weil hepatotoxische Metabolite langsamer abgebaut werden und kumulieren. Ferner werden Trockenheit des Mundes und Störungen von Seiten des Magen-Darm-Kanals und der Blase berichtet.
Kontraindikationen sind akute Lebererkrankungen, periphere Neuropathien, Psychosen und Krampfleiden.

Arzneimittelinterferenzen. Isoniazid steigert die Krampfbereitschaft, wenn es kombiniert mit zentralen Stimulanzien gegeben wird. Es hemmt den Metabolismus von Phenytoin und umgekehrt. Bei gleichzeitiger Behandlung mit p-Aminosalicylsäure wird die Eliminationsgeschwindigkeit von Isoniazid wesentlich verlangsamt. In Kombination mit Cumarin-Derivaten verlängert Isoniazid die Blutungszeit.

schwere Nebenwirkungen bei vorgeschädigtem Organ häufiger sind. Ferner werden gastrointestinale Beschwerden und Hautreaktionen sowie zentralnervöse Störungen berichtet. Bei intermittierender Therapie besteht die Gefahr, dass immunpathologische Reaktionen mit Fieber, Blutdyskrasien und Schockzustände auftreten. Rifampicin muss daher unbedingt regelmäßig, d. h. täglich, gegeben werden. Während der Therapie können sich Urin, Faeces, Schweiß, Sputum, Tränenflüssigkeit und Serum orangerot verfärben.

Es ist nicht ausgeschlossen, dass auch im Warmblüterzellen die RNA-Synthese beeinträchtigt werden kann, denn die Substanz wirkt bei manchen Tierspezies teratogen; beim Menschen scheint das Risiko einer Embryonalschädigung allerdings gering zu sein.

Rifampicin sollte aber zur Sicherheit nicht während der ersten 3 Monate der Schwangerschaft gegeben werden. Unter der Therapie mit Rifampicin sollte der Eintritt einer Schwangerschaft vermieden werden (cave: Verlust der Wirksamkeit oraler Kontrazeptiva durch Enzyminduktion, s. u.). Eine während der Rifampicin-Therapie festgestellte Gravidität stellt keine Indikation zur Interruptio dar. Die Anwendung von Rifampicin während der Schwangerschaft bei aktiver Tuberkulose ist gerechtfertigt.

Rifampicin geht in die Muttermilch über, daher sollte unter Rifampicin-Anwendung nicht gestillt werden.

Arzneimittelinterferenzen. Rifampicin ist ein starker Induktor der mikrosomalen Leberenzyme; verschiedene andere Stoffe werden daher schneller abgebaut, so Estrogene (Kontrazeptiva), Prednisolon, Trimethoprim, Digitoxin und Cumarine.

Rifabutin ähnelt Rifampicin strukturell und gleicht diesem in der Wirkungsweise. Rifabutin ist jedoch nicht selten gegen rifampicinresistente Stämme von Mycobacterium tuberculosis und Mycobacterium leprae wirksam. Außerdem wirkt es gegen Mycobacterium avium, das bei AIDS-Erkrankten häufiger vorkommt.

Ethambutol

▶ Ethambutol wirkt bakteriostatisch auf proliferierende Mykobakterien. Es scheint mit der Zellwandsynthese zu interferieren.

Ethambutol

▶ Es eignet sich ausschließlich zur Kombinationstherapie. Ethambutol wird mit Erfolg als Tuberkulosemittel verwendet, besonders auch bei Resistenz gegen andere Mittel.

▶ Ethambutol wird enteral gut resorbiert und weitgehend renal ausgeschieden.

▶ Nebenwirkungen treten verhältnismäßig selten auf; Leukopenie, allergische Reaktionen, periphere Neuritis, Nierenschädigungen, Harnsäureanstieg mit Gichtanfällen und vorübergehende Leberfunktionsstörungen können vorkommen. Über Verschlechterung der Sehschärfe, Einschränkung des Gesichtsfeldes und Verlust des Grünsehens wurde berichtet. Augenärztliche Untersuchungen im Abstand von 4 Wochen, beginnend vor der Therapie, sind erforderlich. Bei frühzeitigem Absetzen gehen die Sehstörungen langsam zurück. Wird die Therapie jedoch fortgesetzt, besteht die Gefahr einer retrobulbären Neuritis.

Ein Nierenschaden ist eine relative Kontraindikation. Bei reduzierter Kreatinin-Clearance ist das Dosierungsschema entsprechend anzupassen.

Streptomycin

Streptomycin ist ein Antibiotikum aus Streptomyces griseus. Es handelt sich um ein Aminoglykosid (S. 456), das bakterizid wirkt.

Streptomycin

▶ **Anwendung.** Aufgrund seiner tuberkulostatischen Wirkung besitzt Streptomycin Bedeutung für die Therapie von Sonderformen der Tuberkulose. Es kann bei der kindlichen tuberkulösen Meningitis lebensrettend wirken. Das Mycobacterium tuberculosis entwickelt rasch eine Resistenz gegenüber Streptomycin, es wird daher nur in Kombination mit anderen Tuberkulosemitteln angewendet (s.u.).

▶ **Pharmakokinetik.** Streptomycin wird als sehr polares Molekül vom Magen-Darm-Kanal kaum aufgenommen. Es wird üblicherweise intramuskulär injiziert, kann aber auch intrathekal appliziert werden. Die Eliminationshalbwertzeit von Streptomycin wird mit 2,5–5 Stunden angegeben. Bei Nierenfunktionsstörungen ist die Ausscheidung verzögert. Streptomycin verlässt kaum den Extrazellulärraum. In den Liquor cerebrospinalis dringt es nur bei einer bestehenden Meningitis ein. Im normalen Liquor ist es nicht nachweisbar. Es vermag gut in die Flüssigkeit des Auges, des Innenohres und des Peritoneums überzugehen. Im Fetus finden sich halb so hohe Bluts-Konzentrationen wie bei der Graviden.

▶ **Nebenwirkungen.** Die am meisten gefürchtete Nebenwirkung ist die Schädigung des 8. Hirnnervs, die sich oft zuerst in Störungen von seiten des N. vestibularis und später oder gleichzeitig des N. acusticus zeigt. Nach täglichen Gaben von 1 g Streptomycin ist nach 4-monatiger Therapie in 10–20%, nach 2 g täglich in ca. 80% der Fälle mit Vestibularisschädigungen zu rechnen. Die Anwendung in der Initialphase der Therapie erstreckt sich allerdings nur auf 2, maximal 3 Monate. Die Akustikusschädigung kann sich nicht nur durch Taubheit, sondern auch durch störende Ohrgeräusche äußern, die trotz Taubheit noch weiter empfunden werden. Alle Hirnnervenschä-

Box 25.6

Historische Remineszenz

Streptomycin wurde 1944 von S. A. Waldman und S. Schatz entdeckt und in den nächsten Jahren als wirksames Tuberkulostatikum erkannt. Es war ein „wundertätiges" Mittel, denn die bisher immer tödlich verlaufende tuberkulöse Meningitis der Kinder und Jugendlichen konnte mit diesem neuen Antibiotikum geheilt werden. Streptomycin wurde 1949 in den westlichen Teil Deutschlands durch eine Spende der Vereinten Nationen eingeführt. Die „Frankfurter Allgemeine Zeitung" berichtete darüber in ihrer 1. Nachkriegsausgabe vom 1. Nov. 1949, die aus historischen Gründen hier wiedergegeben sei:

> **Streptomycin für deutsche Kinder**
>
> BERLIN. Die erste Sendung Streptomycin für tuberkulosekranke deutsche Kinder, das von dem internationalen Hilfsfonds der Vereinten Nationen (UNICEF) zur Verfügung gestellt wird, ist jetzt in Deutschland eingetroffen. Wie die Organisation am Montag mitteilte, handelt es sich um 20 Kilogramm dieses wertvollen Medikaments, das Kindern zugute kommen soll, die an tuberkulöser Meningitis oder Miliartuberkulose leiden. Das Streptomycin wird von der Organisation besonderen deutschen Behandlungszentralen kostenlos zur Verfügung gestellt. Im ganzen sollen während der nächsten sechs Monate 100 Kilogramm bereitgestellt werden. Das soll reichen, so heißt es in der Verlautbarung, um alle Erkrankungen von Kindern bis zu 18 Jahren behandeln zu können.
>
> Das Streptomycin-Programm wird im Rahmen des zwei Millionen Dollar-Hilfsprogramms der UNICEF durchgeführt. Behandlungszentren werden in München, Erlangen, Würzburg, Augsburg, Stuttgart, Bremen, Göttingen, Osnabrück, Oldenburg, Hannover, Düsseldorf, Köln, Bonn, Münster, Essen, Aachen, Bethel bei Bielefeld, Dortmund, Kiel, Lübeck, Hamburg, Berlin, Marienheide und Sprath errichtet. ap.

digungen sind irreversibel. Sie können sich auch noch einige Zeit nach Absetzen der Medikation verschlimmern. Die Vestibularisschäden lassen sich weitgehend durch Hilfe der Augen und kompensatorische Reflexe ausgleichen. Laufende Hörprüfungen sind während der Streptomycin-Therapie nötig. Eine vorher durchgeführte Prüfung ist zweckmäßig, weil ein vorgeschädigtes Hörorgan empfindlicher ist.

Während der Schwangerschaft darf Streptomycin wegen der möglichen Schädigung des fetalen Gehörorgans (Ertaubung!) und der Nieren nur angewendet werden, wenn die Tuberkulose das Leben der Mutter bedroht und die übliche tuberkulostatische Therapie nicht ausreicht.

Streptomycin wirkt lokal reizend. Dies ist bei Injektionen und besonders bei intralumbaler Zufuhr zu berücksichtigen. Allergische Reaktionen nach Streptomycin-Zufuhr in verschiedener Ausprägung (Exantheme, auch anaphylaktische Reaktion) sind relativ häufig. Nach Kontakt der Haut mit Streptomycin sind Allergisierungen, auch beim Pflegepersonal, möglich.

Box 25.7

Reservemittel

Bei diesen Substanzen ist das Nutzen-Risiko-Verhältnis weniger günstig, so dass sie nur eingesetzt werden, wenn die Standardmittel nicht wirken oder unverträglich sind. Neben den im Folgenden kurz beschriebenen Substanzen zählen dazu auch die Tetrazykline.

p-Aminosalicyläure (PAS, 4-Aminosalicylsäure) war die erste chemotherapeutische Möglicheit gegen die tuberkulöse Infektion. Es sind sehr hohe Tagesdosen notwendig.

Protionamid. Diese Substanz ist ein Derivat der Isonicotinsäure. Protionamid wirkt in therapeutischen Konzentrationen bakteriostatisch auf das Mycobacterium tuberculosis, dieses wird aber rasch gegen die Substanz resistent.

Protionamid

Terizidon enthält im Molekül zwei Cycloserin-Anteile. Die Substanz ist wie Cycloserin (Abb. 25.**2**) zu beurteilen und wegen verschiedener zentralnervöser Nebenwirkungen lediglich ein Reservemittel.

Terizidon

Kombinationstherapie der Tuberkulose

Für die Behandlung der Tuberkulose hat sich eine Kombinationstherapie aus folgenden Gründen bewährt:
- Die Population von Mykobakterien enthält stets einige gegen ein Chemotherapeutikum resistente Erreger. Diese vermehren sich zunehmend (Selektion), und das Mittel wird unwirksam. Durch eine konsequent eingehaltene Kombinationstherapie kann eine Resistenzbildung hintangehalten werden. Eine unzureichende Behandlung leistet der Entwicklung resistenter Keime Vorschub. Das inzwischen festgestellte Auftreten von multiresistenten Tuberkulose-Erregern ist Besorgnis erregend.
- Die chemotherapeutischen Wirkungen addieren sich, so dass kleinere Dosen von jedem Pharmakon ausreichen. Allerdings muss von jeder Substanz eine genügende antibakterielle Serumkonzentration erreicht werden.

Da die Dosierung der jeweiligen Einzelsubstanz niedriger ist als bei einer Monotherapie, ist mit geringeren Nebenwirkungen zu rechnen, denn die Nebenwirkungen der Komponenten sind unterschiedlich und addieren sich dementsprechend nicht. In Tab. 25.**5** sind zwei mögliche Therapieschemata dargestellt. Die 6-Monats-Therapie gilt als die Standardtherapie (Tab. 25.**5**). Essenziell ist hierbei die Anwendung von Isoniazid, Rifampicin und Pyrazinamid. Dazu sollte als vierte Substanz Ethambutol hinzukommen, alternativ Streptomycin. Streptomycin

25 Infektionskrankheiten

Tab. 25.5 Pharmakotherapie der Tuberkulose

	Initialphase	Stabilisierungsphase
Standard-Kurzzeit-Therapie (6–7 Monate)	Isoniazid + Rifampicin + Pyrazinamid + ggf. – Streptomycin oder – Ethambutol für 2 (evtl. 3) Monate	Isoniazid + Rifampicin für 4 Monate
9- bis 12-Monats-Therapie	Isoniazid + Rifampicin + – Ethambutol oder – Streptomycin oder – Protionamid für 2 (evtl. 3) Monate	Isoniazid + Rifampicin für 7 (bis 10) Monate

wird als die effektivste Therapieform angesehen und kommt bei schwierigeren Fällen in Betracht wie z. B. Kavernenbildung; muss aber injiziert werden. Die Initialphase führt bei über 90 % der Patienten dazu, dass im Sputum keine Erreger nachweisbar sind. Das 9- bis 12-Monats-Schema ist nicht ganz so wirksam wie die Standard-Kurzzeittherapie und wird angewandt, wenn letztere nicht möglich ist. Der Erfolg einer Therapie ist von der **täglichen Einnahme** der Tuberkulostatika über die lange Therapie-Dauer abhängig!

Notwendige Wirkstoffe

Mittel gegen Tuberkulose

Wirkstoff	Handelsname	Alternative
Isoniacid	*Isocid*®	*Tebesium*®
Rifampicin	*Eremfat*®	G
Pyrazinamid	*Pyrafat*®	G
Streptomycin	*Strepto*®	G
Ethambutol	*Myambutol*®	EMB®
Protionamid	*Peteha*®	*Ektebin*®
Terizidon		G
Rifabutin	*Alfacid*®	–

25.2 Weltweit verbreitete Protozoen-Infektionen

25.2.1 Trichomonas vaginalis

Die Infektion mit diesem Keim ist weit verbreitet und kann symptomlos sein. Er ist oft die Ursache einer **Vaginitis**. Beim Mann setzt sich dieser Erreger in der Harnröhre und in der Prostata fest.

Die Therapie ist einfach und erfolgreich durch die Gabe eines **Nitroimidazols**: Metronidazol 3 × täglich 250 mg für 10 Tage, oder 3 × 1000 mg in 24 Stunden oder 2000 mg einmalig peroral. Der jeweilige Geschlechtspartner muss ebenfalls behandelt werden. Die Nitroimidazol-Derivate interferieren mit dem Ethanol-Abbau. Gleichzeitig mit der Behandlung genossene Alkoholika können Symptome auslösen, wie sie von dem „Alkohol-Entzugsmittel" Disulfiram (*Antabus*®) bekannt sind.

25.2.2 Giardia lamblia

Dieser Geißeln tragende Erreger lebt im oberen Dünndarm, wo er sich an der Schleimhaut festsaugen kann. Die Symptome bei starkem Befall sind Bauchschmerzen, Resorptionsstörungen und Diarrhöen. Freie Individuen gelangen in den Dickdarm, jeweils 4 von ihnen umgeben sich mit einer schützenden Membran und werden ausgeschieden. Diese Zyste überlebt lange im Wasser und kann nach Wiederaufnahme durch Verschlucken infizierten Wassers neue Infektionen auslösen. So kommen Masseninfektionen durch Baden in verschmutzten Seen oder Schwimmbädern oder durch Trinken verseuchten Wassers zustande. Unter schlechten hygienischen Bedingungen ist die Durchseuchung mit Giardia lamblia besonders hoch.

Als Therapie hat sich die Gabe von **Nitroimidazol-Derivaten** wie Metronidazol bewährt. Die Dosierung von Metronidazol ist wie bei der Behandlung von Trichomonas vaginalis angegeben.

25.2.3 Toxoplasma gondii

Dieser Erreger liegt in drei Formen vor: Trophozoiten (Tachyzoiten), Gewebszysten und Oozyten. Als Infektionsquelle kommt meistens Fleisch von den üblichen Schlachttieren infrage, wenn es beim Zubereiten nicht genügend erhitzt wurde. Auch Haustiere, vor allem Katzen, beherbergen den Erreger. Viele Organe des Menschen können befallen sein, die Krankheitssymptome sind besonders ausgeprägt bei **immungeschwächten** Patienten. Die Infektion geht auf den Feten über und löst **Aborte** oder **Fehlbildungen** aus. Die Chemotherapie ist nur gegen die extrazelluläre Form (Trophozoiten) wirksam.

Bewährt hat sich die Gabe von **Hemmstoffen der Dihydrofolsäure-Reduktase**[2] (s. S. 466): Pyrimethamin kombiniert mit Sulfadiazin für mehrere Tage oder auch die Kombination von Pyrimethamin mit Clindamycin. In den ersten 5 Monaten einer Schwangerschaft dürfen „Folsäure-Antagonisten" nicht gegeben werden, weil ein (Tetrahydro-)Folsäuremangel vom Neuralrohr ausgehende Fehlbildungen auslösen kann. In diesem Zeitraum kann eine Therapie mit Erythromycin-Derivaten empfohlen werden.

25.2.4 Pneumocystis carinii

Dieser Erreger durchläuft 2 Entwicklungsstadien: die Trophozoiten- und die Zystenform. Er ist im Tierreich weit verbreitet. Dieser Keim befällt vorwiegend **geschwächte Menschen**, wie unterernährte Kinder, immungeschwächte Patienten (AIDS-Kranke). Der Befall betrifft häufig die Lungen und schädigt das Organ (interstitielle Pneumonie). Die Patienten befinden sich meis-

---

[2] Nicht korrekt auch als Folsäure-Antagonisten bezeichnet

tens schon in einem reduzierten Gesundheitszustand. Dies erschwert die medikamentöse Therapie, da eine mangelhafte Toleranz gegenüber den Nebenwirkungen der notwendigen Chemotherapeutika besteht.

Es wird empfohlen, die Kombination von zwei Hemmstoffen des Syntheseweges zu Tetrahydrofolsäure, wie z. B. im Präparat Co-trimoxazol, zu geben. Auch Pentamidin ist wohl wirksam, löst aber starke Nebenwirkungen aus.

Notwendige Wirkstoffe

Protozoen-Infektionen

Wirkstoff	Handelsname	Alternative
Metronidazol	Clont®	G
Pyrimethamin	Daraprim®	–
Clindamycin	Sobelin®	G
Sulfadiazin	–	G
Cotrimoxazol	Eusaprim®	G
Pentamidin	Pentacarinat®	–

Mittel gegen Blutschizonten

Chloroquin, Chinin, Mefloquin, Halofantrin und *Artemisin-Derivate*
▶ reichern sich in den Verdauungsvakuolen der Parasiten an und hemmen dort die Entgiftung des für die Blutschizonten toxischen Häm, welches normalerweise durch Polymerisation unschädlich gemacht wird.

Pyrimethamin und *Proguanil*
▶ hemmen die parasitäre Dihydrofolsäure-Reduktase; werden teilweise mit Sulfonamiden kombiniert.

Atovaquon
▶ beeinträchtigt den mitochondrialen Elektronentransport des Plasmodiums,
▶ es wird kombiniert mit Proguanil bei Therapie-resistenter Malaria tropica.

Mittel gegen Leberschizonten, Hypnozoiten und Gametozyten

Primaquin
▶ keine Wirkung auf Blutschizonten, sehr wirksam gegen Leberschizonten und Hypnozoiten.

25.3 Tropenkrankheiten

Ein beherrschendes Charakteristikum unserer Zeit ist die „Globalisierung". Sie trifft auf viele Aspekte unseres Lebens zu, die Welt ist klein geworden. Auch das Gesundheitswesen ist betroffen. Reisende Europäer erkranken in orientalischen Ländern an den dort heimischen Tropenkrankheiten und müssen dort oder hier sachgemäß behandelt werden. Einwanderer oder Hilfe suchende Menschen aus den Tropen kommen nach Mitteleuropa und bringen ihre Krankheiten mit. Europäische Ärzte gehen in die Entwicklungsländer, um den Kranken dort zu helfen. Kurz gesagt: Wir müssen heute im Rahmen der Globalisierung über die **Tropenkrankheiten einigermaßen informiert** sein. Ferner halten wir es für notwendig, dass wir, die unter so günstigen Bedingungen leben, uns klar machen, wie **schwer es die Menschen in den tropischen Länder haben**, die von Armut und fehlender medizinischer Infrastruktur gekennzeichnet sind. Daher das Kapitel Tropenkrankheiten.

25.3.1 Plasmodien-Infektionen (Malaria)

Überblick

Es gibt gute Chemotherapeutika gegen Malaria-Erreger, jedoch nimmt mit zunehmender Anwendung die Häufigkeit von Resistenzen zu. Dies gilt besonders für den Erreger (Plasmodium falciparum) der gefährlichsten Form (Malaria tropica). Es ist nicht möglich, durch eine prophylaktische Chemotherapie die Ansteckung mit Malaria-Erregern zu verhindern (Sporozoiten sind unempfindlich). Verhindert werden kann lediglich der Übergang in ein späteres Entwicklungsstadium.

Grundlagen

Die Malaria gehört zu den am weitesten verbreiteten und häufigsten Tropenkrankheiten. Es wird geschätzt, dass im Jahr weltweit über 100 Millionen Menschen an einer Malaria erkranken und etwa 1 Million jährlich an dieser Erkrankung sterben. In Deutschland werden pro Jahr ca. 1000 Fälle von importierter Malaria gezählt (Tropenreisende, Einwanderer).
Die vier menschenpathogenen Plasmodien rufen unterschiedlich schwere Errankungen hervor:

- **Plasmodium falciparum:** *Malaria tropica*. Dauerfieber, schwerste Malariaform, unbehandelt häufig tödlich.
- **Plasmodium vivax:** *Malaria tertiana.*
- **Plasmodium ovale:** *Malaria tertiana.* 3-tägiger Abstand zwischen den Fieberschüben, lang überlebende Hypnozoiten in der Leber, neuer Ausbruch der Krankheit nach freiem Intervall.
- **Plasmodium malariae:** *Malaria quartana.* 4-tägiger Abstand der Fieberschübe, milde Form der Erkrankung.

Die eigentlichen **Krankheitssymptome** der Malaria (Schüttelfrost, Wechselfieber, Malaise, Kopf- und Muskelschmerzen) sind durch den koordinierten Zerfall der infizierten Erythrozyten bedingt (s.u.). Bei der Malaria quartana und tertiana ist jeweils nur ein kleiner Teil der Erythrozyten befallen, bei der Malaria tropica können es 5% oder mehr sein. Die Temperatur ist bei dieser malignen Form der Malaria meist ständig erhöht. Dann treten auch entsprechend ernste Krankheitssymptome auf wie Ikterus, Anämie, Niereninsuffizienz und, besonders gefährlich, eine Enzephalopathie. Diese wird ausgelöst durch die besondere „Klebrigkeit" der infizierten Erythrozyten, die in den Kapillaren des Gehirns hängen bleiben und zu Störungen der Mikrozirkulation Anlass geben.

Box 25.8

Lebenszyklus der Plasmodien

Die Plasmodien durchlaufen in der weiblichen Anopheles-Mücke und im Menschen folgende Entwicklung: Beim Stich der infizierten Mücke gelangen die winzigen Sporozoiten (0,3 µm Durchmesser) in das Blut und dringen dann in die Leberzellen ein. Hier verwandeln sie sich zu Schizonten (3,0 – 7,0 µm) und zu Dauerformen (Hypnozoiten, bei P. ovale und P. vivax), die auch nach langer Zeit noch wieder aktiv werden können und sich dann ebenfalls zu Schizonten entwickeln. Die Schizonten zerfallen in 10 – 20 Merozoiten, die ins Blut übergehen und in die roten Blutkörperchen eindringen, wo sie sich wieder zu Schizonten weiterbilden. Aus den Blutschizonten können wieder Merozoiten sowie die geschlechtlichen Formen des Parasiten entstehen, die Gametozyten, die wiederum von der Mücke aufgenommen werden und sich dort über das Stadium der Ookineten und der Oozyste massenhaft vermehren.

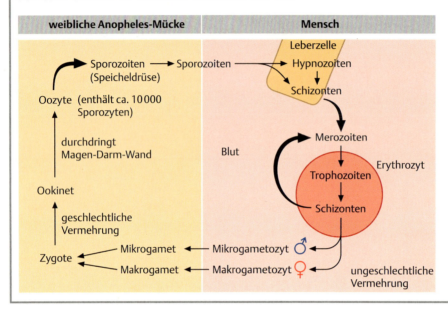

Folgende **Maßnahmen zur Bekämpfung der Malaria-Seuche** und der individuellen Infektion sind denkbar:
- Ausrottung der Anopheles-Mücke bzw. ihrer im Wasser lebenden Larve durch Melioration (Trockenlegung) und Insektizide.
- Verhinderung des Mückenstiches durch Moskitonetze und hautbedeckende Kleidung, Benutzung von Mücken-abschreckenden Stoffen (sog. Repellents) wie Diethyl-toluamid.
- Chemotherapie der Plasmodien-Infektion.

Die Entwicklung von Impfstoffen zur Immunisierung gegen Plasmodien ist bisher nicht gelungen.

Die verschiedenen Entwicklungsstadien der Malaria-Erreger unterscheiden sich in Hinsicht auf biochemische und metabolische Aktivität sehr stark voneinander. So besitzen die Sporozoiten, Merozoiten und die Hypnozoiten kaum einen Stoffwechsel und sind somit auch einer Chemotherapie nicht zugänglich. Ähnliches gilt für die Gametozyten. Als Ausnahme muss die Empfindlichkeit der Hypnozoiten und Gametozyten gegen Primaquin angesehen werden (s. u.). Dagegen sind die Schizonten metabolisch hochaktiv – sie verdauen den Zellinhalt der Hepatozyten und Erythrozyten – und können daher am leichtesten chemotherapeutisch geschädigt werden.

Aus dem Mangel an einem Mittel gegen Sporozoiten folgt, dass es nicht möglich ist, eine Malaria-Infektion durch Mückenstich mit Chemotherapeutika zu verhindern. Es kann lediglich der Ausbruch der Krankheitssymptome unterdrückt werden. Daher ist auch die medikamentöse „Malariaprophylaxe" kein korrekter Ausdruck, es handelt sich lediglich um eine **Suppressiv-Therapie**.

▶ **Wirkmechanismen der Malaria-Mittel.**
- **Kationisch-amphiphile Verbindungen** (Abb. 25.8), die sich vom Chinin ableiten lassen (z. B. Chloroquin, Mefloquin, Halofantrin, Primaquin), reichern sich aufgrund des hohen pH-Gradienten über der Vakuolen-Membran sehr stark in den sauren Verdauungsvakuolen der Schizonten an. Die Schizonten verdauen in den Vakuolen die Eiweiße der Wirtszelle; das ist im Falle des Erythrozyten Hämoglobin. Als unverdauliches Spaltprodukt bleibt Häm übrig, das für den Parasiten ein Gift darstellt. Das anfallende Häm wird vom Plasmodium polymerisiert, es entsteht ein Makromolekül, das Malaria-Pigment (Hämazoin), das ungiftig ist. Chloroquin und Chinin hemmen diese Polymerisation, so dass die giftigen Verdauungsprodukte, die Häm-Moleküle, nicht vernichtet werden können. Artemisin-Derivate scheinen im Prinzip ähnlich zu wirken. Andere erythrozytäre Schizontenmittel wirken wohl ebenso. Der Befund, dass die klassischen Malariamittel nur auf die Blutschizonten, nicht aber auf die Leberschizonten wirken, findet eine einfache Erklärung: In der Leber fällt beim Verdauen der Zelleiweiße kein Häm an!
- **Hemmstoffe der Dihydrofolsäure-Reduktase** (z. B. Pyrimethamin, Proguanil) verhindern die Umwandlung der Dihydrofolsäure in die Tetrahydrofolsäure (Mechanismus S. 446). Diese vierfach hydrierte Folsäure ist als Methyl-Donator für die Proteinsynthese der Parasiten lebensnotwendig. Diese Hemmstoffe schädigen Leber- und Blutschizonten sowie auch die Gametozyten.

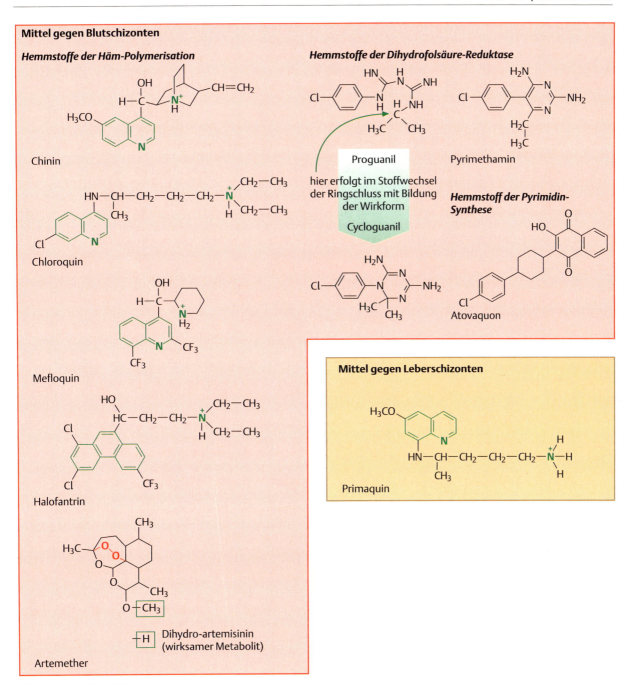

Abb. 25.8 **Malaria-Mittel.**

In der Formelsammlung (Abb. 25.8) sind die verfügbaren Malaria-Mittel zusammengestellt. Die Hemmstoffe der Dihydrofolsäure-Reduktase können noch kombiniert werden mit Sulfonamiden oder Sulfonen, welche ja ebenfalls Hemmstoffe der Folsäure-Synthese auf einer früheren Stufe sind (Abb. 25.3). Man spricht bei der Kombination von einem Sequenzialeffekt. Zur Wirkungsweise von Atovaquon und Primaquin s. S. 469.

Chemotherapeutische Prinzipien. Für die **Suppressivbehandlung** von Reisenden in Malaria-verseuchte Gebiete ist die örtliche Resistenzlage entscheidend[3]. Je nach der augenblicklichen Situation kommen infrage (beginnend eine Woche vor Antritt der Reise und Beendigung 4 Wochen nach Rückkehr): Chloroquin 300 mg/Woche, Proguanil 200 mg/d, Kombination dieser Substanzen in der angegebenen Dosierung, Mefloquin 250 mg/Woche und

---

[3] Ärzte, die um Beratung gebeten werden, sollten sich bei Hygiene- oder Tropeninstituten über die Situation in den entsprechenden Seuchengebieten informieren.

schließlich noch Kombinationen von Pyrimethamin mit einem Sulfonamid.

Eine **manifeste Erkrankung** durch Plasmodium vivax, ovale oder malariae kann im Allgemeinen mit Chloroquin erfolgreich behandelt werden. Handelt es sich um eine Infektion mit Plasmodium vivax oder ovale, sollte eine Primaquin-Kur folgen, um die hepatischen Erregerformen (Hypnozoiten) abzutöten. Falls eine Infektion mit Plasmodium falciparum vorliegt, muss die Resistenzlage berücksichtigt werden. In vielen Teilen der Welt ist dieser Erreger resistent gegen Chloroquin, so dass diese Therapie erfolglos bleiben muss. Dann ist Chinin ein mögliches Mittel, es muss in Dosen von 600 mg 3 × täglich für 7 – 10 Tage gegeben werden. Wenn nötig, kann Chinin auch parenteral zugeführt werden, gegebenenfalls muss mit weiteren Mitteln wie Mefloquin, Artemisin-Derivate, Tetracyclinen, Pyrimethamin oder einer Kombination mit einem Sulfonamid die chemotherapeutische Aggressivität verstärkt werden. Wichtig bei der Behandlung einer Tropicainfektion sind natürlich symptomatische Maßnahmen.

Box 25.9

Ursachen der Resistenzentwicklung

Bei resistenten Plasmodien kann festgestellt werden, dass die Konzentration an amphiphilem Wirkstoff in den Verdauungsvakuolen deutlich niedriger liegt als bei empfindlichen Parasiten. Das Malaria-Mittel akkumuliert also weniger und erreicht nicht die Konzentrationen, die zum therapeutischen Effekt notwendig sind. Zwei Erklärungen werden für diesen Befund angegeben, in beiden Fällen „lernt" es der Parasit, mit der für ihn bedrohlichen Lage fertig zu werden:
1. In den Verdauungsvakuolen, in denen unter normalen Bedingungen ein pH-Wert von ca. 5 herrscht, wird der Inhalt weniger sauer eingestellt, d. h. die Protonen-Konzentration wird verringert (Abschalten der membranständigen Protonen-Pumpe). Damit ist der pH-Gradient über der Membran stark reduziert, und dies führt konsequenterweise zu einer verminderten Aufnahme des amphiphilen Pharmakons (s.a. S. 26).
2. In die Vakuolenmembran wird ein Transportprotein eingebaut, das „Fremdstoffe" wie Pharmaka aus dem Innern der Vakuole gegen einen Gradienten herausfördert. Damit wird ebenfalls verhindert, dass sich eine wirksame Konzentration aufbaut. Ein derartiger Pumpmechanismus für Wirkstoffe ist von Resistenzentwicklungen gegen völlig andere Chemotherapeutika bekannt (P-Glykoprotein).
Für beide Mechanismen gibt es experimentelle Hinweise.

Die einzelnen Malaria-Mittel

Artemisinin-Derivate. In der ostasiatischen Volksmedizin wird die Pflanze *Artemisia annua* (ein Beifuß-Gewächs) als Mittel gegen Fieber seit langer Zeit angewandt. In der Neuzeit konnten aus dieser Droge Wirkstoffe isoliert werden, die sich vom Artemisin ableiten. In der Formel ist der Wirkstoff **Artemether** dargestellt, der das für diese Gruppe typische Endoperoxid enthält.
▶ Der antiparasitäre Wirkungsmechanismus im Blutschizonten ist an das Endoperoxid gebunden, das mit dem im Parasiten vorhandenen Häm-Eisen reagieren und die Entstehung des nicht giftigen Malariapigmentes verhindern soll.

Artemether, das auch rektal appliziert werden kann, was bei schwer erkrankten Kleinkindern in der Dritten Welt wichtig ist, und ein anderes Derivat, **Artesunate**, wirken sehr schnell nach der Gabe und sind noch effektiv, wenn die Plasmodien resistent gegenüber den klassischen Antimalaria-Mitteln sind.
▶ Die Verträglichkeit der genannten Mittel wird als gut bezeichnet. ▶ Artemether ist kombiniert mit Lumefantrin im Handel erhältlich.

Chinin stammt wie sein Diastereomer Chinidin aus der Chinarinde (von Bäumen der Gattung Cinchona), deren Gebrauch die Spanier bei der Eroberung Mittel- und Südamerikas kennen lernten und bereits 1630 gegen fieberhafte Erkrankungen anwandten.
▶ Chinin wird heute nur benötigt, wenn die Resistenzlage der Erreger die Verwendung eines neueren Chemotherapeutikums verbietet.
▶ Bei den für die erfolgreiche Therapie benötigten hohen Dosen tritt eine Reihe von Nebenwirkungen auf, wie Herzrhythmusstörungen (die herzhemmende Wirkung von Chinin ist ähnlich ausgeprägt wie die des Antiarrhythmikum Chinidin), neurotoxische Störungen (u.a. Hör- und Sehstörungen), Überempfindlichkeitsreaktionen (u.a. Blutbildveränderungen). Bei Patienten mit einem Glucose-6-phosphat-Dehydrogenase-Mangel ist Chinin absolut kontraindiziert (S. 43).

Chloroquin ▶ ist ein sehr gut wirksames Mittel gegen die Blutschizonten aller Malaria-Formen. Es bewirkt bei einer Malaria tropica mit der Beseitigung der akuten Erkrankung ohne weiteres eine völlige Heilung. Dagegen vermag es bei der Tertiana und Quartana nur die durch Schizonten verursachten akuten Erscheinungen zu beseitigen oder diese bei einer Suppressiv-Behandlung zu verhindern. In allen diesen Fällen ist zur Beseitigung der Gametozyten und extraerythrozytären Formen eine Behandlung mit **Primaquin** anzuschließen oder auch gleichzeitig durchzuführen. Auch bei der Malaria tropica ist die Beseitigung der meist nur noch kurze Zeit vorhandenen Gametozyten mit Rücksicht auf die Übertragungsmöglichkeit auf Anopheles durch kurze Primaquin-Behandlung zweckmäßig.
▶ Chloroquin wird schnell vom Magen-Darm-Kanal resorbiert. Die Leber kann mehr als 500-mal höhere Konzentrationen von Chloroquin aufweisen als das Blutplasma. Diese starke Bindung an verschiedene Gewebe ist für die lang anhaltende Wirkung verantwortlich (Eliminationshalbwertzeit 10 – 14 Tage, am Ende der Ausscheidungsphase bis zu 50 Tage). Sie ist auch von Bedeutung für die Therapie der Leberinfektionen durch Amöben (S. 470).

Für die Behandlung eines Anfalles von Malaria genügen meistens orale Gaben von insgesamt 2,5 g Chloroquindiphosphat (entsprechend 1,5 g Base) in 2 – 3 Tagen. Nur selten sind intramuskuläre Injektionen nötig.

▶ Bei der Suppressivbehandlung der Malaria sind nur selten Kopfschmerzen, Hautjucken, Sehstörungen und Magen-Darm-Beschwerden zu beobachten. Alle Erscheinungen sind nach Absetzen des Mittels reversibel. Bei der langdauernden Chloroquintherapie von Lupus erythematodes und chronischer rheumatischer Arthritis treten zahlreiche weitere Nebenwirkungen auf, die auf S. 297 besprochen werden.

Mefloquin ▶ ist ebenfalls ein gutes Mittel gegen Blutschizonten. Sein Wert liegt darin, dass es noch wirksam ist, wenn die Erreger refraktär gegenüber Chinin und Chloroquin sind. Es ist gleichermaßen geeignet zur Suppressivtherapie und zur Behandlung von manifesten Infektionen. Für die Therapie eines akuten Malaria-Anfalls werden einmalig 750–1000 mg, verteilt auf zwei Dosen, zugeführt. Dieses wertvolle Antimalaria-Mittel sollte nur mit großer Zurückhaltung angewandt werden, um die Entwicklung resistenter Erreger möglichst hinauszuzögern.

▶ Mefloquin wird ebenfalls sehr stark vom Gewebe angereichert, denn es hat ein scheinbares Verteilungsvolumen von ca. 20 l/kg, was bei einer Plasmaeiweißbindung von 98–99% eine zelluläre Anreicherung von mindestens dem 1000fachen ergibt. Die Elimination erfolgt mit einer Halbwertszeit von ca. 21 Tagen, ist also extrem langsam.

▶ Während der kurativen Therapie ist mit dem Auftreten von gastrointestinalen Störungen in etwa 10%, von Kopfschmerzen in ca. 5% und Hautreaktionen in weniger als 1% der Fälle zu rechnen, von diesen Nebenwirkungen sind 2,5% als schwer zu bezeichnen. Bei der lang dauernden Suppressivtherapie geht die Häufigkeit von Nebenwirkungen auf unter 1% zurück, es sind allerdings psychomotorische Störungen berichtet worden. Diese Nebenwirkung schränkt die Anwendung von Mefloquin ein.

Halofantrin. ▶ Dieses Mittel ist gegen Blutschizonten wirksam, bisher tritt nur selten eine Resistenz gegen diese neue Substanz auf. Halofantrin wird nur zur Therapie, nicht zur Suppressiv-Behandlung eingesetzt. Für diesen Zweck genügen einmalig 3 × 500 mg im Abstand von 6 Stunden, diese Gabe sollte nach 1 Woche wiederholt werden.

▶ Im Vergleich zu Mefloquin wird Halofantrin erheblich schneller ausgeschieden, die Halbwertszeit liegt bei 6 Stunden.

▶ Halofantrin scheint im Vergleich zu anderen Malaria-Mitteln besser verträglich zu sein. Es können auftreten: gastrointestinale Störungen, Kopfschmerzen, Hautreaktionen, Anstieg der Leberenzym-Aktivitäten im Blut, selten schwerwiegende ventrikuläre Herzrhythmusstörungen (Verlängerung der QT-Zeit durch Blockade eines Kaliumionen-Kanals).

Ähnlichkeit mit Halofantrin hinsichtlich der Struktur und Wirksamkeit besitzt **Lumefantrin,** diese Substanz wird auch in Kombination mit Artemether gegeben. Dieses Kombinationspräparat ist in manchen Regionen (südliches Afrika, südliches Ostasien), in denen das Plasmodium resistent gegen die üblichen Antimalaria-Mittel geworden ist als einzige Therapiemöglichkeit übrig geblieben.

Primaquin hat wegen seiner geringeren Nebenwirkungen das nahe verwandte, lange Zeit verwendete Pamaquin völlig ersetzt.

▶ Primaquin hat eine gute Wirkung auf die extraerythrozytären Formen der Malaria und gegen alle Gametozyten, während es die (Blut-)Schizonten nicht ausreichend abtötet. Der Wirkungsmechanismus ist unklar. Eine Kombination mit Chloroquin ist deshalb vielfach angebracht.

▶ Primaquin wird schnell vom Magen-Darm-Kanal resorbiert, im Körper weitgehend abgebaut. Die Reste werden in kurzer Zeit ausgeschieden. Eine Speicherung findet nicht statt.

Pyrimethamin ist aus einer Fortentwicklung von Substanzen entstanden, die Antimalaria-Wirkungen haben, wie das Biguanid-Derivat Proguanil, und anderseits von Pyrimidin-Derivaten mit Antifolsäure-Wirkungen.

▶ Pyrimethamin hemmt wie Trimethoprim (S. 446) die Dihydrofolsäure-Reduktase. Es wirkt gut auf exoerythrozytäre Formen, während die Wirkung auf Schizonten bei akuten Erscheinungen zu langsam einsetzt.

▶ Die Substanz wird langsam aber vollständig vom Magen-Darm-Kanal resorbiert. Sie hat eine Halbwertszeit von 4 Tagen.

▶ Eine wöchentliche Dosis von 25 mg per os ist zur Suppressiv-Behandlung ausreichend. Bei akuten Erscheinungen ist Pyrimethamin mit Chloroquin zu kombinieren. Proguanilresistente Stämme sind auch gegen Pyrimethamin resistent.

▶ Nur nach großen Dosen kann es zu einer Megaloblastenanämie kommen, die sich nach Absetzen zurückbildet; sie ist auf die Antifolsäure-Wirkung von Pyrimethamin zu beziehen, die bisweilen auch zur Behandlung einer Polyzythämie ausgenutzt wird.

Der Malaria-Erreger ist auf die Synthese von Folinsäure angewiesen. Daher wirken neben Pyrimethamin auch Trimethoprim, Sulfonamide und Dapson hemmend. Ein **Kombinationspräparat** von Pyrimethamin mit dem Sulfonamid Sulfadoxin kann an Stelle von Chinin zur Therapie einer resistenten Malaria tropica benutzt werden. Da die Nebenwirkungen dieser Kombination aber sehr ausgeprägt sind (schwere Hautreaktionen, Lungeninfiltrationen), sollte diese feste Kombination nur in Ausnahmefällen zur Anwendung kommen.

Atovaquon ist bekannt als ein Wirkstoff gegen Pneumocystis-carinii-Infektionen (S. 464).

▶ In **Kombination mit Proguanil** kann es jedoch auch zur Therapie oder Prophylaxe einer Malaria, die durch das multiresistente Plasmodium falciparum ausgelöst ist, dienen.

▶ Atovaquon soll den mitochondrialen Elektronentransport hemmen und so die Synthese von Pyrimidin-Basen drosseln. Cycloguanil, die aktive Form von Proguanil, hemmt die Synthese von Tetrahydrofolsäure und bremst so die Bildung von Purin-Körpern und von Thymidin, einem Pyrimidin-Nukleosid. Der Nutzen der Kombination leuchtet ein, da die beiden Kombinationspartner in einem Syntheseweg an unterschiedlichen Stellen eingreifen. Auf diese Weise wird eine Resistenzentwicklung erschwert.

▶ Häufige Nebenwirkungen sind Kopfschmerzen und gastrointestinale Störungen.

> **Box 25.10**
>
> **Minderwertige Arzneimittelpräparate**
>
> Bei Reisen in den Orient und der dort auftretenden Notwendigkeit, Arzneimittel zu erwerben, muss man sich der Tatsache bewusst sein, dass ein Teil der zum Kauf angebotenen Präparate von minderwertiger Qualität ist. Sie enthalten entweder geringere Mengen als es der Deklaration entspricht oder überhaupt keinen Wirkstoff. So hat eine Untersuchung in Süd-Ost-Asien folgendes ergeben: Von dem Antimalariamittel Artesunate (indiziert bei multiresistenter Plasmodium-falciparum-Infektion) waren in Burma 40 %, in Thailand 11 %, in Kambodscha 25 % und in Vietnam 64 % der Zubereitungen ohne den Wirkstoff. In welchem Ausmaß derartige Fälschungen auch andere Arzneimittelgruppen betreffen, ist im Einzelnen wohl nicht bekannt. Auch aus Nigeria berichten Experten, dass bis zu 70 % aller Arzneimittelpräparate von minderwertiger Qualität seien.

Notwendige Wirkstoffe

Mittel gegen Plasmodien

Wirkstoff	Handelsname	Alternative
Chinin	–	G
Chloroquin	*Resochin*® Tab., Amp.	G
Halofantrin*	*Halfan*® Tab., Susp	–
Mefloquin	*Lariam*® Tab.	–
Proguanil	*Paludrine*® Tab.	–
Proguanil + Atovaquon	*Malarone*® Tab.	–
Atovaquon	*Wellvone*® Sus.	–
Pyrimethamin	*Daraprim*® Tab.	G
Pyrimethamin + Sulfadoxin*	*Fansidar*® Tab.	–
Artemether + Lumefantrin	*Riamet*® Tab	–
Diethyl-toluamid (Repellent)	*Autan*® Creme, Lotio, Spray	–

* nur über eine internationale Apotheke zu beziehen

25.3.2 Amöbiasis

Der Erreger der Amöbiasis ist *Entamoeba histolytica*. Der Trophozyt wird 10–20 (–50) mm groß und ist mobil. Er lebt anaerob im Colon und ernährt sich von Bakterien und Detritus. Er ruft Diarrhöen verschiedener Schweregrade hervor. Entamöba histolytika kann vorwiegend in der Leber Zysten mit Chitinhülle ausbilden. Diese Zysten führen zu Abszessen und Ulzerationen. Die Infektion erfolgt auf fäkal-oralem Weg; Infektionsquelle sind meistens die Zysten, da sie stabil sind. Die Trophozyten sterben schnell an der frischen Luft. In unterentwickelten Ländern sind bis zu 50 % der Bevölkerung befallen, das entspricht etwa 10 % der Weltbevölkerung.

> **Therapie.** Gegen den *intestinalen Befall* **Metronidazol** 750 mg 3 × täglich für 5–10 Tage, **Tetracyclin** 500 mg 4 × täglich für 5 Tage evtl. zusätzlich (Dehydro-)Emetin. Gegen *Leberbefall* und *Abszesse* **Chloroquin** 1,0 g/Tag 2 Tage, dann 0,5 g/Tag für 4 Wochen, evtl. wieder Emetin zusätzlich.

25.3.3 Leishmaniosis

Protozoen der Gattung Leishmania wie z. B. *L. donovani* verursacht die Leishmanioisis. Man unterscheidet Kala Azar, und kutane und mucokutane Formen der Leishmaniose.

Der Erreger befindet sich im Blut von Nagetieren, Hunden und Waldtieren. Die Verbreitung erfolgt durch Blut saugende Sandfliegen (weibl. Phlebotomus-Arten). Beim infizierten Tier sind Amastigoten im Blut, die sich in der Sandfliege zu Promastigoten entwickeln. Beim Stich der Sandfliege gelangen diese in die menschliche Haut und dringen auf kompliziert-enzymatischem Wege in die Makrophagen ein, wo sie in den Phagolysosomen verbleiben und deren Fähigkeit zur Verschmelzung mit den Lysosomen außer Funktion setzen. In diesem abgeschlossenen Raum vermehren sich die Mastozygoten, bis die Zelle zerfällt und die Erreger die nächsten Makrophagen befallen können.

In tropischen, feuchten Gegenden sind ca. 12 Millionen Menschen an der Leishmaniosis erkrankt.

> **Therapie.** Sie ist schwierig. 5-wertige Antimon-Verbindungen wie **Na-Antimon-gluconat** (Pentostam) müssen längere Zeit gegeben werden, des Weiteren **Amphotericin** und **Paromomycin**. Bei der kutanen Form wird ebenfalls eine Antimon-Verbindung angewandt. Schwere Formen der kutanen Leishmaniose rufen starke Hautveränderungen hervor, die an Lepraschäden erinnern können. Der intestinale Befall ruft Fieber, Diarrhöen, Husten, Milz- und Lebervergrößerung mit portaler Hypertension und Zirrhose hervor.

25.3.4 Trypanosomen-Infektionen

Schlafkrankheit

Der Erreger der afrikanischen Schlafkrankheit ist *Trypanosoma brucei*. Er lebt in Antilopen und Rindern. Die Blut saugende **Tsetsefliege** (Genus Glossina) nimmt mit dem Blut die Erreger auf, die sich im Darm des Insekts vermehren und in die Speicheldrüse der Fliege gelangen. Bei einem Stich in die menschliche Haut werden die Erreger aufgenommen und rufen zuerst eine lokale Reaktion aus (Trypanosomenschanker). Sie vermehren sich durch Zweiteilung im Extrazellulärraum, im Blut und schließlich auch im Liquor. Der Immunabwehr des Menschen entziehen sie sich dadurch, dass die Antigenstruktur ihrer Oberfläche (Glykoproteine) periodisch gewechselt wird.

Die Erkrankung verläuft in zwei Stadien:
- *Stadium I:* Fieber, Malaise, Lymphknotenschwellung, Arthralgien, Hepatosplenomegalie, Tachykardie.
- *Stadium II:* Befall des ZNS, Schläfrigkeit, Inaktivität, extrapyramidale Störungen, parkinsonartige Symptome, schließlich Koma und Tod.

Die Erkrankung ist in West- und Ostafrika verbreitet. Jedes Jahr kommen ca. 20000 neue Erkrankungsfälle hinzu.

Therapie.
- *Stadium I:* Suramin 1,0 g an Tagen 1, 3 ,7, 14 und 21 intravenös. Ausgeprägte Nebenwirkungen möglich. Alternativ: Pentamidin, aber weniger wirksam.
- *Stadium II:* Melarsoprol (arsenhaltige Verbindung), sehr giftig!

Chagas-Erkrankung

Die süd- und mittelamerikanische Chagas-Krankheit wird von *Trypanosoma cruzi* verursacht.

Übertragen wird *Trypanosoma cruzi* durch bestimmte, **Blut saugende Wanzen** (*Rhodnius prolixus*, *Triatoma infestans*), die in der Nähe von Menschen leben und nachts ihre Opfer aufsuchen. Die Wanze infiziert sich beim Blutsaugen bei wild lebenden Tieren, Hunden und Katzen. Die Trypanosomen vermehren sich im Darm der Wanze und werden mit dem Kot ausgeschieden. Der Kot wird vornehmlich während des Blutsaugens abgesetzt. Durch kleinste Hautdefekte dringen die Erreger in die Gewebe des Menschen ein. Im Gegensatz zu T. brucei siedelt sich dieser Parasit hauptsächlich in der **Herzmuskulatur** an und schädigt die Muskelfasern und das Reizleitungssystem. Zusätzlich kann auch der Intestinaltrakt befallen sein. In der Regel tritt der Tod durch Herzversagen ein.

Therapie. Sie ist unbefriedigend, folgende Pharmaka sind einen Versuch wert: **Nifurtimox** (*Lampit®*) und **Benznidazole**.

Notwendige Wirkstoffe

Mittel gegen Protozoen (außer Plasmodien)

Wirkstoff	Handelsname	Alternative
Metronidazol	*Clont®* Tab., Amp.	G
Pentamidin	*Pentacarinat®*	–
Suramin	(*Germanin®*)	–
Stibogluconat	*Pentostam®* *	–
Melarsoprol	*Arsobal®* *	–
Nifurtimox	*Lampit®* *	–
Atovaquon	*Wellvone®*	–
Co-trimoxazol	*Eusaprim®*	G

* nur in internationalen Apotheken erhältlich

25.3.5 Schistosomiasis (Bilharziose)

Erreger sind die Trematoden *Schistosoma hämatobium*, *S. mansoni* und *S. japonicum*. Die erwachsenen Würmer sind 1 – 2 cm lang und leben vorwiegend im venösen System der befallenen Menschen. Die genannten Trematoden durchlaufen einen komplizierten Entwicklungsweg: Zwischenwirte sind Schnecken, aus denen die umherschwimmenden Cercarien freigesetzt werden. Bei Kontakt mit der Haut eines Menschen (oder andere Opfer) saugen sich die Cercarien fest und penetrieren die Haut mittels proteolytischer Enzyme innerhalb weniger Minuten. Jetzt wandeln sich die Cercarien in die Schistosolunum-Form, die nach einigen Tagen in die Blutbahn eindringt, sich für längere Zeit in den Lungen aufhält, dann in den Pfortadergefäßen zu den eigentlichen Würmern heranreifen und als erwachsene Tiere Eier produzieren. Die beiden Geschlechter der reifen Schistosomen unterscheiden sich voneinander. Das Männchen ist flach und kürzer als das längere, sehr dünne Weibchen, das in einer Rille des männlichen Tieres liegt (daher der Name „Pärchenegel"). Die Eier werden vom Menschen mit den Faeces ausgeschieden und entwickeln sich, wenn sie ins Wasser gelangen, zu umherschwimmenden Miracidien, die nun wiederum Schnecken als Zwischenwirte aufsuchen.

Die verschiedenen Schistosoma-Arten bevorzugen als Lebensraum verschiedene Körpergebiete des Menschen:
- *S. hämatobium*: Venen der ableitenden Harnwege,
- *S. mansoni*: Pfortader-Gebiet, Leber, portale Hypertension,
- *S. japonicum*: Leber und auch ZNS.

Sie kommen in wasserreichen, tropischen Ländern vor, es sind etwa 200 Millionen Menschen befallen.

Therapie. Praziquantel 10 – 40 mg/kg einmal täglich peroral. Dieses Anthelminthikum ist sehr wirksam und ruft kaum Substanz-typische Nebenwirkungen hervor, jedoch kann die Freisetzung des körperfremden Wurmmaterials zu starken Nebenwirkung Anlass geben.

25.3.6 Filariasis (Nematoden)

Der Erreger der Filariasis ist *Wuchereria bancrofti* (Brugia malaya). Die Würmer (weibl. 4 – 10 cm, männl. 1,5 cm) werden durch ihre Mikroform (Microfilarien 0,2 mm) von **Stechmücken** übertragen, in denen sich die Larven entwickelt haben. Diese gelangen ihrerseits während des Blutsaugens in den Menschen. Die Parasiten leben im Lymphsystem mit der Folge von entzündlichen Reaktionen, Lymphabflussstörungen und Elephantiasis. Ebenso wie der Erreger der Flussblindheit, der Filaria onchocerca, lebt Wuchereria bancrofti in einer Endosymbiose mit einer Bakterienart (*Wolbachia spec.*). Wie neuerdings festgestellt werden konnte, reagieren Macro- und Microfilarien auf eine Doxycyclin-Behandlung der betroffenen Patienten. Der Wurm wird in seiner Embryogenese, seiner Fertilität und seiner Vitalität beeinträchtigt.

Die **Therapie** sollte so früh wie möglich beginnen. Am besten wirksam war bisher Diethylcarbamazepin 5 mg/kg täglich in unterteilten Dosen für mehrere Wochen. Die Nebenwirkungen sind vornehmlich durch Reaktionen auf die Baustoffe der abgestorbenen Würmer bedingt. Die symbiontischen Bakterien werden durch Doxycyclin (200 mg/Tag) über 8 Wochen gegeben, so stark dezimiert, dass der Filarienbefall bei den meisten Patienten überwunden werden kann.

25.3.7 Lepra

Das *Mycobacterium leprae* ist mit dem *Mycobacterium tuberculosi* nahe verwandt und verhält sich im Wirtsorganismus prinzipiell ähnlich. Der Keim befällt vorwiegend Makrophagen der Haut und Schwann-Zellen der peripheren Nerven. Der Verlauf der Erkrankung ist sehr langwierig. Auch für diesen Erreger ist die Therapie schwierig und dauert lange Zeit. 10–15 Millionen Menschen in tropischen Ländern sind von diesem Erreger befallen.

▶ **Dapson** ist die antileprotisch wirksamste Verbindung aus der Gruppe der Sulfone.

Dapson, 4,4-Diamino-diphenyl-sulfon

▶ Der Wirkungsmechanismus scheint ähnlich dem der Sulfonamide (S. 446) in einer Hemmung der Synthese von (Dihydro-)Folsäure zu bestehen, da der antileprotische Effekt der Substanz durch Gabe von p-Aminobenzoesäure aufgehoben werden kann. ▶ Dapson wird nach oraler Gabe sehr langsam resorbiert und verteilt sich sehr gut über alle Gewebe. Aufgrund eines ausgeprägten enterohepatischen Kreislaufs verweilt die Substanz sehr lange im Organismus. ▶ Bei den Nebenwirkungen steht die hämolytische Anämie im Vordergrund.

Clofazimin ist ein roter Farbstoff.

Clofazimin

▶ Der Mechanismus seiner antileprotischen Wirkung ist unbekannt. ▶ Clofazimin ist sehr hydrophob, wird nach oraler Zufuhr resorbiert, reichert sich in verschiedenen Geweben an und wird nur langsam wieder ausgeschieden (Eliminationshalbwertzeit ca. 70 Tage). ▶ Durch Ablagerung in der Haut nimmt diese eine rötlich-braune Färbung an. Auch Sekrete verfärben sich rötlich.

Thalidomid ist gut wirksam bei Erythema nodosum leprosum. ▶ Der Wirkungsmechanismus ist unklar, der Wirkstoff hat keinen direkten Effekt auf Mykobakterien. ▶ Wegen der Gefahr einer peripheren Neuropathie und wegen der ausgeprägten Teratogenität („*Contergan*®-Kinder"; Kontraindikation: Schwangerschaft und gebärfähiges Alter) darf es nur unter bestimmten Bedingungen angewandt werden.

Kombinationstherapie der Lepra

Ebenso wie bei der Therapie der Tuberkulose hat sich die Behandlung der Lepra mit einer Kombination von Substanzen als überlegen erwiesen. Bevorzugt werden zusammen angewandt:
- Dapson (100 mg/Tag),
- Rifampicin (600 mg einmal pro Monat),
- Clofazimin (300 mg einmal pro Monat sowie 50 mg/Tag).

Die Therapiedauer beträgt 2 Jahre und mehr, bis keine Erreger mehr nachweisbar sind. Für Erkrankungen, bei denen nur eine geringe Erregerzahl festzustellen ist, genügt die Kombination von Dapson und Rifampicin für einen Zeitraum von 6 Monaten.

Notwendige Wirkstoffe

Mittel gegen Lepra

Wirkstoff	Handelsname	Alternative
Dapson	–	G
Clofazimin	*Lamprene*® [1]	–
Thalidomid [2]	–	–
Rifampicin	s. S. 464	

[1] muss importiert werden
[2] auf besondere Anforderung erhältlich

25.3.8 Onchocerciasis („Flussblindheit")

Onchocerca volvulus (Filarien) ist der Erreger der Flussblindheit. Die Onchocerca-Larven (0,6 mm lang) werden von **Kriebelmücken** (Simulium-Spezies) beim Blutsaugen auf den Menschen übertragen. Die Kriebelmücken-Larven leben in schnell fließenden Gewässern, in deren Nähe die Mücken auch verbleiben. In befallenen Wirten entwickeln sich zuerst Microfilarien (0,2–0,3 mm), die in der Haut leben und Granulome bilden. Die erwachsenen Würmer, die eine beträchtliche Länge erreichen, bilden Knäuel (Onchozerkome), rufen entzündliche Reaktionen hervor und lassen die Haut atrophieren. Besonders wichtig ist der Befall der Augen: Konjunktivitis, Keratitis, Uveitis, Sekundärglaukom, Erblindung. Ca. 20 Millionen Menschen, die in den Tropen entlang Bächen und Flüssen leben, sind befallen, Es kann die Bevölkerung ganzer Dörfer erblindet sein.

▶ **Therapie.** **Ivermectin** (0,15 mg/kg p.o.) oder auch **Diethylcarbamazepin** (3–4 mg/kg). Nebenwirkungen sind auch in diesem Fall hauptsächlich durch den Wurmzerfall ausgelöst.

Nach neuen Untersuchungen enthält der Wurm Onchocerca volvulus eine endosymbiontische Bakterienart (Wolbachia spez.), die maßgeblich an der Augenschädigung beteiligt ist. Dieser Symbiont ist Doxycyclin-empfindlich. Die antibiotische Ausschaltung der Wolbachia-Bakterien scheint die Vitalität des Parasiten zu vermindern.

25.3.9 Trachom

Der **Erreger** des Trachoms ist Chlamydia trachomatis. Die Infektion erfolgt bei unhygienischen Verhältnissen durch Kontaktübertragung mit den Fingern, über unsaubere Handtücher und Fliegen. Auch die Genitalien können Infektionsquelle sein. Der Erreger erzeugt eine chronische Kertatokonjunktivitis, die letztendlich zu einer Trübung der Kornea und Schädigung der Konjunktiven und Lidern führt. Das Resultat ist eine **Erblindung**, die über 80 Millionen Menschen in den äquatorialen Weltgegenden betrifft.

Therapie. Die Infektion kann recht erfolgreich bekämpft werden. Der Keim reagiert sehr empfindlich auf Makrolid-Antibiotika wie **Erythromycin** und besser noch auf **Azithromycin** peroral. Daneben wird noch eine lokale Anwendung einer Doxycyclin-Salbe empfohlen. Sind schon starke narbige Veränderungen vorhanden, kann eine chirurgische Behandlung noch weitere Besserung bringen. Die antibiotische Therapie hat eine dramatische Reduktion der Erkrankungshäufigkeit in den erfassten Gebieten ergeben.

25.3.10 Fazit

Das Problem ist – wie so häufig bei der Therapie von Tropenkrankheiten – die individuelle und staatliche Armut, die mangelhafte medizinische Infrastruktur und die ungenügende Compliance der Patienten.

25.4 Wurmerkrankungen

— **Überblick** —

Der Befall durch parasitäre Würmer ist die am weitesten verbreitete Erkrankung der Menschheit. Besonders in den warmen Zonen der Welt sind die Menschen diesen Parasiten ausgesetzt. Die ausschließliche Infestation des Intestinaltrakts belastet den Gesundheitszustand im Allgemeinen weniger als ein Befall mit parasitären Würmern, die in den menschlichen Geweben leben, wie die Schistosoma-Arten (Bilharziose), die Nematode Onchocerca (Flussblindheit) oder die verschiedenen Egel-Arten, die im Kap. 25.3 Tropenkrankheiten besprochen werden.
Die moderne Medizin hat sehr wirksame Arzneimittel entwickelt, die die Mehrzahl der intestinalen Erkrankungen zur Abheilung bringen können. Interessant ist, dass die parasitären Würmer keine Resistenzen gegen die chemotherapeutischen Wirkstoffe entwickeln.
Unter den hiesigen Verhältnissen reichen für die Behandlung intestinaler Wurm-Infestationen eigentlich zwei Wirkstoffe aus: **Praziquantel** gegen Bandwürmer und **Mebendazol** gegen Rundwürmer. Parasitäre Würmer aus subtropischen und tropischen Weltgegenden bedürfen zur Behandlung evtl. zusätzlicher Substanzen wie Albendazol und Ivermectin.

Intestinale Infestationen

In unseren Breiten spielen hauptsächlich folgende Darmparasiten eine Rolle:
- **Bandwürmer** (Cestoden): Rinderbandwurm (Taenia saginata) und Schweinebandwurm (Taenia solium), evtl. der Zwergbandwurm (Hymenolepsis nana);
- **Rundwürmer** (Nematoden): Ascaris lumbricoides und Enterobius vermicularis (Oxyuren).

Unter den modernen Lebensbedingungen ist jedoch auch mit dem Auftreten tropischer Darmparasiten zu rechnen.

Mittel gegen Bandwürmer

Praziquantel. Dieses auch bei Schistosomiasis wirksames Mittel *tötet Bandwürmer nach einmaliger oraler Gabe*.

Praziquantel

▶ Die Substanz schädigt das Integument der Würmer nach 10–15 Minuten Einwirkungszeit, was zum Absterben der Parasiten führt.
▶ Die benötigen Dosen liegen bei 10 mg/kg, nur beim Befall mit dem Zwergbandwurm (Hymenolepsis nana) sollen 15 mg/kg gegeben werden. Praziquantel wird enteral resorbiert und erreicht die maximale Serum-Konzentration nach 1 bis 3 Stunden, dadurch werden auch Gewebsformen der Parasiten, wie die Neurocysticercosis, erfolgreich behandelbar. Die Substanz wird im Organismus vollständig zu Metaboliten umgewandelt, die renal ausgeschieden werden.
▶ Die Nebenwirkungen sind unbedeutend, es können auftreten: Leibschmerzen, Kopfschmerzen, Benommenheit, Hautjucken, Urtikaria, Temperaturanstieg.

Niclosamid. ▶ Mit diesem Wirkstoff steht ein weiteres gutes Bandwurmmittel zur Verfügung.
▶ Niclosamid hemmt die Glucose-Aufnahme in den Parasiten, es fördert die Glykolyse und blockiert den Citronensäurezyklus. Dadurch steigt die Milchsäure-Konzentration im Bandwurm an. Ferner werden die Schutzstoffe des Wurmes gegen die Proteasen des Darmes unwirksam.
▶ Niclosamid wird nicht resorbiert.
▶ Die einzige störende Nebenwirkung scheint eine Schleimhautreizung des Magens zu sein, die Tabletten (4 × 0,5 g/d = 2 g/d) sollen daher nach dem Essen gegeben werden. Die Gabe eines Laxans ist nicht notwendig.

Mittel gegen Rundwürmer

Mebendazol ▶ ist das *wirksamste* und am besten verträgliche Anthelminthikum *gegen Nematoden-Infestationen* mit Ascaris lumbricoides, Enterobius vermicularis (Oxyuren), Trichuris trichiura (Peitschenwurm), Ancylostoma duodenale und Necator americanus (Hakenwürmer) in unserer Region. Bei inoperabler Echinokokkose kann Mebendazol eine Besserung der klinischen Symptomatik veranlassen, wenn das Anthelminthikum in hoher Dosierung (z.B. 1,5 g/d) viele Monate gegeben wird.

Mebendazol

▶ Mebendazol hemmt die Glucose-Aufnahme durch den Parasiten, was zum Absterben der Würmer führt.
▶ Die übliche Dosierung bei Nematodenbefall beträgt 2 × täglich 100 mg per os für 3 Tage. Nur ein sehr kleiner Teil der verabreichten Dosis wird enteral resorbiert und dann renal ausgeschieden. Während der Therapie braucht die Nahrungsaufnahme nicht eingeschränkt zu werden, eine Gabe von Laxanzien erübrigt sich.
▶ Als einzige Nebenwirkung sind bisher gelegentlich Leibschmerzen berichtet worden. Auch bei der hoch dosierten und lang dauernden Gabe gegen Echinokokken treten kaum schwere Nebenwirkungen auf.

Tiabendazol (Thiabendazole) ▶ zeigt im Vergleich mit anderen Anthelminthika ein breiteres Wirkungsspektrum. Neben Ascariden und Oxyuren werden auch Trichuris trichuria und Strongyloides stercoralis beseitigt. ▶ Nebenwirkungen von Seiten des Magen-Darm-Kanals sind häufig, verschiedene zentralnervöse Störungen, u.a. Kreislauf-Regulationsstörungen und allergische Reaktionen, kommen vor.
▶ Tiabendazol sollte nur gegen Trichuris und Strongyloides, angewandt werden, nicht dagegen bei Ascariden- oder Oxyuren-Infestationen. Die Substanz ist nicht mehr im Handel.

Albendazol, wie Mebendazol und Tiabendazol ein Benzimidazol-Derivat, ▶ besitzt ein breites anthelminthisches Wirkspektrum. ▶ Da die Nebenwirkungen ausgeprägter sind als bei Mebendazol, soll es nicht routinemäßig, sondern
▶ nur gezielt bei speziellen Erkrankungen wie der Echinokokose verwandt werden.

Pyrantel-embonat. ▶ Dieses Anthelminthikum wirkt depolarisierend auf die motorische Endplatte des Wurmes und hemmt seine Cholinesterase, der Erreger zeigt eine spastische Lähmung.

Pyrantel

▶ Pyrantel ist wirksam gegen Ascariden und Oxyuren. Die Dosierung beträgt maximal 1,0 g am 1. und am 14. Tag der Behandlung.
▶ Die Substanz wird schlecht resorbiert, so dass ▶ systemische Nebenwirkungen wie Kopfschmerzen und Dösigkeit selten sind. Magen-Darm-Beschwerden können nach Gabe von Pyrantel auftreten. Schwangeren und Kleinkindern soll die Substanz nicht verabreicht werden.

Pyrvinium-embonat. ▶ Besser als das obsolete Piperazin ist der Cyanin-Farbstoff Pyrvinium-embonat gegen Oxyuriasis wirksam. Für Kinder und Erwachsene beträgt die Dosis 1 × 5 mg/kg per os.
▶ Pyrvinium-embonat blockiert Fermente im Oxidationsstoffwechsel der Parasiten. ▶ Nebenwirkungen (Nausea und Erbrechen) sind sehr selten. Die Faeces werden rot gefärbt.

Ivermectin, ein kompliziertes zyklisches Lacton, ist aus Aktinomyceten entwickelt worden.
▶ Die Substanz ist wirksam bei Onchocerciasis, Filariasis und einer Reihe der üblichen parasitären Würmer.
▶ Ivermectin soll in den Parasiten Glutamat-gesteuerte Chlorid-Kanäle, die es nur bei Invertebraten gibt, schädigen.

Notwendige Wirkstoffe

Anthelminthika gegen intestinale Infektionen

Wirkstoff	Handelsname	Alternative
Bandwürmer (Cestoden)		
Praziquantel	*Cesol®, Cysticide®*	–
Niclosamid	*Yomesan®*	–
Rundwürmer (Nematoden)		
Mebendazol	*Vermox®*	*Surfont®*
Albendazol	*Eskazole®*	–
Pyrantel-embonat	*Helmex®*	–
Pyrvinium-embonat	*Molevac®* *	*Pyrcon®*
Diethylcarbamazin	*Hetrazin®* *	–
Ivermectin	*Mectizan®* *	–
Saugwürmer, Egel (Trematoden)		
Praziquantel	*Biltricide®* *Cysticide®*	–

* Nur in internationalen Apotheken erhältlich

25.5 Pilzinfektionen

Überblick

Wichtige Wirkprinzipien gegen Pilzinfektionen werden vertreten durch folgende Wirkstoffgruppen:

Polyen-Antibiotika
▶ führen zur Porenbildung im Plasmalemm der Pilzzellen und wirken fungizid.

Nystatin
▶ lokale Behandlung von Candida-Infektionen.

Amphotericin B
▶ breiteres Wirkspektrum, kann auch per infusionem zur Therapie von Systemmykosen verwendet werden,
▶ schlechte systemische Verträglichkeit (Nephrotoxizität).

Azol-Antimykotika
▶ hemmen die Bildung von Ergosterin, welches ein essenzieller Bestandteil des Plasmalemm der Pilzzellen ist, und wirken fungistatisch. Das antimykotische Wirkspektrum ist sehr breit.

Ältere Imidazol-Derivate (z. B. Clotrimazol)
▶ vorwiegend lokale Anwendung.
Neuere Triazol-Antimykotika (Itraconazol, Fluconazol, Voriconazol)
▶ werden nach peroraler Gabe gut in den Organismus aufgenommen;
▶ Therapie von bestimmten Systemmykosen und zur „blutseitigen" Behandlung von Haut- oder Schleimhautmykosen, die auf eine lokale Therapie schlecht ansprechen.

25.5.1 Grundlagen

Pilzinfektionen sind unter zwei Gesichtspunkten zu betrachten:
- **Lokaler Befall** von Haut und Schleimhäuten. Dies sind im Allgemeinen harmlose Erkrankungen.
- **Systemische Erkrankungen** oder Organbefall im Gefolge einer antibiotischen, zytostatischen oder immunsuppressiven Therapie und bei marastischen Zuständen (u. a. bei der erworbenen Immunschwäche). Die systemischen Pilzinfektionen nehmen an Zahl zu, weil immer häufiger eine Therapie mit „Breitspektrum-Antibiotika" (Infektionswandel) oder Immunsuppressiva durchgeführt wird und die Immunschwäche-Krankheit sich ausbreitet.

Für die Behandlung von Pilzerkrankungen der Haut oder der Schleimhäute ist häufig die lokale Anwendung von Antimykotika ausreichend. Die neueren Mittel machen es aber auch aufgrund der guten Verträglichkeit möglich, die Pilze über den Blutweg zu erreichen, also durch eine systemische Therapie. Bei einer Pilzsepsis und dem Befall innerer Organe muss eine systemische Behandlung durchgeführt werden.

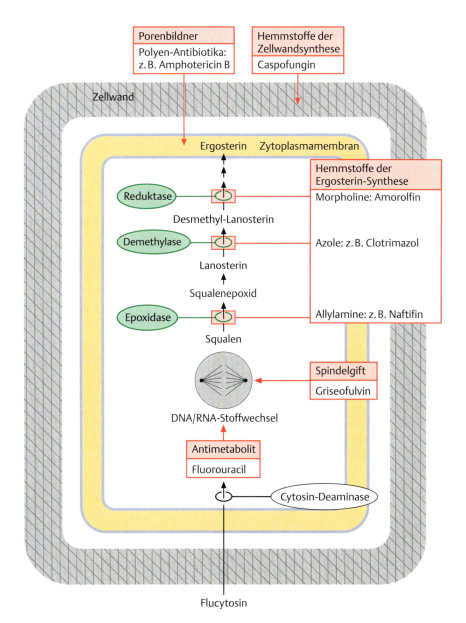

Abb. 25.9 Übersicht über antimykotische Wirkprinzipien.

Wirkungsmechanismen der Antimykotika. Die zur Therapie zur Verfügung stehenden Substanzen besitzen unterschiedliche Wirkungsmechanismen, wie dies schematisch in Abb. 25.**9** dargestellt ist. Caspofungin hemmt den Aufbau der Zellwand. Ein therapeutisch wichtiger Angriffspunkt ist die Zytoplasmamembran der Pilzzelle. Hier können durch Einlagerung der Antibiotika Nystatin und Amphotericin B hydrophile Poren entstehen, die zur Leckbildung Anlass geben. Eine andere therapeutisch wichtige Möglichkeit, die Funktion der Zellmembran zu beeinträchtigen, besteht darin, die Synthese des für das Plasmalemm essenziellen Ergosterin zu unterdrücken. Dies kann auf verschiedenen Stufen geschehen. Ein Eingriff in den Kernstoffwechsel wird durch die Gabe von Flucytosin (5-Fluor-cytosin) ausgelöst. Flucytosin wird durch eine Cytosin-Deaminase, die nur in Hefepilzen vorkommt, in den Antimetaboliten 5-Fluor-uracil gegiftet. Griseofulvin wirkt in der Hefezelle als Spindelgift vergleichbar dem Effekt von Colchicin in der Warmblüterzelle.

25.5.2 Porenbildner: Polyen-Antibiotika

Die Polyen-Antibiotika sind chemisch nahe verwandt und stammen aus Streptomyces-Arten.

▶ **Wirkungsweise.** Sie haben die Fähigkeit, sich zusammen mit Ergosterin in biologische Membranen so einzulagern, dass eine hydrophile Pore entsteht. Damit gewinnen diese Substanzen die Eigenschaft von Ionophoren. Ergosterin ist ein typischer Baustein der Plasmamembran von Pilzen. Die Leckbildung durch Einlagerung der Polyen-Antibiotika erklärt die fungizide Wirkung auf ruhende und wachsende Pilze.

Nystatin stammt aus Streptomyces noursei. ▶ Es wird nicht resorbiert, daher bleibt nach oraler Zufuhr die Wirkung auf den Darm beschränkt.
▶ Nystatin dient zur Behandlung von Candida-Infektionen und wird nur lokal angewandt. Auch eine Aerosol-Behandlung bei Erkrankung der Schleimhaut des Respirationstraktes ist möglich.

Natamycin (Pimaricin), ebenfalls ein Polyen-Antibiotikum aus Streptomyces natalensis, ▶ kann in derselben Weise wie Nystatin für die lokale Therapie verwandt werden.

Amphotericin B ist ein Antibiotikum aus Streptomyces-nodosus-Stämmen mit breitem Wirkungsspektrum.

▶ Lokal wird es aber nur zur Behandlung von Candida-Infektionen eingesetzt; intravenös zugeführt dient es zur Therapie von Infektionen mit Cryptococcus neoformans (Torula histolytica), Aspergillus-Arten, vor allem bei Infektionen mit Candida-Arten. Es kommt auch in Betracht zur Therapie von Histoplasmosen und Blastomykosen. Amphotericin B muss intravenös mittels einer Infusion zugeführt werden, da es nach oraler Zufuhr nicht systemisch wirksam ist. Dagegen kann es oral gegeben den Magen-Darm-Kanal sanieren. Wegen starker lokaler Reizwirkung sind große Verdünnungen bei den intravenösen Infusionen, aber auch bei der eventuellen Injektion in den Liquorraum bei Meningitis herzustellen. Die systemische Therapie ist mindestens 4–8 Wochen durchzuführen. Bei Infektionen mit Hefepilzen bewährt sich häufig die Kombination von Amphotericin B mit Fluconazol.

▶ Bei den Nebenwirkungen von intravenös gegebenem Amphotericin B steht die **Nierenschädigung** im Vordergrund. Sie ist in erster Linie abhängig von der über die Dauer der Therapie (maximale Tagesdosis 1 mg/kg) insgesamt applizierten Dosis: bei bis zu 2,0 g treten selten Nierenschäden auf; bis 4,0 g rufen bei der Hälfte aller Patienten meist reversible Nierenfunktionsstörungen hervor, höhere Gesamtdosen sind belastet durch die Ausbildung irreversibler Schäden bei der Mehrzahl der Behandelten. Offenbar kann durch eine Kochsalzbelastung des Körpers die Nephrotoxizität des Amphotericin abgeschwächt werden. Amphotericin-Zubereitungen in Form von Liposomensuspensionen sind entwickelt worden, um eine geringere Nephrotoxizität zu erreichen. Ob sie einen Vorteil bieten, ist fraglich.

Neben der häufigen Nierenschädigung wird selten auch eine Beeinträchtigung der Leberfunktion beobachtet. Ferner werden folgende Nebenwirkungen berichtet: Fieber und Schüttelfrost, Kopfschmerzen, Nausea, Erbrechen, normozytäre normochrome Anämie, gelegentlich Thrombophlebitiden, Muskel- und Gelenkschmerzen, gastrointestinale Beschwerden, neurologische Ausfallserscheinungen und Elektrolytstörungen, Hypokaliämie. Ein Teil der Nebenwirkungen kann über eine Histamin-Freisetzung (therapeutisch kann die Anwendung von Antihistaminika versucht werden) und über die Kationen komplexierenden Eigenschaften (Calcium-, Magnesium-, Kalium-Ionen) der Polyen-Antimykotika erklärt werden. Diese Nebenwirkungen lassen sich durch einschleichende Dosierung reduzieren.

Amphotericin B

25.5.3 Hemmstoffe der Ergosterin-Synthese

Azol-Antimykotika

Unter diesem Begriff werden Substanzen zusammengefasst, die entweder dem Imidazol-Ring oder einen Triazol-Ring als aktive Gruppe enthalten (farbig hervorgehoben in den Formeln auf S. 478).

▶ **Wirkungsweise.** Die „Azol-Derivate" sind üblicherweise fungistatisch und besitzen ein sehr breites Wirkspektrum. Ihre antimykotische Wirkung beruht auf einer Hemmung der Synthese von Ergosterin, dem Cholesterin-Äquivalent des Plasmalemms der Pilze (Abb. 25.**10**). Die Azol-Antimykotika verhindern die Umwandlung von Lanosterin in Ergosterin, indem sie sich an das Häm-Eisen von Cytochrom P450 binden, welches für die Funktion der 14-α-Demethylase notwendig ist, welche die Umwandlung von Lanosterin in Ergosterin veranlasst.

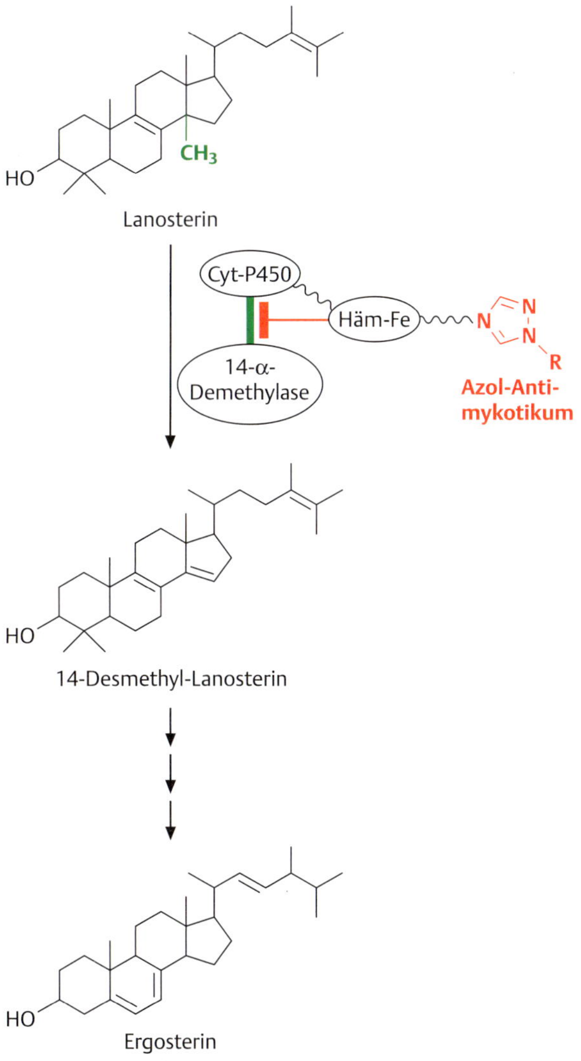

Abb. 25.**10** **Hemmung der Ergosterin-Synthese durch Azol-Antimykotika.** Gezeigt am Beispiel eines Triazol.

Imidazol-Derivate

Die Imidazol-Derivate haben die früher verwendeten „Pilzmittel" zu Recht verdrängt. Beispiele sind Clotrimazol, Ketoconazol, Miconazol, Econazol, Oxiconazol, Isoconazol, Bifonazol, die neueren Analog-Substanzen Croconazol, Sertaconazol, Omoconazol und andere mehr.

▶ Sie werden **hauptsächlich lokal** angewandt. Ihre Indikation sind lokale Infektionen mit Dermatophyten wie Trichophyton, Microsporon und Epidermophyton, ebenso sprechen lokale Infektionen mit hefeartigen Erregern wie Candida-(Monilia-) und Cryptococcus-Arten gut auf diese Substanzen an. Die für die Therapie benötigten Konzentrationen liegen um 1,0–2,0% in Salben oder Lösungen. Die Behandlungsdauer beträgt im Allgemeinen Wochen bis Monate.

Zwischen den Substanzen lassen sich gewisse Unterschiede im Wirkspektrum aufzeigen. So besitzt Miconazol antibakterielle Wirksamkeit auf grampositive Erreger. Auch Aktinomyceten werden miterfasst.

▶ Die Imidazol-Antimykotika werden bei lokaler Anwendung nicht resorbiert, daher treten auch keine systemischen Nebenwirkungen auf, lediglich lokale Allergisierungen sind beschrieben worden.

Miconazol kann auch zur systemischen Therapie benutzt werden, das ist aber heute obsolet.

Ketoconazol wurde als ein Azol entwickelt, das peroral zugeführt werden kann, um systemisch wirksame antimykotische Blutspiegel zu erreichen. ▶ Es traten jedoch in einigen Fällen, besonders bei länger dauernder Anwendung, *schwer wiegende Leberschädigungen* auf. Ketoconazol hemmt Cytochrom-P450-abhängige Monooxygenasen und auf diese Weise die Biotransformation von verschiedenen Arzneistoffen wie Cyclosporin A, Midazolam und Triazolam. In hoher Dosierung wird die Synthese von Steroidhormonen wie Testosteron und Cortisol reduziert. Inzwischen stehen mit Itraconazol, Flu-

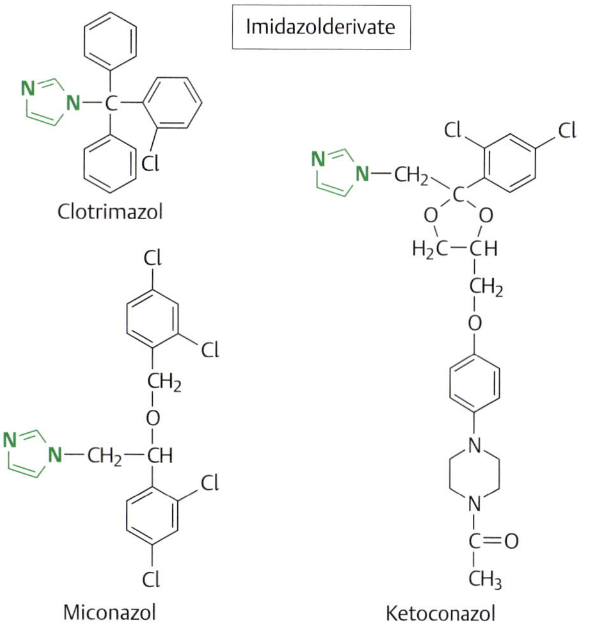

conazol und Voriconazol (s.u.) neuere und besser verträgliche Azole zur peroralen systemischen Therapie zur Verfügung.
▶ Daher dient Ketoconazol eher zur lokalen Anwendung, z. B. in Form von Lösungen gegen **seborrhoische Dermatitis** (beteiligter Hefepilz: Pityrosporon).

Triazol-Derivate

Im Gegensatz zu den Imidazol-Derivaten eignen sich die neuentwickelten Triazol-Derivate Itraconazol, Fluconazol und Voriconazol ▶ auch recht gut zur **systemischen Therapie**. Da sie ausreichend enteral resorbiert werden, genügt häufig eine orale Zufuhr. Sie weisen ein breites Wirkspektrum auf, sind in relativ geringer Dosierung bereits ausreichend effektiv und werden relativ gut vertragen.

Itraconazol ist strukturell mit Ketoconazol verwandt.
▶ Seine orale Verfügbarkeit ist variabel (etwa 30% bei Einnahme nach einer Mahlzeit, Resorptionsquote vermindert bei Hypoazidität). Itraconazol reichert sich stark im Gewebe an und wird langsam ($t_{½}$ ~ 30 Stunden) ausgeschieden, in Form von in der Leber gebildeten Metaboliten.
▶ Itraconazol wird zur Therapie von Lokalmykosen angewandt, die einer lokalen Therapie nicht ausreichend zugänglich sind. Es kann auch bei bestimmten Systemmykosen eingesetzt werden (z. B. Aspergillose, Candidose, Kryptokokkose, Histoplasmose). Die Dosierung beträgt 100–200 mg/d per os.
▶ Es wird relativ gut vertragen, gastrointestinale Störungen können auftreten. Die Nebenwirkungshäufigkeit scheint nach länger dauernder Therapie zuzunehmen. Im Gegensatz zu Ketoconazol wird die Leberfunktion und die Synthese von Steroidhormonen nicht beeinträchtigt. Eine Hemmung des Abbaus anderer Arzneistoffe (s.o.) durch Cytochrom-P450-abhängige Oxygenasen (CYP 3A-Familie) ist möglich.

Fluconazol enthält in seinem Molekül zwei Triazol-Ringe, daneben eine Hydroxy-Gruppe, die die Hydrophobie abschwächt und die Substanz ▶ vergleichsweise gut wasserlöslich sein lässt. Es kann damit auch intravenös zugeführt werden. Die Bioverfügbarkeit nach oraler Zufuhr liegt über 90%, es ist kaum eiweißgebunden und verteilt sich gleichmäßig über alle Kompartimente des Körpers, einschließlich des Liquor cerebrospinalis. Die Eliminationshalbwertszeit liegt bei 30 Stunden, die Substanz wird vornehmlich unverändert renal ausgeschieden (Dosisreduktion bei Niereninsuffizienz notwendig).
▶ Fluconazol hat die für diese Gruppe typische fungistatische Wirksamkeit. Eine wichtige Indikation für Fluconazol sind *Infektionen innerer Organe mit Candida- und Cryptococcus-Pilzen*. Die Dosierung beträgt 50–200 mg/d, kann aber bei systemischen Mykosen anfänglich auf 400 mg/d oder gar 800 mg/d gesteigert werden. Die Therapie sollte über das Abklingen der klinischen Symptome nach 2 Wochen fortgeführt werden, entsprechend den Grundprinzipien der antimykotischen Behandlung. ▶ Die Verträglichkeit der Substanz ist relativ gut, es können gastrointestinale Symptome auftreten, ferner Exantheme. Da bei AIDS-Patienten Fälle von Lyell-Syndrom nach Fluconazol beobachtet worden sind, ist beim Auftreten von Hautveränderungen Vorsicht angezeigt. Dasselbe gilt dann, wenn eine Verschlechterung der laborchemischen Werte auftritt, die auf eine Beeinträchtigung der Leberfunktion hinweisen. Auf die Synthese von Steroidhormonen scheint Fluconazol keinen Einfluss zu nehmen.

Voriconazol ist dem Fluconazol strukturell verwandt und kann das Spektrum der Pilzmittel erheblich erweitern; damit ist endlich ein wirksames Mittel gegen invasive **Aspergillosen**, aber auch Fluconazol-resistente **Candidasiosen**. Es weist eine ähnlich gute Verträglichkeit wie Fluconazol auf. In der Therapie der Aspergillose ist es dem bisherigen Hauptpräparat Amphotericin B eindeutig überlegen, sowohl in der Wirksamkeit als auch in der Verträglichkeit. Insbesondere immunsupprimierte Patienten profitieren hiervon. Auf zahlreiche Arzneimittelinteraktionen ist zu achten.

Triazolderivate

Itraconazol

Fluconazol

Voriconazol

Allylamine

▶ **Wirkungsweise.** Diese Substanzen hemmen die Squalenepoxidase, welche einen der ersten Schritte in der Ergosterin-Biosynthese katalysiert.

Naftifin ▶ wirkt fungizid und besitzt ein breites Wirkspektrum. Zusätzlich wirkt es antiphlogistisch.
▶ Bei lokaler Anwendung ist nicht mit sytemischen Nebenwirkungen zu rechnen. Lokale Unverträglichkeitsreaktionen scheinen vorzukommen. Strukturell verwandt mit Naftifin ist Terbinafin.

Naftifin, ein Allylamin

Terbinafin gleicht Naftifin strukturell und in seiner Wirkungsweise.
▶ Es steht wie dieses für die lokale Anwendung zur Verfügung. Darüber hinaus eignet es sich jedoch auch für die perorale Gabe, um systemisch wirksame Blutspiegel zu erreichen. Es kann bei Nagel- und Hautmykosen durch Dermatophyten angewandt werden, die auf eine lokale Therapie nicht ansprechen.
▶ Jedoch liegen Berichte vor über seltene, aber schwer wiegende Hautreaktionen wie Stevens-Johnson-Syndrom und toxische epidermale Nekrolyse (letztere mit einer Häufigkeit von schätzungsweise 1:100000, jedoch einer Letalität von 40%).

Tolnaftat ist ein älteres Antimykotikum zur lokalen Anwendung. Weil es ein engeres Spektrum (keine Wirkung gegen Candida) und geringere Wirksamkeit als die Imidazol-Derivate besitzt, ist es heute überholt.

Morpholine

Amorolfin ist ein fungizides Morpholin-Derivat, ▶ das die Ergosterin-Synthese auf Stufen hemmt, die dem Angriffspunkt der Azole nachgeordnet sind.
▶ Diese Substanz dringt gut in die Nagelplatte ein; sie steht in Form eines Lackes zum Auftragen auf pilzbefallene Nägel zur Verfügung. Die Therapie muss monatelang durchgeführt werden.

Amorolfin, ein Morpholin

25.5.4 Interferenz mit Zellkern-Funktionen

Antimetabolit-Vorstufe Flucytosin

▶ **Wirkungsweise.** Flucytosin ist ein Antimykotikum, das durch die Ausnützung einer biochemischen Besonderheit mancher Pilze fungistatisch wirkt: Vornehmlich in Hefepilzen ist ein Enzym (Cytosindeaminase) vorhanden, das Cytosin durch Deaminierung in Uracil umwandelt, welches in die RNA-Synthese eingeht (Abb. 25.11). Analog wird 5-Fluor-cytosin zum 5-Fluor-uracil umgewandelt, einem Antimetaboliten des Nucleinsäure-Stoffwechsels. Diese Umwandlung findet in der Warmblüterzelle hingegen nicht statt. Dies ist Voraussetzung für die Anwendbarkeit von Flucytosin als Antimykotikum, denn 5-Fluor-uracil ist auch beim Warmblüter ein Antimetabolit, der als Zytostatikum benutzt wird (S. 425). Fluor-uracil konkurriert mit Uracil um den Einbau in RNA, über eine Interferenz mit dem Thymidin-Einbau wird auch der DNA-Stoffwechsel beeinträchtigt.

▶ **Anwendung.** Entsprechend dem Wirkungsmechanismus ist die Indikation für Flucytosin eine Infektion mit Candida-Arten und mit Cryptococcus neoformans (Torula histolytica).

▶ **Pharmakokinetik.** Flucytosin wird enteral gut resorbiert, die Eliminationshalbwertszeit liegt bei 4 Stunden, ist aber abhängig von der Nierenfunktion. Die empfohlene Tagesdosis beträgt 100–200 mg/kg, also um 10 g/d, aufgeteilt auf vier Einzelgaben. Bei akut lebensbedrohlichen Pilzinfektionen kann auch eine intravenöse Infusion von Flucytosin angezeigt sein.

▶ **Nebenwirkungen.** Bei Einhaltung des angegebenen Blutspiegelbereiches sind Nebenwirkungen verhältnismäßig selten. Es können gastrointestinale Beschwerden, Störungen der Leberfunktion und schwer wiegende Veränderungen des Blutbildes (Abnahme aller Blutzellarten) vorkommen. Die Blutbildungsstörungen beruhen wahrscheinlich auf einer Interferenz des 5-Fluor-cytosin mit Cytosin, das aber beim Menschen im Gegensatz zur Hefezelle kein Ausgangsprodukt der Pyrimidin-Synthese darstellt, sondern bereits ein Endprodukt ist und in die DNA eingebaut wird.

Kombination mit Amphotericin B. Bei schweren Infektionen mit Candida-Arten und Cryptococcus neoformans scheint sich eine Kombination von Amphotericin B mit Flucytosin in niedrigeren Dosierungen zu bewähren. Möglicherweise liegt dem überadditiven Effekt (fungizid statt fungistatisch) zugrunde, dass Flucytosin wegen der amphotericinbedingten Permeabilitätserhöhung der Plasmamembran leichter in die Zellen eindringen kann. Insgesamt ist die Wirksamkeit aber beschränkt, die Substanz wird durch die Triazole, insbesondere Voriconazol, verdrängt.

Ciclopirox. Dieses Pyridon-Derivat ist ein fungizides Antimykotikum mit vergleichbarem Spektrum wie die Azol-Derivate, aber abweichender chemischer Grundstruktur und wahrscheinlich anderem Wirkungsmecha-

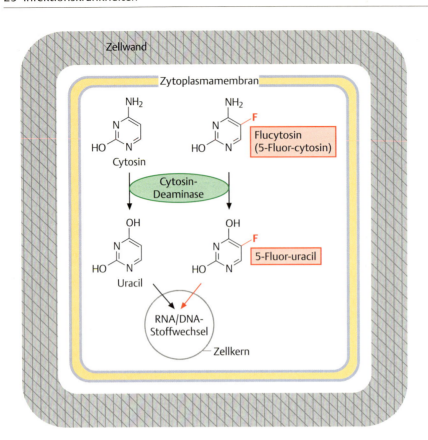

Abb. 25.**11** **Wirkungsweise von Flucytosin.** Es wird durch das in Pilzzellen vorkommende Enzym Cytosin-Deaminase zu 5-Fluor-uracil umgewandelt, das den Nukleinsäure-Stoffwechsel stört.

nismus. Seine Penetrationsfähigkeit soll so gut sein, dass es auch bei stark verhornter Haut und bei Nagelmykosen nach äußerer Auftragung die Erreger erreicht. Die systemisch aufgenommene Substanz wird nach Glucuronidierung renal ausgeschieden.

Ciclopirox

25.5.5 Hemmstoffe der Zellwandsynthese

Caspofungin ist das erste Antimykotikum, das über eine ▶ Hemmung der Zellwandsynthese des Pilzes wirkt. Es handelt sich um ein halbsynthetisches zyklisches Polypeptid. Dieses interferiert mit dem Pilz-spezifischen Enzym 1,3-β-Glucan-Synthase, welche das β-(1,3)-Glucan synthetisiert. Dieses Glucosepolymer ist ein Bestandteil der Zellwand von Pilzen, er kommt in der Säugetierzelle nicht vor. Caspofungin besitzt ein breites antimykotisches Wirkspektrum, welches Candida-und Aspergillus-Arten umfasst.

Bei ▶ *immungeschwächten* Patienten mit invasiven Aspergillus-Infektionen, denen andere Antimykotika wegen Unwirksamkeit oder Unverträglichkeit nicht gegeben werden könnten, hat die Substanz in klinischen Studien gute Wirkungen erzielt. Sie wird zu diesem Zweck mittels Infusion zugeführt.

▶ Caspofungin wird besser vertragen als Amphotericin B und wohl ähnlich gut wie Fluconazol.

Notwendige Wirkstoffe

Antimykotika

Wirkstoff	Handelsname	Alternative
Polyenantibiotika		
Nystatin	Moronal®	G
Amphotericin B	Ampho-Moronal®	G
Hemmstoffe der Ergosterin-Synthese		
Imidazol-Antimykotika zur lokalen Anwendung		
Clotrimazol	Canesten®	G
Miconazol	Dactar®	Micotar®, Fungur®
Econazol	Epi-Pevaryl®	–
Triazol-Antimykotika zur systemischen Therapie		
Itraconazol	Sempera®	G
Fluconazol	Diflucan®	G
Voriconazol	Vfend®	–
Hemmstoffe mit anderer Struktur		
Naftifin	Exoderil® lokal	–
Terbinafin	Lamisil®	G
Amorolfin	Loceryl® Nagellack	–
Antimykotika mit anderem Wirkmechanismus		
Flucytosin	Ancotil®	–
Ciclopirox	Batrafen® lokal	Ciclopoli®
Caspofungin	Cancidas® Inf.	–

25.6 Viruserkrankungen

Überblick

Die häufig angewandten Virustatika mit guter antiviraler Spezifität und Eignung zur systemischen Therapie sind hauptsächlich gegen Herpesviren, das humane Immunschwäche-Virus (HIV) und das Influenza-A-Virus gerichtet.

Mittel gegen Herpesviren
Aciclovir (Prototyp für ein spezifisches Virustatikum)
- Nukleosid-Analogon. Es wird in Zellen, die von Herpes-simplex- oder Varicella-zoster-Viren infiziert sind, durch eine viruskodierte Thymidinkinase aktiviert, reichert sich dadurch in den infizierten Zellen an und interferiert dort bevorzugt mit der viralen DNA-Polymerase.
- gut verträglich.

Valaciclovir
- Valinester-Derivat, bioaktivierbare Vorstufe von Aciclovir.
- besitzt gegenüber Aciclovir eine deutlich gesteigerte Bioverfügbarkeit nach oraler Gabe.

Ganciclovir
- Nukleosid-Analogon. Es wird speziell in Cytomegalie-Virus-infizierten Zellen phosphoryliert und aktiviert, hat allerdings geringere Selektivität als Aciclovir.
- Cytomegalie-Retinitis bei AIDS-Patienten.
- Leukopenie

Mittel gegen HIV
HIV-Therapeutika werden kombiniert angewandt.
Hemmstoffe der viralen reversen Transkriptase
- zwei Untergruppen lassen sich unterscheiden im Hinblick auf Struktur, Wirkungsweise am Enzym und Nutzung im Rahmen einer Kombinationstherapie:
  - Nukleosid-Analoga wie Zidovudin und Lamivudin;
  - nicht nukleosidische Wirkstoffe wie Nevirapin und Efavirenz.

Hemmstoffe der viruskodierten Protease
- Proteinanaloga wie Saquinavir und Indinavir verhindern die Aufteilung von viralen Protein-Vorstufen in funktionsfähige Proteine;
- durch Hemmung von CYP-Enzymen vielfältige Interaktionsmöglichkeiten, nach lang dauernder Anwendung „Syndrom der Lipodystrophie" mit arteriosklerosefördernden Stoffwechselveränderungen.

Hemmung der Fusion von Virus und Wirtszelle
- das Polypeptid Enfuvirtid inaktiviert ein Fusionsprotein der Virushülle;
- Reservemittel zur subkutanen Injektion.

Mittel gegen Influenza-Viren
Grippe-Epidemien und -pandemien werden von Influenza-A-Viren verursacht; deren Vermehrung lässt sich hemmen durch:

Amantadin
- hemmt die Freilegung der Virus-RNA („uncoating") durch Blockade eines Protonenkanals in der Virushülle

Neuraminidase-Hemmstoffe
- hemmen das virale Enzym, welches für die Freisetzung der neugebildeten Viren von der Wirtszelle notwendig ist;
- Zanamivir für die inhalative Zufuhr zur Therapie, Oseltamivir (Vorstufe) für die perorale Zufuhr zur Prophylaxe und Therapie.

Die Anforderungen an eine antivirale Therapie sind im Prinzip die gleichen wie bei der antiinfektiösen Therapie gegen andere Erreger, z. B. Bakterien, Pilze, Protozoen. Das Arzneimittel sollte selektiv das Virus beeinträchtigen, ohne den Stoffwechsel der infizierten oder anderer gesunder Zellen des Wirtsorganismus zu schädigen. Diese Forderungen sind aber bezüglich der viralen Erkrankungen besonders schwer zu erfüllen, da Viren keinen eigenen Stoffwechsel haben und zu ihrer Vermehrung Stoffwechselleistungen der menschlichen Zelle in Anspruch nehmen müssen. Jedoch kommen dabei virusspezifische Stoffwechselschritte vor, die Ansatzpunkte für eine gezielte Pharmakotherapie darstellen (Abb. 25.**12**). Tatsächlich gibt es inzwischen eine Reihe von spezifisch wirksamen Virustatika. Die verfügbaren antiviralen Substanzen greifen hemmend in die Vermehrung von Viren ein. In Zellen eingedrungene virale Gene, die ruhend persistieren, sind derzeit pharmakotherapeutisch nicht zu beseitigen. Ebenso wie bei anderen Erregern kann es auch bei Viren zu einer Resistenz gegenüber den antiviralen Wirkstoffen kommen.

Wirkungsspektrum der antiviralen Arzneistoffe. Die bisher verfügbaren antiviralen Substanzen mit hoher Spezifität für virusabhängige Stoffwechselprozesse weisen eine ausgeprägte Virusselektivität auf – gut verträgliche „Breitspektrum-Virustatika" gibt es nicht. Im Folgenden sind daher die antiviralen Arzneistoffe nach den betroffenen Virusarten angeordnet.

Wirkungsweise der Nukleosid-Analoga (Antimetabolite). Diese abnormen Nukleoside sind entweder in der Base oder im Zucker-(Desoxyribose-)Anteil verändert (Abb. 25.**13**). Sie werden durch Triphosphorylierung in die Wirkform überführt. Ist der Zuckeranteil abnorm, kann die Desoxyribose-phosphorsäure-Kette nicht fortgesetzt werden, es kommt zu einem Abbruch, da der Antimetabolit zwar noch angehängt wird, aber für eine Erweiterung der Kette keine Anknüpfungsstelle besitzt. Zu den Virustatika mit abnormen Zuckeräquivalenten gehören Aciclovir und Ganciclovir. Ist dagegen der Basenanteil abnorm, so wird der Antimetabolit in eine DNA-Kette eingebaut, die dann aber als Matrize nicht funktionsfähig ist. Hierher gehört Idoxuridin. Hinzu kommt bei beiden angesprochenen Mechanismen, dass Enzym-Aktivitäten durch die falschen Substrate reduziert werden.

25.6.1 Herpesviren

Die Gruppe des Herpesviren lässt sich in 8 Virustypen gliedern:
- Herpes-simplex-Virus Typ 1 (HSV-1, häufig verantwortlich für rezidivierenden Herpes labialis),
- Herpes-simplex-Virus Typ 2 (HSV-2, häufig verantwortlich für rezidivierenden Herpes genitalis),
- Varicella-zoster-Virus (VZV, Windpocken und Herpes zoster),
- Epstein-Barr-Virus (EBV, infektiöse Mononukleose),
- Cytomegalie-Virus (CMV),
- Humane Herpesviren (HHV) Typen 6, 7 und 8.

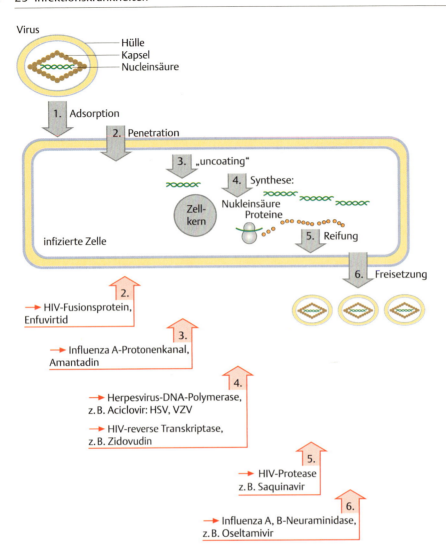

Abb. 25.12 **Schritte der Virus-Vermehrung und antivirale Substanzen.** HSV = Herpes-simplex-Virus, VZV = Varicella-zoster-Virus. HIV = humanes Immunschwäche Virus.

Herpesviren enthalten Doppelstrang-DNA. Diese kodiert unter anderem Virus-spezifische Enzyme, die für die DNA-Replikation essenziell sind und als Zielstrukturen für selektive Antiherpetika genutzt werden können. Die nachfolgend genannten Virustatika sind **Antimetabolite**, die hemmend in die Nukleinsäure-Synthese eingreifen.

Aciclovir ist der Prototyp für ein spezifisches, gut verträgliches Virustatikum. Es handelt sich um ein Guanin-Derivat, das statt einer (Desoxy-)Ribose einen abartigen aliphatischen Rest trägt, deshalb auch die Bezeichnung „Acycloguanosin".
▶ Die Anknüpfung des ersten Phosphat-Restes kann nur von einer Herpesvirus-kodierten Thymidinkinase vorgenommen werden. Daraus ergibt sich eine Selektivität für Virus-befallene Zellen. In diesen entsteht dann Aciclovir-Monophosphat, welches durch zelluläre Kinasen zum Triphosphat umgewandelt wird (Abb. 25.14). Die Einführung der Phosphorsäurereste, die beim zellulären pH negativ geladen vorliegen, hebt die Membran-

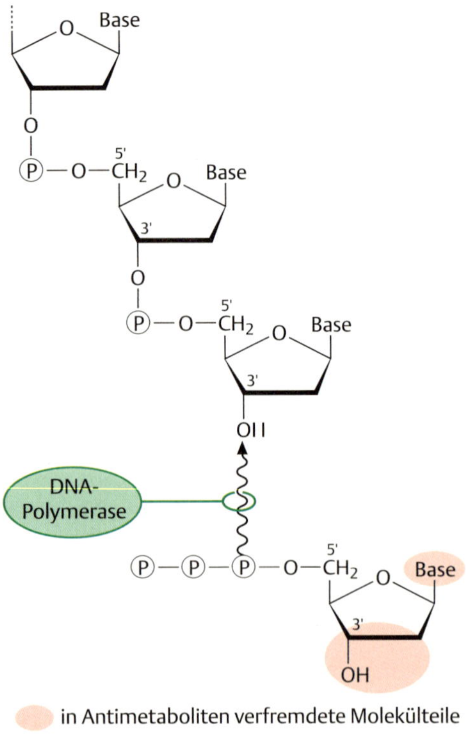

Abb. 25.13 **DNA-Synthese. Kettenverlängerung um 1 Nukleotid.** ▶ Virustatische Antimetabolite stellen falsche DNA-Bausteine dar.

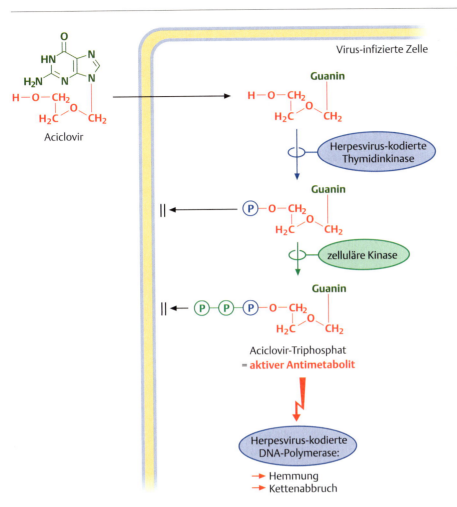

Abb. 25.14 **Aciclovir.** Selektive Aktivierung, Anreicherung und Wirkung in Virus-infizierter Zelle (Herpes simplex, Varicella zoster).

gängigkeit auf, so dass Aciclovir-Triphosphat in Herpesvirus-befallenen Zellen akkumuliert. Dieses hemmt bevorzugt die Virus-kodierte DNA-Polymerase, was die Selektivität weiter steigert. Deshalb ist Aciclovir für den infizierten Organismus so gut verträglich, selbst die gegenüber Antimetaboliten so empfindliche Granulopoese im Knochenmark wird nicht verändert.

▶ Aciclovir ist von großem therapeutischen Nutzen bei **schweren Herpes-simplex-** und **Herpes-zoster-Infektionen**. Für diesen Zweck wird es parenteral zugeführt (5–10 mg/kg alle 8 Stunden). Es liegen auch oral applizierbare (Bioverfügbarkeit 15–30%) und lokal anwendbare Zubereitungen vor.

▶ Die Substanz wird zu ca. 90% unverändert renal ausgeschieden, die Eliminationshalbwertszeit beträgt um 2,5 Stunden. Gegen Aciclovir resistente Herpesviren wurden bei immungeschwächten Patienten gefunden.

▶ An Nebenwirkungen werden beobachtet: Einschränkung der Nierenfunktion (durch Auskristallisation der Substanz in den Tubuli), zentralnervöse Störungen, allergische Reaktionen, Gewebsschädigung bei paravenöser Gabe.

Valaciclovir ist eine Esterform von Aciclovir mit ▶ besserer Resorption nach peroraler Zufuhr. Wegen des Aminosäure-Restes wird es zum Substrat für einen Dipeptid-Transporter der Enterozyten. Nach der Resorption setzen Esterasen der Darmschleimhaut und der Leber aus

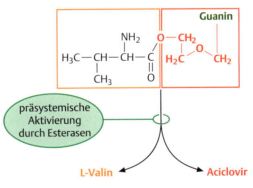

Abb. 25.15 **Aktivierung von Valaciclovir.**

der Vorstufe rasch die Wirkform Aciclovir frei (Abb. 25.15). Die Bioverfügbarkeit von Aciclovir aus Valaciclovir beträgt etwa 50%.

▶ Valaciclovir wird derzeit zur Behandlung bei **Herpes zoster** und **Herpes genitalis** verwendet.

Die Substanzen **Famciclovir** (Vorstufe für die perorale Gabe) und **Penciclovir** (Wirkform) weisen strukturell zwar gewisse Unterschiede zu Aciclovir auf, gleichen diesem aber hinsichtlich Wirkungsweise und Indikationen.

Ganciclovir ist strukturell nah mit Aciclovir und Penciclovir verwandt.
▶ Es zeichnet sich gegenüber diesen jedoch durch seine Wirksamkeit gegen Cytomegalie-Viren aus. Diese hängt offenbar damit zusammen, dass Cytomegalie-Viren ein spezielles Protein kodieren, das bevorzugt Ganciclovir zu phosphorylieren und so zu aktivieren vermag. Ganciclovir-Triphosphat hemmt vornehmlich die virale DNA-Polymerase der Cytomegalie-Viren.
▶ Ganciclovir dient zur Behandlung von **Cytomegalie-Infektionen** bei Patienten mit geschwächtem Immunsystem, z. B. zur CMV-Retinitis bei AIDS Patienten. Es ist für die orale Gabe schlecht geeignet und wird vorzugsweise als Infusion zugeführt (5 mg/kg 2× täglich). In Analogie zu Valaciclovir (siehe oben) ergibt die Veresterung von Ganciclovir mit Valin eine gut aus dem Darm resorbierbare Vorstufe: **Valganciclovir** (Bioverfügbarkeit etwa 60%, ungefähr 10fach höher als bei Ganciclovir). Wegen der Einführung von Valganciclovir kann jetzt auf die Infusionsbehandlung mit Ganciclovir verzichtet werden.
▶ Ganciclovir wird weitgehend unverändert renal ausgeschieden, die Eliminationshalbwertszeit beträgt 3–4 Stunden und ist bei Niereninsuffizienz verlängert.
▶ Die im Vergleich zu Aciclovir geringere Spezifität kommt darin zum Ausdruck, dass bei der angegeben Dosierung eine **Depression der Blutbildung** häufiger auftritt. Fast die Hälfte der Patienten ist von einer Neutropenie betroffen, die die Therapie begrenzt.

Idoxuridin ▶ kann als abnormes Thymidin angesehen werden (letzteres trägt in Position 5 eine Methylgruppe). Idoxuridin wird auch in nicht infizierten Zellen phosphoryliert und kann in DNA eingebaut werden.
▶ Es eignet sich nur für die **lokale Therapie** von Erkrankungen durch **Herpes-simplex-** und **Varicella-zoster-Viren**.

Trifluridin ist wie Idoxuridin zu beurteilen.
Brivudin hingegen ▶ wird durch die virale Thymidinkinase von Herpes-simplex-Virus Typ 1 (aber nicht Typ 2!) sowie Varicella-zoster-Virus phosphoryliert, woraus sich eine antivirale Selektivität der Wirkung ergibt. ▶ Es kann peroral zur Behandlung des Herpes zoster bei immunkompetenten Erwachsenen eingesetzt werden. ▶ Zu beachten ist, dass Brivudin die Biotransformation des Zytostatikums 5-Fluorouracil verzögert und dessen Toxizität erhöht. Deshalb darf Brivudin nicht zusammen mit diesem und anderen Antimetaboliten angewandt werden.

25.6.2 HIV (Humanes Immunschwäche Virus)

> **Box 25.11**
>
> **HIV-AIDS-Therapie**
>
> Die HIV-Epidemie ist eine der **verhängnisvollsten Ereignisse** in der Menschheitsgeschichte. Millionen Menschen sind an der AIDS-Erkrankung gestorben, weitere Millionen Menschen sind mit HIV infiziert und werden sterben, weitere Millionen werden sich anstecken. Quantitativ sind Entwicklungsländer am stärksten betroffen, bis zu 30% der Bevölkerung können infiziert sein. Es gibt bisher kein Medikament, das einen HIV-Träger heilen kann. Alle antiviralen Substanzen verzögern lediglich den Ablauf der tödlichen Erkrankung.
>
> Die Forschung ist seit Jahren intensiv bemüht, spezifische Mittel gegen das HI-Virus zu entwickeln. Ein durchschlagender Erfolg ist bisher ausgeblieben, die Kombination von 3 oder mehr antiviralen Wirkstoffen scheint am wirksamsten zu sein. Im Vordergrund stehen dabei Hemmstoffe der viralen „**reversen Transkriptase**", eines Enzyms, das die viruseigene Erbinformation, die als RNA vorliegt, in die wirtsübliche DNA umwandelt. Das Verhalten der reversen Transkriptase scheint der entscheidende Grund dafür zu sein, dass die antiviralen Medikamente nicht dauerhaft wirken. Die reverse Transkriptase zeichnet sich nämlich dadurch aus, dass sie „unsauber" arbeitet, sie macht immer wieder Fehler in der Überführung der RNA in die DNA, so dass ständig Viren mit „neuem" Erbgut entstehen, die sich der spezifischen Therapie entziehen. **Die fehlerhaft arbeitende reverse Transkriptase ermöglicht den HI-Viren das Überleben – und bringt den Menschen den Tod.**

Aufgrund neuerer Erfahrungen sollte eine antivirale **Chemotherapie sofort nach einer möglichen Infektion** mit dem humanen Immunschwäche-Virus beginnen. In manchen Fällen kann der Zeitpunkt der Infektion genau angegeben werden: Benutzung einer virustragenden Kanüle (bei Rauschmittelsüchtigen), Verletzung einer Pflegeperson durch eine „infizierte" Kanüle, Transfusion HIV-haltiger Blutkonserve, Sexualverkehr mit einem AIDS-Kranken. Der sofortige Beginn der Therapie soll das „Angehen" der Erkrankung bei dem frisch Infizierten um 80% reduzieren.

Das humane Immunschwäche-Virus (HIV) bietet verschiedene Ansatzpunkte für eine virustatische Therapie. HIV lagert sich an spezielle Haftstrukturen der Oberflä-

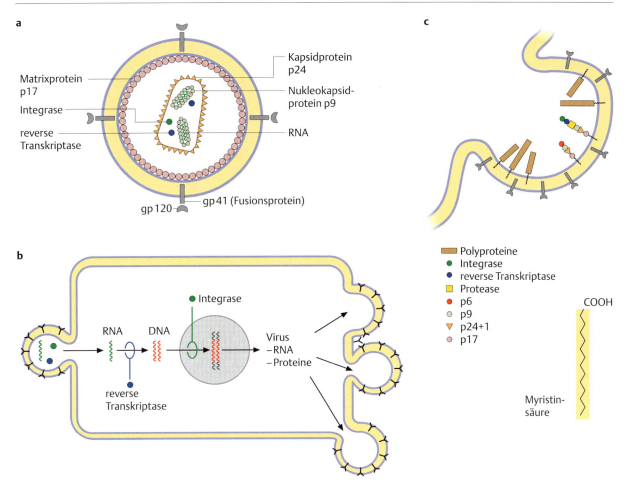

Abb. 25.16 **Das humane Immunschwäche Virus; Schritte seiner Vermehrung. a** HIV-Partikel in schematischer Darstellung. gp: Glykoprotein; p: Protein; Zahlenangaben für die Mol.-Masse in kDa. **b** Schritte der HIV-Vermehrung. **c** Anordnung der Virus-kodierten Proteine in der Wirtszellmembran vor der Ablösung eines Tochtervirus.

che eines T-Helfer-Lymphozyten an und dringt in diesen ein, indem ein **virales Fusionsprotein** das Verschmelzen von Virushülle und Plasmalemm der Wirtzelle vermittelt. HIV ist ein Retrovirus, dessen genetisches Material als RNA vorliegt, welche in der Wirtszelle in DNA umgeschrieben werden muss (Abb. 25.16). Um dies zu ermöglichen, bringt dieses Virus eine **reverse Transkriptase** mit. Die gebildete Doppelstrang-DNA wird sodann in das Genom der Wirtszelle eingebaut, dazu dient die ebenfalls im Virus enthaltene **Integrase**. Im Zuge der Virusvermehrung werden virale Proteine zusammenhängend in Form von Polyproteinen synthetisiert und in der Wirtszellmembran mittels Myristinsäure dort verankert, wo die Membran bei der Aussprossung von Tochterviren als Virushülle mitgenommen werden soll. Im Rahmen der Virusreifung ist es die Aufgabe der **Virus-kodierten Protease**, welche sich zunächst selbst im Verbund des Polyproteins befindet, die Vorläuferproteine in die einzelnen Struktur- und Funktionsproteine aufzuspalten.
Als Zielstrukturen für HIV-Virustatika werden bis jetzt die reverse Transkriptase, die HIV-Protease und das virale Fusionsprotein genutzt.

Hemmstoffe der reversen Transkriptase

▶ **Wirkprinzipien.** Diese Substanzen greifen an einem frühen Schritt in die Virusvermehrung ein, d. h. vor der Integration des genetischen Materials in das Wirtszellgenom. Es gibt zwei Wirkprinzipien:
- Nukleosid-Analoga interagieren als falsche Substrate mit dem Enzym,
- nicht nukleosidische Wirkstoffe lagern sich an anderer Stelle an die reverse Transkriptase an und hemmen deren Aktivität auf nichtkompetitive Weise.

Nukleosid-Analoga. Die meisten Substanzen dieser Gruppe enthalten eine physiologische Base und einen abnormen Zucker (Strukturformeln auf S. 486f). Bei einigen Substanzen gehen die Strukturveränderungen weiter. Bei **Abacavir** und **Emtricitabin** sind neben dem Zucker auch die Basen verfremdet. Bei **Tenofovir** ist an die Base Adenin ein Zwischenstück mit einem Phosphorsäurerest angeknüpft, diese Substanz stellt also ein verfremdetes Nukleotid dar.
Die Substanzen müssen in der Wirtszelle durch Tri-Phosphorylierung zum aktiven Antimetaboliten „gegiftet" werden (s. z. B. Abb. 25.14). Im Falle von **Didanosin** wird außerdem die Base Inosin in Adenosin umgewandelt.

▶ Die **aktiven Antimetabolite** hemmen die reverse Transkriptase; darüber hinaus werden sie als falsche Basen in den wachsenden DNA-Strang eingebaut. Da diesen Substanzen am abnormen Zucker die für die Kettenverlängerung notwendige 3'-Hydroxygruppe fehlt, kommt es zum Kettenabbruch. Bemerkenswerterweise betrifft die Entwicklung einer Resistenz gegen eine Substanz nicht die gesamte Gruppe; andere Nukleosid-Analoga bleiben wirksam. Dies deutet drauf hin, dass die unterschiedlichen Substanzen am Enzymprotein verschiedene Haftpunkte benutzen.

Das erste verfügbare Nukleosid-Analogon war **Zidovudin (Azidothymidin)**. Sein Effekt betrifft auch menschliche DNA-Polymerase.

▶ Die Anwendung dieser Substanz kann zur Knochenmarksuppression führen. Diese Nebenwirkung war zu der Zeit, als noch keine weiteren Substanzen zur Kombinationstherapie zur Verfügung standen und Zidovudin die einzige Therapiemöglichkeit bot, limitierend für die anwendbare Dosis und damit für den therapeutischen Erfolg. Die danach eingeführten Substanzen wie **Stavudin**, **Zalcitabin**, **Lamivudin** und **Didanosin** weisen ein anderes Nebenwirkspektrum auf (s. Tab. 25.6). Bei mehreren dieser Pharmaka steht als Nebenwirkung eine periphere Polyneuropathie im Vordergrund, deren Entstehungsweise ungeklärt ist.

▶ Die Fähigkeit, in den Liquor einzudringen, ist verschieden. Am besten gelingt dies Zidovudin und Stavudin.

▶ Angemerkt sei noch, dass Lamivudin bei chronischer Hepatitis B günstig wirkt. Bei der Replikation der Hepatitis-B-Viren ist eine DNA-Polymerase beteiligt, die wie eine reverse Transkriptase arbeitet. Für diese Indikation reicht ein Drittel der Anti-HIV-Dosis.

Adefovir wurde ursprünglich als Hemmstoff der reversen Transkriptase von HIV erprobt. Es ist ein adeninhaltiger, monophosphorylierter Antimetabolit. Heute steht es als Estervorstufe (**Adefovir-dipivoxil**) zur Behandlung der Hepatitis B zur Verfügung. Bei der für diese Indikation benötigten relativ niedrigen Dosis ist noch keine nutzbare Wirkung gegen HIV vorhanden.

Thymidin-Analoga

Tab. 25.6 AIDS-Therapeutika – eine Auswahl: Nebenwirkungen und Dosierung. CYP: Cytochrom-P450-abhängige Monooxygenasen

	wichtige Nebenwirkungen, Anmerkungen	Tagesdosis peroral
Hemmstoffe der reversen Transkriptase		
Nukleosid-Analoga		
Thymidin-Analoga		
– Zidovudin	Neutropenie, Anämie	2 × 250 mg
– Stavudin	periphere Neuropathie	2 × 40 mg
Cytidin-Analoga		
– Zalcitabin	periphere Neuropathie	3 × 0,75 mg
– Lamivudin	rasche Resistenzentwicklung	2 × 150 mg
Inosin-Analogon		
– Didanosin	Pankreatitis, periphere Neuropathie	2 × 200 mg
Guanosin-Analogon		
– Abacavir	Überempfindlichkeitsreaktionen, Lactacidose	2 × 300 mg
Nicht nukleosidische Stoffe	Lipodystrophie, rasche Resistenzentwicklung*	
– Nevirapin	Exantheme, Leberschäden, CYP-Induktion	2 × 200 mg
– Efavirenz	Exantheme, ZNS-Symptome, CYP-Interaktion	1 × 600 mg
Hemmstoffe der HIV-Protease	für alle: CYP-Hemmung → Arzneistoff-Interaktionen, „pro-arteriosklerotische" Langzeiteffekte	
– Indinavir	Nephrolithiasis, Hyperbilirubinämie	3 × 800 mg
– Nelfinavir	Übelkeit, Diarrhöe	3 × 750 mg
– Saquinavir + Ritonavir	Übelkeit, Diarrhöe (meist mild)	3 × (1000 mg S. + 100 mg R.)
– Ritonavir	Übelkeit, Diarrhöe, Hypertriglyzeridämie	2 × 600 mg
– Lopinavir + Ritonavir	gastrointestinale Symptome, Hyperlipidämie	2 × (400 mg L. + 100 mg R.)
– Amprenavir	gastrointestinale Symptome, Exantheme	2 × 1200 mg

* bei Monotherapie

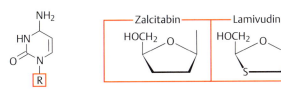

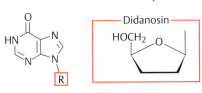

könnte eine Kreuzresistenz für Vertreter dieser Gruppe bestehen.
▶ Die Substanzen sind nach peroraler Zufuhr unterschiedlich gut bioverfügbar, beispielsweise Saquinavir zu etwa 4%, Ritonavir zu ca. 80%. In entsprechender Dosis zugeführt, eignen sich aber alle für die perorale Therapie. Die Liquorgängigkeit der Substanzen ist vermutlich gering.
▶ Als Nebenwirkungen können gastrointestinale Störungen auftreten mit Übelkeit und Diarrhö. In dieser Hinsicht ist Saquinavir offenbar am besten verträglich. Indinavir kann zu Nephrolithiasis und Hyperbilirubinämie Anlass geben. Unter Ritonavir-Medikation kann eine Hypertriglyzeridämie vorkommen. Die Substanzen werden mittels Cytochrom-P450-abhängiger Monoxygenase biotransformiert, besonders über CYP3A4. Die Fähigkeit des Enzyms, andere Arzneistoffe abzubauen, wird gehemmt, so dass sich vielfältige Interaktionsmöglichkeiten ergeben.

Unter der längerfristigen Anwendung können bemerkenswerte Nebenwirkungen auftreten. Es gibt Veränderungen der subkutanen Fettverteilung („Lipodystrophie"), die in Teilaspekten der Stammfettsucht des Cushing-Syndroms ähneln, z. B. Ausbildung eines Stiernackens. Hyperlipidämie, Hyperglykämie, Insulinresistenz, Blutdrucksteigerung wie beim metabolischen Syndrom bedeuten einen bedenklichen Anstieg kardiovaskulärer Risikofaktoren. Die Erscheinungen könnten auf einer Hemmung des Abbaus von Steroidhormonen über CYP450-Enzyme beruhen.

Nicht nukleosidische Wirkstoffe.
▶ Diese Substanzen benötigen keine Phosphorylierung, um wirken zu können. Bei Monotherapie kann es recht rasch zur Resistenzentwicklung kommen. In diese Gruppe gehören **Nevirapin** und die nachfolgende Substanz **Efavirenz**.
▶ Nevirapin führt relativ häufig zu Exanthemen, auch ein Stevens-Johnson-Syndrom kann auftreten. Hautausschläge sind bei Efavirenz weniger ausgeprägt, jedoch kommen neurologische Nebenwirkungen vor. Außerdem besteht die Gefahr von Arzneistoff-Interaktionen, weil diese Substanzen mit Cytochrom-P450-abhängigen Monooxygenasen interagieren. Nevirapin induziert CYP3A-Isoenzyme. Efavirenz wirkt, je nach Arzneistoff, induzierend oder hemmend auf dessen Biotransformation.

> **Box 25.12**
>
> **Ritonavir als CYP-Inhibitor und „Verstärker" für andere Protease-Inhibitoren**
>
> Ritonavir hat schon in subtherapeutischer Dosierung (100 mg als Einzeldosis) eine ausgeprägte Hemmwirkung auf CYP3A-Isoenzyme. Dies wird genutzt, um die präsystemische Elimination anderer Protease-Inhibitoren zu unterdrücken und ihre Wirkung zu verstärken, beispielsweise von Lopinavir, Atazanavir und Fosamprenavir. Das „Verstärker"-Prinzip erlaubt eine Dosisreduktion bzw. eine Verlängerung der Dosierungsintervalle.

Hemmstoffe der HIV-Protease

Die Wirkstoffe wie beispielsweise **Indinavir**, **Nelfinavir**, **Saquinavir** und **Ritonavir** greifen im letzten Schritt der Virusreplikation ein.

▶ Sie stellen abnorme Peptide dar, die das aktive Zentrum der HIV-Protease blockieren und somit die Virusreifung unterbinden. Hinsichtlich der Resistenzbildung

HIV-Fusionshemmstoff Enfuvirtid

Nachdem sich das HI-Virus mittel seines Glykoprotein 120 an den CD4-Komplex (und Nachbar-Bindungsstellen) des T-Helfer-Lymphozyten gebunden hat, entfaltet sich das benachbarte Glykoprotein 41, durchdringt die Zellmembran der Wirtszelle und leitet so die Verschmelzung von Virushülle und Zellmembran ein. ▶ **Enfuvirtid** ist ein semisynthetisches Peptid aus 36 Aminosäuren, das sich an das Fusionsprotein gp41 anlagert und dessen Funktion blockiert. Auf diese Weise verhindert Enfuvirtid die Penetration des HI-Virus in die Wirtszelle.

▶ Enfuvirtid ist ein **Reservetherapeutikum** für die Anwendung im Rahmen einer Kombinationstherapie. Es wird erst eingesetzt, wenn sich gegen andere HIV-Therapeutika Resistenzen entwickelt haben oder wenn diese nicht vertragen werden. Enfuvirtid wird vom Patienten zweimal täglich subkutan injiziert.

▶ Lokale Unverträglichkeitsreaktionen am Injektionsort sind häufig und können zum Therapieabbruch führen. Weiterhin kommen erhebliche systemische Überempfindlichkeitserscheinungen vor mit Hautausschlag, Schüttelfrost, Fieber, Blutdruckabfall und anderen Erscheinungen.

Kombinationstherapie der HIV-Infektion

Die Therapie hat zum Ziel, die Virusvermehrung frühzeitig, stark und anhaltend zu unterdrücken, um auf diese Weise das Ausbrechen der Immunschwäche-Krankheit möglichst lange zu verhindern. Die Kombination antiretroviraler Pharmaka erlaubt es, die Wirksamkeit und Verträglichkeit der Therapie zu steigern sowie die Entwicklung resistenter Viren besser zu unterdrücken. Auf diese Weise ist es heute möglich, fast allen Infizierten, die früher unter dem elenden Siechtum der AIDS-Erkrankung nach etwa 7 – 10 Jahren starben, zu einem normalen Leben über viele Jahre zu verhelfen und ihre Lebenserwartung eindrucksvoll zu verlängern. Eine vollständige Elimination der Viren aus dem Körper des Infizierten ist jedoch mit den heutigen Mitteln nicht möglich, selbst wenn im Blut keine Viren mehr nachweisbar sind.

Die heutige „**h**ochaktive **a**ntiretrovirale **T**herapie" (**HAART**) beruht meist auf einer Dreierkombination aus
- zwei nukleosidischen reverse Transkriptase-Hemmstoffen sowie
- einem nicht nukleosiden Transkriptase-Hemmstoff oder, alternativ, ein oder zwei Protease-Inhibitoren.

Wahl der Mittel. Bei der Auswahl der Substanzen sind verschiedene Aspekte zu berücksichtigen: Es sollte ein gut liquorgängiges Pharmakon in der Kombination enthalten sein, also Zidovudin oder Stavudin. Beide zu verwenden ist nicht sinnvoll, da sie sich gegenseitig in der Phosphorylierung behindern. Das Nebenwirkungsprofil der Wirkstoffe ist zu berücksichtigen. Substanzen, die eine Neuropathie auslösen können, werden nicht miteinander kombiniert. Unter dem Aspekt der Begleitmedikation ist die Fähigkeit verschiedener HIV-Virustatika zu Arzneistoffinteraktionen zu beachten. Angesichts der Nebenwirkungen der Protease-Hemmstoffe und einer zunehmenden Resistenzentwicklung werden heute vermehrt proteasefreie Therapieschemata angewandt, die neben den nukleosidischen einen nicht nukleosidischen anti-HIV-Wirkstoff enthalten. Eine typische Kombination zum Beginn der Behandlung besteht aus Zidovudin, Lamivudin und Efavirenz. Die Kombinationstherapie erfordert vom Patienten wegen der großen Zahl der einzunehmenden Medikamente eine große Mitarbeitsbereitschaft.

Im Laufe der Jahre kann die Wirksamkeit der Therapie wegen einer Resistenzentwicklung abnehmen, so dass die Zusammensetzung der Kombination zu ändern ist. Der Wettlauf zwischen Resistenzbildung und Bereitstellung von Therapeutika mit neuen Angriffspunkten wird schließlich darüber entscheiden, inwieweit sich die Lebenserwartung der Infizierten normalisiert.

Angemerkt sei, dass in Europa heute bei frisch diagnostizierten HIV-Infektionen in 10% der Fälle schon vor Therapiebeginn eine Resistenz gegen mindestens eine antiretrovirale Substanz vorliegt. Die andere Begrenzung therapeutischer Erfolges wird in den Nebenwirkungen der Therapie liegen, insbesondere im Hinblick auf die kardiovaskulären Risikofaktoren.

Prophylaxe einer HIV Infektion. Um bei einer schwangeren, HIV-positiven Frau die **Virusübertragung auf das Neugeborene** zu verhindern, kann Zidovudin (oder Nevirapin) peripartal an die Mutter und postpartal an das Neugeborene verabreicht werden. Wenn die Mutter unter einer wirksamen Kombinationstherapie steht, ist die Gefahr der Virusübertragung auf das Kind möglicherweise gering. Die **Postexpositionsprophylaxe** hat zum Ziel, das Angehen der Virusinfektion zu verhindern, wenn mit einer Virusaufnahme zu rechnen ist, beispielsweise durch Verletzung von Krankenhauspersonal mit einer kontaminierten Spritzenkanüle. Auch für diesen Zweck wird heute geraten, eine Wirkstoff-Kombination einzusetzen, z. B. Zidovudin plus Lamivudin plus Nelfinavir.

25.6.3 Influenza-Viren

Influenza-A-Viren können schwere **Grippe-Epidemien** mit ernsten Erkrankungsverläufen verursachen. Grippe-Erkrankungen durch Influenza-B-Viren sind weniger ausgedehnt und weniger gefährlich. Influenza-C-Viren rufen offenbar meist asymptomatische Infektionen hervor.

Aufbau der Viren und Vermehrung. Influenza-Viren besitzen eine Hülle, welche die Proteine Hämagglutinin und Neuraminidase enthält. Im Inneren des Viruspartikels befinden sich 8 RNA-Einzelstränge, und zwar zunächst im Komplex mit angelagerten Proteinen (Nukleokapsid). Außerdem sind die für die Virusvermehrung notwendigen RNA-abhängigen RNA-Polymerasen vorhanden, über welche die infizierte Zelle ja nicht verfügt. Das Hämagglutinin vermittelt die Adsorption, indem es Kontakt mit Sialinsäureresten an der Oberfläche der Wirtszelle aufnimmt (Abb. 25.**17**). Es folgt eine endozytotische Aufnahme des Viruspartikels in die Zelle. Später induziert das Hämagglutinin die Fusion der Virushülle mit der Membran des Endosoms, so dass das Innere des Viruspartikels Zugang zum Cytoplasma der Zelle gewinnt. Für die Freilegung der RNA von den angelagerten Proteinen, d. h. für die Dissoziation des Nukleokapsid, ist eine Ansäuerung des Virusinneren Voraussetzung. Für die Loslösung neusynthetisierter Viruspartikel von der infizierten Zelle scheint wichtig zu sein, dass die Neuraminidase Sialinsäurereste von Oberflächenstrukturen der Zelle abspaltet.

Amantadin ▶ hemmt die Vermehrung von Influenza-A-Viren, indem es die Freilegung der Virusnukleinsäure, das „uncoating", hemmt (Abb. 25.**17**). Dieser Effekt beruht auf der Blockade eines viralen Protonen-Kanalproteins (M_2-Protein).

▶ Die Substanz ist bei systemischer Applikation für die Prophylaxe der Virus-A-Grippe geeignet, hat sich aber nicht bewährt, wenn die Symptome bereits deutlich ausgebildet sind. Ein Erfolg der Prophylaxe kann ausbleiben, weil ein Teil der Influenza-Viren eine Resistenz gegen Wirkstoffe aus der Gruppe der Adamantane entwickelt hat.

▶ Zu den Nebenwirkungen bei systemischer Applikation gehören gastrointestinale Störungen, leichtere zentralnervöse Erscheinungen, wie Nervosität, Antriebssteigerung, aber auch Halluzinationen oder Krämpfe. Außerdem können atropinartige Effekte auftreten wie

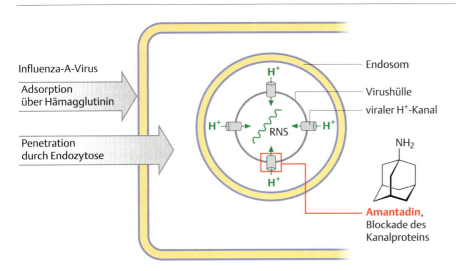

Abb. 25.**17 Hemmung der Freisetzung der viralen RNA („uncoating") durch Amantadin.** Für die Freilegung der viralen Nukleinsäure aus dem Komplex mit Proteinen (nicht dargestellt) müssen Protonen aus dem sauren Endosom in das Innere des Viruspartikels strömen. Ein virales H⁺-Kanalprotein erlaubt den Protonendurchtritt durch die Hülle. Amantadin blockiert diesen Kanal.

Mundtrockenheit, Herzklopfen und Harnretention. An die Anwendung von Amantadin bei der Therapie des Morbus Parkinson sei hier erinnert (S. 340).

Ein Derivat des Amantadin, **Tromantadin**, kann für die ▶ topische Therapie herpetischer Erkrankungen am Auge und an der Haut Verwendung finden, verliert aber wegen der Verfügbarkeit anderer Wirkstoffe an Bedeutung.

Zanamivir. Diese Substanz ist strukturell mit N-Acetylneuraminsäure (Sialinsäure) verwandt (Abb. 25.**18**).
▶ Sie lagert sich an das aktive Zentrum der viralen Neuraminidase an und hemmt das Enzym. So wird die Freisetzung der neugebildeten Viren gestört.

▶ Die Substanz ist wirksam gegen die Influenzavirus-Typen A und B. Zanamivir wird lokal mittels Inhalation angewandt, auch die intranasale Zufuhr ist möglich. Zanamivir ist zugelassen zur Behandlung einer Influenza-Erkrankung durch die Virustypen A und B bei Personen über 12 Jahren.
▶ Jedoch kann es im Gefolge der inhalativen Darreichung zu Bronchospasmen kommen. Auf diese Gefahr muss besonders bei Patienten mit vorbestehenden obstruktiven Atemwegserkrankungen geachtet werden.

Oseltamivir ist für die perorale Gabe geeignet. ▶ Es handelt sich um eine Ester-Vorstufe, die nach der Resorption in die Wirkform Oseltamivir-carboxylat umgewandelt wird. Oseltamivir ist ebenfalls ein Neuraminidase-Hemmstoff. Es wird mit einer Halbwertszeit von 6–10 Stunden unverändert renal eliminiert.

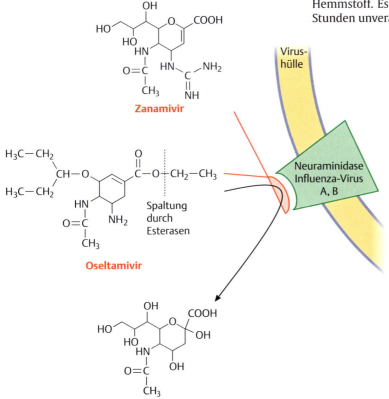

Abb. 25.**18 Hemmung der Neuraminidase von Grippe-Viren durch Zanamivir und Oseltamivir.**

▶ Oseltamivir ist zur Therapie der Influenza bei Erwachsenen und bei Kindern ab dem 1. Lebensjahr zugelassen. Darüber hinaus kann es zur Infektionsprophylaxe gegeben werden (ab dem 13. Lebensjahr). Zur Therapie wird es 2 × täglich angewandt, zur Prophylaxe 1 × täglich.
▶ Erbrechen ist die häufigste Nebenwirkung, das Risiko lässt sich aber durch die Einnahme von Oseltamivir mit der Nahrung abmildern.

> **Box 25.13**
> **Nutzen der Neuraminidase-Hemmstoffe**
> In klinischen Studien zum therapeutischen Effekt zeigte sich lediglich eine Verkürzung der Krankheitsdauer um etwa einen Tag – ein wenig eindrucksvoller Effekt. Jedoch ist zu bedenken, dass seit der so genannten „Spanischen Grippe" im Jahre 1918, die weltweit etwa 20 Millionen Menschenleben forderte, bisher ein derart hochpathogener Influenza-Erreger nicht wieder aufgetreten ist. Möglicherweise wären die Erfolge der Neuraminidase-Hemmstoffe in einer solchen Situation ausgeprägter. Bezüglich der prophylaktischen Wirkung sind die Zahlen günstiger: mit Oseltamivir ließ sich die Ansteckungshäufigkeit um 75–90 % vermindern. Auf jeden Fall ersetzen die Neuraminidase-Hemmstoffe nicht eine Grippeschutzimpfung.

25.6.4 Weitere antivirale Wirkstoffe

Foscarnet ▶ interferiert mit der Virus-Replikation, indem es eine Pyrophosphat-Bindungsstelle von viralen Polymerasen und der reversen Transkriptase blockiert. Bei der DNA-Polymerisierung muss von den triphosphorylierten Nucleosiden ein Pyrophosphat abgespalten werden.

Foscarnet-Natrium

▶ Foscarnet ist wirksam gegen Herpesviren einschließlich Cytomegalie-Viren sowie HIV. Es ist indiziert bei schweren **Cytomegalie-Infektionen bei AIDS-Patienten**. Foscarnet wird intravenös zugeführt, die Dosierung liegt zu Beginn bei 60 mg/kg 3 × täglich (etwa 12 g/d), Erhaltungstherapie bei 100 mg/kg 1 × täglich.
▶ Da die Substanz renal ausgeschieden wird, treten häufig Nierenfunktionsstörungen auf. Daneben leiden die Patienten unter einer Reihe weiterer Nebenwirkungen, so dass die Therapie mit dieser Substanz nur ganz schweren Fällen vorbehalten sein sollte.
Ribavirin ist ein atypisches Nukleosid aus einer abnormen Base und d-Ribose.
Ribavirin stellt eines der wenigen Virustatika mit einem weiten Wirkspektrum dar, welches viele DNA- und RNA-Viren umfasst, z. B. Respiratory-syncytial-Viren (RSV), Hepatitis-Viren, AIDS-Erreger, Lassa-Viren.
▶ Der Wirkungsmechanismus ist nicht aufgeklärt, möglicherweise vielfältig.
▶ Ribavirin kann lokal als Aerosol im Rahmen einer intensivmedizinischen Behandlung von Bronchiolitis und Pneumonie durch Respiratory-syncytial-Viren bei Kindern angewandt werden. Bei chronischer Hepatitis C zeigte sich ein deutlich besserer Effekt für die Kombination aus Interferon α (s.u.) und peroral zugeführtem Ribavirin als für die alleinige Gabe von Interferon α.
▶ Nebenwirkungen von Ribavirin bei lokaler Anwendung sind recht häufig Hautirritationen und Bronchospasmen, bei systemischer Zufuhr ist die Möglichkeit einer extravasalen Hämolyse und einer Knochenmarkssuppression zu beachten. Im Tierversuch ist Ribavirin teratogen.

Ribavirin

Cidofovir ist ein abnormes Cytidin-Analogon mit
▶ breitem antiviralen Wirkspektrum, das auch Herpes-Viren erfasst.
▶ Es ist zugelassen zur Anwendung gegen Cytomegalie-Retinitis bei AIDS-Patienten. Es wird intravenös infundiert, wegen seiner langen Wirkdauer zunächst im wöchentlichem, danach im zweiwöchentlichem Abstand. Um einer Nierenschädigung vorzubeugen, wird es in Kombination mit Probenecid und nach reichlicher Zufuhr von physiologischer Kochsalzlösung gegeben.

Palivizumab ▶ ist ein monoklonaler humanisierter IgG-Antikörper, der beim **Respiratory-Syncytial-Virus** (RSV) ein Fusionsprotein blockiert, das die Virus-Penetration in die Wirtszelle vermittelt.
▶ Palivizumab ist unter bestimmten Bedingungen indiziert zur Vorbeugung von RSV-Atemwegsinfekten bei frühgeborenen Säuglingen und Kleinkindern mit bronchopulmonalen Fehlbildungen. Es wird in der kritischen Jahreszeit von Oktober bis März einmal pro Monat intramuskulär injiziert.

Fomivirsen ist ein DNA-Oligonukleotid, das komplementär zu einer mRNA von Cytomegalie-Viren aufgebaut ist.
▶ Durch Anlagerung dieses „Antisense-Oligonukleotids" an die Virus-RNA („Sense-RNA") wird die Virus-induzierte Proteinsynthese und damit die Virusvermehrung gehemmt (Abb. 25.19).

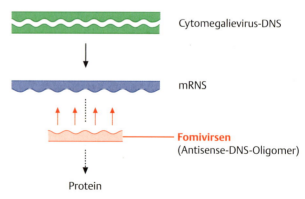

Abb. 25.19 **Fomivirsen: Ein „Antisense-Oligonukleotid" als Virustatikum.**

▶ Fomivirsen könnte nützlich sein, wenn bei einer Cytomegalie-Retinitis andere Therapeutika wie Ganciclovir, Foscarnet oder Cidofovir nicht mehr wirksam sind. Fomivirsen muss in den Glaskörper des Auges injiziert werden, damit es seinen Wirkort erreichen kann.

Interferone. Die Interferone gehören zu den Cytokinen, die interzelluläre Botenstoffe darstellen. Es handelt sich um artspezifische (Glyko-)Proteine; beim Menschen kommen drei Interferone vor:
- Interferon α (mit weiteren Untertypen) aus einer Reihe von Zellarten, u. a. Leukozyten,
- Interferon β, ebenfalls aus verschiedenen Zellen, u. a. Fibroblasten, und
- Interferon γ aus T-Lymphozyten.

▶ Die Interferone wirken virustatisch, antiproliferativ und greifen in Immun- und Entzündungsvorgänge ein (S. 307). Die Produktion von Interferonen wird durch verschiedene Stimuli angeregt: Virusbefall der Zellen, Bakterientoxine, Mitogene, Antigene sowie bestimmte Cytokine. Bezüglich der antiviralen Wirkung der Interferone kann man feststellen, dass etwa 1 Stunde, nachdem das Virus die Zelle „infiziert" hat, die Produktion von Interferon beginnt. Der eigentliche Induktor ist nicht das intakte Virus, sondern die freigelegten Nukleinsäuren. Interferon wird dann im Laufe vieler Stunden abgegeben und an spezifische Rezeptoren der benachbarten Zellen gebunden. In diesen Zellen stimuliert es die Bildung so genannter „translation inhibitory proteins"; diese hemmen die Translation von denjenigen mRNA, die für die virale Proteinsynthese und damit für die Virusreplikation essenziell sind.

Durch gentechnische Verfahren lassen sich die Interferone in großen Mengen herstellen, so dass sie zur Therapie zur Verfügung stehen.

▶ Die systemische Zufuhr von Interferon ist mit **starken Nebenwirkungen** belastet (Grippe-artige Symptome mit Fieber, Leukopenien, gastrointestinale Störungen, Hauterscheinungen, neurologische Symptome).

▶ Daher ist die Gabe von Interferon beschränkt auf schwere, unbeherrschbare Virus-Erkrankungen (Enzephalitis, generalisierter Herpes zoster, virusbedingte chronisch-aggressive Hepatitis). Auch eine lokale Anwendung kann als adjuvante Therapie bei herpetischer Keratitis und bei spitzen Kondylomen durchgeführt werden. Die Anwendung der Interferone als Mittel zur Therapie neoplastischer Erkrankungen wird im Kapitel 24.4.3 besprochen.

Bei Peginterferon-$α_{2a}$ und -$α_{2b}$ ist eine Polyethylenglykol-Kette kovalent an das Interferon angebunden, um dessen Wirkdauer zu verlängern. ▶ Die Pegylierung verlangsamt die Aufnahme vom subkutanen Injektionsort und die Elimination aus der Blutbahn. Während normales INF-$α_{2a}$ 3 × pro Woche appliziert werden muss, reicht bei der pegylierten Form eine wöchentliche Gabe.

▶ Es dient zur Behandlung einer chronischen Hepatitis C, am besten in Kombination mit Ribavirin (S. 490). Hier sei nochmals auf die Therapie der chronischen Hepatitis B verwiesen, zu der neben INFα-Präparaten auch Lamivudin und Adefovir dienen können. Hinzu kommt das jüngst in den USA zugelassene Entecavir (ein Guanosin-Antimetabolit mit verfremdeten Zuckeranteil), welches einen sehr guten Effekt gegen die Hepatitis B-Viren zu haben scheint.

Notwendige Wirkstoffe

Virustatika

Wirkstoff	Handelsname	Alternative
Gegen Herpesviren		
Aciclovir	Zovirax®	G
Famciclovir	Famvir®	–
Ganciclovir	Cymeven®	–
Penciclovir	Vectavir®	–
Valaciclovir	Valtrex®	–
Valganciclovir	Valcyte®	–
Zamamivir	Relenza®	–
Gegen AIDS-Viren		
Abacavir	Ziagen®	–
Amprenavir	Agenerase®	–
Didanosin	Videx®	–
Efavirenz	Sustiva®	–
Emtricitabin	Emtriva®	–
Enfluvirtid	Fuzeon®	–
Fosamprenavir	Telzur®	–
Indinavir	Crixivan®	–
Lamivudin	Epivir®, Zeffix®	–
Lopinavir + Ritonavir	Kaletra®	–
Nevirapin	Viramune®	–
Nelfinavir	Viracept®	–
Ritonavir	Novir®	–
Saquinavir	Invirase®	–
Stavudin	Zerit®	–
Tenofovir	Viread®	–
Zalcitabin	Hivid®	–
Zidovudin	Retrovir®	–
Gegen Influenza-Viren		
Amantadin	PK-Merz®	G
Oseltamivir	Tamiflu®	–
Zanamivir	Relenza®	–
Zusätzliche Wirkstoffe		
Adefovir	Hepsera®	–
Cidofovir	Vistide®	–
Fomivirsen	Vitravene® (nur in den USA)	–
Foscarnet	Foscavir® Tabl. Triapten® Creme	–
Palivizumab	Synagis®	–
Ribavirin	Virazole® Inh. Rebetol® Kaps.	–
Weitere Wirkstoffe gegen Herpes-Viren		
Idoxuridin	Zostrum® Lösg., Virunguent®, Ophthal® Salbe	–
Brivudin	Zostex®	–
Trifluridin	Triflumann®	–

25.7 Desinfektionsmittel

Zur Begriffsbestimmung:
- *Desinfektion* dient dazu, dass von einer Sache keine Infektion ausgehen kann. Ein *Antiseptikum* ist ein Desinfektionsmittel zur Anwendung an lebendem Gewebe zwecks Vermeidung einer Wundinfektion.
- *Sterilisation* dient zur völligen Beseitigung von Mikroorganismen einschließlich ihrer Dauerformen sowie von Viren – unabhängig davon, ob von diesen Infektionsgefahr ausgeht oder nicht.

Anforderungen an Desinfektionsmittel

An Substanzen dieser Gruppe werden ganz verschiedene Anforderungen gestellt, je nachdem, ob sie am Menschen selbst oder an unbelebten Objekten (Instrumenten, Abfallgruben, Trinkwasser etc.) angewandt werden sollen. Ein ideales Desinfiziens für die Anwendung am Menschen sollte etwa folgende Eigenschaften besitzen:
- **starke bakterizide**, **fungizide** und **viruzide** Wirkung;
- **gute lokale Verträglichkeit** für menschliche Haut, Schleimhaut und Wundgewebe;
- bei eventueller Resorption geringe bzw. möglichst ganz **fehlende Systemtoxizität**;
- es sollte gegen alle Arten von Bakterien und deren Sporen wirksam sein, also **keine Spezifität** besitzen, wie es von Chemotherapeutika und Antibiotika erwartet wird.
- die Wirksamkeit soll möglichst **nicht** durch die Anwesenheit von **„Inaktivatoren"** (Eiter, Blut, Wasserstoff- oder Hydroxyl-Ionen) **vermindert** werden;
- die **physikalischen** und **chemischen** Eigenschaften müssen entsprechend sein (Haltbarkeit, Löslichkeit, Schnelligkeit der Wirkung etc.).

Da einzelne Desinfektionsmittel Lücken im Wirkspektrum aufweisen, wird durch Kombination mehrerer Substanzen dieser Mangel kompensiert. Desinfizienzien (der Terminus schließt im folgenden auch Antiseptika ein) gehören sehr verschiedenen chemischen Stoffklassen an. Eine Einteilung lässt sich am ehesten nach chemischen Klassen durchführen.

25.7.2 Phenol-Derivate

Phenol (Carbolsäure) ist ein schlechtes Desinfiziens und besitzt nur noch historisches Interesse. Es lässt sich durch Substituierung in Substanzen überführen, die eine stärkere bakterizide Wirkung und größere therapeutische Breite besitzen. So nimmt die Wirkungsstärke mit der Zahl der in das Molekül eingeführten Substituenten zu:
- Alkyl-Reste: *m*-Kresol, Thymol,
- Chlor-Atome: 4-Chlor-kresol, 4-Chlor-xylenol,
- Phenyl-Ring: 2-Biphenylol (2-Phenyl-phenol), 2-Benzyl-4-Chlorphenol.

Kresole (Methylphenole)

Die Methylphenole sind etwa 3-mal so wirksam wie Phenol bei gleicher Giftigkeit. Die gelbbraune ölartige Flüssigkeit, die schlecht wasserlöslich ist, kann zur **Raumdesinfektion** verwandt werden. Um die Wasserlöslichkeit und Netzfähigkeit zu verbessern, wird Kresol mit Seifen zusammen verarbeitet.

Thymol und Eugenol

Thymol (2-Isopropylkresol) ist etwa 30-mal so wirksam wie Phenol bei geringer absoluter Giftigkeit: Seine Wasserlöslichkeit ist schlecht; die erreichbare Konzentration um 3×10^{-4} g/ml genügt aber für den bakteriostatischen Effekt. Es wird als **Konservierungsmittel** im klinischen Laboratorium verwendet und kann ferner in 5%iger Lösung in Spiritus dilutus zur **Hautdesinfektion** benutzt werden. Besonders auffallend ist die **starke fungizide Wirkung** des Thymol, das auch zur Therapie von Pilzerkrankungen der Haut Verwendung findet.

Eugenol. In der Natur kommt Eugenol im Nelkenöl vor, es handelt sich um 2-Methoxy-4-allyl-phenol. Dieses „Desinfiziens" wird in der **Zahnmedizin** benutzt.

m-Kresol

Thymol (2-Isopropyl-kresol)

4-Chlor-xylenol

2-Phenyl-phenol (2-Biphenylol)

Chlorierte Phenol-Derivate

4-Chlorkresol und 4-Chlorxylenol. Diese Verbindungen sind gute Desinfizienten, die in **Fertigarzneimitteln** kombiniert vorkommen. In der Konzentration 0,5–5% in Seifenlösung werden sie sowohl für **Haut-** und **Schleimhaut-** als auch zur **Instrumenten-** und **Gummihandschuh-Desinfektion** verwendet.

4-Chlorthymol ist ebenfalls stärker wirksam als Thymol; verglichen mit dem Phenol ist es etwa 75-mal so stark bakterientötend, seine Giftigkeit ist gering.
Eine 5%ige Lösung in Spiritus dilutus ist zur **Händedesinfektion** geeignet.

Chlorhexidin (kein eigentliches Phenolderivat) bewährt sich gleichfalls zur Desinfektion der **Haut** und des **Mund-Rachen-Raumes**. Seine Anwendung zur routinemäßigen Händedesinfektion in Kliniken kann empfohlen werden. Insbesondere werden gute Erfahrungen bei der Behandlung und Prophylaxe von **Infektionen der Blase mit sonst resistenten Keimen** gemacht. Die nach Katheterisierung auftretenden Infektionen können weitgehend verhindert werden, wenn im Anschluss an diesen Eingriff Chlorhexidin (50 ml, 0,2 %ig) in die leere Blase instilliert wird. In 0,1 %iger Lösung ist diese Substanz zur Desinfektion von **Instrumenten** und **Geräten** geeignet. Die systemische Toxizität scheint geringer als die von Hexachlorophen zu sein.

Hexachlorophen (2,2'-Dihydroxy-3,5,6,3',5',6'-hexachlor-diphenyl-methan) ist eine fast wasserunlösliche Substanz, wird in Konzentrationen von 2–3 % festen und flüssigen Seifen zugesetzt. Bei täglichem Gebrauch wird die Zahl der grampositiven Hautkeime vermindert.

Box 25.14

Chemische Struktur und biologische Wirkung

Menthol
(1-Hydroxy-2-isopropyl-4-methyl-cyclohexan), eine „kühlende" Substanz

Propofol
(2,6-Di-isopropyl-phenol), ein Injektionsnarkotikum

Die hier dargestellten Formeln weisen große Ähnlichkeit mit den Strukturen der abgebildeten Desinfektionsmittel auf. **Menthol** ist ein Inhaltsstoff des Pfefferminzöls. Diese Substanz ist kein Benzol-Derivat, sondern eine Cyclohexan-Verbindung. Sie erregt spezifisch Kälterezeptoren, wird zu Genusszwecken (Bonbons, Zigaretten, Haarwässer etc.) angewandt und ruft ein Kältegefühl hervor, ohne dass natürlich ein objektives Absinken der Temperatur eintritt.
Propofol könnte als substituiertes Phenol für ein Desinfektionsmittel gehalten werden. Bei dieser fast wasserunlöslichen Verbindung handelt es sich aber um ein modernes, als **Fettemulsion** zubereitetes **Injektionsnarkotikum** (s. S. 355). Dieser Formelvergleich mag demonstrieren, wie schwierig es ist, von einer chemischen Struktur auf eine biologische Wirkung zu schließen.

25.7.3 Alkohole, Aldehyde

Alkohole

Für praktisch-medizinische Zwecke haben **Ethanol** und **Propanol** bzw. **Isopropanol** (2-Propanol) Bedeutung. Bei der chirurgischen **Händedesinfektion** müssen etwa 80 %iges Ethanol und 70 %iges Propanol verwendet werden. Bakteriensporen werden von diesen Konzentrationen *nicht* abgetötet. Da die Alkohole rasch verdunsten, endet die Wirkung nach sehr kurzer Zeit. Dies gilt besonders für die Haut. Das routinemäßige, kurze Abwischen eines Hautareals mit Alkohol als Vorbereitung für eine Injektion oder Blutentnahme reduziert die Keimzahlen höchstens auf ein Drittel. Zur Instrumentendesinfektion genügt Alkohol allein nicht.

Glykole. Eine Reihe von mehrwertigen Alkoholen kann unter bestimmten Bedingungen (Wasserdampf-Gehalt der Luft) zur **Luftdesinfektion** benutzt werden. In Dampfform sind z. B. Propylenglykol und Triethylenglykol stark bakterizid und fungizid wirksam. Die benötigten Dampf-Konzentrationen liegen bei 0,5 mg **Propylenglykol** bzw. 0,005 mg **Triethylenglykol** pro Liter Luft. Die Giftigkeit der genannten Glykole für Säugetiere und Menschen ist relativ niedrig (S. 517).

Aldehyde

Formaldehyd. Von den Aldehyden hat die einfachste Verbindung, der Formaldehyd, für die Desinfektion die größte praktische Bedeutung. Neben den Bakterien tötet er auch Viren ab. Die abtötende Wirkung, vor allem gegen Sporen, stellt sich erst im Laufe vieler Stunden ein. Wegen seiner starken Reizwirkung ist Formaldehyd nicht zur Desinfektion von lebendem Gewebe geeignet, sondern nur zur **Raumdesinfektion** und zur **Sterilisation von Sputum**.
In verdünnter Lösung kann er **in Kombination** mit anderen Mitteln auf der Haut angewandt werden, die Konzentration sollte jedoch wegen einer Allergisierung 0,5 % nicht überschreiten. Verdünnte Formaldehyd-Lösungen haben eine adstringierende und schweißsekretionshemmende Wirkung (Anwendung in Desodorantien).

Hexamethylentetramin. Anstelle von Formaldehyd lässt sich gut Hexamethylentetramin in Pasten oder Lösungen verwenden, aus dem durch den sauren Schweiß Formaldehyd abgespalten wird.

Glyoxal, Glutaral. Einfache aliphatische Verbindungen mit 2 Aldehyd-Gruppen wie Ethandial (Glyoxal) und Pentandial (Glutaral, Glutaraldehyd) besitzen gute desinfizierende Eigenschaften und sind nicht flüchtig. Sie sind in einer Reihe von Kombinationspräparaten enthalten.

25.7.4 Oxidationsmittel

Diesen Substanzen gemeinsam ist die Eigenschaft, Sauerstoff freizusetzen. Nativer (atomarer) Sauerstoff oxidiert aufgrund seiner starken Reaktionsfähigkeit Enzymsysteme im Bakterien-Körper, die in reduzierter Form für den Mikroorganismus lebensnotwendig sind. Molekularer Sauerstoff (O_2) ist selbstverständlich in dieser Hinsicht unwirksam.

Wasserstoffperoxid (H_2O_2, Hydrogenium peroxydatum) setzt unter Einfluss der in allen Geweben vorhandenen Katalase, die im physiologischen Milieu als Peroxidase wirkt, atomaren Sauerstoff frei.
Es wirkt desinfizierend und damit desodorierend. Wasserstoffperoxid ist zum **Spülen von Wunden und Schleimhäuten** geeignet; außerdem lässt es sich zum mechanischen Säubern von Wunden und locker angeklebten Verbänden benutzen. Die desinfizierende Wirkung ist kurzfristig, die Eindringtiefe sehr gering. Verwendet wird 3 %iges Wasserstoffperoxid (Hydrogenium peroxydatum solutum, offizinell), 5–10fach verdünnt.
Kaliumpermanganat ist ein starkes Oxidationsmittel, das in Verdünnungen von 1:5000 bis 1:2000 ($2-5 \times 10^{-4}$ g/ml) zu Spülungen von Wunden und Schleimhäuten verwandt werden kann. Neben der desinfizierenden Wirkung hat die Substanz einen adstringierenden Effekt.

25.7.5 Halogene

Iod

Elementares Iod ist bakterizid und fungizid wirksam. Der Wirkungsmechanismus, der diesem Effekt zugrunde liegt, ist nicht in allen Details bekannt; er mag ähnlich sein wie beim Chlor und besteht letztlich in einer Denaturierung bakterieller Eiweiße.

In entsprechender Konzentration ist Iod ein sehr gutes **Hautdesinfiziens**, da es sicher und schnell wirkt und vergleichsweise gut verträglich ist. Am zweckmäßigsten wird es in *alkoholischer Lösung* angewendet (Sterilisierung der Operationsfelder etc.). Zur Desinfektion genügt eine 2%ige Iod-Lösung. Zur „Desinfektion" eines Operationsfeldes ist die alkoholische Iod-Lösung von keinem anderen Desinfektionsmittel zu übertreffen, da die Wirkung sehr gut ist und schnell einsetzt. Bereits 5 Minuten nach dem Auftragen könnte die Iod-Lösung durch Spiritus abgewaschen werden.

Nur wenn eine **Überempfindlichkeit** gegen Iod besteht, sollte ein anderes Desinfektionsmittel für den beschriebenen Zweck verwendet werden. Eine echte Überempfindlichkeit mit schweren Schocksymptomen, Fieber und Hauteruptionen ist allerdings außerordentlich selten; häufiger dagegen reagiert die Haut gegenüber Tinctura Iodi mit Schuppung und Bläschenbildung an der Applikationsstelle. Auch **hyperthyreote Patienten** sollen nicht mit Iod-haltigen Desinfektionsmitteln behandelt werden. Bei **Neugeborenen** sollten Iod-Lösungen nur wenn unbedingt notwendig angewandt werden, weil durch deren Haut Iod leichter resorbiert wird und Störungen der Schilddrüsenfunktion in diesem Zusammenhang beobachtet wurden.

Statt in alkoholischer Lösung vorzuliegen, kann elementares Iod auch an *indifferente Polymere* gebunden werden, die löslich sind. Die aktuelle Konzentration an gelöstem Iod ist dann nur ein Bruchteil der Gesamtkonzentration, das Iod-Polymer stellt aber ein Depot dar, aus dem ständig nachgeliefert wird.

Eine derartige Zubereitung ist **Povidon-Iod**. Es findet zur **Hände-** und **Hautdesinfektion** und ähnlichen Zwecken (z. B. Blenorrhoe-Prophylaxe) Verwendung. Wie bei der Iod-Tinktur können auch nach dieser Zubereitung Überempfindlichkeitsreaktionen beobachtet werden. Die Substanz eignet sich nicht zur Flächen-Desinfektion.

Chlor

Chlorgas (Cl_2) hat einen sehr starken keimtötenden Effekt (die Verdünnung $1:10^7$ ist für eine Reihe von Bakterien in 30 Sekunden tödlich), der zur Wasserdesinfektion ausgenutzt werden kann. Beim Einleiten von Chlorgas in Wasser entsteht unter anderem **unterchlorige Säure**:

$$Cl_2 + H_2O \longrightarrow H^+ + Cl^- + HOCl$$

Die unterchlorige Säure ist in ihrer undissoziierten Form stark bakterizid; außerdem zerfällt sie langsam unter Abgabe eines Sauerstoff-Atoms (naszierender Sauerstoff), das ebenfalls keimtötend wirkt. Die Reaktion, die der desinfizierenden Wirkung des Chlors zugrunde liegt, ist die Umwandlung von Aminogruppen der Eiweiße in Chloramingruppen.

Zur **Wasserentkeimung** (Trinkwasser, Badeanstalten) sind Verdünnungen von Chlor von etwa 1:2000000 ausreichend.

Chloramine. Die Verwendung von Chlorgas oder unterchloriger Säure ist auf die Wasserentkeimung beschränkt. Substanzen dagegen, die langsam und ständig unterchlorige Säure und damit auch Chlor freisetzen, haben einen viel weiteren Anwendungsbereich. Solche HOCl-freisetzende Verbindungen sind z. B. Chloramine der allgemeinen Formel:

$$\begin{array}{c} R^1 \\ \diagdown \\ N\!-\!Cl \\ \diagup \\ R^2 \end{array} + H_2O \longrightarrow \begin{array}{c} R^1 \\ \diagdown \\ N\!-\!H \\ \diagup \\ R^2 \end{array} + HOCl$$

Tosylchloramid (p-Toluolsulfonchloramid) wird in 0,05–0,25%iger Lösung für die Anwendung auf Schleimhäuten benutzt. Die Konzentration zur Händedesinfektion beträgt 0,25–0,5%, in Salben oder Streupudern 5–10%.

25.7.6 Detergenzien (Invertseifen)

Die in der Medizin zur Antisepsis verwandten Detergenzien werden auch als **Invertseifen** bezeichnet. Dieser Terminus kommt folgendermaßen zustande: Bei einer „normalen" Seife liegt die langkettige Fettsäure als Anion vor. In den oberflächenaktiven „Invertseifen" ist der langkettige Rest dagegen im Kation enthalten (s. Formeln); die Verhältnisse sind also invers!

Enthält ein Molekül hydrophile und hydrophobe Gruppen in größerem Abstand voneinander, so sammelt es sich an Grenzschichten in geordneter Form an und beeinflusst damit die physikalischen Eigenschaften dieser Grenzflächen. Da Zellmembranen aus einer inneren hydrophoben Schicht und hydrophilen Außenschichten bestehen, ist es verständlich, dass Moleküle mit starken hydrophoben und hydrophilen Gruppen die physikochemischen Strukturverhältnisse von Membranen zu verändern vermögen. Wenn auch der Wirkungsmechanismus im einzelnen nicht bekannt ist, so scheint doch eine Leckbildung, die zum Verlust von Enzymen, Coenzymen und Stoffwechsel-Zwischenprodukten führt, der entscheidende Eingriff zu sein.

Invertseifen werden je nach Verwendungszweck im Konzentrationsbereich 1:20000 bis 1:1000 (bis 1:100) benutzt. Viele Keime, vor allem grampositive, werden sicher abgetötet; Sporen, Pilze, Viren und auch Tuberkel-Bakterien werden nicht mit Sicherheit erfasst. Die Wirksamkeit ist außerdem stark vom Milieu abhängig: alkalisches Milieu begünstigt, Seifen (anionische oberflächenaktive Substanzen) hemmen die Wirkung. In Gegenwart von Serum, Eiter oder Eiweiß verlieren die Invertseifen ebenfalls ihren Effekt. Detergenzien werden in größerem Ausmaß an Oberflächen adsorbiert (Gummi, Plastikmaterial, Baumwolle), dadurch wird die aktuelle Wirkstoff-Konzentration erniedrigt.

Der große Vorteil dieser Substanzgruppe liegt in der geringen lokalen und systemischen Toxizität! Daher finden die Invertseifen ausgedehnte Verwendung zu **Wund-** und **Vaginalspülungen**. Zur Händedesinfektion sind sie nur bedingt brauchbar. Sterile Instrumente können in Invertseifen-Lösungen aufbewahrt werden, falls Sporen und Pilze nicht nachträglich hineingelangen können. Wegen ihres eingeschränkten Wirkungsspektrums werden die Invertseifen häufig kombiniert mit anderen Desinfizienzien, was die Wirksamkeit der betreffenden Zubereitungen erhöht.

Bewährte Substanzbeispiele mit einem quaternisierten Stickstoff-Atom sind **Benzalkonium** (Alkyl-dimethyl-benzylammonium-chlorid, der Alkyl-Rest ist eine Mischung aus -C_8H_{17} bis -$C_{18}H_{37}$) und **Cetalkonium**.

Als Beispiel für Verbindungen, die statt eines quaternisierten Stickstoffs ein entsprechendes Phosphor-Atom im hydrophilen Kern haben, sei das **Dodecyl-triphenyl-phosphonium-bromid** genannt, das neben der antibakteriellen auch eine antimykotische Wirkung besitzt und damit bei **Dermatomykosen** indiziert ist.

Die **Amphotenside** enthalten eine sauer und eine basisch reagierende Gruppe, z. B. Dodicin. Sie sind ähnlich wirksam wie die Invertseifen.

25.7.7 Schwermetallsalze

Quecksilbersalze wie das Mercurichlorid (Sublimat) spielten zu Beginn der wissenschaftlichen Medizin eine Rolle als Desinfektionsmittel. Aufgrund ihrer hohen Toxizität (s. S. 511) sind diese Verbindungen als Heilmittel völlig verlassen worden. Organisch gebundenes Quecksilber ist weniger giftig, aber auch weniger desinfizierend wirksam.

Silber hat in Form von Silbernitrat (Argentum nitricum) neben der adstringierenden und ätzenden eine bakterizide Wirkung, die in Verbindung mit dem eiweißfällenden Effekt ausgenutzt wurde bei der Behandlung **putrider Zystitisformen**, ferner bei der **Blenorrhoeprophylaxe** der Neugeborenen oder der Pinselung **entzündeter Rhagaden**.

25.7.8 Acridin- und Chinolin-Derivate

Der genaue Wirkungsmechanismus dieser Substanzen ist unbekannt; es spricht einiges dafür, dass sie hemmend in die Atmungskette der Mikroorganismen eingreifen.

Cetalkonium
(Hexadecyl-trimethyl-ammonium-bromid)

Dodecyl-triphenyl-phosphonium-bromid

Dodicin
(1-Dodecyl-1,4,7-triazaoctan-8-carbonsäure-HCl)

Acridin-Derivate sind bei relativer Ungiftigkeit gut desinfizierend wirksam. Diese gelben Farbstoffe sind vor allem geeignet zur Behandlung **infizierter Wunden** mit feuchten Verbänden, da sie besonders stark gegen Eiter erregende Kokken wirksam sind. Das zur lokalen Therapie benutzte Acridin-Derivat Ethacridin ist in Verdünnung 1:5000 bis 1:1000 oder 1–5%ig in Salbenform wirksam. Es liegt auch in Tablettenform zur Therapie von **Darminfektionen** vor.

Das **Chinolin-Derivat** Oxychinol (8-Chinolinol) kann ebenfalls zur Wunddesinfektion verwendet werden.

25.7.9 Kombinationen

Wie eingangs erwähnt, weisen die einzelnen Desinfektionsmittel Lücken in ihrem Wirkspektrum auf. Daher ist die antibakterielle (antimykotische) Sicherheit erhöht, wenn verschiedene Substanzen kombiniert werden. Es seien deshalb einige Präparate genannt, die nach diesem Prinzip aufgebaut sind (Tab. 25.7). Eingehendere Informationen über die Anwendung, die Vor- und Nachteile der einzelnen Desinfektionsmittel und ihrer Mischungen sollten aus den einschlägigen Lehrbüchern der Hygiene und Mikrobiologie entnommen werden.

Tab. 25.7 **Auswahl gängiger Desinfektionsmittel** (am Menschen anzuwenden)

Benzalkonium	*Laudamonium®*, *Killavon®*
Didecyldimethyl-Cl	*Fungisept®*, *Amosept®*
Mecetronium-metilsulfat + Propan-2-ol	*Sterillium®*, *Bacillol®*
Povidon-Iod	*Betaisodona®*, *Braunol®*, *Polysept®*
Tosylchloramid	*Clorina®*, *Trichlorol®*
Propan-2-ol	*Aktivin®*, *Cutasept®*
Octenidin	*Octenisept®*
Ethanol + Propan-2-ol + Benzylalkohol	*Spitacid®*

25.8 Insektizide

Überblick

Die Insektizide lassen sich im Wesentlichen drei Gruppen zuordnen:

Chlorierte Kohlenwasserstoffe
Chlorphenotan (DDT), Hexachlorcyclohexan (Lindan, Aldrin)
▶ Verzögern die Schließung spannungsabhängiger Na^+-Kanäle von Nervenzellen der Insekten.
Sie zeichnen sich durch eine geringe akute Giftigkeit für den Menschen aus, persistieren aber wegen ihrer chemischen Stabilität in der Umwelt, in tierischen Organismen und im Menschen.

Pyrethrine
Naturstoffe aus Chrysanthemen-Arten oder halbsynthetische Derivate
▶ Wirkmechanismus wie DDT.

Phosphorsäureester (Organophosphate)
▶ Irreversible Hemmstoffe der Cholinesterase
Sie sind akut für den Menschen sehr giftig, aber chemisch labil, so dass sie in der Umwelt schnell zerfallen und im Organismus nicht kumulieren.
Eine Vergiftung mit Organophosphat-Insektiziden erfordert folgende Gegenmittel: Atropin in hoher Dosis, Esterase-Reaktivatoren wie Obidoxim sowie zusätzliche symptomatische Maßnahmen.

Unter **Pestiziden** versteht man Wirkstoffe, die gegen tierische und pflanzliche Lebewesen gerichtet sind, welche direkt oder indirekt der menschlichen Existenz abträglich sein können. Die Pestizide umfassen unter anderem folgende Gruppen: Insektizide, Arachnizide, Rodentizide, Moluskizide, Herbizide, Fungizide.

Im Folgenden sollen aus der großen Gruppe der Pestizide nur die **Kontaktgifte** besprochen werden, die z.B. schon bei Fußkontakt mit einer besprühten Fläche für das Insekt tödlich sind. Sie beanspruchen neben der überragenden Bedeutung, die sie für die Ungezieferbekämpfung besitzen, ein großes toxikologisches Interesse. Gemeinsam ist den Gruppen, dass sie von Insekten und Spinnentieren durch deren äußere Bedeckung (Chitinhülle) aufgenommen werden und das Nervensystem vergiften.

25.8.1 Chlorierte Kohlenwasserstoffe

Chlorphenothan (DDT)

Chlorphenothan hat eine sehr starke insektizide Wirkung (tödliche Dosis ca. 10^{-9} g/g Fliege).

Chlorphenothan
(Dichlor-diphenyl-trichlorethan = DDT)

▶ **Wirkungsweise.** Die toxische Wirkung beruht wohl auf einer Störung der neuronalen Ionenpermeabilitäten während des Erregungsvorgangs. Wahrscheinlich wird die Inaktivierung des schnellen Natrium-Kanals verzögert. Die Schnelligkeit, mit der der Tod nach einem Erregungsstadium eintritt, hängt von der aufgenommenen Menge ab; auch bei hohen Dosen dauert dies Stunden. Die bei Einführung von Chlorphenothan ursprünglich beobachtete Empfindlichkeit von Insekten ist bei vielen Spezies und abhängig von der geographischen Gegend geringer geworden. Diese Resistenzentwicklung kann in Extremfällen bis zur Unempfindlichkeit gegenüber Chlorphenothan führen.

▶ **Vergiftung mit Chlorphenothan.** Für Säugetiere und den Menschen ist Chlorphenothan akut relativ ungiftig, da der spezifische Effekt auf die Ionenpermeabilitäten am Warmblüter-Nerv offenbar nicht vorhanden ist. Hinzu kommt, dass Chlorphenothan von der Haut nicht und vom Darm her nur langsam resorbiert wird. Die enterale Resorption wird durch Fette beschleunigt. Nur wenn es in organischen Lösungsmitteln gelöst ist, kann eine perkutane Resorption größeren Ausmaßes stattfinden. Da Chlorphenothan schlecht wasserlöslich, dagegen gut fettlöslich ist, wird es im Organismus vorwiegend im Fettgewebe gespeichert, es resultiert ein sehr niedriger Blutspiegel. Die Ausscheidung erfolgt im Laufe von Monaten hauptsächlich in Form der Dichlordiphenylessigsäure; Chlorphenothan kumuliert also. Da es unverändert mit der Milch ausgeschieden wird, muss darauf geachtet werden, dass Kühe kein Chlorphenothan-haltiges Futter bekommen. Auch Muttermilch enthält mitunter nicht tolerable Konzentrationen an Chlorphenothan. Die Belastung der Muttermilch mit chlorhaltigen Kohlenwasserstoffen ist in den letzten Jahren allerdings deutlich zurückgegangen. Die Substanz ist in der Natur chemisch stabil und wird aufgrund ihrer Lipidlöslichkeit in der Nahrungskette, an deren Ende der Mensch steht, immer stärker angereichert.

Vergiftungssymptome. Schon in geringen Dosen ruft Chlorphenothan eine Enzyminduktion in der Leber hervor. Die Vergiftungserscheinungen selbst sind recht uncharakteristisch. Aus Tierversuchen geht hervor, dass das Verhalten zuerst betroffen wird. Bei Vergiftungen höheren Grades treten folgende Symptome auf: Müdigkeit, Abschwächung der Reflexe, Tremor, auch Krämpfe, schließlich Koma und Tod. Die Chlorphenothan-Vergiftung wird durch eine Diät verstärkt, die zu einer Verminderung des Fettgewebes führt (Aktivierung der weggespeicherten Menge). Der Vorteil von Chlorphenothan und anderen chlorhaltigen Insektiziden ist ihre niedrige akute Toxizität für den Menschen, ihr Nachteil die chemische Stabilität und damit ihre Kumulation.

▶ **Anwendung.** Neben **Fliegen** und **Mücken** sind auch die menschlichen **Ektoparasiten** Läuse, Flöhe und Wanzen empfindlich gegen Chlorphenothan. Es wird zur Bekämpfung der Läuse und Flöhe als 5%iges Pulver oder zum Imprägnieren der Kleidung in 0,2%iger Emulsion verwendet. Zur Wanzenvernichtung muss eine 5%ige Lösung auf Wände, Tapeten und Möbel gesprüht werden.
In einigen Ländern, u. a. in Deutschland, ist die Anwendung von Chlorphenothan untersagt, zumal auch Gewässer und Trinkwasserquellen schon hohe Konzentrationen aufweisen. Es gibt jetzt Anhaltspunkte dafür, dass nach Beschränkung der Anwendung der Gehalt an chlorierten Kohlenwasserstoffen im Fettgewebe des Menschen geringer wird. In den Ländern der Dritten Welt ist es aber zur Verhinderung von Massenerkrankungen, die durch Arthropoden übertragen werden, unentbehrlich.

Wie notwendig die Anwendung von Chlorphenothan in einem malariaverseuchten Land ist, zeigt ein Bericht aus der Provinz Natal (Südafrika). Im Jahre 1996 wurden ca. 8000 Malariafälle registriert und in demselben Jahr wurde der Gebrauch von DDT verboten. In 4 Jahren stieg die Zahl der jährlichen Malaria-Erkrankungen auf 38000 an. Eine ähnliche Beobachtung liegt auch aus Südamerika vor.

Chlorierte Diene

Weitere Verbindungen, die anstelle von Chlorphenothan Verwendung finden, sind chlorierte Diene wie **Aldrin** und **Dieldrin**.

Aldrin

Hexachlorcyclohexan

Das γ-**Isomere** (**Lindan**[4]) ist ebenso wie Chlorphenothan ein sehr wirksames Kontaktinsektizid.

Hexachlorcyclohexan (Lindan)

▶ **Wirkungsweise.** Die Wirkung beginnt schneller als nach Chlorphenothan, auch sie besteht in einer vorübergehenden Erregung und anschließenden Lähmung des Nervensystems der Insekten und Spinnentiere. Während die insektizide Wirkung des Hexachlorcyclohexan ebenso stark ist wie die von Chlorphenothan, scheint die Giftigkeit für das Säugetier höher zu sein. Die Stabilität in der Umwelt ist geringer.
Der genaue Wirkungsmechanismus von Hexachlorcyclohexan ist nicht bekannt. Ebenso wenig kann erklärt werden, warum Insekten eine Resistenz gegen die Insektizide entwickeln. Obgleich beim Warmblüter die akute Vergiftung mit Konvulsionen einhergeht, ist die Krampfbereitschaft für lange Zeit vermindert. Im übrigen ist die Substanz in Bezug auf ihre chronische Giftigkeit wie Chlorphenothan zu beurteilen.

Box 25.15

Arachnizide

Die Anwendung dieser Arzneimittelgruppe beschränkt sich bei uns auf die Bekämpfung des **Skabieserregers**, *Acarus scabiei*, einer Milbenart. Wie erwähnt, ist **Hexachlorcyclohexan** dafür ein gutes Mittel (in 0,3–1%-Zubereitungen). Ebenfalls gut wirksam ist die ölige Flüssigkeit **Benzylbenzoat**, am besten in Form einer 25%igen Emulsion. Eine erfolgreiche Lokaltherapie eines Scabiesbefalls kann auch mit dem Pyrethroid **Permethrin**[5] in 5%iger Zubereitung durchgeführt werden. Eine weitere Möglichkeit, den Scabiesbefall zu beenden, besteht in der lokalen Anwendung einer oberflächenaktiven Substanz, nämlich **Dimeticon**[6]. Sie ist sehr gut verträglich, wie man aus ihrer peroralen Anwendung als Carminativum weiß. In hartnäckigen, hyperkeratotischen Fällen ist eine systemische Behandlung (0,2 mg Ivermectin/kg per os) möglich.

---

[4] Delitex®, Jacutin®
[5] Infectopedicul® Lösung, Infectoscab® 5%-Creme
[6] Symadal® Spray

▶ **Anwendung.** Über die Indikationen hinaus, die schon beim Chlorphenothan besprochen wurden (Raumentwesung und Ektoparasitenbekämpfung), ist Hexachlorcyclohexan ein sehr gutes **Antiskabiesmittel** (0,3 – 1 %ige Emulsion).

25.8.2 Pyrethrine

Aus verschiedenen Chrysanthemen-Arten[7] lassen sich Substanzen isolieren, die insektizide Wirkung besitzen. Sie werden als **Pyrethrine**, ihre halbsynthetischen Derivate als **Pyrethroide** bezeichnet. Als Beispiel ist das Pyrethroid **Allethrin I** dargestellt (enthalten in *Jacutin® N, Spregal®*).

Allethrin I

Da die Verbindungen in den Insekten zu schnell abgebaut werden, ist in den Präparaten gleichzeitig ein Enzymhemmstoff beigefügt. Es handelt sich um Piperonylbutoxid, welches das Cytochrom P450 der Insekten hemmt. Im menschlichen Organismus werden die Esterbindungen der Pyrethrine hydrolysiert und dadurch die Verbindungen entgiftet. Diese Insektizid-Gruppe ist für den Warmblüter-Organismus sehr wenig giftig.

▶ Der insektizide Wirkungsmechanismus dieser Gruppe ist ähnlich demjenigen von Phenothan (DDT), nämlich eine Verzögerung der Schließung der spannungsabhängigen Na$^+$-Kanäle.

▶ Die Pyrethrine finden weite Anwendung als **Insektensprays** und zur Behandlung von **Ektoparasiten-Befall**.

25.8.3 Phosphorsäureester

▶ **Anwendung.** Die „Organophosphate" besitzen sehr starke insektizide Wirkungen und zerfallen nach der Anwendung schnell. Aus diesem Grund haben sie weite Verbreitung als **Pflanzenschutzmittel** gefunden. Wegen ihrer hohen Systemtoxizität (s.u.) spielen sie als Therapeutika in der Humantherapie keine Rolle.

Allerdings sind **Vergiftungen** akzidenteller, suizidaler und krimineller Genese mit den Phosphorsäureestern relativ häufig (sie werden auch perkutan aufgenommen). *Der Nachteil der Organophosphate ist ihre hohe akute Toxizität für den Menschen und für höhere Tiere, ihr Vorteil die chemische Labilität*, so dass landwirtschaftliche Produkte schon kurze Zeit nach der Aufbringung der Organophosphate verzehrt werden können und eine Kumulation unmöglich ist.

---

[7] Z. B. Pyrethrum roseum (kaukasische Wucherblume). Aus ihr wird das in der Volksmedizin verbreitete Kaukasische Insektenpulver gewonnen.

Derselbe molekulare Wirkungsmechanismus, der die Toxizität der Organophosphate beim Warmblüter bedingt, ist auch die Ursache für den insektiziden Effekt. Das Acetylcholin-System ist in der Entwicklungsgeschichte des Tierreiches schon sehr früh „erfunden" worden.

▶ **Wirkungsweise.** Die Phosphorsäureester sind Cholinesterase-Hemmstoffe: Sie verhindern den Abbau des körpereigenen Acetylcholins, der Organismus vergiftet sich selbst. Wie in Abb. 25.20 gezeigt, wird Acetylcholin in dem Augenblick von der Cholinesterase gespalten, in dem es mit den zwei aktiven Zentren der Esterase reagiert.

Die Wirkung der Organophosphate beruht auf einer kovalenten Bindung von Phosphor an die OH-Gruppe des Serin-Moleküls im esteratischen Zentrum der Cholinesterase. Diese Phosphorylierung des Zentrums entspricht der Acetylierung, die bei der enzymatischen Hydrolyse von Acetylcholin als Zwischenreaktion auftritt, und der Carbamoylierung bei Kontakt der Esterase mit Hemmstoffen vom Typ des Physostigmin (S. 77). Die Dephosphorylierung erfolgt im Gegensatz zur Deacetylierung so langsam (Abb. 25.20), dass eine irreversible Schädigung des Enzyms vorgetäuscht wird; denn das aktive Zentrum steht nun nicht mehr für die Acetylcholin-Hydrolyse zur Verfügung. Acetylcholin ist nicht in der Lage, den Phosphorsäure-Rest vom Enzym zu „verdrängen"; die Organosphosphate sind also gegenüber Acetylcholin *nichtkompetitive Hemmstoffe*.

Die Cholinesterase-Aktivität erholt sich erst wieder durch Neusynthese der Enzymmoleküle. So dauert es etwa 50 Tage, bis die Cholinesterase im Gehirn vollständig regeneriert ist. Da die kernlosen Erythrozyten nicht zur Eiweißsynthese fähig sind, normalisiert sich deren Enzymaktivität erst durch einen Ersatz der vergifteten Zellen durch neue Erythrozyten in etwa 100 Tagen. Die bedrohlichen Vergiftungssymptome verschwinden allerdings schon, wenn nur ein Bruchteil der normalen Enzymaktivität wieder vorhanden ist. Einige als Insektizide verwendete Organophosphate dissoziieren spontan vom esteratischen Zentrum der Esterase, so dass die Vergiftungsdauer kürzer ist als bei irreversiblen Hemmstoffen.

Substanzbeispiele. In Abb. 25.21 sind einige typische Organophosphate abgebildet. **Fluostigmin** (DFP) entspricht dem einfachen Grundprinzip: Nach Abspaltung des Fluor wird der Phosphor an die OH-Gruppe des Serin-Moleküls im aktiven Zentrum der Cholinesterase gebunden und das Enzym dadurch gehemmt. Auch die unspezifische Cholinesterase und andere Enzyme, die im aktiven Zentrum ein Serin-Molekül besitzen, werden betroffen. Das akute Vergiftungsbild wird aber ausschließlich von der Hemmung der Acetylcholinesterase bestimmt. Im **Nitrostigmin** (E605, Parathion) wird *in vivo* der Schwefel durch Sauerstoff ersetzt (Paraoxon), dadurch entsteht erst die hohe Affinität zur Esterase.

Als weitere Beispiele von Phosphosäure-Estern, die in der Landwirtschaft verwendet werden, seien die Insektizide **Dimethoate**, **Fenthion** und **Chlorpyrifos** genannt. Letzteres wird ebenso wie Nitrostigmin durch einen Austausch eines Schwefelatoms gegen ein Sauerstoffatom in vivo aktiviert.

a

b

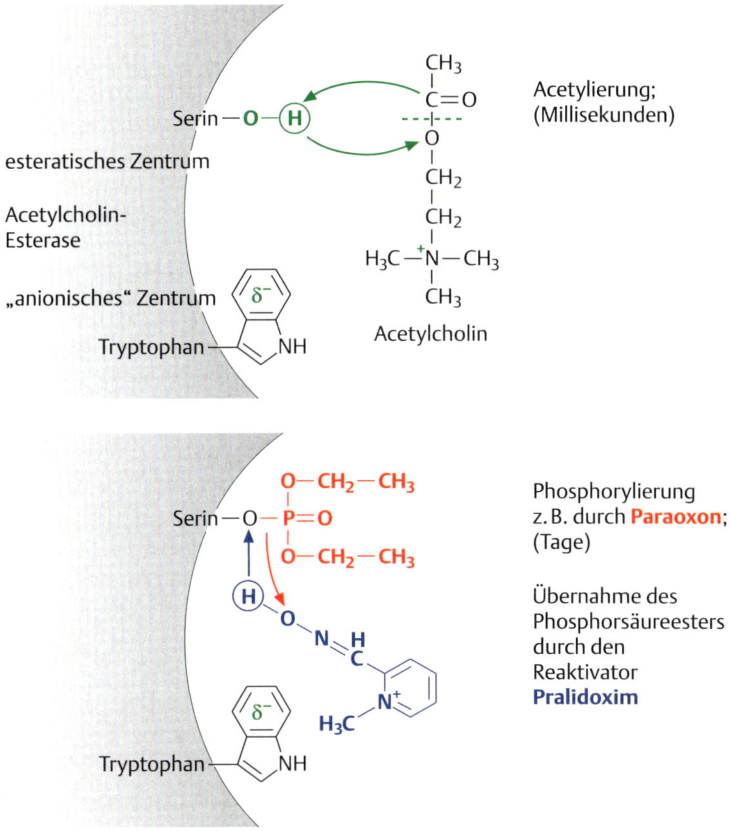

Abb. 25.**20** **Reaktionen an der Acetylcholinesterase. a** Der positiv geladene Stickstoff des Substrates Acetylcholin interagiert mit einem Tryptophan-Rest, der eine negative Partialladung aufweist (sog. „anionisches“ Zentrum; die Namensgebung erfolgte vormals unter der Annahme, dass ein negativ geladener Aminosäure-Rest beteiligt sei). An der Esterspaltung wirkt ein Serin-Rest mit (esteratisches Zentrum), dessen Hydroxylgruppe den Essigsäure-Rest des Acetylcholin in kovalenter Bindung übernimmt. Die Acetylierung der Esterase bleibt aber nur für Millisekunden bestehen, danach kann die Esterase ein weiteres Acetylcholin-Molekül spalten. **b** Organophosphate wie Paraoxon übertragen den Phosphorsäure-Rest auf die Hydroxylgruppe des Serins. Die Phosphorylierung des Enzyms kann über Tage bestehen bleiben. Die Esterase ist durch Oxime wie Pralidoxim reaktivierbar (s. S. 500). Diese treten zunächst über ihren positiv geladenen Stickstoff mit dem „anionischen“ Zentrum des Enzyms in Wechselwirkung und übernehmen dann durch Umesterung den Phosphorsäure-Rest vom Enzym.

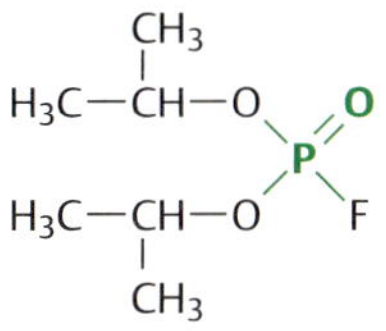

Fluostigmin
Diisopropyl-fluor-phosphat (DFP)

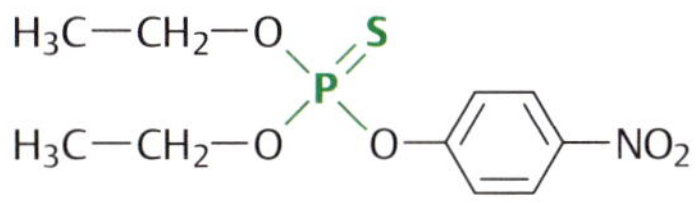

Nitrostigmin (E605, Parathion)

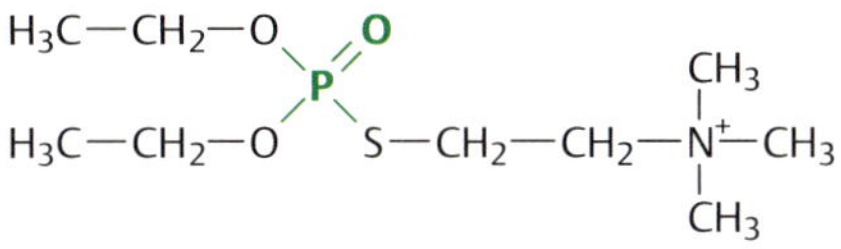

Ecothiopat

Abb. 25.**21** **Drei typische Organophosphate.**

Ecothiopat weist als Besonderheit die stickstoffhaltige Seitenkette (Cholin) auf. Dadurch erfolgt eine zusätzliche Anlagerung an das anionische Zentrum der Cholinesterase (analog der Anlagerung von Acetylcholin). So wird die Affinität zur Esterase und damit die Giftigkeit besonders hoch.

Vergiftung mit Organophosphaten

Therapieplan. Die Therapie bei **Phosphorsäureester-Vergiftung** erfordert folgende Schritte:

- Blockade der peripheren und zentralen Muscarin-Rezeptoren durch **Atropin**. Die benötigten Dosen sind sehr hoch (30 – 100 mg/Dosis, in Extremfällen bis zu 4000 mg als Infusion/Tag, verglichen mit der Norm-Dosis von Atropin von 0,5 – 1,0 mg)[8], weil Atropin die Blut-Hirn-Schranke nur langsam zu penetrieren vermag.
- Reaktivierung der Cholinesterase durch **Oxime** (s. u.);
- Unterbrechung der zentral ausgelösten Krämpfe durch **dämpfende Mittel** (z. B. Diazepam);
- **künstliche Beatmung**;
- Bekämpfung der Azidose durch **Trispuffer** und **NaHCO$_3$**;
- symptomatische **Behandlung** der starken **Bronchialsekretion**.

Oxime: Reaktivatoren der Cholinesterase. Mit Substanzen vom Oximtyp gelingt es, schon vergiftete Acetylcholinesterase wieder zu reaktivieren (Abb. 25.**20**), nicht dagegen die unspezifische Cholinesterase des Serums. Allerdings hängt das Ausmaß der Reaktivierung davon ab,

[8] Die hohen Dosen von Atropin sind nur in speziellen Ampullen enthalten, die in der Antidot-Sammlung (s. S. 504) vorhanden sein sollten und von Vergiftungszentralen bezogen werden können.

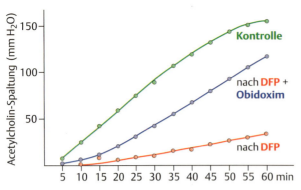

Abb. 25.22 Reaktivierung der DFP-vergifteten Acetylcholinesterase durch Obidoxim. Kontrolle: Spaltung von Acetylcholin durch echte Cholinesterase (Meerschweinchen-Erythrozyten). DFP-Kurve: Hemmung der Enzymaktivität durch Zusatz von Di-isopropyl-fluorphosphat (3×10^{-6} mol/l) 30 Minuten vor Versuchsbeginn. DFP+Obidoxim-Kurve: Reaktivierung der mit DFP vergifteten Esterase durch Zusatz von Obidoxim (1×10^{-4} M) zum Zeitpunkt 5 Minuten. Versuchsanordnung nach Warburg (isovolumetrische Messung der Acetylcholin-Spaltung).

wie lange Hemmstoff und Cholinesterase in Kontakt gestanden haben, und ferner von den chemischen Eigenschaften des betreffenden Phosphorsäureesters.

▶ Die Reaktivatoren lagern sich zuerst mit dem positiv geladenen Stickstoff an das anionische Zentrum der Esterase an (Abb. 25.**20b**). Die Aldoxim-Seitenkette gelangt dadurch in unmittelbare Nähe des phosphorylierten esteratischen Zentrums. Jetzt erfolgt eine Umphosphorylierung und Freigabe der Cholinesterase, siehe ein experimentelles Beispiel in Abb. 25.**22**.

Nach Bildung des Esterase-Hemmstoff-Komplexes werden bei einem Teil der Komplexe Alkyl-Reste abgespalten („**Alterung**"); dieser gealterte Komplex lässt sich dann nicht mehr reaktivieren. Es besteht die Tendenz, als Insektizide Cholinesterase-Hemmstoffe zu verwenden, die nur langsam und mäßig altern, als Kampfstoffe dagegen Substanzen zu entwickeln, die besonders rasch altern, so dass bei einer Vergiftung die Reaktivierung nicht möglich ist.

Pralidoxim

Obidoxim (*Toxogonin*®)

Als Beispiel für Cholinesterase-Reaktivatoren seien **Pralidoxim** (PAM) und **Obidoxim** genannt.

Die Reaktivatoren sind nicht gegen alle langsam alternden Organophosphate wirksam. Bei einigen Insektiziden können die Vergiftungssymptome sogar verstärkt werden (Erläuterungen auf der Verpackung beachten!). Bei Ausbleiben des Erfolges dürfen Reaktivatoren nicht weiter zugeführt werden. Atropin muss in jedem Fall gegeben werden.

Spätfolgen nach Organophosphat-Vergiftung. Nach wiederholter Aufnahme bestimmter, fluorhaltiger Hemmstoffe der Acetylcholinesterase vom Typ der Organophosphate und nach einmaliger oder wiederholter Aufnahme von Hemmstoffen der unspezifischen Cholinesterase (Triarylphosphate, z.B. Triorthokresylphosphat) treten **Neuropathien** auf. Je nach Schwere der Vergiftung wurden **sensible Störungen** (Kribbeln, Schmerzen) beobachtet, die distal in den Extremitäten beginnen, aufsteigen und sich verstärken können. Gleichzeitig entwickeln sich **motorische Störungen** bis zu einer Lähmung, ebenfalls distal beginnend. Diesen Störungen liegen Axon-Schwellungen und Fragmentierungen und schließlich Demyelinisierung peripherer und zentraler Axone zugrunde. Das klinische Bild kann als **Polyneuropathie** bezeichnet werden.

Eine spezifische Arzneimitteltherapie ist nicht bekannt. Die Rückbildung der Erscheinungen dauert Monate oder Jahre. Schäden (Spastizität) können zurückbleiben. Bei chronischer Aufnahme von Organophosphaten können auch muskuläre Störungen beobachtet werden, die auf multiplen lokalisierten Degenerationen einzelner Muskelfasern beruhen.

Box 25.16

Methylcarbamate (s. S. 77)

Es sei erwähnt, dass auch Cholinesterase-Hemmstoffe anderer chemischer Natur, nämlich Methylcarbamate, und mit dementsprechend differentem Wirkungsmechanismus als Insektizide in der Landwirtschaft eingesetzt werden. Nach ihrer Ausbringung sind sie recht labil, so dass kurze Wartezeiten bis zur Verwendung der Frucht und geringere Rückstandsbildung resultieren. Die Methylcarbamate (u.a. Carbaryl) carbamoylieren das esteratische Zentrum der Cholinesterase (vergleichbar den indirekten Parasympathomimetika). Die Therapie einer Vergiftung beschränkt sich auf die Zufuhr von Atropin, die Reaktivatoren sind bei dieser Art von Vergiftung sinnlos.

Box 25.17

Massenvergiftungen als denkbares Ereignis

Die Möglichkeit, dass bei einer kriegerischen Auseinandersetzung auch chemische und biologische Kampfstoffe zur Anwendung kommen, muss ernsthaft in Betracht gezogen werden. Daher ist es sicher eine weise Voraussicht, wenn die Ärzteschaft über die Behandlung derartiger Vergiftungen informiert ist. Eine dieser chemischen Waffen sind die Organophosphate, die schon seit den 30er-Jahren in großem Maßstab produziert worden sind. Grundsätzlich gilt: **Chemische und biologische Waffen sind sehr viel leichter herzustellen als Atombomben!**

Teil 4
Gifte und Antidota

Kapitel 26 Vergiftungen ... *502*

26 Vergiftungen

26.1 Vorbemerkungen ··· 502
26.2 Gase ··· 504
26.3 Methämoglobin bildende Gifte ··· 507
26.4 Metalle und Metallverbindungen ··· 508
26.5 Säuren und Basen ··· 514
26.6 Organische Lösungsmittel ··· 516
26.7 Chlorierte Aromaten ··· 518
26.8 Bispyridinium-Verbindungen ··· 520
26.9 Ethanol und Methanol ··· 520
26.10 Missbrauch von Wirkstoffen ··· 525
26.11 Tabak ··· 531
26.12 Tierische Gifte und Pilzgifte ··· 535
26.13 Gifte höherer Pflanzen ··· 537
26.14 Toxische Effekte von Kontrastmitteln ··· 538
26.15 Karzinogene ··· 541

26.1 Vorbemerkungen

26.1.1 Sachgebiete der Toxikologie

Die Toxikologie wird zweckmäßigerweise in verschiedene Gebiete unterteilt, ohne dass scharfe Abgrenzungen möglich sind:

Arzneimitteltoxikologie. Sie beschäftigt sich mit den Nebenwirkungen der Pharmaka. Dieses Gebiet ist für den Arzt, der therapeutisch tätig ist, besonders wichtig. Denn nur, wenn der Therapeut die Qualität und die Quantität der Nebenwirkungen der Arzneimittel kennt, ist er in der Lage, das therapeutische Risiko, also das Verhältnis Gefährdung durch die Krankheit zur Gefährdung durch die Therapie, wirklich abzuschätzen. Wir haben den Nebenwirkungen eine gebührende Aufmerksamkeit jeweils bei der Besprechung der entsprechenden Arzneimittel gewidmet. Im folgenden Abschnitt werden Nebenwirkungen von Pharmaka daher nicht mehr erwähnt.

Gewerbetoxikologie. Sie stellt eine eigene Disziplin dar und ragt in die Fächer Hygiene und Arbeitsmedizin hinein. Aus diesem Fachgebiet werden nur diejenigen Themen besprochen, die unmittelbare Bedeutung für die tägliche ärztliche Praxis besitzen.

Umwelttoxikologie. Schon in früheren Zeiten kam der Mensch mit Giften in Berührung, vornehmlich durch die Aufnahme pflanzlicher und tierischer Gifte. Die Gefahren, denen der Mensch in der Gegenwart ausgesetzt ist, sind erheblich größer geworden und noch ständig im Wachsen begriffen, weil der technisch-zivilisatorische Fortschritt unaufhaltsam ist und Chemie, Technik und Genmanipulation das Leben ständig mehr durchdringen. Die zunehmende Verunreinigung der Atmosphäre, der Flüsse und der Weltmeere hat ein Ausmaß erreicht, das bedrohlich für die Gesundheit der Menschen ist. Die Gefährdung betrifft nicht nur Bewohner industrieller Schwerpunkte, sondern bereits Menschen in entlegenen Gebieten.

Die **„Umweltgifte"** (Schadstoffe, Biozide, Xenobiotika) verursachen nur zum geringeren Teil Gesundheitsschäden durch akute Einwirkung. Viel wichtiger und schwerer durchschaubar sind die **Langzeitwirkungen**. Welche Bedeutung die Umweltgifte für die Entstehung chronischer Erkrankungen und für das Auftreten kanzerogener, mutagener und teratogener Effekte besitzen, ist erst zum Teil bekannt. Ein besonders schwierig zu überschauendes Problem ergibt sich aus der Kombinationswirkung von verschiedenen Schadstoffen. Die durch Umweltgifte ausgelösten chronischen Schäden sind in der ärztlichen Praxis nur schwer zu erfassen.

Hier besitzen dagegen besonders die **akuten Vergiftungen** eine Bedeutung. Sie erfordern oft eine spezifische Therapie mit einem speziellen Antidot. Häufiger ist der Arzt allerdings gezwungen, mit symptomatischer Therapie auszukommen, da der Vergiftung ein unspezifischer Mechanismus zugrunde liegt und ein spezifisches Antidot nicht bekannt ist.

Box 26.1

Toxikophobie

So erfreulich es ist, wie breiten Schichten der Bevölkerung die Gefährdung durch Umweltgifte klar geworden ist, so wenig erfreulich ist es, zu beobachten, wie emotional und nicht selten ohne Sachverstand diese Fragen erörtert werden. So wird beispielsweise vielfach übersehen: nicht ein Agens als solches ist giftig, sondern die Giftigkeit hängt von der Dosis des einwirkenden Agens ab. Es kann davon gesprochen werden, dass eine Haltung der Toxikophobie grassiert. Viele Menschen spüren aufgrund der suggestiven Berichte von „Fachleuten" und sensationeller Berichterstattung der Laienpresse Vergiftungssymptome, die meistens recht uncharakteristisch sind, wie Kopfschmerzen, Übelkeit, Abgeschlagenheit, Schlaflosigkeit, Magen-Darm-Störungen und Herzbeschwerden. Es sind dieselben Symptome, wie sie bei der Verordnung von Placebo-Präparaten zu registrieren sind. Dabei handelt es sich oft um psychisch ausgelöste Befindlichkeitsstörungen, die völlig unabhängig von irgendwelchen Giften sind.

26.1.2 Allgemeine Richtlinien zur Therapie von akuten Vergiftungen

Um rasch Rat zu erlangen, wende man sich an eines der Informationszentren für Vergiftungsfälle, die rund um die Uhr besetzt sind. Eine Aufstellung mit Telefonnummern findet sich beispielsweise in der Roten Liste.

Maßnahmen zur Hinderung der Giftresorption

Entleerung des Magens. Die Entleerung des Magens durch ein zentral wirkendes **Emetikum** kann notwendig sein (Apomorphin-hydrochlorid 5–10 mg subkutan oder intramuskulär, wegen der drohenden Blutdrucksenkung evtl. zusammen mit Norfenefrin). Apomorphin ist ein Dopamin-D_2-Agonist, der bei der Therapie schwerer Fälle von Morbus Parkinson eine beschränkte Rolle gespielt hat. Bei der Spülung des Magens oder beim Absaugen des Inhaltes muss eine Aspiration vermieden werden. Bei Bewusstlosen darf eine Magenspülung nur bei liegendem und geblocktem Trachealtubus durchgeführt werden. Da Gifte und Überdosen von Arzneimitteln häufig die Magenentleerung verzögern, sollte eine Magenspülung *auch noch viele Stunden nach Einnahme* vorgenommen werden. Der letzten Portion der Spülflüssigkeit kann ein Adsorbens (z. B. Carbo medicinalis) oder ein Laxans ($NaSO_4$) zugesetzt werden.

Beschleunigung der Darmpassage. Sie wird durch Zufuhr großer Dosen stark und schnell wirksamer **Laxanzien** erzielt (s. S. 227). Für diesen Zweck eignen sich Natriumsulfat (20–30 g mit viel Wasser), Mannit (ca. 50 g pro l H_2O; davon 0,5–1 l p. o.) oder Rizinusöl (20–30 ml); letzteres ist bei fettlöslichen Giften nicht indiziert, da Rizinusöl die Gallesekretion und Fettaufnahme steigert.

Adsorption an Medizinalkohle. Die Adsorption oral aufgenommener Gifte an Substanzen mit großer aktiver Oberfläche erweist sich häufig als wirksam. Besonders günstig für diesen Zweck ist eine hohe Dosierung von Carbo medicinalis, 50–100 g in 5–10 %iger Aufschwemmung (eventuell durch einen Magenschlauch), dann wiederholt 50 g in 4 Stunden Abstand.

Verminderung der Resorption fettlöslicher Gifte. Die Resorption von fettlöslichen Giften kann durch orale Gabe von nicht resorbierbaren Fettlösungsmitteln vermindert werden. Hierfür eignet sich **Paraffinum subliquidum** (100–300 ml), in dem sich einfache und halogenierte Kohlenwasserstoffe lösen.

Chemische Antidota. Die Zufuhr eines chemischen Antidot kann das Gift im Gastrointestinaltrakt unschädlich machen. Hierzu gehören neutralisierende Maßnahmen, wie die Gabe von Säuren (Essig- oder Zitronensäure) bei Laugenvergiftungen oder die Applikation von Alkali (Magnesia usta oder Kalkmilch, nicht Natriumbicarbonat) bei oraler Säurevergiftung.

Kompressionsverband bei parenteraler Giftzufuhr. Bei parenteraler Giftzufuhr (Schlangenbiss, Insektenstich) kann eventuell durch das Anlegen eines Kompressionsverbandes erreicht werden, dass die Gifte verzögert in den Kreislauf gelangen.

Maßnahmen zur Beschleunigung der Elimination von Giften

Forcierte Diurese. Durch Einleitung einer forcierten Diurese lässt sich die renale Ausscheidung vieler Gifte fördern. Geeignet hierfür sind Furosemid oder andere Schleifendiuretika, aber auch die Infusion von Mannit-Lösung ist für diesen Zweck brauchbar (S. 206). Der Wasser- und Elektrolytverlust muss per infusionem ersetzt werden. Je nachdem, ob es sich bei dem Gift um eine Substanz mit Säure- oder Basencharakter handelt, ist durch eine entsprechende Einstellung des pH-Wertes des Urins dafür zu sorgen, dass sie in geladener, also wasserlöslicher Form vorliegt. Dies reduziert die tubuläre Rückresorption und fördert die renale Ausscheidung. Um basische Substanzen schneller renal auszuscheiden, müssen sie durch eine hohe Protonen-Konzentration in die geladene Form überführt werden. Der Harn wird angesäuert durch Gabe von Ammoniumchlorid. Für saure Verbindungen gilt das Gegenteil, der Harn muss alkalisiert werden, z. B. durch Gabe von Natriumlactat oder -citrat.

Austauschtransfusion, Dialyse. Diese Methode ist dann am schnellsten und am stärksten wirksam, wenn das Gift nicht aufgrund hydrophober Eigenschaften im Gewebe gebunden ist, sondern in relativ hoher Konzentration im Blut vorliegt. Alternativ kann bei Substanzen mit hoher Plasmaeiweißbindung eine Plasmapherese versucht werden. Ebenso kann eine Hämodialyse, eine Hämoperfusion oder mit geringerem Erfolg die Durchführung einer Peritonealdialyse durch die Entfernung eines Teils des im Blut kreisenden Giftes lebensrettend wirken. Diese Methoden sind umso effektiver, je kleiner das Verteilungsvolumen und damit die zelluläre Aufnahme des betreffenden Giftes ist.

Symptomatische Maßnahmen

Auf die vielen Möglichkeiten der unterstützenden Therapie soll hier nicht eingegangen werden. Einige Hinweise mögen genügen: Kontrolle des Kreislaufs, der Gefäßpermeabilität, der Atmung, des Wasser- und Elektrolythaushaltes, der Körpertemperatur, der Funktion des Zentralnervensystems und der vegetativen Organe, Therapie des Lungenödems. Je nach dem Vergiftungsbild wird sich dabei eine Reihe symptomatischer Maßnahmen ergeben, deren konsequente Durchführung die Überlebenschance eines Vergifteten ganz wesentlich erhöht.

Entgiftung der in den Organismus aufgenommenen Gifte

Direkte chemische Veränderung. Es ist möglich, bestimmte Gifte direkt chemisch so zu verändern, dass sie ihren Giftcharakter verlieren. Hierher gehört die Bindung von Schwermetallen an Dimercaprol oder Ethylendiamintetraessigsäure (chemischer Antagonismus) und die Komplexierung von Digoxin durch spezifische Antikörper-Fragmente.

Gabe von Antagonisten. Häufiger besteht dagegen die Möglichkeit, eine Giftwirkung durch einen spezifischen oder einen funktionellen Antagonismus zu vermindern. Zu Konkurrenzreaktionen zweier Substanzen um denselben Rezeptor gehören z. B. bei der Morphin-Intoxikation die Gabe von Naloxon, bei der Vergiftung mit Parasympathomimetika die Gabe von Atropin, bei Benzodiazepin-Vergiftung die Therapie mit Flumazenil. Es sei hier aber vermerkt, dass allgemein im klinischen Alltag die Bedeutung der Resorptionsverhinderung und Eliminationsbeschleunigung viel größer als die der Antidota ist.

Vorrat an Antidota

Es ist zweckmäßig, eine immer komplette Sammlung von Gegengiften zur Verfügung zu haben, da häufig der schnelle Einsatz eines Antidot lebensrettend wirken kann. Dementsprechend ist in den meisten Kliniken eine derartige Sammlung vorhanden. Die Übersichtstabelle soll als Anregung zur Zusammenstellung eines Vorrats an Antidoten dienen.

Notwendige Wirkstoffe

Antidota, die ständig verfügbar sein sollten

Art der Vergiftung	Antidot	Fertig-Arzneimittel
Eisen, Aluminium	Desferrioxamin (Deferoxamin)	*Desferal®*
Thallium	Fe^{III}-hexacyanoferrat	*Antidotum Thallii®*
Blei, Chrom, Eisen, Kobalt, Kupfer, Mangan	Na$_2$-Ca-Edetat	*Calciumdetat®*, *Ledclair®*
Nickel, Quecksilber, Thorium, Zink	Na$_3$-Ca-Pentetat	*Ditripentat®*
Arsen, Gold, Quecksilber, Wismut, (Kobalt, Kupfer, Mangan, Nickel, Vanadium)	Dimercapto-propan-sulfonsäure	*Dimaval®*
Blei, Gold, Kobalt, Kupfer, Quecksilber, Zink	D-Penicillamin, N-Acetyl-D,L-Penicillamin	*Trolovol®*
Blausäure, Cyanide	4-Dimethylaminophenol, Hydroxocobalamin, Dikobaltedetat, Na$_2$S$_2$O$_3$ (Na-thiosulfat)	*4-DMAP, Cyanokit®*
Methämoglobin-Bildung	Toluidinblau = Tolonium	*Toluidinblau*
Opioide (einschl. Heroin)[1]	Naloxon	*Narcanti®*
Benzodiazepin	Flumazenil	*Anexate®*
Paracetamol	N-Acetylcystein	*Fluimucil® Antidot Amp. 5 g*
Digoxin, Digitoxin	FAB-Antikörperfragmente	*Digitalis-Antidot®*
Organophosphat	Atropin Obidoxim	*G Amp. 100 mg u. 200 mg, Toxogonin®*
Neuroleptika (extrapyramidales Syndrom)	Biperiden	*Akineton®*
Reizgase	Beclomethason-dipropionat (inhalativ)	*G*
Heparin	Protamin	*G*
Lähmung zentraler cholinerger Synapsen, z. B. durch Cholinolytika, Psychopharmaka, Alkohol	Physostigmin	*Anticholium®*

Für **weitere akute Maßnahmen** sollten stets vorhanden sein:

Adsorbens	Carbo medicinalis[2]	*Kohle pulvis®* (Köhler) *Pulver 10 g/Dose*
Laxanzien	Natrium-sulfat (15–25 g als Dosis) Rizinusöl (15–20 g)	
Diuretika	Mannit-Lösung (10–15%) Furosemid	
Emetikum		*Apomorphin (10 mg Amp.)*

[1] Es sei daran erinnert, dass es Opioide gibt, deren Wirkung nicht durch den Antagonisten Naloxon aufzuheben ist, z. B. Buprenorphin.

[2] Kohletabletten enthalten nur 0,25 g, die notwendige Dosierung bei akuten Vergiftungen beträgt 10–50 g und mehr.

26.2 Gase

Sauerstoff

Reiner Sauerstoff (O$_2$). Die Einatmung von reinem Sauerstoff (O$_2$) bei atmosphärischem Druck ist schädlich, schon die Inhalation von 90% Sauerstoff kann beim Menschen nach 24–60 Stunden zu Bronchitis, Atembeschwerden mit Abfall der Vitalkapazität, Tachykardie und heftigem Erbrechen führen, aber auch zu Schwindel, Parästhesien und anderen Störungen des Zentralnervensystems. Nach Inhalation von kürzerer Dauer oder kontinuierlicher Zufuhr von bis zu 50% Sauerstoff sind keine Störungen bemerkbar. Die Vergiftungssymptome treten schneller auf und sind stärker ausgeprägt, wenn reiner Sauerstoff unter erhöhtem Druck angeboten wird. Frühgeborene dürfen nicht reinen Sauerstoff, sondern nur 40%ige Gemische einatmen, weil sonst eine retrolentale Fibroplasie entsteht.

Bei **chronischer respiratorischer Azidose**, wie sie bei Emphysem mit chronischer Hypoxämie vorliegt, reagiert das Atemzentrum nicht mehr genügend auf Kohlendioxid. Die Atmung wird in diesen Fällen vorwiegend durch Impulse aus dem Glomus caroticum unterhalten, das durch Sauerstoff-Mangel erregt wird. Wenn diese Erregung infolge der Beseitigung der Hypoxämie durch die Sauerstoffzufuhr fortfällt, so wird die Atemtätigkeit beträchtlich vermindert bzw. völlig eingestellt. Es entsteht dann eine Vergiftung mit Kohlendioxid, die zu zahlreichen zentralen Störungen und Bewusstlosigkeit führen kann. Die Symptome verschwinden bei spontaner oder künstlicher Atmung mit normaler Luft.

Ozon (O_3) erzeugt Reizerscheinungen in den Atemwegen, Bronchitis, Dyspnoe, aber auch heftige Kopfschmerzen, Schwindel und Fieber. Diese Schädigungen treten auf, wenn die Ozonkonzentration in der Atemluft mehr als 0,1 ppm beträgt[1]. Nach höheren Konzentrationen kann sich ein Lungenödem entwickeln. Auch für chronische Exposition gilt 0,1 ppm als ungefährlich, die Konzentrationen von 0,2–0,3 ppm rufen fibrotische und emphysematische Veränderungen im Lungengewebe hervor. Starke retrosternale Schmerzen können in Verbindung mit den übrigen Erscheinungen eine Pneumonie oder einen Myokardinfarkt vortäuschen. Bei der akuten Vergiftung ist die Inhalation eines Glucocorticoid angezeigt.

Kohlenmonoxid

Kohlenmonoxid ist ein farb- und geruchloses und bei Einatmung nicht reizendes Gas. Es entsteht bei unvollständiger Verbrennung von organischen Verbindungen (z.B. Benzin). Auch Auspuffgase der Explosionsmotoren enthalten 4–10% Kohlenmonoxid. Ebenso können schlechtziehende Kohle-, Öl- oder Gasöfen (z.B. in Campingwagen) zu Vergiftungen führen. Bei Sprengungen und Explosionen entstehen größere Mengen von Kohlenmonoxid. Raucher, die den Tabakrauch inhalieren, weisen in Abhängigkeit vom Konsum bis zu 15% HbCO auf, dadurch wird die körperliche Leistungsfähigkeit bereits reduziert und Grundkrankheiten wie eine Koronarsklerose oder ein Lungenemphysem verschlechtert.

Es sei darauf hingewiesen, dass bei schwangeren Frauen, die eine Kohlenmonoxid-Vergiftung erleiden, mit einer Schädigung des Fetus gerechnet werden muss. Auch in diesem Zusammenhang ist an das Tabakrauchen zu erinnern.

Wirkungsweise. Kohlenmonoxid wird dadurch giftig, dass es Hämoglobin der Sauerstoffbindung und damit dem Sauerstoff-Transport entzieht. Kohlenmonoxid wird nämlich in derselben molaren Menge an das Eisen des Hämoglobins gebunden wie Sauerstoff (1 g Hämoglobin binden 1,34 ml Kohlenmonoxid bzw. Sauerstoff). Allerdings ist die Affinität von Kohlenmonoxid zum Hämoglobin ca. 220-mal größer als die von Sauerstoff, so dass verhältnismäßig kleine Kohlenmonoxid-Konzentrationen in der Atemluft bereits Hämoglobin-Moleküle besetzen (es entsteht Carboxyhämoglobin) und sie somit der Sauerstoff-Bindung entziehen (Abb. 26.1). Wenn die Kohlenmonoxid-Konzentration in der Atemluft 1/220 der Sauerstoffkonzentration von 20%, also 20/220 ≈ 0,9% beträgt, sind ohne Berücksichtigung des Zeitfaktors etwa 50% des Hämoglobins mit Kohlenmonoxid belegt. Es handelt sich um eine **Konkurrenz zweier Substanzen** um ein und dieselbe Bindungsstelle, wobei das Gift die höhere Affinität besitzt. Eine Kohlenmonoxid-Vergiftung verläuft schwerer, als es dem rechnerischen Anteil an HbCO entspricht (im Gegensatz zu der Methä-

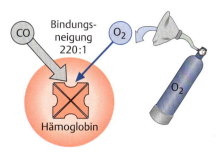

Abb. 26.1 Kohlenmonoxid-Vergiftung und die Therapie. CO konkurriert mit O_2 um die Bindung an Hämoglobin. Außerdem hemmt CO bei teilweiser Besetzung des Hämoglobins die Freigabe von gebundenem O_2 im Gewebe. Durch (ggf. hyperbare) Beatmung mit O_2 lässt sich CO vom Hämoglobin „verdrängen".

moglobin-Vergiftung). Die Ursache hierfür liegt im **Haldane-Effekt**: Teilweise mit Kohlenmonoxid beladenes Hämoglobin gibt Sauerstoff schlechter ab als reines Sauerstoff-Hämoglobin.

Symptome. Bei einem Gehalt des Blutes von 10–20% Carboxyhämoglobin sind keine Vergiftungserscheinungen zu beobachten, wenn nicht die Sauerstoff-Versorgung der Gewebe aus irgendeinem Grund schon vorher gefährdet war (Anämie, Arteriosklerose). Bei 30–40% HbCO kommt es zu Kopfschmerzen, Ohrensausen, Schwindel, Benommenheit, Bewusstlosigkeit, Pupillenerweiterung, bei 60–65% zu tiefem Koma, Krämpfen und Atemlähmung. Nur durch sehr schnelle Maßnahmen lässt sich in diesem Stadium der Tod verhindern.
Das Eintreten der Vergiftungen wird durch eine Erhöhung des Sauerstoff-Bedarfs infolge von Muskeltätigkeit und durch erhöhte Ventilation beschleunigt. Wegen der nur wenig von der des Oxyhämoglobins verschiedenen hellroten Farbe des Carboxyhämoglobins zeigen die Vergifteten statt einer Zyanose meistens ein frisches Aussehen. Auch nach dem Tode bleibt diese hellrote Farbe erhalten. Übersieht ein Arzt bei der Leichenschau diesen Umstand, der eine CO-Vergiftung sehr nahe legt, ist er unter Umständen für Folgen weiterer Vergiftungen aus derselben Quelle (z.B. defekter Ofen) straf- und zivilrechtlich haftbar.

Bei jeder Kohlenmonoxid-Vergiftung, die eine Bewusstlosigkeit hervorgerufen hat, besteht die Gefahr von Blutungen und der Ausbildung von Erweichungsherden im Zentralnervensystem. Diese besonders im Hirnstamm lokalisierten Schädigungen führen häufig zu der Entwicklung eines Morbus Parkinson. In seltenen Fällen bildet sich eine Demyelinisierung des Großhirnmarks in wenigen Tagen oder Wochen aus, die mit einem hirnorganischen Psychosyndrom einhergeht. Eine gewisse Besserung der klinischen Symptome ist möglich.

Therapie. Wegen der Gefahr der Spätschäden muss möglichst schnell gehandelt werden. Je höher der Sauerstoff-Druck in der Atemluft (evtl. kurzfristig bis 2 Atmosphären Druck) und je besser der respiratorische Gasaustausch, umso schneller wird das Kohlenmonoxid im Hämoglobin ersetzt. Es ist auf alle Fälle dafür zu sorgen, dass der Vergiftete sehr gut atmet, daher ist meistens die **künstliche Beatmung mit Sauerstoff** die wichtigste therapeutische Maßnahme. Eine bestehende Azidose muss

---
[1] ppm, eine in der Toxikologie übliche Konzentrationsangabe: parts per million (Gewichtseinheiten Giftstoff auf 1 Million Gewichtseinheiten Luft oder Flüssigkeit).

entsprechend behandelt werden. Kohlenmonoxid wird ausschließlich über die Lungen ausgeschieden. Bei (Be-)Atmung mit Luft wird es mit einer Halbwertzeit von ca. 6 Stunden und bei einer Sauerstoffatmung mit einer Halbwertzeit von ca. 1,5 Stunden eliminiert. Hyperbare Sauerstoffbeatmung beschleunigt den Prozess weiterhin. Der Vergiftete muss absolut ruhiggestellt werden, damit der Sauerstoffverbrauch der Gewebe so weit wie möglich gesenkt wird.

Bei leichteren Vergiftungsfällen, bei denen das Atemzentrum noch gut reagiert, kann die stimulierende Wirkung von Kohlendioxid (5–7%) kurzfristig ausgenutzt werden. Zentral angreifende Analeptika sind unzweckmäßig, weil sie eine bestehende Krampfbereitschaft erhöhen können. Zur Bekämpfung des Hirnödems ist die Zufuhr von **hypertonischen Lösungen** wirksam (Osmotherapie s. S. 206).

Blausäure

Blausäure (Cyanwasserstoff, HCN) ist eine farblose, bei 26° C siedende und bei Zimmertemperatur flüchtige Flüssigkeit. Sie kann bei Einatmung schon in einer Dosis von 50–60 mg in kürzester Zeit zum Tode führen. Die orale Zufuhr entsprechender Mengen von Cyaniden, z. B. Kaliumcyanid, hat denselben Effekt. Dabei wird Cyanwasserstoff, besonders durch die Salzsäure des Magens, freigesetzt. Die Vergiftung tritt infolgedessen nicht ganz so schnell ein wie nach Einatmung von Blausäure. Blausäure wird durch das Leberenzym Rhodanid-Synthetase unter Einlagerung von Schwefel in das relativ ungiftige Isothiocyanat (Rhodanid, SCN^-) umgewandelt.

Wirkungsweise. Die Giftwirkung beruht auf der **Ausschaltung eisenhaltiger Fermente**, insbesondere der Cytochromoxidasen (Abb. 26.2). Dadurch wird momentan die Sauerstoff-Verwertung in den Zellen unterbrochen (Abfall der Konzentration an energiereichen Phosphaten in den Zellen, insbesondere in Nervenzellen). Infolgedessen zeigt das venöse Blut die hellrote Farbe des Oxyhämoglobin.

Symptome. Die Vergiftungssymptome sind durch die Erstickung erzeugt: Kopfschmerzen, Angstgefühl, Herzklopfen, Hyperpnoe, Mydriasis, dann Hemmung der Atmung, Bewusstlosigkeit, Krämpfe, Atemstillstand, bei großen Dosen auch apoplektiformer Verlauf. Die anfängliche Hyperpnoe ist durch eine Erregung der Chemorezeptoren des Glomus caroticum bedingt. *Meistens ist schon nach kurzer Zeit die Entscheidung gefallen, ob der Patient überlebt.* Mitunter kommt es jedoch infolge der vorübergehenden Gewebsanoxie zu Blutungen und Erweichungen im Zentralnervensystem, so dass der Tod noch nach einigen Tagen eintreten kann – auch wenn die akuten Erscheinungen überstanden sind.

Therapie. Die Therapie der Vergiftung muss sofort einsetzen. Sie strebt an, das blockierte dreiwertige Eisen durch das Angebot einer großen Menge von Fe^{3+}-Verbindungen oder anderen leicht mit CN^- reagierenden Schwermetallen aus der Blausäure-Bindung zu befreien (Abb. 26.2). Dazu gehören vor allem **Kobalt-Verbindungen** wie Hydroxocobalamin (Vit. B_{12a}) oder Dikobaltedetat.

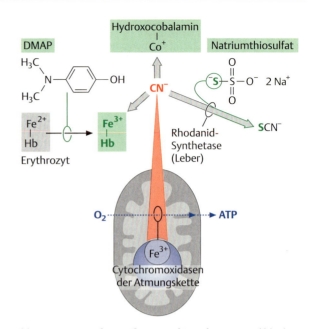

Abb. 26.2 **Cyanid-Vergiftung und Antidota.** Cyanid blockiert die Sauerstoffverwertung im Gewebe, indem es sich an das Fe^{3+} der Cytochromoxidasen der Atmungskette bindet. Dimethylaminophenol (DMAP) ist ein Methämoglobin-Bildner und ermöglicht auf diese Weise das Abfangen von CN^-, Natriumthiosulfat fördert durch „Schwefel-Bereitstellung" die Entgiftung von CN^- zu Isothiocyanat (Rhodanid). CN^- bindet sich mit hoher Affinität an Kobalt, z. B. Vitamin B_{12a}, das leicht in die Zellen eindringt.

Für Hydroxocobalamin steht jetzt ein Präparat zur intravenösen Zufuhr zur Verfügung, das die Anwendung in der erforderlichen hohen Dosis (initial 5 g) ermöglicht. Die schnellste und einfachste Methode, um dreiwertiges Eisen im Organismus verfügbar zu machen, besteht darin, einen Teil des Hämoglobins (zweiwertiges Eisen) durch Zufuhr von Natriumnitrit oder besser (wegen fehlender Kreislaufwirkung) von **4-Dimethylaminophenol** in Methämoglobin (dreiwertiges Eisen) zu überführen. Es entsteht dann Cyan-Methämoglobin bei gleichzeitiger Freigabe der eisenhaltigen Fermente der Atmungskette. Dann kann versucht werden, durch Zufuhr von **Natriumthiosulfat** aus Cyanid das ungiftige Isothiocyanat zu bilden.

Schwefelwasserstoff und Schwefeldioxid

Schwefelwasserstoff (H_2S) bildet mit Schwermetallen unlösliche Sulfide und führt nach Einatmung zu ähnlichen Symptomen wie die Blausäure; denn seine **hohe Affinität zum Eisen** bewirkt wie bei Cyanid eine Ausschaltung der Cytochromoxidasen. Kreislauf und Atmung werden darüber hinaus schnell zusätzlich geschädigt. Bei länger dauernder Exposition mit niedrigen Konzentrationen kann sich das Bild einer Enzephalopathie entwickeln, der ein Zelluntergang im ZNS zugrunde liegt. Therapeutisch ist bei H_2S-Vergiftung die Erzeugung von Methämoglobin nicht wirksam, so dass nur symptomatisches Vorgehen übrig bleibt.

Schwefeldioxid (SO$_2$) entsteht beim Verbrennen fossiler Brennstoffe. Es kann als typisches Umweltgift aufgefasst werden. Durch Filteranlagen ist der Ausstoß aus Fabriken und Motoren in den letzten Jahren allerdings erheblich vermindert worden. Dieses Anhydrid der schwefeligen Säure ist ein **Reizstoff für den Respirationstrakt**. Es trägt außerdem zur Entstehung des sauren Regens und zur Säuerung des Bodens und der Seen bei. Der bei Kindern auftretende Pseudokrupp (stenosierende Laryngotracheitis) wird immer wieder der chronischen Belastung durch „Reizgase", speziell dem Schwefeldioxid-Gehalt der Luft, zur Last gelegt. Bisher haben sich eindeutige Zusammenhänge aber nicht verifizieren lassen.

Reizgase

Es ist leicht verständlich, dass eine Reihe von Stoffen mit lokal reizender bzw. ätzender Wirkung wie z. B. Salzsäure (HCl) nicht nur beim Aufbringen auf die Haut, sondern erst recht bei Einatmung der Dämpfe in den Atemwegen heftige Reizungen bzw. Verätzungen auslösen kann. Wie Chlorwasserstoff sind auch die folgenden Verbindungen als Reizgase wirksam: Chlor, Fluorwasserstoff, eine Reihe von halogenhaltigen Verbindungen, wie z. B. Bromaceton, Chloraceton, Iodaceton, o-Chlorbenzyliden-malon-nitril, Chloracetophenon, und Arsin-Verbindungen, wie z. B. Diphenylarsinchlorid. Die halogenhaltigen Substanzen werden auch als **Tränengase** bezeichnet, weil sie schon in sehr hoher Verdünnung heftige Augenschmerzen und Tränenfluss erzeugen.

Wirkungsweise und Symptome. Die Reizwirkung kommt durch chemische Reaktionen mit SH-Gruppen von Zellproteinen zustande, die zu groben Veränderungen führen können. Bei niedrigeren Dampf-Konzentrationen beschränkt sich die Wirkung nur auf die Schleimhäute des Auges, der Nase und der Atemwege. Es kommt zu Konjunktivitis, evtl. Keratitis, Rhinitis und später Pharyngitis, Laryngitis, Bronchitis und mitunter zu Bronchopneumonie oder letztlich zu Lungenödem. Einatmung höherer Konzentrationen hat einen Glottiskrampf oder ein Glottisödem zur Folge. Reflektorisch wird die Atmung zunächst eine Zeitlang unterbrochen, kommt dann aber mit zunehmender Erstickung (evtl. nur vorübergehend) wieder in Gang.
Ob bei tränengasexponierten Personen bleibende Gesundheitsschäden auftreten, lässt sich schwer feststellen und wird sehr kontrovers diskutiert. Da die Dosierung der Tränengase aufgrund des „Anwendungsmodus" außerordentlich unsicher ist, sollte die „therapeutische Breite" dieser Substanzen besonders groß sein.

Therapie. Als Notfallmaßnahme nach erfolgter Exposition mit einem Reizgas ist die inhalative Therapie mit einem Glucocorticoid durchzuführen.

Nitrosegase. Dieses „Gas" besteht aus einem Gemisch wechselnder Mengen von Stickstoffoxid, Stickstoffdioxid und salpetriger Säure. Es ist in rauchender Salpetersäure vorhanden und entsteht beim Verbrennen von Celluloid, bei Explosionen, beim autogenen Schweißen. Die Gefährdung durch Nitrosegase ist in geschlossenen Räumen besonders groß. Außer zentralen **narkotischen Wirkungen**, die auf den Gehalt an Stickoxid zu beziehen sind, kommt es zu lokalen **Reizwirkungen auf die Atemwege**, entsprechend denen der o.g. Reizgase. Nach einem symptomlosen Intervall von vielen Stunden entwickelt sich dann häufig ein **Lungenödem**.
Außerdem entsteht infolge des Gehaltes an salpetriger Säure auch **Methämoglobin**, wie nach Zufuhr von Nitriten.

Phosgen entsteht in Gegenwart offener Flammen aus Chloroform oder Tetrachlorkohlenstoff, der in Feuerlöschapparaten enthalten sein kann. Es hat, in tödlichen Konzentrationen eingeatmet, **primär keine Reizwirkung**. Erst nach einer Latenz von einigen Stunden entwickelt sich auch hier ein **Lungenödem**.

Ammoniakdämpfe. Die lokale Wirkung von Ammoniak beruht auf der Bildung von NH$_4$OH und ist dementsprechend wie eine Laugenverätzung zu bewerten (**Kolliquationsnekrose**). Diese Art der Gewebsschädigung erleichtert das weitere Eindringen des lipidlöslichen Ammoniaks in tiefere Schichten.

26.3 Methämoglobin bildende Gifte

Neben einer Reihe von Arzneimitteln (Salpetersäureester, Primaquin etc.) kommen als Methämoglobin-Bildner besonders Nitrite, Anilin-Derivate und Nitrobenzol infrage. Nitrite werden Fleischwaren als Farbkonservierungsmittel zugesetzt. Anilin und Nitrobenzol werden im Körper zu Nitrosobenzol, dem eigentlichen Methämoglobin-Bildner, „gegiftet". Säuglinge sind wegen Mangels an Methämoglobin reduzierenden Enzymen besonders empfindlich gegen diese Gruppe von Blutgiften. Nitrat-Ionen selbst erzeugen kein Methämoglobin, werden aber bei Kleinkindern nach oraler Aufnahme im Magen zum Teil zu Nitrit-Ionen reduziert, die ihrerseits dann Methämoglobin bilden. Bei zu hohem Nitrat-Gehalt im Trinkwasser kann dieser Prozess eine Rolle spielen.

Wirkungsweise. Unter der Einwirkung der genannten Substanzen wird das zweiwertige Eisen des Hämoglobins in dreiwertiges umgewandelt (Abb. 26.3). Das entstandene Methämoglobin (Hämiglobin, Ferri-Hämoglobin) ist nicht mehr in der Lage, Sauerstoff leicht reversibel zu binden und erschwert die Freigabe von Sauerstoff aus dem Hämoglobin.

Symptome. Die Anwesenheit kleiner Mengen von Methämoglobin im Blut ist meistens unbedenklich. Bei Umwandlung eines größeren Teils des Blutfarbstoffs zu Methämoglobin kommt es jedoch zu Erstickungserscheinungen. Tödlich ist ein Methämoglobin-Anteil am gesamten Hämoglobin von 60–80%. Methämoglobin hat *in vitro* eine braune Farbe. Menschen mit methämoglobinhaltigem Blut sehen zyanotisch aus. Nach Entfer-

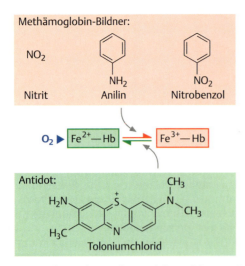

Abb. 26.3 **Wirkung der Methämoglobin-Bildner und eines Antidots.**

nung des schädigenden Agens wird Methämoglobin unter Einwirkung der Methämoglobin reduzierenden Enzyme wieder in Hämoglobin zurückverwandelt. Dieser Prozess nimmt *in vivo* jedoch einige Stunden oder Tage in Anspruch.

Therapie. Nur wenn ein beträchtlicher Teil des Hämoglobins umgewandelt ist, besteht akute Lebensgefahr. Dann muss eine Austauschtransfusion durchgeführt werden. Sonst lässt sich die Reduktion von Methämoglobin durch Zufuhr von **Toluidinblau** (Toloniumchlorid) beschleunigen (beachte: „Therapeutische" Blaufärbung des Vergifteten!). Dosen von 2–4 mg/kg werden, wenn nötig, im Abstand von 30 Minuten mehrmals wiederholt intravenös injiziert. Toluidinblau ist bei toxischer Methämoglobin-Bildung effektiver als die bei idiopathischer Methämoglobin-Bildung wirksame **Ascorbinsäure**. Diese wird in Tagesdosen von 1 g und mehr per os oder intravenös als Natriumsalz zugeführt.

26.4 Metalle und Metallverbindungen

Während Metalle und Metall-Verbindungen früher in der Medizin häufig verwendet wurden, besitzen sie heute mit einer Ausnahme (Eisen und vielleicht Zink) keine therapeutische Bedeutung mehr. Jedoch spielen sie eine Rolle als Gifte, die charakteristische Schädigungen des Organismus verursachen.

Wirkungsweise. Wichtig für die toxische Wirkung ist die Neigung der Metall-Ionen zur Komplexbildung mit Eiweißkörpern, bei denen sie besonders mit den Sulfhydryl-Gruppen reagieren. So können Metall-Verbindungen schon in niedrigen Konzentrationen Enzyme hemmen, die funktionell wichtige SH-Gruppen enthalten.

Symptome. Die Gifteinwirkung der Schwermetalle ist vor allem an den kleinen Gefäßen zu beobachten. Diese Gefäßschäden sind die Ursache für eine Reihe typischer Schwermetall-Vergiftungssymptome wie Enzephalopathien, glomeruläre Nephropathien, Störungen der Darmfunktion. Häufig tritt eine Stomatitis auf, die im Falle von Quecksilber, Blei und Wismut eventuell mit einem Saum im Zahnfleischrand verbunden ist, der aus dem entsprechenden Metallsulfid gebildet wird. Auch Leber und Niere können geschädigt werden. Dabei ist die hohe Konzentrierung in diesen Organen ebenso wie auch im Darm von Bedeutung. Quecksilber, Wismut und Uran werden besonders in der Niere, Arsen besonders in der Leber und Blei in den Knochen angereichert.

Bemerkenswert ist die Neigung der Metalle, sich in Gewebs-„Depots" abzulagern, so dass sie auch nach Unterbrechung der Zufuhr von dort noch über Monate abgegeben werden. Viele Metalle, auch solche, die für den Organismus als Spurenelemente notwendig sind, werden an spezielle, niedermolekulare Eiweißkörper, die Metallothioneine, gebunden.

26.4.1 Antidota

Während bei den meisten Vergiftungen eine chemische Entgiftung allenfalls noch im Magen-Darm-Kanal möglich, aber nach der Resorption nur eine symptomatische Therapie durchführbar ist, stehen bei Metallvergiftungen spezifisch wirksame Antidota zur Verfügung.

Wirkungsmechanismen. Metalle als Ionen oder in biologisch gebundener Form können durch zwei Prinzipien entgiftet werden:
- Aufgrund der hohen Affinität der Metalle zu *SH-Gruppen-haltigen Antidota* können sie mit diesen eine feste Bindung eingehen und damit biologisch inaktiviert werden. Beispiel: die 2 SH-Gruppen enthaltende Dimercaptopropansulfonsäure.
- Die Metalle können mit Haupt- und Nebenvalenzen fest an geeignete Moleküle gebunden werden: *Chelatbildung*[2]; Beispiel: Ethylendiaminotetraessigsäure.

Die im Organismus gebildeten Antidot-Metall-Komplexe müssen möglichst selbst ungiftig sein, sich im Körper stabil verhalten und gut ausgeschieden werden können.

SH-Gruppen-haltige Antidota

Die **Dimercapto-Verbindungen** sind ▶ bei folgenden Vergiftungen wirksam: Arsen, Quecksilber, Gold, Chrom, Wismut und Antimon. Sie sind unwirksam oder schädlich bei Vergiftungen mit Thallium, Silber, Selen, Eisen, Cadmium und den üblichen Bleivergiftungen.

Die entgiftende Wirkung von Dimercapto-Verbindungen ist der des Cysteins oder anderer Monothiole überlegen, weil mit dem Metall eine stabile Ringstruktur gebildet wird. Auf diese Weise

---

[2] So genannt, weil die Metalle krallenförmig umfasst werden, vom griechischen χηλή = Klaue, Kralle.

ist die Substanz imstande, die giftigen Metall-Verbindungen von ihrer Reaktion mit wichtigen Enzymen fernzuhalten. Außerdem wird das Metall in Form des Komplexes vermehrt ausgeschieden.

Dimercaprol (2,3-Dimercaptopropanol) war die erste Substanz dieser Art. ▶ Es ist nicht wasserlöslich und muss daher in öliger Lösung intramuskulär appliziert werden. Es wird langsam aus dem Depot freigesetzt und dringt gut in den Intrazellulärraum ein.

$$H_2C-SH \atop HC-SH \atop H_2C-SO_3H \;+\; O{=}As{-}R \;\xrightarrow{-H_2O}\; H_2C-S \atop HC-S \atop H_2C-SO_3H \;\;As{-}R$$

Dimercaptopropansulfonsäure   Alkylarsenoxid   stabiles, zyklisches Reaktionsprodukt des dreiwertigen Arsen

Dimercaprol wird im Körper schnell zerstört. Die bei Leberschädigung beobachtete erhöhte Toxizität spricht für einen Abbau in der Leber. ▶ Die Nebenwirkungen sind bei therapeutischen Dosen meist gering. Blutdruckanstieg, Schwächegefühl, Parästhesien, Oppressionsgefühl, Nausea und Erbrechen können vorkommen. Bei der Dimercaptobernsteinsäure scheinen die Nebenwirkungen geringer ausgeprägt zu sein.
Dimercaprol wird auch BAL genannt (für British Anti Lewisit), weil es ursprünglich in Großbritannien während des Zweiten Weltkrieges als Antidot gegen den Blasen erzeugenden Kampfstoff Lewisit entwickelt wurde, bei dem es sich um eine organische Arsen-Verbindung handelt.

Dimercaptopropansulfonsäure-Natrium (DMPS) ▶ ist im Gegensatz zu Dimercaprol wasserlöslich und steht für die perorale und intravenöse Darreichung zur Verfügung. DMPS hat das Dimercaprol abgelöst, welches nicht mehr im Handel ist.

Chelatbildner

Calciumedetat-Natrium und **Calciumpentetat-Natrium** sind Chelat-Bildner für einige Metalle. Diese Verbindungen stellen Chelate mit Calcium dar, denn andernfalls – bei Zufuhr einer reinen Na-EDTA-Lösung – würden sie die freie Ca^{2+}-Konzentration im Organismus gefährlich senken.

Na₂Ca-EDTA (Calciumedetat-Natrium)
(EDTA: Ethylendiamin-tetra-acetat)

▶ Da die Stabilität der Chelate mit verschiedenen Kationen wechselt, kann ein Metall ein anderes „verdrängen", wenn es ein stabileres Chelat bilden kann, d. h. eine größere Affinität zum Komplexbildner besitzt.

▶ Diese Komplexbildner eignen sich gut zur Therapie der **Blei-Vergiftung**, da sie das Blei-Ion Pb^{2+} anstelle von Ca^{2+} in das Chelat aufnehmen. Nach Beginn der Therapie steigt die renale Ausscheidung von Blei in komplexierter Form erheblich an, was einer Verminderung der aktuellen Blei-Konzentration im Extrazellulärraum entspricht. Daran schließt sich eine Phase der nur leicht gesteigerten Elimination an: Mobilisierung fester gebundener Blei-Depots. Unter Zufuhr von Calciumedetat- bzw. pentetat-Natrium erhöht sich ebenfalls die Ausscheidung von Zink, Kupfer, Mangan und Eisen.
Die Komplexbildner, die enteral unzureichend resorbiert werden, müssen intravenös zugeführt werden.

Desferrioxamin (Deferoxamin) ist eine aus verschiedenen Aktinomyceten gewonnene Verbindung mit drei Hydroxamsäure-Gruppen (grün), ▶ die dreiwertiges Eisen kovalent und koordinativ mit hoher Affinität binden. Diese hohe Affinität gilt für Ferri-Ionen und Eisen, das im Ferritin- und Hämosiderin-Komplex vorliegt. Um das im Hämoglobin und in den Cytochromen komplex gebundene Eisen konkurriert Desferrioxamin nicht. Desferrioxamin dringt nicht in Zellen ein, aus dem Magen-Darm-Kanal wird es nicht resorbiert.

Desferrioxamin plus Fe^{III}: Ferrioxamin

▶ Tagesdosen von 500–1000 mg intramuskulär, wenn nötig monatelang zugeführt, erhöhen die Eisen-Ausscheidung unter normalen Bedingungen und vor allem aber bei der **idiopathischen Hämochromatose**, die auf eine angeborene ungehinderten Eisenresorption durch das Darmepithel zurückzuführen ist. Gleichzeitige orale Gaben vermindern die enterale Eisen-Resorption.
Bei Anämien, die auf genetisch bedingten Defekten des Hämoglobin-Moleküls (Sichelzellanämie, Thalassämie) oder des Erythrozyten-Plasmalemm beruhen (Kugelzellanämie) beruhen, wird ständig Eisen freigesetzt und durch die notwendige Therapie mit Bluttransfusionen zugeführt. Im Blut und den Organen steigt der Eisengehalt an und erreicht bei schweren Fällen Werte, die zur Schädigung von Organfunktionen führen (betroffen sind vor allem Leber, Milz, Herzmuskel, Skelettsystem). Bei diesen „Eisenvergiftungen" wirken die Eisenkomplexbildner günstig.
Bei der Hämochromatose wird **Desferrioxamin** parenteral und oral gegeben, bei den genannten hämolytischen Zuständen wird die Substanz parenteral zugeführt. Ein

anderer Fe-Komplexbildner, das **Deferiprone**, kann oral verabreicht werden und wirkt systemisch. Beide Komplexbildner rufen Nebenwirkungen hervor, die bei der notwendigen chronischen Behandlung eine enge Überwachung der Patienten erfordern.

Desferrioxamin ist zur Therapie einer **akuten Eisen-Vergiftung** geeignet, dazu werden bis 3 g/d unterteilt intravenös infundiert und initial bis zu 10 g per os zugeführt. In den nächsten Tagen muss die Dosis reduziert werden, weil sonst die ▶ Nebenwirkungen (Hypotension, Histamin-Freisetzung, Magen-Darm-Reizung, Katarakt-Bildung, Retinaschäden) bedrohlich werden.

Immer dann, wenn keine Anämie vorliegt, sind **Aderlässe** das wirksamste Mittel, um dem Körper Eisen zu entziehen.

D-Penicillamin ist ein ▶ Komplexbildner für einige Schwermetalle, unter anderem Kupfer.

$$H_3C-\underset{\underset{NH_2}{HS}}{\overset{\overset{*}{CH_3}}{C}}-CH-COOH$$

D-Penicillamin, D-β,β-Dimethylcystein
*chirales Zentrum

▶ Es führt bei Dauerzufuhr zu einer erhöhten Ausscheidung von Cu^{2+} bei **Morbus Wilson** (hepatolentikuläre Degeneration), der mit einem Defekt im Kupfer-Stoffwechsel einhergeht. In analoger Weise ist D-Penicillamin bei der **Blei-Vergiftung** wirksam. D-Penicillamin findet ferner Anwendung in der Therapie **chronisch rheumatischer Erkrankungen** (S. 297) und bei der **Cystinurie**, die zur Bildung von Cystin-Grieß und -Steinen Anlass gibt.

▶ Es hat eine Reihe von ernsten Nebenwirkungen (u.a. Agranulozytose, Nierenschädigung), von denen manche an einen Vitamin-B_6-Mangel erinnern, die aber vor allem auf den Verlust essentieller Spurenelemente zu beziehen sind. Chronische Geschmacksstörungen kommen vor, die durch kleine orale Gaben von Kupfer- oder Zinksulfat gebessert werden können. Möglicherweise muss ein Teil der beobachteten Nebenwirkungen auf Verunreinigung der Präparate zurückgeführt werden.

26.4.2 Spezielle Metallvergiftungen

Blei

Es gibt zahlreiche Gelegenheiten, im gewerblichen Leben kleine Mengen von Blei aufzunehmen. Da bereits eine tägliche Zufuhr von 1 mg p.o. nach einiger Zeit Vergiftungserscheinungen auslösen kann, ist bei exponierten Personen besondere Vorsicht geboten. Auch im privaten Bereich ist eine Bleiexposition möglich. Früher waren „verbleite" Kraftstoffe (Antiklopfmittel Tetraethylblei) eine wesentliche Belastungsquelle. Zur Bleibelastung können auch bleihaltige Trinkwasserleitungsrohre und Bleifarben (ihre Anwendung zum Anstrich von Innenräumen ist in Deutschland bereits seit 1930 verboten) beitragen.

Blei wird durch Einatmen von bleihaltigem Staub (je nach den Bedingungen Resorptionsquote 40–50%) und durch den Magen-Darm-Kanal (Resorptionsquote ca. 10%, bei Kindern höher) aufgenommen. Es wird im Körper überall dort abgelagert, wo sich Calcium befindet. So werden über 90% des gesamten im Körper retinierten Bleis in den Knochen deponiert. Die Abgabe aus diesen Depots kann sich über Jahre hinziehen, während das im Blut befindliche Blei mit einer Halbwertszeit von etwa 1 Monat ausgeschieden wird. Der überwiegende Teil (ca. 75%) des resorbierten Bleis wird über die Nieren ausgeschieden, der Rest geht über die Galle, durch gastrointestinale Sekretion und mit Haaren, Nägeln, Schweiß und Hautabschilferungen verloren. Bei einer Blei-Vergiftung steigt die im Harn gefundene Menge von täglich 0,05–0,1 mg auf mindestens den 10fachen Wert an.

Auch in belasteten Gebieten sollte bei keinem Erwachsenen ein Blut-Blei-Wert von 0,15 mg Pb/l überschritten werden. Für Kinder ist bereits ein Wert von 0,1 mg Pb/l die kritische Grenze. Die δ-Aminolävulinsäure-Dehydratase (ALAD) wird bei dieser Blei-Konzentration bereits deutlich gehemmt. In den Erythrozyten kann bei dieser Blut-Blei-Konzentration ein erhöhter Protoporphyringehalt gemessen werden. Bei Blut-Blei-Werten über 0,5 mg/l muss mit dem Auftreten von akuten und chronischen Enzephalopathien, peripheren neurologischen Störungen und klinischen Symptomen gerechnet werden. In der BRD lag der Durchschnittswert im Jahre 1984 bei 0,080 mg/l und fiel auf 0,025 mg/l Blut im Jahre 1998. Diese günstige Entwicklung ist wohl vor allem auf den Verzicht auf bleihaltiges Benzin zurückzuführen.

Die **akute Vergiftung** mit anorganischen Blei-Verbindungen ist extrem selten. Sie kommt nach massiver Aufnahme von Blei-Salzen zustande.

Symptome der chronischen Vergiftung sind nur wenig charakteristisch: Müdigkeit, Kopfschmerzen, Appetitlosigkeit, Obstipation, Blässe der Haut. Eine chronische Belastung von Kleinkindern mit Bleiverbindungen verursacht wie bei Erwachsenen uncharakteristische Störungen des psychischen Verhaltens, die als Retardierung der geistigen Entwicklung imponieren (möglicherweise schon bei einem Bleigehalt im Blut von 0,15 mg/l). Auch nach einem Milieuwechsel mit Unterbrechung der Blei-Exposition können Dauerschäden bestehen bleiben. Es gibt Hinweise dafür, dass eine Blei-Belastung des Fetus zu einer verzögerten geistigen Entwicklung des Kindes führt.

Die als „**Blei-Kolorit**" bezeichnete blasse, graugelbliche Hautfarbe kommt durch das gleichzeitige Auftreten einer subikterischen Verfärbung, einer Anämie, einer Porphyrinämie und eines Spasmus der Hautgefäße zustande. Die Störung der Blutbildung zeigt sich nicht nur an der Anämie, sondern auch in einer Hemmung von Enzymen der Prophyrin-Synthese (z.B. der δ-Aminolävulinsäure-Dehydratase). Im Harn von Bleivergifteten finden sich deshalb größere Mengen von Koproporphyrin III und von δ-Aminolävulinsäure. In den Erythrozyten ist der Gehalt an freiem Protopophyrin erhöht. Auf das Auftreten eines **Blei-Saumes** ist zu achten. Es handelt sich um eine dunkle Verfärbung des Zahnfleischrandes infolge örtlicher Einlagerung von Bleisulfid. Quecksilber und Wismut können gleichfalls einen Saum erzeugen.

Spastische Obstipation kommt häufiger vor. Darüber hinaus treten oft plötzlich heftigste, schmerzhafte Spasmen des Dünndarmes auf: **Blei-Kolik**. Der Anfall dauert eventuell mehrere Stunden und kann von Erbrechen begleitet sein. Dabei ist der Blutdruck durch Gefäßspasmen erhöht, die Pulsfrequenz verlangsamt. Bei chronischer Blei-Vergiftung kann sich infolge einer Schädigung kleiner Nierengefäße, besonders der Glomerulus-Kapillaren, eine **Schrumpfniere** entwickeln.

Auch sonst treten vasale Spasmen auf, die vor allem plötzlich das Gebiet der Gehirngefäße befallen können. Es kommt zu gesteigerter Erregbarkeit, Verwirrtheit, eventuell Halluzinationen, Krämpfen, Koma und mitunter Exitus in 1–2 Tagen. Das Krankheitsbild wird als **Blei-Enzephalopathie** (Encephalopathia saturnina) bezeichnet. Bei Überstehen des Anfalls oder auch ohne diesen kann sich als Folge des Spasmus der Netzhautarterie eine **Optikusatrophie** entwickeln.

Die bei chronischer Bleivergiftung auftretenden **Lähmungen** betreffen vorwiegend die Extensoren der am meisten beanspruchten Muskeln, vor allem im Radialis- bzw. Peroneusgebiet (die „Fallhand" der Maler). Der Lähmung liegen degenerative Veränderungen der Myelinscheiden (segmentale Demyelinisierung) zugrunde. Über Chromosomen-Aberrationen ist berichtet worden.

Therapie. NaCa-edetat und Ca-pentetat komplexieren Blei vornehmlich im Extrazellulärraum. Im Gegensatz dazu bindet D-Penicillamin Blei auch im Intrazellulärraum. Aus diesem Grunde scheint die kombinierte Gabe die optimale therapeutische Möglichkeit zu sein. Dimercaprol (nicht mehr im Handel) ist für die Therapie der Blei-Vergiftung allein nicht geeignet, weil die Konzentration an biologisch aktivem Blei im Blut so stark ansteigt, dass der Zustand akut verschlechtert wird. Dagegen wird Dimercaptopropansäure zur Förderung der Blei-Elimination in der chronischen Therapie erfolgreich eingesetzt. Bei Vergiftungen mit organischen Blei-Verbindungen hat die Anwendung von Komplexbildnern keinen Erfolg, weil das Blei-Atom in dieser Bindung nicht zur Komplexierung zur Verfügung steht.

Thallium

Einige zur Rattenvernichtung gebräuchliche Präparate enthalten Thallium-Verbindungen. Weniger als 1 g Thalliumsulfat per os kann beim Menschen durch kardiale Schädigung schon tödlich sein.

Symptome. Es kommt nach der Aufnahme zunächst zu Übelkeit und Erbrechen. Die später auftretenden Symptome gleichen z. T. denen bei Blei-Vergiftung, wie z. B. Polyneuritis, Nierenschädigung, hartnäckige Obstipation und basophile Tüpfelung der Erythrozyten. Charakteristisch ist der vollständige Ausfall der Haare. Ferner kommen hormonale und psychische Störungen vor und als Spätschädigung ein eventuell irreparables Korsakow-Syndrom.

Therapie. Kurze Zeit nach der Aufnahme von Thallium kann Kohle und Natriumsulfat zugeführt und bei eingetretener Vergiftung eine Therapie mit Berliner Blau (Eisen-hexacyano-ferrat = $Fe^{III}[Fe^{II}(CN)_6]_3$) versucht werden, das oral gegeben und nicht resorbiert wird, aber das enteral ausgeschiedene Thallium abfängt und die erneute Resorption verhindert. Damit wird die Elimination von Thallium beschleunigt. Infusionen von Kalium-Salzen sollen die Ausscheidung von Thallium fördern.

Quecksilber

Quecksilber und seine Verbindungen spielten früher in der Medizin eine große Rolle. Es sei nur an die Behandlung der Lues durch Quecksilber-Schmierkuren oder an die Desinfektion mit Sublimat (Hydrargyrum bichloratum, $HgCl_2$) erinnert.

Quecksilber besitzt einen hohen Dampfdruck, das bedeutet u. a., dass eine kleine Menge metallisches Quecksilber in der Lage ist, sich mit der Atmosphäre eines größeren Raumes ins Gleichgewicht zu setzen, wenn der Luftaustausch gering ist. Gefährdet sind alle Menschen, die in Räumen arbeiten, in denen sich metallisches Quecksilber unverschlossen befindet, z. B. in chemischen und physikalischen Laboratorien, bei der Barometer- und Thermometerherstellung. Neben metallischem Quecksilber und anorganischen Salzen spielen für die Gefährdung des Menschen organische Quecksilberverbindungen eine zunehmende Rolle, wie manche Saatbeizmittel und Fungizide. Außerdem können Quecksilber-Salze, die in Fabrikabwässern enthalten sind, durch Mikroorganismen im Bodenschlamm von Gewässern in organische Verbindungen überführt werden, die über die Nahrungskette in den Menschen gelangen.

> **Box 26.2**
>
> **Hg-Belastung**
>
> Bei nicht belasteten Personen wird in Europa ein Quecksilber-Gehalt im Blut $<5\,\mu g/l$ gefunden, aber auch erheblich höhere Werte sind beobachtet worden, z. B. bei Menschen, die reichlich Fisch essen, bis zu $40\,\mu g/l$. Auch bei Zahnärzten und ihrem Personal können erhöhte Werte festgestellt werden, wenn achtlos bei der Herstellung der Amalgammischung vorgegangen wird. Der Schwellenwert für das Auftreten von Vergiftungssymptomen liegt bei $200\,\mu g/l$. Bei einigen Menschen kann schon der kurze Aufenthalt in einem Raum, in dem sich nur kleine Mengen von Quecksilber etwa in Spalten des Fußbodens befinden, zu heftigen Schwellungen der Schleimhäute der Nase und Atemwege führen. Dabei handelt es sich nicht um eine toxische Quecksilberwirkung, sondern um eine allergische Reaktion. Bei derartiger **Überempfindlichkeit**, aber nur bei dieser, können Amalgamfüllungen in den Zähnen unangenehme Reaktionen auslösen. Auch allergische Hautreaktionen kommen vor.
>
> Die Bedeutung von **Amalgamfüllungen** für die Gesundheit und das Wohlbefinden wird immer wieder emotional diskutiert. Amalgam enthält metallisches Quecksilber, hat also nicht die lokal aggressive Wirkung von löslichen Quecksilbersalzen. Die Menge, die sich in den Zahnkavitäten befindet, ist naturgemäß klein. Dementsprechend sind die Quantitäten, die im Laufe von Jahren aus einer Amalgamplombe abgegeben werden können, verschwindend gering, denn eine derartige Plombe tut ihre Dienste ja für Jahrzehnte. So ist es auch nicht gelungen, einen Beitrag von Amalgamfüllungen zum Hg-Spiegel im Blut nachzuweisen. Das Anrühren des Amalgams in der Zahnarzt-Praxis kann höchstens für den Zahnarzt bzw. die Helferin gesundheitsschädigend sein, wenn nachlässig und im Widerspruch zu den Schutzbestimmungen gearbeitet wird.

Die **akute Vergiftung** kam meistens durch Sublimat zustande, das als Desinfektionsmittel weit verbreitet war. Die Substanz wirkt stark ätzend. Dadurch wird nach oraler Aufnahme ein heftiges Erbrechen ausgelöst. Im Gegensatz zu vielen anderen Schwermetallsalzen, die durch eine Koagulationsnekrose ihre weitere Resorption erschweren, verflüssigen Quecksilber-Salze das Gewebe (**Kolliquationsnekrose**) und werden daher gut resorbiert. Nach Resorption des Giftes kommt es nach einer vorübergehenden Polyurie zu einer **Oligurie** bzw. **Anurie** infolge einer Nierentubuli-Nekrose.

Symptome der subakuten Vergiftung. Bei der subakuten Vergiftung kommen ebenfalls Veränderungen in der Mundhöhle vor. Neben einer **erhöhten Salivation** findet sich eine „**Stomatitis mercurialis**" mit entzündlichen und ulzerativen Veränderungen der Schleimhaut, besonders am Zahnfleischrand. Dort erscheint bei längerem Verlauf ein durch Einlagerung von Mercurisulfid erzeugter dunkler Saum. Auch hier können Schädigungen des Darmes und der Nieren in ähnlicher Weise wie bei der akuten Vergiftung zustande kommen.

Symptome der chronischen Vergiftung. Es ist zwar gleichfalls eine Stomatitis zu beobachten, aber die wesentlichen Symptome sind auf eine **Schädigung des Gehirns** zu beziehen, besonders dann, wenn das Quecksilber in Dampfform aufgenommen wird. Der Quecksilber-Dampf wird pulmonal resorbiert und im Blut nur zum Teil zu Hg^{2+} oxidiert. Das metallische, im Blut vorhandene Quecksilber durchdringt die Blut-Hirn-Schranke und wird im Hirngewebe zu Hg^{2+}-Ionen umgewandelt, die dort gebunden werden, so dass eine Akkumulation im Gehirn auftritt. Die Kranken zeigen nervöse Unruhe, Reizbarkeit (Erethismus mercurialis), Konzentrationsunfähigkeit, Schlaflosigkeit, ferner auch einen Intentionstremor (Tremor mercurialis). Bei weiterem Fortschreiten der Vergiftung werden die Patienten kachektisch.

Eine besonders starke Anreicherung im Zentralnervensystem findet sich auch nach oraler Zufuhr der gut lipidlöslichen alkylierten Quecksilberverbindungen (wie Ethyl- und Methylquecksilber). Das recht stabile Alkylquecksilber erzeugt vorwiegend schwere neurologische Erkrankungen (Seh- und Hörschäden, Ataxien), die irreversibel sein können, emotionale Veränderungen und eventuell Psychosen (Minamata-Krankheit in Japan).

Die Vergiftung geht wegen der sehr geringen Eliminationsgeschwindigkeit der Quecksilber-Verbindungen nur langsam zurück, es besteht ein enterohepatischer Kreislauf.

Therapie. Die *akute Vergiftung* mit löslichen Hg-Salzen erfordert schnelles Handeln. Dabei muss versucht werden, möglichst viel Gift durch **Magenspülung** zu entfernen. Bei stärkerer Verätzung ist die Spülung eventuell gefährlich. In jedem Fall sind zur Adsorption des Giftes reichliche Mengen (50–100 g) **Carbo medicinalis** indiziert. Zur Entgiftung des resorbierten Quecksilbers ist **Dimercaptopropan-Sulfonsäure** (und eventuell D-Penicillamin) sehr gut wirksam und bei rechtzeitiger Zufuhr fast immer lebensrettend.

Wismut (Bismutum)

Die wismuthaltigen „Antidiarrhoika" wie Bismutumnitrat und -salicylat sollten nicht mehr verwendet werden, weil doch Spuren resorbiert werden und damit eine unnötige Belastung darstellen. Die Behandlung einer Helicobacter-pylori-Besiedelung der Magenschleimhaut durch Wismut-Verbindungen ist wieder hinfällig geworden (s. S. 224).

Symptome. Die Symptome der Vergiftung mit Wismut sind denen der Quecksilbervergiftung ähnlich. Es kommt zu Stomatitis, Colitis, Nierenschädigung, gelegentlich zu Ikterus, Enzephalopathien und Exanthemen, zu Schwarzfärbung der Schleimhäute und der Faeces.

Therapie. Das beste Antidot ist wiederum eine **Dimercapto-Verbindung**.

Gold

Vergiftungen sind auch bei einer Gold-Therapie (S. 296) möglich. Stomatitis, Enteritis, Nierenschädigung, Dermatitis (eventuell exfoliativa), Augenschädigungen, Agranulozytose, Panmyelophthise treten auf. Für Aurinofin ist gezeigt worden, dass diese Goldverbindung die Permeabilität der Mitochondrienmembran verändert. **Dimercapto-Verbindungen** sind imstande, das im Körper vorhandene Gold zu binden und die Ausscheidung zu fördern. Gold kann sonst monate- und jahrelang retiniert werden, da es in phagozytierenden Zellen gespeichert ist (s. S. 296).

Cadmium

Cadmium wird sehr langsam, vorwiegend renal ausgeschieden ($t_{1/2}$= 10–30 Jahre), es kumuliert daher in besonderem Maße. Expositionen kommen **extrem selten in der metallverarbeitenden Industrie** durch Einatmen von cadmiumhaltigen Stäuben vor. Sonst enthalten Nahrungsmittel sehr geringe Konzentrationen an Cadmium, das enteral nur zu 2–8% resorbiert wird. Wahrscheinlich geschieht dies über den Ca-Resorptionsmechanismus. Cadmium wird vor allem in den Nieren, jedoch auch in der Leber und im Pankreas angereichert. Der Cadmium-Gehalt der Niere steigt bis zum 50. Lebensjahr kontinuierlich an. Raucher haben höhere Cadmium-Konzentrationen in Nieren, Leber und Lunge als Nichtraucher (bei letzteren mittlere Blutkonzentration bis 1 µg/l). Die Ausscheidung des resorbierten Cadmiums erfolgt hauptsächlich über die Nieren, zu einem geringen Anteil jedoch auch über Haare, Nägel und Schweiß.

Symptome. Bei der *akuten inhalativen* Cadmiumvergiftung treten mit einer typischen Latenz von einigen Stunden Reizerscheinungen in den Atemwegen und in der Lunge auf. Bei erheblicher Cadmiumeinwirkung ist noch nach 5–7 Tagen die Ausbildung eines Lungenödems möglich. Eine chronische Exposition mit niedrigen Konzentrationen von Cadmium in der Atemluft scheint das Auftreten eines Lungenemphysems zu begünstigen. Nach der *akuten oralen* Cadmium-Aufnahme bestimmen gastrointestinale Störungen mit Erbrechen und Durchfall das Vergiftungsbild. Als Schwellendosis für eine akute orale Cadmiumvergiftung wurde retrospektiv eine Menge von 15 mg Cadmium pro Mensch ermittelt. Bei der *chronischen oralen* Cadmium-Vergiftung stehen Nierenfunktionsstörungen mit dem Leitsymptom Proteinurie im Vordergrund. Als Folge der Nierenschädigung kann sekundär der Ca-Stoffwechsel des Skelettsystems in Mitleidenschaft gezogen werden (analog zum Fanconi-Syndrom). Leberfunktionsstörungen sind bei der chronischen Cadmiumvergiftung selten. Dies ist im Wesentlichen darauf zurückzuführen, dass Cadmium an niedermolekulare, hitzestabile Polypeptide (Thioneine, Molekulargewicht 6000) mit einem hohen Cysteingehalt gebunden und dadurch inaktiviert wird. Als weitere Symptome wären eine leichte hypochrome Anämie, eine Erniedrigung der $α_2$- und eine Vermehrung der γ-Globulin-Fraktionen zu nennen. Beim weiblichen Geschlecht löst eine leichte chronische Cadmiumvergiftung eine estrogenartige Wirkung aus.

Therapie. Eine spezifische Therapie der Cadmium-Vergiftung ist bisher nicht bekannt. Die üblichen Komplexbildner haben sich nicht bewährt, einige andere, wie z.B. 2,3-Dimercapto-Bernsteinsäure, erwiesen sich im Tierversuch bei einer Cadmiumvergiftung als wirksam.

Arsen

Arsenverbindungen wie das Arsenik (As_4O_6) spielten in der antiken und mittelalterlichen Medizin eine Rolle. Da Arsenik geruchs- und geschmacklos ist und die Giftwirkung mit einer Latenz auftritt, war Arsenik auch über viele Jahrhunderte ein „beliebtes" Gift[3]. Erst als ein empfindlicher Nachweis von Arsen auch in Leichenteilen (Marsch 1838) entwickelt worden war, verlor Arsenik als Mordgift an Attraktivität, da das Risiko für die Mörder zu groß wurde. Bis in unser Jahrhundert hat sich Arsen als Bestandteil von Arzneimitteln gehalten, z.B. Fowler-Lösung als „Roborans" und in Chemotherapeutika, Arsphenamin (*Salvarsan®*) als Lues-Mittel. Heute sind jedoch fast alle arsenhaltigen Arzneimittel durch weniger toxische Verbindungen abgelöst, lediglich zur Therapie einiger Tropenkrankheiten müssen noch Arsenverbindungen verwendet werden. Daher kommt eine Arsenvergiftung als medizinale Intoxikation nicht mehr vor, sondern nur noch als Berufserkrankung bei der Verarbeitung arsenhaltiger Erze und Metalle. Viele Menschen in Bangladesh und in den benachbarten Gebieten Indiens sind von einer chronischen Arsenvergiftung betroffen. Das Trinkwasser wird dort aus Brunnen gewonnen, deren Wasser einen hohen Arsengehalt aufweist.

Symptome. Die toxischen Wirkungen von Arsenik nach oraler Aufnahme beruhen auf dem kapillarlähmenden Effekt des Giftes mit folgenden Symptomen: schwere Gastroenteritis mit Erbrechen und reiswasserähnlichen Stühlen („gastrointestinale Form"), gefolgt von Bluteindickung, Störung des Elektrolythaushaltes und Kreislaufversagen. Die „paralytische Form" der akuten Vergiftung ist seltener und nur nach sehr großen Dosen zu beobachten. Dabei kommt es zu allgemeiner Schwäche, Bewusstlosigkeit, Koma und Tod durch Vasomotoren- und Atemlähmung.

Bei der *chronischen Vergiftung*, die im Bergbau, in der metallverarbeitenden Industrie und bei Arsenbelastung des Trinkwassers in manchen Weltgegenden auftreten kann, finden sich häufig eine Hyperkeratose, mitunter auch eine Hyperpigmentierung der Haut (Melanose) und Veränderungen der Nägel. Entzündungen der Schleimhäute des Auges, der Nase, des Mundes und des Magen-Darm-Kanals und eine Polyneuritis kommen vor. Leber- und Knochenmarkschädigungen sind seltener. Nach einer Latenz von 15–20 Jahren werden Präkanzerosen, Basaliome und Spinozellulome, ferner Zirrhose und Tumoren der Leber und – falls Arsen durch Inhalation aufgenommen wurde – Bronchialkarzinome beobachtet. Der bei Nickelarbeitern vorkommende „Nickelkrebs" der Nase ist gleichfalls durch Arsen ausgelöst.

Therapie. Die Therapie der akuten und chronischen Vergiftung wird in analoger Weise wie die der Quecksilbervergiftung mit **Dimercapto-Verbindungen** durchgeführt. Auch die nach Aufnahme von organischen Arsenverbindungen vorkommenden Vergiftungserscheinungen lassen sich erfolgreich durch die SH-Gruppen-haltigen Substanzen bekämpfen. Die bei der akuten Vergiftung auftretenden, z.T. schweren Störungen des Wasser- und Elektrolythaushaltes und des Kreislaufs müssen zusätzlich **symptomatisch** behandelt werden.

Kupfer

Exogen bedingte Kupfer-Vergiftungen kommen nicht vor: Kupfer-Salze wirken in verdünnten Lösungen adstringierend an den Schleimhäuten und hemmen damit ihre eigene Resorption, höhere Konzentrationen lösen Erbrechen aus. Näheres zur genetisch bedingten Kupferspeicherung s. S. 244.

Aluminium

Das Leichtmetall Aluminium ist in der Umwelt weit verbreitet. Bei normaler Nierenfunktion kann die mit Nahrung und Getränken aufgenommene Menge ohne Schwierigkeiten wieder ausgeschieden werden (0,01 mg Al/l Blut gilt als Normwert, Werte über 0,06 mg/l sprechen für eine übermäßige Al-Belastung, toxische Zeichen treten bei Blutspiegeln über 0,2 mg/l auf). Wenn dagegen Aluminium akkumuliert, entweder aufgrund einer schweren renalen Ausscheidungsstörung oder aufgrund einer übermäßigen Exposition (u.a. Antazida), entwickelt sich die typische Aluminium-Intoxikation:

Symptome. Charakteristisch sind eine Osteomalazie und eine mikrozytäre Anämie, schließlich eine Enzephalopathie. Eine chronische Aluminiumvergiftung ist besonders bei Dialysepatienten beobachtet worden und erfordert besondere Aufmerksamkeit bezüglich der Zusammensetzung der Dialyseflüssigkeit und der Materialien für die Geräte. Auch sollte eine medikamentöse Aluminium-Zufuhr zur Phosphatbindung im Darm bei Nierenerkrankung vermieden werden; statt dessen bewährt sich besser eine Phosphatbindung durch Calciumcarbonat.

Aufgrund einer oberflächlichen Ähnlichkeit zwischen der Symptomatik einer Aluminium-bedingten Enzephalopathie und der Alzheimer-Erkrankung ist an eine ursächliche Beteiligung des Leichtmetalls an der Alzheimer-Degeneration gedacht worden. Dieser Zusammenhang besteht jedoch nicht.

Therapie. Aluminium ist dreiwertig und wird ebenso wie dreiwertiges Eisen von **Desferrioxamin** (Deferoxamin) komplexiert. Durch parenterale Zufuhr dieses Antidots kann eine deutliche Beschleunigung der Aluminium-Ausscheidung erreicht werden.

Zink

Zink ist ein lebenswichtiges Spurenelement, das an eine Reihe von Enzymen gebunden sein muss, um deren Aktivität zu gewährleisten. Pathophysiologische Bedeutung hat Zink aus zwei Gründen:
- **Zinkmangel.** Eine unzureichende Aufnahme von Zink mit minderwertiger vegetabiler Kost, wie es im Armen-Milieu der Entwicklungsländer bei der Aufzucht von Kleinkindern der Fall sein kann, macht sich bei Kleinkindern als schwere Entwicklungsstörung bemerkbar und trägt zur hohen Kindersterblichkeit bei. Die Therapie ist „einfach": verbesserte Nahrung und orale Gabe von Zinkverbindungen. Bei Jugendlichen und Erwachsenen gibt es einen genetisch bedingten Zinkmangel. Im Darmepithel fehlt das Transportsystem für Zink. Das Resultat ist die **Acro-**

---

[3] Siehe Lewin L. Die Gifte in der Weltgeschichte. Berlin: Springer; 1920

dermatitis enteropathica, die durch orale Gaben großer Dosen von Zinkverbindungen gebessert werden kann, da dann ausreichend Zink ohne Transportsystem die Epithel-Barriere überwindet.
- **Zinkvergiftung.** Lokale Verätzungen können durch anorganische Zinksalze hervorgerufen werden. Inhalierte Zinkdämpfe führen wie andere Metalldämpfe zu Fieber, Schüttelfrost und weiteren uncharakteristischen Symptomen. Bei einer Zinkvergiftung sollte als Antidot **D-Penicillamin** angewandt werden.

26.5 Säuren und Basen

26.5.1 Unspezifische Säurewirkungen

Lokale Ätzwirkungen. Nach Aufnahme von nicht genügend verdünnten Säuren per os kommt es zu lokalen Reiz- bzw. Ätzwirkungen in Mund, Rachen, Speiseröhre und Magen. Je nach Schwere können die Verätzungen akut durch Perforation oder später durch Infektionen oder Strikturen zu sekundären Erkrankungen führen.

Pathophysiologie der Azidose. Nach Resorption von Säure aus dem Magen-Darm-Kanal bleibt der pH-Wert des Blutes lange Zeit unverändert, weil die Pufferung ausgezeichnet ist. Sie ist zum großen Teil dem Hämoglobin und den Plasmaeiweißen zuzuschreiben. Ferner spielen die Phosphat- und Bicarbonatpuffer eine wichtige Rolle. Für die Aufrechterhaltung des pH-Wertes ist das konstante Verhältnis von Kohlendioxid zu Bicarbonat (1:20) im Blut von wesentlicher Bedeutung. Nach Zufuhr von Säure wird Kohlendioxid aus dem Bicarbonat freigesetzt, dadurch kommt es über eine Erregung des Atemzentrums zu einer verstärkten Atmung, infolgedessen zu einem Abatmen des vermehrten Kohlendioxids, bis die Relation von Kohlendioxid zu Bicarbonat von etwa 1:20 wiederhergestellt ist. Dieser Vorgang ist so lange möglich, bis das Standardbicarbonat (Alkalireserve) des Blutes erschöpft ist. Dann erst kommt es mit einer Erniedrigung des pH-Wertes zu einer *Azidose*, während man vorher von einer *kompensierten Azidose* spricht.

Folgen der Azidose. Bei Erniedrigung des pH-Wertes ist die Atmung stark verlangsamt und vertieft (**Kussmaul-Atmung**), der Blutdruck fällt ab, und es entwickelt sich ein komatöser Zustand. Bei einer Säuerung des Organismus ist die Ausscheidung von primärem Natriumphosphat auf Kosten des sekundären Natriumphosphates vermehrt. Der Harn reagiert stark sauer, weil die Sekretion von Wasserstoff-Ionen bzw. deren Austausch gegen Natrium-Ionen im Tubulus erhöht ist. Ferner werden bei einer Azidose im distalen Nephron vermehrt Ammonium-Ionen aus Ammoniak und Protonen gebildet.

Therapie. Die Therapie der Säurevergiftung ist bei den lokalen Schädigungen **symptomatisch**. Vor allen Dingen sind Magenspülungen wegen der Gefahr der Perforation zu vermeiden. Zur Neutralisation muss **Magnesiumoxid** statt NaHCO₃ verwendet werden, weil dieses durch Bildung von Kohlendioxid Magenrupturen verursachen könnte. Die resorptive Vergiftung wird durch intravenöse Infusion von Alkali, z. B. 7 – 8 % **Natrium phosphoricum** oder auch 1,7 %iges **Natrium lacticum** behandelt. Phosphate wirken besonders günstig auf die Säureausscheidung der Niere. Auch die Zufuhr von **Trispuffer** (THAM) bietet eine Therapiemöglichkeit.

"Trispuffer" (THAM)
Tris-(Hydroxy-methyl)amino-methan
Trometamol

Dieser Puffer hat den Vorteil, dass die in anderen Puffern enthaltenen Natrium-Ionen fehlen. Der intrazelluläre pH-Wert wird mitbeeinflusst, was günstig oder ungünstig sein kann. Der Trispuffer wirkt diuretisch. Der Harn muss laufend auf alkalische Reaktion geprüft werden, um eine Alkalisierung zu vermeiden. In wässriger Lösung fungiert Trispuffer als schwache Base. THAM eignet sich auch zur Bekämpfung von Azidosen anderer Genese, z. B. bei Schock und Verbrennung.
Der Trispuffer wird langsam ausgeschieden, Kumulation ist deshalb möglich. Es besteht die Gefahr einer Atemdepression und einer Nierenschädigung. Für die Therapie wird THAM als Zusatz zu Infusionslösungen sehr langsam intravenös bis höchstens 1,5 g in 24 Stunden gegeben. Bei eventuell auftretenden Atemstörungen sind mechanische Ventilation und Sauerstoff-Zufuhr notwendig.

26.5.2 Spezifische Säurewirkungen

Einige Säuren besitzen neben ihren unspezifischen Säureeffekten spezifische Wirkungen, die für manche Intoxikationen ausschlaggebend sind. Im Folgenden sollen diese Vergiftungen kurz besprochen werden:

Kohlendioxid

Einatmung von Kohlendioxid in höheren Konzentrationen (ab ca. 5 %) erzeugt eine Reihe von Erscheinungen, die, wie man annimmt, nicht nur auf den Säurecharakter der Substanz, sondern auch auf spezifische Wirkungen zu beziehen sind. Möglicherweise beruhen diese Unterschiede aber nur darauf, dass Kohlendioxid sehr leicht permeiert.

Symptome. Es kommt mit steigenden Konzentrationen zu Tachypnoe, Kopfschmerzen, Schwitzen, Unruhe, Ohrensausen, Schwindel, Verwirrtheits- und Erregungszuständen. Danach können Krämpfe oder auch Apathie und tiefe Narkose folgen. Da CO_2 schwerer als die Luft ist, sammelt es sich am Boden von geschlossenen Räumen (wie Weinkellern, Brunnenschächten usw.) an und kann zum sofortigen Bewusstseinsverlust der herabgestiegenen Personen führen. Dies ist bei der Rettung der Vergifteten zu bedenken.

Therapie. Die Therapie der Kohlendioxid-Vergiftung erfordert im Allgemeinen nur das Atmen von Frischluft.

Fluorwasserstoff

Symptome. Fluorwasserstoff (in Wasser gelöst: Flusssäure) hat eine direkte ätzende Wirkung auf Gewebe. Nach *Einatmung* kommt es daher, wie nach anderen Reizgasen, zu Schädigungen der Atemorgane. Fluorwasserstoff und Fluoride hemmen in großen Verdünnungen eine Reihe von wichtigen Enzymen. Die *akute Vergiftung* mit Fluoriden ist durch uncharakteristische Symptome wie Nausea, Erbrechen, Durchfall, Bauchschmerzen, Parästhesien und schließlich tetanische Anfälle ausgezeichnet.

Außerdem haben die Fluoride einen Einfluss auf den Calcium-Stoffwechsel, da Calciumfluorid schwer löslich ist. Bei lokalen Verätzungen kann das Aufbringen von oder Umspritzen mit löslichen Calcium-Salzen (z. B. Calciumgluconat) deshalb Antidot-Wirkung besitzen. Bei *chronischer Vergiftung* mit Fluoriden kommt es zu Gewichtsverlust, Brüchigkeit der Knochen, Anämien, allgemeiner Schwäche, Steifheit der Gelenke und fleckiger Verfärbung der Zähne. Die langfristige Zufuhr von Fluor bei Patienten mit Involutions-Osteoporose wird auf S. 262 besprochen.

Fluor zur Kariesprophylaxe. Da Menschen mit einer hohen Fluorid-Aufnahme zwar fleckig verfärbte, aber nur selten kariöse Zähne besitzen, untersuchte man systematisch den Einfluss der Fluorid-Zufuhr auf die Karieshäufigkeit. Es ergab sich, dass regelmäßige Aufnahme von Trinkwasser mit 1 mg Fluor pro Liter den Kariesbefall erheblich vermindert, wenn sie von der Geburt bis zum Ende der Dentition erfolgt. Die Karies kann nicht völlig verhindert, aber ihre Häufigkeit deutlich reduziert werden. Fluor ersetzt eine Hydroxy-Gruppe im Apatit der Zähne. Dieses „Fluor-apatit" scheint besonders widerstandsfähig gegenüber Säuren zu sein. Wahrscheinlich kommt es auch bei Erwachsenen zu einer Remineralisation des Zahnschmelzes unter Einwirkung von fluoridhaltigem Speichel.

Viele Städte sind dazu übergegangen, ihr Trinkwasser mit Fluorid zu versetzen. Eine zusätzliche Aufnahme von Fluorid ist dann nicht mehr angebracht; denn bereits 1,5 mg Fluor pro Liter Trinkwasser kann zu fleckigen Zähnen führen.

Wenn es sich dabei auch nur um einen kosmetischen Fehler handelt, sollte doch bei einer Kariesprophylaxe mit Fluor-Tabletten der Gehalt des Trinkwassers an Fluor berücksichtigt werden. Die Dosierung, empfohlen von der Ernährungskommission der Deutschen Gesellschaft für Kinderheilkunde, ist Tab. 26.1 zu entnehmen. Im Übrigen sind eine konsequente Mundpflege sowie möglichst wenig Süßigkeiten die wirksamste Prophylaxe der Karies – dies gilt natürlich auch für den Erwachsenen.

Ob die Fluoridierung des Trinkwassers eine völlig indifferente Maßnahme darstellt, muss nach neueren epidemiologischen Untersuchungen infrage gestellt werden, denn die Knochenbrüchigkeit alter Menschen scheint dadurch leicht anzusteigen.

Tab. 26.1 Dosierung von Fluorid zur Kariesprophylaxe bei Kindern

Lebensjahr	Fluorid-Supplement (mg/Tag)	
	bei < 0,3 mg Fluorid/l Trinkwasser	bei 0,3 – 0,7 mg Fluorid/l Trinkwasser
1. u. 2.	0,25	–
3.	0,5	0,25
4.–6.	0,75	0,5
> 7.	1,0	0,5

Oxalsäure

Oxalsäure kommt in manchen Pflanzen reichlich vor, so z. B. im Rhabarber, und kann auch im Organismus entstehen.

Symptome. Oxalsäure und ihre Salze haben deshalb eine spezifische Wirkung, weil sie mit Calcium unlösliche Verbindungen eingehen. Dies führt zu dem eigenartigen subjektiven Gefühl der „stumpfen Zähne" nach reichlichem Genuss von Rhabarber. Bei Zufuhr oder Entstehung größerer Mengen von Oxalsäure kommt es zu Symptomen des Calciummangels, der bei akuter Vergiftung mit größeren Dosen unter dem Bilde einer Tetanie und einer Herz- und Gefäßinsuffizienz sogar tödlich sein kann. Bei protrahierten, nicht letalen Vergiftungen stehen Symptome der Niereninsuffizienz im Vordergrund, welche wohl vor allem auf eine Verstopfung der Tubuluslumina durch Oxalatkristalle zurückzuführen ist. Hier sei an die renalen Nebenwirkungen einer chronischen Überdosierung von Vitamin C erinnert (S. 248).

Therapie. Bei der Therapie der akuten Vergiftung muss versucht werden, durch Magenspülungen mit Ca-Salzen die Oxalsäure im Magen-Darm-Kanal zu binden. Nach der Resorption von Oxalsäure ist eine parenterale Calciumzufuhr angezeigt. Die Prognose ist bei entsprechender Therapie meistens gut.

26.5.3 Basen

Verätzungen. Bei lokaler Einwirkung auf Haut und Schleimhäute wirken starke Basen in ähnlicher Weise eiweißfällend wie starke Säuren. Allerdings ist der Ätzschorf weniger fest, so dass die Base innerhalb der Kolliquationsnekrose weiter in die Tiefe eindringen kann. So sind die Schädigungen meistens schwerer als bei einer vergleichbaren Säureverätzung. Dies gilt auch für die Narbenbildung nach Verätzung durch Basen, die am Ösophagus eine größere Strikturgefahr nach sich ziehen als Säureverätzungen.

Die häufigsten Verätzungen kommen durch Aufnahme von Kalium- oder Natriumhydroxid oder durch Ammoniak vor. Bei der letztgenannten Substanz ist die Aufnahme von Dämpfen in die Lunge und die infolge der guten Lipidlöslichkeit besonders starke Tiefenwirkung bemerkenswert.

Auch stark basisch reagierende Lösungen von Arzneistoffen können bei unsachgemäßer Applikation zu Gewebeschäden führen. Das Virustatikum Aciclovir (S. 482) beispielsweise wird in Form seines Na-Salzes zur Herstellung einer wässrigen Infusionslösung verwendet. Aciclovir bindet Protonen, und deshalb nimmt die Infusionslösung einen alkalischen pH von 10 – 11 an.

Bei versehentlicher paravenöser „Infusion" besteht die Gefahr von Gewebsnekrosen.

Therapie. Für die Therapie sind Magenspülungen wegen der Perforationsgefahr kontraindiziert. Reichliche **Zufuhr von Wasser**, möglichst mit Zusatz von schwachen Säuren (Citronensäure, Essigsäure) ist die angemessene Behandlung.

26.6 Organische Lösungsmittel

Von Jahr zu Jahr werden wachsende Mengen von organischen Lösungsmitteln hergestellt und für verschiedenartige Zwecke benutzt: zum Lösen von Fetten, Farbstoffen, Lacken, Kunststoffen, Kautschuk, Klebstoffen, zur Extraktion bei der Herstellung von Chemikalien, zur chemischen Reinigung. Vergiftungen sind daher immer häufiger möglich. Die technischen Produkte sind meistens nicht rein, so dass die beobachteten biologischen Wirkungen nicht immer jener Substanz allein zukommen, die dem Produkt den Namen gegeben hat. Dabei können auch allergische Reaktionen auftreten, die auf das Haupt- oder ein Nebenprodukt zu beziehen sind.

Symptome. Trotz verschiedener chemischer Konstitution haben alle organischen Lösungsmittel gerade wegen ihrer guten Lösungseigenschaften ähnliche toxische Wirkungen. Obgleich sie meistens durch Inhalation aufgenommen werden, ist auch mit einer Aufnahme durch die Haut zu rechnen (z.B. Tetrachlorkohlenstoff = Tetrachlormethan). Danach können entweder dieselben resorptiven Vergiftungen entstehen wie durch Einatmung, oder es können sich auch lokal begrenzte Gewebe-, insbesondere Nervenschäden entwickeln.
Am **Zentralnervensystem** sind die Lösungsmittel narkotisch oder erregend wirksam, die Funktion peripherer Nerven kann geschädigt werden (s.a. Box 26.**3**). Die zentralnervös hemmenden Wirkungen können sich von Schwindel, Kopfschmerzen, Nausea, Erbrechen, Unsicherheit des Ganges und Beklemmungsgefühl in der Brust bis zu tiefem Koma und Atemlähmung erstrecken. Die erregenden Effekte reichen von leichter Unruhe und psychischer Erregung bis zu schweren Krampfanfällen. Bewusstseinsverlust und Erregungssymptome sind häufig gemischt oder wechseln miteinander ab.
An **Leber, Niere und Herz** sind oft degenerative Veränderungen zu beobachten. Einige Stoffe haben noch zusätzliche schädigende Wirkungen auf den Blut bildenden Apparat, erhöhen die Blutungsbereitschaft oder beeinflussen die Produktion von Hormonen.
Im Folgenden werden – jeweils mit einigen Beispielen – jene Lösungsmittelgruppen genannt, die im gewerblichen Leben viel gebraucht werden und bei denen noch mit Symptomen gerechnet werden muss, die über die oben genannten Schädigungen hinausgehen.

Box 26.3

Schnüffeln von Lösungsmitteln
Euphorie-Symptomatik. Die Inhalation niedriger Konzentrationen einiger Lösungsmittel kann bei manchen Menschen eine Euphorie erzeugen. Es war schon lange bekannt, dass Narkotika (Äther und Chloroform), die im Wesentlichen ähnliche Wirkungen wie die organischen Lösungsmittel besitzen, von einigen Menschen zur Erzeugung eines rauschähnlichen Zustandes absichtlich eingeatmet werden. Dabei entstehen Krankheitsbilder, die dem chronischen Alkoholismus ähnlich sind. Auch nach Benzol, Benzin und Trichlorethylen sind euphorisierende Wirkungen beschrieben worden. In entsprechender Weise ist auch die euphorisierende Wirkung des Klebstoffschnüffelns („glue sniffing") aufzufassen. Dabei atmen Jugendliche Lösungsmitteldämpfe ein, die durch Ausdrücken einer Klebstofftube in ein Taschentuch oder einen Plastikbeutel gewonnen werden. Nicht nur eine euphorische Stimmung, sondern auch Halluzinationen und Wahnideen oder auch eventuell stundenlange Bewusstlosigkeit kommen danach vor.
Die Dosis muss bei Wiederholung immer mehr gesteigert werden, es bildet sich eine **echte Abhängigkeit** aus. **Akute Todesfälle** nach Einatmung von Toluol, Benzol, Trichlorethan und fluorierten Kohlenwasserstoffen sind nicht mehr selten. Meistens liegt ein akuter Herztod (Kammerflimmern) vor.
Folgezustände. Neben den oben erwähnten akuten Wirkungen kommt bei chronischer Inhalation, insbesondere bei Abhängigen, eine **periphere Neuropathie** vor, die distal beginnt. Experimentell ist gezeigt worden, dass eine Verlangsamung des neuronalen Transportes auftritt. Durch die reaktiven Metabolite der Kohlenwasserstoffe werden die Neurofilamente vernetzt und das Axon geschädigt. Dieser Zustand bildet sich trotz Abstinenz nur sehr langsam zurück. Auch **Enzephalopathien** sind bei Jugendlichen nach ausgedehntem Klebstoffschnüffeln berichtet worden, die Erholung verlief sehr langsam.
Missbräuchlich benutzte Lösungsmittel. Es handelt sich unter anderem um aliphatische, aromatische und halogenierte Kohlenwasserstoffe (z.B. *n*-Hexan, Benzin, Benzol, Trichlorethylen, Methylenchlorid, Trichlor-fluormethan); um Ester wie Ethylacetat und Acrylacetat sowie um Ketone wie Aceton, Methylethylketon und Methylbutylketon. Möglicherweise werden diese Ketone im Organismus auch in neurotoxische Diketone oder weiter zu Pyrrolen umgebildet. Einfache Kohlenwasserstoffe wie *n*-Hexan werden im Organismus in Ketone umgewandelt.

Kohlenwasserstoffe

Benzine. Bei der chronischen Benzin-Vergiftung ist die Entstehung einer toxisch bedingten aplastischen Anämie charakteristisch. Schleimhautblutungen kommen vor.

Benzol wird überwiegend durch Inhalation aufgenommen. Der retinierte Anteil beträgt 40–50%. Benzol kann jedoch auch über die Haut resorbiert werden. Von dem resorbierten Benzol werden 30–50% unverändert über die Lunge wieder ausgeatmet. Im Harn erscheinen nur unbedeutende Spuren von unverändertem Benzol. Der Rest wird in der Leber durch mischfunktionelle Oxidasen zu Phenol oxidiert und in Form der Phenylmercaptursäure und von Phenolkonjugaten über die Nieren ausgeschieden (Abb. 26.**4**). In der ersten Oxidationsstufe

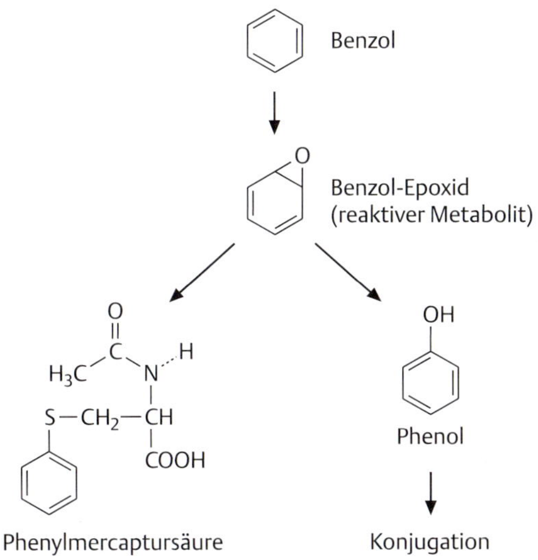

26.6 Organische Lösungsmittel

Abb. 26.4 Metabolismus von Benzol.

wird das Benzolepoxid gebildet. Es wird vermutet, dass dieses hochreaktive Epoxid für die toxischen Wirkungen im Knochenmark (Anämie, Leukopenie, Thrombozytopenie) und möglicherweise auch für die Induktion einer Leukämie verantwortlich ist. Die toxische Schädigung des Blut bildenden Markes lässt sich auch im Tierversuch nachweisen.

Halogenierte Kohlenwasserstoffe. Die „klassischen" Verbindungen dieser Gruppe (wie z. B. Chloroform, Halothan, Tetrachlormethan, 1,1,2,2-Tetrachlorethan, Vinylchlorid) haben neben den Wirkungen auf das Zentralnervensystem und einer sensibilisierenden Wirkung gegenüber den Katecholaminen vor allem leberschädigende Effekte, die zu akuter gelber Leberatrophie oder bei chronischer Exposition zur Leberzirrhose führen können. Die Nieren sind meistens gleichfalls betroffen, so dass die Todesursache mitunter in einem Versagen der Nieren zu suchen ist.
Insbesondere Tetrachlormethan (Tetrachlorkohlenstoff) führt häufig zu Vergiftungen. Es findet nicht nur als Lösungsmittel, sondern auch in Feuerlöschern als Löschflüssigkeit Verwendung. Bei Abbau von CCl_4 und anderen polyhalogenierten Methanen treten reaktive Metabolite auf, die kovalent an Proteine, Fette und Phospholipide gebunden werden. Damit ist eine Aktivierung der Phospholipase C verbunden, die ihrerseits zelluläre Membranen abzubauen vermag. Gleichzeitig lässt sich eine verminderte Aktivität des Cytochrom P-450 feststellen.
Für alle halogenierten Kohlenwasserstoffe gilt, dass nicht die Ausgangssubstanz die eigentlich giftige Verbindung zu sein braucht. Vielmehr scheinen kurzlebige, aber reaktive Zwischenprodukte, die beim metabolischen Abbau durchlaufen werden, die toxischen Wirkungen auszulösen. Als Beispiel sei das Trifluorethanol genannt:
Bei der akuten und chronischen Vergiftung mit den genannten halogenierten Kohlenwasserstoffen ist eine spezifische **Therapie** nicht bekannt. Die Anwendung von Katecholaminen ist im akuten Vergiftungsstadium wegen einer Sensibilisierung des Herzens kontraindiziert.

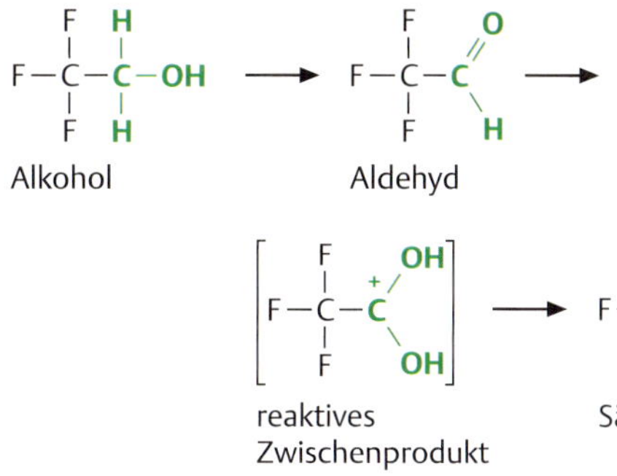

Alkohole und Glykole

Methanol, das sehr viel als Lösungsmittel gebraucht wird, ist viel toxischer als alle anderen Alkohole, weil es sich im Stoffwechsel völlig anders verhält (S. 525). Die **höheren Alkohole** („Fuselstoffe") erzeugen im Vergleich zu Ethanol (S. 520) wesentlich mehr unangenehme Erscheinungen vonseiten des Zentralnervensystems und des Magen-Darm-Kanals.

Ethylenglykol (1,2-Ethandiol; 1,2-Dihydroxy-ethan), das als Frostschutzmittel weite Verbreitung findet, ist verhältnismäßig ungiftig, so dass erst nach Zufuhr größerer Mengen schwere Vergiftungen infolge von Nierenschädigungen vorgekommen sind. Diese Schädigung findet ihre Erklärung dadurch, dass Ethylenglykol durch die Alkohol-Dehydrogenase zum Glykolaldehyd und dann weiter bis zur Glyoxylsäure und schließlich zum Teil zu Oxalsäure (S. 515) abgebaut wird (Abb. 26.5). Therapeutisch kann daher durch Infusion von Ethanol die Umsetzung zu Oxalsäure verlangsamt werden. Die Vergiftung kann abgeschwächt oder unterdrückt werden, wenn die Alkohol-Dehydrogenase durch den Hemmstoff **Fomepizole** daran gehindert wird, Glykolaldehyd zu bilden. Fomepizole ist eine einfache Verbindung, nämlich 4-Methyl-pyrazolon (Antizol®, Pyrazolon-Formel S. 285).

Bei illegalen Weinpanschereien wurde zur Erhöhung der Viskosität („Süffigkeit") der Ausgangsweinlösung Ethylenglykol zugesetzt. Da gleichzeitig die „richtige Therapie", nämlich Ethanolzufuhr, getrieben wurde, sind schwere Vergiftungen nicht aufgetreten.

1,3-Propandiol (1,3-Propylenglykol), das im Körper zu Malonsäure, einem Enzymgift, umgebaut wird, ist 2- bis 3-mal giftiger als **1,2-Propandiol** (1,2-Propylenglykol), das zu Milchsäure oxidiert wird. Propylenglykole werden als Hilfsstoffe zur Zubereitung von Säften, Sirupen und Elixieren benutzt, die schlecht wasserlösliche Pharmaka enthalten, so z. B. Paracetamol. Bei der (irrtümlichen) Verwendung von Diethylenglykol für diesen Zweck ist es in Bangladesh zu einer Massenvergiftung (Nierenversagen) von Kindern gekommen. **Diethylenglykol** ([Bis-2-hydroxyethyl]ether) und andere Ether dieser Gruppe sind wesentlich giftiger.

Glycerin hat eine starke wasseranziehende Kraft, die zu lokalen Reizwirkungen und bei intravenöser Injektion

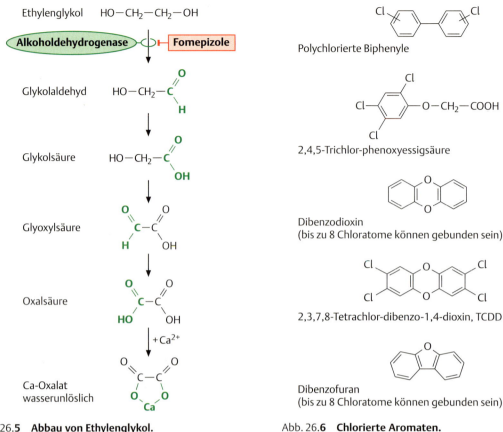

Abb. 26.5 **Abbau von Ethylenglykol.**

Abb. 26.6 **Chlorierte Aromaten.**

zu Hämolyse führen kann. Sonst ist Glycerin ungiftig, zumal es im Stoffwechsel verwertet wird.

26.7 Chlorierte Aromaten

Eine Reihe von chlorierten aromatischen Verbindungen wird aus der Umwelt ständig von Tier und Menschen aufgenommen. Sie sind stoffwechselstabil und sehr gut lipidlöslich, deshalb können sie schlecht ausgeschieden werden und reichern sich in Fettgewebe und Zentralnervensystem an. Zu diesen Substanzen gehören neben Chlorphenothan (S. 496) **polychlorierte Biphenyle**, die als Dielektrikum in Transformatoren und Kondensatoren, als Hydrauliköle, als Weichmacher von Plastikmaterial weit verbreitet sind und beim Verbrennen der Kunststoffe auf Müllplätzen in die Atmosphäre gelangen, sowie die „**Dioxine**" (Abb. 26.6).

Chlorierte Dibenzodioxine

Bei der Synthese von Trichlorphenolen und Trichlorphenoxyessigsäuren, die als Herbizide Anwendung finden, können in einer Nebenreaktion chlorierte Dibenzodioxine entstehen. Ebenso kann eine unvollständige Verbrennung von Abfällen, die chlorierte Phenole enthalten, Anlass zur Bildung von chlorierten Dibenzodioxinen (PCDD) und Dibenzofuranen (PCDF) geben (Abb. 26.6). Je nach Anzahl der gebundenen Chlor-Atome und ihrer Stellung im Molekül sind 75 Möglichkeiten vorhanden. Die Verbindungen unterscheiden sich in ihrem physikochemischen Verhalten kaum voneinander, biologisch sind dagegen nur wenige hochaktiv. Daher ist es analytisch extrem schwierig, die wenigen sehr giftigen Substanzen in der Fülle der möglicherweise vorliegenden Verbindungen nachzuweisen.

Beurteilung der Toxizität. Nach tierexperimentellen Untersuchungen ist 2,3,7,8-Tetrachlor-dibenzo-1,4-dioxin (TCDD) die giftigste Verbindung aus der Serie (Abb. 26.6). Die mittlere Letaldosis liegt zwischen 0,002 mg/kg bei Meerschweinchen und 1,1 mg/kg bei Hamstern. Es bestehen also ungewöhnlich große Unterschiede in der akuten Toxizität zwischen den verschiedenen Spezies. Selbst innerhalb einer Spezies kann die Empfindlichkeit von einem Stamm zum anderen um mehr als das 100fache variieren (Untersuchungen an Ratten). Die Empfindlichkeit des Menschen ist nicht mit Sicherheit anzugeben. Neben Untersuchungen von Unglücksfällen mit chlorierten Dibenzodioxinen, bei denen sehr viele Menschen exponiert wurden (Box 26.4), liegen einige umfassende Studien über den Gesundheitszustand von Chemie-Arbeitern vor, die während ihrer Tätigkeit Chemikalien hergestellt haben, bei deren Produktion chlorierte Dibenzodioxine als Nebenprodukt entstanden (Box 26.5).

Box 26.4

Massen-Expositionen mit chlorierten Dibenzodioxinen

Die erste Massen-Exposition mit den chlorierten Dibenzodioxinen ereignete sich im **Vietnam-Krieg**. Das aus der Luft eingesetzte Entlaubungsmittel (Herbizid) enthielt die betreffenden Verbindungen. Militäreinheiten und die Zivilbevölkerung wurden damit den chlorierten Dibenzodioxinen exponiert. Kürzlich wurde eine Nachuntersuchung der Todeshäufigkeit, des Gesundheitszustandes und der aufgetretenen Erkrankungen von über 1000 amerikanischen Veteranen veröffentlicht, die dem Herbizid ausgesetzt waren. Das Resultat ergab, dass weder eine erhöhte Todeshäufigkeit noch eine vermehrte Karzinom- oder Melanom-Inzidenz feststellbar war.

Aufgrund einiger **industrieller Unglücksfälle** – das erste ereignete sich 1949 in den USA, das jüngste 1976 in Seveso (Italien) – kann Folgendes festgestellt werden: Wahrscheinlich löst TCDD bei direktem Kontakt mit der Haut eine Chlor-Akne aus, die längere Zeit persistiert. Akute Todesfälle oder akute innere Erkrankungen sind bei den akzidentellen Expositionen jedoch nicht aufgetreten. Die Beobachtung des Gesundheitszustandes der Betroffenen hat keinen Anhaltspunkt für eine Häufung von Fehlgeburten oder von Fehlbildungen Neugeborener ergeben. Nachuntersuchungen von Männern, die im Alter von 18–20 Jahren 1976/77 in Seveso TCDD exponiert worden sind, ergaben jetzt, dass sich das Geschlechtsverhältnis ihrer Kinder zugunsten des weiblichen Geschlechtes verschoben hat (nur 38% Knaben).

Box 26.5

Retrospektive Untersuchungen an exponierten Chemie-Arbeitern

In einer US-amerikanischen Studie an über 5000 Arbeitern aus 12 verschiedenen Fabriken wurde Folgendes gefunden: Das hohe Krebsrisiko, das dem 2,3,7,8-Tetrachlor-dibenzodioxin (TCDD) zukommen soll, kann *nicht bestätigt* werden. Über das Risiko der Bildung von Sarkomen können auf der Grundlage dieser Untersuchung keine Aussagen gemacht werden, da nur 4 Fälle auftraten und eventuell fehlerhafte Todeszertifikate ausgestellt worden waren. Möglicherweise besteht ein Zusammenhang zwischen TCDD-Exposition und zusätzlicher Neoplasma-Entstehung, wenn alle Neoplasma-Typen zusammengezählt werden, jedoch kann ein Beitrag anderer Chemikalien während der Berufstätigkeit und vielleicht Rauchgewohnheiten nicht ausgeschlossen werden.

Von Bedeutung ist noch, dass der mittlere Serumspiegel an TCDD bei 253 Arbeitern aus dieser Studie bis 233 pg/g Lipide, bei einer besonders exponierten Untergruppe sogar bis 418 pg/g Lipide reichte. Der Vergleichswert der normalen Bevölkerung beträgt 7 pg TCDD/g Lipide.

In einer deutschen Untersuchung an ca. 1600 Arbeitern einer Herbizid-herstellenden Fabrik ergab sich ein um den Faktor 1,24–1,39 erhöhtes Risiko, an einem Neoplasma zu erkranken. Auch in diesem Fall konnte ein Beitrag anderer Chemikalien nicht mit Sicherheit ausgeschlossen werden.

In einer neuen retrospektiven Untersuchung aus Schweden ergab sich, dass bei einer Gruppe von exponierten Arbeitern mit erhöhten Dioxin-Serumspiegeln keine gesteigerte Tumor-Rate nachzuweisen war.

Diese retrospektiven Untersuchungen bringen somit keine eindeutigen Aussagen, ein marginaler Effekt von chlorierten Dibenzodioxinen kann aber nicht ausgeschlossen werden.

Da aufgrund der Tierversuche gefürchtet wurde, dass sich auch beim Menschen nach der Exposition mit chlorierten Dibenzodioxinen eine massive karzinogene Wirkung und Gesundheitsschädigung manifestieren würde, sind die in Box 26.**5** ausführlich zitierten Untersuchungen mit Erleichterung aufgenommen worden. Das Ergebnis hat eine Überprüfung in Gang gesetzt, ob das als „giftigste Substanz" apostrophierte 2,3,7,8-Tetrachlordibenzodioxin für den Menschen wirklich diese Bedeutung hat. Es sieht fast so aus, als würde die Spezies Mensch eher zu den unempfindlichen Arten gehören. Allerdings entwickelt sich bei Menschen, die Dioxine oral oder inhalativ aufgenommen haben, eine Chlor-Akne. Diese kann sehr langwierig sein und Narbenbildungen hinterlassen.

Kürzlich ist der Präsidentschaftskandidat eines östlichen Landes offensichtlich vorsätzlich mit Dioxinen vergiftet worden; als Hauptsymptom bildete sich eine massive Akne aus, er konnte jedoch seinen Amtsgeschäften nach der Wahl uneingeschränkt nachgehen.

Die US-amerikanische „Environmental Protection Agency" hat die chlorierten Dioxine lediglich als „public health concern" eingestuft.

Allerdings sind polychlorierte Dibenzodioxine sehr stoffwechselstabil, so dass sie im menschlichen Körper nicht abgebaut werden (s. Box 26.**6**). Seit die Bevölkerung und damit dann auch die Behörden „umweltbewusst" geworden sind, konnte der Ausstoß an chlorierten Kohlenwasserstoffen erheblich gesenkt werden. Die positiven Folgen lassen sich zum Beispiel daran erkennen, dass der Gehalt der Muttermilch an diesen Substanzen merklich zurückgegangen ist.

Wirkungsmechanismus. Der eigentliche Wirkungsmechanismus, der der Giftwirkung von TCDD zugrunde liegt, scheint trotz intensiver Bemühungen noch immer nicht völlig geklärt zu sein. Es ist zwischen wenigstens zwei Wirkungen des TCDD zu unterscheiden:
- der akuten Giftigkeit (Chlor-Akne und langsamer Tod nach Abmagerung) und
- der Tumorentstehung.

Ob beide Effekte auf demselben Mechanismus beruhen, ist unklar. Nachgewiesen ist, dass die chlorierten Dibenzodioxine an den Arylhydrocarbon-Rezeptor (Ah-Rezeptor) gebunden werden. Hierdurch sollen „enhancer"-Einheiten der DNA und die Transkription einer Reihe von Genen aktiviert werden. Dieser Mechanismus scheint dem mancher Hormone ähnlich zu sein, die auf die Proteinsynthese Einfluss nehmen. So wird das Cytochrom P-450 einer Arylkohlenwasserstoff-Hydrolase stark induziert. Man vermutet, dass neben diesem Enzym auch „Tumorpromotoren" vermehrt über lange Zeit gebildet werden, die dann mit Karzinogenen vom Initiärtyp zum Auftreten von Neoplasmen Anlass geben können.

Im akuten Tierversuch lassen sich nach Zufuhr von TCDD ein Gewichtsverlust und verschiedene endokrine Störungen nachweisen. So nimmt die Zahl der Estrogen-Rezeptoren in verschiedenen Organen der Ratte ab, was mit einer Verminderung der spontan auftretenden Zahl an Mamma- und Uterustumoren einhergeht. Unter bestimmten Bedingungen, nämlich Gabe von Schilddrüsen-Hormonen an gravide Mäuse, führte die Behandlung mit TCDD zu vermehrtem Auftreten von Gaumenspalten bei den Nachkommen. Ferner lassen sich Störungen im Stoffwechsel der Leberzellen aufzeigen.

> **Box 26.6**
>
> **Zum Stoffwechsel von PCDD und PCDF**
>
> Der Stoffwechsel der unterschiedlich stark chlorierten Dibenzodioxine und der Dibenzofurane weist einen interessanten Aspekt auf. Wie schon für den einfachsten Aromaten, nämlich Benzol, auf S. 516 gezeigt wurde, findet eine Hydroxylierung statt, die aber nur geschehen kann, wenn sich vorher als Durchgangsstadium ein Epoxid gebildet hat (Abb. 26.4, S. 517). Dies setzt aber zwei benachbarte, nicht substituierte C-Atome voraus. Wie leicht durch einen Blick auf das Molekül des 2,3,7,8-Tetrachlor-dibenzodioxin (TCDD) zu erkennen ist, gibt es in diesem Molekül keine zwei benachbarten freien C-Atome. Daher ist eine Epoxidbildung, Hydroxylierung, anschließende Kopplung und damit Entgiftung unmöglich. Der menschliche Körper wird die stark chlorierten Verbindungen nicht los (geschätzte $t_{1/2}$ 10–20 Jahre). Diese extrem langsame Elimination kann durch Substitution der Margarine in der Nahrung durch einen unverdaulichen Margarine-Ersatz (*Olestra*®) um das 8–10fache beschleunigt werden (Einzelbeobachtungen). Dagegen werden die Dibenzodioxine mit geringerem Cl-Gehalt hydroxyliert und ausgeschieden. Bei Menschen, die viel Fisch verzehren, kann dasselbe Metabolitenmuster von TCDD nachgewiesen werden, wie es bereits in den Fischen der östlichen Ostsee gefunden wird (Bericht aus Finnland).

26.8 Bispyridinium-Verbindungen

Neben den chlorierten Herbiziden finden in der Landwirtschaft und im Gartenbau Bispyridinium-Verbindungen weite Verbreitung. **Paraquat** (*Gramoxon*®, *Weedol*®) und ähnliche Substanzen wie **Diquat** besitzen eine verhältnismäßig hohe akute Toxizität.

Innerhalb von 10 Jahren kam es hauptsächlich durch Unfälle und Suizide zu insgesamt mehreren Hundert Todesfällen. Als letale Dosis wird eine Menge von 60–70 mg/kg KG angenommen.

Paraquat
1,1'-Dimethyl-4,4'-bis-pyridinium-dichlorid

Diquat
1,1'-Ethylen-2,2'-bis-pyridinium-dibromid

Wirkungsweise. Paraquat interferiert mit dem Elektronentransport in den Stoffwechselketten der Zellatmung und führt zur vermehrten Bildung von Epoxiden, Sauerstoff-Radikalen und zur Fettsäureketten-Peroxidation.

Verlauf der Vergiftung. Er lässt sich in 3 Phasen gliedern:
- Gleich nach der oralen Aufnahme kommt es zu spontanem Erbrechen.
- In der zweiten Phase stehen toxische Wirkungen an Nieren und Leber im Vordergrund. Die Nierenfunktionsstörungen können nach 5–10 Tagen zurückgehen.
- Zu dieser Zeit treten aber bereits erste Zeichen pathologischer Lungenveränderungen (Zerstörung der Alveolarepithelien und Proliferationen) auf.

Die Vergifteten sterben innerhalb von 3 Wochen an pulmonal bedingter Hypoxämie.

Therapie. Die Therapie einer Paraquat-Intoxikation sollte zunächst in einer raschen **Entleerung des Magen-Darm-Traktes** bestehen (Magenspülung, Fuller-Erde oder ebenso gut Carbo medicinalis, salinische Abführmittel). Eine konsequente Hämoperfusion oder Hämodialyse ist möglicherweise von Nutzen, um einen Teil des Paraquat zu eliminieren.

Wie aus Einzelberichten hervorgeht, lässt sich die Ausbildung der Lungenfibrose durch **Zytostatika-Gabe** (3 g Cyclophosphamid in 6 Tagen) und Bestrahlungstherapie unterdrücken. Auch eine Therapie mit **Desferrioxamin** kann versucht werden. Dieses Antidot soll die Aufnahme von Paraquat in die Lungen-Epithelzellen aufgrund seiner Polyamin-Struktur hemmen und das Eisen, welches zur Bildung freier Radikale in Anwesenheit von Paraquat führt, komplexieren, so dass weniger Radikale entstehen.

26.9 Ethanol und Methanol

Ethanol (Äthylalkohol)

Ethanol ist das am weitesten verbreitete Genussmittel, seine Herstellung ist in allen Ländern und bei allen Völkern gelungen. Aufgrund seiner physikalisch-chemischen Eigenschaften durchdringt Ethanol leicht Lipidbarrieren und gelangt somit rasch in das Zentralnervensystem. Die Wirkung des Äthylalkohols wird (von den meisten Menschen) geschätzt, weil er, in kleinen Dosen genossen, eine subjektiv angenehme Wirkung auslöst, die als entspannend, entkrampfend, stimmungshebend, kontaktfördernd beschrieben wird. Steigende Dosen von Ethanol rufen dann Störungen des Gehirns hervor bis hin zur Narkose.

> **Box 26.7**
>
> **Ethanol und Volksgesundheit**
>
> Das öffentliche Bewusstsein ist zur Zeit sehr stark auf Umweltprobleme und Gifte in der Umwelt gerichtet. In diesem Zusammenhang ist es bemerkenswert, dass dem Ethanol kaum Aufmerksamkeit geschenkt, sondern den Alkoholika eher liebevolle Anteilnahme zuteil wird. Dabei geht von Alkoholika die stärkste Schädigung der Volksgesundheit aus. In Deutschland gibt es schätzungsweise 2,5 Millionen Menschen, die als Alkoholkranke angesehen werden müssen. Außerdem darf nicht übersehen werden, dass hochprozentige Alkoholika die billigsten (und vielleicht angenehmsten) Suizidmittel darstellen, die überall zu haben sind. Als Gedankenspiel stelle man sich einmal vor, eine so lässige Handhabung würde gegenüber anderen Giften an den Tag gelegt.

Wirkungsmechanismus. Der Wirkungsmechanismus von Ethanol ist nicht auf eine spezielle Interaktion mit einem bestimmten biochemischen Prozess zurückzuführen. Wahrscheinlich spielt eine physikochemisch getriebene Einlagerung von Ethanol in integrale Membranproteine eine wichtige Rolle. Dies betrifft unterschiedliche Membrankomponenten in variablem Ausmaß; besonders empfindlich sind bestimmte Ionenkanäle, die den Wirkungen der Übertragersubstanzen γ-Aminobuttersäure und der Glutaminsäure unterliegen.
Reines Ethanol wirkt lokal reizend und hyperämisierend auf Haut und Schleimhäute, daher seine Anwendung als Externum, z. B. als Franzbranntwein.

Resorption. Die Resorption des Ethanols erfolgt zu ca. 20 % bereits vom Magen aus; der Rest wird vom Dünndarm aufgenommen. Nach der Resorption verteilt sich der Ethanol gleichmäßig im gesamten Körperwasser. Die Ethanol-Konzentration im Blut ist abhängig von:
- der Menge des aufgenommenen Ethanols,
- der Geschwindigkeit der Resorption. Diese wird mitbestimmt von der Ethanol-Konzentration des Getränkes (Bier 2–5 %; Weiß- und Rotwein 7–10 %, Südweine 15–20 %, Branntwein und andere Destillate 30–45 %) und der Füllung des Magen-Darm-Kanals,
- dem Körpergewicht bzw. der Menge des Körperwassers und des Körperfettes und
- der Geschwindigkeit der Ethanol-Elimination.

Elimination. Die Elimination des Ethanol beginnt sofort nach der Zufuhr. Die Ausscheidung von unverändertem Ethanol durch Niere, Atemluft und Haut beträgt nur wenige Prozent, der Rest wird abgebaut. Der Abbau von Ethanol erfolgt nicht proportional zur Konzentration, sondern es wird pro Zeiteinheit immer die gleiche Menge abgebaut: Die pro Zeit- und Gewichtseinheit verbrannte Menge Ethanol beträgt für den Mann 0,1, für die Frau $0{,}085\,g \times kg^{-1} \times h^{-1}$. Von Fall zu Fall schwanken diese Werte um ± 30 %, während sie für die einzelne Person ziemlich konstant bleiben. In entsprechender Weise ist für den einzelnen mit einem gleichmäßigen Absinken der Blutalkohol-Konzentration nach Beendigung der Resorption zu rechnen. Die Werte sinken um 0,1–0,2 Promille in der Stunde, meistens etwa 0,15 Promille, ab. Bei Alkoholikern ist der Abbau im Vergleich zu Abstinenten wenig oder gar nicht erhöht, die etwas gesteigerte Ausscheidung spielt keine Rolle.
Wie Abb. 26.7 zeigt, wird Ethanol enzymatisch unter Verbrauch von NAD zur Essigsäure oxidiert. Da der zweite Schritt schneller als der erste Schritt verläuft, bleibt die aktuelle Konzentration an Acetaldehyd sehr niedrig. Das anfallende Acetat wird u. a. zur Fettsäure-Synthese verbraucht und ist Anlass zur Ausbildung einer alkoholischen Fettleber. Ein kleiner Teil des Ethanols wird in der Leberzelle auch durch das endoplasmatische Cytochrom P-450 oxidiert.

Akute Wirkungen und Vergiftung

Am **Zentralnervensystem** wirkt Ethanol grundsätzlich nicht anders als ein Narkosemittel. So lassen sich alle Stadien der Narkose auslösen. Kleine oder mäßige Dosen

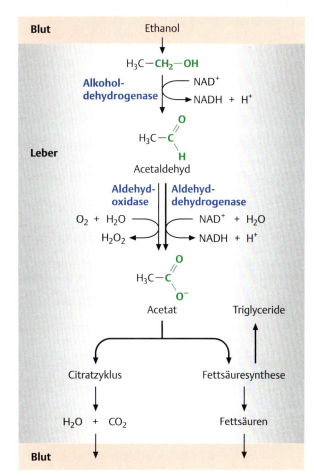

Abb. 26.**7** **Abbau von Ethanol.**

von Ethanol führen bei vielen Menschen, besonders in geeigneter Umgebung, zu einer Belebung der motorischen und psychischen Funktionen. Dabei werden die Konzentrationsfähigkeit, die motorischen Leistungen und die Selbstkritik vermindert, aber das Selbstbewusstsein erhöht. Es tritt eine Enthemmung auf, die sich bei den verschiedenen Menschen sehr unterschiedlich äußern kann: von der weinerlichen Verzweiflung über das Elend dieser Welt bis hin zu manischer Aggressivität. Die zu beobachtende sexuelle Enthemmung mancher Menschen nach Alkoholkonsum wird übrigens von einer verminderten sexuellen Potenz begleitet.
Die Reaktionszeit wird verlangsamt, besonders in unerwarteten Situationen. Im Straßenverkehr kann sich gerade diese Kombination von psychischen Veränderungen als besonders gefährlich erweisen. Bei einer Blutalkohol-Konzentration von 0,5 Promille ist bei 20–30 % der Menschen bereits klinisch eine deutliche Ethanol-Wirkung feststellbar, bei Werten von 1,0 Promille bei ca. 50 %; bei 2–2,5 Promille ist in den meisten Fällen mit schwerer Intoxikation zu rechnen. Bei diesen hohen Werten kann bereits eine Narkose vorliegen. Es sind allerdings auch Fälle beschrieben worden, wo bei einem Blutalkoholspiegel um 3 Promille keine auffälligen Symptome, wie z. B. Sprachstörungen vorlagen. Hierbei handelt es sich wohl immer um Menschen mit chronischem Alkoholabusus. Werte von 3,5–5 Promille wur-

den bei tödlich verlaufenden Vergiftungen gefunden. In Testversuchen wurde bei Autofahrern eine deutliche Beeinträchtigung der Leistung bei einem Blutalkoholspiegel von 0,8 Promille festgestellt. Ein Wert von 0,5 Promille ist jetzt als Begrenzung der Fahrtüchtigkeit in Deutschland gesetzlich festgelegt. In anderen Staaten gelten niedrigere Werte. Die Ethanol-Wirkung wird durch gleichzeitige Gabe von Psychopharmaka, Hypnotika und manchen Antihistaminika beträchtlich verstärkt. In der Roten Liste sind alle Arzneimittel, die die Fahrtüchtigkeit insbesondere bei gleichzeitiger Alkoholaufnahme herabsetzen, mit einem dezenten V (wie Verkehr) versehen.

Die **Kreislaufwirkungen** des Ethanols beruhen gleichfalls auf einer Beeinflussung des Zentralnervensystems. Die Hautgefäße werden erweitert; da gleichzeitig das Wärmeregulationszentrum gelähmt ist, tritt ein starker Wärmeverlust auf. So können Ethanol-Vergiftete bei Temperaturen weit über 0° C infolge einer Unterkühlung sterben. Die Erweiterung der Hautgefäße führt nicht zu einer Blutdrucksenkung, weil gleichzeitig die Gefäße des Splanchnikusgebietes verengt werden. Herzminutenvolumen und Blutdruck können etwas ansteigen. Bei entsprechend disponierten Menschen kann nach Genuss größerer Mengen von Alkoholika Vorhofflimmern mit absoluter Arrhythmie auftreten. Bei Patienten mit anfallsweise auftretenden Attacken ist immer an eine alkoholische Genese zu denken. Bei schwerer Ethanol-Vergiftung kommt es zu einem zentral bedingten (neurogenen) Schock.

Obgleich mitunter subjektive Beschwerden bei Koronarinsuffizienz durch Ethanol gebessert werden, lässt sich objektiv am EKG keine Wirkung zeigen, weil die Koronargefäße nicht erweitert werden.

Während des Anstiegs der Blutalkohol-Konzentration wird die **Adiuretin-Inkretion** des Hypophysen-Hinterlappens reduziert. Dadurch wird die Wasserausscheidung gesteigert.

Ethanol hemmt besonders bei Mangel an Leberglykogen die **Gluconeogenese** aus Aminosäuren. Die so entstehende Hypoglykämie kann speziell beim Insulin-behandelten Diabetiker, aber auch bei Kindern bedenkliche Folgen haben, zumal die Ursache der Bewusstlosigkeit und der Krämpfe oft nicht erkannt wird und der Blutalkoholspiegel bereits wieder abgefallen sein kann. Die Neigung der **Thrombozyten** zur Aggregation wird durch Ethanol-Konzentrationen, wie sie nach Alkoholgenuss im Blut zustande kommen, vermindert. Gleichzeitig lässt sich nachweisen, dass die Thromboxan-A-Synthese reduziert wird. Möglicherweise steht diese Wirkung mit der lokalen Blutungsneigung bei der alkoholbedingten Gastritis in Verbindung.

Therapie der akuten Vergiftung. Die akute Alkohol-Vergiftung kann **nur symptomatisch** behandelt werden: künstliche Beatmung, Bronchialtoilette, Beobachtung des Wasser- und Salzhaushaltes und der Wärmeregulation. Ein bei starker Alkoholvergiftung möglicherweise auftretendes Hirnödem erfordert eine Osmotherapie. Glucose-Infusionen sind nützlich, besonders bei den oft vorkommenden Hypoglykämien, die auf einer Störung der Gluconeogenese in der Leber beruhen. Da Ethanol sehr gut wasserlöslich ist und rasch penetriert, kann der Blutspiegel durch eine Hämodialyse wirksam gesenkt werden. Falls das Vergiftungsbild durch motorische Unruhe gekennzeichnet ist, bewährt sich zur Ruhigstellung die Anwendung von Benzodiazepinen.

Box 26.8

Alkoholische Getränke: „Unreines" Ethanol

Ethanol wird kaum jemals als chemisch reine Substanz genossen, sondern in Form irgendeines alkoholischen Getränkes, das wechselnde Mengen anderer Substanzen enthält. Die Symptomatik, die Ethanol auslöst, kann durch die Begleitsubstanzen abgewandelt werden. Wahrscheinlich spielen in diesem Zusammenhang höhere Alkohole und Aldehyde, die für den Geschmack mancher Alkoholika von Bedeutung sind, eine wichtige Rolle. So wird vermutet, dass die Katersymptome, die am nächsten Morgen nach abendlichem Alkoholexzess auftreten, eher auf die Fuselöle als auf Ethanol zurückgeführt werden müssen. Diese Verbindungen werden langsamer als Ethanol und konzentrationsproportional eliminiert. Auch für die Auslösung der Leberschädigung durch chronischen Abusus mag die „Qualität" der vorwiegend genossenen alkoholischen Getränke mitbestimmend sein. Ein historisch belegtes Beispiel ist die auf Ethanol bezogene überproportionale Schädigung, die bei chronischem Absinth-Trinken zu beobachten war. Wie aus der Presse zu entnehmen ist, wurde jetzt (2001) im Rahmen einer formal-juristischen Argumentation auch in Deutschland der Verkauf von absinthaltigen Alkoholika wieder erlaubt, der bisher aus gutem Grund untersagt war. Vom medizinischen Standpunkt aus gesehen eine unsinnige Entscheidung.

Gewöhnung und Abhängigkeit

Gewöhnung. Bei regelmäßiger Zufuhr von Alkohol zeigt sich eine Abnahme der pharmakologischen Wirkungen. Diese höhere Toleranz lässt sich nicht durch Änderung der Resorption, der Verteilung oder der Elimination erklären. Man nimmt deshalb an, dass das Zentralnervensystem weniger empfindlich wird oder dass der Alkoholiker es lernt, trotz des hohen Alkoholgehaltes seines Blutes bessere Leistungen zu vollbringen, als dies einem Nichtgewöhnten möglich wäre. Mitunter wurde bei Alkoholikern nach gleichen Dosen Alkohol ein geringerer Anstieg der Blutalkoholwerte beobachtet als bei Kontrollpersonen. Die letale Dosis für Alkohol ist in der Regel beim Alkoholiker nicht erhöht. Auch dies spricht dafür, dass in diesen Fällen nicht mit einem schnelleren Abbau des Alkohols zu rechnen ist.

Abhängigkeit (Definition s. S. 45) kommt nach chronischem Alkoholgenuss häufiger vor. In einem Teil dieser Fälle entsteht nach langsamer oder oft plötzlicher Steigerung der täglichen Dosis eine Sucht. Eine Unterbrechung der Alkoholaufnahme löst in diesen Fällen psychische und körperliche Entzugssymptome aus. Diese können lebensbedrohend sein, wie die epileptiformen Krämpfe und das Delirium tremens.

Alkohol ist in Bezug auf die Häufigkeit der Abhängigkeit und ihre sozialen Folgen das weitaus wichtigste aller Genussgifte. Der Alkohol-Konsum steigt weltweit an. Untersuchungen neueren Datums weisen darauf hin, dass heute mit 2–3% Alkohol-Kranken in unserer Bevölkerung gerechnet werden muss, in Deutschland also mit 1,5 Millionen oder mehr, darunter 10% junge Menschen und 20% Frauen. Besonders bedenklich ist es, dass sich bereits Kinder von 8–10 Jahren unter den Alkoholabhängigen befinden. Es wird geschätzt, dass in Europa in der Altersgruppe 15–29 Jahren von 4 Todesfällen 1 Fall direkt oder indirekt (z. B. Verkehrsunfall) durch übermäßigen Alkoholgenuss ausgelöst wird. Als Folge der Einführung der Freien Marktwirtschaft in den früheren Ostblock hat der Alkoholkonsum zugenommen und trägt wesentlich dazu bei, dass die Lebenserwartung der Männer in Russland von 62 auf 58 Jahre gefallen ist.

Folgen des chronischen Alkoholabusus

Chronische Zufuhr von Alkohol führt neben den genannten psychischen Erscheinungen der Giftabhängigkeit zu einer Reihe von weiteren körperlichen und psychischen Erkrankungen.

Folgen der Schleimhautreizung. Aufgrund der Schleimhaut reizenden Wirkung höher konzentrierter Alkoholika entwickelt sich häufig eine (hämorrhagische) **Gastritis** mit morgendlichem Erbrechen. **Plattenepithel-Karzinome** im Mund, am Kehlkopf, im Pharynx und im Ösophagus sind häufiger bei Alkoholikern als bei Kontroll-Kollektiven.

Leberzirrhose. Diese alkoholbedingte Organschädigung ist besonders häufig anzutreffen (Box 26.9). Die Wahrscheinlichkeit der Entwicklung einer Leberzirrhose ist statistisch von der Menge des täglich genossenen Alkohols und möglicherweise von dem Gehalt an Fuselölen und der Dauer des chronischen Abusus abhängig. Das vollausgebildete Krankheitsbild ist durch portale Hypertension infolge einer Einengung der portalen Strombahn, Aszites, Ösophagusvarizen, eine Einschränkung der Leberfunktion und ggf. die hepatische Enzephalopathie gekennzeichnet. Die Prognose hängt davon ab, ob der Betroffene den weiteren Alkoholgenuss einstellen kann oder nicht. Nur durch eine völlige Abstinenz ist der Krankheitsprozess zum Stehen zu bringen.

Für Frauen ist das Risiko der Zirrhose-Entstehung höher als für Männer. Als Schwellendosis für Frauen wird ein täglicher Alkoholkonsum zwischen 40 und 60 g geschätzt, bei Männern soll sie bei 100–150 g liegen. Es muss jedoch berücksichtigt werden, dass ein Vorschädigung der Leber durch Infektionen oder Pharmaka die Alkohol „verträglichkeit" erheblich herabsetzt und dies dem Patienten häufig nicht klar gemacht wird.

Box 26.9

Pathophysiologie der alkoholischen Leberzirrhose

Im Allgemeinen gehen der Entwicklung einer Zirrhose eine alkoholische Fettleber und eine toxische Hepatitis voraus, beide Zustände sind bei strenger Karenz meistens reversibel. Wird der Leber jedoch ständig weiterhin Alkohol angeboten, kommt es zum Absterben einzelner Leberzellen (oder Zellgruppen), es bilden sich kleine Narben, an denen auch Fibromyozyten beteiligt sind, die die Fähigkeit zur Kontraktion und zur Bildung von Extrazellulärmaterial besitzen. Daher schrumpfen die Narben und schädigen nahe liegende noch gesunde Hepatozyten durch mechanischen Druck. Die Organfunktion wird also weiter beeinträchtigt; eine Regeneration, zu der die Leber unter anderen Bedingungen sehr wohl in der Lage ist, kann nicht stattfinden. Noch Monate nach einer überstandenen infektiösen Hepatitis kann bereits eine mäßige Menge Alkohol ein Rezidiv hervorrufen. Auch nach dieser Erkrankung sollte daher eine jahrelange Alkohol-Abstinenz eingehalten werden.

Störungen anderer Organfunktionen. Weiterhin kann es zu Störungen der exokrinen Pankreasfunktion (akute Pankreatitis), der Erythropoese, zur Senkung des Magnesiumspiegels im Blut und seltener zu einer chronischen Nieren- und Herzerkrankung kommen. Chronischer Alkoholabusus kann die Ursache von Tachyarrhythmien sein. Die alkoholische Myopathie (Rhabdomyolyse), die vorwiegend Männer im mittleren Alter nach einem täglichen Ethanol-Konsum von mehr als 150 g betrifft, ist prognostisch ungünstig, da ein „myoglobinurisches" Nierenversagen auftreten kann.

Die klinisch lange bekannte „Feminisierung" von Alkoholikern beruht wohl auf einer Verschiebung des Verhältnisses zwischen dem Testosteron-Gewebsspiegel (verminderte Produktion) und dem Estrogen-Gewebsspiegel (reduzierter Abbau durch den vorliegenden Leberschaden).

Alkohol-Polyneuritis. Sie geht mit einem relativen Mangel an Vitamin B_1 einher und lässt sich durch Zufuhr von Thiamin bessern (S. 247). Der Stoffwechsel des Alkoholikers ist in Bezug auf dieses Vitamin so einseitig belastet wie bei reiner Kohlenhydrat-Zufuhr, die zu Beri-Beri führt.

1 g Ethanol liefert 29,7 Joule (7,1 Kalorien) und ersetzt damit weitgehend die Kohlenhydrate. Allein durch laufende Zufuhr von Ethanol lassen sich bis zu 70% des Grundumsatzes decken (0,7 Kalorien $\times$ kg $\times$ h^{-1}). Die Volkskrankheit Adipositas ist wesentlich durch Alkoholgenuss mitverursacht.

Störungen der Gehirnfunktion. Die Störungen der Gehirnfunktionen bei chronischem Abusus können beträchtlich sein. In exzessiven Fällen lässt sich ein Verlust an Hirnsubstanz nachweisen. So konnte bei Alkoholabhängigen eine Abnahme der Zahl von Neuronen in der Rinde des Frontalhirns aufgezeigt werden. Es kann zum Wernicke-Korsakow-Syndrom (vornehmlich Folge des Vitamin-B_{12}-Mangels, S. 194) und zur akuten Alkohol-Halluzinose kommen.

Die häufigste Form der Hirnfunktionsstörung ist das **Delirium tremens**, das vorwiegend durch plötzlichen Entzug von alkoholischen Getränken ausgelöst wird (Vorsicht bei Hospitalisierung von Alkoholikern!). Das Delirium tremens ist jedoch kein für den Ethanolabusus allein charakteristischer Zustand, denn es kann auch bei einer Arzneimittelsucht auftreten. Mit absinkendem Blutspiegel bildet sich zuerst ein **Prädelir** aus (Tremor, vegetative Symptomatik, Unruhe, Angstzustände), das dann im Laufe von 1–2 Tagen in das vollausgebildete Delirium tremens übergeht. Diese schwere somatische und psychische Erkrankung führt unbehandelt bei mehr als 70% der Betroffenen zum Tode (Therapie s. S. 524).

Alkoholismus in der Schwangerschaft

Eine Aufnahme von bis zu 100 g Ethanol pro Woche durch die Schwangere scheint noch ohne statistisch nachweisbare Wirkung auf den Verlauf der Gravidität und die Gesundheit des Neugeborenen zu sein. Die tägliche Aufnahme von 30 g Ethanol während der Gravidität führt statistisch zu einer eben nachweisbaren Reduktion des Neugeborenen-Gewichtes. Konsum höherer Alkohol-Mengen vermindert das Neugeborenen-Gewicht weiter. Die einzige sichere Maßnahme, eine Alkoholschädigung des Fetus zu vermeiden, besteht in der konsequenten Abstinenz. Darüber sollten sich alles schwangeren Frauen im Klaren sein.

Der Ethanolabusus ist für die fetale und postfetale Entwicklung besonders schädlich. Es entsteht ein **„embryofetales Alkohol-Syndrom"**. Die wichtigsten Symptome sind: verzögertes intrauterines Wachstum und mögliche Missbildungen des Gesichtes, des Schädels (Mikrozephalie), des Herzens, des Brustkorbes, der Extremitäten und des Genitale, ferner Anomalitäten des Leber- und Nierenaufbaus. Es können bleibende intellektuelle Störungen auftreten. Die alkoholischen Schädigungen beruhen nicht auf einer Mangelernährung oder Beeinträchtigung der Leberfunktion der Mutter, sondern sind sehr wahrscheinlich durch eine direkte Wirkung des Ethanols auf die Reifung des ZNS und anderer Organe zurückzuführen. Über eine Blockade der NMDA-Glutamat-Rezeptoren und eine starke Aktivierung der $GABA_A$-Rezeptoren wird eine apoptotische Degeneration ausgelöst und die Ausbildung der notwendigen Anzahl von Synapsen behindert. Diese Vorgänge erklären das verminderte Hirngewicht der Alkohol-geschädigten Neugeborenen und ihre z.T. irreversiblen Verhaltensdefekte. Die an Neugeborenen beobachteten Symptome konnten tierexperimentell bestätigt werden.

Die fetale Alkoholschädigung gehört zu den häufigsten Ursachen von geistigen Entwicklungsstörungen. Aus Ländern, in denen epidemiologische Erhebungen durchgeführt werden, wird eine Häufigkeit von mehr als einem Fall auf 1000 Geburten berichtet. Zum Vergleich: die Häufigkeit von Kindern mit Down-Syndrom liegt in derselben Größenordnung, nämlich 1,25 Fälle auf 1000 Geburten.

Therapie des Alkoholismus

Die Heilung der Alkohol-Abhängigkeit ist schwierig. Rezidive nach Entziehungskuren sind häufig, zumal die Sitten der Gesellschaft die Aufnahme von alkoholischen Getränken anregen und überall begünstigen. Ohne eine wirksame **psychotherapeutische Behandlung** ist nur selten mit einem Dauererfolg zu rechnen.

Entziehungstherapie. Für Entziehungskuren lassen sich die Wirkungen von Psychopharmaka der **Benzodiazepin**-Reihe vorübergehend ausnutzen. Die Anwendungsdauer ist allerdings beschränkt, weil sich sonst bei den Alkoholikern eine Abhängigkeit von den Psychopharmaka ausbildet. Völlige Abstinenz ist erforderlich. Die Versuche, die Entziehung durch die Behandlung mit einem Opiat-Antagonisten (Naltrexon) zu erleichtern, sind fehlgeschlagen.

Disulfiram (*Antabus®*) ▶ Die Substanz wird ausschließlich zur Entziehungstherapie chronischer Alkoholiker benutzt. ▶ Disulfiram erzeugt eine Überempfindlichkeit gegenüber Alkohol, die durch eine Hemmung der Oxidation von Acetaldehyd hervorgerufen wird. Disulfiram und sein Metabolit Diethyl-thiocarbamat sind relativ ungiftige Substanzen. Der sich sehr schnell bildende Metabolit ist die eigentliche Wirksubstanz. Sie bindet mit hoher Affinität Kupfer, so kommt es zur Hemmung von Metalloenzymen, zu denen auch die Aldehyd-Dehydrogenase gehört. Wird einige Stunden nach oraler Zufuhr von 1–2 g Disulfiram (0,25–0,5 g während der Erhaltungstherapie) Ethanol eingenommen, so treten je nach Ethanolmenge Hautrötung, Herzklopfen, Nausea, Erbrechen, Kreislaufkollaps und Zyanose auf. ▶ Disulfiram sollte aufgrund der starken und von der eingenommenen Ethanolmenge abhängigen Nebenwirkungen *nur unter kontrollierbaren Bedingungen* benutzt werden und nur mit Wissen des Patienten. Schon kleinste Mengen von Ethanol (einige Milliliter) können zu unangenehmen Reaktionen Anlass geben. Vorsicht ist auch geboten mit der Anwendung von Arzneimitteln in alkoholischer Lösung und mit alkoholischen Externa. Manche Arzneimittel, wie z.B. orale Antidiabetika, bestimmte Cephalosporine, Nitroimidazol-Chemotherapeutika und das Pilzgift Coprin besitzen als Nebenwirkungen einen disulfiramartigen Effekt und führen damit zur Alkoholunverträglichkeit.

Acamprosat (Ca-Salz der δ-Acetyl-amido-1-propansulfonsäure; *Campral®*). Wie einleitend gesagt wurde (S. 521), wirkt Ethanol auf die Rezeptoren für die Übertragersubstanzen Glutaminsäure und die γ-Aminobuttersäure im ZNS. Wird bei einem Alkoholkranken der Alkoholkonsum unterbrochen, treten Entzugssymptome auf und der Betroffene entwickelt ein starkes Verlangen nach erneutem Ethanolgenuss. Dieser Zustand kann durch die neu in die Therapie eingeführte Substanz Acamprosat abgeschwächt werden ▶ Acamprosat wirkt antagonistisch auf den NMDA-Rezeptor und agonistisch am GABA-Rezeptor. Es muss in Tagesdosen von 2 g über viele Monate genommen werden. ▶ Die Rückfallhäufigkeit wird nach kontrollierten klinischen Studien geringfügig vermindert. Der therapeutische Wert von Acamprosat kann aber wohl noch nicht endgültig beurteilt werden, stellt aber nach der Mehrzahl der Studien eine Erweiterung der Therapiemöglichkeiten dar, die unstillbare Gier nach Alkohol zu dämpfen („Anticraving-effect").

Therapie des Delirium tremens. Eine Wiederaufnahme der Alkoholzufuhr im Stadium des Prädelirs (S. 523) verhindert den weiteren Ablauf nicht. Eine **konsequente intensivmedizinische Behandlung** und die Dauerzufuhr von **Clomethiazol** (s.a. S. 337, *Distraneurin®*), das sowohl sedierend als auch antikonvulsiv wirkt, hat die Überlebenschance wesentlich verbessert. Richtwerte für die Dosierung von Clomethiazol sind 25–50 mg/min bis zur Sedierung, und dann 0,4–0,8 mg/min zur Unterhaltung des Effektes als Infusion. Hierbei muss jedoch mit den bekannten Nebenwirkungen (Atem- und Kreislaufdepression, bronchiale Hypersekretion) gerechnet werden. Besondere Aufmerksamkeit ist den Elektrolyten zu widmen: Während des Delirs sind im Allgemeinen die Kalium- und Magnesiumspiegel deutlich erniedrigt, eine entsprechende Substitution ist notwendig.

Bei Versagen von Clomethiazol, dem Mittel der ersten Wahl, bewährt sich auch die Anwendung von **Haloperidol** (s.a. S. 316), als Dauerinfusion maximal 50 mg in 24 Stunden. Extrapyramidale Nebenwirkungen und eine Steigerung der Krampfbereitschaft sind möglich. Die zusätzliche Gabe von **Benzodiazepinen** kann hilfreich sein, β-Blocker sollten gleichzeitig gegeben werden.

Das Versagen von Clomethiazol beruht meistens darauf, dass diese Substanz dem Alkoholiker schon in der Vorgeschichte über längere Zeit als Alkohol-Ersatzmittel gedient hat. Clomethiazol sollte daher Alkoholikern nicht chronisch verordnet werden, weil man sich dadurch der besten Delirium-tremens-Therapie beraubt.

Auch β-**Blocker** und **Clonidin** haben sich in der Therapie der belastenden adrenergen Stimulation bei einem Delir bewährt. Es sei hier angemerkt, dass bei schwer kranken Alkoholikern ein abrupter Alkoholentzug vermieden werden sollte, weil der Entzug eine „weitere zusätzliche Erkrankung" hervorruft. Daher ist die Bereitstellung einiger alkoholischer Getränke sinnvoll, um die zusätzliche Belastung des Kranken zu vermeiden. In den Krankenhäusern der deutschen Weinbaugebiete haben die Schwestern für stationäre Kranke mit Alkoholabhängigkeit immer ein Glas Wein zur Hand.

Box 26.10

Alkoholika als „Therapeutika"

In den vergangenen Jahren hat sich eine Reihe von epidemiologischen Untersuchungen mit der Frage befasst, ob mäßiger Alkoholgenuss „gesundheitsfördernd" wirkt. Der Ausgangspunkt für diese Bemühungen war das so genannte „Französische Paradoxon", das dadurch gekennzeichnet ist, dass Frankreich das Land mit dem höchsten Alkoholkonsum pro Einwohner darstellt und gleichzeitig die niedrigste Häufigkeit an koronaren Herzkrankheiten aufweist. Es ist jetzt ein interessanter biochemischer Befund erhoben worden, der das französische Paradoxon erklären könnte: Im Rotwein sind Polyphenole enthalten, die zum Teil erst während des Gährungs- und Reifungsprozesses entstehen. Diese Polyphenole hemmen die Bildung oder Freisetzung des Endothelins aus dem Gefäßendothel. Endothelin wirkt vasokonstriktorisch und soll arteriosklerotische Leiden fördern. Weißweinen und Rosé-Weinen fehlte diese Schutzwirkung. Untersuchungen aus Dänemark und England haben in der Tat ergeben, dass mäßiger Genuss von Wein (1–2 Glas pro Tag) mit einer verminderten Gefährdung, an einer koronaren Erkrankung zu sterben, einhergeht. Bei Betrachtung einzelner Faktoren konnte bei „mäßigen Trinkern" eine Steigerung der HDL-Fraktion, eine Besserung des Gerinnungssystems und sogar eine höhere Knochendichte im Vergleich zu Kontrollgruppen aufgezeigt werden. Ob aus diesen epidemiologischen Untersuchungen wirklich auf einen kausalen, „gesundheitsfördernden" Effekt von Wein geschlossen werden kann, ist natürlich sehr fraglich. Die „mäßigen Weintrinker" könnten ja auch ein Kollektiv primär gesünderer Menschen sein, die zum Genuss einer kultivierten Alkoholzubereitung und dem damit verbundenen Ritual neigen.

Inzwischen sind weitere Untersuchungen, teils epidemiologischer Art, teils an isolierten Geweben durchgeführt worden, um eine eventuelle „therapeutische" Wirkung von Alkoholika bzw. gewissen Inhaltsstoffen nachzuweisen. Eine überzeugende Antwort auf die Frage, ob mäßiger (Rot-)Weingenuss die Funktion des Herz-Kreislaufsystems günstig beeinflusst – und wenn ja, über welchen Mechanismus – konnte bisher nicht gegeben werden.

Methanol

Methanol (Methylalkohol, CH_3OH) ist sehr viel giftiger als Ethanol. Bereits Mengen von 30–50 g, mitunter sogar weniger, haben zu tödlichen Vergiftungen geführt. Da es in der Technik viel Verwendung findet, wird immer wieder einmal Methanol mit Ethanol verwechselt. Alkoholische Getränke aus „dunklen Quellen" enthalten manchmal Methanol. Dieser Alkohol erzeugt kaum einen Rauschzustand.

Die Vergiftungssymptome sind nicht auf die Substanz selbst zu beziehen, sondern auf die Metaboliten **Formaldehyd** und **Ameisensäure** (Abb. 26.8). Der enzymatisch durch Alkohol-Dehydrogenase begonnene Abbau verläuft langsamer als bei Ethanol, so dass das Maximum der Ameisensäure-Konzentration im Blut erst 2 Tage nach der Zufuhr erreicht ist. Auch die toxischen Symptome entwickeln sich langsam nach einer Latenz von 18–24 Stunden.

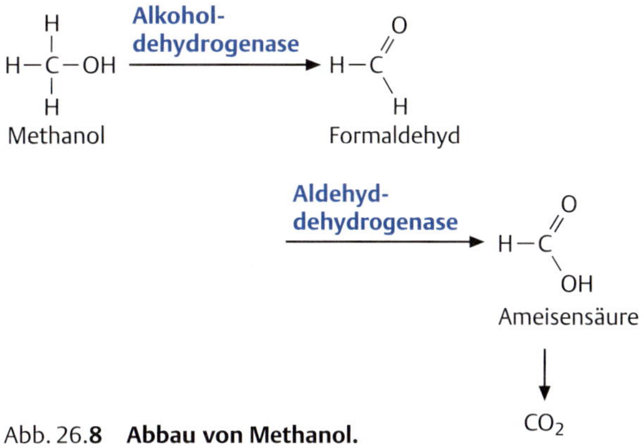

Abb. 26.8 Abbau von Methanol.

Symptome. Die wesentlichen Symptome sind: partielle oder totale, eventuell irreparable Schädigung des peripheren Sehapparates, schwere Azidose, heftige Leibschmerzen (evtl. Pankreatitis), Bewusstseinsstörungen bis hin zu einer Narkose, mitunter Oligurie. Der Schweregrad der Azidose kann nicht allein durch die Ameisensäure-Konzentration erklärt werden, sondern beruht auf der Entstehung von Protonen im gestörten Zellstoffwechsel. Ameisensäure hemmt nämlich die mitochondriale Cytochromoxidase und ruft so auf zellulärer Ebene phänomenologisch einen Sauerstoffmangel hervor.

Therapie. Die Therapie der Methanolvergiftung besteht in einer **Hämodialyse** und in einer konsequenten Behandlung der Azidose durch Zufuhr von **Natrium-hydrogencarbonat** ($NaHCO_3$) oder **Natrium-hydrogenphosphat** (Na_2HPO_4) in Mengen, die zu einer dauernden alkalischen Reaktion des Harnes führen. Die Therapie muss 5 Tage und länger (Tag und Nacht!) fortgesetzt werden. Da Ethanol und Methanol als Substrat um dasselbe Enzym konkurrieren und Ethanol dem Methanol im günstigen Verhältnis 9:1 vorgezogen wird, lässt sich der Methanolabbau durch ständige **Zufuhr von Ethylalkohol** wirksam verlangsamen. Dabei sind Ethanol-Blutspiegel von 1,5 Promille zweckmäßig. Zur Hemmung der Alkoholdehydrogenase kann stattdessen auch Fomepizol eingesetzt werden (vgl. S. 517). Da Tetrahydrofolsäure im Tierversuch die Elimination von Ameisensäure beträchtlich fördert, wird **Folsäure** bis zu 10 mg/d intravenös zugeführt.

26.10 Missbrauch von Wirkstoffen

26.10.1 Euphorika

Seit ältesten Zeiten haben sich die Menschen Mittel einverleibt, um Wirkungen auf ihre Psyche zu erzielen. Dabei hatten sie verschiedene Absichten: Die Mittel sollten das Denken oder die körperliche Leistungsfähigkeit verbessern, körperliche und seelische Schmerzen lindern, die Stimmungslage erhöhen oder die Phantasie anregen, evtl. sogar Halluzinationen auslösen.

Bestimmte Substanzen vermögen die Stimmung mancher Menschen zu erhöhen. Dabei kann ein Zustand von Euphorie entstehen, in dem die Betreffenden die Welt und ihre eigene Existenz besonders lebhaft genießen und in dem Empfindungen und Gedanken lustbetont sind. Zu dieser Gruppe von Substanzen gehören nicht nur solche, die Unlustgefühl und Schmerzen beseitigen („Betäubungsmittel"), sondern auch solche, welche die psychische Aktivität über die normale Ausgangslage erhöhen („Euphorika", auch Rauschgifte genannt). Auch einige Arzneimittel können bei manchen Menschen eine euphorisierende Wirkkomponente haben. Interessanterweise weisen auch körpereigene Substanzen, wie die Glucocorticoide und Endorphine, einen euphorisierenden Effekt auf.

Das Bestreben, einen solchen lustbetonten seelischen Zustand häufig herbeizuführen, ist sehr verständlich – insbesondere bei Menschen, die mit ihrem Leben unzufrieden sind oder mit ihren Konflikten nicht fertig werden (Neurosen). Die zu diesem Zweck eingenommenen Substanzen vermögen zwar häufig im Augenblick den Wunsch zu erfüllen, bringen aber die Gefahr der psychischen Abhängigkeit oder gar der Sucht mit sich, ohne die Probleme zu lösen.

Risiken durch Abhängigkeit. Die Entwicklung einer Abhängigkeit oder Sucht bedeutet für den Betroffenen eine starke Gefährdung. Jede Dauereinnahme eines Suchtmittels schädigt den Organismus und beeinträchtigt das psychische Wohlbefinden. *Das „Süchtigsein" ist eine schwere Erkrankung mit geringer Heilungsaussicht.* Die Betroffenen haben eine wesentlich verringerte Lebenserwartung. In einer Untersuchung an 20-jährigen Süchtigen (vor allem Opiatabhängigen) ergab sich, dass die Sterblichkeit bei weiblichen Suchtkranken 29fach höher, bei männlichen Kranken 12fach höher lag als bei Gesunden eines Vergleichskollektivs.

Suchtmittel, die von den Betreffenden injiziert werden müssen, bringen noch eine weitere Bedrohung mit sich: Durch Mehrfachgebrauch der Injektionsnadeln werden Virus-Infektionen übertragen. Daher weist das Kollektiv der Süchtigen eine viel höhere Häufigkeit an Hepatitisvirus- und HIV-Infektionen auf.

Das in der ganzen Welt am häufigsten benutze Euphorikum ist **Alkohol** (S. 517). Die Zahl der Fälle von Gewohnheitsbildung und Sucht nach Ethanol ist wesentlich größer als nach allen anderen Mitteln zusammengenommen.

Morphin

Morphin und morphinähnlich wirkende Opiate erzeugen bei gesunden Menschen anfangs nicht immer eine Euphorie, häufig sogar Unbehagen. Aber durch wiederholte Zufuhr können auch psychisch gesunde Menschen von diesen Stoffen abhängig werden. Für den einzelnen Menschen kann nicht vorausgesagt werden, ob er schon nach der ersten Applikation oder erst nach chronischer Zufuhr euphorisch reagiert. Im ungünstigsten Fall lässt sich eine Abhängigkeit schon in wenigen Tagen auslösen. Besonders groß ist die Gefahr, eine Abhängigkeit und Sucht zu induzieren, bei schnell anflutenden Opioiden wie **Heroin** intravenös (S. 278). Das natürlich vorkommende Hallozinogen Salvinorin A ist ein spezifischer Agonist an κ-Opioid-Rezeptoren. Dieses substituierte Diterpen hat keine Affinität zu den anderen Opioid-Bindungsstellen.

Cocain

Cocain (S. 96) ist als Euphorikum in Form des reinen Alkaloids in Gebrauch, während die Verwendung der Droge selbst, der Blätter von Erythroxylon coca, in Südamerika weit verbreitet ist. Cocain als Reinsubstanz war in den zwanziger Jahren als Suchtmittel en vogue und ist in den letzten Jahren erneut in Mode gekommen. In manchen europäischen Ländern ist der Cocain-Verbrauch im vergangenen Jahrzehnt bei jugendlichen Erwachsenen erheblich angestiegen.

Cocain wird in zwei Formen „gehandelt":

- als **Cocain-hydrochlorid in Pulverform** für die Applikation auf der Nasenschleimhaut oder nach Lösung zur Injektion und
- als **freie Cocain-Base** („**Crack**"), die durch Rauchen inhaliert wird und besonders schnell wirkt.

Da das Cocain-Salz von der Nasenschleimhaut gut resorbiert wird, kann es durch Schnupfen appliziert werden, schädigt aber bei längerer Anwendung wegen der vasokonstriktorischen und der lokalanästhetischen Wirkung die Schleimhaut und darunter liegende Gewebsschichten (bis zur Zerstörung der Nasenscheidewand). Aufgrund seines Wirkungsmechanismus (Hemmung der Rückaufnahme von Noradrenalin, Abb. 10.17, S. 91) löst Cocain akut eine unkontrollierte, systemische Noradrenalin-Wirkung aus, die eine starke Belastung des Herzens bedeuten kann: Anstieg des Sauerstoffbedarfs (positiv chronotroper und inotroper Effekt, Blutdrucksteigerung), Vasokonstriktion im Koronargebiet, gesteigerte Thromboseneigung. Das Ergebnis sind Dysrhythmien und Ischämien des Herzmuskels, die den Schweregrad eines Infarktes erreichen können.

Wenn Frauen während der Schwangerschaft den Missbrauch von Cocain fortsetzen, können Schädigungen der Frucht ausgelöst werden, die sich noch nach langer Zeit bemerkbar machen: reduzierte geistige Leistungsfähigkeit im Schulalter und verringerte Leistungsfähigkeit des Herzmuskels, evtl. urogenitale Missbildungen.

Folgen der langfristigen Anwendung. Die Betroffenen leiden an Reizbarkeit, Kopfschmerzen und nach Abklingen der akuten Wirkung an Schläfrigkeit, depressiver Verstimmung, Gedächtnis- und Konzentrationsschwäche, Verfolgungsideen. Insgesamt resultieren Versagen im Beruf, Störung menschlicher Beziehungen, Verarmung und ein Zwang zu kriminellen Handlungen, um an Geld für neues Cocain oder direkt an Cocain heranzukommen.

Weckamine. Die Weckamine (S. 333) Amphetamin, Methamphetamin, Phenmetrazin wirken in Bezug auf Leistungssteigerung, Ermüdungsbeseitigung und Euphorisierung ähnlich wie Cocain. In allen Fällen ist eine Erregung sympathischer Zentren beteiligt.

Haschisch, Cannabis

Es ist ein aus Cannabis indica, dem indischen Hanf, gewonnenes Harz, das durch Rauchen imprägnierten Tabaks oder per os aufgenommen wird. Marihuana sind die getrockneten und zerkleinerten Blätter derselben Pflanze, die ebenfalls geraucht werden. Der Missbrauch dieser Droge hat in den vergangenen Jahren in vielen Ländern erheblich zugenommen.

Wirkungsmechanismus. Der wichtigste Wirkstoff ist Δ^9-Tetrahydrocannabinol, der agonistisch an Cannabinoid-Rezeptoren wirkt (S. 123).

Δ^9-Tetrahydrocannabinol

Akute Wirkung. Nach Inhalation setzt die Wirkung von Haschisch schnell ein und ist stärker als nach oraler Aufnahme. Nach mäßigen Dosen treten bei nichtgewöhnten Personen folgende **somatische Symptome** auf: Zunahme der Pulsfrequenz, leichter Blutdruckanstieg, Erweiterung der Bronchien, Rötung der Konjunktiven, Mundtrockenheit.
Die **psychischen Symptome** hängen sehr stark von dem Charakter des Betreffenden und der Umgebung ab, ob alleine oder in Gemeinschaft. Im Vordergrund steht eine **Änderung der Bewusstseinslage**, die Welt wird traumhaft verkannt, Zeit- und Raumempfinden werden verändert, Ideenflucht ist ausgeprägt. Die Grundstimmung ist meistens gehoben (Euphorie), die Mimik und andere Äußerungen erscheinen dem Außenstehenden inadäquat. Die akute Wirkung klingt nach einigen Stunden wieder ab. Es können Erinnerungslücken auftreten. Die Substanz verweilt aber aufgrund ihrer guten Fettlöslichkeit erheblich länger im Körper, vor allem im Gehirn (die Eliminationshalbwertszeit liegt bei 50 Stunden). Die lang anhaltende Verkehrsuntüchtigkeit muss bedacht werden: Fahrer von Kraftfahrzeugen, die unter dem Einfluss von Cannabis stehen, verursachen häufiger Unfälle als nüchterne Personen. Eine nachträgliche depressive Verstimmung kann sich bemerkbar machen. Nach höheren Dosen treten **psychoseartige Symptome** mit paranoid-depressivem Charakter auf: Angstzustände, die zu Depersonalisation und Fehlhandlungen führen, eventuell mit tödlichem Ausgang (z. B. Sprung aus dem Fenster im Glauben, fliegen zu können). Unter dem Einfluss von Cannabinoiden stellt sich häufig ein Gefühl der Überlegenheit und gesteigerter Kreativität ein, jedoch ist die tatsächliche Leistungsfähigkeit vermindert. Die Koordination der Motorik ist noch längere Zeit gestört.
Zwei zentrale Effekte sind von therapeutischem Interesse: es lässt sich eine **analgetische Wirkung** nachweisen, die eventuell bei unbehandelbaren neuropathischen Schmerzen auszunutzen wäre (für diese Indikation sind Cannabinoide jetzt in Kanada zugelassen) und ein **antiemetischer Effekt** kann registriert werden. Ein Derivat von Tetrahydrocannabinol ist als Antiemetikum eingeführt worden, um starkes Erbrechen im Verlauf einer Chemotherapie, das durch die üblichen Antiemetika nicht unterdrückt werden kann, im günstigen Sinne zu beeinflussen. Das Medikament heißt **Nabilone**, ist aber in Deutschland nicht verfügbar.
Wegen seiner psychotropen Wirkungen ist Tetrahydrocannabinol aber in den entsprechenden Indikationsgebieten den spezifischer wirkenden Arzneistoffen nicht vorzuziehen, wie eine Reihe vergleichender klinischer Untersuchungen deutlich belegt.

Chronische Wirkung. Die psychische Wirkung ist bei Wiederholung ausgeprägter als nach der ersten Zufuhr. Da der Wirkstoffgehalt des zur Verfügung stehenden Materials stark schwankt, ist die Wirkung, d. h. die Stärke der psychischen Veränderungen, im Einzelfall nicht voraussehbar. Bei längerem Gebrauch von Haschisch kann in manchen Fällen zunehmende Indolenz, Unproduktivität und Vernachlässigung der Hygiene beobachtet werden, so dass die Übernahme oder Erfüllung sozialer Funktionen unmöglich wird („**Amotivationssyndrom**"). Diese Erscheinungen können bei Jugendlichen bereits innerhalb kurzer Frist eintreten, während sie sich beim chronischen Alkoholabusus im Allgemeinen erst nach einer Latenz von 10–15 Jahren bemerkbar machen.
Bei längerem Missbrauch von Haschisch kann sich eine Drogenabhängigkeit entwickeln. Einige Befunde sprechen dafür, dass sich Cannabinoide nicht nur an ihre CB-Rezeptoren binden, sondern auch andere Rezeptoren z. B. 5 HT-Rezeptoren allosterisch beeinflussen. Es sollte alles getan werden, um die Abhängigkeit der meist Jugendlichen zu beenden. Bei abrupter Unterbrechung des Haschischkonsums treten keine schweren Entzugssymptome auf, wie sie bei Opioid- und Cocain-Entzug gefürchtet werden. Die Cannabis-Abhängigkeit birgt die Gefahr in sich, dass Haschisch aufgrund der eingetretenen Kritiklosigkeit als **Schrittmacher** für stärker wirksame Rauschgifte wie LSD, Heroin und andere wirkt. Es kann zu einer Polytoxikomanie kommen, d. h., der Süchtige weitet den Missbrauch auf mehrere Stoffe aus. Damit wird die Prognose für die Überwindung der „Drogenabhängigkeit", die auch schon bei chronischem, reinem Haschischgebrauch ungünstig genug ist, noch wesentlich schlechter. Daraus ergibt sich die Notwendigkeit, aufklärend und prophylaktisch auf die Jugendlichen einzuwirken.
Eine psychiatrische Beobachtung sollte zu denken geben. Jugendliche, die einen erheblichen Konsum an Haschisch über längere Zeit hinter sich haben, erkranken später erheblich häufiger an einer **Schizophrenie** oder beim weiblichen Geschlecht an einer **Depression** als die Kontroll-Kollektive. Es wird diskutiert, ob hier eine kausale Verknüpfung vorliegt oder ob bei den Jugendlichen schon „präpsychotische" Zustände vorlagen, die den Drogenmissbrauch gefördert haben.
Auch rein **somatische Nebenwirkungen** sind bei chronischem Abusus berichtet worden: Hemmung der Testosteron-Inkretion und Leukopenien (erhöhte Infekt-Anfälligkeit).

γ-Hydroxybuttersäure

Im ZNS kommt neben der γ-Aminobuttersäure (GABA) auch die γ-Hydroxybuttersäure vor. Diese beiden Buttersäure-Derivate können enzymatisch ineinander überführt werden. Orale Gabe der γ-Hydroxybuttersäure ($< 10\,mg/kg$) erzeugt ein Gefühl der Gleichgültigkeit und des Wohlseins, höhere Dosen erzeugen Schläfrigkeit und Amnesie, hohe Dosen ($< 50\,mg/kg$) lösen Krämpfe und schließlich Koma aus. Ob diese Wirkungen über einen eigenen Rezeptor oder durch eine Umwandlung in GABA hervorgerufen werden, ist nicht klar. In der Drogenszene wird neuerdings γ-Hydroxybuttersäure in Lösung als Mittel zur Erzeugung eines distanzierten Wohlbefindens geschluckt („liquid ecstasy"). Es liegt der Vergleich mit der Wirkung der Benzodiazepine nahe, die durch einen allosterischen Effekt eine verstärkte Wirkung von GABA am $GABA_A$-Rezeptor verursachen (s. S. 327).

Box 26.11

Gedanken zur Freigabe von Rauschmitteln

Der längere Genuss von Haschisch kann zu sehr unangenehmen Erlebnissen und Erinnerungen führen. So können insbesondere Jugendliche durch Ereignisse während der Depersonalisierung, in der Euphorie und in der depressiven Verstimmung, während der Amotivationsphase und bei niveaulosen Sexualszenen für die Zukunft geprägt sein und möglicherweise einen unwiederbringlichen Verlust an Selbstachtung erleiden.

In der Öffentlichkeit wird immer wieder gefordert, den Haschischverkauf freizugeben. Man mag argumentieren, dass auf diese Weise eine Kriminalisierung von Haschischkonsumenten vermieden und der illegale „Dealer-Markt" beseitigt werden könne. Auch sei es doch nur gerecht, wenn angesichts der gesellschaftlichen Legitimierung der potenziellen Sucht- und Schadstoffe Ethanol und Nicotin auch der Haschischkonsum akzeptiert würde. Aus gesundheitlicher Sicht ist dieses Argument nicht akzeptabel; vielmehr müssten die Anstrengungen darauf gerichtet sein, schädlichen Alkohol- und Zigarettenkonsum zu reduzieren. Außerdem: Je geringer die gesellschaftlichen Reglementierungen und je weiter die Freiheiten, desto größer sind die Anforderungen an den Einzelnen, sein Handeln so zu gestalten, dass es für ihn (und andere) zum Vorteil ist. Die Fähigkeiten, das Verhalten so zu steuern, dass es nicht zum Schaden ist, sind individuell jedoch unterschiedlich ausgeprägt.

Ein unverstandenes **Übermaß an „Freiheit"** (Libertinage) kann die Zerstörung menschlicher Werte mit sich bringen. Auch die Wohlstandsgesellschaft braucht Vernunft und Bescheidung. Die Forderung kann nicht sein „Jedem das Recht auf sein Rauschmittel". Oder programmiert uns die Wohlstandsgesellschaft so auf „Lebensfreude durch Konsum" und auf das „Recht auf größtmöglichen Genuss", dass man im Bedarfsfalle zur Erzeugung von Wohlbefinden eben einfach ein Rauschmittel konsumieren muss?

26.10.2 Psychotomimetika

Diese Substanzen werden auch als Psychosomimetika, Psychodysleptika, Psychedelika oder Halluzinogene bezeichnet. Von einigen Drogen ist seit langem bekannt, dass sie bei normalen Menschen akut einen psychoseähnlichen Zustand auslösen können. Die dabei auftretenden Erscheinungen haben Ähnlichkeit mit den bei Schizophrenen vorkommenden Symptomen. Dabei spielen Entfremdungserlebnisse und vor allem Halluzinationen eine Rolle, so dass die Stoffe mit Recht Halluzinogene genannt werden.

Die Symptome setzen kurze Zeit nach der Einnahme der Substanz ein und klingen meist nach einigen Stunden oder einigen Tagen wieder ab. Die unter dem Einfluss von Psychotomimetika stehenden Personen können sich und andere Menschen gefährden. Häufig zeigt sich eine Gewöhnung (erhöhte Toleranz) bei wiederholter Zufuhr und eine psychische, aber keine physische Abhängigkeit. Die Psychotomimetika haben keinerlei therapeutische Bedeutung, es sind reine Gifte, die das Zentralnervensystem schädigen und pathologisches Verhalten induzieren.

Mescalin

Diese Substanz stammt aus mexikanischen Kakteen (Anhalonium-Arten), deren Zubereitungen bei religiösen Zeremonien der Urbevölkerung Verwendung fanden.

Es handelt sich chemisch um eine dopaminähnliche Substanz mit nur geringen Kreislaufwirkungen. Bemerkenswert ist das Auftreten von Halluzinationen und Gespaltensein der Persönlichkeit. Schizophrene empfinden allerdings trotz des sonst ähnlichen Zustandsbildes meist keine Euphorie, sondern eher Angst. Die Substanz ist per os wirksam.

Mescalin
1-(3′,4′,5′-Trimethoxy-phenyl)2-amino-ethan
(vgl. mit der Struktur von Dopamin)

Methylen-dioxy-amphetamine

Sie sind ähnlich wie Mescalin einzuschätzen. Sie rufen ebenfalls abnorme psychische Sensationen mit eher euphorischer Verstimmung hervor. Ihre Wirkung wird als eine Mischung derjenigen von Amphetamin und Lysergsäurediethylamid (s.u.) beschrieben. Mit diesen Amphetamin-Derivaten kann eine **Modellpsychose** erzeugt werden. Von illegalem Gebrauch zu „Rauschzwecken"

R = —H   3,4-Methylen-dioxy-amphetamin
R = —CH₃   3,4-Methylen-dioxy-methamphetamin, auch als „ecstasy" bekannt (MDMA)
R = —CH₂—CH₃ 3,4-Methylen-dioxy-ethamphetamin (MDEA)

(vgl. mit der Struktur von Dopamin und Amphetamin)

wird gehäuft berichtet. Schwere Vergiftungen mit evtl. tödlichem Ausgang können vorkommen. Neben den psychischen Schäden sind nach Missbrauch von Methylen-dioxo-amphetaminen auch somatische Vergiftungssymptome zu registrieren. Nach der Einnahme steigen der systolische Blutdruck und die Herzfrequenz an, der Pupillendurchmesser nimmt zu. Bedrohliche Elektrolytstörungen (Hyponatriämie) können auftreten. Ferner kann „ecstasy" eine akute Hepatitis auslösen. Wenn Schwangere im ersten Trimester ecstasy „genossen" haben, können Missbildungen auftreten.

Psilocybin

Diese Substanz wird aus mexikanischen Pilzen gewonnen. Ihre Wirkungen sind denen des Mescalin ähnlich, obgleich es sich nicht um ein Noradrenalin-, sondern um ein Indol- bzw. Tryptamin-Derivat handelt. Die halluzinatorische Wirkung von Psilocybin scheint durch eine Aktivierung von zentralen $5HT_{2A}$-Rezeptoren ausgelöst zu werden. Antagonisten dieses Rezeptor-Typs (wie Ketanserin und Risperidon) schwächen die Wirkung von Psilocybin ab, das Neuroleptikum Haloperidol verstärkt den Effekt, wie Untersuchungen am Menschen ergeben haben.

Die Substitution in 4-Stellung ist für die halluzinogene Wirkung nicht Bedingung, sondern vielmehr die beiden Methyl-Gruppen in der Amino-Gruppe. Dies zeigt ein Blick auf die Struktur des halluzinogen wirkenden **Bufotenin**, das im Kröten-Sekret und im Samen einer südamerikanischen Pflanze, Piptadenia peregrina, vorkommt.

Serotonin
5-Hydroxy-tryptamin

Psilocybin
Phosphorsäureester des
4-Hydroxy-N',N'-dimethyl-tryptamin

Bufotenin
N'-Dimethyl-serotonin

Lysergsäurediethylamid (LSD)

Die Lysergsäure ist Bestandteil aller Alkaloide aus Secale cornutum (S. 106), sie hat aber keine pharmakologischen Wirkungen. Lysergsäurediethylamid (LSD) dagegen erzeugt in Dosen von 0,02–0,4 mg per os beim Menschen „mescalinähnliche" Symptome, aber häufig Angst und panische Reaktionen. Gleichzeitig kann es zu einer Aktivierung des sympathischen Systems kommen. Das Lysergsäurediethylamid ist eine außerordentlich stark wirksame Verbindung. Auf dem illegalen Markt wird LSD unter anderem in Form imprägnierter Papierstückchen (in Briefmarkengröße) verkauft, die gelutscht werden. Es handelt sich wie bei Bufotenin um ein maskiertes Dimethylserotonin.

Lysergsäurediethylamid (LSD)

LSD hat Affinität zu verschiedenen Serotoninrezeptor-Subtypen. Die halluzinogene Wirkung wird besonders mit $5 HT_{2A}$-Rezeptoren in Verbindung gebracht, an denen LSD als partieller Agonist wirkt. Es ist relativ leicht zugänglich (einfache Synthese), so dass der Missbrauch verbreitet ist. Obgleich das Absetzen von LSD Entzugssymptome im strengeren Sinne vermissen lässt, kann es bei emotionell Labilen und Psychopathen, auch nach einem freien Intervall, eine eventuell wochenlang anhaltende Veränderung des Bewusstseins herbeiführen („Echoeffekt"). Es scheinen psychische Dauerschäden vorzukommen.

Phencyclidin

Diese synthetische Substanz wirkt blockierend auf Glutamat-Rezeptoren vom NMDA-Typ (S. 355) im Zentralnervensystem und ruft psychoseartige Veränderungen hervor mit Denkstörungen, bizarrem Verhalten, katatonieartiger Rigidität, Stupor; hinzu treten vegetative Störungen. Sie kann wie Ketamin eine dissoziative Anästhesie auslösen. Das Suchtpotenzial von Phencyclidin ist hoch.

Phencyclidin

26.10.3 Doping

Dieser Begriff wird folgendermaßen definiert: Versuch der Leistungssteigerung im Sport mit nicht erlaubten Substanzen oder Methoden. Das „Internationale Olympische Komitee" nennt Gruppen von verbotenen Wirkstoffen (Sept. 2001):
- Stimulanzien,
- (Narcotika) Opioide[4],
- Anabol wirkende Substanzen,
- Diuretika,
- Peptidhormone.

Stimulanzien

Der Prototyp dieser Substanzgruppe ist (**Meth-**)**Amphetamin**, es handelt sich um ein indirekt wirkendes Sympathomimetikum, das gut in das Gehirn eindringt (s. S. 333). Es wirkt erregend vor allem bei ermüdeten Personen. Im Hochleistungssport werden diese so genannten **Weckamine** als Dopingmittel verwendet. Sie erhöhen wahrscheinlich aufgrund folgender Wirkung die Leistungsfähigkeit:
- Unter **normalen Bedingungen** tritt, ehe sich bei einer Daueranstrengung eine völlige Erschöpfung aller Energiereserven ausbilden kann, eine psychische Hemmung und Bremsung auf. Der überanstrengte Athlet (Läufer, Radrennfahrer, Schwimmer, Ruderer etc.) würde aufgeben oder zurückfallen.
- Unter dem **Einfluss der Amphetamine** entfällt diese psychische Bremse, die vernünftigerweise eine totale Erschöpfung vermeidet. Kurzfristig wird also die „Leistungsfähigkeit" durch Ausschaltung eines schützenden Rückkopplungs-Mechanismus gesteigert.

Amphetamine und eine Reihe von Analogsubstanzen führen bei längerer Anwendung zu Gewöhnung, notwendiger Dosissteigerung und evtl. zur Sucht. Diese Stimulanzien sind entweder nicht im Handel erhältlich oder unterliegen der BTM-Verordnung.
Ein anderes zentraler Stimulans ist **Coffein**, das als Antagonist am Adenosin-Rezeptor wirkt und eine anregende Wirkung ausübt. Es verhindert die zentral dämpfende Wirkung von Adenosin. Es muss in höheren Dosen eingenommen werden als sie beim täglichen Kaffeegenuss vorkommen. Verglichen mit den Amphetaminen ist das Coffein „harmlos".
Die Stimulanzien werde von den Athleten **kurzfristig während der sportlichen Belastungsphase** benötigt.
Die in der Verlautbarung des Olympischen Komitees unter „Stimulanzien" genannten β-**Blocker** können wohl kaum als erregende Substanzen bezeichnet werden. Vielleicht sind sie aber in der Lage, „Lampenfieber" zu mildern, was bei Schießwettbewerben oder beim Eiskunstlauf von Vorteil sein könnte.

Opioide

Diese Substanzgruppe kann keine Leistungssteigerung hervorrufen, höchstens eine Abhängigkeit, vorübergehende Euphorie und Schmerzlinderung.

Anabol wirkende Substanzen

Zusätzliche **Androgen-Gabe** bei Personen im hormonellen Gleichgewicht vermehrt die Muskelmasse (anaboler Effekt). Durch chemische Veränderungen des Testosteron-Moleküls entstehen Substanzen, bei denen die virilisierende Wirkung zugunsten des anabolen Effektes zurückgedrängt ist. Es seien einige typische Vertreter der Anabolika genannt: Clostebol, Metenolol, Nandrolon, Stanozolon. Besonderes Interesse hat vorübergehend das neue Anabolikum Tetrahydrogestrinon erweckt, weil es sich den üblichen Nachweismethoden entzieht.

Testosteron

Nandrolon

Tetrahydrogestrinon

Die Anabolika müssen von den Athleten, deren Sportart besondere Muskelkraft erfordert, langzeitig genommen werden, ihre Zufuhr kann vor entscheidenden Wettkämpfen vorübergehend unterbrochen werden (Unterlaufen des Nachweises). Als Nebenwirkung steht die **Virilisierung** weiblicher Athleten im Vordergrund: tiefe, männliche Stimme durch Kehlkopfwachstum, der Schaden ist irreversibel. Bei Männern kann sich eine Hodenatrophie mit Azoospermie entwickeln. Es sei bemerkt, dass die Gabe von Anabolika auch im „Bodybuilding- und Fitness-Gewerbe" propagiert wird, ebenso finden die Substanzen bei der Viehmast Anwendung.
Die Benutzung von β-**Blockern** zur Vermehrung der Muskelmasse des Menschen entbehrt wohl jeder wissenschaftlichen Grundlage. Die Pharmaka sind höchstens dazu geeignet, „stressbedingte" Erregung zu dämpfen.

---

[4] Ins Deutsche fälschlicherweise als „Narkotika" übersetzt. Im Englischen bedeutet „narcotics" Schmerz lindernde Opioide. Narkotika heißen im Englischen „general anaesthetics".

Diuretika

Die stark wirksamen Schleifendiuretika werden von Athleten missbraucht, um ihr Gewicht akut zu senken, damit sie in die „richtige" Gewichtsklasse passen (Boxer, Ringer, Gewichtheber).

Peptidhormone

Somatotropin, Gonadotropin und Wachstumshormon sollen anabole Wirkung besitzen, was bei hormonell gesunden Erwachsenen fraglich ist.

Die länger dauernde Zufuhr von **Erythropoetin**, einem Hormon aus den peritubulären Zellen der Niere, regt im Knochenmark die Erythropoese an. Bei gesunden Personen mit normaler Erythrozytenzahl kann durch dieses Hormon die Zahl der roten Blutkörperchen und damit die Sauerstofftransport-Kapazität erhöht werden. Diese Wirkung wird von Sportlern, von denen lang dauernde Leistungen gefordert werden (z.B. Radrennfahrern) ausgenutzt. Die Leistungsgrenze der Muskulatur wird erhöht wie nach einem konsequenten Höhentraining. Erythropoetin kann bei routinemäßigen Dopingkontrollen nicht nachgewiesen werden. Ein Hämatokritwert über 50% ist aber ein Hinweis auf Missbrauch. Bei drohenden Kontrollen versuchen die Betroffenen den Hämatokritwert durch die Infusion eines Plasmaexpanders schnell zu senken. Im Übrigen muss darauf hingewiesen werden, dass eine Polyglobulie zu ernsthaften Komplikationen führen kann.

Beeinflussung der Nachweisbarkeit von Wirkstoffen im Urin

Es bieten sich zwei Möglichkeiten an, um die Nachweisbarkeit von Wirkstoffen im Urin zu beeinflussen:
- Entweder wird der **Übertritt** einer verbotenen Substanz aus dem Blut in den Urin **erschwert** oder
- das **Urinvolumen** wird akut so **vermehrt**, dass die fragliche Substanz unter die Nachweis- (oder Toleranz-)Schwelle sinkt.

Für das erste Vorgehen ist die Anwendung von **Probenecid** ein Beispiel. Dieses Pharmakon beschäftigt den Säuretransport-Mechanismus in der Niere so stark, dass andere Substanzen zurückbleiben (s. S. 27, 438). Eine Reihe von Dopingmitteln werden kurzfristig nicht im Harn erscheinen. Für die zweite Möglichkeit eignen sich stark wirksame **Diuretika**, da während der Harnflut renal auszuscheidende Substanzen erheblich verdünnt den Körper verlassen.

26.11 Tabak

Das Genussmittel Tabak wird ganz überwiegend durch Rauchen „genossen", Schnupfen oder Kauen des Tabaks spielen quantitativ keine Rolle. Unter dem pharmakologisch-toxikologischen Gesichtspunkt muss unterschieden werden zwischen der Wirkung des im Tabak enthaltenen Alkaloids Nicotin und der Wirkung des Tabakrauches.

Schädigung durch Nicotin

Giftwirkung des Nicotin. Das im Tabak enthaltene Alkaloid Nicotin ist ein starkes Gift; die tödlichen Dosen beginnen bei etwa 50 mg; sie führen in kurzer Zeit zu tonisch-klonischen Krämpfen und durch Atemlähmung zum Tod. Kleinere Mengen wirken stimulierend an den vegetativen Ganglien und am Nebennierenmark (Freisetzung von Adrenalin, S. 103). Gewisse zentral erregende Wirkungen sind nachweisbar. Diese Effekte sind ein wichtiger Grund dafür, dass ein Raucher immer wieder raucht. Durch Rauchen kann die akute tödliche Nicotindosis von ca. 50 mg niemals erreicht werden.

Die Menge Nicotin, die beim Rauchen aufgenommen wird, hängt von verschiedenen Faktoren ab: vom Nicotingehalt und pH-Wert des Tabaks, Art des Rauchens (Zug-Frequenz, Aufenthaltsdauer des Rauchvolumens im Mund und Respirationstrakt, Tiefe der Inhalation) und ganz wesentlich davon, ob das Nicotin als Base oder Salz im Rauch enthalten ist. Als Base (wie in Formel Abb. 26.**9**) wird Nicotin leicht durch die Schleimhaut aufgenommen, ist dagegen der Stickstoff protoniert wie in sauren Tabaksorten (Zigarettentabaken), wird das amphiphile Alkaloid schlecht resorbiert. Das ist der Grund, warum die Zigarettenraucher inhalieren müssen, um durch Vergrößerung der Kontaktfläche auf das gewünschte Quantum Nicotin zu kommen, und dafür, dass Tabakfirmen ihre Zigarettentabake alkalinisieren.

Elimination. Etwa 10% des Nicotins werden durch die Nieren unverändert ausgeschieden, 80% vorwiegend in der Leber abgebaut. Hauptmetaboliten sind das in Blut und Urin nachweisbare Cotinin bzw. 3-Hydroxycotinin (Abb. 26.**9**).

Toleranz und Gewöhnung. Bei häufig wiederholter Zufuhr von Nicotin kommt es zu einer Gewöhnung. Die Toleranz gegen die Substanz kann im Laufe der Zeit um das 2–3fache erhöht sein. Diese erhöhte Toleranz kann bei fieberhaften Erkrankungen, bei organischen Gehirnschädigungen oder schwerer Anämie verschwinden. Außer dieser langfristigen Toleranzerhöhung ist eine höchstens 2 Stunden anhaltende Tachyphylaxie zu beobachten. Eine Zigarette, die nach einer längeren Unterbrechung (z.B. morgens nach dem Schlaf) geraucht wird, hat deshalb einen stärkeren Effekt.

Das Rauchen führt leicht zur Gewohnheitsbildung, dabei spielt das Zeremoniell des Rauchens eine Rolle. Die Gewohnheitsbildung (psychische Abhängigkeit) kann derartige Ausmaße annehmen, dass selbst schwere Erkrankungen nicht zu einem Verzicht auf das Rauchen führen, wie alltägliche Erfahrung in den Krankenhäusern lehrt.

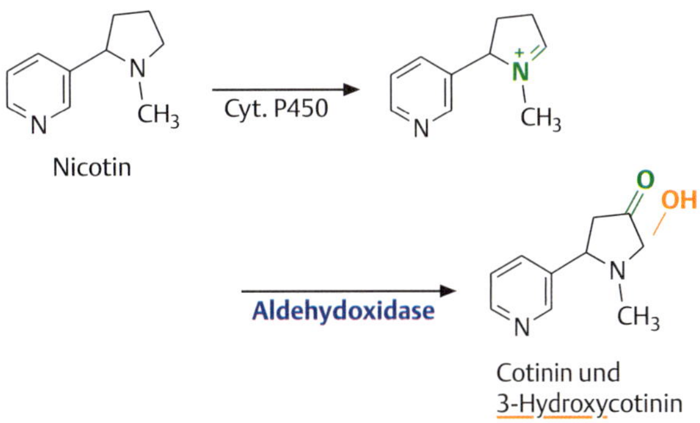

Abb. 26.**9 Abbau von Nicotin.**

Folgen chronischer Nicotin-Aufnahme. Die Beziehung des Nicotins zu Erkrankungen des Herzens und der Gefäße ist häufig untersucht worden. Während des Rauchens sind akute **Veränderungen des EKG**, des **Tonus der Gefäße** und der **Bronchien** zu beobachten, die durch eine Erregung des cholinergen oder adrenergen Systems erklärt werden können. Schon beim Rauchen einer Zigarette können die Blutspiegel von Noradrenalin um ca. 50 % und von Adrenalin um ca. 15 % ansteigen. Da die Ursachen für die Entstehung der Arteriosklerose mannigfach sind und die Erkrankung ohnehin häufig ist, lässt sich das Rauchen als Ursache für die Entstehung der Arteriosklerose schwer nachweisen. Unbestritten ist jedoch, dass Rauchen von Zigaretten (nicht von Zigarren und Pfeifen) das Risiko einer tödlichen **ischämischen Herzerkrankung** auf das 3fache bei mehr als 15 Zigaretten täglich und auf das 5fache nach 40 Stück/d erhöht. Bei starken Rauchern sind die Plasmalipide vermehrt. Bei Rauchern, die einen Herzinfarkt überstanden haben, vermindert Zigarettenrauchen die Herzleistung und erhöht das Re-Infarktrisiko. Die Wahrscheinlichkeit, einen **Schlaganfall** zu erleiden, ist bei Zigarettenrauchern dreifach höher als bei Nichtrauchern. Das Risiko wird 20fach höher, wenn gleichzeitig noch ein Hochdruck besteht.

Die **Thrombangiitis obliterans** (Buerger-Erkrankung, das „Raucherbein") tritt ausschließlich nur bei starken Rauchern auf und kann nur durch Aufgabe des Rauchens zum Stillstand kommen. Nach englischer Version ist die Behandlung der Claudicatio intermittens in 5 Worten ausdrückbar: „stop smoking and keep walking". Schon das Rauchen von wenigen Zigaretten kann die Erkrankung wieder fortschreiten lassen.

Die Entstehung von **Ulzera des Magens und Duodenums** wird durch Rauchen wohl nicht gefördert, aber die Heilung dieser Geschwüre wird möglicherweise verzögert. Die bei manchen Rauchern auftretende, primär degenerative **N.-opticus-Schädigung** (Tabak-Amblyopie) geht mit einer Erniedrigung des Blutspiegels von Vitamin B_{12} einher. Raucher ohne Sehstörungen weisen normale Vitamin-B_{12}-Werte auf.

Bei Raucherinnen wird in der Postmenopause der **Knochen** stärker abgebaut als bei nicht rauchenden Kontrollpersonen. Im Alter von 80 Jahren sind Oberschenkelfrakturen bei Raucherinnen doppelt so häufig wie bei Nichtraucherinnen. Bei Raucherinnen setzt übrigens die Menopause 2–3 Jahre früher ein als bei einer nicht rauchenden Vergleichsgruppe.

Schädigung durch „Mitrauchen". Nur ca. 30 % des Nicotins gelangen mit dem Rauch des „Hauptstromes" der Zigarette oder Zigarre in den Mund des Rauchers. Der Hauptanteil des Nicotins geht mit anderen flüchtigen Substanzen in den „Nebenstrom", d. h. direkt in die Luft über, so dass die Menschen in der Umgebung des Rauchers, besonders in kleinen Räumen „mitrauchen" müssen (durch Nachweis von Cotinin im Blut erhärtet). Messungen ergaben, dass Nichtraucher, die sich in „verräucherten" Räumen aufhalten, pro Tag etwa soviel Tabakrauch passiv aufnehmen, wie dem Rauchen eines Drittels einer normalen Zigarette entspricht. Die gesundheitliche Schädigung, die durch dieses „Mitrauchen" entstehen kann, wird oft missachtet. Es liegen Untersuchungen vor, die zeigen, dass Kinder mit asthmatischen Erkrankungen zusätzlich geschädigt werden und dass Bronchialkarzinome bei Frauen, die selbst Nichtraucher waren, aber ständig „mitrauchen" mussten, häufiger auftraten als bei einer nicht-rauchenden und nicht mitrauchenden Kontrollgruppe.

Ferner wurde nachgewiesen, dass bei herzgesunden Nichtrauchern durch „Mitrauchen" die Funktion der Koronargefäße eingeschränkt wird. In Publikationen, die in irgendeiner Weise von der Tabakindustrie unterstützt wurden, wird kaum ein unvoreingenommener Standpunkt erwartet werden können.

Box 26.12

Raucht man wegen des Nicotins?

Obgleich der Raucher eine bestimmte Menge Nicotin aufnehmen will, ist es doch nicht das Nicotin allein, auf das es ankommt. So ließ sich bei Versuchspersonen durch gleichzeitige Infusion von Nicotin die in 6 Stunden gerauchte Zahl von Zigaretten nur um 2,7 Stück vermindern, obgleich durch die Infusion in derselben Zeit ein Nicotin-Äquivalent von 9 Zigaretten infundiert worden war. Ein derartiger Befund unterstützt die allgemeine Beobachtung, dass das Rauchbedürfnis nicht durch Nicotin allein befriedigt werden kann. Ebenso wenig lässt sich bei den meisten Rauchern das Rauchen erfolgreich durch die Zufuhr von Nicotin aus Kaugummi ersetzen. Möglicherweise beruhen diese negativen Untersuchungsergebnisse aber auch darauf, dass eine rhythmische Beibringung von Nicotin anders wirkt als die kontinuierliche Zufuhr.

Die Anwendung von Nicotinpflastern scheint, besonders dann, wenn zusätzlich eine gute Führung durch den behandelnden Arzt gewährleistet ist, die Entwöhnung zu erleichtern. Diese Pflaster liegen in 3 Stärken vor, die 7, 14 oder 21 mg/d freisetzen sollen. Die Stärke muss so gewählt werden, dass der betreffende Raucher eben gerade eine leichte Nicotinvergiftung spürt. Jede dann gerauchte Zigarette ruft offensichtlich Missbehagen hervor.

Schädigungen durch Tabakrauch

Im Hauptstrom des Tabakrauches wurden neben Nicotin noch mehrere Tausend weitere Stoffe identifiziert, die zum Teil toxikologische Bedeutung haben. Sie lassen sich in drei Gruppen einteilen:
- Kohlenmonoxid,
- reizende Gase und Dämpfe, vor allem Aldehyde und Ammoniak,
- Teer, Benzpyren, Nitrosamine, Arsen und Chrom als Karzinogene (möglicherweise auch das radioaktive Polonium ^{210}Po).

Kohlenmonoxid. Der Gehalt an Kohlenmonoxid im Hauptstrom der Zigarette beträgt 1–3 %, der Pfeife ca. 2 %, der Zigarre ca. 6 %. Da die aufgenommenen Kohlenmonoxid-Mengen klein sind, kommt es nicht zu Vergiftungen. Im Blut finden sich bei einem täglich 20 Zigaretten inhalierenden Raucher ca. 5 % Kohlenmonoxid-Hämoglobin. Bei starken Rauchern kommen Konzentrationen von 10–15 %, eventuell sogar mehr vor, die bei starken Anstrengungen, bei Herzkranken oder bei Aufenthalt in größeren Höhen schon bedenkliche Folgen haben können. Infolge der dauernden Beeinträchtigung der Hämoglobin-Funktion fand sich bei manchen Rauchern eine Polyglobulie.

Reizgase. Unter den reizenden Gasen spielen besonders verschiedene Aldehyde und bei alkalischen Tabaken Ammoniak eine wichtige Rolle. Sie sind verantwortlich für die Entstehung des Raucherhustens und der chronischen Bronchiolitis, Bronchitis und des Emphysems. Einige Rauchbestandteile hemmen die Zilienbewegungen. Die Zahl der Erkrankungen der oberen Luftwege ist bei Rauchern beträchtlich höher als bei Nichtrauchern. Sie tragen zur Verminderung der Lebenserwartung von starken Rauchern bei. Die ständige Entzündung der Schleimhaut des Respirationstraktes mag per se ein Krebsrisiko darstellen.

Karzinogene. Von den als Karzinogene bekannten Stoffen wie Teer, Arsen und Chrom dürften im Fall des Tabakrauches vorwiegend Teer und Teerinhaltsstoffe als Karzinogene in Betracht kommen. Von diesen ist nachgewiesen worden, dass sie bei Arbeitern in Gaswerken nach Einatmung in Dampfform die Sterblichkeit an **Bronchialkrebs** auf das 10–15fache erhöhten. Die Krankheit zeigt sich nach einer Exposition von 10–15 Jahren. Bei Zigarettenrauchern ist mit ähnlichen Expositionszeiten und ähnlicher Häufung von Bronchialkarzinomen zu rechnen. Nach sehr eingehenden und kritischen englischen Untersuchungen ist beim Rauchen von täglich ca. 40 Zigaretten die Mortalität an Lungenkrebs etwa 30-mal höher als bei Nichtrauchern. Aber auch bei täglichem Konsum von 20 Zigaretten ist sie noch 15-mal, nach ca. 8 Zigaretten 10-mal höher. In den USA gewonnene Zahlen zeigen grundsätzlich dasselbe. Pfeifenraucher erkranken „nur" ca. 3- bis 4-mal häufiger an Bronchialkarzinomen als Nichtraucher. Die Werte für Zigarrenraucher gleichen denen von Nichtrauchern oder sind nur wenig erhöht.
Der Einwand, dass es in Anbetracht der langen Latenz von 10–15 und mehr Jahren zwecklos sein würde, jahrelanges Rauchen noch einzustellen, ist nicht stichhaltig, denn schon nach einer Abstinenz von weniger als 10 Jahren sinkt die Häufigkeit der Lungenkrebserkrankungen auf etwa die Hälfte herab, nach 13 Jahren nähern sich die Werte denen von Nichtrauchern.
Ein statistischer Zusammenhang zwischen Rauchen und **Krebs** des **Kehlkopfes**, des **Mundbereiches**, des **Pankreas** und der **Blase** ist ebenfalls gesichert. Auch die Häufigkeit colorektaler Karzinome ist bei langjährigen Rauchern erhöht (eine Auswertung an 310000 Männern und 470000 Frauen in den USA).
Bei starken Rauchern finden sich metaplastische Veränderungen der Bronchialschleimhaut, die auch bei gleichzeitigem Bronchialkarzinom vorhanden sind. Diese Metaplasie ist nach Aufgeben des Rauchens weitgehend reversibel.
Das Krebsrisiko ist erhöht bei chronischer Bronchitis mit Sputumproduktion. Wahrscheinlich wirken mehrere Stoffe zusammen bei der Entstehung des Bronchialkrebses. Im Tabakteer finden sich neben den Karzinogenen (z. B. Benzpyren) auch Kokarzinogene (z. B. Phenole). Kokarzinogene lassen in Experimenten eine unterschwellige Dosis eines Karzinogens wirksam werden. Um eine Vorstellung von der Schädlichkeit des Rauchens zu vermitteln, sei hier die Zahl der Todesfälle als Folge chronischen Rauchens genannt: In den USA sterben jährlich 430000 Erwachsene am „Tabakgenuss". Man muss sich darüber im Klaren sein, dass das Rauchen von Filterzigaretten nicht weniger gesundheitsschädigend wirkt als der „Genuss" normaler Zigaretten.

Risiko des Rauchens und die Entwöhnung

Einfluss auf die Lebenserwartung. Wenn man nicht allein Lungenkrebs oder Koronarerkrankungen in Betracht zieht, sondern den Einfluss des Rauchens auf die Lebenserwartung überhaupt, so ergeben sich eindrucksvolle Zahlen. Aus einer Statistik, bei der die Rauchgewohnheiten britischer Ärzte in Beziehung zur Lebenserwartung gesetzt wurden, ergab sich Folgendes: Die Chance, in den nächsten 10 Jahren zu sterben, beträgt für den 35-jährigen, starken Zigarettenraucher 1:23, beim gleichaltrigen Nichtraucher 1:90. 15% (1 von 6) werden vor Erreichen des 65. Lebensjahres sterben, wenn sie nicht rauchen, 33% (2 von 6), wenn sie stark rauchen. Selbst wenn nicht die gesamte Differenz auf das Rauchen selbst zu beziehen wäre, so sind die Zahlen doch brauchbar, um den wesentlichen Einfluss des Rauchens auf die Lebenserwartung zu zeigen. Aus einer 40 Jahre dauernden Untersuchung an britischen Ärzten hat sich ergeben, dass von den regelmäßigen Zigarettenrauchern etwa die Hälfte an Erkrankungen gestorben ist, die als Folge des Rauchens angesehen werden müssen.

Rauchen in der Schwangerschaft erhöht die Zahl der Frühgeburten. Das Gewicht der Neugeborenen wird in Abhängigkeit von der Zahl der während der Schwangerschaft gerauchten Zigaretten zum Teil beträchtlich vermindert. Die perinatale Sterblichkeit ist erhöht. Die körperliche und geistige Entwicklung in der ersten Lebensdekade ist verzögert.

Box 26.13

Folgen des Rauchens in der Schwangerschaft

Aus Dänemark wird von einer Untersuchung an 18/19-Jährigen berichtet, deren IQ-Wert bei der Musterung zum Militärdienst bestimmt wurde. Mehr als 3000 Kandidaten waren Söhne von Müttern, die auch im letzten Drittel der Schwangerschaft mehr als 20 Zigaretten am Tage geraucht hatten. Eine gleich große Gruppe stammte von nicht rauchenden Müttern. Der mittlere IQ-Wert der „Raucher-Gruppe" lag mit 6,2 Punkten unter dem Wert der Vergleichsgruppe. Die Frage bleibt offen, ob es sich tatsächlich um eine Wirkung des Rauchens auf die fetale Entwicklung handelt oder ob die in der Schwangerschaft rauchendes Mütter eine negative Auswahl mit erniedrigtem IQ-Wert darstellen, der sich vererbt hat oder ob deren Kinder in einer weniger IQ-fördernden geistigen Atmosphäre aufwachsen?
Ein lehrreiches Beispiel für die Schwierigkeit, selbst bei einfach erscheinenden Untersuchungen eine eindeutige Kontrolle als Referenz zu besitzen.

Entwöhnung. Es ist Allgemeinwissen, dass (Zigaretten-)Rauchen gesundheitsschädigend wirkt. Dennoch können Gewohnheitsraucher das Rauchen nicht unterlassen, es besteht also eine echte Abhängigkeit. Welche Möglichkeiten bestehen nun, um einem Raucher zu helfen, seine Abhängigkeit zu überwinden? Da es sich *nicht* um eine reine Substanzabhängigkeit vom Nicotin handelt, sondern das Ritual des Rauchens eine mehr oder minder große Rolle spielt, hat sich der Versuch, eine Entwöhnung durchzuführen, an dem individuellen Fall zu orientieren.
Es muss immer daran gedacht werden, dass bei einer erfolgreichen Entwöhnung üblicherweise das Körperge-

wicht zunimmt. Dieser neue Risikofaktor sollte durch eine entsprechende Aufklärung des Ex-Rauchers vermieden werden.

Eine vorwiegend somatische Methode besteht in der **Dauerzufuhr von Nicotin,** z. B. als Pflaster mit abgestufter Freigabe von 5–20 mg in 24 Stunden. Die Wirkstärke muss so gewählt werden, dass der Raucher gerade eben vor einer ständigen Nicotinvergiftung steht. Jede dann gerauchte Zigarette löst eine leichte Nicotinvergiftung aus, wie sie jeder Raucher am Beginn seiner Karriere erlebt hat: Stuhldrang, Schweißausbruch, Unwohlsein! Wenn der Betreffende dieses „Zigaretten-Erlebnis" immer wieder durchlebt, solange die Pflastertherapie beibehalten wird, verleidet er sich das Rauchen und ist von seinem Leiden befreit. Die Erfolgsquote dieser Therapie liegt bei ca. 20%. Die Zufuhr von Nicotin in einem Kaugummi hat wohl auch keinen besseren Nutzeffekt.

Box 26.14

Anstieg des Zigarettenkonsums und Einfluss der Reklame

In der Bevölkerung eine ablehnende Haltung gegenüber dem Rauchen zu erzeugen, ist ein fast hoffnungsloses Unterfangen, solange Jugendlichen und Erwachsenen durch vordergründige Reklame Erfolg suggeriert und Statussymbole vorgegaukelt werden, wenn sie die Zigaretten einer bestimmten Marke rauchen. Der jetzt vorgeschriebene Hinweis über die Gefährdung der Gesundheit, der auf jeder Packung vorhanden sein muss, hat den Zigarettenkonsum nicht reduziert. Obwohl es heute zum gesicherten Wissen gehört, dass (Zigaretten-)Rauchen gesundheitsschädigend wirkt – es werden ausgesprochen schwere Erkrankungen induziert –, steigt der weltweite Zigarettenkonsum immer noch an. Der prozentuale Zuwachs war am höchsten in Afrika (42%), in Lateinamerika (24%) und in Asien (22%). Das Rauchen ist bei den Jugendlichen in den USA von 1991–1997 um 36% angestiegen, bei den farbigen Jugendlichen sogar um 50%. Der Zigarettenkonsum hat lediglich in den „besser gestellten" Schichten abgenommen. Hervorgehoben werden muss auch, dass der Zigarettenverbrauch bei den Frauen besonders stark angewachsen ist, in den USA von 1950 bis 2000 um das 6fache. Über die Wirksamkeit der Zigarettenreklame, die sonst von den Herstellerfirmen gar nicht betrieben würde, besteht kein Zweifel. Es ist deprimierend, zur Kenntnis nehmen zu müssen, dass sich jährlich weltweit ca. 4 Millionen prämature Todesfälle als Folge chronischen Zigarettenkonsums ereignen, dass 35–50% der Raucher an den Konsumfolgen sterben werden und dass die mittlere Lebenserwartung der Raucher um ca. 12 Jahre verkürzt ist. Obgleich diese epidemiologischen Fakten gut bekannt sind, können sich die Gesundheitspolitiker nicht gegen die Macht der Tabakindustrie durchsetzen.

Bupropion
(rote Markierung demonstriert Ähnlichkeit mit Methamphetamin)

Neuerdings wird ein anderes Prinzip propagiert, um eine Entwöhnung zu erleichtern. Es handelt sich um **Bupropion** (Amfebutamon, *Zyban®*), das als antidepressiver Wirkstoff entwickelt wurde, dann auch als Anorektikum galt (es ist chemisch nahe verwandt mit Amfepramon, S. 241) und jetzt wohl aufgrund einer gewissen stimulierenden Wirkung zur Entwöhnung verordnet wird. In einer placebokontrollierten Untersuchung ergab sich nach einjähriger Behandlung kein überzeugender Erfolg (Placebo-Gruppe 12%, Bupropion-Gruppe 20% Entwöhnung). Als Nebenwirkungen wurden Schlaflosigkeit und Kopfschmerzen berichtet.

Für die Anwendung vom Bupropion bestehen eine Reihe von Kontraindikationen, da bei der Entzugsbehandlung epileptische Anfälle aufgetreten sind, die wohl vor allem polytoxikomanische Patienten und Epileptiker betroffen haben.

Eine rein **psychische „Therapie"** zur Entwöhnung eines Rauchers kann natürlich immer versucht werden und hat in Einzelfällen auch Erfolg. Es bleibt aber ein Millionen-Kollektiv von Rauchern übrig, das sich unbeirrt seine Gesundheit ruiniert. Von dieser Situation profitieren der Staat (Tabaksteuer) und die Industrie.

Box 26.15

Resignierendes Fazit, ein offenes Wort

Es ist hier der Ort, um klar auszusprechen, dass die Gesundheitsschäden, die sich die Menschen **selbst freiwillig** zufügen, bei weitem schwerwiegender sind, als alle Giftwirkungen wie Arzneimittelnebenwirkungen und Umweltgifte zusammengenommen. Die häufigsten Schäden sind ausgelöst durch Alkohol, Tabak und fettreiche Überernährung mit zwangsläufigem Übergewicht.

Allein die Folgekrankheiten des Rauchens, das Bronchialkarzinom, die Koronarsklerose und das Raucherbein mit der häufig notwendigen Amputation, sind für die Betroffenen und die Familienangehörigen schwer wiegende Ereignisse, aber darüber hinaus auch für das Gesundheitswesen eine erhebliche (finanzielle) Belastung. Obgleich der kausale Zusammenhang zwischen Zigarettenkonsum und den geschilderten Folgekrankheiten klar ist, führt dies statistisch gesehen nicht zu einer Einschränkung des Rauchens: ein deprimierendes Beispiel für die Uneinsichtigkeit der Menschen. Diese Zusammenhänge sind natürlich auch unseren Gesundheitsbehörden und Politikern bekannt. Trotzdem ist es nicht möglich, in Deutschland ein Verbot der Tabak- und Zigarettenwerbung zu erlassen, wie es in anderen Mitgliedstaaten der Europäischen Union der Fall ist. Dies ist eines der Beispiele für die übergroße Einflussnahme der Industrie auf unser Gesundheitswesen. Dabei ist den großen Tabakfirmen die gesundheitsschädigende Wirkung des Zigarettenrauchens seit langer Zeit bekannt, wie aus den Schadensersatzprozessen, die jetzt in verschiedenen Ländern geführt werden, klar hervorgeht.

Ähnliches lässt sich zu der „fettreichen Übernährung" und anderen Diät erfordernden Zuständen sagen. In Deutschland kann eine notwendige Diät unter normalen häuslichen Bedingungen nicht zubereitet werden, weil die Lebensmittel nicht quantitativ deklariert werden müssen. Bei einer Konserve oder einem Fertiggericht wird weder der Fett- oder Salzgehalt, noch der Kohlenhydrat- oder Eiweißgehalt angegeben, noch kann der Anteil an ungesättigten Fettsäuren erahnt werden. Dieselben deutschen oder ausländischen Produkte sind in den Nachbarstaaten (z. B. im EG-Land Dänemark) voll deklariert. Was für den menschlichen Gebrauch nicht notwendig zu sein scheint, gilt bei uns aber für jedes Hunde- und Katzenfutter: diese sind genau deklariert. Auch in dieser Hinsicht steht man als Mediziner mit therapeutischer Intention verständnislos vor unserer Gesetzgebung und dem Verhalten unserer Gesundheitspolitiker.

Möglichkeiten der Prävention. Da beim Beginn des Rauchens vorwiegend soziale Faktoren eine Rolle spielen, sollte versucht werden, schon bei Kindern und Jugendlichen durch geeignete Maßnahmen eine ablehnende Haltung gegenüber dem Rauchen zu erzeugen. Auch Ärzte können sehr viel zur Prophylaxe tun, wenn sie ihre Patienten gelegentlich einer Bronchitis, eines Ulcus duodeni oder einer Gefäßerkrankung auffordern, nicht mehr zu rauchen. Wenn sie selbst Nichtraucher sind, werden sie mehr überzeugen.

An sich können gute Filter schädigende Stoffe zurückhalten. So zeigte sich 10 Jahre nach Überwechseln von filterlosen Zigaretten auf Filterzigaretten in einer Untersuchungsserie eine Verringerung des Bronchialkrebsrisikos, in einer anderen aber keine Risikosenkung. Ob die Zigaretten mit niedrigen Nicotin- und „Kondensat"-Werten im Rauch weniger gesundheitsgefährdend sind als die bisherige Normalzigarette, ließ sich für kardiovaskuläre Erkrankungen und obstruktive Lungenkrankheiten nicht nachweisen, ebenso wenig für die Fetalschädigung. Beim echten Zigarettenraucher besteht die Tendenz, beim Rauchen nicotinarmer Zigaretten seinen Konsum zahlenmäßig zu erhöhen und sogar Pfeifenrauch zu inhalieren.

Es sei mir (H. L.) erlaubt, ein Erlebnis, das ich kürzlich hatte, kurz darzustellen. Ich stand auf einem Parkplatz neben meinem Wagen. Eine junge Dame kam auf mich zu und hustete ununterbrochen. Sie war die Fahrerin des neben mir parkenden Kraftwagens. Ehe sie einstieg, zündete sie sich eine Zigarette an. Ich bemerkte zu ihr: „Sie sollten bei dem Husten nicht rauchen". Antwort: „Mein Herr, Sie irren sich, denn mein Husten kommt nicht vom Rauchen, sondern von den Bronchien!" Ende.

26.12 Tierische Gifte und Pilzgifte

Tierische Gifte

Schlangengifte sind je nach Tierart verschieden zusammengesetzt. Neben beträchtlichen Mengen von Enzymen enthalten sie wechselnde Mengen von Polypeptiden. Die Enzyme sind Lipasen, Esterasen, Proteasen, Oxidasen und Hyaluronidase. Eine Phospholipase A vermag aus Lecithin das hämolysierende Lysolecithin zu bilden. Ein trypsinähnlich wirkendes Enzym aktiviert wie die Thrombokinase Prothrombin zu Thrombin (vgl. auch Ancrod, S. 188). Die trypsinähnliche Wirkung zeigt sich auch bei der Inkubation mit Plasmaglobulinen. Dabei entsteht das Oligopeptid Bradykinin, das darmerregend und blutdrucksenkend wirkt.

Die klinischen Erscheinungen nach Schlangenbiss sind auf eine erhöhte Gerinnbarkeit sowie nekrotisierende, hämolysierende und neurotoxische Wirkungen zurückzuführen. Da neben Bradykinin auch Histamin freigesetzt wird, ist mit einem starken Absinken des Blutdrucks zu rechnen.

Die Skelettmuskulatur kann durch einen präsynaptischen oder einen postsynaptischen Mechanismus gelähmt werden. Beispiele für präsynaptisch wirkende Schlangengifte sind Taipoxin, Notexin und β-Bungarotoxin, die nach einer anfänglich gesteigerten Acetylcholin-Freisetzung aus dem motorischen Nervenende eine Erschöpfung dieses Mechanismus nach sich ziehen. α-Bungarotoxin wirkt dagegen postsynaptisch, es wird fest an den Actylcholin-Rezeptor gebunden und verhindert die Interaktion zwischen Rezeptor und Acetylcholin.

Vipera berus, die Kreuzotter, ist praktisch die einzige in Deutschland vorkommende Giftschlange. Ihr Biss ist selten tödlich. Es entstehen lokal ein Ödem, Lymphangitis, Petechien, Hämatome, Blasen, eventuell tief gehende Nekrosen. Nach Resorption entwickeln sich in Minuten bis Stunden Benommenheit, Kopfschmerz, Schwindel, Herzklopfen, Übelkeit, Erbrechen, Koliken und Kreislaufkollaps. Hämorrhagien in verschiedenen Gebieten können vorkommen.

Therapie des Schlangenbisses. Nach Kompression der Bissstelle müssen möglichst innerhalb der ersten 2 Stunden 10–30 ml Antiserum[5] intramuskulär verabreicht werden. Zusätzlich können hohe Dosen von Glucocorticoiden gegeben werden.

Das Gift der **Wespen**, **Hornissen** und **Skorpione** enthält unter anderem Serotonin. Diese Substanz erzeugt zwar Schmerz, ist aber nicht allein dafür verantwortlich. Im Wespengift findet sich daneben Histamin und eine bradykininähnliche Substanz, im Hornissengift viel Acetylcholin und gleichfalls ein Kinin. **Mückengift** enthält gleichfalls Histamin, **Bienengift** die basischen Peptide Melittin und Apamin. Im Gift von Skorpionen und von bestimmten Seeanemonen sind Polypeptide enthalten, die die Inaktivierung des schnellen Natrium-Kanals hemmen.

Aus Tetrodon-Arten, ostasiatischen Fischen, konnte **Tetrodotoxin** isoliert werden, das großes experimentelles Interesse besitzt. Dieser Giftstoff hemmt nämlich spezifisch den Natrium-Einstrom während der fortgeleiteten Erregung in Nerven und Muskelgeweben.

Das ähnlich wirkende **Saxitoxin** hat nach dem Genuss verschiedener Muschelarten aus dem Pazifik und der Nordsee zu Lähmungen bei Menschen und Seevögeln geführt. Das hitzestabile Gift wird durch Dinoflagellaten erzeugt, die von Muscheln gefressen und angereichert werden.

Bakterielle Gifte

Ein besonders stark wirksames Gift wird von dem anaeroben Bacillus *Clostridium botulinum,* der in überalterten Lebensmitteln gedeiht, produziert. Das Gift **Botulinus-Toxin** besteht aus zwei Eiweiß-Einheiten. Die eine Einheit bindet sich mit hoher Affinität an die präsynaptische Membran des motorischen Nervenendes und vermittelt den Durchtritt des Proteins ($M_r \cong 150000$ Da) durch das Plasmalemm. Die zweite Einheit hat Protease-Aktivität und inaktiviert die Proteine, die zur Freisetzung der Acetylcholin-haltigen Vesikel notwendig sind. Damit wird die Übertragung des Nervenimpulses auf die Skelettmuskelfaser unmöglich, der Muskel ist gelähmt.

Vergiftungen treten auf, wenn „verdorbene Nahrungsmittel" gegessen werden. Die enterale Resorption des

---

[5] Schlangengift-Immunserum Behring, gegen sämtliche europäische und mediterrane Schlangengifte wirksam

Giftstoffes ist zwar gering, aber unglaublich kleine Mengen rufen bereits eine Lähmung der Skelettmuskulatur hervor (letale Dosis bei der Maus 10^{-12} g!). Das Botulinus-Toxin ist eine der giftigsten Substanzen. Die Schädigung der einzelnen Synapsen ist irreversibel, die Erholung dauert lange, da erst neue Nervenenden auswachsen und Kontakt zur Skelettmuskel-Faser aufnehmen müssen. Bei einer totalen Lähmung müssen die Patienten natürlich künstlich beatmet und eine Intensivpflege vorgenommen werden. Ein Botulinus-Antitoxin ist nur wirksam, solange der Giftstoff noch nicht in die Motornerven eingedrungen ist.

Es sei angemerkt, dass *Botulinus-Toxin als Arzneimittel* Anwendung findet. Es wird lokal in eine Muskelgruppe injiziert, um einen sonst unbehandelbaren, quälenden Muskelspasmus zu durchbrechen (z. B. einen Blepharospasmus). Beim Vorliegen einer quälenden Hyperhidrosis in der Achselhöhle kann durch eine intradermale Injektion von Botulinus-Toxin die cholinerge Innervation der Schweißdrüsen ausgeschaltet werden. Die Reinnervation durch den Sympathikus dauert Monate.

Es sei ferner die Vermutung vermerkt, dass im Rahmen einer Kriegsführung mit *biologischen Waffen,* wie sie auf unserer Welt vorkommt oder geplant wird, dem Botulinus-Toxin eine besondere Bedeutung zukommt. Es kann als Aerosol angewandt werden und ein Gegengift ist nicht verfügbar.

Ein verwandter Keim, nämlich *Clostridium tetani* gibt einen ähnlich gebauten Giftstoff, das **Tetanus-Toxin** ab, der ebenfalls in periphere Nervenenden eindringt und dann bis in das Rückenmark aufsteigt. Dort verlässt er das Motoneuron, gelangt in hemmende Interneurone und verhindert an deren präsynaptischen Enden die Exozytose Glycin-haltiger Vesikel. Glycin, ein inhibitorischer Transmitter, dämpft Erregungsübertragungen auf Motoneurone. Das „makroskopische Ergebnis" einer Tetanus-Toxin-Vergiftung sind tetanische Krämpfe verschiedenen Ausmaßes. Das Vergiftungsbild entspricht dem einer Strychnin-Intoxikation: Tetanus-Toxin verhindert die Freisetzung von Glycin, Strychnin ist ein Antagonist am Glycin-Rezeptor.

Pilzgifte (Mykotoxine)

Die häufigste Pilzvergiftung kommt durch Genuss des **Knollenblätterpilzes**, Amanita phalloides, zustande, der mit dem Champignon verwechselt werden kann. Der Pilz enthält zwei Gruppen von Giften: Bei den Amatoxinen handelt es sich um zyklische Oktapeptide, bei den Phallotoxinen um bizyklische Heptapeptide. Bei leichten und mittelschweren Vergiftungen wird das Symptomenbild von den Amatoxinen (z. B. α-Amanitin) bestimmt. Nur bei massiven Intoxikationen treten die Wirkungen der Phallotoxine in den Vordergrund. Die Gifte werden weitgehend von der Leber abgefangen, so dass sich die Vergiftung an der Leber abspielt. Nur bei schweren Verläufen werden auch andere Organe in Mitleidenschaft gezogen.

Wirkungsmechanismus. Die Hauptwirkung des α-Amanitin beruht auf einer spezifischen Hemmung einer DNA-abhängigen RNA-Polymerase. Die symptomfreie Latenz der Vergiftungen steht mit diesem Wirkungsmechanismus in Übereinstimmung. Histologisch lassen sich jedoch bereits 1–2 Stunden nach der Aufnahme Veränderungen im Bereich der Leberzellkerne nachweisen. Die kurze Zeit nach der Pilzaufnahme beobachteten gastrointestinalen Vergiftungssymptome beruhen wahrscheinlich auf der lokalen Wirkung des Phalloidin.

Symptome. Nach einer Latenzzeit von 10–20 Stunden treten starke **Durchfälle** und **Koliken** auf. Degenerative Veränderungen der Herzmuskelzellen können zu akutem Herzversagen führen. In den folgenden Tagen entstehen ein Ikterus bzw. eine akute gelbe Leberatrophie und eventuell auch ein akutes Nierenversagen. Auch zentrale Erscheinungen, Krämpfe, Lähmungen, Atemlähmung können vorkommen.

Therapie. Bisher ist keine abgesicherte und erprobte spezifische Therapie der Knollenblätterpilzvergiftung bekannt. Eine frühzeitige Hämodialyse und Austauschtransfusionen scheinen möglicherweise den Vergiftungsverlauf günstig zu beeinflussen. Besser scheint sich noch eine Hämoperfusion über Aktivkohle auszuwirken. Ebenfalls trägt eine forcierte Diurese zur Elimination des Giftes bei. Das Gift wird jedoch schnell vom Plasmaeiweiß und von den Zellen gebunden. Außerdem versucht man mit den üblichen Mitteln, wie Glucose-Infusionen und Cholin, die toxische Leberschädigung zu mildern. Auch soll ein Inhaltsstoff aus der Mariendistel (Carduus Mariae), das Silibinin, einen günstigen Einfluss auf die Vergiftung nehmen. Ähnlich unsicher ist die Wirkung hoher Penicillin-G-Dosen zur Behandlung der Amanita-Vergiftung. Günstige Wirkungen werden der Zufuhr hoher Dosen von N-Acetyl-cystein nachgesagt (*Fluimucil*®-Antidot, 5,0 g/25 ml Inj.-Flasche).

Die Vergiftungen mit der **Frühjahrslorchel** (Gyromitra esculenta) sind im Wesentlichen auf das Gyromitrin (*N*-Formyl-*N*-Methylacetaldehyd-hydrazon) zurückzuführen. Das Vergiftungsbild entspricht den bei der Knollenblätterpilzvergiftung beobachteten Symptomen. Die Symptome nach Aufnahme von **Satanspilz** (Boletus satanas), **Giftreizker** (Lactarius torminosus) und **Speiteufel** (Russula emetica) entsprechen den oben aufgezählten, die Leber wird jedoch nicht in dem Maße geschädigt wie nach Amanita-phalloides-Verzehr. Aus dem **Knotentintling** (Coprinus atramentarius) konnte eine als Coprin (*N*-[1-Hydroxy-cyclopropyl])-L-glutamin) bezeichnete Verbindung isoliert werden. Coprin hemmt die Aldehyd-Dehydrogenase. In Verbindung mit Alkohol-Genuss kann diese Substanz, die für sich allein ungiftig ist, ein „Disulfiram-Syndrom" (S. 524) hervorrufen.

Der **Fliegenpilz**, Amanita muscaria, erzeugt zwar auf Muscarin (S. 73) beruhende cholinerge Reizerscheinungen wie Nausea, Erbrechen und Schwitzen. Vor allem kommt es aber zu rauschartigen Erregungszuständen, die nicht auf das Muscarin zurückgehen, sondern auf psychotrop wirkende 3-Hydroxy-1,2-oxazol-Derivate (wie Muscimol und Ibotensäure, die über den Rezeptor für γ-Aminobuttersäure wirken sollen). Da diese Symptome eher atropinartig sind, ist Atropin als Antidot gegen die muscarinbedingten Symptome in diesem Fall nicht zu gebrauchen. Die Therapie beschränkt sich auf eine zentrale Sedierung. Die Vergiftung mit dem **Ziegelroten Risspilz** (Inocybe lateraria) beruht auf dem hohen Muscarin-Gehalt.

Auch können Pilze, die als essbar oder nach dem Abkochen als genießbar gelten, in seltenen Fällen zu Vergiftungen führen. So ist ein wahrscheinlich auf immunologischer Basis abgelaufener tödlicher Vergiftungsfall nach Genuss des **Kahlen Kremplings** (Praxislus involutus) bekannt geworden.

Weitere Mykotoxine sind die Secale-Alkaloide (S. 106) und das karzinogen wirkende Aflatoxin (S. 542).

26.13 Gifte höherer Pflanzen

Coniin

Der gefleckte **Schierling** (Conium maculatum) enthält ein Piperidin-Alkaloid, das Coniin. Extrakte aus der Pflanze wurden früher als Therapeutika gegen verschiedene Erkrankungen benutzt. Wegen der Nebenwirkungen und der unsicheren Dosierbarkeit ist die Anwendung in der modernen Medizin verlassen worden. Lediglich in der Homöopathie werden noch Verdünnungen ab D4 gegen ein buntes Gemisch von Erkrankungen angewendet. Geschichtlich bekannt geworden ist die Giftpflanze Schierling durch die Hinrichtung von Sokrates (399 v. Chr.) mittels eines Schierlingstrunks. Die chemische Struktur legt nahe, dass Coniin eine Affinität zu Acetylcholin-Rezeptoren besitzt. Dies würde eine Reihe der uncharakteristischen Vergiftungssymptome (Übelkeit, Erbrechen, Diarrhöen) und das entscheidende Merkmal erklären: die aufsteigende Lähmung der Skelettmuskulatur.

Spartein

Im **Besenginster** (Cytisus scoparius) und in der **gelben Lupine** (Lupinus luteus) ist das Alkaloid Spartein enthalten. Die Substanz fand früher Anwendung zur Behandlung von Herzrhythmusstörungen, auch heute ist noch ein Extrakt aus Besenginster im Handel (laut Roter Liste 2005 *Spartiol*®, Indikation: funktionelle Herz- und Kreislaufbeschwerden). Spartein wirkt etwa so wie Chinidin, es blockiert Na-Kanäle und vermindert die K-Permeabilität. Je nach aufgenommener Menge bestimmen uncharakteristische Symptome das Vergiftungsbild bis nach höheren Dosen eine Schwäche der Muskulatur auftritt, die zur peripheren Atemlähmung führt.

In der modernen Medizin wird bei pharmakogenetischen Untersuchungen eine Kombination von Spartein und Debrisoquin zur Prüfung der Aktivität des Cytochrom-P450 – 2D6-Systems benutzt.

Cytisin

Dieses Alkaloid aus dem **Goldregen** (Laburnum anagyroides) ist vergleichsweise recht giftig. Es ist in allen Teilen der Pflanze, aber in besonders hoher Konzentration in den Samen enthalten. Diese werden von Kindern gegessen, was häufiger vorkommt. 3 – 4 Schoten (entsprechen etwa 20 Samen) können tödlich sein. Das Vergiftungsbild gleicht weitgehend der Symptomatik einer Nicotinintoxikation. Jedoch scheint das ZNS stärker betroffen zu sein. Neben allen möglichen vegetativen Symptomen bedroht vor allem eine periphere und eine zentrale Atemlähmung das Überleben der Vergiftung. Prophylaktischer Ratschlag: Keine der so schön blühenden Goldregen-Ziersträucher in der Nachbarschaft von Kinderspielplätzen anpflanzen.

Coniin

Spartein

Cytisin

Pyrrolizidin-Alkaloide

Derivate der chemischen Grundstruktur (s. Formel) sind in einer großen Reihe von Pflanzen-Genera enthalten (z. B. Crotalaria, Senecio). Zu den Senecio-Arten gehört unser **gemeines Kreuzkraut** (Senecio vulgaris), das Bestandteil von naturheilkundlichen Tees sein kann. Ferner sind Pyrrolizidin-Alkaloide im **Beinwurz** (Symphytum officinale) und im **Borretsch** (Borago officinale) vorhanden, die wie der Name schon sagt, medizinisch verwendet wurden.

Die Senecio-Alkaloide rufen bei chronischer Zufuhr eine charakteristische Schädigung der Leber hervor: Das Lumen der Leberläppchen-Venen schrumpft und schließlich obliterieren die Gefäße völlig. Das resultierende Krankheitsbild wird als Endophlebitis obliterans (Budd-Chiari-Syndrom) bezeichnet. Die Vergiftung kann in eine Zirrhose übergehen. In der Lunge spielt sich ein ähnlicher Prozess an den Gefäßen ab; es tritt eine pulmonale Hypertonie auf.

In manchen Weltgegenden spielt die Vergiftung durch „Natur-Tee" noch immer eine Rolle, obwohl der schädigende Zusammenhang medizinisch geklärt ist. Auch die Deutsche Homöopathische Union empfiehlt weiterhin Senecio aureus (Verreibung D1, Amp. D4) gegen Amenorrhöe, Dysmenorrhöe, Prostatahypertrophie, Reizblase).

Pyrrolizidin-Alkaloide

Ricin

Ricin ist ein Gift aus den Samen von **Ricinus communis** (Wunderbaum, Christuspalme, auch Quelle des Rizinusöls, s. S. 226). Die Pflanze ist in den Subtropen beheimatet. Ricin ist ein Peptid, das aus zwei Ketten besteht (Molekulargewicht je 32000 und 34000), die durch zwei Sulfidbrücken verbunden sind. Die B-Kette (haptomer) verankert das Ricin-Molekül an der Zelloberfläche und ermöglicht die Aufnahme der A-Kette in die Zelle. Die A-Kette (effektomerer Bestandteil) spaltet aus der ribosomalen RNA einen Adeninrest ab und inaktiviert damit die Protein-Synthese.

Die Samen enthalten in 1,0 g etwa 1 mg reines Toxin. Ricin ist außerordentlich giftig, denn 1 μg/kg sind bei verschiedenen Tierspezies bereits tödlich. Der Mensch scheint ähnlich empfindlich zu sein. Ricin ist – oral aufgenommen – wirksam, da es von den proteolytischen Enzymen des Intestinaltraktes nicht abgebaut werden kann.

Die Symptome der Ricin-Vergiftung treten mit einer Latenz auf: Gastroenteritis mit Nekrosen, Diarrhöen. Bei Vergiftungen, die einige Tage überlebt werden, treten zusätzlich Leber- und Nierenschäden auf. Da eine spezifische Therapie nicht bekannt ist, beschränkt sich die Behandlung notgedrungen auf symptomatische Maßnahmen.

„Taxoide"

Eiben sind immergrüne Nadelbäume, die eine Reihe giftiger Stoffe enthalten. Die europäische Art (Taxus baccata) wächst wild und ist als Gartengewächs kultiviert. Aus der pazifischen Eibe (Taxus brevifolia) wurden zytostatisch wirksame Substanzen gewonnen, z.B. Paclitaxel (Formel S. 426). Auch aus der europäischen Eibe (Taxus baccata) lässt sich eine Reihe von Giftstoffen isolieren, so einige Alkaloide (Taxine), Glykoside (Taxicantin, Taxiphyllin), ferner Flavone. Die Giftstoffe sind im Holz, der Rinde, den Nadeln und den Samen vorhanden, nicht dagegen im rot leuchtenden Fruchtfleisch.

Das Vergiftungsbild ist – wohl aufgrund der Beteiligung vieler Gifte – uncharakteristisch und entwickelt sich recht schnell: Tachykardie, später Bradykardie, Erbrechen, Leibschmerzen, trockener Mund, weite Pupillen, schließlich Krämpfe, Atemlähmung. Die Behandlung muss sich auf symptomatische Maßnahmen beschränken. Die toxische Wirkung der Eiben-Gifte ist wohl vorwiegend darauf zurückzuführen, dass sich diese Substanzen an die Mikrotubuli der Zellen heften und deren Funktion unterbinden: Mitose-Gift, Aufhebung der Zellbeweglichkeit. Als Phytotherapeutikum wird die Eibe nicht mehr verwendet. Es ist interessant, dass Eiben-Zubereitung im Altertum als Pfeilgifte benutzt worden sind.

Eine „Eibenvergiftung" kommt beim Weidevieh vor, wenn Rinder, Schafe oder Pferde Zweige von Eiben fressen. Daher sollten Viehhalter dafür Sorge tragen, dass keine Eiben in Reichweite ihres Viehs wachsen.

26.14 Toxische Effekte von Kontrastmitteln

26.14.1 Röntgen-Kontrastmittel

Bariumsulfat

Für die röntgenologische Darstellung des **Magen-Darm-Kanals** wird Barium sulfuricum (Ba-sulfat) verwendet. Vergiftungen kommen mit dieser völlig unlöslichen Verbindung nicht vor, allerdings können Instillationen in die Bauchhöhle (akzidentell oder bei Perforation) langwierige Peritonitiden erzeugen. Verwechslungen mit löslichen Barium-Salzen haben schwere Vergiftungen ergeben, da Barium-Ionen zu Spasmen der gesamten glatten Muskulatur und zu Schädigungen der Herzfunktion führen.

Organische Iod-Verbindungen

Für die Kontrastdarstellung **aller anderen Hohlräume** des Körpers werden organische Verbindungen gebraucht, in denen viele Iod-Atome enthalten sind (Abb. 26.10), um mit möglichst niedrigen Konzentrationen einen optimalen Kontrast zu erzielen.

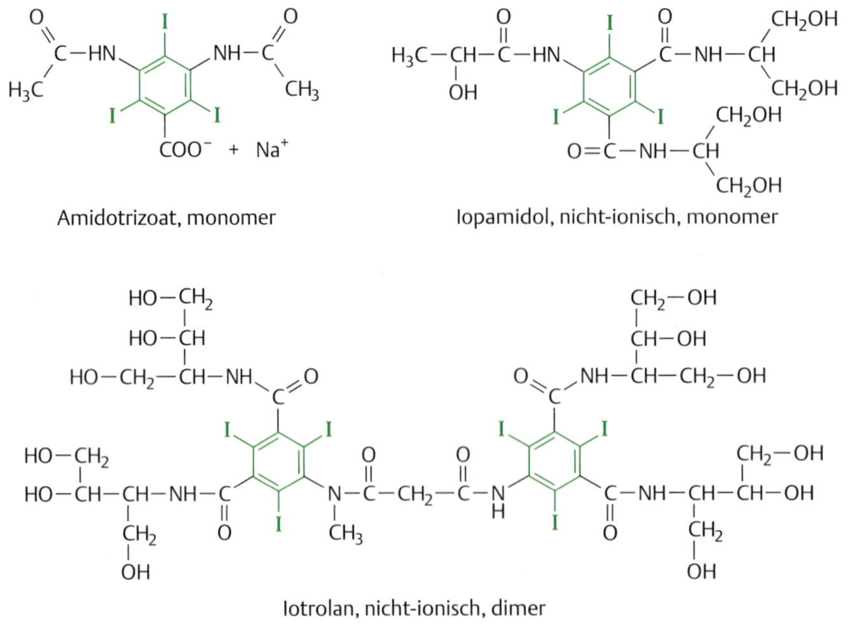

Abb. 26.**10** **Röntgenkontrastmittel.**

Amidotrizoat, monomer

Iopamidol, nicht-ionisch, monomer

Iotrolan, nicht-ionisch, dimer

Röntgen-Kontrastmittel: Auswahl aus über 20 Substanzen

Freiname	Handelsname	Eigenschaft
Amidotrizoat	Gastrografin® u. a.	ionisch, monomer
Iopamidol	Solutrast®, G	nicht ionisch, monomer
Iotrolan	Isovist®	nicht ionisch, dimer

Einteilung nach der Osmolarität

Dimere Verbindungen. Eine Möglichkeit, den osmotischen Druck bei gegebener Kontrastgebung zu vermindern, besteht darin, statt monomerer Verbindungen dimere Formen zu verwenden (z. B. Iotrolan).

Nicht-ionische Kontrastmittel. Eine andere Möglichkeit besteht in der Verwendung nicht-ionischer Verbindungen, da bei diesen im Gegensatz zu den ionischen Kontrastmitteln kein osmotisch wirksames Gegenion vorhanden ist (z. B. Iopamidol). Die nicht ionischen Verbindungen sind neuere Entwicklungen und sind besser verträglich. Aber auch sie müssen noch in Konzentrationen angewandt werden, die bezogen auf das Blut hyperosmolar sind (etwa 600 mosmol/l).

Daher bedeutet die Entwicklung von **nicht ionischen und zugleich dimeren Verbindungen** (z. B. Iotrolan, Iodixolan) einen weiteren Fortschritt in osmotischer Hinsicht, wobei aber auch hier auf die z. T. sehr schweren Nebenwirkungen verwiesen werden muss (s. u.). Diese Substanzen werden entweder direkt in die Hohlräume (Myelo- und Ventrikulographie, Bronchographie, Hysterosalpingographie, Darstellung von Fisteln und Nebenhöhlen, Urethrographie, retrograde Pyelographie) oder in Gefäße (Angiographie, Lymphographie) injiziert. Zur Ausscheidungsurographie oder zur Cholezystangiographie bzw. Cholezystographie werden die Kontrastmittel intravenös bzw. oral zugeführt.

Einteilung nach physikochemischen Eigenschaften

Die Röntgenkontrastmittel können auch nach ihren physikochemischen Eigenschaften unterteilt werden in
- Verbindungen mit *hydrophilem Charakter*, die *lokal anwendbar* sind, weil sie am Ort der Applikation längere Zeit liegen bleiben, und
- Substanzen mit *hydrophoben Eigenschaften*, die sich *systemisch verteilen*.

Hydrophile Substanzen. Sie dienen zur direkten Darstellung von Körperhöhlen wie bei der Myelographie, Ventrikulographie, Arthrographie, Bronchographie. Ihre Resorption aus den entsprechenden Hohlräumen geht sehr langsam vor sich, so dass systemisch nur vernachlässigbare Konzentrationen auftreten. Beispiele sind: Iodierte Stearinsäureethylester, das Dimethylglucamin-Salz der Iocarminsäure und die beiden nicht-ionischen Substanzen Ioversol und Iopamidol zu Myelographie, Urographie, Angiographie sowie Diiodpyridon bzw. Abkömmlinge zur Bronchographie.

Auf der anderen Seite werden bei intravenöser Zufuhr hydrophile iodierte *m*-Aminobenzoesäure-Derivate, die wenig plasmaeiweißgebunden sind (z. B. Natriumsalz und Megluminat der Amidotrizoesäure), schnell renal ausgeschieden und eigenen sich daher zur Darstellung des Nierenbeckens und der abgeleitenden Harnwege.

Bei oraler Zufuhr werden dieselben Substanzen schlecht resorbiert und können zur Darstellung des Ösophagus und des Magen-Darm-Traktes verwendet werden.

Hydrophobe Verbindungen. Wird dagegen oral oder intravenös eine hydrophobe Verbindung appliziert, erfolgt ihre Ausscheidung vornehmlich durch die Leber, so dass eine Kontrastdarstellung der ableitenden Gallenwege ermöglicht wird, z. B. durch Na-Iopodat per os oder Ioglycaminsäure intravenös.

▶ Nebenwirkungen

Allergische und anaphylaktische Reaktionen. Obgleich diese Mittel in den angewendeten Dosen nicht direkt toxisch sind (es ist jedoch bei kardialer Anwendung auf eine negative Inotropie zu achten), muss doch nach intravenöser Zufuhr mit allergischen und sogar anaphylaktischen Reaktionen mehr oder minder schweren Grades gerechnet werden. Nach Gabe von Kontrastmittel steigt der Histamingehalt im Plasma für mehrere Minuten an. Auch eine Aktivierung des Kallikrein-Kinin-Systems lässt sich nachweisen. Die allergischen Erscheinungen äußern sich als Urtikaria, Lid- und Glottisödem, Übelkeit, Brech-, Nies- und Hustenreiz, Asthma bronchiale, Kreislaufkollaps.

Die Häufigkeit von unerwünschten Reaktionen wird folgendermaßen eingeschätzt: Leichte bis mittelschwere Reaktionen kommen in ca. 10% der Fälle vor, schwere Zwischenfälle treten bei 1 von 1000 bis 14000 Untersuchungen auf und über Todesfälle wird in einer sehr wechselnden Häufigkeit berichtet. Diese Werte gelten für ionische Kontrastmittel, die neueren nicht ionischen Verbindungen schneiden besser ab. Allerdings sind auch bei Iotrolan und Iodixanol Überempfindlichkeitsreaktionen aufgetreten, die in ihrer Schwere bis hin zum allergischen Schock reichen.

Absolut notwendig ist die Bereitschaft zu einer Schocktherapie **schon vor Beginn** *der diagnostischen Maßnahmen.* Eine prophylaktische Prüfung der Empfindlichkeit durch Testdosen ist nicht zu empfehlen, da auch diese schon einen schweren Schock auslösen können.

Kontraindiziert sind diese Mittel bei allgemeiner Neigung zu allergischen Reaktionen und bei Iod-Überempfindlichkeit. Wenn trotzdem bei einem so vorbelasteten Patienten ein Röntgenkontrastmittel gegeben werden muss, bewährt sich folgende **Vorbehandlung**: Gabe eines Glucocorticoids, z. B. Prednisolon 3 Tage lang 24 mg/d, und eines H_1-Antihistaminikums, dann 2 Stunden vor der Applikation des Kontrastmittels Prednisolon 80 mg intravenös und zusätzlich noch ein H_2-Antagonist.

Zur **Therapie der allergischen Erscheinungen** sind die auch sonst bei allergischen Reaktionen üblichen Substanzen anzuwenden, z. B. Antihistaminika, vor allem große Dosen von Prednisolon intravenös, bei Asthma bronchiale und anaphylaktischem Schock auch Theophyllin und Adrenalin-Dauerinfusionen.

Lokale Schädigung des untersuchten Organs. Neben dem allergischen Geschehen spielt für die Toxizität der Kontrastmittel noch ein anderer Mechanismus eine entscheidende Rolle. Zur Angiographie jeglicher Lokalisation werden hochprozentige, stark hypertone und viskose

Kontrastmittel-Lösungen benötigt. Da sie aus technischen Gründen schnell injiziert werden müssen, ist die Durchblutung des betreffenden Organs durch eine zähe Flüssigkeitssäule behindert. Hinzu kommt noch, dass durch den überhöhten osmotischen Druck den Zellen der Gefäßwand Wasser entzogen wird, was der Funktionsfähigkeit sicherlich abträglich ist. Je stärker das zu untersuchende Organ vorgeschädigt ist, umso häufiger und schwerer werden die Folgen des diagnostischen Eingriffs sein.

Ernste oder tödliche Zwischenfälle können bei Angiographien des Herzens (Infarkte und Kammerflimmern) oder des Gehirns auftreten. Bei komplikationslos verlaufender Koronarangiographie mit einem bestimmten Kontrastmittel konnte beobachtet werden, dass die Kontraktionskraft des Herzmuskels vorübergehend durchschnittlich um 30% absank. Nach komplikationsloser Kontrastdarstellung der Nieren kann bei den meisten Patienten eine vorübergehende Proteinurie und ein Ansteigen der Serumkreatinin-Konzentration festgestellt werden. Bei einer Kontrastdarstellung der Nieren soll eine Vorbehandlung mit Acetylcystein die Nierenschädigung mehr oder weniger verhindern. Als Folge dieser Annahme wurde die einzig sichere Vorbereitung des Patienten durch reichliche Wasser- und Kochsalzzufuhr vernachlässigt. Die Folge war, dass etliche Patienten wegen der auftretenden Nierenschädigung einer Dialyse-Behandlung zugeführt werden mussten. Bei Myelographien ist mit dem Auftreten neurologischer Komplikationen zu rechnen: Kopfschmerzen, Erbrechen, Verwirrtheits- und Erregungszustände, deren Prognose aber günstig ist.

Intoxikationssymptome nach intravasaler Anwendung. Vonseiten des Herzens können Arrhythmien, muskuläre Insuffizienz, Infarkte auftreten; von Seiten des Kreislaufs eine Gefäßdilatation mit Blutdruckabfall und pulmonaler Hypertension, Gerinnungsstörungen; von Seiten des Gehirns apoplektiforme Zustände, Krämpfe, Koma und schließlich schwere Störungen der Nieren-, Leber- und Magen-Darm-Funktion.

Mit den Kontrastmitteln wird dem Patienten eine große Menge fest gebundenen Iods zugeführt. Im Organismus kann dann aber ein kleiner Teil freigesetzt werden. Dieses freie Iod führt bei disponierten Patienten zur Hyperthyreose. Im Übrigen ist die Schilddrüsendiagnostik noch viele Monate nach Anwendung iodhaltiger Kontrastmittel gestört.

Risiko bei systemischen Erkrankungen. Nicht nur Erkrankungen oder eine Vorschädigung des zu untersuchenden Organs, sondern auch systemische Erkrankungen können das Risiko einer Untersuchung mit Röntgenkontrastmitteln erhöhen. So sind Todesfälle nach Routineanwendung von Kontrastmitteln bei einer Paraproteinämie (Morbus Waldenström) und bei einer Polyarteriitis nodosa berichtet worden. Die auf das Kontrastmittel selbst (nicht auf andere Komplikationen wie z. B. Luftembolie oder mechanische Verletzungen bei der Koronarangiographie) zurückzuführenden tödlichen Zwischenfälle werden mit einer Häufigkeit von 1:10000 bis 1:40000 angegeben.

26.14.2 Magnetresonanz-Kontrastmittel

Allen Kontrastmitteln für die Magnetresonanztomographie ist gemeinsam, dass sie **paramagnetische** Elemente organisch gebunden enthalten; es sind dies bisher Gadolinium, Eisen und Mangan.

Gadoliniumhaltige Kontrastmittel

Gadopentetsäure *(Magnevist®)* dient zur Kontrastgebung bei der kranialen und spinalen Magnet-Resonanz-Tomographie (MRT). Bei oraler Zufuhr ist sie auch zur resonanztomographischen Darstellung und Abgrenzung des Verdauungstraktes anwendbar. Das paramagnetische Gadolinium liegt in Form eines Chelates vor, das als Dimegluminsalz intravenös zugeführt wird. Neben eher uncharakteristischen Erscheinungen kann als seltene Nebenwirkung auch eine anaphylaktische Reaktion auftreten, evtl. auch Krampfanfälle. Für die zentrale Diagnostik ist ebenfalls eine neuere Gadolinium-Verbindung, das Gadobutrol *(Gadovist®)* geeignet.

Gadopentetsäure

Gadobutrol

Gadobensäure ist ebenfalls ein paramagnetisches Kontrastmittel, das in der Leber zur Erkennung fokaler Läsionen bei Patienten mit bekanntem oder vermutetem Leberkarzinom oder Metastasen im Gehirn oder Rückenmark eingesetzt wird. **Gadotersäure, Gadoteridol** und **Gadodiamid** sind weitere gadoliniumhaltige MRT-Kontrastmittel. Letzteres wird besonders zur Darstellung von Strukturen oder Tumoren des ZNS, Kopf- und Halstumoren und des Bewegungsapparates benutzt.

Eisen- oder manganhaltige Kontrastmittel

Superparamagnetische Eisenoxid-Nanopartikel und **Ferocarbotran** werden in Lebertumoren angereichert, die so für das MRT besser sichtbar werden. Siliconisiertes paramagnetisches Eisen(II,III)oxid dient nach oraler Gabe der Markierung des Magen-Darm-Traktes. **Mangafo-**

dipir ist manganhaltig, es dient zur Leber- und Pankreasdiagnostik.

Magnetresonanz-Kontrastmittel

Gadobensäure	*Multihance®*	Gadotersäure	*Dotarem®*
Gadoteridol	*Prohance®*	Gadodiamid	*Omniscan®*
Gadopentetsäure	*Magnevist®*	Gadobutrol	*Gadovist®*
Fe-Oxid Nanopartikel	*Endorem®*	Ferucarbotran	*Resovist®*
Fe(II,III) siliconisiert	*Lumirem®*	Mangafodipir	*Teslacan®*

26.14.3 Echokardiographie-Kontrastmittel

Diese Kontrastmittel erzeugen eine Ultraschallrückstreuung durch die Einbringung kleiner Partikel mit einer großen Oberfläche, in der Regel Luftbläschen geringer Größe, die beim Auflösen von Galaktose oder Albumin entstehen, die in der Blutbahn keine Behinderungen erzeugen Es sind hier zu nennen Kontrastmittel auf Albuminbasis (Perflutren =*Optison®*), oder auf Galaktosebasis (*Echovist®*, *Levovist®* mit Palmitinsäurestabilierung). Diese Kontrastmittel werden kurz vor der Anwendung durch heftiges Schütteln aufgelöst, wodurch die Bläschen definierter Größe entstehen (wie genau, ist Herstellergeheimnis). Die Suspensionen werden dann intravenös appliziert und verstärken den Ultraschallkontrast in den Herzhöhlen (auch der linken Kammer, da sie die Lungen unverändert passieren können), oder treten bei Shunt-Bildungen früher als normal an der falschen Stelle auf.

26.15 Karzinogene

Unter dem Begriff **Karzinogene** werden alle Substanzen zusammengefasst, die aus normalen Körperzellen entartete neoplastische Zellen erzeugen können. Ein Karzinogen entsteht häufig erst im Organismus aus einem zugeführten „Präkarzinogen" durch metabolische Umwandlung. Neben den karzinogenen Substanzen sind weitere Faktoren als Krebs erzeugend erkannt worden, wie z. B. ionisierende Strahlen und Viren.
Von den karzinogenen Verbindungen sind die Substanzen abzugrenzen, die mit dem Terminus **Kokarzinogene** beschrieben werden. Man versteht darunter alle Substanzen, die nur in Verbindung mit anderen zusammen – sei es gleichzeitig oder zeitlich hintereinander – eine neoplastische Entartung auszulösen vermögen.
Die große Bedeutung, die den Karzinogenen und Kokarzinogenen beizumessen ist, braucht nicht betont zu werden. Es ist bisher eine sehr große Zahl solcher Verbindungen bekannt geworden. Man findet sie sowohl unter den neugeschaffenen, synthetischen Substanzen als auch bei den Naturstoffen. Die Erforschung der Karzinogene wird durch die sehr unterschiedliche Empfindlichkeit verschiedener Organe und Spezies gegenüber Krebs erzeugenden Substanzen außerordentlich erschwert. Die Übertragbarkeit tierexperimenteller Befunde auf den Menschen ist auf diesem Gebiet der experimentellen Medizin schwieriger als in anderen Forschungsrichtungen.

Im vorliegenden Rahmen, nämlich einer kurzen Darstellung praktisch-toxikologischer Probleme, kann auf die chemische Krebserzeugung nicht ausführlich eingegangen werden. Es werden daher im Folgenden nur einige Hauptgruppen mit jeweils einigen Vertretern als Beispiel für Karzinogene genannt.

Alkylierende Substanzen. Einige Alkylrest übertragende Verbindungen sind bereits bei den Zytostatika (S. 419) besprochen, da sie aufgrund ihrer Eigenschaften in der Lage sind, in Tumorzellen die Nucleinsäuren chemisch zu verändern. Dieser Vorgang kann auch in normalen Zellen ablaufen. Die alkylierenden Substanzen wirken dann karzinogen, mutagen oder teratogen. Außer den schon genannten Zytostatika können auch Nitrosamin-Derivate und Lactone aufgrund ihrer alkylierenden Eigenschaften kanzerogene Wirkung besitzen.

Dimethylnitrosamin

N-Methyl-N-nitrosoharnstoff

Parasorbinsäure
(ein Lacton aus *Sorbus aucuparia*
[Eberesche, Vogelbeerbaum])

Da in Viehfuttermitteln nach Nitrit-Zusatz karzinogen wirksame Mengen von Dimethylnitrosamin entstehen können, muss mit der Möglichkeit gerechnet werden, dass in menschlichen Nahrungsmitteln, denen Nitrite zugesetzt werden, ähnliche Reaktionen stattfinden.

Polyzyklische Kohlenwasserstoffe und **aromatische Amine.** In diese Gruppen gehört eine große Anzahl sehr stark wirksamer Karzinogene. Man nimmt an, dass diese Substanzen, in Nucleinsäure-Stränge eingelagert, zu besonders reaktionsfähigen Epoxiden umgewandelt werden und dadurch eine Funktionsstörung auslösen. **Estrogenähnlich wirkende Stilbene** können nach langer Latenz Karzinome erzeugen.

Benzpyren

Dimethylamino<u>stilben</u>

Anorganische Substanzen. Zu den karzinogenen Vertretern gehören **Arsen**, **Chromate** und **Asbest**. Die im Organismus beständigen Asbeste (faserförmige Silikate) sind ein Beispiel für karzinogene Substanzen, die chemisch inert sind und deren karzinogene Wirkung lediglich von der geometrischen Form der Kristalle abhängt: Fasern länger als 5 µm und mit einem Durchmesser von weniger als 3 µm sind maximal schädlich.

Nach Einatmung von Asbest-Staub wird in der Lunge ein langdauernder phagozytotischer Prozess ausgelöst, der zu fibrotischen Veränderungen und schließlich mit einer Latenz von 10–20 Jahren zur Entstehung von **Mesotheliomen** der Pleura und zu **Bronchialkarzinomen** führen kann. Der zugrundeliegende Mechanismus ist nicht genau bekannt. Es sei hier aber daran erinnert, dass auch glatte inerte Oberflächen von Plättchen, die im Tierversuch subkutan implantiert werden, die Entstehung von Sarkomen auslösen. Es wird angenommen, dass in beiden Fällen die „Fremdkörper" ständig phagozytäre Zellen irritieren und diese zur Mediatoren-Freisetzung anregen, bis schließlich eine Entartung erfolgt.

Natürlich vorkommende Karzinogene. Auch natürlich vorkommende Substanzen können kanzerogen wirken. Als Beispiel seien genannt die Pyrrolizidin-Alkaloide aus Senecio-Arten, Gerbstoffe, Safrol (4-Allyl-1,2-methylendioxybenzol), Parasorbinsäure (allerdings in sehr hohen Mengen zugeführt) und Inhaltsstoffe aus Schimmelpilzen wie die Aflatoxine aus Aspergillus flavus.

Teratogene. Die meisten der oben genannten Karzinogene, aber auch Zytostatika (z. B. Antimetabolite) können die Embryonalentwicklung schädigen. Die Feten sterben ab oder weisen Missbildungen auf. Allerdings muss man auch damit rechnen, dass eine im Embryonalleben stattgehabte (eventuell einmalige) Exposition sich erst im späteren Leben dieses Individuums bemerkbar macht. Hier sei an das künstliche Estrogen Diethylstilbestrol erinnert. Nach Behandlung schwangerer Frauen mit dieser Substanz traten bei den Töchtern nach 15–20 Jahren vermehrt Karzinome der Vagina und der Zervix auf.

Anhang

Chemische Grundstrukturen ... *544*

Zeittafel ... *546*

Literatur ... *549*

Arzneimittel-Konvertierungsliste ... *550*

Sachverzeichnis ... *575*

Chemische Grundstrukturen

Die Strukturformeln von Arzneimitteln können für den Arzt einen großen Informationsgehalt besitzen. Sie sind jedoch kaum auf den Verpackungen von Arzneimitteln, den Beipackzetteln oder in Prospekten zu finden, dagegen werden im Allgemeinen chemische Deklarationen angegeben. Nun ist es jedoch für einen Mediziner meistens recht mühsam, die Deklarationen in eine Strukturformel umzusetzen. Um dies zu erleichtern, sind im Folgenden chemische Grundstrukturen zusammengestellt, die in Pharmaka vorkommen. Dabei wurde aus verständlichen Gründen keine Vollständigkeit angestrebt.

Alkyl-Reste

H_3C- Methyl-

H_3C-CH_2- Ethyl-

H_3C-CH-
     $|$
     CH_3 Isopropyl-

$H_3C-CH_2-CH_2-CH_2-$ Butyl-

        CH_3
        $|$
H_3C-C-
        $|$
        CH_3 tertiäres Butyl

$H_2C=CH-CH_2-$ Allyl-

Cyclopentyl-

Cyclohexyl-

1-Cyclohexenyl-

4-Piperidyl-

Piperazinyl-

Aryl-, Heteroaryl-Reste

Phenyl-

Benzyl-

Naphthyl-

Pyridyl-

Säure-Reste

$H_3C-\overset{\overset{O}{\|}}{C}\diagdown$ Acetyl-

$H_3C-CH_2-CH_2-\overset{\overset{O}{\|}}{C}\diagdown$ Butyryl-

$H_2N-\overset{\overset{O}{\|}}{C}\diagdown$ Carbaminoyl-

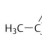

$\overset{OH}{\underset{OH}{O\leftarrow P-}}$ Phosphoryl-

Benzoyl-

Chemische Grundstrukturen

Ringsysteme

| Benzol | Phenol | Brenzkatechin (engl. catechol) | Anilin | Naphthalin | Anthracen | Phenanthren |

| Pyridin | Dihydropyridin | Pyrazin | Pyrimidin | Piperidin | Piperazin | Morpholin | Chinolin | Isochinolin |

| Acridin | Pyrazol | Imidazol | 1,3-Oxazol | 1,3-Thiazol | Thiadiazol |

| Indol | Purin | Pteridin | Phenothiazin | Thioxanthen |

| 10,11-Dihydro-dibenzo-cycloheptatrien | 10,11-Dihydro-dibenzo-azepin („Iminodibenzyl") | Benzo-1,4-diazepin | 1,2,4-Benzothiadiazin |

| Morphinan | Steran Cyclopentanoperhydro-phenanthren | Barbitursäure (Malonylharnstoff) | Hydantoin | β-D-Glucose | D-Glucuronsäure |

Arachidonsäure

6-Aminopenicillansäure Ausgangsprodukt für Penicilline

Progesteron, Ausgangsprodukt für Aldosteron, Cortisol, Testosteron und Estradiol im Körper

Zeittafel

13. Jahrhundert: Raymondus Lullius entdeckt das sogenannte süße Vitriol (**Äther**).
16. Jahrhundert: Theophrastus Bombastus von Hohenheim (Paracelsus) entdeckt das „süße Vitriol" von neuem.
1630 Bericht über die Anwendung der Chinarinde bei Malaria.
ca. 1650 L. Rivière führt Kalomel als Diuretikum in die Therapie ein.
1772 I. Priestly, Pfarrer und Chemiker, entdeckt **Stickoxydul**.
1785 W. Withering beschreibt die Wirkung von **Digitalis** auf das kranke Herz.
1800/1810 S. Hahnemann begründet die **Homöopathie**.
1800 H. Davy empfiehlt zur Aufhebung des Schmerzes Stickoxydul bei Operationen.
1804 F. W. A. Sertürner gelingt die Reindarstellung von **Morphin**.
1819 F. F. Runge entdeckt Chinin.
1820 J. F. Coindet führt das **Jod** in die Strumabehandlung ein und beschreibt 1821 die Jodthyreotoxikose.
1821 F. Magendie empfiehlt für **kontrollierte klinische Untersuchungen** Scheinmedikamente.
1830 Der Apotheker P. F. Touery demonstriert im Selbstversuch die entgiftende Wirkung von **Holzkohlepulver** nach Einnahme einer etwa 10fach tödlichen Dosis von Strychnin.
1842 C. W. Long unternimmt die erste **Operation in Äthernarkose**.
1844 H. Wells extrahiert den ersten Zahn schmerzlos während einer **Stickoxydulinhalation**.
1847 J. Y. Simpson führt die **Chloroformnarkose** für Geburten und Operationen ein.
1847 R. Buchheim gründet das **erste Institut für experimentelle Pharmakologie** in Dorpat.
1856 Claude Bernard und A. R. Kölliker entdecken die Wirkung von **Curare** auf die motorische Endplatte.
1857 T. L. Brunton behandelt Angina pectoris mit **Amylnitrit**.
1867 J. Lister führt Phenol in die antiseptische Wundbehandlung ein.
1869 B. Naunyn untersucht tierexperimentell **Chinin**.
1869 O. Liebreich führt **Chloralhydrat** als Schlafmittel ein.
1873 E. Klebs, B. Naunyn und O. Schmiedeberg gründen die **erste pharmakologische Fachzeitschrift**, das Archiv für experimentelle Pathologie und Pharmakologie.
1879 W. Murrel behandelt Angina pectoris mit **Nitroglycerin**.
1883 L. Knorr entdeckt **Phenazon** (Antipyrin®).
1884 G. Koller entdeckt die lokalanästhetische Wirkung von **Cocain**.
1885 L. Pasteur führt die **aktive Schutzimpfung** in die Tollwutbehandlung ein.
1889 J. N. Langley und W. L. Dickinson zeigen, dass **Nicotin** Ganglienzellen zuerst erregt, dann lähmt.
1890 E. Behring entdeckt das **spezifische Diphtherie- und Tetanusantitoxin**.
1890 E. Ritsert stellt Ethoform (**Benzocain**, Anästhesin®) her.
1898 F. Hofmann und E. A. Eichengrün synthetisieren **Acetylsalicylsäure** und führen sie in die Therapie ein.
1901 T. B. Aldrich und I. Takamine gelingt die Isolierung von kristallinem **Adrenalin**.
1903 E. Fischer und J. V. Mering veranlassen die Einführung von **Barbital** (Veronal®) in die Therapie.
1904 P. Ehrlich und K. Shiga begründen mit ihren Arbeiten die **Chemotherapie**.
1906 H. H. Dale beobachtet die starke Uteruswirksamkeit von Hypophysenhinterlappenextrakten und erkennt die α-Rezeptoren-blockierende Wirkung der **Secale-Alkaloide**.
1910 P. Ehrlich und S. Hata führen **Arsphenamin** (Salvarsan®) in die Syphilisbehandlung ein.
1913 P. Ehrlich führt **Acriflavin** (Trypaflavin®) als trypanozides Mittel in die Therapie ein.
1913 C. Funk prägt den Begriff „**Vitamine**".
1914 H. H. Dale erkennt die Bedeutung des **Acetylcholin** und unterscheidet dessen **Muscarin**- und **Nicotin**-artige Wirkung.
1914 K. F. Wenckebach weist auf die therapeutische Wirkung des **Chinin** bei Arrhythmia perpetua hin.
1915 I. Pohl stellt **N-Allylnorcodein** her, das die atmungslähmende Wirkung des Morphin aufhebt.
1916 W. Howell entdeckt **Heparin**.
1916 H. Hörlein entdeckt Phenobarbital (Luminal®) für die Therapie.
1917 O. Dressel, R. Kothe und W. Roehl entdecken die trypanozide Wirkung von **Suramin** (Germanin®).
1918 W. Frey führt **Chinidin** in die Therapie der Arrythmia perpetua ein.
1920 Gründung der **Deutschen Pharmakologischen Gesellschaft**.
1921 O. Loewi weist die **chemische Übertragung des Nervenreizes** auf das Erfolgsorgan nach.
1921 F. G. Banting, C. H. Best und I. B. Collip gelingt die Herstellung von **Insulin**.
1925/1926 K. F. Schmidt, F. Hildebrandt und O. Eichler veranlassen die Einführung von **Pentetrazol** (Cardiozal®) in die Therapie.
1926 O. Loewi und E. Navratil finden **Acetylcholin** nach Vagusreiz im Herzen.
1926 P. Mühlens u. Mitarb. finden als erstes synthetisches Mittel mit Wirkung gegen die Malaria des Menschen **Pamaquin** (Plasmochin®).
1927 F. Eichholtz führt die rektale Narkose mit **Tribromethanol** (Avertin®) ein.
1928 A. Fleming entdeckt **Penicillin**.
1928 A. Szent Györgyi isoliert die **Ascorbinsäure**.
1929–1934 A. Butenandt, E. A. Doisy, E. Laqueur und T. Reichstein isolieren zahlreiche **Steroidhormone**.
1932 F. Mietzsch und I. Klarer stellen als **erstes Sulfonamid** Sulfamidochrysoidin (Prontosil®) her.
1933 H. H. Dale unterteilt das autonome Nervensystem in einen **cholinergen und einen adrenergen Anteil**.
1933 H. Weese führt die Narkose mit **Hexobarbital** (Evipan®) ein.
1935 G. Domagk führt die **Sulfonamide** in die Therapie ein.
1938 H. H. Merritt und T. I. Putnam führen **Phenytoin** als Antiepileptikum in die Therapie ein.
1938 O. Eisleb und O. Schaumann führen **Pethidin** (Dolantin®) als erstes vollsynthetisches Opiat ein.
1939 P. Müller entdeckt die insektizide Wirkung von **Chlorphenothan (DDT)**.
1941 A. Fleming, E. P. Abraham, E. Chain, C. M. Fletscher und H. W. Florey ermöglichen durch ihre Arbeiten die Einführung von **Penicillin** in die Therapie.
1941 E. R. Hart stellt **N-Allylnormorphin** (**Nalorphin**®) her, das die atmungslähmende Wirkung des Morphin aufhebt.

1941 H. A. Campbell und K. P. Link identifizieren das bei Vieh nach Fütterung von verdorbenem Kleeheu zur Hemmung der Blutgerinnung führende Agens als **Cumarin-Derivat**.

1942 B. W. Halpern und unabhängig davon P. Stern beschreiben die **ersten Antihistaminika**.

1942 S. A. Waksman prägt den Begriff **Antibiotika**.

1943 H. Weese und G. Hecht entwickeln das erste **Plasmaersatzmittel**.

1944 S. A. Waksman und A. Schatz entdecken **Streptomycin**.

1945 B. A. Johnson u. Mitarb. entdecken **Bacitracin**.

1946 D. Bovet u. Mitarb. entwickeln das erste synthetische **Muskelrelaxans vom Curare-Typ**.

1946 I. Lehmann führt aufgrund der Beobachtungen von F. Bernheim die **p-Aminosalicylsäure** in die Tuberkulosetherapie ein.

1947 I. Ehrlich, A. R. Bartz, P. R. Burkholder, D. Gottlieb u. Mitarb. entdecken und isolieren **Chloramphenicol**.

1948 R. P. Ahlquist beschreibt die **α- und β-Rezeptoren** des adrenergen Systems.

1948 P. S. Hench und E. C. Kendall beschreiben die antirheumatische Wirkung von **Cortison**.

1948/1949 R. B. Barlow und H. R. Ing bzw. W. D. M. Paton und E. J. Zaimis entwickeln **Muskelrelaxantien** vom depolarisierenden Typ und ganglienblockierende Substanzen.

1949 J. F. J. Cade führt aufgrund tierexperimenteller Beobachtungen **Lithium** in die Therapie der Manie ein.

1950 A. C. Finlay entdeckt **Oxytetracyclin** (Terramycin®).

1951 H. Laborit und P. Huguenard führen **Chlorpromazin** zur Erzeugung einer Hypothermie bei Operationen ein.

1951 R. W. Berliner u. Mitarb. demonstrieren die Carboanhydrasewirkung von **Acetazolamid** (Diamox®) an der Niere.

1952 J. M. McGuire u. Mitarb. stellen **Erythromycin** dar.

1952 R. W. Wilkins führt **Reserpin** in die Therapie der Hypertonie ein.

1952 J. Delay und P. Deniker beschreiben die Wirkung von **Chlorpromazin** als Psychosedativum.

1953 F. Sanger u. Mitarb. ermitteln die chemische Konstitution von **Insulin**.

1953 F. H. Dost prägt den Begriff der **Pharmakokinetik**.

1954 E. Weber und N. S. Kline führen **Reserpin** in die Behandlung der Psychosen ein.

1955/1956 J. D. Achelis und K. Hardebeck sowie A. Bänder und J. Scholz berichten über die Einführung der **Sulfonylharnstoff-Derivate** in die Therapie zur Blutzuckersenkung.

1956 W. Kunz, H. Keller und H. Mückter führen **Thalidomid** (Contergan®) als Sedativum und Hypnotikum ein. Die durch diese Substanz erzeugten Polyneuritiden und vor allem die teratogene Wirkung führen zu einer weltweiten Überprüfung des Problems der Arzneimittelnebenwirkungen und der Neueinführung von Präparaten.

1956 G. Pincus und Mitarb. legen die Grundlagen für die Anwendung **hormonaler Kontrazeptiva**.

1957 C. M. Kagawa u. Mitarb. entdecken **Aldosteronantagonisten**.

1957 Aufgrund der von R. Charonnat, P. Lechat u. J. Chareton entdeckten antikonvulsiven und hypnotischen Wirkungen führen H. Laborit und R. Coirault **Chlormethiazol** in die Klinik ein.

1957 R. Kuhn entdeckt die thymoleptische Wirkung von **Imipramin**.

1957 F. C. Novello und J. M. Sprague führen als erstes Saluretikum der Benzothiadiazin-Gruppe **Chlorothiazid** ein.

1958 H. Arnold, F. Bourseaux und N. Brock beschreiben die antineoplastische Wirkung von **Cyclophosphamid** (Endoxan®)

1959 P. A. J. Janssen u. Mitarb. entwickeln mit **Haloperidol** das erste Neuroleptikum vom Butyrophenon-Typ.

1960 J. A. Oates, L. Gillespie, S. Udenfriend und A. Sjoerdsma berichten über die blutdrucksenkende Wirkung von **α-Methyl-Dopa**.

1960/1962 O. Hornykiewicz, H. Ehringer und W. Birkmayer weisen beim Parkinson-Syndrom einen Dopamin-Mangel im Zentralnervensystem nach und beschreiben die Wirkung von **L-Dopa**.

1963 R. W. Rundles u. Mitarb. führen **Allopurinol** in die Behandlung der Gicht ein.

1964 E. J. Ariëns u. Mitarb. veröffentlichen eine umfassende Darstellung einer **quantitativen Rezeptortheorie**.

1964 Erste Anwendung von **β-Blockern** zur Hypertonie-Behandlung durch Prichard u. Mitarb.

1968/1970 M. Bygdeman u. Mitarb., J. M. Beazly u. Mitarb., S. M. M. Karim u. Mitarb. zeigen die klinische Brauchbarkeit von **Prostaglandinen** zur Anregung von Wehen.

1969 M. Plempel, K. Bartmann, K. H. Büchel und E. Regel berichten über **Clotrimazol**, das erste Imidazol-Antimykotikum.

1968/71 A. Fleckenstein u. Mitarb. beschreiben die Wirkung der **Calcium-Antagonisten**.

1971 J. R. Vane u. Mitarb. zeigen die Bedeutung von Prostaglandinen bei der Schmerzauslösung und die Hemmung der Prostaglandin-Synthese als Ursache für die analgetische **Wirkung von Acetylsalicylsäure**.

1972 Das erste **H_2-Antihistaminikum** wird von J. Black beschrieben und in die Therapie eingeführt.

1976 A. Endo u. Mitarb. isolieren aus Pilzen die **ersten Statine**, M. S. Brown u. Mitarb. erkennen die hemmende Wirkung dieser Substanzen auf die HMG-CoA-Reduktase.

1976/78 **Praziquantel**, ein sehr wirksames Anthelminthikum wird gemeinsam von den Firmen Bayer, Leverkusen, und Merck, Darmstadt, entwickelt.

1977 D. W. Cushman, H. S. Cheung, E. F. Sabo und M. A. Ondetti entwickeln mit **Captopril** den ersten therapeutisch verwendbaren ACE-Hemmstoff.

1979 **Omeprazol**, ein Hemmstoff der Protonenpumpe der Belegzellen, wird von U. Junggren, S. E. Sjöstrand, P. Berntsson, A. Brändström und L. Olbe in der Firma Astra Hässle (Göteborg) entwickelt.

1982 Y. Furakawa u. Mitarb. synthetisieren die **ersten Angiotensin-II-Rezeptorantagonisten**.

1987 S. Moncada und Mitarbeiter weisen nach, dass die vom Endothel abgegebene vasodilatorische Substanz **Stickoxid** (NO) ist.

Liste der Forscher, die für die Entwicklung neuer Wirkstoffe oder Prinzipien mit dem Nobelpreis ausgezeichnet wurden

1901 E. von Behring führt die Therapie mit Antiseren gegen Diphtherie und Tetanus ein.

1923 E. G. Banting und J. J. R. MacLeod isolieren Insulin und behandeln damit Insulin-Mangelzustände.

1934 G. H. Whipple, G. R. Minot und W. P. Murphy gelingt die Behandlung der perniziösen Anämie.

1939 G. Domagk erkennt die chemotherapeutische Bedeutung der Sulfonamide.

1945 A. Fleming, E. B. Chain und H. W. Florey entdecken mit dem Penicillin das antibiotische Prinzip.

1957 D. Bovet beschreibt das erste H_1-Antihistaminikum.

1980 J. Black wird für die Entdeckung der ersten β-Blocker und Anti-Histaminika ausgezeichnet.

1982 J. R. Vane, S. Bergström und B. Samuelsson erkennen die Bedeutung der Eicosanoide für die Entzündung und die Schmerzauslösung.

1988 G. Elion, G. Hitchings und J. Black wurden für die Entwicklung von Antimetaboliten, Urikostatika, β-Blockern und H_2-Antihistaminika ausgezeichnet.

1994 A. G. Gilman und M. Rodbell werden für die Entdeckung der G-Proteine und ihrer Signalübertragung ausgezeichnet.

1998 R. F. Furchgott, L. J. Ignarro und F. Murad werden für die Entdeckung des Stickstoffmonoxids (NO) als zellulären Botenstoff ausgezeichnet. Die Beeinflussung dieses Mechanismus und die Entstehung von NO aus Pharmaka ist ein wichtiges Therapieprinzip.

2000 Der Pharmakologe Arvid Carlsson wird für seine Erkenntnisse über die Bedeutung des Dopamin für die Hirnfunktion ausgezeichnet.

2005 Die Australier Dr. R. Warren und Prof. B. Marshall erhalten den Nobelpreis für die Entdeckung des Bacterium *Helicobacter pilori* als Ursache vieler Entzündungen der Magen- und Duodenum-Schleimhaut.

Notizen zur Geschichte der Pharmakologie

Birmingham AT, Brown DA. Landmarks in Pharmacology. A selection of papers published in the British Journal of Pharmacology since its foundation 1946. Golden Jubilee. Brit. Pharmacological Soc. 1997.

Fulton, JF, Wilson LG. Selected readings in the History of Physiology. 2. Ed. Springfield: Thomas; 1966.

Holmstedt, B, Liljestrand G. Reading in Pharmacology. Oxford: Press; 1963.

Holmstedt, B, Efron DH. In: Ethnopharmacologic search for psychoactive drugs, ed. by Public Health Serv. Publ. No. 1645, S. 3. U.S. Dept. Health, Education and Welfare, Washington et al. D.C. 1967.

Jesskutz, B. Die Geschichte der Arzneimittelforschung. Bud Akadémiai Kiado; 1971.

Kuschinsky, G. The influence of Dorpat on the emergence of pharmacology as a distinct discipline. J. Hist. Med. allied Sci. 1968; 23: 258.

Lembeck, F, Giere W. Otto Loewi, Ein Lebensbild in Dokumenten. Berlin: Springer: 1968.

Lindner, J, Lüllmann H. Pharmakologische Institute und Biographien ihrer Leiter. Zeittafeln zur Geschichte der Pharmakologie im Deutschen Sprachraum von Anbeginn bis 1995. Aulendorf: Editio Cantor-Verlag: 1996.

Medawar, J, Pyke D. Hitlers Gift. Arcade Publishing, New York: 2001.

Philippu, A.: Geschichte und Wirken der pharmakologischen, klinisch-pharmakologischen und toxikologischen Institute im deutschsprachigen Raum. Berenkamp-Verlag, 2004.

Trendelenburg, U.: Verfolgte deutschsprachige Pharmakologen 1933–1945. Dr. Schrör-Verlag 2006.

Weinshilboum, RM. The therapeutic revolution. Clin. Pharmacol. and Ther. 1987; 42: 481–484.

The Excitement and Fascination of Science. A collection of autobiographical and philosophical essays. Annual Rev. Inc., Palo Alto 1965.

Literatur

Zur Vertiefung der Kenntnisse möchten wir auf folgende Werke aufmerksam machen:

Brunton L, Lazo J, Parker K (eds). Goodman + Gilman's The pharmacological Basis of Therapeutics. 11. Aufl. New York: McGraw-Hill, 2005.

Index Nominum, International Drug Directory, 18. Aufl. Swiss Pharmaceutical Society, 2004.

Sweetman S (ed). Martindale: The complete drug reference, 34. Aufl. London: Pharmaceutical Press, 2004.

Wehling M. Klinische Pharmakologie. Stuttgart: Georg Thieme Verlag, 2005.

Ausführliche Übersichten über den klinischen Wert von Arzneimitteln stellen den Inhalt der Zeitschrift **Drugs** dar. Kritische Kurzinformationen können aus dem **Arzneimittelbrief** entnommen werden. Ausgewogene Berichte und Stellungnahmen über die Arzneimitteltherapie finden sich in den Wochenzeitschriften **The Lancet** und **British Medical Journal** aus Großbritannien und **New England Journal of Medicine** aus den USA, die dem tätigen Arzt besonders zur Lektüre empfohlen werden. Praktische Ratschläge zur Anwendung von Medikamenten bieten die **Arzneiverordnungen** (21. Auflage), herausgegeben von der Arzneimittelkommission der Deutschen Ärzteschaft (Köln 2006). Über das Verordnungsverhalten der deutschen Ärzteschaft informiert jährlich „**Der Arzneiverordnungsreport**" (Herausgeber U. Schwabe u. D. Paffrath). Hier sei nochmals auf die Arzneimittelliste aus Großbritannien aufmerksam gemacht: „**British National Formulary**", herausgegeben von der „British Medical Association" und der „Royal Pharmaceutical Society of Great Britain" (London, erscheint halbjährlich).

Arzneimittel-Konvertierungs-Listen

Begrifflich muss zwischen **Wirkstoff** und **Arzneimittel** (Medikament) unterschieden werden.

Wirkstoffe tragen „**Internationale Freinamen**", die in wissenschaftlichen Publikationen und bei Erfahrungsaustausch zur Verständigung benutzt werden. Sie sind Industrie-unabhängig, weltweit anerkannt und bezeichnen eindeutig einen bestimmten Wirkstoff.

Handelsnamen von Arzneimitteln. Die pharmazeutische Firma, die einen neuen Wirkstoff in den Handel bringt, kann ihr Präparat mit einem Namen ihrer Wahl versehen. Dieser ist – allerdings abhängig vom jeweiligen nationalem Recht – für einen bestimmten Zeitraum geschützt: kein anderer Anbieter darf diesen Wirkstoff auf den Markt bringen oder den geschüzten Namen verwenden. Nach Ablauf des Patentschutzes kann der entsprechende Wirkstoff versehen mit anderen Namen von weiteren Firmen zusätzlich zum Originalpräparat in den Handel gebracht werden. Bei „gut verkäuflichen Mitteln" können mehr als 10 neue Handelsnamen gleichzeitig für **einen** Wirkstoff angeboten werden. Hinzu kommt noch eine weitere Formalität der Vermarktung. Ein Wirkstoff kann nach Ablauf des Patentschutzes auch als „**Generikum**" (Symbol **G**) verkauft werden. Unter einem Generikum wird ein Präparat verstanden, das als Namen den "Internationalen Freinamen" mit angehängtem Firmennamen trägt. Die Nachfolger-Präparate können preiswerter als das Original-Präparat angeboten werden, weil kein größerer Forschungsaufwand nötig ist, um ein Folge-Präparat zugelassen zu bekommen. Die Arzneimittelkosten sind unter den augenblicklichen ökonomischen Bedingungen von großer Bedeutung.

Das System der Namensgebung sei an einem einfachen Beispiel aus der Alltags-Medizin demonstriert.

Wirkstoff:	**Paracetamol**	Internationaler Freiname
Original-präparat	*Ben-u-ron*®	Handelsname der einführenden Firma
Nachfolge-Präparate:	*Captin*®, *Contac*®, *Enelfa*®, *Fensum*®, *Grippostad*®, *Monopraecimed*®, *Paedialgon*®, *Parapaed*®, *Perfalgan*®, *Sinpro*®	
Generika:	z. B. **Paracetamol-Hexal**®	Generika von 14 weiteren Firmen
Summe:	24 Präparate für einen Wirkstoff	

Das hier demonstrierte Beispiel gilt prinzipiell für alle in der Therapie verwendeten Wirkstoffe. Alle Ärzte und Apotheker, gleichgültig ob sie therapeutisch tätig oder in der Forschung beschäftigt sind, und alle Studenten werden damit einer unübersehbaren Flut von Namen konfrontiert. Es besteht die ständige Notwendigkeit, für einen bestimmten Wirkstoff ein geeignetes Handelspräparat zu finden oder das Umgekehrte, für ein beliebiges Handelspräparat den Wirkstoff zu identifizieren. Die Kenntnis des Int. Freinamens ist notwendig, um Informationen aus der Weltliteratur gewinnen zu können. Auch in Vorträgen werden die Wirkstoffe vorwiegend mit dem Int. Freinamen benannt, es sei denn, dass die Veranstaltung „Pharma-Industrie- gesponsert" ist. In der praktischen Medizin werden auch heute noch irgendwelche Handelsnamen benutzt. Ebenfalls hinterlässt die Pharma-Industrie durch ihre Ärztebesucher Handelsnamen.

Dieses Übermaß und Durcheinander an Namen ist der „Roten Liste" (Arzneimittelverzeichnis für Deutschland) anzusehen Sie enthält 8829 Präparate (2006). Um den Studenten, Ärzten und Apothekern die Konvertierung der Freinamen in die Handelsnamen und umgekehrt zu erleichtern, haben wir zwei alphabetische Listen zusammengestellt, die notwendige Wirkstoffe enthalten :

Liste 1 Internationaler Name des Wirkstoffes → Handelsname
Liste 2 Präparat Handelsname → Intern. Name des Wirkstoffes

Vorbemerkung zur Liste 1:
a) Liegen zu viele Handelsnamen für einen Wirkstoff vor, haben wir uns beschränkt auf 4–5 Präparate
b) Ist ein bekanntes Präparat kürzlich vom Markt genommen, ist der Präparate-Namen in eine Klammer gesetzt.
c) Wenn es Generika-Präparate von einem Wirkstoff auf dem Markt gibt, ist dies durch das Zeichen **G** kenntlich gemacht.

Arzneimittelliste Freiname → Handelsname

Freiname	Handelsname
A	
Abacavir	Ziagen®
Abciximab	ReoPro®
Acarbose	Glucobay®
Acebutolol	Prent®
Aceclofenac	Beofenac®
Acemetacin	G, Rantudil®
Acetazolamid	Diamox®, Diuramid®, Glaupax®
Acetylcystein	Acemuc®, Flumucil®, Siran®, ACC®
Acetyldigoxin	G, Novodigal®, Stillacor®, Digotab®
Acetylsalicylsäure	Aspirin®, ASS®, Miniasal®, Acesal®
Aciclovir	G, Zovirax®, Dynexan®, Mapox®, Supraviran®, Famciclovir, Famvir®
Acipimox	Olbemox®
Acitretin	Neotigason®
Adalimumab	Humira®
Adapalen	Differin®
Adefovir	Hepsera®
Adenosin	G, Adrecar®
Adrenalin (Epinephrin)	Suprarenin®, Anapen®, Fastjekt®
Ajmalin	Gilurytmal®
Albendazol	Eskazole®
Albuterol (Salbutamol)	G, Apsomol®, Sultanol®, Volmac®
Aldesleukin	Proleukin®
Alemtuzumab	MabCampath®
Alendronsäure	Fosamax®
Alfacalcidol	Bondiol®, Doss®, EinsAlpha®
Alfentanil	Rapifen®
Alfuzosin	Urion®, UroXatral®
Algasidase	Fabrazyme®
Algeldrat	Maaloxan®, Progastrit®
Alizaprid	Vergentan®
Allethrin I	Jacutin N®, Spregal® (Kombinat.)
Allopurinol	G, Zyloric®, Cellidrin®, Foligan®, Remid®
Almotriptan	Almogran®
Alprazolam	G, Tafil®, Xanax®, Cassadan®
Alteplase	Actilyse®
Aluminium-hydroxid	Gaviscon®, Tepilta®
Aluminium-magnesium-silicat	Gelusil®
Aluminium-phosphat	Phosphalugel®
Amantadin	G, Adekin®, Infex®, PK-Merz®, Tregor®
Ambroxol	G, Mucosolvan®, Lindoxyl®, Bronchopront®
Amfepramon	Regenon®, Tenuate®
Amidotrizoat	Gastrografin®
Amikacin	G, Biklin®
Aminoglutethimid	Orimeten®
Aminomethylbenzoesäure	Gumbix®, Pamba®
Amiodaron	G, Cordarex®, Tachydaron®, Cornaron®
Amitriptylin	G, Saroten®, Novoprotect®, Syneuudon®
Amlodipin	G, Norvasc®, Amorolfin, Loceryl®
Amoxicillin	G, (Clamoxyl®), Infectomox®, Sigamopen®
Amoxicillin+Clavulansäure	Augmental®, Amoxi-Clavulan®
Amphotericin B	Ampho-Moronal®, Ambisome®

Freiname	Handelsname
Ampicillin	G, Binotal®
Amprenavir	Agenerase®
Amsacrin	Amsidyl®
Anakinra	Kineret®
Anastrozol	Arimidex®
Anistreplase	Eminase®
Apraclonidin	Iopidine®
Aprepitant	Emend®
Artemether+Lumefantrin	Riamet®
Articain	Ultracain®
Ascorbinsäure (Vit. C)	Cebion®, Ascorvit®, Ascorell®, Cetebe®
ASS+Codein	Dolviran N®, Praecineural®
Atenolol	G, Tenormin®, Jenatenol®, Evitocor®, Juvental®
Atorvastatin	Sortis®
Atovaquon	Wellvone®
Atracurium	G, Tacrium®
Atropin	G, Dysurgal®
Auranofin	Ridaura®
Aurothiomalat-Na	Tauredon®
Azathioprin	G, Imurek®, Zytrim®, Colinsan®
Azelainsäure	Skinoren®
Azelastin	Allergodil®
Azithromycin	Zithromax®, Ultreon®
Aztreonam	Azactam®
B	
Bacitracin	Nebacitin®, Polyspectran®
Baclofen	G, Lioresal®, Lebic®
Bambuterol	Bambec®
Bamipin	Soventol®
Becaplermin	Regranex®
Basiliximab	Simulect®
Beclomethason	G, Sanasthmyl®, Beconase®, Bronchocort®
Benazepril	Cibacen®
Bencyclan	Fludilat®
Benfotiamin	Milgamma®
Benperidol	G, Glianimon®
Benserazid	Madopar®, Restex®
Benzatropin	Cogentin®
Benzocain	Anaesthesin®, Labocane®, Subcutin®
Benzoylperoxid	Marduk®, PanOxyl®, Acneroxid®, Dercome®
Benzylbenzoat	Antiscabiosum®
Benzylpenicillin+ Procain	Retacillin®, Bipensaar®
Benzylpenicillin+Benzathin	Pendysin®, Tardocillin®
Betahistin	G, Aequamen®, Betavert®, Vasomotal®
Betamethason	Celestamin®, Diprosone®, Diprosis®
Betamethason-valerat	Betnasol®, Celestan®, Diprosene®
Betaxolol	Betoptima®, Kerlone®
Bethanechol	Myocholin®
Bexaroten	Targretin®
Bezafibrat	G, Cedur®, Lipox®, Regadrin®
Bicalutamid	Casodex®

Freiname	Handelsname
Bifonazol	Mycospor®, Biformyk®, Canesten extra®
Biperiden	G, Akineton®
Bisacodyl	Dulcolax®, Tirgon®, Pyrilax®, Stadalax®
Bivalirudin	Angiox®
Bisoprolol	G, Concor®, Fondril®, Jutabis®
Bleomycin	G, Bleo-cell®, Bleomedac®
Bornaprin	Sormodren®
Bortezumib	Velcade®
Bosentan	Tracleer®
Brimonidin	Alphagan®
Brivudin	Zostex®
Bromazepam	G, Lexotanil®, Normoc®, Durazanil®, Gityl®
Bromhexin	G, Bisolvon®, Aparsonin®, Omniapharm®
Bromocriptin	G, Pavidel®, Kirim®, Bromocrel®
Brotizolam	Lendormin®
Budesonid	G, Pulmicort®, Benosid®, Miflonide®
Budipin	Parkinsan®
Bufexamac	G, Jomax®, Parfenac®, Windol®
Bumetanid	Burinex®
Buprapion	Zyban®
Bupivacain	G, Carbostesin®, Bucain®
Buprenorphin	Temgesic®, Subutex®, Transtec®
Buserelin	Profact®, Suprecur®
Buspiron	Buspar®, Anxut®
Busulfan	Myleran®
Butylscopolamin	Buscopan®, Spasman®, Spasmowern®

C

Freiname	Handelsname
Cabergolin	Cabaseril®, Dosstinex®
Calcipotriol	Psorcutan®, Daivonex®
Calcitonin	G, Karil®, Ostostabil®, Cibacalcin®, Osteos®
Calcitriol	G, Rocaltrol®, Osteotriol®, Decostriol®, Silkis®
Calcium-aspartat	Calciretard®
Calcium-carbonat	G, Löscalcon®, Ospur®, Vivural®
Calcium-citrat	Calcipot®, Calcitrat®
Calcium-dobesilat	Dexium®, Dobica®
Calcium-folinat	G, Leucoverin®, Rescuvolin®, Ribofolin®
Calcium-trinatrium pentetat	Ditripentat®
Candesartan	Atacand®, Biopress®
Canrenoat-K	Osyrol®, Aldactone®
Capecitabin	Xeloda®
Captopril	G, Lopirin®, Tensobon®, Mundil®, Tensostad®
Carbachol	Doryl®
Carbamazepin	G, Tegretal®, Timonil®, Carbium®, Fokalepsin®
Carbimazol	G, Neo-Thyreostat®
Carboplatin	G, Ribocarbo®
Carmustin	Carmubris®
Carteolol	Endak®, Arteoptik®
Carvedilol	Dilatrend®, Querto®
Cefalexin (Cephalexin)	G, (Oracef®)
Cefepim	Maxipime®
Cefixim	G, Cephoral®, Suprax®
Cefotaxim	G, Claforan®
Cefotiam	Spicef®

Freiname	Handelsname
Cefoxitin	Mefoxitin®
Cefpodoxim	Orelox®, Podomexef®
Ceftazidim	Fortum®
Ceftibuten	Keimax®
Ceftriaxon	G, Rocephin®
Cefuroxim	G, Elobact®, Zinnat®
Celecoxib	Celebrex®
Celiprolol	G, Selectol®
Cephaclor (Cefaclor)	G, Panoral®, Infectocef®, Sigacefa®
Cephadroxil (Cefadroxil)	G, Grüncef®, Cedrox®
Cephazolin (Cefazolin)	G, Elzogram®, Basocef®
Cerivastatin	(Lipobay®)
Certoparin	Mono-Embolex®
Cetirizin	G, Zyrtec®, Reactine®, Zetir®
Cetrorelix	Cetrotide®
Cetuzimab	Erbitux®
Chloralhydrat	G, Chloraldurat®
Chlorambucil	Leukeran®
Chloramphenicol	Paraxin®, Posifenicol®, Thilocanfol®
Chlordiazepoxid	Librium®, Multum®, Radepur®
Chlormadinon	G, Gestafortin®
Chloroquin	G, Resochin®, Weimerquin®
Chlorpromazin	Propaphenin®
Chlorprothixen	G, Truxal®
Chlortalidon	Hygroton®
Choriongonadotropin alfa	Ovitrelle®
Choriongonadotropin	Choragon®, Predalon®
Ciclesonid	Aerosol®
Cicletanin	Justar®
Ciclopirox	Batrafen®, Sebiprox®
Ciclosporin (Cyclosporin A)	Sandimmun®, Cicloral®
Cidesonid	Alvesco®
Cidofovir	Vistide®
Cilazepril	Dynorm®
Cimetidin	G, Tagamed®, Gastroprotect®, Sigacimet®
Ciprofloxacin	G, Ciloxan®, Keciflox®, Panotile®
Cisatracurium	Nimbex®
Cisplatin	G, Platinex®, Cis-Gry®
Citalopram	G, Cipramin®, Sepram®, Serital®. Cilex®
Cladribin	Leustatin®
Clarithromycin	Klacid®, Cyllind®, Biaxin®, Mavid®
Clemastin	Tavegil®
Clenbuterol	Spiropent®
Clindamycin	G, Sobelin®, Turimycin®, Basocin®, Zindaclin®
Clobazam	Frisium®
Clobetason	Emovate®
Clobutinol	Silomat®, Nullatuss®, Stas®, Tussed®
Clodronsäure	G, Bonefos®, Ostac®
Clomethiazol	Distraneurin®
Clomifen	Clomhexal®
Clomipramin	G, Anafranil®
Clonazepam	Rivotril®, Antelepsin®
Clonidin	G, Catapresan®, Paracefan®, Haemiton®
Clopamid	Briserin®, Viscaldix® in Komb.
Clopidogrel	Iscover®, Plavix®
Cloprednol	Syntestan®
Clorazepat-Di-Kalium	Tranxilium®
Clostebol	(Megagrisevit®)
Clotrimazol	G, Canesten®, Cutistad®, Fungizid®, Mykofug®
Clozapin	G, Leponex®, Elcrit®

Freiname	Handelsname
Codein	G, Longtussin®, Makatussin®, Tryasol®
Coffein	G, Percoffedrinol®
Colchicin	Colchisat®, Colchicum-Dispert®
Colecalciferol (Vit. D₃)	G, Vigantol®, Ospur®, Dekristol®
Colestipol	Cholestabil®, Colestid®
Colestyramin	G, Quantalan®, Lipocol®, Vasosan®
Colistin (Polymixin E)	G, Diarönt®
Corticoliberin	CortiRel®, CRH®
Co-trimoxazol	G, Eusaprim®, Kepinol®, Sigaprim®, Berlocid®
Croconazol	Pilzcin®
Cromoglycat (Cromoglycinsäure)	Intal®, Vividrin®, Pentatop®, DNCG®
Cyanocobalamin (Vit. B₁₂)	Cytobion®, Ambe 12®
Cyclandelat	Natil®
Cyclopentolat	Zyklolat®
Cyclophosphamid	Endoxan®
Cyclosporin A (Ciclosporin)	Sandimmun®
Cyproheptadin	Peritol®
Cyproteron	Androcur®, Virilit®
Cytarabin	Alexan®, Ara-cell®, Udicil®

D

Freiname	Handelsname
Dacarbazin	Detimedac®
Daclizumab	Zenapax®
Dactinomycin	Lyovac-Cosmegen®
Dalteparin	Fragmin®
Danaparoid	Orgaran®
Dantrolen	Dantamacrin®
Daunorubicin	Daunoblastin®, Daunoxome®
Deferipron	Ferriprox
Deferoxamin	Desferal®
Desfluran	Suprane®
Desipramin	(Pertofran®), Petylyl®
Desirudin	Revasc®
Desloratadin	Aerius®
Dexamethason	G, Fortecortin®, Lipotalon, Isopto®, Spersadex®
Dexchlorpheniramin	Polaronil®
Dexfenfluramin	(Isomeride®)
Dextran 1 (Prophylaktik.)	Promit®
Dextran	Rheomacrodex®, Infucoll®, Longasteril®
Dextromethorphan	Neotussan®, Tuss®, Silomat®
Diazepam	G, Valium®, Faustan®, Lamra®, Stesolid®
Diazoxid	Proglicem®
Dibenzepin	Noveril®
Dibotermin	Inductos®
Diclofenac	G, Voltaren®, Jenafenac®, Rewodina
Dicloxacillin	InfectoStaph®
Didanosin	Videx®
Digitoxin	G, Digimerck®, Coramedan®
Digoxin	G, Lanicor®, Lenoxin®, Digacin®, Dilanacin®
Dihydralazin	Depressan®, Nepresol®
Dihydrocodein	Paracodin®, Remedacen®, Tiamon®
Dihydroergotamin	Agit®, Angionorm®, Ergont®
Dihydroergotoxin	Hydergin®, Ergodesit®, Orphol®, Sponsin®
Dihydrotachysterol	AT 10®, Tachystin®
Dikaliumclorazepat	Tranxilium®
Diltiazem	G, Dilzem®, Dilsal®

Freiname	Handelsname
Dimenhydranat	Vomex®, Rodavan®, Superpep®
Dimercaptopropan-sulfonsäure	Dimaval®
Dimeticon	Aegrosan®, Kompensan®, Meteosan®, Sab®
Dimeticon-Spray	Symodal®-Spray
Dimetinden	Fenistil®
Dinoprost	Minprostin®
Dinoproston	Minprostin E₂, Prepidil®, Propess®
Diphenhydramin	Dolestan®, Emesan®, Betadorm®, Sleepia®
Dipivefrin	Epifrin®, Glaucothil®
Disopyramid	Rythmodul®
Distigmin	Ubretid®
Disulfiram	Antabus®
Dithranol	Micanol®
Docetaxel	Taxotere®
Dolasetron	Anemet®
Domperidon	G, Motilium®
Donepezil	Aricept®
Dorzolamid	Trusopt®
Doxapram	Dopram®
Doxazosin	G, Cardular®, Diblocin®, Doxacor®
Doxepin	Aponal®, Mareen®, Sinquan®, Doneurin®
Doxorubicin	G, Adriblastin®, Adrimedac®, Myocet®, Ribodoxo®
Doxycyclin	G, Vibramycin®, Mespafin®, Supracyclin®
Doxylamin	Gittalun®, Hoggar®, Sedaplus®
D-Penicillamin	Trolovol®, Metalcaptase®
Drospirenon	Petibelle®, Yasmin®
Drotrecogin	Xigris®
Duloxetin	Yentreve®
Dutasterid	Avodart®
Dydrogesteron	Duphaston®

E

Freiname	Handelsname
Econazol	Epi-Pevaryl®
Efalizumab	Raptiva®
Efavirenz	Sustiva®
Eflornithin	Vaniqa®
Eisen-fumarat	Ferrum Hausmann®, Rulofer®
Eisen-gluconat	Lösferron®
Eisen-glycinsulfat	Ferro-Sanol®
Eisen-hexacyanoferrat	Antidotum Thallii-Heyl®
Eisen-hydrogenaspartat	Inzolen®, Inzelloval®
Eisen-II-chlorid	Vitaferro®
Eisen-III-hydroxid-Dextran	Cosmo-Fer®
Eisen-III-hydroxid-Saccharose	Venofer®
Eisen-III-kaliumcitrat-phosphat	Gelum®
Eisen-Na-gluconat	Ferrlecit®
Eisen-succinat	Ferrlecit®
Eisen-sulfat	Ceferro®, Aktiferrin®, Kendural C®, Relpax®
Eletriptan	
Emtricitabin	Emtriva®
Enalapril	G, Xanef®, Pres®, Jutaxan®
Enflurane	(Ethrane®)
Enfluvirtid	Fuzeon®
Enoxacin	Enoxor®
Enoximon	Perfan®
Enoxoparin	Clexane®
Entacapon	Comtess®

Freiname	Handelsname
Epinephrin (Adrenalin)	Suprarenin®, Anapen®, Fastjekt®
Epirubicin	Farmarubicin®, Epi-cell®
Eplerenon	Inspra®
Epoetin alfa	Eripo®, Eprex®
Epoetin beta	NeoRecormon®
Eprosartan	Teveten®
Eptifibatid	Integrilin®
Ergotamin	Ergo-Kranit®
Ertapenem	Invanz®
Erythromycin	G, Erythrocin®, Monomycin®, Paediathrocin®
Escitalopram®	Citalex®
Esmolol	Brevibloc®
Esomeprazol	Nexium®
Estradiol,	G, Estrifam®, Femoston®, Vagifem®
Estradiolpflaster	Estraderm®, Ephelia®, Estifram®, Evorel®
Estradiol-valerat	Progynon®, Progynova®, Merimono®
Estriol	Oekolp®, Ortho-Gynest®, Synapause®
Etacrynsäure	(Hydromedin®, Uregyt)
Etanercept	Enbrel®
Ethambutol	Myambutol®, EMB-Fatol®
Ethosuximid	Petnidan®, Suxilep®, Suxinutin®
Etidronsäure	G, Didronel®
Etilefrin	G, Effortil®, Cardanat®, Thomasin®
Etofenamat	Rheumon®, Traumon®
Etomidat	G, Hypnomidate®
Etoposid	G, Exitop®, Vespesid®, Ribosid®, Oncoposid®
Etoricoxib	Arcoxia®
Everolimus	Certican®
Exemestan	Aromasin®
Ezetimib	Ezetrol®

F

Freiname	Handelsname
Famciclovir	Famvir®
Famotidin	G, Fadul®, Pepcid®, Pepdul®
Felbamat	Taloxa®
Felodipin	G, Modip®, Munobal®
Fenetyllin	(Captagon®)
Fenfluramin	(Ponderax®)
Fenofibrat	G, Lipanthyl®, Lipidil®, Normalip®, Cil®
Fenoterol	Berotec®, Partusisten®
Fentanyl	G, Durogesic®
Fe(II,III) siliconisiert	Lumirem®
Fe-Oxid Nanopartikel	Endorem®
Ferocarbotran	Resovist®
Fexofenadin	Telfast®
Filgrastim	Neupogen®
Finasterid	Propecia®, Proscar®
Flecainid	Tambocor, Flecadura®
Flucloxacillin	G, Staphylex®
Fluconazol	G, Diflucan®, Flunazol®, Fungata®
Flucytosin	Ancotin®
Fludarabin	Fludara®
Fludrocortison	G, Astonin H®
Flumazenil	Anexate®
Flunarizin	G, Sibelium®, Flunavert®
Flunisolid	Syntaris®
Flunitrazepam	G, Rohypnol®
Fluocortolon	Ultralan®
Fluorouracil	G, 5-FU®, Neofluor®, Onkofluor®, Ribofluor®

Freiname	Handelsname
Fluoxetin	G, Fluctin®, Fluxet®
Flupentixol	Fluanxol®
Fluphenazin	G, Dapotum®, Lyogen®, Omca®, Lyorodin®
Flupirtin	Katadolon®, Trancopal®
Flurazepam	Dalmadorm®, Staurodorm®
Fluspirilen	Imap®
Flutamid	G, Fugerel®, Prostica®, Testotard®, Apimid®
Fluticason	Atemur®, Flutide®
Fluvastatin	Cranoc®, Locol®
Fluvoxamin	G, Fevarin®
Follitropin alfa	Gonal®
Follitropin beta	Puregon®
Folsäure	G, Lafol®, Folferlan®, Folarell®
Fomepizol	Antizol®
Fomivirsen	Vitravene®
Formoterol	Foradil®, Oxis®
Foscarnet	Triapten®, Foscavir®
Fosfomycin	Monuril®, Infectophos®
Fosinopril	Dynacil®, Fosinorm®
Frovatriptan	Allegro®
Fulvestrand	Faslodex®
Fumarsäure-Ester	Fumaderm®
Furosemid	G, Lasix®, Diurapid®
Fusidinsäure	Fucidine®

G

Freiname	Handelsname
Gabapentin	G, Neurontin®
Gadobensäure	Multihance®
Gadobutrol	Gadovist®
Gadodiamid	Omniscan®
Gadopentetsäure	Magnevist®
Gadoteridol	Prohance®
Gadotersäure	Dotarem®
Galantamin	Reminyl®
Gallopamil	Procorum®
Ganciclovir	Cymeven®
Ganirelix	Orgalutran®
Gelatine-Inf.-Lösung	Gelafundin®, Gelafusal®, Haemaccel®
Gemeprost	Cergem®
Gemfibrozil	Gevilon®
Gentamicin	G, Terramycin®, Sulmycin®, Refobacin®
Glatiramer	Copaxone®
Glibenclamid	G, Euglucon®, Bastiverit®, Maninil®, Glucovital®
Glibornurid	Glutril®, Gluborid®
Gliclazid	Diamicron®
Glimepirid	Amaryl®
Gliquidon	Glurenorm®
Glyceroltrinitrat („Nitroglycerin")	Nitrolingual®, Perlinganit®, Nitrangin®
Glycopyrronium	Robinul®
Gonadorelin	Kryptocur®, Lutrelef®, LHRH®, Relefact®
Goserelin	Zoladex®
Granisetron	Kevatril®
Guaifenesin	Fagusan®, Longtussin®
Guanethidin	Thilodigon®

Freiname	Handelsname
H	
Halofantrin	*Halfan®*
Haloperidol	*G, Haldol®, Sigaperidol®*
Halothan	*(Fluothane®)*
Heparin-Ca	*G, Calciparin®*
Heparin-Na	*G, Liquemin®, Thrombophob®, Vetren®*
Hydrochlorothiazid	*Esidrix®, Disalunil®, Diu-melusin®, HCT®*
Hydrocodon	*Dicodid®*
Hydrocortison	*Colifoam®, Ficortril®, Remederm®*
Hydromorphon	*Dilaudid®, Palladon®*
Hydroxychloroquin	*Quensil®*
Hydroxyprogesteron-caproat	*Proluton-Depot®*
Hydroxyzin	*Atarax®, Elroquil®*
Hymecromon	*Cholspasmin®*
I	
Ibandronsäure	*Bondronat®*
Ibritumonab-Y[90]	*Zavatin®*
Ibuprofen	*G, Aktren®,Dolgit®,Contraneural®, Dolormin®*
Idarubicin	*Zavedos®*
Idoxuridin	*Zostrum®, Virunguent®*
Ifosfamid	*Holoxan®, Ifo-cell®*
Iloprost	*Ilomedin®, Ventavis®*
Imatinib	*Glivec®*
Imiglucerase	*Cerezyme®*
Imipenem+Cilastatin	*Zienam®*
Imipramin	*G, Tofranil®, Pryleugan®*
Imiquimod	*Aldara®*
Indapamid	*G, Natrilix®*
Indinavir	*Crixivan®*
Indometacin	*G, (Amuno®), Mobilat®, Elmetacin®*
Indoramin	*Wydora®*
Infliximab	*Remicade®*
Insulin aspart	*Novomix®*
Insulin detemir	*Levemir®*
Insulin glargin	*Lantus®*
Insulin glulisin	*Apidra®*
Insulin lispro	*Humalog®*
Interferon alfa-2 a	*Roferon-A®*
Interferon alfa-2 b	*IntronA®*
Interferon beta	*Fiblaferon®*
Interferon beta-1 a	*Avonex®, Rebif®*
Interferon beta-1 b	*Betaferon®*
Interferon gamma-1 b	*Imukin®*
Iopamidol	*G, Solutrast®*
Iotrolan	*Isovist®*
Ipratropium	*Itrop®, Atrovent®*
Irbesartan	*Aprovel®, Karvea®*
Irinotecan	*Campto®*
Isoconazol	*Travocort®*
Isofluran	*G, Forene®*
Isoniacid	*Isocid®, Tebesium®*
Isosorbiddinitrat	*Isoket®, Nitrosorbon®, ISDN®*
Isosorbidmononitrat	*Corangin®, Elantan®, Turimonil®, ISMN®*
Isotretinoin	*G, Roaccutan®, Acnefug®, Aknenormin®*
Isradipin	*Lomir®, Vascal®*
Itraconazol	*Sempera®, Siros®, Itracol®*
Ivabradin	*Procoralan®*
Ivermectin	*Mectizan®*
K	
Kalium-chlorid	*Kalinor®, Rekawan®*
Kalium-citrat	*Kalium-Verla®*
Kalium-dihydrogenphosphat	*Tutofusin®, Jonosteril®, Nutriflex® (Kombinat.)*
Kalium-hydrogencarbonat	*Alkala®, Gaviscon®, Uronor® (Kombinat.)*
Kalium-jodid	*Jodetten®, Mono-Jod®, Thyprotect®*
Ketamin S	*G, (Ketanest®)*
Ketoprofen	*G, Gabrilen®, Orudis®, Phardol®, Spondylon®*
Ketotifen	*G, Zaditen®, Zatofug®*
L	
Lacidipin	*Motens®*
Lactulose	*G, Bifiteral®, Bifinorma®,Tulotract®,Laevilac®*
Lamivudin	*Epivir®, Zeffix®*
Lamotrigin	*Lamictal®, Elmendos®*
Lanreotid	*Somatoline®*
Lansoprazol	*Agopton®, Lanzor®*
Laronidase	*Aldurazyme®*
Latanoprost	*Xalatan®*
Leflunomid	*Arava®*
Lenograstim	*Granocyte®*
Lepirudin	*Refludan®*
Lercanidipin	*Carmen®, Corifeo®*
Letrozol	*Femara®*
Leuprorelin	*Enantone®, Trenentone®*
Levobunolol	*Vistagan®*
Levobupivacain	
Levocabastin	*Livocab®, Levophta®*
Levocetirizin	*Xusal®*
Levodopa	*Dopaflex®*
Levodopa + Benserazid	*Madopar®, Restex®, PK-Levo®*
Levodopa+Carbidopa	*Nacom®, Isicom®, Striaton®, Stalevo®*
Levofloxacin	*Tavanic®, Oftaquix®*
Levomepromazin	*G, Neurocil®, Levium®*
Levomethadon	*L-Polamidon®*
Levothyroxin (L-Thyroxin)	*G, Euthyrox®, Eferox®, Lixin®*
Lidocain	*G, Xylocain®, Lignocaine®, Lidocard®,Licain®*
Lindan	*Jacutin®, Delitex®*
Linezolid	*Zyvoxid®*
Liothyronin (L-Triiodthyronin)	*G, Thybon®, Thyrotardin®*
Lisinopril	*G, Acerbon®,Coric®*
Lisurid	*Dopergin®*
Lithium-acetat	*Quilonum®*
Lithium-carbonat	*Hypnorex®, Li 450 Ziethen®,*
Lodoxamid	*Alomide®*
Lofepramin	*Gamonil®*
Lomustin	*Cecenu®*
Lonazolac	*Argun®*
Loperamid	*G, Imodium®, Endiaron®, Lopedium®*
Lopinavir	*Kaletra®*
Loprazolam	*Sonin®*
Loracarbef	*Lorafem®*
Loratadin	*G, Lisino®, Livotab®*
Lorazepam	*G, Tavor®, Laubeel®, Tolid®, Somagerol®*
Lormetazepam	*Ergocalm®, Noctamid®*
Losartan	*Lorzaar®*

Freiname	Handelsname
Loteprednol	*Lotemax®*
Lovastatin	**G**, *Mevinacor®*
Lutropin	*Luveris®*
Lynestrenol	*Orgametril®*
Lysin-mono-acetylsalicylat	*Aspisol®*

M

Freiname	Handelsname
Macrogol	*Glandomed®, Laxofalk®*
Macrogollaurylether (Polidocanol)	*Aethoxysklerol®, Recessan®*
Magaldrat	**G**, *Riopan®, Gastripan®, Simaphil®*
Magnesium-aspartat	*Magnesiocard®*
Magnesium-bis(hydrogen-aspartat)	*Magium®, Magnerot®, Togasan®*
Magnesium-carbonat	*Lösnesium®, Palmicol®*
Magnesium-oxid	*Magnetrans®*
Magnesium-hydroxid	*Maaloxan®, Progastrit®, Trigastril®*
Magnesium-sulfat	**G**, *Cormagnesin®*
Mangafodipir	*Teslacan®*
Manidipin	*Manyper®*
Mannit(ol)	**G**, *Osmofundin®, Osmosteril®*
Maprotilin	**G**, *Ludiomil®, Deprilept®*
Mebendazol	*Vermox®, Surfont®*
Meclozin	*Peremesin®, Postadoxin®, Postafen®*
Medazepam	*Rusedal®, Rudotel®*
Medrogeston	*Prothil®*
Medroxyprogesteron	*Clinofem®, Clinovir, Farlutal®, MPA®*
Mefenaminsäure	*Parkemed®, Ponalar®*
Mefenorex	*(Rondimen®)*
Mefloquin	*Lariam®*
Megalatran	*Exanta®*
Megestrol-acetat	*Megestat®*
Meloxicam	*Mobec®*
Melperon	**G**, *Eunerpan®, Harmosin®*
Melphalan	*Alkeran®*
Memantin	*Axura®, Ebixa®*
Menotropin	*Menogon®*
Mepindolol	*Corindolan®*
Mequitazin	*Metaplexan®*
Mepivacain	**G**, *Meaverin®, Scandicain®*
Meptazinol	*Meptid®*
Meropenem	*Meronem®*
Mesalazin	*Claversal®, Pentasa®, Salofalk®, Asacolitin®*
Mesna	**G**, *Uromixetan®, Mistabronco®*
Mesterolon	*Proviron®*
Metamizol (Novaminsulfon)	*Novalgin®, Analgin®, Berlosin®*
Metenolol	*(Promabolan®)*
Metergolin	*Liserdol®*
Metformin	**G**, *Glucophage®, Mescorit®, Siofor®*
Methohexital	*Brevimytal®*
Methotrexat	**G**, *Lantarel®, Metex®, MTX®*
Methoxypsoralen (Methoxsalen)	*Meladinine®*
Methyldopa	**G**, *Presinol®, Dopegyt®*
Methylergometrin	**G**, *Methergin®, Methylergobrevin®*
Methylphenidat	*Ritalin®, Concerta®, Equasym®, Medikinet®*
Methylprednisolon	**G**, *Urbason®, Advantan®, Medrate®*
Methysergid	*(Deseril®)*
Metildigoxin	*Lanitop®*
Metoclopramid	**G**, *Paspertin®, Cerucal®, Gastronerton®*
Metoprolol	**G**, *Beloc®, Lopresor®, Prelis®*
Metronidazol	**G**, *Arilin®, Clont®, Flagyl®, Vagimid®*
Mexiletin	*Mexitil®*
Mezlocillin	*Baypen®*
Mianserin	**G**, *Tolvin®, Prisma®*
Miconazol	*Daktar®, Fungur®, Mykoderm®*
Midazolam	**G**, *Dormicum®*
Midodrin	*Gutron®*
Mifepriston	*Mifegyne®*
Miglitol	*Diastabol®*
Miglustat	*Zavesca®*
Milrinon	*Corotrop®*
Miltefosin	*Miltex®*
Minocyclin	**G**, *Klinomycin®, Skid®, Udima®*
Minoxidil	*Lonolox®, Regaine®*
Mirtazepin	*Remergil®*
Misoprostol	*Cytotec®*
Mitomycin	**G**, *Ametycine®, Mito-medac®*
Mitoxantron	**G**, *Novantron®, Oncotrone®, Ralenova®*
Mivacurium	*Mivacron®*
Modafinil	*Vigil®*
Moexepril	*Fempress®*
Moclobemid	**G**, *Aurorix®, Moclix®*
Mofebutazon	*Mofesal®*
Molsidomin	*Corvaton®, Duracoron®*
Montelukast	*Singulair®*
Morphin-chlorid	**G**, *MSI® (Inj.)*
Morphin-sulfat	**G**, *MST, Continus®, Capros®, Kapanol®(retard)*
Moxifloxacin	*Avalox®*
Moxonidin	**G**, *Cynt®, Physiotens®*
Mupirocin	*Turixin®*
Muromonab-CD3	*Orthoclone®*
Mycophenilat-mofetil	*Cellcept®*

N

Freiname	Handelsname
Na-Ca-Edetat	*Calciumdetat®*
Na-Ca-Pentetat	*Ditripentat®*
Nadifloxacin	*Nadixa®*
Nadolol	*Solgol®*
Nadroparin	*Fraxiparin®*
Nafarelin	*Synarela®*
Naftidrofuryl	*Dusodril®*
Naftifin	*Exoderil®*
Nalbuphin	*Nubain®*
Naloxon	**G**, *Nanoselect®, Narcanti®*
Naltrexon	*Nemexin®*
Nandrolon	*Deca-Durabolin®*
Naphazolin	*Privin®, Proculin®, Idril®*
Naproxen	**G**, *Proxen®, Prodolor®, Dysmenalgit®, Aleve®*
Naratriptan	*Naramig®*
Narcotin (Noscapin)	*Capval®*
Nateglinid	*Starlix®*
Natrium-fluorid	**G**, *Ossin®, Duraphat®, Zymafluor®*
Natrium-perchlorat	*Irenat®*
Natrium-picosulfat	*Dulcolax®, Laxoberal®, Liquidepur®, Regulax®*
Nebivolol	*Nebilet®*
Nedocromil	*Halamid®, Irtan®, Tilade®*
Nefopam	*Silentan®*
Nelfinavir	*Viracept®*
Neomycin	**G**, *Humatin®*

Freiname	Handelsname
Neostigmin	G, Neostig®
Netilmicin	Certomycin®
Nevirapin	Viramune®
Nicardipin	Antagonil®
Niclosamid	Yomesan®
Nicorandil	(Ikorel®)
Nicotinamid	Nicobion®
Nifedipin	G, Adalat®, Aprical®, Cordicant®, Pidilat®
Nilvadipin	Escor®, Nivadil®
Nimodipin	G, Nimotop®
Nimorazol	Esclama®
Nimustin	Acnu®
Nisoldipin	Baymycard®
Nitrazepam	(Mogadan®), Dormalon®, Eatan®, Radedorm®
Nitrendipin	Bayotensin®, Jutapress®
Nitrofurantoin	G, Furadantin®, Nifuretten®, Uro-Tablinen®
Nitroprussid-Na	Nipruss®
Nizatidin	Nizax®
Noradrenalin (Norepinephrin)	Arterenol®
Norepinephrin (Noradrenalin)	Arterenol®
Norethisteron	G, Gestakadin®, Sovel®, Primolut-Nor®
Norfenefrin	(Novadral®)
Norfloxacin	G, Barazan®, Bactracid, Firin®
Norgestimat	Cilest®, Pramino®
Norpseudoephedrin	(Fasupront®, Mirapront®)
Noscapin (Narcotin)	Capval®
Nortriptylin	Nortrilen®
Novaminsulfon (Metamizol)	G, Novalgin®, Analgin®, Berlosin®
Nystatin	G, Moronal®, Adiclair®, Biofanal®, Candio®

O

Freiname	Handelsname
Obidoxim	Toxogonin®
Octreotid	Sandostatin®
Ofloxacin	G, Tarivid®, Gyroflox®, Floxal®
Olanzapin	Zyprexa®
Oleum Ricini	Laxopol®
Olmesartan	Olmetec®
Olsalazin	Dipentum®
Omapatrilat	Vanlev®
Omeprazol	G, Antra®, Gastracid®
Ondansetron	Zofran®
Opipramol	Insidon®
Orciprenalin	Alupent®
Ouabain	Strodival®
Orlistat	Xenical®
Oseltamivir	Tamiflu®
Ouabain	Strodival®
Oxacillin	Infectostaph®
Oxaliplatin	Eloxantin®
Oxazepam	G, Adumbran®, Praxiten®, Mirludorm®, Uskan®
Oxcarbazin	Trileptal®, Timox®
Oxiconazol	Myfungar®
Oxilofrin	Carnigen®
Oxprenolol	Trasicor®
Oxybutynin	G, Dridase®, Ryol®, Spasyl®
Oxymetazolin	G, Nasivin®
Oxytocin	G, Orasthin®, Syntocinon®

P

Freiname	Handelsname
Paclitaxel	Taxol®
Palavizumab	Synagis®
Pamidronsäure	Aredia®
Pankreas-Enzyme	Kreon®, Nortase®, Ozym®, Pangal®
Pantoprazol	Rifun®, Pantazol®
Paracetamol	G, Ben-u-ron, Captin®, Enelfa®, Fensum®
Paracetamol+Codein	Gelonida®, Lonarid®, Nedolon®, Optipyrin®
Parecoxib	Dynastat®
Paricalcitol	Zemplar®
Paroxetin	Euplix®, Oxet®, Tagonis®, Seroxal®
Pegfilgrastim	Neulasta®
Pegvisomant	Somavert®
Penbutolol	Betapressin®
Penciclovir	Vectavir®
Penicillamin	Metalcaptase®
Pentaerythrityltetranitrat	Dilcoran®, Pentalong®, Nirason®
Pentamidin	Pentacarinat®
Pentazocin	Fortral®
Pentostatin	Nipent®
Pentoxifyllin	G, Trental®, Claudicat®, Agapurin®, Rentylin®
Perazin	G, Taxilan®
Pergolid	Parcotil®
Permethrin	Infectoscab®
Perphenazin	Decentan®
Perindopril	Coversum®
Pethidin	Dolantin®
Phenazon	Migräne-Kranit®
Phenobarbital	Luminal®
Phenoxybenzamin	Dibenzyran®
Phenoxymethylpenicillin	G, PenicillinV, Isocillin®, Megacillin®, Arcasin®
Phenprocoumon	Marcumar®, Falithrom®, Phenpro®
Phenylbutazon	Ambene®, Exrheudon®
Phenylephrin	Otriven®, Visadron®, Neo-Mydrial®
Phenylpropylamin	Boxogetten®
Phenytoin	Epanutin®, Phenhydan®
Physostigmin	Anticholium®
Phytomenadion (Vit. K)	Konakion®, Kanavit®
Phytosterol	Harzol®, Triastonal®
Pilocarpin	Borocarpin®, Salagen®, Spersacarpin®
Pimecrolimus	Douglan®-, Elidel®-Creme
Pimozid	Orap®
Pindolol	Visken®, Durapindol®, Glaco-Stulln®
Pioglitazon	Actos®
Pipamperon	G, Dipiperon®
Piperacillin+Tazobactam	Tazobac®
Pirenzepin	G, Gastrozepin®
Piretanid	Arelix®
Piritramid	Dipidolor®
Piroxicam	Felden®, Brexidol®, Rheumitin®
Pizotifen	Mosegor®
Polidocanol (Macrogollauryleether)	Aethoxysklerol®, Recessan®
Polymyxin B	Polyspectran®, Isoptomax® (Kombinatinen)
Polystyroldivinyl-benzoesulfonsäure	Resonium A®, Sorbisterit, Elutit®
Prajmalium (Prajmalin)	Neo-Gilurytmal®
Pramipexol	Sifrol®
Pravastatin	Mevalotin®, Pravasin®

Freiname	Handelsname
Prazepam	Demetrin®
Praziquantel	Biltricide®, Cesol®, Cysticide®
Prazosin	G, Minipress®, Adversuten®, Duramipress®
Prednicarbat	Dermatop®, Prednitop®
Prednisolon	G, Decortin H®, Dontisolon®, Alferm®
Prednisolon-acetat	Duraprednisolon®, Prednihexal®
Prednisolon-hydrogen-succinat	Solu-Decortin®
Prednison	G, Decortin®, Rectodelt®
Pregabalin	Lyrika®
Prilocain	Xylonest®
Primidon	G, Liskantin®, Mylepsinum®, Resimatil®
Procain	G, Novocain®, Lophakomb-Procain®
Procarbazin	Natulan®
Procyclidin	Osnervan®
Proglumetacin	Protaxon®
Propyphenazon	Demex®
Proguanil	Paludrine®
Proguanil+Atovaquon	Malarone®
Promazin	Sinophenin®, Protactyl®
Promethazin	G, Atosil®, Closin®, Proneurin®
Propafenon	G, Rytmonorm®, Jutanorm®
Propranolol	G, Dociton®, Elbrol®, Obsidan®
Propofol	G, Disoprivan®, Recofol®
Propylthiourazil	Thyreostat II®, Propycil®
Protionamid	Ektebin®, Peteha®
Protirelin (Thyroliberin)	G, Antepan®, Relefact®, TRH®
Proverin	Mictonorm®
Pyrantel	Helmex®
Pyrazinamid	G, Pyrafat®, PZA®
Pyridostigmin	Mestinon®, Kalymin®
Pyridoxin (Vit. B_6)	G, Hexobion®, B_6 Vicotrat®, Bonasonit®
Pyrimethamin	Daraprim®
Pyrimethamin+Sulfadoxin	Fansidar®
Pyrviniumembonat	Molevac®, Pyrcon®

Q

Freiname	Handelsname
Quetiapin	Seroquel®
Quinagolid	Norprolac®
Quinapril	Accupro®
Quinupristin+Dalfopristin	Streptogramin, Synercid®

R

Freiname	Handelsname
Rabeprazol	Pariet®
Racecadotril	Tiorfan®
Raloxifen	Evista®, Optruma®
Ramipril	Delix®, Vesdil®
Ranitidin	G, Zantic®, Sostril®, Junizac®
Rasburicase	Fasturtec®
Reboxetin	Edronex, Solvex®
Rehydratationslösung	Elotrans®
Repaglinid	Novonorm®
Reproterol	Bronchospasmin®
Reserpin	(Bendigon®, Briserin®, Triniton® nur Komb.)
Reteplase	Rapilysin®
Retinol (Vit.A)	G, Vitadral®, Oculotact®
Reviparin	Clivarin®
Ribavirin	Copegus®, Rebetol®, Virazole®
Rifampicin	G, Eremfat®
Riluzol	Rilutek®
Risedronsäure	Actonel®
Risperidon	Risperdal®
Ritonavir	Norvir®
Rituximab	MabThera®
Rivastigmin	Exelon®
Rizatriptan	Maxalt®
Rocuronium	Esmeron®
Rofecoxib	(Vioxx®)
Ropinirol	Requip®
Ropivacain	Naropin®
Rosiglitazon	Avandia®
Roxithromycin	G, Rulid®, Romyk®, Infectoroxit®

S

Freiname	Handelsname
Salbutamol (Albuterol)	G, Apsomol®, Sultanol®, Volmac®
Salmeterol	Aeromax®, Serevent®
Saquinavir	Fortovase®, Invirase®
Scopolamin	Boro-scopol®, Scopoderm®
Selegilin	G, Movergan®, Antiparkin®, Xilopar®
Sertoconazol	Zalain®, Mykosert®
Sertralin	Gladem®, Zoloft®
Sevofluran	Sevorane®
Sibutramin	Reductil®
Sildenafil	Viagra®
Simeticon	G, Lefax®, Elugan®, Espumisan®, Sab-simplex®
Simvastatin	G, Zocor®, Denan®, Zemox, Bel®
Sirolimus	Rapamune®
Sitosterin	(Situ-Lande®)
Solifenacin	Vesicur®
Somatoliberin	GHRH-Ferring
Somatorelin	GHRH-Ferring
Somatotropin	Genotropin®, Zomacton®, Norditropin®, Saizen®
Sotalol	G, Sotalex®, Darob®, Gilucor®, Rentibloc®
Spirapril	Quadropril®
Spironolacton	G, Aldactone®, Jenaspiron®,
Stärke-Inf.-Lösung 450 000	Plasmafusin®, Plasmasteril®
Stärke-Inf.-Lösung 200 000	Hämofusin®, Hemohes®, Haes-steril®, Infukoll®
Stärke-Inf.-Lösung 70 000	Expafusin®, Rheohes®
Stavudin	Zerit®
Streptokinase	Streptase®
Streptomycin	Strepto-Fatol®
Strophanthin	Strodival®
Succinylcholin (Suxamethonium)	Lysthenon®, Pantolax®
Sucralfat	G, Ulcogant®
Sufentanil	G, Sufenta®
Sulfadiazin Silber	Brandiazin®, Flammazine®
Sulfasalazin	G, Azulfidine®, Colo-Pleon®
Sulproston	Nalador®
Sultamicillin	Unacid®
Sumatriptan	Imigran®
Sulpirid	G, Dogmatil®, Arminol®, Meresa®, Sulp®
Sultiam	Ospolot®
Suxamethonium (Succinylcholin)	Lysthenon®, Pantolax®

Arzneimittelliste Freiname → Handelsnamen **559**

Freiname	Handelsname
T	
Tacalciton	*Curatoderm®*
Tacrin	*(Cognex®)*
Tacrolimus	*Prograf®, Protopic®*
Tadalafil	*Cialis®*
Talinolol	*Cordanum®*
Tamoxifen	*G, Kessar®, Jenoxifen®, Nolvadex®, Nourytam®*
Tamsulosin	*Alna®, Omnic®*
Tazaroten	*Zorac®*
Tegaserod	*Zelmac®*
Teicoplanin	*Targocid®*
Telithromycin	*Ketek®*
Telmisartan	*Kinzalmono®, Micardis®*
Temazepam	*Norkotral®, Planum®, Remestan®*
Temozolamid	*Temodal®*
Tenecteplase	*Metalyse®*
Teniposid	*VM 26-Bristol®*
Tenofovir	*Viread®*
Terazosin	*G, Flotrin®, Heitrin®*
Terbinafin	*Lamisil®*
Terbutalin	*G, Bricanyl®, Aerodur®, Contimit®*
Terfenadin	*G, Hisfedin®, Terfedura®*
Teriparatid	*Forsteo®*
Testosteron	*G, Androderm® (Plaster)*
Testosteron-propionat + -enantat	*Testoviron®*
Testosteron-undecanoat	*Andriol®*
Tetracosactid	*Synacthen®*
Tetracyclin	*G, Achromycin®, Tefilin®*
Tetrazepam	*G, Musaril®, Mobiforton®*
Tetryzolin	*Yxin®, Berberil®, Caltheon®, Ophthalmin®*
Thalidomid	*(Contergan®)*
Theophyllin	*G, Afonilum®, Euphylong®, Solosin®*
Thiamazol	*G, Favistan®, Thyrozol®, Methizol®*
Thiamin (Vit.B$_1$)	*G, Betabion®, Aneurin*
Thiopental-Na	*G, Trapanal®*
Thioridazin	*G, Melleril®*
Thyroliberin (Protirelin)	*Antepan®, Relefact®, TRH®*
Thyroxin + K-jodid	*Jodthyrox®, Thyronajod®*
Thyroxin + Trijodthyronin	*Novothyral®, Prothyrid®*
Tiagabin	*Gabitril®*
Tiaprofensäure	*Surgam®*
Ticlopidin	*G, Tiklyd®, Desitic®*
Tilidin(+Naloxon)	*G, Valoron N®, Andolor®, Findol®, Nalidin®*
Timolol	*G, Arutimol®, Dispatim®, Timosine®*
Tinidazol	*Simplotan®*
Tinzaparin	*Innohep®*
Tiotropium	*Spiriva®*
Tirofiban	*Aggrastat®*
Tizanidin	*Sirdalud®*
Tobramycin	*Gernebcin®, Brulamycin®*
Tocainid	*Xylotocan®*
Tocopherol (Vit. E)	*G, Ephynal®, E-Vicotrat®*
Tolbutamid	*Orabet®*
Tolterodin	*Detrusitol®*
Topiramat	*Topamax®*
Topotecan	*Hycamtin®*
Torasemid	*G, Unat®, Torem®*
Toremifen	*Fareston®*
Tramadol	*G, Tramal®, Amadol®, Tradol®, Trama®*

Freiname	Handelsname
Trandolapril	*Gopten®, Udrik®*
Tranexamsäure	*Cyklokapron®*
Trastuzumab	*Herceptin®*
Trazodon	*G, Thromban®*
Tretinoin	*Airol®, Vesanoid®, Cordes-Vas®*
Triamcinolon	*Volon®, Delphicort®, Berlicort®*
Triamcinolon-acetonid	*Volon A®*
Triazolam	*Halcion®*
Trifluperazin	*(Psyquil®)*
Trifluridin	*Triflumann®*
Trihexyphenidyl	*Artane®, Parkopan®*
Trimethoprim	*Infectotrimet®, TMP®*
Trimipramin	*G, Stangyl®, Eldoral®, Herphonal®*
Triptorelin	*Decapeptyl®*
Trofosfamid	*Ixoten®*
Tropicamid	*Mydriatikum Stulln®, Mydrum®*
Tropisetron	*Navoban®*
Trospium	*Spasmex®, Spasmolyt®*
Tulobuterol	*Atenos®, Brelomax®,*
Tyrothricin	*Tyrosur®*
U	
Urapidil	*Ebrantil®*
Urokinase	*G, Corase®, Rheothromb®*
V	
Valaciclovir	*Valtrex®*
Valdecoxib	*Bextra®*
Valganciclovir	*Valcyte®*
Valproinsäure	*G, Convulex®, Ergenyl®, Orfiril®, Leptilan®*
Valsartan	*Diovan®, Provas®*
Vardenafil	*Levitra®*
Vecuronium	*Norcuron®*
Venlafaxin	*Trevilor®*
Verapamil	*G, Isoptin®, Falicard®, Verasal®*
Vigabatrin	*Sabril®*
Viloxazin	*Vivalan®*
Vincristin	*G, Farmistin®, Cellcristin®, Oncocristin®*
Vindesin	*Eldisine®*
Vinorelbin	*Navelbiner®*
Vitamin B$_{12}$ (Cyanocobalamin)	*Cytobion®, Ambe 12®*
W	
Warfarin	*Coumadin®*
X	
Xantinolnicotinat	*Complamin®*
Ximelagatran	*Exanta®*
Xipamid	*Aquaphor®*
Xylometazolin	*Otriven®, Olynth®, Imidin®, Balkis®*

Freiname	Handelsname
Z	
Zafirlukast	*(Accolate®)*
Zalcitabin	*Hivid®*
Zaleplon	*Sonata®*
Zanamivir	*Relenza®*
Zidovudin	*Retrovir®*
Ziprasidon	*Zeldox®*
Zoledronsäure	*Zometa®*
Zolmitriptan	*Ascotop®*
Zolpidem	*Bikalm®, Stilnox®*
Zonisamid	*Zonegran®*
Zopiclon	*Ximovan®, Optidorm®, Somnosan®*

Arzneimittel-Liste
Handelsname → Freiname

Vorbemerkung zu Liste 2

Die Beschränkung auf eine begrenzte Anzahl von Handelsnamen ist einfach aus quantitativen Gründen notwendig. Die Liste enthält etwas über 1600 Präparate. Wir möchten noch begründen, nach welchen Richtlinien wir eine notwendige Auswahl getroffen haben. Dies sei an einem Beispiel demonstriert.

Metoprolol ist von über 20 Firmen im Handel erhältlich, der originale Handelsname ist **Beloc**®, dann gibt es eine grössere Anzahl von **Generika**, also Metoprolol+Firmennamen. Und dann kommen die Handelsnamen von Nachfolgerfirmen, die in zwei Gruppen unterteilt werden können: a) Namen, die den Wirkstoffnamen anklingen lassen und die richtige Assoziation auslösen, wie *Metobeta*®, *Metohexal*®, *Metopuren*®, *Meprolol*® und so weiter. b) Völlig neue Fantasienamen wie *Jutabloc*®, *Lopresor*®, *Prelis*® und *Sigaprolol*®, die keine Assoziation erwecken und mühsam erlernt werden müssen. Bei unserer Auswahl haben wir die assoziativen Namen nicht berücksichtigt, um wenigstens die schwierig zu behaltenden Handelsnamen aufführen zu können.

Handelsname	Freiname
A	
ACC®	Acetylcystein
Accolate®	Zafirllukast
Accupro®	Quinapril
Acemuc®	Acetylcystein
Acerbon®	Lisinopril
Acesal®	Acetylsalicylsäure
Achromycin®	Tetracyclin
Acnefug®	Isotretinoin
Acneroxid®	Benzoylperoxid
Acnu®	Nimustin
Actilyse®	Alteplase
Actonel®	Risedronsäure
Actos®	Pioglitazon
Adalat®	Nifedipin
Adekinr	Amantadin
Adiclair®	Nystatin
Adrecar®	Adenosin
Adriblastin®	Doxorubicin
Adrimedac®	Doxorubicin
Adumbran®	Oxazepam
Advantan®	Methylprednisolon
Adversuten®	Prazosin
Aegrosan®	Dimeticon
Aequamen®	Betahistin
Aerius®	Desloratadin
Aerodur®	Terbutalin
Aeromax®	Salmeterol
Aethoxysklerol®	Polidocanol
Afonilum®	Theophyllin
Agapurin®	Pentoxifyllin
Agenerase®	Amprenavir
Aggrastat®	Tirofiban
Agit®	Dihydroergotamin
Agopton®	Lansoprazol
Airol®	Tretinoin
Akineton®	Biperiden
Aknenormin®	Isotretinoin
Aktiferrin®	Eisen-sulfat
Aktren®	Ibuprofen
Aldactone®	Spironolacton
Aldactoner®	Canreonat-K
Aldara®	Imiquimod
Aldurazyme®	Laronidase
Aleve®	Naproxen
Alexan®	Cytarabin
Alferm®	Prednisolon
Alkeran®	Melphalan
Allegro®	Frovatriptan
Allergodil®	Azelastin
Almogran®	Almotriptan
Alna®	Tamsulosin
Alomide®	Lodoxamid
Alphagan®	Brimonidin
Alupent®	Orciprenalin
Alvesco®	Ciclesonid
Amadol®	Tramadol
Amagesan®	Amoxicillin
Amaryl®	Glimepirid
Ambe 12®	Cyanocobalamin, (Vitamin B_{12})
Ambene®	Phenylbutazon
Ambisome®	Amphotericin B
Ametycine®	Mitomycin
Ampho-Moronal®	Amphotericin B
Amsidy®	Amsacrin
Amuno®	Indometacin
Anaesthesin®	Benzocain
Anafranil®	Clomipranil
Analgin®	Metamizol
Analgin®	Novaminsulfon (Metamizol)
Anapen®	Adrenalin
Ancotil®	Flucytosin
Andolor®	Tilidin(+Naloxon)
Androcur®	Cyproteron
Androderm® *(Pflaster)*	Testosteron
Anemat®	Dolasetron
Anexate®	Flumazenil
Angionorm®	Dihydroergotamin
Angiox®	Bivalirudin
Annapen®	Adrenalin (Epinephrin)
Antabus®	Disulfiram
Antagonil®	Nicardipin
Antelepsin®	Clonazepam
Antepan®	Protirelin (Thyroliberin)
Antepan®	Thyroliberin (Protirelin)
Anticholium®	Physostigmin
Antidotum Thallii Heyl®	Eisen-hexacyanoferrat
Antiparkin®	Selegilin
Antizol®	Fomepizol
Antiscabiosum®	Benzylbenzoat
Antra®	Omeprazol
Anxut®	Buspiron
Aparsonin®	Bromhexin

Handelsname	Freiname
Apidra®	Insulin glulisin
Apimid®	Flutamid
Aponal®	Doxepin
Aprical®	Nifedipin
Aprovel®	Irbesartan
Apsomol®	Albuterol. Salbutamol
Apsomol®	Salbutamol (Albuterol)
Aquaphor®	Xipamid
Ara-cell®	Cytarabin
Arava®	Leflunomid
Arcasin®	Phenoxymethylpenicillin
Arcoxia®	Etoricoxib
Aredia®	Pamidronsäure
Arelix®	Piretamid
Argun®	Lonazolac
Aricept®	Donepezil
Arilin®	Metronidazol
Arimidex®	Anastrozol
Arminol®	Sulpirid
Aromasin®	Exemestan
Artane®	Trihexyphenidyl
Arteoptik®	Carteolol
Arterenol®	Noradrenalin (Norepinephrin)
Arutimol®	Timolol
Asacolitin®	Mesalazin
Ascorell®	Ascorbinsäure
Ascorvit®	Ascorbinsäure
Ascotop®	Zolmitriptan
Aspirin®	Acetylsalicylsäure
Aspisol®	Lysin-mono-acetylsalicylat
ASS®	Acetylsalicylsäure
Astonin®	Fludrocortison
AT 10®	Dihydrotachysterol
Atacand®	Candesartan
Atarax®	Hydroxyzin
Atemur®	Fluticason
Atenos®	Tolubuterol
Atosil®	Promethazin
Atrovent®	Ipratropium
Augmentan®	Amoxicillin+Clavulansäure
Aurorix®	Moclobemid
Avalox®	Moxifloxacin
Avandia®	Rosiglitazon
Avodart®	Dutasterid
Avonex®	Interferon beta-1 a
Axura®	Memantin
Azulfidine®	Sulfasalazin

B

Handelsname	Freiname
Bactracid®	Norfloxacin
Balkis®	Xylometazolin
Bambec®	Bambuterol
Barazan®	Norfloxacin
Basocef®	Cephazolin
Basocin®	Clindamycin
Bastiverit®	Glibenclamid
Batrafen®	Ciclopirox
Baymycard®	Nisoldipin
Bayotensin®	Nitrendipin
Baypen®	Mezlocillin
Beconase®	Beclomethasin
Been-u-ron®	Paracetamol
Bel®	Simvastatin
Beloc®	Metoprolol
Bendigon®	Reserpin-Kombin.

Handelsname	Freiname
Benosid®	Budesonid
Beofenac®	Aceclofenac
Berberil®	Tetryzolin
Berlicort®	Triamcinolon
Berlocid®	Co-trimoxazol
Berlosin®	Metamizol, Novaminsulfon (Metamizol)
Berotec®	Fenoterol
Betabion®	Aneurin
Betabion®	Thiamin (Vit. B$_1$)
Betadorm®	Diphenhydramin
Betaferon®	Interferon beta-1 b
Betapressin®	Penbutolol
Betavert®	Betahistin
Betnesol®	Betamethason-valerat
Betoptima®	Betaxolol
Bextra®	Valdecoxib
Biaxin®	Clarithromycin
Bicalm®	Zolpidem
Bifinorma®	Lactulose
Bifiteral®	Lactulose
Biformic®	Bifonazol
Biklin®	Amikacin
Biltricide®	Praziquantel
Binotal®	Ampicillin
Biofanal®	Nystatin
Biopress®	Candesartan
Bipensaar®	Benzylpenicillin+Procain
Bisolvon®	Bromhexin
Bleo-cell®	Bleomycin
Bleomedac®	Bleomycin
Bonasonit®	Pyridoxin, Vit.B$_6$
Bondiol®	Alfacalcidol
Bondronat®	Ibandronsäure
Bonefos®	Clodronsäure
Borocarpin®	Pilocarpin
Boroscopol®	Scopolamin
Boxogetten®	Phenylpropylamin
Brandiazin®	Sulfadiazin-Silber
Brelomax®	Tolubuterol
Brevibloc®	Esmolol
Brevimyal®	Methohexital
Brexidol®	Piroxicam
Bricanyl®	Terbutalin
Briserin®	Clopamid, Reserpin-Kombin.
Bromocrel®	Bromocriptin
Bronchocort®	Beclomethason
Bronchopront®	Ambroxol
Bronchospasmin®	Reproterol
Brulamycin®	Tobramycin
Bucain®	Bupivacain
Buscopan®	Butylscopolamin
Buspar®	Buspiron

C

Handelsname	Freiname
Cabaseril®	Cabergolin
Calciparin®	Heparin-Ca
Calcipot®	Calcium-citrat
Calciretard®	Calcium - aspartat
Calciumdetat®	Na$_2$-Ca-Edetat
Caltheon®	Tetryzolin
Campral®	Acamprosat
Campto®	Irinotecan
Candio®	Nystatin
Canesten extra®	Bifonazol

Handelsname	Freiname
Canesten®	Clotrimazol
Capros®	Morphin-sulfat
Captagon®	Fenetyllin
Captin®	Paracetamol
Capval®	Narcotin (Noscapin)
Capval®	Noscapin (Narcotin)
Carbium®	Carbamazepin
Carbostesin®	Bupivacain
Cardanat®	Etilefrin
Cardular®	Doxazosin
Carmen®	Lercanidipin
Carmubris®	Caemustin
Carnigen®	Oxilofrin
Casodex®	Bicalutamid
Cassadan®	Alprazolam
Catapresan®	Clonidin
Cebion®	Arcorbinsäure
Cecenu®	Lomustin
Cedroxr®	Cephadroxil
Cedur®	Bezafibrat
Ceferro®	Eisen-sulfat
Celebrex®	Celecoxib
Celestamin®	Betamethason
Celestan®	Betamethason-valerat
Cellcristin®	Vincristin
Cellidrin®	Allopurinol
Cephoral®	Cefixim
Cerezyme®	Imiglucerase
Cergem®	Gemeprost
Certican®	Everolimus
Certomycin®	Netilmicin
Cerucal®	Metoclopramid
Cesol®	Praziquantel
Cetebe®	Ascorbinsäure
Cetrotide®	Cetrorelix
Cholestabil®	Colestipol
Cholspasmin®	Hymecromon
Choragon®	Choriongonadotropin
Cialis®	Tadafil
Cibacalcin®	Calcitonin
Cibacen®	Benazepril
Cicloral®	Ciclosporin
Cil®	Fenofibrat
Cilest®	Norgestimat
Cilex®	Citalopram
Ciloxan®	Ciprofloxacin
Cipramin®	Citalopram
Cis-Gry®	Cisplatin
Citalex®	Escitalopram
Claforan®	Cefotaxim
Clamoxyl®	Amoxicillin
Claudicat®	Pentoxifyllin
Claversal®	Mesalazin
Clexane®	Enoxaparin
Clinofem®	Medroxyprogestero
Clinovir®	Medroxyprogesteron
Clivarin®	Reviparin
Clomhexal®	Clomifen
Clont®	Metronidazol
Closin®	Promethazin
Cogentin®	Benzatropin
Cognex®	Tacrin
Colchicum-Dispert®	Colchicin
Colchisat®	Colchicin
Colestid®	Colestipol
Colifoam®	Hydrocortison
Colinsan®	Azathioprim

Handelsname	Freiname
Colo-Pleon®	Sulfasalazin
Complamin®	Xantinol-nicotinat
Comtess®	Entacapon
Concerta®	Methylphenidat
Concor®	Bisoprolol
Contergan®	Thalidomid
Contimit®	Terbutalin
Continus®	Morphin-sulfat
Contraneural®	Ibuprofen
Copaxone®	Glatiramer
Copegus®	Ribaverin
Copegus®	Ribavirin
Coramedan®	Digitoxin
Corangin®	Isosorbidmononitrat
Corasec®	Urokinase
Cordanum®	Talinolol
Cordarex®	Amiodaron
Cordes-Vas®	Tretinoin
Cordicant®	Nifedipin
Coric®	Lisinopril
Corifeo®	Lercanidipin
Corindolan®	Mepidolol
Cormagnesin®	Magnesium-sulfat
Cornaron®	Amiodaron
Corotrop®	Milrinon
Cortirel®	Corticoliberin
Corvaton®	Molsodomin
Cosmo-Fer®	Eisen-III-hydroxid-Dextran
Coumadin®	Warfarin
Coversum®	Perindopril
Cranoc®	Fluvastatin
CRH®	Corticoliberin
Crixivan®	Indinavir
Curatoderm®	Tacalditon
Cutistad®	Clotrimazol
Cuxanorm®	Atenolol
Cyklokapron®	Tranexamsäure
Cyllind®	Clarithromycin
Cymeven®	Ganciclovir
Cynt®	Moxonidin
Cysticide®	Praziquantel
Cystonorm®	Oxybutynin
Cytobion®	Cyanocobalamin (Vitamin B_{12})
Cytotec®	Misoprostol

D

Handelsname	Freiname
Daivonex®	Calcipotriol
Daktar®	Miconazol
Dalmodorm®	Flurazepam
Dantamacrin®	Dantrolen
Dapotum®	Fluphenazin
Daraprim®	Pyrimethamin
Darob®	Sotalol
Daunoblastin®	Daunorubicin
Daunoxome®	Daunorubicin®
Deca-Durabolin®	Nandrolon
Decapeptyl®	Triptorelin
Decentan®	Perphenazin
Decortin H®	Prednisolon
Decortin®	Prednison
Decostriol®	Calcltriol
Dekristol®	Colecalciferol
Delitex®	Lindan
Delix®	Ramipril
Delphicort®	Triamcinolon

Handelsname	Freiname
Demetrin®	Prazepam
Demex®	Prophenazon
Denan®	Simvastatin
Depressan®	Dihydralazin
Deprilept®	Maprotilin
Dercome®	Benzoylperoxid
Dermatop®	Prednicarbat
Deseril®	Methysergid
Desferal®	Deferoxamin
Desitic®	Ticlopidin
Detimedac®	Dacarbacin
Detrusitol®	Tolterodin
Dexium®	Calcium-dobesilat
Diamicrone®	Gliclazid
Diamox®	Acetazolamid
Diarönt®	Colistin (Polymixin E)
Diastabol®	Miglitol
Dibenzyran®	Phenoxybenzamin
Diblocin®	Doxazosin
Dicodid®	Hydrocodon
Didronel®	Etidronsäure
Differin®	Adapalen
Diflucan®	Fluconazol
Digacin®	Digoxin
Digimerck®	Digitoxin
Digotab®	Acetyldigoxin
Dilanacin®	Digoxin
Dilatrend®	Carvedilol
Dilaudid®	Hydromorphon
Dilcoran®	Pentaerythrityltetranitrat
Dilsal®	Diltiazem
Dilzem®	Diltiazem
Dimaval®	Dimercaptopropansulfonsäure
Diovan®	Valsartan
Dipentum®	Olsalazin
Dipidolor®	Piritramid
Dipiperon®	Pipamperon
Diprosis®	Betamehason
Diprosone®	Betamethason
Disalunil®	Hydrochlorothiazid
Disoprivan®	Propofol
Dispatim®	Timolol
Distraneurin®	Clomethiazol
Ditripental®	Calcium-trinatrium-pentetat (Na₃-Ca-pentat)
Diu-melusin®	Hydrochlorothiazid
Diuramid®	Acetazolamid
Diurapid®	Furosemid
DNCG®	Cromoglycat
Dobica®	Calcium-dobilat
Dociton®	Propranolol
Dogmatil®	Sulpirid
Dolantin®	Pethidin
Dolestan®	Diphenhydramin
Dolgit®	Ibuprofen
Dolormin®	Ibuprofen
Dolviran®	ASS+Codein
Doneurin®	Doxepin
Dontsolon®	Prednisolon
Dopaflex®	Levodopa
Dopegyt®	Methyldopa
Dopergin®	Lisurid
Dopram®	Doxapram
Dormalon®	Nitrazepam
Dormicum®	Midazolam
Doryl®	Carbachol
Doss®	Alfacalcidol

Handelsname	Freiname
Dosstinex®	Cabergolin
Dotarem®	Gadotersäure
Douglan®	Pimecrolimus
Doxacor®	Doxazosin
Dridase®	Oxybutynin
Dulcolax®	Bisacodyl
Dulcolax®	Na-picosulfat
Duphaston®	Dydrogesteron
Duracoron®	Molsidomin
Duramipress®	Prazosin
Duraphat®	Na-fluorid
Durapindol®	Pindolol
Duraprednisolon®	Prednisolon-acetat
Durazanil®	Bromazepam
Durogesic®	Fentanyl
Dusodril®	Naftidrofuryl
Dynacil®	Fosinopril
Dynastat®	Parecoxib
Dynorm®	Cilazepril
Dysmenalgit®	Naproxen
Dysurgal®	Atropin

E

Handelsname	Freiname
Eatan®	Nitrazepam
Ebrantil®	Urapidil
Ebixa®	Memantin
Edronex®	Reboxetin
Eferox®	L-Thyroxin
Effortil®	Etilefrin
EinsAlpha®	Alfacalcidol
Ektebin®	Protionamid
Elantan®	Isosorbidmononitrat
Elbrol®	Propranolol
Elcrit®	Clozapin
Eldisine®	Vindesin
Eldoral®	Trimipamin
Elidel®	Pimecrolimus
Elmendos®	Lamotrigin
Elmetacin®	Indometacin
Elobact®	Cefuroxim
Elotrans®	Rehydratationslösung
Eloxantin®	Oxaliplatin
Elroquil®	Hydroxyzin
Elugan®	Simeticon
Elutrit®	Polystyroldivinyl-benzoesulfonsäure
Elzogram®	Cephazolin
Emend®	Aprepitant
Emesan®	Diphenhydramin
Emtriva®	Emtricitabin
Eminase®	Anistreplase
Enantone®	Leuprorelin
Enbrel®	Etanercept
Endac®	Carteolol
Endiaron®	Loperamid
Endorem®	Fe-Oxid-Nanopartikel
Endoxan®	Cyclophosphamid
Enelfa®	Paracetamol
Enoxor®	Enoxacin
Epanutin®	Phenytoin
Ephelia®	Estradiol-Pflaster
Ephynal®	Tocopherol (Vit.E)
Epi-cell®	Epirubicin
Epifrin®	Dipivefrin
Epivir®	Lamivudin

Handelsname	Freiname
Eprex®	Epoetin alfa
Equasym®	Methylphenidat
Ergenyl®	Valproinsäure
Ergocalm®	Lormetazepam
Ergodesit®	Dihydroergotoxin
Ergo-Kranit®	Ergotamin
Ergont®	Dihydroergotamin
Eripo®	Epoetin alfa
Eremfat®	Rifampicin
Erythrocin®	Erythromycin
Escazole®	Albendazol
Esclama®	Nimorazol
Escor®	Nilvadipin
Esidrix®	Hydrochlorothiazid
Esmeron®	Rocuronium
Espumisan®	Simeticon
Estifam®	Estradiol-Pflaster
Estraderm®	Estradiol-Pflaster
Estrifam®	Estradiol
Ethrane®	Enfluran
Euglucon®	Glibenclamid
Eunerpan®	Melperon
Euphylong®	Theophyllin
Euplix®	Paroxetin
Eusaprim®	Co-trimoxazol
Euthyrox®	L-Thyroxin
E-Vicotrat®	Tocopherol (Vit.E)
Evista®	Raloxifen
Evitocur®	Atenolol
Evorel®	Estradiol-Pflaster
Exanta®	Ximelegatran, Megalatran
Exelon®	Rivastigmin
Exitop®	Etoposid
Exoderil®	Naftifin
Expafusin®	Stärke-Inf.-Lösung 70000
Exrheudon®	Phenylbutazon
Ezetrol®	Ezetimib

F

Handelsname	Freiname
Fabrazyme®	Algasidase
Fadul®	Famotidin
Fagusan®	Guaifenesin
Falicard®	Verapamil
Falithrom®	Phenprocoumon
Famvir®	Famciclovir
Fansidar®	Pyrimethamin+Sulfadoxin
Fareston®	Toremifen
Farlutal®	Medroxyprogesteron
Farmarubicin®	Epirubicin
Farmistin®	Vincristin
Faslodex®	Fulvestrand
Fastject®	Adrenalin
Fastject®	Adrenalin (Epinephrin)
Fasturtec®	Rasburicase
Fasupront®	Norpseudoephedrin
Faustan®	Diazepam
Favistan®	Thiamazol
Felden®	Piroxicam
Femara®	Letrozol
Femostone®	Estradiol
Fempress®	Moexpril
Fenistil®	Dimetinden
Fensum®	Paracetamol
Ferriprox®	Deferipron
Ferrlecit®	Eisen-Na-gluconat (Amp)

Handelsname	Freiname
Ferrlecit®	Eisen-succinat (Drag)
Ferro-Sanol®	Eisen-glycinsulfat
Ferrum Hausmann®	Eisen-fumarat
Fertovase®	Saquinavir
Fevarin®	Fluvoxamin
Fiblaferon®	Interferon beta
Ficortril®	Hydrocortison
Findol®	Tilidin (+Naloxon)
Firin®	Norfloxacin
Flagyl®	Metronidazol
Flammazine®	Sulfadiazin-Silber
Flecadura®	Flecainid
Flotrin®	Terazosin
Floxal®	Ofloxacin
Fluanxol®	Flupentixol
Fluctin®	Fluoxetin
Fludara®	Fludarabin
Fludilat®	Bencyclan
Flumucil®	Acetllcystein
Flunavert®	Flunarizin
Flunazol®	Fluconazol
Fluothane®	Halothan
Flutide®	Fluticason
Fluxet®	Fluoxetin
Fokalepsin®	Carbomazepin
Folarell®	Folsäure
Folferlan®	Folsäure
Foligan®	Allopurinol
Fondril®	Bisoprolol
Foradil®	Formoterol
Forene®	Isofluran
Forsteo®	Teriparatid
Fortecortin®	Dexamethason
Fortovase®	Saquinavir
Fortral®	Pentazocin
Fortum®	Ceftazidim
Fosamax®	Alendronsäure
Foscavir®	Foscarnet
Fosinorm®	Fosinopril
Fragmin®	Dalteparin
Fraxiparin®	Nadroparin
Frisium®	Clobazam
Fugerel®	Flutamid
Fumaderm®	Fumarsäure-Ester
Fungata®	Fluconazol
Fungizid®	Clotrimazol
Fungur®	Miconazol
Furadantin®	Nitrofurantoin
Fusidine®	Fusidinsäure
Fuzeon®	Enfluvirtid

G

Handelsname	Freiname
Gabitril®	Tiagabin
Gabrilen®	Ketoprofen
Gadovist®	Gadobutrol
Gamonil®	Lofepramin
Gastracid®	Omeprazol
Gastripan®	Magaldrat
Gastrografin®	Amidotrizoat
Gastronerton®	Metoclopramid
Gastroprotect®	Cimetidin
Gastrozepin®	Pirenzepin
Gaviscon®	Aluminium-hydroxid
Gelafundin®	Gelatine-Inf-Lösg.
Gelafusal®	Gelatine-Inf-Lösg.

Handelsname	Freiname
Gelonida®	Paracetamol+Codein
Gelum®	Eisen-III-kaliumcitratphosphat
Gelusil®	Aluminium-Magnesium-silicat
Genotropin®	Somatotropin
Gernebcin®	Tobramycin
Gestafortin®	Chlormadinon
Gestakadin®	Norethisteron
Gevilon®	Gemfibrozil
GHRH-Ferring®	Somatoliberin (Sommatorelin)
Gilucor®	Sotalol
Gilurytmal®	Ajmalin
Gittalun®	Doxylamin
Gityl®	Bromazepam
Glaco-Stulln®	Pindolol
Gladem®	Sertralin
Glandomed®	Macrogol
Glaucothil®	Dipivefrin
Glaupax®	Acetazolamid
Glianimon®	Benperidol
Glivec®	Imatinib
Gluborid®	Glibornurid
Glucobay®	Acarbose
Glucophage®	Metformin
Glucovital®	Glibenclamid
Glurenorm®	Gliquidon
Glutril®	Glibornurid
Gonal®	Follitropin alfa®
Gopten®	Trandolapril
Granocyte®	Lenograstim
Grüncef®	Cephadroxil
Gumbix®	Aminomethylbenzoesäure
Gutron®	Midodrin
Gyroflox®	Ofloxacin

H

Handelsname	Freiname
Haemaccel®	Gelatine-Inf.-Lösung
Haemiton®	Clonidin
Haes-steril®	Stärke-Inf.-Lösung 200 000
Halamid®	Nedocromil
Halcion®	Triazolam
Haldol®	Haloperidol
Halfan®	Halofantrin
Hämofusin®	Stärke-Inf.-Lösung 200 000
Harmosin®	Melperon
Harzol®	Phytosterol
HCT®	Hydrochlorothiazid
Heitrin®	Terazosin
Helmex®	Pyrantel
Hemohes®	Stärke-Inf.-Lösung 200 000
Hepsera®	Adefovir
Herceptin®	Trastuzumab
Herphonal®	Trimipamin
Hexobion®	Pyridoxin, Vit.B$_6$
Hisfedin®	Terfenadin
Hivid®	Zalcitabin
Hoggar®	Doxylamin
Holoxan®	Ifosfamid
Humalog®	Insulin-lispro
Humatin®	Neomycin
Humira®	Adalimumab
Hycamtin®	Topotecan
Hydergin®	Dihydroergotoxin
Hydromedin®	Etacrynsäure
Hygroton®	Chlortalidon
Hypnomidate®	Etomidat
Hypnorex®	Lithium-carbonat

Handelsname	Freiname

I

Idril®	Naphazolin
Ifo-cell®	Ifosfamid
Ikorel®	Nicorandil
Ilomedin®	Iloprost
Imap®	Fluspirilin
Imidin®	Xylometazolin
Imigran®	Sumatriptan
Imodium®	Loperamid
Imukin®	Interferon gamma-1 b
Imurek®	Azathioprin
Inductos®	Dibotermin
Infectocef®	Cephaclor
Infectomox®	Amoxicillin
Infectophos®	Fosfomycin
Infectoroxit®	Roxithromycin
Infectoscab®	Permethrin
Infectostaph®	Dicloxacillin, Oxacillin
Infectotrimet®	Trimethoprim
Infex®	Amantadin
Infucoll®	Dextran
Infukoll®	Stärke-Inf.-Lösung 200 000
Innohep®	Tinzaparin
Insidon®	Opipramol
Inspra®	Eplerone
Intal®	Cromoglycat
Integrilin®	Eptifibatid
Inspra®	Eplerenon
Intron A®	Interferon alfa-2 b
Invirase®	Saquinavir
Inzelloval®	Eisen-hydrogenaspartat
Inzolen®	Eisen-hydrogenaspartat
Iodipin®	Aproclonidin
Irenat®	Na-perchlorat
Irtan®	Nedocromil
Iscover®	Clopidogrel
ISDN®	Isosorbiddinatrium
Isicom®	Levodopa+Carbidopa
ISMN®	Isosorbidmononitrat
Isocid®	Isoniacid
Isocillin®	Phenoxymethylpenicillin
Isoket®	Isosorbiddinatrium
Isomeride®	Dexfenfluramin
Isoptin®	Verapamil
Isopto®	Dexamethason
Isoptomax® *(Komb.)*	Polymyxin B
Isovist®	Iotrolan
Itracol®	Itraconazol
Itrop®	Ipratropium
Ixoten®	Trofosfamid

J

Jacutin N®	Allethrin
Jacutin®	Lindan
Jenafenac®	Diclofenac
Jenaspirion®	Spironolacton
Jenatenol®	Atenolol
Jenaterol®	Atenolol
Jenoxifen®	Tamoxifen
Jodetten®	Kalium-jodid
Jodthyrox®	Thyroxin+K-jodid
Jomax®	Bufexamac
Junizac®	Ranitidin
Justar®	Cicletanin

Handelsname	Freiname
Jutabis®	Bisoprolol
Jutanorm®	Propafenon
Jutapress®	Nitrendipin
Jutaxan®	Enalapril
Juvental®	Atenolol

K

Handelsname	Freiname
Kaletra®	Lopinavir
Kalinor®	Kalium-chlorid
Kalium-Verla®	Kalium-citrat
Kalymin®	Pyridostigmin
Kanavit®	Phytomenadion (Vit.K)
Kapanol®	Morphin-sulfat
Karil®	Calcitonin
Karvea®	Irbesatan
Katadolon®	Flupirtin
Keciflox®	Ciprofloxacin
Keimax®	Ceftibuten
Kendural C®	Eisen-sulfat
Kepinol®	Co-trimoxazol
Kerlone®	Betaxol
Kessar®	Tamoxifen
Ketanest®	Ketamin
Ketek®	Telithromycin
Kevatril®	Granisetron
Kineret®	Anakinra
Kinzalmono®	Telmisartan
Kirim®	Bromocriptin
Klacid®	Clarithromycin
Klinomycin®	Minocyclin
Kompensan®	Dimeticon
Konakion®	Phytomenadion (Vit.K)
Kreon®	Pankreas-Enzyme
Kryptocur®	Gonadorelin

L

Handelsname	Freiname
Labocane®	Benzocain
Laevilac®	Lactulose
Lafol®	Folsäure
Lamictal®	Lamotrigin
Lamisil®	Terbinafin
Lamra®	Diazepam
Lanicor®	Digoxin
Lanitop®	Metildigoxin
Lantarel®	Methotrexat
Lantus®	Insulin-glargin
Lanzor®	Lansoprazol
Lariam®	Mefloquin
Lasix®	Furosemid
Laubeel®	Lorazepam
Laxapol®	Oleum Ricini
Laxoberal®	Na-picosulfat
Laxofalk®	Macrogol
Lefax®	Simeticon
Lendormin®	Brotizolam
Lenoxin®	Digoxin
Leponex®	Clozapin
Leptilan®	Valproinsäure
Leucoverin®	Calcium-folinat
Leukeran®	Chlorambicil
Leustatin®	Cladribin
Levemir®	Insulin detemir
Levitra®	Vardenafil
Levium®	Levomepromazin
Levophta®	Levocabastin
Lexotanil®	Bromazepam
LHRH®	Gonadorelin
Li 450 Ziethen®	Lithium-carbonat
Librium®	Chlordiazepoxid
Licain®	Lidocain
Lidocard®	Lidocain
Lignocaine®	Lidocain
Lindoxyl®	Ambroxol
Lipanthyl®	Fenofibrat
Lipidil®	Fenofibrat
Lipocol®	Colestyramin
Lipotalon®	Dexamethason
Lipox®	Bezafibrat
Liquemin®	Heparin-Na
Liquidepur®	Na-picosulfat
Liserdol®	Metergolin
Lisino®	Loratadin
Liskantin®	Primidon
Livocab®	Levocabastin
Livotab®	Loratadin
Lixin®	L-Thyroxin
Loceryl®	Amorolfin
Locol®	Fluvastatin
Lomir®	Isradipin
Lonarid®	Paracetamol+Codein
Longasreril®	Dextran
Longtussin®	Codein
Longtussin®	Guaifenesin
Lonolox®	Minoxidil
Lopedium®	Loperamid
Lophakomb-Procain®	Procain
Lopirin®	Captopril
Lopresor®	Metoprolol
Lorafem®	Loracarbef
Lorzaar®	Losartan
Löscalcon®	Calcium-carbonat
Lösferron®	Eisen-gluconat
Lotemax®	Loteprednol
Lösnesium®	Magnesium-carbonat
Ludiomil®	Maprotilin
Luminal®	Phenobarbital
Lumirem®	Fe(II,III) siliconisiert
Lutrelef®	Gonadorelin
Luveris®	Lutropin
Lyogen®	Fluphenazin
Lyorodin®	Fluphenazin
Lyovac-Cosmegen®	Dactinomycin
Lyrika®	Pregabalin
Lysthenon®	Suxamethonium (Succinylcholin)

M

Handelsname	Freiname
Maaloxan®	Algeldrat
Maaloxan®	Magnesium-hydroxid
MabCampath®	Alemtuzumab
MabThera®	Rituximab
Madopar®	Benseracid
Madopar®	Levodopa+Benserazid
Magium®	Mg-bis(hydrogenaspartat)
Magnerot®	Mg-bis(hydrogenaspartat)
Magnetrans®	Magnesium-oxid
Magnesiocard®	Magnesium-aspartat
Magnevist®	Gabopentetsäure
Makatussin®	Codein

Handelsname	Freiname
Malarone®	Proguanil+Atovaquon
Maninil®	Glibenclamid
Manyper®	Manidipin
Mapox®	Aciclovir
Marcumar®	Phenprocoumon
Marduk®	Benzoylperoxid
Mareen®	Doxepin
Mavelbine®	Vinorelbin
Mavid®	Clarithromycin
Maxalt®	Rizatriptan
Maxipima®	Cefepim
Meaverin®	Mepivacain
Mectizan®	Ivermectin
Medikinet®	Methylphenidat
Medrate®	Methylprednisolon
Mefoxitin®	Cefoxitin
Megacillin®	Phenoxymethylpenicillin
Megagrisevit®	Clostebol
Megestat®	Megestrol-acetat
Meladinine®	Methoxypsoralen
Melleril®	Thioridazin
Menogon®	Menotropin
Meresa®	Sulpirid
Merimono®	Estradiol-valerat
Meronem®	Meropenem
Mescorit®	Metformin
Mespafin®	Doxycyclin
Mestinon®	Pyridostigmin
Metalcaptase®	D-Penicillamin
Metalyse®	Tenecteplase
Metaplexan®	Mequitazin
Meteosan®	Dimeticon
Metex®	Methotrexat
Methergin®	Methylergometrin
Methizol®	Thiamazol
Methylergobrevin®	Methylergometrin
Mevalotin®	Pravastatin
Mevinacor®	Lovastatin
Mexitil®	Mexilitin
Micanol®	Dithranol
Micardis®	Telmisartan
Mictonorm®	Proverin
Mifegyne®	Mifepriston
Miflonide®	Budesonid
Migräne-Kranit®	Phenazon
Milgamma®	Benfotiamin
Miltex®	Miltefosin
Miniasal®	Acetatylsalicylsäure
Minipress®	Prazosin
Minprostin E2®	Dinoproston
Minprostin®	Dinoprost
Mirapront®	Norpseudoephedrin
Mirludorm®	Oxazepam
Mistabronco®	Mesna
Mito-medac®	Mitomycin
Mivacron®	Mivacurium
Mobec®	Meloxicam
Mobiforton®	Tetrazepam
Mobilat®	Indometacin
Moclix®	Moclobemid
Modip®	Felodipin
Mofesal®	Mofebutazon
Mogadan®	Nitrazepam
Mono-Embolex®	Certoparin
Monojod®	Kalium-jodid
Monomycin®	Erythromycin
Monuril®	Fosfomycin

Handelsname	Freiname
Moronal®	Nystatin
Mosegor®	Pizotifen
Motens®	Lacidipin
Motilium®	Domperidon
Movergan®	Seleginin
MPA®	Medroxyprogesteron
Molevac®	Pyrvinium-embonat
MSI® (Inj)	Morphin-chlorid
MST®	Morphin-sulfat
MTX®	Methotrexat
Mucosolvan®	Ambroxol
Multihance®	Gadobensäure
Multum®	Chlordiazepoxid
Mundil®	Captoptil
Munobal®	Felodipin
Musaril®	Tetrazepam
Myambutol®	Ethambutol
Mycospor®	Bifonazol
Mycotin®	Miconazol
Mydriatikum Stulln®	Tropicamid
Mydrum®	Tropicamid
Myfungar®	Oxiconazol
Mykoderma®	Miconazol
Mykofug®	Clotrimazol
Mykosert®	Sertoconazol
Mylepsinum®	Primidon
Myleran®	Busulfan
Myocet®	Doxorubicin
Myocholin®	Bethanechol

N

Handelsname	Freiname
Nacom®	Levodopa+Carbidopa
Nadixa®	Nadifloxacin
Nalador®	Sulproston
Nalidin®	Tilidin(+Naloxon)
Nanoselect®	Naloxon
Naranmig®	Naratriptan
Narcanti®	Naloxon
Naropin®	Ropivacain
Nasivin®	Oxymetazolin
Natil®	Cyclandelat
Natrilix®	Indapamid
Natulan®	Procarbazin
Navoban®	Tropisetron
Nebacetin®	Bacitracin
Nebilet®	Nebivolol
Nedolon®	Paracetamol+Codein
Nemexinr	Naltrexon
Neofluor®	Fluorouracil
Neo-Gilurytmal®	Prajmalin
Neo-Mydrial®	Phenylephrin
NeoRecormon®	Epoetin beta
Neostig®	Neostigmin
Neo-Thyreostat®	Carbimazol
Neotigason®	Acitretin
Neotussan®	Dextromethorphan
Nepresol®	Dihydralazin
Neulasta®	Pegfilgrastim
Neupogen®	Filgrastim
Neurocil®	Levomepromazin
Neurontin®	Gabapentin
Nexium®	Esomeprazol
Nicobion®	Nicotinamid
Nifuretten®	Nitrofurantoin
Nimbex®	Cisatracurium

Handelsname	Freiname
Nimotop®	Nimodipin
Nipent®	Pentostatin
Nipruss®	Nitroprussid-Na
Nirason®	Pentaerythrityltetranitrat
Nitrangin®	Glyceroltrinitrat
Nitrolingual®	Glyceroltrinitrat
Nitrosorbon®	Isosorbiddinatrium
Nivadil®	Nilvadipin
Nizac®	Nizatidin
Noctamid®	Lormetazepam
Nolvadex®	Tamoxifen
Norcuron®	Vecuronium
Norditropin®	Somatotropin
Norkotral®	Temazepam
Normalip®	Fenofibrat
Nornoc®	Bromazepam
Norprolac®	Quinagolid
Nortase®	Pankreas-Enzyme
Nortrilen®	Nortriptylin
Norvasc®	Amlodipin
Nourytam®	Tamoxifen
Novadral®	Norfenefrin
Novalgin®	Novaminsulfon (Metamizol)
Novantron®	Mitoxantron
Noveril®	Dibenzipin
Novocain®	Procain
Novodigal®	Acetyldigoxin
Novomax®	Insulin-aspart
Novonorm®	Repaglinid
Novoprotect®	Amitriptylin
Novothyral®	Thyroxin+Trijodthyronin
Nubain®	Nalbuphin
Nullatuss®	Clobutinol

O

Handelsname	Freiname
Obsidan®	Propranolol
Oculotact®	Retinol (Vit. A)
Oekolb®	Estriol
Oftaquix®	Levofloxacin
Olbemox®	Acipimox
Olmetec®	Olmesartan
Olynth®	Xylometazolin
Omca®	Fluphenazin
Omniapharm®	Bromhexin
Omnic®	Tamsulosin
Omniscan®	Gadodiamid
Oncocristin®	Vincristin
Oncoposid®	Etoposid
Oncotrone®	Mitoxantron
Onkofluor®	Fluorouracil
Ophthalmin®	Tetryzolin
Optidorm®	Zopiclon
Optipyrin®	Paracetamol+Codein
Optruma®	Raloxifen
Orabet®	Tolbutamid
Oracef®	Cefalexin
Orap®	Pimozid
Orasthin®	Oxytocin
Orelox®	Cefpodoxim
Orfiril®	Valproinsäure
Orgalutran®	Ganirelix
Orgametril®	Lynestrenol
Orgaran®	Danaparoid
Orhoclone®	Muromonab-CD3
Orimeen®	Aminogluthemid
Orphol®	Dihydroergotoxin
Ortho-Gynest®	Estriol
Orudis®	Ketoprofen
Osmofundin®	Mannit
Osmosteril®	Mannit
Osnervan®	Procyclid
Ospolot®	Sultiam
Ospur®	Calcium-carbonat
Ospur®	Colecalciferol
Ossin®	Na-fluorid
Ostac®	Clodronsäure
Osteos®	Calcitonin
Osteotriol®	Calcitriol
Ostostabil®	Calcitonin
Osyrol®	Canrenoat-K
Otriven®	Phenylephrin
Otriven®	Xylometazolin
Ovitrelle®	Choriongonadotropin alfa
Oxet®	Paroxetin
Oxis®	Formoterol
Ozym®	Pankreas-Enzyme

P

Handelsname	Freiname
Paediathrocin®	Erythromycin
Palladon®	Hydromorphon
Palmicol®	Magnesium-carbonat
Paludrine®	Proguanil
Pamba®	Aminomethylbenzoesäure
Pangal®	Pankreas-Enzyme
Panoral®	Cephaclor
Panotile®	Ciprofloxacin
PanOxyl®	Benzoylperoxid
Pantazol®	Pantoprazol
Pantolax®	Suxamethonium (Succinylcholin)
Paracefan®	Clonidin
Paracodin®	Dihydrocodein
Paraxin®	Chloramphenicol
Parcopan®	Trihexyphenidyl
Parcotil®	Pergolid
Parfenac®	Bufexamac
Pariet®	Rabeprazol
Parkemed®	Mefenaminsäure
Parkinsan®	Budipin
Partusisten®	Fenoterol
Paspertin®	Metoclopramid
Pavidel®	Bromocriptin
Pendysin®	Benzylpenicillin+ Benzathin
Pentacarinat®	Pentamidin
Pentalong®	Pentaerythrityltetranitrat
Pentasa®	Mesalazin
Pentatop®	Cromoglycat
Pepcid®	Famotidin
Pepdul®	Famotidin
Percoffeedrinol®	Coffein
Peremesin®	Meclozin
Perfan®	Enoximon
Peritol®	Cyproheptadin
Perlinganit®	Glyceroltrintirat
Pertofran®	Desipramin
Peteha®	Protionamid
Petibelle®	Drospirenon
Petnidan®	Ethosuximid
Petylyl®	Desipramin
Pevaryl®	Econazol
Phardol®	Ketoprofen

Handelsname	Freiname
Phenhydan®	Phenytoin
Phenpro®	Phneprocoumon
Phosphalugel®	Aluminium-phosphat
Physiotensr	Moxonidin
Pidilat®	Nifedipin
Pilzcin®	Croconazol
PK-Levo®	Levodopa+Benserazid
PK-Merz®	Amantadin
Planum®	Temazepam
Plasmafusin®	Stärke-Inf.-Lösung 450000
Plasmasteril®	Stärke-Inf.-Lösung 450000
Platinex®	Cisplatin
Plavix®	Clopidogrel
Podomexef®	Cefpodoxim
Polamidon®	Levomethadon
Polaronil®	Dexchlorpheniramin
Pomderax®	Fenfluramin
Ponolar®	Mefenaminsäure
Posifenicol®	Chloramphenicol
Postadoxin®	Meclozin
Postafen®	Meclozin
Praecineural®	ASS+Codein
Pramina®	Norgestimat
Pravasin®	Pravastatin
Praxiten®	Oxazepam
Predalon®	Choriongonadotropin
Prednihexal®	Prednisolon-acetat
Prednitop®	Prednicarbat
Prelis®	Metoprolol
Prent®	Acebutolol
Prepidil®	Dinoproston
Pres®	Enalapril
Presinol®	Methyldopa
Primolut-Nor®	Norethisteron
Prisma®	Mianserin
Privin®	Naphazolin
Procoralan®	Ivabradin
Proculin®	Naphazolin
Procutan®	Calcipotriol
Prodolor®	Naproxen
Profact®	Buserelin
progastrit®	Algeldrat
Progastrit®	Magnesium-hydroxid
Proglicem®	Diazoxid
Prograf®	Tacrolimus
Progynon®	Estradiol-valerat
Progynova®	Estradiol-valerat
Prohance®	Gadoteridol
Proleukin®	Aldesleukin
Proluton®-Depot	Hydroxyprogesteron-capronat
Promabolan®	Metenolol
Promit®	Dextran 1
Proneurin®	Promethazin
Propaphenin®	Chlorpromazin
Propecia®	Finasterid
Propess®	Dinoproston
Propycil®	Propylthiouracil
Proscar®	Finasterid
Prostica®	Flutamid
Protactyl®	Promazin
Protaxon®	Proglumetacin
Prothil®	Medrogeston
Prothyrid®	Thyroxin+Triiodthyronin
Protopic®	Tacrolimus
Provas®	Valsartan
Proviron®	Mesterolon
Proxen®	Naproxen

Handelsname	Freiname
Pryleugan®	Imipramin
Psyquil®	Trifluperazin
Pulmicort®	Budesonid
Puregon®	Follitropin beta
Pyrafat®	Pyrazinamid
Pyrcon®	Pyrvinium-embonat
Pyrilax®	Bisacodyl
PZA®	Pyrazinamid

Q

Quadropil®	Spirapril
Quantalan®	Colestyramin
Quensil®	Hydroxychloroquin
Querto®	Carvedilol
Quilonum®	Lithium-acetat

R

Radedorm®	Nitrazepam
Radepur®	Chlordiazepoxid
Ralenova®	Mitoxantron
Rantudil®	Acemetacin
Rapamune®	Sirolimus
Rapifen®	Alfentanil
Rapilysin®	Reteplase
Raptiva®	Efaliozumab
Reactine®	Cetirizin
Rebetol®	Ribaverin
Rebif®	Interferon beta-1 a
Recessan®	Polidacanol
Recofol®	Propofol
Rectodelt®	Prednison
Reductil®	Sibutramin
Refludan®	Lepirudin
Refobacin®	Gentamicin
Regadrin®	Bezafibrat
Regaine®	Minoxidil
Regenon®	Amfepramon
Regranex®	Beclaplermin
Regulax®	Na-picosulfat
Relefact®	Gonadorelin
Relefact®	Protirelin (Thyroliberin)
Relefact®	Thyroliberin (Protirelin)
Relenza®	Zanamivir
Relpax®	Eletriptan
Remadacen®	Dihydrocodein
Remederm®	Hydrocortison
Remergil®	Mirtazepin
Remestan®	Temazepam
Remicade®	Infliximab
Remid®	Allopurinol
Reminyl®	Galantamin
Procorum®	Gallopamil
Rentibloc®	Sotalol
Rentylin®	Pentoxifyllin
ReoPro®	Abciximab
Requip®	Ropinirol
Rescuvolin®	Calcium-folinat
Resimatil®	Primidon
Resochin®	Chloroquin
Resonium A®	Polystyroldivinyl-benzoesulfonsäure
Restex®	Benseracid
Resovist®	Ferocarbotran

Handelsname	Freiname
Restex®	Levodopa+Benserazid
Retacillin®	Benzylpenicillin+Procain
Retrovir®	Zidovudin
Revasc®	Desirudin
Rewodina®	Diclofenac
Rheohes®	Stärke-Inf.-Lösung 70 000
Rheomacrodex®	Dextran
Rheothromb®	Urokinase
Rheumatin®	Piroxicam
Rheumon®	Etofenamat
Riamet®	Artemether+Lumefantrin
Ribocarbo®	Carboplatin
Ribodoxo®	Doxorubicin
Ribofluor®	Fluorouracil
Ribofolin®	Calcium-folinat
Ribosid®	Etoposid
Ridaura®	Auranofin
Rifun®	Pantoprazol
Rilutek®	Riluzol
Riopan®	Magaldrat
Riperdal®	Risperidon
Ritalin®	Methylphenidat
Rivotril®	Clonazepam
Roaccutan®	Isotretinin
Robinul®	Glycopyrronium
Rocaltrol®	Calcitriol
Rocephin®	Ceftriaxon
Rodavan®	Dimenhydranat
Roferon-A®	Interferon alfa-2 a
Rohypnol®	Flunitrazepam
Romyk®	Roxithromycin
Rondimen®	Mefenorex
Rudotel®	Medazepam
Rulid®	Roxithromycin
Rulofer®	Eisen-fumarat
Rusedal®	Medazepam
Ryol®	Oxybutynin
Rythmodul®	Disopyramid
Rytmonorm®	Propafenon

S

Handelsname	Freiname
Sab®	Dimeticon
Sabril®	Vigabatrin
Sabril®	Vigabatrin
Sab-simplex®	Simeticon
Saizen®	Somatotropin
Salagen®	Pilocarpin
Salofalk®	Mesalazin
Sanasthmyl®	Beclomethason
Sandimmun®	Ciclosporin
Sandostatin®	Octreotid
Saphylex®	Flucloxacillin
Saroten®	Amitriptylin
Scandicain®	Mepivacain
Scopoderm®	Scopolamin
Sebiprox®	Ciclopirox
Sedaplus®	Doxylamin
Selectol®	Celiprolol
Sempera®	Itraconazol
Sepram®	Citalopram
Serevent®	Salmeterol
Serital®	Citalopram
Seroquel®	Quetiapin
Seroxal®	Paroxetin
Sevorane®	Sevofluran

Handelsname	Freiname
Sibelium®	Flunarizin
Sifrol®	Pramipexol
Sigacefa®	Cephaclor
Sigacimet®	Cimetidin
Sigamopen®	Amoxicillin
Sigaperidol®	Haloperidol
Sigaprim®	Co-trimoxazol
Silentan®	Nefopam
Silkis®	Calcitriol
Silomat®	Clobutinol
Silomat®	Dextromethorphan
Simaphil®	Magaldrat
Simulect®	Basiliximab
Simplotan®	Tinidazol
Singulair®	Montelukast
Sinophenin®	Promazin
Sinquan®	Doxepin
Siofor®	Metformin
Siran®	Acetylcystein
Sirdalut®	Tizanidin
Siros®	Itraconazol
Situ-Lande®	Sitosterin
Skid®	Minocyclin
Skinocyclin®	Minocyclin
Skinoren®	Azelainsäure
Sleepia®	Diphenhydramin
Sobelin®	Clindamycin
Solgol®	Nadolol
Solosin®	Theophyllin
Solu-Decortin®	Prednisolon-hydrogensuccinat
Solutrast®	Iopamidol
Solvex®	Reboxetin
Somagerol®	Lorazepam
Somatoline®	Lanreotid
Somavert®	Pegvisomant
Somnosan®	Zopiclon
Sonata®	Zaleplon
Sonin®	Loprazolam
Sorbisterit®	Polystyroldivinyl-benzoesulfonsäure
Sormodren®	Bornaprin
Sortis®	Atorvastatin
Sostril®	Ranitidin
Sotalex®	Sotalol
Sovel®	Norethisteron
Soventol®	Bamipin
Spasman®	Butylscopolamin
Spasmex®	Trospium
Spasmolyt®	Trospium
Spasmowern®	Butylscopolamin
Spasyl®	Oxybutynin
Spercarpin®	Pilocarpin
Spersadex®	Dexamethason
Spicef®	Cefotiam
Spiriva®	Tiotropium
Spiropent®	Clenbuterol
Spondylon®	Ketoprofen
Sponsin®	Dihydroergotoxin
Spregal®	Allethrin
Stadalax®	Bisacodyl
Stalevo®	Levodopa+Carbidopa
Starlix®	Nateglinid
Stas®	Clobutinol
Staurodorm®	Flurazepam
Stesolid®	Diazepam
Stillacor®	Acetyldigoxin
Stilnox®	Zolpidem

Handelsname	Freiname
Strangyl®	Trimipamin
Streptase®	Streptokinase
Strepto-Fatol®	Streptomycin
Streptogramin®	Quinopristin+Dalfopristin
Striaton®	Levodopa+Carbidopa
Strodival®	Oubain, g-Strophanthin
Subcutin®	Benzocain
Subutex®	Buprenorphin
Sufenta®	Sufentanil
Sulmycin®	Gentamicin
Sulp®	Sulpirid
Sultanol®	Albutanol, Salbutanol
Sultanol®	Salbutamol (Albuterol)
Superpep®	Dimenhydrinat
Supracyclin®	Doxycyclin
Suprane®	Desfluran
Suprarenin®	Adrenalin (Epinephrin)
Supraviran®	Aciclovir
Suprax®	Cefixim
Suprecur®	Buserelin
Surfont®	Mebendazol
Surgam®	Tiaprofensäure
Sustiva®	Efavirenz
Suxilep®	Ethosuximid
Suxinutin®	Ethosuximid
Symodal®	Dimeticon-Spray
Synacthen®	Tetracosactid
Synapause®	Estriol
Synarela®	Nafarelin
Synercid®	Quinopristin+Dalfopristin
Syneudon®	Amitriptylin
Syntaris®	Flunisolid
Syntestan®	Cloprednol
Syntocinon®	Oxytocin

T

Handelsname	Freiname
Tachydaron®	Amiodaron
Tachystin®	Dihydrotachysterol
Tranxilium®	Dikaliumclorazepat
Tafil®	Alprazolam
Tagamed®	Cimetidin
Tagonis®	Paroxetin
Taloxa®	Felbamat
Tambocor®	Flecainid
Tamiflu®	Oseltamivir
Tarceva®	Erlotinib
Tardocillin®	Benzylpenicillin+Benzathin
Targocid®	Teicoplanin
Targretin®	Bexaroten
Tarivid®	Ofloxacin
Tauredon®	Aurothiomalat-Na
Tavanic®	Levofloxacin
Tavegil®	Clemastin
Tavor®	Lorazepam
Taxilan®	Perazin
Taxol®	Paclitaxel
Taxotere®	Docetaxel
Tazobac®	Piperacillin+Tazobactam
Tebesium®	Isoniacid
Tefilin®	Tetracyclin
Tegrteal®	Carbamazepin
Telfast®	Fexofenadin
Temgesic®	Buprenorphin
Temodal®	Temozolamid
Tenormin®	Atenolol

Handelsname	Freiname
Tensobon®	Captopril
Tensostad®	Captopril
Tenuate®	Amfepramon
Tepilta®	Aluminium-hydroxid
Terfedura®	Terfenadin
Terramycin®	Gentamicin
Teslacan®	Mangafodipir
Testotard®	Flutamid
Teveten®	Eprosartan
Thilocanfol®	Chloramphenicol
Thilodigon®	Guanethidin
Thomasin®	Etilefrin
Thromban®	Tratodon
Thrombophob®	Heparin-Na
Thybon®	L-Trijodthyronin
Thyratardin®	L-Trijodthyronin
Thyreostat II®	Propylthiourazil
Thyroajod®	Thyroxin+K-iodid
Thyroprotect®	Kalium-jodid
Thyrozol®	Thiamazol
Tiamon®	Dihydrocodein
Tiklyd®	Ticlopidin
Tilade®	Nedocromil
Timonil®	Carbamazepin
Timosine®	Timolol
Timox®	Oxcarbazin
Tiorfan®	Racecadotril
Tirgao®	Bisacodyl
TMP®	Trimethoprim
Tobi®	Tobramycin
Tofranil®	Imipramin
Togasan®	Mg-bis(hydrogenaspartat)
Tolid®	Lorazepam
Tolvin®	Mianserin
Topamax®	Topiramat
Torem®	Torasemid
Toxogonin®	Obidoxim
Tracium®	Atracurium
Tracleer®	Bosentan
Tradol®	Tramadol
Trama®	Tramadol
Tramal®	Tramadol
Trancopal®	Flupirtin
Trantec®	Buprenorphin
Tranxilium®	Clorazepat-Di-K
Trapanal®	Thiopental-Na
Trasicor®	Oxprenolol
Traumon®	Etofenemat
Travocort®	Isoconazol
Tregor®	Amantadin
Tremarit®	Metixen
Trenentone ®	Leuprorelin
trental®	Pentoxifyllin
Trevilor®	Venlafaxin
TRH®	Protirelin (Thyroliberin)
TRH®	Thyroliberin (Protirelin)
Triapten®	Foscarnet
Triastonal®	Phytosterol
Triflumann®	Trifluridin
Trigastril®	Magnesium-hydroxid
Trileptal®	Oxcarbazin
Triniton®	Reserpin-Kombin.
Trovolol®	D-Penicillamin
Trusopt®	Dorzolamid
Truxal®	Chlorprothixen
Tryasol®	Codein
Tulotract®	Lactulose

Handelsname	Freiname
Turimonil®	Isosorbidmononitrat
Turimycin®	Clindamycin
Turixin®	Mupirocin
Tuss®	Dextromethorphan
Tussed®	Clobutinol
Tyrosur®	Tyrothricin

U

Handelsname	Freiname
Ubretid®	Distigmin
Udicil®	Cytarabin
Udima®	Minocyclin
Udrik®	Trandolapril
Ulcogant®	Sucralfat
Ultracain®	Articain
Ultralan®	Fluocortolon
Ultreon®	Azithromycin
Unacid®	Sultamicillin
Unat®	Torasemid
Urbason®	Methylprednisolon
Uregyt®	Etacrynsäure
Urion®	Alfuzosin
Uromixetan®	Mesna
Uro-tablinen®	Nitrofurantoin
UroXatral®	Alfazosin
Uskan®	Oxazepam

V

Handelsname	Freiname
Vagifem®	Estradiol
Vagimid®	Metronidazol
Valcyte®	Valganciclovir
Valium®	Diazepam
Valoron N®	Tilidin(+Naloxon)
Valtrex®	Valaciclovir
Vanlev®	Omapatrilat
Vaniqa®	Eflornithin
Vascal®	Isradipin
Vasomotal®	Betahistin
Vasosan®	Colestyramin
Vectavir®	Penciclovir
Velcade®	Bortezumib
Venofer®	Eisen-III-hydroxid-Saccharose
Ventavis®	Iloprost
Vepesid®	Etoposid
Verasal®	Verapamil
Vergentan®	Alizaprid
Vermox®	Mebendazol
Vesanoid®	Tretinoin
Vesdil®	Ramipril
Vesicup®	Solifenacin
Vetren®	Heparin-Na
Viagra®	Sildenafil
Vibramycin®	Doxycyclin
Videx®	Didanosin
Vigantol®	Colecalciferol
Vigil®	Modafinil
Vioxx®	Rofecoxib
Viramune®	Nevirapin
Viracept®	Nelfinavir
Virazol®	Ribavirin
Viread®	Tenofovir
Virilit®	Cyproteron
Virunguent®	Idoxuridin
Visadron®	Phenylephrin

Handelsname	Freiname
Visken®	Pindolol
Vistagan®	Levobunolol
Vistide®	Cidofovir
Vitadral®	Retinol (Vit.A)
Vitaferro®	Eisen-II-chlorid
Vitravene®	Fomivirsen
Vivalan®	Viloxazin
Vividrin®	Cromoglycat
Vivural®	Calcium-carbonat
VM 26-Bristol®	Teniposid
Volmac®	Albutamol, Salbutamol
Volmac®	Salbutamol (Albuterol)
Volon A®	Triamcinolon-acetonid
Volon®	Triamcinolon
Voltaren®	Diclofenac
Vomex®	Dimenhydrinat
Vonvulex®	Valproinsäure
Vorvir®	Ritonavir

W

Handelsname	Freiname
Weimerquin®	Chloroquin
Wellvone®	Atovaquon
Windol®	Bufexamac
Wydora®	Indoramin

X

Handelsname	Freiname
Xalatan®	Latanoprost
Xanax®	Alprazolam
Xanef®	Enalapril
Xeloda®	Capecitabin
Xenical®	Orlistat
Xigris®	Drotrecogin
Xilopa®	Selegilin
Ximovan®	Zopiclon
Xusal®	Levocetirizin
Xylocain®	Lidocain
Xylonest®	Prilocain
Xylotocan®	Tocainid

Y

Handelsname	Freiname
Yasmin®	Drospirenon
Yentrve®	Duloxetin
Yomesan®	Niclosamid
Yxin®	Tetryzolin

Z

Handelsname	Freiname
Zaditen®	Ketotifen
Zalain®	Sertoconazol
Zantic®	Ranitidin
Zatofug®	Ketotifen
Zavatin®	Y90-Ibritumonab
Zavedos®	Idarubicin
Zavesca®	Miglustat
Zeffix®	Lamivudin
Zeldox®	Ziprasidon
Zelmax®	Tegaserod
Zemox®	Simvastatin
Zemplar®	Paricalcitrol
Zenapax®	Daclizumab

Handelsname	Freiname
Zerit®	Stavudin
Zetir®	Cetirizin
Ziagen®	Abacavir
Zienam®	Imipemem+Cilastatin
Zindaclin®	Clindamycin
Zinnat®	Cefuroxim
Zithromax®	Azithromycin
Zocor®	Simvastatin
Zoladex®	Goserelin
Zoloft®	Sertralin
Zomacton®	Somatotropin
Zometa®	Zoledronsäure
Zonegran®	Zonisamid

Handelsname	Freiname
Zorac®	Tazaroten
Zostex®	Brivudin
Zostrum®	Idoxuridin
Zovirax®	Aciclovir
Zyban®	Bupropion
Zyklolat®	Cyclopentolat
Zyloric®	Allopurinol
Zymafluor®	Na-fluorid
Zyprexa®	Olanzapin
Zyrtec®	Cetirizin
Zytrim®	Azathioprin
Zyvoxid®	Linezolid

Sachverzeichnis

Vorbemerkung: Im Text des Buches sind für Wirkstoffe immer die internationalen Freinamen benutzt. Im Register sind die Handelsnamen im *Kursivdruck mit* ® gekennzeichnet. Die Handelsnamen sind in den Tabellen „Notwendige Wirkstoffe" aufgelistet.

A

Abacavir 485f, 491
Abciximab 190
Abhängigkeit 45
Abilify® 318
Abstillen 370
Acabon® 160
Acamprosat (*Campral*®) 524
Acarbose 414
Acarus scabiei 497
Accupro® 123
Acebutolol 102
ACE-Hemmstoffe 120ff, 136
– Analogsubstanzen 122
– und Diuretika 159
Acemetacin 293
Acerbon® 123
Acetaminophen 284
Acetazolamid 206f
– Anwendung 207
Acetylcholin 71ff, 74ff
– Hemmstoffe 338
– Rezeptoren, Einteilung 73f
– System 253
– Wirkung am Herzen 74, 76
Acetyldigoxin 128, 134
Acetylsalicyläure 189, 284, 290ff, 298
Achromycin® 460
Aciclovir 482f, 491
Acitretin 246f, 251, 360f
Aclasta® 264
Acne vulgaris 361
Acneoxid® 361
ACNU® 432
Acridin-Derivate 496
Actilyse®, 189
Actinomycin 422
Actonel® 264
Actos® 414
Acylaminopenicilline 440
Adalat® 152 160,168
Adalimzumab 299
Adapalen 247, 251, 361
Adefovir 232
Adenofir 486, 491
Adenosin 124, 148
Adenosindiphosphat 125
Adenosintriphosphat 124
Adiuretin (ADH) 213, 370f
– Wirkungsweise 214
Adrekar® 148
Adrenalin 71, 82, 86f, 93, 96
– inotrope Wirkung 90
Adrenerge Rezeptoren 85 – Aktivierung von β-adrenergen Rezeptoren 88
– Rezeptor-Subtypen 86
– Übertragung, Beeinflussung 91

Adumbran® 332
Advantan® 359
Aerius® 114
Aeromax® 95, 176
Affinität 19
– zum gleichen Rezeptor 50
Agar-Agar 227
Agenerase® 491
Aggrastat® 191
Aggregationshemmstoff 170
Agiolax® 229
Agonisten 10
– partielle 12
Agopton® 224
Agranlozytose 45
AIDS-Mittel 486ff
Airol® 125, 361
Ajmalin 144, 149
Akathisie 315
Akineton® 341, 504
Aktivin® 496
Aktivität, intrinsische 11, 15
Albendazol 474
Alcuronium 16, 257
Aldactone® 213
Aldara® 309
Aldosteron 212f, 380, 383, 388f
– Antagonisten 211
– extrarenale Wirkung 388
– bei Herzinsuffizienz 212
Aldrin 497f
Aldurazyme® 244
Alemtuzumab 428, 432
Alendronsäure 262ff
Alerid® 114
Alexan® 432
Alfacalcidol 251
Alfacid® 464
Alfason® 359
Alfentanyl 279, 281
Alfuzosin 97, 98
Algasidase 244
Algedrat 224
Alimza® 432
Alizaprid 344
Alkala T® 224
Alkeran® 432
Alkoholabusus, chronischer 523
– in der Schwangerschaft 523
– Therapie 523
Alkohole, als Desinfektionsmittel 493
– als „Therapeutika" 525
Alkohol-Syndrom, embryo-fetales 524
Alkylanzien, Nebenwirkungen 419f
Alkylierungen, Beispiele 420
Allergische Reaktionen 43
Allergodil® 114
Allethrin I 359, 361, 498

Allopurinol 243f
Allylamine, Antimykotika 479
Al-Mg-hydroxid 224
Al-Mg-silikat 224
Almogran® 118, 284
Almotriptan 117, 284
Alna® 98
Alomide® 112
Alphagan® 108
Al-phosphat 224
Alprazolam 326f, 332
Alprenolol 25
Al-silikat 229
Alteplase 187, 189
Alternative Heilverfahren 64
Altlasten 56
Aludrox® 224
Aluminium-Vergiftung 513
Alupent® 95
Alveofakt® 177
Alvesco® 176, 388
Amagesan® 440
Amalgamfüllung 511
Amanita
– muscaria s. Fliegenpilz 536
– phalloides s. Knollenblätterpilz 536
Amantadin 341, 488, 491
– Wirkungsmechanismus 489
Amaryl® 414
Ambroxol 172
Amfepramon 242
Amicacin 457f, 460
Amidotrizoat 538f
Amifostin 421f
ε-Amincapronsäure 188f
Amine
– biogene 109
– Ladungszustände 27
– quartäre 27
– tertiäre 27
p-Aminobenzoesäure 446f
γ-Aminobuttersäure (GABA) 125f
7-Aminocephalosporansäure 442
Aminogluthetimid 398f
Aminoglycoside 456f
p-Aminomethylbenzoesäure 187
6-Aminopenicillansäure 436f
Aminopenicilline 440
p-Aminosalicylsäure 463
5-Aminosalicylsäure 230
Aminosäuren als Transmitter 125
Amiodaron 144ff, 148
Amisulprid 318
Amitriptylin 322f, 325
Amlodipin 151 f, 160, 168
Ammoniakdämpfe 507
Amöbiasis 470
Amorolfin 479, 480

Amosept® 496
Amoxicillin 224, 440 f
AMPA-Glutamat-Rezeptor 125
Amphetamine 87 f, 92 f, 333
– Abhängigkeit 334
– Doping-Mittel 334
Amphiphile Pharmaka 25
Ampho-Moronal® 480
Amphotericin B 476 f, 480
Ampicillin 440 f
Amprenavir 486, 491
Amrinon 135
Amsacrin 422, 432
Amsidyl® 432
Amyotrophe Lateralsklerose 338
Anabolika 393
Anafranil® 325
Anagrelid 430 f, 432
Anakinra 305, 309
Analeptika, unspezifische 334
Analgesie, Grundprinzipien 266
Analgetische Mischpräparate 294, 299
Analogpräparate 13
Analogsubstanzen 56
Anämie, hämolytische 44, 196
– megaloblastäre 194
– renale 195
Anandamid 124 f
Anaphylaktischer Schock, Therapie 44
Anästhesie 268
– – bilanzierte 356
Anastrozol 398 f
Ancotil® 480
Ancrod 188
Andriol® 393
Androcur® 393
Androgene 389
Androgen-Rezeptor 390
– Antagonisten 392
Androsteron 390
Androtop® 393
Anemet® 118, 344
Aneurin 247, 251
Anexate® 332, 504
Angina pectoris, akute
– Behandlung 161, 163, 166
– instabile 167
– koronarspastische 167
– prophylaktische Therapie 167
– Prophylaxe 163 f
Anfall 166
Angiotensin I 120
Angiotensin II 119 f
Angiotensin-Conversions-Enzym (ACE) 119
Angiotensin-II-Rezeptor-Antagonisten 122
Angiotensinogen 120
Anistreplase 187, 189
Anorektika 241
Anorexie nervosa 241
Antabus® 524
Antacida 221
Antagonil® 152
Antagonismus, allosterischer 12
– chemischer 13
– funktioneller 13
– kompetitiver 10, 12
– nicht-kompetitiver 12

Antagonisten 10
– partielle 12
Antiandrogene 392
Antianginosa 163
Antiarrhythmika 141 ff
– Einteilung 142
– kationisch-amphiphile 143
Antibiotika 434 ff
– Hinweise zur rationalen Anwendung 459
– zelluläre Wirkorte 434
Anticholium® 504
Antidementiva, schlimmer Euphemismus 338
Antidepressiva 318 ff
– Einteilung 319
– Nebenwirkungen 321
– trizyklische 319, 321
– Antidiabetika, orale 412
Antidota bei Metall-Vergiftungen 508
– chemische 503
– notwendiger Vorrat 504
Antidotum Thallii® 504
Antiemetika 117, 341
Antiepileptika 344
– Arzneimittel-Interferenzen 346
– teratogene Eigenschaften 346
– Wirkungsmechanismen 344 f
Antigen-Erkennung 305
Antigestagen Mifepriston, Wirkung 401
Antihistaminika als Schlafmittel 337
– chemisches Grundgerüst 112
Antiinfektiosa, topische Anwendung 359
Antiinfektiöse Therapie bei Schwangeren 47
Antikoagulanzien
– in der Schwangerschaft 185
Antikonvulsiva s. Antiepileptika
Antilepsin® 350
Antimykotika 474
– Wirkprinzipien 475
Antinozizeptives System 274
Antiphlogistika, nicht steroidale 289
Antipsychotische Wirkung 310
Antipyretische Analgetika 284
Antirheumatische Basistherapie 296
– lokale Therapie 298
Antiscabiosum® 361
Antisympathotonika 102
Antithrombin III 180
Antithrombotika, synthetische 182
Antitussiva 171
Antra® 224
Anxiolytika 326 ff
Apidra® 410
Apomorhin 504
Apona® 325
Applikationsarten, lokale 21
– orale 21
– systemische 21
Apraclonidin 107 f
Aprepitant 343
Aproval® 123
Apsomol® 95
Aquaphor® 213
Aquaporin 203, 213
Ara-cell® 432
Arachidonsäure-Derivate 286
– Metabolismus 287

2-Arachidonyl-glycerin 124 f
Arachnizide 497
Aranesp® 196
Arcasin® 440
Arcoxia® 299
Area postrema 29
Arecolin 75 f
– Genussmittel 77
Arelix® 213
Argentum nitricum (Höllenstein) 359
Arimidex® 398
Aripiprazol 317 f
Aromasin® 398
Aromatase-Hemmstoffe 397
Aromate, chlorierte
– Giftwirkung 518
– Metabolismus 520
Arrhythmien s. Herzinfarkt 168
Arsen-Vergiftung, Symptomatik 513
Arsobal® 471
Artane® 341
Artemether 467 f
Artemisia annua 468
Arteoptic® 108
Arterenol® 96
Arthritis, rheumatoide 299
Arthrose 264
– Behandlung 265
Articain 25, 270 f
Arzneimittel
– Bewertung 55
– Blutbildveränderungen 44
– freier Markt 57
– gefälschte 55
– homöopathische, Rezeptbeispiele 64 f
– in der Muttermilch 47
– Lipidose-induzierende 244
– Markt 56
– Missbrauch 45
– Sicherheit, Apotheker 68
– Toxikologie 502
Arzneistoff-Interferenzen 50
– Wirkung, Zeitverlauf 19
– Arzneistoffe, Stereospezifität 14
Arzt
– für Klinische Pharmakologie 2
– für Pharmakologie u. Toxikologie 2
Asacolitin® 231
Ascites-Ausschwemmung, Leberzirrhose 232
Ascorbinsäure 248 f, 251
Ascotop® 118, 284
Asparaginase 427, 432
Asparaginsäure 125 f
Aspirin® 191, 298
Aspisol® 284, 298
ASS-Lysin 284, 298
Asthma bronchiale 173
– Bronchdilatatoren 173
– Glucocorticoide 174
– β_2-Sympathomimetika 173
– therapeutische Aspekte 173
– Therapie-Plan 175
Astonin H® 388
Asymmetrisches Kohlenstoff-Atom 14
AT_1-Rezeptoren 120
– Antagonisten 120
Atacand® 123
Atarax® 114

Atemur® 176, 388
Atenolol 86, 98 ff, 160, 168
Atenos® 95
Äther (Diethylether) 351 f
Atomoxetin 334
Atorvastatin 237, 240
Atosiban 371 f
Atovaquon 467 ff
ATP-binding-cassette 28
Atracurium 256 f, 259
Atrial natriuretic peptide (ANP) 204
Atropin 20, 72, 78 f, 82, 108, 147
– Ampulle 504
– Anwendungen 80
– Verbindungen, quarternisierte 81
– Vergiftungen 80
– Wirkungen 78
Atrovent® 82, 176
Attacke, transiente ischämische 170
Ätzung von Granulationen 359
Aufbau des vegetativen Systems 70
Aufnahme, neuronale 88
Augentropfen 21
Augmentan® 440
Auranofin 296, 299
Aurorix® 326
Aurothioglucose 296
Aurothiomalat 296, 299
Aurothiopolypeptid 296
Ausscheidung
– renale 51
– von Pharmaka 31
– Austauschtransfusionen 503
Autan® 470
Autonomes Schilddrüsen-Gewebe 372
Avalux® 450
Avandia® 414
Avastin® 432
Avodart® 393
Avonex® 432
Axonvarikositäten, sympathischer Nerv 85
Axura® 341
Azactam® 445
Azapropazon 294 f
Azathioprin 230 f, 298, 424 f, 432
Azelainsäure 361
Azelastin 113 f
Azidose-Folgen 514
Azilect® 341
Azithromycin 453, 459
Azol-Antimykotika 477
Aztreonam 444 f
Azulfidine® 231, 299

B

Bacillol® 496
Baciracin 437, 445
Baclofen 260 f
Bakterielle DNA, Interferenz
– Erkrankungen 433
– Gifte 535
– Proteinsynthese-Hemmung 451
– Resistenz 435
– RNA-Synthese-Hemmung 451
– Zellmembran, Schädigung 445
Bakteriostase 434

Bakterizidie 434
Balkis® 171
Balsalacid 230
Bambec® 96
Bambuterol 95 f
Bamipin 112, 114
Bandwürmer, Mittel gegen 473
Barazan® 450
Barbiturat
– Injektion 354 – Kontraktionskraft, kardiale 354
Bariumsulfat 538
Basen-Verätzungen 515
Basiliximab 305, 309
Bateman-Funktion 36
– kumulative 37
Batrafen® 480
Batroxobin 188
Baymycard® 152
Bayotensin® 152
Baypen® 440
Beadrenol® 102
Becaplermin 359, 361
Beclomethason 174, 176
– –dipropionat 388
– Inhalation 504
Behandlung, zytostatische 430
Belegzellen 222
Beloc® 101, 160, 168
Benazopril 123
Bencyclan 156
Benfotiamin 251
Benperidol 316, 318
Ben-u-ron® 284, 298
Benzalkonium 495
Benzathin-Penicillin 439
Benzin, chronische Vergiftung 516
Benzocain 270
Benzodiazepin 136, 326 ff
– allosterische Synergist von GABA 327
– allosterische Wirkung am Cl-Kanal 327
– Antagonist Flumazenil 331 ff
– Anwendung 330
– Biotransformation 328
– GABA-Rezeptor 126
– Kinetische Wirkprofile 329
– Schlafmittel 336
– tetrazyklische 329
Benzol, Metabolismus 517
Benzoylbenzoat 359, 361, 497
Benzoylperoxid 361
Benzpyren 541 f
Benzylpenicillin 438 f, 440
Beotec® 96, 176
Berberil® 108
Berotec® 95
Besenginster (Cytisus scoparius) 537
Betadrenol® 102
Betaferon® 432
Betahistin 344
Betabion® 251
Betaisodona® 496
Betamann® 108
Betamethason 231, 383, 386 ff
Betapessin® 102
Betaxolol 102, 108
Bethanechol 76, 78
Betnesol® 231, 359

Betoptima® 108
Bevacicumab 428, 432
Bewegungsapparat 252
Bexaroten 246 f, 251
Bezafibrat 240
Bicalm® 337
Bicalutamid 392 f
Bifiteral® 229
Bifonazol 477
Biklin® 460
Bilharziose 471
Biltricide® 474
Bindungs-Wirkungs-Kurve 15
Binnenanerkennung 66
Binotal® 440
Bioaktivierung 30
Bioäquivalenz 40
Biophase 19
Biopress® 123
Biotransfomation 30
– veränderte 51
Bioverfügbarkeit 39
Biperidin 341, 504
Biphenyle, polychlorierte 518 f
Bisacodyl 226 f, 229
Bisolvon® 172
Bisoprolol 100 f, 160
Bisphosphonate 262 f
Bispyridinium-Verbindungen 520
Bivalirudin 182
Biviol® 404
Blausäure (HCN)-Vergiftung 506
Bleivergiftung 510 f
Bleomycin 422, 432
α-Blocker 97
β-Blocker 98 ff
– Abbau, metabolischer 100
– Antiarrhythmika 146
Blut 178
– Fließeigenschaft 198
Blutegel (Hirudo medicinalis) 182
– Therapeutika 182
Blut-Hirn-Schranke 28, 201
Blut-Liquor-Schranke 29
Blutspiegel 38
Blutung, intrakranielle 170
Body mass index 240
Bondiol® 251
Bonefos® 264
Bornaprin 341
Bortezumab 243, 429 ff
– Proteasomen-Hemmstoff 429
Bosentan 153
Botulinustoxin 254, 353
Brain natriuretic peptide (BNP) 204
Braunol® 496
Brechzentrum 341
Breite, therapeutische 16
Brelomax® 95
Bambec® 95
Brevibloc® 102
Brevimytal® 350, 367
Bricanyl® 95, 176
Brimonidin 107 f
British National Formulary 68
Brivudin 484 f
Brodifacoum 185 f
Bromazepam 332
Bromhexin 172

Bromocriptin 340, 370
Bromoprid 228
Bromperidon 317
Bronchitis, chronische 171 f
Bronchospasmin® 95
Brotizolam 326 f
Budenofalk® 231
Budesonid 174, 176, 230, 386 ff
Budipin 341
Bufotenin 529 f
Bulimia nervosa 242
Bumetamid 210
Bupivacain 269 ff
Bupranolol 102
Buprenorphin 279, 281
Buprion 534 f
Buscopan® 82
Buserelin 366 f, 367
Busilvex® 432
Buspiron 117, 331
Busulfan 419 ff, 432
Butamirat 172
Butylscopolamin 81 f, 316

C

Ca^{++}-Antagonisten 150 ff
– Ca-Ionen, freie 219
Ca^{++}-Kanal-Blocker 146
Cabaseril® 341, 370
Cabergolin 341, 370
Cadmium-Vergiftung 512
Cafergot® 118
Ca-Heparin 186
Calcifediol 249, 251
Calcineurin-Inhibitoren 302
Calciparin® 186
Calcipotriol 250 f, 361
Calcitonin 262, 264, 377
Calcitriol 249, 251
Calcium Verla® 264
Calcium
– Antagonisten 149
– Fraktionen im Plasma 217
– Kanal, L-Typ 150
– Sensor 378
– Umsatz 218
Calciumdetat® 504
Calciumedetat-Na 509
Calciumpentetat-Na 509 f
Calcium-Sandoz® 219
Calcium-Sandoz-fortissimum® 264
Calmodulin 105
Camoto® 432
Camptothecin 422 f
Cancidas® 480
Candesartan 123
Canesten® 480
Cannabinoide 123
Cannabis 527
– Rezeptor-Antagonist 124
Canrenon 212 f
Capecitabin 425 f, 432
Capoxone® 309
Capros® 281
Capsaicin 282 f
Captopril 121 ff, 160
Capval® 172

Carb medicinalis 504
Carbachol 72, 75 f, 78
Carbamann® 78
Carbamazepin 345 ff, 350
Carbapeneme 444
Carbaryl 77 f
Carbimazol 375 ff
Carbo medicinalis 229
Carboanhydrase
– Hemmstoffe 206
– Mechanismus 202
Carboplat® 432
Carboplatin 421 f, 432
Carbostesin® 270
Carboxymethylcellulose 227
Cardanat® 93, 96
Cardiosteroide 127
Cardular® 98, 160
Carfentanyl 279
Caringen® 93
Carmen® 152
Carminativa 227
Carmubris® 432
Carmustin 419, 432
Carteolol 102, 108
Carvedilol 101, 160, 168
Casodex® 393
Caspofungin 280
Catapresan® 103, 160
Catecholamine, 82 ff
– Anwendung 90
– Fett-Stoffwechsel 87
– funktionelle Bedeutung 88
– Kohlenhydrat-Stoffwechsel 87
– Kontraindikationen 91
– Wirkung 89
– Wirkung bei Herzinsuffizienz 135
Catecholaminmethyltransferase (COMT) 339
Cathinon 93 f
Cebion® 251
Cecenu® 432
Cedur® 240
Cefaclor 443
Cefadroxil 443
Cefalexin 442 f
Cefazolin 443
Cefepim 443
Ceferro® 193
Cefixim 443
Cefotaxim 443
Cefotiam 443
Cefoxitin 443
Cefpodixim-proxetil 443
Ceftazidin 443
Ceftibuten 443
Ceftriaxon 443
Cefuroxim 443
Cefuroxim-axetil 442 f
Celebrex® 299
Celecoxib 295, 299
Celestamine® 388
Celestan® 359
Celiprolol 102
Cellcept® 309
Cephalosporine 437, 441 ff
Cephoral® 443
Ceracette® 401, 404
Cerezyme® 244

Cerivastatin 237 f
Certican® 309
Certomycin® 460
Certoparin 186
Cesol® 474
Cetalkonium 495 f
Cetirizin 113 f
Cetrorelix 366
Cetrotide® 367
Cetuximab 428, 432
Chagas-Erkrankung 470
Chelatbildner 509
Chemotherapeutikum 434
Chinidin 143, 148
– Anwendung 144
– Na$^+$-Strom 141
– Nachdepolarisationen 142
– Nebenwirkungen 144
Chinin 467 f, 470
Chinolin-Derivate 496
4-Chinolon-3-Carbonsäure 449 f
Chlamydia trachomatis 473
Chlor 494
Chloraldurat® 337
Chloralhydrat 336
Chlorambucil 419 ff, 432
Chloramine 494
Chloramphenicol 458 ff
Chlorazepat 332
Chlordiazepoxid 332
Chlorhexidin 492
Chlorid-Ionen-Pore 126
4-Chlorkresol 492
Chlormadinon 400 f
Chlormadinon-acetat 401
Chloroform 351 f
Chloroquin 30, 467 f, 470
– Anreicherung 26
– Antirheumatikum 297
Chlorphenothan (DDT) 496 f
Chlorphentermin 241 f
– Lipidspeicherung 33
Chlorpromazin 25, 313 f, 318
– Analoga 314
– Metabolismus 32
Chlorprothixen 314 f, 316, 318
Chlortalidon 208 f, 213
– Blutdrucksenkung 209
4-Chlorthymol 492
4-Chlorxylenol 492 f
Cholecalciferol 248 251
Cholesterin-Resorption, Hemmstoffe 235
– Stoffwechsel 237
– Synthese-Hemmstoffe 237
Cholinesterase-Hemmstoffe 75, 77, 258
Chondroprotektiva 265
Choragon® 367
Chorion Gonadotropin 367
Chylomikronen 236
Cialis® 156
Cibacen® 123
Ciclesonid 388
Cicletanin 154
Ciclopirox 479 ff
Ciclosonid 176
Cidofovir 490 f
Cignolin 360
Cilastatin 444

Cilazapril 123
Cilest® 404
Cimetidin 114f, 222, 224
Cinacalcet 379f
Cinnarizin 156
Cipramil® 325
Ciprobay® 450
Ciprofloxacin 449f
Cisatracurium 257, 259
Cisplatin 421f, 432
– Nebenwirkungen 421
Citolapram 323, 325
Cladribin 424f, 432
Claforan® 443
Clarithromycin 24, 453, 459
Clavulansäure 441f
Clearence 34
Clemastin 112f, 114
Clemizol-Penicillin 439
Clenbuterol 95
Clexane® 186
Clindamycin 454f
Clinofem® 401
Clinovir® 401
Clivarin® 186
Clobazam 326f, 332
Clobazepam 332
Clobutinol 172
Clodronsäure 264
Clofazimin 472f
Clofibrat 238f
Clomethiazol 324, 337, 350, 524
Clomifen 396ff
Clomipramin 323, 325
Clonazepam 345, 347, 350
Clonidin 86, 103f, 160
Clont® 450, 465, 471
Clopamid 208
Clopidogrel 190f
Cloprednol 388
Clorina® 496
Clorpyrifos 498
Clotiazepam 326f
Clotrimazol 477f, 480
Clozapin 317f, 318
Cocain 72, 269f, 526
– Amintransport 96
– Anwendung, 526
– Folgen 526
Codein 171, 278f, 281
Codipront® 172
Coffein 332f
Colchicin 242, 426
Colestyramin 229
Colistin 445
Colitis ulcerosa 229
– Behandlung 230
Colon irritabile 231
Colo-Pleon® 231
Coma hyperglycaemicum 409
Compliance 38
Comtess® 341
Conceplan® 404
Concor® 101, 160, 168
Contergan® 49
Contimit® 95
Convulex® 350
COPD 176
– Therapie 176

Corase 189
Cordanum® 102
Cordarex® 148
Cordes Vas® 361
Corifeo® 152
Corindolan® 102
Cortex frangulae - Emodin 226f
Corticoide, Wirkungsstärke 383
Corticoliberin 363
Corticorelin 363
Corticotropin 364
Cortisol 380, 382f, 386f
– Inkretion 385
– Inkretionsrhythmus 381
– Steuerung der Freisetzung 364
– Suppression 385
Cortison 382f, 386f, 388
Cortoliberin 364, 365
Corvaton® 168
Cosmofer® 193
Cotrimoxazol 448, 465, 471
Coumadin® 186
CO-Vergiftung, Therapie 505
Coversum® 123
COX-2-Inhibitoren 294
Coxibe 295
Cranoc® 240
Crixivan® 491
Croconazol 477
Cromoglycat 111f, 174, 176
Crossover-Studien 61
Cumarin-Derivate 183
– als Rattengift 185
Cumarine 182
Curatderm® 361
Curatoderm® 25
Cutasept® 496
Cyanid 506
Cyanocobalamin 194, 196
Cyanokit® 504
Cyclandelat 156
Cyclo-Adenosin-monophosphat 87f
Cyclocapron® 189
Cycloguanil 467f
Cyclooxygenase 287
– Typ 2 294
Cyclopentolat 107f
Cyclophosphamid 230, 419ff, 432
Cyclopropan 352
Cycloserin 437
Cyclosporin A (Ciclosporin) 298, 303f, 309
Cymbalta® 325
Cymeven® 491
Cynt® 103
Cyprotenon-acetat 392f
Cysticide® 474
Cytarabin 425, 432
Cytobion® 196
Cytochrom-P450-Oxidasen 51
Cytokin-Hemmstoffe 298
Cytotec® 224

D

Dacarbazin 420, 432
Daclizumab 305, 309
Dactar® 480

Dactinomycin 422, 432
Dalteparin 181, 186
Dalvonex® 251, 361
Dampfnarkotika 352
Danazol 393
Dantamacrin® 259
Dantrolen 259
Dapotum® 318
Dapson 472f
Daraprim® 465, 470
Darbepoetin 196
Darifenacin 82
Darmepithelzellen 229
Daunoblastin® 432
Daunorubicin 422, 432
DDT 496
Deca-Durabolin® 393
Decapeptyl® 367
Decentan® 318
Decortin H® 231
Decortin® 388
Dedrogyl® 251
Dekamethonium 257f
Delavirdin 491
Delirium tremens 523f
Delitex® 361
Delix® 123
Delphicor® 388
Demenz 337
– vaskuläre 341
Demetrin® 332
Deponit® 168
Depot-Clinovir® 404
Depot-Insulin 407
Depressan® 160
Depression 320, 325
– Suizidgefahr 320
Deprilept® 325
Dermatika 358
– Zubereitungen 358
Dermatop® 359
Dermoxin® 359
Desferal® 504
Desferrioxamin 504, 509f
Desfluran 352ff, 357
Desinfektionsmittel 492
– Auswahl 496
– Iod 494
– Kombinationen 496
Desipramin 321, 323, 325
Desirudin 182, 186
Desloratidin 113
Desmopressin 214
Desmosomen 23
Desogestrel 400f, 404
Detergentien 494
Detimedac® 432
Detrusidol® 82
Dexamethason 382, 386ff
Dexchlorpheniramin 114
Dextran 196
Dextromethorphan 171f
Dextropropoxyphen 279
Diabetes insipidus, hypophysärer 214
– mellitus 404
Diabetische Angiopathie 408
Diacylglycerin 8
Diamicron®*]}* 414
Diaminopyrimidine 446

Diarönt® 445
Diarrhöen 228
Diastabol® 414
Diazepam 326f, 332, 350
Diazoxid 153, 154f
Dibenzodioxine 518f
– chlorierte 518f
Dibenzofuran 518f
Dibenzyran® 98
Diblocin® 98, 160
Dibucain 270f
Diclofenac 30, 292f, 298
Dicloxacillin 439, 440
Didanosin 486, 491
Dieldrin 497
Diene, chlorierte 497
Diethylenglykol 517
Diethylether 352
Diethyltoluamid 470
Differin® 251, 361
Diflucan® 480
Digacin® 135
Digimerck® 135
Digitalis lanata 128
Digitalis purpurea 128
Digitalis-Antidot® 504
Digitalis-Glykoside 133
Digitoxin 128
Digoxin 128f, 136
– am insuffizienten Herzen 131
Dihydralazin 154f, 160
Dihydro-artemisinin 467f, 468
Dihydrocodein 171
Dihydrofolsäure 447f
– Reduktase-Hemmer 423, 466
Dihydropyridin-Derivate 149, 151
– Anwendung 151
Dihydrotachysterol 251
1,25-Dihydroxycholecalciferol 249f
Dihydroxy-phenylalanin (DOPA) 339
Dihyzin® 160
Dilatrend® 101, 160, 168
Dilaudid® 281
Dilcoran® 168
Diltiazem 146, 148ff, 152, 160, 168
Dilzem® 148, 152, 160, 168
Dimaval® 504
Dimenhydranat 344
Dimercaprol 509
Dimercaptopropansulfonsäure 244, 504, 509f
Dimethoate 498
Dimethylaminophenol 504
Dimethylenaminostilben 541f
Dimethylnitrosamin 412f, 541f
Dimeticon 227, 229, 497
Dimetinden 112ff
Diovan® 123, 160
Dipensaar® 440
Dipentum® 231
Diphenhydramin 112f, 337, 344
Diphos® 264
Dipidolor® 281
Dipiperon® 318
Dipivefrin 90, 107f
Diprosnoe® 359
Diquat 520f
Disalunil® 160, 213
Disoprivan® 367

Distickstoffmonoxid 353
Distigmin 78
Distraneurin® 337, 350
Disulfiram 524
Dithranol 360ff
Ditripentat® 504
Diuretika 136, 200
– Hypokaliämien 208
– Kalium sparende 210
– osmotische 206
– Sulfonamid-Typ 207
– Wirkorte 207
DNA
– bakterielle Bindung 450
– Bausteine, falsche 424
– Schädigung 419
– Synthese, Interferenz 423
– Synthese, Kettenverlängerung 482
Dobutamin 93, 95f
Docetaxel 426, 432
Dociton® 101, 168
Docusat 227
Dodecyl-triphenyl-phosphonium 495f
Dodicin 495f
Dolantin® 281
Dolasetron 118, 343f
Domperidon 344
Donepezil 75, 338
DOPA-Decarboxylase, Hemmstoffe 339
Dopamin 93, 95f, 136
Dopegyt® 103
Doping 530
– Anabolika 530
– Erythropoetin 531
– Nandrolon 530
– Stimulanzien 530
– Testosteron 530
Dopram® 334
Dormicum® 367
Dorzolamid 107f
Dosierung 54
Dosierungsunterbrechung, Blutspiegel 38
Dosis-Wirkungs-Kurve 15
– Steilheit 16
Doss® 251
Dostinex® 370
Dosulepin 322, 325
Dotarem® 541
Douglan® 309
Doxapram 334
Doxazosin 86, 97f, 322, 325
Doxepin 322, 325
Doxorubicin 422f, 432
Doxycyclin 455, 460
Doxylamin 337
D-Penicillamin 244, 504, 510f
– Antirheumatikum 297
Dridase® 82
Droge 2
Dronabilone 124
Drospirenon 400f
Dulcolax® 229
Duloxetin 323
Duofem® 404
Duphston® 401
Duramipress® 98
Duraprednisolon® 388
Durogesic® 281

Dutasterid 391, 393
Dydrogesteron 401
Dyhydrotestosteron 389
Dynacil® 123
Dynastat® 299
Dynorm® 123
Dynorphin 271
Dysurgal® 82
Dytide H® 160, 213

E

Eatan® 337
Ebenol® 359
Ebixa® 341
Ebrantil® 98
Econazol 477, 480
Ecothiopat 499f
Ecstasy 528
Edrecolomab 428
Edromax® 326
Edrophonium 77f
Efalizumab 307, 309, 360
Efavirenz 486, 491
Effekt
– marginaler 18
– nicht genomischer 381
Effektorproteine 7
Effortil® 93, 96
Eflonithin 359, 361
Eicosanoid-System 286
Ein-Kompartment-Modell 35
EinsAlpha® 251
Eisenmangel-Anämie 192
Eisenpräparate 193
Eisen-Sandoz® 193
Eisenstoffwechsel 192
Eiweißbindung, Konkurrenz 50
EKG-Veränderungen 215
Ektoparasiten 359
Eldisine® 432
Elektrolyte 214
Elektrolytstörungen 215
Eletriptan 117, 284
Elidel® 309
Elimination 30
– präsystemische 22
– verzögerte 54
Eliminationshalbwertzeit 34
Elobact® 443
Eloquil® 114
Elotrans® (Rehydratationslösung) 219, 229
Eloxantin® 432
Emesan® 344
Emestar® 123
Emetika 503
Eminase® 189
Eminentia mediana 29
Emovata® 359
Emselex® 82
Emtricitabin 485, 491
Emtriva® 491
Enalapril 121ff, 160
Enantiomere-Selektivität 87
Enantiomerie 14
Enantone® 367
Enbrel® 299, 361

Endak® 102
Endocannabinoide 123
Endopeptidase-Hemmstoffe 122
Endorem® 541
Endorphin 271
Endothelin-Rezeptor-Antagonisten 153
Endoxan® 432
Enfluran 352 f
Enflurvirtid 491
Enkephalin 271
Enoxaparin 186
Enoxacin 181, 449 f
Enoximon 136 f
Enoxor® 450
Entacapon 339, 341
Entamoeba histolytica 470
Enterotoxine 229
Entkopplung 314
Entocort® 231
Entzündungsvorgang, Komplexität 290
Enzephalopathie 233
Enzymaktivitäten 53
Enzyminduktion 33, 38
Enzymmangel 43
Epafusin® 197
Ephedrin 87 f, 92 f
Epifrin® 108
Epilepsie 345
Epinephrin 82
Epi-Pevaryl® 480
Epirubicin 422, 432
Epivir® 491
Eplerenon 138, 212 f, 232
Epoetin 195 f
Eprosartan 123
Eptifibatid 191
Eradikation 224
Erbitux® 432
Erbrechen 341
– Auslösung von 342
Erektionsschwäche 155
Eremfat® 464
Ergenyl® 350
Ergocalm® 337
Ergo-Kranit® 284
Ergosterin-Synthese, Hemmstoffe 477
Ergotamin 106, 284
Ergotismus 106
Ergotoxin-Gruppe 106
Erkrankung, rheumatische 296
Erlotinib 427
Ertapenem 444 f
Erypo® 196
Erythrocin® 459
Erythromycin 452 f, 459
– Analoga 453
Erythropoetin 195
Erythroxilon coca 526
Erythrozyten-Verformbarkeit 198
Escor® 152
Eserin 77
Esidrix® 160, 213
Eskazole® 474
Esketamin 357
Esmeron® 259
Esmolol 102
Esomeprazol 222, 224
Estracomb® 398
Estraderm® 398

Estradiol 380, 394 f, 398
– natives 396
Estradiol-valerat 395 f
Estramustinphsphat 426
Estrifam® 398
Estriol 394 f, 398
Estrogene 393
– Antagonisten 396
– Effekte 397
– Rezeptor-Modulatoren 396
– Wirksamkeitsvergleich 395
Estron 394 f
Etanercept 298 f, 361
Ethambutol 462 f, 464
Ethanol 500
– Elimination 521
– Metabolismus 521
– unreines 522
– Vergiftung 522
– Volksgesundheit 520
Ethinylestradiol 395 f, 398, 404
Ethisteron 400 f
Ethnopharmakologie 53
Ethosuximid 345, 347 f, 350
Ethylalkohol 520
Ethylenglykol 517 f
Etidronsäure 262 ff
Etilefrin 92, 96
Etomidat 356 f
Etopophos® 432
Etoposid 422 f, 432
Etoricoxib 295, 299
Etretinat 246
Eugenol 492
Euglucon® 414
Eunerpan® 318
Euphorika 525
Euphylong® 176
Eusaprim® 448, 465, 471
Euthyrox® 377
Evasionskonstante 37
Eve® 404
Everolimus 305 f, 309
Evista® 398
Exoderil® 480
Expektorantien 172
Exubera® 410
Ezetimib 235 ff, 240
Ezetrol® 240

F

Fabrazyme® 244
Faguson® 172
Fallberichte 61
Fallkontrollstudien 61
Famciclovir 491
Famotidin 114 f, 222, 224
Famvir® 491
Fansidar® 470
Fareston® 398
Farmistin® 432
Farmorubicin® 432
Faslodex® 398
Fasturtec® 243
Favistan® 377
Febuxostat 243 f
Fehlbildungen, spontane 47

Fe^{III}-hexacyanoferrat 504
Felbamat 349 f
Felodipin 151 f, 160, 168
Femara® 398
Femigoa® 404
Fempress® 123
Fenfluramin 241 f
Fenistil® 112, 114, 359
Fenofibrat 240
Fenoterol 92 f, 96, 173, 176
Fentanyl 272 f, 279, 281
Fenthion 498
Ferrioxamin 509
Ferrlecit® 193
Ferrosanol® 193
Ferrum Hausmann® 193
Ferrum Verla® 193
Ferucarbotran 541
Festbeträge 57
Fevarin® 325
Fexofenadin 113 f
Fiblaferon® 432
Fibrate 238
– Anwendung 239
Fibrinolyse 186
Fibrinolytika 186 ff
Fieber, akutes, rheumatisches 299
Filariasis 471
Filgrastim 308 f
Finasterid 391 ff
First-pass-Effekt 40
Flecainid 144, 149
Fliegenpilz (Amanita muscaria) 536
– Muscarin-Gehalt 536
Flotrin® 98
Fluanxol® 318
Flucloxacillin 439 f
Fluconazol 478, 480
Fluctin® 325
Flucytosin 479 f
Fludara® 432
Fludarabin 424 f, 432
Fludrocortison 388
Fluimucil® 172, 504
Flumazenil 504
– Benzodiazepin-Antagonist 331
Flunarizin 156
Flunisolid 174, 176
Flunitrazepam 332
Fluocortolon 388
Fluor zur Kariesprophylaxe 515
Fluoride 262
Fluorochinolene 449
Fluorouracil 425 f, 432
Fluorwasserstoff 515
Fluostigmin (DFP) 499 f
Fluoxetin 322 ff
Flupentixol 316, 318
Fluphenazin 315 f, 318
Fluspirilen 316 ff
Flussblindheit 472
Flutamid 392 f
Fluticason 174, 176
Fluticason-propionat 388
Flutide® 176, 388
Flutivate® 359
Fluvastatin 237, 240
Fluvoxamin 323, 325
Follitropin 367

Folsan® 196
Folsäure 194 ff
- Polyglutamat 195
- Wirkungen 195
Fomivirsen 490 f
Fondaparinux 182
Foradil® 95, 176
Forene® 367
Forlax® 229
Formaldehyd 493
Formestan 398 f
Formoterol 93 f, 173, 176 f
Formyltetrahydrofolsäure 195 f
Forschung
- präklinische 58
- psychopharmakologische 311
Forsteo® 379
Fortecortin® 388
Fortral® 281
Fortum® 443
Fosamax® 264
Fosamprenavir 491
Foscan® 432
Foscarnet 490 f
Foscavir® 491
Fosfomycin 437, 444 f
Fosinopril 123
Fosinorm® 123
Fragmin® 186
Fraxiparin® 186
Fruchtschädigung 46
- durch Arzneimittel 48
Früh-Dyskinesie 315
Fugerel® 393
Füll-/Quell-Stoffe 227
Füllungsperistaltik auslösende Mittel 226
Fulvestrant 397 f
Fumaderm® 361
Fumarsäureester 360
Fungisept® 496
Furadantin® 450
Furosemid 209 f, 213, 504
Fusidinsäure 454
Fusionsprotein 485
Fuzeon® 491

G

$GABA_A$-Rezeptoren 126
Gabapentin 345, 347 ff
Gabitril® 350
Gadobutrol 540 f
Gadodiamid 541
Gadopensäure 541
Gadopentetsäure 540 f
Gadoteridol 541
Gadotersäure 541
Gadovist® 541
Galantamin 75, 338
Gallopamil 146, 149, 152
Gamma-Hydroxybuttersäure 528
Ganciclovir 484 f, 491
Ganglienblocker 71
- Wirkungsweise 104
Ganglionäre Übertragung 103
Ganglioplegika 103
Ganirelix 366

Ganor® 115
Gase, Toxizität 504
Gasnarkotika 353
Gastrax® 224
Gastrin-Antagonisten 222
Gastrografin® 539
Gastrosil® 229
Gefäßendothelien 24
Gehirn
- des Darmes 73
- Funktion 311
Gelafundin® 197
Gelafusal® 197
Gelatine 197
Gelusil® 224
Gemcitabin 425 f, 432
Gemfibrozil 238 ff
Gemtuzumab 429
Gemzar® 432
Genotropin® 370
Gentamicin 457 f, 460
Gerinnungsfaktoren-Hemmung 184
Gerinnungskaskade 178
- Ca-Entionisierung 179
- Einfluss Cumarine 178
- Einfluss Heparine 178
Gernebcin® 460
Gesamtclearance 36
Gestagene 399
Gestoden 400 f
Gevilon® 240
Gewerbetoxikologie 502
Gewohnheitsbildung 45
Gewöhnung 45 f
Giardia lamblia 464
Gicht 242
Gichtanfall 242
Gifte
- höherer Pflanzen 537
- methämoglobinbildende 507
- tierische 535
Giftung 30
Gilurytmal® 149
Ginkgo 170
Gladem® 325
Glatirameracetat 308 f
Glaukom-Therapie 107
Glauco-Stulln® 108
Glaucothil® 108
Glianimon® 318
Glibenclamid 412 ff
Glibornurid 412
Gliclazid 414
Glimeprid 414
Glinide 412
Gliquidon 414
Glitazone 413
Glivec® 432
Globulin, thyroxinbindendes 372
Glucagen® 415
Glucagon 415
- aus A-Zellen 404
- Wirkungsweise 415
Glucobay® 414
Glucocorticoide 302, 381 ff
- antiphlogistische Wirkung 384
- Antirheumatika 297
- Anwendung 385
- Kontraindikationen 384

- Pharmakokinetik 385
- systemisch gegeben 387
- topische Anwendung 359
Glucocorticoid-Ester 387
Glucophage® 414
Glucose-Phosphat-Dehydrogenase-Mangel 43
Glucose-Aufnahme, zelluläre 407
Glucosidase-Hemmstoffe 414
Glurenorm® 414
Glutamat-Rezeptoren 125
- G-Protein-gekoppelt 125
- Memantin 338
Glutaminsäure 125 f
Glutaral 493
Glyceryltrinitrat 136, 153, 163 ff, 168
Glycin 125 f
Glykoprotein-IIB/IIIa-Antagonisten 190
Glykoside, herzwirksame 127
- Vergiftung, Therapie 133
Glyoxal 493
Goldregen (Laburnum anagyroides) 537
- Cytisin 537 f
Goldspeicherung, lysosomale 296
Goldtherapie, Nebenwirkungen 297
Goldvergiftung 512
Gonaden, Steuerung 365, 367
Gonadoliberin 363, 365 ff
Gonadorelin 363, 367
Gonadotropine 365, 367
Gonal-f® 367
Gopten® 123
Goserelin 367
G-Protein, Mittlerfunktion 6
Granisetron 118, 343 f
Granocyte® 309
Grapefruitsaft 52
Gravistat® 404
Grüncef® 443
g-Strophanthin 131 f
Guaifenesin 172
Guanethidin 102
Gufen® 172
Gumbix® 189
Gutron® 93
Gynokadin® 398
Gyrase-Hemmstoffe

H

H^+/K^+-ATPase-Hemmung 222
H_1-Antihistaminika 109, 343
- Anwendung 113
- zweite Generation 112
H_2-Antihistaminika 109, 114, 222
H_2O-Rückresorption im Sammelrohr 203
Haarnadelgegenstrom-Prinzip 202
HAART s. Therapie, hoch antiretrovirale 488
Haemaccel® 197
Haessteril® 197
Hahnemann: Verdünnung und Potenzierung 64 f
- Ähnlichkeitsregel 65
- Grundregeln 64
Halamid® 112, 176
Haldol® 318

Halfan® 470
Halluzinogene 528
Halofantrin 467 ff
Haloperidol 316 ff
Halothan 352 ff
Hämazoin 466
Häm-Eisen 192
Hämofusin® 197
Harnbereitung, Grundzüge 200
Haschisch 527
Haut 358
Heitrin® 98
Helicobacter pylori 221, 224
Helmex® 474
Hemicholinium 254
Hemmstoffe
– bakterielle Proteinsynthese 452
– depolarisierende 257
– nicht depolarisierende 256
Hemohes® 197
Henle-Schleife 202
Heparin 179 ff
– niedermolekulares 181
– Thrombozytopenie 181
Hepatitis
– chronische 232
– akute 231
Hepsera® 491
Herceptin® 432
Heroin 278, 526
Herpes genitalis 483
Herpes zoster 483
Herpesviren 481
Herxheimer-Reaktion 42
Herzglykoside 128 f, 133 f
– Vergiftung 132 f
Herzinfarkt, Arrhythmien 168
Herzinsuffizienz, chronische 137 f
Herzmuskelinsuffizienz 136 f
Herzmuskelversagen 136
Herzmuskelzelle, Aktionspotenziale 139, 140
Herzrhythmustörungen 139
– Therapie 147
Hetrazin® 474
Hexachlorophen 293
Hexachloycyclohexan 497 f
Hexamethylentetramin 493
Hexobion® 251
Hirndurchblutung
– Beeinflussung 169
– Ginkgo-Präparate 170
– mangelhafte 169
Hirnerkrankungen, degenerative 337
Hirninfarkt 170
Hirudin 178, 182
Histamin 109 ff
– Effekt, Hemmung 113
– Rezeptoren 110
HIV-AIDS-Therapie 484
HIV-Epidemie 484
HIV-Fusionshemmstoff Enfuvirtid 487
Hivid® 491
HI-Viren 484 f
HIV-Kombinationstherapie 488
– Protease-Hemmstoffe 487
Holoxan® 432
Homatropin 107
Hormon
– follikelstimulierendes 367
– luteinisierendes 367
Hormonsystem 362
Hormontherapie in der Postmenopause 396
Hörsturz 157
5-HT-Rezeptor-Subtypen 116
Humalog® 410
Humatrope® 370
Humira® 299
HVL-Hormone, Steuerung der Freisetzung 363
Hycamtin® 432
Hydralazine 154
Hydrochlorothiazid 160, 207 f, 213
– + Amilorid 213
– + Triamteren 213
Hydrocortison 176, 230 f
Hydrogenium peroxydatum 493
Hydromorphon 281
Hydroxocobalamin 504
γ-Hydroxybuttersäure 528
Hydroxycarbamid 423, 432
Hydroxychloroquin 297, 299
25-Hydroxy-Dihydrotachysterol 248 f
Hydroxyethylstärke, Lösung 197
5-Hydroxyindolessigsäure 116
Hydroxyprogesteroncaproat 401
5-Hydroxytryptamin (5 HT) 115
Hydroxyzin 114
Hygroton® 213
Hypacidität, Therapie 224
Hyperaldosteronismus, sekundärer 137
Hypericum perforatum 324
Hyperkaliämie 215
Hyperkalzämie 218
Hyperlipoproteinämien 235
Hypermagnesiämie 217
Hyperparathyreoidismus 379
Hypertonie
– ACE-Hemmstoffe 158
– Angiotensin-II-Rezeptor-Antagonisten 159
– arterielle 157
– Behandlung 157, 160
– β-Blocker 158
– essenzielle 157
– Ca^{++}-Antagonisten 158
– Kochsalzrestriktion 158
– pulmonale 177
– Saluretika 158
– Schwangerschaft 159 f
– Therapie 157, 159
Hypnomidate® 367
Hypnorex® 326
Hypnotika 335
Hypnozyten 466
Hypoglykämie 409
Hypokaliämie 216
Hypokalzämie 219
Hypomagnesiämiie 216
Hypophysenhinterlappen-Hormone 370
Hypophysenvorderlappen-Hormone 363

I

Ibuprofen 292 f, 298
Idarubicin 422, 432
Idom® 325
Idoxuridin 484 f
Ifosfamid 419, 432
Iloprost 151, 288
Imap® 318
Imatinib 427, 432
Imesartan 123
Imidazolin-Rezeptor-Agonisten 103
Imidin® 108, 171
Imiglucerase 244
Imigran® 118
Imipenem 444 f
Imipramin 321 f, 323, 325
Immunkomplex-Vasculitis 44
Immunreaktion 45
– Förderung 308
– Hemmung 302
– Übersicht 302
Immunstimulanzien 308
Echinacea-Präparate 309
Imiquomod 309
Immunsuppression, rheumatischer Erkrankungen 298
Immunsystem 301
Imodium® 229
Imukin® 432
Imurek® 231, 299, 432
Indapamid 208, 213
Index, therapeutischer 16
Indinavir 487 f, 491
Indometacin 243, 292 f, 298
Indoramin 98
Infectocillin® 440
Infectomax® 440
Infectopedicul® 361
Infectoscab® 361
Infectostaph® 440
Infektionskrankheiten 433
Infliximab 230 f, 298, 309
Influenzaviren 488
Informationsquellen 55
Infukoll-HES® 197
Infusionslösung
– nach Krebs-Henseleit 220
– nach Ringer 220
– nach Tyrode 220
Inhalationsnarkotika 351
Injektionsnarkotika 353
Innohep® 186
Inositoltriphosphat 8
Insektenstiche 535
Insektizide 496
Inselzellen 404
Insidon® 325
Inspra® 213
Insulin 404 ff
Insulinderivate 408
– Anwendung 408
– -aspart 408, 410
– Darreichungsformen 407
– -detemir 408
– Freisetzung 405
– -glargin 408, 410
– -glulisin 408, 410
– Inkretion, Feinregulierung 406

- -lispro 408, 410
- Mangel-Diabetes 405
- Nebenwirkungen 409
- Präparate 407
- Produktion 405
- Wirkungsweise 406

Intal® 112, 176
Integrelin® 191
Interferon-α 232
Interferone 429, 432, 491
- Anwendung 429
Interleukin 429
Interleukin-Rezeptoren 305
Intestinaltrakt 221
Intron A® 432
Invanz® 445
Invasionskostante 37
Invertseifen 494
Invirase® 491
Iod 494
- radioaktives (^{131}I) 376 f
Iodetten® 377
Iodid 372, 377
Iodmangel 371
Iodmangelstruma 372
Iod-Ionen 371
Ionenkanäle, ligandgesteuerte 5
Iopamidol 538 f
Iopidine® 108
Iotrolan 538 f
Ipratropium 20, 72, 81 f, 147, 174, 176
Irbesartan 123
Irenat® 377
Irinotecan 423, 432
Irtan® 112
Iscover® 191
Ismo® 168
Isocid® 464
Isocillin® 440
Isoconazol 477
Isofluran 352, 353 f, 367
Isoket® 168
Isoniazid 460 f, 464
Isoprenalin 86, 92 f, 93
Isopropylatropin 81
Isoptin® 148, 152, 160, 168
Isopto® 78
Isosorbiddinitrat 163, 165 f, 168
Isosorbidmononitrat 164, 168
Isotretinoin 246 f, 251, 361
Isotrex® 251, 361
Isovist® 539
Isoxazolyl-Penicillin 439
Ispenoral® 440
Isradipin 151 f, 160, 168
Itraconazol 478, 480
Itrop® 82, 148
Ivabradin 147 f
Ivermectin 472, 474
Ixoten® 432

J

Jacutin® 361
Jenaspiron® 213
Johanniskraut 52, 324
Jutamax® 440
Juxtaglomerulärer Apparat 204

K

K$^+$-Kanal-Blocker 144
Kaffee, Nebenwirkungen 333
Kainat-Glutamat-Rezeptor 125
Kaletra® 491
Kalinor® 216, 219
Kalitrans® 219
Kalium-Kanal-Öffner 153
Kaliumpermanganat 493
Kalymin® 78
Kanamycin 458, 460
Kapanol® 281
Kapsidprotein 485
Kardiotoxizität 268
Karil® 264, 377
Karison® 359
Karvea® 123
Karzinogene 541
- im Tabakrauch 533
- natürlich vorkommende 542
K-Bestimmungen 216
Keimax® 443
Kendural C® 193
Keppra® 350
Kerlone® 102
Ketamin 125, 335 f, 367
- Glutamat-Rezeptor 355
- Missbrauch 356
Ketanest S® 367
Ketek® 459
Ketoconazol 477 f
Ketolide 454
Ketotifen 114
Kevatril® 118, 344
Kineret® 309
Kinzalmono® 123
Klacid® 459
Klinoxid® 361
Knochenabbau, Menopause 261
Knochenmarkschädigung, toxische 45
Knochenmetastasen 263 f
Knollenblätterpilz (Amanita phalloides) 536
Kohlendioxid 514
Kohlenmonoxid (CO), Vergiftung 505
Kohlenwasserstoffe
- chlorierte 496
- halogenierte 517
Kohortenstudien 61
Kombinationsnarkose 351
Kombinationspräparate 56
Komplexierung 219
Konakion® 186
Kontaktdermatitis 44
Kontrastmittel, gadoliniumhaltige 540
Kontrazeptiva, orale 394, 401 ff
Konzentrations-Bindungs-Kurve 15
Körpergewicht u. Gesundheitsrisiko 240
Krebs 533
Kresole 492
Kretinismus 372
Kreuzresistenz 436
Krise, thyreotoxische 377
Kryptocur® 367
K-sparende Diuretika, Wirkungsweise 210
- bei Hochdruckerkrankung 211
- Kumulation, zelluläre 33
Kupfer-Vergiftung 513
Kurvenparameter, deskriptive 40

L

Lachgas 353
Lacidipin 152
β-Lactamase 437
β-Lactamase-Hemmstoffe 441
β-Lactame, atypische 444
β-Lactam-Ring 436
Lactitol 233
Lactulose 227, 229, 233
Lafol® 196
Lambert-Eaton-Myasthenie 258
Lamictal® 350
Lamisil® 480
Lamivudin 232, 486, 491
Lamotrigin 345, 349 f
Lampit® 471
Lamprene® 472
Lanicor® 135
Lanitop® 135
Lanosterin 477
Lanreotid 368 f
Lansoprazol 223, 224
Lantarel® 231
Lantus® 410
Lanzar® 224
Lariam® 470
Laronidase 244
Lasix® 213
Latanoprost 107 f
Laticort® 359
Laxanzien 225 ff, 503
- Anthrachinon-Derivate 226
- Anwendung 225
- darmirritierende 226
- osmotische 227
Laxoberal® 229
Laxofalk® 229
Laxopol® 229
Leberzirrhose 232
- alkoholische 523
Ledclair® 504
Leflunamid 299, 307 ff
Leios® 404
Leishmaniosis 470
Lendormin® 337
Lenogastrim 308 f
Lenoxin® 135
Lepirudin 182, 186
Leponex® 318
Lepra 472
- Kombinationstherapie 472
Leptin 242
Lercanidipin 151 f
Letrozol 398 f
Leukeran® 432
Leukotriene 286 – Antagonisten 289 – C$_4$ 289 f
- Funktionen 289
Leuprorelin 366 f
Leustatin® 432
Levamisol 308
Levemir® 410
Ultratard® 410
Levetiracetam 349, 350
Levitra® 156
Levobunolol 102, 108
Levocabastin 112, 114
Levocetirizin 113 f

Levodopa + Benseracid 340
Levodopa + Carbidopa 340
Levofloxacin 449
Levomepromazin 314, 316, 318
Levomethadon 278, 281
Levonorgestrel 404
Levopar® 340
Levosimendan 136
Levothyroxin 377
Lexotanil® 332
Librium® 332
Lichtschutzmittel 358
Lidocain 143, 148, 269 ff
Ligand 5
Lincomycin 454, 459
Lincosamide 454
Lindan 359, 361, 497
Linezolid 458 ff
Lioresal® 260
Liothyronin 374, 377
Lipanthyl® 240
Lipidlamellen 23
Lipidsenker, Bewertung 239
Lipidspeicherung 33
Lipid-Zement 23
Lipoproteine, Stoffwechsel 236
Lipoxygenasen 287
Liquemin® 186
Lisino® 114
Lisinopril 123, 160
Liskantin® 350
Litalir® 432
Lithiumcarbonat 377
Lithium-Ionen 324, 377
Livocab® 114
Loceryl® 480
Locol® 240
Lodoxamid 111
Loftan® 95
Lokalanästhetika 266 ff
Lokalhormon 362
Lomir® 152, 160, 168
Lomustin 419 ff, 432
Loperamid 228 f
Lopinavir 486, 491
Lopirin® 123, 160
Loracarbef 443
Lorafem® 443
Loratidin 112, 114
Lorazepam 332
– bei Status epilepticus 349
Lormetazepam 337
Lorzaar® 123, 160
Losartan 123 f, 160
Löscalcon® 264
Lösungsmittel 516
Lotemax® 388
Loteprednol-etabonat 55
Lovastatin 237 f, 240
L-Polamidon® 281
L-Thyroxin 377
L-Triiodthyronin 377
Ludiomol® 325
Luminal® 350
Lumirem® 541
Lungenerkrankung, chronisch obstruktive 176
Lupine (Lupinus luteus), gelbe 537
Lupus erythematodes 45

Lutrelef® 367
Lutropin 367
Luveris® 367
Lymphozyten-Proliferation u. Zytostatika 306
Lyn® 404
Lynestrenol 401, 404
Lyn-Sequenz® 404
Lyogen® 318
Lyovac-Cosmogen® 432
Lyrika® 350
Lysergsäure-diethylamid 107, 529 f
Lysosomen 243
Lysozym 438
Lysthenon® 259

M

Maaloxan® 224
Mabcampath® 432
Mabthera® 432
Macrogol 227, 229
Madopar® 339
Magaldrat 221, 224
Magenschleimhaut 223
Magnetrans® 219
Magnevist® 541
Makrogamet 466
Makrolid-Antibiotika 452 f
Malaria 465 ff
Malarone® 470
Mangafodipir 541
Manidipin 152
Mannit 206, 213, 227
– Anwendung 206
– Lösung, 10 – 15 % 504
Maprotelin 322 f, 325
Marcumar® 186
Massenvergiftung 500
Mastzellen-Darstellung 109
Mastzellstabilisatoren 109, 111
Maxalt® 118, 284
Maxipime® 443
Mayper® 152
Mebendazol 474 f
Meclozin 344
Mectizan® 474
Medizinalkohle 503
Medrogeston 401
Medroxyprogesteron 400 f
Medroxyprogesteron-acetat 401, 404
Mefloquin 467 ff
Mefoxitin® 443
Megacillin® 440
Megaphen® 318
Megestat® 401
Megestrol-acetat 400 f
Meladinine® 361
Melagatran 182 f
Melarsoprol 471
Melatonin 116, 118, 335
Melleril® 318
Meloxicam 294
Melperon 317 f
Melphalan 419, 432
Memantin 341
Menadion (Vit.K$_3$) 183 f
Menogon® 367

Menotropin 367
Menthol 359
Mepindolol 102
Mepivacain 269 ff
6-Mercaptopurin 230, 424 f, 432
Meronem® 445
Meropenem 444 f
Merozoiten 466
Mesalazin 230 f
Mescalin 528
Mestinon® 78, 259
Mestranol 395
Metallvergiftungen 508
Metalyser 189
Metamizol 285 f, 298
Novaminsulfon 298
Metanephrin 84
Met-Enkephalin 271 f
Meteosan® 229
Metformin 411 f, 414
– Anwendung 411
– Kontraindikationen 411
Methadon 277 ff
Methämoglobin-Antidot 508
Methamphetamin 93, 241 f
Methanol 525
Methicillin 439
Methimazol 375 f
Methohexital 354 f, 350, 357
– Status epilepticus 349
Methotrexat 230 f, 423 f
8-Methoxypsoralen 360 f
Methylcarbamate 500
Methyldigoxin 128, 134
α-Methyl-DOPA 102, 160
– in der Schwangerschaft 102
Methylen-dioxy-amphetamine 528 f
Methylergometrin 106
Methylphenidat 334 f
Methylprednisolon 388
Methylxanthine 332
– harntreibende Wirkung 211
Methysergid 117
Metipranolol 108
Metixen® 341
Metoclopramid 228, 343 f
Metoprolol 100 f, 160, 168
Metothrexat 299
Metoxyfluran 352 f
Metronidazol 224, 450 f, 465, 471
Metyrapon 381
Mevalonsäure 237 f
Mevalotin® 240
Mevinacor® 240
Mexilitin 143, 149
Mexitil® 149
Mezlocillin 440 ff
Mg-Diasporal® 219
Mg-Präparate 217
Mg-sulfat 227
Mianserin 322 f, 325
Micanol® 361
Micardis® 123
Microgynon® 404
Midazolam 356
Midodrin 93
Mifegyne® 401
Mifepriston 401
Miglitol 414

Miglustat 244
Migräne
– 5-HT-Rezeptor-Agonisten 117
– Therapie 283
Mikrotubulus-Depolymerisation 426
Mikonazol 477 f, 480
Mikrogamet 466
Mikrozirkulation 197
Milgamma® 251
Milrinon 136 f
Miltefosin 430, 432
Miltex® 432
β-Mimetika 93
– Bronchodilatatoren 94
– Tokolytika 94
Mimpara® 379
Mineralicorticoide 388
Miniasal® 191
Minipress® 98
Minirin® 214
Minisiston® 404
Minocyclin 455, 460
Minoxidil 153 f
– therapieresistenter Hochdruck 154
Minutenvolumen-Hochdruck 160
Miranova® 404
Miroton® 134
Mirtazepin 322 f, 325
Misoprostol 222, 224
Mitomycin 419 f, 432
Mitosespindel, Interferenz 425
Mitrauchen 532
Mivacron® 259
Mivacurium 257, 259
Mizolastin 114
Mizollen® 114
m-Kresol 492 f
Moclobemid 324 f, 326
Modafinil 334
Modellvorstellungen, pharmakokinetische 34
Modip® 152, 160
Moduretik® 160, 213
Moexipril 123
Molevac® 474
Molgramostim 308
Molsidomin 165 f, 168
Monoaminoxydase-Hemmstoffe 319
Monobactame 444
Mono-Emblex® 186
Monostep® 404
Montelucast 174, 176, 289 f
Monuril® 445
Morbus Alzheimer 338 ff
Morbus Basedow 364
Morbus Crohn 229 f
Morbus Paget 263
Morbus Parkinson 338 f
– funktioneller 315
Moronal® 480
Morphin 272 ff, 281, 526
Morphin-3-glucuronid 272
Morphin-6-glucuronid 272
Morphinwirkung 275
Motens® 152
Motilin 228
Motilium® 229
Motorische Endplatte 525
Movergan® 341

Moxifloxacin 449 f
Moxinidin 103
MSI® 281
MSR® 281
MST® 281
Mucosolvan® 172
Multi-drug-resistance 28
Multihance® 541
Multi-Infarkt-Demenz 341
Multiple Sklerose, Immuntherapeutika 308
Munipal® 152
Mupirocin 459 f
Muromonab 309
Musaril® 260
Muscarin 73 f
Muskelrelaxanzien 255
Muskulatur, glatte 104 ff
Mutterkorn-Alkaloide 106
Mutterkorn-Pilz 106
Myambutol® 464
Myasthenia gravis 258
Mycobacterium leprae 472
Mycophenolat-mofetil 303, 306 f, 309
Mydriatika 107
Mykotoxine 536
Mylepsin® 350
Myleran® 432
Myocholine® 78
Myosin-Leichtketten 105
Myotonolytika 259

N

Na_2-Ca-edetat 504
Na_3-Ca-pentetat 504
Na^+-Cl^--Cotransport 203
Na^+-Kanal-Blocker 143
Na^+/K^+-Austausch 203
Na^+-K^+-2 Cl^--Cotransport 203
Nabilone 124
N-Acetylcystein 504
Nacom® 339
Nadifloxacin 449 f
Na-dioctyl-sulfosuccinat 227
Nadixa® 450
Nadolol 102
Nadroparin 186
Nafarelin 367
Na-fluorid 264
Naftidrofuryl 156
Naftifin 479 f
Na-Heparin 186
Na-hydrogencarbonat 221, 224
Nalbuphin 280 f
Nalixidinsäure 448
Naloxon 280 f, 504
Naltrexon 280, 281
NANC-Nerven 126
Nandrolol 393
Na-perchlorat 377
Naphazolin 171
Na-picosulfat 226, 229
Naproxen 25, 292 f, 298
Naramig® 118, 284
Naratriptan 117, 284
Narcanti® 281, 504
Narcotin 172 f

Narkose 351
– Anforderungen 351
– Breite 351
– Prämedikation 356
– Stadien 350
– totale i. v. (TIVA) 357
Narkotika 350
– – biophysikalische Daten 352
Naropin® 270
Na-Rückresorption 201
Nasentropfen 171
Nasivin® 108, 171
Na-sulfat 227, 229
– Dosis 504
National Institute for Health and Clinical Excellence 57
Natalizumab 230, 307, 309
Natamycin 476
Nateglinid 412, 414
Natrilix® 213
Natulan® 432
Nausea 341
– und Psyche 342
Navelbine® 432
Navoban® 118
N-Demethylierung 32
Nebacetin® 445
Nebennierenmark, Innervation 89
Nebennierenrinde 380
Nebenschilddrüse 378
Nebenwirkungen 42
– extrapyramidale 315
– Rö-Kontrast-Mittel 539
– toxische 42
Nebilet® 102
Nebivolol 102
Nedocromil 111 f, 176
Nelfinavir 486, 491
Nemexin® 281
Neo-Eunomin® 404
Neo-Gilurytmal® 149
Neomycin 233, 457, 460
Neoplasien, maligne 418
Neoplasie-Proteine, Antikörper 427
NeoRecormon® 196
Neostigmin 72, 77 f, 258
Neosynephrin® 108
Neotigason® 251, 361
Neo-Tussan® 172
Nepresol® 160
Nerisona® 359
Nervensystem
– autonomes 70
– enterisches 73
– vegetatives 70
Nerv-Muskel-Präparat 255
Netilmicin 457 f, 460
Neulasta® 309
Neupogen® 309
Neuraminidase
– Hemmstofe 490
– virale 489
Neurocil® 318
Neuroleptika 312 f
– atypische 317
– Phenothiazine 313
– relative Wirksamkeit 316
– Rezeptoraffinitäten 318
Neurone, peptiderge 119

Neurontin® 350
Nevirapin 486, 491
Nexium® 224
Nicardipin 152
NICE 57
Neurone 119
Niclosamid 473 f
Nicorandil 166 f
Nicotin 71, 73 f
Nicotin 531 f
Nicotinamid 247, 251
Nicotinischer Rezeptor 73
Nicotinsäure 156
– Derivate 239
Nicotinsäureamid-Stoffwechsel 461
Niere 200
Nierenfunktion, Regulation 204
Nifedipin 149 ff, 160, 168
Nifurtimox 471
Nilvadipin 152
Nimbex® 259
Nimodipin 152
Nimotop® 152
Nimustin 419, 432
Nipent® 432
Nisoldipin 152
Nitrason® 168
Nitrate 164
Nitrateffekt 164
Nitratpflaster 165
Nitrazepam 337
Nitrendipin 152
Nitrofurantoin 450 f
Nitroglycerin 136, 153
Nitrolingual® 168
Nitro-Pflaster® 168
Nitroprussid-Na 136, 153
Nitrosegase 507
Nitrostigmin (E605) 499 f
Nivadil® 152
Nizatidin 114, 222, 224
Nizax® 115, 224
NMDA-Glutamat-Rezeptor 125
N-Methyl-imidazolylessigsäure 110 f
N-Methyl-N-nitrosoharnstoff 541 f
Noctamid® 337
NO 126 f
– Donatoren 152
Noradrenalin 71 f, 82, 86 ff, 92 f, 96
– extraneurale Aufnahme 88
– Rezeptorbindung 86
Norcuron® 259
Norditropin® 370
Norepinephrin 82
Norethisteron 400
Norethistosteron-acetat 401
Noretistheron-enantat 404
Norfloxacin 449 f
Norgestrel 400 f
Noristerat® 401, 404
Norprolac® 370
Norpseudoephedrin 93 f
Nortrilen® 325
Nortriptylin 322 f, 325
Norvasc® 152, 160, 168
Noscapin 172
NO-Synthetase
– endotheliale 126
– neuronale 126

Novaldex® 398
Novalgin® 298
Novastep® 404
Novial® 404
Novir® 491
Novocain® 270
Novodigal® 135
NovoNorm® 414
Novo-Rapid® 410
Nozizeptives System 266
NSAP s. Antiphlogistika, nicht steroidale 289
– amphiphile Säuren, Wirkung 292
– Enolat-Ionen 293
Nucleokapsid-Protein 485
Nullatus® 172
NYHA 138
Nystatin 476, 480

O

O$_2$-Bedarf des Herzens, Einflüsse 162
O$_2$-Bilanz des Herzens 162, 164
Obidoxim 500 f, 504
Obstipation 225
Octenisept® 496
Octreotid 368 f
Oculotect® 251
Ödeme, kardiale 137
Ofloxacin 449 f
Olanzepin 317 f
Oleum Ricini 229
Olmetec® 123
Olsalazin 230 f
Olynth® 108, 171
Omalizumab 176, 309
Omca® 318
Omeprazol 222 ff
Omnic® 98
Omniscan® 541
Omoconazol 477
Onchocerciasis 472
Oncocerca volvulus 472
Ondansetron 117, 118 f, 343 f
– Antiemetikum 118
Ookinet 466
Oozyte 466
Ophthal® 491
Opiate = Opioide 270
– BtM-Verschreibung 276
Opiatentzug 277
Opioid-Analgetika 272
– Antagonisten 280
– agonistisch wirkend 278
– agonistisch-antagonistisch wirkend 279
– endogene 271
– Rezeptoren 272
– synthetische 278
Opipramol 322, 325
Opium 228
Optruma® 398
Orabet® 414
Orap® 318
Orciprenalin 93 f
Orelox® 443
Orfiril® 350
Orgalutran® 367

Orgametril® 401, 404
Organophosphate 498 ff
Orlistat 2241
Orthoclone® 309
Oseltamivir 489 ff
Osmofundin® 213
Osmosteril® 213
Osnervan® 341
Ossin® 264
Ostac® 264
Osteoblasten 378
Osteodysstrophie 379
Osteoklasten 378
Osteomalazie 264
Osteoporose 260, 378
– Prophylaxe 261
– Therapie 262
Osyrol® 213
Otriven® 108
Ovestin® 398
Oviol® 404
Ovitrelle® 367
Ovoresta® 404
Oxacillin 439 f
Oxaliplatin 421 f, 432
Oxalsäure 515
Oxatomid 113
Oxazepam 332
Oxazolidinone 458
Oxcarbazin 345 ff, 350
Oxiconazol 477
Oxidasen, mischfunktionelle 31
Oxidation 32
Oxilofrin 93
Oxis® 95, 176
Oxprenolol 102
Oxybutynin 82
Oxymetazolin 86, 171
Oxyphenbutazon 293
Oxytetracyclin 455, 460
Oxytocin 371 f
Oxytocin-Rezeptoren 106

P

P450-Oxidasen 52
Paclitaxel 426 f, 432
Palivizumab 490 f
Palladon® 281
Paludrine® 470
Pamba® 189
Pamorelin® 367
Pancuronium 16, 256 f, 259
Pankreas 404
Pankreasenzym-Präparate 234
Pankreatitis 233
Panoral® 443
PanOxyl® 361
Panretin® 251
Pantolax® 259
Pantoprazol 223 f
Pantozol® 224
Paracetamol 284 f, 298
– Metabolismus 284
– Vergiftung 284
Paracodin® 172
Paraffinum subliquidum 227
Paraquat 520 f

Parasorbinsäure 541 f
Parasympathikomimetika 72, 75
Parasympathikus 70 ff
Parasympatholytika 72
Parathormon 378
– Hemmung 379
Paraxin® 460
Parcopan® 341
Parcotil® *341*
Parecoxib 295, 299
Paricalcitol 250 f
Pariet® 224
Parietalzellen 222
Parkinsan® 341
Paromomycin 233, 458
Paroxetin 323 ff
Partusisten® 95 f
Paspertin® 229, 284
Pegfilgrastim 308 f
Pegvisomant 369
Pemetrexed 423, 432
Penbeta® 440
Penbutolol 102
Penciclovir 491
Pendysin® 440
Penhexal® 440
Penicillin 436 ff
– Depot-Präparate 439
– Nebenwirkungen 438
Penicillinase 437
Pentacarinat® 465, 471
Pentaerythryltetranitrat 165 f, 168
Pentamethonium 104 f
Pentamidin 465, 471
Pentasaccharid, sulfatiertes 181
Pentazocin 279 ff
Pentostam® 471
Pentostatin 424 f, 432
Pentoxyphyllin 156
Pentoxyverin 172
Pepdul® [K]115, 224
Peptide
– natriuretische 204
– Wirkprinzip 119
Perazin 315 f, 318
Perchlorat 376
Pergolid 341
Perindopril 123
Permethrin 497
Perphenazin 315 f, 318
Peteha® 464
Pethidin 278 f, 281
Petibelle® 401
Petnidan® 350
Petylyl® 325
P-Glykoprotein 28
– Aktivität 50
Phäochromozytom 85
Pharma-Industrie 57
Pharmaka
– hyperämisierende 358
– lipophile, Kopplung 31
– Lösungsräume 24
– psychisch dämpfende 332
Pharmakodynamik 2, 4
Pharmakogenetik 53
Pharmakogenomik 43
Pharmakokinetik 2, 19
Pharmakologie

– deskriptive 2
– klinische 2
Pharmakotherapie 47
β-Phase u. Abklinggeschwindigkeit 40
Phase-I-Reaktion 31
Phase-II-Reaktion 32
Phencyclidin 125, 529 f
– Missbrauch 356
Phenhydan® 149, 350
Pheniramin 112
Phenobarbital 345, 348 ff
Phenol-Derivate 492
Phenothiazin-Derivate 314
Phenoxybenzamin 97 f
Phenoxymethylpenicillin 438 f
Phenprocoumon 25, 183 f, 186
Phentolamin 86
Phenylbutazon 293
Phenylephrin 86, 92, 108
2-Phenylphenol 492 f
Phenytoin 147, 149, 345, 348 ff
Pholedrin 93
Phosgen-Vergiftung 507
Phosphalugel® 224
Phosphodiesterase-Hemmstoffe 135, 155, 177
Phospholipase
– A_2 287
– C 8
Phospholipid-Aggregate 33
– Barriere 20
– Fraktionen 177
– Molekül 20
Phosphorsäureester 78
Photofrin® 432
Physostigmin 72, 75, 77 f, 504
Phytomenadion (Vit.K_1) 183 f, 186
Phytotherapeutika 52, 98
– toxische 67
Phytotherapie 66
Pilocarpin 107 f
Pilocarpin 72, 75 f, 78, 107, 108
Pilzgifte 536
Pilzinfektionen 474
Pimaricin 476
Pimecrolimus 304 f, 309
Pimozid 316, 318
Pindolol 102, 108
Pioglitazon 413 f
Pipamperon 317 f
Piperacillin 440 ff
Pirenzepin 82
Piretanid 210, 213
Piritramid 279, 281
Piroxicam 294
PK-Merz® 341, 491
Placebotherapie 64
Placentaschranke 29
Plasmafusin® 197
Plasmaspiegel
– Abfall, α- und β-Spiegel 39 – Verlauf 23
Plasmasteril® 197
Plasminhemmstoffe 187 f
Plasmodien, Lebenszyklus 466
Plasmodien-Infektionen 465
Plasmodium falciparum 465
– malariae 465
– ovale 465

– vivax tertiana 465
Platinex® 432
Plavix® 191
Pneumocystis 464
Podomexef® 443
Podophyllin 359
Polaronil® 114
Polidocanol 233 f
Polybion® 251
Polyen-Antimykotika 476
Polymyxine 445
Polysept® 496
Porenbildner 476
Porfimer 44, 430, 432
Potenzial, proarrhythmisches 141
Povidon-Iod 494
Prajmalin 144, 149
Pralidoxim 500 f
Pramino® 404
Pramipexol 341
Präparatefälschungen 470
Pravasin® 240
Pravastatin 237, 240
Pravidel® 340, 370
Praxiten® 332
Prazepam 332
Praziquantel 471, 473 f
Prazosin 72, 86, 97 f
Predalon® 367
Prednisolon 231, 382 f, 386 ff
– acetat 388
– hydrogensuccinat 388
Prednison 382, 383, 386 f, 388
Prednitop® 359
Pregabalin 282, 347 ff
Prent® 102, 123, 160
Presinol® 103, 160
Presomen® 398
Prilocain 269 f
Primaquin 467 ff
Primidon 350
Primolut® 401
Prinzip, lymphostatisches 306
Privin® 108, 171
Probenecid 243
Procain 269 f
Procain-Penicillin 439 f
Procarbazin 420, 432
Procorolan® 148
Procorum® 152
Proculin® 108
Procurum® 149
Procyclidin 341
Profact® 367
Progesteron 380, 399 f
– Kontrazeptiva 399
Prograf® 309
Proguanil 467 f, 470
Progynova® 398
Prohance® 541
Prokinetika, gastrointestinale 227
Prolactin 370
Proleukin® 432
Proluton® 401
Promazin 318
Promethazin 313 f
Propafenon 144, 149
1,2-Propandiol 517
1,3-Propandiol 517

Propanolol 72, 86, 98 ff, 168
Propecia® 393
Prophenin® 318
Propofol 355 ff
Propycil® 377
Propyphenazon 285
Propythiouracil 375 ff
Proscillaridin 134
Prostacyclin 286
– Thrombozytenaggregation 288
Prostaglandine 286 ff
Prostatahyperplasie 98
Protactyl® 318
Protaminchlorid 181, 186, 504
Proteasomen 243
Protein C 180
– – Bindung 25
Protein-Kinase 105
Prothil® 401
Protioamid 463 f
Protirelin 365
Protonenpumpe 222
– Hemmstoffe 223
Protopic® 309
Provas® 160
Proxen® 298
Protozoen-Infektionen 464
Prüfung, klinische 58
– Methodik 60
– Phase I–III 59
– Phase IV 60
– psychologische Schwierigkeiten 62
Psilocybin 529 f
Psorcutan® 361
Psoriasis 360
Psychoanaleptika 332
Psychopharmaka 310
Psychotomimetika 528
Pulmicort® 176, 388
Puregon® 367
Purin-Antimetaboliten 424
Puri-Nethol® 432
Pyrafat® 464
Pyrantel-embonat 474 f
Pyrazinamid 461 f, 464
Pyrethrine 498
Pyrethroide 498
Pyridin-Antimetabolite 425
Pyridostigmin 77 f, 258 f
Pyridoxin 247, 251
Pyrilax® 229
Pyrimethamin 465, 467 ff
Pyrrolizidin-Alkaloide 537 f
Pyrvinium-embonat 474

Q

Quecksilber 511 f
Quensil® 299
Querto® 101, 160
Quetiapin 317 f
Quilonum® 326, 377
Quinagolid 370
Quinapril 123

R

Rabeprazol 223 f
Racecadotril 228 f
Racemat 14
Radenorm® 337
Radepur® 332
Raloxifen 397 f
Ramipril 123
Ranitidin 114 f, 222, 224
Rapamune® 309
Rapamycin 304
Rapifen® 281, 367
Rapilysin®, 189
Raptiva® 309, 361
Rasagilin 341
Rasburicase 242
Rauchen
– in der Schwangerschaft 533
– Prävention 535
– Risiko 533
Rauschmittel, Freigabe 528
Reaktion
– photoallergische 44
– phototoxische 44
– zytotoxische 44
Reaktivierung, phosphorylierten Esterase 499
Rebetol® 491
Rebif® 432
Reboxetin 323 ff
Reductil® 242
Reduktase-Hemmstoffe 391
Refludan® 186
Refobacin® 460
Regenon® 242
Regranex® 361
Regulax® 229
Rehydrationslösung 229
Re-Infarkt-Prophylaxe 169
Rekawan® 216
Relefact® 367
Relenza® 491
Relpax® 118, 284
Remedacen® 172
Remergil® 325
Remicade® 231, 299, 309
Remifentanyl 357
Renin 120
Renin-Angiotensin-Aldosteron-System 119
ReoPro® 191
Repaglinid 412 ff
Repellent 470
Reproterol 95
Requip® 341
Reserpin 102
Resistenz 435 f
Resistin 242
Resochin® 470
Resonium® 216
Resorption 21
– Geschwindigkeit 21
Resorptionsquote 40
Resovist® 541
Respirationstrakt 171
Restex® 340
Reteplase 187, 189
9-cis-Retinoinsäure 246

Retinoinsäure 246 f
Retinol 245, 251
Retrovir® 491
Revasc® 186
Reviparin 186
Reye-Syndrom 292
Rezeptordimerisierung 369
Rezeptoren 5
– DNA-Transkription 9
– Enzymaktivität 9
– G-Protein-gekoppelt 6
– heterodimere 10
– homodimere 10
– muscarinische 73
– transkriptionsregulierend 10
– Tyrosinase-Aktivität 9
– zelluläre Regelung 9
Rezeptorkinetik 19
Rezeptorkonformation 11
Rezeptor-Proteine, Variabilität 53
Rheohes® 197
Rheotromb® 189
Rhinex® 108, 171
Rhinitis 171
Riamet® 470
Ribaverin 232, 490 f
Riboflavin 247
Ribonukleotid-Reduktase-Hemmer 423
Ribosomen-Untereinheiten 452
Ricin 537
Ricinolsäure 226 f
Ricinusöl 504
Ricinvergiftung 537
Ridaura® 299
Rifabutin 461, 464
Rifampicin 451 f, 461, 464, 472
– Nebenwirkungen 461
Rifun® 224
Rilmenidin 103
Riluzol 338 f
Rimonabant 123 f, 241
Ringhydroxylierung 32
Riopan® 224
Risedronsäure 262 f, 264
Risiko, therapeutisches 46
Risperdal® 318
Rispiridon 318
Ritalin® 334
Ritonavir 486, 491
Rituximab 428
Rivastigmin 75, 338
Rivotril® 350
Rizatriptan 117, 284
Roaccutan® 251
Rocaltrol® 251
Rocephin® 443
Rocuronium 256 f, 259
Roferon® 432
Rohypnol® 332
Rolufer® 193
Röntgen-Kontrastmittel 338
Ropinirol 341
Ropivacain 270 f
Rosiglitazon 413 f
Roxatidin 114, 222
Roxithromycin 453, 459
rt-PA 187, 189
Rückaufnahme-Hemmer (SSRI) 319
Rückaufnahme-Inhibitoren (SSRI) 322

Rulid® 459
Rundwürmer 474
Rusedal® 332
Rytmonorm® 149

S

Sab® 229
Sabril® 350
Saizen® 370
Salagen® 78
Salbengrundlagen 358
Salbulair® 95
Salbutamol 72, 86, 94 ff, 173, 176
Salicylsäure 290, 360, 361
Salmeterol 93 ff, 173, 176 f
Salofalk® 231
Salzsäure-Produktion 222
Sammelrohr 203
Sanasthmyl® 176, 388
Sandimmun® 299, 309
Sandostatin® 370
Saquinavir 486, 491
Saroten® 325
Sartane 122
Sauerstoff (O_2) 504
Säuretransport, renal-tubulär 27
Säure-Vergiftung 514
Säurewirkung 514
Saxitoxin 535
Scandicain® 270
Schäden
– embryotoxische 46
– teratogene 46
Schädigung
– postnatale 47
– pränatale 47
Schierling (Conium maculatum) 537
– Conein 537 f
Schilddrüse 371
Schilddrüsen-Hormone 372 ff
Schistosomiasis 471
Schizonten 466
Schizophrenie, Formen 312
Schlafkrankheit 470
Schlafmittelmissbrauch 335
Schlafstörungen 335
Schlaganfall 170
Schlangenbisse 535
Schleifendiuretika 209 f
Schmerzbahn, paleo-spinothalamische 274
Schmerzen, neuropathische 282
Schmerzmittel
– Missbrauch 294
– Schwangerschaft 282
Schmerztherapie 281
Schock, kardiogener 169
Schrittmacher-Kanal, Hemmung 147
Schwangerschaft und Rauchen 533
Schwefeldioxid-(SO_2-)vergiftung 507
Schwefelwasserstoff-(H_2S-)vergiftung 506
Scopoderm® 82
Scopolamin 72, 81 f, 342, 344
Secale-Alkaloide 106
Selbstschädigung 534
Selectol® 102

Selegilin 341
Sempera® 480
Sequel® 318
Serevent® 95 f, 176
Serotonin 115 f
– Antagonisten 343
– Rezeptoren 117
Seroxat® 325
Sertoconazol 477
Sertralin 323, 325
Sevofluran 352 ff, 357
Sevorane® 367
Sibutramin 241 f
Sickstoffmonoxid (NO) 126
Sifrol® 341
Signaltransduktion 7
– Spezifität 7
Sildenafil 155 f
– feminines Analog 156
Simulect® 309
Simvastatin 237 f, 240
Singulair® 176
Siozwo® 171
Sirdalud® 260
Sirolimus 304 ff, 309
Skinoren® 361
Skiol® 460
Sobelin® 459, 465
Solan® 251
Solgol® 102
Solian® 318
Solifenacin 82
Solu-Decortin® 231, 388
Solutrast® 539
Solvex® 326
Somatoliberin 368, 370
Somatorelin 363, 369
Somatostatin 368
Somatotropin 363, 368 f
Somatuline® 370
Sonata® 337
Sorbisteril® 216
Sorbit 206, 213
Sormodrem® 341
Sortis® 240
Sostril® 115, 224
Sotalex® 148
Sotalol 146 ff
Soventol® 114
Spartein 537 f
Speisesalz, iodiertes 372
Spasmex® 82
Spät-Dyskinesie 315
Spectinomycin 458 f
Speicherkrankheit, lysosomale 244
Spersacarpin® 108
Spirapril 123
Spiriva® 82
Spirolacton 138, 211, 213, 232
– langsamer Wirkungseintritt 212
Spiropent® 95
Spitacid® 496
Spizef® 443
Sporozoiten 466
Stadalax® 229
Stangyl® 325
Staphylex® 440
Starlix® 414
Stas® 171

Statine 237
– Anwendung 238
– Dosierung 238
Status asthmaticus 174
Status epilepticus 246
– Therapie 349
Stavudin 486, 491
Sterillium® 496
Steroidhormone 380
– nicht genomischer Effekt 381
– Synthese 380
Stibogluconat 471
Stickoxydul (N_2O) 352, 353
Stickstoff-Lost 420 f
Stilnox® 337
Stimuli
– vasodilatatorische 105
– vasokonstriktorische 105
Strattera® 334
Strepgramin 460
Streptase 189
Strepto® 464
Streptokinase 187, 189
Streptomycin 462 f, 464
– Spende der USA (1949) 463
Streuung, biologische 17
Strodival® 134
Strontium 262
Strophanthin 134
Struktur-Wirkungs-Beziehungen 13
Strychnin 334
– Antagonist des Glycin 126, 334
– Vergiftung 334
Strychnos nux vomica 334
Studien
– Ergebnisse, Offenlegung 60
– kontrollierte, klinische 60
Substanz
– interkalierende 422
– isotop wirkende 127
– P 118
– platinfreisetzende 421
Subutex® 281
Succinyldicholin 257
Sucht, Begriffsbestimmung 45
Suchtpotenzial 45
Sucralfat 221, 224
Sufenta® 281
Sulbactam 441 f
Sulfadiazin 448, 465
Sulfanilamid 446 f
Sulfamethoxazol 446 f
Sulfasalazin 230 f, 297, 299, 448
Sulfentanyl 279, 281
Sulfonamide 446
Sulfonylharnstoff 411 f
Sultamicillin 440 ff
Sultanol® 95 f, 176
Sumatriptan 117 ff, 284
Superfentanyle 279
Suprane® 367
Suprarenin® 96
Suprecur® 367
Suramin 471
Surfactant 177
Survanta® 177
Sustiva® 491
Suxamethonium 16, 254, 257 ff
Suxilep® 350

Symodal® 361
Sympathikus 70, 82
Sympatholytika 72, 96
Sympathomimetika 91
– direkte 72
– indirekte 72
– Zusammenstellung 93
Synagis® 491
Synarela® 367
Syndrom, metabolisches 414
Synercid® 460
Synergismus, funktioneller 50
Synphasec® 404
Syntaris® 176
Syntestan® 388
System, transdermales therapeutisches 23

T

Tabak 531
Tabakrauch 532
Tacalcitol 250 f, 361
Tachyphylaxie 94
Tacrium® 259
Tacrolimus 304 f, 309
Tadalafil 155 f
Tafil® 332
Tagamet® 115
Tagonis® 325
Talcapon 341
Talinolol 102
Taloxa® 350
Tambocor® 149
Tamiflu® 491
Tamoxifen 396 ff
Tamsulosin 97 f
Tanninalbuminat 229
Tardigal® 135
Tardocillin® 440
Tardyreron® 193
Targocid® 445
Targretin® 251
Tarivid® 450
Tauredon® 299
Tavanic® 450
Tavegil® 114
Tavor® 332
Taxilan® 318
Taxoide 538
Taxol® 432
Taxotere® 432
Taxusarten 538
Tazaroten 246 f, 251, 361
Tazobac® 440
Tazobactam 441 f
Tebesium® 464
Tegafur 425 f, 432
Tegretal® 350
Teicoplanin 444 f
Telfast® 114
Telithromycin 454, 459
Telmisartan 123
Telzur® 491
Temgesic® 281
Temodal® 432
Temoporfin 430, 432
Tenecteplase 187, 189

Teniposid 422, 432
Tenofovir 485, 491
Tenormin® 101, 160
Tensobon® 123, 160
Tenuate® 242
Teratogene 542
Terazosin 97 f
Terbinafin 479 f
Terbul® 95
Terbutalin 93, 95, 173, 176
Terfenadin 113 f
– kardiotoxisch 114
Teriparatid 262, 378 f
Terizidon 463 f
Terlipressin 232
Teslacan® 541
Testogel® 393
Testosteron 380, 390 f, 393
– enentat 393
– ester 391
– undecanoat 393
– Anwendung 390
– transdermal 391
– Wirkung 389
Tetracain 269
2,3,7,8-Tetrachlo-dibenzo-dioxin 518 f
Tetracosactid 365
Tetracyclin 454 f, 460
Tetraethylammonium 104 f
Tetrahydrocannabinol 527 f
Tetrahydrofolsäure-Reduktase 446
Tetrahydrofolsäure-Synthese 445, 447
Tetrazepam 260 f
Tetrodotoxin 535
Teveten® 123
Thalidomid-Katastrophe 49
Thalidomid bei leprösem Erythema nod. 472
Thalliumvergiftung 511
Theobromin 332
Theophyllin 155, 174, 176, 332
Therapie
– bronchiale 21
– gastrointestinale 21
– hoch antiretrovirale (HAART) 488
– lokale 21
– photodynamische 430
– rationale 55
Therapieplan
– bei Schmerzen 281
– bei Tuberkulose 464
Thevier® 377
Thiamazol 377
Thiamide 375 f
Thiamin 247
Thiazid-Diuretika 207 f
Thiazolodindione 413
Thioguanin 424 f
Thiopental-Na 354 f, 357
Thioridazin 314, 316, 318
Thio-Tepa 419 ff, 432
Temozolomid 419 ff, 432
Thomasin® 96
Thromban® 325
Trevilor® 325
Thrombinrezeptor 179
Thrombosen 178
– Prophylaxe 191
– Therapie 191

Thromboxan 288
Thromboxane 286
Thrombozytenaggregation
– Hemmer 189
– Steuerung 189
Thrombozytopenie nach Heparin 181
Thybon® 377
Thymeretika, MAO-Hemmstoffe 324
Thymol 492 f
Thymoleptika 318
– Wirkungsmchanismus 320
Thyreostatika 375
Thyroliberin 363 ff
Thyrotropin 363
Thyroxin 373 ff
– Kinetik 374
– Steuerung der Inkretion 364
Thyrozol® 377
Tiabendazol 474
Tiagabin 345, 349 f
Tiamon® 172
Ticlopidin 190
Tilade® 112, 176
Tilidin 279
Timax® 350
Timolol 107 f
Tinzaparin 186
Tiorfan® 229
Tiotropium 81 f, 174, 177
Tirofiban 191
TIVA s. Narkose, totale 357
Tizanidin 260
Tobramycin 457 f, 460
Tofranil® 325
Tokolytika 94
Tolbutamid 412 ff
Tolcapone 339
Toleranz 45
Tolnaftat 479
Tolonium 504
Tolterodin 82
Tolubuterol 95
Tolvin® 325
Topamax® 350
Topiramat 345, 439, 350
Topoisomerase-Hemmstoffe 422
Topotecan 422 f, 432
Torasemid 210, 213
Torem® 213
Toremifen 397 f
Tosmar® 341
Tosylchloramid 494 f
Toxikologe, deskriptive 2
Toxogonin® 504
Toxoplasma gondii 464
Trachom 473
– Behandlung Macrolid-Antibiotika 473
Tramadol 280 ff
Tramal® 281
Trandolopril 123
Tränengase 507
Tranexamsäure 188 f
Transkriptase, reverse 484 f
– Hemmstoffe 385
Transportproteine, Aktivitäten 53
Tranxilium® 332
Tranylcypromin 324
Trapenal® 367
Trasicor® 102

Trastuzumab 427, 432
Trazodon 325
Tremarit ® 341
Trenantone ® 367
Tretinoin 361
Triamcinolon 382 f, 386 ff
Triamcinolon-acetonid 388
Triamcinolon-diacetat 388
Triamgalen ® 359
Triapten ® 491
Triazol-Derivate, Antimykotika 478
Trichlorol ® 496
2,4,5,-Trichlorphenoxyessigsäure 518 f
Trichomonas vaginalis 464
Tridin ® 264
Triflumann ® 491
Triflupromazin 314
Trifluridin 484 f
Trigoa ® 404
Trihexyphenidyl 341
Triiodthyronin 373 ff
Trileptal ® 350
Trimetaphan 104 f
Trimethoprim 447 f
Trimipramin 322 f
Trinitrosan ® 168
Trinordiol ® 404
Trinovum ® 404
Triptorelin 367
Triquilar ® 404
Trisiston ® 404
Trispuffer 514 f
Trofosfamid 419, 432
Trolovol ® 504
Trometamol 514
Tropenkrankheiten 465
Trophozoiten 466
Tropicamid 107, 108
Tropisetron 118, 343 f
Trospium 82
Trusopt ® 108
Truxal ® 318
Tryasol ® 281
Trypanosoma brucei 470
Trypanosoma cruzi 471
Trypanosomen-Infektionen 470
Tuberkulose 460 f
– Kombinationstherapie 463
Tuberkulosemittel 461
d-Tubocurarin 16, 254, 256 f
Tumornekrose-Faktor 429
Tumornekrose-Faktor-α 460
Tussed ® 172
Typ-I-Diabetes 408
Typ-II-Diabetes 410
Tyrosikinase-Hemmstoffe 427
Tyrosur ® 445
Tyrothricin 445

U

Übergewicht 240
Überträgerstoffe im vegetativen System 71
Ubiquitin 243
Ubretid ® 78
Udrik ® 123
UFT ® 432

Ulcogant ® 224
Ultiva ® 367
Ultracain ® 270
Ultralan ® 388
Ultreon ® 459
Umverteilungsphänomen 354
Umweltgifte 502
Umwelttoxikologie 502
Unacid ® 440
Unat ® 213
Unbedenklichkeit 60
Unterchlorige Säure (HOCl) 494
Urapidil 97 f, 117
Urbason ® 388
Urikosurika 28
Urion ® 98
Urokinase 187, 189
Uroxatral ® 98

V

Valaciclovir 491
– Aktivierung 483
Valcyte ® 491
Valdecoxib 295
Valette ® 404
Valganciclovir 484, 491
Valium ® 350, 332
– bei Status epilepticus 349
Valoron N ® 281
Valproat (Valproinsäure) 345, 347 f, 350
Valsartan 123, 160
Valtrex ® 491
Vancomycin 437, 444 f
Vanillinmandelsäure 84
Vanillinsäure 282 f
Vardenafil 155 f
Varizenblutung 232
Vascal ® 152, 160, 168
Vasodilatanzien 149
– steal effect 198
Vasopressin 213
Vectavir ® 491
Vecuronium 256 f, 259
Velcade ® 432
Venlafaxin 282, 323 ff
Venofer ® 193
Verapamil 25, 146, 148 ff, 152, 160, 168
Verbindungstubuli 203
Verdauungstrakt 221
Verfugbarkeit, galenische 39
Vergentan ® 344
Vergiftungen 502 f
Vermox ® 474
Verteilung 23, 31
Verteilungsprozesse
– spezifische 26
– unspezifische 24
Verteilungsräume 24
Verteilungsvolumen 34
– scheinbares 30, 36
Verteporfin 44
Vesanoid ® 251
Vesdil ® 123
Vesicur ® 82
Vfend ® 480
Viagra ® 156
Videx ® 491

Vigabatrin 347 f, 350
Vigantol ® 251
Vigil ® 334
Vinblastin 426, 432
Vinca Alkaloide 426
Vincristin 426, 432
Vindesin 426, 432
Vinorelbin 426, 432
Viracept ® 491
Viramune ® 491
Virazole ® 491
Viread ® 491
Virunguent ® 491
Viruserkrankungen 481
Virus-Vermehrung, Schritte 482
Visadron ® 108
Visken ® 102
Vistagan ® 102, 108
Vistide ® 491
Vitamine 244
– A u. Derivate 245 f
– B_1 247
– B_2 247
– B_6 247
– B_{12} 194
– B-Gruppe 247
– C 248
– D-Derivate 248 f
– D_3-Derivate 250
– E 250
– K 182 f
Vitafluid ® 251
Vitravene ® 491
VLDL- und LDL-Konzentration, Senkung 338
VM.26 ® 432
Volmac ® 95 f
Volon ® 359, 388
Volonimat ® 359
Voltaren ® 298
Volumenersatz-Lösungen 196
Volumenmangel 196
Vorhofflimmern 170
– Antikoagulantien 148
Voriconazol
– erweitertes Spektrum 478, 480
– systemisch wirksam 478
Votum ® 123
Voventron ® 432

W

Waffen, biologische 500
Warfarin 184, 186
Wasserstoffperoxid(H_2O_2) 493
Weckamine 333, 526
Wellvone ® 470 f
Wilson-Erkrankung 244
Wirkorte, zelluläre 4
Wirksamkeitsnachweis 60
Wirkstärke 15
Wirkstoffe
– Entwicklung 58
– fibrinolytische 187
– metabolischer Abbau 51
– Migräne-Therapie 284
– notwendige 68
– Missbrauch 525

– Rücknahme 62
Wirkungsvergleich Coffein u.Theophyllin 333
Wismut-Vergiftung 512
Wuchereria bancrofti 471
Wurm-Erkrankungen, intestinale 473
Wydora® 98

X

Xagrid® 432
Xalatan® 108
Xanef® 123
Xanef® 160
Xanthinoxydase, Hemmstoffe 243
Xeloda® 432
Xenical® 242
Xenobiotika 502
Xenon 352
Ximelagatran 182 f
Ximovan® 337
Xipamid 208, 213
Xolair® 176, 309
Xusal® 114
Xylocain® 148, 270
Xylometazolin 72, 171
Xylonest® 270

Y

Yentreve® 325
^{90}Y-Ibritumomab 428, 432
Yomesan® 474
Yxine® 108

Z

Zabtic® 224
Zaditen® 114
Zaleplon 337
Zanamivir 489 ff
Zantic® 115
Zavatin® 432
Zavedo® 432
Zavesca® 244
Zeffix® 491
Zeitverlauf der antidepressiven Therapie 321
Zeldox® 318
Zellen, enterochromaffinartige 109
Zellwand, bakterielle, Synthese 437
Zellwandsynthese-Hemmstoffe 480
Zenapax® 309
Zentralnervensystem (ZNS) 310
Zerit® 491
Ziagen® 491
Zidovudin, Nucleosid-Analogon 486, 491
Zienam® 445
Zigarettenkonsum 534
Zinacef® 443
Zinkmangel 513
Zinkvergiftung 514
Zinnat® 443
Ziprasidon 317 f
– Negativ-Symptomatik 318
Zirkumventrikuläre Organe 29
Zithromax® 459
Zocor® 240
Zofran® 118
Zoladex® 367
Zoledronsäure 262 ff
Zolim® 114
Zolmitriptan 117, 284
Zoloft® 325
Zolpidem 327, 336 f
Zomacton® 370
Zometa® 264
Zomplar® 251
Zonegran® 350
Zonisamid 350
Zonulae occludentes (tight junctions) 22
Zopiclon 327, 336 f
Zorac® 251, 361
Zostex® 491
Zostrum® 491
Zovirax® 491
Zweitanmelder-Präparate 56
Zyclolat® 108
Zycoxid® 460
Zyloric® 243
Zymafluor® 264
Zyprexa® 318
Zyrtec® 114
Zytostatika 418 f
– Kombinationen 431
– multiple drug resistance 431
– Resistenzentwicklung 431

Sachverzeichnis